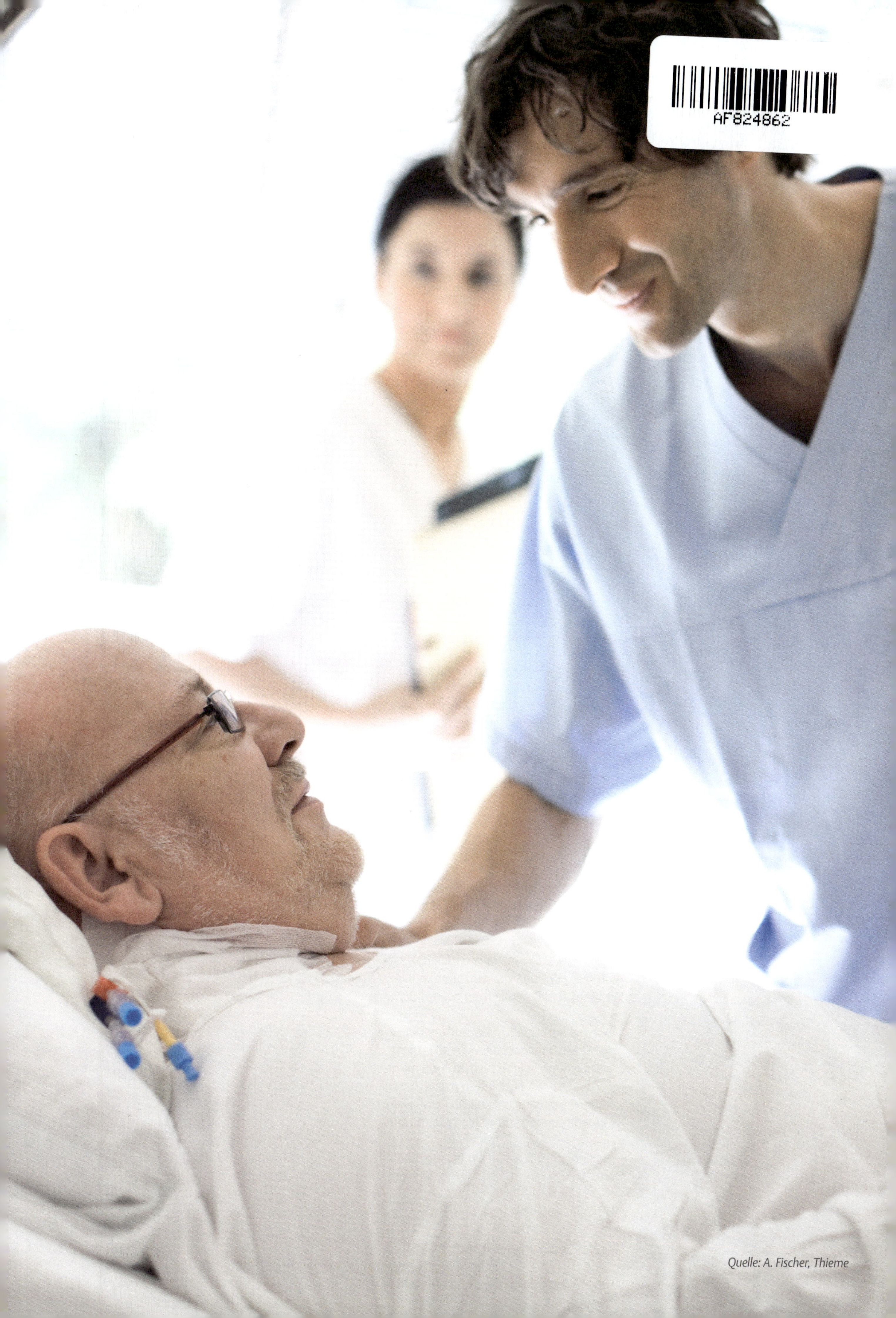

Quelle: A. Fischer, Thieme

Thieme

Pflegeassistenz

Lehrbuch für Pflegehilfe und Pflegefachassistenz

4., aktualisierte Auflage

810 Abbildungen

Georg Thieme Verlag
Stuttgart · New York

Bibliografische Information der Deutschen Nationalbibliothek
Die Deutsche Nationalbibliothek verzeichnet diese Publikation in der Deutschen Nationalbibliografie; detallierte bibliografische Daten sind im Internet über http://dnb.d-nb.de abrufbar.

Ihre Meinung ist uns wichtig! Bitte schreiben Sie uns unter:
www.thieme.de/service/feedback.html

1. Auflage 2011
2. Auflage 2016
3. Auflage 2020

Oswald-Hesse-Straße 50
70469 Stuttgart
Deutschland
www.thieme.com

Printed in Germany

Infografiken: anchin mabel, Stuttgart/Zürich; Julia Böger, Stuttgart
Grafikbearbeitung: Christine Lackner, Ittlingen
Anatomische Aquarelle aus: Schünke M, Schulte E, Schumacher U. Prometheus. LernAtlas der Anatomie. Illustrationen von M. Voll und K. Wesker
Covergestaltung: © Thieme
Bildnachweis Cover: Seinab Danboos, Münster
Satz: L42 GmbH, Berlin
Layout: Ulrike Holzwarth, Stuttgart
Druck: Aprinta Druck GmbH, Wemding

DOI 10.1055/b000000906

ISBN 978-3-13-245582-5 1 2 3 4 5 6

Auch erhältlich als E-Book:
eISBN (PDF) 978-3-13-245583-2
eISBN (epub) 978-3-13-245585-6

MIX
Papier | Fördert gute Waldnutzung
FSC® C004592

Lehrbuch Pflegeassistenz – Ihre Vorteile auf einen Blick

Vorteil 1: Lehrbuch und Kurzlehrbuch in einem

Die ausführliche Darstellung der Inhalte finden Sie in der Hauptspalte. Hier ist genau erklärt und beschrieben, was in Ihrer Ausbildung zu den jeweiligen Themen verlangt wird. Wenn Sie es aber mal gar nicht so genau wissen wollen, sondern nur schnell nachschlagen oder vor der Prüfung kurz wiederholen möchten, nutzen Sie einfach die Kurzfassung der Kapitel in der Randspalte. Hier haben wir das Wichtigste für Sie zusammengefasst.

Vorteil 2: passgenau und verständlich

Dieses Buch ist speziell für Sie gemacht, die Inhalte sind genau auf Ihre Bedürfnisse angepasst. Die Texte sind verständlich geschrieben und unsere Autoren erklären sofort alle Fachbegriffe. Das komplette Wissen für Ihre Ausbildung ist abgedeckt – unnötige Details haben wir weggelassen. So lesen Sie nur das, was Sie auch wirklich brauchen!

Vorteil 3: anschaulich und praxisnah

Zahlreiche Abbildungen und ganzseitige Infografiken veranschaulichen den Inhalt, viele Fotoserien zeigen Ihnen Schritt für Schritt, wie etwas geht. So wissen Sie immer ganz genau, was in welcher Reihenfolge zu tun ist. Zusätzlich erhalten Sie jede Menge Tipps für Ihre Einsätze in der Praxis. Hier finden Sie die Antworten auf Ihre Fragen.

Vorteil 4: die aktuelle Entwicklung des Berufsbildes im Blick

In der aktuellen Auflage erläutern wir die gesetzlichen Änderungen, die die bisherigen Pflegehelfer- und Pflegeassistenzberufe betreffen. Voraussichtlich ab 2027 wird die bundeseinheitliche Pflegefachassistenzausbildung die bisher auf Länderebene unterschiedlich geregelten Pflegehilfe- und Pflegeassistenzausbildungen ablösen. Wenn wir im vorliegenden Buch von Pflegehelfern, Pflegeassistenten oder Pflegefachassistenten sprechen, beinhaltet das alle bisher stattfindenden Ausbildungsgänge sowie die künftig einheitliche Pflegefachassistenzausbildung. Für eine gute Lesbarkeit verwenden wir überwiegend den Begriff des Pflegeassistenten.

Vorteil 5: generalistisch ausgerichtet

Als Pflegefachassistent, Pflegeassistent oder Pflegehelfer haben Sie die Möglichkeit, an vielen verschiedenen Orten zu arbeiten: z.B. im Krankenhaus, im Pflegeheim oder in der häuslichen Pflege. Sie werden bei Ihrer Arbeit mit Menschen unterschiedlichen Alters zu tun haben und müssen sich auf die verschiedenen Bedürfnisse dieser Menschen einstellen. Sowohl die neue Pflegefachassistenzausbildung als auch darauf aufbauend die Ausbildung zur Pflegefachperson sind generalistisch ausgerichtet. Mit der aktuellen Auflage nehmen wir diesen Aspekt verstärkt in den Fokus. In den Informationskästen „Besonderheiten Kinder“ und „Besonderheiten alte Menschen“ finden Sie Informationen zu diesen Zielgruppen und erfahren, worauf Sie bei der Betreuung dieser Menschen besonders achten müssen.

Mitarbeitendenverzeichnis

Dr. med. Susanne Andreae
Fachärztin für Allgemeinmedizin,
Dozentin an Krankenpflegeschulen,
Lehrbeauftragte für Allgemeinmedizin an der Universität Freiburg
Ärztliche Beisitzerin der Gutachterkommission Landesärztekammer
Lärchenweg 26
78713 Schramberg

Dr. phil. Bärbel Ekert
Diplom-Psychologin, Theologin
Mörikestr.13
72532 Gomadingen

Dr. phil. Renate Fischer
Diplom-Pflegepädagogin (FH)
Schule für Pflegeberufe
Bildungscampus Koblenz
David-Röntgen-Str. 10
56073 Koblenz

Norman Karl Held
Sexualwissenschaftler (M. A.),
Berufspädagoge im Gesundheitswesen (B. A.), Gesundheits- und Krankenpfleger,
Altenpfleger
Weingartenstr. 10
77654 Offenburg

Eva Hokenbecker-Belke
Diplom-Pflegewirtin (FH)
Case-Managerin (DGCC)
Stabsstelle Pflegedirektion
Knappschaft Kliniken Westfalen GmbH
Am Knappschaftskrankenhaus 1
44309 Dortmund

Olaf Kirschnick
Lehrer für Pflegeberufe und Entbindungspflege, Lehrrettungsassistent
https://orcid.org/0009-0005-1576-813X

Elke Kobbert
Krankenschwester,
Erziehungswissenschaftlerin (M.A.)
Franz-Knauff-Str. 15
69115 Heidelberg

Michael Nißl
Oberstaatsanwalt

Pajam Rais Parsi
Altenpfleger,
Gesundheitswissenschaftler (M.Sc.)
Leonhardistr. 31
86916 Kaufering

PD Dr. med. habil. Andreas Schwarzkopf
Facharzt für Mikrobiologie und Infektionsepidemiologie
Sachverständiger Krankenhaushygiene
Institut Schwarzkopf GbR
Otto-von-Bamberg-Str. 10
99717 Aura an der Saale

Dr. med. Dominik von Hayek
Facharzt für Allgemeinmedizin – Geriatrie
Sauerbruchstr. 10
81337 München

Beate Weisser
Diplom-Pflegepädagogin (FH)
Erwachsenenbildung (M.A.)
Akademie für Gesundheitsberufe Heidelberg
Wieblinger Weg 19
69123 Heidelberg

Franz Sitzmann*
Lehrer für Pflegeberufe, Fachkrankenpfleger für Krankenhaushygiene
Sakrower Kirchweg 86 a
14089 Berlin
Mitarbeit in früheren Auflagen

Fachbeirat

Dr. phil. Renate Fischer
Diplom-Pflegepädagogin (FH)
Schule für Pflegeberufe
Bildungscampus Koblenz
David-Röntgen-Str. 10
56073 Koblenz

Folgende Autoren haben an früheren Auflagen mitgewirkt, und ihre Beiträge sind in der aktuellen Auflage noch teilweise enthalten.

A. Zegelin
W. Anton
G. Baier
S. Bartholomeyczik
C. Bäumler
C. Becker
I. Blank
C. Boczkowski
R. Brehler
B. Brinkmann
O. Brinkmann
A. Cerkus-Roßmeißl
S. Charlier
I. Csoti
M. Eck
E. Eißing
C. Ekert †
P. Fickus
M. Flechsenberger
F. Fornadi †
M. Friedhoff
H. Friesacher
A. Fröhlich
B. Gehrke
I. Gnass
E. Goldhammer
S. Grossmann-Haller
F. Grundmann
M. Grünewald
A. Hammer
A. Heißenberg
W. Hell
S. Herzog
G. Hundenborn
S. Kemper
U. Kocs
I. Köther
R. Krämer
H. Kremer
V. Kuhlmann
E. Kuno
A. Kutschke
A. Lauber
S. Lehmann
M. Löhr
A. Marks
T. Meißner
S. Mettrop
T.B. Möller
D. Mört
A. Napiwotzky
N. Nestler
C. Nies
G. Nowak
P. Nydahl
E. Oestreicher
J. Ohms
T. Olschewski
B. Osterbrink
P. Papavassilis
U. Pfäfflin
A. Portsteffen
C. Rössig
B. Sachsenmaier
S. Sappke-Heuser
C. Schnürer
S. Schoolmann
M. Schulz
J.S. Schwegler
F. Sitzmann
H. Seibold
X. Skibbe
A. Sow
A. Stade
B. Stährmann
K. Steinhage
G. Steudter
D. Stolecki
C. Student
H. Terodde
L. Ullrich
C. van Leeuwen
G. Vef-Georg
C. von Eltz
A. Wendl
J. Weniger
S. Werschmöller
T. Werschmöller
F. Witte
C. Wülfing
D. Zinßer

Inhaltsverzeichnis

Teil I Grundlagen und rechtliche Rahmenbedingungen

Teil II Bedürfnisorientierte Pflege und Betreuung

Teil III Situationsbezogene Pflege und Betreuung

Anhang

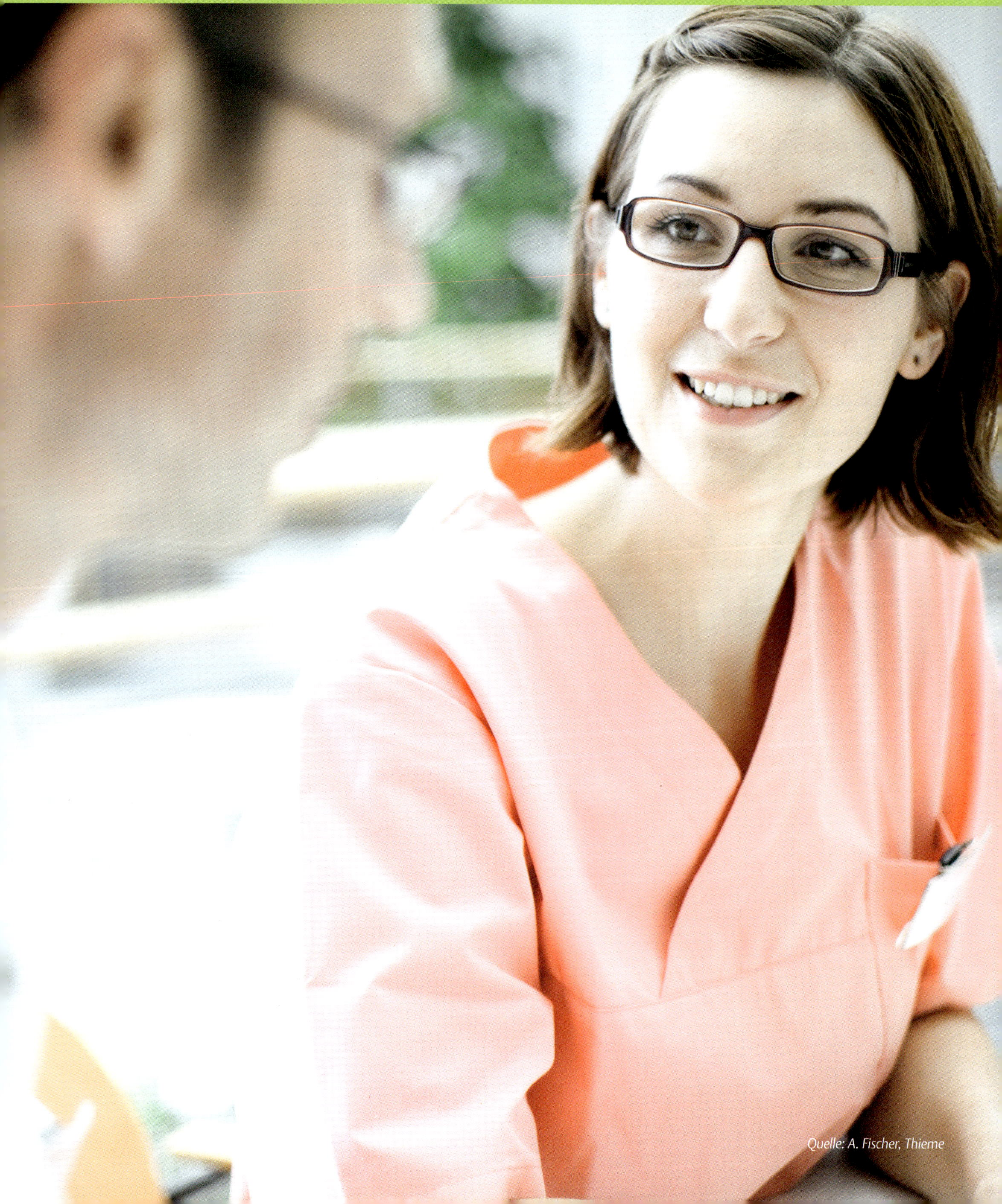
Quelle: A. Fischer, Thieme

Teil I

Grundlagen und rechtliche Rahmenbedingungen

1 Grundlagen zum Berufsbild Pflege, Pflegeassistenz und Pflegehilfe

1.1 Die Entwicklung der Pflege und der Pflegeausbildung

Die Geschichte der Krankenpflege ist so alt wie die Geschichte der Menschheit. Bereits vor 100 000 Jahren haben die **Urmenschen** Pflege als **„Brutpflege“** ausgeübt. Sie beschränkten die Pflege zunächst auf die Versorgung des Nachwuchses. Ab der **mittleren Steinzeit** (9600–5500 v. Chr.) finden sich jedoch auch Beweise dafür, dass Menschen **untereinander Krankenpflege** ausgeübt haben.
Krankenpflege gehörte zum grundlegenden Können der Menschen in der Urgesellschaft. Sie war eine Form der gegenseitigen Hilfe. Erst später entwickelte sie sich zu einer speziellen Form der Heilbehandlung (Wolff u. Wolff 2008). 1938 wurde erstmals die Krankenpflegeausbildung in Deutschland gesetzlich geregelt. Somit reicht die Geschichte der **geregelten Ausbildung** erst **circa 85 Jahre zurück**.

Erste Krankenpflegeschulen entstehen. Die ersten öffentlichen Krankenpflegeschulen sind auf das Bestreben von Ärzten hin entstanden. Diese wollten dem Krankenpflegepersonal die Fähigkeiten und Fertigkeiten vermitteln, die besonders für die gewissenhafte Beobachtung und Assistenz im Rahmen ärztlicher Diagnostik und Therapie erforderlich waren. Besonders bekannt und Vorbild für weitere Schulgründungen war die von dem Mannheimer Arzt und Hebammen-Lehrer **Franz Anton Mai** 1781 gegründete **„Krankenwärter-Schule“ in Mannheim**.
Der Einfluss von Ärzten auf die Krankenpflegeausbildung blieb lange Zeit entscheidend und hat maßgeblich das pflegerische Berufsverständnis geprägt. So wurde in der ersten reichseinheitlichen Regelung der Krankenpflegeausbildung von 1938 die Leitung einer Krankenpflegeschule verpflichtend einem Arzt übertragen. Das erste bundeseinheitliche Krankenpflegegesetz trat 1957 in der BRD in Kraft. Es bildet bis heute die Grundlage aller folgenden Gesetze für den Pflegeberuf und die Pflegeausbildung. Erst durch das Gesetz von 1985 über die Berufe in der Krankenpflege wurde die alleinige Leitung einer Schule durch eine Unterrichtsschwester oder einen Unterrichtspfleger möglich. Das Krankenpflegegesetz von 2003 schrieb vor, dass für die **Leitung und hauptamtliche Lehrtätigkeit Fachkräfte mit abgeschlossener Hochschulausbildung** erforderlich sind (Hundenborn 2004).
Wie in der BRD gab es auch **in der DDR** eine 3-jährige Ausbildung zur Krankenpflege und zur Kinderkrankenpflege. Die theoretischen Unterrichte erfolgten an medizinischen Fachschulen, die nicht an Krankenhäuser angeschlossen waren. Mit den Krankenhäusern, in denen die berufspraktische Ausbildung erfolgte, wurden Vereinbarungen abgeschlossen. Bereits ab 1963 hatten die Lehrenden in der Pflege die Möglichkeit an der Humboldt-Universität Berlin ein Hochschulstudium mit dem Abschluss als Diplom-Medizinpädagog/in zu absolvieren. Für leitende Krankenpflegepersonen wurde 1982 ein Studiengang für Diplomkrankenpflege eingeführt. In der BRD hingegen entstanden erst in den frühen 1980ern erste Pflegestudiengänge, die sich dann in den 1990ern stark ausbreiteten. Somit wurde eine Akademisierung im Bereich der Pflege in der DDR früher vorangetrieben als in Westdeutschland.

Die generalistische Ausbildung. 2017 wurde das **Pflegeberufegesetz** (PflBG) im Bundestag verabschiedet, das am 1.1.2020 in Kraft trat. Mit dieser grundlegenden Reform wurden die Ausbildungen in der Altenpflege, in der Gesundheits-und Krankenpflege und in der Gesundheits- und Kinderkrankenpflege zu einer **generalistischen Pflegeausbildung** zusammengeführt. Erstmals in der Reformgeschichte der Pflegeausbildungen werden bundeseinheitliche Rahmenpläne vorgelegt. Diese dienen den Ausbildungsstätten und den Ausbildungsträgern für die eigene curriculare Entwicklung der Ausbildung als Orientierungshilfe. Damit soll eine bundeseinheitliche Ausbildung sichergestellt werden.

Vorbehaltene Tätigkeiten. Neu ist auch, dass zum ersten Mal bestimmte Tätigkeiten festgelegt wurden, die nur 3-jährig ausgebildete Pflegefachfrauen und Pflegefachmänner ausführen dürfen. Zu diesen **vorbehaltenen Tätigkeiten** in der Pflege gehören die Erhebung und Feststellung des individuellen Pflegebedarfs, die Organisation, Gestaltung und Steuerung des Pflegeprozesses sowie die Analyse, Evaluation, Sicherung und Entwicklung der Pflegequalität. Damit sollen die Pflegequalität sichergestellt und die auf Pflege angewiesenen Menschen vor unsachgemäßer oder ungenügender Pflege geschützt werden. Über die Vorbehaltsaufgaben entscheiden und handeln Pflegefachpersonen völlig selbstständig und übernehmen hierfür die alleinige Verantwortung. Die Vorbehaltsaufgaben können nicht an andere Berufsgruppen – auch nicht an Pflegehilfskräfte und Pflegeassistenten delegiert werden. Die neue generalistische Pflegeausbildung wird in den anderen EU-Mitgliedsstaaten automatisch anerkannt. Die Einführung einer ebenfalls generalistischen, bundeseinheitlichen Ausbildung für Pflegefachassistenten ist geplant (S. 23).

Pflegende entwickeln die Lehrpläne mit. Pflegepersonen erhoben schon früh die Forderung, dass nicht allein ärztliches, sondern auch pflegespezifisches Wissen Grundlage der Ausbildung sein muss. Dementsprechend wurden die Pflegenden frühzeitig in die Lehrplanentwicklung bzw. in die Ausbildungsgestaltung einbezogen. Im Jahr **1908** meldete **Agnes Karll**, eine der Begründerinnen der freiberuflichen Krankenpflege in Deutschland, diesen Anspruch an. Jedoch wurde dieser Forderung erst Jahrzehnte später mit den Krankenpflegegesetzen von 1985 und 2003 entsprochen.
Auch die Dauer der Krankenpflegeausbildung sowie das Verhältnis von theoretischer und praktischer Ausbildung wurden seit den Anfängen einer geregelten Ausbildung in der Krankenpflege immer wie-

1.1 Die Entwicklung der Pflege und der Pflegeausbildung

Die **Urmenschen** übten Pflege in Form von Brutpflege aus.
Ab der **mittleren Steinzeit** kann Pflege als Form der gegenseitigen Hilfe nachgewiesen werden.

Vor circa 85 Jahren wurde eine geregelte, neuzeitliche Krankenpflegeausbildung ins Leben gerufen.

Erste Krankenpflegeschulen entstehen aufgrund der Initiative von Ärzten. Ziel war es, den Pflegenden Kenntnisse in der Beobachtung und Assistenz im Rahmen ärztlicher Diagnostik und Therapie zu vermitteln.

Seit 1985 war es auch sogenannten Unterrichtsschwestern oder -pflegern möglich, eine Krankenpflegeschule zu leiten. Zuvor war dies ausschließlich Ärzten vorbehalten.
Das **Krankenpflegegesetz** von 2003 schrieb vor, dass Schulleitungen eine Hochschulausbildung benötigen.

Seit dem 1.1.2020 gibt es eine **generalistische Pflegeausbildung**, die die drei bisherigen Pflegeberufe in einem Berufsbild mit der Berufsbezeichnung **Pflegefachfrau/Pflegefachmann** vereint. Neben dem Grundsatz der altersphasenübergreifenden Pflege sind im neuen Pflegeberufegesetz auch **vorbehaltene Tätigkeiten** definiert.

Erst **seit 1985** liegt der Schwerpunkt der Ausbildung auf pflegespezifischem Wissen. Zuvor stand ärztliches Wissen im Zentrum des Unterrichts.

der kontrovers diskutiert. Die erste staatliche Ausbildungsregelung mit einer entsprechenden Prüfung war das 1938 verkündete „Gesetz zur Ordnung der Krankenpflege" mit den entsprechenden Durchführungsverordnungen.

Der Beruf und die Berufsausbildung der Pflegenden wurden in der Vergangenheit durch andere Berufsgruppen und berufsfremde Instanzen bestimmt.

Berufspolitik ist oft fremdbestimmt. Nicht nur der Beruf selbst, sondern auch die Berufsausbildung sind in der Vergangenheit in hohem Maße durch andere Berufsgruppen und berufsfremde Instanzen mitbestimmt worden. Bis heute sind auch die Gestaltungsmöglichkeiten für die Ausbildung sowie die Kontrolle von Ausbildung und Berufsausübung nicht völlig in den Zuständigkeitsbereich der Berufsgruppe übergegangen. So müssen beispielsweise Ausbildungsinteressen und Interessen der Berufsausübung vor dem Hintergrund zu niedrig festgelegter Pflegeplanstellen aufgegeben oder im Sinne eines Kompromisses entschieden werden.

1.2 Das Gesundheitswesen

1.2 Das Gesundheitswesen

Definition ▸

Definition

Das **Gesundheitswesen** oder **Gesundheitssystem** umfasst alle Personen, Organisationen und Einrichtungen, die an der Förderung und dem Erhalt sowie der Prävention und Behandlung von Krankheiten beteiligt sind.

Den Kern des Gesundheitswesens bilden Personen und Einrichtungen, die Gesundheit erhalten, Krankheiten verhüten oder behandeln.

Für viele Menschen ist der Erhalt oder die Wiederherstellung von Gesundheit ein zentraler Lebensinhalt. Ein gewisses Maß an Gesundheit ist die Grundvoraussetzung für alle Lebensaktivitäten. In den letzten Jahrhunderten haben sich daher zunehmend professionelle Strukturen um das Thema Gesundheit herum ausgebildet: Die **Personen und Einrichtungen**, die sich **beruflich** mit der **Erhaltung der Gesundheit** sowie der **Verhütung und Behandlung von Krankheit** befassen, bilden den Kern des **Gesundheitswesens**.

Merke ▸

Merke

Mündige Bürger sollten sich mit den Strukturen, Funktionsprinzipien und Akteuren des Gesundheitswesens auskennen. Besonders beruflich Pflegende müssen sich bewusst sein, welche Aufgaben und welche Verantwortung sie als Berufsgruppe für die Gesellschaft übernehmen.

Professionell Pflegende sind Teil des Gesundheitssystems. Sie unterstützen Menschen in der Gesundheitsförderung sowie bei akuten und chronischen Erkrankungen und begleiten sie im Sterbeprozess.

Professionell (beruflich) Pflegende sind Teil des Gesundheitssystems und leisten ihren eigenständigen gesellschaftlichen Beitrag zur Gesundheitsvorsorge, zur Krankheitsverhütung und zur Wiederherstellung von Gesundheit. Sie unterstützen Menschen und helfen bei akuten und chronischen Erkrankungen sowie im Sterbeprozess (**Abb. 1.1**).

Abb. 1.1 Beruflich Pflegende.

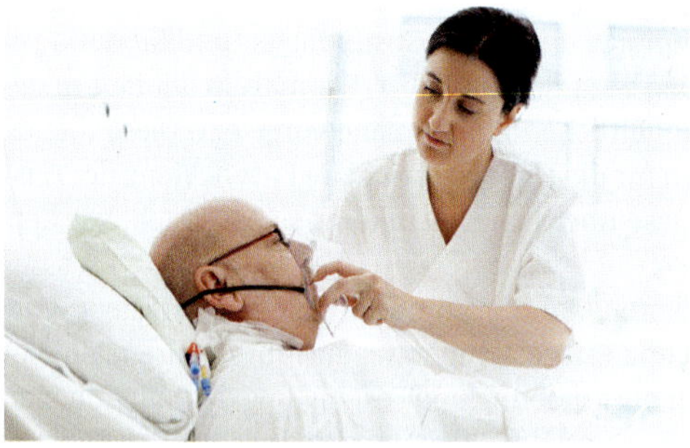

Sie unterstützen Menschen in der Gesundheitsförderung und helfen bei akuten und chronischen Krankheiten. *Quelle: A. Fischer, Thieme*

Beruflich Pflegende sind dazu angehalten, Entwicklungstendenzen in der Gesellschaft sowie im Gesundheitswesen wahrzunehmen und sich an zukünftigen gesundheitsbezogenen Bedürfnissen der Bevölkerung zu orientieren. Sie sollten an öffentlich zugänglichen politischen Informationen und Diskussionen zum Thema Gesundheitswesen interessiert sein. Nur wer informiert ist, kann mitreden und mitgestalten.

1.2.1 Das Gesundheitswesen, ein wichtiger Wirtschaftszweig

Der Gesundheitsmarkt ist ein wichtiger Wirtschaftszweig.
Jeder achte Beschäftigte in Deutschland arbeitet im Gesundheitswesen.

1.2.1 Das Gesundheitswesen, ein wichtiger Wirtschaftszweig

Gesundheit ist ein kostbares Gut. Mit dem steigenden Wohlstand eines Staates und den wachsenden Ansprüchen der Bevölkerung nimmt auch die Bedeutung des Gesundheitsmarktes zu.
Das Gesundheitswesen in Deutschland ist mit Gesamtausgaben von 498 Milliarden Euro im Jahr 2022 (oder 5939 Euro pro Einwohner) ein bedeutender Wirtschaftszweig. Im Jahr 2024 arbeiteten 6 Millionen Beschäftigte im Gesundheitswesen. Vor allem bei Frauen ist dieses Arbeitsfeld beliebt. Mehr als 75 % der Beschäftigten sind Frauen. Damit ist heute etwa jeder achte Erwerbstätige in der Gesundheitsbranche tätig. Zum Vergleich: In der Automobilbranche arbeiten ca. 800 000 Menschen.

Ein starker Personalzuwachs in der Gesundheitsbranche ist im Jahr 2021 zu verzeichnen und ist auf zusätzlich eingestelltes Personal zur Pandemiebekämpfung zurückzuführen. Die Zahl der Pflegefachkräfte in Krankenhäusern, ambulanten und (teil-)stationären Pflegeeinrichtungen hingegen hat sich kaum verändert. Aktuell gibt es in Deutschland 1,7 Millionen Pflegekräfte, die in unterschiedlichen Handlungsfelder der Pflege arbeiten.
Die Bedeutung des Gesundheitswesens wird in den kommenden Jahrzehnten weiter wachsen: Geringe Geburtenzahlen und höhere Lebenserwartungen führen zu einer alternden Gesellschaft in Deutschland. Menschen über 60 werden bald die Mehrheit der Bevölkerung stellen. Viele Beschäftigte werden dann in Rente gehen und die Gesundheitsbranche verlassen.

Bedarf an Gesundheits- und Pflegeleistungen steigt. Bedingt durch die wachsende Anzahl älterer Menschen und die sich verändernden Familienstrukturen wird der Bedarf an Gesundheits- und Pflegeleistungen weiter ansteigen – ebenso wie die Zahl der an Zivilisations- und Alterskrankheiten (z. B. Diabetes oder Demenz) erkrankten Menschen. Diese Entwicklungen werden Auswirkungen auf die Beschäftigungszahlen der Gesundheitsbranche haben. Laut Institut der deutschen Wirtschaft werden in der stationären Versorgung, also in Krankenhäusern und Altenpflegeeinrichtungen bis zum Jahr 2035 rund 307 000 Pflegekräfte fehlen.

Der Bedarf an Gesundheits- und Pflegeleistungen wird auch in Zukunft steigen. Somit steigt auch die Anzahl der Beschäftigten in diesem Bereich. Beruflich Pflegende werden auch in Zukunft gebraucht.

Merke

Pflegeberufe haben Zukunft. Aufgrund der höheren Lebenserwartung sowie durch veränderte Familienstrukturen werden Pflegende in Zukunft dringend gebraucht. Jungen Menschen bietet die Pflege gute Chancen auf einen sinnerfüllenden und sicheren Arbeitsplatz.

◄ Merke

1.2.2 Institutionen der pflegerischen und medizinischen Versorgung

1.2.2 Institutionen der pflegerischen und medizinischen Versorgung

Das deutsche Gesundheitswesen ist ein komplexes System mit einer Vielzahl von Institutionen. Die medizinische Versorgung der Bevölkerung gliedert sich in 3 wesentliche Bereiche:
- Primärversorgung (ambulante Behandlung und niedergelassene Ärzte)
- Akutversorgung (stationäre Versorgung in den Krankenhäusern)
- Rehabilitation (medizinische, berufliche und soziale Leistungen in ambulanten und stationären Rehabilitationseinrichtungen)

3 wesentliche Bereiche sichern die medizinische Versorgung ab:
- Primärversorgung
- Akutversorgung
- Rehabilitation

Alle medizinischen und pflegerischen Dienstleistungen zur Erhaltung oder Wiederherstellung der Gesundheit werden **stationär**, **teilstationär** oder **ambulant** in **Krankenhäusern** und **Rehabilitationseinrichtungen** oder in anderen **ambulanten und stationären Gesundheitseinrichtungen** erbracht. Weitere Dienstleistungen werden **im häuslichen Umfeld** der Betroffenen und in stationären bzw. teilstationären **Pflegeeinrichtungen** durchgeführt (**Abb. 1.2**).

Pflegerische Leistungen werden stationär, teilstationär oder ambulant in Krankenhäusern, in Rehabilitationseinrichtungen oder in anderen ambulanten und stationären Gesundheitseinrichtungen sowie im häuslichen Umfeld erbracht.

Abb. 1.2 Verweildauer.

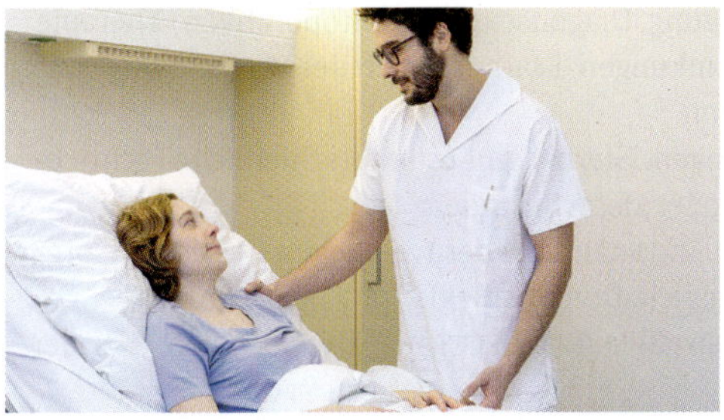

Durchschnittlich verbringen Patienten etwa 7 Tage im Krankenhaus. *Quelle: K. Oborny, Thieme*

Krankenhäuser

Die stationäre Gesundheitsversorgung erfolgt in der Regel in (Akut-)Krankenhäusern oder Vorsorge- und Rehabilitationseinrichtungen.
Unter einem **Akutkrankenhaus** versteht man ein Krankenhaus, in dem Patienten stationär oder ambulant behandelt werden und eine Tag-und-Nacht-Aufnahmebereitschaft besteht. Im Jahre 2023 gab es in Deutschland 1874 Kliniken. Es wurden ca. 17 Millionen Menschen in Krankenhäusern stationär behandelt.
Die Verweildauer im Krankenhaus hat sich infolge neuer Behandlungsmethoden und aus Gründen der Krankenhauskostensenkung zunehmend reduziert und betrug im Jahre 2023 **im Durchschnitt 7,2 Tage**. Da die Patienten im Vergleich zu früher immer schneller aus den Kliniken entlassen werden, dadurch mehr Patienten behandelt werden können und das Durchschnittsalter der Patienten steigt, ist der pflegerische und administrative Aufwand in den letzten Jahren größer geworden.

Krankenhäuser

Akutkrankenhäuser können Patienten ambulant und stationär behandeln. Patienten können dort Tag und Nacht aufgenommen werden.

Ein Patient bleibt durchschnittlich 7,2 Tage stationär im Krankenhaus. Der Altersdurchschnitt der Patienten steigt.

1

Trägerschaft
Es gibt unterschiedliche Krankenhausträger: öffentliche, freigemeinnützige oder private Krankenhausträger.
Die Länder sorgen dafür, dass flächendeckend Krankenhauskapazitäten vorhanden sind.

Trägerschaft

Der Sozialstaat muss die Gesundheitsversorgung der Bevölkerung gewährleisten. Die Länder müssen flächendeckend Krankenhauskapazitäten sicherstellen bzw. Sorge tragen, dass andere Träger diese Aufgabe übernehmen können. Die verschiedenen Krankenhausträger bzw. Krankenhausbetreiber (meist auch Besitzer) werden wie folgt voneinander unterschieden:

Öffentliche Träger. Zu diesen zählen der Bund (z.B. Bundeswehrkrankenhäuser), die Länder (z.B. Universitätskliniken) sowie die kommunalen Träger mit Kliniken in Städten und Gemeinden. Weitere öffentliche Krankenhausträger sind die Träger der gesetzlichen Unfallversicherung, welche die berufsgenossenschaftlichen Unfallkrankenhäuser betreiben.

Freigemeinnützige Krankenhausbetreiber. Das sind zum Beispiel die Kirchen (Diakonie und Caritas) oder das Deutsche Rote Kreuz.

Private Krankenhausträger. Bedingt durch die finanziellen Schwierigkeiten haben viele Städte und Landkreise, aber auch Bundesländer ihre Krankenhäuser an private Träger übergeben. Somit ist der Anteil der privaten Krankenhäuser gestiegen, der der öffentlichen Krankenhäuser hingegen hat sich reduziert. Die Zahl der freigemeinnützigen Krankenhäuser ist im Wesentlichen konstant geblieben.

Leistungsvergütung
Krankenhausleistungen werden durch die Krankenversicherung bezahlt.

Leistungsvergütung

Die Vergütung der Krankenhausleistung erfolgt über die Krankenversicherung. In den letzten Jahren wurde das Vergütungssystem in das sogenannte DRG-Fallpauschalensystem überführt (DRG: Diagnosis Related Groups).

Definition ►

Definition

DRG-Fallpauschale. In einem diagnosebezogenen Fallgruppenpauschalsystem werden Leistungen, die in einem Krankenhaus für einen Patienten erbracht werden, anhand der Haupt- und Nebendiagnosen des Patienten in eine Fallgruppe eingestuft und danach unabhängig von der Verweildauer vergütet.

Neben der Grunderkrankung und den Nebendiagnosen fließen auch evtl. eingetretene Komplikationen und individuelle kostenrelevante Abweichungen von der Behandlung in die Ermittlung der DRG-Fallpauschale mit ein.

Jede Neuaufnahme eines Patienten definiert einen neuen Fall, welcher die weitere Behandlung kennzeichnet. Die Höhe der Fallpauschale richtet sich nach festgeschriebenen Kriterien. Hierbei spielen neben der Grunderkrankung und den Nebendiagnosen auch eventuell eingetretene Komplikationen und individuelle kostenrelevante Abweichungen von der Behandlung eine Rolle.
Die festgestellten DRGs werden von dem Leistungsträger „Krankenhaus“ an den Kostenträger „Krankenversicherung“ gemeldet und von diesem bezahlt.

Organisationsstruktur

Organisationsstruktur

In Krankenhäusern gibt es unterschiedliche Fachrichtungen und Spezialabteilungen, in denen kranke Menschen ärztliche und pflegerische Hilfeleistung erhalten.

Fachabteilungen
In der Regel ist jedes Krankenhaus in verschiedene Fachabteilungen unterteilt.

Fachabteilungen

Je nach Zielsetzung und gesetzlichem Auftrag ist fast jedes Krankenhaus in verschiedene Fachabteilungen unterteilt, z.B.

- Innere Medizin – sie befasst sich mit der Vorbeugung, Diagnose und (nichtoperativen) Therapie von Krankheiten wie z.B. Herz- und Lungenerkrankungen, Erkrankungen der Verdauungsorgane, Stoffwechselerkrankungen oder Bluterkrankungen
- Chirurgie – operative Behandlung von Erkrankungen. Hierbei gibt es unterschiedliche Fachrichtungen wie z.B. Unfallchirurgie, Gefäßchirurgie oder Herzchirurgie
- Gynäkologie und Geburtshilfe – Behandlung von Erkrankungen der weiblichen Geschlechtsorgane, Behandlung und Überwachung von Schwangerschaften und Begleitung bei Geburten
- Urologie – Behandlung der harnbildenden und harnableitenden Organe, also von Niere, Harnleiter Harnblase und Harnröhre
- Onkologie – Behandlung von Menschen mit Krebserkrankungen
- Dermatologie – Behandlung von Menschen mit Hauterkrankungen
- Neurologie – Behandlung von Menschen mit Erkrankungen des Nervensystems
- Psychiatrie – Behandlung von Menschen mit psychischen Erkrankungen
- Pädiatrie – Kinderheilkunde
- Geriatrie – Behandlung von Krankheiten des alternden Menschen.

Fachabteilungen können in verschiedene Stationen aufgeteilt sein.
Es gibt Stationen, die Patienten verschiedener Fachbereiche versorgen, so genannte interdisziplinäre bzw. multidisziplinäre Stationen.

Stationen. Jeder medizinische Fachbereich kann in unterschiedliche Stationen unterteilt sein. So kann es beispielsweise im Fachbereich Innere Medizin Stationen geben, auf denen schwerpunktmäßig Menschen mit Herzerkrankungen („Kardiologie“) oder Erkrankungen der Verdauungsorgane („Gastroenterologie“) behandelt werden. Es gibt aber auch multidisziplinäre Stationen, in denen Menschen mit unterschiedlichen Krankheitsbildern von Spezialisten aus verschiedenen Fachgebieten therapiert werden.

KURZFASSUNG

Spezialabteilungen

Neben den Fachabteilungen gibt es weitere Spezialabteilungen:

Ambulanzen. Die meisten Krankenhäuser verfügen über eine Notfallambulanz, die rund um die Uhr besetzt ist. In dieser findet z. B. die Erstversorgung von notfallmäßig eingewiesen Patienten statt. Es gibt aber auch Institutsambulanzen, in denen Patienten mit besonderen Problemstellungen zur Vorstellung und diagnostischen Abklärung oder zur Nachbehandlung nach einem stationären Aufenthalt kommen. Die Institutsambulanzen gibt es für vielfältige Fachbereiche wie z. B. in Psychiatrischen Kliniken.

Operationsabteilung. In Operationsabteilungen werden operative Eingriffe unterschiedlicher Fachbereiche durchgeführt (**Abb. 1.3a**). Die technische Ausstattung und der Personaleinsatz während einer Operation sind hoch. Ärzte (Anästhesisten, Chirurgen der unterschiedlichen Fachdisziplinen wie z. B. Gynäkologen, Unfallchirurgen, Urologen), Pflegende mit Spezialqualifikationen und operationstechnische – und anästhesietechnische Assistenten (OTA, ATA) arbeiten eng im Team zusammen. Die unterschiedlichen Berufsgruppen übernehmen die Vorbereitung der Patienten zur Narkoseeinleitung, die Betreuung über den Operationsverlauf hinweg und die postoperative Nachsorge. Die operationstechnischen Assistenten organisieren den Operationsablauf im OP-Saal, sie tragen Mitverantwortung für die fachgerechte Hygiene im OP, richten die Instrumente und benötigten technischen Geräte und reichen bei der OP vorausschauend die benötigten Instrumente zeitgerecht an. Pflegende, die eine Fachweiterbildung in der Anästhesie und Intensivpflege absolviert haben oder anästhesietechnische Assistenten sind in der Kooperation mit den Anästhesisten für die Vorbereitung, Überwachung und Nachsorge des gesamten Narkoseverlaufes zuständig.

Intensivstationen. Auf Intensivstationen werden Patienten mit schweren bis lebensbedrohlichen Krankheiten oder Verletzungen intensivmedizinisch und intensivpflegerisch behandelt (**Abb. 1.3b**). Die Pflegenden betreuen im Vergleich zu einer Allgemeinstation kleine Patientengruppen und verfügen häufig über eine Weiterbildung zur Fachkraft für Intensivpflege und Anästhesie.

Abb. 1.3 Spezialabteilungen.

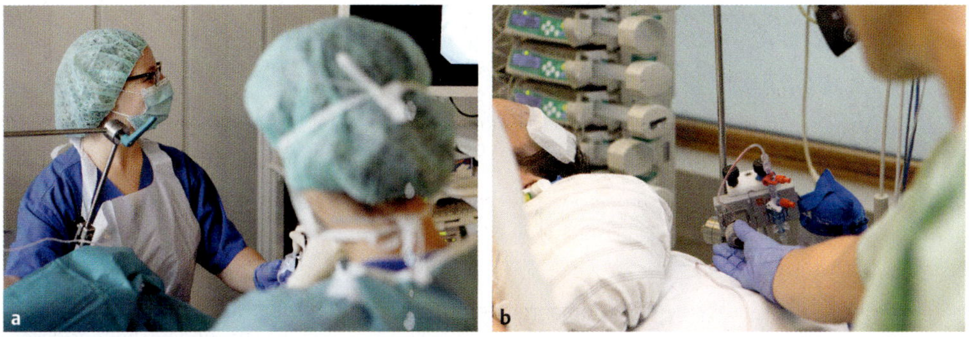

Spezialabteilungen innerhalb eines Krankenhauses sind z. B.
a die Operationsabteilung
b die Intensivstation
Quelle: K. Oborny, Thieme

Spezialabteilungen

Ambulanzen ermöglichen die ambulante Behandlung in einem Krankenhaus, z. B. zur Erstversorgung von Notfallpatienten oder zur Nachsorge im Anschluss an eine stationäre Behandlung.

Operative Eingriffe werden in Operationsabteilungen durchgeführt. Hier arbeiten Pflegende mit speziellen Fachweiterbildungen und operationstechnische sowie anästhesietechnische Assistenten eng zusammen. OTAs und ATAs werden über eine bundesweit einheitlich geregelte Ausbildung an Berufsfachschulen qualifiziert.

Pflegende, die auf Intensivstationen tätig sind, absolvieren häufig eine Fachweiterbildung in der Anästhesie und Intensivpflege.

Ambulante Pflege

Ende 2023 waren laut Pflegestatistik ca. 5,7 Millionen Menschen im Rahmen der Pflegeversicherung als pflegebedürftig eingestuft. Seit Jahren wächst die Zahl der Menschen, die aufgrund gesundheitlicher Beeinträchtigungen ihre Fähigkeit zur Selbstversorgung teilweise einbüßen oder dauerhaft Hilfe benötigen. Die meisten pflegebedürftigen Menschen – vier von fünf – werden in der **häuslichen Umgebung** von ihren Angehörigen oder anderen nahestehenden Personen versorgt. Ist dies nicht oder nicht vollständig möglich, übernehmen Pflegende von ambulanten Pflegediensten bzw. Sozialstationen teilweise oder vollständig die häusliche Pflege.

Zunehmend entstehen **ambulant betreute Wohngemeinschaften** für Menschen, die im Alltag auf Assistenz- und Unterstützungsleitung angewiesen sind. Diese Menschen leben in einer Gemeinschaft zusammen, führen ihr Leben weitgehend selbstbestimmt und erhalten je nach Bedarf Assistenz- oder Unterstützungsleistung. In der Regel handelt es sich hierbei meist um ältere oder behinderte Menschen.

Es gibt auch ambulant betreute **Intensivpflege-Wohngemeinschaften**, in denen intensivpflegebedürftige Menschen leben und je nach Bedarf eine umfassende intensivpflegerische und intensivmedizinische Versorgung erhalten.

Ambulante Pflege

Die meisten Pflegebedürftigen werden zu Hause von Angehörigen, nahestehenden Personen und/oder von Pflegenden ambulanter Pflegedienste bzw. Sozialstationen versorgt.

Zunehmend entstehen alternative Betreuungsangebote wie ambulant betreute Wohngemeinschaften oder betreute Intensivpflege-Wohngemeinschaften.

AUFBAU EINES KRANKENHAUSES

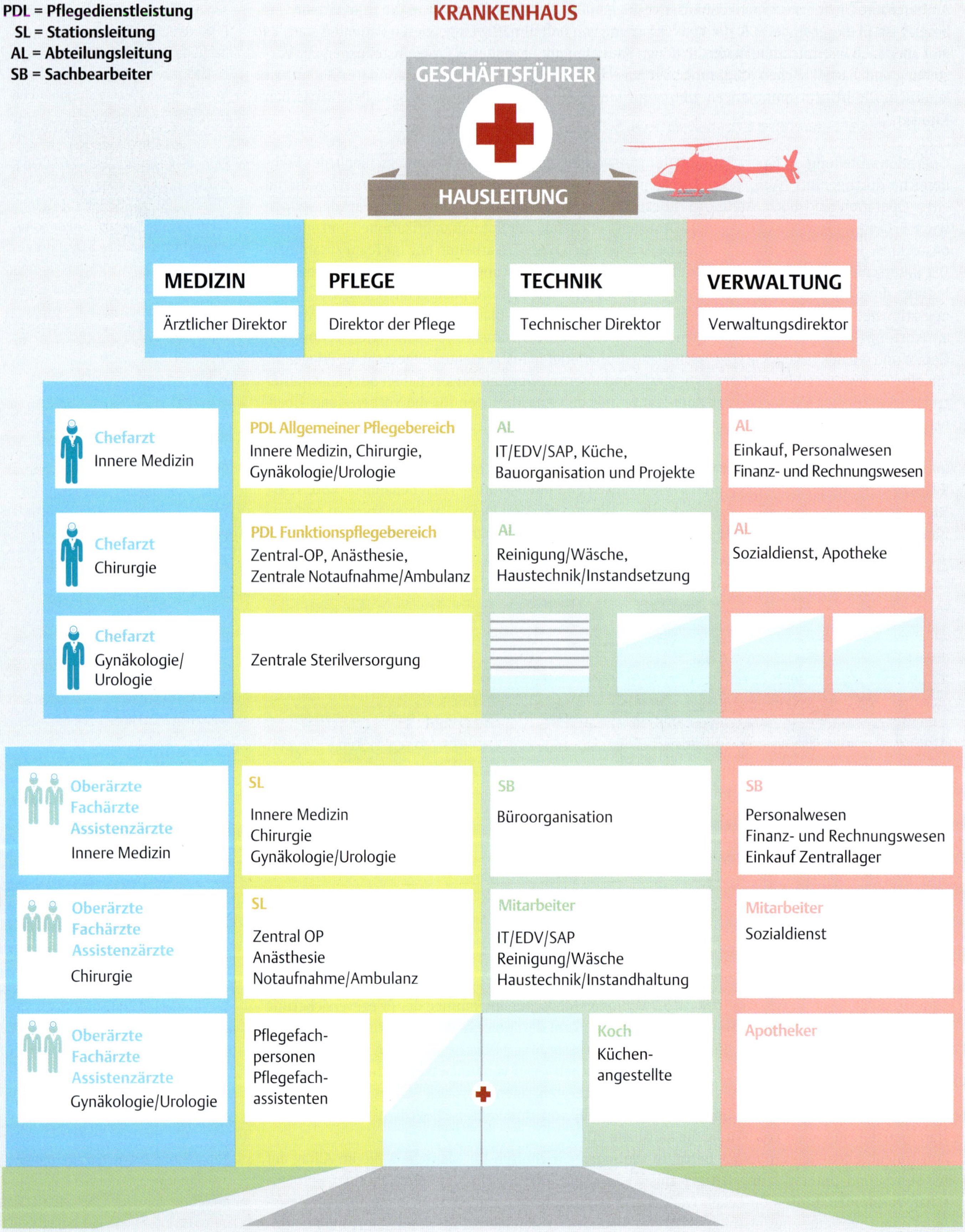

Trägerschaft

Die Einrichtungen der ambulanten Pflege werden häufig von privaten oder öffentlichen Trägern betrieben. Die pflegerische Dienstleistung im häuslichen Umfeld wird gegen Bezahlung erbracht. Die öffentlichen Träger bezeichnen ihre Einrichtungen in der Regel als „Ambulanten Pflegedienst", die kirchlichen Träger als „Sozialstation".
Die Anzahl der ambulanten Pflegedienste ist in den letzten Jahren stark angestiegen. Im Jahr 2024 gibt es 17 600 ambulante Pflegedienste, die aktuell ca. 1,9 Millionen Menschen zu Hause versorgen.

Trägerschaft
Die Einrichtungen der ambulanten Pflege werden meist von privaten oder öffentlichen Trägern der Freien Wohlfahrtspflege (z. B. Caritas, Diakonie, Deutsches Rotes Kreuz) betrieben.

Leistungsvergütung

Um Leistungen aus der Kranken- bzw. Pflegekasse zu erhalten, schließen die ambulanten Pflegeeinrichtungen einen Versorgungsvertrag mit den Kranken- und Pflegekassen ab. Die erbrachten pflegerischen Dienstleistungen werden nach einem festgelegten Vergütungssystem bezahlt.
Möchte ein Pflegeempfänger die Dienstleistung eines ambulanten Pflegedienstes in Anspruch nehmen, muss ein Pflegevertrag zwischen ihm und der pflegerischen Einrichtung geschlossen werden. Die häusliche Pflege soll die notwendige pflegerische Versorgung gewährleisten, die ambulante ärztliche Behandlung unterstützen und/oder einer Krankenhausbehandlung bzw. stationären pflegerischen Versorgung entgegenwirken.

Leistungsvergütung
Die Leistungen der ambulanten Pflege werden durch die Kranken- oder Pflegeversicherung bezahlt.
Um die Dienste eines ambulanten Pflegedienstes in Anspruch zu nehmen, muss der Pflegeempfänger einen Vertrag mit der ausgewählten Einrichtung abschließen.

Merke

Seit 1992 wird alle 2 Jahre eine Pflegestatistik erstellt. Diese enthält sowohl Daten über die Anzahl der Pflegebedürftigen in Deutschland als auch Daten über Pflegeheime und ambulante Dienste. Ziel ist es, Angebot und Nachfrage nach pflegerischer Versorgung zu erfassen und diese Informationen der Öffentlichkeit zur Verfügung zu stellen.

◄ Merke

Stationäre Pflegeeinrichtungen

Mit zunehmendem Alter steigt die Wahrscheinlichkeit, den Alltag nicht mehr selbstständig bewältigen zu können und auf fremde Hilfe angewiesen zu sein. Aktuell gibt es ca. 5,7 Millionen Menschen, die im Rahmen der Pflegeversicherung als pflegebedürftig eingestuft sind. Im Jahr 2024 wurden rund eine Million Menschen in ca. 11 680 vollstationären Alten- und Pflegeheime betreut.

Stationäre Pflegeeinrichtungen
Etwa ein Viertel der pflegebedürftigen Menschen wird in Pflegeheimen betreut.

Trägerschaft

Die meisten Pflegeheime werden von freien Trägern, viele von privaten und nur wenige von öffentlichen Trägern geführt. Ein Großteil der Heime bietet Pflegeleistungen sowohl in vollstationären Pflegeeinheiten als auch in teilstationären Versorgungseinheiten an. In teilstationären Abteilungen werden die Bewohner tagsüber in sogenannten Tagespflegeeinrichtungen versorgt. Besteht bei einem Menschen im Anschluss an einen Krankenhausaufenthalt ein erhöhter Pflegebedarf, steht in einer stationären Einrichtung ein Kurzzeitpflegeplatz zur Verfügung. Dort kann für einen begrenzten Zeitraum eine vollstationäre Versorgung in Anspruch genommen werden. Kurzzeitpflegeplätze werden auch dann häufig genutzt, wenn pflegende Angehörige Erholungsurlaub nehmen möchten.

Trägerschaft
Auch bei den Pflegeheimen gibt es öffentliche, freigemeinnützige oder private Betreiber. Außer in vollstationären Pflegeeinheiten können die Bewohner auch in Tagespflegeeinrichtungen betreut werden. Kurzzeitpflegeplätze ermöglichen für einen begrenzten Zeitraum eine vollstationäre Pflege.

Leistungsvergütung

Wird ein Mensch pflegebedürftig, hat er aufgrund der gesetzlichen Pflegeversicherung Anspruch auf finanzielle Leistungen. Die Träger der Pflegeheime schließen sowohl mit den Kranken- und Pflegekassen einen Versorgungsvertrag als auch mit den Heimbewohnern einen Pflegevertrag ab. Die Vergütung der stationären oder teilstationären Pflege wird in Pflegesatzverhandlungen zwischen den Heimträgern und den Kostenträgern ausgehandelt.
Die Pflegeversicherung übernimmt entsprechend der Eingruppierung eines Menschen in einen Pflegegrad eine bestimmte finanzielle Grundleistung. Die Höhe der finanziellen Leistung hängt dabei von der Art der Versorgung, also ambulant oder stationär, sowie vom Umfang der Pflege durch Angehörige oder beruflich Pflegende ab. Leistungen werden auf Antrag, je nach Pflegebedarf, eingestuft und gewährt.
Antragsberechtigt ist ausschließlich der Pflegebedürftige. Die **fünf Pflegegrade** orientieren sich an der Beeinträchtigung der Selbstständigkeit von Pflegeempfängern. Menschen gelten laut Pflegeversicherung als pflegebedürftig, wenn sie in ihrer Selbstständigkeit eingeschränkt sind und für mindestens 6 Monate auf pflegerische oder betreuerische Hilfe angewiesen sind. Im Gesetz wird der Begriff der Pflegebedürftigkeit in § 14 Abs. 1 definiert: „Pflegebedürftig (...) sind Personen, die gesundheitlich bedingte Beeinträchtigungen der Selbständigkeit oder der Fähigkeiten aufweisen und deshalb der Hilfe durch andere bedürfen. Es muss sich um Personen handeln, die körperliche, kognitive oder psychische Beeinträchtigungen oder gesundheitlich bedingte Belastungen oder Anforderungen nicht selbständig kompensieren oder bewältigen können. Die Pflegebedürftigkeit muss auf Dauer, voraussichtlich für mindestens sechs Monate, und mit mindestens der in § 15 festgelegten Schwere bestehen."
Mit dieser Definition wird gesetzlich festgelegt, dass körperliche, kognitive und psychische Beeinträchtigungen gleichermaßen bewertet werden müssen.

Leistungsvergütung
Die Leistungen der teil- oder vollstationären Pflege werden durch die Kranken- oder Pflegeversicherung übernommen.

Die Pflegeversicherung übernimmt je nach Pflegegrad eine bestimmte finanzielle Grundleistung. Den Rest muss der Bewohner selbst finanzieren. Ist dies nicht möglich, greifen die Sozialhilfeträger ein.

Die Einstufung erfolgt auf Antrag bei der Pflegekasse durch den Medizinischen Dienst (MD). Mit Hilfe eines Begutachtungsassessments (NBA) wird festgestellt was der Pflegebedürftige noch kann. Der Fokus liegt auf dem Grad der Selbstständigkeit eines Menschen bei Aktivitäten in sechs pflegerelevanten Bereichen, die mit Punkten bewertet werden.

- **Mobilität:** z.B. körperliche Beweglichkeit, Fortbewegung innerhalb der Wohnung, des Wohnbereichs oder das Überwinden von Treppen.
- **Kognitive und kommunikative Fähigkeiten:** Verstehen und Sprechen, Orientierung zu Ort und Zeit, Sachverhalte begreifen, Risiken einschätzen, andere Menschen im Gespräch verstehen.
- **Verhaltensweise und psychische Problemlagen:** z.B. Unruhe in der Nacht, Abwehr pflegerischer Maßnahmen, Ängste und Aggressionen, die für den Betroffenen selbst und andere belastend sind.
- **Selbstversorgung:** z.B. Essen und Trinken, selbstständiges Waschen und Anziehen, Benutzung der Toilette.
- **Umgang mit krankheits- und therapiebedingten Belastungen:** z.B. die Fähigkeit, Medikamente selbst einnehmen zu können, Blutzuckermessungen selbst durchzuführen und interpretieren zu können; die Fähigkeit mit Hilfsmittel zurechtzukommen; selbstständige Arztbesuche.
- **Gestaltung des Alltagslebens und sozialer Kontakte:** z.B. den Tagesablauf selbstständig gestalten zu können; mit anderen Menschen in Kontakt zu treten und soziale Angebote ohne fremde Hilfe wahrnehmen können.

Die Differenz zwischen den Kosten für den Heimplatz und dem Betrag, den die Pflegeversicherung finanziert, muss der Bewohner selbst zahlen.

Da viele alte Menschen nicht über eine ausreichende Rente oder genügend Privatvermögen verfügen, um diesen Differenzbetrag aufzubringen, sind Sozialhilfeträger neben den Pflegekassen die wichtigsten Kostenträger.

1.3 Der Pflegeberuf

1.3.1 Aufgaben professionell Pflegender

1.3 Der Pflegeberuf

1.3.1 Aufgaben professionell Pflegender

Der Pflegeberuf ist ein eigenständiger Beruf im Gesundheitswesen. Er wird in enger Zusammenarbeit mit anderen Berufen im Gesundheitswesen ausgeübt. Pflegende übernehmen im Kontakt mit den zu Pflegenden verantwortungsvolle Aufgaben. Eine fundierte Ausbildung ist daher unerlässlich.

Definition ►

Definition

Pflege ist ein personenbezogener Dienstleistungsberuf. Der Mensch als Individuum steht dabei im Mittelpunkt der pflegerischen Leistungen. Es werden keine Waren produziert, sondern Menschen angeleitet, beraten, gepflegt und betreut.

DPR = Deutscher Pflegerat

Ein umfassendes Bild des Pflegeberufs und seiner Aufgaben hat der Deutsche Pflegerat (DPR) in seiner Rahmenberufsordnung für Altenpfleger, Gesundheits- und Kinderkrankenpfleger und Gesundheits- und Krankenpfleger erstellt.

Merke ►

Merke

Der Deutsche Pflegerat (DPR) wurde 1998 gegründet und hat seinen Hauptsitz in Berlin. Der DPR als Bundesarbeitsgemeinschaft der Pflegeorganisationen ist Partner der Spitzenorganisationen der Selbstverwaltung und vertritt die Belange des Pflege- und Hebammenwesens in Deutschland.

Der DPR koordiniert die Positionen der Pflegeorganisationen und steuert ihre politische Durchsetzung.

Der DPR koordiniert die Positionen der Pflegeorganisationen und steuert die Bemühungen um ihre politische Durchsetzung. Hierzu gehören z.B.

- politische Durchsetzung von pflegeberuflichen Zielen auf Landes- und Bundesebene sowie innerhalb der Europäischen Union (EU),
- Positionierung zu Lohn- und Tariffragen sowie zur entgeltlichen Vergütung professioneller Pflegeleistungen,
- Förderung und Weiterentwicklung der Pflegewissenschaft zum Nutzen des Gesundheits- und Sozialwesens.

Der DPR beschreibt in seiner Rahmenberufsordnung allgemeine Grundsätze und Verhaltensregeln für Pflegende.

2004 wurde von den Mitgliedsverbänden eine Rahmenberufsordnung verabschiedet. Diese enthält allgemeine Grundsätze und Verhaltensregeln für professionell Pflegende und soll u.a. eine Orientierung für das berufliche Handeln bieten. Sie gilt für Pflegende in allen Handlungsfeldern.

In der Einleitung der Berufsordnung wird definiert, welchen Auftrag Pflegende für die Gesellschaft erfüllen.

Definition ►

Definition

Pflege bedeutet, den Menschen in seiner aktuellen Situation und Befindlichkeit wahrzunehmen, vorhandene Ressourcen zu fördern und zu unterstützen, die Familie und das soziale, kulturelle und traditionelle Umfeld des Menschen zu berücksichtigen und in die Pflege einzubeziehen sowie ggf. den Menschen auf seinem Weg zum Tod zu begleiten.

Beruflich pflegen heißt qualifiziert pflegen. Pflegende sollen ihren Beruf nach dem Stand pflegewissenschaftlicher, medizinischer und anderer bezugswissenschaftlicher Erkenntnisse ausüben. Sie unterstützen und begleiten Patienten bei der Bewältigung von Gesundheitsproblemen mit dem Ziel, das höchstmögliche Maß an Selbstständigkeit und Lebensqualität zu erreichen.
Beruflich Pflegende arbeiten eng mit anderen Berufsgruppen zusammen und entwickeln berufsübergreifend Lösungen zur Bewältigung von Gesundheitsproblemen.
Laut Rahmenberufsordnung sind die Aufgaben von professionell Pflegenden:

- Feststellung des Pflegebedarfs, Planung, Organisation, Durchführung und Dokumentation der Pflege
- Evaluation (Bewertung) der Pflege, Sicherung und Entwicklung von Pflegequalität
- Beratung, Anleitung und Unterstützung von Leistungsempfängern und ihren Bezugspersonen
- Einleitung lebenserhaltender Sofortmaßnahmen bis zum Eintreffen des Arztes

Die Rahmenberufsordnung gilt für professionell Pflegende, die in der Regel über eine mindestens 3-jährige Berufsausbildung verfügen.

Beruflich Pflegende sollten ihre Tätigkeit immer auf dem Stand pflegewissenschaftlicher, medizinischer und anderer bezugswissenschaftlicher Erkenntnisse ausüben.

1.3.2 Qualifizierung von Pflegenden

Ziel der Qualifizierung

Ziel der Qualifizierung von Pflegenden ist der Erwerb **beruflicher Handlungskompetenz**.

Definition

Berufliche Handlungskompetenz ist die Fähigkeit und Bereitschaft, in beruflichen Zusammenhängen, Aufgaben und Probleme mit den erworbenen Kenntnissen und Fertigkeiten fachgerecht und verantwortlich zu lösen.

1.3.2 Qualifizierung von Pflegenden

Ziel der Qualifizierung

Handlungskompetenz

◂ Definition

Die berufliche Handlungskompetenz zeigt sich, indem berufliches Wissen und Können situationsbezogen angewendet wird (**Abb. 1.4**). Handlungskompetenz wird in 3 Dimensionen unterteilt:

- **Fachkompetenz:** Die Fähigkeit, berufstypische Aufgaben und Sachverhalte den theoretischen Anforderungen entsprechend eigenverantwortlich zu bewältigen.
- **Humankompetenz:** Diese wird auch als Selbstkompetenz und Persönlichkeitskompetenz bezeichnet. Sie bezieht sich auf die Bereitschaft und Befähigung zur kritischen Selbstwahrnehmung, um im beruflichen Kontext verantwortlich und werteorientiert zu handeln.
- **Sozialkompetenz:** Die Sozialkompetenz, häufig auch Soft Skills genannt, bezeichnet die Gesamtheit der Fertigkeiten, die für die soziale Interaktion nützlich oder notwendig sind. Zu diesen zählt z. B. die Fähigkeit, sich in die Situation anderer Personen einzufühlen.

Berufliche **Handlungskompetenz** zeigt sich durch:
- Fachkompetenz
- Humankompetenz
- Sozialkompetenz

Abb. 1.4 Handlungskompetenz.

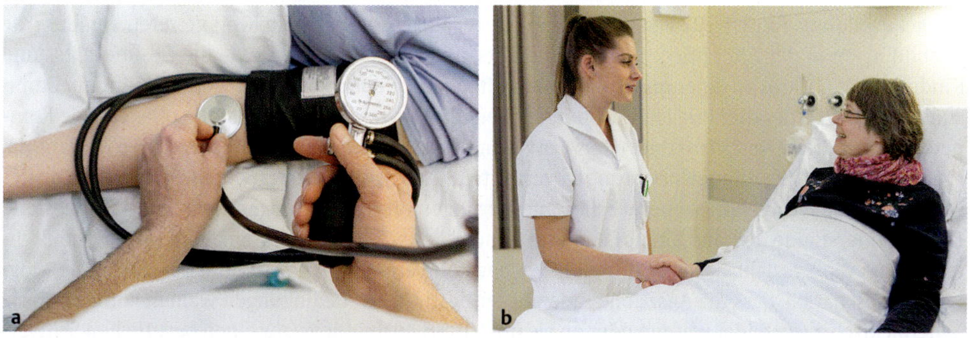

Zur Handlungskompetenz gehört nicht nur die
a Erfüllung berufstypischer Aufgaben (Fachkompetenz), sondern ebenso die kritische Selbstwahrnehmung (Humankompetenz)
b und die Fähigkeit zur sozialen Interaktion (Sozialkompetenz).
Quelle: K. Oborny, Thieme

Ein ausgewogenes Zusammenwirken dieser 3 Kompetenzdimensionen bildet die Voraussetzung für 3 weitere Kompetenzen:

- **Methodenkompetenz:** Die Fähigkeit, durch erlernte Denkmethoden und Arbeitsverfahren Probleme zu lösen.
- **Kommunikative Kompetenz:** Die Fähigkeit, situationsangemessen zu kommunizieren.
- **Lernkompetenz:** Die Fähigkeit, aus einer größeren Anzahl von bereits erlernten Lern- und Gedächtnistechniken („Werkzeugen") diejenigen auszuwählen und anzuwenden, mit deren Hilfe sich die betreffenden Lerninhalte rasch und möglichst dauerhaft einprägen.

Bestandteile von Handlungskompetenz sind darüber hinaus:
- Methodenkompetenz
- kommunikative Kompetenz
- Lernkompetenz

Merke ▶

Merke

In jeder Berufsausbildung müssen sich die Auszubildenden berufliche Handlungskompetenzen aneignen. Nur dann sind sie den Herausforderungen im Berufsalltag gewachsen. Auch in der Pflegeausbildung werden diese unterschiedlichen Kompetenzen angebahnt bzw. erworben.

Notwendigkeit unterschiedlicher Qualifikationen

Zukünftig könnte es gestufte Ausbildungsmodelle geben, in denen Pflegekräfte für unterschiedliche Aufgaben- und Verantwortungsbereiche ausgebildet werden.

Voraussetzung dafür ist, dass eindeutig festgelegt wird, wer, was mit welcher beruflichen Qualifikation übernehmen kann.

Notwendigkeit unterschiedlicher Qualifikationen

Die Nachfrage nach pflegerischer Dienstleistung ist hoch und wird in Zukunft weiter ansteigen. Gleichzeitig wird ein Rückgang von Schulabgängern und somit auch potenzieller Bewerber für die Pflegeausbildung erwartet.

Um die Versorgung hilfebedürftiger Menschen in Zukunft trotzdem gewährleisten zu können, muss der Pflegeberuf für Bewerber mit unterschiedlichen Bildungsvoraussetzungen geöffnet und die Attraktivität des Pflegeberufs erhöht werden. Künftig wird es deshalb neue Qualifizierungswege für Pflegende geben, die auf gestuften Ausbildungsmodellen basieren. Pflegepersonen können so gezielt für unterschiedliche Aufgaben- und Verantwortungsbereiche ausgebildet werden.

Um eine reibungslose Kooperation und Kommunikation in der Pflegepraxis sicherzustellen, muss festgelegt werden, welche Pflegeperson mit welcher beruflichen Qualifikation welche pflegerischen Aufgaben übernehmen kann und soll.

Qualifizierungswege

Akademische Qualifizierung

Pflegestudiengänge bieten die Möglichkeit, sich mit Gesundheit und Pflege auf wissenschaftlichem Niveau auseinanderzusetzen.

Aufgaben für Absolventen eines Pflegestudiums sind z. B. personennahe Tätigkeiten als Pflegeexperten, die Übernahme von Aufgaben auf der Führungsebene, die Arbeit in der Pflegeforschung oder die Qualifizierung von Mitarbeitern und Auszubildenden.

Qualifizierungswege

Akademische Qualifizierung

Seit den 90er Jahren wurden in Deutschland an Universitäten und Fachhochschulen mehr als 50 Pflegestudiengänge eingerichtet. An diesen wird Pflegeforschung betrieben und der akademische Nachwuchs, z. B. in den Fachgebieten der Gesundheits- und Pflegewissenschaft, dem Pflegemanagement oder der Pflegepädagogik, ausgebildet. Die Studiengänge bieten z. B. interessierten Pflegekräften mit Fachhochschulreife oder Abitur die Möglichkeit, sich mit Gesundheit und Pflege auf wissenschaftlicher Ebene auseinanderzusetzen. Mit dem neuen Pflegeberufegesetz (2020) wurde neben der generalistischen beruflichen Ausbildung auch ein primärqualifizierendes Pflegestudium eingeführt. Der häufigste primärqualifizierende Studiengang ist der Bachelor of Science in Nursing (B. Sc. Nursing). Das Studium dauert in der Regel 3 Jahre (6 Semester) und kombiniert die wissenschaftliche Ausbildung mit praktischen Einsätzen in unterschiedlichen Handlungsfeldern der Pflege.

Die Absolventen dieser Studiengänge können vielfältige Aufgaben in der Pflege übernehmen. Sie betreiben Pflegeforschung, übernehmen personennahe Tätigkeiten als Pflegeexperten, haben Führungsaufgaben im Pflegemanagementbereich, sind als Lehrkräfte in der akademischen oder beruflichen Pflegebildung tätig oder nehmen z. B. Stabsstellen mit Sonderaufgaben wahr.

Generalistische Pflegeausbildung

Die dreijährige Pflegeausbildung nach dem Pflegeberufegesetz von 2017 (PflBG) findet seit 1.1.2020 **generalistisch** statt: Die Ausbildung lehrt die Pflege von Menschen aller Altersgruppen und aller Versorgungsbereiche. Optional können Auszubildende aber nach wie vor einen gesonderten Abschluss in der Altenpflege oder in der Kinderkrankenpflege machen.

Generalistische Pflegeausbildung

Neben dem akademischen Qualifizierungsweg in der Pflege, gibt es nach wie vor die dreijährige Pflegeausbildung. Am 1.1.2020 ist das neue Pflegeberufegesetz (PflBG) in Kraft getreten, mit dem die Ausbildungen in der Altenpflege, der Gesundheits-und Krankenpflege sowie die Gesundheits- und Kinderkrankenpflege zu einer **generalistischen Pflegeausbildung** zusammengeführt wurden. Damit sind die Grenzen der drei Pflegeberufe aufgehoben und es werden übergreifende pflegerische Kompetenzen zur Pflege von **Menschen aller Altersgruppen** und **allen Versorgungsbereichen** in **stationären** und **ambulanten Pflegeeinrichtungen** vermittelt. Gleichzeitig werden durch eine Anhebung des Qualifikationsniveaus höhere berufliche Anforderungen an Schulleitungen und Lehrkräfte gestellt. Durch Widerstände aus der Altenpflege und Gesundheits- und Kinderkrankenpflege, die befürchteten, dass die Spezialisierungen in den Pflegeberufen verloren gingen, wurde zusätzlich die Möglichkeit geschaffen, dass die Auszubildenden unter bestimmten Bedingungen wählen können, ob sie generalistisch ausgebildet werden oder ob sie im dritten Ausbildungsjahr einen beruflichen Schwerpunkt auf die Altenpflege oder Gesundheits- und Kinderkrankenpflege legen möchten. Diese Gruppe macht dann einen gesonderten Berufsabschluss in Altenpflege oder Gesundheits- und Kinderkrankenpflege. Demnach erhalten alle Auszubildenden zwei Jahre lang eine gemeinsame, generalistisch ausgerichtete Ausbildung, in der sie einen Vertiefungsbereich in der praktischen Ausbildung wählen. Auszubildende, die im dritten Ausbildungsjahr die generalistische Ausbildung fortsetzen, erwerben den Berufsabschluss „Pflegefachfrau“ bzw. „Pflegefachmann“.

Bis Ende 2025 soll geprüft werden, ob für die gesonderten Berufsabschlüsse in der Altenpflege und in der Kinderkrankenpflege tatsächlich Bedarf besteht oder ob künftig nur noch der generalistische Abschluss angeboten wird.

Zugang zur Pflegeausbildung haben alle mit mindestens zehnjähriger Schulbildung, außerdem (u. a.) Pflegehelferinnen bzw. Pflegehelfer mit einem mindestens neunjährigen Schulabschluss.

Zugang zur Ausbildung haben alle mit einer zehnjährigen allgemeinen Schulbildung. Für Schüler mit einem 9-jährigen Hauptschulabschluss besteht die Möglichkeit, nach einer Ausbildung als Pflegehelferin und Pflegehelfer bzw. nach einer Pflegeassistenzausbildung oder einer anderen abgeschlossenen Berufsausbildung von mindestens zwei Jahren die Zugangsvoraussetzungen zu erhalten.

Die generalistische Pflegeausbildung gilt als Antwort der Politik auf den demographischen Wandel. Immer mehr Menschen müssen mit komplexen Erkrankungen wie z. B. Demenz oder Parkinson in Krankenhäusern und Altenpflegeeinrichtungen medizinisch und pflegerisch versorgt werden. Den neuen Herausforderungen entsprechend soll die generalistische Pflegeausbildung die Absolventen für vielfältige Handlungsfelder in der Pflege qualifizieren. Diese können so in allen Fachbereichen der Pflege eingesetzt werden (Deutscher Pflegerat e.V. 2014).

Pflegefachassistenzausbildung
Professionelle Pflege in Deutschland wird von ausgebildeten Fach- und Assistenzkräften sowie von angelernten Hilfskräften geleistet. Insgesamt arbeiten bundesweit 1,7 Millionen Pflegekräfte, wovon 1,1 Millionen über eine Pflegefachausbildung verfügen. Ca. 500 000 Beschäftigte sind Pflegehilfskräfte von denen heute rund 350 000 eine Ausbildung in einem Pflegehelfer- oder Pflegeassistenzberuf oder in einem anderen Beruf haben.
Die Berufsausbildungen zur Gesundheits- und Krankenpflegehilfe, zur Altenpflegehilfe oder zum Gesundheits- und Pflegeassistenten werden bisher nicht bundeseinheitlich geregelt, sondern unterliegen landesrechtliche Bestimmungen. Dies hat zur Folge, dass es in den Bundesländern 27 verschiedene Ausbildungsgänge gibt, die sich unter anderem inhaltlich, in der Profilbildung, der Ausbildungsdauer, der Ausbildungsfinanzierung und in den Berufsbezeichnungen unterscheiden. Dies soll zukünftig verändert werden.
Derzeit liegt ein Entwurf eines Gesetzes über die Einführung einer bundeseinheitlichen **Pflegefachassistentenausbildung** vor. Mit diesem Gesetzesentwurf soll eine bundeseinheitliche Regelung für die Ausbildung von **Pflegefachassistenzpersonen** geschaffen werden, die die Pflegequalität einer zunehmend älter werdenden Gesellschaft verbessert und die Attraktivität des Berufes steigert. Durch diese deutschlandweite Vereinheitlichung sollen die Kompetenzen der Absolvent/innen vergleichbarer und ein anerkanntes Qualitätsniveau erreicht werden. Die Absolventen können zukünftig in ganz Deutschland in allen Versorgungsbereichen der Pflege arbeiten. Dadurch entsteht eine höhere Flexibilität und berufliche Mobilität.
Mit dem neuen Gesetz soll ein attraktives Berufsbild entstehen, dass eine Durchlässigkeit von der Assistenzausbildung über die berufliche Fachkraftausbildung bis zur hochschulischen Qualifikation ermöglicht (**Abb. 1.5**).

Pflegefachassistenzausbildung
Mit dem Pflegefachassistenzgesetz wird ein eigenständiges und einheitliches Berufsprofil für die Pflegefachassistenz geschaffen. Ziel ist es, die Attraktivität des Berufs zu steigern und mehr Interessentinnen und Interessenten für die Ausbildung zu gewinnen.

Abb. 1.5 Ausbildung.

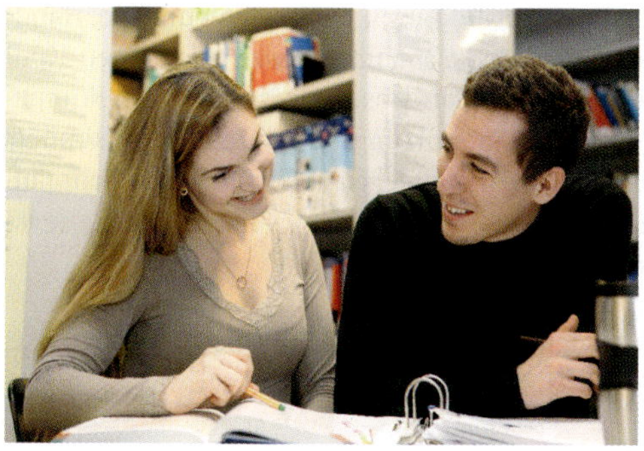

Mit der Pflegefachassistentenzausbildung soll die Ausbildung bundesweit vereinheitlicht werden. Ziel ist es, die Pflegequalität zu verbessern und die Attraktivität des Berufs zu steigern. *Quelle: K. Oborny, Thieme*

Generalistische Ausrichtung. Der Referentenentwurf sieht eine generalistische Ausbildung zur Pflegefachassistenz vor. Diese ermöglicht den Absolventinnen und Absolventen den Zugang zu allen Versorgungsbereichen in der Pflege. Zudem erleichtert das neue Gesetz nach der erfolgreich abgeschlossenen Ausbildung den Einstieg in die generalistische Pflegefachkraftausbildung, da diese beide Ausbildungen jetzt besser aufeinander aufbauen.

Berufsbezeichnung. Diese berechtigt zur Berufsbezeichnung „Pflegefachassistentin", „Pflegefachassistent" oder „Pflegefachassistenzperson".

Zugangsvoraussetzungen. Aufnahmebedingung ist ein Hauptschulabschluss. In besonderen Fällen ist es möglich ohne Schulabschluss zugelassen zu werden, wenn die Verantwortlichen der Pflegeschule eine positive Einschätzung über einen erfolgreichen Berufsabschluss abgeben und eine Aufnahme befürworten.

Ausbildungsdauer. Die reguläre Ausbildungsdauer beträgt 18 Monate und kann sich in Teilzeit bis zu 36 Monate verlängern. Bei beruflicher Vorerfahrung kann eine Ausbildungsverkürzung z. B. auf 12 Monate oder weniger möglich sein. In den Pflegeverbänden und Fachorganisationen wurde die Ausbildungsdauer von 18 Monaten kritisch bewertet. Sie plädierten für eine 2-jährige Ausbildung. Sie befürchten, dass die verkürzte Ausbildungszeit nicht ausreicht, um den steigenden Anforderungen in der Pflege gerecht zu werden.

Ausbildungsvergütung. Die Finanzierung der Ausbildung soll nach dem Modell des Pflegeberufegesetzes und somit über einen Ausbildungsfond erfolgen, die damit auch eine angemessenen Ausbildungsvergütung sicherstellt.

Inhalt und Aufbau der Ausbildung. Der Aufbau der Ausbildung folgt dem Vorbild des Pflegeberufegesetzes. Sie umfasst Pflichteinsätze in den drei großen Versorgungsbereichen: stationäre Langzeitpflege, ambulante Langzeitpflege und stationäre Akutpflege.

Merke ►

Merke

Unabhängig von der Art der Ausbildung gilt für jede Ausbildung: Sie muss zentrale **berufliche Handlungskompetenzen** vermitteln, damit die Absolventen die an sie gestellten pflegerischen Aufgaben verantwortlich und fachlich fundiert bewältigen und ein zufriedenes und sinnerfülltes Berufsleben führen können.

1

1.4 Berufliches Selbstverständnis von Pflegefachassistenten

1.4 Berufliches Selbstverständnis von Pflegefachassistenten

Durch die Einführung eines neuen, einheitlichen Kompetenzprofils für die Pflegefachassistenz können Aufgaben zwischen Pflegefach- und Pflegefachassistenzpersonen zukünftig besser verteilt werden. Die Pflegefachassistenzpersonen sollen laut des Gesetzesentwurfes Aufgaben durchführen, die heute noch teilweise von Pflegefachpersonen durchgeführt werden. Hierdurch sollen Pflegefachpersonen deutlich entlastet werden.

1.4.1 Arbeitsfelder und Aufgaben im sog. Skillsmix

Ein Skills- bzw. Grademix bezeichnet die Zusammenarbeit von Pflegenden mit unterschiedlichem Qualifikationsniveau.

1.4.1 Arbeitsfelder und Aufgaben im sog. Skillsmix

Skills- bzw. Grademix. Die Zusammenarbeit von Pflegenden mit unterschiedlichem Qualifikationsniveau wird auch als Skills- bzw. Grademix bezeichnet. Ziel ist es, dass nicht alle alles machen, sondern Pflegende die Pflegeaufgabe bewältigen, für die sie ausgebildet wurden. Um dies zu gewährleisten, wird im Skillsmix häufig nach dem Pflegeorganisationssystem „Primary Nursing", dem sogenannten Bezugspflegesystem (S. 63), gearbeitet.

Pflegefachassistenten werden vorwiegend in Bereichen eingesetzt, in welchen sich Patienten oder Bewohner befinden, bei denen über einen längeren Zeitraum ein beständiger und gleichmäßiger Pflegeverlauf erwartet wird.

Arbeitsfelder. Pflegefachassistenten können nach ihrer Ausbildung in unterschiedlichen Handlungsfelder der Pflege arbeiten. Sie übernehmen pflegerische Maßnahmen bei zu pflegenden Menschen, bei denen ein beständiger und gleichmäßiger Pflegeverlauf absehbar ist, die ihren Kompetenzen entsprechend gut bewältigbar sind und die sie verantwortungsvoll durchführen können. Der individuelle Pflegeprozess der zu Pflegenden wird von Pflegefachfrauen bzw. Pflegefachmännern organisiert, gesteuert und evaluiert (Vorbehaltsaufgabe).

Merke ►

Merke

Pflegefachassistenten, Pflegeassistenten und Pflegehelfer übernehmen Aufgaben, die vom individuellen Schwierigkeitsgrad und der Stabilität der Pflegesituation abhängig sind.

Pflegeassistenten unterstützen die Patienten oder Bewohner fachgerecht. Sie übernehmen sehr personennahe Aufgaben.

Pflegeassistenten übernehmen personennahe Aufgaben. Für die ihnen erteilten Aufgaben übernehmen die Pflegehelfer, Pflegeassistenten bzw. Pflegefachassistenten die Verantwortung für die Durchführung der pflegerischen Interventionen, führen diese situationsangemessen und fachgerecht durch und informieren die Pflegefachkräfte über das Ergebnis der Pflege (**Abb. 1.6**). Plötzlich auftretende gesundheitliche Veränderungen bei Pflegeempfängern oder eine drohende Überforderung teilen sie der zuständigen Pflegefachperson zeitnah mit.
Bei komplexeren, instabilen pflegerischen Situationen bzw. bei schwierigeren pflegerischen Aufgaben liegt die Verantwortung bei den Pflegefachpersonen. Pflegeassistenten arbeiten unter Anleitung in gegenseitigem Respekt und Wertschätzung mit diesen zusammen und unterstützen diese zum Wohle der Pflegeempfänger.

Abb. 1.6 Aufgaben.

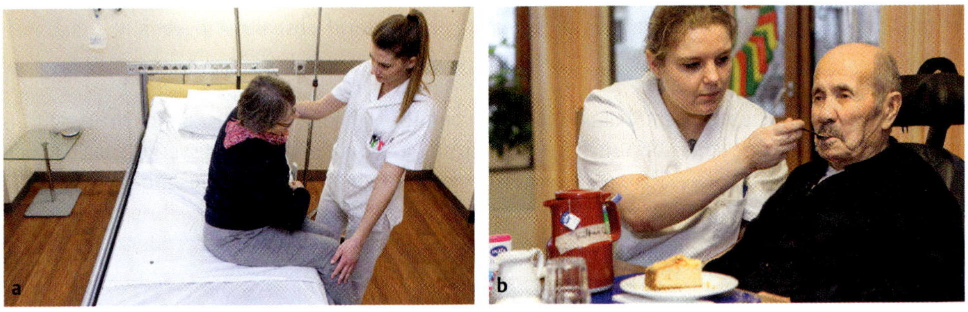

Pflegefachassistenten übernehmen personennahe Aufgaben,
a sie unterstützen die Patienten oder
b Bewohner fachgerecht und individuell.
Quelle: K. Oborny, Thieme

Merke

In ihrem beruflichen Selbstverständnis verstehen sich die Pflegefachassistenten als **Helfer der Pflegeempfänger** und nicht als Hilfskräfte bzw. Assistenten der Pflegefachkräfte.

◄ Merke

Bei der **Übernahme einer pflegerischen Situation** nehmen Pflegeassistenten eine aktive Rolle ein, in dem sie für die Pflege notwendige Informationen sammeln (Pflegefachkraft, Pflegedokumentation), ihre Pflegemaßnahmen sinnvoll planen, strukturieren und verantwortlich durchführen. Im Rahmen dieser personennahen Aufgaben bauen die Pflegefachassistenten einen vertrauensvollen Kontakt zu den Pflegeempfängern auf, achten deren Selbstbestimmung, gehen respektvoll auf deren Wünsche und Bedürfnisse ein und vermitteln Sicherheit. Sie richten ihr Handeln auf den Erhalt der Selbstständigkeit der Pflegeempfänger aus.

Pflegeassistenten sind gefordert, einen reibungslosen Informationsfluss im Pflegeteam aufrechtzuerhalten.

1.4.2 Die 6 „Gebote“ für Zufriedenheit und Qualität in der Pflegeassistenz

1.4.2 Die 6 „Gebote“ für Zufriedenheit und Qualität in der Pflegeassistenz

Verhalten Sie sich wertschätzend und respektvoll gegenüber dem Pflegeempfänger. Pflegeassistenten gehen mit Menschen **wertschätzend** und **respektvoll** um, ungeachtet der Nationalität, des sozialen Status, der Glaubenszugehörigkeit, des Geschlechts oder der politischen Einstellung.

1. **Wertschätzung** und **Respekt** gegenüber dem Pflegeempfänger!

Übernehmen Sie Verantwortung und helfen Sie dem Pflegeempfänger, seine Selbstständigkeit wiederzuerlangen. Pflegeassistenten übernehmen auf Basis ihrer Kenntnisse die Verantwortung für die Durchführung ihres pflegerischen Handelns. In Kooperation mit Pflegefachfrauen und Pflegefachmännern und anderen Mitgliedern des Teams unterstützen sie die zu Pflegenden im Behandlungsverlauf mit dem Ziel, ihnen ein möglichst selbstständiges und selbstbestimmtes Leben zu ermöglichen. Die Pflegemaßnahmen werden an den Wünschen des zu Pflegenden ausgerichtet. Der Pflegeempfänger wird bei der Wiedergewinnung bzw. beim Erhalt seiner körperlichen, geistigen und seelischen Kräfte unterstützt.

2. **Verantwortung** übernehmen für die Durchführung des pflegerischen Handelns, **Ressourcen** des Pflegebedürftigen **fördern**!

Seien Sie Vorbild und achten Sie auch auf sich selbst. Die Pflegenden tragen sowohl die Verantwortung für die Gesundheit der zu Pflegenden als auch für ihre eigene Gesundheit. Sie haben eine Vorbildfunktion und die Aufgabe, ihre Berufsfähigkeit zu erhalten.

3. **Vorbild** sein und auch auf sich selbst achten!

Arbeiten Sie konstruktiv mit anderen im Team zusammen. Pflegeassistenten gehören zum Pflegeteam und setzen sich für ein positives Arbeitsklima und eine gute Zusammenarbeit mit den Kollegen ein (**Abb. 1.7**).

4. Als **Mitglied eines Pflegeteams** handeln!

Abb. 1.7 Team.

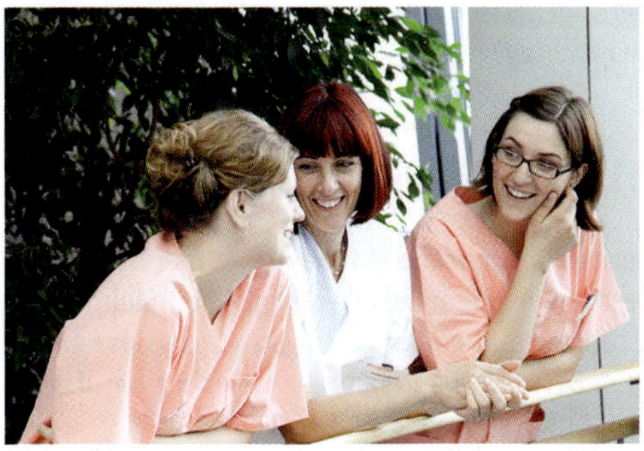

Pflegeassistenten sind Mitglied des Pflegeteams.
Quelle: A. Fischer, Thieme

Bleiben Sie wissbegierig. Wie jede andere Berufsgruppe übernehmen auch die Pflegeassistenten Verantwortung für ihre persönliche und berufliche Weiterentwicklung. Wissen und Fähigkeiten, die während der Berufsausbildung und den ersten Berufsjahren gewonnen werden, reichen in der Regel nicht aus, um dreißig bis vierzig Jahre kompetent in einem Beruf zu arbeiten.
Sich Wissen selbstständig aneignen zu können, ist eine zentrale Kompetenz, die auch für die Zeit nach der Berufsausbildung wichtig ist. Das „Lernen lernen“ ist ein wichtiger Bestandteil der Ausbildung. Die Pflegenden sollen befähigt werden, über ihr gesamtes Leben im Sinne des „lebenslangen Lernens“ Wissen aufzunehmen.
Dementsprechend sind auch die Pflegeassistenten aufgefordert, ihr Wissen immer wieder zu erweitern. Sie nehmen regelmäßig an Fortbildungsveranstaltungen teil und entwickeln so ihre berufliche Handlungskompetenz weiter.

5. **Berufliche Handlungskompetenz** kontinuierlich weiterentwickeln!

Suchen und nutzen Sie persönliche und berufliche Weiterentwicklungsmöglichkeiten. Nach einem erfolgreichen Abschluss zur Pflegefachassistentin bzw. zum Pflegefachassistenten kann eine 3-jäh-

6. **Weiterbildungsperspektiven** nutzen!

rige Ausbildung zur Pflegefachfrau bzw. zum Pflegefachmann angeschlossen werden. Auf Antrag bei der zuständigen Behörde kann dann eine Ausbildungsverkürzung (bis zu einem Jahr) beantragt werden. Wird auch diese Berufsausbildung erfolgreich abgeschlossen, stehen zahlreiche Fort- und Weiterbildungsmöglichkeiten sowie Aufstiegschancen zur Verfügung.

1.4.3 Zwei wichtige Grundregeln pflegerischer Tätigkeit

Selbsthilfe als oberste Priorität

Oberste Priorität hat immer die Hilfe zur Selbsthilfe. Ein Mensch wird unterstützt, wenn er
- dauerhaft oder momentan in seinem Handeln beeinträchtigt ist,
- körperlich oder geistig eingeschränkt ist,
- verunsichert ist oder Angst hat.

1.4.3 Zwei wichtige Grundregeln pflegerischer Tätigkeit

Selbsthilfe als oberste Priorität

Oberste Priorität – Hilfe zur Selbsthilfe. Ein Grundsatz in der Pflege ist die Hilfe zur Selbsthilfe. Das bedeutet, dass ein Mensch nur dort unterstützt werden soll, wo tatsächlich Hilfe erforderlich ist. Ziel ist es, die Unabhängigkeit der zu pflegenden Person so weit wie möglich zu erhalten bzw. wieder herzustellen. Der Betroffene soll schrittweise darin unterstützt werden, seine Kompetenzen wiederzuerlangen. Ein Mensch benötigt z. B. Unterstützung, wenn er
- dauerhaft oder momentan handlungseingeschränkt ist, z. B. durch hohes Lebensalter, Behinderung oder körperliche Schwäche, Zu- und Ableitungssysteme (zentralvenöse Katheter, Drainagen, Überwachungssysteme wie EKG, Pulsoxymetrie), Ruhigstellung von Extremitäten durch Gips,
- unsicher ist und/oder Angst hat,
- kognitiv (z. B. bei fortgeschrittener Demenz) eingeschränkt ist.

Situationsgerecht unterstützen

Die Notwendigkeit und Art der Hilfestellung ergibt sich aus der aktuellen, individuellen Situation des Betroffenen und muss kontinuierlich angepasst werden.

Situationsgerecht unterstützen

Je nachdem wie die aktuelle Situation der zu pflegenden Person eingeschätzt wird, werden die erforderlichen Maßnahmen geplant und ggf. angepasst. Das Ausmaß der Hilfestellung kann sich täglich ändern und ergibt sich aus Beobachtungen, Gesprächen, den individuellen Bedürfnissen, Ressourcen, Fähigkeiten und Gewohnheiten des Pflegeempfängers.

Praxistipp ►

Praxistipp

Wie kann ich die aktuelle und individuelle Situation einer Person einschätzen?

Um vor Beginn einer Pflegemaßnahme, z. B. der Körperpflege, die momentane Situation des pflegebedürftigen Menschen zu erfassen, können u. a. folgende Fragestellungen helfen:
- Wie fühlt sich der Betroffene in der aktuellen Situation?
- Wie belastbar ist er gegenwärtig?
- Sind Veränderungen eingetreten?
- Welche Informationen werden durch nonverbale Signale (Händedruck, Stimme oder Blick) zum Ausdruck gebracht?
- Was soll durch die Hilfestellung erreicht werden?
- Welche Ressourcen sind vorhanden?
- Wie ist die Beschaffenheit der Haut und der Hautanhangsgebilde?
- Wie kann das Schamgefühl in der aktuellen Situation angemessen respektiert werden?
- Sind Angehörige anwesend, die Hilfestellung leisten möchten?

1.5 Berufsorganisationen und Berufsverbände

Berufsverbände setzen sich für die Interessen ihres Berufsstands ein.

In Deutschland gibt es eine Vielzahl von Berufsorganisationen für Pflegende verschiedener Fachrichtungen.

1.5 Berufsorganisationen und Berufsverbände

Ein **Berufsverband** möchte die **Belange eines bestimmten Berufsstands fördern.** Die Interessen möglichst vieler Angehöriger eines bestimmten Berufs werden in einem Berufsverband gebündelt. Damit soll die Möglichkeit verbessert werden, diese Interessen gegenüber den Vertragspartnern der Berufsausübenden und der Öffentlichkeit durchzusetzen. Ein Berufsverband hilft ebenso dabei, **berufsspezifische Fragen** zur Sprache zu bringen, zu diskutieren und zu klären.

Berufsverbände bieten ihren Mitgliedern als Gegenleistung für den zu entrichtenden Mitgliedsbeitrag meist den bevorzugten Zugang zu beruflich relevanten Informationen, Aus- und Weiterbildungsmöglichkeiten und sonstigen Vergünstigungen. In Deutschland gibt es Berufsorganisationen für Pflegende aus unterschiedlichen Fachrichtungen. Alle Berufsverbände haben ihre eigene Entwicklungsgeschichte und verfolgen zum Teil andere Ziele und Aufgaben (je nach Fachrichtung).

Berufsverbände der Krankenpflege und Altenpflege:
- **ADS:** Arbeitsgemeinschaft Deutscher Schwesternverbände und Pflegeorganisationen e. V.
- **BA:** Bundesausschuss der Lehrerinnen und Lehrer für Pflegeberufe e. V.
- **BALK:** Verband Bundesarbeitsgemeinschaft Leitender Pflegepersonen e. V.
- **BeKD:** Berufsverband Kinderkrankenpflege Deutschland e. V.
- **BvPP:** Bundesverband unabhängiger Pflegesachverständiger und PflegeberaterInnen
- **DBfK:** Deutscher Berufsverband für Pflegeberufe
- **DBVA:** Deutscher Berufsverband für Altenpflege
- **DGF:** Deutsche Gesellschaft für Fachkrankenpflege und Funktionsdienste e. V.
- **DPV:** Deutscher Pflegeverband e. V.
- **DPR:** Deutscher Pflegerat

Pflegekammer. Seit einiger Zeit wird unter den Pflegefachkräften und den Berufsverbänden die Frage nach einer Berufskammer für Pflegeberufe diskutiert. Eine „Kammer" ist eine Körperschaft des öffentlichen Rechts. Ihr Auftrag liegt in der beruflichen Selbstverwaltung, der Berufsaufsicht sowie in der Förderung des Berufsstandes durch die Berufsausbildung und Fortbildung. Sie soll der Vertretung des Berufszweigs nach außen hin dienen. Zuständig für die Errichtung einer Pflegekammer ist die jeweilige Landesregierung mittels eines Kammergesetzes. Dies beinhaltet die Verbindlichkeit der Kammerzugehörigkeit aller Mitglieder des Berufsstandes Pflege. Die Pflegenden erhoffen sich durch die Gründung von Pflegekammern u. a. eine Stärkung der Position der Pflege in der Gesellschaft, eine Aufwertung und Attraktivitätssteigerung des Berufes sowie eine Vereinheitlichung der Qualifizierungsrichtlinien. Die Mitgliedschaft ist mit einer Beitragspflicht verbunden.

Aktuell (Stand 2025) gibt es mit der Landespflegekammer Rheinland-Pfalz und der Pflegekammer Nordrhein-Westfalen zwei Pflegekammern in Deutschland.

Merke

Die erste Pflegekammer in Deutschland hat am 1. Januar 2016 in Rheinland-Pfalz ihre Arbeit aufgenommen. Es folgten die Bundesländer Schleswig-Holstein und Niedersachsen. In Niedersachsen wurde die Pflegekammer 2021 wieder aufgelöst. Unter anderem gab es Kritik, da alle Pflegekräfte auch gegen ihren Willen Pflichtmitglieder werden und Beiträge bezahlen sollten.

◄ Merke

1.5.1 Gewerkschaften

1.5.1 Gewerkschaften

Definition

Gewerkschaften sind Organisationen der Arbeitnehmer und unterstützen diese bei der Durchsetzung bestimmter sozialer und wirtschaftlicher Interessen. Gewerkschaften vertreten ihre Mitglieder gegenüber allen berufs- und gesellschaftspolitischen Gremien. Sie führen z. B. Tarifverhandlungen mit den Arbeitgebervertretern, organisieren Kämpfe um mehr Lohn (z. B. durch Streiks) und beraten und unterstützen ihre Mitglieder in arbeitsrechtlichen Fragen. In Deutschland sind sie demokratisch organisiert.

◄ Definition

Gewerkschaften sind freiwillige Arbeitnehmerzusammenschlüsse. Sie sind unabhängig und finanzieren sich durch Mitgliederbeiträge. Die Gewerkschaften bieten ihren Mitgliedern unter anderem Rechtsberatung und Rechtsschutz, Beratungen zur Selbstständigkeit, zu Fort- und Weiterbildungen, in allen Fragen zu Lohn- und Einkommenssteuer und spezifische Veranstaltungen.
Innerhalb der Pflege ist als Gewerkschaft die Vereinigte Dienstleistungsgewerkschaft (Ver.di) zu nennen. Sie hat ca. 2 Millionen Mitglieder (Stand 2025). Ver.di ist nach der IG Metall die zweitgrößte Gewerkschaft. In ihr sind über 50 % Frauen organisiert.

Gewerkschaften sind unabhängig und finanzieren sich durch Mitgliederbeiträge. Sie vertreten die Mitglieder gegenüber allen berufs- und gesellschaftspolitischen Gremien.
Beispiel: Ver.di

1.5.2 Konfessionelle Berufsorganisationen

1.5.2 Konfessionelle Berufsorganisationen

In den Pflegeberufen gibt es Mitarbeiter, die sich einem Orden oder einem Mutterhaus angeschlossen haben, um ihren Beruf durch eine Glaubens- und eventuell sogar Lebensgemeinschaft zu stützen. Neben ihrer fachlichen Qualifikation orientieren sie sich an biblisch-diakonisch/karitativ und humanitären Wertvorstellungen. Für diese Frauen und Männer gibt es ebenfalls Vertretungen, die ihre beruflichen Belange nach innen und außen vertreten.
Die einzelnen Schwesternschaften und Pflegeorganisationen haben sich in der Dachorganisation ADS (Arbeitsgemeinschaft Deutscher Schwesternverbände und Pflegeorganisationen e. V.) zusammengeschlossen.

Konfessionelle Berufsorganisationen vertreten die Interessen von Pflegenden, die sich einem Orden oder einem Mutterhaus angeschlossen haben.
Die einzelnen Schwesternschaften und Pflegeorganisationen haben sich in der Dachorganisation ADS zusammengeschlossen.

Zur ADS gehören die folgenden Mitglieder:

- Mutterhausverbände, Schwesternschaften und Pflegeverbände im Diakonischen Werk der EKD (Evangelischen Kirche in Deutschland):
  - Bund Deutscher Gemeinschafts-Diakonissen-Mutterhäuser
  - Evangelischer Fachverband für Kranken- und Sozialpflege e. V.
  - Deutscher Gemeinschafts-Diakonieverband e. V.
  - Kaiserswerther Verband
  - Verband freikirchlicher Diakoniewerke
  - Zehlendorfer Verband für evangelische Diakonie
- Die in der Arbeitsgemeinschaft katholischer Pflegeorganisationen zusammengefassten Berufsorganisationen im Deutschen Caritasverband (DCV):
  - Caritasgemeinschaft für Pflege- und Sozialberufe e. V.
  - Katholischer Berufsverband für Pflegeberufe e. V.
- Verband der Schwesternschaften vom Deutschen Roten Kreuz (DRK e. V.)

2 Finanzierung des Gesundheitswesens – der Sozialstaat

2.1 Herausforderung demografischer Wandel

Eine wichtige Aufgabe der Politik ist die Steuerung gesellschaftlicher Entwicklungen. Ein Zusammenleben der Bevölkerung ohne soziale Not muss gesichert sein. Doch der immer größere Anteil alter Menschen an der Bevölkerung stellt die Politik derzeit vor eine große Herausforderung. Fortschritte in der Medizin und der Hygiene, verbesserte Ernährungs-, Arbeits- und Lebensbedingungen sowie höhere Sicherheitsstandards und Maßnahmen zur Unfallverhütung haben zu einer Steigerung der Lebenserwartung der Menschen geführt. Starben zu Beginn des 19. Jahrhunderts noch 50 % der Neugeborenen im Säuglings- oder Kindesalter, haben die Erfolge der gegenwärtigen Medizin die Säuglingssterblichkeit erheblich verringert. Hatte ein Neugeborenes um 1800 eine durchschnittliche Lebenserwartung von lediglich 35 Jahren, betrug diese um 1900 bereits 45 Jahre. Heute hat ein neugeborener Junge eine Lebenserwartung von 78,3 Jahren, ein Mädchen von 83 Jahren. Diese grundsätzlich erfreuliche Entwicklung fordert vom Sozialstaat große finanzielle und organisatorische Anstrengungen.

2.2 Aufgaben und Funktionen des Sozialstaats

Jeder Mensch kann einmal in eine Notlage geraten. Bereits eine länger andauernde Krankheit kann dazu führen, dass er in einen finanziellen Engpass gerät und seine Existenz gefährdet ist.

Merke

„Die Bundesrepublik Deutschland ist ein [...] sozialer Bundesstaat" (Art. 20 I 1 GG), d. h., der Staat übernimmt Verantwortung dafür, dass die Bevölkerung in allen sozialen Belangen adäquat versorgt ist.

Im Grundgesetz der Bundesrepublik Deutschland ist das Prinzip der Sozialstaatlichkeit festgeschrieben. „Die Bundesrepublik Deutschland ist ein demokratischer und sozialer Bundesstaat" (Art. 20 Abs. 1GG). Der Begriff „Sozialstaat" bezeichnet einen Staat, der die soziale Sicherung garantiert und soziale Gerechtigkeit anstrebt, um alle Bürger an gesellschaftlichen und politischen Entwicklungen teilhaben zu lassen und um soziale Unterschiede auszugleichen und abzumildern.

Merke

Um die Ausgestaltung des Sozialstaats kümmert sich die Sozialpolitik. Ende des 19. Jahrhunderts führte Bismarck die Sozialgesetze ein. Dies waren die ersten Ansätze einer staatlichen Sozialpolitik bzw. die Anfänge des Sozialstaats. Seitdem gibt es die Rentenversicherung und die Krankenversicherung, 1927 kam die Arbeitslosenversicherung hinzu.

Die Bundesrepublik Deutschland hat es sich zur Aufgabe gemacht, das Wohlergehen aller Bürger zu sichern. Der Sozialstaat möchte menschenwürdige Lebensverhältnisse sicherstellen, Armut bekämpfen, in Notlagen helfen, Chancengleichheit schaffen, ein Einkommen im Alter sichern, das Risiko bei Arbeitslosigkeit minimieren sowie bei Krankheit, Pflege und bei der Kindererziehung finanziell unterstützen (**Abb. 2.1**).

Soziale Leistungen müssen **erwirtschaftet** werden. Erst im Anschluss daran verteilt der Staat nach bestimmten sozialen Wertvorstellungen einen Teil des zuvor entstandenen Einkommens um. Ein erheblicher Teil der **Steuereinnahmen** wird für die soziale Sicherung der Bürger verwendet. Die Bürger eines Sozialstaats bilden eine **Solidargemeinschaft**, die Kosten und Pflichten gemeinschaftlich tragen und für einander einstehen. Auf staatlicher Ebene regeln die **Sozialgesetze** bestimmte Versicherungen (wie z. B. Arbeitslosen-, Renten-, Kranken-, und Pflegeversicherung). Diese funktionieren nach dem sogenannten Solidaritätsprinzip. Viele Menschen zahlen Beiträge in die jeweiligen Versicherungen ein, um im Notfall – z. B. bei Arbeitslosigkeit oder Krankheit – von diesen Beiträgen ihren Lebensunterhalt oder ihre ärztliche Versorgung bestreiten zu können. Unabhängig von der Höhe ihres Einkommens sollen die Menschen einer Gesellschaft die Sicherheit haben, in einer Zwangslage Hilfe zu erhalten.

Merke

Die Sozialversicherungen sind nach dem Solidaritätsprinzip geregelt. Das bedeutet: Einer für alle, alle für einen.

Neben dem **Staat** widmen sich in der Bundesrepublik Deutschland auch **private Träger** aus der Wirtschaft und aus dem gesellschaftlichen Bereich der sozialen Sicherung. Private Träger aus dem gesellschaftlichen Bereich sind z. B. Wohlfahrtsverbände wie die Arbeiterwohlfahrt, das Diakonische Werk, der Deutsche Caritasverband e. V. sowie das Deutsche Rote Kreuz e. V.

KURZFASSUNG

2.1 Herausforderung demografischer Wandel

Fortschritte im Gesundheitswesen, verbesserte Arbeits- und Lebensbedingungen sowie höhere Sicherheitsstandards haben zu einer deutlichen Steigerung der Lebenserwartung geführt. Durchschnittliche Lebenserwartung eines Neugeborenen:
- Männer (heute): 78,3 Jahre
- Frauen (heute): 83 Jahre
- um 1800: 35 Jahre
- um 1900: 45 Jahre

2.2 Aufgaben und Funktionen des Sozialstaats

◄ Merke

◄ Merke

Der Sozialstaat will das Wohlergehen aller Bürger sicherstellen.
Ziele des Sozialstaats sind:
- menschenwürdige Lebensverhältnisse sicherzustellen
- Armut zu bekämpfen und in Notlagen zu helfen
- Chancengleichheit zu schaffen
- ein Einkommen im Alter zu sichern
- das Risiko bei Arbeitslosigkeit zu minimieren
- bei Krankheit, Pflege und bei der Kindererziehung finanziell zu unterstützen

◄ Merke

In der Bundesrepublik Deutschland sorgen der Staat und private Träger aus Wirtschaft und Gesellschaft für soziale Sicherheit.

2

Abb. 2.1 Sicherungsnetz des Sozialstaates.

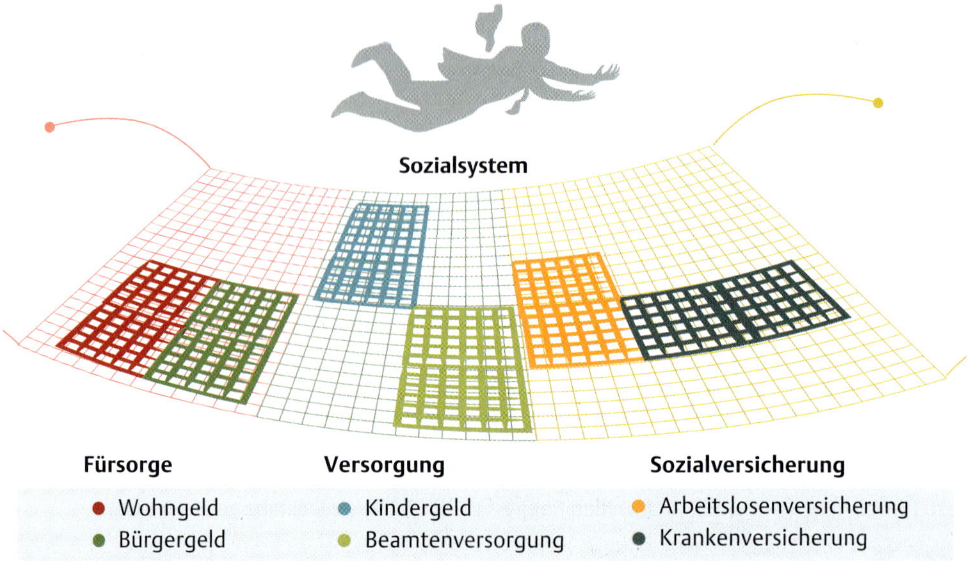

Das Sicherungsnetz fängt Menschen in Notlagen auf. *Abb. nach: I care Pflege. Thieme; 2025*

2.3 Gesetzliche Grundlagen: Das Sozialgesetzbuch (SGB)

2.3 Gesetzliche Grundlagen: Das Sozialgesetzbuch (SGB)

Die Sozialversicherungen werden im Sozialgesetzbuch (SGB) geregelt. Es besteht aus mehreren Büchern.

Ein Sozialstaat zielt darauf ab jedem Menschen eine Grundsicherung zu garantieren und ihn gegen Lebensrisiken finanziell abzusichern. Diesem Zweck dient das Sozialversicherungssystem. Dieses wird solidarisch finanziert, also von allen Versicherten gemeinsam. Es ruht auf 5 Säulen: der Unfall-, Kranken-, Renten-, Arbeitslosen- und Pflegeversicherung (**Tab. 2.1**). In diese Sozialversicherungen zahlen die Arbeitnehmer und Arbeitgeber regelmäßig Beiträge ein. Die Versicherten haben dann im Bedarfsfall einen Leistungsanspruch.
Das Sozialgesetzbuch bildet die gesetzliche Grundlage für die Bereiche, die durch den Sozialstaat geregelt werden. In diesem Buch sind die wichtigsten Sozialleistungsgesetze zusammengefasst. Es besteht aus **12 in Teilbüchern gefassten Gesetzen**. **Erstes Sozialgesetzbuch** [SGB I]: enthält z.B. die **grundlegende Programmatik** des SGB sowie **Definitions- und Verfahrensvorschriften. Zweites Sozialgesetzbuch** [SGB II]: regelt die Förderung (einschließlich finanzieller Förderung) von **Arbeitssuchenden** zwischen 15 und 65 Jahren. **Fünftes Sozialgesetzbuch** [SGB V]: regelt Organisation, Versicherungspflicht und Leistungen der **gesetzlichen Krankenkassen**. **Elftes Sozialgesetzbuch** [SGB XI]: bildet die gesetzlichen Grundlagen der **Pflegeversicherung**.

Merke ▶

Merke

Die Sozialversicherung garantiert jedem Einzelnen einen sicheren Lebensstandard. Folgende Zweige zählen zur Sozialversicherung:
- Arbeitslosenversicherung (SGB II)
- Krankenversicherung (SGB V)
- Rentenversicherung (SGB VI)
- Unfallversicherung (SGB VII)
- Pflegeversicherung (SGB XI)

Merke ▶

Merke

Für Leistungen im Krankheitsfall und bei Pflegebedürftigkeit sind die Krankenversicherung, die Unfallversicherung und die Pflegeversicherung von besonderer Bedeutung.

Tab. 2.1 Die 5 Säulen der Sozialversicherung.

	KRANKENVERSICHERUNG	UNFALLVERSICHERUNG	RENTENVERSICHERUNG*	ARBEITSLOSENVERSICHERUNG	PFLEGEVERSICHERUNG
Gründungsjahr	1883	1884	1889	1927	1995
Träger	Gesetzliche Krankenkassen	Berufsgenossenschaften, Unfallkassen	Deutsche Rentenversicherung	Bundesagentur für Arbeit	Pflegekassen der Krankenkassen
Leistungen	Gesundheitsvorsorge, notwendige medizinische Hilfe, Krankengeld	Unfallverhütung, Hilfen/Entschädigung bei Arbeitsunfällen/Berufskrankheiten	Altersrente, Rente bei Erwerbsminderung, Hinterbliebenenrente, Rehabilitation	Unterstützung bei Integration in den Arbeitsmarkt, Arbeitslosengeld	Pflegegeld, Sachleistungen, Grundpflege und hauswirtschaftliche Versorgung
Beiträge 2025**	Arbeitgeber: 7,3 Prozent Arbeitnehmer: 8,2 Prozent Insgesamt: 14,6 Prozent Zusatzbeiträge: durchschnittlich 2,5 Prozent	Variabel je nach Träger, werden vom Arbeitgeber allein finanziert	Arbeitgeber: 9,3 Prozent Arbeitnehmer: 9,3 Prozent Insgesamt: 18,6 Prozent	Arbeitgeber: 1,3 Prozent Arbeitnehmer: 1,3 Prozent Insgesamt: 2,6 Prozent	Insgesamt: 3,6 Prozent bzw. 4,2 Prozent für Kinderlose Arbeitgeber und Arbeitnehmer teilen sich den Betrag.

* ursprünglich: Invaliditäts- und Altersversicherung
** gemessen am Bruttoeinkommen des Arbeitnehmers

2.4 Versicherungen der gesetzlichen Sozialversicherung

2.4.1 Krankenversicherung

Die Gesundheitskosten werden überwiegend durch die Beitragseinnahmen der gesetzlichen Krankenversicherung, der privaten Krankenversicherungen und durch staatliche Mittel finanziert. Die gesetzliche Krankenversicherung (GKV) ist der älteste Zweig der Sozialversicherung. In Deutschland besteht eine gesetzliche Krankenversicherungspflicht. Derzeit sind rund 90% der Bevölkerung (73 Mio. Bürger) Mitglied der gesetzlichen Krankenversicherung. Einkommensstarke Arbeitnehmer und Selbstständige können Mitglied in der Privaten Krankenversicherung (PVK) werden. Etwa 53% der gesamten Gesundheitsausgaben werden von der gesetzlichen Krankenversicherung getragen.

Leistungen. Zu den Leistungen der gesetzlichen Krankenversicherung gehören:
- Leistungen zur Verhütung von Krankheit (Vorsorge)
- Leistungen zur Früherkennung von Krankheit
- Leistungen zur Behandlung einer Krankheit (Krankenbehandlung)
- Leistungen bei Schwangerschaft und Mutterschaft
- Krankengeld
- Leistungen zur Empfängnisverhütung, bei Sterilisation und bei Schwangerschaftsabbruch bei Erfüllung bestimmter Kriterien

Der zentrale Aufgabenschwerpunkt ist die Krankenbehandlung. Dazu zählen (**Abb. 2.2**):
- ärztliche Behandlungen
- zahnärztliche Behandlungen
- psychotherapeutische Behandlungen
- Versorgung mit Arznei-, Verband-, Heil- und Hilfsmitteln
- Soziotherapie
- Krankenhausbehandlungen
- Zuschuss zur ambulanten und stationären Hospizarbeit
- Leistungen zur künstlichen Befruchtung
- medizinische und ergänzende Leistungen zur Rehabilitation und Belastungserprobung sowie Arbeitstherapie

2.4 Versicherungen der gesetzlichen Sozialversicherung

2.4.1 Krankenversicherung

Etwa 90% der Bevölkerung sind Mitglied der gesetzlichen Krankenversicherung.

Die gesetzliche Krankenversicherung übernimmt verschiedene Leistungen. Zentraler Aufgabenschwerpunkt ist die Krankenbehandlung.

Abb. 2.2 Krankenbehandlung.

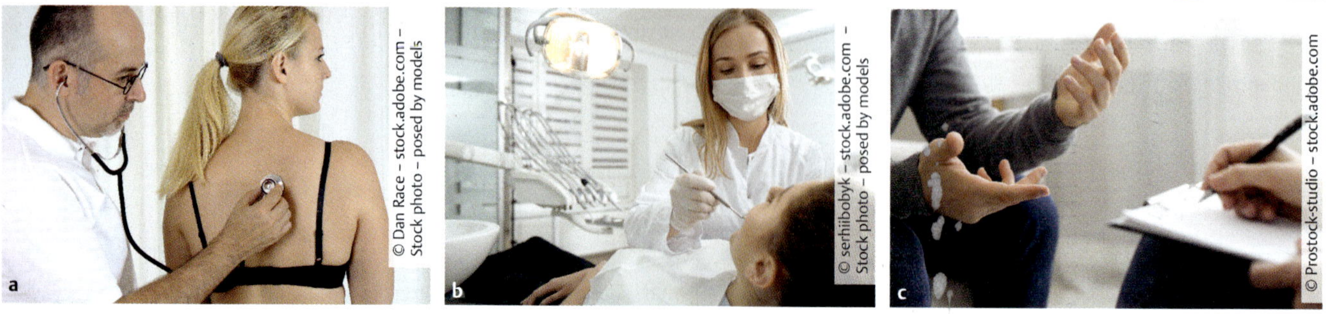

Hierzu gehören u. a. die
a ärztliche Behandlung *Quelle: Dan Race – stock.adobe.com*
b zahnärztliche Behandlung *Quelle: serhiibobyk– stock.adobe.com*
c psychotherapeutische Behandlung *Quelle: Prostock-studio – stock.adobe.com*

Versicherte. In der GKV sind alle per Gesetz pflichtversicherten Personen versichert. Eine freiwillige Versicherung ist möglich.

Merke ▸

Merke

Kinder können bis zum 23. Lebensjahr über die Familienversicherung beitragsfrei mitversichert sein, wenn sie nicht erwerbstätig sind. Befinden die Kinder sich in einer Schul- bzw. Berufsausbildung oder absolvieren ein freiwilliges soziales oder ökologisches Jahr, liegt die Altersgrenze bei 25 Jahren.

Die gesetzliche Krankenversicherung wird über die Mitgliedsbeiträge und über Zuschüsse des Bundes finanziert.

Finanzierung. Die Krankenkosten werden durch die Beiträge der Versicherten finanziert. Die Höhe des monatlichen Beitrags hängt vom Bruttoeinkommen des Mitglieds sowie vom Beitragssatz der Krankenkasse ab: Je mehr jemand verdient, umso mehr muss er bezahlen. Bei Angestellten und Arbeitern trägt das GKV-Mitglied etwas mehr als die Hälfte des Gesamtbeitrags. Den verbleibenden Beitragsanteil bezahlt der Arbeitgeber. Bei Rentnern tritt der Rentenversicherungsträger an die Stelle des Arbeitgebers. Selbstständige bezahlen den vollen Beitrag allein. Für Arbeitslose übernimmt die Bundesagentur für Arbeit den Beitrag für den Zeitraum der Arbeitslosigkeit.

Leistungen der gesetzlichen Krankenversicherung werden nach dem Grundsatz „ambulant vor stationär" erbracht.

Sonstiges

- In der gesetzlichen Krankenversicherung gilt der Grundsatz „ambulant vor stationär". Nur wenn ambulante Vorsorge nicht ausreicht, kommt die Notwendigkeit der stationären Versorgung in Betracht.
- Die Versicherten haben freie Wahl unter den Vertragsärzten.
- Für bestimmte verschreibungspflichtige Medikamente werden die Kosten von der Krankenkasse nicht übernommen (z. B. Mund- und Rachentherapeutika, Abführmittel, Mittel gegen Reisekrankheit, Erkältungskrankheiten sowie Mittel, die eine Erhöhung der Lebensqualität bewirken sollen).

Merke ▸

Merke

In den letzten Jahren gab es Finanzierungsprobleme im Gesundheitswesen. Ein schwaches Wirtschaftswachstum sowie verschiedene Entwicklungen in der Sozial- und Arbeitsmarktpolitik haben dazu geführt, dass die Finanzierungsbasis der GKV schwindet. Dem gegenüber stehen Kostensteigerungen, die z. B. durch folgende Aspekte verursacht werden:

- Verlängerung der Lebenserwartung mit Zunahme von Alterserkrankungen und chronischen Krankheiten
- Entwicklung neuer kostenintensiver medizinischer Behandlungsverfahren
- gestiegene Ansprüche der Versicherten und Leistungserbringer

Durch gesetzliche Regelungen im Rahmen von Gesundheitsreformen versucht der Gesetzgeber die Gesundheitsversorgung der Bevölkerung sicherzustellen.

2.4.2 Rentenversicherung

Die gesetzliche Rentenversicherung soll die Versicherten im Alter oder bei Invalidität absichern.

2.4.2 Rentenversicherung

Aufgabe der gesetzlichen Rentenversicherung (GRV) ist die finanzielle Absicherung der Versicherten für den Fall, dass diese aus Altersgründen oder aufgrund von Invalidität nicht mehr arbeiten können (**Abb. 2.3**). Bestimmte Personengruppen sind pflichtversichert. Eine freiwillige Versicherung ist möglich.

Abb. 2.3 Rentenversicherung.

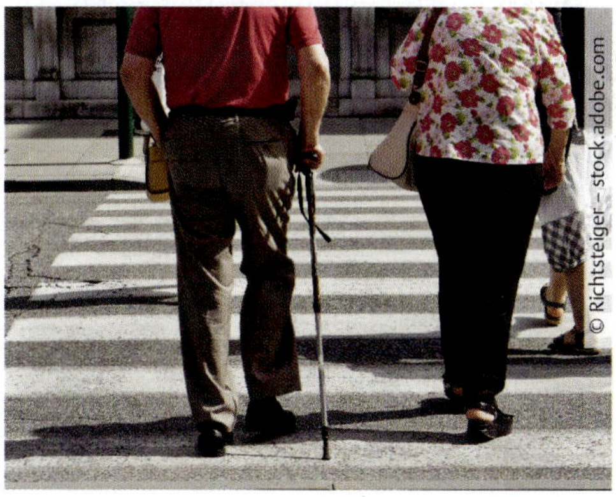

Sie soll die Versicherten im Alter oder bei Invalidität absichern (nachgestellte Situation). *Quelle: Richtsteiger– stock.adobe.com*

2

Leistungen. Aus der gesetzlichen Rentenversicherung können folgende Leistungen in Anspruch genommen werden:

- Altersrente
- Berufsunfähigkeitsrente (gilt nur noch für Versicherte, die am 01.01.2001 bereits das 40. Lebensjahr vollendet hatten)
- Rente bei teilweiser/voller Erwerbsminderung
- Hinterbliebenenrente
- Halb- und Vollwaisenrente

Leistungen der Rentenversicherung sind z. B. die Altersrente, die Erwerbsminderungsrente und die Hinterbliebenenrente.

Rentenleistung. Um eine Rentenleistung von der Rentenversicherung zu erhalten, müssen unterschiedliche Voraussetzungen erfüllt sein:

- Es muss eine **Mindestversicherungszeit (Wartezeit)** von 5 Jahren bestehen.
- Es gibt ein **Renteneintrittsalter** – dies wird seit 2012, angefangen mit dem Geburtsjahrgang 1947, schrittweise erhöht. Die Altersgrenze für den Erhalt der vollen (abschlagsfreien) Rente lag ursprünglich bei 65 Jahren, bis 2031 steigt sie auf 67 Jahre.
- Die Rente wird nicht automatisch ausbezahlt – eine Rentenzahlung setzt immer eine **Antragsstellung** voraus.

Leistungen werden nur gewährt, wenn eine Mindestversicherungszeit bestand und in die Rentenkasse einbezahlt wurde.

Die Regelaltersgrenze in Deutschland, ohne finanzielle Abschläge, liegt ab 2024 für alle Geburtsjahrgänge ab 1964 bei 67 Jahren. Es gibt Ausnahmen von der Rente mit 67:

- **Langjährig Versicherte** – derzeit besteht die Möglichkeit, dass Menschen vor Erreichen der Altersgrenze Rentenleistungen beziehen können, wenn sie mindesten 45 Versicherungsjahre nachweisen können. Die Rentenhöhe ist jedoch niedriger als die Regelaltersgrenze, da sie dann weniger Beiträge in die Rentenkasse einbezahlen.
- **Schwerbehinderte Menschen** – mit einem Grad der Behinderung (GdB) von mind. 50 % können schwerbehinderte Menschen derzeit mit 63 in Rente gehen. Dies wird stufenweise auf das 65. Lebensjahr angehoben.
- **Altersrente für langjährig unter Tage beschäftigte Bergleute** – Für Betroffene, die nach 1951 geboren sind, wird die Altersgrenze stufenweise auf 62 angehoben.

Es gibt weitere Ausnahmen, bei denen Menschen vorzeitig (mit und ohne finanzielle Abschläge) in Rente gehen können. Diese Ausnahmen werden immer wieder durch gesetzliche Bestimmungen verändert. Die Deutsche Rentenversicherung (DRV) bietet umfassende Beratungsdienste für Versicherte an, in denen ganz individuell Fragen zur Rente beantwortet werden.

Die Regelaltersgrenze liegt bei 67 Jahren. Es gibt Ausnahmen, wie z. B. mindestens 45 Versicherungsjahre, eine Schwerbehinderung oder die Arbeit unter Tage.

Versicherte. Die gesetzliche Rentenversicherung ist eine Versicherung für alle Arbeitnehmer, Selbstständige, Schüler und Hausfrauen. Bei den Versicherten wird unterschieden zwischen Pflichtversicherten und freiwillig Versicherten.

Finanzierung. Die gesetzliche Rentenversicherung wird aus Beiträgen finanziert. Diese werden anteilig (jeweils zur Hälfte) vom Arbeitgeber und Arbeitnehmer getragen. Hinzu kommt ein staatlicher Zuschuss aus dem Bundeshaushalt.

Die gesetzliche Rentenversicherung wird über die Mitgliedsbeiträge und über Zuschüsse des Bundes finanziert.

2.4.3 Soziale Pflegeversicherung (SPV)

2.4.3 Soziale Pflegeversicherung (SPV)

Die SPV wurde 1995 aufgrund der steigenden Zahl pflegebedürftiger Menschen eingeführt. Sie ist im SGB XI geregelt und dient der sozialen **Absicherung des Risikos der Pflegebedürftigkeit**, d. h. sie bietet finanzielle Hilfe für pflegebedürftige Versicherte, die Hilfe durch Angehörige oder Pflegefachkräfte benötigen. Die Pflege kann in der häuslichen Umgebung oder in einer Pflegeeinrichtung erfolgen. Träger der SPV sind die Pflegekassen, die sich organisatorisch unter dem Dach der Krankenkassen befinden.

Gesetzlich Krankenversicherte sind gleichzeitig auch in der gesetzlichen Pflegeversicherung versichert. Diese wird über Mitgliedsbeiträge finanziert.

Finanzierung. Jeder, der in einer gesetzlichen Krankenversicherung pflichtversichert ist, zahlt in die gesetzliche SPV ein. Privat Krankenversicherte schließen eine private Pflegeversicherung ab. Die Beiträge werden von Arbeitnehmern und -gebern großteils **paritätisch** (zu gleichen Teilen) finanziert. Um Leistungen aus der SPV zu erhalten, muss bei der Krankenkasse ein Antrag auf eine Ersteinstufung oder Höhergruppierung gestellt werden.

Merke ▸

Merke

Die SPV verbesserte die Situation für pflegebedürftige Menschen und deren Angehörige maßgeblich. Ende 2023 nahmen 5,7 Millionen Menschen Leistungen der SPV in Anspruch.

Pflegebedürftig ist, wer gesundheitlich bedingte Beeinträchtigungen der Selbstständigkeit oder der Fähigkeiten aufweist und deshalb Hilfe durch andere benötigt. Hierzu gehören Personen, die körperliche, kognitive oder psychische Beeinträchtigungen oder gesundheitlich bedingte Belastungen oder Anforderungen nicht selbständig kompensieren oder bewältigen können. Die Pflegebedürftigkeit muss auf Dauer bzw. voraussichtlich für mindestens 6 Monate bestehen.

Der Anspruch auf Leistungen ergibt sich aus der Schwere der Pflegebedürftigkeit und der Beeinträchtigung der Selbstständigkeit. 2017 wurde ein neuer **Pflegebedürftigkeitsbegriff** eingeführt, der die soziale Gleichbehandlung körperlich, kognitiv und psychisch beeinträchtigter Menschen sicherstellen soll: Pflegebedürftig ist, wer gesundheitlich bedingte Beeinträchtigungen der Selbstständigkeit oder der Fähigkeiten aufweist und deshalb Hilfe durch andere benötigt. Hierzu gehören Personen, die körperliche, kognitive oder psychische Beeinträchtigungen oder gesundheitlich bedingte Belastungen oder Anforderungen nicht selbständig kompensieren (= ausgleichen) oder bewältigen können. Die Pflegebedürftigkeit muss auf Dauer bzw. voraussichtlich für mindestens 6 Monate bestehen.

Merke ▸

Merke

Ist jemand nach einem Unfall oder einer Krankheit nur für einige Wochen oder wenige Monate pflegebedürftig, besteht kein Anspruch auf Leistungen der SPV. Hier ist die Kranken- oder Unfallkasse für die Leistungen zuständig.

Die Einstufung, ob jemand Leistungen über die SPV erhalten kann, erfolgt auf Antrag bei der Pflegekasse durch den **Medizinischen Dienst (MD)**. In der Pflegebegutachtung liegt der Fokus auf:

- Was kann die Person noch alleine?
- Wobei genau benötigt sie Unterstützung durch Andere?

Definition ▸

Definition

Der **Medizinische Dienst im Gesundheitswesen** (MD) ist der sozialmedizinische und pflegefachliche Beratungs- und Begutachtungsdienst der gesetzlichen Kranken- und Pflegeversicherung in einem Bundesland. Für privat Versicherte übernimmt **MEDICPROOF** diese Funktion.

Merke ▸

Merke

Der MD stellt die Pflegebedürftigkeit fest. Die Erst- und Folgebegutachtung findet nach eingehender Sichtung und Überprüfung der Unterlagen im ambulanten oder stationären Wohnbereich des Antragsstellers statt. Der Pflegebedarf wird durch einen Gutachter des MD (Arzt oder Pflegefachkraft) eingeschätzt.

Der Fokus der Begutachtung von Pflegebedürftigkeit liegt auf 6 pflegerelevanten Bereichen:

- Mobilität
- kognitive und kommunikative Fähigkeiten
- Verhaltensweisen und psychische Problemlagen
- Selbstversorgung
- Umgang mit krankheits- und therapiebedingten Belastungen
- Gestaltung des Alltagslebens und sozialer Kontakte

Der Fokus der Pflegebegutachtung liegt auf 6 pflegerelevanten Bereichen, die mit Punkten bewertet werden:

- **Mobilität:** Wie selbstständig kann sich der Pflegebedürftige fortbewegen (z. B. körperliche Beweglichkeit, Fortbewegung innerhalb des Wohnbereichs, Überwinden von Treppen)?
- **kognitive und kommunikative Fähigkeiten:** Ist der Pflegebedürftige orientiert (zu Ort, Zeit und Situation)? Kann er seine Bedürfnisse mitteilen und eigene Entscheidungen treffen (z. B. Verstehen anderer Menschen im Gespräch, Sprechen, Begreifen von Sachverhalten, Risikobeurteilung)?
- **Verhaltensweisen und psychische Problemlagen:** Bestehen Unruhe, ängstliche oder aggressive Verhaltensweisen, die den Betroffenen selbst und andere belasten (z. B. Abwehr pflegerischer Maßnahmen)?
- **Selbstversorgung:** Wie selbstständig kann der Pflegebedürftige seine pflegerischen Anforderungen durchführen (z. B. Essen, Trinken, Waschen, Anziehen, Toilettengang)?
- **Umgang mit krankheits- und therapiebedingten Belastungen:** Benötigt der Pflegebedürftige beim Umgang mit Erkrankungen und Therapien Hilfe (z. B. Einnahme von Medikamenten, Blutzuckermessung + Interpretation, Zurechtkommen mit Hilfsmitteln, Arztbesuche)?
- **Gestaltung des Alltagslebens und sozialer Kontakte:** Kann der Pflegebedürftige selbstständig den Tagesablauf planen und Kontakte aufrechterhalten (z. B. Tag aktiv gestalten, Kontakte zu anderen Menschen, Wahrnehmen sozialer Angebote)?

Der Umfang der Leistungen hängt vom Pflegegrad des Pflegebedürftigen ab.

Pflegegrade: Bei der **Pflegebegutachtung** werden mit Hilfe eines Begutachtungsassessments (NBA) Punkte je nach Intensität bzw. Häufigkeit des Unterstützungsbedarfs vergeben. Abhängig von der Punktzahl erhält der Betroffene einen der 5 Pflegegrade (**Tab. 2.2**). Um Pflegegrad 1 zu erhalten,

Tab. 2.2

Pflege-grad	Gesamtpunkte	Beurteilung
1	12,5 bis unter 27	geringe Beeinträchtigung der Selbständigkeit oder der Fähigkeiten
2	27 bis unter 47,5	erhebliche Beeinträchtigung der Selbständigkeit oder der Fähigkeiten
3	47,5 bis unter 70	schwere Beeinträchtigung der Selbständigkeit oder der Fähigkeiten
4	70 bis unter 90	schwerste Beeinträchtigung der Selbständigkeit oder der Fähigkeiten
5	90–100	schwerste Beeinträchtigung der Selbständigkeit oder der Fähigkeiten – mit besonderen Anforderungen an die pflegerische Versorgung

müssen ≥ 12,5 Punkte erreicht werden. Je höher die Punktzahl, umso höher ist der Pflegegrad und umso umfangreicher sind die Pflege- und Betreuungsleistungen.

Der **Pflegegrad** richtet sich nach Intensität bzw. Häufigkeit des Unterstützungsbedarfs:
- Pflegegrad 1: geringe Beeinträchtigung der Selbständigkeit oder der Fähigkeiten
- Pflegegrad 2: erhebliche Beeinträchtigung der Selbständigkeit oder der Fähigkeiten
- Pflegegrad 3: schwere Beeinträchtigung der Selbständigkeit oder der Fähigkeiten
- Pflegegrad 4: schwerste Beeinträchtigung der Selbständigkeit oder der Fähigkeiten
- Pflegegrad 5: schwerste Beeinträchtigung der Selbständigkeit oder der Fähigkeiten – mit besonderen Anforderungen an die pflegerische Versorgung

Leistungen durch die SPV. Sie können als Geld- und Pflegesachleistungen erfolgen. Pflegebedürftige mit Pflegegrad 1 können eine monatliche Kostenerstattung von derzeit 131 € für Betreuungs- und Entlastungsleistungen sowie 42 € für den Verbrauch von Pflegehilfsmitteln erhalten. Zusätzlich können sie einen einmaligen Zuschuss zur Wohnraumumgestaltung von bis zu 4180 € sowie 2 Beratungsbesuche pro Jahr beanspruchen.
Pflegebedürftige mit Pflegegrad 2–5 haben Anspruch auf **Pflegesachleistungen**, die ambulant (in der häuslichen Umgebung), voll- und teilstationär oder auch in der Kurzzeitpflege erfolgen können. Die Leistungen werden durch professionelle Pflegende erbracht und von den Einrichtungen direkt mit den Pflegekassen abgerechnet. Die SPV ist keine „Vollversicherung“: Übernommen werden ausschließlich Kosten für die Pflege; Essen und Wohnen müssen selbst bezahlt werden. Für eine vollstationäre Pflege (z. B. in einem Pflegeheim) werden je nach Pflegegrad zwischen 1000 und 2000 € bezahlt. Darüber hinausgehende Kosten muss der Versicherte aus Eigenmitteln tragen.
Bei ambulanter Pflege durch Angehörige, Freunde oder Bekannte können diese **Pflegegeld** erhalten. Dieses ist geringer als Pflegesachleistungen, die durch professionelle Pflegende erbracht werden.

Merke

Pflegegeld für pflegende Angehörige wird monatlich direkt an den Versicherten überwiesen. Bei Pflegegrad 2–5 sind nichtprofessionelle Pflegegeldempfänger (nach § 37.3 SGB XI) verpflichtet, sich persönlich zur Pflege beraten zu lassen:
- Pflegegrad 2–3: 1 × pro Halbjahr
- Pflegegrad 4–5: 2 × pro Halbjahr

◄ Merke

Die Beratungsbesuche werden von Mitarbeitern ambulanter Pflegedienste durchgeführt und sollen die Pflegequalität in der häuslichen Situation stärken und gewährleisten (Qualitätssicherungsbesuche). Pflegegeldempfängern, die dieser Beratungsverpflichtung nicht nachkommen, kann das Pflegegeld gekürzt oder gestrichen werden.

Merke

Ende 2021 gab es in Deutschland über 5 Millionen pflegebedürftige Menschen im Sinne des Pflegeversicherungsgesetzes. 4,17 Millionen dieser Menschen (84 %) wurden in der häuslichen Umgebung versorgt. Davon wurden 3,12 Millionen Pflegebedürftige überwiegend durch Angehörige gepflegt.

◄ Merke

2.4.4 Unfallversicherung

2.4.4 Unfallversicherung

Die Grundlagen der gesetzlichen Unfallversicherung sind im Siebten Buch des Sozialgesetzbuches (SGB VII) festgeschrieben. Im Gegensatz zur Kranken- oder Rentenversicherung ist die gesetzliche Unfallversicherung alleinige Aufgabe des Arbeitgebers. Dieser meldet seinen Betrieb bei einer Berufsgenossenschaft oder einem anderen zuständigen Unfallversicherungsträger an und zahlt für seine Arbeitnehmer den kompletten Beitrag. Jeder, der in einem Arbeits-, Ausbildungs- oder Dienstverhältnis steht, ist versichert. Der Versicherungsschutz erstreckt sich auf Arbeits- und Wegeunfälle sowie Berufskrankheiten. Im Jahr 2023 ereigneten sich rund 800 000 Arbeits- und Wegeunfälle, die eine Arbeitsunfähigkeit von mehr als 3 Tagen oder den Tod zur Folge hatten. Hinzu kamen ca. 1,1 Millionen gemeldete Schul- und Schulwegunfälle, die eine ärztliche Versorgung nach sich zogen. In über 70 000 Fällen wurden berufsbedingte Krankheiten anerkannt.

Über die Unfallversicherung soll die Gesundheit, Arbeitskraft und Schulfähigkeit der Betroffenen bestmöglich wiederhergestellt werden.

Aufgabe und Ziel der gesetzlichen Unfallversicherung ist es, nach Eintritt eines Versicherungsfalles den Verletzten und seine Angehörigen oder Hinterbliebenen zu entschädigen. Dazu gehören je nach Einzelfall die medizinische und berufliche Rehabilitation sowie die Auszahlung von Übergangsgeldern und Renten.

Arbeitnehmer und Auszubildende sind über die gesetzliche Unfallversicherung oder über die Berufsgenossenschaften versichert.

Versicherte. Jeder Arbeitnehmer und jeder Auszubildende ist durch die gesetzliche Unfallversicherung abgesichert. In der gewerblichen Wirtschaft und in der Landwirtschaft sind die Berufsgenossenschaften die zuständigen Unfallversicherungsträger.

Leistungen werden bei Unfällen am Arbeitsplatz, in der Schule, auf dem Schul- bzw. Arbeitsweg und bei Berufskrankheiten erbracht.

Leistungen. Die Unfallversicherung bezahlt für Unfälle, die sich am Arbeitsplatz oder in der Schule sowie auf dem Weg dorthin und zurück ereignen (**Abb. 2.4**). Auch Berufskrankheiten sind abgesichert.

Abb. 2.4 Unfallversicherung.

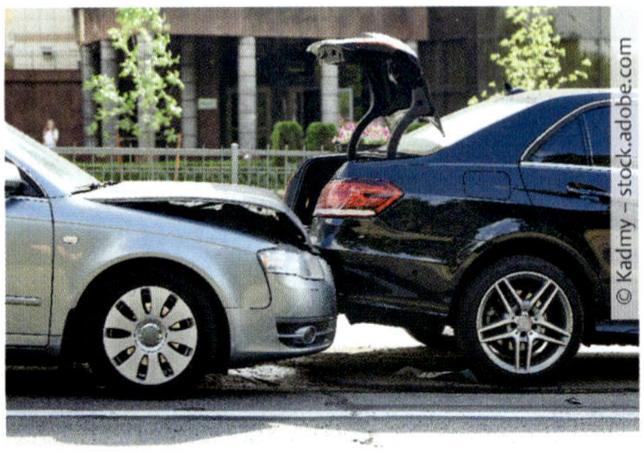

Hat man auf dem Weg zur Arbeit oder auf dem Rückweg einen Unfall, zahlt nicht die Krankenversicherung, sondern die Unfallversicherung. *Quelle: Kadmy-stock.adobe.com*

2.5 Sozialhilfe

2.5 Sozialhilfe

Sozialhilfe soll eine Lebensführung ermöglichen, die der Würde des Menschen entspricht.

Jeder Mensch hat einen Rechtsanspruch auf ein menschenwürdiges Dasein und eine angemessene Teilhabe am gesellschaftlichen Leben. Die Sozialhilfe übernimmt dabei die sogenannte Grundsicherung. Diese soll nicht nur Armut verhindern, sondern auch ein würdevolles Leben ermöglichen.

Leistungen der Sozialhilfe können Dienstleistungen, Geld- oder Sachleistungen sein.

Leistungen. Die Leistungen der Sozialhilfe werden wie alle Sozialleistungen in Form von Dienstleistungen, Geld- oder Sachleistungen erbracht. Zu den Dienstleistungen zählen in erster Linie persönliche Hilfsleistungen wie die Beratung und Unterstützung durch den Sozialhilfeträger.
Leistungen der Sozialhilfe sind:

- Hilfe zum Lebensunterhalt
- Grundsicherung im Alter und bei Erwerbsminderung
- Hilfe zur Gesundheit
- Eingliederungshilfe für behinderte Menschen
- Hilfe zur Pflege
- Hilfe zur Überwindung besonderer sozialer Schwierigkeiten
- Hilfe in anderen Lebenslagen (z. B. Altenhilfe)

Versicherte sind Erwerbsfähige, nicht Erwerbsfähige sowie Kinder.

Versicherte. Erwerbsfähige Personen haben einen Anspruch auf Bürgergeld. Alle übrigen nicht erwerbsfähigen hilfebedürftigen Personen erhalten Leistungen der Sozialhilfe nach dem SGB XII zur Sicherung ihres Lebensunterhalts.

Leistungen der Sozialhilfe werden aus Steuermitteln finanziert.

Finanzierung. Die Sozialhilfe wird aus Steuermitteln finanziert.

3

Pflegewissenschaft, Pflegetheorien und Pflegeorganisation

3.1 Was ist Pflegewissenschaft und warum ist sie wichtig?

Handeln „aus dem Bauch heraus" oder gar nach dem Prinzip „Versuch und Irrtum" können wir uns angesichts der hohen an die Pflege gestellten Ansprüche nicht mehr leisten. Die professionelle Pflege zeichnet sich dadurch aus, dass bei ihrer Ausübung (pflege-)wissenschaftliche Erkenntnisse einbezogen werden. Pflegekräfte beurteilen die Pflegebedürftigkeit eines Menschen, planen die Pflege, führen sie durch und bewerten sie. Sie beraten Menschen und leiten sie an. Damit Pflegende dies können, forscht die Pflegewissenschaft. Hierbei formulieren die Pflegewissenschaftler eine **konkrete Fragestellung**, überlegen sich **wissenschaftlich fundierte Methoden**, mit denen Antworten gefunden werden können, wenden diese Methoden in einem **Forschungsprojekt** an und **beschreiben schließlich die gewonnenen Erkenntnisse**. Im Idealfall können die Erkenntnisse in Form von Standards oder Handlungsänderungen direkt in die tägliche Praxis integriert werden. Der Nachweis, dass z. B. das „Eisen und Föhnen" als Maßnahme zur Dekubitusprophylaxe nicht nur ungeeignet, sondern sogar schädlich ist, wurde in einem der ersten großen deutschen Forschungsprojekte der Pflege erbracht. In anderen Fällen können Forschungsergebnisse z. B. nur Teilbausteine eines großen Forschungsprojektes sein. Weitere Teilbausteine (Ergebnisse) werden benötigt, um als Handlungsprinzip in die Praxis umgesetzt zu werden. Manchmal liefert die Pflegewissenschaft aber auch „nur" theoretische Erkenntnisse, die dabei helfen können, bestimmte Phänomene in der Praxis besser zu verstehen.

Pflegewissenschaft entwickelt zudem **Pflegetheorien, Pflegemodelle und Pflegekonzepte**, mit deren Hilfe Pflege strukturiert dargestellt werden kann. In diese Theorien, Modelle und Konzepte können Erkenntnisse aus anderen Bezugswissenschaften (z. B. Medizin, Biologie, Psychologie, Soziologie) einfließen.

Alles in allem hat jede wissenschaftliche Erkenntnis in irgendeiner Form einen direkten oder indirekten Bezug zur Praxis. Sie bildet somit die Basis wissenschaftlich fundierten professionellen Handelns.

Merke

Die besondere Kunst professionell Pflegender besteht darin, theoretisches (wissenschaftliches) Wissen im konkreten Einzelfall begründet so anzupassen, dass die individuellen Bedürfnisse des betroffenen Menschen berücksichtigt werden.

3.1.1 Wichtige Begriffe aus der (Pflege-) Wissenschaft

Pflegewissenschaftler arbeiten häufig mit den 3 Begriffen „**Theorie**", „**Modell**" und „**Konzept**" (**Abb. 3.1**). Was unter den Begriffen zu verstehen ist und wie sich diese voneinander abgrenzen, wird nachfolgend beschrieben.

Definition

Eine **Theorie** ist ein „System wissenschaftlich begründeter Aussagen zur Erklärung bestimmter Tatsachen oder Erscheinungen und der ihnen zugrunde liegenden Gesetzlichkeiten […]." (www.duden.de)

Kennzeichen von Theorien. Eine Theorie

- bringt Elemente des zu erklärenden Systems in eine systematische Ordnung,
- basiert auf Erfahrungen, wissenschaftlichen Grundannahmen (Hypothesen) und den daraus abgeleiteten Gesetzmäßigkeiten (Brandenburg u. Dorschner 2021),
- kann wissenschaftlich untersucht werden,
- kann Vorhersagen treffen, die in der Praxis auch eintreffen.

Verschiedene Pflegetheorien werden im Unterkapitel „Ausgewählte Pflegetheorien/Pflegemodelle" (S. 40) genannt und erklärt.

Definition

Ein **Modell** ist eine **vereinfachende** Darstellung eines Problems, eines Gegenstands oder einer Handlung. Es erleichtert deren Betrachtung oder macht eine Betrachtung überhaupt erst möglich (Brandenburg u. Dorschner 2021).

Kennzeichen von Modellen. Modelle sind uns aus der Schulzeit bekannt. Wir kennen z. B. das Atom-Modell aus dem Chemieunterricht oder das Kunststoffskelett aus dem Biologieunterricht. Modelle helfen uns, einen umfassenden Sachverhalt zu veranschaulichen – ihn „greifbar" zu machen –, indem sie ihn in vereinfachter Form wiedergeben. Die vereinfachte Darstellung dient dazu, bestimmte Aspekte zu verstehen, zu analysieren oder zu erklären.

Auch im Zusammenhang mit den Pflegetheorien finden Modelle ihre Anwendung. Modelle ermöglichen die Anwendung einer Theorie in der Praxis.

KURZFASSUNG

3.1 Was ist Pflegewissenschaft und warum ist sie wichtig?

Die **Pflegewissenschaft** generiert mit geeigneten wissenschaftlichen Methoden theoretische Erkenntnisse. Außerdem entwickelt sie Theorien, Modelle und Konzepte.

Diese haben einen direkten oder indirekten Bezug zur Praxis. Sie bilden die Basis eines **wissenschaftlich fundierten professionellen Handelns**.

◄ Merke

3.1.1 Wichtige Begriffe aus der (Pflege-) Wissenschaft

◄ Definition

Eine Theorie

- strukturiert Einzelelemente eines Systems,
- basiert auf Erfahrungen, Hypothesen und daraus abgeleiteten Gesetzmäßigkeiten,
- kann wissenschaftlich untersucht werden,
- kann Vorhersagen treffen, die in der Praxis auch eintreffen.

◄ Definition

Ein Modell

- gibt einen Sachverhalt **vereinfacht** wieder,
- verzichtet auf Nebensächliches,
- ermöglicht, Theorien in der Praxis zu testen.

Merke ▸

Merke

Modelle werden aus Theorien abgeleitet. Mithilfe von Modellen werden Theorien in die Praxis integriert und überprüft.

Definition ▸

Definition

Konzepte können als kleinste Bausteine einer Theorie oder eines Modells bezeichnet werden.

Ein Konzept
- lässt sich aus einer Theorie oder einem Modell ableiten und
- ist die Vorstufe einer Theorie und bietet konkrete Handlungsempfehlungen.

Kennzeichen von Konzepten. Konzepte sind **Handlungsempfehlungen**, die sich aus einer Theorie ableiten lassen und sich später eventuell in einem Modell wiederfinden. Häufig wird ein Konzept entwickelt, welches dann als Grundlage zur Erforschung einer Theorie dient. Durch Konzepte wird vorgegeben, wie bestimmte Pflegetätigkeiten in der Praxis umgesetzt werden.

Abb. 3.1 Theorien, Modelle und Konzepte.

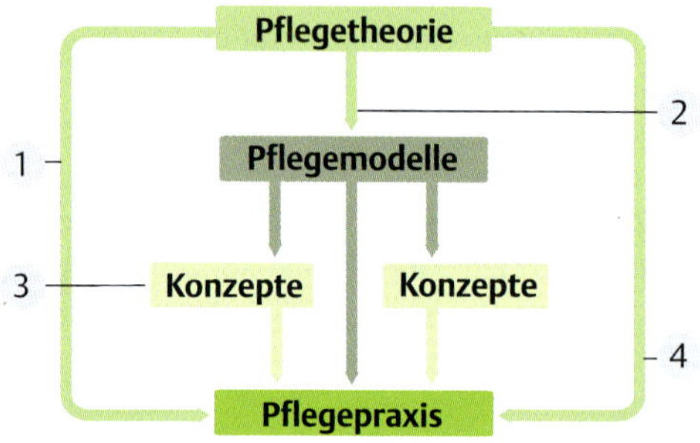

1 Theorien werden in der Praxis überprüft, bestätigt oder abgelehnt.

2 Theorien können in vereinfachter Form in Modellen abgebildet werden und damit in der Praxis Anwendung finden.

3 Konzepte enthalten reduzierte Elemente einer Theorie oder eines Modells, aus denen Handlungen für die Praxis abgeleitet werden können.

4 Jeder bewussten Handlung liegt eine theoretische Annahme zugrunde, die sich in Theorien wiederfindet.

Die Pflegetheorien werden mithilfe von Modellen und Konzepten in die Pflegepraxis umgesetzt. *Abb. nach: Schewior-Popp, Sitzmann, Ullrich. Thiemes Pflege. Thieme; 2020*

3.1.2 Ausgewählte Pflegetheorien/Pflegemodelle

In den letzten 70 Jahren entwickelten unter anderem Henderson, Juchli, Roper, Logan und Tierney, Krohwinkel und Orem Pflegetheorien.

Florence Nightingale legte bereits 1859 den Grundstein für die Entwicklung von Pflegetheorien. Sie war die erste Pflegetheoretikerin.

Im deutschsprachigen Raum werden folgende Theorien besonders häufig angewandt:
- Modell der Lebensaktivitäten von Roper, Logan und Tierney
- Modell der Aktivitäten des täglichen Lebens von Juchli
- Strukturmodell der Aktivitäten und existenziellen Erfahrungen des Lebens nach Krohwinkel

3.1.2 Ausgewählte Pflegetheorien/Pflegemodelle

In den vergangenen 70 Jahren wurden viele Pflegetheorien und Pflegemodelle entwickelt. Zu den bekanntesten Theorien zählen u. a. die von Virginia Henderson, Liliane Juchli, Nancy Roper, Monika Krohwinkel, Martha Rogers, Dorothea Orem, Callista Roy, Madeleine Leininger und Betty Neuman.
Den Grundstein für die Entwicklung von Pflegetheorien legte jedoch **Florence Nightingale. 1859** wurde ihr Werk „Notes on Nursing" veröffentlicht, das sich intensiv mit den Auswirkungen der Umgebung auf die Gesundheit beschäftigte. Sie war die erste Theoretikerin, die Pflege als eigenständigen Beruf neben der Medizin betrachtete. Ihren Bemühungen ist es zu verdanken, dass Pflegepersonen zur damaligen Zeit eine Ausbildung für ihre pflegerischen Aufgaben erhielten. Weitere Theorien ließen fast 100 Jahre auf sich warten.
Theorien bzw. Modelle und Konzepte, die im deutschsprachigen Raum am häufigsten angewandt bzw. diskutiert werden und deshalb eine hohe Praxisrelevanz haben, sind:
- Modell der **14 Grundbedürfnisse** von *Virginia Henderson*,
- Modell der **Lebensaktivitäten (LA)** von *Nancy Roper, Winifred Logan* und *Alison Tierney*,
- Modell der **Aktivitäten des täglichen Lebens (ATL)** von *Liliane Juchli*,
- Strukturmodell der **Aktivitäten, Beziehungen und existenziellen Erfahrungen (ABEDL)** des Lebens nach *Monika Krohwinkel*,
- **Selbstpflegedefizit-Theorie** von *Dorothea Orem*,
- Theorie der **Transkulturellen Pflege** von *Madeleine Leininger*.

Die nachfolgende Infografik skizziert 3 Theorien/Modelle im Vergleich (nach Kellnhauser et al. 2004).

THEORIEN UND MODELLE IM VERGLEICH

LA nach Roper, Logan, Tierney	ATL nach Juchli	ABEDL nach Krohwinkel
1. Atmen	1. Atmen	3. Vitalfunktionen des Lebens aufrechterhalten können
2. Essen und Trinken	2. Essen und Trinken	7. Essen und Trinken können
3. Ausscheiden	3. Ausscheiden	6. Ausscheiden können
4. Sich bewegen	4. Sich bewegen	2. Sich bewegen können
5. Schlafen	5. Wach sein und schlafen	8. Ruhen, schlafen, sich entspannen können
6. Sich sauber halten und kleiden	6. Sich waschen und kleiden	4. Sich pflegen können 5. Sich kleiden können
7. Regulieren der Körpertemperatur	7. Körpertemperatur regulieren	
8. Für eine sichere Umgebung sorgen	8. Sich sicher fühlen und verhalten	11. Für eine sichere/ fördernde Umgebung sorgen können
11. Arbeiten und Spielen	9. Raum und Zeit gestalten	9. Sich beschäftigen, lernen und entwickeln können 12. Soziale Bereiche sichern und gestalten können
9. Kommunizieren	10. Kommunizieren	1. Kommunizieren können
10. Sich als Mann oder Frau fühlen und verhalten	11. Kind/Frau/Mann sein	10. Seine eigene Sexualität leben können
	12. Sinn finden im Werden/Sein/Vergehen	13. Mit existenziellen Erfahrungen des Lebens umgehen können
12. Sterben		

Aktivitäten des täglichen Lebens (ATL)

Die katholische Ordensschwester Liliane Juchli hat viele Generationen von Pflegenden im deutschsprachigen Raum in ihrer beruflichen Orientierung geprägt. Über Jahre hinweg war das Buch „Pflege" von Liliane Juchli das Standardwerk der Pflegeausbildung. Juchli betont, dass Pflege als Profession beides ist: „Chance und Auftrag, Möglichkeit und Anforderung" (Juchli 1994).

Merke

Für Juchli beschränkt sich die Krankenpflege nicht auf die Pflege der Kranken, sondern schließt die Pflege der Gesunden mit ein. Gesundheitspflege ist demnach darauf ausgerichtet, die Gesundheit des Einzelnen zu erhalten und zu fördern sowie Krankheiten vorzubeugen. Krankenpflege schließt auch eine Begleitung in Krisensituationen ein. Pflege ist somit ein Zusammenwirken von Gesundheits- und Krankenpflege.

Das ATL-Konzept setzt einen Zusammenhang zwischen Gesundheitsförderung und Pflege voraus. Das Leben ist durch verschiedene Aktivitäten gekennzeichnet. Diese sind Ausdruck von Bedürfnissen, welche regelmäßige (tägliche) Befriedigung benötigen. Deshalb werden sie als **Aktivitäten des täglichen Lebens (ATL)** bezeichnet (Juchli 1994). Diese sind im Einzelnen:

1. Wach sein und schlafen
2. Sich bewegen
3. Sich waschen und kleiden
4. Essen und trinken
5. Ausscheiden
6. Körpertemperatur regulieren
7. Atmen
8. Sich sicher fühlen und verhalten
9. Raum und Zeit gestalten – arbeiten und spielen
10. Kommunizieren
11. Kind, Frau, Mann sein
12. Sinn finden im Werden, Sein, Vergehen

Die einzelnen ATL sollen nicht getrennt voneinander betrachtet werden. Sie greifen ineinander, sind voneinander abhängig und können sich in positiver wie in negativer Hinsicht beeinflussen. Wer unzureichend beschäftigt ist und sich wenig bewegt, kann z. B. Verdauungs- und Schlafprobleme bekommen.

Einflussfaktoren. Die ATL unterliegen verschiedenen Einflüssen. Juchli unterscheidet 4 Gruppen von Einflussfaktoren, die für eine ganzheitliche Sichtweise unerlässlich sind:

- **körperliche** Faktoren (anatomisch-physiologische Gegebenheiten, z. B. Beweglichkeit)
- **seelisch-geistige** Faktoren (z. B. Gemütszustand, Intelligenz)
- **soziale, wirtschaftliche, kulturelle, politische** sowie **gesellschaftliche** Faktoren (z. B. gesellschaftliche Normen, finanzielle Verhältnisse, Religion)
- **ökologische** Faktoren (z. B. Umweltbelastung)

Ebenen der ATL. Juchli bezeichnet die ATL auch als Grundbedürfnisse, die in der „alltäglichen Wirklichkeit" erfüllt werden wollen (1994). In Anlehnung an Maslow teilt Juchli die Bedürfnisse (ATL) in 3 Ebenen ein, die teilweise ineinander übergehen:

1. physische Ebene
2. psychosoziale Ebene
3. geistige Ebene

Die Bedürfnisse der physischen Ebene, wie z. B. Atmen, müssen befriedigt sein, bevor andere Bedürfnisse zum Tragen kommen. Die Bedürfnisse unterliegen einer gewissen Rangfolge. Jeder setzt dabei persönliche Schwerpunkte.

Kategorien der Pflege

Juchli teilt die Pflege in 5 Kategorien ein (**Abb. 3.2**).

- **1. Selbsthilfeanteile der Pflege:** Die Pflege soll den Menschen anleiten und fördern. Er soll motiviert und begleitet werden. Strategien und Möglichkeiten zur Bewältigung von Krankheit und Krisen sollen aufgezeigt werden – Hilfe zur Selbsthilfe.
- **2. Pädagogische Anteile:** Die Lehre zur Gesundheitsschulung unterstützt den Menschen im Umgang mit seiner (chronischen) Krankheit oder Behinderung. Der Mensch durchläuft dabei einen Entwicklungsprozess.
- **3. Ressourcenorientierte Anteile:** Pflege sollte nicht vom Kranken, sondern vom Gesunden ausgehen. Wichtig ist der Blick auf das, was der Einzelne selbst dazu beitragen kann. Die Gesundheitsressourcen der Betroffenen sollen aktiviert werden.
- **4. Begleitung in Krisensituationen:** Die Begleitung von Menschen in schwierigen Situationen, z. B. bei Ängsten oder während einer Krankheit, ist vielfältig. Für Juchli bedeutet Begleitung, Gegen-

Aktivitäten des täglichen Lebens (ATL)

Nach Juchli ist Pflege „Chance und Auftrag, Möglichkeit und Anforderung" (Juchli 1994).

Merke ►

Juchli benennt 12 Aktivitäten des täglichen Lebens (ATL) (Juchli 1994):

1. Wach sein und schlafen
2. Sich bewegen
3. Sich waschen und kleiden
4. Essen und trinken
5. Ausscheiden
6. Körpertemperatur regulieren
7. Atmen
8. Sich sicher fühlen und verhalten
9. Raum und Zeit gestalten – arbeiten und spielen
10. Kommunizieren
11. Kind, Frau, Mann sein
12. Sinn finden im Werden, Sein, Vergehen

Die einzelnen ATL greifen ineinander und sind voneinander abhängig. Sie können sich sowohl in positiver wie in negativer Hinsicht beeinflussen.

Folgende Faktoren beeinflussen die ATL:

- körperliche Faktoren
- seelisch-geistige Faktoren
- soziale, wirtschaftliche, kulturelle, politische sowie gesellschaftliche Faktoren
- ökologische Faktoren

Juchli teilt die Bedürfnisse (ATL) in 3 Ebenen ein.

1. physische Ebene
2. psychosoziale Ebene
3. geistige Ebene

Die Bedürfnisse unterliegen einer gewissen Rangfolge. Jeder Mensch setzt dabei seine eigenen Schwerpunkte.

Kategorien der Pflege

Pflege soll

- den Menschen anleiten und fördern – Hilfe zur Selbsthilfe,
- gesundheitserzieherisch wirken („Patientenedukation"),
- vom Gesunden ausgehen und die Ressourcen des Betroffenen aktivieren,
- in Krisensituationen begleiten und
- bei den ATL unterstützen.

Abb. 3.2 **Selbstständigkeit fördern.**

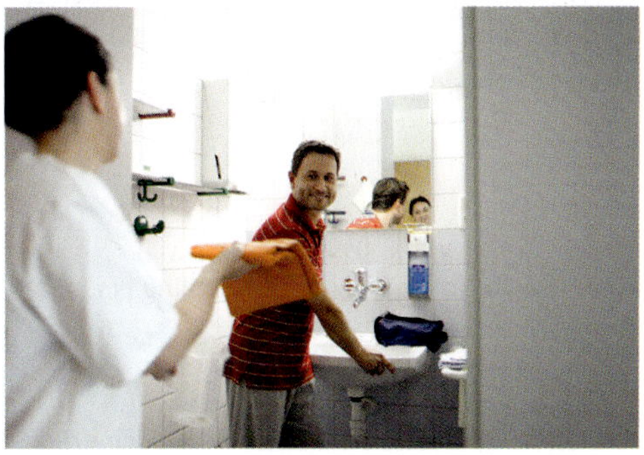

Pflegende sollen den Pflegeempfänger bei den ATL unterstützen und seine Selbstständigkeit fördern. *Quelle: A. Fischer, Thieme*

pole zu setzen. Der Gegenpol von Angst sind die Hoffnung und das Vertrauen – der Gegenpol des Leidens ist die Freude. In dieser bewussten Form der Begleitung drückt sich für sie die Würde und Anerkennung des Menschen aus, wofür sich die Pflege einzusetzen hat.

- **5. Unterstützung bei den ATL:** Pflege soll den Menschen bei den Aktivitäten des täglichen Lebens unterstützen und diese nach Bedarf, vollständig oder teilweise, übernehmen. So sollen die lebenswichtigsten Grundbedürfnisse des Pflegebedürftigen befriedigt werden.

Definition

Ressourcen sind Unterstützungsmöglichkeiten, die dem Menschen zur Bewältigung einer bestimmten Situation zur Verfügung stehen. Dies können z. B. persönliche Fähigkeiten, Interessen oder Bewältigungsstrategien, aber auch soziale Netzwerke und Umgebungsfaktoren sein.

◄ Definition

Aktivitäten, Beziehungen und existenzielle Erfahrungen des Lebens (ABEDL)

Auf der Grundlage von Henderson und Roper entwickelte Monika Krohwinkel ihr Strukturmodell der Aktivitäten, Beziehungen und existenziellen Erfahrungen des Lebens (ABEDL). 1993 wurde das Modell veröffentlicht. Es wurde primär aus einer Studie über Patienten mit einem Schlaganfall („Apoplexie") entwickelt, welche Monika Krohwinkel im Auftrag des Bundesministeriums für Gesundheit (BMG) durchführte. Das Modell lässt sich auch auf andere pflegerische Bereiche übertragen und wird häufig in Einrichtungen der Altenpflege angewendet.

Das Modell erweitert das Konzept von Roper, Logan und Tierney um die Elemente „Beziehungen sichern und gestalten können" und „Mit existenziellen Erfahrungen des Lebens umgehen können". Zudem fasst Krohwinkel die Lebensaktivitäten „Atmen" und „Die Körpertemperatur regulieren" unter der ABEDL „Vitale Funktionen des Lebens aufrechterhalten können" zusammen.

Die 13 Aktivitäten nach Krohwinkel sind (in veränderter Reihenfolge) der Infografik (s. o.) zu entnehmen und stehen miteinander in Beziehung. Die Nummerierung ist nicht im Sinne einer Hierarchie zu verstehen.

Die ABEDL „Beziehungen sichern und gestalten können" umfasst nach Krohwinkel vor allem die Vorbereitung von Pflegeempfängern auf die Situation nach dem Klinikaufenthalt. Hierzu gehören z. B. die Anleitung und Beratung pflegender Angehöriger, aber auch die sozialen Beziehungen zu wichtigen Bezugspersonen sowie die Vorbereitung der häuslichen Gegebenheiten.

Die ABEDL „Mit existenziellen Erfahrungen des Lebens umgehen können" unterteilt sie nochmals in 3 Aspekte:

- existenzgefährdende Erfahrungen, z. B. Verlust von Unabhängigkeit, Trennung, Ungewissheit
- existenzfördernde Erfahrungen, z. B. Zuversicht, Freude, Vertrauen, Wohlbefinden
- existenzfördernde oder -gefährdende Erfahrungen, z. B. lebensgeschichtliche Erfahrungen, kulturgebundene Erfahrungen wie Glauben, Weltanschauung

Aktivitäten, Beziehungen und existenzielle Erfahrungen des Lebens (ABEDL)

Das Modell der Aktivitäten, Beziehungen und existenziellen Erfahrungen des Lebens (ABEDL) wurde von Monika Krohwinkel entwickelt.
Es wird häufig in Einrichtungen der Altenpflege angewendet.

3.1.3 Von der Theorie zur Praxis

Die Pflegeforschung entwickelt Theorien, Modelle und Konzepte, um die pflegerische Arbeit und deren Wirksamkeit zu beschreiben. Das Ziel dabei ist, die **Pflegepraxis zu verbessern**. Dies bedeutet, dass praktische Themen aus der Pflege zum Gegenstand der Pflegeforschung werden. Vorherrschende Fragen und Probleme werden aufgegriffen und gültige Antworten gesucht. Darüber hinaus werden die bereits in der Praxis angewandten Pflegemaßnahmen überprüft.

Wenn Forschungsergebnisse für die Pflegepraxis nützlich sein sollen, müssen die gewonnenen Erkenntnisse in der Praxis anwendbar sein. Sie müssen dem Praktiker zur Verfügung stehen und in einer verständlichen Sprache dargestellt werden. Die Forschungsberichte müssen auch ohne spezielles Wissen nachvollzogen werden können.

3.1.3 Von der Theorie zur Praxis

Pflegeforschung beschreibt pflegerische Arbeit und sucht nach Wegen, sie zu verbessern.

Dafür müssen die Forschungsergebnisse in der Praxis anwendbar sein, den Pflegekräften zur Verfügung stehen und in einer verständlichen Sprache dargestellt werden.

Neue Forschungsergebnisse führen oftmals zu Veränderungen im Arbeitsablauf.

Die Anwendung aktueller Forschungsergebnisse führt vielfach zu Veränderungen im Arbeitsablauf. Oftmals verlangt dies ein Umdenken der Pflegenden. Pflegekräfte sollen durch umfassende (Geräte-) Einweisungen, regelmäßige Schulungen sowie Fort- und Weiterbildungen ihr Wissen und Können erweitern und auf dem aktuellen Stand halten.

Nationale Expertenstandards

Nationale Expertenstandards

Definition ▶

Definition

Ein **Standard** ist eine Richtschnur, ein Maßstab oder eine Norm. Ziel der Anwendung eines Standards ist das Erzeugen und die Sicherstellung einer bestimmten Leistung.

Nationale Expertenstandards werden von Fachpersonen entwickelt. Sie spiegeln den aktuellen Stand der Pflegeforschung zu zentralen pflegerischen Themen wider.

Nationale Expertenstandards werden von ausgewiesenen Fachpersonen auf Basis wissenschaftlicher Erkenntnisse entwickelt. Sie spiegeln den aktuellen Stand der Pflegewissenschaft zu zentralen pflegerischen Themen wider. Sie werden entwickelt, um eine einheitliche und qualitativ hochwertige Pflegepraxis sicherzustellen.
Expertenstandards sind offen formuliert. Sie können dadurch von Institutionen und Pflegenden spezifisch angepasst werden.

Pflegestandards

Pflegestandards

Definition ▶

Definition

Pflegestandards sind allgemeingültige und anerkannte Maßstäbe für das Erbringen von Pflegeleistungen. Sie liefern Kriterien, anhand derer die Qualität der Pflege in bestimmten Bereichen erreicht und überprüft werden kann.

Pflegestandards werden von Pflegeteams zur praktischen Umsetzung der Pflegeleistungen für die eigene Einrichtung entwickelt oder können käuflich erworben werden. Sie beschreiben das fachliche Qualitätsniveau und enthalten meist konkrete Handlungsanweisungen.

Praxisbezogene Pflegestandards können von Pflegeteams für die eigene Einrichtung entwickelt werden. Es gibt jedoch auch fertig ausgearbeitete Standards zum Kauf. Pflegestandards beschreiben das fachliche Qualitätsniveau, das in der jeweiligen Einrichtung tatsächlich erreicht werden soll. Sie enthalten meist detaillierte Handlungsanweisungen.
Pflegestandards können auf der Grundlage von Expertenstandards entwickelt werden.

Abb. 3.3 Pflegestandards.

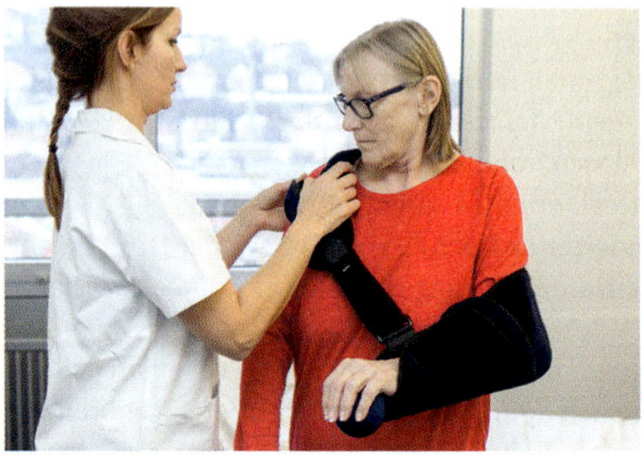

Pflegestandards sichern die Pflegequalität und sorgen für einheitliche Arbeitsabläufe bei den Pflegemaßnahmen. *Quelle: K. Oborny, Thieme*

Pflegestandards sollen
- die Pflegequalität sicherstellen,
- Arbeitsabläufe und Pflegemaßnahmen vereinheitlichen,
- die schriftliche Dokumentation erleichtern und
- dazu beitragen, Fehler zu vermeiden.

Pflegestandards sind Dienstanweisungen. Sie sind für alle Mitarbeiter verpflichtend.

Ziele. Der Einsatz von Pflegestandards soll unter anderem
- die Qualität der zu erbringenden Pflege auf einem festgeschriebenen Niveau sicherstellen,
- die Einheitlichkeit von Arbeitsabläufen und Pflegemaßnahmen unterstützen,
- ein ökonomisches Zeitmanagement ermöglichen,
- die schriftliche Dokumentation erleichtern und
- dazu beitragen, Fehler zu vermeiden.

Pflegestandards sind Dienstanweisungen, die allgemein anerkannt und verpflichtend für alle Mitarbeiter sind (**Abb. 3.3**). Die Kriterien in einem Pflegestandard sollten eindeutig formuliert und wissenschaftlich begründet sein.

Beispiele. Beispiele für Pflegestandards in Krankenhäusern/Pflegeeinrichtungen:
- Ganzkörperwaschung
- Pflege eines Menschen mit transurethralem Dauerkatheter
- Pflege eines Menschen mit beeinträchtigter Orientierung
- Patienten dürfen nur unter Begleitung einer examinierten Pflegefachperson aus dem Aufwachraum abgeholt werden.

- Mit jedem Pflegeempfänger wird ein Aufnahmegespräch durch die betreuende examinierte Pflegeperson geführt.
- Bei jedem Pflegeempfänger wird die Pflege nach dem Pflegeprozess strukturiert und systematisiert.

3.2 Pflegeprozess und Pflegeplanung

Was ist der Pflegeprozess? Für die zielgerichtete und methodische Planung pflegerischer Handlungen wurde der Pflegeprozess entwickelt. Er besteht aus **aufeinander aufbauenden Schritten und Phasen**, die sich gegenseitig beeinflussen. Durch ihn werden die **Handlungen der Pflegepersonen bei einem Pflegeempfänger beschrieben und strukturiert.** Die Pflegeplanung und die Pflegedokumentation sind Elemente des Pflegeprozesses.

Vorteile des Pflegeprozesses. Der Pflegeprozess ermöglicht den Pflegenden eine systematische Vorgehensweise im Arbeitsalltag und hilft dabei, **das Wesentliche in den Blick** zu nehmen. Zu Beginn werden dabei die Ausgangslage bzw. die pflegerelevanten Probleme und Ressourcen betrachtet und realistische Ziele gesetzt. Nur so können Pflegemaßnahmen geplant werden, die den **Bedürfnissen des Pflegebedürftigen gerecht** werden. Wird die Pflegeplanung schriftlich festgehalten, hilft dies allen Pflegenden eines Teams. So kann die Pflege auf einem möglichst **gleich bleibenden Qualitätsniveau** erfolgen. Die regelmäßige Überprüfung der Pflegeplanung ist ein wichtiger Beitrag zur **Verbesserung des eigenen Pflegehandelns** und zur Entwicklung der persönlichen Kompetenz.

3.2.1 Grundlagen

Definition

Pflege ist ein dynamischer Problemlösungs- und Beziehungsprozess. Der **Pflegeprozess** besteht aus logisch aufeinander aufbauenden Phasen und Schritten, die sich gegenseitig beeinflussen (MDS 2005).

Merkmale des Pflegeprozesses. Der Pflegeprozess orientiert sich immer am aktuellen Gesundheits-/Krankheitszustand des Menschen. Er hat folgende Eigenschaften:

- **Der Pflegeprozess orientiert sich am Menschen.** Er wird individuell für jeden Pflegeempfänger erstellt. Probleme und Ressourcen werden fortlaufend erfasst. Auch Bedürfnisse und Wünsche des Pflegebedürftigen werden berücksichtigt. Über die direkte Kommunikation werden der Pflegeempfänger und ggf. auch seine Angehörigen in die Planung der Pflege einbezogen.
- **Der Pflegeprozess ist ganzheitlich.** Der Pflegeprozess stellt den Menschen in den Mittelpunkt der Pflege. Er berücksichtigt dabei aber auch die Umgebung, in der sich der Mensch in der aktuellen Pflegesituation befindet.

Merke

Der Pflegeprozess eines Patienten, der sich nur kurz im Krankenhaus befindet, ist auf ein anderes Ziel ausgerichtet als bei einem Pflegebedürftigen, der an einer chronischen Erkrankung leidet und langfristig zu Hause von einem ambulanten Pflegedienst betreut wird oder ein Bewohner im Seniorenheim ist.

Ziele des Pflegeprozesses. Der Pflegeprozess hat das Ziel, die Lebensqualität des Pflegeempfängers zu erhalten bzw. wiederherzustellen, das Wohlbefinden zu erhöhen und die größtmögliche Unabhängigkeit für den Menschen zu erreichen. Dabei verfolgt er folgende Ziele:

- die Sicherheit für den Pflegebedürftigen im Verlauf der Pflege herstellen,
- den Pflegebedürftigen und seine Angehörigen mit einbeziehen,
- personelle und fachliche Beständigkeit in der Durchführung pflegerischer Leistungen gewährleisten,
- die Qualität der Pflege und Betreuung sichern,
- die objektive Beurteilung der Pflegeleistungen ermöglichen,
- den (notwendigen) innerbetrieblichen und interdisziplinären Informationsfluss gewährleisten,
- Leistungen transparent darstellen,
- die Qualität der Pflege juristisch wirksam nachweisen.

3.2 Pflegeprozess und Pflegeplanung

Der Pflegeprozess wurde entwickelt, um pflegerische Handlungen zielgerichtet und methodisch zu planen.

Ein systematisches Vorgehen macht bedürfnisorientierte Pflege möglich und sichert ein hohes Qualitätsniveau.

3.2.1 Grundlagen

◂ Definition

Ausgangspunkt des Pflegeprozesses ist immer der aktuelle Gesundheits-/Krankheitszustand des Menschen:

- Der Pflegeprozess orientiert sich am Pflegeempfänger.
- Der Pflegeprozess ist ganzheitlich.

◂ Merke

Der Pflegeprozess will

- die Lebensqualität des Pflegeempfängers erhalten/wiederherstellen sowie
- Wohlbefinden und die größtmögliche Unabhängigkeit für den Menschen erreichen.

3.2.2 Regelkreis-Modell nach Fiechter und Meier

Definition ▶

3

Das Pflegeprozessmodell von Fiechter und Meier ist im deutschsprachigen Raum das bekannteste.
Fiechter und Meier verstehen Pflege als ununterbrochenen Entwicklungsprozess, also als ein sich stets fortsetzendes Geschehen.

3.2.2 Regelkreis-Modell nach Fiechter und Meier

Definition

Der **Regelkreis** des Pflegeprozesses ist ein strukturiertes Verfahren, an dessen Ablaufschritten sich die Pflegeperson orientieren kann, um zielgerichtet pflegerisch zu handeln und Probleme zu lösen.

Das im deutschsprachigen Raum bekannteste Pflegeprozessmodell ist das von Verena Fiechter und Martha Meier. Fiechter und Meier verstehen Pflege als ununterbrochenen Entwicklungsprozess, das heißt als **ein sich stets fortsetzendes Geschehen** (**Abb. 3.4**).
Fiechter und Meier beschreiben den Pflegeprozess wie folgt:
„Der Krankenpflegeprozess hat zum Ziel, auf systematische Art und Weise dem Bedürfnis des Patienten nach pflegerischer Betreuung zu entsprechen. Der Krankenpflegeprozess besteht aus einer Reihe von logischen, voneinander abhängigen Überlegungs-, Entscheidungs- und Handlungsschritten, die auf eine Problemlösung, also auf ein Ziel hin ausgerichtet sind und im Sinne eines Regelkreises einen Rückkopplungseffekt (Feedback) in Form von Beurteilung und Neuanpassung enthalten. Der Krankenpflegeprozess kann als Regelkreis mit 6 Schritten dargestellt werden. Das Resultat der Pflege wird am Pflegeziel gemessen. Wenn das Ziel erreicht wird, ist der Vorgang beendet. Wenn aber Abweichungen vom gesetzten Ziel vorkommen oder neue Probleme auftreten, beginnt der ganze Prozess von neuem. Es müssen zusätzliche Informationen gesammelt werden, Probleme und Ziele neu formuliert und die Maßnahmen entsprechend angepasst werden“ (Fiechter u. Meier 1988).

Abb. 3.4 Der Pflegeprozess.

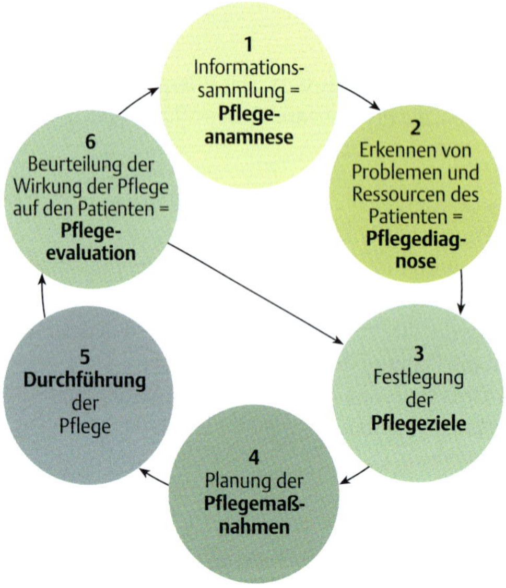

Phasen des Pflegeprozesses (nach Fiechter u. Meier).

Schritt 1: Pflegeanamnese

Die Stammdaten des Pflegebedürftigen werden erfasst:
- Name, Anschrift, Bezugsperson(en)
- Probleme, Gewohnheiten, Fähigkeiten/Ressourcen
- Wünsche/Bedürfnisse

In einem persönlichen Gespräch lernen sich die Pflegekraft, der Pflegebedürftige und ggf. seine Angehörigen kennen. Die Pflegekraft hat so die Möglichkeit, erste Beobachtungen zu machen und sichtbare Pflegeprobleme zu registrieren.

Schritt 1: Pflegeanamnese

Im Schritt **der Informationssammlung** („Pflegeanamnese“) werden die Stammdaten des Pflegebedürftigen systematisch erfasst:
- Name, Anschrift, Bezugsperson(en)
- Probleme, Gewohnheiten, Fähigkeiten/Ressourcen
  - häufig ist diese Erhebung der Stammdaten anhand der angewandten Pflegetheorie (z. B. ATLs) strukturiert
  - aus den erfassten Problemen kann hier bereits ein „Scoring“ abgeleitet werden, z. B. das Dekubitusrisiko anhand der Bradenskala, das Sturzrisiko, Mangelernährung, Schmerz, Wundmanagement etc.
- Wünsche/Bedürfnisse
- Soziale Aspekte wie z. B. Pflegegrad, Patienten- oder Betreuungsverfügung, häusliche Versorgung, familiäre Situation

Dies geschieht in der Regel durch ein **persönliches Gespräch** der Pflegekraft mit dem Pflegebedürftigen und seinen Angehörigen (**Abb. 3.5**). In diesem Gespräch lernen sich der Pflegebedürftige, seine Angehörigen und die Pflegekraft kennen. Während des Gesprächs beobachtet die Pflegekraft den Pflegebedürftigen und hat z. B. bereits den Hautzustand im Blick. Hieraus kann sie direkt weitere Schlüsse für die Planung ableiten.

KURZFASSUNG

Die gesammelten Informationen werden meist in standardisierten Formularen festgehalten. Da alle weiteren Schritte des Pflegeprozesses auf Grundlage dieser Datenerhebung erfolgen, sollten die Daten **umfassend und möglichst lückenlos** erhoben werden.

Die Informationen werden schriftlich festgehalten (standardisierte Formulare).

Abb. 3.5 Schritt 1.

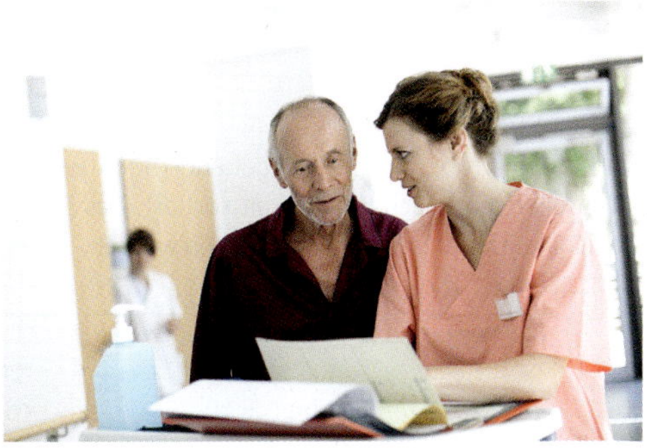

In der Pflegeanamnese werden die Stammdaten des Pflegeempfängers erfasst. Der Pflegeempfänger, die Pflegekraft und ggf. auch die Angehörigen lernen sich im Gespräch kennen. *Quelle: A. Fischer, Thieme*

Die bei der Aufnahme des Pflegebedürftigen erfolgte Informationssammlung kann im Behandlungsverlauf jederzeit erweitert oder angepasst werden. Anhand der Pflegeanamnese soll der aktuelle Gesundheits-/Krankheitszustand des zu Pflegenden deutlich werden.

Die Informationssammlung kann jederzeit ergänzt bzw. angepasst werden.

Merke

Die Selbsteinschätzung des Pflegebedürftigen sollte mit der Fremdeinschätzung des Pflegenden verglichen werden. So kann bspw. ein Hemiplegiker nach einem Schlaganfall (Apoplex) besser mit seiner Halbseitenlähmung bei den ATL zurechtkommen, als die Pflegekraft vermutet hätte. Erst nach dem Abgleich können gemeinsam realistische und erreichbare Ziele formuliert werden.

◀ Merke

Besonderheiten alte Menschen

Bei Bewohnern von Altenpflegeeinrichtungen wird zur Erhebung der Pflegeanamnese häufig ergänzend die Methode der **Biografiearbeit** (S. 53) genutzt.

◀ Besonderheiten

Schritt 2: Pflegeprobleme und -ressourcen („Pflegediagnose")

Schritt 2: Pflegeprobleme und -ressourcen („Pflegediagnose")

Im nächsten Schritt des Pflegeprozesses werden die **Probleme und Ressourcen** des Pflegeempfängers erfasst.

Die Probleme und Ressourcen des Pflegeempfängers werden erfasst.

Definition

Pflegeprobleme sind gesundheitliche Beeinträchtigungen eines Menschen, die er nicht selbst in seinem alltäglichen Leben bewältigen kann (Grünewald 2004). In der Regel werden diese Probleme anhand der angewandten Pflegetheorie erfasst (z. B. aus der ATL „sich bewegen": „kann sich nicht alleine lagern"). Ist ein Pflegeproblem benannt, kann die Pflegeperson den Pflegeempfänger gezielt in der Problembewältigung unterstützen.

◀ Definition

Dabei werden aktuelle Probleme, die tatsächlich vorliegen, beschrieben. Sie sind meist beobachtbar und messbar. Aber auch potenzielle Probleme, die in der Zukunft auftreten können, werden durch die Pflegeperson abgeschätzt. Die Pflegeprobleme sollen sowohl mit dem Pflegebedürftigen und ggf. seinen Angehörigen als auch im Pflegeteam besprochen und überprüft werden. **Subjektive** Kennzeichen der Pflegeprobleme werden vom Pflegebedürftigen angegeben (eigene Einschätzung des Betroffenen). **Objektive** Kennzeichen werden von der Pflegeperson beobachtet.

Aktuelle und potenzielle Probleme werden beschrieben und abgeschätzt.

Die Pflegeprobleme werden zunächst genau formuliert und schriftlich festgehalten. Bei der Beschreibung der Probleme werden die in Schritt 1 gesammelten Informationen zusammengefasst und kategorisiert. Einzelne Pflegeprobleme werden kurz, übersichtlich, anschaulich und individuell beschrieben. Die Pflegeprobleme werden nach Wichtigkeit sortiert und mit den vorhandenen Ressourcen des Pflegebedürftigen abgeglichen. Das Pflegeproblem sollte sowohl im Pflegeteam als auch mit dem Pflegeempfänger und ggf. seinen Angehörigen besprochen werden (**Abb. 3.6**).

Die Pflegeprobleme werden formuliert und schriftlich festgehalten. Dabei werden die in Schritt 1 gesammelten Informationen zusammengefasst und gebündelt. Die erfassten Probleme werden nach Wichtigkeit sortiert und mit den vorhandenen Ressourcen des Pflegeempfängers in Verbindung gesetzt.

3

Abb. 3.6 Schritt 2.

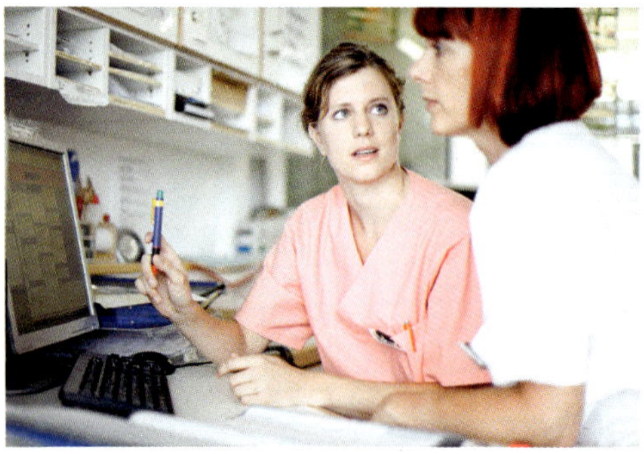

Die Pflegeprobleme des Pflegebedürftigen werden formuliert und nach Wichtigkeit sortiert. Das Ergebnis sollte immer im Team besprochen werden. *Quelle: A. Fischer, Thieme*

Praxistipp ►

Praxistipp

Wie kann ich die Pflegeprobleme eines Pflegeempfängers beschreiben?

Die Pflegeprobleme können mithilfe des PESR-Schemas beschrieben werden (**Tab. 3.1**). Das erleichtert die Formulierung und sorgt für eine entsprechende Struktur. Außerdem liefern die 4 Elemente des PESR-Schemas die wesentlichen Bestandteile einer **Pflegediagnose** (S. 54). Die folgenden Fragen bzw. Faktoren können ergänzend hinzugezogen werden:

- Können Sie konkrete Situationen nennen, in denen der Pflegeempfänger Unterstützung durch Pflegende benötigt (betroffene Aktivität/Körperfunktion)?
- Wie zeigt sich die Beeinträchtigung des Menschen im Alltag (Art der Beeinträchtigung/Symptome)?
- In welchem Maße besteht die Beeinträchtigung, wie viel der notwendigen Aktivität/Funktion fehlt (Quantität, Qualität)?
- Warum tritt das Problem auf? Erkennen und beschreiben Sie die Ursachen und Zusammenhänge. Welche Risikofaktoren bestehen?
- Welche Ressourcen (Fähigkeiten und Möglichkeiten) hat der Pflegeempfänger?

Tab. 3.1 Vollständige Problembeschreibung mithilfe des PESR-Schemas (MDS 2005).

Schema	Fragestellung
P: Problem	Was hat der Pflegebedürftige? Was ist das Problem?
E: Einflussfaktoren/Ursachen	Warum hat er es? Was sind die Einflussfaktoren und die Ursachen für dieses Problem?
S: Symptome	Wie zeigt es sich? Wie äußert sich das Problem konkret? Eigene Beobachtungen und Aussagen des Pflegebedürftigen?
R: Ressourcen	Welche Fähigkeiten, Potenziale hat der Pflegebedürftige? Welche Ressourcen sind beim Pflegebedürftigen und seiner sozialen Umgebung vorhanden?

Merke ►

Merke

Die Erfassung der Ressourcen ist in der Praxis oft schwierig. Vorhandene Ressourcen werden nicht immer erkannt, wodurch die Lösungsfindung und weitere Planung erschwert ist.

Schritt 3: Pflegeziele

Schritt 3: Pflegeziele

Definition ►

Definition

Der Grad der Zielerreichung der **Pflegeziele** ist der Maßstab für den Erfolg der Pflege.

Die gewünschten Ergebnisse werden beschrieben. Zu jedem Pflegeproblem wird ein Pflegeziel festgelegt:
- Nahziele sind kurzfristig erreichbar.
- Fernziele sind langfristig erreichbar.

Im dritten Schritt werden die **gewünschten Ergebnisse** für einen festgelegten Zeitpunkt in der Zukunft formuliert (z. B. in 10 Tagen). So kann die Wirksamkeit der angewendeten Maßnahmen beurteilt werden (Unterschied zwischen Ausgangspunkt und Ergebnis). Dazu wird zu jedem (in Schritt 2 des Pflegeprozess) beschriebenen Problem ein Pflegeziel formuliert (**Abb. 3.7**). Dabei unterscheidet man:

- **Nahziele**: Diese sind kurzfristig erreichbar (Stunden oder Tage).
- **Fernziele**: Diese beziehen sich auf einen Zeitraum von Wochen, Monaten oder Jahren.

Abb. 3.7 Schritt 3.

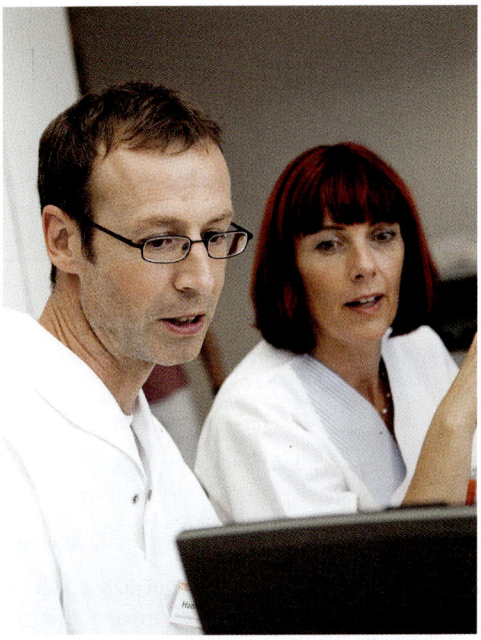

Zu jedem in Schritt 2 beschriebenen Pflegeproblem wird ein Pflegeziel festgelegt. *Quelle: A. Fischer, Thieme*

Formulierung von Pflegezielen. Pflegeziele können anhand der **SMART**-Regel formuliert werden (engl.: Specific, Measurable, Accepted, Realistic, Timely). Ins Deutsche übertragen bedeutet dies:

- **S** (Spezifisch): Ziele müssen eindeutig definiert sein, so präzise wie möglich
- **M** (Messbar): Ziele müssen messbar sein
- **A** (Akzeptiert): Ziele müssen vom Empfänger akzeptiert werden/sein (Wünsche und Erwartungen des Pflegebedürftigen, nicht der Pflegekraft)
- **R** (Realistisch): Ziele müssen möglich und erreichbar sein
- **T** (Terminiert): zu jedem Ziel muss ein fester Termin gesetzt werden, bis zu dem das Ziel erreicht ist

Pflegeziele können mit der **SMART**-Regel formuliert werden. **SMART** steht für **S**pezifisch, **M**essbar, **A**kzeptiert, **R**ealistisch und **T**erminiert.

Beispiele für Pflegeziele. Pflegeziele beziehen sich auf den körperlichen und psychischen Lebensbereich eines Pflegeempfängers. Folgende Formulierungen sind beispielsweise möglich:

- Frau A. kann in 6 Tagen mit den Unterarmgehstützen selbstständig laufen.
- Herr B. kennt die Wirkungsweise seiner Medikamente und nimmt diese jeden Morgen um die gleiche Zeit (8 Uhr) ein.
- Peter geht jeden Tag mindestens eine Stunde lang ins Spielzimmer, um mit den anderen Kindern zu spielen.
- Frau C. verliert innerhalb einer Woche 1 kg Körpergewicht.
- Herr D. hat eine belagfreie Zunge und eine feuchte Mundschleimhaut.
- Frau E. kennt die Gefahr der Thrombose und führt prophylaktische Maßnahmen selbstständig durch.

Schritt 4: Pflegemaßnahmen planen

Im vierten Schritt des Pflegeprozesses werden die Pflegemaßnahmen geplant. Diese orientieren sich an den bestehenden Pflegeproblemen und Ressourcen des Pflegeempfängers sowie den gemeinsam gesetzten Zielen. Bei der Ausarbeitung der Pflegeplanung setzt sich die zuständige Pflegeperson gedanklich mit dem weiteren Verlauf der Pflege auseinander und bereitet Entscheidungen und Handlungen vor.

Die Pflegeplanung erfolgt schriftlich und setzt sich aus

- den „Pflegeproblemen",
- den „Pflegezielen" und
- den „Pflegemaßnahmen" zusammen.

Dabei wird nicht nur die Art der Pflegemaßnahme bestimmt, sondern auch wer eine Pflegemaßnahme wie, wann, womit und wie häufig durchführt. Zusätzlich muss abgewogen werden, welche Maßnahmen geeignet sind, um das Pflegeziel zu erreichen (**Abb. 3.8**). Die einzelnen Maßnahmen werden so beschrieben, dass jede Pflegeperson sie auf die gleiche Art und Weise durchführen kann (**Tab. 3.2**).

Schritt 4: Pflegemaßnahmen planen

Die Pflegemaßnahmen werden geplant.

Die Pflegeplanung erfolgt schriftlich.

In der Pflegeplanung wird beschrieben, wer welche Pflegemaßnahmen wie, wann, womit und wie häufig durchführt. Die Beschreibung ist so genau, dass jede Pflegeperson die Pflege des Pflegeempfängers übernehmen kann (**Tab. 3.2**).

3

Abb. 3.8 Schritt 4.

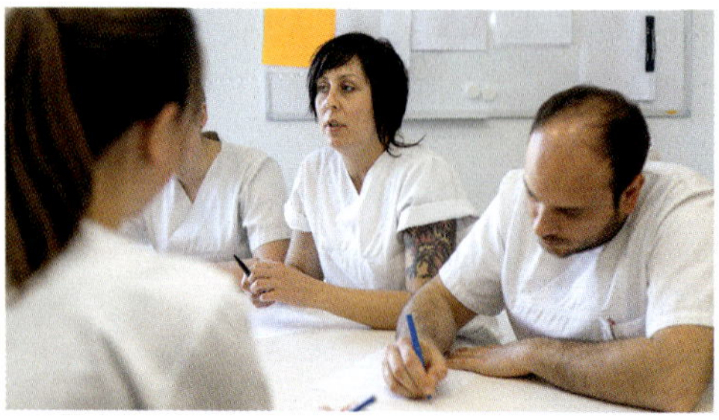

Die Pflegemaßnahmen werden geplant. Dabei werden Pflegeprobleme, Pflegeziele und die entsprechenden Pflegemaßnahmen ausgearbeitet. *Quelle: K. Oborny, Thieme*

Merke ►

Merke

„Die Pflegemaßnahmen sind präzise, kurz und verständlich zu formulieren; sie beschreiben keine medizinische Therapie" (MDS 2005).

Tab. 3.2 Auszug aus dem Pflegeplan von Frau F.

Datum	Pflegeprobleme	Ressourcen	Pflegeziele	Pflegemaßnahmen
20.07.	• Frau F. fühlt sich aufgrund von Fieber schlapp und entkräftet und hat Bettruhe. • Sie kann deshalb die Körperpflege nicht selbstständig durchführen.	• Frau F. kann den Intimbereich im Bett selbstständig waschen.	• **Fernziel**: Frau F. führt die Körperpflege selbstständig durch. • **Nahziel**: Frau F. fühlt sich sauber und gepflegt.	• 2 × täglich (morgens und abends) Waschschüssel und eigene Körperpflegeutensilien am Bett bereitstellen • je nach Zustand von Frau F. Unterstützung bei/Übernahme der Körperpflege anbieten • bei Bedarf kühle Waschungen ermöglichen • Wechsel der Bettwäsche nach Bedarf
20.07.	• Frau F. macht sich Sorgen um ihre beiden Kinder.	• Frau F. äußert ihre Sorgen. • Ihre Freundin kümmert sich während ihres Krankenhausaufenthalts um die Kinder.	• Frau F. ist beruhigt und fühlt sich mit ihren Sorgen ernst genommen.	• Anmeldung eines Zimmertelefons • gelockerte Besuchszeiten für die Familie ermöglichen • Gespräch anbieten

Merke ►

Merke

„Pflegemaßnahmen können als vollständige Übernahme, teilweise Übernahme, Unterstützung, Beratung, Anleitung und Beaufsichtigung durchgeführt werden" (MDS 2005).

Schritt 5: Durchführung der Pflege

Die praktische Durchführung der Pflege orientiert sich an der Pflegeplanung. Die Wirksamkeit der Pflegemaßnahmen wird regelmäßig überprüft. Bei Bedarf werden die Maßnahmen neu angepasst.

Schritt 5: Durchführung der Pflege

In der fünften Phase des Pflegeprozesses wird die Pflege mithilfe der Pflegeplanung durchgeführt (**Abb. 3.9**). Der Pflegebedürftige wird nach Bedarf unter Einbeziehung seiner Selbstpflege unterstützt. Die Pflegekraft erfasst Besonderheiten und nimmt diese ggf. in die Pflegeplanung auf.

Um einen Nachweis für die durchgeführten Pflegemaßnahmen und damit auch für die erbrachten Leistungen zu haben, werden diese in der Pflegeplanung schriftlich festgehalten (Abweichungen und Besonderheiten im Pflegebericht) (**Tab. 3.3**). Die durchgeführten Maßnahmen werden zeitnah mit dem aktuellen Datum, der Uhrzeit sowie dem persönlichen Handzeichen (Kürzel) abgezeichnet. Neben der rechtlichen Absicherung dient diese Pflegedokumentation ebenso zum Nachvollziehen des Pflegeprozesses für alle am Behandlungsprozess Beteiligten.

Die durchgeführten Pflegemaßnahmen werden in der Pflegedokumentation schriftlich festgehalten und mit Datum, Uhrzeit und Handzeichen versehen.

Abb. 3.9 Schritt 5.

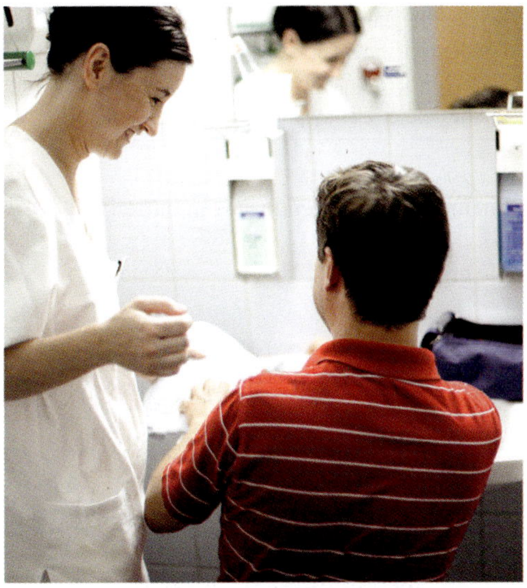

Die Pflege wird in Anlehnung an die Vorgaben aus der Pflegeplanung durchgeführt. Alle Maßnahmen werden dokumentiert und sind so für alle am Pflegeprozess beteiligten Personen nachvollziehbar. *Quelle: A. Fischer, Thieme*

Tab. 3.3 Auszug aus dem Pflegebericht von Frau F.

Datum	Zeit	Pflegebericht
21.07.	7:00 Uhr	Frau F. hat die Körperpflege bis auf das Waschen der Beine selbstständig im Bett durchgeführt, was sie sehr angestrengt hat.
21.07.	16:00 Uhr	Frau F. hatte Besuch von ihren Kindern und ihrer Freundin, sie wirkte danach deutlich entspannter.
21.07.	19:00 Uhr	Temperatur rektal 39,5 °C. 15 Minuten Wadenwickel durchgeführt, Temperatur anschließend 38,1 °C. Frau F. hat die Wadenwickel gut vertragen, hatte keine Kreislaufprobleme.

Merke

Die Pflegedokumentation dient unter anderem im Fall eines Schadensersatzanspruchs der rechtlichen Absicherung, um den Pflegeverlauf und die durchgeführten Tätigkeiten nachvollziehen zu können.

◄ Merke

Schritt 6: Pflegeevaluation

Schritt 6: Pflegeevaluation

Definition

Evaluation bedeutet die sach- und fachgerechte Bewertung, also das Einschätzen eines Objekts oder eines Sachverhalts nach seinem Wert und seiner Bedeutung.

◄ Definition

Im sechsten Schritt des Pflegeprozesses werden die **durchgeführten Maßnahmen und deren Auswirkungen beurteilt** (Erfolgskontrolle). Die Evaluationsphase orientiert sich am derzeitigen Gesundheitszustand des Pflegebedürftigen, seinen aktuellen Problemen, Ressourcen, Wünschen und Bedürfnissen. Es wird deutlich, ob die Maßnahmen den gewünschten Effekt erbracht haben und das geplante Ziel erreicht wurde. Unter Umständen muss der Pflegeplan an den aktuellen/veränderten Gesundheitszustand des Pflegeempfängers **angepasst werden**.

Der Zeitpunkt der ersten geplanten Ergebniskontrolle wird bereits in Schritt 3 des Pflegeprozesses mit der Erfassung der Pflegeprobleme und Ressourcen sowie den daraus abgeleiteten Pflegezielen festgelegt. Die abschließende Evaluation hängt dabei immer vom Verlauf der pflegerischen Versorgung ab (**Abb. 3.10**). Verändert oder verschlechtert sich der Gesundheitszustand des Pflegeempfängers, wird die Evaluation vorgezogen und die Pflegeplanung an die neue Situation angepasst.

Die durchgeführten Pflegemaßnahmen und deren Auswirkungen werden beurteilt. Maßstab sind der aktuelle Gesundheitszustand des Pflegebedürftigen, seine aktuellen Probleme, Ressourcen, Wünsche und Bedürfnisse.

Der Zeitpunkt der ersten Ergebniskontrolle wird in Schritt 3 festgelegt. Er ist abhängig vom Verlauf der pflegerischen Versorgung.

3

Abb. 3.10 Schritt 6.

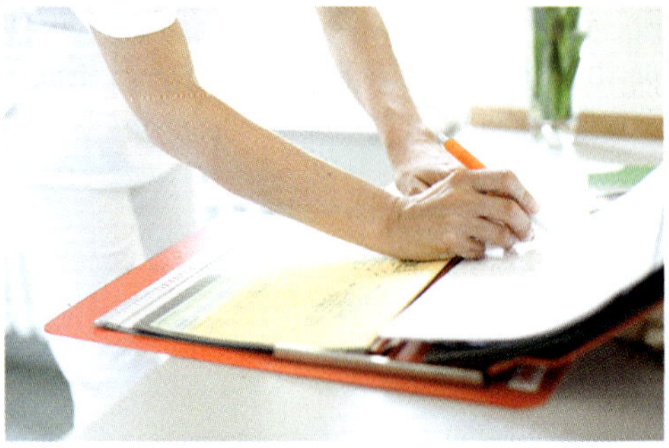

Bei der Pflegeevaluation wird der aktuelle Zustand des Pflegeempfängers überprüft. Es wird eingeschätzt, ob Fortschritte gemacht wurden oder vielleicht bereits Pflegeziele erreicht wurden. *Quelle: A. Fischer, Thieme*

Hilfreiche Fragen. „Für die Evaluation der Pflegemaßnahmen sind folgende Fragen hilfreich:
- Wie ist der aktuelle Zustand des Pflegebedürftigen?
- Sind Fortschritte bezüglich der gesetzten Pflegeziele erkennbar?
- Welche Wirkung haben die Pflegemaßnahmen?
- Hat sich der Zustand verbessert oder verschlechtert?
- Wie fühlen sich der Pflegebedürftige und/oder dessen Bezugsperson derzeit?
- Hat der Pflegebedürftige Aussagen über seine Befindlichkeit gemacht?
- Sind Veränderungen bei den Problemen, Bedürfnissen und Fähigkeiten des Pflegebedürftigen aufgetreten?
- Warum konnten die Pflegemaßnahmen eventuell nicht wie geplant durchgeführt werden?
- Sind unvorhergesehene Ereignisse oder Komplikationen aufgetreten?“ (MDS 2005)

3.2.3 Assessmentinstrumente

3.2.3 Assessmentinstrumente

Definition ▶

Definition

„Assessment“ bedeutet „Einschätzung, Beurteilung, Abwägung“.

Mithilfe eines Assessmentinstruments kann eine Einschätzung bzw. Bewertung durchgeführt werden. Es gibt genaue Verfahren für die Anwendung des Instruments. In der Praxis werden sie häufig auch „Scoring (-Instrumente)“ genannt.

Ein **Assessment- oder Scoring-Instrument** ist ein **standardisiertes Hilfsmittel** (Instrument), mit dem eine Einschätzung bzw. Bewertung durchgeführt werden kann (**Abb. 3.11**). Standardisiert heißt, dass es in den dafür vorgesehenen Fällen immer in der gleichen Art und Weise angewandt wird. Dies bedeutet auch, dass es genaue Verfahren für die Anwendung des Instruments gibt. Meist kreuzen die Nutzer eines Assessmentinstruments vorgegebene Auswahlfelder an oder lesen eine Skala ab. Beides wird in Zahlen übersetzt, deren Verwendung dann die benötigte Entscheidungshilfe gibt. Zur Einschätzung des Dekubitus-Risikos kann z. B. die **Braden-Skala** angewandt werden. Bei der Braden-Skala werden die „Sensorische Wahrnehmung“, die „Feuchtigkeit“ der Haut, die Aktivität und Mobilität sowie das allgemeine Ernährungsverhalten und Reibungs- und Scherkräfte individuell für den Pflegeempfänger mit Punkten bewertet. Aus der Anzahl der Punkte ergibt sich das Dekubitusrisiko und hier müssen ggf. prophylaktische Maßnahmen eingeleitet werden. Für die Schmerzerfassung wird häufig eine Schmerzintensitätsskala angewandt. Anhand der Smileys kann die Punktevergabe für die Schmerzintensität nachvollzogen werden.

Assessmentinstrumente unterstützen Pflegende bei der Entscheidungsfindung. Die Situation des Pflegebedürftigen kann genauer oder einfacher festgestellt werden.
Assessmentinstrumente haben das Ziel, Gesundheitsindikatoren, Fähigkeiten und Verhaltensweisen systematisch festzuhalten und daraus Schlussfolgerungen zu ziehen.

Assessmentinstrumente unterstützen Pflegende bei der Entscheidungsfindung im gesamten Pflegeprozess. Sie können an unterschiedlichen Punkten im Prozess eingesetzt werden. Alle Assessmentinstrumente haben das **Ziel**, Gesundheitsindikatoren, Fähigkeiten und Verhaltensweisen **systematisch festzuhalten** und daraus **Schlussfolgerungen zu ziehen.** Durch den Einsatz von Assessmentinstrumenten soll die individuelle Situation eines Pflegeempfängers leichter eingeschätzt und für weitere Planungen erfasst werden. Sie helfen bei der Pflegediagnostik und erleichtern die Entscheidung.

Abb. 3.11 Assessmentinstrumente.

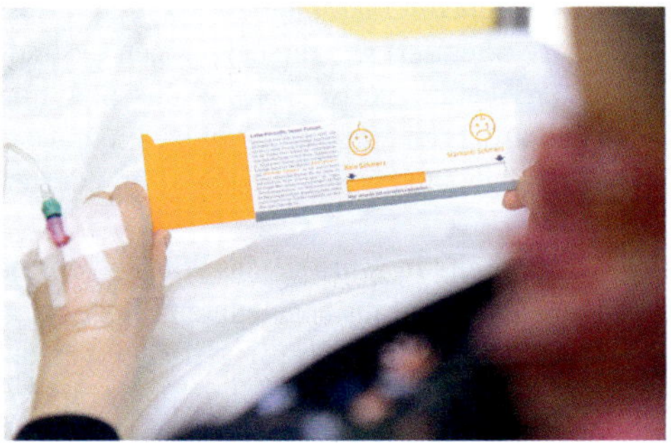

Checklisten oder die hier abgebildete Smiley-Analogskala zählen zu den standardisierten Hilfsmitteln. Mit ihrer Hilfe können Situationen (in diesem Fall Schmerzen) eingeschätzt bzw. bewertet werden. *Quelle: K. Oborny, Thieme*

3.2.4 Strukturmodell zur Entbürokratisierung in der Pflegedokumentation

Für die stationäre (Pflege-/Seniorenheime usw.) und ambulante Langzeitpflege sowie für Tages- und Kurzzeitpflegeeinrichtungen sollte der Dokumentationsaufwand für Pflegekräfte erleichtert und reduziert werden. Das Bundesministerium für Gesundheit (BMG) hat deswegen das Strukturmodell für eine effizientere Pflegedokumentation eingeführt. (www.bmg.bund.de):

- Der Dokumentationsaufwand soll auf das fachlich und rechtlich notwendige Maß begrenzt werden, um so die zeitlichen Ressourcen für die direkte Pflege und Betreuung zu erhöhen.
- Der Fokus soll auf dem pflegebedürftigen Menschen und seinem persönlichen Umfeld liegen und die pflegefachliche Perspektive soll kontinuierlich erweitert werden.

Elemente des Strukturmodells: Die Grundstruktur baut auf einem Pflegeprozess mit 4 Elementen auf (www.ein-step.de (2025)):

1. **Strukturierte Informationssammlung „SIS“:** Aufnahmegespräch, Erhebung der Stammdaten, Wünsche des Pflegeempfängers sowie
   - Eigeneinschätzung des Pflegebedürftigen (Wahrnehmung der eigenen Situation)
   - 6 Themenfelder zur fachlichen Einschätzung durch die Pflegeperson (Neues Begutachtungsassessment „NBA“)
   - Erfassung individueller pflegerelevanter Risiken
2. **Maßnahmenplanung** unter Berücksichtigung individueller Besonderheiten/Bedürfnisse des Pflegebedürftigen auf Grundlage der Erkenntnisse aus der SIS.
3. **Berichtblatt**
   - Abweichungen vom Maßnahmenplan
   - aktuelle Ereignisse
   - Informationen durch weitere Beteiligte
4. **Evaluation**
   - Festlegung der Evaluation aus Daten
     → der SIS
     → des Maßnahmenplans
     → des Berichtblatts

Die personenzentrierte Strukturierte Informationssammlung (SIS) im Rahmen des Erstgespräches verschafft der Pflegeperson eine rasche Orientierung über die persönliche Situation des pflegebedürftigen Menschen. Das **selbstbestimmte Leben** mit individuellen Wünschen und Vorstellungen (auch bei gesundheitlichen Einschränkungen) wird hierbei stets in den Mittelpunkt gestellt.
Pflegebezogene Beobachtungen und Einschätzungen werden erst im Anschluss rational und fachlich begründet durch die Pflegekraft erhoben. Im dritten Schritt erfolgt die Erfassung pflegerelevanter Risiken mit Hilfe einer Matrix. Als wissenschaftliche Grundlage für die SIS dienen die Themenfelder des neuen Begutachtungs-Assessments (NBA).

6 Themenfelder (Module) des neuen Begutachtungsassessments (NBA):

- Modul 1: Mobilität (körperliche Bewegungsfähigkeit)
- Modul 2: Kognitive und kommunikative Fähigkeiten (Orientierung, Gedächtnis, Kommunikationsfähigkeit usw.)
- Modul 3: Verhaltensweisen und psychische Problemlagen (z.B. Steuerung des eigenen Verhaltens und Handelns)
- Modul 4: Selbstversorgung (Durchführung elementarer Aktivitäten/Handlungen im Alltag)
- Modul 5: Bewältigung von und selbständiger Umgang mit krankheits- oder therapiebedingten Anforderungen und Belastungen (Umgang mit Krankheit, Therapien, Hilfsmitteln usw.)
- Modul 6: Gestaltung des Alltagslebens und soziale Kontakte (z.B. Gestaltung des Tagesablaufs selbständig / mit Unterstützung)

Die Bereiche Wohnen / Häuslichkeit (im stationären Bereich) und Haushaltsführung (im ambulanten Bereich) können bei Bedarf ebenfalls erfasst werden.
Nach Einschätzung der Einrichtungsträgerverbände auf Bundesebene haben bis Ende des Jahres 2020 bereits etwa 80% aller ambulanten und stationären Pflegeeinrichtungen in Deutschland das Strukturmodell umgesetzt (BGM 2023).

3.2.5 Biografiearbeit

Besonders im Bereich der **Altenpflege** wird die an der Biografie eines Menschen orientierte Pflegeplanung angewandt. Sie orientiert sich am lebensgeschichtlichen Hintergrund des Bewohners und an seiner aktuellen Situation, also seiner **Lebensgeschichte** und **Lebenswelt**.

3.2.4 Strukturmodell zur Entbürokratisierung in der Pflegedokumentation

Dieses Konzept soll die Pflegedokumentation vereinfachen.
Der Dokumentationsaufwand wird auf ein Mindestmaß begrenzt, um zeitliche Ressourcen für die direkte Pflege freizumachen. Der Fokus liegt auf dem Pflegeempfänger, die pflegefachliche Perspektive wird erweitert.

Grundstruktur der Dokumentation:
1. Personenzentrierte Strukturierte Informationssammlung „SIS“
2. Maßnahmenplanung
3. Berichtblatt
4. Evaluation

Themenfelder (Module) des neuen Begutachtungsassessments:
- Modul 1: Mobilität
- Modul 2: Kognitive und kommunikative Fähigkeiten
- Modul 3: Verhaltensweisen und psychische Problemlagen
- Modul 4: Selbstversorgung
- Modul 5: Bewältigung von und selbständiger Umgang mit krankheits- oder therapiebedingten Anforderungen und Belastungen
- Modul 6: Gestaltung des Alltagslebens und soziale Kontakte

3.2.5 Biografiearbeit

Biografiearbeit ist eine an der Lebensgeschichte des Menschen orientierte Pflegeplanung. Sie wird besonders im Bereich der Altenpflege angewandt.

3

3

Ähnlich wie bei der Informationssammlung im Pflegeprozess wird mit dem Bewohner ein Gespräch geführt. Ziel ist es, die Lebensgeschichte und die Lebenswelt des Menschen kennenzulernen. Dazu werden Informationen über folgende Themen zusammengetragen:
- Geburtsort und -datum
- Familiengeschichte
- Schulzeit
- Ausbildung und beruflicher Weg
- familiäre Entwicklung, Heirat, Kinder
- Wohnorte und Wohnverhältnisse, regionale Besonderheiten der Wohnorte
- gesundheitliche und sonstige Krisen
- Eingebundensein in Freundeskreis und Nachbarschaft

Sobald nach dem Umzug in eine Pflegeeinrichtung zwischen dem Bewohner und der Pflegekraft eine **Vertrauensbasis** entstanden ist, wird ein Gesprächstermin vereinbart. Durch das Gespräch soll die Pflegekraft die **Lebensgeschichte und die Lebenswelt des Bewohners besser kennenlernen.** Falls der Bewohner kein Einzelzimmer hat, wird er in einen ruhigen Raum eingeladen. Der Bewohner wird über den Nutzen und das Ziel des Gesprächs informiert. Er wird darum gebeten, aus seinem Leben zu erzählen, und gefragt, ob sich die Pflegekraft Notizen machen darf. Durch gezieltes Nachfragen und dem Interesse an der Lebensgeschichte des Bewohners wird weiteres Erzählen angeregt. Angesprochen werden bspw. folgende Themen (**Abb. 3.12**):
- Geburtsort und -datum
- Familiengeschichte und Stellung in der Familie
- Schulzeit
- Ausbildung und beruflicher Weg
- familiäre Entwicklung, Heirat, Kinder
- Wohnorte und Wohnverhältnisse, regionale Besonderheiten der Wohnorte
- gesundheitliche und sonstige Krisen
- Eingebundensein in Freundeskreis und Nachbarschaft

Da bei der Biografiearbeit sehr persönliche Fragen gestellt und unter Umständen sensible Themen angesprochen werden, bedarf es einer einfühlsamen Gesprächsführung. Wenn eine gute Beziehung zwischen Bewohner und Pflegekraft besteht, geben viele Bewohner auch zu vertraulichen Themen gerne Auskunft.

Abb. 3.12 Biografiearbeit.

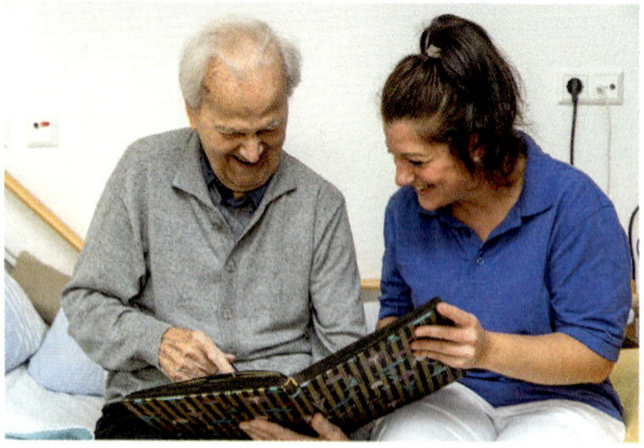

Beim gemeinsamen Betrachten persönlicher Fotos kann über die Lebensgeschichte und die Lebenswelt des Bewohners gesprochen werden. *Quelle: K. Oborny, Thieme*

Weiter werden bestimmte Vorlieben (z. B. Lieblingsessen) und Abneigungen des Bewohners, Interessen (z. B. Waldspaziergänge), Gewohnheiten, Eigenheiten, Ressourcen und Bedürfnisse erfasst, die sich im Laufe des Lebens entwickelt haben. Die aktuelle Situation wird abgebildet. Meist wird der Bewohner selbst Auskunft geben. Viele Informationen erhalten die Pflegenden jedoch auch im Pflegealltag durch Beobachtungen oder durch den Austausch mit Angehörigen.

Merke ►

Merke

Die gewonnenen Informationen zur Biografie unterliegen dem Datenschutz und dürfen nur befugten Personen zugänglich sein.

3.2.6 Pflegediagnosen

3.2.6 Pflegediagnosen

Definition ►

Definition

Pflegediagnosen sind Bestandteil des Pflegeprozesses, bei dem Pflegende Daten über den Gesundheitszustand eines Menschen sammeln, analysieren und interpretieren, um spezifische gegenwärtige oder potenzielle Pflegeprobleme oder -bedürfnisse zu identifizieren. Sie ermöglichen eine zielgerichtete und individuelle Pflege(-planung).

Die Pflegediagnosen beziehen sich zum einen auf die Pflegeanamnese und bilden den 2. Schritt des Pflegeprozesses ab (= „Pflegeprobleme und -ressourcen"). Zum anderen handelt es sich bei Pflegediagnosen um eine wissenschaftlich fundierte Klassifikation (Vereinheitlichung typischer pflegerischer Phänomene). Das Wort „Diagnose" wird in vielen Zusammenhängen verwendet. Ein Beispiel: Wenn Sie mit Ihrem Auto in die Werkstatt fahren, weil der Motor Kühlwasser verliert, dann wird zunächst nach der Ursache gesucht. Eine Diagnose wird gestellt, die Ihnen sagt, was an Ihrem Auto möglicherweise defekt ist. Wir benötigen also eine **Diagnose als Ausgangspunkt für weiteres Handeln.** Ohne eine eindeutige Diagnose ist es schwer zu entscheiden, welche Maßnahmen und Therapien angewendet werden sollen und ob die Bemühungen Erfolg haben werden.

Eine Pflegediagnose ist hierbei die Zusammenstellung eines Pflegeproblems, das aus körperlichen, psychischen oder sozialen Merkmalen bestehen kann. Ziel soll hierbei eine einheitliche Definition der Pflegeprobleme sein, der ermittelte Pflegebedarf soll deutlich werden und daraus abgeleitet einheitliche pflegerische Handlungen.

Der Begriff „Pflegediagnose“ wurde **1953** von **Virginia Fry** (USA) geprägt. Sie sah in der Formulierung einer Pflegediagnose einen notwendigen Schritt zur Erstellung eines Pflegeplans. Beides, die Formulierung einer Pflegediagnose und die Erstellung eines individualisierten Pflegeplans, stellte ihrer Meinung nach die wichtigste Aufgabe für Pflegende dar (**Abb. 3.13**). Pflegepersonen konnten mittels der Pflegediagnosen erstmals verdeutlichen, dass sie einen eigenständigen und von der medizinischen Diagnostik und Therapie unabhängigen Beitrag zur Betreuung und Versorgung kranker Menschen erbringen.

Der Begriff „Pflegediagnose“ wurde 1953 von Virginia Fry (USA) geprägt. Pflegepersonen konnten mittels der Pflegediagnosen erstmals verdeutlichen, dass sie einen eigenständigen und von der medizinischen Diagnostik und Therapie unabhängigen Beitrag zur Betreuung und Versorgung kranker Menschen erbringen.

Abb. 3.13 Pflegediagnostik.

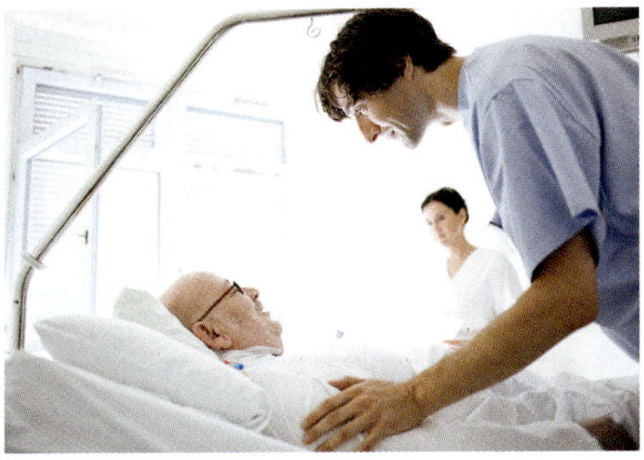

Pflegediagnostik erfordert vom Pflegenden distanzierte Beobachtung und Zuwendung gleichermaßen.
Quelle: A. Fischer, Thieme

Merkmale von Pflegediagnosen

Pflegediagnosen sollen den individuellen Gesundheitszustand eines Pflegeempfängers bewerten und die Planung und Durchführung von Pflegemaßnahmen ermöglichen.

Folgende Merkmale für Pflegediagnosen lassen sich ableiten:

- **Orientieren sich am Pflegeempfänger:** Sie identifizieren Bedürfnisse und Reaktionen des einzelnen Menschen auf Gesundheitsprobleme oder Lebensprozesse. Pflegediagnosen beziehen sich demnach auf das individuelle Verhalten und Erleben des Pflegeempfängers und nicht wie medizinische Diagnosen auf die Krankheit selbst. Sie berücksichtigen nicht nur physische Gesundheitsprobleme, sondern auch psychosoziale, emotionale und kulturelle Faktoren. Sie lassen sich an einem oder mehreren Zeichen und Symptomen beobachten.
- **Sie sind spezifisch:** Pflegediagnosen sind deutlich formuliert, präzise und genau, um klare Leitlinien für die Pflegeplanung zu bieten.
- **Sie lassen sich wissenschaftlich belegen** (evidenzbasiert): Bspw. Nutzung von Standards, um die Wirksamkeit der Pflegemaßnahmen zu maximieren.
- **Sie lassen sich klassifizieren:** Gewährleistung einer einheitlichen Terminologie und Kommunikation.
- **Sie lassen sich zeitlich einordnen:** Pflegediagnosen sollen einerseits den aktuellen Gesundheitszustand des Pflegeempfängers widerspiegeln, zum Zeitpunkt der Diagnosestellung. Andererseits können sie auch potenziell vorliegen, das heißt, es kann ein Risiko für ihr Auftreten bestehen.

Für die Pflegeplanung wählt die Pflegeperson geeignete Pflegemaßnahmen und erreichbare Pflegeziele aus, die sich auf die Pflegediagnose beziehen. Die Pflegediagnose ist Ausgangspunkt für die Planung, Durchführung und Evaluation der Pflege.

Die Anwendung von Pflegediagnosen trägt dazu bei, eine qualitativ hochwertige, personenzentrierte Pflege zu gewährleisten, indem sie den Fokus auf die individuellen Bedürfnisse und Herausforderungen jedes Pflegeempfängers legt. Sie erleichtern die Kommunikation im interprofessionellen Team.

Merkmale von Pflegediagnosen

Pflegediagnosen haben folgende Merkmale:

- **Orientieren sich am Pflegeempfänger:** Identifizieren Bedürfnisse und Reaktionen des einzelnen Menschen auf Gesundheitsprobleme oder Lebensprozesse. Sie berücksichtigen nicht nur physische Gesundheitsprobleme, sondern auch psychosoziale, emotionale und kulturelle Faktoren. Sie lassen sich an einem oder mehreren Zeichen und Symptomen beobachten.
- **Sie sind spezifisch:** Pflegediagnosen sind deutlich formuliert, präzise und genau.
- **Sie lassen sich wissenschaftlich belegen** (evidenzbasiert).
- **Sie lassen sich klassifizieren:** Gewährleistung einer einheitlichen Terminologie und Kommunikation.
- **Sie lassen sich zeitlich einordnen:** Pflegediagnosen sollen einerseits den aktuellen Gesundheitszustand des Pflegeempfängers widerspiegeln, zum Zeitpunkt der Diagnosestellung. Andererseits können sie auch potenziell vorliegen, das heißt, es kann ein Risiko für ihr Auftreten bestehen.

Beispiele für Pflegediagnosen sind:

- „Akute Schmerzen“: Aufgrund von Gallenkoliken hat der Patient Schmerzen auf einer Skala von 5 und zeigt Erbrechen, Fieber und dunkel gefärbten Urin.
- „Gestörte Mobilität“: Aufgrund von Hemiplegie hat der Pflegeempfänger Schwierigkeiten mit der selbstständigen Lagerung und zeigt Hautrötungen am Steißbein.
- „Riskante Aspiration“: Aufgrund von Schluckstörungen besteht das Risiko einer Aspiration, und der Patient zeigt starken Hustenreiz.
- „Gestörtes Schlafmuster“: Aufgrund von Kriegserlebnissen zeigt das Kind Angst und Stresssymptome (erhöhte Herzfrequenz, Tachypnoe, starkes Schwitzen) in der Nacht.

Merke

Die Pflegediagnosen stellen ebenso wie die formulierten Ressourcen und Probleme des pflegebedürftigen Menschen den Ausgangspunkt für die Planung, Durchführung und Evaluation der Pflege dar.

◂ Merke

Arten von Pflegediagnosen

Alle Pflegediagnosen werden mit einem Pflegediagnosetitel und einer zugehörigen Definition versehen.

Es werden folgende Typen oder Formen von Pflegediagnosen unterschieden:

- Aktuelle Pflegediagnosen
- Risiko-Pflegediagnosen
- Syndrom-Pflegediagnosen
- Pflegediagnosen der Gesundheitsförderung und Wellness-Pflegediagnosen
- Verdachts-Pflegediagnosen

3

Arten von Pflegediagnosen

Alle Pflegediagnosen werden mit einem Pflegediagnosetitel und einer zugehörigen Definition versehen. Der Pflegediagnosetitel ist eine Bezeichnung, die kurz und präzise die Reaktion eines Menschen auf Gesundheitsprobleme/Lebensprozesse beschreibt.
Die einzelnen Pflegediagnosen werden nach folgenden Typen oder Formen unterschieden:

- **Aktuelle Pflegediagnosen:** Sie sind zum jetzigen Zeitpunkt vorhanden (z. B. „defekte Mundschleimhaut", „gestörtes Körperbild", „beeinträchtigter Trauerprozess").
- **Risiko-Pflegediagnosen:** Sie beschreiben noch nicht eingetretene Zustände (z. B. „Risiko eines Sturzes", „Risiko eines Dekubitus").
- **Syndrom-Pflegediagnosen:** Sie enthalten mehrere aktuelle und Risiko-Pflegediagnosen (z. B. „Inaktivitätssyndrom" bei Bettlägerigkeit).
- **Pflegediagnosen der Gesundheitsförderung** (z. B. „Erfolgreiches Stillen") und **Wellness-Pflegediagnosen** (z. B. „Bereitschaft zu einer verbesserten Ernährung"): Sie beziehen sich stärker auf die Gesundheit und deren Optimierung. Sie setzen bei gesunden Menschen an, den Pflegenden kommt hier mehr die Rolle von Beratern zu.
- **Verdachts-Pflegediagnosen:** Sie beschreiben mögliche Probleme des Pflegeempfängers, die noch nicht bestätigt bzw. ausgeschlossen werden konnten. Sie sind also vorläufige bzw. „unfertige" Pflegediagnosen. Grundsätzlich können alle NANDA-Pflegediagnosen als Verdachtsdiagnosen formuliert werden. Sie erhalten dann den Zusatz „Verdacht auf".

Pflegediagnosen im Klassifikationssystem

Definition ▶

Pflegediagnosen im Klassifikationssystem

Definition

Werden Begriffe in eine bestimmte Ordnung oder Systematik gebracht, nennt man das **Klassifikation**. Eine Klassifikation dient der Einteilung von Gegenstandsbereichen in Klassen, sie ordnet ein Fachgebiet und fördert die Systematik innerhalb einer Disziplin.

Klassifikationssysteme sollen die Arbeit mit Pflegediagnosen erleichtern. Für Pflegediagnosen gibt es weltweit unterschiedliche Klassifikationssysteme (z. B. NANDA, ENP, ICNP, ICF).

Um die Anwendung der Pflegediagnosen zu erleichtern, wurden Ordnungssysteme entwickelt. Während es in der Medizin vorrangig um die Diagnose von Krankheiten geht, deren weltweites Klassifikationssystem die ICD-10 (International Classification of Diseases and Related Health Problems) ist, geht es in der Pflege um Gesundheitsförderung, Reaktionen auf Krankheiten, um Symptome und Bewältigung. Dafür gibt es weltweit unterschiedliche Klassifikationssysteme (z. B. NANDA = North American Nursing Diagnosis Association = Nordamerikanische Pflegediagnosenvereinigung, ENP = European Nursing care Pathways, ICNP = International Classification for Nursing Practice, ICF = Internationale Klassifikation der Funktionsfähigkeit, Behinderung und Gesundheit).
Im Rahmen von Klassifikationen wird eine Diagnose in einer formalisierten, einheitlichen Sprache gestellt. Das heißt, es wird immer ein fest stehender Begriff benutzt, um ein Problem zu beschreiben.

Ein Klassifikationssystem ermöglicht

- Ordnung und Struktur,
- einfachere Auswertungen und Vergleiche,
- Leistungserfassung und -berechnung,
- eine einheitliche Fachsprache.

Vorteile. Ein Klassifikationssystem ermöglicht die Ordnung und Strukturierung pflegerischen Wissens (**Abb. 3.14**). Weitere Vorteile sind:

- Wissenschaftlich fundiertes Pflegewissen kann beschrieben und entwickelt werden.
- Pflegediagnosen unterstützen die Pflegekräfte bei der Einschätzung von Pflegeproblemen.
- Pflegerische Daten können digital erfasst, untersucht und zusammengefügt werden.
- Studienergebnisse sind einfacher zu vergleichen und zu bewerten.
- Es ist möglich, die pflegerische Leistung anhand der Pflegediagnosen (und nicht nach den medizinischen Diagnosen) zu erfassen und zu berechnen.
- Es wird eine einheitliche Fachsprache verwendet.

Nachteile von Klassifikationssystemen:

- Die Fachsprache wird zum Geheimcode für Experten.
- Feste Begriffe verleiten dazu, eine Sichtweise besonders hervorzuheben.
- Durch Fachsprache und feste Begrifflichkeiten geht die persönliche Erfahrung verloren bzw. wird verfremdet.
- Durch Pflegediagnosen wird das Verhalten von Pflegeempfängern und Pflegenden vereinheitlicht.

Nachteile. Der Einsatz eines begrifflichen Klassifikationssystems kann aber auch zu Problemen führen. Es kann z. B. passieren, dass die Sprache zu einem Geheimcode für Experten wird (Zielke-Nadkarnie 1997, Böhme 1993) und die Pflegeempfänger nicht verstehen, worüber Ärzte und Pflegende sprechen. Den Anwendern von Fachsprache kommt damit eine erhebliche Macht zu. Die Fachsprache schafft aber auch einen Schutz (vor unliebsamen Fragen der Pflegeempfänger und Angehörigen, aber auch vor Fragen anderer Berufsgruppen).
Feste Begriffe bzw. Klassifikationssysteme verleiten wiederum dazu, eine Sichtweise besonders hervorzuheben. Es besteht die Gefahr, dass aus der großen Menge an möglichen Eigenschaften einige als wesentlich hervorgehoben werden. Vielleicht werden dann nur Eigenschaften erfasst, die möglichst beobachtbar und messbar sind (Hülsken-Giesler 2008).

Abb. 3.14 Fachsprache.

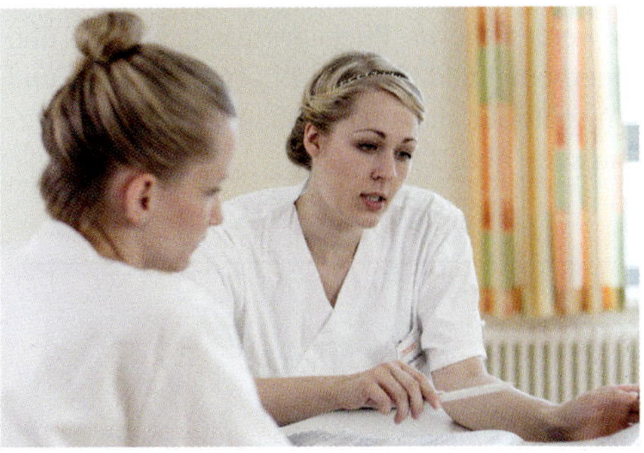

Pflegende verwenden eine einheitliche Fachsprache und können mithilfe von Klassifikationssystemen das pflegerische Wissen strukturieren. *Quelle: A. Fischer*

Auch die persönliche Erfahrung geht durch die Fachsprache und feste Begrifflichkeiten verloren bzw. wird verfremdet. Die vielfältigen Ausdrucksmöglichkeiten werden auf einige wenige eingeschränkt.

3.2.7 Pflegevisite

3.2.7 Pflegevisite

Definition

Die **Pflegevisite** ist eine regelmäßige, strukturierte Besprechung zwischen Mitgliedern des Pflegepersonals zur Bewertung des Gesundheitszustands und Pflegebedarfs von Pflegeempfängern. Diese Besuche finden üblicherweise im Krankenhaus oder in Pflegeeinrichtungen statt und dienen dazu, den aktuellen Zustand der Pflegeempfänger zu überprüfen, Pflegepläne zu aktualisieren, Informationen auszutauschen und sicherzustellen, dass die Pflege den individuellen Bedürfnissen des Pflegeempfängers entspricht. Pflegevisiten fördern die Koordination und Kommunikation im Team und tragen dazu bei, eine qualitativ hochwertige Versorgung sicherzustellen.

◀ Definition

Bei der Pflegevisite werden Pflegediagnosen, Probleme und Ressourcen besprochen, die Pflegeziele und -maßnahmen überprüft sowie erzielte Erfolge festgestellt. Die pflegebedürftige Person wird mit ihren Wünschen, Bedürfnissen und Vorstellungen in das Gespräch einbezogen. Es ist nicht notwendig, bei allen Pflegeempfängern eine Pflegevisite durchzuführen. Genutzt wird sie vorwiegend bei Betroffenen mit **komplexen Problemlagen, schwierigen Versorgungslagen** oder bei **erheblichen Veränderungen der Pflegesituation.** Durch die aktive Beteiligung und Information versteht der Pflegeempfänger die Hintergründe der durchgeführten Maßnahmen besser und wird dazu motiviert, sich selbst gesundheitsfördernd zu verhalten.

Die Pflegevisite wird vorwiegend bei Pflegeempfängern mit komplexen Problem- und Versorgungslagen oder erheblichen Veränderungen der Pflegesituation durchgeführt.

Ablauf. Die Pflegevisite läuft in folgenden Schritten ab:

- Zur **Vorbereitung** der Pflegevisite bespricht die zuständige Pflegeperson mit den an der Versorgung beteiligten Personen die Pflegeprobleme und notiert sich die zentralen Fragestellungen. Hierbei werden die Pflegepläne, Pflegeberichte, Assessmentergebnisse o. ä. zu Hilfe genommen.
- Anschließend wird die **Visite im Zimmer des Pflegeempfängers** durchgeführt. Der Pflegeempfänger nimmt, wenn möglich, aktiv an der Visite teil und kann Probleme direkt ansprechen. Hierbei wird der aktuelle Gesundheitszustand überprüft und Veränderungen, neue Symptome o. ä. erfasst.
- Die **Nachbesprechung** dient der Umsetzung bzw. Umstellung von Pflegehandlungen und Pflegemaßnahmen und der Nachbereitung der Visite (Hilfsmittel bestellen bzw. einsetzen). Hierbei werden die individuellen Pflegepläne überprüft, neu angepasst und aktualisiert.
- Im nächsten Schritt werden der **zuständige Arzt und andere betroffene Berufsgruppen** über die neue Situation **informiert** und alle Ergebnisse **dokumentiert**.
- In der Auswertung der Pflegevisite werden Mängel in der bisherigen Versorgung und Wünsche des Pflegeempfängers besonders deutlich.
- Bei der nächsten Pflegevisite werden die Maßnahmen erneut überprüft und eine Erfolgskontrolle durchgeführt.

Die Pflegevisite verläuft in folgenden Schritten:

- Fragen werden besprochen.
- Die Pflegevisite wird im Zimmer des Pflegeempfängers durchgeführt.
- Bei der Nachbesprechung werden die Pflegehandlungen/Pflegemaßnahmen umgestellt.
- Alle Ergebnisse werden dokumentiert, alle Beteiligten werden informiert.
- Die Pflegevisite wird ausgewertet.
- In einer erneuten Pflegevisite werden die Maßnahmen überprüft.

3.3 Pflegedokumentation

3.3 Pflegedokumentation

Die sorgfältige Pflegedokumentation gewinnt immer mehr an Bedeutung. Das Pflegepersonal unterliegt der Dokumentationspflicht und muss alle Schritte im Pflegeprozess transparent und lückenlos darstellen. Nur so kann die Versorgung des Pflegeempfängers auf einem gleichbleibend hohen Niveau gewährleistet werden. Voraussetzung dafür ist, dass die gesammelten Informationen systematisch erfasst werden und stets abrufbar sind.

Mehr Informationen zu rechtlichen Rahmenbedingungen befinden sich im Unterkapitel Dokumentationspflicht in der Pflege (S. 104).

In der Pflegedokumentation werden alle Schritte der Pflege transparent dargestellt.

3.3.1 Grundlagen

Die Pflegedokumentation sollte systematisch aufgebaut und lückenlos sein. Dokumentiert werden geplante und durchgeführte Maßnahmen, Beobachtungen, Besonderheiten und Veränderungen.

3.3.1 Grundlagen

Systematisch und lückenlos. In der Dokumentation werden die im Pflegeprozess geplanten und durchgeführten Maßnahmen, Beobachtungen, Besonderheiten und Veränderungen umfassend und lückenlos schriftlich festgehalten. Die Dokumentation sollte für alle an der Versorgung des Pflegeempfängers beteiligten Berufsgruppen nachvollziehbar sein (**Abb. 3.15**).

Abb. 3.15 Pflegedokumentation.

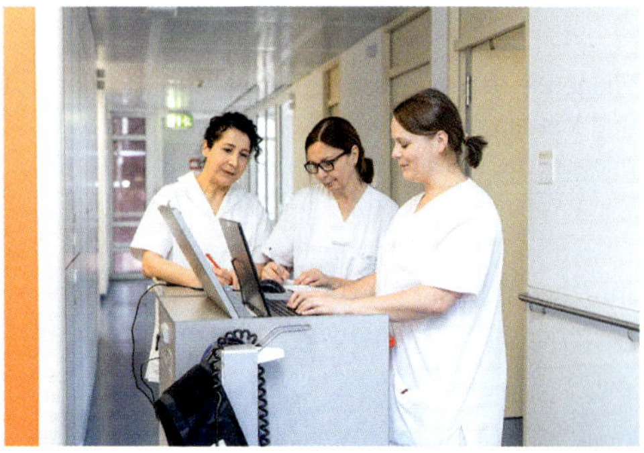

Die Pflegedokumentation muss übersichtlich, lückenlos und für alle an der Versorgung beteiligten Berufsgruppen nachvollziehbar sein. *Quelle: K. Oborny, Thieme*

Merke ▸

Merke

In der Pflegedokumentation sollten nur wichtige Dinge dokumentiert werden. Dabei sollte immer berücksichtigt werden, welche Angaben ein Arbeitskollege tatsächlich benötigt, um die Pflege, Versorgung oder soziale Betreuung eines Pflegeempfängers einheitlich fortzuführen.

Die Pflegedokumentation sollte übersichtlich sein und sich am Pflegeprozess orientieren.

Übersichtlich und linear. Ein Dokumentationssystem, das sich an den Schritten des Pflegeprozesses orientiert, strukturiert die Dokumentation übersichtlich und linear, entlang einer logischen Reihenfolge. Der Versorgungsverlauf ist auf den ersten Blick klar, Mehrfachdokumentation sowie unnötige Dokumentation werden vermieden.

Die Pflegedokumentation muss zeitnah und auf den Pflegeempfänger bezogen erfolgen.

Zeitnah und individuell. Die Dokumentation erfolgt zeitnah, also möglichst direkt im Anschluss an die Pflegehandlung, und individuell für jeden Pflegebedürftigen. Jeder Pflegeempfänger hat eine eigene Dokumentationsmappe (handschriftlich oder digital). Diese enthält alle verfügbaren Dokumente zur Krankengeschichte (Anamnese, Diagnosen, Operationen, Untersuchungen, Therapien, Leistungsnachweise, Pflegeplanungen, -berichte usw.).

Die Pflegedokumentation sollte professionell erfolgen und eindeutig, wertfrei, transparent und objektiv sein.

Objektiv und professionell formuliert. Die Dokumentation sollte professionell erfolgen, pflegerische und medizinische Begriffe sollten verwendet werden. Die Formulierungen sollen auf den Pflegebedürftigen bezogen (wertfrei und objektiv), eindeutig, transparent und überprüfbar sein.

- richtig: „Frau Becker äußert Unwohlsein/Schwindel/Übelkeit" statt: „Frau Becker geht es schlecht"
- richtig: „Frau Becker gibt an, schlecht geschlafen zu haben" statt: „Frau Becker hat schlecht geschlafen"

Die Pflegedokumentation ist jederzeit nachvollziehbar und kann für weitere Auswertungen herangezogen werden.

Überprüfbar und qualitätssichernd. Alle Bestandteile der Dokumentationsakte müssen zeitnah schriftlich niedergelegt werden und immer mit Datum, ggf. Uhrzeit und Handzeichen des Durchführenden abgezeichnet werden. Nur so ist jederzeit nachvollziehbar, wer, wann, was am Pflegeempfänger getan hat. Die Dokumentation lässt sich auch zur weiteren Auswertung heranziehen, z. B. für Datenerhebungen oder Statistiken.

3.3.2 Pflegedokumentationssysteme

Handschriftliche Pflegedokumentation

Traditionell erfolgt die Pflegedokumentation in Papierform. Dadurch können jedoch Fehler auftreten: Die Dokumentation kann unvollständig, ohne Datum und Unterschrift, nicht lesbar, lücken- oder fehlerhaft sein. Die Papierform steht immer nur an einem Standort zur Verfügung.

3.3.2 Pflegedokumentationssysteme

Handschriftliche Pflegedokumentation

Die Dokumentation erfolgt in vielen Einrichtungen noch handschriftlich. So kommt es vor, dass diese teilweise unvollständig ist. Problematisch ist, wenn die Datierung versäumt wird und Unterschriften der Verantwortlichen fehlen. Außerdem werden die verwendeten Formulare oft nicht den Vorgaben entsprechend eingesetzt. Teilweise gibt es Formulierungsprobleme, die Dokumentation erfolgt nicht zeitnah, ist nicht lesbar, lücken- oder fehlerhaft. Besonders für Mitarbeiter, die Deutsch nicht als Muttersprache sprechen, stellt die konventionelle Pflegedokumentation eine große Herausforderung dar.

PFLEGEDOKUMENTATION

BASISFORMULARE DER PFLEGEDOKUMENTATION (MDS 2005)

STAMMBLATT

- Name, Vorname
- Anschrift
- Angehörige, Betreuer, Bevollmächtigte
- Kostenträger, Pflegegrad
- med. Diagnosen
- kulturelle Zugehörigkeit, Sprache
- ehem. Krankenhausaufenthalte, Kurzzeitpflege, Tagespflege
- vorhandene Hilfsmittel (z.B. Hörgerät)
- Hausarzt
- weitere Betreuungsdienste

Informationssammlung

Erfassung bzw. Aktualisierung von Grunddaten bei der Aufnahme, z.B. im Gespräch mit dem Pflegeempfänger und seinen Angehörigen oder mittels Überleitungsbogen.

INFORMATIONSSAMMLUNG

- Fähigkeiten, Möglichkeiten
- Ressourcen
- Probleme, pflegerische Defizite
- Gewohnheiten, Bedürfnisse, Wünsche
- aktuelle Lebenssituation
- Biografie und Lebensgeschichte
  - aus Sicht des Pflegeempfängers
  - Wissen der Angehörigen über Lebensgeschichte des Betroffenen
- benötigte Hilfsmittel (z.B. Rollator, Rollstuhl usw.)

Erweiterte Informationssammlung

Ziel: umfassender Gesamteindruck

- „Ist-Zustand" dokumentieren
- ergänzende Daten durch Gespräche und Beobachtungen im Pflegealltag gewinnen (Grundlage für die Pflegeplanung)
- geeignete Assessmentinstrumente auswählen und einsetzen (z.B. Braden-Skala)

PFLEGEPLANUNG

- Systematische und übersichtliche Problembeschreibung
- Erfassen individueller Ressourcen
- Pflegeziele
- Pflegemaßnahmen
- Evaluation

Datenzusammenführung und Evaluation

- Daten aus Informationssammlung und Situationsbeschreibung zusammenführen
- Problemlagen in Gruppen bündeln
- übergreifende, handlungsleitende Pflegeprobleme formulieren
- Pflegeziele und Pflegemaßnahmen ableiten
- Durchführungsverantwortung entsprechend der Qualifikation des Mitarbeiters zuteilen
- Evaluationstermin zur Beurteilung der durchgeführten Pflegemaßnahmen festlegen
- Maßnahmenplanung aktualisieren bzw. anpassen

PFLEGEBERICHT

- Aktuelle Probleme
- Besonderheiten in der pflegerischen Versorgung
- Begründungen für Veränderungen in der Pflege
- Informationen zum aktuellen Befinden
- Informationen für die nachfolgende Schicht

DURCHFÜHRUNGSNACHWEIS

- Erbrachte Pflegemaßnahmen

ACHTUNG!

Der Pflegebericht dient nicht als Durchführungsnachweis!

Digitale Pflegedokumentation

Definition ▶

Definition

Digitale Akte: Durch elektronisch gesteuerte Datenverarbeitungsanlagen werden Informationen in Form von Daten automatisch verarbeitet (**EDV** = Elektronische Datenverarbeitung).

Vorteile der Digitalen Pflegedokumentation sind:
- Durch Aufforderungsmechanismen wird der Pflegende an die Dokumentation erinnert.
- Eintragungen werden korrekt und vollständig.
- Das System liefert Formulierungsvorschläge.
- Der Zugriff ist zu jeder Zeit von verschiedenen Orten möglich.
- Die Dokumentation ist deutlich besser lesbar und lässt sich schneller auswerten.

Vorteile. Die EDV unterstützt beim „Denken". So gibt es z. B. Aufforderungsmechanismen, die an das regelmäßige Abzeichnen von Pflegeplänen oder die Evaluation der Pflegeplanung erinnern. Die Eintragungen sollen so korrekt und vollständig werden. Außerdem liefert das System Formulierungsvorschläge. Der Nutzer kann aus vordefinierten Leistungskatalogen, Pflegeplänen oder Scoring-Instrumenten eine Auswahl treffen. Da alle Daten in einem elektronischen Medium gespeichert werden, kann jeder Berechtigte zu jeder Zeit auf die Pflegedokumentation zugreifen. Voraussetzung hierfür ist, dass ausreichend Computersysteme zur Verfügung stehen. Zudem lässt sich die Dokumentation deutlich besser lesen und auswerten (**Abb. 3.16**). Alle Phasen des Pflegeprozesses werden im Verlauf gut abgebildet, wodurch sich die Transparenz erhöht.

Abb. 3.16 Digitale Pflegedokumentation.

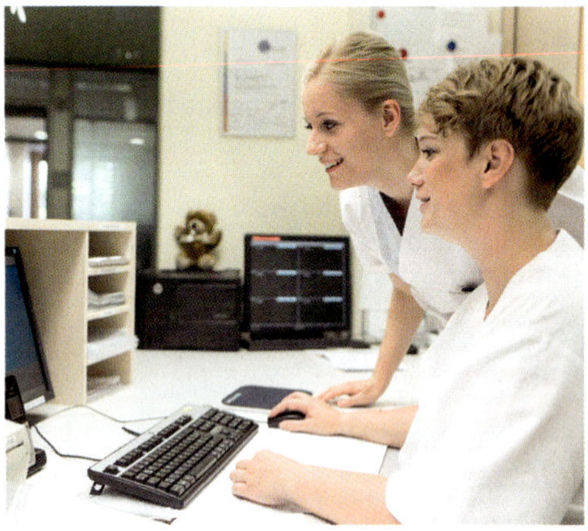

Eine digitale Pflegedokumentation ist besser lesbar. *Quelle: A. Fischer, Thieme*

Merke ▶

Merke

Die digitale Pflegedokumentation kann nur dann sinnvoll eingesetzt werden, wenn die Mitarbeiter regelmäßig an Fortbildungen zum Thema teilnehmen und interne Qualitätsüberprüfungen stattfinden.

Nachteile:
- Der Zeitaufwand für die Dokumentation steigt zunächst an.
- Formulierungsvorschläge verleiten zu einer standardisierten Dokumentation.

Nachteile. Verschiedene Untersuchungen an Krankenhäusern und in Pflegeheimen haben auch Nachteile der digitalen Pflegedokumentation aufgezeigt. So erhöht sich zunächst der Zeitaufwand für die Dokumentation. Diese Zeit fehlt wiederum bei der Versorgung der Pflegeempfänger. Außerdem verleiten die Formulierungsvorschläge zu einer standardisierten Dokumentation.

Merke ▶

Merke

Alle Dokumentationsunterlagen, unabhängig davon, ob sie manuell oder digital geführt werden, unterliegen dem Datenschutz. Die im Bundesdatenschutzgesetz festgelegten rechtlichen Vorgaben sind zu beachten.

3.4 Pflegesysteme

3.4 Pflegesysteme

Definition ▶

Definition

Ein **Pflegesystem** ermöglicht eine planmäßige, systematische und methodische Strukturierung der Arbeitsabläufe. Spricht man von Pflegesystemen, muss man zwischen personen- und aufgabenbezogenen Pflegesystemen differenzieren.

Die Arbeitsabläufe und Verantwortungsbereiche der Pflege werden im Pflegesystem festgelegt. Es wird beschrieben, welche Arbeit anfällt und wie diese auf das zur Verfügung stehende Personal aufgeteilt wird.

Das **„Pflegesystem"** beschreibt den Ablauf der **Arbeitsorganisation**. Die Arbeitsorganisation gibt Auskunft darüber, welche Arbeit anfällt und wie diese auf das zur Verfügung stehende Personal verteilt wird. Die Organisations- und Arbeitsform der Pflege, also die Arbeitsabläufe und Verantwortungsbereiche, werden in diesem System festgelegt. Dabei treffen Pflegesysteme keine inhaltlichen Aussagen zu allgemeinen Zielen der Pflege. Diese werden im Pflegeprozess beschrieben.

Die Organisation eines Krankenhauses (Seniorenheim, Rehabilitationsklinik usw.) setzt sich aus verschiedenen Bereichen, Stationen oder Gruppen zusammen. Dies sind:

- auf der Station liegende Patienten/Bewohner eines Wohnbereichs
- Team der Pflegepersonen
- Ärzte
- Schüler, Auszubildende
- Versorgungsassistenten
- Hilfskräfte
- Praktikanten
- Bundesfreiwilligendienst usw.

Die Organisation setzt sich aus verschiedenen Bereichen, Stationen oder Gruppen zusammen. Dies sind z. B.:

- auf der Station liegende Patienten/Bewohner eines Wohnbereichs
- Team der Pflegepersonen
- Ärzte
- Schüler, Auszubildende usw.

Die genannten Personen befinden sich innerhalb des Systems. Sie arbeiten berufsgruppenübergreifend zusammen. Dementsprechend müssen ihre Handlungen, Aufgaben- und Tätigkeitsbereiche aufeinander abgestimmt werden. Die Wahl des jeweiligen Organisationssystems muss nicht einrichtungsübergreifend stattfinden, sondern kann sich an den Rahmenbedingungen des jeweiligen Bereichs/der Station orientieren.

Die einzelnen Berufsgruppen arbeiten oft eng zusammen. Ihre Handlungen, Aufgaben- und Tätigkeitsbereiche müssen aufeinander abgestimmt werden.

3.4.1 Einzelpflege

Die Einzelpflege bietet optimale Rahmenbedingungen für die Durchführung personenorientierter Pflege. Bei der Einzelpflege erfolgt die Pflege und Betreuung eines Pflegeempfängers im Verhältnis 1:1. Dies bedeutet, dass eine Pflegeperson für einen hilfebedürftigen Menschen zuständig ist und diesen ganzheitlich pflegt (**Abb. 3.17**).

3.4.1 Einzelpflege

Bei der Einzelpflege ist eine Pflegeperson für einen hilfebedürftigen Menschen zuständig und pflegt ihn ganzheitlich.

Abb. 3.17 Einzelpflege.

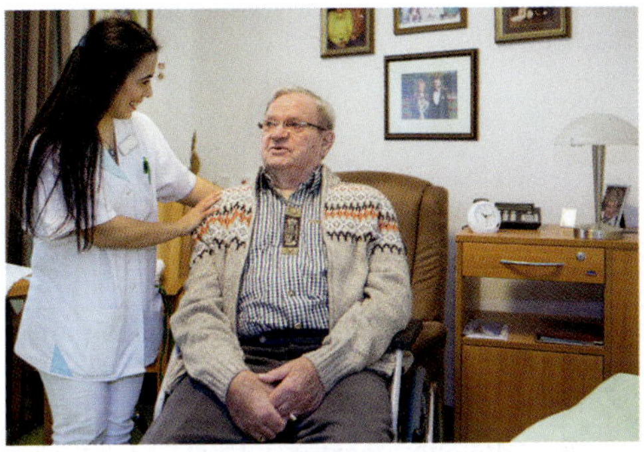

Bei der Einzelpflege ist eine Pflegeperson für einen pflegebedürftigen Menschen zuständig. *Quelle: K. Oborny, Thieme*

Merke

In der häuslichen Pflege findet fast ausschließlich Einzelpflege statt.

◂ **Merke**

In der häuslichen Pflege findet im Allgemeinen Einzelpflege statt. Pflegepersonen, die in ambulanten Pflegediensten arbeiten, betreuen hilfebedürftige Menschen in ihrer häuslichen Umgebung.
Auf Intensivstationen wird ebenfalls für sehr pflegebedürftige Patienten eine Einzelpflege praktiziert, meistens erfolgt die Betreuung jedoch im Verhältnis 2:1 bis 4:1, je nach Schweregrad der Erkrankung bzw. in der Tag-/Nachtschicht-Besetzung.

Einzelpflege findet meist in der häuslichen Umgebung oder bei Praxisbegleitungen von Auszubildenden statt.

3.4.2 Funktionspflege

Bei der Funktionspflege wird die Pflege in spezielle Aufgaben unterteilt (**Abb. 3.18**). Diese Organisationsform orientiert sich nicht so sehr an den Pflegeempfängern, sondern stärker an den Betriebsabläufen. Die Arbeitsverteilung wird hierarchisch-zentralistisch geregelt. Dies bedeutet, dass die Funktionspflege eine tätigkeitsorientierte und streng arbeitsteilige Form der Arbeitsorganisation ist, wobei die Stationsleitung die Aufgaben und Verantwortung auf andere Personen überträgt: Beispielsweise führt die examinierte Pflegefachkraft alle notwendigen Verbandswechsel durch, während die Pflegeassistenzkraft bei allen Patienten den Blutdruck misst.

3.4.2 Funktionspflege

Bei der Funktionspflege wird die Pflege in spezielle Aufgaben unterteilt. Sie orientiert sich an den Betriebsabläufen. Die Arbeitsverteilung erfolgt tätigkeitsorientiert.

Vorteile

- Auch bei Personalengpässen besteht eine relativ hohe Effektivität der Pflegeleistung.
- Die Aufgaben werden entsprechend der Qualifikation der Mitarbeiter verteilt.

Vorteile der Funktionspflege sind

- hohe Effektivität,
- Aufgabenverteilung nach der Befähigung der Mitarbeiter.

Abb. 3.18 Funktionspflege.

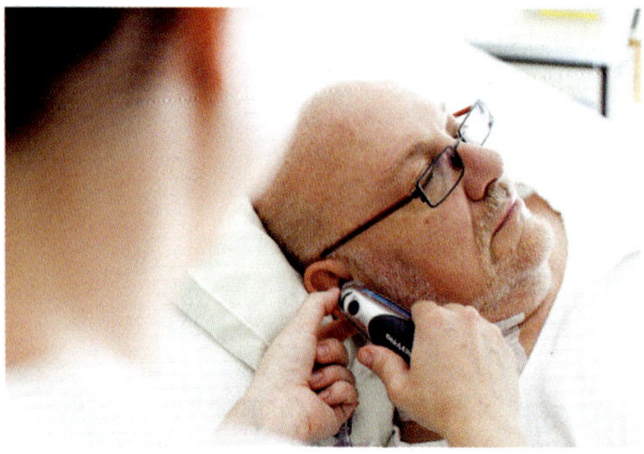

Bei der Funktionspflege übernehmen die Mitarbeiter spezielle Aufgaben, beispielsweise wird eine Pflegeassistentin beauftragt, bei allen Patienten die Temperatur zu messen. *Quelle: A. Fischer, Thieme*

Tab. 3.4 Mögliche Aufgabenverteilung der Funktionspflege.

Wer?	Aufgaben
Stationsleitung	Gesamtverantwortung Planung
Stationsleitung/examinierte Pflegefachkräfte	Behandlungspflege administrative Tätigkeiten
Pflegeassistenten/Pflegeschüler/pflegerisches Hilfspersonal	Grundpflege Versorgungsdienste Hausarbeiten

Nachteile der Funktionspflege sind
- Unterteilung in „höherwertige" und „niedrige" Aufgaben,
- keine festen Bezugspersonen/Ansprechpartner für die Pflegeempfänger,
- mangelnder Informationsfluss,
- geringe Entfaltungsmöglichkeit,
- monotone Arbeitsabläufe,
- Burn-out-Gefahr,
- Entfremdung im Team und bei den Pflegeempfängern,
- geringe Berücksichtigung fachlicher Normen,
- „Fließbandarbeit" der Pflege.

Nachteile
- Es findet eine Unterteilung in „höherwertige" und „niedrige" Aufgaben statt.
- Der Pflegeempfänger hat keine feste Bezugsperson/Ansprechpartner.
- Der Informationsfluss kann mangelhaft sein. Informationen können leicht verloren gehen.
- Es besteht aufgrund der festgelegten Tätigkeitsbereiche eine geringe Entfaltungsmöglichkeit für die Pflegenden.
- Die Arbeitsabläufe sind monoton.
- Es besteht die Gefahr, dass bei den Mitarbeitern eine Burn-out-Symptomatik auftritt.
- Es kann zu einer Entfremdung im Team und bei den Pflegeempfängern kommen.
- Fachliche Normen werden in der Berufsausübung nur im geringen Maße berücksichtigt.
- Pflege wird zur „Fließbandarbeit", bei der der Pflegeempfänger zum neutralen „Pflegeobjekt" verkommt.
- Ergebnis: Pflegepersonen werden zu funktionellen „Hilfsarbeitern".

3.4.3 Bereichspflege

Bei der Bereichspflege erbringt eine bestimmte Anzahl von Pflegepersonen alle erforderlichen Pflegeleistungen für eine Gruppe von Pflegeempfängern.
Alle Maßnahmen, Handlungen und Arbeitsschritte werden gemeinsam geplant. Zusammen wird entschieden, welches Teammitglied welche Aufgaben und Tätigkeiten übernimmt. Alle Beobachtungen und Dokumentationen werden untereinander besprochen.

3.4.3 Bereichspflege

Bei der Bereichspflege, die auch **Gruppenpflege** genannt wird, erbringt eine bestimmte Anzahl von Pflegepersonen alle erforderlichen Pflegeleistungen für eine Gruppe von Pflegeempfängern. Eine große Pflegeeinheit wird in mehrere kleine Pflegeeinheiten geteilt. Dabei erfolgt die Einteilung nach Zimmern, Patienten- bzw. Bewohnergruppen oder Stationsbereichen (**Abb. 3.19**).
Das Pflegeteam plant gemeinsam alle Maßnahmen, Handlungen und Arbeitsschritte und legt fest, welches Teammitglied welche Aufgaben und Tätigkeiten übernimmt. Dem Team können Personen unterschiedlicher Qualifikation angehören, z. B. examinierte Pflegefachkräfte, Pflegeassistenten, Auszubildende der Pflegeberufe, Versorgungsassistenten sowie ungelernte Hilfskräfte. Sie tragen für diesen Bereich die Verantwortung und führen alle notwendigen Pflegetätigkeiten durch. Alle Beobachtungen und Dokumentationen werden gemeinsam besprochen.
Das Pflegeteam betreut eine bestimmte Anzahl von Pflegeempfängern.

Abb. 3.19 **Bereichspflege.**

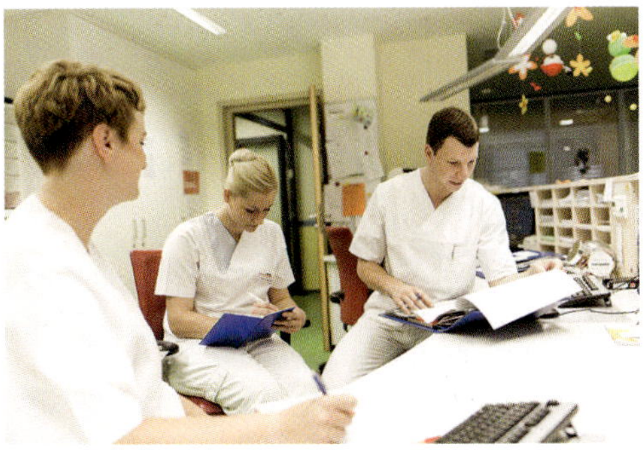

Bei der Bereichspflege übernehmen mehrere Pflegepersonen die erforderlichen Pflegeleistungen für eine bestimmte Patienten- oder Bewohnergruppe. *Quelle: A. Fischer, Thieme*

Vorteile. Vorteile der Bereichspflege sind:

- Die Gruppe der Pflegeempfänger ist überschaubar, sie werden stärker wahrgenommen als in der Funktionspflege.
- Die Beziehung zwischen Pflegeempfänger, Angehörigen und Pflegeperson ist intensiver.
- Der Informationsaustausch ist umfassender, die Gefahr von Informationsverlusten geringer.
- Pflegende haben mehr Handlungs- und Entscheidungsfreiraum.
- Pflegeschüler können mehr Aufgaben übernehmen als in der Funktionspflege und haben dadurch ein höheres Lernpotenzial.
- Die Wege sind kürzer, die Wegzeiten geringer.

Vorteile der Bereichspflege sind
- überschaubare Personengruppen,
- intensivere Pflegeempfänger-Pflegeperson-Beziehung,
- umfassender Informationsaustausch,
- größerer Handlungs- und Entscheidungsfreiraum,
- kürzere Wege.

Nachteile. Nachteile dieses Organisationssystems sind:

- Das Pflegeteam eines Bereichs ist nicht ausreichend über die Pflegeempfänger eines anderen Bereichs auf der Station informiert und fühlt sich unter Umständen nicht zuständig, wenn ein Pflegeempfänger aus einem anderen Bereich Hilfe benötigt oder Fragen stellt. Hilft ein Mitarbeiter aus einem Pflegeteam in einem anderen Bereich aus, ist er über die Pflegeempfänger und deren Krankheitsbilder eventuell zu wenig informiert.
- Durch die „Gruppenbildung" können die Kollegialität sowie die Hilfsbereitschaft untereinander abnehmen.

Nachteile der Bereichspflege sind
- geringe Informationen über Pflegeempfänger anderer Bereiche der Station,
- „Gruppenbildung".

3.4.4 Bezugspflege

Folgende Merkmale prägen die Organisationsform der **Bezugspflege**:

- Jeder Pflegeempfänger wird einer Bezugspflegeperson zugeordnet (**Abb. 3.20**).
- Die Bezugspflegeperson ist im Rahmen der gesetzlichen Bedingungen bis zur Entlassung des Pflegeempfängers (oder bis zu dessen Tod) entscheidungsbefugt.
- Sie ist für diesen bestimmten Pflegeempfänger zuständig und kann diese Zuständigkeit nicht von sich weisen. Die Pflegekraft ist verpflichtet, sich aller pflegerelevanten Probleme anzunehmen und notwendige Schritte zu planen und einzuleiten. Eine Delegation unterstützender Handlungen ist möglich.
- Die Planung und Evaluation der Pflege obliegt der Bezugspflegeperson, die Durchführung der Pflege auch anderen Pflegepersonen – jedoch nur dann, wenn die Bezugspflegeperson nicht anwesend ist.
- Alle anderen Pflegepersonen sind gegenüber der Bezugspflegeperson rechenschaftspflichtig. Dies bedeutet, dass keine andere Pflegeperson ohne die Einwilligung der Bezugspflegeperson die Pflegeplanung oder -maßnahmen des Pflegeempfängers ändern darf.
- Darüber hinaus übernimmt die Bezugspflegeperson alle pflegerischen Tätigkeiten.
- In Abwesenheit der Bezugspflegeperson orientieren sich die Mitarbeiter an deren Anweisungen/Pflegeplanung.

Die Pflege wird in dieser Organisationsform als Einheit gesehen, es erfolgt keine Stückelung der Handlungen in einzelne Tätigkeitsbereiche.

3.4.4 Bezugspflege

Bei der Bezugspflege wird jedem Pflegeempfänger eine Bezugspflegeperson zugeordnet.
Die Bezugspflegeperson
- ist für alle pflegerischen Belange und für die Planung der Pflege verantwortlich.
- ist verpflichtet, sich aller pflegerelevanten Probleme anzunehmen und die entsprechenden Schritte zu planen und einzuleiten.
- übernimmt alle pflegerischen Maßnahmen. Sie kann die Durchführung der Pflege auch an andere Pflegepersonen delegieren.

Vorteile

- Eine feste Bezugspflegekraft schafft Vertrauen beim Pflegeempfänger.
- Die Pflegekraft benötigt breit gefächerte Kenntnisse.
- Die Bezugspflegeperson kann kann den Ablauf der Tätigkeiten sinnvoll organisieren.
- Sie besitzt Eigenverantwortung und Gestaltungsspielraum.
- Ihre umfassende Zuständigkeit erfordert ein hohes Verantwortungsgefühl sowie ein umfangreiches Wissen über den Pflegeempfänger.

Vorteile der Bezugspflege sind
- Vertrauenssteigerung,
- umfassendes Wissen,
- sinnvolle Ablauforganisation,
- hohe Eigenverantwortung und Gestaltungsspielraum,
- Verantwortungsgefühl.

3

Abb. 3.20 Bezugspflege.

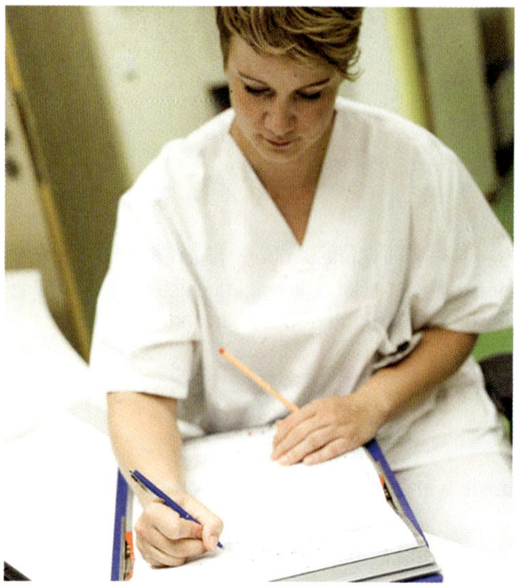

Bei der Bezugspflege ist eine Pflegeperson für die gesamte pflegerische Betreuung von der Aufnahme bis zur Entlassung (oder bis zu dessen Tod) zuständig. *Quelle: A. Fischer, Thieme*

Von Nachteil ist, dass es bei Konflikten kaum Ausweichmöglichkeiten gibt.

Nachteile. Zu den Nachteilen der Bezugspflege gehört vor allem die Tatsache, dass es bei Konflikten und Auseinandersetzungen kaum Ausweichmöglichkeiten gibt. Abhilfe könnte hier zunächst ein direktes, klärendes Gespräch zwischen der Bezugspflegekraft und dem Pflegeempfänger schaffen. Es erfordert Stärke, Konsequenz und oft auch Mut, Probleme offen anzusprechen. Sollte die „Chemie" jedoch nicht stimmen, könnte die Bezugspflegekraft im nächsten Schritt den Pflegeempfänger einer anderen Bezugspflegekraft im Austausch übernehmen.

Primary Nursing

Primary Nursing (PN) ist eine Sonderform der Bezugspflege. Die Pflegeperson trägt rund um die Uhr die Gesamtverantwortung für einen Pflegeempfänger oder eine Gruppe von Pflegeempfängern.

Primary Nursing

Primary Nursing (PN) im deutschen auch als „Primärpflege" bekannt, gilt als Sonderform der Bezugspflege. Beim Primary Nursing trägt die Pflegeperson die Gesamtverantwortung für einen Pflegeempfänger oder eine Gruppe von Pflegeempfängern über 24 Stunden am Tag, an 7 Tagen der Woche. Das Primary Nursing wurde Ende der 1960er Jahre in den USA von Mary Manthey entwickelt und eingeführt. Seit den 1970er Jahren ist PN in den USA weit verbreitet. Um 1980 wurde es zunehmend im angelsächsischen Raum und in Skandinavien etabliert. Seit Mitte der 1990er Jahre besteht auch in Deutschland ein verstärktes Interesse am PN.

Merkmale des Primary Nursing sind:
- Eine professionelle Pflegeperson übernimmt die Betreuung und Verantwortung für eine begrenzte Anzahl von Pflegeempfängern.
- Die Pflege erfolgt als Gesamtheit, sie wird nicht in eine Reihe von Einzeltätigkeiten unterteilt.
- Die Pflegeplanende ist zugleich Pflegedurchführende.

Merkmale. Die Primärpflege ist dadurch gekennzeichnet, dass eine professionelle Pflegeperson die Betreuung und Verantwortung für eine begrenzte Anzahl Patienten von dem Zeitpunkt ihrer Aufnahme bis zu ihrer Entlassung übernimmt. Dies geschieht über 24 Stunden an 7 Tagen in der Woche. Dabei liegt das Zahlenverhältnis zwischen Pflegeperson und Pflegeempfängern je nach Pflegeaufwand im Durchschnitt zwischen 1:5 und 1:7. Die Pflege soll beim Primary Nursing nicht in eine Reihe von Einzeltätigkeiten unterteilt werden, sondern in ihrer Gesamtheit Berücksichtigung finden. Der pflegebedürftige Mensch steht im Mittelpunkt des pflegerischen Handelns.
Im Primary Nursing ist die Pflegeplanende zugleich Pflegedurchführende. Daher sollte die Pflegende mit der größten fachlichen Kompetenz direkt mit dem zur Pflegenden arbeiten und indirekte Arbeiten delegieren. Informationen über den Pflegeempfänger, die häufig im direkten Kontakt erworben werden, können so ohne Übermittlungsverluste wieder in die Koordinierung des Versorgungsablaufs einfließen.
Da die Primär-Pflegeperson (Primary nurse) nicht an 7 Tagen der Woche über 24 Stunden in der Klinik/Pflegeeinrichtung anwesend sein kann, wird sie in ihrer Abwesenheit von der sogenannten **Associated nurse** vertreten. Die vertretende Pflegeperson führt die von der Primär-Pflegeperson angeordneten Pflegemaßnahmen in deren Sinne weiter und dokumentiert sie. Nur in Notsituationen oder bei akuten Zustandsveränderungen des Pflegeempfängers weicht die Associated nurse vom Pflegeplan der Primary nurse ab. Die Associated nurse berichtet der Primary nurse in der Übergabe, ob es Abweichungen in der Durchführung der Pflege gab, und begründet diese.

Die sogenannte Associated nurse (engl. „associated" = „begleitend, verbunden")
- vertritt die Primary nurse in deren Abwesenheit.
- führt die von der Primär-/Pflegeperson angeordneten Pflegemaßnahmen in deren Sinne weiter und dokumentiert sie.

4 Berufstypische Problem- und Konfliktsituationen

4.1 Ethische Herausforderungen

Täglich kommen wir bewusst oder unbewusst mit Ethik in Berührung. Wo immer jemand darüber nachdenkt, wie man in bestimmten Situationen moralisch „richtig" oder „falsch" handelt, stellt er sich ethische Fragen. Sie versucht, allgemeingültige Normen und Werte zu erarbeiten, die auf solche Fragen Antworten geben. Ethik ist ein Teilgebiet der Philosophie und wurde im 4. Jh. v. Chr. von Aristoteles begründet.

In vielen Alltagssituationen müssen wir augenblicklich entscheiden, was wir tun. Dabei muss uns bewusst sein, dass jede Handlung auch Auswirkungen auf andere Menschen haben kann. Wir wägen ab, ob etwas richtig oder falsch ist, ob wir etwas tun dürfen oder es aus verschiedenen Gründen lieber lassen sollten. Bei unseren Entscheidungen beeinflussen uns die **Moral und unser Gewissen**. Wir überlegen, ob der gewählte Entschluss **unseren Wertvorstellungen** entspricht. Welche Werte jeder Einzelne in seinem Leben anstrebt und wie verlässlich unser Gefühl für „gut" und „böse" ist, hängt von Faktoren wie der Erziehung oder der Lebenserfahrung ab. Aber auch der Kontakt und Austausch mit anderen Menschen hilft, ein gesundes Verantwortungsbewusstsein für das eigene Handeln und seine Auswirkungen auf andere zu entwickeln (Lauber 2017).

Damit unsere Entscheidungen nicht nur von moralischen Gesichtspunkten geleitet werden, gibt es zusätzliche Richtlinien und Verhaltensregeln, die ein normales bzw. akzeptables Verhalten beschreiben, die sog. **Normen**. Zu diesen zählen sowohl Gesetze und Umgangsformen als auch Arbeitszeitbestimmungen und Hygienevorschriften.

Pflegeassistenten haben durch ihre Tätigkeit eine große Verantwortung. Viele der pflegerischen Maßnahmen wirken sich auf das Wohlergehen des zu Pflegenden aus. Für die Ausführung der Pflegehandlungen benötigen die Pflegenden nicht nur Sachverstand und praktisches Wissen, sondern auch ein **ethisches Verantwortungsbewusstsein**. Dies aufzubauen und weiterzuentwickeln ist wichtig, um in schwierigen Situationen die richtigen Entscheidungen zu treffen.

4.1 Ethische Herausforderungen

Die Ethik als Teilgebiet der Philosophie wurde im 4. Jh. v. Chr. von Aristoteles begründet.

In vielen Alltagssituationen, in denen wir Entscheidungen treffen müssen, beeinflussen uns moralische Werte und gesellschaftliche Normen. Unser Verantwortungsbewusstsein hilft uns, die richtigen Entscheidungen zu treffen.

Viele der pflegerischen Maßnahmen wirken sich auf das Wohlergehen des zu Pflegenden aus. Deshalb ist es für Pflegeassistenten wichtig, ein ethisches Verantwortungsbewusstsein zu entwickeln.

4

4.1.1 Umgang mit Nähe und Distanz

Einerseits ist Pflege eine bezahlte Dienstleistung, denn wer als Pflegender einen Menschen wäscht bekommt für diese Leistung – gewaschene Person – Geld. Um aber wirklich **gut** pflegen zu können, müssen Pflegehelfer andererseits den Pflegeempfänger als Menschen wahrnehmen und sich emotional auf ihn einstellen. Pflegende müssen Nähe erlauben. Doch diese Nähe belastet oft. Pflegehelfer kommen in der täglichen Pflegepraxis oft mit Krankheit, Leid und Trauer in Berührung. Um diese Belastungen verkraften zu können, ist es wichtig, sich nach der Arbeit immer wieder bewusst von der Arbeit zu distanzieren. Man muss Abstand gewinnen, um sich zu erholen. Nur so kann man am nächsten Tag wieder neue Nähe und auch neu belastende Nähe zulassen.

Nimmt man die Probleme der Arbeit in Gedanken mit nach Hause und redet auch in der Freizeit über nichts anderes als über die Arbeit, besteht die Gefahr, dass man den Belastungen der Arbeit nicht allzu lange standhalten kann.

4.1.1 Umgang mit Nähe und Distanz

Die Balance zwischen Nähe und Distanz im Arbeitsalltag fällt nicht immer leicht. Um gut pflegen zu können, müssen Pflegeassistenten Nähe erlauben. Um sich jedoch erholen zu können und Kraft für den Alltag zu schöpfen, müssen sich Pflegende auch von der Arbeit distanzieren.

Merke

Um den Balanceakt der Pflege tagtäglich bewältigen zu können, ist eine **professionelle Nähe-Distanz-Regulierung** notwendig.

◂ Merke

In der Pflege müssen gesellschaftlich vorgegebene Grenzen oft überschritten werden. Häufig brechen pflegerische Handlungen in den ganz persönlichen Lebensbereich eines Menschen ein (**Abb. 4.1**). Je mehr körperliche Einschränkungen vorhanden sind, umso stärker gewinnen **Kommunikation und Handlung durch Berührung** an Bedeutung. Der kranke oder behinderte Mensch muss genauso wie der Pflegeassistent diese Form der Verständigung annehmen, unabhängig davon, ob das beide wollen oder nicht.

Die Pflege eines Menschen bringt es häufig mit sich, in den intimen Lebensbereich eines Menschen einzutreten, z. B. bei der Körperpflege. Diese Überschreitung der Nähe-Distanz-Grenze muss vom Pflegeassistent bewusst wahrgenommen werden.

Abb. 4.1 Nähe und Distanz.

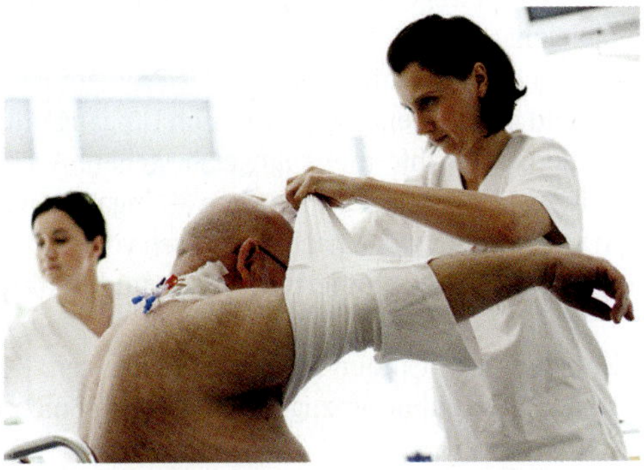

Mit dem Waschen im Rahmen der Grundpflege dringt man in den intimen Lebensbereich des Gegenübers ein. Das ist trotz des Einverständnisses des Pflegeempfängers eine Grenzsituation. *Quelle: A. Fischer, Thieme*

4.1.2 Umgang mit Sympathie und Antipathie
Sympathie = Zuneigung
Antipathie = Abneigung

4

Im Verlauf eines Kontakts kann aus Sympathie durch neue Erfahrungen Antipathie werden oder aus anfänglicher Antipathie Sympathie.

Sympathie entsteht unter anderem durch sozialen Austausch und wenn wir mit einem Menschen Angenehmes verbinden.

Abneigung wird gegenüber Personen erlebt, die gegenteilige Ansichten vertreten oder ganz andere Wertvorstellungen haben als wir.

Fallbeispiel ▶

Praxistipp ▶

4.1.3 Umgang mit Intimität und Schamgefühl

4.1.4 Umgang mit Ekel

Definition ▶

Ekel kommt in der Pflegepraxis häufig vor, ist unerwünscht und wird totgeschwiegen. Jede Pflegeperson geht mit ihren Ekelgefühlen anders um und entwickelt Gegenstrategien.

Besonders stark werden Ekelgefühle beim Umgang mit Erbrochenem oder Sputum empfunden.

Pflegende sollten sich bewusst mit ihren Ekelgefühlen auseinandersetzen. Sie sollten nach Wegen suchen, damit umzugehen.

4.1.2 Umgang mit Sympathie und Antipathie

Ob einem ein anderer Mensch sympathisch ist oder nicht, entscheidet sich oft in wenigen Augenblicken. Dabei spielen der erste Eindruck oder vorausgehende Informationen und Vorurteile eine entscheidende Rolle. Dies ist auch im Pflegebereich so. Deshalb müssen sich Pflegeassistenten ihrer Zu- und Abneigung gegenüber den von ihnen gepflegten Personen bewusst sein. Sie dürfen sich nicht in ihrem Verhalten von der Sympathie oder der Antipathie leiten lassen.
Sympathie und Antipathie sind menschliche Gefühle, die zu Grundhaltungen gegenüber der jeweiligen Person werden können. Der weitere Kontakt wird dadurch deutlich geprägt. Im Verlauf des besseren Kennenlernens kann aus Sympathie durch neue Erfahrungen Antipathie werden oder aus anfänglicher Antipathie Sympathie.

Was macht sympathisch? Sympathie entsteht unter anderem durch sozialen Austausch. Wir mögen jemanden eher, wenn sich Geben und Nehmen die Waage halten. Aber auch, wenn wir mit dem Menschen etwas Angenehmes verbinden.

Was macht unsympathisch? Wir erleben Antipathie oft gegen Personen, die völlig gegenteilige Ansichten vertreten oder ganz andere Wertvorstellungen haben als wir. Abneigung wird auch erlebt gegenüber Personen mit Eigenschaften, die man an sich selbst nicht leiden kann, oder wenn Personen sich ganz anders verhalten als man selbst.

Fallbeispiel

Frau Meyer* achtet genau darauf, dass ihre Kinder ordentlich gekleidet sind und pünktlich zur Schule gehen. Nach 19 Uhr dürfen die Kinder nicht mehr draußen spielen. Die Nachbarin hingegen lässt ihren Kindern jede Freiheit. Kein Tagesrhythmus ist zu erkennen. Beide sind sich unsympathisch.
**Fallbeispiel fiktiv, Namen frei erfunden*

Praxistipp

Wie gehe ich im Pflegealltag professionell mit Sympathie und Antipathie um?

Besteht einem Menschen gegenüber Sympathie, kann dies zu einer Bevorzugung der Person führen. Aus einer Antipathie kann eine Benachteiligung des Betroffenen entstehen. Machen Sie sich diese Auswirkungen bewusst. Versetzen Sie sich in die Lage des anderen Menschen und versuchen Sie, seine Sichtweise der Situation oder sein Problem für eine kurze Zeit zu teilen. Hören Sie ihm zu, erfahren Sie von seinen Gefühlen. Das führt zu einem besseren Verstehen, gleichzeitig bringen Sie dem Gegenüber Ihre Wertschätzung, Einfühlungsvermögen und Interesse entgegen.

4.1.3 Umgang mit Intimität und Schamgefühl

Informationen zum Umgang mit Schamgefühl und zum Schutz der Intimsphäre finden Sie in den Unterkapiteln „Mit Schamgefühlen respektvoll umgehen“ (S. 402) und „Intimsphäre schützen“ (S. 402).

4.1.4 Umgang mit Ekel

Definition

Ekel ist ein starkes abwehrendes Gefühl, das mit körperlichen Reaktionen wie Übelkeit, Erbrechen, Würgen und schlechtem Geschmack im Mund einhergehen kann.

Ekel ist in der Pflegepraxis häufig unerwünscht und wird nicht thematisiert. Die Pflegenden entwickeln im Laufe ihrer Tätigkeit Strategien für den Umgang mit Ekel. Einige arbeiten in diesen Situationen sehr schnell, vermeiden den körperlichen Kontakt zum Pflegeempfänger, andere sind gereizt und ungeduldig oder versuchen die Situation zu überspielen.
Der Umgang mit Stuhl und Urin stellt vor allem zu Beginn der Ausbildung ein großes Problem dar. Aber durch Gewöhnung und Routine wird man zunehmend gelassener. Anders ist es im Umgang mit Erbrochenem oder Auswurf (Sputum). Dabei bleiben die Ekelgefühle meist länger bestehen. Auch das „Spielen“ mit Stuhlgang, beschmierte Wände und Utensilien sowie das Essen von Stuhlgang sind oft schwer zu ertragen. Die pflegerischen Maßnahmen wie Mundhygiene nach dem Essen von Stuhlgang, das Säubern der Hände und Nägel, das Reinigen der stuhlverschmierten Wände und Betten bringt Pflegende an die Grenzen ihrer Belastbarkeit.
Da es Ekelgefühle nun einmal gibt, ist es besser, sich bewusst mit ihnen auseinanderzusetzen. Es sollte nach Wegen gesucht werden, mit diesen belastenden Gefühlen umzugehen. Sie dürfen nicht verdrängt werden.

MACHT UND OHNMACHT

UMGANG MIT DEM MACHTGEFÄLLE ZWISCHEN PFLEGEEMPFÄNGER UND PFLEGEPERSON

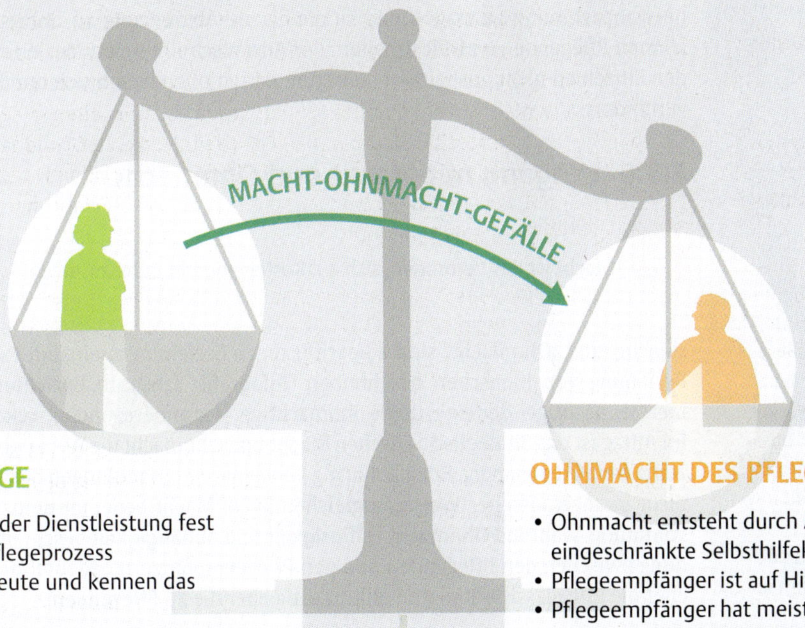

MACHT DER PFLEGE

- Pflege legt die Form der Dienstleistung fest
- Pflege steuert den Pflegeprozess
- Pflegende sind Fachleute und kennen das Gesundheitssystem
- Pflegende haben eine stabile Berufsidentität
- Pflegende können ihre Rolle verlassen und finden Ausgleich in ihrer Freizeit
- Pflegende haben oft stärkere Selbsthilfekräfte als die zu Pflegenden
- Pflegende sind mobiler als Pflegeempfänger
- Pflegende werden gebraucht

OHNMACHT DES PFLEGEEMPFÄNGERS

- Ohnmacht entsteht durch Abhängigkeit und eingeschränkte Selbsthilfekräfte
- Pflegeempfänger ist auf Hilfe angewiesen
- Pflegeempfänger hat meistens nur geringe Kenntnisse über eine ausreichende Selbstpflege
- Pflegeempfänger kann sich nicht ohne Weiteres aus der Hilflosigkeit entfernen
- Pflegeempfänger ist stark durch seine Krankheit, Unbeweglichkeit, Einsamkeit eingeschränkt
- Pflegeempfänger kann nur schwer die Situation der Ohnmacht ausgleichen

AUSGLEICH DES GEFÄLLES

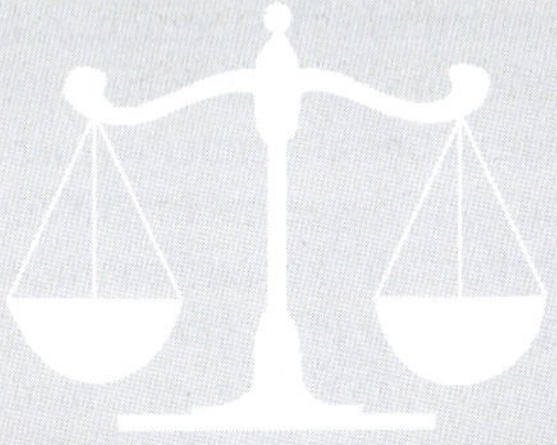

schafft Transparenz bezüglich Pflegeangebot und -leistung (Zeit, Umfang und Preis)

ermöglicht partnerschaftliche Verhandlung über Pflegebedarf und -angebot

unterstützt die Wahl- und Entscheidungsfreiheit des zu Pflegenden (z.B. durch Beratung über Alternativen)

nutzt Ressourcen des Pflegeempfängers um dessen Selbstwertgefühl zu stärken: „So viel Hilfe wie nötig, so wenig Hilfe wie möglich."

versteht sich als Begleiter

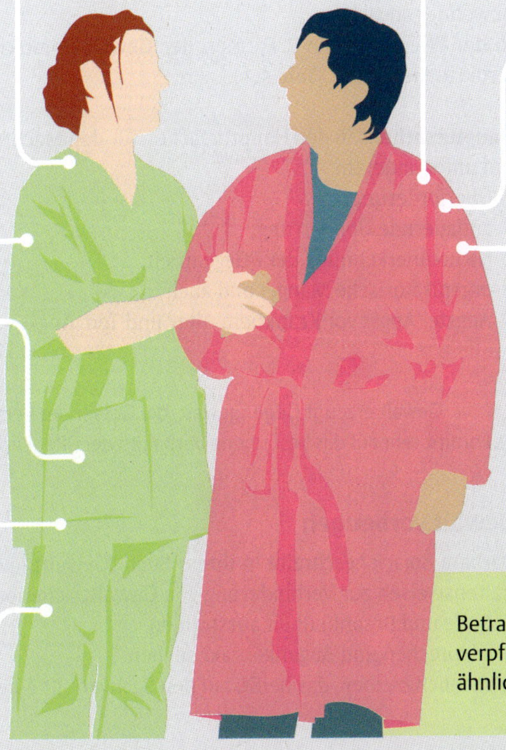

Bedürfnisse und Wünsche stehen im Vordergrund

Beschwerden werden ernst genommen und richtig als Verbesserungswünsche und nicht als Kritik verstanden

Intimsphäre wird so weit wie möglich gewahrt

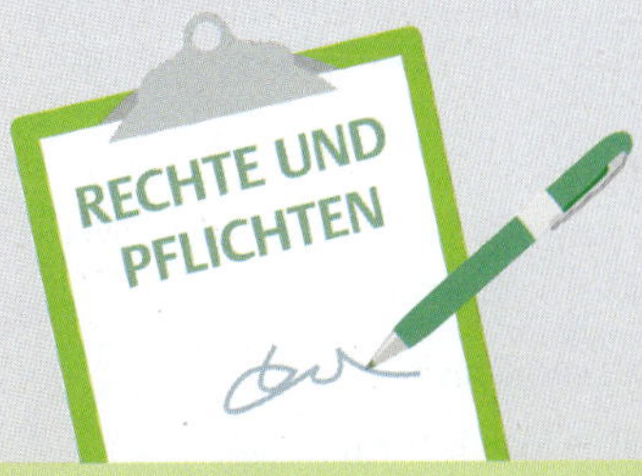

Betrachten Sie diese Grundsätze als verpflichtend für die Pflegebeziehung – ähnlich wie einen Vertrag!

Folgende Maßnahmen können bei Ekel helfen:
- Ekelerregendes schnell beseitigen
- Schutzkittel tragen
- nach Möglichkeit zu zweit arbeiten
- kollegialer Austausch

Umgang mit Ekel. Um mit Ekel in der Pflege zurechtzukommen, kann es hilfreich sein, Ekelerregendes möglichst schnell zu beseitigen oder zu reduzieren. Weitere Vorschläge sind: z. B. bei Gerüchen schnell zu lüften, Handschuhe, Mundschutz und Überkittel zum Schutz der persönlichen Sinneswahrnehmung zu tragen und so die eigene Abgrenzung zu unterstützen. Je nach Möglichkeit können Pflegende zu zweit arbeiten, der Austausch untereinander erleichtert den Stressabbau. Für den Einzelnen nicht aushaltbare Belastungssituationen lassen sich durch den **Tausch unter Kollegen** verhindern.

4

4.1.5 Umgang mit Macht und Ohnmacht

4.1.5 Umgang mit Macht und Ohnmacht

Definition ▶

Definition

Macht ist das Vermögen, sich auf Kosten anderer durchzusetzen.

Macht und Ohnmacht beschreiben ein Gefälle in einer Beziehung: Je mächtiger der eine, desto ohnmächtiger der andere, und umgekehrt. Macht bedeutet Stärke und Selbstbestimmung. Ohnmacht bedeutet Hilflosigkeit und Abhängigkeit.
In der Pflegebeziehung sind eher die Pflegeassistenten mächtig, ohnmächtig eher die zu Pflegenden.

„Macht" und „Ohnmacht" sind 2 Begriffe, die in Beziehung zueinander stehen und ein Gefälle in der Beziehung von Menschen beschreiben (**Infografik** S. 69). In Beziehung zueinander stehen heißt hier: je mächtiger der eine, desto ohnmächtiger der andere, und umgekehrt.
Im Alltag ist das Bindeglied zwischen Macht und Ohnmacht die **Abhängigkeit**. Der Mensch ist gleichzeitig frei und abhängig. Er ist abhängig von konkreten Handlungen des anderen, die er selbstständig nicht in angemessener Weise ausgleichen kann. **Macht** bedeutet demzufolge **Stärke und Selbstbestimmung**, während **Ohnmacht Hilflosigkeit** und **Abhängigkeit** beschreibt. Im Hinblick auf die Beziehung zwischen den Pflegenden und den Pflegeempfängern bedeutet dies: Mächtig sind tendenziell eher die Pflegeassistenten und ohnmächtig eher die zu Pflegenden.

4.1.6 Umgang mit Gewalt

4.1.6 Umgang mit Gewalt

Definition ▶

Definition

„Es wird immer dann von **Gewalt** gesprochen, wenn eine Person zum ‚Opfer' wird, das heißt vorübergehend oder dauerhaft daran gehindert wird, ihrem Wunsch oder ihren Bedürfnissen entsprechend zu leben. Gewalt heißt also, dass ein ausgesprochenes oder unausgesprochenes Bedürfnis missachtet wird. [...] Gewalt sollte immer aus Sicht des geschädigten Opfers definiert werden" (Ruthemann 1993).

Gewalt fasziniert und schreckt zugleich ab. Auch in der Pflege kommt es zu Gewalt, sie wird sowohl von Pflegenden ausgeübt als auch von Angehörigen und Pflegeempfängern. Aggressives Verhalten ist Verhalten mit Schädigungsabsicht.
Es gibt aggressives Verhalten, aber nicht den grundsätzlich aggressiven Menschen.

Es werden 3 Formen der Gewalt unterschieden (**Tab. 4.1**).

Zu den Hauptursachen für Gewalt in der Pflege gehören z. B.
- Überforderung,
- Überlastung,
- organisatorische Mängel,
- Angst.

Gewalt ist ein menschliches Phänomen, es fasziniert und schreckt zugleich auch ab. Obwohl wir alltäglich Gewalt erleben – und sei es auch nur in den Medien –, verspüren wir Grauen und Abscheu. Auch in der **Pflege** ist **Gewalt** immer wieder ein Thema. Sie wird sowohl von Pflegenden als auch von Angehörigen und von Pflegeempfängern ausgeübt. Heute ist es in der Pflege üblich, das sogenannte „aggressive Verhalten" als „herausforderndes Verhalten" zu umschreiben. Sicher ist es richtig, dass es eine Herausforderung für Pflegende ist, wenn Pflegebedürftige Verhaltensweisen mit Schädigungsabsicht zeigen. Es ist auch richtig, dass man Menschen nicht grundsätzlich als aggressiv bezeichnen sollte. So gibt es zwar aggressives, herausforderndes Verhalten, aber nicht den aggressiven Patienten/Bewohner an sich.
In der Pflege werden 3 Formen der Gewalt unterschieden: Misshandlung, Vernachlässigung und strukturelle Gewalt (**Tab. 4.1**).

Hauptursachen. Zu den Hauptursachen für den Machtmissbrauch und die Gewalt in der Pflege gehören unter anderem
- Überforderung,
- andauernde Überlastung,
- Nicht-Anerkennung der Pflegearbeit,
- organisatorische Mängel und auch
- Ängste (Angst vor Krankheit, Alter und Tod, Angst vor Entwicklung und Veränderung).

Merke ▶

Merke

Gewalt erzeugt Gegengewalt, die Gefahr der Verschlimmerung in einer solchen Situation ist groß. Es kommt sehr auf das besonnene Verhalten der Pflegenden an, damit sich keine Gewaltspirale entwickelt.

Gewalt vorbeugen

Mögliche Maßnahmen:
- Ruhe und Besonnenheit ausstrahlen
- ansprechen und Augenkontakt suchen
- sachlich bleiben

Gewalt vorbeugen

Barbara Bojack beschreibt in ihrem Buch „Gewaltprävention" (Bojack 2001) folgende sinnvolle Verhaltensweisen zur Verhinderung von Gewalteskalation (**Abb. 4.2**):
- Ruhe und Besonnenheit ausstrahlen
- ansprechen und Augenkontakt suchen
- sachlich bleiben, das heißt, auf den Sachverhalt eingehen

Tab. 4.1 Formen und Erscheinungsbilder der Gewalt (in Anlehnung an Dieck 1987, Schneider 2006).

Form	mögliche Erscheinungsbilder
1. Misshandlung	
körperliche (physische) Gewalt	• Handgreiflichkeiten wie Schlagen, Schubsen, Kneifen usw. • bewusstes Verabreichen von falschen oder nicht verordneten Medikamenten • Fixierungen (S. 688)
emotionale (psychische) Gewalt	• verbale Gewalt, Einschüchterung • Drohung, Beleidigung • rüder Umgangston, unabgesprochenes Duzen • „Baby-Talk" mit alten Menschen, unsensibler Umgang • Isolierung • Klingel außerhalb der Reichweite • Hervorheben der Expertenrolle
Einschränkung der freien Willensäußerung	• freiheitsentziehende Maßnahmen • Fixierungen • Isolierung • Behinderung in der Ausübung der Freiheitsrechte (Wahl des Wohnortes, Heirat, Abfassung des Testaments)
finanzielle Gewalt	• Bewegen des Betroffenen zu Geldgeschenken • Verweigerung der Verfügungsmacht über Vermögensbestandteile • Testamentsänderungen
2. Vernachlässigung	
aktive Vernachlässigung	• bewusstes Unterlassen von Hilfen wie Körperpflege, Liegenlassen bei Verschmutzungen des Bettes • Vorenthalten von Nahrung, Kleidung, Hygiene • Verweigerung von Toilettengängen
passive Vernachlässigung	• Unterlassen von Hilfen und Maßnahmen infolge des Nichterkennens von Bedarfssituationen und Bedürfnissen (z. B. das Alleinlassen älterer Menschen über einen unangemessenen Zeitraum) • unzureichende Pflege mit der Folge von Austrocknung und Druckgeschwüren
3. strukturelle Gewalt	
	• hierarchische Organisation, Technisierung und Ökonomisierung: der Patient wird zum "Fall" • feste Reglementierungen wie Besuchszeiten • Verrichtungs- und Ablauforientierung der Pflegehandlungen • fehlende Bezugspersonen • personelle Engpässe • gestörte Privat- und Intimsphäre • fehlende Möglichkeiten einer angemessenen Sterbe- und Trauerbegleitung

- Situation klären
- keine Vorwürfe machen
- nicht be- oder abwerten
- in normalem Tonfall sprechen
- Interesse an den vorgetragenen Problemen zeigen
- zuhören
- Missstimmungen und Frustrationen benennen lassen
- Fakten und Gefühle erfragen
- die Gefühle annehmen, zeigen, dass Verständnis für den Zorn besteht, auf die Äußerungen eingehen, ohne sie zu verharmlosen oder zu verstärken
- angemessene räumliche Distanz halten, nicht Nähe aufdrängen
- Zuschauer fernhalten oder wegschicken
- nicht zögern, Hilfe anzunehmen
- nonverbales Verhalten einbeziehen, z. B. durch Körperhaltung, Hinsetzen, Vermeiden von bedrohlichen Gebärden
- nicken, die geöffneten Hände zeigen, Augenkontakt halten, freundlich ansehen.

- Situation klären
- keine Vorwürfe machen
- nicht be- oder abwerten
- in normalem Tonfall sprechen
- Interesse zeigen
- zuhören
- Missstimmungen und Frustrationen benennen lassen
- Fakten und Gefühle erfragen
- Gefühle annehmen, Verständnis zeigen
- räumliche Distanz halten, Nähe nicht aufdrängen
- Zuschauer fernhalten oder wegschicken
- nicht zögern, Hilfe anzunehmen
- Körpersprache einsetzen

Was tun bei Gewalt? Wenn es zu Gewalthandlungen gekommen ist und Gefahr für Leib und Leben der Beteiligten besteht, muss das Pflegepersonal eingreifen. Die spezielle Pflege – und den Umgang mit aggressivem Verhalten – finden Sie im Unterkapitel Aggression und Gewalt (S. 686).

Abb. 4.2 Gespräche im Team.

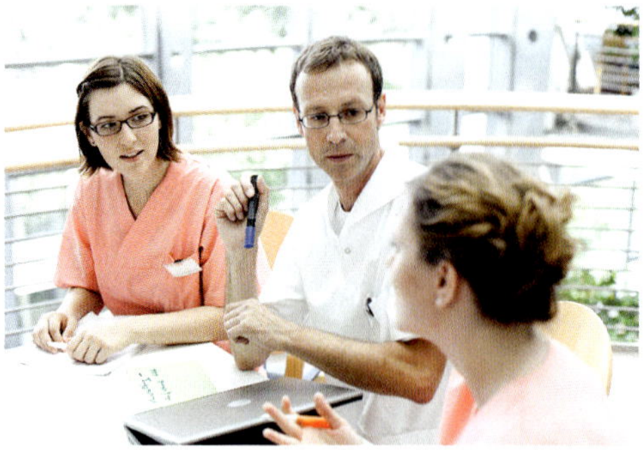

Wird im Team offen über Gewalt gesprochen, dient dies ebenfalls der Gewaltprävention. *Quelle: A. Fischer, Thieme*

4.2 Selbsteinschätzung und Reflexionsfähigkeit

4.2.1 Rollenverständnis

Jeder Mensch hat in seinem Leben verschiedene Rollen. An eine Rolle sind verschiedene Erwartungen geknüpft, sie hat verschiedene Rechte und Pflichten.
Ein Rollenkonflikt entsteht, wenn das Verhalten einer Person nicht den Erwartungen anderer entspricht.

Im gesellschaftlichen Leben werden an jeden Menschen verschiedene Erwartungen gestellt. Diese Erwartungen sind immer von der **Rolle** abhängig, die der Mensch innehat: ob also eine Person z. B. Tochter ihrer Eltern, Schülerin in der Klasse oder Pflegehelferin auf der Station ist. In jedem Fall hat die Person **Rechte und Pflichten, die zu der entsprechenden Rolle gehören**.
Ein **Rollenkonflikt** entsteht, wenn das Verhalten oder Erscheinungsbild einer Person nicht mit dem übereinstimmt, was von ihrer Rolle erwartet wird. Zu Schwierigkeiten kann es beispielsweise kommen, wenn die Erwartungen nicht klar genug beschrieben wurden oder falsche Vorstellungen bestehen. Aber auch Konflikte zwischen verschiedenen Rollen einer Person können entstehen, z. B. der Konflikt zwischen der Berufs- und der privaten Rolle, wenn Wochenenddienste sich nicht mit den Erwartungen des Partners oder der Freunde vereinbaren lassen.
Da jeder Mensch im Leben verschiedene Rollen hat, müssen wir uns so gut wie möglich Gedanken über die verschiedenen Erwartungen machen.

4.2.2 Motivation und Berufswahl

Die Entscheidung für einen Beruf kann verschiedene Ursachen haben, z. B.
- persönliche Vorlieben und Fähigkeiten,
- persönliche Werte, Ideale
- Vorbild der Eltern,
- gesellschaftliche Anerkennung,
- persönlicher „Karriereanker“.

Die Berufswahl ist nicht immer leicht – sie wird häufig von inneren (persönliche Überzeugung) und äußeren Faktoren (Familie, Freunde) beeinflusst. Zu diesen zählen
- persönliche Vorlieben und Fähigkeiten,
- persönliche Werte und Ideale,
- das Vorbild der Eltern, welches entweder angenommen oder abgelehnt wird,
- die gesellschaftliche Anerkennung,
- der persönliche „Karriereanker“ wie Geld, Ansehen, Sinnhaftigkeit usw.

Im Verlauf der Ausbildung findet die Auseinandersetzung mit den eigenen Werten und der Ethik des Pflegeberufs statt – mit dem Ziel, einer befriedigenden Tätigkeit nachgehen zu können und Freude am Beruf zu erleben.

Freude am Lernen

Lernen macht nur dann dauerhaft Spaß, wenn Erfolge erzielt werden. Erfolge vermitteln positive Gefühle. Deshalb ist es auch in der Ausbildung wichtig, kleine Teilerfolge zu erleben. Eigene Fortschritte sollten genossen und auch belohnt werden.

Um Freude am Lernen zu erfahren, ist es wichtig, nach **seinen eigenen Zielen, Interessen und Bedürfnissen** zu handeln. Spaß macht Lernen dauerhaft nur dann, wenn Erfolge erzielt werden. Sie vermitteln das positive Gefühl, etwas erreicht zu haben. Darum ist es besonders zu Beginn einer Ausbildung wichtig, kleine Teilerfolge zu erleben. So wird der Auszubildende auch weiterhin bestärkt, seinen „Lernweg“ zu gehen. Führen Sie sich Ihre eigenen Fortschritte vor Augen, genießen Sie Ihre Lernerfolge und belohnen Sie sich zwischendurch, wenn Sie ein Ziel erreicht haben (**Abb. 4.3**).

Praxistipp

Wie kann ich mich selbst zum Lernen motivieren?

- Lernen Sie möglichst immer am selben, gut beleuchteten Ort. Vermeiden Sie das Lernen auf dem Bett, weil das Bett mit Schlafen verknüpft wird.
- Sorgen Sie möglichst für Ruhe und Ungestörtheit. Denn nach jeder Störung muss der Lernprozess immer wieder neu aufgebaut werden.
- Wenn Sie Musik beim Lernen nicht als störend empfinden, können Sie gern Ihre Lieblingsmusik einschalten. Leise Hintergrundmusik kann bei kreativen Tätigkeiten durchaus anregend sein.
- Machen Sie Pausen. Verlassen Sie dabei den Arbeitsplatz und gehen Sie kurz an die frische Luft oder essen Sie etwas.
- Sparen Sie Zeit und lästiges Suchen, indem Sie sich schon zu Beginn ein Ordnungssystem ausdenken. Das bedeutet z. B. die Ausbildung in Unterrichtsblöcke, Lernfelder, Lerninhalte usw. aufzuteilen und die Unterlagen entsprechend abzulegen.
- Nutzen Sie dabei Farben und wählen Sie beispielsweise für jeden Unterrichtsblock einen andersfarbigen Ordner oder verwenden Sie Symbole. Dadurch lassen sich Unterlagen schnell finden, weil rechte und linke Gehirnhälfte aktiviert werden.

◂ Praxistipp

Abb. 4.3 Sich selbst zu belohnen ist wichtig.

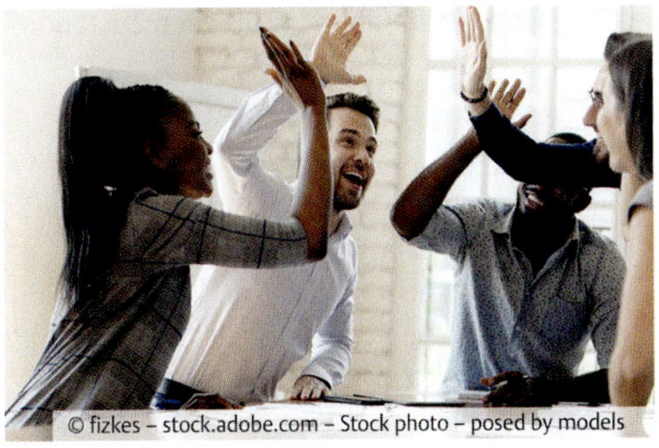

Sich selbst auch mal zu belohnen, wenn etwas geschafft wurde, bestärkt und führt zu mehr Freude am Lernen (nachgestellte Situation). *Quelle: fizkes – stock.adobe.com*

4.2.3 Erlangen von Kompetenz

4.2.3 Erlangen von Kompetenz

Definition

Der Begriff **„Kompetenz"** kommt aus dem Lateinischen und bedeutet „Befähigung", „Vermögen, etwas zu tun" oder auch „Zuständigkeit" und „Befugnis".

◂ Definition

Pflegepersonen müssen über unterschiedliche Kompetenzen verfügen (**Abb. 4.4**). Die Kompetenzen sind das „Rüstzeug" für den pflegerischen Alltag. Durch sie soll die Zufriedenheit im Beruf erhöht und die Qualität der Pflege gesteigert werden.

Fach- und Methodenkompetenz und Fähigkeiten im sozialen und personalen Bereich stellen das Rüstzeug für den beruflichen Alltag dar.

- **soziale Kompetenz:**
  - Kommunikationsfähigkeit
  - Beziehungsfähigkeit
  - Konfliktfähigkeit
  - Teamfähigkeit
  - Verantwortungsbereitschaft usw.
- **Fachkompetenz:**
  - fundiertes theoretisches und praktisches Fachwissen
  - Sicherheit im beruflichen Handeln
  - Handlungs- und Entscheidungsfähigkeit
  - Wahrnehmung
  - erworbene Fähigkeiten und Fertigkeiten anwenden usw.
- **Methodenkompetenz:**
  - Organisationsfähigkeit
  - Beobachtungsvermögen
  - Analysefähigkeit
  - angemessenes Handeln
  - ganzheitliches Denken, vernetztes Denken usw.
- **persönliche Kompetenz:**
  - Persönlichkeitsbildung
  - Flexibilität
  - Eigenständigkeit
  - Leistungsbereitschaft
  - Kontaktfähigkeit usw.

4

Abb. 4.4 Kompetenzen

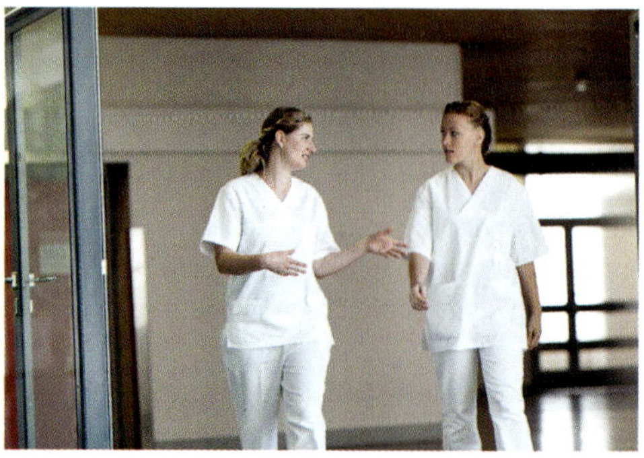

Pflegeassistenten können ihre Kompetenzen im Berufsalltag einbringen und sie kontinuierlich weiterentwickeln. Quelle: A. Fischer, Thieme

Die Kompetenzen entwickeln sich im Laufe des Berufslebens und müssen durch ständige Fort- und Weiterbildung gefördert werden.

Eine Pflegeperson gilt als kompetent, wenn sie über die für ihren Beruf erforderlichen Fähigkeiten verfügt.

All diese Kompetenzen können sich im Laufe des Berufslebens entwickeln. Dies ist im Hinblick auf die Zusammenarbeit mit anderen Berufsgruppen wichtig. Denn nur mit ausreichendem Fachwissen und guter kommunikativer Kompetenz ist eine gewinnbringende Verständigung zwischen den unterschiedlichen Berufsgruppen möglich.

Die Kompetenz einer Person zeigt sich in den Handlungen, die sie ausführt, und in der Art und Weise, wie sie dies tut. Eine Pflegeperson ist kompetent, wenn sie über die für ihren beruflichen Zuständigkeitsbereich erforderlichen Fähigkeiten verfügt.

4.3 Konfliktsituationen

4.3.1 Konflikte

4.3 Konfliktsituationen

4.3.1 Konflikte

Pflegende haben mit unterschiedlichen Personengruppen zu tun: mit Patienten und Bewohnern, Angehörigen, Ärzten, Therapeuten, Mitarbeitern der Hauswirtschaft und mit vielen anderen. Sie begegnen täglich Menschen mit verschiedenen Erwartungen, Interessen und Bedürfnissen. Diese Begegnungen finden oft in Situationen statt, in denen die einzelnen Personen starken Belastungen ausgesetzt sind und „die Nerven blank liegen". Dadurch sind Konflikte programmiert.

Auslöser von Konflikten in der Pflege:
- bei unterschiedlichen Erwartungen
- durch Kommunikationsstörungen
- wegen finanzieller Rahmenbedingungen
- durch Hilflosigkeit und Überforderung
- wegen bestehender Rivalität

Konflikte im Bereich der Pflege können ausgelöst werden durch:
- unterschiedliche Erwartungen der beteiligten Personen
- Missverständnisse, Kommunikationsstörungen (S. 375), Fehldeutungen von verbalem und nonverbalem Verhalten
- Kommunikationsdefizite, z. B. mangelhafte Begründung von Anordnungen, ungenügende und fehlerhafte Weitergabe von Informationen
- Wirtschaftlichkeit, finanzielle Rahmenbedingungen z. B. Stellenpläne, Sachkosten
- Rivalitäten
- Hilflosigkeit, Überforderung, Personalmangel.

In kritischen Situationen (freiheitsentziehende Maßnahmen wie Fixierung oder Zwangsernährung, Notfallsituationen, Palliativbehandlung, Mobbing) wirken Konflikte besonders belastend.

Konfliktmanagement – Konflikte lösen

Konfliktmanagement – Konflikte lösen

Definition ▸

Definition

Unter **„Konfliktmanagement"** werden alle Maßnahmen zusammengefasst, die darauf abzielen einen guten Verlauf des Konflikts zu bewirken und Eskalation zu verhindern. Verschiedene Ansätze zur Konfliktlösung sind möglich.

Es gibt problemorientierte und lösungsorientierte Sichtweisen.

Ob ein Problem erfolgreich gelöst werden kann, hängt nicht allein von guten oder schlechten Lösungsvorschlägen ab. Entscheidend ist, wie das Problem wahrgenommen wird. Unterschieden werden hier:
- die problemorientierte Sichtweise,
- die lösungsorientierte Sichtweise.

Mit der problemorientierten Sichtweise wird wie gebannt auf das Problem geschaut. Jammern und Klagen über die Belastungen beherrschen das Arbeitsklima.

Problemorientierte Sichtweise. Diese Art, ein Problem zu behandeln, stellt folgende Fragen:
- Wie ist das Problem entstanden (Anlass)?
- Was war in der Vergangenheit die Ursache des Problems?
- Wer ist schuld?
- Wer hat angefangen?

Die Sprache der Problemorientierung enthält Verallgemeinerungen: „nie ...", „jedes Mal ...", „alle ...", „keiner ...", „das schaffen wir nie ...", „immer ich!" Bei Argumentationen macht das beliebte „ja, aber ..." eine gefundene Übereinstimmung oft wieder zunichte.

Jammern und Klagen bestimmen das Arbeitsklima. Die Beteiligten beißen sich am Problem fest. Es fallen Sätze wie „Wir können eben nicht miteinander reden!", „Es hat ja sowieso keinen Zweck!", „Es ist immer dasselbe!".
Der Einzelne oder eine Gruppe starren wie gebannt auf das Problem. Sie wirken wie von ihm hypnotisiert. Manches Team scheint sich in der „Jammerecke" eingerichtet zu haben und in einer „Stress-Jammer-Kultur" wohlzufühlen, in der man miteinander darum wetteifert, wer die meisten Belastungen hat und wem es am schlechtesten geht. Dadurch bleibt keine Energie, nach praktikablen Lösungen zu suchen.

Lösungsorientierte Sichtweise. Die lösungsorientierte Sichtweise geht anders mit einem Problem um (**Abb. 4.5**). Sie fragt:

- Wo liegen meine oder unsere Ressourcen, Kraftquellen, Potenziale?
- Was kann ich? Was will ich? Wo bin ich kompetent? Was liegt mir?
- Was habe ich schon einmal gut gemacht? Was ist mir gelungen?
- Was ist das Ziel? Welche Teilziele führen dorthin? Wie soll die Lösung aussehen?

Statt „ja, aber" führt die lösungsorientierte Sichtweise Überlegungen weiter mit „ja, und... was ist sonst noch möglich?" weiter. Ideenentwicklung, Kreativität, Bewegung, Humor und Lachen gehören hier zum konstruktiven Umgang mit Problemen. Fazit: Bevorzugen Sie eine lösungsorientierte Vorgehensweise bei der Lösung von Konflikten gegenüber einer Sichtweise, die nur auf das Problem schaut!

Die lösungsorientierte Sichtweise blickt auf die vorhandenen Ressourcen, Fähigkeiten, Kraftquellen, sammelt Ideen, sucht verschiedene Wege zu einem erreichbaren Ziel. Sie führt zu einem konstruktiven Umgang mit dem Problem.

Abb. 4.5 Lösungsorientierte Sichtweise.

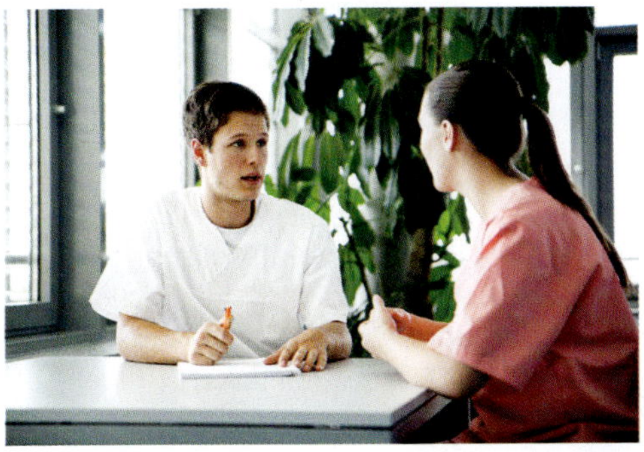

In der Teambesprechung führt eine lösungsorientierte Sichtweise zum konstruktiven Umgang mit Problemen. *Quelle: A. Fischer, Thieme*

4.3.2 Mobbing

4.3.2 Mobbing

Definition

„Der Begriff **‚Mobbing'** beschreibt negative kommunikative Handlungen, die gegen eine Person gerichtet sind (von einer oder mehreren anderen Personen) und die sehr oft über einen längeren Zeitraum hinaus vorkommen und damit die Beziehung zwischen Täter und Opfer kennzeichnen." (Leymann 1993)
Wörtlich bedeutet „Mobbing" „(lärmend) bedrängen".

◂ Definition

In der Arbeitswelt ist der Begriff „Mobbing" in Mode gekommen und wird nicht immer richtig verwendet. Nicht jeder Streit, nicht jede schlechte Nachrede ist Mobbing.

Nicht jeder Streit, nicht jede schlechte Nachrede, nicht jede sexuelle Belästigung ist Mobbing.

Ursachen. Die Ursachen für Mobbing sind oft nicht einfach zu erkennen. Am Arbeitsplatz entsteht Mobbing aus vielen unterschiedlichen Gründen. Meistens ist das Mobbing-Geschehen abhängig von

- den Organisationsstrukturen der Abteilungen oder der gesamten Einrichtung: Besteht z. B. am Arbeitsplatz ein Problembewusstsein für Mobbing?
- der Konfliktfähigkeit der Beteiligten: Wie werden z. B. Konflikte im Team gelöst?
- dem Führungsstil der Vorgesetzten: Beeinflusst er z. B. das Betriebsklima?
- dem beteiligtem Personenkreis: Wie gehen z. B. die einzelnen Personen mit Stress und Konflikten um?

Man kann sagen: Je größer die Unfähigkeit ist, mit Konflikten konstruktiv umzugehen, umso höher ist die Wahrscheinlichkeit, dass aus einem alltäglichen Streit durch einen negativ verlaufenden Lösungsprozess Mobbing wird. Bleibt die anfängliche Gegenwehr des Betroffenen erfolglos, wird er immer hilfloser, bis er der Belastung nicht mehr standhält.

Das „Mobbing-Geschehen" ist abhängig von

- den Organisationsstrukturen der Abteilungen oder der gesamten Einrichtung,
- der Konfliktfähigkeit der Beteiligten,
- dem Führungsstil der Vorgesetzten,
- dem beteiligten Personenkreis.

Je größer die Unfähigkeit ist, mit Konflikten umzugehen, desto höher ist die Gefahr, dass aus einem Streit Mobbing wird.

Wie wird gemobbt?

Welche Verhaltensweisen bei Mobbing praktiziert werden, zeigt die nachfolgende Infografik der Mobbing-Handlungen (nach Leymann 1993).

Wie wird gemobbt?

Siehe Infografik

MOBBING-HANDLUNGEN

ANGRIFF AUF DAS SOZIALE ANSEHEN

- Üble Nachrede (z.B. Lästern, verbreiten von Gerüchten)
- Sich-lustig-machen (z.B. über Eigenarten, Aussehen, eine Behinderung, Nationalität, Privatleben)
- Unterstellungen mit weitreichenden Konsequenzen (z.B. psychische Krankheit und Zwang zur psychiatrischen Untersuchung)
- Diskriminierung (z.B. Angriffe auf Religion oder politische Einstellung)
- Unterstellen von Inkompetenz (z.B. unfaire, falsche Bewertung von Arbeitseinsatz und Entscheidungen)
- entwürdigende Beschimpfungen
- sexuelle Annährungen oder verbale, sexuelle Angebote

ANGRIFF AUF DIE MÖGLICHKEIT SICH MITZUTEILEN

- lautes Beschimpfen und Anschreien
- Vorgesetzte, oder Kollegen lassen keinen Platz für Äußerungen
- Arbeit oder Privatleben werden ständig kristisiert
- man erhält schriftliche oder mündliche Drohungen
- Telefonterror
- Kontakt wird ohne eine direkte Äußerung durch abwehrende Blicke und Gesten unterbunden

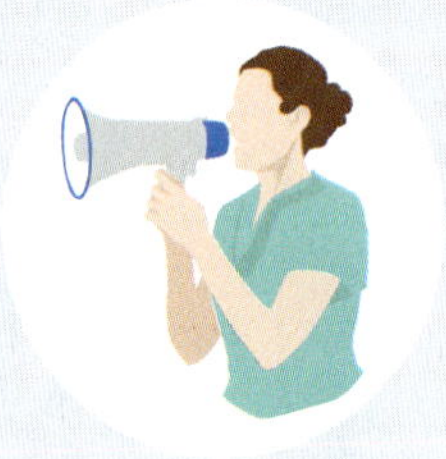

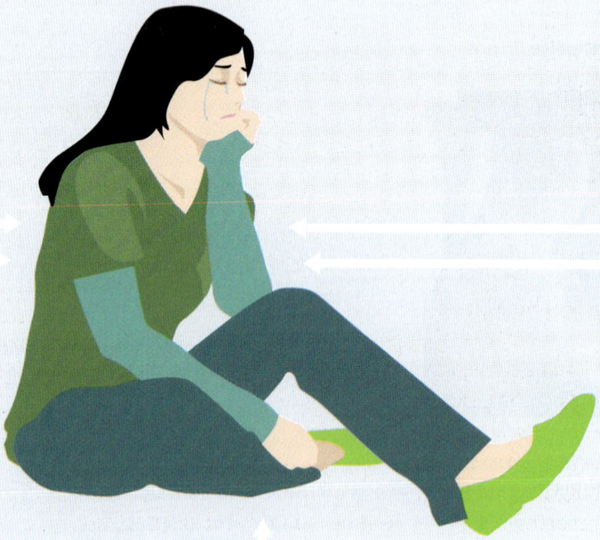

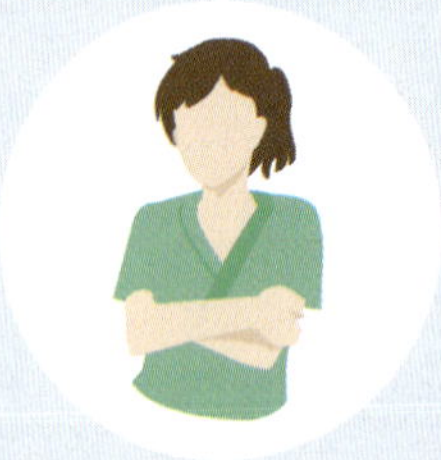

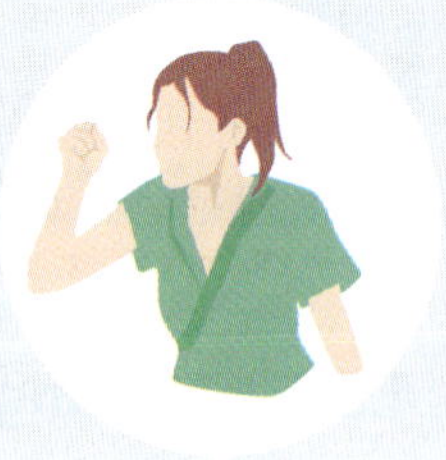

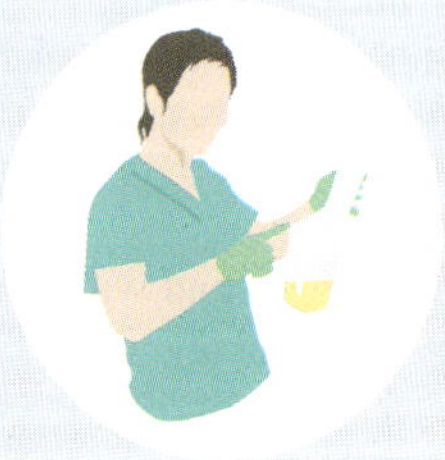

ANGRIFF AUF SOZIALE BEZIEHUNGEN

- völliges Ignorieren des Betroffenen
- Unterbinden von verbaler Kommunikation (= man spricht nicht mehr mit dem Betroffenen, lässt sich nicht ansprechen)
- Unterbinden der Kommunikation anderer Kollegen mit dem Betroffenen
- räumliche Isolation von Mitarbeitern

ANGRIFF AUF DIE GESUNDHEIT

- Androhung von körperlicher Gewalt
- Zwang zu gesundheitsschädlichem Arbeiten
- Anwendung leichter Gewalt
- körperliche Misshandlung
- absichtliches Verursachen von finanziellem Schaden
- absichtliches Verursachen von physischen Schäden an Heim- oder Arbeitsplatz

ANGRIFF AUF DIE QUALITÄT DER BERUFS- & LEBENSSITUATION

- Zuweisung von kränkenden oder nur unbeliebten Arbeitsaufgaben
- Erhalt von sinnlosen Aufgaben, Überqualifikation für erhaltene Aufgaben
- kein Zuweisen von Aufgaben
- Vertreiben vom eigentlichen Arbeitsplatz (= keine Option selbst neue Aufgaben zu finden)
- Zuweisen von Aufgaben, die die Qualifikationen überschreiten (= Diskreditierung)
- Zuweisen ständig neuer Aufgaben

PRAXISTIPP

- Eignen Sie sich Grundkenntnisse der Psychohygiene, Kommunikation, Stress- und Konfliktbewältigung an.
- Bauen Sie sich ein stützendes, soziales Netzwerk auf (u.a. Kollegen, Freunde).
- Sprechen Sie Betroffene offen an und weisen Sie auf Unterstützungsmöglichkeiten hin.
- **Machen Sie selbst bei Mobbingaktionen nicht mit!**

Wer wird gemobbt?

Im Laufe des Berufslebens kann Mobbing jeden treffen (**Abb. 4.6**). Den typischen Mobbing-Täter und das typische Mobbing-Opfer gibt es nicht. Eine vergleichsweise hohe Wahrscheinlichkeit, gemobbt zu werden, haben aber Personen, die
- schwache Positionen haben,
- unter Gleichrangigen eine besonders gute Qualifikation haben und durch sehr gute Leistungen hervorragen,
- irgendwie auffallen, sei es durch einen Makel, eine Verhaltensbesonderheit oder eine Behinderung,
- nach der Ausbildung gerade neu in den Beruf eintreten oder kurz vor dem Ausscheiden aus dem Berufsleben stehen,
- in einem Betrieb neu eingestellt werden,
- einer Minderheit angehören.

Wer wird gemobbt?

Mobbing kann jeden treffen. Häufige Mobbingopfer sind
- Personen in schwachen Positionen,
- Personen, die irgendwie auffallen,
- Berufseinsteiger oder Personen, die kurz vor dem Ausscheiden aus dem Berufsleben stehen,
- Personen, die neu eingestellt werden,
- Personen, die einer Minderheit angehören.

4

Abb. 4.6 Reden über Dritte.

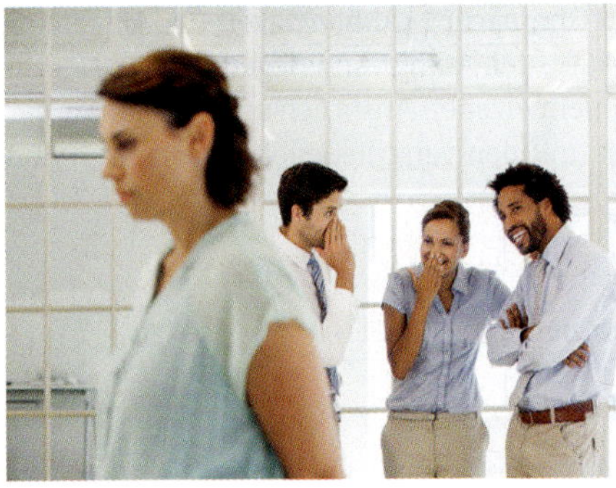

© lightwavemedia – stock.adobe.com – Stock photo – posed by models

Ein typisches Mobbing-Verhalten ist das Reden über Dritte (nachgestellte Situation). *Quelle: lightwavemedia – stock. adobe.com*

Was tun bei Mobbing?

Die beste und wirkungsvollste Art, Mobbing zu vermeiden, ist die Fähigkeit, konstruktiv mit Konflikten umzugehen.
Der einzelne Mobbing-Betroffene kann den negativen Prozess unterbrechen, wenn er über das Phänomen Bescheid weiß und Mobbing erkennt. Der Betroffene sollte
- **sich aktiv verhalten:** Im Fall sexueller Belästigung hat sich gezeigt, dass es erfolgreich ist, wenn man sich wehrt, anstatt das Geschehen scheinbar zu übersehen und zu ignorieren.
- **das Problem ansprechen:** Mobbing-Betroffene müssen nicht tatenlos in die Opferrolle gleiten, wenn sie den richtigen Ansprechpartner finden und mutig das Problem ansprechen.
- **Mobbing-Berater hinzuziehen:** Ein hinzugezogener Vermittler verfolgt das Ziel, je nachdem wie weit der Zerstörungsvorgang fortgeschritten ist, eine für alle akzeptable Lösung des Grundkonflikts zu finden und die Gesundheit und Arbeitsfähigkeit des Mobbing-Opfers zu erhalten.

Wenn Mobbing offenkundig wird, kann der Betroffene sich meistens nicht mehr selbst helfen. Auch greifen oft gute Ratschläge Außenstehender nicht mehr. Manchmal kann der Mobbing-Geschädigte noch mit letzter Kraft den Fall vor Gericht bringen und bekommt sehr oft Recht, sodass dem Geschehen ein Ende gesetzt wird.

Was tun bei Mobbing?

Kommt es zu Mobbing, sollte der Betroffene
- sich aktiv verhalten,
- das Problem ansprechen,
- Mobbing-Berater hinzuziehen.

Praxistipp

Was kann ich selbst vorbeugend gegen Mobbing tun?

Jeder einzelne Mitarbeiter kann dazu beitragen, Mobbing am Arbeitsplatz zu verhindern:
- Eignen Sie sich Grundkenntnisse auf dem Gebiet der Psychohygiene (S. 81) an. Erlernen Sie Stressbewältigungsmechanismen.
- Bauen Sie sich ein soziales Netzwerk mit Kollegen, aber auch im privaten Bereich auf. Pflegen Sie die Beziehungen gut, so können Sie in Krisenzeiten darauf zurückgreifen.
- Erweitern Sie Ihre Kommunikationsfähigkeit.
- Bilden Sie sich im Umgang mit Konflikten weiter.
- Sammeln Sie Informationen zum Thema Mobbing.
- Weigern Sie sich, an zerstörendem Verhalten wie Gerüchteverbreiten teilzunehmen.
- Sprechen Sie betroffene Personen und Probleme an.
- Weisen Sie auf Unterstützungsmöglichkeiten bei der Konfliktberatung hin.

◄ Praxistipp

4.3.3 Supervision

Definition ▶

Supervision ist eine Form der Praxisbegleitung und Beratung.

Supervision erfolgt immer im Zusammenhang mit einer beruflichen Tätigkeit.

Pflegenden bietet Supervision eine Möglichkeit, mit den verschiedenen Belastungen und Konflikten im Arbeitsalltag umzugehen.

Ziele der Supervision:
- Fähigkeit zur Wahrnehmung fördern
- soziale Kompetenzen fördern
- berufliche Identität klären
- Reflexion ermöglichen

Der Supervisor unterstützt Einzelpersonen oder Gruppen bei der Verbesserung ihres beruflichen Handelns.

Formen der Supervision

Gründe für eine Einzelsupervision sind z. B.
- Entwicklung der eigenen Pflegepersönlichkeit,
- Findung der eigenen Rolle, Position,
- Änderungen im Tätigkeits-/Arbeitsfeld,
- berufliche Umorientierung.

Gründe für eine Gruppensupervision sind z. B.
- Kennenlernen der eigenen Wirkung auf andere,
- Anregungen und Unterstützung durch andere erfahren,
- soziale Kompetenzen verbessern.

Gründe für eine Teamsupervision sind z. B.
- Verbesserung der Kommunikation und Kooperation innerhalb des Teams,
- Sicherung und Verbesserung der Qualität der Arbeit,
- Erkennen und Verlassen eingefahrener Arbeitsroutine,
- Fallbesprechungen.

4

4.3.3 Supervision

Definition

„Supervision“ (lat.) bedeutet wörtlich übersetzt „von oben her schauen, Aufsicht, Über-Blick“.

Supervision ist eine Form der **Praxisbegleitung und Beratung**. Sie soll persönliche und berufliche Kompetenzen fördern. Supervision kann als eine vorbeugende Maßnahme gegen berufsbedingten Stress und das sog. Burn-out-Syndrom (S. 79) angesehen werden. Sie wird auch zur Verbesserung der Pflegequalität eingesetzt.
Für Supervision gilt:
- Supervision erfolgt immer im Zusammenhang mit einer beruflichen Tätigkeit.
- Ziel der Supervision ist, die persönlichen und beruflichen Kompetenzen zu fördern und zu stärken.

Die Gründe, die für eine Supervision von Pflegekräften sprechen, sind vielfältig. Gerade in einer personenorientierten Pflege ist soziale Kompetenz mehr gefordert als die reine Ausübung von Pflegetätigkeiten. Themen wie „Nähe und Distanz“, „Macht und Ohnmacht“, „Abhängigkeit und Unabhängigkeit“ und der Umgang mit Leid und Tod bestimmen häufig den Alltag von Pflegenden. Ein Gefühl der Unzulänglichkeit und der Frustration tritt auf, wenn dem eigenen Anspruch an die Qualität der Pflege nicht entsprochen werden kann. Eine Möglichkeit, mit den verschiedenen Belastungen und Konflikten umzugehen, bietet die Supervision.

Ziele. Supervision soll unter anderem
- die Fähigkeit zur Wahrnehmung (Fremd- und Eigenwahrnehmung) fördern,
- die sozialen Kompetenzen fördern,
- die berufliche Identität klären und
- Raum geben, um Situationen aus dem beruflichen Alltag zu reflektieren.

Aufgabe des Supervisors. Der Supervisor ist eine Person, die über eine spezielle Zusatzausbildung verfügt, um Einzelpersonen oder Gruppen anzuleiten, sich mit der Art und Weise ihres beruflichen Handelns auseinanderzusetzen und es gegebenenfalls zu verbessern. Er ist nicht Mitglied der Gruppe, die ihn anfordert.

Formen der Supervision

Man unterscheidet Einzel- und Gruppensupervision.
Mögliche Gründe für eine Einzelsupervision sind
- Entwicklung der eigenen Pflegepersönlichkeit,
- Finden der eigenen Rolle, Position,
- Diskrepanz zwischen Anspruch und Wirklichkeit,
- Änderungen im Tätigkeits-/Arbeitsfeld,
- berufliche Umorientierung,
- Erfahrung von Defiziten.

Gründe für eine Teilnahme an einer Gruppensupervision können neben den Gründen für eine Einzelsupervision z. B. sein:
- Kennenlernen der eigenen Wirkung auf andere,
- Anregungen und Unterstützung durch andere erfahren,
- eigene Wahrnehmung schärfen,
- soziale Kompetenzen verbessern, insbesondere der kommunikativen Fähigkeiten.

Teamsupervision. Neben den Problemen der beruflichen Arbeit sind häufige Themen einer Teamsupervision die Beziehungen der Teammitglieder untereinander (**Abb. 4.7**). Gründe, die ein Team veranlassen, Supervision für sich in Anspruch zu nehmen, sind unter anderem:
- Verbesserung der Kommunikation und Kooperation innerhalb des Teams, Teamentwicklung,
- Sicherung und Verbesserung der Qualität der Arbeit,
- Verbesserung der Arbeitseffizienz,
- Hilfe, Unterstützung bei der Bearbeitung von Konflikten innerhalb des Teams oder zwischen Team und Träger,
- Erkennen und Verlassen eingefahrener Arbeitsroutine,
- fehlende Transparenz von Entscheidungsstrukturen,
- Fallbesprechungen.

Abb. 4.7 Teamsupervision.

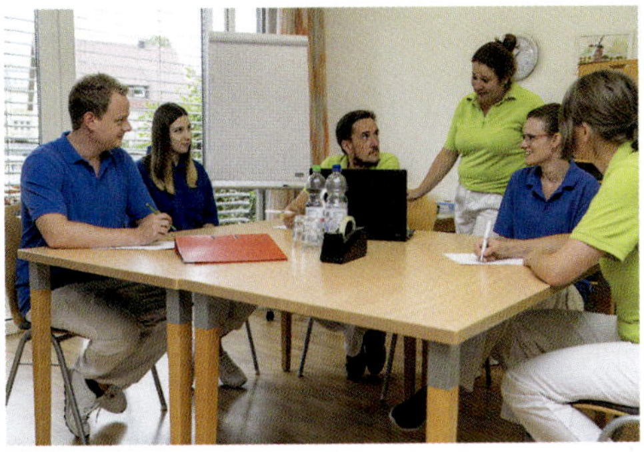

Teamsupervision kann die Arbeitszufriedenheit erhöhen und die Kommunikation zwischen den Teammitgliedern verbessern (nachgestellte Situation).
Quelle: K. Oborny, Thieme

4.4 Psychische und physische Belastung

Pflegehelfer sind verschiedenen Belastungen ausgesetzt. Neben den körperlichen Belastungen, z. B. Schweres heben, tragen, stützen, weite Wege gehen, längere Zeit stehen, werden Pflegehelfer auch psychisch stark beansprucht. Sie tragen Verantwortung für andere Menschen, erleben Leid, Sterben und Tod im Pflegealltag. Ungünstige Arbeitszeiten, Schicht-, Nacht- und Wochenenddienste erschweren zudem die Erholung. Umso wichtiger ist es, diesen Belastungen vorzubeugen, sie sich bewusst zu machen und geeignete Gegenmaßnahmen zu ergreifen.

4.4 Psychische und physische Belastung

Pflegehelfer werden physisch und auch psychisch stark beansprucht. Es ist wichtig, diesen Belastungen vorzubeugen, sie sich bewusst zu machen und geeignete Gegenmaßnahmen zu ergreifen.

4.4.1 Burn-out-Syndrom

4.4.1 Burn-out-Syndrom

Definition

„Syndrom" steht in der Medizin für eine Gruppe von Krankheitszeichen, die für ein bestimmtes Krankheitsbild charakteristisch sind.
„Burn-out" (engl.) bedeutet wörtlich übersetzt „ausbrennen, ausgebrannt". Burn-out ist eine Bezeichnung für einen psychischen und/oder physischen Erschöpfungszustand nach einer Phase von anhaltendem Stress.

◄ Definition

Hilfe zu leisten, erfordert vom Helfer, seine Fähigkeiten und auch seine Grenzen zu kennen. Viele Menschen erleben heute in ihrer beruflichen Laufbahn einen Prozess von Begeisterung am Anfang bis hin zur völligen Enttäuschung am Ende. Sie erinnern sich, wie sie für Ihren Beruf Feuer und Flamme waren, und empfinden nun nur noch Leere und Sinnlosigkeit. In dieser Zeit häufen sich Krankheitssymptome und beruflicher Misserfolg. Die Betroffenen beschreiben Verlauf und Endzustand als „Ausbrennen" und „wie ausgebrannt sein". Aus dem amerikanischen Sprachraum kommt hierfür der auch bei uns gebräuchliche Begriff „Burn-out".

Viele Menschen erleben heute in ihrer beruflichen Laufbahn einen Prozess von Begeisterung am Anfang bis hin zur völligen Enttäuschung am Ende. Betroffene beschreiben Verlauf und Endzustand als „Ausbrennen" und „wie ausgebrannt sein" = Burn-out.

Ursachen

Burn-out entsteht nicht plötzlich. Es handelt sich um einen Prozess, der sich oft über Jahre erstreckt (**Abb. 4.8**). Die Ursachen, die bei einer Person zu Burn-out führen, können sehr unterschiedlich sein, z. B.:

- Eigene Erwartungen oder Erwartungen anderer Personen können von der betroffenen Person nicht erfüllt werden.
- Die Pflegeperson kann sich nicht mehr mit ihrem Beruf identifizieren.
- Die Pflegeperson ist auf sich allein gestellt und kommt mit den neuen Anforderungen nicht zurecht, z. B. dem Arbeiten am Computer mit häufig geänderten Programmen.
- Die auferlegte Verantwortung ist zu groß, z. B. wenn die Pflegeperson auch für Hilfskräfte und Schüler verantwortlich ist.
- Die emotionale Belastung bringt die Pflegeperson an ihre Grenzen.
- Die Pflegeperson ist überlastet, z. B. weil sie Gefühlsausbrüchen von Patienten, Bewohnern oder Angehörigen ausgesetzt ist und diese aushalten muss.
- Es bestehen zwischenmenschliche Konflikte, z. B. mit anderen Berufsgruppen, Mobbing.
- Der private Ausgleich, die Zeit zur Erholung fehlt.
- Es bestehen organisatorische Mängel, z. B. werden Pflegemittel oder Materialien nicht genehmigt.
- Die persönliche Organisation im Pflegealltag passt nicht.
- Arbeitsabläufe werden häufig unterbrochen, was zusätzlich Stress auslöst.

Ursachen

Burn-out entsteht nicht plötzlich, sondern entwickelt sich oft über Jahre hinweg. Die Ursachen sind sehr unterschiedlich, z. B.:

- Erwartungen werden nicht erfüllt.
- Die Identifikation mit dem Beruf ist nicht möglich.
- Die Anforderungen sind zu hoch.
- Die Verantwortung ist zu groß.
- Die Pflegeperson ist überlastet.
- Es bestehen zwischenmenschliche Konflikte.
- Der private Ausgleich fehlt.
- Es bestehen organisatorische Mängel.

Symptome

Das Erscheinungsbild des Burn-out-Syndroms hat eine Vielzahl variierender Symptome (**Abb. 4.8**):

- **körperliche Symptome:**
  - Schwächung des Immunsystems
  - chronische Müdigkeit

Symptome

- körperliche Symptome wie chronische Müdigkeit, Kopfschmerzen, Kreislaufbeschwerden, Verdauungsbeschwerden, Schlafstörungen,

- Kopfschmerzen, Migräne
- Kreislaufbeschwerden
- Verdauungsbeschwerden
- Rücken- und Nackenschmerzen
- Schlafstörungen und die Unfähigkeit, sich in Pausen zu erholen
- psychosomatische Erkrankungen wie Magengeschwür, Asthma oder Ekzem
- übermäßige oder reduzierte Nahrungsaufnahme; Kaffee-, Nikotin-, Medikamenten- oder Drogenkonsum können zum Problem werden.

4

• emotionale Symptome wie Gefühle des Versagens, Niedergeschlagenheit und Resignation, Nervosität, innere Leere, Verzweiflung,

• kognitive Veränderungen wie der Verlust anfänglicher Ziele und Ideale, negative Einstellung, abwertend zynische Haltung.

- **emotionale Symptome:**
  - Wunsch, in Ruhe gelassen zu werden, sich zurückzuziehen
  - Gefühle des Versagens und der Unzulänglichkeit
  - Niedergeschlagenheit und Resignation
  - Nervosität, innerer Leere, Verzweiflung
- **kognitive Veränderungen:** Das Denken bzw. die Einstellung des Einzelnen kann sich verändern:
  - Anfängliche Ziele und Ideale gehen verloren.
  - Die negative Einstellung erstreckt sich auf die eigene Person, die Arbeit, die zu Pflegenden und das Leben.
  - Als Selbstschutz funktioniert nur noch eine abwertend zynische Haltung. Pflegebedürftige Menschen werden nur noch als „Fall" gesehen: „Die Niere von Zimmer 8 hat geklingelt."
  - Es versagen Mechanismen, die gesunde Menschen einsetzen, um Stress zu regulieren, wie Ansprüche zu senken oder Verpflichtungen zu delegieren.

Abb. 4.8 Burn-out.

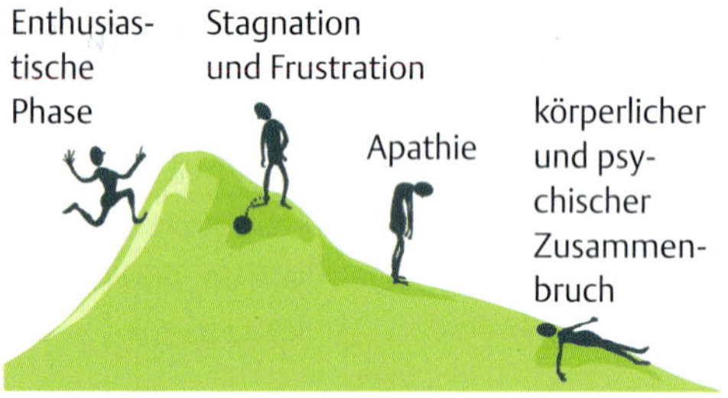

Verlauf des Burn-out-Prozesses. *Abb. nach: Köther I. Altenpflege. Thieme; 2016*

Bewältigungsstrategien

Werden erste Warnsignale erkannt und wird rechtzeitig reagiert, kann der „Prozess des Ausbrennens" unterbrochen werden.

Praxistipp ▸

Bewältigungsstrategien

Viele Menschen machen mehrmals in ihrem Leben Erfahrungen mit Burn-out. Werden jedoch erste Warnsignale frühzeitig erkannt, kann der „Prozess des Ausbrennens" unterbrochen werden. Das Burn-out wird beendet.

Praxistipp

Wie kann ich selbst auf mich achten und Burn-out vorbeugen?

Um in einem konfliktreichen Arbeitsfeld gesund zu bleiben, bedarf es einer sorgfältigen Gesundheitsvorsorge. Bereits in der Ausbildungszeit sollte ein geeignetes Selbstpflegekonzept entwickelt werden.

- Ziehen Sie zur Lösung von Problemfällen das Team hinzu.
- Achten Sie auf Ihre eigenen Grenzen.
- Genießen Sie es, mit den zu Pflegenden auch einmal herzlich zu lachen.
- Trennen Sie Arbeits- und Pausenzeiten.
- Erfreuen Sie sich im Pflegealltag an gelungenen Situationen.
- Wenn möglich und nötig, delegieren Sie Aufgaben.
- Formulieren Sie Ihre Wünsche.
- Versuchen Sie, wo es geht, Situationen mit Humor zu betrachten.
- Äußern Sie Ihre Meinung.
- Gestehen Sie sich Schwächen zu.
- Interessieren Sie sich auch für Dinge außerhalb des Berufs.
- Pflegen Sie Kontakte und Freundschaften außerhalb Ihres Kollegenkreises.
- Versuchen Sie, verstärkt Positives wahrzunehmen.
- Halten Sie auch Zeit für sich selbst frei.
- Nehmen Sie Berufliches nicht mit nach Hause.
- Fühlen Sie sich nicht für alles zuständig.
- Nehmen Sie Fortbildungen wahr.
- Achten Sie auf körperliche Warnsignale.
- Treiben Sie Sport und nehmen Sie sich Zeit für Bewegung.

4.4.2 Suchtgefährdung

Definition

Abhängigkeit oder **Sucht** bezeichnet das unbeherrschbare Verlangen nach bestimmten Substanzen (Suchtmittel), z. B. Alkohol oder Medikamenten, oder Verhaltensformen, z. B. Putzen oder Surfen im Internet, zur Erreichung eines bestimmten Gefühls-, Erlebnis- und Bewusstseinszustands.

Helferberufe sind besonderen Belastungen ausgesetzt. Hohe persönliche Ideale, der ständig wachsende Druck in der Arbeit und die große Verantwortung für die zu betreuenden Personen führen häufig zu Stresssituationen. Beruflich Pflegende stehen oft im Spannungsfeld verschiedener, oft gegensätzlicher Rollenerwartungen: Erwartungen der Gesellschaft, der Institution, in der man arbeitet, der zu betreuenden Personen und der eigenen Berufsethik. Eigene Bedürfnisse werden meist vernachlässigt. In der Freizeit kann kaum noch abgeschaltet werden. Medikamente und Alkohol sind in Belastungssituationen schnell erreichbare Drogen. Zur Suchtprävention kommen Maßnahmen der Psychohygiene (S. 81) in Betracht. Besteht bereits eine Abhängigkeit, muss der Betroffene angemessen auf die Problematik angesprochen werden. Gezielte Hilfsangebote, wie eine Suchttherapie, können den Ausstieg unterstützen.

Folgende **Verhaltensauffälligkeiten** können auf eine Abhängigkeit hinweisen:

- starke Stimmungsschwankungen, Nervosität, Apathie
- Leistungseinbußen, unbegründete Abwesenheit während des Dienstes
- Vernachlässigung der äußeren Erscheinung
- Vergessen wichtiger Informationen
- sozialer Rückzug oder häufige gesundheitliche Probleme

4.4.3 Psychohygiene

Definition

Psychohygiene ist die „Lehre von der Pflege geistig-seelischer Gesundheit" (Peters 1999).

Psychohygiene umfasst sämtliche Maßnahmen, die der geistig-seelischen Gesundheit dienen. Dazu zählen: die Beziehungspflege, eigene Gefühle und Bedürfnisse äußern können, auf andere Menschen eingehen können, Konflikte lösen können bzw. aushalten können. (Hornung u. Lächler 2018)

Bei der Psychohygiene für Pflegende gilt das Prinzip, die individuelle Stresssituation zu erkennen, ihre Bedeutung zu reflektieren und daraus Bewältigungsstrategien zur Vermeidung abzuleiten:

- **1. Schritt: Situation erkennen:**
  - Welche Situation belastet/stresst?
  - Wie hoch ist der Leidensdruck?
  - Welche Störungen oder Erkrankungen liegen vor?
- **2. Schritt: belastende Ereignisse/Stresssituationen bewerten und einschätzen:**
  - Wie ist generell die persönliche Einstellung zu Stress auslösenden Situationen?
  - Wie gehe ich generell mit Stresssituationen wie Ärger, Konflikten, eigenen Problemen und Problemen anderer um?
  - Bewertung: Welche Bedeutung haben die konkreten Ereignisse für mich?
  - Sind Stresssituationen vermeidbar? Unvermeidbar?
- **3. Schritt: Bewältigungsstrategien entwickeln** (setzt Bereitschaft zur Veränderung im Verhalten voraus):
  - „sich öffnen": Kommunikation mit Kollegen, Familie, Partner, Freunden. Konflikte ansprechen und gemeinsam nach Lösungen suchen
  - ggf. Supervision
  - Stress vermeiden, z. B. realistisches Zeitmanagement, „Nein sagen" lernen, wenn man bereits ausgelastet ist. Gelassenheit gegenüber Unzulänglichkeiten bei sich und den Kollegen entwickeln.
  - Berufs- und Privatleben voneinander abgrenzen
  - für eine ausgleichende Freizeitplanung mit Wechsel zwischen Ruhe, Bewegung, Sport, Hobbys, Aktivitäten mit Familien- und Freundeskreis usw. sorgen
  - körperorientierte Entspannungstechniken einsetzen, z. B. Meditation, Yoga (**Abb. 4.9**)
  - neue Verhaltensmuster üben
  - Feedback bei Kollegen einholen
  - an organisatorischen Veränderungen mitwirken
  - sich beruflich weiterbilden
  - bei bestehender psychischer Erkrankung: Psychotherapie

4.4.2 Suchtgefährdung

◂ Definition

Folgende Verhaltensauffälligkeiten können auf eine Abhängigkeit hinweisen:

- starke Stimmungsschwankungen, Nervosität, Apathie
- Leistungseinbußen
- sozialer Rückzug oder häufige gesundheitliche Probleme

4.4.3 Psychohygiene

◂ Definition

Psychohygiene umfasst sämtliche Maßnahmen, die der geistig-seelischen Gesundheit dienen.

Durch folgende Schritte können Pflegende Maßnahmen zum Schutz der geistig-seelischen Gesundheit einleiten:

1. belastende Situation erkennen
2. belastende Ereignisse/Stresssituationen bewerten und einschätzen
3. Bewältigungsstrategien entwickeln

Bewältigungsstrategien sind z. B.:

- „sich öffnen"
- ggf. Supervision
- Stress vermeiden
- Berufs- und Privatleben voneinander abgrenzen
- für Erholung sorgen
- Entspannungstechniken einsetzen
- neue Verhaltensmuster üben
- Feedback bei Kollegen einholen
- an organisatorischen Veränderungen mitwirken
- sich beruflich weiterbilden
- bei bestehender psychischer Erkrankung: Psychotherapie

Abb. 4.9 Entspannungstechniken.

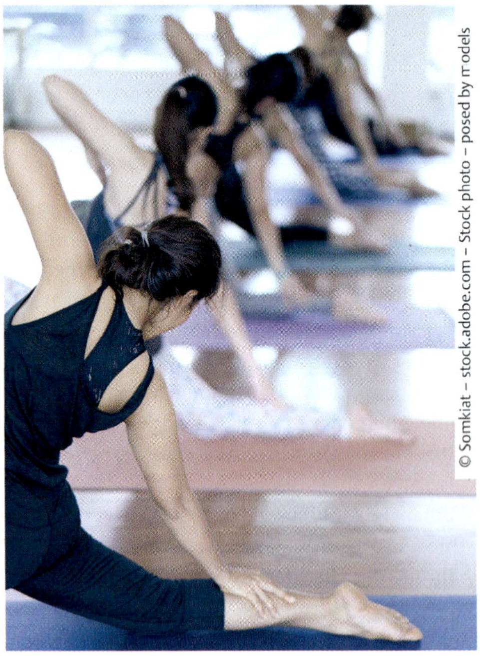

Entspannungstechniken können dabei helfen, Stress abzubauen (nachgestellte Situation). *Quelle: Somkiat – stock.adobe.com*

4.4.4 Stressbewältigung

Wörtlich übersetzt bedeutet „Stress“ (engl.) „Spannung, Druck, Anspannung, Belastung“
Eu-Stress = positiver, förderlicher Stress
Dis-Stress = negativer, krank machender Stress
Stress kann verschiedene Ursachen haben:
- physische Belastungen
- bedeutende Lebensveränderungen
- kleinere Ärgernisse
- katastrophale Ereignisse
- gesellschaftlich bedingte Ängste

4.4.4 Stressbewältigung

„Stress“ ist heute ein häufig benutztes Wort: Es gibt Arbeitsstress, Beziehungsstress und Internet-Stress. Wörtlich übersetzt bedeutet „Stress“ (engl.) „Spannung, Druck, Anspannung, Belastung“. Man unterscheidet den sog. Eu-Stress = positiver, förderlicher Stress und den Dis-Stress = negativer, krank machender Stress.

Ursachen. Stress kann durch unterschiedliche Faktoren ausgelöst werden. Stanjek (1998) unterscheidet folgende Ebenen:
- **physische und psychische Belastungen:** Dazu zählen körperliche Belastungen (z. B. Infektionen, Operationen, Verletzungen, Verbrennungen), aber auch Ärger, Freude, Leistungsdruck.
- **bedeutende Lebensveränderungen:** Plötzliche Veränderungen im sozialen Umfeld oder im täglichen Ablauf führen zu Stress, z. B. durch Änderung der privaten Lebensumstände, den Wechsel der Tätigkeiten oder des Arbeitsplatzes, den Tod eines Partners oder das Sterben von Patienten.
- **kleinere Ärgernisse:** Oft sind es keine großen Veränderungen, die zu Stress führen, sondern lediglich eine Anhäufung von alltäglichen kleinen Ärgernissen. So kann es schon Stress auslösen, wenn ein Arbeitsablauf geändert wird oder eine Kollegin zu spät zur Arbeit erscheint.
- **katastrophale Ereignisse:** Natur- oder Umweltkatastrophen kommen in unseren Regionen eher selten vor, aber auch ein Unfall oder ein Diebstahl kann für den Einzelnen eine Katastrophe bedeuten.
- **gesellschaftlich bedingte Ängste:** Dazu zählen z. B. Angst vor Arbeitslosigkeit, Angst vor Umweltverschmutzung, Angst vor Krieg.

Wie kann Stress bewältigt werden?

Die Fähigkeit, Stress zu bewältigen, ist davon abhängig, wie stark ein Mensch in die Gesellschaft eingebunden ist. Je isolierter ein Mensch ist, desto eingeschränkter kann er Stress bewältigen.

Wie kann Stress bewältigt werden?

Ob man Stress als positiv oder negativ, als zu bewältigen oder überwältigend erlebt, hängt davon ab, wie gut oder schlecht man in die Gesellschaft eingebunden ist (**Abb. 4.10**). Je isolierter eine Person lebt, desto eingeschränkter sind ihre Möglichkeiten der Stressbewältigung. Krisen oder sogenannte „Life events“ (lebenseinschneidende Ereignisse) können dann nur schwer überwunden werden. Zu diesen zählen u. a. der Verlust des Arbeitsplatzes, schwere Krankheit, der Verlust eines Partners oder Kindes.

Abb. 4.10 Stress.

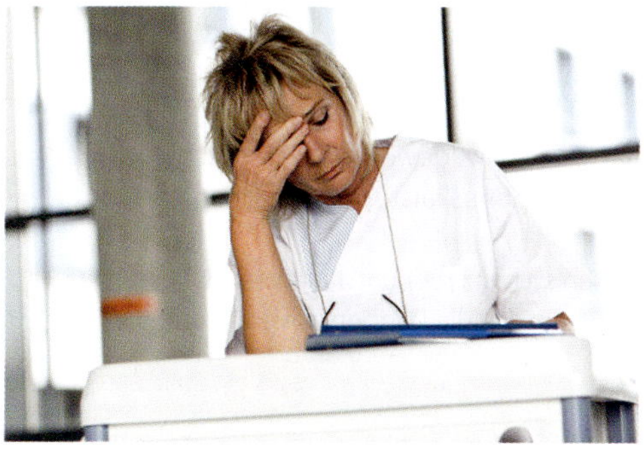

Stress kann positiv und negativ erlebt werden. Quelle: A. Fischer, Thieme

Zudem spielen folgende Bewältigungsmöglichkeiten eine Rolle:
- **persönliche Bewältigungsmöglichkeiten:** Hierbei gibt es auch unangemessene, wie z. B. den Konsum von Alkohol.
- **berufliche Bewältigungsmöglichkeiten:** Diese hängen stark von der Selbstständigkeit am Arbeitsplatz ab.
- **gemeinschaftsabhängige Bewältigungsmöglichkeiten:** Hier ist der Grad der sozialen Unterstützung, das Vorhandensein von positiven sozialen Beziehungen wie Ehepartner, Familie, Freunden, Arbeitskollegen, Nachbarn, Vereinen usw. gemeint.

Für den Fall, dass gemeinschaftliche Bewältigungsmöglichkeiten fehlen, schlägt der amerikanische Sozialpsychiater Caplan (1989) folgende soziale Unterstützung vor:
- **Wichtige Bezugspersonen** unterstützen psychosozial und mobilisieren so die psychischen Möglichkeiten des Einzelnen. Dadurch können emotionale Belastungen besser gemeistert werden.
- Es werden **praktische Hilfen** angeboten, die den Einzelnen bei der Bewältigung seiner Aufgaben entlasten.
- Es wird **finanziell und materiell unterstützt**. Dem Betroffenen wird geholfen, die kognitive (verstandesmäßige) Orientierung zu finden, damit er sich in der schwierigen Situation zurechtfinden kann.

Ein Mensch hat
- persönliche Bewältigungsmöglichkeiten,
- berufliche Bewältigungsmöglichkeiten und
- gemeinschaftsabhängige Bewältigungsmöglichkeiten.

Soziale Unterstützung kann erfolgen durch
- Bezugspersonen, die psychosozial unterstützen,
- praktische Hilfen bei der Aufgabenbewältigung,
- finanzielle und materielle Unterstützung.

4.4.5 Rückenschonendes Arbeiten

Den Rücken schonen

Ein gesunder Rücken verursacht normalerweise keine Beschwerden.
Menschen zu pflegen bedeutet nicht selten körperlich schwere Arbeit. Beim Bewegen, Positionieren und Transfer bewegungseingeschränkter Pflegeempfänger wird die Wirbelsäule der Pflegekraft häufig stark beansprucht. Verspannungen, hohe physische und psychische Belastungen, eine schlechte Körperhaltung und falsche Hebe- und Tragetechniken können kurz- oder langfristig zu Rückenproblemen führen.

4.4.5 Rückenschonendes Arbeiten

Den Rücken schonen

Körperlich schwere Arbeit belastet insbesondere die Wirbelsäule. Werden häufig falsche Hebe- oder Tragetechniken im Pflegealltag angewandt, kann dies zu Rückenproblemen führen.

Tipps für rückenschonendes Arbeiten im Pflegealltag

Pflegende sollten bei allen Pflegemaßnahmen auf eine korrekte Körperhaltung und rückenschonendes Arbeiten achten. Folgende Grundregeln sollten berücksichtigt werden, damit der Rücken gesund bleibt:

Tipps für rückenschonendes Arbeiten im Pflegealltag

Eine korrekte Körperhaltung und rückenschonendes Arbeiten sind wichtig für die Rückengesundheit.

Praxistipp

- **Überblick verschaffen:**
  - Wie ist das individuelle Krankheitsbild / der Gesundheitszustand des Pflegeempfängers?
  - Was wird an Kraftanstrengung und Muskeleinsatz notwendig sein?
  - Ist ausreichend Platz vorhanden?
  - Welche Hilfsmittel können eingesetzt werden?
  - Wird die Hilfe einer zweiten Pflegekraft benötigt?
- **Richtige Standposition (Standfestigkeit):**
  - Parallelstellung: die Füße schulterbreit auseinander stellen (Vergrößerung der Standfläche).
  - Schrittstellung: ein Fuß steht leicht versetzt vor dem anderen, Fußspitzen leicht nach außen drehen.
  - Fechterstellung: ähnelt der Schrittstellung; der hintere Fuß wird jedoch etwas mehr nach außen gestellt, um den Körperschwerpunkt zur Standfestigkeit auszunutzen.
  - immer mit dem Gewicht auf dem ganzen Fuß stehen, nicht nur auf dem Vorfuß.
- **körpernah arbeiten, um die Hebelwirkung gering zu halten.**
- **Lasten nie ruckartig anheben.**

◂ Praxistipp

- **Kraft der Beine nutzen:**
  - Niemals Lasten mit gebeugtem Rücken anheben, denn dann werden die Bandscheiben („Puffer" zwischen den einzelnen Wirbelkörpern) zusammengedrückt und können verletzt werden; um schwere Lasten zu heben, mit gestrecktem, geradem Rücken in die Knie gehen und das Gewicht aus der Kraft der Beine heben.
  - Diese Grundregel gilt ebenfalls, wenn Lasten nach unten bewegt werden; hier sollten auch die Knie gebeugt, der Rücken mit der Anspannung der Rumpfmuskulatur stabilisiert und die Wirbelsäule gerade gestreckt werden.
  - Die Knie sollten möglichst in einer Linie mit den Füßen stehen (Fuß- und Kniegelenke übereinander).
  - Bei einer Körperdrehung mit Lasten die Beine benutzen, um die Position zu verändern, und eine zu starke Rotation des Rumpfes vermeiden.
- **geeignete Schuhe:**
  - bequem, mit Fußbett
  - rutschfeste Sohle, keine Absätze
  - vorne und hinten geschlossen für sicheren Halt
- **Einbeziehung und Mithilfe des Pflegeempfängers bei den Bewegungsabläufen:**
  - Informieren Sie den Pflegeempfänger über die geplanten Maßnahmen, so kann er bei den Handlungen mithelfen und Sie unterstützen (vorhandene Fähigkeiten nutzen).
- **Hilfsmittel einsetzen:**
  - höhenverstellbares Pflegebett auf die passende Arbeitshöhe einstellen
  - Patientenlifter, Aufstehhilfen
  - Umsetzhilfen
  - Rollbrett
  - Gleithandschuhe
  - Toilettensitzerhöhung, höhenverstellbare Duschstühle
  - etc.
- **Hilfestellung durch eine zweite Pflegeperson:**
  - Werden schwere, immobile oder unkooperative Pflegeempfänger versorgt, sollte eine zweite Pflegeperson helfen.
  - Zu zweit ist die Versorgung einfacher, schneller und angenehmer für den Pflegeempfänger.
- **Größere Lasten nach Möglichkeit auf kleinere Gewichtseinheiten verteilen** und/oder mehrmals gehen.
- Nicht zuletzt sollte der **Pflegearbeitsplatz ergonomisch und rückengerecht eingerichtet** sein, z. B. mit Sitzkissen und -bällen für aktives und dynamisches Sitzen bei der Büroarbeit.

Fortbildung und Schulung

Die Rückengesundheit kann durch gezielte Fortbildung und Schulung gefördert werden. Bestimmte Sportprogramme oder die Teilnahme an einer Rückenschule können die Muskulatur an Bauch und Rücken stärken, wodurch die Wirbelsäule entlastet wird.

Fortbildung und Schulung

Fortbildungen und Schulungen der Mitarbeiter in Konzepten wie Bobath und Kinästhetik sind hilfreich für den Umgang mit immobilen Pflegeempfängern. Pflegende sollten für Ausgleich sorgen und regelmäßig Pausen machen. Die Teilnahme an einer Rückenschule und/oder Entspannungstechniken wie Sport, Gymnastik, Yoga, autogenes Training u.s.w. sind geeignet zur Prävention von Rückenproblemen. Techniken der Rückenschule sollen die Rücken- und Bauchmuskulatur stärken und die Wirbelsäule entlasten. Zum Übungsprogramm gehören die Förderung einer rückenschonenden Haltung im Alltag und im Beruf sowie das Erlernen und Verinnerlichen geeigneter rückenschonender Bewegungsabläufe.

4.4.6 Nachtarbeit

Nachtarbeit kann zu Schlafstörungen und Schlafmangel führen. Deswegen sollte die Schlafsituation optimiert werden.

4.4.6 Nachtarbeit

Der Mensch ist aufgrund seiner „Chronobiologie", den biologischen Rhythmen, prinzipiell tagaktiv und auf den Wechsel von Tag und Nacht eingestellt. Alle Körperfunktionen des Menschen unterliegen dem angeborenen Tages- und Nachtrhythmus, bezeichnet auch als innere Uhr. Er ist nur schwer zu beeinflussen.

Schichtarbeit bahnt eine Reihe von gesundheitlichen Belastungen:

- Schlafstörungen: Der fehlende Schlaf-Wach-Rhythmus führt zu Unstimmigkeiten bei Schlafdauer und Schlafqualität.
- Psychische und soziale Belastungen in menschlichen Beziehungen
- Problematischere Organisation von Haushalt, Familie und Freizeit
- Körperliche Belastungen: Nachtarbeit führt zu einem geänderten Stoffwechsel wichtiger Hormone.

Ein veränderter Schlaf-Wach-Rhythmus kann eine Stoffwechselsituation auslösen, die langfristig Übergewicht, Bluthochdruck und Diabetes fördert.

Zudem kann Nachtarbeit zu Schlafstörungen und Schlafmangel führen. Um den Schlaf zu fördern, sollte die räumliche Situation des Schlafraums gezielt gestaltet werden. Es gilt, so weit wie möglich Faktoren, die den Menschen im Schlaf negativ beeinflussen können, zu reduzieren. Die nachfolgende Tabelle (▸ **Tab. 4.2**) zeigt Ursachen und Möglichkeiten zur Behebung eines gestörten, nicht erholsamen Schlafs auf.

Tab. 4.2 Schlafzimmer okay? Was im Schlafzimmer nichts zu suchen hat (Sitzmann 2012).

Perfektes Schlafzimmer	Erläuterungen
Computer und Fernseher verbannen	• Sie hindern einen daran, „abzuschalten". Oft denkt man vor dem Einschlafen noch an die Arbeit oder den nächsten Tag. Vor dem Einschlafen „verleitet" der Fernseher am Bett dann schnell dazu, noch einen spannenden (schlafstörenden) Film anzuschauen.
Telefon und Smartphone raus	• Sonst bleiben wir selbst im Bett im „Stand-by"
Netzbetriebenen Radiowecker + Basisstation schnurloser Telefone entfernen	• Präventiv die Strahlung von Elektrogeräten im Schlafbereich, also neben dem Kopfteil, so gering wie möglich halten
optimale Schlaftemperatur	• weder zu heiß noch zu kalt: ideal sind etwa 18 °C • auch warme Füße sind Voraussetzung für guten Schlaf: Wärmflasche oder dicke Socken • Frischluft ist wichtig; daher gut lüften, bevor Sie ins Bett gehen
Einschlafrituale	Tagesaktivität „ausklingen" lassen: • allmähliche Verringerung geistiger und körperlicher Anstrengung vor dem Zubettgehen • kein sehr heißes oder kaltes Bad nehmen • individuelles Einschlafritual einführen (Tagesrückblick, Gebet) • Lieblingskräutertee oder warme Milch mit Honig fördert das Einschlafen: Milch enthält das schlaffördernde Tryptophan
Lärmende „Störer" verbannen	• laut tickende Uhr entfernen • schnarcht der Partner stark, muss man gemeinsam nach einer Lösung suchen
„Lichtverschmutzung" meiden	• Vorhänge zu und Rollläden runter: Licht jeglicher Art stört den Schlaf empfindlich • helle Radiowecker entfernen: zu helle Leuchtziffern gegen Wecker mit dunklen Leuchtziffern tauschen; Schlaf behinderndes Licht wird auch mit geschlossenen Augen wahrgenommen
Uhr im Schlafzimmer nicht im Blickfeld	• Wecker und Armbanduhr fördern unruhigen Schlaf

4.4.7 Gesundbleiben im Beruf

Ein Beitrag zum Schutz der Gesundheit kann sowohl vom Arbeitsplatz-Management als auch vom einzelnen Mitarbeitenden geleistet werden. In allen Arbeitsfeldern der Pflege wird Wert auf Schonung der physischen und Stärkung der psychischen Kräfte gelegt. Glücklicherweise haben mittlerweile viele Arbeitgeber begriffen, wie wichtig es ist, die Gesundheit angestellter Pflegender zu erhalten, zu verbessern oder – nach Krankheit – wieder herzustellen.

Neben der betrieblichen Förderung müssen sich Pflegende aber auch an die eigene Nase fassen: Für ihre eigene Pflege sollten sich die Pflegenden v. a. selbst verantwortlich fühlen. Ein Grundwissen über „gesundes Leben", z. B. Ernährung, Schlaf, Bewegung, sowie über gesundheitsschädigendes Verhalten, z. B. Rauchen, Schlafmangel, Verweigern von Vorsorgeuntersuchungen, wird deshalb schon während der Ausbildung vermittelt.

Pflegehelfer, die ihren Beruf mit Achtsamkeit und Wertschätzung ausüben, tragen selbst dazu bei, mit ihrer Arbeit zufrieden zu sein und gesund zu bleiben.

Achtsamkeit. Achtsamsein heißt zunächst einmal, genau hinschauen, aufmerksam wahrnehmen, mit allen Sinnen ganz bewusst aufnehmen, was gerade jetzt geschieht. Darüber hinaus ist Achtsamkeit eine bestimmte Art von Haltung und Einstellung. Es ergibt sich ein Präsentsein in der Gegenwart ohne Ablenkung, ohne Gedanken in die Vergangenheit oder in die Zukunft. Das Wahrgenommene und Erlebte wird nicht beurteilt. Ausgeklammert bleiben Überlegungen, ob etwas gut oder schlecht, nützlich oder schädlich ist.

Wer achtsam mit der eigenen Person umgeht, mit Ruhe und Aufmerksamkeit wahrnimmt, was im gegenwärtigen Augenblick geschieht, ohne es zu beurteilen, verfügt über einen positiven Einfluss (z. B. Entspannung, Ruhe, Leistungsfähigkeit) auf seine Gesundheit.

Wertschätzung. Wertschätzung wirkt mit der Kraft, Menschen und ihr Lebensgefühl zum Positiven hinzuverändern in allen Bereichen zwischenmenschlicher Beziehungen. Jeder kann dazu beitragen, dass er z. B. von Kollegen geachtet wird, indem er Werte wie Ehrlichkeit, Verlässlichkeit, Pünktlichkeit und Höflichkeit lebt. Sich selbst gegenüber eine wertschätzende Haltung einzunehmen und anzuerkennen, dass man wichtig und von Bedeutung für andere ist, wirkt sich positiv auf die eigene Gesundheit aus.

4.4.7 Gesundbleiben im Beruf

Für den Schutz und die Förderung der Gesundheit sind nicht nur die Arbeitgeber, sondern auch die Pflegenden selbst verantwortlich! Wichtig ist, dass Wissen über gesundes Leben und Arbeiten bereits in der Ausbildung vermittelt wird.

Pflegende sollten außerdem in ihrem Beruf mit **Achtsamkeit** und **Wertschätzung** handeln – auch sich selbst gegenüber. Diese beiden Grundeinstellungen fördern die Motivation, das Wohlbefinden, die Zufriedenheit und die Gesundheit.

5

Rechte und Pflichten in Ausbildung und Beruf

5.5 Grundlagen des Qualitätsmanagements . . . 112
5.5.1 Qualitätsebenen . . . 113
5.5.2 Maßnahmen zur Qualitätssicherung . . . 114
5.5.3 Risikomanagement . . . 114
5.5.4 Zertifizierung . . . 115
5.5.5 Heimaufsicht . . . 116
5.5.6 Medizinischer Dienst (MD) . . . 117

5.1 Gesetzliche Rahmenbedingungen

Pflegeassistenten pflegen und betreuen kranke und alte Menschen und wirken bei der Heilung, Erkennung und Verhütung von Krankheiten mit. Außerdem helfen sie älteren Menschen dabei, ihre körperliche, geistige und seelische Gesundheit zu fördern, zu erhalten und wiederzuerlangen.
Die Erfüllung dieser Aufgaben muss jedoch innerhalb der vom Rechtsstaat durch das **Gesetz** ausdrücklich festgelegten Grenzen erfolgen. Es gehört zu den Berufspflichten der Pflegenden, diese rechtlichen Vorgaben zu kennen. Hier gilt der Grundsatz:
„Unwissenheit schützt vor Strafe nicht!"

5.1.1 Grundrechte

Die Grundrechte binden die Gesetzgebung, die vollziehende Gewalt und die Rechtsprechung. Dies bedeutet, dass der Gesetzgeber nur solche Gesetze beschließen kann, die im Einklang mit den Grundrechten stehen. Ist dies nicht der Fall, kann das Gesetz durch das Bundesverfassungsgericht für nichtig erklärt werden.
Die im Grundgesetz enthaltenen Grundrechte lassen sich in erster Linie in Menschenrechte und Bürgerrechte unterteilen (**Abb. 5.1**).

Menschenrechte

Ausgangspunkt für diese Rechte ist die **Würde des Menschen**, die unveräußerlich und unverzichtbar ist. Die Menschenrechte sind dem Menschen von Natur aus gegeben und nicht erst vom Gesetzgeber geschaffen. Menschenrechte sind z. B.

- Menschenwürde
- freie Entfaltung der Persönlichkeit
- Recht auf Leben
- Recht auf körperliche Unversehrtheit
- Gleichheit vor dem Gesetz
- Glaubens- und Gewissensfreiheit
- Meinungsfreiheit

Merke

Menschenrechte sind für alle Menschen geltende Grundrechte.

5.1 Gesetzliche Rahmenbedingungen

Jeder Pflegende muss die für die Pflege geltenden rechtlichen Vorgaben kennen, denn: „Unwissenheit schützt vor Strafe nicht!"

5.1.1 Grundrechte

Die Staatsgewalt ist auf mehrere Staatsorgane verteilt:
- Gesetzgebung
- vollziehende Gewalt
- Rechtsprechung

Menschenrechte

Menschenrechte stehen allen Menschen zu, dazu zählen
- Menschenwürde
- freie Entfaltung der Persönlichkeit
- Recht auf Leben
- Recht auf körperliche Unversehrtheit
- Gleichheit vor dem Gesetz
- Glaubens- und Gewissensfreiheit
- Meinungsfreiheit

◂ Merke

Abb. 5.1 Einteilung der Grundrechte.

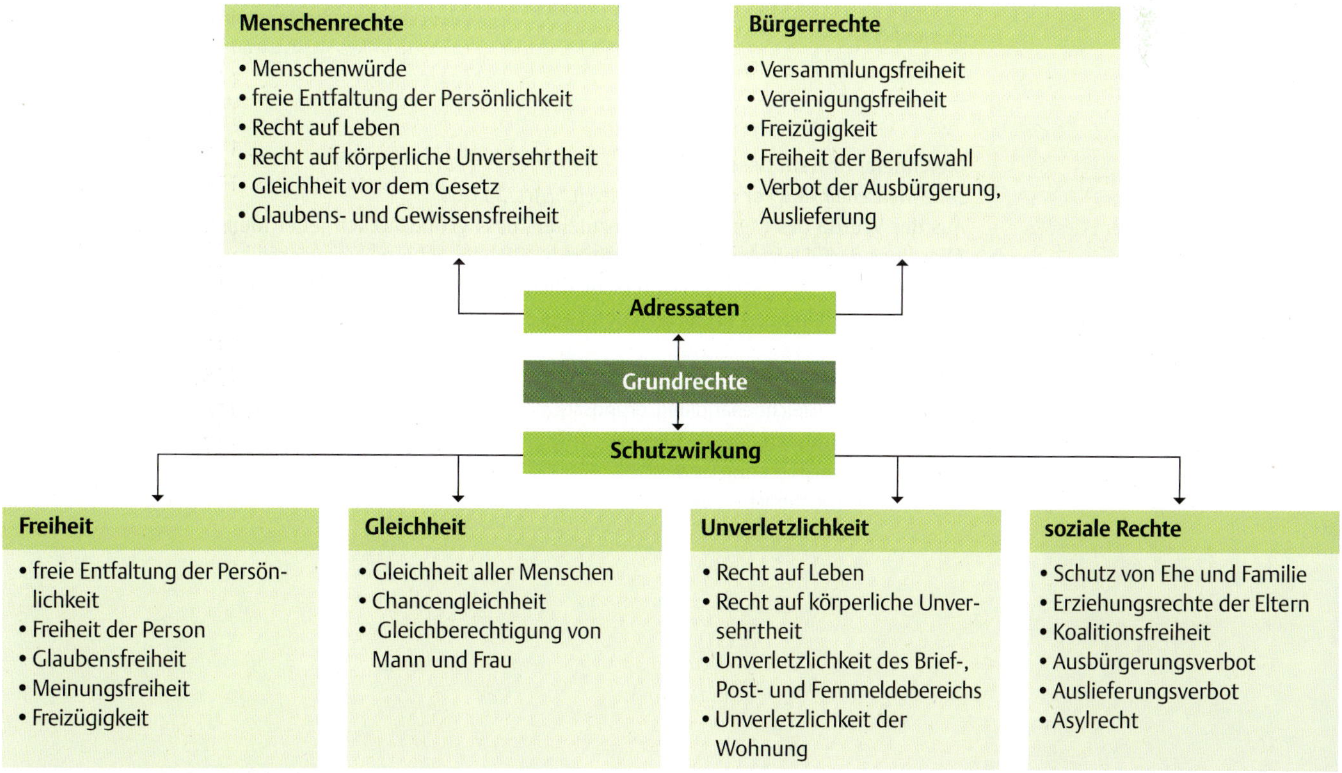

Menschenrechte und Bürgerrechte.

Bürgerrechte
Bürgerrechte stehen nur den Staatsangehörigen des jeweiligen Landes zu.

Bürgerrechte

Bei den Bürgerrechten handelt es sich um spezielle Grundrechte. Sie stehen nur den **Staatsangehörigen** zu, das heißt die Bürgerrechte des Grundgesetzes nur den Deutschen.

Merke ►

Merke
Bürgerrechte des Grundgesetzes sind für deutsche Staatsangehörige geltende Grundrechte.

5

Einzelne Grundrechte
Schutz der Menschenwürde
Artikel 1 des Grundgesetzes: „Die Würde des Menschen ist unantastbar."

Träger der Menschenwürde ist bereits die befruchtete Eizelle. Die Menschenwürde endet nicht mit dem Tod, sondern überdauert diesen.

Einzelne Grundrechte

Schutz der Menschenwürde

„Die Würde des Menschen ist unantastbar." (Art. 1 I GG = Grundgesetz)
Im Schutz der Menschenwürde kommt der wichtigste und oberste Grundsatz des Grundgesetzes zum Ausdruck. Jeder Mensch ist wertvoll und Träger einer Würde, die ihm niemand nehmen darf und auf die er nicht verzichten kann. Diese Würde zu achten und zu schützen ist die Aufgabe und die Pflicht des Staates. Alle nachfolgenden Rechte sind letztlich nur eine Folge dieses Grundsatzes.
Träger der Menschenwürde ist bereits die befruchtete Eizelle, sodass mit ihr nicht nach Belieben verfahren werden darf.
Die Menschenwürde endet auch nicht mit dem Tod des Menschen. Sie dauert darüber hinaus an, was zur Folge hat, dass auch die Schweigepflicht nicht mit dem Tod eines Menschen endet. Auch der Leichnam genießt als solcher noch Menschenwürde, sodass eine respektvolle Beisetzung verpflichtend ist.

Freiheit der Person
Artikel 2 des Grundgesetzes: „Jeder hat das Recht auf freie Entfaltung seiner Persönlichkeit."
Das Recht auf Freiheit der Person umfasst 4 Teilbereiche:
- freie Entfaltung der Persönlichkeit
- Recht auf Leben
- Recht auf körperliche Unversehrtheit
- Recht auf Freiheit

Freiheit der Person

„Jeder hat das Recht auf freie Entfaltung seiner Persönlichkeit." (Art. 2 I GG)
Das Recht auf Freiheit der Person umfasst folgende 4 Teilbereiche: freie Entfaltung der Persönlichkeit, Recht auf Leben, Recht auf körperliche Unversehrtheit, Recht auf Freiheit.
Hier und in der Beachtung der Menschenwürde liegt das Selbstbestimmungsrecht des Patienten begründet. Dieser allein entscheidet darüber, ob er behandelt wird, in welchem Umfang und ob eine medizinische Behandlung fortgeführt oder eingestellt wird. Es kommt ganz allein auf den Willen des Patienten an, soweit dieser in der Lage ist, die Entscheidung in ihrer vollen Tragweite zu verstehen. **Abb. 5.2** zeigt die Inhalte des Grundrechts auf Freiheit der Person.

Abb. 5.2 Freiheit der Person.

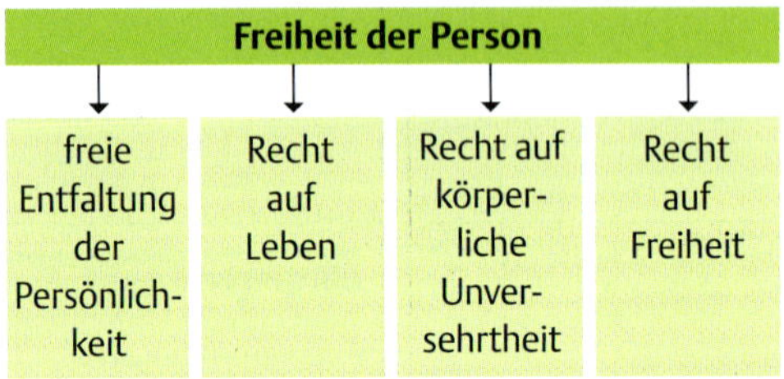

Inhalt des Grundrechtes auf Freiheit der Person. *Abb. nach: Hell. Alles Wissenswerte über Staat, Bürger, Recht. Thieme; 2024*

Gleichheit vor dem Gesetz
Artikel 3 des Grundgesetzes: „Alle Menschen sind vor dem Gesetz gleich."

Gleichheit vor dem Gesetz

„Alle Menschen sind vor dem Gesetz gleich." (Art. 3 I GG)
Aus der Würde des Menschen ist abzuleiten, dass grundsätzlich jeder Mensch gleich wertvoll ist. Allerdings darf Gleichbehandlung nicht mit „Gleichmacherei" verwechselt werden. So soll sachlich Gleiches gleich, aber sachlich Unterschiedliches durchaus ungleich behandelt werden. Das Maß der ungleichen Behandlung ergibt sich dann aus dem sachlichen Grund.

Merke ►

Merke
An den Gleichbehandlungsgrundsatz sind alle 3 Staatsgewalten gebunden:
- Legislative (gesetzgebende Gewalt)
- Exekutive (ausführende Gewalt)
- Judikative (richterliche Gewalt)

Glaubens- und Gewissensfreiheit

„Die Freiheit des Glaubens, des Gewissens und die Freiheit des religiösen und weltanschaulichen Bekenntnisses ist unverletzlich." (Art. 4 I GG)

Verweigert ein Patient aus religiösen Gründen die Durchführung bestimmter Maßnahmen, ist dies zu respektieren. Dies gilt insbesondere dann, wenn es die eigene Person betrifft. Bereits aus dem oben erwähnten Selbstbestimmungsrecht des Patienten ergibt sich, dass z. B. eine Bluttransfusion nicht durchgeführt werden darf, wenn der Patient dies im Vollbesitz seiner geistigen Kräfte verweigert (**Abb. 5.3**).

Abb. 5.3 Transfusion.

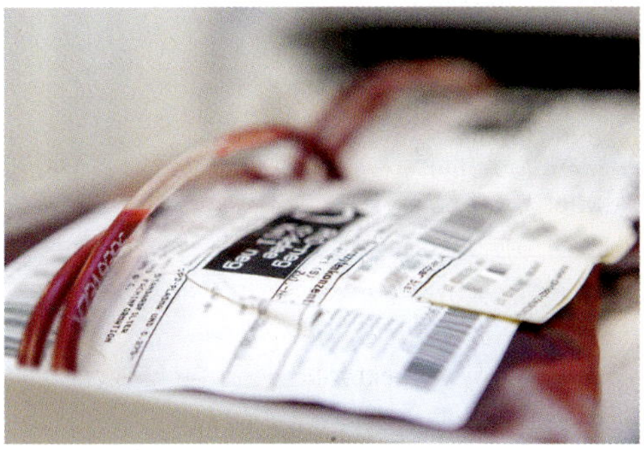

Bluttransfusionen sind nicht bei allen Religionen selbstverständlich. *Quelle: K. Oborny, Thieme*

Meinungsfreiheit

„Jeder hat das Recht, seine Meinung in Wort, Schrift und Bild frei zu äußern [...]." (Art. 5 I GG)

Das Grundrecht auf **Meinungsfreiheit** ist eines der wichtigsten Grundrechte in einer freiheitlich demokratischen Grundordnung. Diese kann nur funktionieren, wenn die Vielfalt im Denken zum Ausdruck kommen und Kritik, insbesondere am Staat, laut geäußert werden darf.

> **Merke**
>
> Sowohl die **Informations- als auch die Pressefreiheit** müssen gewährleistet sein, damit sich der Einzelne ein möglichst umfassendes Bild vom politischen Geschehen machen kann.

Freiheit der Berufswahl

„Alle Deutschen haben das Recht, Beruf, Arbeitsplatz und Ausbildungsstätte frei zu wählen." (Art. 12 I GG)

Das Grundrecht auf **freie Berufswahl** ist ein Bürgerrecht und steht damit nur den deutschen Staatsbürgern zu. Es beinhaltet die freie Wahl des Berufs, des Arbeitsplatzes und der Ausbildungsstätte.

5.1.2 Wichtige Bestimmungen des Zivilrechts

Das **Zivilrecht** beinhaltet verschiedene Rechtsgebiete, wesentliche Teile sind im **Bürgerlichen Gesetzbuch (BGB)** zusammengefasst.

Rechtsfähigkeit

Die Rechtsfähigkeit beginnt mit der Geburt und endet mit dem Tod.

Rechtsfähigkeit ist die Fähigkeit, Träger von Rechten und Pflichten zu sein. Sie beginnt mit der Geburt und endet mit dem Tod eines Menschen.

Handlungsfähigkeit

Handlungsfähig ist eine Person, die in der Lage ist, selbstständig Rechte zu erwerben und Pflichten zu begründen. Man unterscheidet

Geschäftsfähigkeit und Deliktsfähigkeit.

Handlungsfähig ist eine Person, die in der Lage ist, rechtlich bedeutsame Handlungen vorzunehmen. Die allgemeine Handlungsfähigkeit beginnt mit dem 18. Lebensjahr.

Handlungsfähigkeit teilt sich auf in

- **Geschäftsfähigkeit**: die Fähigkeit einer Person, private Rechtsverhältnisse (z. B. Verträge) zu begründen, zu ändern oder zu beenden (**Abb. 5.4**).
- **Deliktsfähigkeit**: die Fähigkeit, schuldhaft zu handeln und für den Schaden Ersatz leisten zu müssen.

Kurzfassung

Glaubens- und Gewissensfreiheit
Artikel 4 des Grundgesetzes:
„Die Freiheit des Glaubens, des Gewissens und die Freiheit des religiösen und weltanschaulichen Bekenntnisses ist unverletzlich."

Meinungsfreiheit
Artikel 5 des Grundgesetzes:
„Jeder hat das Recht, seine Meinung in Wort, Schrift und Bild frei zu äußern [...]."

◂ Merke

Freiheit der Berufswahl
Artikel 12 des Grundgesetzes:
„Alle Deutschen haben das Recht, Beruf, Arbeitsplatz und Ausbildungsstätte frei zu wählen."

5.1.2 Wichtige Bestimmungen des Zivilrechts

Wesentliche Teile des Zivilrechts sind im BGB zusammengefasst.

Rechtsfähigkeit
Die Rechtsfähigkeit beginnt mit der Geburt und endet mit dem Tod.

Handlungsfähigkeit
Handlungsfähig ist eine Person, die in der Lage ist, selbstständig Rechte zu erwerben und Pflichten zu begründen. Man unterscheidet
- Geschäftsfähigkeit und
- Deliktsfähigkeit.

5

Abb. 5.4 Geschäftsfähigkeit.

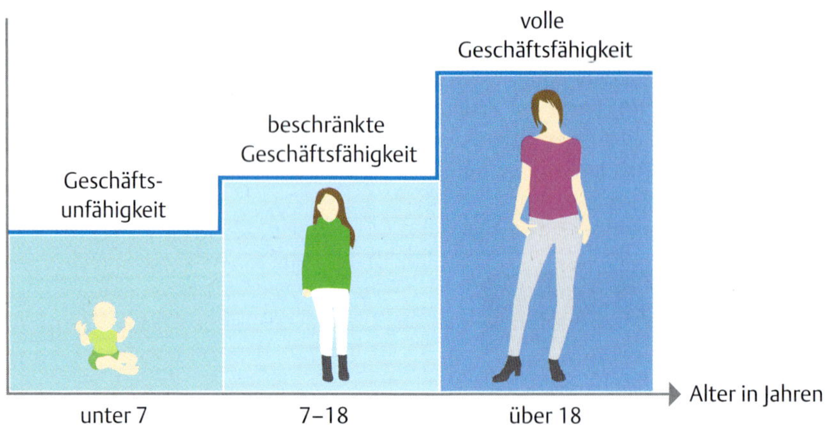

Die verschiedenen Formen der Geschäftsfähigkeit. *Abb. nach: Hell. Alles Wissenswerte über Staat, Bürger, Recht. Thieme; 2024*

5.1.3 Wichtige Bestimmungen des Haftungsrechts
Das Haftungsrecht regelt, wer, wann und in welchem Umfang für eine Tat verantwortlich ist.

Voraussetzungen eines Schadensersatzanspruchs
Voraussetzung für eine Haftungsfrage ist, dass bei einer Person ein Schaden entstanden ist. Schaden liegt vor, wenn eine Person Einbuße an Gesundheit, Ehre oder Eigentum erleidet.

Vorsatz und Fahrlässigkeit
Vorsatz: Wissen und Wollen, dass ein Tatbestand verwirklicht wird
Fahrlässigkeit:
Außerachtlassen der erforderlichen Sorgfalt

Aufsichtspflicht
Die Aufsichtspflicht dient dem Schutz des Aufsichtsbedürftigen.

Kinder und Jugendliche sind entsprechend ihrem Entwicklungsstand zu beaufsichtigen.

5.1.3 Wichtige Bestimmungen des Haftungsrechts

Wer ist wann und in welchem Umfang verantwortlich, wenn z. B. eine zu pflegende Person stürzt und sich verletzt. Wer hat für den Schaden einzustehen und muss die Kosten tragen? Diese und ähnliche Fragen zu beantworten, ist Aufgabe des Haftungsrechts.

Voraussetzungen eines Schadensersatzanspruchs

Zunächst muss bei einem zu pflegenden Menschen ein Schaden entstanden sein. Die Haftungsfrage stellt sich dort nicht, wo zwar Fehlverhalten vorliegt (z. B. fehlerhafte Dokumentation), aber dieses Fehlverhalten zu keinem konkreten Schaden geführt hat. Schaden in diesem Sinn ist dabei jede Einbuße, die jemand infolge eines bestimmten Ereignisses an seinen Rechtsgütern wie Gesundheit, Ehre oder Eigentum erleidet. Dabei kann eine erhebliche psychische Beeinträchtigung auch als Gesundheitsschaden gewertet werden.

Vorsatz und Fahrlässigkeit

Vorsatz. Vorsätzlich handelt ein Mensch dann, wenn er die genauen Umstände seines Handelns kennt und die Herbeiführung des eingetretenen Erfolgs auch will.

Fahrlässigkeit. Fahrlässig handelt, wer die erforderliche Sorgfalt außer Acht lässt. Abweichend vom Strafrecht gilt im Zivilrecht kein individueller, sondern ein auf die Allgemeinheit ausgerichteter objektiver Sorgfaltsmaßstab. Im Rechtsverkehr muss jeder grundsätzlich darauf vertrauen dürfen, dass der andere die für die Erfüllung seiner Pflichten erforderlichen Fähigkeiten und Kenntnisse besitzt. Der Schädiger kann sich daher nicht auf fehlende Fachkenntnisse, Verstandeskräfte, Geschicklichkeit oder Körperkraft berufen. Die „im Verkehr erforderliche Sorgfalt" wird dann verletzt, wenn in einer konkreten Situation das **erforderliche Maß an Umsicht und Sorgfalt**, das in der Situation erwartet wird, **nicht beachtet wurde.**

Aufsichtspflicht

Zu den aufsichtsbedürftigen Personengruppen zählen sowohl Kinder und Jugendliche, die für einen von ihnen verursachten Schaden nicht persönlich haften, als auch volljährige Personen, die aufgrund ihres geistigen oder körperlichen Zustands Beaufsichtigung benötigen. Die Aufsichtspflicht dient dem Schutz des Aufsichtsbedürftigen.
Bei Kindern umfasst diese Sorgepflicht eine dem Entwicklungsstand des Kindes angemessene Aufsichtspflicht.
Auch wenn sich die Eltern im Krankenzimmer des Kindes aufhalten, entbindet dies die Pflegenden nicht von ihrer Aufsichtspflicht. Pflegende sind verpflichtet, in regelmäßigen Abständen (mindestens alle 45 Minuten) nachzusehen, ob „alles in Ordnung" ist (Höfert 1998).

5.1.4 Wichtige Bestimmungen des Betreuungsrechts

Zuständig für die **Bestellung eines Betreuers ist das Betreuungsgericht** (seit 1.9.2009). Ein Betreuer wird bestellt, wenn

- eine volljährige Person, die aufgrund einer psychischen Krankheit oder einer körperlichen, geistigen oder seelischen Behinderung nicht mehr in der Lage ist, ihre Angelegenheiten ganz oder teilweise zu besorgen
- diese Person keine wirksame Vorsorgevollmacht hat und
- kein Fall des sog. Notvertretungsrechts (mehr) vorliegt.

Bei einer körperlichen Behinderung setzt die Anordnung einer Betreuung, einen Antrag des Menschen mit Behinderung voraus. Ein Betreuer wird nur für Aufgabenkreise bestellt, in denen Betreuung erforderlich ist. Handlungen des Betreuers, die für die betreute Person sehr wichtig sind oder ihn gesundheitlich gefährden könnten (Einwilligung in bestimmte ärztliche Eingriffe), müssen vom Betreuungsgericht genehmigt werden.

Merke

Das Vorliegen einer Krankheit oder Behinderung reicht nicht aus, um eine Betreuung anzuordnen.

Merke

Die Betreuung ist aufzuheben, wenn sie nicht mehr notwendig ist.

5.1.4 Wichtige Bestimmungen des Betreuungsrechts

Ein Betreuer wird bestellt, wenn
- eine volljährige Person, die aufgrund einer psychischen Krankheit oder einer Behinderung nicht mehr in der Lage ist, ihre Angelegenheiten ganz oder teilweise zu besorgen
- diese Person keine wirksame Vorsorgevollmacht hat und
- kein Fall des sog. Notvertretungsrechts (mehr) vorliegt.

◂ Merke

◂ Merke

Betreuer

Die Person des Betreuers muss geeignet sein, die Angelegenheiten des Betroffenen zu besorgen und ihn hierbei im erforderlichen Umfang zu betreuen. Der Betreuer kann sich dabei der Hilfe anderer bedienen, da er nur zur Organisation notwendiger Hilfen verpflichtet ist. Tätigkeiten wie persönliche Pflege des Betreuten oder hauswirtschaftliche Versorgung zählen nicht zu den Pflichten eines Betreuers.
Die bedeutendsten Aufgabenkreise der Betreuung sind **Aufenthaltsbestimmung, Vermögensverwaltung** und **Gesundheitsfürsorge**.

Betreuer

Aufgabenkreise der Betreuung sind z. B.
- Aufenthaltsbestimmung,
- Vermögensverwaltung,
- Gesundheitsfürsorge.

5.1.5 Wichtige Bestimmungen des Erbrechts

Das Erbrecht befasst sich mit der Frage, was nach dem Tod eines Menschen mit seinem Vermögen (Nachlass), einschließlich aller Schulden, geschieht.
Mit dem Tod eines Menschen geht sein Vermögen (Erbmasse) als Ganzes auf den oder die Erben über, mit allen Rechten und Pflichten (Gesamtrechtsnachfolge). Die Erben übernehmen damit die Rechtsposition, die der Verstorbene (Erblasser) vor seinem Tod eingenommen hat. Sind mehrere Personen zugleich Erben, so bilden sie eine Erbengemeinschaft.

5.1.5 Wichtige Bestimmungen des Erbrechts

Das Erbrecht regelt, was nach dem Tod eines Menschen mit seinem Vermögen bzw. seinen Schulden geschieht.

Gesetzliche Erbfolge

Diese sogenannte gesetzliche Erbfolge geht davon aus, dass es dem mutmaßlichen Willen des Verstorbenen entspricht, dass sein überlebender Ehegatte, seine Kinder oder die nächsten Angehörigen Erben sein sollen.
Für die gesetzliche Erbfolge unterteilt das Gesetz die Verwandten in Ordnungen, wobei die näheren Verwandten die entfernteren ausschließen (**Abb. 5.5**).

Gesetzliche Erbfolge

Bei der gesetzlichen Erbfolge geht die Erbmasse auf die Verwandten über.

Abb. 5.5 Ordnungsprinzip.

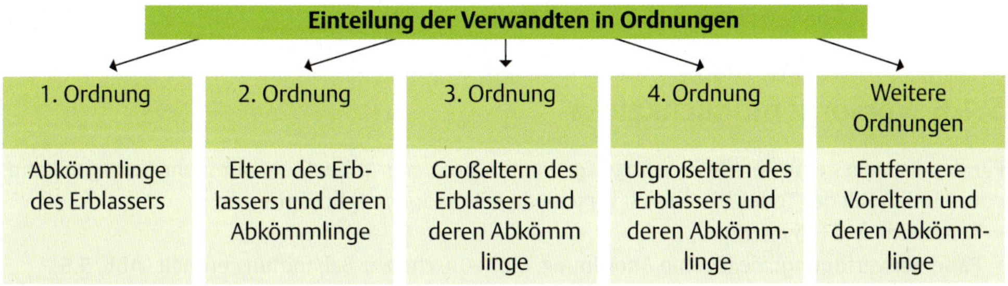

Klärung der gesetzlichen Erbfolge. *Abb. nach: Hell. Alles Wissenswerte über Staat, Bürger, Recht. Thieme; 2024*

„Gewillkürte Erbfolge"

Wer eine vom Gesetz abweichende Regelung treffen will (gewillkürte Erbfolge), kann durch eine „Verfügung von Todes wegen" anderweitig über seinen Nachlass bestimmen. Dies kann per Erbvertrag oder Testament erfolgen.

„Gewillkürte Erbfolge"

Die Erbmasse geht auf die Personen über, die der Verstorbene selbst als Erben bestimmt hat.

Erbvertrag
Mit einem Erbvertrag kann der Erblasser von der gesetzlichen Erbfolge abweichen.

Testament
Das Testament ist eine einseitige Willenserklärung, durch die der Erblasser über seinen Nachlass verfügt.
Ordentliche Testamentsformen sind
- eigenhändiges Testament,
- öffentliches (notarielles) Testament,
- gemeinschaftliches Testament.

Erbvertrag

Die Erbschaft kann den ganzen Nachlass oder nur einen Teil erfassen, einzelne Gegenstände (Vermächtnis) oder Auflagen an den Erben oder Vermächtnisnehmer. Vertragspartner des Erblassers kann jeder beliebige Dritte sein. Die Vertragspartner sind an die vertragliche Vereinbarung gebunden.

Testament

Das Testament ist eine einseitige Willenserklärung, durch die der Erblasser über seinen Nachlass verfügt. Der Gesetzgeber bietet verschiedene Testamentsformen an.
Ordentliche Testamentsformen sind folgende:

Eigenhändiges Testament. Dieses ist die Verfügung einer Person über ihr Vermögen nach ihrem Tod. Es setzt zwingend ein vom Erblasser vollständig eigenhändig handgeschriebenes, lesbares und unterschriebenes Schriftstück voraus (§ 2247 BGB).

Öffentliches (notarielles) Testament. Dies wird errichtet, indem der Erblasser dem Notar durch mündliche Erklärung oder durch Übergabe einer Schrift mitteilt, dass die abgegebene Erklärung sein letzter Wille sein soll (§ 1932 BGB). Über diese Erklärung fertigt der Notar eine Niederschrift an, die nach der Verlesung vom Erblasser und vom Notar unterschrieben wird.

Gemeinschaftliches Testament. Es wird gemeinschaftlich (von 2 Ehepartnern oder 2 Lebenspartnern einer gleichgeschlechtlichen Lebensgemeinschaft) errichtet und besteht aus den 2 Verfügungen der Erklärenden über ihr Vermögen im Todesfall, also 2 Testamenten. Es kann sich sowohl um ein eigenhändiges als auch ein notarielles Testament handeln.

Berliner Testament. Dies ist eine besondere Form des gemeinschaftlichen Testaments (§ 2269 BGB). Die Partner errichten ein gemeinschaftliches Testament, in dem die Partner sich gegenseitig als Erben einsetzen und in dem die Partner einen oder mehrere Personen als Erben des zuletzt versterbenden Partners bestimmen.

Außerordentliche Testamentsformen sind
- Bürgermeistertestament,
- Dreizeugentestament,
- Seetestament,
- Konsulartestament.

Außerordentliche Testamentsformen, die jedoch selten vorkommen, sind das Bürgermeistertestament, das Dreizeugentestament, das Seetestament und das Konsulartestament.

Dreizeugentestament. Voraussetzung ist hier, dass derjenige, der das Testament errichten will, sich in einer nahen Todesgefahr befindet und ein notarielles Testament aus Zeitgründen nicht mehr möglich ist. Zumindest muss die konkrete Befürchtung bestehen, dass er bald in einen Zustand der fortdauernden Testierunfähigkeit gerät.
Ist er darüber hinaus testierfähig, kann er sein Testament durch mündliche Erklärung vor 3 Zeugen errichten. Diese Zeugen müssen während des gesamten Errichtungsvorgangs anwesend sein. Zeuge können jedoch nicht sein
- der Ehegatte des Erblassers,
- mit ihm in gerader Linie Verwandte sowie
- Personen, die als Erben in Betracht kommen.

Zu Lebzeiten des Erblassers muss über diese mündliche Erklärung eine Niederschrift angefertigt werden. Daraufhin ist die Niederschrift dem Erblasser vorzulesen und muss von ihm genehmigt und im Falle seiner Schreibfähigkeit unterschrieben werden. Kann er nicht mehr unterschreiben, ist dies ebenfalls in der Niederschrift festzustellen. Es genügt dann für die Genehmigung z. B. ein Kopfnicken.

Merke ▸

Merke

Nach Ablauf von 3 Monaten wird das Dreizeugentestament unwirksam, wenn zu diesem Zeitpunkt der Erblasser noch lebt und zur Errichtung eines Testaments vor einem Notar in der Lage ist. Hierüber ist der Betroffene aufzuklären!

5.1.6 Vorsorgemöglichkeiten

Vorsorgemöglichkeiten sind:
- Testament
- Erbvertrag
- Patientenverfügung
- Vorsorgevollmacht
- Betreuungsverfügung
- Organspendeausweis
- Bestattungsverfügung
- anatomische Sektion

5.1.6 Vorsorgemöglichkeiten

Für den Fall, dass eine Person ihre Angelegenheiten ganz oder teilweise nicht mehr besorgen kann, oder für den Fall des Todes bieten sich verschiedene Vorsorgemöglichkeiten an:
- **Testament und Erbvertrag**
- **Patientenverfügung:** Sie ist eine Anordnung, die Wünsche zur Behandlung enthält (**Abb. 5.6**). Lebenserhaltende oder -verlängernde Maßnahmen müssen unterbleiben, wenn dies dem zuvor in einer Patientenverfügung geäußerten Willen entspricht.
- **Vorsorgevollmacht:** Mit der Vorsorgevollmacht bevollmächtigt eine Person eine andere, im Falle einer Notsituation alle oder bestimmte Aufgaben für den Vollmachtgeber in verbindlicher Weise zu erledigen.

KURZFASSUNG

Merke

Patientenverfügung und Vorsorgevollmacht sollten sinnvollerweise gemeinsam erstellt werden, da sie sich ergänzen, z. B. in Fällen, die in der Patientenverfügung nicht geregelt sind.

◄ Merke

- **Betreuungsverfügung:** Für den Fall der Betreuungsbedürftigkeit kann ein Betreuer bestimmt werden. Eine solche Verfügung ist für das Betreuungsgericht grundsätzlich bindend, wenn dies dem Wohl des Verfügenden nicht zuwiderläuft (§ 1897 Abs. 4 BGB).
- **Organspendeausweis:** Der Organspendeausweis ist eine Vollmacht für den Todesfall. Für den Fall des Todes erklärt die betreffende Person, ob sie mit der Organentnahme zu medizinischen Heilzwecken einverstanden ist oder nicht.
- **Bestattungsverfügung:** Die Bestattungsverfügung ist die Erklärung eines lebenden Menschen, wie mit seiner Leiche nach seinem Tod verfahren werden soll.
- **Anatomische Sektion:** Zu Lebzeiten kann erklärt werden, dass man seinen Leichnam zur anatomischen Sektion für wissenschaftliche Zwecke zur Verfügung stellt. Die wissenschaftliche Einrichtung, in der die anatomische Sektion durchgeführt wird, veranlasst die Bestattung der Leiche, sobald diese nicht mehr wissenschaftlichen Zwecken dient.

Abb. 5.6 Patientenverfügung.

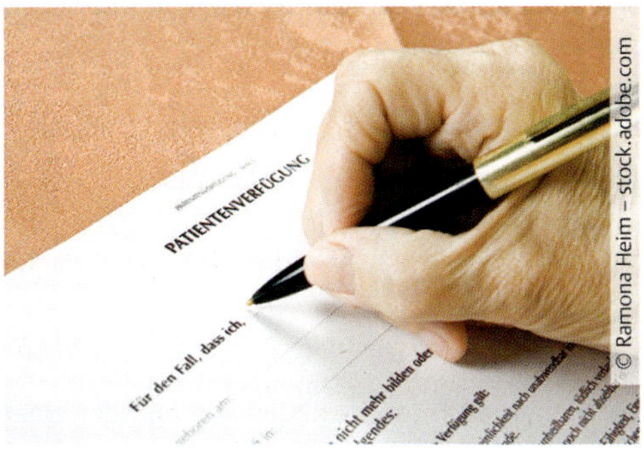

Vorgefertigte Formulare zum Ankreuzen gibt es kostenfrei von vielen Organisationen. Hier eine Standard-Patientenverfügung des Humanistischen Verbands Deutschland auf der Grundlage der Patientenverfügung des Bundesministeriums der Justiz von 2009. *Quelle: Ramona Heim – stock.adobe.com*

5.1.7 Wichtige Bestimmungen des Arbeitsrechts

Jugendarbeitsschutz

Geregelt ist der Jugendarbeitsschutz im Jugendarbeitsschutzgesetz. Dieses gilt für die Beschäftigung von Personen, die noch nicht 18 Jahre alt sind (Ausnahme: gelegentliche geringfügige Tätigkeiten) (**Abb. 5.7**).

5.1.7 Wichtige Bestimmungen des Arbeitsrechts

Jugendarbeitsschutz

Der Jugendarbeitsschutz ist im Jugendarbeitsschutzgesetz geregelt und gilt für Personen unter 18 Jahren.

Abb. 5.7 Jugendarbeitsschutz.

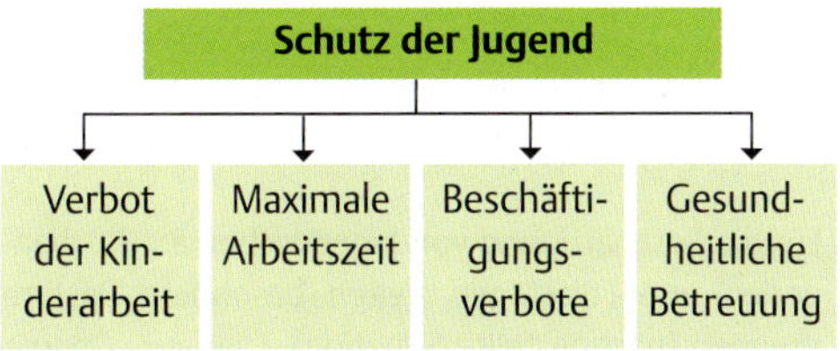

Gesetz zum Schutz von Kindern und Jugendlichen in der Arbeitswelt. *Abb. nach: Hell. Alles Wissenswerte über Staat, Bürger, Recht. Thieme; 2024*

Verbot der Kinderarbeit. Die Beschäftigung von Kindern (unter 15 Jahren) und Jugendlichen, die der Vollzeitschulpflicht unterliegen, ist grundsätzlich verboten (§ 5 JArbSchG). Dies gilt auch für Tätigkeiten, die sie als Hobby betreiben, z. B. um das Taschengeld aufzubessern, soweit sie regelmäßig arbeiten.
Kinder über 13 Jahren dürfen mit Einwilligung der Eltern in bestimmtem Umfang beschäftigt werden. Dies gilt, wenn die Beschäftigung leicht und für Kinder geeignet ist, z. B. Babysitting.

Die Beschäftigung von Kindern (unter 15 Jahren) und Jugendlichen, die der Vollzeitschulpflicht unterliegen, ist grundsätzlich verboten.

Arbeitszeit

Jugendliche dürfen grundsätzlich nicht mehr als 8 Stunden täglich und nicht mehr als 40 Stunden pro Woche beschäftigt werden (§ 8 JArbSchG). Sie haben Anspruch auf im Voraus feststehende Ruhepausen (mindestens 15 Minuten). Diese betragen mindestens

- 30 Minuten bei einer Arbeitszeit von 4½ bis 6 Stunden,
- 60 Minuten bei einer Arbeitszeit von mehr als 6 Stunden.

Nach dem Ende der täglichen Arbeit ist den Jugendlichen mindestens 12 Stunden ununterbrochen Freizeit zu gewähren.

Arbeitszeit

Jugendliche dürfen nicht mehr als 8 Stunden täglich und nicht mehr als 40 Stunden wöchentlich arbeiten.

Merke ►

> **Merke**
>
> **Verbot der Nachtarbeit.** In der Zeit zwischen 20 und 6 Uhr dürfen Jugendliche nicht beschäftigt werden.
>
> Ausnahmen für das Verbot der Nachtarbeit (Jugendliche > 16 Jahre) bestehen z. B. bei der Beschäftigung
> - im Gaststätten- und Schaustellergewerbe (bis 22 Uhr),
> - in mehrschichtigen Betrieben (z. B. Krankenhäuser) (bis 23 Uhr),
> - in der Landwirtschaft (ab 5 Uhr oder bis 21 Uhr),
> - in Bäckereien (ab 5 Uhr).

5-Tage-Woche. Jugendliche dürfen nur an 5 Tagen in der Woche beschäftigt werden.

An Samstagen, Sonntagen und Feiertagen dürfen Jugendliche nicht beschäftigt werden.

Samstags- und Sonntagsruhe. An Samstagen und Sonntagen dürfen Jugendliche nicht beschäftigt werden. Ausnahmen sind unter anderem die Beschäftigung in Krankenhäusern, Alten-, Pflege- und Kinderheimen (**Abb. 5.8**). Mindestens 2 Samstage bzw. jeder 2. Sonntag im Monat solle beschäftigungsfrei bleiben. Eine 5-Tage-Woche muss durch die Freistellung an einem anderen berufsschulfreien Arbeitstag sichergestellt werden.

Jugendliche haben Anspruch auf einen Mindesturlaub.

Feiertagsruhe. An gesetzlichen Feiertagen dürfen Jugendliche überhaupt nicht, am 24.12. und 31.12. dürfen sie ab 14 Uhr nicht beschäftigt werden. Hier gelten wiederum die Ausnahmen wie bei der Samstags- und Sonntagsruhe, jedoch mit der Einschränkung, dass am 25.12., am 1.1., am ersten Osterfeiertag und am 1.5. ein absolutes Beschäftigungsverbot besteht.

Urlaub. Die Jugendlichen haben Anspruch auf einen Mindesturlaub, dessen Länge vom Lebensalter zu Beginn des Kalenderjahres abhängt:
- mindestens 30 Werktage (< 16 Jahre),
- mindestens 27 Werktage (< 17 Jahre),
- mindestens 25 Werktage (< 18 Jahre).

Merke ►

> **Merke**
>
> Abweichende Regelungen zum Mindesturlaub können auch in einem Tarifvertrag oder einer Betriebsvereinbarung getroffen werden!

Abb. 5.8 Besondere Bestimmungen für Jugendliche.

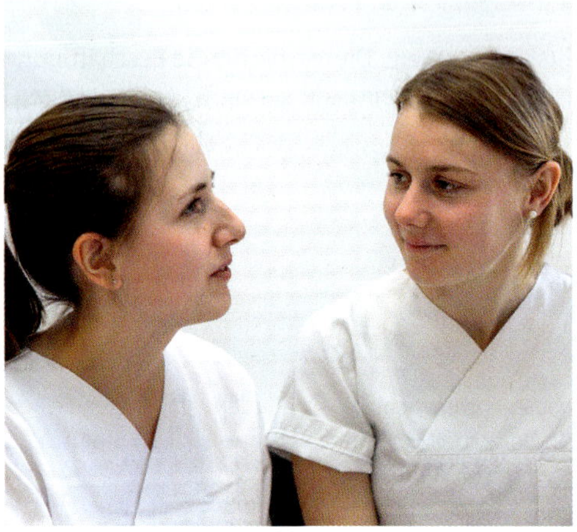

Für die Beschäftigung von Jugendlichen an Wochenenden und Feiertagen gelten besondere Bestimmungen (nachgestellte Situation). *Quelle: K. Oborny, Thieme*

Beschäftigungsverbote

Jugendliche dürfen bestimmte Arbeiten nicht ausführen, z. B.:
- gefährliche Arbeiten
- Arbeiten, die ihre Leistungsfähigkeit übersteigen
- Arbeiten, bei denen sie sittlichen Gefahren ausgesetzt sind
- Akkordarbeit
- Arbeiten, bei denen sie schädlichen Einwirkungen ausgesetzt sind
- Arbeiten im Kontrollbereich

Beschäftigungsverbote

Jugendliche dürfen mit bestimmten Arbeiten nicht beschäftigt werden (§ 22–24 JArbSchG), z. B.:
- gefährliche Arbeiten
- Arbeiten, die ihre Leistungsfähigkeit übersteigen
- Arbeiten, bei denen sie sittlichen Gefahren ausgesetzt sind (z. B. Beschäftigung in einem Stripteaselokal)
- Akkordarbeit
- Arbeiten, bei denen sie schädlichen Einwirkungen von Lärm, Erschütterungen, Strahlen (z. B. Röntgenstrahlen) oder von giftigen, ätzenden oder reizenden Stoffen ausgesetzt sind
- Arbeiten im Kontrollbereich

Dies gilt nicht für die Beschäftigung Jugendlicher, soweit dies zur Erreichung ihres Ausbildungsziels erforderlich und ihr Schutz durch die Aufsicht eines Fachkundigen gewährleistet ist.

Einstellung, Arbeits- und Ausbildungsvertrag, Kündigung

Dem Arbeitsverhältnis liegt immer ein Arbeitsvertrag zugrunde. Darin verpflichtet sich der Arbeitnehmer zur Leistung abhängiger, das heißt unselbstständiger Arbeit. Der Inhalt der Arbeit wird vom Arbeitgeber bestimmt. Die Arbeit steht unter der Leitung des Arbeitgebers und erfolgt nach seinen Weisungen. Andererseits ist der Arbeitgeber verpflichtet, den vereinbarten Lohn zu bezahlen.

Zustandekommen des Arbeitsvertrages

Der Arbeitsvertrag kommt durch 2 übereinstimmende Willenserklärungen so zustande, dass über die wesentlichen Teile der Beschäftigung eine Einigung erzielt wird. Hierzu gehört auf der einen Seite die zu leistende Arbeit und auf der anderen Seite der zu zahlende Lohn.

Der Abschluss des Arbeitsvertrags ist grundsätzlich an keine bestimmte Form gebunden. Er kann schriftlich, mündlich oder auch durch schlüssiges Handeln abgeschlossen werden. Hiervon gibt es jedoch auch Abweichungen, die gesetzlich oder in einem Tarifvertrag geregelt sind. So besagt das Pflegeberufegesetz, dass der Träger der Ausbildung mit dem Schüler einen schriftlichen Ausbildungsvertrag abschließen muss.

Inhalt des Arbeitsverhältnisses

Merke

Unter einem Arbeitsverhältnis versteht man die Leistung von abhängiger Arbeit gegen Bezahlung von Lohn.

Der Inhalt des Arbeitsverhältnisses wird bestimmt von:

Arbeitsvertrag. Im Arbeitsvertrag wird festgelegt, welche **Tätigkeit** der Arbeitnehmer zu verrichten hat. Als weitere wesentliche Punkte werden die **Höhe des Lohns** und die **Arbeitszeit** festgehalten. Dabei kann auch auf den Inhalt eines Tarifvertrags Bezug genommen werden.

Gesetz. Das Gesetz beeinflusst das Arbeitsverhältnis insofern, als hier **bestimmte Mindestarbeitsbedingungen festgelegt** sind (Arbeitszeitgesetz, Schwerbehindertengesetz, Mutterschutzgesetz usw.).

Tarifvertrag, Betriebsvereinbarung. Tarifverträge werden zwischen den betreffenden **Gewerkschaften und Arbeitgeberverbänden** geschlossen. Darin sind Regelungen enthalten, die für **tarifgebundene Arbeitgeber und Arbeitnehmer** unmittelbare und zwingende Wirkung entfalten. **Betriebsvereinbarungen** werden zwischen dem **Betriebsrat bzw. Personalrat und dem Arbeitgeber** geschlossen und sind für alle Arbeitnehmer eines Betriebs anzuwenden.

Betriebliche Übung. Soweit sich in der betrieblichen Praxis **Gewohnheiten und Bräuche** entwickeln, aufgrund deren der Arbeitgeber bestimmte Leistungen an seine Arbeitnehmer erbringt, entwächst diesen Bräuchen unter bestimmten Voraussetzungen rechtliche Wirkung.

Direktionsrecht. Durch die Ausübung des Direktionsrechts ist es dem Arbeitgeber möglich, das Arbeitsverhältnis einseitig zu gestalten („er ordnet an"). Dem Arbeitgeber steht hier das sogenannte **Leitungs- und Weisungsrecht** zu. Er hat insbesondere die Arbeitsleistung nach Art, Ort und Zeit zu bestimmen.

Kündigung

Die **Kündigung** ist eine **einseitige Willenserklärung**, das heißt, es genügt, wenn sie einer der beiden Vertragspartner dem anderen gegenüber erklärt. Die Kündigungserklärung muss **schriftlich** erfolgen, eine Angabe von Gründen ist nicht zwingend erforderlich. Der Tarif- oder Arbeitsvertrag kann jedoch auch vorsehen, dass Gründe anzugeben sind. Bei einer **fristlosen Kündigung** muss der Kündigende auf Verlangen des anderen diesem die **Gründe schriftlich** mitteilen.

Bei einer Kündigung sind die ordentliche und die außerordentliche Kündigung zu unterscheiden (**Abb. 5.9**).

Abb. 5.9 Kündigungsarten.

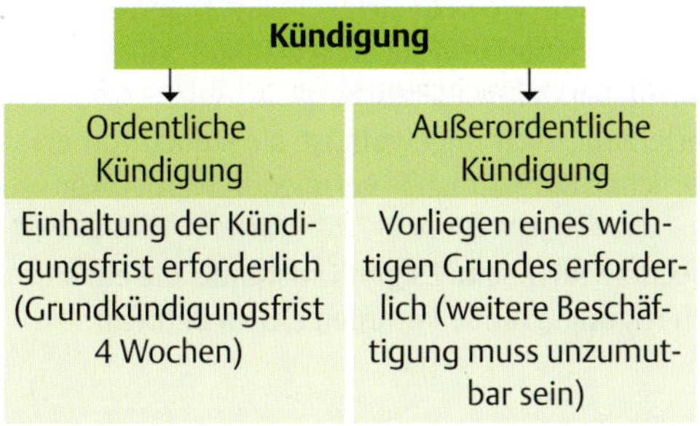

Bei einer Kündigung werden 2 Arten voneinander abgegrenzt. *Abb. nach: Hell. Alles Wissenswerte über Staat, Bürger, Recht. Thieme; 2024*

KURZFASSUNG

Einstellung, Arbeits- und Ausbildungsvertrag, Kündigung

Durch den Arbeitsvertrag verpflichtet sich der Arbeitnehmer zur Leistung „abhängiger" Arbeit. Der Arbeitgeber verpflichtet sich, Lohn zu bezahlen.

Zustandekommen des Arbeitsvertrages

Ein Arbeitsvertrag kann schriftlich, mündlich oder auch durch schlüssiges Handeln abgeschlossen werden.

Inhalt des Arbeitsverhältnisses

◂ Merke

Den Inhalt des Arbeitsverhältnisses bestimmen
- der Arbeitsvertrag,
- das Gesetz,
- kollektivrechtliche Vereinbarungen,
- betriebliche Übung und
- das Direktionsrecht.

Kündigung

Die Kündigung ist eine einseitige Willenserklärung. Sie muss schriftlich und kann ohne Angabe von Gründen erfolgen.

Man unterscheidet:
- ordentliche Kündigung
- außerordentliche Kündigung

5

5

Ordentliche Kündigung. Die Kündigungsfrist beträgt bei der Kündigung durch den Arbeitgeber sowie durch den Arbeitnehmer grundsätzlich 4 Wochen. Die Kündigungsfristen sind für Angestellte und für Arbeiter gleich lang. Nach längerer Betriebszugehörigkeit (hier zählt nur die Zeit ab dem 25. Lebensjahr) verlängert sich die Kündigungsfrist für eine Kündigung durch den Arbeitgeber auf bis zu 7 Monate. Tarifvertraglich können alle Kündigungsfristen verkürzt oder verlängert werden.

Außerordentliche Kündigung. Das Arbeitsverhältnis kann sowohl vom Arbeitgeber als auch vom Arbeitnehmer ohne Einhaltung einer Frist gekündigt werden. Vorausgesetzt, es liegt ein wichtiger Grund vor. Das ist der Fall, wenn Tatsachen vorliegen, aufgrund deren dem Kündigenden die Fortsetzung des Arbeitsverhältnisses nicht einmal bis zum Ablauf der Kündigungsfrist zugemutet werden kann.

Arbeitszeugnis

Endet das Arbeitsverhältnis, hat der Arbeitnehmer einen Anspruch auf ein schriftliches Zeugnis.

Arbeitszeugnis

Bei der Beendigung des Arbeitsverhältnisses hat der Arbeitnehmer einen Anspruch auf ein schriftliches Zeugnis. Dieser Anspruch entsteht bereits in angemessener Zeit vor Ablauf der Arbeitszeit. So kann sich der Arbeitnehmer bei einem neuen Arbeitgeber leichter bewerben. Nach Ausspruch der Kündigung kann es daher bereits verlangt werden. Unter bestimmten Voraussetzungen besteht sogar ein Anspruch auf ein Zwischenzeugnis.

Das einfache Zeugnis beinhaltet Art und Dauer der Tätigkeit, evtl. Leitungsbefugnisse, Fortbildungsmaßnahmen. Das qualifizierte Arbeitszeugnis ist ausführlicher und wird auf Verlangen des Arbeitnehmers erstellt.

Einfaches Arbeitszeugnis. Ein einfaches Zeugnis beinhaltet Art und Dauer der Tätigkeit, eventuell Leitungsbefugnisse und Fortbildungsmaßnahmen.

Qualifiziertes Arbeitszeugnis. Auf Verlangen des Arbeitnehmers hat der Arbeitgeber ein qualifiziertes Zeugnis auszustellen. Dieses enthält darüber hinaus Arbeitsumfang, Güte, Tempo, Ökonomie, Fachkenntnisse, Arbeitsbereitschaft, Ausdrucksvermögen, Verhandlungsgeschick.

Merke ▶

Merke

In der Praxis sind bestimmte positiv klingende Formulierungen üblich, die jedoch den Arbeitnehmer nicht immer günstig beurteilen (Zeugnisgeheimsprache).

Praxistipp ▶

Praxistipp

Was darf nicht im Zeugnis erwähnt werden?

Nicht in das Zeugnis gehören
- die Tätigkeit oder Mitgliedschaft im Betriebs- oder Personalrat,
- der Entlassungsgrund,
- einmalige Vorfälle, die für die Beurteilung des Arbeitnehmers nicht charakteristisch sind,
- das private Verhalten.

Das Zeugnis muss der Wahrheit entsprechen, so darf Ungünstiges nicht verschwiegen werden. Beispielsweise gehört in das Zeugnis einer Pflegeperson ein illegaler Umgang mit Betäubungsmitteln im dienstlichen Bereich.

5.1.8 Wichtige Bestimmungen des Strafrechts – Straftaten im Bereich der Krankenpflege

Das Strafrecht beschäftigt sich mit menschlichen Handlungen, die der Gesetzgeber unter Strafe gestellt hat.

5.1.8 Wichtige Bestimmungen des Strafrechts – Straftaten im Bereich der Pflege

Das Strafrecht beschäftigt sich mit menschlichen Handlungen, die der Gesetzgeber unter Strafe gestellt hat, da sie unerwünscht sind und zu Verletzungen wichtiger Gemeinschaftswerte führen. Eine Straftat setzt daher immer voraus, dass zum Zeitpunkt ihrer Begehung ein Gesetz besteht, welches die konkrete Handlung unter Strafe stellt.

Voraussetzungen einer strafbaren Handlung sind
- objektiver Tatbestand,
- subjektiver Tatbestand (Vorsatz oder Fahrlässigkeit),
- Rechtswidrigkeit und
- Schuldhaftigkeit.

Voraussetzungen einer strafbaren Handlung sind:
- **objektiver Tatbestand:** Damit der Straftäter weiß, welche konkrete Handlung bestraft wird, muss zum Zeitpunkt seiner Tat diese verbotene Handlung im Gesetz konkret umschrieben sein.
- **subjektiver Tatbestand:** Ein Täter kann nur bestraft werden, wenn er sich bewusst gegen das Recht stellt, er also die objektiven Tatbestandsmerkmale kennt und sie auch erfüllen will.
- **Vorsatz:** Wer weiß, was er tut, und dies auch tun will, handelt vorsätzlich.
- **Fahrlässigkeit:** Diese liegt vor, wenn die Rechtsverletzung zwar ungewollt ist, sie jedoch vorhersehbar und bei Beachtung der im Verkehr erforderlichen Sorgfalt hätte vermieden werden können.
- **Rechtswidrigkeit:** Das Handeln des Täters muss rechtswidrig sein. Es gibt Umstände, die ein an sich strafbares Verhalten rechtfertigen. Als Rechtfertigungsgründe kommen z. B. in Betracht:
  - Notwehr,
  - Notstand,

- Erziehungsrecht,
- Einwilligung des Opfers.
- **Schuldhaftigkeit:** Letztendlich ist für die Strafbarkeit noch Voraussetzung, dass der Täter schuldhaft gehandelt hat.

Praxistipp

Wann ist ein Täter schuldunfähig?

Ein Täter ist schuldunfähig, wenn er bei Begehung der Tat wegen einer krankhaften seelischen Störung oder Ähnlichem unfähig ist, das Unrecht der Tat einzusehen oder nach dieser Einsicht zu handeln. Schuldunfähig sind auch Menschen, die bei Begehung der Tat noch nicht 14 Jahre alt sind.

◂ Praxistipp

Körperverletzung (§ 223 StGB)

Der objektive Tatbestand einer vorsätzlichen Körperverletzung besteht darin, dass eine andere Person körperlich misshandelt oder an der Gesundheit geschädigt wurde. Schutzgut ist die körperliche, aber auch psychische Unverletzlichkeit eines lebenden Menschen.

Körperverletzung (§ 223 StGB)

Wird eine andere Person körperlich misshandelt oder gesundheitlich geschädigt, liegt der objektive Tatbestand einer Körperverletzung vor.

Totschlag, Mord (§§ 212, 211 StGB)

Totschlag ist die vorsätzliche Tötung eines Menschen.
Ein Mord liegt vor, wenn der Täter aus Mordlust, zur Befriedigung des Geschlechtstriebs, aus Habgier oder aus sonstigen niedrigen Beweggründen, heimtückisch oder grausam oder mit gemeingefährlichen Mitteln oder um eine andere Straftat zu ermöglichen oder zu verdecken, einen Menschen tötet.

Totschlag, Mord (§§ 212, 211 StGB)

Totschlag ist die vorsätzliche Tötung eines Menschen. Auch bei Mord wird vorsätzlich getötet, jedoch liegt der Tat ein besonderes Motiv zugrunde.

Schwangerschaftsabbruch, § 218 StGB

Eine Schwangerschaft beginnt im strafrechtlichen Sinne mit dem Abschluss der Einnistung der befruchteten Eizelle in die Gebärmutter. Sie endet mit Beginn der Eröffnungswehen. Eine Schwangerschaft wird dadurch abgebrochen, dass der Embryo durch einen Eingriff auf die Schwangere selbst oder auf den Embryo abstirbt (**Abb. 5.10**).

Schwangerschaftsabbruch, § 218 StGB

Wird eine Schwangerschaft durch einen Eingriff auf die Schwangere selbst oder auf den Embryo abgebrochen, liegt ein Schwangerschaftsabbruch vor.

Merke

Der Schwangerschaftsabbruch ist grundsätzlich strafbar.

◂ Merke

Abb. 5.10 Schwangerschaftsabbruch.

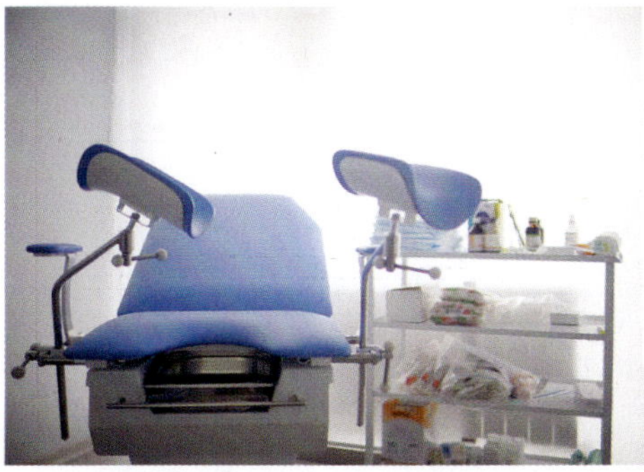

© kichigin19 – stock.adobe.com

Ein Schwangerschaftsabbruch ist in Deutschland grundsätzlich rechtswidrig, bleibt jedoch unter bestimmten Voraussetzungen straffrei. *Quelle: ©kichigin19 – stock.adobe.com*

Straflosigkeit des Schwangerschaftsabbruchs. Der Gesetzgeber sieht 3 Fallkonstellationen vor, die den Abbruch einer Schwangerschaft rechtfertigen (medizinische und kriminologische Indikation) bzw. bei denen trotz bestehender Rechtswidrigkeit der Abbruch nicht bestraft wird (sogenannte Fristenlösung mit Beratungspflicht):

- **medizinische Indikation:** Der Abbruch ist zur Abwendung von Gefahr für Leib und Leben der Schwangeren erforderlich.
- **kriminologische Indikation:** Die Schwangerschaft ist durch eine Straftat gegen die sexuelle Selbstbestimmung entstanden (z. B. Vergewaltigung). Hier darf jedoch der Eingriff nur innerhalb von 12 Wochen nach der Empfängnis, das heißt nach der Befruchtung, durchgeführt werden.
- **Fristenlösung:** Die Schwangere lässt sich durch eine staatlich anerkannte Beratungsstelle (z. B. staatliche Gesundheitsämter, pro familia) beraten, frühestens 3 Tage später wird der Abbruch vorgenommen. Dieser muss aber auch noch innerhalb der Frist von 12 Wochen seit der Empfängnis, also der Befruchtung, erfolgen.

Derzeit (Stand März 2024) prüft eine Kommission Regelungen für den Schwangerschaftsabbruch außerhalb des Strafgesetzbuches.

Der Schwangerschaftsabbruch ist nur in folgenden 3 Fällen nicht strafbar:
- bei medizinischer Indikation
- bei kriminologische Indikation
- nach der sog. Fristenlösung

Schweigepflichtverletzung (§ 203 StGB)
Schweigepflicht und Datenschutz kommt in den Pflegeberufen erhöhte Bedeutung zu, da das Pflegepersonal private und intime Dinge der ihm anvertrauten Menschen erfährt.

5

Schweigepflichtverletzung (§ 203 StGB)

Das Pflegepersonal erfährt private und intime Dinge der ihm anvertrauten Menschen. Daher kommt im Strafgesetzbuch Schweigepflicht und Datenschutz in den Pflegeberufen erhöhte Bedeutung zu. Nach § 203 StGB (= Strafgesetzbuch) ist bei allen Heilberufen wie Ärzten, Pflegepersonal, aber auch bei Auszubildenden im Pflegeberuf die Verletzung von Privatgeheimnissen strafbar. Bei all diesen Berufen besteht eine besondere Vertrauensstellung.

Merke ►

Merke

Bereits der Umstand, dass jemand einen Arzt oder ein Krankenhaus aufgesucht hat (einschließlich seiner Personalien), fällt unter die Schweigepflicht.

Praxistipp ►

Praxistipp

Was ist ein Geheimnis?

Geheimnisse sind Tatsachen, die nur einem beschränkten Personenkreis bekannt sind und an deren Geheimhaltung derjenige, den sie betreffen, ein von seinem Standpunkt aus sachlich begründetes Interesse hat. Für die Angehörigen der Heilberufe gelten zunächst alle mit der Krankenbehandlung und Pflege in Zusammenhang stehenden Umstände als geheim, z. B.

- Krankheitsgeschichte,
- Untersuchungsbefunde,
- Aufzeichnungen des Arztes.

Merke ►

Merke

Die Schweigepflicht besteht grundsätzlich auch gegenüber der Polizei.

Geheimnisse unterliegen der Schweigepflicht.

Schützenswert sind Geheimnisse, die dem Schweigepflichtigen anvertraut wurden. Anvertraut ist ein Geheimnis, wenn es dem Schweigepflichtigen in seiner Eigenschaft als Angehöriger dieser Berufsgruppe mündlich, schriftlich oder auf sonstige Art und Weise mitgeteilt wurde (**Abb. 5.11**).

- Dabei beschränkt sich die Mitteilung des Geheimnisses **nicht** auf die Arbeitszeiten.
- Die Schweigepflicht bezieht sich auch auf solche Informationen, die in keinem unmittelbaren Zusammenhang mit der beruflichen Tätigkeit des Schweigepflichtigen stehen.
- Das betrifft auch Tatsachen, die dem Schweigepflichtigen bekannt geworden sind, während er seinen Beruf ausgeübt hat, und die sich auf andere Personen beziehen (z. B. Angehörige des Patienten oder Bewohners).

Abb. 5.11 Schweigepflicht.

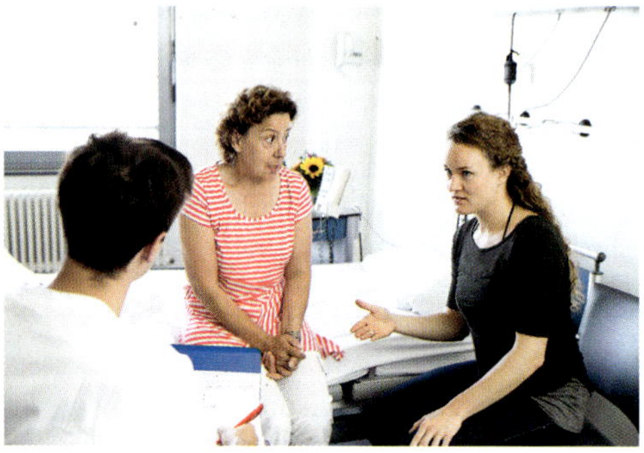

Anvertraute Geheimnisse unterliegen der Schweigepflicht (nachgestellte Situation). *Quelle: A. Fischer, Thieme*

Praxistipp ►

Praxistipp

Wann ist ein Geheimnis offenbart?

Offenbart ist ein Geheimnis, wenn Dritte von einer geheimen Tatsache und der Person, die von dieser Tatsache betroffen ist, erfahren. Dabei ist die Art der Geheimnisoffenbarung, ob mündlich, schriftlich oder auf eine andere Art und Weise, egal.

Kein Offenbaren ist, wenn eine geheime Tatsache bekannt wird, ohne die Identität der Person preiszugeben, auf die sich diese Tatsache bezieht.

Entbindung von der Schweigepflicht
Es gibt eine Vielzahl von Befugnissen (Rechtfertigungsgründe), die es erlauben, anderen Personen Geheimnisse mitzuteilen.

1. Der Patient oder Bewohner stimmt zu/willigt ein, dass die Tatsachen weitergegeben werden können
- Dabei muss die Zustimmung der Person vorliegen, die das Geheimnis betrifft. Dies ist auch dann der Fall, wenn der Schweigepflichtige die Information von einem Dritten hat.
- Die Zustimmung kann jederzeit widerrufen werden.
- Die Zustimmung kann auf bestimmte Tatsachen beschränkt werden.

Merke
Bei Mitteilungen an Ehegatten und Angehörige eines Pflegeempfängers kann man nicht immer davon ausgehen, dass der Betroffene einverstanden ist. Auch hier muss vorher die Zustimmung eingeholt werden.

2. Mutmaßliche Einwilligung: Man nimmt an, dass der Patient oder Bewohner eingewilligt hätte. Eine mutmaßliche Einwilligung liegt vor, wenn die Person, könnte sie gefragt werden, ihre Zustimmung erteilen würde, oder wenn ohne weiteres davon ausgegangen werden kann, dass sie einverstanden ist.

3. Notstand: Eine Ausnahmesituation liegt vor. Die Offenbarung eines Geheimnisses kann gerechtfertigt sein, wenn es um die Abwendung ernstlicher Gefahren für Leib und Leben geht. Dies setzt jedoch voraus, dass dem Wunsch der Person auf Verschwiegenheit ein anderes wichtiges, höherwertiges Rechtsgut entgegensteht.

4. Gesetzliche Vorschriften erfordern die Weitergabe der Tatsachen. Gemäß Strafgesetzbuch besteht eine Verpflichtung für jedermann, auch den Schweigepflichtigen, zur Anzeige von bestimmten geplanten Verbrechen. Es handelt sich dabei um gravierende, einzeln aufgeführte Straftaten, z. B. Vorbereitung eines Angriffskriegs oder Mord.

Merke
Gemäß dem Infektionsschutzgesetz besteht eine Verpflichtung, bestimmte Krankheiten zu melden.

5. Zur Wahrung eigener Interessen. Zur Wahrung seiner eigenen Interessen ist der Schweigepflichtige berechtigt, Umstände zu offenbaren, die seiner Verteidigung oder der Durchsetzung zivilrechtlicher Ansprüche dienen.

Freiheitsberaubung (§ 239 StGB)
Wer einen Menschen einsperrt oder auf andere Weise des Gebrauchs der persönlichen Freiheit beraubt, macht sich strafbar. Der Straftatbestand Freiheitsberaubung schützt die potenzielle persönliche Fortbewegungsfreiheit, das heißt die Freiheit, sich von einem Ort zu einem anderen zu bewegen.

Freiheit auf Fortbewegung
Als Mittel, jemanden seiner Freiheit zu berauben, kommen vor allem das Einsperren, aber auch das Festbinden oder die Fesselung („Fixierung“) in Betracht. Gerade in der Gesundheits- und Krankenpflege, aber auch in der Altenpflege kommt es immer wieder vor, dass Patienten oder alte, möglicherweise verwirrte Menschen kurzzeitig oder über einen längeren Zeitraum eingesperrt bzw. festgehalten werden müssen, da sie sich sonst selbst oder anderen ungewollt Schaden zufügen würden. Eine Beraubung der persönlichen Bewegungsfreiheit findet z. B. statt durch
- Anlegen von Fuß-, Körper- oder Handfesseln (**Abb. 5.12**),
- Anbringen eines Bettgitters,
- Sedierung,
- Anbinden des Armes beim Anlegen einer Infusionslösung,
- Festbinden eines Körperteils während der Operation.

Die Maßnahmen des Pflegepersonals sind nicht strafbar wenn ein Rechtfertigungsgrund vorliegt.

KURZFASSUNG

Entbindung von der Schweigepflicht
Folgende Gründe erlauben es, ein Geheimnis zu offenbaren:
- Einwilligung des Betroffenen
- mutmaßliche Einwilligung des Betroffenen
- Notstand
- Befugnis aufgrund gesetzlicher Vorschriften
- Wahrung eigener Interessen

◄ Merke

◄ Merke

Freiheitsberaubung (§ 239 StGB)
Wer einen Menschen einsperrt oder auf andere Weise der persönlichen Freiheit beraubt, macht sich strafbar.

Freiheit auf Fortbewegung
Mittel, jemanden seiner Freiheit zu berauben, sind z. B.:
- Einsperren
- Festbinden
- Fesselung („Fixierung“)
- Narkose
- Wegnehmen von Hilfsmitteln

5

Abb. 5.12 Fixierung.

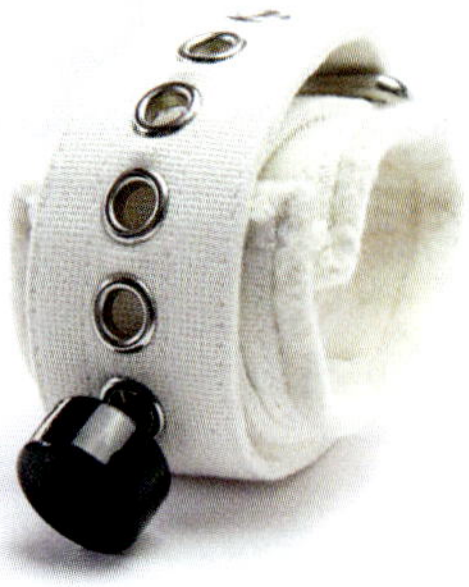

Eine Fixierung darf nur auf ärztliche Anordnung erfolgen. *Quelle: K. Oborny, Thieme*

Merke ▶

Merke

Kann ein Mensch seinen Aufenthaltsort nur mit der Hilfe anderer oder mit Hilfsmitteln verlassen und nimmt man ihm diese Hilfsmittel weg, wird er dadurch seiner Freiheit beraubt.

Gerechtfertigte „Beraubung" der Fortbewegungsfreiheit
Einwilligung des Patienten: z. B. bei Operationen

Gerechtfertigte „Beraubung" der Fortbewegungsfreiheit

1. Die Person willigt in die Maßnahme ein. Eine Einwilligung liegt vor, wenn während einer Behandlung ein Körperteil des Patienten fixiert wird und dieser trotz voller Einsichtsfähigkeit nicht widerspricht (Festschnallen des Armes vor Injektion). Auch bei der Narkose willigt der Patient wirksam ein, wenn er zuvor aufgeklärt wurde.
Ist bei einem Patienten oder einem alten Menschen die Einwilligungsfähigkeit nicht mehr vorhanden, kommt es auf die Einwilligung seines gesetzlichen Vertreters oder Betreuers an. Diese Einwilligung ist einzuholen.

Praxistipp ▶

Praxistipp

Ist ein Mensch im Vollbesitz seiner geistigen Kräfte und willigt er in eine vernünftige und für ihn notwendige Behandlung nicht ein, darf er nicht gegen seinen Willen festgehalten werden, auch wenn dies zu seinem eigenen Schaden ist.

Notstand: Von einem Menschen geht eine ernsthafte Gefahr aus.

2. Notstand (§ 34 StGB): Eine Ausnahmesituation liegt vor. Ist von einer Person zwar kein Angriff zu befürchten, geht von ihr aber unmittelbar und gegenwärtig eine ernsthafte Gefahr aus, so dürfen freiheitsberaubende Maßnahmen ergriffen werden, wenn dadurch die Gefahr für Leib, Leben, Freiheit, Ehre, Eigentum oder ein anderes Rechtsgut abgewendet werden kann.
Eine derartige Gefahr kann z. B. dann von ihm ausgehen, wenn es sich um einen verwirrten Patienten handelt, der sich den lebenswichtigen Infusionszugang aus der Vene ziehen will. In diesem Fall darf er fixiert werden.

Besonderheiten ▶

Besonderheiten alte Menschen

Das Abwägen der Selbstbestimmung gegen die Sicherheit stellt bei demenziell erkrankten Menschen eine ethische Konfliktsituation dar. Dies ist eine große Herausforderung für die Pflege.

Notwehr: zum Selbstschutz oder zum Schutz anderer

3. Notwehr (§ 32 StGB): Zum Selbstschutz oder um andere zu schützen. Auch Notwehr kann die Fixierung rechtfertigen, wenn sie erforderlich ist, um einen gegenwärtigen rechtswidrigen Angriff von sich oder anderen abzuwenden. Beispielsweise, wenn eine Person aggressiv wird und das Personal, Mitpatienten, Mitbewohner oder Besucher angreift.

Gesetzliche Vorschriften: z. B. Verhaftung, einstweilige Unterbringung

4. Gesetzliche Vorschriften lassen eine Freiheitsberaubung zu. Verschiedene Gesetze enthalten besondere Befugnisse, die eine zulässige „Beraubung" der Freiheit vorsehen, z. B.
- Verhaftung und vorläufige Festnahme (§§ 112, 127 StPO),
- einstweilige Unterbringung (§ 126 a StPO),
- zwangsweise Blutentnahme (§ 81a StPO),
- Unterbringungsgesetze der einzelnen Bundesländer,
- Infektionsschutzgesetz.

Merke ▶

Merke

Auf freiheitsentziehende Maßnahmen als Maßnahme zur Sturzprophylaxe sollte nicht mehr zurückgegriffen werden!

Unterbringung

Eine dauerhafte oder längere Unterbringung eines Betroffenen gegen dessen Willen stellt eine Freiheitsberaubung dar und verstößt gegen die Art. 1, 2 und 104 GG.
Nach § 1906 BGB ist die Unterbringung einer betreuten Person zum Wohl des Betroffenen bei einer entsprechenden Eigengefährdung erlaubt. Die Unterbringungsgesetze der Länder regeln die Unterbringung von psychisch Erkrankten bei einer erheblichen Eigen- oder Fremdgefährdung.

Unterbringung
Eine Unterbringung gegen den Willen des Betroffenen stellt eine Freiheitsberaubung dar.
Die Unterbringung einer betreuten Person zum Wohl des Betroffenen ist bei Eigengefährdung erlaubt.

Besonderheiten alte Menschen

Bei einer Demenz erfolgt in der Regel keine Zwangseinweisung in eine psychiatrische Klinik. Doch ist eine Einweisung in ein Pflegeheim möglich (§ 1906 BGB).

◂ Besonderheiten

5

Gründe für eine Zwangseinweisung
- Selbstgefährdung durch eine Erkrankung, z. B. Schizophrenie, Depression.
- Fremdgefährdung: Bereits bei Verdacht auf Gefährdung Unbeteiligter, z. B. bei nicht vollzugsfähigen Straftätern, die in der Vollzugsanstalt Mitgefangene gefährden, wenn die einzuweisende Person eine erhebliche Gefahr für die öffentliche Sicherheit und Ordnung darstellt, bei Fremdgefährdung durch eine psychische Krankheit.

Gründe für eine Zwangseinweisung sind
- Selbstgefährdung und
- Fremdgefährdung.

Unterlassene Hilfeleistung (§ 323 c StGB)

Wer bei Unglücksfällen, Gefahr oder Not nicht Hilfe leistet, obwohl dies erforderlich und ihm den Umständen nach zuzumuten ist, macht sich wegen unterlassener Hilfeleistung strafbar.
Unglücksfälle sind plötzlich eintretende Ereignisse, die eine erhebliche Gefahr für Menschen oder Sachen hervorrufen oder hervorrufen können, z. B. Verkehrsunfälle, plötzliche Krankheitszustände, starke Schmerzen und Selbsttötungsversuche.

Unterlassene Hilfeleistung (§ 323 c StGB)
Wer bei Unglücksfällen, Gefahr oder Not nicht hilft, macht sich wegen unterlassener Hilfeleistung strafbar.

5.2 Gesetzliche Vorschriften mit Auswirkungen auf die Pflege

5.2 Gesetzliche Vorschriften mit Auswirkungen auf die Pflege

Es gibt eine Vielzahl von Gesetzen, die im Pflegealltag wirksam sind, z. B.
- Arzneimittelgesetz,
- Betäubungsmittelgesetz,
- Bestattungsgesetz,
- Infektionsschutzgesetz,
- Medizinprodukte-Durchführungsgesetz,
- Strahlenschutzverordnung,
- Transplantationsgesetz.

Arzneimittelgesetz

Dieses Gesetz enthält unter anderem Vorschriften über
- Qualität, Zulassung und Prüfung der Arzneimittel,
- eine ausreichende Information des Verbrauchers,
- einen verschuldensunabhängigen Anspruch auf Schadensersatz bei Schäden durch Arzneimittel.

Im Gesetz wird der Begriff des Arzneimittels definiert (Arzneimittel sind seit 2022 ausschließlich Humanarzneimittel, früher zählten dazu auch Tierarzneimittel).

Arzneimittelgesetz
Das Arzneimittelgesetz regelt den Verkehr mit Arzneimitteln.

Merke

Das Arzneimittelgesetz regelt u.a. die verschuldensunabhängige Haftung des Herstellers.

◂ Merke

Betäubungsmittelgesetz

Betäubungsmittelgesetz

Definition

Betäubungsmittel sind Stoffe, die bei einem unsachgemäßen Gebrauch ein erhöhtes Risiko bezüglich Missbrauch und Abhängigkeit beinhalten.

◂ Definition

Das Gesetz hat in 3 Anlagen zum Gesetz Stoffe aufgeführt (**Abb. 5.13**), die wegen ihrer Wirkungsweise eine Abhängigkeit hervorrufen können. Nur die in diesen Anlagen aufgeführten Stoffe sind Betäubungsmittel im Sinne des Betäubungsmittelgesetzes.
Das Gesetz regelt den Umgang mit diesen Stoffen und stellt den illegalen Umgang mit Betäubungsmitteln unter Strafe.

Das Betäubungsmittelgesetz regelt den Verkehr von Stoffen, die wegen ihrer Wirkungsweise eine Abhängigkeit hervorrufen können.

Abb. 5.13 Betäubungsmittel.

Betäubungsmittel

Anlage I	Anlage II	Anlage III
Nicht verkehrsfähige Betäubungsmittel: der Verkehr mit ihnen ist insgesamt verboten **Beispiele:** Cannabisharz (Haschisch), Psilocybin (in bestimmten „Rauschpilzen"), LSD, Ecstasy	**Verkehrsfähige, aber nicht verschreibungsfähige Betäubungsmittel:** sie dürfen nur in bestimmten Bereichen verwendet werden **Beispiele:** Butobarbital, Thebain	**Verkehrsfähige und verschreibungsfähige Betäubungsmittel:** sie können unter bestimmten Voraussetzungen von einem Arzt verschrieben werden **Beispiele:** Amphetamin, Kokain, Methadon, Morphin, Opium, Kodein, Benzodiazepin, Diazepam, Dronabinol (THC), Diamorphin (Heroin), Cannabis (Marihuana)

Die 3 Kategorien von Betäubungsmitteln. *Abb. nach: Hell. Alles Wissenswerte über Staat, Bürger, Recht. Thieme; 2024*

Betäubungsmittel dürfen nur von Ärzten, Zahnärzten oder Tierärzten verschrieben werden. Hierzu ist ein spezielles Betäubungsmittelrezept zu verwenden.

Betäubungsmittelverschreibungsverordnung. Betäubungsmittel dürfen nur von Ärzten, Zahnärzten oder Tierärzten verschrieben werden, wobei hierzu ein spezielles Betäubungsmittelrezept ausgestellt werden muss. Darauf sind anzugeben

- Name, Vorname und Anschrift des Patienten,
- Ausstellungsdatum,
- Arzneimittelbezeichnung und Bezeichnung sowie Gewichtsmenge des enthaltenen Betäubungsmittels je Packungseinheit,
- Gebrauchsanweisung,
- Name des verschreibenden Arztes, seine Berufsbezeichnung, Anschrift und Telefonnummer,
- Unterschrift des verschreibenden Arztes.

Informationen zur Aufbewahrung von Betäubungsmitteln finden Sie im Unterkapitel Betäubungsmittel (S. 443).

Bestattungsgesetz

Die einzelnen Bundesländer regeln das Bestattungsgesetz unterschiedlich. Enthalten sind immer

- Bestattungszwang,
- Leichenschau,
- Regelungen über den Bestattungszeitpunkt.

Bestattungsgesetz

Jedes Bundesland hat in Deutschland unterschiedliche Bestattungsgesetze. Diese beinhalten den Bestattungszwang (Erdbestattung, Feuerbestattung, Seebestattung), die Leichenschau und Regelungen über den Bestattungszeitpunkt.

Leichenschau. Bei der Leichenschau geht es zunächst darum, den Tod als solchen festzustellen. Anschließend werden Aussagen darüber getroffen, ob ein natürlicher oder nicht natürlicher Tod vorliegt. Davon ist dann auch die weitere Vorgehensweise (z. B. Information der Polizei) abhängig.

Infektionsschutzgesetz

Infektionsschutzgesetz = Gesetz zur Verhütung und Bekämpfung von Infektionskrankheiten beim Menschen.

Infektionsschutzgesetz

Das Infektionsschutzgesetz ist das Gesetz zur Verhütung und Bekämpfung von Infektionskrankheiten beim Menschen. Es regelt unter anderem

- Maßnahmen zur Verhütung und Bekämpfung von übertragbaren Krankheiten,
- Meldepflicht,
- Tätigkeits- und Beschäftigungsverbot sowie Besuchsverbot in Gemeinschaftseinrichtungen bei bestimmten Erkrankungen (oder dem Verdacht),
- Koordinierung und Früherkennung.

Bei der Meldepflicht für Krankheiten unterscheidet man die namentliche von der nicht namentlichen Mitteilung an die zuständigen Behörden.

Meldepflicht. Bestimmte Krankheiten (meldepflichtige Krankheiten) müssen den zuständigen Behörden gemeldet werden. Dabei unterscheidet man zwischen

- der namentlichen und
- der nicht namentlichen Mitteilung.

Bei der namentlichen Meldung wird die Schweigepflicht durchbrochen, denn neben der Krankheit bzw. dem Krankheitserreger sind auch der Name des Patienten sowie bestimmte nähere Umstände an die Behörde weiterzuleiten.

MDR (Medical Device Regulation) und Medizinprodukte-Durchführungsgesetz (MPDG)

Medizinprodukte unterscheiden sich von Arzneimitteln dadurch, dass sie auf vorwiegend physikalischem Wege zum Einsatz kommen. Sie werden in 4 Risikoklassen eingeteilt (Klasse I = niedriges Risiko, II a, II b, III).

Medizinprodukte dienen zur Anwendung am Menschen (**Abb. 5.14**); es handelt sich insbesondere um Instrumente, Apparate, Vorrichtungen, Stoffe und Software.

Abb. 5.14 Medizinprodukte.

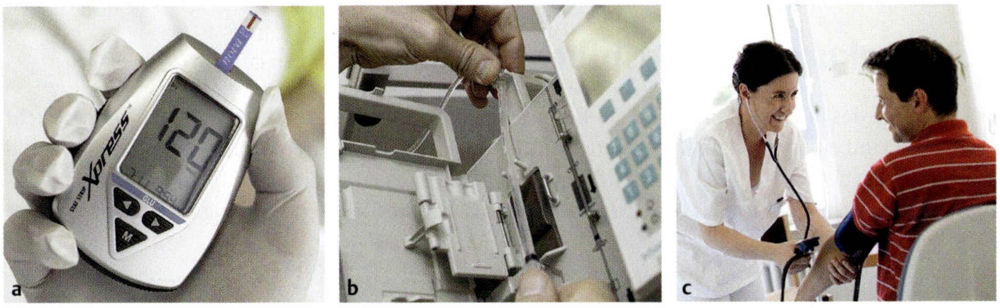

Zu diesen zählen z. B.
a Blutzuckermessgerät, *Quelle: W. Krüper, Thieme*
b Infusionsgerät, *Quelle: W. Krüper, Thieme*
c Blutdruckmessgerät. *Quelle: A. Fischer, Thieme*

Das Medizinprodukte-Durchführungsgesetz (MPDG) dient der Durchführung und Ergänzung der unmittelbar geltenden europäischen Medizinprodukteverordnung (MDR). Die MDR und das MPDG sollen die Sicherheit der Medizinprodukte gewährleisten. Das Medizinprodukt soll

- medizinisch und technisch unbedenklich sein,
- geeignet sein zur Erfüllung des medizinischen Zwecks, den es nach Angaben des Herstellers hat,
- Patienten, Anwender und Dritte schützen.

Weitere Gesetze. Neben dem Gesetz über Medizinprodukte gibt es mehrere Verordnungen, die beim Umgang mit Medizinprodukten zu beachten sind, z. B.:

- Medizinprodukte-Betreiberverordnung
- Verordnung zur Regelung der Abgabe von Medizinprodukten (Medizinprodukte-Abgabeverordnung-MPAV)
- Verordnung über die Meldung von mutmaßlichen schwerwiegenden Vorkommnissen bei Medizinprodukten sowie zum Informationsaustausch der zuständigen Behörden: Medizinprodukte-Anwendermelde- und Informationsverordnung (MPAMV)

KURZFASSUNG

MDR (Medical Device Regulation) und Medizinprodukte-Durchführungsgesetz (MPDG)

Medizinprodukte dienen zur Anwendung am Menschen, es sind z. B.
- Instrumente,
- Apparate,
- Vorrichtungen,
- Stoffe,
- Software.

Medizinprodukte sollen
- medizinisch und technisch unbedenklich sein,
- geeignet sein zur Erfüllung des medizinischen Zwecks,
- Patienten, Anwender und Dritte schützen.

Strahlenschutz

Der Umgang mit Röntgenstrahlen und anderen ionisierenden Strahlen ist im Strahlenschutzgesetz und in der Strahlenschutzverordnung geregelt.

Strahlenschutzgesetz. Es enthält Bestimmungen, die die Röntgenanlage als solche betreffen (Genehmigungs- oder Anzeigenpflicht), benennt aber auch Personen, die für die Einhaltung dieser Schutzvorschriften besondere Verantwortung haben (z. B. der Strahlenschutzverantwortliche, Strahlenschutzbeauftragte), und ihre Aufgaben.

Strahlenschutzverordnung. Diese will den besonderen Gefahren im medizinischen Bereich (z. B. in der Nuklearmedizin) begegnen und sieht bestimmte Schutzmaßnahmen vor, z. B.: bei Personen unter 18 Jahren, Schwangeren und Stillenden.

Strahlenschutz

Das Strahlenschutzgesetz und die Strahlenschutzverordnung regeln den Umgang mit Röntgenstrahlen und anderen ionisierenden Strahlen.

Transplantationsgesetz

Das Transplantationsgesetz regelt die Voraussetzungen, die für die Zulässigkeit einer Organtransplantation beachtet werden müssen.

Organentnahme beim toten Spender. Die Organentnahme beim toten Spender ist zulässig, wenn dessen Tod festgestellt ist, die Entnahme durch einen Arzt durchgeführt wird und der Spender eingewilligt hat (Organspendeausweis).

Liegt keine Erklärung des Spenders vor, kommt es auf die Zustimmung des nächsten Angehörigen in festgelegter Reihenfolge an (zunächst Ehegatte, eingetragener Lebenspartner, volljährige Kinder, Eltern des Spenders, volljährige Geschwister, Großeltern).

Transplantationsgesetz

Voraussetzungen für die Zulässigkeit einer Organtransplantation sind im Transplantationsgesetz geregelt. Man unterscheidet Regelungen zur
- Organentnahme beim toten Spender,
- Organentnahme beim lebenden Spender,
- Transplantation.

Organentnahme beim lebenden Spender. Die Organentnahme beim lebenden Spender ist unter anderem nur zulässig, wenn der Spender volljährig ist, hierzu bei vorliegender Einwilligungsfähigkeit eingewilligt hat, entsprechend aufgeklärt wurde und als Spender auch geeignet ist.

Transplantation. Die Übertragung, das heißt die Implantation, bestimmter Organe wie Herz, Niere, Leber, Lunge, Darm und Bauchspeicheldrüse darf nur in Transplantationszentren durchgeführt werden. Stammen die Organe von einem toten Spender, müssen sie durch die Vermittlungsstelle „Eurotransplant (ET)" und die Koordinierungsstelle „Deutsche Stiftung Organtransplantation (DSO)" vermittelt werden. Stammen die Organe von lebenden Spendern, dürfen sie nur auf Verwandte 1. und 2. Grades, auf Ehegatten, Verlobte oder andere nahestehende Personen übertragen werden.

5

5.3 Dokumentationspflicht in der Pflege

Dokumentation ist für Ärzte und Pflegende Pflicht!

5.3 Dokumentationspflicht in der Pflege

Der Arzt und das Pflegepersonal sind zur Dokumentation ihrer Tätigkeiten verpflichtet. Diese Pflicht ergibt sich zum einen aus dem Krankenhausaufnahmevertrag, zum anderen aus der Übernahme und Durchführung der Behandlung. Für den Pflegehelfer kann sich zusätzlich die Pflicht zur Dokumentation aus dem Arbeitsvertrag bzw. aus der zulässigen arbeitsrechtlichen Weisung ergeben.

Merke ▸

Merke

Die Dokumentation muss ausführlich, sorgfältig und vollständig sein.

Dokumentationszweck

Zweck der Dokumentation ist die
- Sicherung der Therapie,
- Beweissicherung und Rechenschaftspflicht,
- Absicherung der ausführenden Person und
- Information des Pflegeempfängers.

Dokumentationszweck

Sicherung der Therapie. Es ist sicherzustellen, dass jede Pflegeperson mithilfe der Dokumentation die Pflege und Therapie der zu Pflegenden fortführen kann (**Abb. 5.15**).

Beweissicherung und Rechenschaftspflicht. Die Dokumentation dient der Beweissicherung und der Rechenschaftspflicht gegenüber der Krankenkasse.

Absicherung der ausführenden Person. Der Pflegeassistent kann durch die Dokumentation selbst prüfen, ob eine bestimmte Maßnahme durchgeführt oder vergessen wurde. Erfolgt eine Maßnahme auf ausdrückliche Anordnung eines Arztes, muss er diese persönlich abzeichnen.

Information des Pflegeempfängers. Der Pflegeempfänger hat ein Recht auf Information und kann auf Wunsch die Dokumentation einsehen.

Abb. 5.15 Dokumentation.

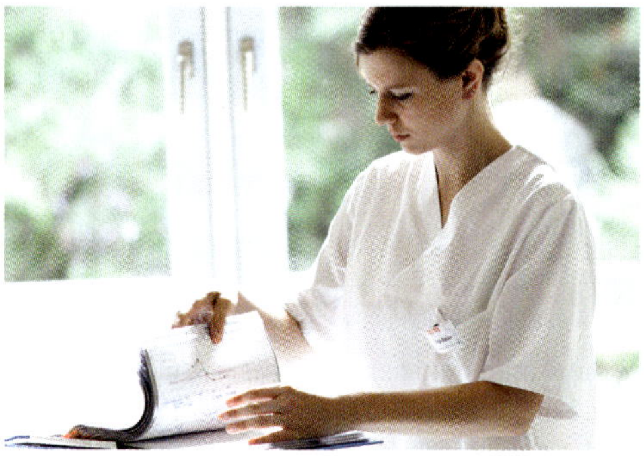

Pflegerische Maßnahmen sollen zeitnah dokumentiert werden. *Quelle: A. Fischer, Thieme*

Inhalt und Umfang

Pflegedokumentation umfasst
- sämtliche Pflegeleistungen,
- ärztliche Anordnung und
- atypische Verläufe.

Inhalt und Umfang

Die in der Dokumentation angewandten Fachbegriffe und Abkürzungen müssen ohne weiteres verständlich und eindeutig sein.

Im Wesentlichen umfasst die Pflegedokumentation (nach Hell 2013) sämtliche Pflegedienstleistungen (Bezugnahme auf Standards und Dienstanweisungen sind möglich), ärztliche Anordnungen, atypische Verläufe.

Verantwortliche Person

In erster Linie muss die Person dokumentieren, die eine Maßnahme durchgeführt hat. Die Durchführung wird im Anschluss an die erbrachte Leistung mit einem Namenskürzel abgezeichnet. Allerdings kann die Dokumentation auch im zulässigen Rahmen delegiert werden.

Verantwortliche Person
Verantwortlich für die Dokumentation ist vor allem die Person, die die Maßnahme durchgeführt hat.

Praxistipp

Kann ich eine Dokumentation wieder ändern?

Abänderungen der Dokumentation dürfen nur begrenzt durchgeführt werden. Geändert werden dürfen nur offensichtliche Schreibfehler oder vergleichbare Unwichtigkeiten bei selbst verfasster Dokumentation. **Nicht** geändert werden dürfen

- Daten, die nicht von einer Person selbst verfasst wurden (Urkundenfälschung).
- Daten, die von einer Person erstellt wurden, jedoch bereits Grundlage einer weiteren Krankenbehandlung geworden sind (Urkundenfälschung).

◄ Praxistipp

Zeitpunkt der Dokumentation

Die Dokumentation ist im unmittelbaren zeitlichen Zusammenhang mit der zu dokumentierenden Maßnahme durchzuführen. Dies bedeutet nicht, dass sofort dokumentiert werden muss, jedoch sollte die Dokumentation ohne schuldhaftes Zögern erfolgen. So kann auch sichergestellt werden, dass keine wesentlichen Details vergessen werden.

Zeitpunkt der Dokumentation
Die Dokumentation sollte ohne schuldhaftes Zögern erledigt werden.

5.4 Pflicht zur Durchführung von Hygiene- und Desinfektionsmaßnahmen

Grundlegende Hygienemaßnahmen in der Pflege sollen den Kontakt mit schädlichen Kleinstlebewesen (Mikroorganismen) und Viren verhindern (**Abb. 5.16**). Dies wird erreicht, indem man die Zahl unerwünschter Keime so stark reduziert, dass sie keinen Schaden mehr anrichten können.
Man muss abwägen, welche Maßnahmen wo nötig sind. Generell gilt die Regel: „So viel hygienische Maßnahmen wie nötig, aber so wenig wie möglich!"

5.4 Pflicht zur Durchführung von Hygiene- und Desinfektionsmaßnahmen

Hygienemaßnahmen sollen den Kontakt mit schädlichen Kleinstlebewesen (Mikroorganismen) verhindern.
Es gilt: „So viel hygienische Maßnahmen wie nötig, aber so wenig wie möglich!"

Abb. 5.16 Hygienemaßnahmen.

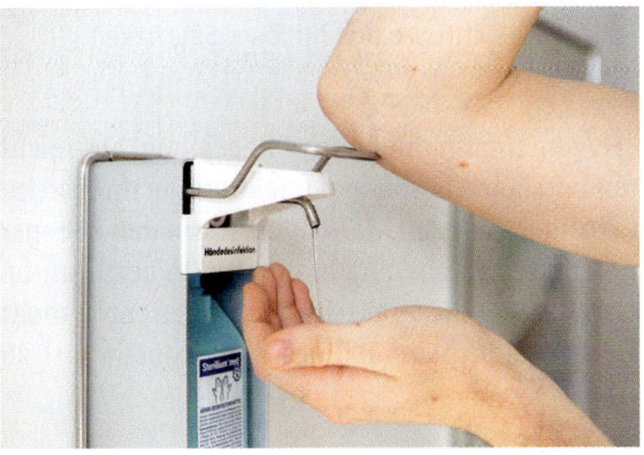

Händewaschen und die hygienische Händedesinfektion gehören zu den Standardmaßnahmen der Hygiene. *Quelle: K. Oborny, Thieme*

5.4.1 Persönliche Hygiene, Individualhygiene

Pflegepersonen haben einen sehr engen und häufigen Kontakt zu pflegebedürftigen Menschen. Daher dient eine sorgfältige persönliche Hygiene, besonders die Händehygiene, dem Schutz der zu pflegenden Personen vor krankmachenden Keimen.
Um das Risiko der **Übertragung schädlicher Keime zu vermindern**, müssen folgende Hygienemaßnahmen, auch als „Basishygiene" bezeichnet, unbedingt beachtet werden (**Tab. 5.1**):

5.4.1 Persönliche Hygiene, Individualhygiene
Die meisten Krankheitskeime werden durch das Pflegepersonal übertragen!

5

Tab. 5.1 Wichtige Maßnahmen der Personalhygiene.

Maßnahme	Begründung
Körper und Kleidung rein halten.	Reduktion von in Schmutz enthaltenen Erregern.
Nur Kleidung tragen, die in der Pflegeeinrichtung desinfizierend gereinigt wird oder im eigenen Haushalt bei 95 °C gewaschen werden kann.	Bereits bei 60 °C werden Erreger abgetötet. Zugebene Desinfektionsmittel erhöhen den Effekt und müssen beim Klarspülen entfernt werden. Bei 95 °C ist kein Desinfektionsmittel notwendig
Vor Arbeitsbeginn Hand- und Unterarmschmuck ablegen.	Andernfalls ist keine gründliche Händereinigung und -desinfektion möglich.
Die Fingernägel sollten kurz und rund geschnitten und sauber sein.	Keimübertragung wird vermieden. Handschuhe werden beim Anziehen nicht so leicht beschädigt.
Vor der Arbeit und nach jedem Toilettengang Hände waschen und desinfizieren.	Unsere Hände sind die Hauptübertragungswege für Keime!
Wunden an Händen und Armen sorgfältig verbinden.	Wunden können mit Kleinstlebewesen besiedelt sein.
Beim Husten oder Niesen muss man sich von anderen Personen abwenden oder in die Ellenbeuge husten.	Keime im Nasen- oder Rachenbereich können durch Tröpfcheninfektion übertragen werden.

5.4.2 Grundlagender Keimreduktion

Verfahren zur Keimreduktion sind Reinigung, Desinfektion, Sterilisation.

Reinigung

Definition ►

Die gründliche Reinigung von Flächen ist ein wichtiger Bestandteil im Pflegealltag. So können rund 50–80 % der Keime entfernt werden.

Desinfektion

Definition ►

Bei der Desinfektion werden zwar sehr viele Erreger abgetötet, aber niemals alle! Ein desinfizierter Gegenstand ist lediglich keimarm.

Für jede Situation gibt es das passende Desinfektionsverfahren. Man unterscheidet:

- physikalische Desinfektionsverfahren
- chemische Desinfektionsverfahren

5.4.2 Grundlagen der Keimreduktion

Es gibt 3 Verfahren zur Keimreduktion: Reinigung, Desinfektion und Sterilisation.

Reinigung

Definition

Bei der **Reinigung** werden unerwünschte Substanzen entfernt, z. B. Staub, Fasern, Hautschuppen, Haare, Hautfett, Sekret oder Lebensmittelreste. Das Ziel ist eine sichtbare und fühlbare Sauberkeit.

Eine gründliche Reinigung zählt zu den zentralen Hygienemaßnahmen im Pflegealltag. Sie reicht überall dort aus, wo sich gesunde Menschen aufhalten und keine besondere Infektionsgefahrbesteht. Die Zahl der Keime kann durch Reinigen so stark verringert werden, dass unter normalen Lebensumständen keine nennenswerte Gefahr durch Keime auf den Flächen mehr besteht. In bestimmten Pflegebereichen, wie z. B. der Onkologie, muss zum Schutz der abwehrgeschwächten Patienten mehr getan werden. Der vorgegebene Reinigungs- und Desinfektionsplan (Teil des Hygieneplans) ist zu beachten.

Desinfektion

Definition

Durch **Desinfektion** soll ein Zustand hergestellt werden, in dem keine Infektion mehr von Gegenständen oder Flächen ausgehen kann. Die Desinfektion befreit einen Gegenstand, eine Fläche oder die Haut weitestgehend von unerwünschten Kleinstlebewesen. Dies geschieht mithilfe von Desinfektionsverfahren oder -lösungen. Eine Desinfektionslösung greift in den Stoffwechsel oder die Struktur eines Keims ein und zerstört diesen. Durch Desinfektion kann die Anzahl der Keime um 80 bis um über 99 % reduziert werden.

Bei einer Desinfektion werden niemals alle Keime abgetötet. Ein desinfizierter Gegenstand gilt deshalb lediglich als keimarm und nicht als keimfrei. Ein Restrisiko bleibt. So kann ein geringer Prozentsatz potenziell gefährlicher Keime eine Desinfektion überstehen. Es kann also vorkommen, dass trotz ordnungsgemäßer Desinfektion Erreger überleben und diese zu einer Infektion führen.
Wichtig ist, in jeder Situation das passende Desinfektionsverfahren einzusetzen. So sind im Zimmer eines Patienten mit Infektion die Anforderungen an die Hygiene andere als in der Küche, im Pflegebad oder im Dienstzimmer. Und selbstverständlich erfährt die Haut eine andere Behandlung als der Fußboden, die Waschschüssel, ein gebrauchtes Medizinprodukt oder ein verschmutztes Wäschestück. Angewandt werden physikalische und chemische Desinfektionsverfahren

Physikalische Desinfektion

Definition

Die **physikalische Desinfektion** ist eine Desinfektion mit **Wärme**.

Auskochen. Dieses Desinfektionsverfahren wird heute nur noch für Wasser verwendet, z. B. zur Sondenspülung.

Strömender Dampf. Dieses Verfahren wird in Pflegeeinrichtungen nicht mehr verwendet. Vaporisatoren für Babyfläschen arbeiten aber nach einem ähnlichen Prinzip.

Desinfektion in Steckbeckenspülgeräten. Zeitgemäße Steckbeckendesinfektionsgeräte funktionieren entweder thermisch (mit ca. 90 °C) oder chemisch-thermisch (mit 60 °C und einem automatisch dazu dosierten Desinfektionsmittel). Es wird Wert auf gründliche Spülung gelegt, da nur so die Sporen des Erregers der Antibiotika-assoziierten Colitis sowie Clostridioides difficile, entfernt werden können (**Abb. 5.17**). Die Funktion der Geräte wird jährlich mit einem Messgerät und/oder Bioindikatoren überprüft.

Abb. 5.17 Steckbeckenspülgerät.

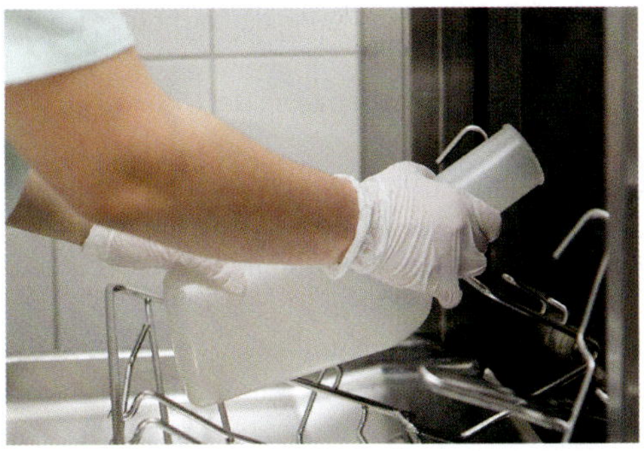

Bei einer Temperatur von 80–90 °C und entsprechender Dauer werden Steckbecken, Urinflaschen und Absauggläser im Steckbeckenspülautomaten gereinigt und desinfiziert. *Quelle: K. Oborny, Thieme*

Chemische Desinfektion

Die chemische Desinfektion kann mit unterschiedlichen Desinfektionswirkstoffen durchgeführt werden (**Abb. 5.18**). Mittel zur Anwendung auf der Haut oder zur schnellen Flächendesinfektion sind meist Fertigpräparate oder gebrauchsfertige Wischtücher. Desinfektionslösungen für Oberflächen und Medizinprodukte müssen meist vor Gebrauch aus Konzentrat und Wasser gemischt werden.

Hygieneplan. Die richtige Handhabung von Desinfektionsmitteln wird innerhalb des Hygieneplans im Reinigungs- und Desinfektionsplan festgelegt. Diesen müssen alle Mitarbeiter kennen und sich entsprechend den Vorgaben verhalten.

Abb. 5.18 Desinfektionsmittel.

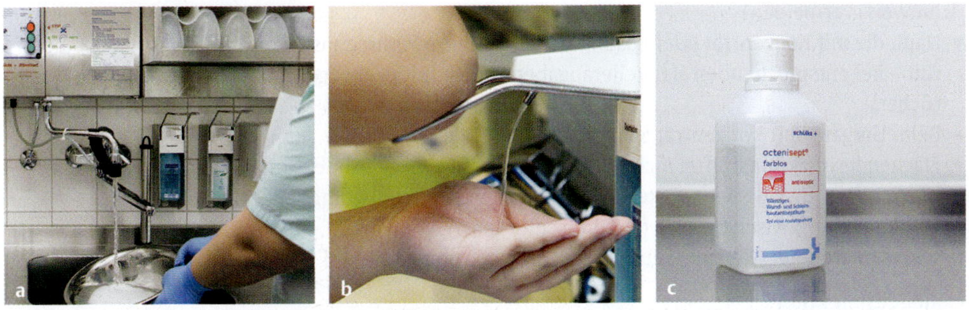

In Krankenhäusern und Altenpflegeeinrichtungen gibt es unterschiedliche Arten von Desinfektionsmitteln. *Quelle: K. Oborny, Thieme*

a Desinfektionsmittel-Dosiergerät zum exakten Mischen von Flächendesinfektionsmittel.

b Händedesinfektionsmittel im praktischen Spender.

c Es gibt Desinfektionsmittel, die für die empfindlichen Schleimhäute und Wunden geeignet sind.

Kurzfassung

Physikalische Desinfektion

◄ Definition

Das Auskochen wird heute kaum noch angewandt.

Desinfektion mit strömendem Dampf wird in Pflegeeinrichtungen nicht mehr verwendet.

Steckbeckenspülgeräte desinfizieren thermisch oder chemisch-thermisch.

Chemische Desinfektion

Es stehen verschiedene Desinfektionswirkstoffe zur Verfügung. Man unterscheidet Fertigpräparate von Desinfektionslösungen, die vor Gebrauch aus Konzentrat und Wasser gemischt werden müssen.

Die korrekte Anwendung von Desinfektionsmitteln wird in einem Reinigungs- und Desinfektionsplan als Bestandteil des Hygieneplans festgehalten.

Merke ►

Merke

Viele Reinigungs- und Desinfektionsmittel unterliegen der Gefahrstoffverordnung und haben eine spezifische Gefahrstoffbetriebsanweisung. Darin ist festgelegt, welche Sofortmaßnahmen (z. B. Notruf, Erste Hilfe, Löschmaßnahmen) bei Zwischenfällen ergriffen werden müssen.

Praxistipp ►

Praxistipp

Was muss ich beachten, wenn ich eine Desinfektionslösung verwenden möchte?

Für das Ansetzen und Nutzen von Desinfektionslösungen müssen folgende Regeln beachtet werden:

1. Legen Sie die vorgeschriebene Schutzkleidung an.
2. Setzen Sie das Desinfektionsmittel nur mit kaltem Wasser an.
3. Geben Sie immer zuerst die entsprechende Menge Wasser und erst dann das Konzentrat in das Gefäß. Vermeiden Sie Schaumbildung und gefährliche Konzentratspritzer.
4. Mischen Sie Desinfektionsmittel nicht untereinander oder mit anderen Reinigungsmitteln. Das Desinfektionsmittel kann sonst vielleicht unwirksam werden.
5. Dosieren Sie nicht nach der „Schussmethode". Berechnen und messen Sie immer die genau benötigte Konzentrat- und Wassermenge. Dafür gibt es produktbezogene Dosiertabellen und Dosierhilfen, wie z. B. Messbecher, Dosierpumpen, Kippdosierer oder Portionsbeutel.
6. Achten Sie darauf, dass auch Dosierautomaten, welche auf Knopfdruck fertige Desinfektionslösungen mischen, regelmäßig gewartet und geprüft werden müssen.
7. Die vom Hersteller angegebene Standzeit der angesetzten Desinfektionslösung darf nicht überschritten werden:
   - Die Standzeit bei Tauchdesinfektionslösungen kann bis zu 2 Wochen betragen. Der Lösungsbehälter muss dann mit Ansetz- und Verfalldatum beschriftet werden.
   - Alle anderen Lösungen sind im Regelfall höchstens 24 Stunden haltbar und werden nach Ablauf der Zeit entsorgt.
   - Das Mischen von Desinfektionslösungen „auf Vorrat" oder das Abfüllen in Sprühflaschen ist grundsätzlich verboten.
   - Sichtbar verschmutzte Desinfektionslösungen müssen sofort entsorgt werden.
8. Reinigen Sie stark verschmutzte Gegenstände oder Oberflächen (z. B. massive Verunreinigung durch Blut, Eiter oder Ausscheidungen) vor der Desinfektion mit einem desinfektionsmittelgetränkten Einwegtuch vor. Alternativ kann Wasser verwendet werden, wenn schon Eintrocknungen bestehen. In diesem Falle Schutzkleidung anlegen!
9. Halten Sie immer die genaue Einwirkzeit ein. Nur so ist eine effektive Desinfektion möglich. Bei der Wischdesinfektion dürfen die behandelten Flächen wieder benutzt werden, sobald sie (von selbst, nicht mit einem Trockentuch!) getrocknet sind. Die Einwirkzeit muss hier nicht zwingend abgewartet werden. Dies gilt jedoch nicht, wenn die Desinfektion im Zusammenhang mit einem Problemkeim wie z. B. MRSA (Methicillin-resistenter Staphylococcus aureus) oder einer meldepflichtigen Infektion steht. Solchermaßen kontaminierte Gegenstände (z. B. Badewannen, Badelifter, Pflegeutensilien) dürfen erst nach Ablauf der gesamten Einwirkzeit wieder verwendet werden.

Schutzmaßnahmen
Im Umgang mit Desinfektionslösungen müssen Schutzmaßnahmen ergriffen werden. Die Herstellerangaben sind zu beachten.

Schutzmaßnahmen

Folgende Schutzmaßnahmen müssen im Umgang mit Desinfektionslösungen beachtet werden:

- Im Umgang mit Lösungen und Konzentraten immer flüssigkeitsdichte Handschuhe tragen!
- Hautkontakt mit der fertigen Lösung und dem Konzentrat (außer bei entsprechendem Herstellerhinweis) vermeiden!
- Haut, die mit Konzentrat oder Lösung in Berührung gekommen ist, sofort mit Wasser abspülen! Gilt – bei entsprechenden Herstellerangaben – auch für Wipes (gebrauchsfertige Desinfektionstücher)!
- Beim Umgang mit Konzentrat Schutzbrille aufsetzen!
- Flächendesinfektionsmittel nicht sprühen, sondern Wischdesinfektion vornehmen! Herstellerhinweis (z. B. Brandgefahr, Materialunverträglichkeiten) unbedingt beachten!
- Bei Gefahrstoffzwischenfällen (z. B. Verschlucken, Augenkontakt, durchtränkte Kleidung, Verschütten größerer Mengen, Feuer) Betriebsanweisung beachten!

Händedesinfektion
Die 3 Schritte der Händehygiene: Hände waschen, Hände desinfizieren, Hände pflegen.
Das Waschen der Hände entfernt groben Schmutz und reduziert die Keimzahl auf der Haut. Die Wirksamkeit der Desinfektion wird erhöht. Die Händewaschung muss u. a. durchgeführt werden:

Händedesinfektion

Eine gute Händehygiene besteht aus 3 Schritten: Hände waschen, Hände desinfizieren, Hände pflegen.

Hände waschen. Durch das Waschen der Hände kann grober Schmutz entfernt und die Keimzahl reduziert werden. Die gründliche Reinigung der Hände erhöht die Wirksamkeit einer anschließenden Händedesinfektion und sollte mit lauwarmem Wasser durchgeführt werden. Durch die Entfernung von Hautschuppen, überflüssigem Fett und Schmutz kann das Desinfektionsmittel optimal wirken. Die Hände sollten u. a. gewaschen werden:

- vor und nach Dienstbeginn,
- bei sichtbarer Verschmutzung der Hände,
- nach dem Toilettengang,
- nach dem Husten in die Hand, Niesen oder Naseputzen.

Händedesinfektion. Mit der Händedesinfektion soll eine größtmögliche Keimreduktion der Hände erreicht werden (**Abb. 5.19**). Zur Minimierung des Übertragungsrisikos von Keimen sollte u. a. bei folgenden Tätigkeiten eine Händedesinfektion durchgeführt werden:

- nach dem Toilettengang (zuvor Händewaschung),
- vor und nach Patientenkontakt, besonders vor und nach der Versorgung von Kathetern, Sonden oder Ähnlichem,
- vor der Wundbehandlung,
- vor der Vorbereitung von Spritzen und Infusionen,
- vor Umgang mit Lebensmitteln, wie z. B. beim Essenausteilen, Essenreichen,
- nach dem Kontakt mit Körperflüssigkeiten wie Blut oder Sekret,
- nach Umgang mit keimbesiedelten Gegenständen (z. B. Steckbecken, Urinflaschen),
- nach Kontakt mit der patientennahen Umgebung (z. B. dem Nachtschränkchen).

Merke

Wenn mit einer Verunreinigung der Hände zu rechnen ist, müssen zusätzlich Schutzhandschuhe getragen werden. Nach dem Ablegen der Handschuhe erfolgt immer eine Händedesinfektion!

Handpflege. Strapazierte Haut ist ein häufiges Problem in der Pflege. Nur eine funktionstüchtige, unverletzte Haut kann weitgehend vor Infektionen schützen. Raue Haut hingegen dient vielen Kleinstlebewesen als Unterschlupf und erhöht so das Risiko der Übertragung von Keimen. Alkoholische Desinfektionsmittel mit sogenannten „Rückfettern" ergänzen den Fettgehalt der Haut. Bei häufiger Desinfektion oder zusätzlicher Belastung, z. B. im Winter, reicht dies aber meist nicht aus. Daher gibt es Hautschutz-Präparate, die schnell einziehen und zwischendurch genommen werden können. Hautpflegepräparate fetten mehr, diese langsamer einziehenden Mittel sollte man nur nach Dienstende verwenden.

Abb. 5.19 Desinfektionsschwachstellen.

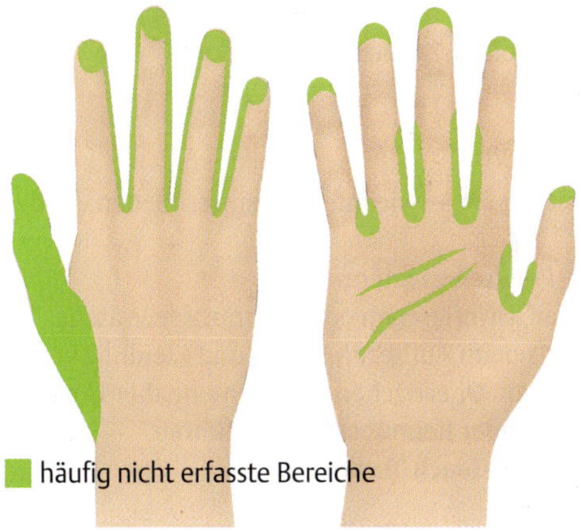

Werden bei der Händedesinfektion nur „normale Waschbewegungen" ausgeführt, bleiben viele Hautstellen unbehandelt. Insbesondere die Fingerzwischenräume, Nagelfalze, Fingerkuppen und Daumen werden oft vergessen. Die gewissenhafte Durchführung der Händedesinfektion ist deshalb besonders wichtig. Eine detaillierte Anleitung finden Sie im Unterkapitel Infektionen vorbeugen (S. 346). *Abb. nach: Schewior-Popp, Sitzmann, Ullrich. Thiemes Pflege. Thieme; 2020*

Haut- und Schleimhautdesinfektion

Besonders bei Injektionen wird die Haut verletzt. Damit keine eventuell schädlichen Keime auf der Hautoberfläche in die Haut oder das Körperinnere eindringen, muss vor jeder Injektion eine sorgfältige Hautdesinfektion stattfinden. Dies geschieht mit speziellen Hautdesinfektionsmitteln auf Alkoholbasis. Schleimhautdesinfektionsmittel werden z. B. zur Mundpflege verwendet und enthalten keinen oder nur sehr wenig Alkohol.

Praxistipp

Wie desinfiziere ich die Haut richtig?

Die **Hautdesinfektion** wird wie folgt durchgeführt:

1. Desinfizieren Sie Ihre Hände und legen Sie gemäß Hygieneplan Handschuhe an.
2. Sprühen Sie die Haut des Patienten mit Hautdesinfektionslösung ein.
3. Wischen Sie das Desinfektionsmittel von rein zu unrein mit einem keimarmen Tupfer ab.
4. Sprühen Sie die Haut erneut mit Hautdesinfektionslösung ein.
5. Nun muss die Einwirkzeit abgewartet werden (ungefähr 15 Sekunden). Ist die Lösung vollständig getrocknet, können Sie in die Haut einstechen.

Kurzfassung

- vor und nach Dienstbeginn,
- bei sichtbarer Verschmutzung der Hände,
- nach dem Toilettengang,
- nach dem Husten in die Hand, Niesen oder Naseputzen.

Desinfizieren Sie Ihre Hände:

- nach dem Toilettengang,
- vor und nach Patientenkontakt und nach Kontakt mit patientennaher Umgebung (z. B. Nachttisch),
- beim Umgang mit Lebensmitteln,
- nach dem Kontakt mit Körperflüssigkeiten, beim Umgang mit keimbesiedelten Gegenständen.

◀ Merke

Nur eine funktionstüchtige, unverletzte Haut kann vor Infektionen schützen. Deshalb ist auf eine gute Handpflege zu achten. Im Arbeitsalltag sind schnell einziehende Mittel vorzuziehen.

Haut- und Schleimhautdesinfektion

Vor jeder Injektion muss eine sorgfältige Hautdesinfektion stattfinden, damit keine Keime in die Haut oder das Körperinnere eindringen.

◀ Praxistipp

Flächendesinfektion
Die Flächendesinfektion erfolgt z. B. bei
- Pflegebetten, Arbeitsflächen, Waschbecken,
- Waschschüsseln, Nierenschalen, Steckbecken,
- Fußböden, Wänden, Türen.

Die vom Hersteller vorgeschriebene Einwirkzeit muss immer beachtet werden.

Die Schlussdesinfektion eines Zimmers wird nach Verlegung oder Tod des zu Pflegenden durchgeführt. Das Zimmer darf erst nach Ablauf der Einwirkzeit betreten werden.

Einmalinstrumente
Heute werden Einmalinstrumente für die Wundversorgung verwendet. Sie müssen vor der Nutzung kontrolliert und anschließend fachgerecht entsorgt werden.

Sterilisation

Definition ▸

Sterilisation funktioniert nur, wenn zuvor eine Reinigung und Desinfektion des Sterilguts stattgefunden hat.

5.4.3 Arbeitshygiene, Selbstschutz

Schützen Sie sich während der Arbeit durch:
- hygienisches Arbeiten,
- Benutzen von Instrumenten und Handschuhen, z. B. beim Verbandswechsel,
- Tragen von Berufs-, Schutz- und Bereichskleidung nach Anweisungen im Hygieneplan,
- sorgfältiges Beseitigen von verunreinigten Materialien und Müll.

Non-Touch-Technik
Non-Touch-Technik (engl. no touch: nicht berühren)

Kleidung
Man unterscheidet:
- Berufskleidung
- Schutzkleidung
- Bereichskleidung

Flächendesinfektion

Eine Flächendesinfektion wird meist in Form einer Wischdesinfektion durchgeführt und eignet sich u. a. für die Desinfektion folgender Gegenstände:

- Pflegebetten, Arbeitsflächen, Waschbecken, Badewannen, Duschen, Badelifter, Toiletten, Toilettenstühle, Mobiliar
- Waschschüsseln, Nierenschalen, Steckbecken, Urinflaschen (sofern nicht maschinell aufbereitet), Blutdruckmessgeräte
- Fußböden, Wände, Türen (sofern Desinfektion erforderlich)

Auch hier muss die erforderliche Einwirkzeitentsprechend der Angabe des Herstellers eingehalten werden. Vor dem Ende der Einwirkzeit darf die desinfizierte Fläche nicht abgespült oder trocken gerieben werden. Allerdings darf bei einer normalen Routinedesinfektion das Zimmer vor Ablauf der Einwirkzeit betreten werden, wenn der Boden getrocknet ist.

Schlussdesinfektion. Die Schlussdesinfektion eines Zimmers findet nach der Entlassung, Verlegung oder Tod eines Patienten oder Bewohners statt. In diesem Fall darf das Zimmer erst nach Ablauf der Einwirkzeit betreten werden. Ziel der Schlussdesinfektion ist es, dem nächsten Patienten/Bewohner eine möglichst keimarme Umgebung zu bieten. Deshalb werden das Zimmer und alle Einrichtungsgegenstände (z. B. Bett, Nachttisch, Schrank, Tisch, Stuhl, Badmöbel) desinfiziert.

Umgang mit Einmalinstrumenten

Heute werden zur Wundversorgung Einmalinstrumente verwendet. Vor der Nutzung muss man sich überzeugen, dass die Verpackung noch intakt und das Ablaufdatum noch nicht erreicht ist. Nach Gebrauch müssen sie in einen durchstichsicheren, flüssigkeitsdichten Behälter entsorgt werden, dessen Deckel bei dem vorgegebenen Füllstand fest verschlossen wird.

Sterilisation

Definition

Sterilisation ist definiert als das „Freimachen von vermehrungsfähigen Mikroorganismen". Das heißt, dass mit diesem Verfahren alle Keime einschließlich der sehr widerstandsfähigen Bakteriensporen abgetötet werden. Der sterilisierte Gegenstand gilt als **keimfrei**.

Eine Sterilisation funktioniert nur dann, wenn zuvor eine Reinigung und Desinfektion des Sterilguts stattgefunden hat. Sonst können Keime weiter am Sterilgut anhaften und eine Sterilität verhindern. Die im Pflegebereich vielfach eingesetzten Sterilgüter sind heute zum Großteil Einmalprodukte. Diese werden meist industriell verpackt und anschließend z. B. dampfsterilisiert. Einzelne Hersteller bieten ein Recycling an, in diesem Fall sind die bereitgestellten Boxen zu verwenden

5.4.3 Arbeitshygiene, Selbstschutz

Die Arbeitshygiene beschäftigt sich unter anderem mit der Frage, wie Infektionen vermieden werden können.
Zum Selbstschutz müssen Pflegeassistenten folgende Punkte beachten:

- hygienisches Arbeiten: Gegenstände wie Steckbecken, Urinflaschen oder schmutzige Wäsche sollten nicht auf dem Fußboden abgestellt werden, da beim Aufheben Hände und Kleidung verunreinigt werden können. Unbedachte Berührungen von Oberflächen in patientennaher Umgebung können leicht zur Kontamination und anschließender Keimübertragung führen.
- das Benutzen von Instrumenten und Handschuhen (Non-Touch-Technik),
- das Tragen von Berufs-, Schutz- und Bereichskleidung,
- sorgfältiges Beseitigen von kontaminierten Materialien und Müll sowie
- bauliche Maßnahmen (Schleusen, Reinheitszonen).

Non-Touch-Technik

Der Begriff „Non-Touch-Technik" kommt aus dem Englischen und bedeutet so viel wie „nicht berühren". Die Technik wird z. B. bei Verbandswechseln, beim Katheterisieren oder Absaugen angewandt. Bei dieser Technik ist darauf zu achten, dass die Zielfläche, z. B. eine Wunde, nur mit sterilen Materialien in Kontakt kommt (**Abb. 5.20**). Daher kann bei einem Verbandswechsel die Pflegekraft entscheiden, ob sie das Verbandsmaterial mit keimarmen Handschuhen und steriler Pinzette arbeitet oder eher sterile Handschuhe zum Wechseln der Wundauflage nutzt.

Kleidung

Im Pflegeberuf gibt es je nach ausgeübter Tätigkeit verschiedene Arten der Kleidung. Es gibt die Berufskleidung, die Schutzkleidung und die Bereichskleidung.

Abb. 5.20 Non-Touch-Technik.

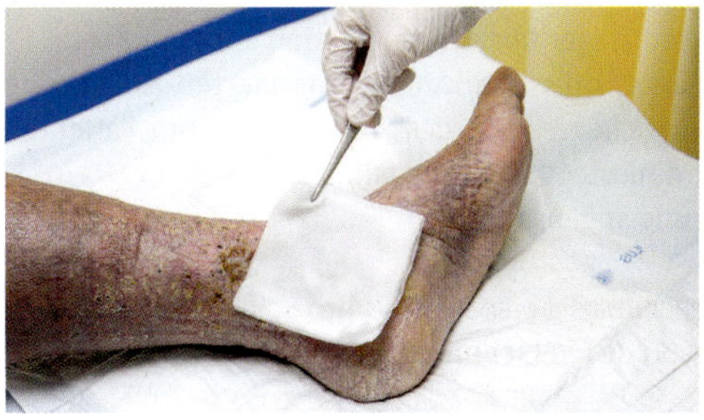

Die Wundreinigung findet unter aseptischen Bedingungen mithilfe der Non-Touch-Technik statt. *Quelle: K. Oborny, Thieme*

Berufskleidung

Berufskleidung, wie der weiße Kittel (Arzt) oder der kurzärmelige Kasack (Pflegende), ist historisch begründet und hat keine direkte hygienische Schutzfunktion. Sie ersetzt die private Kleidung. Wurde die Berufskleidung verschmutzt bzw. wird eine Verunreinigung mit Keimen vermutet, muss diese wie Schutzkleidung sofort gewechselt und vom Arbeitgeber aufbereitet werden.

Berufskleidung
Berufskleidung hat keine wesentliche hygienische Schutzfunktion. Sie ersetzt private Kleidung. Verschmutzte bzw. verunreinigte Berufskleidung muss täglich gewechselt werden.
Schutzkleidung

Schutzkleidung

Bei Schutzkleidung handelt es sich je nach Erfordernis um
- Schutzkittel und wasserabweisende (Plastik-)Schürzen (bei Gefahr der Durchfeuchtung),
- Augenschutz,
- Mund-Nasenschutz und Atemschutz (z. B. FFP 2-Masken),
- Handschuhe,
- Ggf. Haarschutz (auf jeden Fall im OP),
- Schuhe (nur OP-Bereich).

Abb. 5.21 Schutzkleidung.

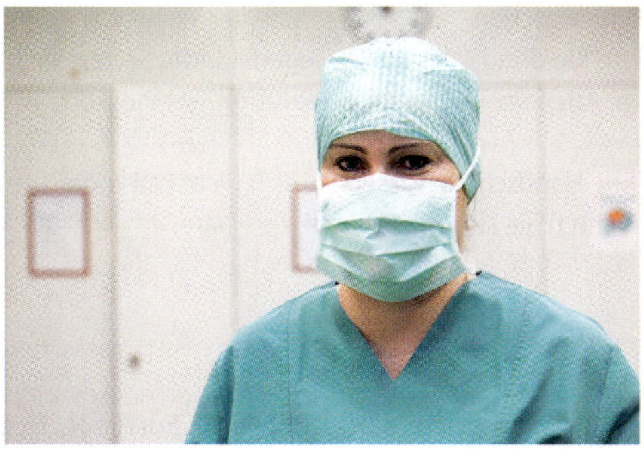

Die Schutzkleidung soll den Mitarbeiter vor Krankheiten schützen und eine Keimverbreitung verhindern. *Quelle: K. Oborny, Thieme*

Schutzkleidung dient zum einen **dem Schutz des Personals** vor schädigenden Einwirkungen bei der Arbeit (**Abb. 5.21**). Zum anderen soll Schutzkleidung **den Patienten** vor **nosokomialer Infektion** und Besiedlung schützen.
Schutzkleidung wird zwischen den Patienten, also nach der Pflege des einen und vor der Pflege des nächsten Patienten, gewechselt und patientengebunden getragen, wenn
- die Möglichkeit einer Besiedlung der üblichen Kleidung durch **potenziell infektiöses Material** wie Speichel, Bronchialsekret, Blut oder Stuhl besteht,
- Pflegemaßnahmen an einem **besonders infektionsgefährdeten** oder **infizierten Patienten** erfolgen,
- Patienten gepflegt werden, die mit **multiresistenten Bakterien** (z. B. MRSA) besiedelt sind.

Schutzkleidung soll sowohl den Mitarbeiter als auch den Patienten schützen.
Schutzkleidung wird zwischen den Patienten, also nach der Pflege des einen und vor der Pflege des nächsten Patienten, gewechselt und patientenbezogen getragen, z. B. wenn
- die Möglichkeit einer Besiedlung der üblichen Kleidung besteht,
- Pflegemaßnahmen an einem besonders infektionsgefährdeten oder infizierten Patienten erfolgen.

Merke
Bei isolierten, infektiösen Patienten müssen langärmelige Kittel mit Ärmelbündchen und Rückenverschluss als Schutzkleidung getragen werden.

◂ Merke

Das Tragen funktionsbezogener oder einmal genutzter (Plastik-)Trägerschürzen empfiehlt sich z. B. bei der direkten Pflege, beim Austeilen von Essen, beim Arbeiten mit Fäkalien und im Schmutzraum. Die Schutzkleidung vermindert die Kontaminationsgefahr für die Berufskleidung, reduziert das Risiko der direkten oder indirekten Übertragung von Patient zu Patient sowie die Keimverschleppung. Dazu müssen Kittel am besten nur einmal verwendet werden. Bei der ungünstigeren Mehrfachnutzung muss der Kittel nach Gebrauch im Patientenzimmer korrekt aufgehängt und regelmäßig

Schutzkleidung vermindert die Kontaminationsgefahr der Berufskleidung, die direkte oder indirekte Übertragung von Patient zu Patient sowie die Keimverschleppung.

ausgetauscht werden oder im Schmutzraum abgeworfen werden. Schürzen sollten grundsätzlich nur einmal verwendet werden, da sie in erster Linie dem Abhalten von Flüssigkeiten dienen und diese nicht in die Schürze einziehen, somit auf den nächsten Träger übertragen werden könnten.
Wird Schutzkleidung im Patientenzimmer aufgehängt, muss sie mit der markierten Außenseite („rechts") nach außen aufgehängt werden. So wird sichergestellt, dass Keime, die vom Patienten gestreut werden, nur auf die ohnehin bereits kontaminierte Außenseite fallen.
Oft wird in Krankenhäusern jedoch die Einmalnutzung angeordnet.

5

Schutzkleidung muss regelmäßig gewechselt werden.

Tausch der Schutzkleidung. Schutzkleidung muss regelmäßig – spätestens pro Schicht – gewechselt werden. Der Zeitpunkt des Wechsels ist abhängig von der Verschmutzung, dem Gefährdungsrisiko und hausinternen Vorgaben.

Bereichskleidung
Bereichskleidung wird in einem bestimmten Arbeitsbereich getragen. Sie zählt zur Berufs- oder Arbeitskleidung.

Bereichskleidung

Bereichskleidung wird in einem bestimmten Arbeitsbereich (z. B. auf Intensivstationen, im OP) getragen. Ein Kleidungswechsel zwischen der Behandlung verschiedener Patienten erfolgt nicht. Die Bereichskleidung ist keine Schutzkleidung im Sinne des Patientenschutzes und ist damit Berufs- oder Arbeitskleidung. Sie ist keiner Person fest zugeordnet und kann so bei Verschmutzung schnell ausgetauscht werden.

Praxistipp ▸

Praxistipp

Durch welche anderen Maßnahmen kann ich Infektionen vermeiden bzw. mich selbst schützen?

- Lassen Sie sich nicht von Patienten anatmen oder anhusten. Halten Sie wenn möglich etwas Abstand oder wenden Sie den Kopf leicht ab.
- Vermeiden Sie den direkten Hautkontakt mit Ausscheidungen (Stuhl, Urin, Sputum) und Körperflüssigkeiten. Ziehen Sie möglichst vorher keimarme medizinische Einmalhandschuhe an und arbeiten Sie unter Berücksichtigung der Non-Touch-Technik.
- Vermeiden Sie Staubentwicklung, denn dadurch können Krankheitskeime weiterverbreitet werden. Schütteln Sie Bettwäsche nicht unnötig, insbesondere nicht bei Patienten mit Durchfall durch Clostridioides difficile (S. 670).
- Schützen Sie den Pflegeempfänger vor seinen eigenen Keimen. Ermöglichen Sie ihm nach der Benutzung des Steckbeckens oder der Urinflasche das Händewaschen.
- Vermeiden Sie Keimübertragungen durch Ihre eigene Kleidung oder durch Gegenstände. Setzen Sie sich nicht auf Betten von Patienten oder Bewohnern. Auch die Pflegedokumentation, Stethoskope usw. dürfen nicht auf das Bett gelegt werden.
- Begrüßen Sie andere Personen nach Möglichkeit ohne Handschlag. Fassen Sie sich nicht mit möglicherweise kontaminierten Händen ins Gesicht und fahren Sie sich nicht durch die Haare.

5.4.4 Wäschehygiene

Die Wäsche wird meist in einer externen Wäscherei gewaschen. Sie wird direkt nach Gebrauch auf Station sortiert nach
- Waschverfahren und
- Zustand (trocken, feucht, infektiös).

5.4.4 Wäschehygiene

Heutzutage wird die Wäsche meist in einer externen Wäscherei gewaschen. Das Sortieren der Wäsche erfolgt direkt auf Station und nach Gebrauch der Wäschestücke. Um eine Keimübertragung beim Wäschetransport zu vermeiden, soll die Wäsche nicht nur nach Waschverfahren, sondern auch nach Zustand sortiert werden. Denn nur trockene Wäschesäcke gelten als ausreichend keimdicht. Feuchte (Exkret-getränkte Wäsche) und Wäsche zur besonderen Aufbereitung wird nach den Vorgaben der Hygienebeauftragten in speziellen keimdichten Behältern (z. B. Plastiksäcken) transportiert.

5.5 Grundlagen des Qualitätsmanagements

Definition ▸

5.5 Grundlagen des Qualitätsmanagements

Definition

Qualitätsmanagement (QM) umfasst die systematische Planung, Steuerung und Überwachung aller Prozesse und Maßnahmen einer Einrichtung, die darauf abzielen, die Qualität der angebotenen Dienstleistung zu gewährleisten und kontinuierlich zu verbessern. Die Gesamtheit aller qualitätsbezogenen Tätigkeiten und Zielsetzungen bilden das Qualitätsmanagementsystem (QMS) einer Einrichtung.

Jeder Dienstleistungserbringer hat ein eigenes internes Qualitätsmanagementsystem. Krankenhäuser sind zu internem Qualitätsmanagement gesetzlich verpflichtet (u. a. durch das Krankenhausstrukturgesetz (KHSG) und das Krankenhausfinanzierungsgesetz (KHG))

Jeder Dienstleistungserbringer (Krankenhäuser, Heim- und Pflegeeinrichtungen, ambulante Pflegedienste usw.) hat ein eigenes internes **Qualitätsmanagementsystem**. Dieses definiert, beschreibt und überprüft die Qualität der Dienstleistungen. Viele Einrichtungen führen dies auf freiwilliger Basis durch. Krankenhäuser sind aber z. B. zu internem Qualitätsmanagement gesetzlich verpflichtet (**Abb. 5.22**). Sie müssen regelmäßig Qualitätsberichte erstellen und veröffentlichen.

Abb. 5.22 **Qualitätsmanagement.**

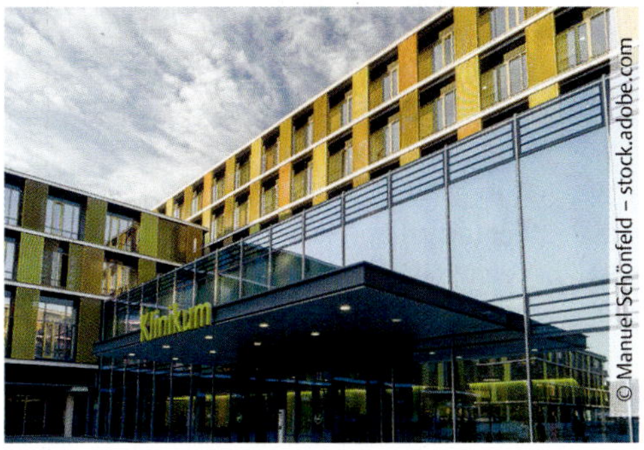

Krankenhäuser sind zu internem Qualitätsmanagement gesetzlich verpflichtet. *Quelle: Manuel Schönfeld – stock.adobe.com*

Ziele des Qualitätsmanagements:
- Qualität sichern und verbessern, u. a. durch
  - Überprüfung der Arbeitsabläufe (z. B. Standardisierung von Prozessen)
  - Analyse der vorhandenen Strukturen (z. B. um Risiken zu minimieren)
- Wettbewerbsfähigkeit erhalten
- Kundenorientierung
- Mitarbeiterorientierung

Ziele des Qualitätsmanagements sind:
- Qualität sichern und verbessern,
- Wettbewerbsfähigkeit erhalten
- Kunden- und Mitarbeiterorientierung

5.5.1 Qualitätsebenen

Im Qualitätsmanagement gibt es 3 Ebenen von Qualität: Strukturqualität, Prozessqualität und Ergebnisqualität. Nach dieser Logik sind auch die Expertenstandards in der Pflege aufgebaut.

5.5.1 Qualitätsebenen

Strukturqualität, Prozessqualität, Ergebnisqualität

Strukturqualität

Strukturqualität beschreibt die **Rahmenbedingungen**, also z. B.
- die Ausstattung einer Einrichtung,
- die Organisation (z. B. Anwendung des Bezugspflegesystems),
- die Informationspolitik (z. B. Offenlegung interner Entscheidungen),
- die Qualifikation des Personals (Fachwissen, Fort- und Weiterbildungen).

Strukturqualität

Die Strukturqualität beschreibt die Rahmenbedingungen.

Prozessqualität

Prozessqualität beschreibt und definiert alle **internen Prozesse**, z. B.
- Arbeitsabläufe, Pflegeprozessplanung, Pflegedokumentation, Pflegestandards,
- die Zusammenarbeit innerhalb eines (Pflege-)Teams und
- die Zusammenarbeit innerhalb der verschiedenen Berufsgruppen („interdisziplinäre Zusammenarbeit").

Prozessqualität

Die Prozessqualität beschreibt und definiert alle internen Prozesse.

Ergebnisqualität

In der Ergebnisqualität werden **Methoden zur Überprüfung der (Pflege-)Qualität** angewendet. Überprüft werden z. B.
- die Kundenzufriedenheit innerhalb der Einrichtung,
- die Qualität der Versorgungsleistungen,
- das Entlassmanagement,
- die Unterstützung des Pflegeempfängers und seiner Angehörigen bei der Weiterversorgung/Nachsorge,
- die Arbeitsabläufe und Koordination interner/externer Schnittstellen,
- die Arbeitszufriedenheit bzw. -unzufriedenheit der Pflegenden und der Mitarbeiter.

Ergebnisqualität

Ergebnisqualität meint die Methoden zur Überprüfung der Qualität.

5.5.2 Maßnahmen zur Qualitätssicherung

Qualitätssicherung umfasst alle Maßnahmen eines Unternehmens, die der Schaffung, Sicherung und Verbesserung der Qualität dienen. Rahmenbedingungen und Zielsetzungen werden durch die Faktoren Kundenzufriedenheit, Wirtschaftlichkeit, Umweltverträglichkeit und Gesetzeskonformität vorgegeben. Im **Qualitätsmanagementhandbuch** werden die QM-Struktur, -Verantwortlichkeiten, -Prozesse und -Verfahren der Organisation beschrieben.
Folgende Maßnahmen werden unter anderem zur Qualitätssicherung genutzt:
- Entwicklung und Anwendung von Standards
- Durchführung externer und interner Audits (strukturierte Überprüfungen von Prozessen, Abläufen und Ergebnissen)
- Erfassung und Auswertung von Qualitätsindikatoren (Wartezeiten, Komplikationsraten, Behandlungsfehler) und daraus Ableitung von Verbesserungsmaßnahmen
- Kunden- und Mitarbeiterbefragungen

5.5.2 Maßnahmen zur Qualitätssicherung

Maßnahmen zur Qualitätssicherung dienen der Schaffung, Sicherung und Verbesserung der Qualität.

- regelmäßige Fort- und Weiterbildung von Mitarbeitern sowie Einrichtung interdisziplinärer Qualitätszirkel
- Anwendung eines Risikomanagements

5.5.3 Risikomanagement

5.5.3 Risikomanagement

Definition ▶

Definition

Das **Risikomanagement** umfasst die systematische Identifizierung, Bewertung, Steuerung und Überwachung von Risiken, die sich auf die Sicherheit der Pflegeempfänger, die Qualität der Versorgung und die finanzielle Stabilität der Einrichtung auswirken können.

Risikomanagement dient der Risiko- und Fehlerprävention in der Gesundheitsversorgung.

Risiken in der Versorgung pflegebedürftiger Menschen sind z. B.:

- Sekundärinfektionen
- Komplikationen bei Operationen
- Entstehung eines Dekubitus
- das Vertauschen von Medikamenten, Blutkonserven usw.
- Unfälle/Stürze
- fehlerhafte/mangelnde Dokumentation
- unzureichende Pflegeinformation

Das Risikomanagement ist Bestandteil des Qualitätsmanagements. Es soll Risiken vorbeugen und Fehler vermeiden. In der Gesundheitsversorgung bezieht es sich auf direkte medizinisch-pflegerische Risiken.

Risikomanagement dient der Patienten- bzw. Pflegesicherheit. Es soll unerwünschte Ereignisse vermeiden, wie:

- Sekundärinfektionen
- Komplikationen bei Operationen
- Fehler bei diagnostischen und/oder therapeutischen Maßnahmen
- Entstehung eines Dekubitus
- das Vertauschen von Medikamenten, Blutkonserven usw.
- Unfälle/Stürze
- fehlerhafte/mangelnde Dokumentation
- unzureichende Pflegeinformation

Sicherheit für die Pflegeempfänger. Die Sicherheit für Pflegeempfänger gewinnt in Einrichtungen des Gesundheitswesens zunehmend an Bedeutung. Sogenannte „Beinaheschäden“, die die Gesundheit eines Pflegeempfängers gefährdet haben, werden dokumentiert und es wird nach Mitteln und Wegen gesucht, die solche Ereignisse in Zukunft vermeiden helfen.

Fallbeispiel ▶

Fallbeispiel

„Beinahe wäre die Bewohnerin unseres Seniorenhauses mit ihrer Dreipunkt-Gehstütze gestürzt, nachdem die Reinigungskraft den Boden zu feucht hinterlassen hatte. Jetzt werden die frisch gereinigten Flure in unserem Haus bis zum vollständigen Trocknen des Bodens abgesperrt. So können Unfälle verhindert werden.“ (**Abb. 5.23**)

Abb. 5.23 Unfälle vermeiden.

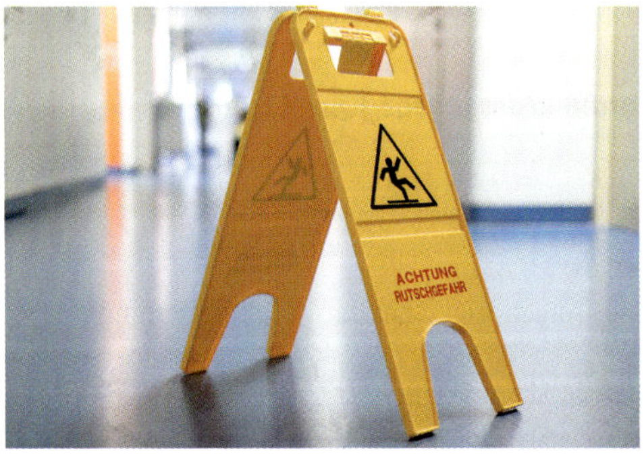

Die Absperrung eines frisch geputzten Flures ist Teil des Risikomanagements. *Quelle: K. Oborny, Thieme*

Instrumente des Qualitäts- und Risikomanagements

- Kundenbefragungen
- Beschwerdemanagement
- Komplikations- und Infektionserfassung
- Meldesysteme für kritische Vorfälle
- Qualitätsberichterstattung
- Erstellen von Behandlungspfaden
- Erstellen von (und Handeln nach) Leitlinien bzw. Standards
- Risikoanalysen und die Vermittlung der Ergebnisse an die Mitarbeiter
- Fort- und Weiterbildungen

Instrumente des Qualitäts- und Risikomanagements

Folgende Instrumente sollen die interne Qualität verbessern und Risiken vermeiden:

- Kundenbefragungen und Feedback von Pflegeempfängern, Angehörigen etc.
- Beschwerdemanagement (Grundsatz: „Jede Beschwerde ist gut, da sie Probleme offenlegt.“)
- Komplikations- und Infektionserfassung
- Fehlermeldesysteme für unerwünschte Ereignisse und „Beinaheschäden“ (Mitarbeiter sollen so für die Art der auftretenden Fehler sensibilisiert werden, offener Umgang mit Fehlern)
- Qualitätsberichterstattung
- Erstellen von Behandlungspfaden
- Erstellen von (und Handeln nach) Leitlinien, Standards und Verfahrensanweisungen
- Risikoanalysen und die Vermittlung der Ergebnisse an die Mitarbeiter
- Fort- und Weiterbildungen (z. B. Infektionsprophylaxe, Dekubitusprävention und -behandlung, Geräteeinweisungen, Reanimationstrainings)

Merke

Kundenbefragungen werden einrichtungsspezifisch in regelmäßigen Abständen durchgeführt. In stationären Pflegeeinrichtungen und in der ambulanten Pflege sollten sie im Abstand von 2 bis 3 Jahren durchgeführt werden. In Krankenhäusern erhält jeder Patient zur Entlassung einen Beurteilungsbogen.

◂ Merke

Qualitätsmanagement-Regelkreis (PDCA-Zyklus)

Jedes Qualitätsmanagementsystem benötigt ein Hilfsmittel, das die Erfolge der Qualitätsmanagementmaßnahmen kontrolliert, bewertet und ggf. die Maßnahmen anpasst. Ein solches Hilfsmittel ist der PDCA-Zyklus.

Dieser Qualitätsmanagement-Regelkreis (QM-Regelkreis) dient der Qualitätsplanung und -lenkung:

- Die Qualitätsplanung kann für interne und externe Aspekte verwendet werden. Interne Aspekte sind z. B. die Offenlegung von Problemen in der eigenen Ablauforganisation, externe Aspekte z. B. die Umsetzung der Kundenwünsche.
- Die Qualitätslenkung beinhaltet alle Arbeitstechniken und Tätigkeiten, die zur Erfüllung von Qualitätsanforderungen angewendet werden.

Qualitätsmanagement-Regelkreis (PDCA-Zyklus)

Der PDCA-Zyklus ist ein Qualitätsmanagement-Regelkreis, der die Erfolge der Qualitätsmanagementmaßnahmen kontrolliert, bewertet und ggf. die Maßnahmen anpasst.

Phasen der Qualitätsplanung. Die Qualitätsplanung wird in 4 Phasen unterteilt, die im PDCA-Zyklus dargestellt sind (**Abb. 5.24**):

- **P:** Plan – Ist-Analyse: Informationssammlung, Ziele werden definiert und Maßnahmen geplant
- **D:** Do – Praktische Umsetzung der Maßnahmen
- **C:** Check – Überprüfung der Maßnahmen, ggf. Verbesserungsziele formulieren
- **A:** Act – Verbesserungsmaßnahmen ableiten, ggf. Anpassung an die neue Situation

Der PDCA-Zyklus besteht aus 4 Phasen:

- **P:** Plan
- **D:** Do
- **C:** Check
- **A:** Act

Abb. 5.24 QM-Regelkreis.

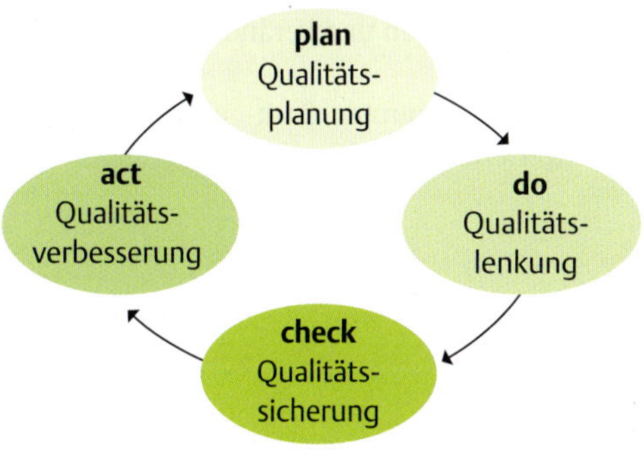

PDCA-Zyklus. *Abb. nach: Schewior-Popp, Sitzmann, Ullrich. Thiemes Pflege. Thieme; 2020*

5.5.4 Zertifizierung

Neben der Erfüllung gesetzlicher Forderungen nach internem Qualitätsmanagement und den zur Vermeidung von Schadensfällen notwendigen Strategien des Risikomanagements streben immer mehr Einrichtungen des Gesundheitswesens eine Zertifizierung an. Hierbei wird das interne Qualitätsmanagement einer Einrichtung durch neutrale, unparteiische (externe) Stellen geprüft und beurteilt.

Prüfende Stellen sind z. B.

- der TÜV: Technischer Überwachungsverein (Zertifizierung nach DIN EN ISO 9001; die Norm „DIN EN 15224" [2017] folgt der Gliederung und dem Wortlaut der DIN EN ISO 9001, ist jedoch unabhängig und branchenspezifisch für das Gesundheitswesen erarbeitet worden, u. a. zur Unterstützung der Patientensicherheit),
- KTQ: Kooperation für Transparenz und Qualität im Gesundheitswesen (Zertifizierung nach KTQ),
- Pflege TÜV-Zertifizierung (u. a. TÜV SÜD Management Service GmbH)

Die Zertifizierung gilt als Nachweis über ein gut aufgebautes und funktionierendes QM-System. Gleichzeitig bietet die Zertifizierung die Chance zur Verbesserung des angewandten QM-Systems. Denn dabei werden die gewohnten, vorhandenen Abläufe analysiert, überdacht und verbessert.

5.5.4 Zertifizierung

Bei einer Zertifizierung wird das interne Qualitätsmanagement einer Einrichtung durch neutrale, unparteiische (externe) Stellen geprüft und beurteilt.

QM-Systeme dienen der Qualitätssicherung.

5.5.5 Heimaufsicht

Die Heimaufsicht soll die Einhaltung der im Heimgesetz festgelegten Anforderungen überprüfen und die Einrichtungen beraten. Sie kann ggf. Auflagen zur Behebung von Mängeln erteilen.

Die Heimaufsicht prüft z. B.:
- Pflege- und Betreuungsqualität
- Personelle Ausstattung
- Bauliche Gegebenheiten, Räume, Hygiene
- Aufzeichnungen des Heims
- Einhaltung von Vorschriften
- Verträge mit Kostenträgern, Heimverträge mit Bewohnern, Heimordnung

5.5.5 Heimaufsicht

Aufgaben des Heimgesetzes. Die Heimaufsicht wird als Landesbehörde gemäß Heimgesetz (HeimG) tätig. Da die Länder seit der Föderalismusreform 2007 für den ordnungsrechtlichen Teil der Heimgesetze verantwortlich sind, gibt es in den verschiedenen Bundesländern unterschiedliche Gesetze und Verordnungen, so gilt z. B. in Bayern unter anderem das Pflege- und Wohnqualitätsgesetz (PfleWoqG), in Berlin u. a. das Wohnteilhabegesetz (WTG). Auch die sog. Heimaufsicht wird unterschiedlich bezeichnet. In einigen Bundesländern ist von „Aufsichtsbehörden" oder „Heimaufsichtsbehörden" die Rede, in Bayern z. B. von „Fachstellen für Pflege- und Behinderteneinrichtungen – Qualitätsentwicklung und Aufsicht" (FQA). Sie sollen die Einhaltung der im Heimgesetz festgelegten Anforderungen überprüfen und die Einrichtungen beraten. Wenn es erforderlich ist, erteilen sie Auflagen zur Behebung von Mängeln. Nach dem Willen des Gesetzgebers dient der Hauptzweck des HeimG dem Schutz von Interessen und Bedürfnissen der Heimbewohner („Anwalt" der Heimbewohner). Die Heimaufsicht spielt eine wichtige Rolle um die Rechte und Interessen der Heimbewohner sicherzustellen. Sie überprüft, ob die gesetzlichen Vorschriften und Qualitätsstandards eingehalten werden.
Die beiden Hauptaufgaben der Heimaufsicht – Überwachung und Beratung – verlaufen in der Praxis oft zeitgleich oder fließend. Alle durchgeführten Tätigkeiten müssen sich im Einzelfall am Zweck des HeimG messen lassen.
Beraten werden können
- Heimbewohner und Angehörige,
- Mitarbeiter der Einrichtung,
- Betreiber der Einrichtung,
- Beiräte und Vertretungsgremien,
- sowie alle Interessierten.

Prüfpflicht. Eine Prüfung durch die Heimaufsicht zielt darauf ab, der Einrichtung ein Feedback zum gegenwärtigen Stand der Qualität von Pflege und Betreuung zu geben und Veränderungspotenziale sowie Handlungsoptionen aufzuzeigen.
Heime können unmittelbar um Prüfung und Beratung zu bestimmten Sach- und Rechtsbereichen bitten. Bei Beschwerden oder Hinweisen auf Mängel erfolgt die Überprüfung grundsätzlich unangekündigt.
Die Heimaufsicht prüft im Einzelnen:
- Pflege- und Betreuungsqualität
  - Dokumentation, Pflegeplanung, Pflegeverlauf usw.
  - Umgang mit Arzneimitteln
- Personelle Ausstattung
  - Anzahl Mitarbeiter, Qualifikation, Arbeitszeiten
  - Dienstplanung
- Bauliche Gegebenheiten, Räume, Hygiene
- Aufzeichnungen des Heims über
  - wirtschaftliche Situation,
  - Raumprogramm, Belegung,
  - Bewohnerstruktur (Anzahl, Pflegegrad),
  - Förder- und Hilfepläne (Behindertenwohnheime),
  - Qualitätsmanagement,
  - Beschwerdemanagement.
- Aufzeichnungen des Heims über
  - freiheitsbeschränkende und -entziehende Maßnahmen,
  - Barbetragsverwaltung und Verwaltung der Wertsachen.
- Einhaltung von Vorschriften (z. B. Sicherheit, Hygiene, Datenschutz), Pflegekonzepte allgemein
- Verträge mit Kostenträgern, Heimverträge mit Bewohnern, Heimordnung (falls vorhanden)

Prüfrechte. Im HeimG wird geregelt, wie geprüft werden kann und darf. Zu den Prüfrechten gehören
- Betretungsrecht („Haus und Grund"),
- Einsichtsrecht („Papier und EDV"),
- Besichtigungsrecht (alle Räume),
- Prüfrecht (grundsätzlich alles, unbegrenzt),
- Befragungsrecht (Heimbewohner und Mitarbeiter),
- Beratungsrecht,
- Recht auf Prüfung des Pflegezustands der Heimbewohner (durch eine Pflegekraft),
- Hinzuziehen von Fachleuten,
- Anordnung von Maßnahmen,
- Sanktionen und Bußgelder.

5.5.6 Medizinischer Dienst (MD)

Der MD wird gemäß Sozialgesetzbuch (SGB XI) in Zusammenarbeit mit den Pflegekassen tätig. Jeder MD eines Bundeslandes prüft nach einem bundeseinheitlichen Prüfkatalog. Er erteilt Auflagen und führt neutrale Beratungen durch. Besteht ein ambulanter oder stationärer Pflegebedarf bei einem Menschen, schätzt der MD den täglich notwendigen Pflegeaufwand ab. Anhand der Einschätzung nimmt der MD die Einstufung in einen Pflegegrad vor. Danach richtet sich dann der Anspruch auf Leistungen von der Pflegekasse für den Pflegebedürftigen. Zudem überwacht der MD die Qualität der Gesundheitsversorgung in Krankenhäusern, Pflegeeinrichtungen und anderen Gesundheitseinrichungen.

Prüfmethoden. Die Qualitätsprüfungen können angemeldet (Regelprüfung) oder unangemeldet (bei Beschwerden) durchgeführt werden. Die Prüfung erfolgt durch
- Begehung,
- Einsicht in die Unterlagen,
- Mitarbeiterbefragung,
- Klientenbegutachtungen.

Prüfthemen. Die MD-Qualitätsprüfung ist in der Regel umfassender als die der Heimaufsicht. Prüfthemen sind unter anderem
- Personalausstattung,
- Personaleinsatz,
- Konzepte,
- Qualitätsmanagement,
- Hygiene,
- Pflegeprozess,
- Pflegedokumentation,
- Behandlungspflege.

Prüfbericht. Nach der Qualitätsprüfung erstellt der MD einen Bericht. In diesem werden die Ergebnisse einer Überprüfung oder Begutachtung zusammengefasst. Erfüllte Anforderungen werden festgestellt und Mängel hervorgehoben. Bei bestehenden Mängeln wird die Einrichtung beraten oder es werden gezielte Auflagen (Maßnahmenplan) vorgegeben. Die Pflegekassen werden informiert. Bei unhaltbaren Zuständen kann die Einrichtung auch sofort geschlossen werden.

KURZFASSUNG

5.5.6 Medizinischer Dienst (MD)

Der MD prüft nach einem bundeseinheitlichen Prüfkatalog, erteilt Auflagen und berät.

Prüfungen des MD können angemeldet oder unangemeldet durchgeführt werden.

Der MD prüft z. B., ob eine Einrichtung ausreichend Personal hat und ob die Qualität der Pflege in Ordnung ist.

Nach der Prüfung wird ein Bericht erstellt. Je nach Ergebnis wird die Einrichtung beraten, Auflagen werden festgelegt und die Pflegekassen informiert.
Eine Schließung der Einrichtung ist ebenfalls möglich.

6 Grundlagen zu Aufbau und Funktion des Körpers (Anatomie und Physiologie)

6.1 Warum Anatomie und Physiologie für Pflegeassistenten?

Manche Auszubildenden der Pflegeassistenz/Pflegehilfe fragen sich immer mal wieder, warum das Wissen über Grundlagen der Anatomie und Physiologie des menschlichen Körpers eigentlich notwendig ist, wenn man Menschen pflegerisch gut betreuen möchte. Warum muss ich dafür wissen, was die Leber tut oder wie das Herz aufgebaut ist?
Es gibt mehrere Gründe dafür. Einer der wichtigsten ist aber sicher der, dass man sich Dinge, die man im Zusammenhang versteht, leichter merken kann. Möchten Sie z. B. verstehen, warum Sie bei einem Pflegeempfänger mit Herzschwäche darauf achten müssen, dass er nicht zu viel Flüssigkeit zu sich nimmt? Dann ist Wissen über die Funktionsweise des Herzens und den anatomischen Zusammenhang zwischen Herz und Lungen sehr hilfreich. Oder wollten Sie schon immer verstehen, was Bewusstlosigkeit mit Herzrhythmusstörungen oder „dicke Füße" mit dem Herzen zu tun haben? Solche Zusammenhänge, aber auch viele Pflegemaßnahmen sind eindeutig besser zu verstehen, wenn Sie wissen, wie der menschliche Körper „normal" aufgebaut ist. Außerdem ist es auch für sich genommen hochspannend, zu erfahren, wie wir Menschen rein „technisch" gesehen funktionieren.

6.1 Warum Anatomie und Physiologie für Pflegeassistenten?

Das Lernen anatomischer und physiologischer Grundlagen ist wichtig, um Krankheiten und Pflegemaßnahmen besser zu verstehen.

6.2 Zelle als Grundbaustein

6.2 Zelle als Grundbaustein

Definition

Die Zelle ist der Grundbaustein des Organismus, die kleinste lebensfähige Einheit aller Lebewesen.

◂ Definition

Der Körper eines erwachsenen Menschen besteht aus bis zu 10 Billionen (= 10 000 000 000 000) Zellen. Um ihre speziellen Funktionen zu erfüllen, haben die Zellen ein sehr unterschiedliches Aussehen und schließen sich jeweils zu Zellverbänden, dem Gewebe (s. u.), zusammen. Trotz ihrer unterschiedlichen Formen findet man bei allen Zellen aber gemeinsame Bestandteile (**Abb. 6.1**).
Die Zellmembran grenzt die Zelle nach außen ab und umschließt das Zytoplasma, den Zellinhalt mit Zellwasser (Zytosol). Neben anderen Zellorganellen spielt der Zellkern eine wichtige Rolle: Er steuert den Zellstoffwechsel und die Vererbung.

Abb. 6.1 Die Zelle.

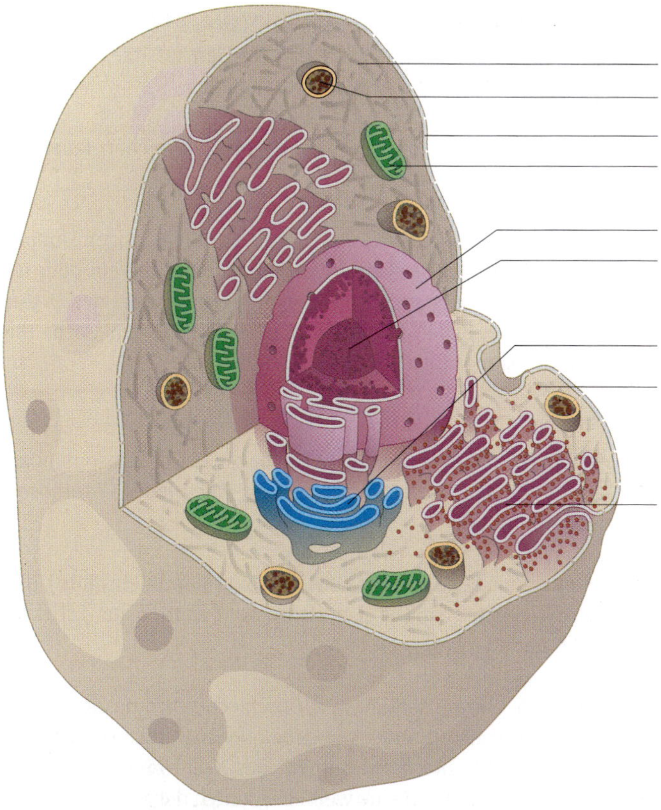

Darstellung einer Zelle mit Zellmembran, Zellkern und Zellorganellen. *Quelle: Andreae S, von Hayek D, Weniger J. Gesundheits- und Krankheitslehre für die Altenpflege. Thieme; 2015*

6.2.1 Aufbau einer Zelle

Zellmembran und Zytoplasma

Zellorganellen

Chromosomen

6

6.2.1 Aufbau einer Zelle

Zellmembran und Zytoplasma

Zellmembran. Die Zellmembran bildet die Hülle um den Zellleib. Sie ist die Grundvoraussetzung für ein eigenes Zellleben. Sie trennt das Zellinnere vom „Außen". Für die Funktion und das Überleben der Zelle ist es unerlässlich, dass diese Schutzhülle nicht starr und undurchlässig, sondern flexibel und für bestimmte Stoffe durchlässig ist. In der Zellmembran findet man auch Rezeptoren, an die sich nach dem Schlüssel-Schloss-Prinzip (S. 137) jeweils passende Botenstoffe (z.B. Hormone) binden können. Die Zelle kann so Informationen aus dem gesamten Körper erhalten und sich als Antwort darauf verändern. Die Funktion der Zellmembran besteht also gleichzeitig im Schutz vor der äußeren Umgebung und der Verbindung der Zelle nach außen.

Zytoplasma. Im Zellinneren (Zytoplasma) befindet sich neben den Zellorganellen die Zellflüssigkeit (Zytosol). Sie besteht zum überwiegenden Teil aus Wasser, in dem zahlreiche Moleküle wie Elektrolyte, Eiweiße, Fette und Kohlenhydrate gelöst sind. Das Zytoplasma dient dem Stoff- und Informationsaustausch innerhalb der Zelle.

Zellorganellen

Im Zellinneren befinden sich die Zellorganellen. Dies sind kleinste Zellorgane, die jeweils ganz bestimmte Aufgaben haben und je nach der Zellfunktion unterschiedlich verteilt sind. Man unterscheidet:

Mitochondrien. Die Mitochondrien sind die Kraftwerke der Zelle. Sie stellen die für das Überleben jeder Zelle notwendige Energie bereit. Ihre äußere Form ist oval mit einer doppelten Hülle (Membran), deren innerer Anteil zahlreiche Auffaltungen aufweist. Die Energiegewinnung erfolgt hauptsächlich durch Sauerstoff verbrauchende Zuckerverbrennung. Zellen mit einem sehr hohen Energiebedarf (z.B. Muskelzellen) besitzen sehr viele Mitochondrien, träge Zellen (z.B. Bindegewebezellen) dagegen nur wenige.

Ribosomen. Ribosomen sind kugelförmige Eiweißkörper, die in großer Zahl im gesamten Zytoplasma vorkommen und für die Eiweißherstellung (Proteinbiosynthese) zuständig sind. Sie sind die „Arbeiter", die – vom Zellkern gesteuert – aus einfachen Aminosäuren komplizierte Proteine zusammenbauen.

Endoplasmatisches Retikulum. Dabei handelt es sich um ein kanalartiges Netzwerk von Röhren innerhalb der Zelle, also um das „Straßennetz" der Zelle. Es enthält von den aufsitzenden Ribosomen gebildete „Exportproteine", die für den Transport aus der Zelle bereitstehen.

Zytoskelett. Das Zytoskelett ist das Gerüst der Zelle. Es besteht aus zahlreichen fadenförmigen Eiweißstoffen und trägt zur Stabilisierung des Zellkörpers bei.

Zellkern. Der Zellkern ist die größte Struktur der Zelle, er ist von einer durchlässigen Doppelmembran umgeben und enthält neben der Zellkernflüssigkeit die Chromosomen und ein oder mehrere Kernkörperchen (Nukleolus). Auf den Chromosomen ist die gesamte Erbsubstanz des Organismus gespeichert. Der Zellkern ist das „Gehirn der Zelle". Er enthält die vollständige genetische Information über den Organismus und dient der Steuerung der meisten Zellvorgänge.

Chromosomen

Aufbau. Menschliche Zellkerne enthalten 46 Chromosomen in Form von 23 Chromosomenpaaren. Je ein Chromosom jeden Paares stammt von der Mutter und eines vom Vater. Jedes Chromosom liegt also doppelt vor (diploider Chromosomensatz).

DNA. Die Chromosomenfäden bestehen aus der Substanz DNA (Desoxyribonukleinsäure), die einen komplizierten Aufbau ähnlich einer Strickleiter hat. Die „Leitersprossen" werden aus 4 stickstoffhaltigen Basen (Adenin, Thymin, Guanin und Cytosin) gebildet

Geschlechtschromosomen. Zwei der 46 Chromosomen sind Geschlechtschromosomen (Gonosomen). Sie entscheiden darüber, ob der Organismus eine weibliche oder männliche Geschlechtsausprägung hat. Es gibt 2 Varianten von Geschlechtschromosomen: das X-Chromosom und das kleinere Y-Chromosom. Durch die Kombination XX wird eine weibliche, durch die Kombination XY eine männliche Geschlechtsausprägung kodiert.

Zellteilung. Die Fähigkeit der Körperzellen, sich zu teilen, ist nicht nur für die Fortpflanzung und das Wachstum eines Organismus notwendig, sondern auch, um im ausgewachsenen Organismus beschädigte oder zugrunde gegangene Zellen zu ersetzen. Zellteilung ist also ein lebensnotwendiger

Prozess, der andauernd und in den meisten Teilen des Körpers stattfindet. Die Zellteilungsaktivität ist allerdings bei den einzelnen Geweben sehr unterschiedlich und nimmt im Alter immer mehr ab.

6.3 Gewebelehre (Histologie)

6.3 Aufbau einer Zelle

Definition

Gewebe sind Zellverbände, die eine gemeinsame spezielle Bauart und eine ähnliche Funktion haben.

◄ Definition

Gewebetypen: Alle Organe des Körpers setzen sich jeweils in unterschiedlichem Maße aus diesen 4 Gewebetypen zusammen. Es ist vergleichbar mit einem Legobaukasten, der 4 grundsätzlich verschiedene Typen von Bausteinen enthält, aus denen man alle Organe „bauen" kann.

6.3.1 Epithelgewebe

6.3.1 Epithelgewebe

Epithelgewebe sind flächenhafte Zellverbände, die die Körperoberfläche nach außen, aber auch viele Hohlräume des Körpers nach innen bedecken. Es ist der häufigste Zelltyp im Körper mit sehr vielfältigen Funktionen, die Gemeinsamkeit besteht in ihrer Eigenschaft als Deckgewebe an einer Oberfläche. Eine Sonderform von Epithelgewebe sind Drüsengewebe aus Drüsenzellen, die flüssige Stoffe (Sekrete) absondern.

6.3.2 Binde- und Stützgewebe

6.3.2 Binde- und Stützgewebe

Dazu gehören sehr unterschiedliche Gewebetypen, deren Gemeinsamkeit die Funktion als mechanischer Schutz ist und deren charakteristischer Bestandteil langgestreckte Eiweißfasern (z. B. Kollagenfasern) sind. Man unterscheidet lockeres und straffes Bindegewebe, Fettgewebe, Knorpelgewebe und Knochengewebe.

6.3.3 Muskelgewebe

6.3.3 Muskelgewebe

Muskelzellen können durch elektrische Reize erregt werden und sich als Reaktion darauf verkürzen (kontrahieren). Mit dem Muskelgewebe wird der Körper aktiv bewegt. Es gibt 3 verschiedene Arten von Muskelzellen: **Glatte Muskulatur**, die einen großen Teil der Wände von im Magen-Darm-Trakt und Blutgefäßsystem bildet. **Quer gestreifte Muskulatur** im Bewegungsapparat. **Herzmuskulatur** eine Sonderform mit Eigenschaften sowohl der quer gestreiften als auch der glatten Muskulatur.

6.3.4 Nervengewebe

6.3.4 Nervengewebe

Das Nervengewebe ist in Kapitel 6.9.1 ausführlich beschrieben.

6.3.5 Organe und Organsysteme

6.3.5 Organe und Organsysteme

Der Körper besteht aus den verschiedenen Organen. Jedes Organ hat eine bestimmte Funktion und ist dementsprechend aus einer speziellen, passenden Kombination von unterschiedlichen Geweben aufgebaut. Die Hauptaufgabe des Organs Herz ist z. B. das „Pumpen". Dementsprechend besteht es hauptsächlich aus Muskelgewebe und „Ventilen" (Herzklappen aus Bindegewebe).
Als Organsystem bezeichnet man mehrere Organe, die zusammenwirken und eine bestimmte gemeinsame Funktion erfüllen. Damit der Körper mit Blut versorgt werden kann, braucht er zusätzlich zum Herzen ein Transportsystem: die Gefäße. Dieses Organsystem bezeichnet man dann als das Herz-Kreislauf-System. Weitere Beispiele für Organsysteme: Verdauungstrakt, Hormonsystem, Atmungssystem, Immunsystem und Nervensystem.

6.4 Herz-Kreislauf- und Gefäß-System

6.4 Herz-Kreislauf- und Gefäß-System

Man unterscheidet **Körperkreislauf** und **Lungenkreislauf**. Das Herz treibt diese beiden Kreisläufe an. Sauerstoff wird aus der Lunge ins Gewebe transportiert und Kohlendioxid aus dem Gewebe in die Lunge gebracht und abgeatmet.

Das Herz-Kreislauf-System ist das wichtigste „Energieversorgungsunternehmen" des Körpers. Mithilfe des Blutes wird **Sauerstoff** aus der Lunge **ins Gewebe** transportiert und **Kohlendioxid aus** dem **Gewebe** zur Abatmung in die Lunge gebracht. Außerdem erfolgt über den Blutkreislauf sowohl die **Versorgung** des Körpers **mit Nährstoffen** als auch der **Abtransport von Stoffwechselendprodukten**, die schädlich für das Gewebe sind.
Wir benötigen einen Gefäßkreislauf zur Versorgung des Körpers (**Körperkreislauf**), einen Kreislauf für die Anreicherung des Blutes mit Sauerstoff (**Lungenkreislauf**) sowie ein dazwischen liegendes Pumpsystem (**Herz**) zum Antreiben dieser beiden Kreisläufe (**Abb. 6.2**). Damit das sauerstoffreiche Blut aus dem Lungenkreislauf nicht mit dem sauerstoffarmen Blut aus dem Körperkreislauf vermischt wird, muss unsere Pumpe aus 2 getrennten Kammern bestehen (**rechte** und **linke Herzkammer**).

6

Abb. 6.2 Herz-Kreislauf.

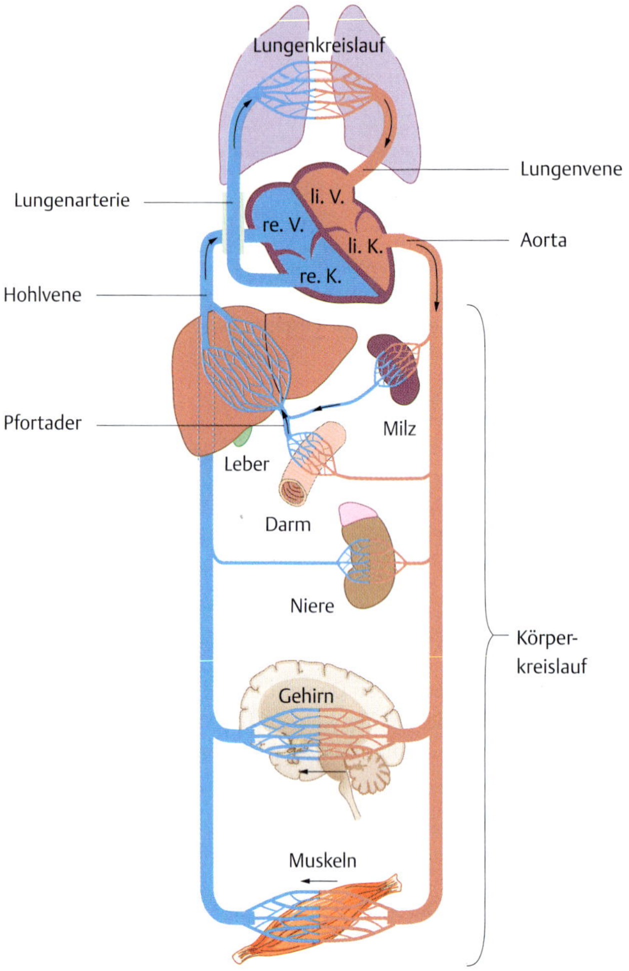

Körper- und Lungenkreislauf sind über das Herz miteinander verbunden wie eine „8". *Quelle: Andreae S, von Hayek D, Weniger J. Gesundheits- und Krankheitslehre für die Altenpflege. Stuttgart: Thieme; 2015*

6.4.1 Herz

Das Herz pumpt das Blut durch das Gefäßsystem.
Das **Herz** besteht aus
- dem **linken** und **rechten** Vorhof,
- der **linken** und **rechten** Herzkammer.

6.4.1 Herz

Das Herz **pumpt** das **Blut durch** das **Gefäßsystem**. Es ist ein **muskuläres Hohlorgan** und besteht aus **4 Hohlräumen**, die vom Herzmuskel umgeben sind. Wenn sich diese Muskulatur zusammenzieht (Kontraktion), verkleinern sich die Hohlräume, und das Blut wird aus dem Herzen in die arteriellen Gefäße gepumpt. Damit das Blut nicht wieder zurück ins Herz fließt, befinden sich an allen Öffnungen zum Gefäßsystem **Herzklappen**, die wie ein Fahrradreifenventil nur eine Flussrichtung zulassen. Das Herz ist in die **rechte und linke Kammer** (**Ventrikel**) aufgeteilt. Da das Blut für den Körperkreislauf einen höheren Druck und mehr Volumen als im Lungenkreislauf hat, ist der **linke Ventrikel größer** und hat eine dickere Muskelwand als der rechte. Vor den Ventrikeln befindet sich je ein **Vorhof** (**Atrium**), ein kleinerer Hohlraum, in dem sich Blut ansammelt, bevor es dann schnell und in großer Menge in die Kammer fließen kann.

Herzmuskel

Das gesunde menschliche Herz ist in etwa so **groß** wie die **geschlossene Faust** des jeweiligen Menschen.

Herzmuskel

Das gesunde menschliche Herz ist ungefähr so groß wie die geschlossene Faust des jeweiligen Menschen und hat eine ovale Form.
Beim Herzen findet man einen dreischichtigen Wandaufbau:
1. **Endokard:** Diese Gewebeschicht kleidet die Herzhöhlen aus und bildet auch die Herzklappen.
2. **Myokard:** Die Muskelschicht liegt auf dem Endokard.
3. **Epikard:** Das ist die zarte Außenhaut, die das Herz überzieht.

Umschlossen wird das Herz vom Herzbeutel (Perikard).

Herzkranzgefäße

Die Herzkranzgefäße (Herzkranzarterien, Koronararterien) versorgen das Herz mit Blut.

Herzkranzgefäße

Wie jedes andere Organ muss auch der Herzmuskel mit Blut versorgt werden. Die dafür nötigen Schlagadern (Arterien) ziehen auf der Außenseite des Herzens kranzförmig um das Herz herum und werden deshalb Herzkranzarterien (**Koronararterien**) genannt.

Abb. 6.3 Herzphasen.

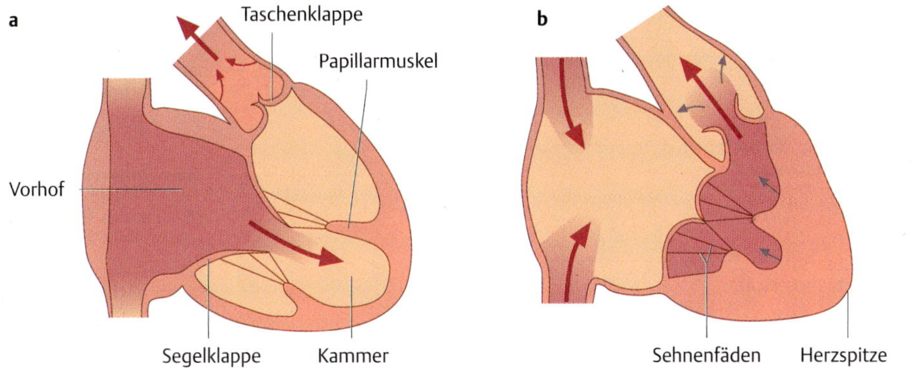

Phasen des Herzzyklus. *Quelle: Faller A, Schünke M. Der Körper des Menschen. Thieme; 2024*
a Diastole (Füllungsphase),
b Systole (Austreibungsphase).

Phasen der Herztätigkeit

Das Herz schlägt beim Erwachsenen in Ruhe normalerweise zwischen 60- und 100-mal pro Minute, man spricht von einer Herzfrequenz zwischen 60 und 100. Ein einzelner Herzschlag besteht aus 2 Phasen, der **Systole** (Anspannungs- und Austreibungsphase) und der **Diastole** (Entspannungs- und Füllungsphase, **Abb. 6.3**).
In der **Anspannungsphase** sind die beiden Ventrikel mit Blut gefüllt, die Herzmuskulatur zieht sich zusammen (kontrahiert). Bei noch geschlossenen Herzklappen erhöht sich der Blutdruck im Ventrikel, bis er größer ist als in der Aorta bzw. den Lungenarterien, sodass sich nun die Taschenklappen öffnen. Damit beginnt die **Austreibungsphase**, d. h., die Hälfte des in den Herzkammern befindlichen Blutes (also ca. 70 ml) wird in die großen Arterien ausgeworfen.
Jetzt schließen sich die Taschenklappen aufgrund des niedrigeren Drucks in den Ventrikeln, die Diastole beginnt. Während noch alle Herzklappen verschlossen sind, entspannt sich der Herzmuskel (**Entspannungsphase**). Sobald sich die Segelklappen aufgrund des höheren Drucks in den Vorhöfen öffnen, beginnt die **Füllungsphase**. Das zuvor in den Vorhöfen angesammelte Blut fließt in die beiden Ventrikel, bis die Segelklappen vom angesammelten Blut verschlossen werden. Nun beginnen sich die Kammermuskeln wieder zu kontrahieren, ein neuer Herzzyklus wird eingeleitet.

So klingt das Herz. Einige Teile der Herztätigkeit können mit dem Stethoskop auf dem Brustkorb nachvollzogen werden. Bei der Auskultation („Abhorchen") können 2 Herztöne wahrgenommen werden: Als 1. Herzton kann man das „Aneinanderschlagen" der kontrahierten Kammermuskeln hören – er wird auch „Anspannungston" genannt – als 2. Herzton den Schluss der beiden Taschenklappen (Aorten- und Pulmonalklappe). Alle zusätzlichen mit dem Stethoskop wahrnehmbaren Strömungsgeräusche können durch Gefäß- bzw. Klappenverengungen (Stenosen) oder undichte Klappen (Klappeninsuffizienz) verursacht sein. Sie werden Herzgeräusche genannt.

> **Phasen der Herztätigkeit**
> Ein Herzschlag besteht aus Systole und Diastole.

Schrittmacher und Reizleitungssystem des Herzens

Wie jeder andere Muskel, so benötigt auch der Herzmuskel einen **elektrischen Reiz** durch einen Nerv, um sich zusammenzuziehen. Diesen Reiz bildet der sogenannte **Sinusknoten**.
Der Sinusknoten befindet sich in der Wand des **rechten Vorhofs**. Er bildet einen kurzen elektrischen Reiz, der über ein eigenes **Reizleitungssystem** aus umgewandelten Herzmuskelzellen zuerst in die beiden Vorhöfe geleitet wird. Nach einer kurzen Verzögerung im sogenannten AV-(Atrioventrikular-)Knoten wird die Kammermuskulatur über die Tawara-Schenkel erregt.
Da sowohl bei Nervenreizen als auch bei Muskelerregung elektrische Ströme fließen, lassen sich diese unter anderem am Brustkorb mit Elektroden messen – man erhält so ein Elektrokardiogramm (EKG).

> **Schrittmacher und Reizleitungssystem des Herzens**
> Der Sinusknoten bildet den elektrischen Reiz, durch den die Herzmuskeln erregt werden.
> Die elektrischen Ströme sind im EKG (Elektrokardiogramm) sichtbar.

6.4.2 Gefäßsystem

Arterien

Arterien sind alle Gefäße, die das **Blut vom Herzen weg ins Gewebe** transportieren (**Abb. 6.4**).
Die Arterien müssen den vom Herzen erzeugten hohen Blutdruck in ihrem Verlauf weiter aufrechterhalten und haben deshalb eine im Vergleich zu den Venen **große Wanddicke**. In der **Peripherie** (im äußeren Körperbereich) **verjüngen sich die Arterien** immer mehr und besitzen nur noch eine feine Gefäßwand. Sie werden dann **Arteriolen** genannt, die den Übergang zu den Kapillaren darstellen.

> **6.4.2 Gefäßsystem**
> **Arterien**
> Arterien transportieren das Blut vom Herzen weg ins Gewebe.

6

Abb. 6.4 Arterielle Gefäße.

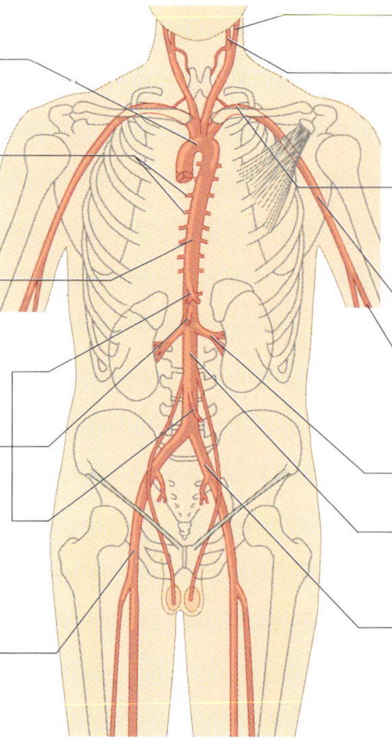

Quelle: Faller A, Schünke M. Der Körper des Menschen. Thieme; 2024

Kapillaren

Kapillaren sind extrem feine Gefäße mit einer dünnen und durchlässigen Wand.
Sie ermöglichen den Stoffaustausch zwischen Blut und Gewebe.

Kapillaren

Kapillaren sind extrem **feine Gefäße** mit einer dünnen und durchlässigen Wand, die nur noch aus **einer Zellschicht** (Endothel) besteht. Durch die durchlässigen Poren der Kapillaren können außer den roten Blutkörperchen und „großen Eiweißen" alle im Blut gelösten Stoffe in das Gewebe strömen. Über diesen Weg wird ein Großteil aller Zellen des Körpers mit Stoffen versorgt, diese sind

- Sauerstoff und Zucker (Glukose),
- Eiweiße (Proteine),
- Fette (Lipide) sowie
- Wasser und gelöste Mineralstoffe und Spurenelemente (Elektrolyte).

Umgekehrt werden auf diesem Wege für das Gewebe schädliche Stoffe wie Kohlendioxid und Stoffwechselendprodukte, aber natürlich auch Wasser und Elektrolyte ins venöse Blut abtransportiert. Aus den Kapillaren fließt das Blut in kleinste venöse Gefäße, die **Venolen**, die sich zu den Venen vereinigen.

Venen

Venen transportieren das Blut zum Herzen hin.

Venenklappen, Muskelpumpe, Gewebsdruck und Sog sorgen dafür, dass das Blut in den Venen zum Herzen transportiert wird.

Venen

Venen sind Gefäße, die das **Blut zum Herzen transportieren** (**Abb. 6.5**).
Um im venösen Gefäßsystem den zum Bluttransport nötigen Druck zu erzeugen, lassen sich die Venen von den sie umgebenden Skelettmuskeln helfen: Verdicken sich die Muskelbäuche, so werden die dazwischenliegenden Venen zusammengepresst.
Damit das Blut nicht wieder in Richtung Peripherie zurückfließt, besitzen die meisten Venen „Rückschlagventile", sogenannte **Venenklappen**. Venenklappen sind taschenförmige Ausstülpungen der Gefäßinnenwand, die sich bei rückwärts gerichtetem Blutfluss verschließen. Zusätzlich zu der oben genannten „Muskelpumpe" unterstützen noch der **Gewebsdruck** und der **Sog** des Herzens den Bluttransport im venösen Gefäßsystem.

Körperkreislauf

Er beginnt in der linken Herzkammer, von der das Blut in der Aorta ausgeworfen wird.

Körperkreislauf

Der Körperkreislauf beginnt in der **linken Herzkammer**, von der das Blut in die Hauptschlagader (**Aorta**) ausgeworfen wird. Diese größte aller Schlagadern verläuft vom Herzen bogenförmig nach unten und gibt **Arterien** in alle wichtige Organe ab. Die weiteren Stationen führen über die **Arteriolen**, die **Kapillaren** und die **Venolen** zu den **Venen**, die sich in der unteren und oberen **Hohlvene** sammeln, von wo aus das Blut in den Vorhof der **rechten Herzhälfte** fließt.

Lungenkreislauf

Er beginnt in der rechten Herzkammer, von der das Blut über die Lungenarterien in die Lunge fließt.

Lungenkreislauf

Der Lungenkreislauf beginnt in der **rechten Herzkammer**, das Blut wird über die **Lungenarterien** in das Lungengewebe transportiert, wo es in einem feinen Gefäßnetz um die Lungenbläschen (**Alveolen**) fließt. Dies ist der **Ort der Sauerstoffaufnahme ins Blut** und der **Kohlendioxidabgabe in die Atemluft**. Aus den **Lungenkapillaren** fließt das sauerstoffreiche Blut über die Lungenvenen (**Pulmonalvenen**) zurück zum **linken Vorhof**.

Abb. 6.5 Venöse Gefäße.

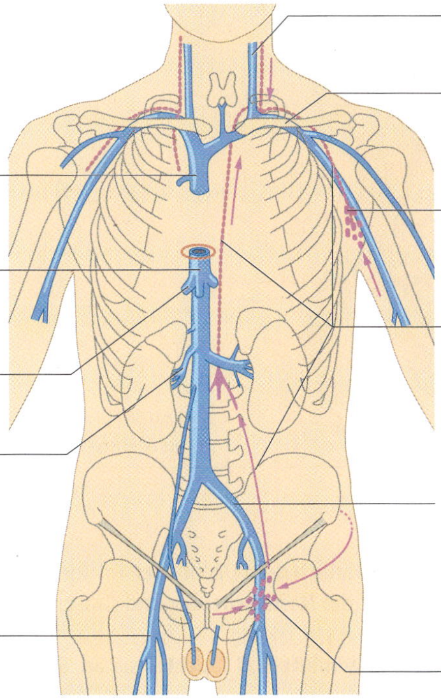

Quelle: Faller A, Schünke M. Der Körper des Menschen. Thieme; 2024

Merke

In den Lungenarterien fließt **sauerstoffarmes Blut** (vom Herzen weg), in den Lungenvenen dagegen **sauerstoffreiches Blut** (zum Herzen hin). Diese Gefäßbezeichnungen werden oft verwechselt. Denn im Körperkreislauf fließt in den Arterien sauerstoffreiches Blut vom Herzen weg und in den Venen sauerstoffarmes Blut zum Herzen hin.

◂ Merke

6.5 Atmungssystem

Das Atmungssystem wird unterteilt in die **oberen Luftwege** (Nase, Nasennebenhöhlen und Rachenraum), die **unteren Luftwege** (Kehlkopf, Luftröhre, Bronchien) und das **Lungengewebe** (**Abb. 6.6**). Man kann sich das Atemorgan als „umgekehrten Baum" vorstellen: Der Nasenraum mit seinem umfangreichen Nebenhöhlensystem und der sich anschließende Rachenraum bilden die „Wurzel" des Luftleitsystems. Dem Baumbild folgend, teilt sich der „Stamm", der durch die Luftröhre (Trachea) gebildet wird, in 2 große „Äste", die jeweils einen Lungenflügel belüften. Das Bronchialsystem verzweigt sich danach immer weiter. Es endet schließlich in den kleinsten Bronchien (**Bronchioli**) und den daran hängenden Lungenbläschen (**Alveolen**), den „Blättern" des Baumes.

6.5 Atmungssystem

Teile des Atmungssystems sind
- obere Luftwege (Nase, Nasennebenhöhlen und Rachenraum),
- untere Luftwege (Kehlkopf, Luftröhre, Bronchien),
- Lunge.

Definition

Unter Atmung versteht man den **Austausch der Atemgase Sauerstoff und Kohlendioxid** zwischen **Körper** und **äußerer Umgebung**.

◂ Definition

Abb. 6.6 Atmungssystem

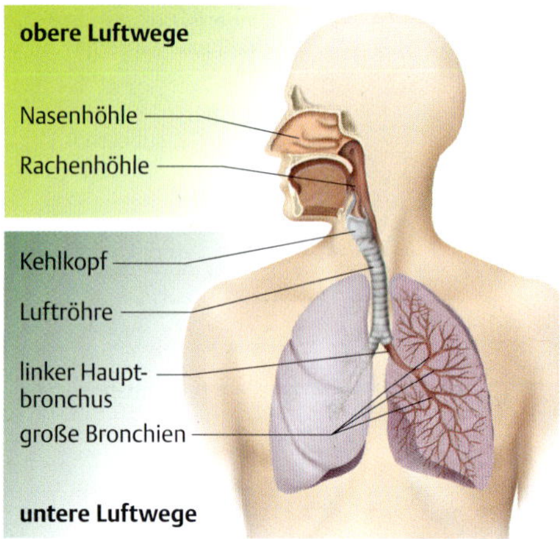

Das Atmungssystem besteht aus den oberen und unteren Atemwegen.

Nase

Die Nase erwärmt, reinigt und feuchtet die Atemluft an.

Die Nase ist ein spitzgiebliger Raum ähnlich dem Dachboden in einem Fachwerkhaus. In seiner Mitte, direkt unter dem Firstbalken, trennt die **Nasenscheidewand** (Nasenseptum) die Rechte von der linken Nasenhöhle.
Die Nase **erwärmt** und **reinigt** die **Atemluft** und **feuchtet** sie **an**. Sie ist **Riechorgan** und **Resonanzraum** für die Stimme.

Rachen

Im Rachen kreuzen sich Luft- und Speiseweg.

Im Rachen (Pharynx) vereinigen sich Nasen- und Mundhöhle, hier **kreuzen sich Luft- und Speiseweg**. Die Nahrung wird in die Speiseröhre (Ösophagus) und die Atemluft in die Luftröhre (Trachea) weitergeleitet.

Die Mandeln (Tonsillen) dienen der Immunabwehr.

Mandeln (Tonsillen). Im Rachen befinden sich die Rachenmandeln und die Gaumenmandeln. Sie dienen der **Immunabwehr**.

Der **Kehlkopf** (Larynx) trennt Nahrung und Atemluft. Er verschließt sich beim Schlucken wie ein Ventil. Die Nahrung wird dadurch in die Speiseröhre geleitet.
Im Innern des Kehlkopfs verlaufen die beiden Stimmbänder. Sie sind für die Stimmbildung verantwortlich.

Kehlkopf. Im unteren Rachenraum liegt der Kehlkopf (**Larynx**), er ist das Ventil, welches den **Speisebrei von der Atemluft trennt**. Der Kehlkopf besteht aus einem Knorpelgerüst. Der größte Kehlkopfknorpel ist der wie ein Schiffsbug geformte **Schildknorpel**, den man auch von außen am Hals als „Adamsapfel" sehen kann. Im Innern des Kehlkopfs verlaufen von vorne nach hinten die beiden **Stimmbänder** und bilden zwischen sich die Stimmritze (**Glottis**). Sie werden durch feine Muskeln unterschiedlich eng gestellt, die durchströmende Atemluft erzeugt Schallwellen und damit die Stimme.

Luftröhre

Die Luftröhre verbindet die äußeren Atmungsorgane mit den inneren.

Unterhalb des Kehlkopfs beginnt die Luftröhre (Trachea). Sie ist 10–15 cm lang und besteht aus 15–20 hufeisenförmigen Knorpelspangen. Die Knorpel halten die Luftröhre während der Einatmungsphase offen.

Bronchialbaum

Es gibt den linken und rechten Lungenflügel.

Die Luftröhre teilt sich an ihrem Ende in **2 Hauptbronchien**, die sich wie das Geäst eines Baumes immer weiter verzweigen (**Abb. 6.6**). Durch mehr als 20 solcher Verzweigungen wird das weit verzweigte System des **Bronchialbaums** gebildet. Es ist nach innen mit einem **Flimmerepithel** (Zilien) ausgekleidet, das Fremdkörper und Bronchialschleim mundwärts (nach oral) transportiert. Die kleinen Luftröhrenäste (**Bronchien**) verlieren ab einem Durchmesser von 1–2 mm ihr Knorpelgerüst, enthalten dafür mehr glatte Muskulatur in der Wand und werden dann **Bronchiolen** genannt.

Lungen

Der rechte Lungenflügel besteht aus 3 Lungenlappen, der linke Lungenflügel nur aus 2.

Der **rechte Lungenflügel** besteht aus **3 Lungenlappen** (Ober-, Mittel- und Unterlappen), der **linke Lungenflügel** wegen des Platzbedarfs des Herzens nur **2** (Ober- und Unterlappen). An der Lungenwurzel treten die beiden Hauptbronchien und die Lungengefäße in die Lungen ein.

Der Gasaustausch findet in den Lungenbläschen statt.
Sauerstoff wird aus der Umgebungsluft in das Blut aufgenommen und Kohlendioxid abgegeben.

Gasaustausch. Hauptaufgabe des Atemorgans ist der Gasaustausch. **Sauerstoff** (O_2) wird aus der Umgebungsluft in das Blut **aufgenommen** und **Kohlendioxid** (CO_2) **abgegeben**. Aus dem blauroten venösen Blut wird das hellrote, mit Sauerstoff gesättigte arterielle Blut. Der Gasaustausch findet in den **Lungenbläschen** (Alveolen) statt, wo Blut und Außenluft an extrem dünnen Membranen in engsten Kontakt kommen (**Abb. 6.7**). Die Gase in den Lungenbläschen folgen allein dem Konzentrationsgefälle.

Abb. 6.7 Lungenbläschen

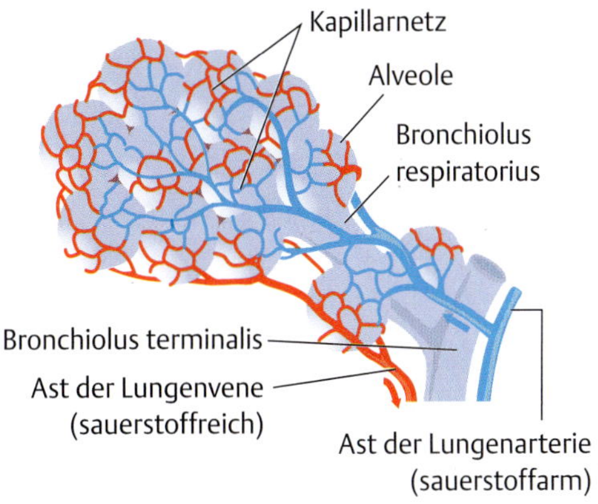

In den Lungenbläschen findet der Gasaustausch statt. *Abb. nach: Schwegler, Lucius. Der Mensch – Anatomie und Physiologie. Thieme; 2021*

Eine weitere wichtige Aufgabe ist die **Reinigung der Atemluft**. Daran sind die Flimmerhärchen beteiligt.

Lungen- und Rippenfell (Pleura). Die beiden Lungenflügel sind von einer feinen Haut, dem Lungenfell, überzogen. Auch die Innenseite des Brustkorbs wird von solch einer feinen Haut, dem Rippenfell, ausgekleidet. Lungen- und Rippenfell liegen eng aneinander und sind nur durch einen feinen, flüssigkeitsgefüllten Spalt voneinander getrennt, den **Pleuraspalt**.

Das **Lungenfell** (Pleura) ist eine feine Haut.
Es überzieht die beiden Lungenflügel und die Innenseite des Brustkorbs.

Zwerchfell (Diaphragma). Nach unten, zum Bauchraum hin, begrenzt das Zwerchfell – eine große kuppelartige Muskelplatte – den Brustraum. In ihrem Zentrum besteht sie aus Bindegewebe mit den Durchtrittsöffnungen für die Hauptschlagader (Aorta) und die Speiseröhre.

Das **Zwerchfell** (Diaphragma) ist eine kuppelartige Muskelplatte. Es trennt Bauch- und Brustraum voneinander.

6.6 Blut, Immunsystem und lymphatische Organe

6.6.1 Zusammensetzung des Blutes

Das in den Gefäßen fließende Blut besteht aus festen Bestandteilen, den roten Blutkörperchen (**Erythrozyten**), den weißen Blutkörperchen (**Leukozyten**) und den Blutplättchen (**Thrombozyten**) sowie aus flüssigen Bestandteilen, dem Blutplasma (**Abb. 6.8**).
Das im Körper befindliche Blut macht bei einem normalgewichtigen Erwachsenen ca. 8 % des Körpervolumens aus. Daraus ergibt sich eine Blutmenge von ca. 5–7 l.

Erythrozyten

Mithilfe der roten Blutkörperchen (Erythrozyten) wird der für alle Zellen lebensnotwendige **Sauerstoff** von der Lunge ins Gewebe transportiert. Außerdem findet man auf der Erythrozytenmembran das **Merkmal für die Blutgruppe** (A, B, AB oder 0).

Abb. 6.8 Bestandteile des Blutes.

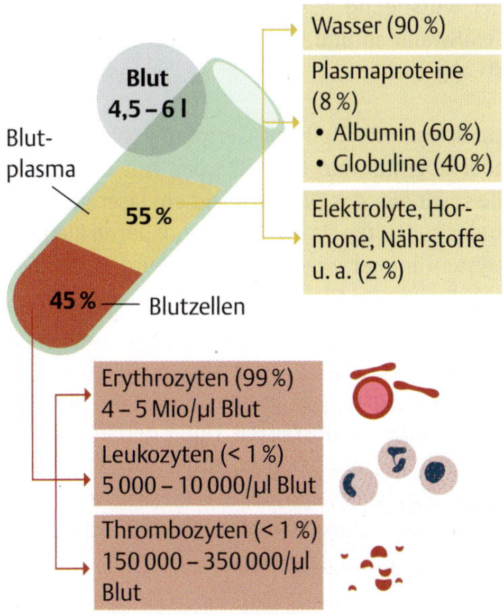

Feste und flüssige Bestandteile des Blutes ($1\ mm^3 = 1\ µl$). *Abb. aus: I care Anatomie Physiologie. Thieme; 2025*

6.6 Blut, Immunsystem und lymphatische Organe

6.6.1 Zusammensetzung des Blutes

Das Blut besteht aus festen Bestandteilen, den roten Blutkörperchen (**Erythrozyten**), den weißen Blutkörperchen (**Leukozyten**) und den Blutplättchen (**Thrombozyten**) sowie aus flüssigen Bestandteilen, dem Blutplasma.

Erythrozyten

Erythrozyten transportieren den Sauerstoff von der Lunge ins Gewebe und tragen auf ihrer Zelloberfläche das Merkmal für die Blutgruppe (A, B, AB oder 0). Sie werden im Knochenmark gebildet. Der Normalwert der Erythrozytenanzahl im Blut liegt bei Frauen zwischen 4,2 und 5,4 Mio./µl, bei Männern zwischen 4,6 und 6,2 Mio./µl.

Aufbau. Erythrozyten sind **kernlose Zellen** mit einem typischen Aussehen (**Abb. 6.9**). Ihre Form und ihre rote Farbe werden vom wichtigsten Bestandteil der Erythrozyten, dem **Hämoglobin**, erzeugt. Dabei handelt es sich um ein ringförmiges Eiweißmolekül mit einem großen Eisenanteil und der Fähigkeit, Sauerstoffmoleküle zu binden.

Abb. 6.9 Erythrozyt.

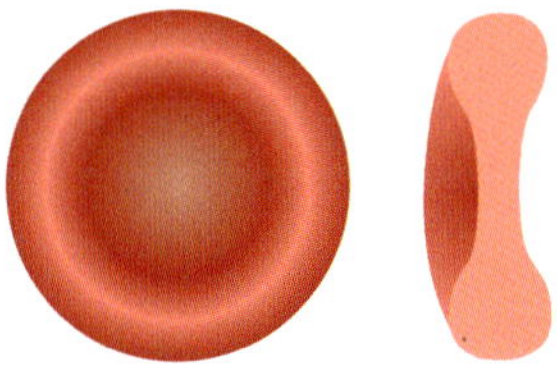

Charakteristische Form eines Erythrozyten: ringförmige Scheibe mit zentraler Delle.

Erythrozytenbildung und -abbau. Erythrozyten werden im Knochenmark gebildet. Wichtige Bausteine hierfür sind Eisen und Eiweiß sowie Vitamin B_{12} und Folsäure. Gesteuert wird die Erythrozytenbildung durch das Hormon **Erythropoetin**, das in der Niere gebildet und bei Sauerstoffmangel im Blut vermehrt ausgeschüttet wird.
Der Normalwert der **Erythrozytenzahl** im Blut liegt bei Frauen zwischen 4,2 und 5,4 Mio./µl (sprich: Mikroliter), bei Männern zwischen 4,6 und 6,2 Mio./µl. Die Erythrozyten haben eine mittlere Lebensdauer von 120 Tagen, ältere Erythrozyten werden in der Milz aus dem Blut aussortiert und in ihre Bestandteile (vor allem Eisen) zerlegt, sodass diese wieder vom Knochenmark zur Erythrozytenbildung verwendet werden können.

Definition

Der Mangel an Erythrozyten wird **Erythrozytopenie** genannt. Eine **Anämie** besteht, wenn zu wenig Hämoglobin im Blut vorliegt; meistens gehen beide Zustände miteinander einher.

Leukozyten

Die weißen Blutkörperchen (Leukozyten) sind **kernhaltige Blutzellen**, deren Hauptaufgabe die **Abwehr körperfremder Stoffe** ist (s. u. Immunsystem, S. 129). Die Gesamtzahl der Leukozyten liegt bei ca. 4000–9000/µl Blut. Sie werden im Knochenmark gebildet und gespeichert, sodass sie im Bedarfsfall (z. B. bei einer Infektion mit Krankheitserregern) in großer Zahl ins Blut ausgeschüttet werden können, was sich dann im Blutbild als Leukozytenerhöhung (**Leukozytose**) zeigt. Es gibt verschiedene Gruppen von Leukozyten, die sich nach Form und Aufbau unterscheiden:

- Granulozyten
- Monozyten
- Lymphozyten

Thrombozyten und Gerinnungssystem

Thrombozyten. Die Blutplättchen (Thrombozyten) werden wie alle anderen Blutzellen im Knochenmark gebildet und nach einer Lebensdauer von ca. 2 Wochen in Milz und Leber abgebaut. Wie die Erythrozyten sind sie **kernlos**. Normalerweise enthält 1 µl Blut zwischen 150 000 und 400 000 Thrombozyten.
Die Hauptaufgabe der Thrombozyten besteht in der **Blutstillung**. Wird ein Blutgefäß verletzt, so lagern sich die Thrombozyten an die veränderte Gefäßwand an und verkleben untereinander. Mit diesem Pfropf (**Thrombus**) wird der Gefäßriss vorerst abgedichtet.

Gerinnungsfaktoren. Im Blutplasma findet man einen weiteren Teil des Gerinnungssystems, die Gerinnungsfaktoren. Das sind zahlreiche aufeinander abgestimmte Eiweißkörper, mit denen der Thrombozytenpfropf stabilisiert wird. Die Hauptrolle spielt hier das **Fibrin**. Es legt ein faseriges Netz über einen Gefäßriss und verschließt so die Wundränder endgültig. Da im Körper andauernd kleinste Gefäßeinrisse vorkommen und so das Gerinnungssystem immer wieder aktiviert wird, bildet der Körper gerinnungshemmende Stoffe, damit sich dieser Prozess im Gleichgewicht befindet.

Blutplasma

Der gesamte flüssige Bestandteil des Blutes wird Blutplasma genannt. Es besteht zu 90 % aus **Wasser**, zu 8 % aus **Eiweißen** (Proteinen) und zu 2 % aus **kleinmolekularen Substanzen**. Unter den im Wasser gelösten kleinmolekularen Substanzen versteht man eine Vielzahl lebenswichtiger Stoffe: gelöste Salze (Elektrolyte), Zucker (Glukose), Vitamine, aber auch Stoffwechselprodukte wie Harnstoff, Harnsäure oder Kreatinin. Die Plasmaproteine sind ein Gemisch aus unterschiedlichen Eiweißkörpern wie Albumin, Hormonen, Gerinnungsfaktoren, Antikörpern und Transportproteinen.

Definition ▸

Leukozyten

Die weißen Blutkörperchen (Leukozyten) sind zuständig für die **Abwehr von körperfremden Stoffen**. Die Gesamtzahl der Leukozyten liegt bei ca. 4000–9000/µl Blut. Nach ihrem speziellen Aufbau unterscheidet man

- Granulozyten,
- Monozyten und
- Lymphozyten.

Thrombozyten und Gerinnungssystem

Die Hauptaufgabe der Thrombozyten besteht in der **Blutstillung**. Bei Verletzung eines Blutgefäßes bilden sie einen **Thrombus**. Normalerweise enthält 1 µl Blut zwischen 150 000 und 400 000 Thrombozyten.

Gerinnungsfaktoren sind Eiweißkörper, mit denen der Thrombus stabilisiert wird. Die Hauptrolle spielt hier das **Fibrin**. Es legt ein faseriges Netz über einen Gefäßriss und verschließt so die Wundränder endgültig.

Blutplasma

Der gesamte flüssige Bestandteil des Blutes wird Blutplasma genannt. Es besteht zu 90 % aus **Wasser**, zu 8 % aus **Eiweißen** (Proteinen) und zu 2 % aus **kleinmolekularen Substanzen** (z. B. Salze, Zucker, Vitamine).

6.6.2 Immunsystem

Das Immunsystem ist ein sehr komplexes System. Es soll die **Ausbreitung von Mikroorganismen** wie Viren, Bakterien, Parasiten und Pilzen im Körper **verhindern**. Man unterscheidet ein **unspezifisches** und ein **spezifisches Immunsystem**.

Unspezifisches Immunsystem

Die unspezifische Immunität ist angeboren und richtet sich gegen alle Erreger – egal um welchen Typ es sich handelt. Sie besteht aus einer **äußeren Barriere** (z. B. Haut inklusive Talg, Magenschleimhaut inklusive Schleim), die verhindern soll, dass Keime und schädliche Substanzen in den Körper eindringen können, und einer **inneren Barriere**. Diese wird zum einen gebildet von Substanzen, die gegen die Erreger wirken (z. B. Interferone oder Zytokine), und zum anderen von speziellen weißen Blutkörperchen, den **neutrophilen Granulozyten** und **Monozyten**. Letztere können sich in Makrophagen umwandeln, das sind Fresszellen, die aus dem Blut in die meisten Gewebe des Körpers auswandern, dort Fremdkörper aufnehmen (phagozytieren) und zerstören können. Mit diesen Abwehrmaßnahmen soll die Ausbreitung von Erregern im Körper verhindert werden, dabei entstehen die typischen Endzündungszeichen **Rötung, Erwärmung, Schwellung und Schmerz**. Der eventuell gebildete Eiter besteht hauptsächlich aus zerfallenen Granulozyten und Zelltrümmern. Außerdem werden „im Angriffsfall" zahlreiche weitere „Alarm"-Proteine produziert und ins Blut ausgeschüttet. Sie aktivieren so das gesamte Immunsystem – die Entzündungsparameter lassen sich durch spezielle Laboruntersuchungen nachweisen (z. B. C-reaktives Protein = CRP).

Spezifisches Immunsystem

Die spezifische Abwehr wird „erlernt" und richtet sich gegen ganz bestimmte Erreger.
Die **Lymphozyten** ergänzen die Immunabwehr durch ihre Fähigkeit, **spezifische Antikörper** gegen viele körperfremde Stoffe zu bilden. Antikörper sind Eiweißmoleküle, die sich an körperfremde Stoffe (z. B. Bakterien, Viren, Fremdkörper) heften, sodass diese verklumpen und von anderen Leukozyten zerstört werden können. Eine weitere wichtige Fähigkeit der Lymphozyten besteht in ihrem **„Immungedächtnis"**, d. h., sie erkennen Fremdkörper wieder, mit denen der Körper schon einmal Kontakt hatte, und beschleunigen die Immunantwort. Dies macht man sich beim Impfen mit abgetöteten oder abgeschwächten Krankheitserregern zunutze und trainiert das Immunsystem so für den „Ernstfall".

Lymphatisches System

Das lymphatische System besteht aus den **Lymphbahnen** und **-knoten**, der **Milz**, dem **Thymus** (Bries) und lymphatischem Gewebe im Rachen (**Tonsillen** = „Mandeln") und im Verdauungstrakt (**Appendix** = „Blinddarm"). In Thymus und Knochenmark werden die Immunzellen gebildet. In alle anderen lymphatischen Organe wandern sie ein.

Milz. Die Milz liegt im linken Oberbauch unterhalb des Zwerchfells, hat eine Bohnenform und wiegt circa 150 g. Die Milz wirkt nicht an der Verdauung mit, sondern übernimmt im Blut- und Lymphsystem den Abbau von alten roten Blutkörperchen (Erythrozyten) sowie die Speicherung von Blutplättchen (Thrombozyten) und weißen Blutkörperchen (Lymphozyten).

Merke

Die Milz gehört beim Erwachsenen nicht zu den lebenswichtigen Organen. Sie kann z. B. nach Milzverletzungen entfernt werden, ihre Funktion wird dann von anderen lymphatischen Organen übernommen.

6.7 Verdauungssystem

Das Verdauungssystem hat folgende Aufgaben:
- Aufnahme flüssiger und fester Nahrung
- mechanische Zerkleinerung
- biochemische Zerlegung der Nahrungsbestandteile (Verdauung)
- Aufnahme (Resorption) der einzelnen zerlegten Nahrungsbestandteile in das Blut
- Umwandlung und Entgiftung der verdauten Stoffe
- Ausscheidung von für den Körper nicht verwertbaren oder giftigen Stoffen über den Stuhlgang

Zur Erfüllung dieser Aufgaben brauchen wir zum einen den eigentlichen Verdauungstrakt, der dem Körper die Nährstoffe zuführt und verdautes Material abführt (**Gastrointestinaltrakt, Abb. 6.10**). Er reicht von der Mundhöhle über die Speiseröhre, den Magen und den Dünndarm bis zum Dickdarm. Zum anderen brauchen wir Bauchorgane zur **Produktion von Verdauungssekreten** wie die Bauchspeicheldrüse. Die Leber übernimmt die **Entgiftung schädlicher Stoffe** und die Produktion der Gallenflüssigkeit. Die Verdauung beginnt bereits im Mund und endet mit der Stuhlausscheidung über den After.

Kurzfassung

6.6.2 Immunsystem

Das Immunsystem ist ein sehr komplexes System. Es soll die Ausbreitung von Mikroorganismen im Körper verhindern.

Unspezifisches Immunsystem

Das unspezifische Immunsystem besteht aus einer
- äußeren Barriere (z. B. Haut) und einer
- inneren Barriere (z. B. Fresszellen und Entzündungseiweißen)

Spezifisches Immunsystem

Die spezifische Abwehr wird „erlernt" und richtet sich gegen ganz bestimmte Erreger.
Die **Lymphozyten** bilden spezifische Antikörper. Ihr „Immungedächtnis" lässt sie Fremdkörper wiedererkennen, mit denen der Körper früher einmal Kontakt hatte.

Lymphatisches System

Hierzu gehören **Lymphbahnen** und -knoten, Milz, Thymus und lymphatisches Gewebe im Rachen (Tonsillen) und im Verdauungstrakt (Appendix).

Die Milz baut alte rote Blutkörperchen (Erythrozyten) ab und speichert Blutplättchen (Thrombozyten) und weiße Blutkörperchen (Lymphozyten).

◄ Merke

6.7 Verdauungssystem

Das Verdauungssystem hat die Aufgabe, die Nahrung aufzunehmen, zu transportieren, zu verwerten und nicht verwertbare Bestandteile wieder auszuscheiden.

Die Verdauung beginnt im Mund und reicht bis zur Stuhlausscheidung über den After.
Das Verdauungssystem besteht aus Mundhöhle, Speiseröhre, Magen, Dünndarm, Dickdarm, Leber und Bauchspeicheldrüse.

Mundhöhle

In der Mundhöhle wird die Nahrung zerkleinert, geschmeckt und angedaut.

Im Kehlkopf werden Luft und Nahrung voneinander getrennt.

Mundhöhle

Die Mundhöhle ist die **Eingangspforte** zum Verdauungstrakt. Die Nahrung wird mit den Zähnen und der Zunge **mechanisch zerkleinert**. Die Zunge ist das **Geschmacksorgan** des Menschen. Durch sie werden die unterschiedlichen Geschmacksrichtungen wie süß, sauer, salzig, scharf und bitter wahrgenommen. Durch den **Speichel** aus der Speicheldrüse wird die Nahrung **chemisch angedaut**.

Gaumen und Rachen. Das Dach der vorderen Mundhöhle wird vom harten und weichen Gaumen gebildet. Im hinteren Teil des Rachens (**Pharynx**) findet man oben den Anschluss an den Nasenraum und unten den Anschluss an die Speiseröhre (**Ösophagus**) sowie die Luftröhre (**Trachea**). Da sich hier Atem- und Speiseweg überkreuzen, werden durch den „Schluckakt" mithilfe des Kehlkopfs (**Larynx**) Luft und Nahrung voneinander getrennt (s. o. Atmungssystem, S. 125).

Abb. 6.10 Verdauungstrakt.

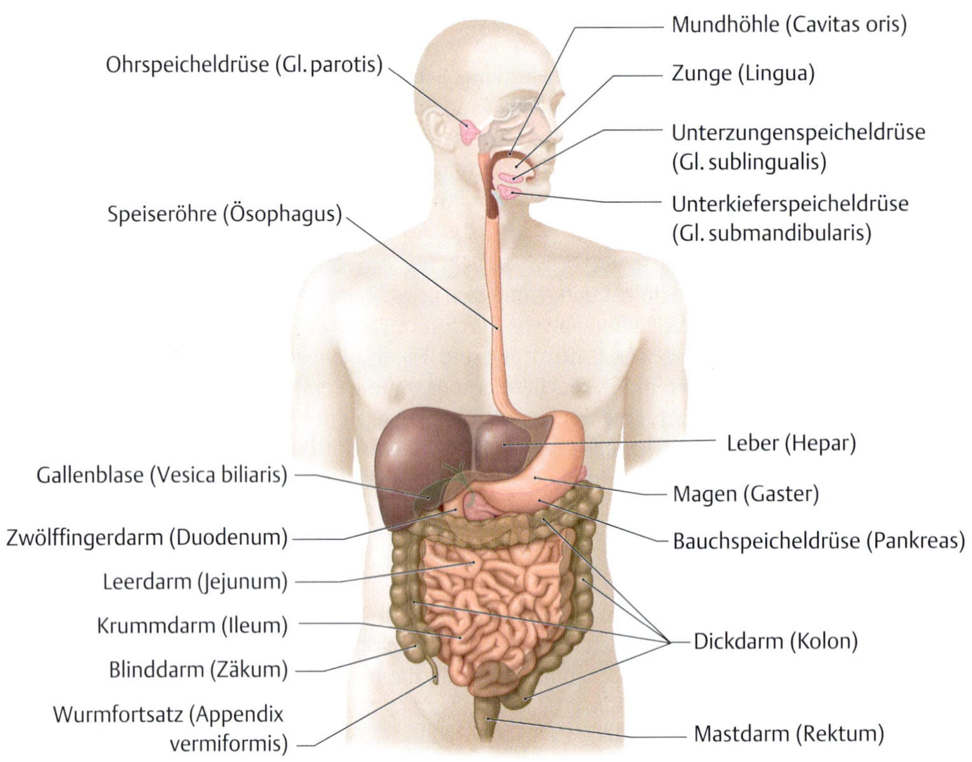

Der Verdauungstrakt von der Mundhöhle bis zum After mit den an der Verdauung beteiligten Bauchorganen.
Abb. aus: Schünke M, Schulte E, Schumacher U.: Prometheus LernAtlas der Anatomie. Illustrationen von Voll M und Wesker K. 5. Aufl. Stuttgart: Thieme; 2018

Wandaufbau des Verdauungstrakts unterhalb der Mundhöhle

Im gesamten Verdauungstrakt besteht die Wand unterhalb der Mundhöhle aus **4 Schichten**.

Wandaufbau des Verdauungstrakts unterhalb der Mundhöhle

Betrachtet man ihn unter dem Mikroskop, findet man im gesamten Verdauungstrakt unterhalb der Mundhöhle einen vierschichtigen Wandaufbau (von außen nach innen):

- **Serosa** (seröse Haut): Sie umgibt alle inneren Organe und sondert eine wässrige Flüssigkeit ab.
- **Muskularis** (Muskelschicht): Sie besteht nur in der Speiseröhre aus quergestreifter, sonst aus glatter Muskulatur. Diese wird durch das vegetative Nervensystem unwillkürlich gesteuert und transportiert durch wellenförmige Kontraktionen den Nahrungsbrei in Richtung Anus.
- **Submukosa** (mittlere Bindegewebsschicht): In ihr verlaufen Blut- und Lymphgefäße.
- **Mukosa** (Schleimhaut): Sie besteht aus Epithel und Drüsengewebe und ist je nach Aufgabe des jeweiligen Abschnitts im Verdauungstrakt unterschiedlich aufgebaut. Im Dünndarm z. B wirft sie Falten und besteht aus vielen kleinen Ausstülpungen (Zotten) und Furchen (Krypten).

Speiseröhre und Magen

Die Speiseröhre transportiert die Nahrung zum Magen.
Der Magen hat ein Fassungsvermögen von circa 1,5 Litern.

Speiseröhre und Magen

Die Speiseröhre beginnt am Kehlkopf und führt hinter der Luftröhre abwärts zum Magen. Ihre Aufgabe ist der **Transport der Nahrung** zum Magen mithilfe rhythmischer Muskelbewegungen (**peristaltische Wellen**). Sie ist wie ein elastischer Schlauch aufgebaut.
Der Magen liegt unterhalb des Zwerchfells und hat die Form eines Weinschlauchs. Sein Fassungsvermögen beträgt circa 1,5 Liter. Die Wand ist flexibel und legt sich in entleertem Zustand in Falten. Am Magenausgang zum Zwölffingerdarm (Duodenum) befindet sich ein Schließmuskel, der Pförtner (**Pylorus**), der den Mageninhalt erst nach 0,5–3 Stunden Verweilzeit portionsweise in den Dünndarm durchlässt.

Magenschleimhaut und Magensaft. Die Magenschleimhaut produziert den Magensaft und gibt ihn in den Magen ab. Der Magensaft besteht aus

- **Salzsäure:** Diese kann Eiweiße im Nahrungsbrei zerlegen und die meisten Mikroorganismen wie Bakterien und Viren zerstören,
- **Pepsine:** Sie spalten die Eiweiße auf,
- **zähem Schleim:** Dieser legt sich zum Schutz vor der aggressiven Salzsäure wie ein Schutzfilm über die Magenschleimhaut. Wenn es diesen Schleim nicht gäbe, würde sich der Magen selbst verdauen.

Die Magenschleimhaut produziert den Magensaft und gibt ihn in den Magen ab.

Dünndarm

Der Dünndarm sieht von außen wie ein glatter, elastischer Schlauch aus. Im Inneren befinden sich charakteristische ringförmige Falten (Kerckringfalten), die der Oberflächenvergrößerung dienen. Die 3 Abschnitte des Dünndarms sind

- Zwölffingerdarm (Duodenum),
- Leerdarm (Jejunum),
- Krummdarm (Ileum).

Dünndarm

Abschnitte:

- Zwölffingerdarm (Duodenum)
- Leerdarm (Jejunum)
- Krummdarm (Ileum)

Verdauung im Dünndarm. Die **Eiweißbestandteile** der Nahrung werden durch **Salzsäure** und **Pepsin** aus dem Magen, durch **Enzyme** aus der Bauchspeicheldrüse (Pankreas) sowie durch **eiweißspaltende Bakterien** im Dünndarm **zerlegt**. In Form von kleinen Eiweißmolekülen und Aminosäuren werden sie von der Dünndarmschleimhaut aufgenommen und in den Blutgefäßen abtransportiert. Die **Kohlenhydrate** werden schon durch den **Mundspeichel angedaut** und durch **Enzyme** aus der Bauchspeicheldrüse und der Dünndarmschleimhaut weiter in **Einfachzucker zerlegt** und können so ins Blut aufgenommen werden. Die **Fettbestandteile** der Nahrung werden durch **Enzyme** aus der Bauchspeicheldrüse zerlegt. Sie werden dann durch **Gallensäuren** weiter aufgeschlossen, als kleine Fetteiweißtröpfchen von der Dünndarmschleimhaut aufgenommen und schließlich in das Blut abgegeben. Gemeinsam mit den Fetttröpfchen werden die **fettlöslichen Vitamine** (A, D, E, K) in die Dünndarmschleimhaut aufgenommen.
Detaillierte Informationen zu den einzelnen Nahrungsbestandteilen finden Sie im Kapitel Grundlagen der Ernährung (S. 154).

Im Dünndarm wird die Nahrung weiter zerlegt. Die Dünndarmschleimhaut nimmt die einzelnen Bestandteile auf und gibt sie in das Blut ab.

Dickdarm

Der Dickdarm begrenzt den Bauchraum zur Seite und nach oben wie ein umgekehrtes U. Er ist circa 1,5 m lang und wird unterteilt in

- Blinddarm (Zäkum) mit Wurmfortsatz (Appendix),
- aufsteigenden Dickdarm (Colon ascendens),
- querliegenden Dickdarm (Colon transversum),
- absteigenden Dickdarm (Colon descendens),
- S-förmigen Dickdarm (Sigma = Colon sigmoideum),
- End- oder Mastdarm (Rektum).

Im Dickdarm werden dem Nahrungsbrei **Mineralien**, **Vitamine** und **Wasser entzogen** und **ins Blut weitergeleitet**.

Dickdarm

Im Dickdarm wird Wasser resorbiert. Er hat die Form eines umgedrehten U.

Stuhlentleerung (Defäkation). Der Stuhlgang wird willkürlich (bewusst) eingeleitet. Kontrolliert wird er durch den Schließmuskel. Der Ablauf erfolgt aber reflexartig. Die Schließmuskeln erschlaffen, die Längsmuskeln des Enddarms ziehen sich zusammen, durch die Anspannung von Bauchmuskel und Zwerchfell wird der Bauch zusammengepresst.

Der Stuhl wird über den After ausgeschieden.
Die Stuhlentleerung wird bewusst eingeleitet, der Ablauf erfolgt dann reflexartig.

Merke

Das Zusammenspiel der Muskeln beim Stuhlgang funktioniert im Liegen nicht so gut. Daher ist die Stuhlentleerung für bettlägerige Menschen oft nur schwer möglich. Meist ist eine gezielte Obstipationsprophylaxe nötig.

◂ **Merke**

Leber

Die Leber (**Hepar**) ist mit einem Gewicht von circa 1,5–2 kg das **schwerste Organ** des Körpers. Der kuppelförmige rechte Leberlappen liegt unterhalb des Zwerchfells und füllt nahezu den gesamten rechten Oberbauch aus, der schmalere linke Leberlappen zieht im linken Oberbauch bis zur Milz. Der Bereich an der Unterseite der rechten Leber wird **Leberpforte** genannt. An der Leberpforte beginnt der **Hauptgallengang** (Ductus hepaticus communis). Dieser transportiert die in der Leber produzierte **Gallensäure zur Gallenblase**. Die Leber übernimmt die folgenden Aufgaben:

- **Produktion** und **„Recycling“** der **Gallensäuren**
- **Entgiftung:** Schadstoffe, Medikamente und Alkohol werden abgebaut.
- **Stoffwechsel:** Umwandlung von überschüssigem Zucker aus dem Blut in Speicherzucker; Bildung von Eiweiß; Bildung von Gerinnungsfaktoren; Abbau von Eiweißen zu Harnstoff; Umwandlung von überschüssigen Kohlenhydraten

Leber

Aufgaben der Leber:

- Produktion und „Recycling“ der Gallensäuren
- Entgiftung
- Stoffwechsel

Gallenblase

Die Gallenblase speichert die Galle.

Bauchspeicheldrüse

Die Bauchspeicheldrüse (Pankreas) bildet Bauchspeichel (Verdauungssekret).
Sie produziert außerdem die Hormone Glukagon und Insulin.

6.6 Harnsystem

Nieren

Der Mensch besitzt 2 Nieren, die unterhalb des Zwerchfells jeweils seitlich neben der Wirbelsäule liegen. Sie haben ein bohnenförmiges Aussehen. Im Nierenbecken wird der Urin gesammelt und in den Harnleitern nach unten geleitet.

Gallenblase

Die Gallenblase ist ein circa 10 cm langer birnenförmiger Hohlkörper. Sie liegt an der Unterseite des rechten Leberlappens und ragt mit ihrem sackförmigen Ende unter dem Leberrand hervor. Die Hauptfunktion der Gallenblase besteht im **Speichern** der in der Leber gebildeten **Galle**.
Der Gallensaft wird zur **Verdauung von Fetten** benötigt.

Bauchspeicheldrüse

Die Bauchspeicheldrüse (**Pankreas**) hat eine lang gestreckte Form wie ein liegendes L und befindet sich im mittleren Oberbauch. Pro Tag werden im Pankreas mindestens 1,5 Liter Sekret gebildet und dem Nahrungsbrei im Zwölffingerdarm beigemengt. Neben dem **Bauchspeichel** werden in der Bauchspeicheldrüse **Hormone** produziert: **Insulin** zur Blutzuckersenkung, **Glukagon** zur Blutzuckersteigerung und **Somatostatin**, ein Verdauungshormon.

6.8 Harnsystem

Nieren

Der Mensch besitzt **2 Nieren**, die unterhalb des Zwerchfells jeweils **seitlich neben der Wirbelsäule** liegen (**Abb. 6.11**). Sie haben ein **bohnenförmiges Aussehen**. An der kleineren Krümmung, also zur Mitte hin, befindet sich das **Nierenbecken**, in dem der **Urin gesammelt** und in den **Harnleitern nach unten geleitet** wird. Hier münden auch die Nierenarterie (Arteria renalis), die Nierenvene (Vena renalis) sowie Lymphgefäße und Nervenstränge in die Niere ein. Die Niere ist von einer derben Bindegewebshülle, der **Nierenkapsel**, umgeben und in Fettgewebe eingepolstert.
An einer der Länge nach aufgeschnittenen Niere kann man **3 Schichten** erkennen (**Abb. 6.12**):

- Innen liegt ein sternförmiges Hohlsystem, das **Nierenbecken**.
- Daran schließen sich jeweils strahlenförmig die **Markpyramiden** an.
- Umgeben werden diese von der **Nierenrinde**.

Abb. 6.11 Nieren.

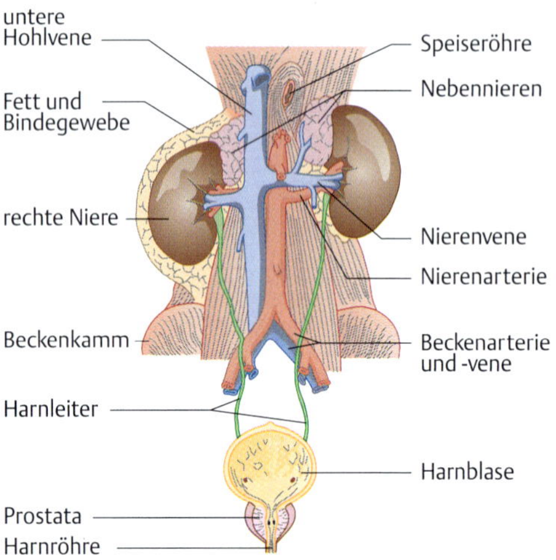

Lage der Nieren und Harnwege beim Mann. *Abb. aus: Andreae S, von Hayek D, Weniger J. Gesundheits- und Krankheitslehre für die Altenpflege. Thieme; 2015*

Abb. 6.12 Längsschnitt durch eine Niere.

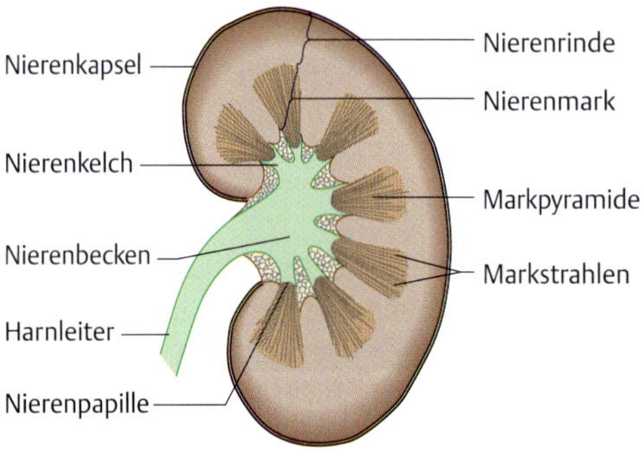

Die Bindegewebskapsel der Niere umschließt die 3 Schichten der Nieren: Nierenbecken, Nierenmark und Nierenrinde. *Abb. aus: Andreae S, von Hayek D, Weniger J. Gesundheits- und Krankheitslehre für die Altenpflege. Thieme; 2015*

Aufgaben. Die Nieren haben folgende Aufgaben:
- **Ausscheidung** von **Flüssigkeit** und für den Körper **schädlicher Stoffwechselprodukte** (Harnstoff, Harnsäure, Kreatinin)
- **Ausscheidung** von **körperfremden, giftigen Substanzen** (z. B. Medikamente)
- **Regulation** des **Elektrolyt-** und **Wasserhaushalts**
- **Bildung** von **Hormonen** (z. B. Erythropoetin, das wichtig für die Bildung der roten Blutkörperchen ist)

Zudem haben die Nieren eine besondere Entgiftungsfunktion. Ähnlich **wie ein Filter halten sie alle für den Körper wichtigen Stoffe zurück**, während **Giftstoffe mit dem Urin ausgeschieden** werden. Stoffe, die die Niere zurückhält, sind z. B. rote Blutkörperchen (Erythrozyten), Traubenzucker (Glukose) und Eiweiße (Proteine).

Aufgaben der Niere sind unter anderem die Harnproduktion und die Ausscheidung von Stoffwechselendprodukten.

Harnproduktion. Sie findet im **Nephron** statt, der kleinsten funktionellen Einheit der Niere. Vereinfacht gesehen ist das Nephron ein Sieb mit einem angeschlossenen Konzentrierungssystem (ähnlich einer Destillerie):
1. Das aus der Nierenarterie kommende **Blut fließt** in einen durchlässigen Gefäßknäuel (**Nierenkörperchen**) (**Abb. 6.13**).
2. Dabei wird **Flüssigkeit** durch die Poren **abgepresst und** von einer Kapsel (wie durch einen Trichter) **aufgefangen**.
3. Es entsteht der **Primärharn** (Menge circa 180 Liter pro Tag).
4. Um diesen zu **konzentrieren**, führt von jeder Kapsel ein feines Röhrensystem bis ins Nierenmark und bogenförmig wieder zurück.
5. Darin werden dem Primärharn **Flüssigkeit** und **Elektrolyte entzogen**: Es entsteht der **Sekundärharn**.
6. Der Sekundärharn wird in einem weiteren **Röhrensystem gesammelt** und über die **Nierenkelche** zum **Nierenbecken** und damit in die **Harnwege geleitet**.

Die Harnproduktion erfolgt im Nephron.

Harnwege

Harnleiter. Das **Nierenbecken** verjüngt sich trichterförmig nach unten und geht in den Harnleiter (Ureter) über, einen circa 3 mm dicken und 30 cm langen **Schlauch**, der zur **Harnblase** führt. Der Harnleiter transportiert den Urin zur Harnblase (**Abb. 6.11**).

Harnblase. Die Harnblase ist ein **ballonförmiger Sammelbehälter** für den Urin, der in leerem Zustand völlig in sich zusammenfallen und bei Bedarf maximal 700–800 ml Urin aufnehmen kann. Die beiden Harnleiter münden an der Hinterseite der Harnblase ein. Die Harnröhre liegt wie ein Trichter etwa in der Mitte des Harnblasenbodens. Das Weiterfließen des Urins in die Harnröhre wird durch 2 Muskeln verhindert: den **inneren** und den **äußeren Schließmuskel**.

Harnröhre. Die Harnröhre ist beim Mann 20 cm lang und mündet an der Eichel (Glans penis) nach außen. Bei der Frau ist sie 6 cm lang und mündet im Scheidenvorhof (Vestibulum) kurz hinter der Klitoris.

Harnwege

Die Harnwege transportieren den Urin aus der Niere ab, speichern ihn und scheiden ihn aus.
Zu den Harnwegen zählen:
- Harnleiter
- Harnblase
- Harnröhre

Abb. 6.13 Nierenkörperchen.

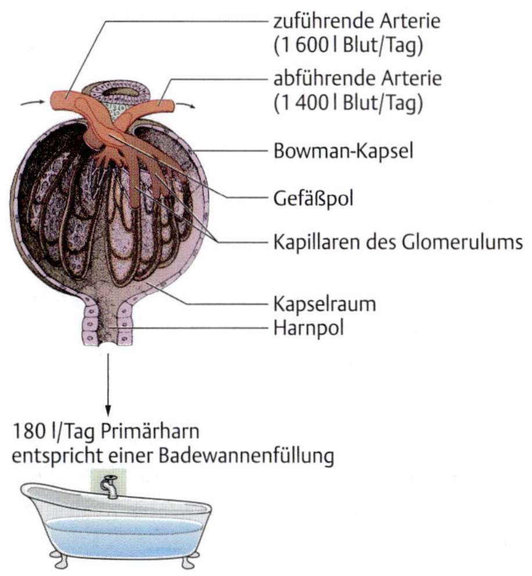

Längsschnitt eines Nierenkörperchens und Menge der Harnproduktion pro Tag. *Abb. aus: Andreae S, von Hayek D, Weniger J. Gesundheits- und Krankheitslehre für die Altenpflege. Thieme; 2015*

Merke

Aufgrund der kürzeren Harnröhre sind aufsteigende Harnwegsinfektionen (Blasenentzündung, Zystitis) bei Frauen häufiger als bei Männern. Bakterien gelangen sehr viel schneller in die Harnblase.

◂ Merke

6

6.9 Geschlechtsorgane

Primäre Geschlechtsmerkmale sind schon bei der Geburt vorhanden, sekundäre entwickeln sich mit der Pubertät.

6.9 Geschlechtsorgane

Unter den **primären** Geschlechtsmerkmalen versteht man die bereits **bei Geburt vorhandenen** Geschlechtsorgane. Die sogenannten **sekundären** Geschlechtsmerkmale entwickeln sich mit der **Pubertät** unter dem Einfluss von Geschlechtshormonen. Bei der **Frau** bewirkt **Östrogen** das Wachstum der Brust und der Achsel- und Schambehaarung sowie die Entwicklung des typischen Knochenbaus und der Fettverteilung. Beim **Mann** kommt es unter dem Einfluss von **Testosteron** zum Wachstum von Bart-, Achsel-, Brust- und Schambehaarung sowie zur Ausbildung einer tieferen Stimme.

6.9.1 Weibliche Geschlechtsorgane

6.9.1 Weibliche Geschlechtsorgane

Man unterscheidet die inneren und äußeren Geschlechtsorgane (**Abb. 6.14**). Zu den inneren Geschlechtsorganen gehören Eierstöcke, Eileiter, Gebärmutter und Scheide, zu den äußeren gehören Schamlippen, Klitoris und Scheidenvorhof.

Eierstöcke und Eileiter

Die Eierstöcke (Ovarien) sind einerseits Hormondrüsen, andererseits reifen in ihnen die für die Fortpflanzung wichtigen Eizellen heran.

Der Eileiter transportiert die reife Eizelle vom Eierstock zur Gebärmutter.

Eierstöcke und Eileiter

Die beiden Eierstöcke (**Ovarien**) liegen jeweils am seitlichen Rand des kleinen Beckens, fest verankert im Bauchfell. Von Geburt an befinden sich circa **400 000 Eizellen** in den Eierstöcken, von denen von der Pubertät bis zur Menopause monatlich eine Eizelle ausreift und in die Eileiter (**Tube**) wandert (**Eisprung**).

Die **Eileiter** ziehen von den beiden **Eierstöcken zur Gebärmutter**, wo sie jeweils am hinteren Ende seitlich einmünden.

Gebärmutter

In der Gebärmutter reift die befruchtete Eizelle heran.

Gebärmutter

Die Gebärmutter (**Uterus**) liegt in der Mitte des kleinen Beckens, hat eine Länge von 6 cm und ist kegelförmig. Die Wand der Gebärmutter besteht aus einer circa 1 cm dicken Muskelschicht (**Myometrium**) und einer innen anliegenden Schleimhautschicht (**Endometrium**), die sich im Verlauf des Zyklus aufbaut und danach abgestoßen wird.

Scheide

Die Scheide dient als **Geburtskanal**, nimmt beim Geschlechtsakt den Penis auf und leitet den Menstruationsfluss nach außen.

Scheide

Die Scheide (**Vagina**) ist ein circa 10 cm langer **elastischer Schlauch** aus Muskel- und Bindegewebe, der von der Gebärmutter **nach außen** führt. Die Innenfläche der Scheide zeigt zahlreiche Querfalten und ist von einem von den Gebärmutterhalsdrüsen produzierten Sekret bedeckt. Durch das Zusammenwirken mit abgestoßenen Epithelzellen und milchsäurebildenden Bakterien entsteht **ein saures Sekret zum Schutz der inneren Geschlechtsorgane** vor der Besiedelung mit Keimen.

Abb. 6.14 Weibliche Geschlechtsorgane.

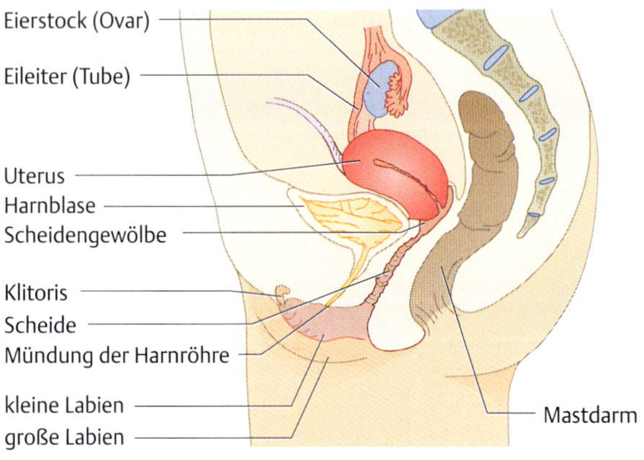

Innere und äußere weibliche Geschlechtsorgane. *Abb. aus: Abb. aus: Andreae S, von Hayek D, Weniger J. Gesundheits- und Krankheitslehre für die Altenpflege. Thieme; 2015*

Äußere Geschlechtsorgane

Sie werden unter dem Begriff **Vulva** zusammengefasst, dazu gehören: Schamlippen, Kitzler (Klitoris) und Scheidenvorhof.

Äußere Geschlechtsorgane

Die äußeren, sichtbaren weiblichen Geschlechtsorgane werden unter dem Begriff **Vulva** zusammengefasst, dazu gehören die **kleinen** und **großen Schamlippen**, der **Kitzler** (Klitoris) sowie der **Scheidenvorhof**. Der Kitzler befindet sich am oberen Winkel der kleinen Schamlippen und weist zahlreiche Nervenendigungen für die sexuelle Erregung auf, darunter mündet die Harnröhre ein.

Weibliche Brust

Die weiblichen Brüste bestehen aus Fettgewebe und Drüsengewebe.

Weibliche Brust

Die beiden weiblichen Brüste (**Mammae**) liegen jeweils auf den großen Brustmuskeln und bestehen hauptsächlich aus Fettgewebe und in geringerem Ausmaß aus Drüsengewebe. Die Drüsenlappen sind durch **Ausführungsgänge** miteinander verbunden, die **zur Brustwarze** führen, um nach der Geburt die Muttermilch transportieren zu können. In der Brustwarze (**Mamille**) und dem **Brustwarzenhof** finden sich zahlreiche sensible Nervenendigungen (**Abb. 6.15**).

Abb. 6.15 Weibliche Brust.

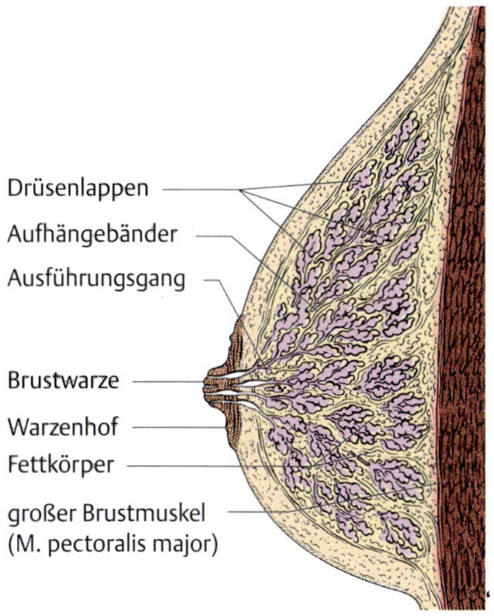

Längsschnitt durch die weibliche Brust. *Abb. aus: Andreae S, von Hayek D, Weniger J. Gesundheits- und Krankheitslehre für die Altenpflege. Thieme; 2015*

6.9.2 Männliche Geschlechtsorgane

Die Geschlechtsorgane werden in die inneren Geschlechtsorgane und die äußeren Geschlechtsorgane unterteilt (**Abb. 6.16**). Zu den **inneren** Geschlechtsorganen gehören **Hoden**, **Nebenhoden**, **Samenleiter** und **Prostata**, zu den **äußeren** zählen **Penis** und **Hodensack**.

Abb. 6.16 Männliche Geschlechtsorgane.

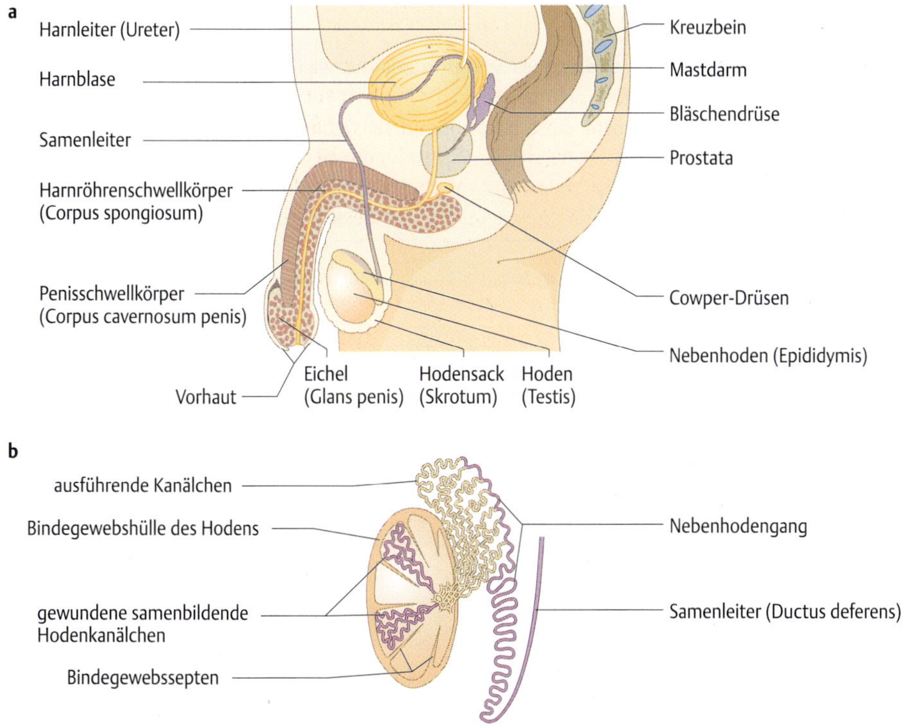

Die männlichen Geschlechtsorgane. *Abb. aus: Faller A, Schünke M. Der Körper des Menschen. Thieme; 2024*
a Längsschnitt der männlichen Geschlechtsorgane.
b Längsschnitt des Hodens und der Nebenhoden.

Hoden und Nebenhoden

Die beiden Hoden sind eiförmig, von sehr unterschiedlicher Größe und liegen im **Hodensack**. Jeder Hoden ist außen von einer straffen Bindegewebskapsel umgeben und im Innern von feineren Bindegewebsscheidewänden durchzogen, zwischen denen sich die **knäuelförmigen Samenkanälchen** befinden. In den Hoden reifen die Keimzellen ab der Pubertät zu befruchtungsfähigen **Samenzellen** (Spermien) aus, werden **über** die **Samenkanälchen** in den **Nebenhoden transportiert** und dort **gespeichert**.
Der Hoden ist wie die meisten anderen inneren Geschlechtsorgane von zahlreichen sensiblen Nervenfasern versorgt und sehr **schmerzempfindlich**.

6.9.2 Männliche Geschlechtsorgane

Zu den inneren Geschlechtsorganen gehören Hoden, Nebenhoden, Samenleiter, Prostata, zu den äußeren Penis und Hodensack.

Hoden und Nebenhoden

Die Hoden sind Hormondrüsen, außerdem reifen hier die Samenzellen.

Der Nebenhoden dient als Samenspeicher.

Der Nebenhoden bedeckt wie eine Kappe die hintere äußere Seite des Hodens und besteht hauptsächlich aus dem stark gewundenen **Nebenhodengang**, in dem die **Spermien gespeichert** werden. Während des **Samenergusses** (Ejakulation) werden die **Spermien aus** dem **Nebenhoden** in die Samenleiter **gepresst**, mit den **Sekreten** der Geschlechtsdrüsen **vermischt** und über die **Harnsamenröhre nach außen** transportiert.

Samenleiter und Prostata

Der Samenleiter transportiert die Samenflüssigkeit.

Die Prostata bildet ein Sekret, das der Samenflüssigkeit beigemengt wird.

Samenleiter und Prostata

An seinem unteren Ende verjüngt sich der Nebenhoden und geht in den Samenleiter über. Dabei handelt es sich um einen circa **50 cm langen Schlauch**. Er zieht vom Nebenhoden zusammen mit Arterien, Venen und Nerven neben dem Leistenband zur Hinterseite der Harnblase und **mündet an der Vorsteherdrüse** (Prostata) in die **Harnröhre** (Urethra). Der Transport der Samenflüssigkeit erfolgt durch peristaltische Wellen der glatten Muskulatur des Samenleiters.

Die Samenflüssigkeit besteht nur zu einem geringen Teil aus Spermien, hauptsächlich aus einem **dünnflüssigen Sekret aus der Prostata**, welches das Überleben der Spermien in Vagina und Gebärmutter über einige Tage ermöglicht.

Die Prostata hat durch die lappenförmigen Drüsen eine Zwiebelform und umschließt die Mündung des Samenleiters in die Harnröhre.

Harnröhre und Penis

Der Penis besteht unter anderem aus der Harn- und Samenröhre sowie aus den Schwellkörpern.

Harnröhre und Penis

Das männliche Glied (Penis) wird in den **Penisschaft** und die **Eichel**, die von einer dehnbaren Vorhaut überzogen ist, unterteilt. Charakteristisch für den Penisaufbau sind 2 Schwellkörper, der zweischenkelige **Penisschwellkörper** und der **Harnröhrenschwellkörper**, der die Harnröhre umgibt und das Innere der Eichel ausfüllt. Sie bestehen aus einem schwammförmigen arteriovenösen Gefäßgeflecht, das sich bei der Erektion – vom vegetativen Nervensystem gesteuert – prall mit Blut füllt und den Penis aufrichtet.

6.10 Hormonsystem

6.10 Hormonsystem

Definition ▸

Definition

Das **Hormonsystem** wird **endokrines System** genannt, weil die meisten Hormone in das **Blut** („nach innen") **ausgeschüttet** werden.

Hormone sind **chemische Botenstoffe**, die von Hormondrüsen gebildet und ausgeschüttet werden (**Abb. 6.17**).

Abb. 6.17 Hormondrüsen.

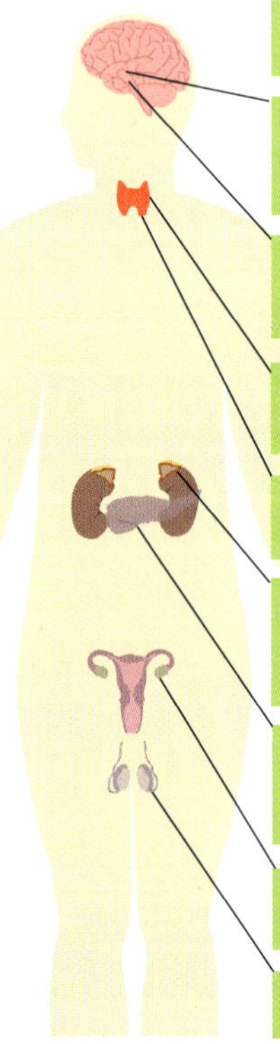

Hormondrüse	Hormon
Hypothalamus	ADH, Oxytocin, Releasing-Hormone, Release-Inhibiting-Hormone
Hypophyse	ACTH, FSH, LH, TSH Prolaktin, GH
Schilddrüse	Schilddrüsenhormone, Kalzitonin
Nebenschilddrüsen	Parathormon (PTH)
Nebennieren	Aldosteron, Kortisol, Androgene (Nor-)Adrenalin
Inselorgan der Bauchspeicheldrüse	Insulin, Glukagon Somatostatin, PP
Eierstöcke	Östrogen, Progesteron
Hoden	Testosteron

Lage der wichtigsten Hormondrüsen mit den von ihnen gebildeten Hormonen.

Aufgaben. Die wichtigsten Aufgaben der Hormone sind
- **Regelung** des **Stoffwechsels** und des **Energiehaushalts** (z. B. durch Insulin, Kortisol, Adrenalin),
- **Steuerung** von **Körperwachstum** und **Entwicklung** (z. B. Schilddrüsen-, Wachstumshormon),
- **Aufrechterhaltung** des **Wasser- und Elektrolythaushalts** (z. B. ADH, Aldosteron, Kalzitonin),
- **Steuerung** des **Blutdrucks** und der **Durchblutung** des Körpers (z. B. Adrenalin, Noradrenalin),
- **Steuerung** des **Sexualverhaltens**, der **Geschlechtsorgane** und der **Schwangerschaft** (z. B. Östrogen und Progesteron bei der Frau, Testosteron beim Mann),
- **Steuerung** der **Verdauung** (z. B. Gastrin, Somatostatin).

Hormone haben wichtige Funktionen. Sie regeln und steuern und wirken auf bestimmte Organe.

Botenstoff und Rezeptor. Der **Wirkmechanismus** der Hormone beruht darauf, dass sich auf der äußeren **Oberfläche** (Zellmembran) der **Zielzelle** spezifische **Hormonrezeptoren** befinden. Diese können wie bei einem **Türschloss** nach dem **Kontakt** mit einem **passenden Hormon** („Schlüssel") die **Durchlässigkeit** der **Zellmembran verändern** („Tür öffnen") oder den **Zellstoffwechsel beeinflussen** („Schlüssel-Schloss-Prinzip").

Hormone wirken durch das **„Schlüssel-Schloss-Prinzip"**.

Regelkreise. Die **Ausschüttung** eines Hormons aus der Hormondrüse **muss** entsprechend der Körpersituation bzw. Stoffwechsellage **reguliert werden**. Dafür gibt es im Körper verschiedene Regelkreise:
1. **negative Rückkopplung:** Die Hormondrüse nimmt Abweichungen vom Sollwert z. B. des Blutzuckerspiegels mithilfe ihrer Messfühler wahr und schüttet ihr Hormon (Insulin) in das Blut aus. Das Hormon bewirkt die Aufnahme von Glukose aus dem Blut in die Gewebszellen, wodurch der Blutzucker gesenkt wird. Nähert sich der Wert dem Sollwert nach einer gewissen Zeit an und normalisiert sich der Blutzucker, wird die Ausschüttung des Hormons wieder reduziert (**Abb. 6.18**).
2. **übergeordnete Regelkreise:** Die Ausschüttung wird durch eine übergeordnete Hormondrüse mit eigenen Messfühlern gesteuert. Bei Abweichungen vom Sollwert werden Hormone aus dem übergeordneten Zentrum (z. B. Hypophyse im Zwischenhirn) ausgeschüttet, die die Zielhormondrüse stimulieren (**Abb. 6.19**). Der Vorteil dabei ist, dass der Körper so auf veränderte Bedingungen reagieren kann, z. B. durch eine vermehrte Produktion von Schilddrüsenhormonen in der Schwangerschaft oder bei Stress.

Verschiedene **Regelkreise** sorgen dafür, dass die Hormone zur rechten Zeit, am richtigen Ort und in der richtigen Menge ausgeschüttet werden.

Abb. 6.18 Negative Rückkopplung.

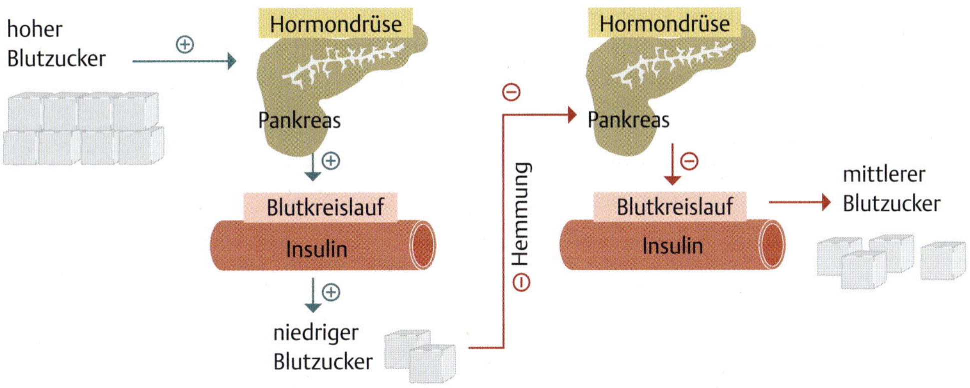

Wirkprinzip der negativen Rückkopplung am Beispiel des Insulins.

6.10.1 Schilddrüsenhormone

Die Schilddrüse ist eine circa 25 g schwere Hormondrüse, die eine Schmetterlingsform hat und unterhalb des Kehlkopfs vor der Luftröhre liegt. In ihr werden die beiden **Schilddrüsenhormone Thyroxin** (T_4) und **Trijodthyronin** (T_3) bildet. Diese haben folgende Wirkung:
- **Förderung** der **Gehirnreifung** und des **Körperwachstums**
- **Steigerung** des **Energieumsatzes:** Temperatur- und Herzfrequenzerhöhung, Bereitstellung von Energieträgern im Blut
- **Aktivitätszunahme** des **Nervensystems**

6.10.1 Schilddrüsenhormone

Die beiden Schilddrüsenhormone sind **Thyroxin (T_4)** und **Trijodthyronin (T_3)**.

Regelkreis der Schilddrüsenhormone. Die Schilddrüsenhormone müssen aufgrund ihrer Aufgaben kontinuierlich an das Blut abgegeben werden. Die Hypophyse registriert mit ihren Messfühlern den Schilddrüsenhormonspiegel und schüttet das „Schilddrüsen-(Thyreoidea-)stimulierende Hormon" TSH in die Blutbahn aus, welches die Bildung von Schilddrüsenhormonen anregt. Nähert sich der Schilddrüsenhormonspiegel dem Sollwert, sinkt die Ausschüttung von TSH und die Schilddrüsenhormonausschüttung wird reduziert. So wird ein gleichmäßiger Hormonspiegel erreicht (**Abb. 6.19**).

Schilddrüsenhormone werden kontinuierlich an das Blut abgegeben. Gesteuert wird diese Abgabe indirekt über die Hypophyse und die Ausschüttung des Thyreoidea-stimulierenden Hormons (TSH).

6

Abb. 6.19 Übergeordnete Regelkreise.

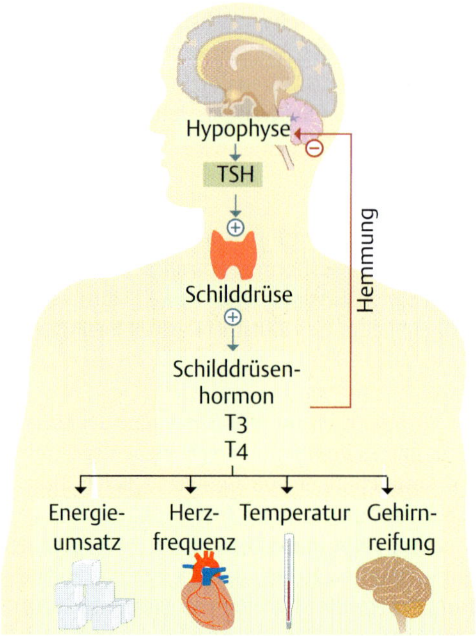

Wirkprinzip der übergeordneten Hormondrüsen am Beispiel der Schilddrüse und der Hypophyse. *Abb. nach: Andreae S, von Hayek D, Weniger J, Hrsg. Gesundheits- und Krankheitslehre für die Altenpflege. Thieme; 2015*

6.10.2 Hormone der Bauchspeicheldrüse
Insulin wird in der Bauchspeicheldrüse produziert. Seine lebenswichtige Funktion ist die Blutzuckersenkung.

6.10.2 Hormone der Bauchspeicheldrüse

In der **Bauchspeicheldrüse** (Pankreas) wird nicht nur Bauchspeichel produziert, sondern auch wichtige **Hormone** wie **Insulin** und **Glukagon**. Wirkungen des Insulins sind

- **Steigerung** der **Aufnahme** von **Zucker** aus dem **Blut** in die **Gewebszellen** (vor allem Muskelzellen),
- **Förderung** des **Umbaus** von **Zucker** (Glukose) in **Speicherzucker** (Glykogen) in den Zellen,
- **Förderung** des **Aufbaus** von **Speicherfetten** (Triglyzeriden),
- **Hemmung** des **Fettabbaus** und damit **Senkung** der **Fettsäuren** im Blut,
- vermehrte **Bildung** von **Eiweißen** (Proteinsynthese).

Merke ▸

Merke

Die Senkung des Blutzuckerspiegels ist die bedeutendste Aufgabe des Insulins, da das Insulin das einzige blutzuckersenkende Hormon des Körpers ist.

6.10.3 Geschlechtshormone

Die Bildung der Geschlechtshormone Östrogen und Progesteron bei der Frau sowie Testosteron beim Mann werden indirekt durch die Hypophyse gesteuert.

6.10.3 Geschlechtshormone

Die Bildung der Geschlechtshormone **Östrogen** und **Progesteron** bei der **Frau** sowie **Testosteron** beim **Mann** wird durch die übergeordneten Hormone **FSH** (Follikelstimulierendes Hormon) und **LH** (luteinisierendes Hormon) aus der **Hypophyse** gesteuert. Die Wirkungen der Geschlechtshormone sind vielfältig. Sie beeinflussen z. B. die **Fortpflanzungsfähigkeit**, Ausbildung der **Geschlechtsorgane** und **sexuelles Verlangen**.

Besonderheiten ▸

Besonderheiten alte Menschen

Veränderungen im Alter bei der Frau. Bei der Frau verändert sich zwischen dem 47. und dem 57. Lebensjahr die Fortpflanzungsfähigkeit, die Produktion von Östrogen und Progesteron sinkt stark ab und es kommt zum Ende der Menstruationsblutungen (Menopause). Man nennt diese Übergangsphase Klimakterium. Neben den Veränderungen an den Geschlechtsorganen und den Knochen kommt es während der gesamten Übergangsphase zu Begleiterscheinungen (insgesamt bei 70 % aller Frauen).

Besonderheiten ▸

Besonderheiten alte Menschen

Veränderungen im Alter beim Mann. Die Altersveränderungen beim Mann treten in der Regel später auf, eine starre Altersgrenze für das Erlöschen der männlichen Fortpflanzungsfähigkeit gibt es nicht. Es kommt zu einer verminderten Produktion von Testosteron und zu einem Ungleichgewicht mit dem auch beim Mann in geringen Mengen produzierten Östrogen, was häufig zu Prostatavergrößerungen (Prostatahyperplasie) führt.

6.11 Nervensystem

Definition

Mithilfe des **Nervensystems** werden Informationen aufgenommen, verarbeitet, gespeichert und an die Umwelt weitergegeben. Zusammen mit dem Hormonsystem ist es für die **Steuerung aller wichtigen Organfunktionen** verantwortlich.

6.11.1 Nervengewebe

Nervenzellen (**Neuronen**) des Nervengewebes sind hoch spezialisierte Zellen zur **Reizleitung**, die sich nicht selbstständig stützen oder ernähren können und dafür eigene Helferzellen (**Gliazellen**) benötigen.
Neuronen haben einen typischen Aufbau, vergleichbar einem entlaubten Baum (**Abb. 6.20**).

Reizleitung

Die Reizleitung erfolgt durch das Fließen **elektrischer Impulse** entlang der **Nervenzelloberfläche**. Voraussetzung hierfür ist die Fähigkeit der Nervenzellen, an ihrer Membran eine winzige Spannung von 70 mV (Millivolt) aufzubauen (**Ruhepotenzial**). Durch die unterschiedliche Durchlässigkeit der Membran werden Kalium- und Natriumionen ungleich verteilt, sodass das Zellinnere negativ geladen ist.
Wird die Nervenzelle gereizt, so **verändert** sich die **Durchlässigkeit der Zellmembran** für die Natriumionen und die Ladungsdifferenz bricht zusammen (**Depolarisation**). Das Zellinnere ist dann nicht mehr negativ, sondern positiv geladen. Dieser elektrische Impuls wird **Aktionspotenzial** genannt, er breitet sich entlang der Nervenzellmembran aus. Damit die Nervenzelle nach dem Aktionspotenzial einen erneuten Reiz weiterleiten kann, muss die Zelle wieder negativ geladen werden (**Repolarisation**).

Abb. 6.20 Nervenzelle.

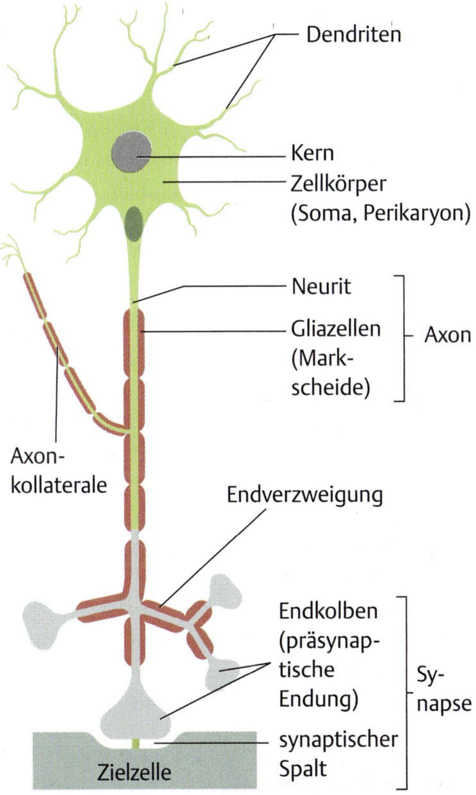

Typische „Baumform“ eines Neurons. *Abb. aus: Huppelsberg J, Walter K: Kurzlehrbuch Physiologie. Stuttgart: Thieme; 2013.*

„Absteigende“ und „aufsteigende“ Nervenbahnen

Die **Erregungsleitung** ist in allen Nerven nur **in einer Richtung** möglich, und zwar von den Dendriten (**Abb. 6.20**) über den Zellkörper und das Axon in die Synapsen. Aus diesem Grund lassen sich alle Nervenfasern nach den beiden Richtungen unterteilen:

- **afferente (sensible) Fasern:** Diese leiten Reize aus der Peripherie in Richtung Gehirn (z. B. Berührungen, Sehen, Hören).

Kurzfassung

6.11 Nervensystem

◂ **Definition**

6.11.1 Nervengewebe

Die Nervenzellen (**Neuronen**) des Nervengewebes dienen der **Reizleitung**.

Reizleitung

Reize bzw. die Erregung werden weitergeleitet, indem **elektrische Impulse** entlang der Nervenzelloberfläche fließen.

Nervenzellen leiten elektrische Impulse weiter, indem sie ihre Ladung ändern.

„Absteigende“ und „aufsteigende“ Nervenbahnen

Die Nervenbahnen lassen sich nach der Richtung der Erregungsleitung unterteilen (afferente Fasern und efferente Fasern).

- **efferente (motorische) Fasern:** Diese bringen Nervenimpulse aus dem Gehirn in die Peripherie (z. B. zur Erregung eines Muskels).

Synapsen

Synapsen übertragen mithilfe von Transmittern den Reiz von einer Nervenzelle auf die andere.

Synapsen

Die **Übertragung** eines Nervenreizes von einer Nervenzelle auf die andere erfolgt **an den Synapsen**. Die Erregungsübertragung an der Synapse findet nicht durch Stromfluss, sondern mithilfe **biochemischer Botenstoffe** (**Transmitter**) statt.

6

6.11.2 Zentrales und peripheres Nervensystem

6.11.2 Zentrales und peripheres Nervensystem

Das Nervensystem wird in das zentrale Nervensystem (**ZNS**) und das periphere Nervensystem (**PNS**) unterteilt.

Zentrales Nervensystem

Das zentrale Nervensystem steuert die höheren Gehirnfunktionen. Es gliedert sich in **Gehirn** (Encephalon) und **Rückenmark** (Medulla spinalis).
Das zentrale Nervensystem ist durch knöcherne Wände und Gehirnflüssigkeit (Liquor cerebrospinalis) gegen äußere Einwirkungen geschützt.

Zentrales Nervensystem

Im zentralen Nervensystem (ZNS) finden die komplizierten **Steuerungsvorgänge** der höheren **Gehirnfunktionen** statt. Es gliedert sich in **Gehirn** (Encephalon) und **Rückenmark** (Medulla spinalis). Beide Teile sind durch **knöcherne Wände** und die Polsterwirkung der **Gehirnflüssigkeit** (Liquor cerebrospinalis) gut gegen äußere Einwirkungen geschützt. Das Gehirn ist in der Schädelhöhle von einer knöchernen Kapsel umgeben. Das im Wirbelkanal gelegene Rückenmark wird von der knöchernen Wirbelsäule geschützt. Beide sind eingehüllt in **Hirn**- bzw. **Rückenmarkshäute** (**Dura mater**, **Pia mater**), die einen mit Gehirnflüssigkeit gefüllten Raum umschließen.

Merke ►

Merke

Da das Gehirn vollständig von Schädelknochen umgeben ist, kann das Hirngewebe bei Raumforderungen in der Schädelhöhle (z. B. durch Blutungen oder Hirnödem) nicht ausweichen. Deshalb besteht in solchen Fällen akute Lebensgefahr!

Großhirn

Großhirn

Definition ►

Definition

Das **Großhirn** ist der Sitz des **Bewusstseins**, der **Intelligenz**, des **Gedächtnisses** und ähnlicher höherer Gehirnfunktionen.

Das Großhirn teilt sich in die rechte und linke Gehirnhälfte und ist von zahlreichen Windungen und Furchen durchzogen. Es besteht aus der „grauen Substanz" mit hoher Zellkörperdichte und der „weißen Substanz" mit zahlreichen Nervenfasern.

Das Großhirn ist in die **rechte** und die **linke Hirnhälfte** unterteilt. Es ist von zahlreichen Windungen und Furchen durchzogen und stülpt sich wie eine Mütze über die tieferen Gehirnstrukturen (**Abb. 6.21**). Die beiden Hirnhälften sind durch eine Längsfurche voneinander getrennt und nur durch den Balken (Corpus callosum) in der Hirnmitte miteinander verbunden. Das Großhirn besteht aus der außen liegenden **„grauen Substanz"** mit einer hohen Zellkörperdichte und der innen liegenden **„weißen Substanz"** mit zahlreichen Nervenfasern.
Die Gehirnrinde wird in 4 Lappen aufgeteilt: **Stirn-**, **Schläfen-**, **Scheitel-** und **Hinterhauptlappen**. Diesen einzelnen Teilen der Hirnrinde kann man bestimmte Funktionen zuordnen.

Abb. 6.21 Längsschnitt durch das Gehirn.

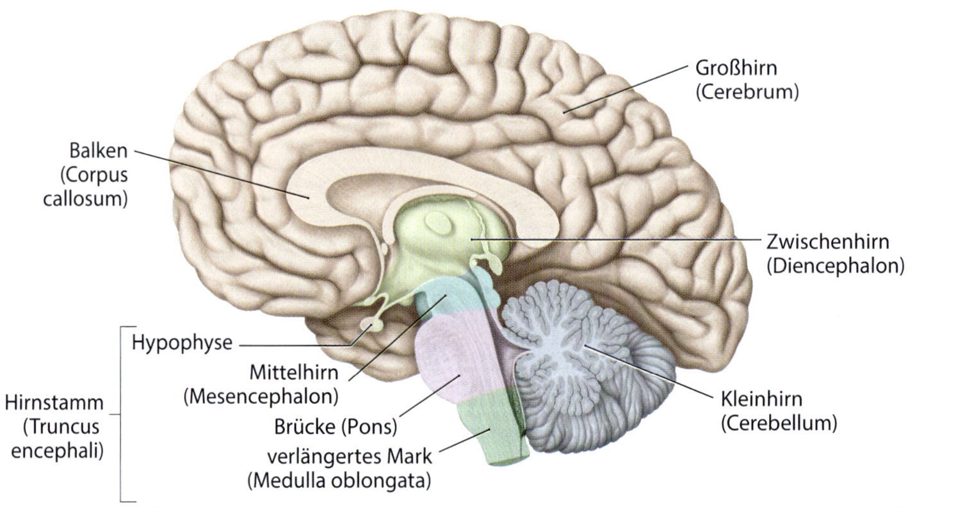

Aufteilung in Großhirn, Zwischenhirn, Hirnstamm und Kleinhirn. *Abb. aus: Schünke M, Schulte E, Schumacher U.: Prometheus LernAtlas der Anatomie. Illustrationen von Voll M und Wesker K. 2., überarbeitete und erweiterte Auflage. Stuttgart: Thieme; 2009*

Pyramidenbahnen

Die Pyramidenbahnen sind Nervenfasern zur **Steuerung** der **willkürlichen, bewussten Muskelbewegungen**. Sie führen vom jeweiligen motorischen Rindenareal zum Zwischenhirn, kreuzen vor dem Rückenmark auf die Gegenseite und ziehen in die Peripherie. Aus diesem Grund macht sich eine Schädigung des Großhirns (z. B. eine Hirnblutung in der linken Großhirnhälfte) immer auf der Gegenseite (als Lähmung der rechten Extremitäten) bemerkbar.

> **Pyramidenbahnen**
> Pyramidenbahnen sind Nervenfasern. Sie steuern die willkürlichen, bewussten Muskelbewegungen.

Zwischenhirn

Das Zwischenhirn ist die **Schaltstelle zwischen Großhirn** und **Hirnstamm**, es beherbergt neben zahlreichen Nervenfasern einige Kerngebiete, also Zonen mit vielen Nervenzellkernen, wie Thalamus, Hypothalamus und Hypophyse.

> **Zwischenhirn**
> Das Zwischenhirn ist die Schaltstelle zwischen Großhirn und Hirnstamm.

Hirnstamm

Der Hirnstamm ist der unterste Teil des Gehirns, er verbindet das Großhirn mit dem Rückenmark und dem Kleinhirn. Hier findet man Steuerungszentren für **lebenswichtige Körperfunktionen** wie Atem-, Herz-Kreislauf- und Schluckzentrum.

> **Hirnstamm**
> Der Hirnstamm verbindet das Großhirn mit dem Rückenmark und dem Kleinhirn.

Kleinhirn

Das Kleinhirn liegt in der hinteren Schädelgrube. Die Aufgaben des Kleinhirns bestehen in der Koordination der **Muskelgrundspannung** und der **Muskelbewegungen** und in der Aufrechterhaltung des **Gleichgewichts**.

> **Kleinhirn**
> Das Kleinhirn koordiniert unsere Muskelgrundspannung, unsere Muskelbewegungen und hält unser Gleichgewicht aufrecht.

Rückenmark

Das Rückenmark **verbindet** als Teil des zentralen Nervensystems das **Gehirn** mit dem **peripheren Nervensystem**.

Das Rückenmark zieht vom großen **Hinterhauptsloch** im Wirbelkanal der Wirbelsäule bis etwa auf die Höhe des **ersten Lendenwirbelkörpers** hinunter und hat die Form eines ovalen Schlauchs mit einem Durchmesser von circa 1 cm.

Die Nerven verlaufen als „**absteigende**" oder „**aufsteigende**" **Nervenbahnen** und dienen der Weiterleitung von Signalen zum und vom Gehirn. Auf beiden Seiten des Rückenmarks entspringen in regelmäßigen Abständen Nervenwurzeln, die sich zu den **Spinalnerven** des **peripheren Nervensystems** (s. u.) vereinigen.

> **Rückenmark**
> Das Rückenmark verbindet das Gehirn mit dem peripheren Nervensystem.
> Das Rückenmark reicht vom großen Hinterhauptsloch bis auf die Höhe des ersten Lendenwirbelkörpers.

Merke

Eine Schädigung des Rückenmarks an einer beliebigen Stelle (z. B. durch Verletzung) unterbricht alle Nervenbahnen ab diesem Segment (Querschnittlähmung). Das heißt, alle Empfindungen aus den darunterliegenden Segmenten und die willkürliche Bewegung der entsprechenden Muskeln fallen aus.

◄ Merke

Darüber hinaus findet man im Rückenmark zahlreiche vom Gehirn **unabhängige Verschaltungen** (**Reflexe**).

Reflexe. Reflexe sind vom Willen unabhängige (**unwillkürliche**) **Reaktionen von Muskeln auf** einen **äußeren Reiz**. Sie werden vom ZNS auf Rückenmarksebene gesteuert. Dadurch sind blitzschnelle Muskelreaktionen möglich, **ohne dass der Reiz in das Großhirn weitergeleitet** und vom Bewusstsein wahrgenommen werden muss, bevor die Reaktion erfolgen kann.

Bei den **Eigenreflexen** finden der **Reiz** und die **Reaktion** im **selben Muskel** statt z. B. **Patellarsehnenreflex** (**Abb. 6.22**). Bei **Fremdreflexen** finden der **Reiz** und die **Reaktion** in **verschiedenen Organen** statt, z. B. der Reflex, das Augenlid zu schließen (**Kornealreflex**).

> **Reflexe** sind vom Willen unabhängige Reaktionen von Muskeln auf einen äußeren Reiz.
> Man unterscheidet Eigenreflexe und Fremdreflexe.

Abb. 6.22 Patellarsehnenreflex.

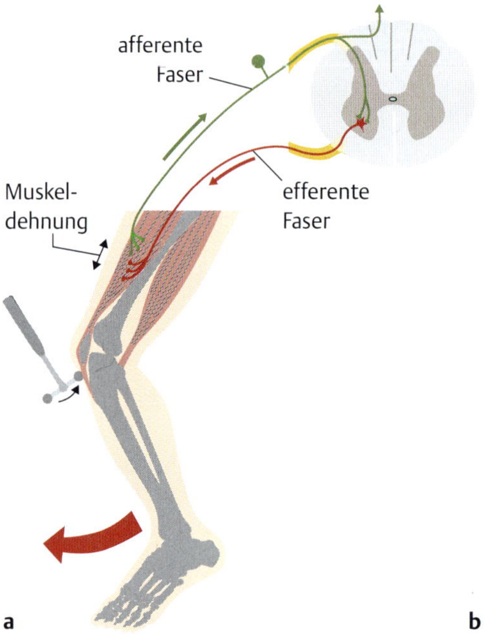

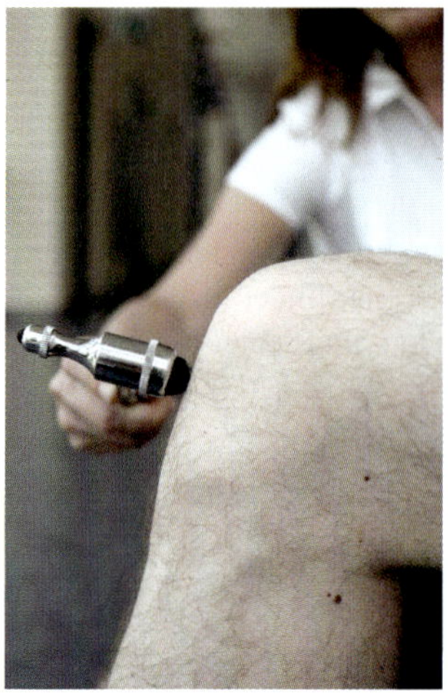

Der Schlag mit dem Reflexhammer auf die Kniescheibensehne löst eine Kontraktion des Oberschenkelstreckmuskels aus.

a „Verschaltung" der Nerven im Reflexbogen. *Abb. aus: Aumüller G et al. Duale Reihe Anatomie. Thieme; 2020*

b Auslösung des Reflexes. *Quelle: A. Fischer, Thieme*

Peripheres Nervensystem

Periphere Nerven versorgen den Körper mit Informationen aus dem ZNS und leiten Signale aus dem Körper in das ZNS weiter.

Rückenmarksnerven (Spinalnerven)

Die Spinalnerven ziehen auf beiden Seiten aus dem Wirbelkörper hinaus und versorgen die Körperregionen mit Nerven.

Hirnnerven

Hirnnerven versorgen den Kopf- und Halsbereich sowie die Sinnesorgane am Kopf.

Peripheres Nervensystem

Das periphere Nervensystem (PNS) leitet Informationen **aus dem Körper in das ZNS** und Signale **aus dem ZNS in den gesamten Körper** weiter. Zum PNS gehören die vom Rückenmark (**Rückenmarksnerven**, **Spinalnerven**) und vom Hirnstamm (**Hirnnerven**) in die Körperperipherie und umgekehrt ziehenden Nervenbahnen.

Rückenmarksnerven (Spinalnerven)

Die **Spinalnerven** ziehen beiderseits aus jedem Wirbelkörper heraus und innervieren die jeweiligen Körperregionen, d. h. versorgen sie mit Nerven.

- Die **hinteren Äste** versorgen die **Haut der Rückenregion sensibel** und die **Rückenmuskulatur motorisch**.
- Die **vorderen Äste** vereinigen sich auf jeder Seite des Körpers zu sogenannten **Nervengeflechten**, die **Nervenplexus** genannt werden:
  - dem **Armgeflecht**, aus dem die 3 großen **Armnerven** N. radialis, N. ulnaris und N. medianus entspringen.
  - dem **Lendengeflecht** zur Versorgung der **Geschlechtsorgane** und der Vorderseite der **Beine**, hieraus entspringt unter anderem der N. femoralis.
  - dem **Kreuzgeflecht** zur Versorgung des **Gesäßes** und der **unteren Gliedmaßen**, aus dem der N. ischiadicus entspringt, der sich an der Kniekehle zum N. tibialis und N. peronaeus verzweigt.

Hirnnerven

Hirnnerven sind Nerven, die das Gehirn ohne den „Umweg" über das Rückenmark direkt verlassen (**Abb. 6.23**). Sie versorgen den **Kopf**- und **Halsbereich** sowie die **Sinnesorgane** am Kopf. Es gibt auf jeder Hirnhälfte 12 Hirnnerven, die mit römischen Ziffern benannt werden.

- **N. I:** Riechnerv
- **N. II:** Sehnerv
- **N. III:** Steuerung der Pupillengröße und der Augenbewegungen
- **N. IV:** Augenbewegungen
- **N. V:** Drillingsnerv für die Gesichtssensibilität, die motorische Versorgung der Kaumuskulatur und der Mundspeicheldrüsen
- **N. VI:** Bewegung des Auges nach außen
- **N. VII:** motorischer Gesichtsnerv, Geschmacksempfindungen aus dem vorderen Teil der Zunge
- **N. VIII:** Hör- und Gleichgewichtsnerv
- **N. IX:** sensibler Zungen- und Rachennerv, motorisch zur Schluckmuskulatur
- **N. X:** „Parasympathikus" – Teil des vegetativen Nervensystems, motorische und sensible Innervierung von Brust und Oberbauchorganen sowie des Verdauungstraktes
- **N. XI:** motorische Versorgung der Hals- und Schultermuskeln
- **N. XII:** motorischer Zungennerv

Abb. 6.23 12 Hirnnerven.

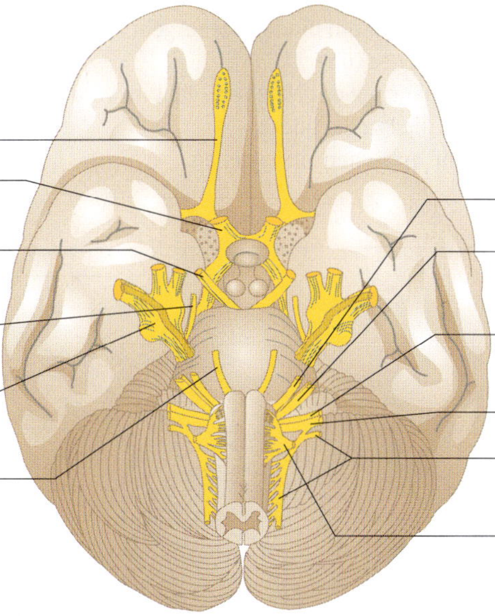

Abb. aus: Andreae S, von Hayek D, Weniger J, Hrsg. Gesundheits- und Krankheitslehre für die Altenpflege. Thieme; 2015

Vegetatives Nervensystem

Das vegetative oder autonome Nervensystem (VNS) **steuert** alle **wichtigen Organfunktionen** wie Atmung, Herz-Kreislauf-System, Verdauung, Stoffwechsel, Harnblasen- und Sexualfunktion, Temperaturregulation und Wasserhaushalt.
Es hat sowohl **Anteile im ZNS** als auch im **peripheren Nervensystem** und funktioniert **unwillkürlich**, ist also nur indirekt bewusst beeinflussbar.
Es besteht aus 3 Anteilen:
- sympathisches Nervensystem (Sympathikus)
- parasympathisches Nervensystem (Parasympathikus)
- enterisches Nervensystem (Darmwandnervensystem)

Sympathikus und **Parasympathikus** innervieren die Organe und **sind Gegenspieler** (Antagonisten), d.h., sie haben entgegengesetzte Wirkungen (z.B. Herz: Sympathikus erhöht, Parasympathikus erniedrigt die Herzfrequenz). Der Sympathikus dient der Leistungssteigerung, er steht für Stress, Arbeit oder Angriff. Der Parasympathikus dient der Regeneration, er steht für Erholung und Aufbau der körperlichen Reserven. Sympathikus und Parasympathikus besitzen efferente und afferente Neuronen. Das vegetative Nervensystem des Magen-Darm-Traktes wird als eigenständiges Nervensystem angesehen, wird aber vom Sympathikus und Parasympathikus beeinflusst.

Vegetatives Nervensystem

Das vegetative Nervensystem (autonomes Nervensystem) steuert alle wichtigen Organfunktionen und funktioniert unwillkürlich.

6.12 Sinnesorgane Auge und Ohr

Das Auge ist zusammen mit dem Ohr die eigentliche Schnittstelle zwischen einem Menschen und seiner Umwelt. Mehr als 90 % aller Informationen erreichen das Gehirn durch einen dieser Sinne.

6.12 Sinnesorgane Auge und Ohr

Über 90 % aller Informationen nehmen wir über Sehen oder Hören auf.

6.12.1 Auge

Augenlider und Tränenapparat

Von außen wird das Auge durch die **Lider** und **Wimpern** geschützt sowie durch die in der äußeren oberen Augenhöhle liegende **Tränendrüse** mit Tränenflüssigkeit benetzt, die am inneren Lidwinkel in den Tränengang und damit in die Nasenmuschel abfließt. Die durchsichtige **Bindehaut (Konjunktiva)** bedeckt die Lidinnenseite und den vorderen Augapfel (unter Aussparung der Hornhaut) von außen. Sie bildet so die Bindehauttasche, die als Gleitschicht für die Augapfelbewegungen dient, und schützt das Auge nach außen hin.

6.12.1 Auge

Augenlider und Tränenapparat

Das Auge wird von außen durch Lider und Wimpern geschützt. Die durchsichtige Bindehaut (Konjunktiva) bedeckt die Lidinnenseite und den vorderen Augapfel.

Augapfel

Die beiden kugelförmigen Augäpfel (**Bulbus**) sind von jeweils **6 Augenmuskeln** sowie von Fettgewebe umgeben und liegen in den **Augenhöhlen (Orbita)**. Im Zentrum der Augenrückseite münden der **Sehnerv** (Nervus opticus = II.Hirnnerv) sowie die **Netzhautarterie** und **-vene**.
Der Augapfel besteht zum größten Teil aus dem durchsichtigen, gallertartigen **Glaskörper**, dessen Aufgabe in der Versorgung der Netzhaut und der Lichtdurchlässigkeit besteht. Komplizierter und empfindlicher sind der vordere Teil des Auges mit **Linse** und **Iris** zum Scharfstellen sowie die **Netz-**

Augapfel

Die Augäpfel liegen in den Augenhöhlen (**Orbita**). Im Zentrum der Rückseite münden **Sehnerv** (Nervus opticus), **Netzhautarterie** und **-vene**.
Der gesamte Augapfel ist von 3 Häuten umgeben:

haut (Retina) an der Augenhinterwand zur optischen Wahrnehmung. Der gesamte Augapfel ist von 3 Häuten umgeben (von außen nach innen) (**Abb. 6.24**):

- **Lederhaut (Sklera):** besteht aus weißem Bindegewebe, geht an der Vorderseite in die lichtdurchlässige, gefäßlose Hornhaut (Cornea) über.
- **Aderhaut (Choroidea):** zur Ernährung der Netzhaut, geht im vorderen Augenbereich in die Regenbogenhaut (Iris) über, die die Pupille bildet.
- **Netzhaut (Retina):** enthält die optischen Sinneszellen.

- Lederhaut (Sklera)
- Aderhaut (Choroidea)
- Netzhaut (Retina)

Abb. 6.24 Auge.

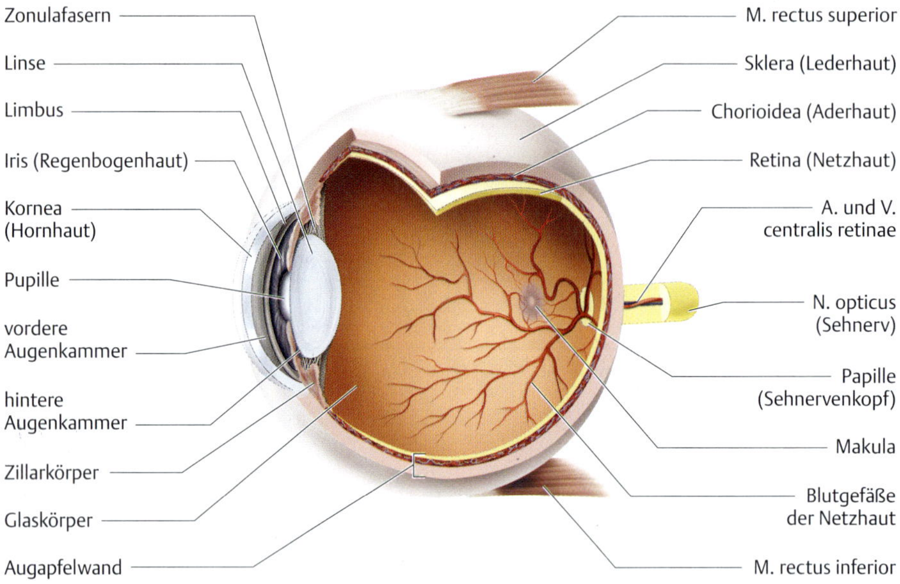

Aufbau des Auges. *Abb. aus: Schewior-Popp, Sitzmann, Ullrich. Thiemes Pflege. Thieme; 2020*

Vorderer Augenabschnitt

Durch die hinten stärker als vorne gekrümmte **Linse** wird das einfallende Licht gebündelt. Die **Linse** besteht aus einer durchsichtigen **Gallerte** und einer festen **Kapsel** und kann durch Zug an ihren Polen abgeflacht und dadurch in ihrer Brechkraft verändert werden **(Scharfstellen = Akkommodation).** Dafür ist die Linse am **Ziliarkörper** aufgehängt und wird durch die Ziliarmuskeln auseinandergezogen.

Vorderer Augenabschnitt

Die **Linse** ist vorne stärker gekrümmt als hinten, wodurch das einfallende Licht gebündelt wird. Sie besteht aus **Gallerte** und **Kapsel** und kann durch Zug an den Polen abgeflacht werden (Scharfstellen = **Akkommodation**).

Besonderheiten ▸

Besonderheiten alte Menschen

Mit zunehmendem Alter wird die Linse immer starrer. Das Auge kann dadurch auf nahe Objekte nicht mehr richtig scharf stellen („**Altersweitsichtigkeit**").

Nach außen wird die mit Kammerwasser gefüllte Augenkammer von der durchsichtigen **Hornhaut** begrenzt, die durch ihre stärkere Vorwölbung maßgeblich an der **Lichtbrechung** beteiligt ist.
Vom Ziliarkörper aus legt sich die scheibenförmige Regenbogenhaut (**Iris**) auf die Linse. Auf ihrer Oberfläche befinden sich zahlreiche **Pigmente**, die den Augen ihre jeweilige **Farbe** verleihen. Die **Pupillen**, Aussparungen in der Mitte der Iris, dienen als **optische Blende** des Auges. Durch die Muskeln in der Iris kann die Pupillenweite je nach Lichtverhältnissen verändert werden. Der **Pupillenverenger** (M. sphincter pupillae) **verkleinert** die Pupillen (**Miosis**) bei starker Helligkeit, Müdigkeit oder Nahsicht. Der **Pupillenerweiterer** (M. dilatator pupillae) **erweitert** die Pupillen (**Mydriasis**) bei Dunkelheit, Ferneinstellung oder Stress.

Nach außen ist die Augenkammer von der durchsichtigen Hornhaut begrenzt.
Die **Iris** liegt auf der Linse. Sie enthält Pigmente, die den Augen ihre Farbe verleihen. Die **Pupillen** sind Aussparungen der Iris und dienen als optische Blende. Die Pupillenweite kann sich je nach Lichtverhältnissen ändern.

Hinterer Augenabschnitt

Die **Netzhaut (Retina)** kleidet den hinteren Teil des Auges aus. Der optische Apparat des Auges wirkt wie eine **Sammellinse**. Die einfallenden **Lichtstrahlen** werden durch **Linse** und **Hornhaut gebrochen** und erzeugen auf der Netzhaut ein umgekehrtes, stark verkleinertes Bild der Umwelt. Die Netzhaut enthält spezielle Sinneszellen: im Zentrum die farbempfindlichen **Zapfen** und in der Peripherie die **Stäbchen** für das Dämmerungssehen. Diese Sinneszellen wandeln das einfallende Licht unterschiedlicher Wellenlängen in Nervenreize um, die von den darüberliegenden Nervenzellen aufgenommen und über den **Sehnerv** (N. opticus) ins Gehirn weitergeleitet werden.
An der Durchtrittsstelle des Sehnervs befinden sich keine Sinneszellen, er wird deshalb **„blinder Fleck"** genannt. Weiter außen liegt von zahlreichen Zapfen gebildet der **„gelbe Fleck"** (Makula lutea), der Ort des schärfsten Sehens.

Hinterer Augenabschnitt

Die einfallenden Lichtstrahlen werden durch **Linse** und Hornhaut gebrochen und erzeugen auf der **Netzhaut** (**Retina**) ein umgekehrtes Bild der Umwelt. Die Sinneszellen der Netzhaut (**Stäbchen** und **Zapfen**) wandeln das einfallende Licht in Nervenreize um, die über den Sehnerv ins Gehirn weitergeleitet werden.

Alle Lichtstrahlen, die von einem Punkt eines Objekts ausgehen, müssen sich wieder punktförmig auf der Netzhaut vereinigen, damit man das Objekt scharf sieht.

Fehlsichtigkeit

Weitsichtigkeit (Hyperopie). Bei Weitsichtigen ist der **Augapfel zu kurz,** sodass sich die im vorderen Augenabschnitt gebündelten **Lichtstrahlen** erst **hinter der Netzhaut** vereinigen und keine scharfe Abbildung entsteht (**Abb. 6.25**). Bei Objekten in der Ferne reicht die Brechkraft der Linse noch aus, um durch erhöhte Brechung diesen Fehler auszugleichen. Bei nahen Objekten wird die Brechkraft allerdings „überfordert", sodass auf diese Objekte nicht scharf gestellt und sie nicht auf der Netzhaut scharf abgebildet werden können. Zur Korrektur wird eine konvexe **Sammellinse** (positive Dioptrienzahl) benutzt.

Kurzsichtigkeit (Myopie). Bei Kurzsichtigen sind die Verhältnisse umgekehrt, der **Augapfel ist zu lang** und die **Lichtstrahlen** vereinigen sich **vor der Netzhaut**, sodass nur nahe Objekte ohne zusätzliche Brechkraft der Linse scharf gesehen werden können (**Abb. 6.25**). Durch konkave **Zerstreuungslinsen** mit negativer Dioptrienzahl kann dies korrigiert werden.

Abb. 6.25 Fehlsichtigkeit und Korrekturmaßnahmen.

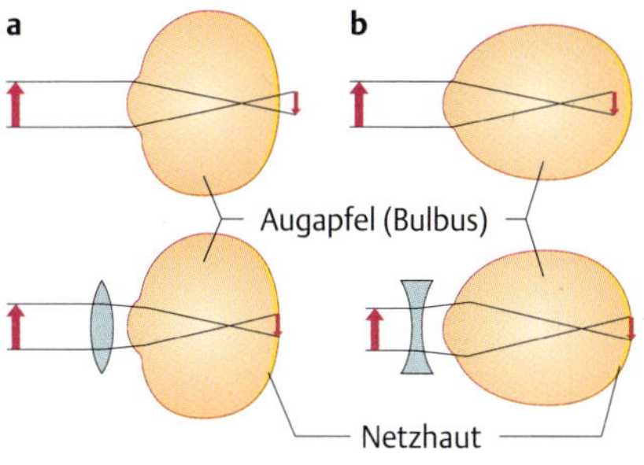

Kurzsichtigkeit, Weitsichtigkeit und korrigierende Linsen.
Abb. aus: Andreae S, von Hayek D, Weniger J, Hrsg. Gesundheits- und Krankheitslehre für die Altenpflege. Thieme; 2015

6.12.2 Ohr

Äußeres Ohr

Zum äußeren Ohr gehören die aus Knorpel bestehende **Ohrmuschel** und der **äußere Gehörgang**, in dem sich zahlreiche Haare und Ohrenschmalz bildende Drüsen befinden. An seinem inneren Ende wird der äußere Gehörgang vom **Trommelfell** abgeschlossen, einem zarten Häutchen, das von den Schallwellen in Schwingung versetzt wird und die **Grenze zum Mittelohr** darstellt (**Abb. 6.26**).

Mittelohr

Das Mittelohr besteht aus der **Paukenhöhle** und der in den oberen Rachenraum führenden **Ohrtrompete**, die dem Luftdruckausgleich dient. Die Paukenhöhle ist eine kleine Knochenhöhle im Felsenbein und enthält die 3 Gehörknöchelchen **Hammer**, **Amboss** und **Steigbügel**, die durch eine filigrane Hebelkonstruktion die **Schwingungen des Trommelfells** auf das Innenohr **übertragen**.

Innenohr

Im Innenohr befinden sich das eigentliche Sinnesorgan für das Gehör, die Schnecke sowie das Gleichgewichtsorgan.

Schnecke. Sie besteht aus 3 parallel verlaufenden Schneckengängen, die mit Flüssigkeit (Lymphe) gefüllt sind. Über eine fensterförmige ovale Öffnung versetzt der **Steigbügel** die Flüssigkeit in den Schneckengängen in **wellenförmige Schwingungen**, die sich je nach Frequenz und Lautstärke unterschiedlich weit fortpflanzen. Dieses Schwingungsbild wird von speziellen Sinneszellen mit Haarfortsätzen wahrgenommen und in einen Nervenreiz umgesetzt, der von den Nervenfasern des **Gehörnervs** (N. vestibulocochlearis = 8.[VIII.] Hirnnerv) zum **Gehirn weitergeleitet** wird.

Gleichgewichtsorgan. Ein zweiter Teil des Gehörnervs führt zum Gleichgewichtsorgan. Dabei handelt es sich um ein feines **Röhrensystem mit 3 Bogengängen** in den 3 Ebenen des Raumes. Auch diese Bogengänge sind mit flüssiger Lymphe ausgefüllt und können **Beschleunigungen des Kopfes** wahrnehmen und dabei die **Bewegungsebene unterscheiden**. Diese Informationen werden mit denen der Augen und der Muskel-Dehnungsrezeptoren im gesamten Körper verbunden und ermöglichen die Orientierung im Raum (Gleichgewichtssinn).

Fehlsichtigkeit

Bei Weitsichtigkeit (**Hyperopie**) ist der Augapfel zu kurz, die gebündelten Lichtstrahlen vereinigen sich erst hinter der Netzhaut, nur weit entfernte Objekte werden scharf abgebildet. Bei Kurzsichtigkeit (**Myopie**) vereinigen sich die Lichtstrahlen bereits vor der Netzhaut, nur nahe Objekte werden scharf gesehen.

6

6.12.2 Ohr

Äußeres Ohr

Zum äußeren Ohr gehören **Ohrmuschel** und **äußerer Gehörgang.** Es wird an seinem inneren Ende vom **Trommelfell** abgeschlossen.

Mittelohr

In der **Paukenhöhle** befinden sich **Hammer**, **Amboss** und **Steigbügel.** Sie übertragen Schwingungen des Trommelfells auf das Innenohr.

Innenohr

Die **Schnecke** ist mit Flüssigkeit gefüllt, die über den Steigbügel in wellenförmige Schwingungen versetzt wird. Das Schwingungsbild wird in Nervenreize umgewandelt und zum Gehirn weitergeleitet.

Das **Gleichgewichtsorgan** nimmt Beschleunigungen des Kopfes wahr und kann dabei Bewegungsebenen unterscheiden.

Abb. 6.26 Ohr.

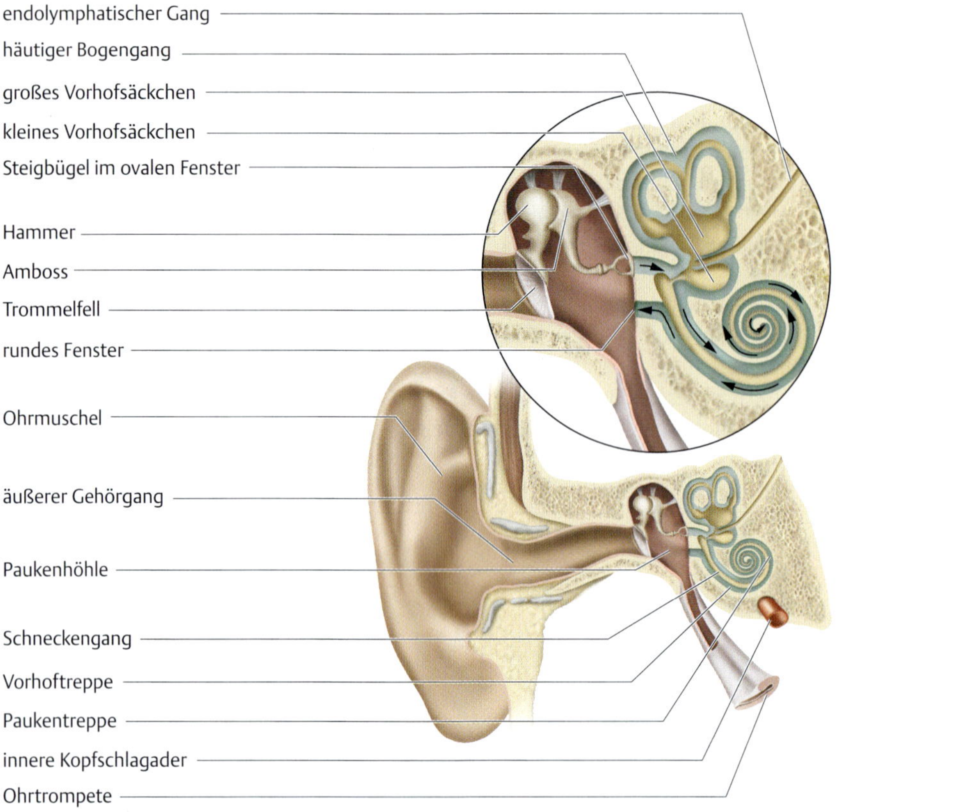

Ohrmuschel, äußerer Gehörgang und Trommelfell bilden ein akustisches Verstärkungssystem. *Abb. nach: Schewior-Popp S, Sitzmann F, Ullrich L. Thiemes Pflege. Thieme; 2020*

6.13 Bewegungssystem

Das Skelettsystem ist ein stabiles Gerüst. Zusammen mit der Skelettmuskulatur bildet es das Bewegungssystem.

6.13 Bewegungssystem

Das Skelettsystem besteht aus einzelnen **Knochen** und dem **Knorpelgewebe**. Es bildet ein **stabiles Gerüst** für den Körper und dient dem **Schutz der inneren Organe**, ist **Mineralspeicher** und Ort der **Blutbildung**. Zusammen mit der Muskulatur wird es als Bewegungssystem bezeichnet.

6.13.1 Knochen und Gelenke

Knochen

Abhängig von ihrer Funktion besitzen Knochen **unterschiedliche Formen.**

Knochen werden mit Blut und Nährstoffen versorgt.

6.13.1 Knochen und Gelenke

Knochen

Das Skelett besteht beim erwachsenen Menschen aus über 200 Knochen (**Abb. 6.27**).
Die einzelnen Knochen müssen entsprechend ihrer Funktion eine spezielle Form besitzen, welche bei allen Menschen weitgehend gleich ist. Man unterscheidet folgende Knochentypen:

- **Röhrenknochen** mit einem langen, röhrenförmigen Schaft und 2 verdickten abgerundeten Enden (z. B. Oberarmknochen)
- **kurze Knochen**, meist würfelförmig (z. B. Handwurzelknochen)
- **platte Knochen** mit einer flachen Außenform (z. B. Schulterblätter)
- **irreguläre Knochen** (z. B. Wirbel)

Da der Knochen **kein totes Gewebe** ist, muss er wie jedes andere Gewebe mit **Blut** und **Nährstoffen versorgt** werden. Deshalb finden sich kleinere Gefäße in der Knochenhaut (Periost), größere Arterien im Inneren der Knochenmarkräume. Aus diesem Grund kann es bei Frakturen (Knochenbrüchen) zu starken Blutverlusten kommen.
Bei Kindern ist nur ein kleiner Teil des Skeletts bei der Geburt schon als verkalkte Knochensubstanz vorhanden (Schädel- und Gesichtsknochen, Schlüsselbein). Im Gegensatz zu dieser direkten Form der Knochenbildung entwickeln sich die übrigen Knochen über den Umweg der Knorpelbildung: Bis ins Kindesalter liegen die meisten der späteren Knochen als Knorpelgewebe vor, welches schichtweise aufgelöst und in Knochengewebe umgewandelt wird.

Merke ►

Merke

Der Knochenumbau wird über die Hormone Kalzitonin, Parathormon und Vitamin D gesteuert.

Abb. 6.27 Skelett.

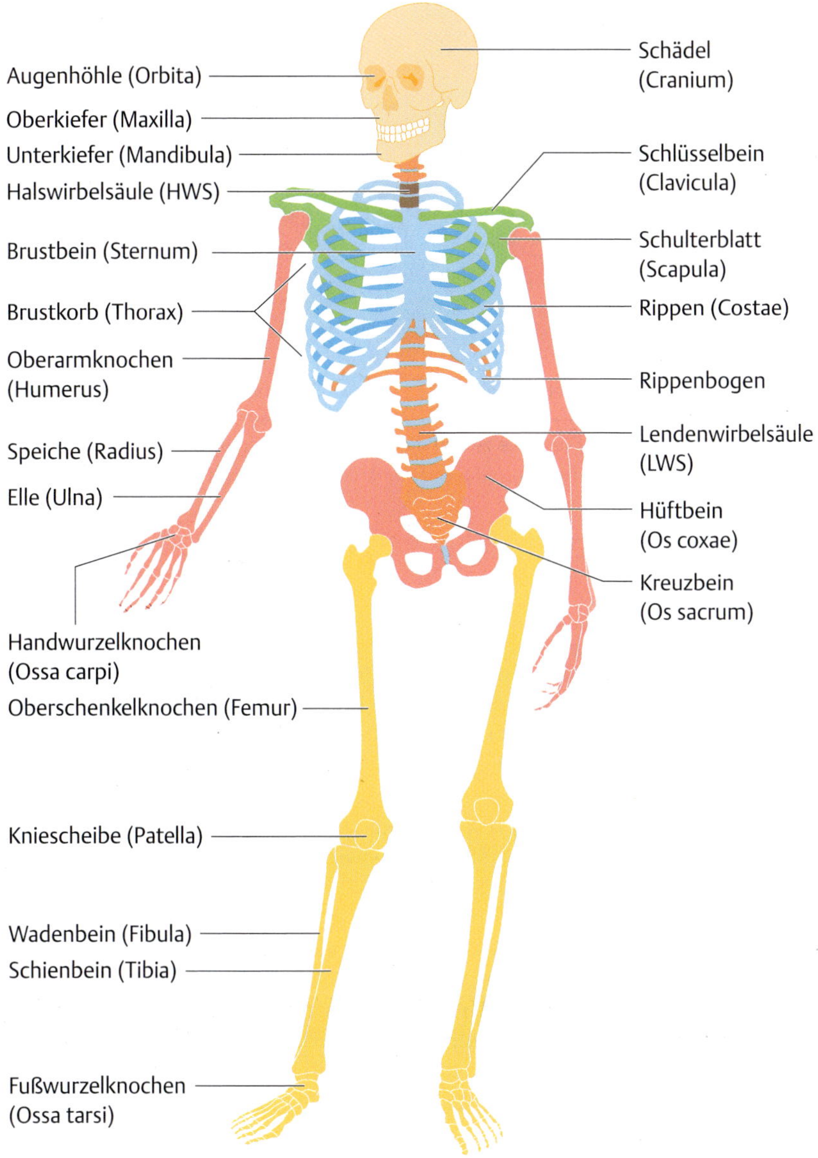

Der menschliche Körper und das knöcherne Skelett. *Abb. aus: Andreae S, von Hayek D, Weniger J, Hrsg. Gesundheits- und Krankheitslehre für die Altenpflege. Thieme; 2015*

Gelenke

Körperbewegungen sind nur mithilfe von **Verbindungsstellen** zwischen den Knochen, den Gelenken, möglich. Bewegungen von 2 Knochenenden gegeneinander wären sehr schmerzhaft. Deshalb sind die Gelenkflächen von einer **Knorpelschicht** überzogen und der Gelenkspalt mit einer Flüssigkeit (**Synovia**) ausgefüllt. Damit das Gelenk nicht auseinandergezogen wird, ist es mit einer bindegewebigen **Gelenkkapsel** überzogen, die zum Teil aus derben Sehnensträngen besteht.
Neben den Gelenkbändern und dem Kapselapparat gibt die Gelenkform die Beweglichkeit eines Gelenks vor (**Abb. 6.28**).

Gelenke

Gelenke ermöglichen Bewegung. Sie sind die Verbindungsstellen zwischen den Knochen.
Je nach Funktion unterscheidet man verschiedene Gelenkformen.

Abb. 6.28 Gelenkformen.

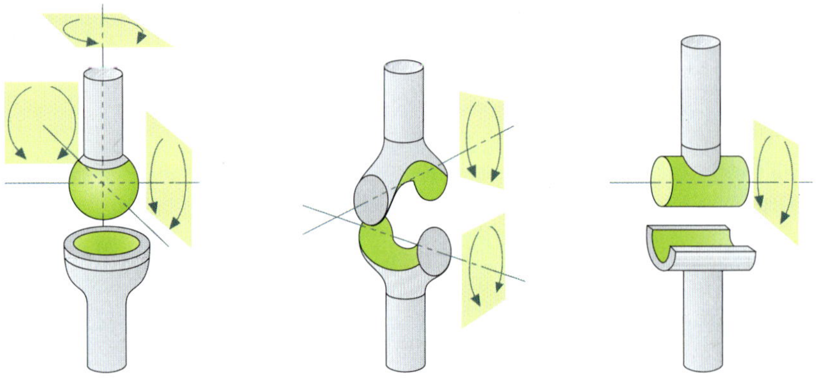

Wichtige Gelenkformen in der Übersicht. Die Pfeile zeigen die möglichen Bewegungsrichtungen der gezeigten Gelenkformen um die jeweilige Achse. *Abb. nach: Faller, Schünke. Der Körper des Menschen. Thieme; 2024*

6.13.2 Skelettsystem

Wirbelsäule

Die Wirbelsäule bildet die Hauptachse des menschlichen Körpers; sie ist ein Stützstab aus 33–34 scheibenförmigen Einzelknochen, den **Wirbeln**. Außer beim Kreuz- und Steißbein sind diese durch Gelenke, Sehnen und Bänder miteinander verbunden und deshalb gegeneinander beweglich. Zwischen den Wirbelkörpern liegen die **Bandscheiben**, die zur Beweglichkeit der Wirbelsäule beitragen und wie ein Stoßdämpfer Stöße abfedern können. Im Zentrum der Wirbel befindet sich jeweils ein Loch, der **Wirbelkanal**, durch den das Rückenmark vom Gehirn nach unten zieht. Zwischen den einzelnen Wirbeln befinden sich kleine Öffnungen, die Zwischenwirbellöcher, durch die die Nerven aus dem Rückenmark in den Körper ziehen (**Abb. 6.29**).

Aufteilung der Wirbelsäule:

- Halswirbelsäule (HWS) mit 7 Halswirbeln (C1–C7). Sie macht eine Krümmung mit der Rundung nach vorne (**Halslordose**).
- Brustwirbelsäule (BWS) mit 12 Brustwirbeln (Th1–Th12). Sie macht eine Krümmung mit der Rundung nach hinten (**Brustkyphose**) und die Wirbel sind auf jeder Seite mit je einer Rippe gelenkig verbunden.
- Lendenwirbelsäule (LWS) mit 5 Lendenwirbeln (L1–L5). Sie macht eine Krümmung mit der Rundung nach vorne (**Lendenlordose**).
- Kreuzbein: Die ursprünglich 5 Kreuzbeinwirbel sind zu einem Knochen verschmolzen.
- Steißbein: aus ursprünglich 4 einzelnen Steißwirbeln zu einem Knochen verschmolzen.

Krümmung der Wirbelsäule. Die gesunde Wirbelsäule weist 4 hintereinanderliegende Krümmungen auf, wie 2 aneinandergekettete „S". So können Belastungen entlang der Längsachse des Körpers besser abgefedert werden.

Merke

Hals und Lende haben physiologischerweise (von Natur aus) eine Lordose!

Schultergürtel und obere Extremität

Der Oberarmknochen (**Humerus**) ist über das Schultergelenk (ein Kugelgelenk) mit dem Schulterblatt und damit mit dem Körperstamm verbunden. Als klassischer Röhrenknochen hat er einen schmalen Schaft und verbreitert sich zum Ellenbogen (**Olekranon**) hin wieder, um je ein Scharniergelenk mit Elle (**Ulna**) und Speiche (**Radius**) zu bilden. Damit die Hand ein- und auswärts gedreht werden kann (Pronation und Supination), bilden Elle und Speiche noch ein Zapfengelenk, mit dem sie sich gegeneinander verdrehen können. Das Handgelenk verbindet Elle und Speiche mit den acht Handwurzelknochen, die untereinander durch zahlreiche Sehnen und Bänder verbunden sind. An diese schließen sich die Mittelhand- und Fingerknochen an (**Abb. 6.27**).

Kurzfassung (Randspalte):

6.13.2 Skelettsystem

Wirbelsäule

Die Wirbelsäule ist die **Hauptachse** des Körpers und besteht aus 33–34 **Wirbeln**. Zwischen den Wirbelkörpern liegen die **Bandscheiben**, die zur Beweglichkeit der Wirbelsäule beitragen und wie **Stoßdämpfer** wirken. Im Wirbelkanal verläuft das Rückenmark.

Die Wirbelsäule unterteilt sich in
- Halswirbelsäule (HWS),
- Brustwirbelsäule (BWS) und
- Lendenwirbelsäule (LWS).

Merke ▶

Schultergürtel und obere Extremität

Der Oberarmknochen (**Humerus**) ist über das Schultergelenk mit dem Schulterblatt verbunden. Der Unterarm besteht aus **Elle** und **Speiche**, die gegeneinander verdreht werden können. Das Handgelenk verbindet den Unterarm mit den **Handwurzelknochen**.

Abb. 6.29 Wirbelsäule.

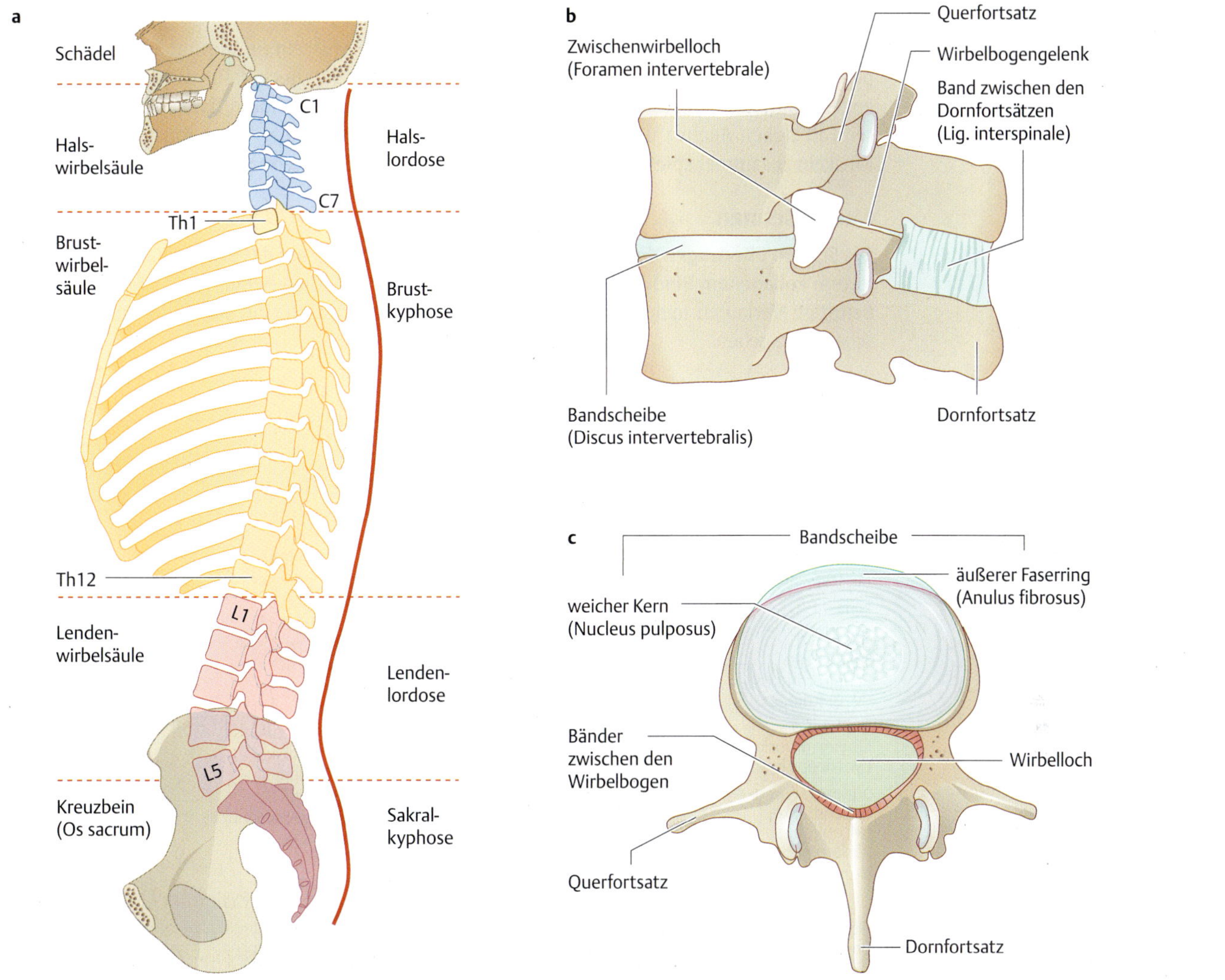

Aufbau der Wirbelsäule. *Abb. aus: Andreae S, von Hayek D, Weniger J, Hrsg. Gesundheits- und Krankheitslehre für die Altenpflege. Thieme; 2015*
a Die Wirbelsäule im Längsschnitt.
b Lendenwirbel von der Seite und **c** von oben gesehen.

Beckengürtel und untere Extremität

Das knöcherne Becken (Hüftbein = **Os coxae**) bildet den Abschluss der Bauchhöhle nach unten; am **Hüftgelenk** (Kugelgelenk) setzt der Oberschenkelknochen (**Femur**) an, der längste und schwerste Knochen des menschlichen Körpers. Sein oberes Ende hat eine charakteristische, einem Galgen ähnliche Form: Aus der Längsachse dieses Röhrenknochens ragt der Oberschenkelhals schräg heraus. An dessen Ende befindet sich der **Hüftgelenkkopf**. Bei einer Schenkelhalsfraktur ist dies der typische Frakturort.
Unterhalb des langen, schlanken Oberschenkelschafts verbreitert sich das Femur, um mit dem von unten kommenden Schienbein (**Tibia**) das Kniegelenk zu bilden (**Abb. 6.27**). Da die beiden Gelenkflächen aufgrund ihrer „nicht zusammenpassenden Form" keinen direkten Kontakt miteinander haben, befinden sich am Gelenkrand je 2 halbmondförmige, knorpelige Keile (**Innen- und Außenmeniskus**), die dem Gelenk Stabilität verleihen.
Unterhalb des Kniegelenks setzt das Wadenbein (**Fibula**) am äußeren Schienbeinkopf (**Condylus lateralis**) an. Schien- und Wadenbein sind über eine robuste Sehnenmembran miteinander verbunden und bilden weiter unten das obere Sprunggelenk zum Fuß hin. Hier schließen sich die 7 Fußwurzel-, danach die 5 Mittelfuß- und die 5 Zehenknochen an.

Beckengürtel und untere Extremität

Das knöcherne Becken (Hüftbein = **Os coxae**) bildet den Abschluss der Bauchhöhle nach unten; am **Hüftgelenk** (Kugelgelenk) setzt der Oberschenkelknochen (**Femur**) an. Aus der Längsachse des Femurs ragt der Oberschenkelhals schräg heraus, an dessen Ende befindet sich der **Hüftgelenkkopf**.
Unterhalb des schlanken Oberschenkelschafts verbreitert sich das Femur und bildet mit dem Schienbein (**Tibia**) das Kniegelenk. Unterhalb des Kniegelenks setzt das Wadenbein (**Fibula**) an.

6.13.3 Skelettmuskulatur

Aktive Bewegung. Die aktive Bewegung eines Körperteils an einem Gelenk kommt dadurch zustande, dass sich ein Muskel zusammenzieht (**kontrahiert**), der an beiden Knochen des Gelenks ansetzt. Den Muskel für diese Bewegung nennt man den **Agonisten** („Spieler"). Damit die Bewegung wieder rückgängig gemacht werden kann, gibt es einen Muskel, der genau die entgegengerichtete Bewegung an diesem Gelenk bewirken kann, man nennt ihn den **Antagonisten** („Gegenspieler"). Damit sich der

6.13.3 Skelettmuskulatur

Die Skelettmuskulatur ermöglicht **aktive Bewegungen** und sorgt dafür, dass unser Körper eine **stabile Haltung** einnehmen kann.

6

Agonist zusammenziehen, also eine Muskelkontraktion stattfinden kann, muss der Antagonist entspannt sein oder zumindest dosiert nachgeben, sonst ist keine gezielte Bewegung möglich.

Stabile Haltung. Neben einer aktiven Bewegung sind die Muskeln für die stabile Haltung eines Körperteils, z.B. der aufrechten Körperhaltung, nötig (**Abb. 6.30**). Auch dafür werden die Muskelfasern angespannt, nur soll das entsprechende Gelenk nicht bewegt, sondern fixiert werden. Im einfachsten Fall ziehen Agonist und Antagonist gleich stark gegeneinander, meist müssen dafür zahlreiche Muskeln zusammenspielen und ihre Bewegungen ununterbrochen aufeinander abgestimmt werden.

Muskelsehnen

Muskelsehnen übertragen die Kraft der Kontraktion vom Muskel auf das Skelett.

Muskelsehnen

Die Sehnen **übertragen** die **Kraft** der **Kontraktion** vom **Muskel auf** das **Skelett** und bestehen aus zugfestem **kollagenem Bindegewebe**. Sie befinden sich an den Muskelenden und sind an den Knochen befestigt. Verlaufen mehrere Sehnen parallel nebeneinander, so sind sie häufig von einer Sehnenscheide umgeben.

Abb. 6.30 Oberflächenmuskeln.

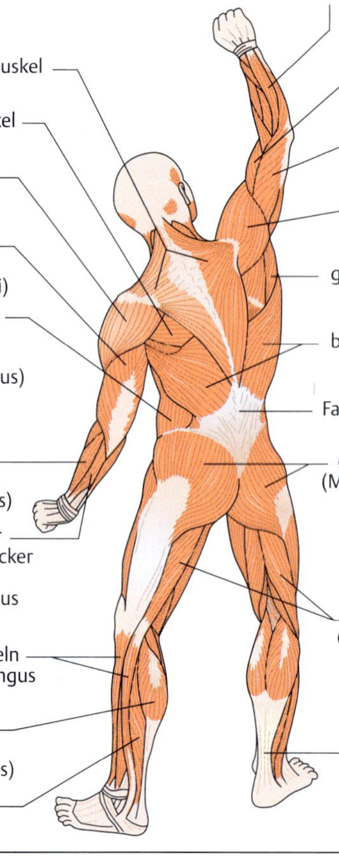

Abb. aus: Faller, Schünke. Der Körper des Menschen. Thieme; 2024

6.14 Haut

Die Haut eines Menschen wiegt **3–8 kg** und hat eine Fläche von **1,5–2 m²**.
Die Haut ist
- Schutzorgan,
- Speicherorgan,
- Stoffwechselorgan,
- Sinnesorgan und
- dient der Temperaturregulation.

6.14 Haut

Die Haut ist das **zweitgrößte Organ** des menschlichen Körpers nach der Skelettmuskulatur. Sie hat ein Gewicht von **3–8 kg** und eine Fläche von **1,5–2 m²**.

Aufgaben. Die Haut hat folgende Aufgaben:
- **Schutz** vor chemischen und thermischen Schädigungen, Strahlenschäden und dem Eindringen von Krankheitserregern. Schutz des Körperinneren (Gewebe und Organsysteme) vor Flüssigkeits- und Wärmeverlust.
- **Polsterung** des Körpers gegen Stoßeinwirkungen durch das Unterhautfettgewebe.
- **Absonderung** von Schweiß und Talg.
- **Speicherung** von energieliefernden Nahrungsstoffen im Unterhautfettgewebe.
- **Temperaturregulation**, das heißt Anpassung der Körpertemperatur an die Umgebungstemperatur durch das Blutgefäßsystem, durch Schweißabsonderung und Muskelarbeit.
- **Atmung** durch Sauerstoffaufnahme und Abgabe von Kohlendioxid.

6.14.1 Aufbau der Haut

Die Haut zeigt überall denselben Schichtaufbau (von außen nach innen) (**Abb. 6.31**):
- Oberhaut (**Epidermis**)
- Lederhaut (**Corium** oder **Dermis**)
- Unterhaut (**Subkutis**)

Oberhaut

Die Oberhaut besteht aus einem mehrschichtigen, verhornten Deckgewebe (**Plattenepithel**). Ihre Dicke variiert je nach Beanspruchung zwischen 0,1 mm und 1,5 mm (Fußsohle).
Schichtaufbau der Oberhaut (von außen nach innen):
- **Hornschicht:** viele Reihen vollständig verhornter, abgestorbener Zellen; letzte Barriere zwischen Körper und Außenwelt,
- **Körnerschicht:** einige Reihen flacher, Horn bildender Zellen, außerdem Bildung von Ölsubstanzen für eine geschmeidige Haut,
- **Stachelzellschicht:** pigmenthaltige Zellen mit stacheligen Zapfen, die das Grundgerüst der Oberhaut darstellen,
- **Basalzellschicht:** einige Reihen Epithelzellen mit häufiger Zellteilung; die neu gebildeten Zellen werden in Richtung Hautoberfläche geschoben; hier findet man die Nervenendigungen für den Tastsinn.

Lederhaut

Die Lederhaut liegt unterhalb der Oberhaut. Ihre Dicke ist mit 0,2–2,5 mm sehr unterschiedlich. Sie trägt durch ihren bindegewebigen Anteil zur **Festigkeit der Haut** bei. Außerdem befinden sich hier die feinen Blutgefäße zur **Versorgung** der Haut sowie einige **Berührungsrezeptoren** für den Tastsinn. Die darunterliegende Geflechtschicht besteht aus festerem Bindegewebe, Fettgewebe, Haarwurzeln, Nerven, Talgdrüsen- und Schweißdrüsengängen.

Abb. 6.31 Haut.

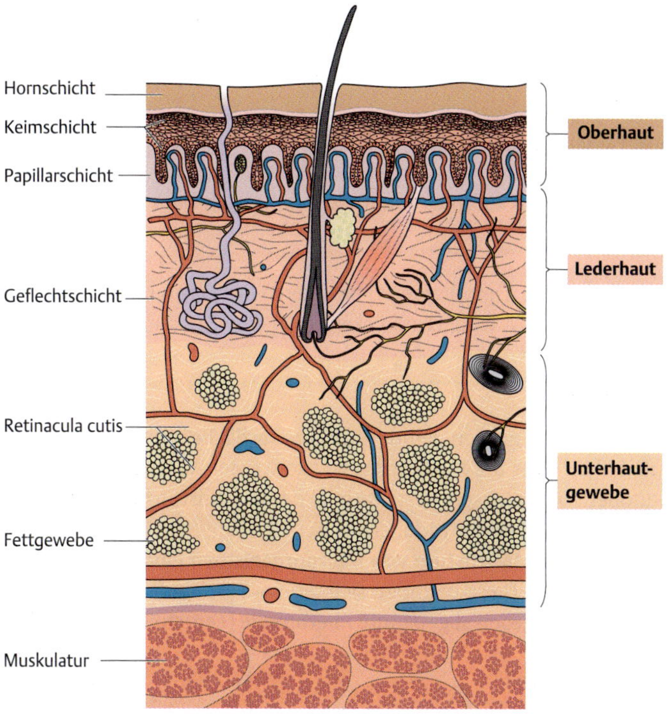

Aufbau der Haut. *Abb. aus: Schwegler, Lucius. Der Mensch – Anatomie und Physiologie. Thieme; 2021*

Unterhaut

Die Unterhaut stellt die **Verschiebeschicht** der Haut zu den darunterliegenden Strukturen (Muskeln, Knochen) dar. Sie besteht deshalb aus lockerem Bindegewebe sowie dem Unterhautfettgewebe (subkutanen Fettgewebe), das als mechanischer Schutz, Polsterung, Kälteschutz und Energiespeicher dient. Die Dicke ist je nach Körperstelle und Ernährungszustand sehr unterschiedlich.
In der Unterhaut befinden sich die **Schweißdrüsen**, Anteile der **Haarbälge** sowie **Druck**- und **Vibrationsrezeptoren** des peripheren Nervensystems.

6.14.1 Aufbau der Haut

Die Haut besteht aus **3 Schichten.**

Oberhaut

Die Oberhaut ist die **oberste Hautschicht.** Sie ist abhängig von ihrer Beanspruchung unterschiedlich dick.

Lederhaut

Die Lederhaut liegt **unterhalb der Oberhaut.** Sie enthält kleine Blutgefäße, Bindegewebe, Fettgewebe, Haarwurzeln, Nerven, Talgdrüsen- und Schweißdrüsengänge.

Unterhaut

Die Unterhaut **verbindet** die Haut mit dem darunterliegenden Strukturen wie **Muskeln** und **Knochen.** Auch sie ist unterschiedlich dick.

Merke ▶

Merke

Die Hautfarbe wird bestimmt durch
- Melanin, einen Farbstoff (Pigment), der in den tieferen Schichten der Epidermis von den Melanozyten gebildet wird,
- Karotin, einen Farbstoff der Leder- und Unterhaut,
- Blutkapillaren in der Lederhaut.

Die Haut eines Säuglings hat physiologische Besonderheiten, z.B. sind die Schweißdrüsen erst im Alter von 2–3 Jahren voll funktionsfähig und die körpereigenen Abwehrkräfte gegen Bakterien, Pilze und Viren sind herabgesetzt.

6.14.2 Hautanhangsgebilde

Haare

Haare bestehen aus **Haarschaft** und **Haarwurzel**.
Sie sind überall am Körper vorhanden, außer an Handflächen und Fußsohlen.

Jeder Mensch verliert circa 100 Haare pro Tag.

Nägel

Nägel bestehen aus verhorntem Keratin.

Hautdrüsen

Man unterscheidet zwischen **Talgdrüsen** und **Schweißdrüsen**.

Besonderheiten ▶

6.14.2 Hautanhangsgebilde

Haare

Die Haare findet man überall, außer an Handflächen und Fußsohlen. Sie werden unterteilt in **Haarschaft** und **Haarwurzel**, diese kann bis in die Unterhaut reichen. Die Aufgaben der Haare sind:
- Abhalten von Fremdkörpern (Augenbrauen und Wimpern)
- Filtern der Atemluft in der Nase
- Schutz des Schädels vor Sonneneinstrahlung (Kopfhaare)
- Ergänzung der Berührungsempfindlichkeit (auf der gesamten Haut)

Im Bereich der Haarwurzeln enden Nervenfasern, die auch minimale Haarbewegungen registrieren (z.B. Luftzug). An den Haarwurzeln sind feine Muskelfasern befestigt, die das Haar bewegen können („Gänsehaut").

Der **Verlust** von Haaren ist auch für den gesunden und erwachsenen Menschen ein normaler Vorgang. Die obere Grenze liegt bei circa **100 Haaren pro Tag**. Die Wachstumsgeschwindigkeit der Haare variiert zwischen 0,1 und 0,4 mm pro Tag.

Nägel

Nägel sind im Nagelbett verankert. Sie sind 0,5 mm dicke Hornplatten und wachsen ständig nach (0,5–1 mm/Woche). Die Nägel **schützen** die Fingerkuppen und helfen beim **Tasten** und **Greifen**.

Hautdrüsen

Talgdrüsen. Das von den Talgdrüsen gebildete Sekret enthält **Fetteiweiße** sowie **Salze** und wird entlang des Haarschafts zur Hautoberfläche transportiert. Der Talg **schützt** die Haare davor **auszutrocknen** und hält die **Haut geschmeidig**. Talgdrüsen kommen nur auf der behaarten Haut vor.

Besonderheiten alte Menschen

Ein Alarmzeichen für Flüssigkeitsmangel (Dehydratation) bei älteren Menschen ist trockene, faltige und spröde Haut, die an typischen Stellen (Wange, Handrücken) nach dem Zusammenschieben zu einer Hautfalte für einige Sekunden stehen bleibt.

Schweißdrüsen. Sie befinden sich auf einem großen Teil der **Körperoberfläche**, am **dichtesten** im Bereich der **Handflächen** und **Fußsohlen**. Über die Ausführungsgänge werden Wasser, Salze sowie Stoffwechselendprodukte zur Hautoberfläche transportiert. Mithilfe der Verdunstungskälte der ausgeschiedenen Flüssigkeit wird die **Körpertemperatur reguliert**. Durch den sauren pH-Wert (pH 4,5) wird ein Säureschutzmantel gebildet, der das **Wachstum von Mikroorganismen eindämmt**. Zu den Schweißdrüsen gehören auch die Duftdrüsen. Diese befinden sich u.a. im Bereich der Achselhöhlen und in den äußeren Geschlechtsorganen. Sie geben sogenannte **Pheromone** (Duftstoffe) ab.

7 Grundlagen der Ernährung

7.1 Nährstoffe

Die Ernährung hat in jedem Lebensalter einen wesentlichen Einfluss auf die Gesundheit. Sie kann eine Vielzahl der sog. Zivilisationserkrankungen (z. B. Adipositas, Diabetes mellitus) verursachen. Im Gegensatz zur Gruppe der Kinder und Erwachsenen, bei der Überernährung und Übergewicht im Fokus stehen, muss sich die Ernährungsmedizin im Alter häufig mit entgegengesetzten Problemen beschäftigen. Ein erheblicher Teil der älteren Menschen ist entweder unter- oder mangelernährt, d. h., dem Körper fehlen wichtige Nährstoffe. Um dem vorzubeugen, muss man bereits beim gesunden Menschen auf ausreichende und vor allem ausgewogene Ernährung achten.

Definition

Die **Ernährung** umfasst die Versorgung des Organismus mit allen Stoffen, die zum Aufbau des Körpers, zur Energieversorgung und zum Erhalt des Organismus notwendig sind.

Bestandteile der Ernährung sind
- Aufnahme der Nahrung,
- Zerlegung und Verdauung der Nahrungsbestandteile,
- Aufnahme (Resorption) aus dem Verdauungstrakt,
- Stoffwechsel der benötigten Nährstoffe (Umwandlung in den für den Körper verwertbare Stoffe),
- Ausscheidung von Stoffwechselendprodukten und unverdaulichen Nahrungsbestandteilen.

Zentrale Aufgabe der Ernährung ist die Aufnahme von Nährstoffen. Nachdem die Nahrung in ihre Bestandteile zerlegt ist, können die so gewonnenen Nährstoffe entsprechend ihren Eigenschaften als Brennstoffe, Baustoffe oder Reglerstoffe im Körper verwendet werden.

7.1.1 Erinnern Sie sich ...?

Für das Verständnis der Ernährung ist es hilfreich, wenn Sie sich die Grundlagen der Chemie in Erinnerung rufen. Grundlegende Begriffe haben wir im Folgenden für Sie zusammengefasst:
- **organische Stoffe:** chemische Verbindungen, die hauptsächlich aus Kohlenstoff- (chemisches Zeichen: C) und Wasserstoffatomen (chemisches Zeichen: H) bestehen. Alle wichtigen Zell- und Körperbestandteile wie Fette, Eiweiße und Kohlenhydrate bestehen aus organischen Verbindungen.
- **anorganische Stoffe:** chemische Verbindungen, die keine oder nur einzelne Kohlenstoffatome enthalten. Hierzu gehören Mineralstoffe und Spurenelemente, Wasser oder Gase wie CO_2.
- **Salze:** chemische Verbindungen, die aus positiv geladenen (Kationen) und negativ geladenen Teilchen (Anionen) bestehen, die über eine Ionenbindung miteinander verbunden sind. Bei ihrer Lösung in Wasser zerfallen sie in Anion und Kation. Speisesalz (NaCl) zerfällt z. B. in das Kation Na^+ und das Anion Cl^-.
- **gesättigte Fettsäuren:** Alle Kohlenstoffatome sind mit Wasserstoffatomen verbunden (abgesättigt).
- **ungesättigte Fettsäuren:** Mindestens 2 benachbarte Kohlenstoffatome sind durch Doppelbindungen verknüpft (einfach ungesättigt), bei mehreren dieser Doppelbindungen spricht man von mehrfach ungesättigten Fettsäuren.
- **essenzielle Nahrungsbestandteile:** müssen dem Körper zugeführt werden, da er sie selbst nicht herstellen kann

7.1.2 Kohlenhydrate

Definition

Kohlenhydrate (Saccharide) sind ein wichtiger Bestandteil der Ernährung. Sie dienen der Energiegewinnung und dem Aufbau vieler Gewebe. Am weitesten verbreitet sind Monosaccharide mit 5 oder 6 Kohlenstoff-Atomen, die zu einem Ring zusammengeschlossen sind. Einfachzucker können sich über bestimmte Bindungen zu Zwei- und Mehrfachzuckern verketten.

Kohlenhydrate werden unterteilt in
- **Einfachzucker** (Monosaccharide): Traubenzucker (Glukose), Fruchtzucker (Fruktose), Schleimzucker (Galaktose),
- **Zweifachzucker** (Disaccharide): Rohrzucker (Saccharose), Milchzucker (Laktose), Malzzucker (Maltose). Diese Verbindungen zweier Zuckermoleküle können im Darm durch Enzyme in 2 Einfachzucker gespalten werden,
- **Mehrfachzucker** (Polysaccharide): Stärke (Amylose und Amylopektin),
- **Ballaststoffe:** unverdauliche Mehrfachzucker.

KURZFASSUNG

7.1 Nährstoffe

Die Ernährung beeinflusst die Gesundheit maßgeblich. Bei Kindern und Erwachsenen stehen Überernährung und Übergewicht im Vordergrund. Ältere Menschen sind dagegen eher unter- oder mangelernährt.

◄ Definition

Zentraler Bestandteil der Ernährung ist die Aufnahme von Nährstoffen. Diese können entsprechend ihren Eigenschaften als Brennstoffe, Baustoffe oder Reglerstoffe im Körper verwendet werden.

7.1.1 Erinnern Sie sich...?

- organische Stoffe = chemische Verbindungen, die hauptsächlich aus Kohlenstoff- und Wasserstoffatomen bestehen
- Anorganische Stoffe enthalten keine oder nur einzelne Kohlenstoffatome.
- Salze = chemische Verbindungen aus Kationen und Anionen
- gesättigte Fettsäuren = alle Kohlenstoffatome sind mit Wasserstoffatomen verbunden
- ungesättigte Fettsäuren = Kohlenstoffatome sind durch Doppelbindungen verknüpft
- essenzielle Nahrungsbestandteile = müssen dem Körper zugeführt werden, da er diese selbst nicht herstellen kann

7.1.2 Kohlenhydrate

◄ Definition

Kohlenhydrate werden unterteilt in
- Einfachzucker (Monosaccharide),
- Zweifachzucker (Disaccharide),
- Mehrfachzucker (Polysaccharide),
- Ballaststoffe.

7

Abb. 7.1 Kohlenhydrate.

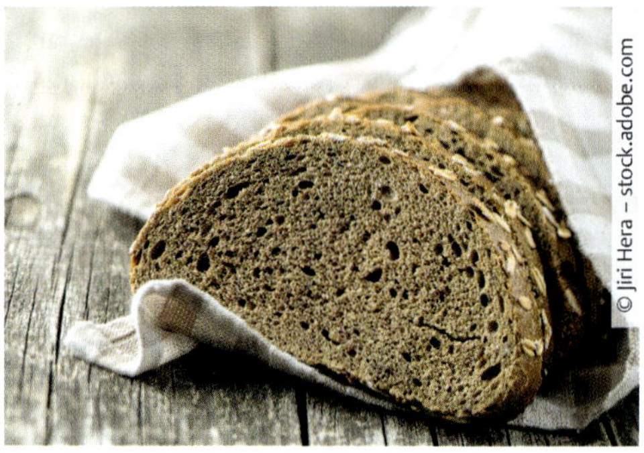

Ein Großteil unserer Beilagen besteht aus Kohlenhydraten. *Quelle: Jiri Hera – stock.adobe.com*

Der Nährstoffbedarf eines Menschen sollte zu ungefähr 55 % mit Kohlenhydraten gedeckt werden. Kohlenhydrate sind z. B. in Vollkornbrot, Obst und Hülsenfrüchten enthalten.

Vorkommen. Der Nährstoffbedarf des Körpers sollte zu 55–60 % mit Kohlenhydraten gedeckt werden (**Abb. 7.1**). Geeignet sind Lebensmittel, die einen hohen Anteil von Mehrfachzuckern und Ballaststoffen haben. Kohlenhydrate sind enthalten z. B. in
- Obst, Gemüse,
- Brot, Mais,
- Kartoffeln, Hülsenfrüchten,
- Vollkornerzeugnissen.

7.1.3 Eiweiße

7.1.3 Eiweiße

Definition ▸

Definition

Eiweiße (Proteine) sind chemische Verbindungen, die aus vielen Aminosäuren aufgebaut sind.

Eiweiße werden zum Aufbau der Zellen, als Transportmittel, Botenstoff oder Energieträger benötigt. Sie müssen mit der Nahrung aufgenommen werden, da sie nicht im menschlichen Körper gebildet werden.

Es gibt Millionen verschiedene Eiweiße (Proteine) im menschlichen Körper. Eiweiße werden zum Aufbau der Zellen, als Transportmittel, Botenstoff oder Energieträger benötigt. Aminosäuren sind die kleinsten Bausteine der Eiweiße.

Abb. 7.2 Aminosäuren.

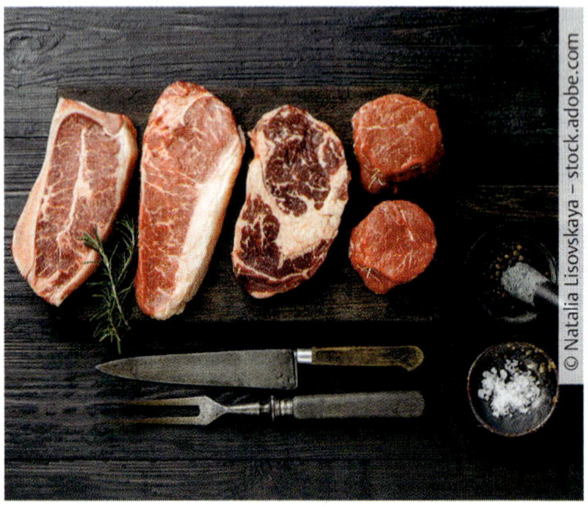

Fleisch enthält lebenswichtige Aminosäuren. *Quelle: Natalia Lisovskaya – stock.adobe.com*

Der Nährstoffbedarf solle zu ca. 15 % über Eiweiße abgedeckt werden. Tierisches und pflanzliches Eiweiß soll dabei ausgewogen gemischt werden.

Vorkommen. Man unterscheidet tierisches und pflanzliches Eiweiß.
- **tierisches Eiweiß:** Fleisch (**Abb. 7.2**), Fisch, Milch, Milchprodukte, Eier
- **pflanzliches Eiweiß:** Getreide, Hülsenfrüchte, Gemüse

Der Gesamtkalorienbedarf sollte zu ca. 15 % durch Eiweiße gedeckt werden. Das entspricht etwa 0,8 g Eiweiß pro kg Körpergewicht pro Tag.

Merke ▸

Merke

Sinnvoll ist eine ausgewogene Mischung von pflanzlichem und tierischem Eiweiß; z. B. kann man Kartoffeln mit Quark oder Müsli mit Milch essen. Schon 2–3 Mahlzeiten mit Fleisch pro Woche sind ausreichend.

7.1.4 Fette

Definition

Fette (Lipide) sind langkettige chemische Verbindungen. Sie werden sowohl mit der Nahrung aufgenommen als auch vom Körper selbst gebildet.

Fette werden unterteilt in
- gesättigte und ungesättigte Fettsäuren,
- essenzielle (nicht vom Körper herstellbare) und nicht essenzielle Fettsäuren,
- fettähnliche Stoffe (z. B. Cholesterin).

Aufgaben. Fette haben folgende Aufgaben:
- Energiegewinnung
- Energiespeicherung in Leber und Fettgewebe
- fettlösliche Vitamine binden und im Körper verteilen
- Bausteine für Zellbestandteile und viele Botenstoffe
- Bildung von Fettgewebe zum Schutz vor Verletzungen und zur Wärmeisolation

Vorkommen. Es stimmt nicht, dass Fett in der Nahrung immer ungünstig ist. Etwa 30 % der täglich aufgenommenen Nährstoffe sollte aus Fetten bestehen. Auch sind tierische Fette nicht grundsätzlich schädlich. Muskelfleisch oder Fisch sind wichtige Quellen für Fettsäuren. Jedoch soll der Anteil pflanzlicher Fette an der Nahrung besonders hoch sein.
Pflanzliche Fette sind enthalten in Mais, Soja, Oliven, Nüssen, Kokos- und Palmöl. **Tierische Fette** sind enthalten in Butter, Sahne, Käse und Wurstwaren.

Merke

Manche mehrfach ungesättigten Fette kann der Körper nicht selbst herstellen. Deshalb muss man diese über die Nahrung aufnehmen (essenzielle Fettsäuren, z. B. Omega-3-Fettsäuren).
Omega-3-Fettsäuren werden günstige Wirkungen auf das Herz-Kreislauf-System nachgesagt, z. B. die Vorbeugung arteriosklerotischer Krankheiten. Sie sind z. B. enthalten in Sonnenblumenöl, Rapsöl und Seefisch.

7.1.5 Vitamine

Definition

Vitamine liefern keine Energie. Jedoch benötigt der Körper Vitamine für lebenswichtige Funktionen. Der Körper kann sie selbst nicht herstellen. Vitamine müssen mit der Nahrung aufgenommen werden.

Vitamine werden unterteilt in:
- **wasserlösliche Vitamine (Vitamin B_1–B_{12}, C):** Sie werden über den Urin ausgeschieden. Sie können im Körper nur im geringen Umfang gespeichert werden. Eine Unterversorgung kann relativ schnell zu einem Vitaminmangel führen.
- **fettlösliche Vitamine (Vitamine A, D, E, K):** Die Aufnahme der Vitamine wird durch den parallelen Konsum von Fett begünstigt (z. B. ein Glas Karottensaft mit einem halben Teelöffel Olivenöl). Da diese Art der Vitamine im Fettgewebe des Körpers gespeichert wird, kommt es erst nach längerer Unterversorgung zu einem tatsächlichen Mangel.

Vorkommen. Der Bedarf des Körpers an wasserlöslichen Vitaminen wird hauptsächlich über pflanzliche Nahrung gedeckt, der an fettlöslichen Vitaminen vor allem aus tierischen Nahrungsmitteln. Die Menge der täglichen Zufuhr unterscheidet sich zwischen den verschiedenen Vitaminen stark.

7.1.6 Mineralstoffe und Spurenelemente

Definition

Mineralstoffe sind lebenswichtige anorganische Elemente. Sie müssen dem Körper von außen zugeführt werden. Zu ihnen gehören Salze und Metalle. Häufig liegen sie als im Körperwasser gelöste Teilchen mit elektrischer Ladung vor – sie heißen dann Elektrolyte.
Spurenelemente nennt man Mineralstoffe, die im Körper in einer Konzentration von weniger als 50 mg pro kg Körpergewicht vorliegen.

KURZFASSUNG

7.1.4 Fette

◂ Definition

Man unterscheidet
- gesättigte und ungesättigte Fettsäuren,
- essenzielle und nicht essenzielle Fettsäuren,
- fettähnliche Stoffe.

Etwa 30 % der täglich aufgenommenen Nährstoffe sollen aus Fetten bestehen. Dabei soll der Anteil der pflanzlichen Fette höher sein als der der tierischen Fette.

◂ Merke

7.1.5 Vitamine

◂ Definition

Die täglich empfohlene Vitaminzufuhr unterscheidet sich je nach „Art" der Vitamine (**Tab. 7.1**). Es gibt wasserlösliche und fettlösliche Vitamine.

7.1.6 Mineralstoffe und Spurenelemente

◂ Definition

7

Tab. 7.1 Die wichtigsten Vitamine, ihre Funktion, Nahrungsquellen und tägliche Zufuhr.

	Funktion	Nahrungsquellen und tägliche Zufuhr
wasserlösliche Vitamine		
Vitamin B_1 (Thiamin)	für den Aufbau und die Ernährung von Nerven und Muskelgewebe notwendig	• Samen, Nüsse, Weizenkeime, Fleisch • 1,0 mg
Vitamin B_2 (Riboflavin)	wichtiges Enzym für Zellstoffwechsel und -atmung	• Milch, Innereien, Eier, Fisch, Nüsse, Samen • 1,2 mg
Vitamin B_6 (Pyridoxin)	wichtig für rote Blutkörperchen und Nervengewebe	• Hefe, Leber, Weizenkeime, Nüsse, Hafer • 1,4 mg
Vitamin B_{12} (Cobalamin)	unabdingbar für die Bildung der roten Blutkörperchen und das Nervengewebe	• Leber, Nieren, Eier, Milch, Käse • 3,0 µg
Folsäure	wichtig für die Erbsubstanz (DNA) und die Bildung von Blutkörperchen, Schleimhäuten und Nervengewebe	• Hefe, Leber, Spinat, Milch, Blattgemüse • 400 µg
Vitamin C (Ascorbinsäure)	wichtige Rolle in der Abwehr zellschädigender Substanzen	• Obst und Gemüse: Zitrusfrüchte, Tomaten, Kohl, Kiwi • 100 mg
fettlösliche Vitamine		
Vitamin A (Retinol) Vorstufe: Beta-Karotin	notwendig für die Sinneszellen in den Augen, für Knochen- und Schleimhautwachstum	• Karotten, Leber • 1,0 mg
Vitamin D (Calciferol)	einziges Vitamin, das vom Körper selbst gebildet werden kann, wichtig für den Knochenstoffwechsel	• Margarine, Fisch, Kalbfleisch • 10 µg
Vitamin E (Tocopherol)	Schutz vor zellschädigenden Substanzen	• Gemüse, Samenöle • 12 mg
Vitamin K	wichtig für das Gerinnungssystem	• grünblättriges Gemüse, Eigelb, Käse, Leber • 80 µg

Mineralstoffe sind die Grundlage für lebenswichtige Vorgänge im Körper, z. B. Nervenreizleitung und Muskelerregung.

Mineralstoffe werden über die Nahrung aufgenommen und über Niere und Darm ausgeschieden. Sie sind Grundlage für lebenswichtige Vorgänge wie Nervenreizleitung (Weitergabe von Reizen über Nervenbahnen) und Muskelerregung.

Vorkommen

- **Mineralstoffe:**
  - Natrium (Na), enthalten in Kochsalz, Käse, Wurst, Brot
  - Kalium (K), enthalten in Gemüse, Obst (Bananen), Trockenobst
  - Chlorid (Cl), enthalten in Kochsalz, Käse, Wurst, Brot
  - Kalzium (Ca), enthalten in Milchprodukten, Spinat, Brokkoli
  - Phosphor (P), enthalten in Milchprodukten, Getreide, Fleisch
  - Magnesium (Mg), enthalten in Gemüse, Getreide, Milchprodukten, Fleisch
- **Spurenelemente:**
  - Jod (J), enthalten in Seefisch, Schalentieren, jodiertem Speisesalz und Trinkwasser
  - Eisen (Fe), enthalten in Salat, Spinat, Kartoffeln, Fleisch
  - Selen (Se), enthalten in Fleisch, Eiern, Milchprodukten, Gemüse, Kartoffeln
  - Fluor (F), enthalten in schwarzen und grünen Teesorten, Getreide, Fisch
  - Zink (Zn), enthalten in Milchprodukten, Fleisch, Getreide, Salat

7.1.7 Ballaststoffe

Definition

Ballaststoffe sind unverdauliche Kohlenhydrate, d. h, sie können im menschlichen Verdauungstrakt nicht zerlegt und resorbiert werden. Sie kommen vorrangig in pflanzlichen Nahrungsprodukten vor.

Die Ballaststoffe verbleiben während der gesamten Verdauungspassage im Magen-Darm-Trakt. Sie vergrößern das Volumen des Darminhalts, indem sie aufquellen. Dadurch regen sie sowohl die Darmmuskeln als auch die Verdauungsdrüsen an. Sie erleichtern somit die Verdauung.

Vorkommen. Täglich sollten mindestens 30 g Ballaststoffe aufgenommen werden. Enthalten sind diese z. B. in

- Kleie,
- weißen Bohnen, Trockenpflaumen,
- Vollkornteigwaren, Cornflakes,
- Erbsen, Spinat,
- Himbeeren, Johannisbeeren, Rosinen.

7.1.8 Wasser

Der menschliche Körper besteht zu etwa zwei Dritteln aus Wasser. Eine regelmäßige und ausreichende Flüssigkeitszufuhr ist lebensnotwenig.

Abb. 7.3 Wasser.

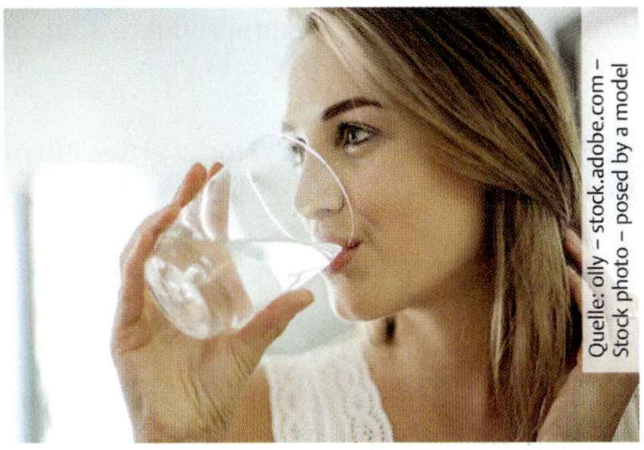

Wir sollten täglich ungefähr 1,5–2 l Flüssigkeit trinken. Wasser ist besonders gut (nachgestellte Situation). *Quelle: olly – stock.adobe.com – Stock photo – posed by a model*

Vorkommen. Alle Lebensmittel und Getränke (auch koffein- und alkoholhaltige) zählen zur Flüssigkeitszufuhr. Zur durchschnittlichen täglichen Flüssigkeitszufuhr von circa 2,5 l zählen

- Trinkmenge (1,2 l) (**Abb. 7.3**),
- mit der festen Nahrung aufgenommenes Wasser (0,3 l),
- Oxidationswasser (0,9 l; entsteht bei Stoffwechselvorgängen).

7.2 Was ist gesunde Ernährung?

Das Ziel einer gesunden Ernährung ist die ausreichende Aufnahme von lebensnotwendigen Nährstoffen wie Wasser, Eiweiß, Kohlenhydraten, Ballaststoffen, Fettsäuren, Vitaminen und Mineralstoffen. Da kein Lebensmittel alle Nährstoffe enthält, empfiehlt die DGE (Deutsche Gesellschaft für Ernährung), die tägliche Ernährung so vielseitig und abwechslungsreich wie möglich zu gestalten. Sie teilt die Lebensmittel in 7 Gruppen auf (**Abb. 7.4**). Am besten täglich, vor allem aber innerhalb einer wöchentlichen Bilanz sollen Lebensmittel aus allen 7 Gruppen auf dem Speiseplan stehen, entsprechend dem vorgeschlagenen Anteil. Grundsätzlich gelten diese Ernährungsempfehlungen auch für Menschen im höheren Lebensalter.
Alle Ernährungsempfehlungen bzw. Nährstoff-Richtwerte sind je nachdem, auf wen sie sich beziehen, sehr unterschiedlich: Alter, Geschlecht, Gesundheitszustand machen einen großen Unterschied aus! Insofern müssen alle genannten Empfehlungen als grobe Richtwerte genommen und nach den einzelnen Gruppen differenziert werden.

Gruppe 1. Getränke in Form von Wasser, Schwarztee und Kräutertee, Fruchtsäfte, wenig Kaffee. Sie versorgen den Organismus in erster Linie mit der lebensnotwendigen Flüssigkeit, aber auch mit Mineralstoffen. Menge: täglich mindestens 1,5–2 l, bevorzugt energiearme Getränke.

Gruppe 2. Obst und Gemüse ist reich an Vitaminen und Mineralstoffen und außerdem ein sehr guter Kohlenhydrat- und Ballaststofflieferant. **Frisches Obst und Gemüse ist zu bevorzugen.**

KURZFASSUNG

7.1.7 Ballaststoffe

◄ **Definition**

Ballaststoffe vergrößern das Volumen des Darminhalts und regen dadurch die Darmmuskeln und Verdauungsdrüsen an.

7.1.8 Wasser

Ein Mensch sollte ungefähr 1,5–2 l Flüssigkeit pro Tag trinken.

7.2 Was ist gesunde Ernährung?

Das Ziel einer gesunden Ernährung ist die ausreichende Aufnahme von lebensnotwendigen Nährstoffen wie Wasser, Eiweiß, Kohlenhydraten, Ballaststoffen, Fettsäuren, Vitaminen und Mineralstoffen.

Nach der DGE (Deutsche Gesellschaft für Ernährung) werden die Lebensmittel in 7 Gruppen aufgeteilt:

- Gruppe 1: Getränke, v. a. in Form von Wasser oder Tee.
- Gruppe 2: Obst und Gemüse

7

Abb. 7.4 Der Ernährungskreis.

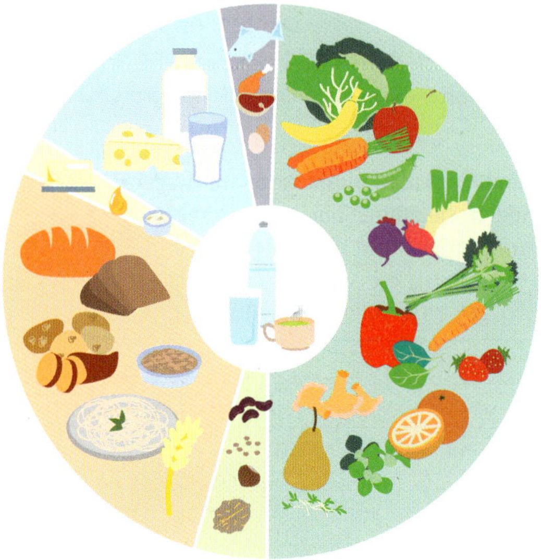

Der Ernährungskreis zeigt die 7 Lebensmittelgruppen, die für eine ausgewogene Ernährung wichtig sind. Der Größenanteil im Kreis, begonnen mit den Getränken in der Mitte, entspricht grob den empfohlenen Mengenanteilen (nach: Deutsche Gesellschaft für Ernährung, Bonn, 2025).

- Gruppe 3: Hülsenfrüchte und Nüsse
- Gruppe 4: Getreide und Kartoffeln
- Gruppe 5: Öle und Fette
- Gruppe 6: Milch und Milchprodukte
- Gruppe 7: Fleisch, Wurst, Fisch und Eier

Gruppe 3. Hülsenfrüchte und Nüsse sind wichtige Kohlenhydrat- und Eiweißquellen und enthalten B-Vitamine, Mineralstoffe und Ballaststoffe.

Gruppe 4. Getreide(-produkte) und Kartoffeln sind reich an Kohlenhydraten, Ballaststoffen und pflanzlichem Eiweiß und enthalten viele Vitamine und Mineralstoffe. **Vollkornprodukte sind zu bevorzugen.**

Gruppe 5. Öle und Fette liefern wertvolle ungesättigte Fettsäuren und Vitamin E. **Hochwertige Pflanzenöle, z. B. Oliven-, Distel- und Rapsöl, sind zu bevorzugen**.

Gruppe 6. Milch und Milchprodukte liefern hochwertiges tierisches Eiweiß und sind wegen ihres hohen Gehalts an Kalzium unverzichtbar.

Gruppe 7. Fleisch, Wurst, Fisch und Eier in kleinen Portionen als Ergänzung des Speiseplans (1–2 Portionen Fisch pro Woche, 1 Portion Fleisch pro Woche). Sie liefern hochwertiges Eiweiß, Vitamine und Mineralstoffe. Von den tierischen Lebensmitteln enthält Seefisch die wertvollsten Nährstoffe, z. B. Omega-3-Fettsäuren und Jod, Schweine- und Rindfleisch dagegen viele Triglyzeride und Cholesterin – **konsequente Abwechslung ist wichtig**.

Variationen sind möglich. Die Lebensmittelgruppen im DGE-Ernährungskreis haben keine starren Grenzen – berücksichtigen Sie das Mengenverhältnis zwischen den Gruppen. Auch eine vegetarische Ernährung – inklusive Milch, Milchprodukten und Eiern – kann umgesetzt werden. Fleisch, Wurst und Fisch können durch mehr Vollkornprodukte, Hülsenfrüchte, grünes Blattgemüse sowie Nüsse und Ölsaaten ersetzt werden. Bei pflanzlichen Milchalternativen muss auf die Versorgung mit Calcium, Vitamin B_2 und Jod geachtet werden.

Raum für kleine Extras. Deckt die tägliche Ernährungsweise alle Gruppen des Ernährungskreises in den empfohlenen Verhältnissen ab, bleibt Raum für kleine „Extras“ wie Süßigkeiten oder Knabbereien. Solange die Kalorien- und Nährstoffbilanzen stimmen, ist nichts dagegen einzuwenden, diese Lebensmittel gelegentlich in kleinen Mengen zu genießen.

Der Energie- und Nährstoffbedarf richtet sich nach dem Grundumsatz und dem Arbeitsumsatz des Körpers.

Energie- und Nährstoffbedarf. Der empfohlene Energiegehalt der Nahrung richtet sich nach dem Energiebedarf des Organismus, seine Höhe ergibt sich aus dem **Grundumsatz** und dem **Arbeitsumsatz.** Die folgenden Empfehlungen gelten für gesunde Menschen mit einer sitzenden Tätigkeit (**Tab. 7.2**).

DGE-Empfehlungen. Entsprechend zu den von ihr genannten 7 Lebensmittel-Gruppen empfiehlt die DGE eine Ernährung die überwiegend aus Obst, Gemüse, Vollkorngetreide, Hülsenfrüchten, Nüssen und pflanzlichen Ölen besteht. Der Verzehr überwiegend pflanzlicher Lebensmittel wirkt sich positiv auf die Gesundheit aus und schont die Umwelt (Quelle: Deutsche Gesellschaft für Ernährung e. V., Bonn):

- **Am besten Wasser trinken.** Empfohlen werden 1,5 Liter pro Tag, am besten Wasser (Leitungswasser ist frisch, sicher und leicht verfügbar) oder ungesüßter Tee. Nicht empfehlenswert sind mit Zucker gesüßte Getränke und Alkohol.

- **Obst und Gemüse – viel und bunt.** Empfohlen werden mindesten 5 Portionen Obst und Gemüse pro Tag, am besten saisonal. Obst und Gemüse unterstützen die Gesundheit, liefern Vitamine, Mineralstoffe und Ballaststoffe und tragen zur Sättigung bei.
- **Hülsenfrüchte und Nüsse regelmäßig essen.** Z. B. Erbsen, Bohnen und Linsen enthalten reichlich Eiweiß, Vitamine, Mineral- und Ballaststoffe. Nüsse liefern zusätzlich essenzielle Fettsäuren. Hülsenfrüchte sollen mindestens 1-mal wöchentlich, Nüsse täglich (eine kleine Handvoll) verzehrt werden.
- **Vollkorn ist die beste Wahl.** Brot, Nudeln, Reis und Mehl sollen am besten als Vollkornvariante verzehrt werden. Diese sättigt länger und enthält mehr Vitamine und Mineralstoffe als die Weißmehlvariante. Ballaststoffe senken das Risiko für verschiedene Erkrankungen.
- **Pflanzliche Öle bevorzugen.** Sie enthalten reichlich essenzielle Fettsäruen und Vitamin E. Empfohlen werden z. B. Raps-, Walnuss-, Lein-, Soja-, und Olivenöl.
- **Milch und Milchprodukte jeden Tag.** Milch und Milchprodukte werden v.a. wegen ihres Eiweiß-, Kalzium-, Vitamin B_2- und Jodgehaltes empfohlen. Wird auf Milch verzichtet, muss auf eine ausreichende Zufuhr dieser Stoffe geachtet werden.
- **Fisch jede Woche.** Empfohlen wird der Verzehr von Fisch 1–2-mal wöchentlich. Lachs, Makrele und Hering liefern Omega-3-Fettsäuren, Seefisch (z. B. Kabeljau, Seelachs) zusätzlich Jod.
- **Fleisch und Wurst – weniger ist mehr.** Zu viel Fleischkonsum erhöht das Risiko für Erkrankungen und belastet die Umwelt stärker als pflanzliche Lebensmittel. Empfohlen werden maximal 300 g Fleisch pro Woche. Fleisch liefert gut verfügbares Eisen sowie Selen und Zink.
- **Süßes, Salziges und Fettiges – besser stehen lassen.** Verarbeitete Lebensmittel wie Wurst, Gebäck, Süßwaren, Fast Food und Fertigprodukte erhöhen das Risiko für verschiedene Erkrankungen. Es finden sich darin häufig „unsichtbar" ungesunde Mengen an Zucker, Salz und Fett.
- **Mahlzeiten genießen.** Bewusst zu Essen, gerne in Gemeinschaft, fördert die Gesundheit. Langsames Essen fördert zudem das Sättigungsgefühl.
- **In Bewegung bleiben und auf das Gewicht achten.** Körperliche Aktivität gehört zu einer gesunden Ernährung. Sie fördert die Gesundheit der Knochen, senkt das Risiko für Übergewicht sowie für verschiedene Erkrankungen.

Tab. 7.2 Energiebedarf für gesunde Erwachsene mit sitzender Tätigkeit nach Lebensalter (nach DGE).

Altersgruppe	Energiebedarf (kcal/Tag)	
	Männer	Frauen
19–25 Jahre	2600	2200
26–50 Jahr	2400	2000
51–65 Jahre	2200	1800
über 65 Jahre	1900	1700

Besonderheiten Kinder

Einteilung von Süßigkeiten

Dass Kinder Süßigkeiten bekommen, ist okay. Zu viele Süßigkeiten allerdings führen zu Karies und Übergewicht. Das Forschungsinstitut für Kinderernährung (Dortmund) gibt folgende Empfehlungen für die tägliche Ration:

- **4–6 Jahre:** 2 Minischokoriegel oder 5 Fruchtgummis und 1 Schokokuss oder 1 Minischokoriegel und 3 Fruchtgummis.
- **7–9 Jahre:** 2 Minischokoriegel oder 5 Butterkekse und 3 Fruchtbonbons oder 1 Minischokoriegel und 2 Butterkekse.
- **10–12 Jahre:** 2 Minischokoriegel oder 3 Butterkekse und 5 Fruchtbonbons oder 2 Minischokoriegel und 2 Butterkekse.

◄ Besonderheiten

7.2.1 Alternative Ernährungsformen

Vitalstoffreiche Vollwertkost. Schmackhaft und abwechslungsreich ist die Vollwertkost (**Abb. 7.5**). Neben einer ausgewogenen Zufuhr von Kohlenhydraten, Fett und Eiweiß enthält sie alle lebensnotwendigen Vitamine, Mineralstoffe und Spurenelemente. Die ausgewogene Vollwertkost hat einen hohen Stellenwert in der Krebsprophylaxe und -therapie: Gemüse und Obst (5 Portionen am Tag) können das Krebsrisiko reduzieren.

7.2.1 Alternative Ernährungsformen

Die Vollwertkost ist schmackhaft und abwechslungsreich. Alle Nährstoffe werden dabei in einem ausgewogenen Verhältnis dem Körper zugeführt.

Merke ▶

Merke

Die „5-Hand-Regel" hilft, den Bedarf an Obst und Gemüse festzulegen. 5-mal täglich soll eine Handvoll Obst und Gemüse verzehrt werden. Diese Regel gilt sowohl für Erwachsene als auch für Kinder, denn die Hände passen sich automatisch den Bedürfnissen an bzw. wachsen mit steigendem Nährstoffbedarf mit – kleine Hände, kleine Portionen, große Hände, große Portionen.

7

Abb. 7.5 Ernährung.

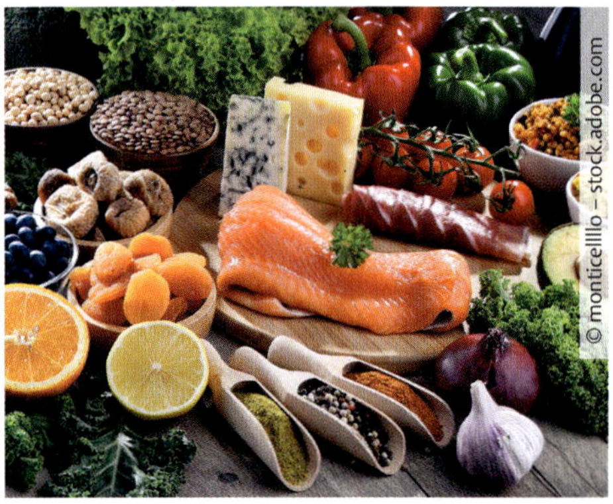

Eine ausgewogene Vollwertkost mit viel Obst und Gemüse ist schmackhaft und abwechslungsreich. *Quelle: monticellllo – stock.adobe.com*

Viele Menschen verzichten heutzutage auf Fleisch. Teils werden jedoch noch Tierprodukte wie Eier oder Milch verzehrt.
Die streng vegetarische (vegane) Kost ist rein pflanzlich und verzichtet auf alle Tierprodukte, z. B. auch auf Honig.

Fleischlose Ernährung. Wachsende Besorgnis über Schadstoffe in industriell erzeugten Tierprodukten führt zunehmend zu Verzicht auf Fleisch. Auch die Sorge um das Tierwohl oder die Ablehung, Tiere zu töten, werden als Gründe genannt. Einige Menschen weichen auf alternative Ernährungsformen aus:

- **Vegetarische Kost:** Eine physiologisch hochwertige Ernährung ist möglich, wenn Milch, Milchprodukte und Eier verzehrt werden. Für eine ausgewogene fleischlose Ernährung sind detailliertes Wissen und eine bewusste Auswahl der Lebensmittel nötig. Oft nehmen Vegetarier nicht ausreichend Nährstoffe zu sich. Typisch sind ein Eisenmangel, Vitaminen B- und D- Mangel, Zinkmangel und zu geringe Kalziumwerte.
- **Streng vegetarische (vegane) Kost:** Sie ist rein pflanzlich und verzichtet auf alle tierischen Produkte wie z. B. Honig, Eier und Milchprodukte.

Diäten

Diäten

Definition ▶

Definition

Diät ist eine Kost, die aus medizinischen Gründen verabreicht wird. Sie berücksichtigt das vermehrte oder verminderte Angebot bzw. den Verzicht auf bestimmte Nahrungsbestandteile.

Diäten sind häufig im Zusammenhang mit diagnostischen und therapeutischen Maßnahmen erforderlich. Pflegende informieren über die Grundlagen und den Sinn von Diäten.

Pflegende sollten mit der Ernährung bei diagnostischen und therapeutischen Maßnahmen, z. B. im Zusammenhang mit Operationen und Untersuchungen, vertraut sein. Das Angebot muss den aktuellen Krankheitszustand berücksichtigen. Pflegende informieren über Grundlagen gesunder Ess- und Trinkgewohnheiten und den Sinn von Diäten.

Praxistipp ▶

Praxistipp

Dürfen alle Patienten auf Station essen?

Informieren Sie sich bei Dienstbeginn oder vor dem Austeilen des Essens über mögliche Einschränkungen. Patienten dürfen eventuell vor Operationen oder anderen diagnostischen Verfahren, z. B. Endoskopien, nicht essen. Es besteht dann eine Nahrungskarenz, d.h., die Betroffenen dürfen nichts essen oder trinken. Beachten Sie auch, dass Diabetikern häufig vor dem Essen der Blutzucker gemessen werden muss.
Fragen Sie bei Unsicherheiten den Arzt oder die verantwortliche Pflegefachkraft. Oft existiert ein sogenannter „Nüchternplan", auf dem die Nahrungskarenz vermerkt ist.

Eine spezielle Diätberatung erfolgt durch geschulte Mitarbeiter.

Eine spezielle Diätberatung erfolgt durch geschulte Mitarbeiter. Diät- oder Krankenhausküchen bieten eine Reihe spezieller Kostformen an (**Tab. 7.3**).

Tab. 7.3 Beispiele für Diät- und Kostformen (nach Biesalski, Bischoff, Puchstein 2010).

klassische Diät	Merkmale der Diät	Indikationen
Vollkost	vollwertige Kost	gesunde Ernährung
leichte Vollkost (leichte vollwertige Kost) auch Schonkost genannt	leicht verdaulich nicht blähend fettarm	Erkrankungen des Magen-Darm-Bereichs
Reduktionskost	reduzierter und festgelegter Energiegehalt	ärztlich verordnete Gewichtssenkung
Diabetes-mellitus-Kost	auf den Diabetes abgestimmte Diät (u. a. genaue Kohlenhydratzufuhr)	Diabetes mellitus
harnsäuresenkende Kost (purinarm)	wenig Fleisch, Fisch reichlich Flüssigkeit Meiden von Alkohol (vor allem von Bier)	erhöhte Harnsäurekonzentration im Blut (Hyperurikämie)

Besonderheiten alte Menschen

◂ Besonderheiten

Es gilt der Grundsatz, dass gesunde, ältere Menschen keine besondere Kost benötigen, sondern lediglich einen erniedrigten Energiebedarf haben (Männer: 1900 kcal, Frauen: 1700 kcal). Alles, was schmeckt und dem Körper guttut, darf auch weiterhin gegessen werden. Eine spezielle Altersdiät gibt es nicht!

Energiearme und ballaststoffreiche Lebensmittel, die reichlich Vitamine und Mineralstoffe enthalten (z. B. Hülsenfrüchte, Gemüse, Vollkornbrot, Reis, Kartoffeln), sind zu bevorzugen. Ernährungsempfehlungen wie der „Ernährungskreis der DGE" gelten dementsprechend in leicht modifizierter Form weiter. Das bedeutet, eine mäßige Reduktion der Gruppe 7 insbesondere bei Fleischprodukten mit hohem Fettanteil und der Gruppe 5 bei den tierischen Fetten. Lebensmittel mit versteckten Fetten (Wurstwaren, Kartoffelchips) und mit einfachen Zuckern (Kuchen, Limonaden) sollten eher selten gegessen werden.

Weitere Empfehlungen:

- 4–5 Mahlzeiten am Tag sind auch für Senioren sinnvoll.
- Erfragen Sie Vorlieben und Lieblingsspeisen und nehmen Sie diese in den Speiseplan auf.
- Durch das nachlassende Durstempfinden und die verringerte Konzentrierungsfähigkeit der Niere ist im Alter auf eine reichliche Flüssigkeitszufuhr zu achten (mindestens 1,5–2 l pro Tag, Ausnahmen: Bei Dialyse, Herz- oder Niereninsuffizienz).
- Energiearme Getränke sind zu bevorzugen (Wasser, „Saftschorle", Früchte- und Kräutertees, aber auch Suppen; für Abwechslung sorgen!).
- Bei Hitzeperioden ist der erhöhte Flüssigkeitsbedarf zu berücksichtigen und das Trinkangebot dementsprechend anzupassen.
- Wegen des im Alter verminderten Geschmacksempfindens sollte man Speisen kräftig würzen, am besten mit frischen Kräutern und Gewürzen.
- Ausreichend Ballaststoffe (mindestens 30 g pro Tag) und genug Flüssigkeit sind neben ausreichender körperlicher Bewegung die wichtigsten Maßnahmen zur Vermeidung von Verstopfung (Obstipation).
- Ein leichtes Übergewicht (BMI zwischen 24 und 29) ist nach derzeitigem Wissensstand zu tolerieren.

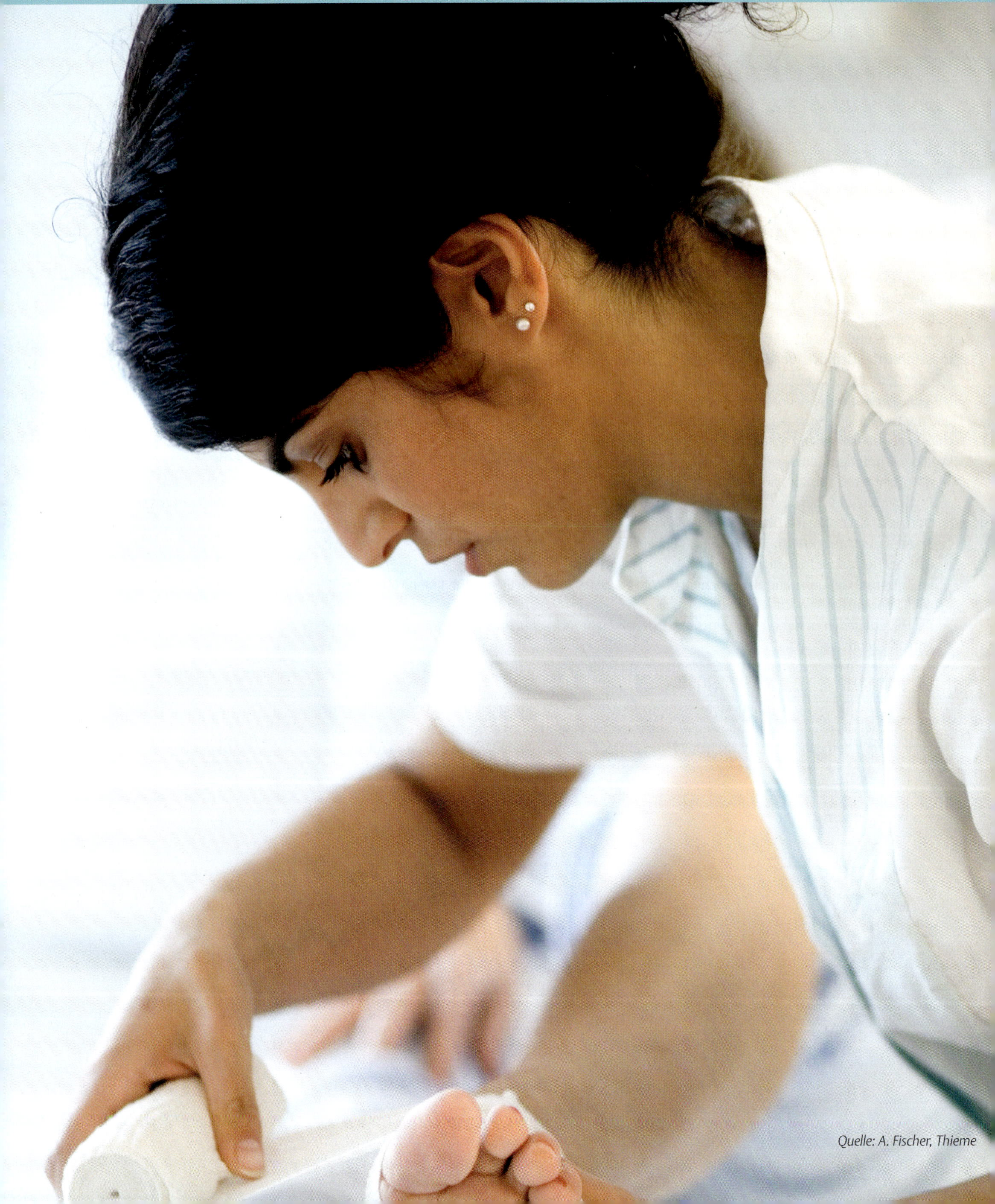

Quelle: A. Fischer, Thieme

Teil II

Bedürfnisorientierte Pflege und Betreuung

8 Wach sein und Schlafen

8.1 Pflegerelevante Grundlagen kennen

8.1.1 Etwa ein Drittel unseres Lebens verbringen wir im Schlaf…

„Haben Sie gut geschlafen?" sind meist die ersten Worte der Pflegekraft am Morgen. Hinter dieser Frage verbirgt sich oft der Wunsch, dass der Nachtschlaf die notwendige Erholung und Energie für den neuen Tag gebracht haben möge.

Ruhen und **Schlafen** sind **Grundbedürfnisse** – wir verbringen **etwa** ein **Drittel** des **Lebens** damit. Während der Schlaf- und Traumphasen erholen sich Körper und Psyche. Der Mensch schöpft neue Kräfte für den nächsten Tag. Wir alle brauchen den regelmäßig wiederkehrenden Schlaf als **Ausgleich** zum Wachsein. Wachen und Schlafen bestimmen unseren Tagesablauf. Viele Menschen gehen täglich zur gleichen Zeit ins Bett und stehen morgens zu einer bestimmten Zeit wieder auf. Werden diese Gewohnheiten durch andere Lebensumstände gestört, z. B. durch Urlaub, Auslands- oder Krankenhausaufenthalte, kann dies zu Problemen mit dem Schlafrhythmus und einem verminderten Wohlbefinden führen.

Schlaf ist eine **normale, physiologische Bewusstseinsveränderung**. Dabei kann der Mensch auf äußere Reize angemessen reagieren, d. h., er ist erweckbar. Anders ist dies bei **krankhaften, pathologischen Änderungen des Wachzustands bzw. des Bewusstseins**. Hier ist eine Reaktion auf äußere Reize nicht oder nur eingeschränkt möglich.

Kurzfassung

8.1 Pflegerelevante Grundlagen kennen

8.1.1 Etwa ein Drittel unseres Lebens verbringen wir im Schlaf…

Etwa ein Drittel des Lebens verbringen wir mit Ruhen und Schlafen.
Die Schlaf- und Traumphasen dienen Körper und Seele zur Erholung.

8.1.2 Wachzustand/Bewusstsein

Definition

Der Begriff **Bewusstsein** wird sehr unterschiedlich verwendet, manchmal auch gleichbedeutend mit Seele oder Geist. Ganz allgemein kann darunter das Erleben geistiger Zustände und Prozesse verstanden werden. Hierunter fallen z.B. Denken, Emotionen, Körperbewusstsein oder Wahrnehmung.

Der gesunde Mensch ist im Wachzustand bei klarem Bewusstsein, das heißt, er kann seinen Fähigkeiten und seinem Alter entsprechend auf äußere Reize reagieren. Bei einer krankhaften (pathologischen) Bewusstseinsstörung hingegen reagiert der Betroffene gar nicht oder nur gering auf äußere Reize, er ist dann nur schwer oder gar nicht erweckbar.

Praxistipp

Wie kann ich den Bewusstseinszustand einer Person beobachten und einschätzen?

Zur Beobachtung des Bewusstseinszustands können Sie sich an folgenden Kriterien orientieren:
- **Sprache:** Ist eine Unterhaltung möglich?
- **Sensibilität:** Erfolgt eine Reaktion auf Schmerzreize (z. B. durch sensibles Kneifen)?
- **Motorik:** Erfolgt eine Bewegung als Reaktion (z. B. auf leichten Schmerzreiz)?
- **Reflexe:** Sind die Reflexe auslößbar?
- **Pupillenreaktion:** Reagieren die Pupillen auf Lichteinfall durch eine Taschenlampe?
- **Koordinationsfähigkeit** und **Reaktionsvermögen:** Erfolgen Bewegungen und Funktionen aufeinander abgestimmt, sind Reaktionen auf Einflüsse angemessen schnell?

8.1.2 Wachzustand/Bewusstsein

◄ Definition

Ist ein gesunder Mensch bei Bewusstsein, kann er auf äußere Reize reagieren.

◄ Praxistipp

8.1.3 Schlaf

Merkmale des Schlafes

Merkmale des Schlafzustands. Der Schlafzustand zeichnet sich durch folgende Merkmale aus:
- Der Körper ist auf Ruhe und Erholung eingestellt.
- Die Augen sind geschlossen.
- Die Muskelspannung und die Herzfrequenz sind herabgesetzt.
- Die Atmung ist langsamer und tiefer, Blutdruck und Stoffwechselaktivitäten sinken, ebenso nimmt die Darmtätigkeit ab.
- Die Körpertemperatur sinkt nach der ersten Tiefschlafphase und steigt erst wieder beim Aufwachen an.
- Es werden Hormone ausgeschüttet, die die Zellerneuerung und das Körperwachstum steuern.
- Das Gehör funktioniert im Schlaf, es kann Geräusche als Alarmsignale wahrnehmen.

Der gesunde Mensch stellt sich mit seinem Schlaf-Wach-Rhythmus verhältnismäßig genau auf die 24 Stunden eines Tages ein. Die Schlafdauer bleibt einigermaßen konstant, jedoch nimmt das Schlafbedürfnis im Laufe des Lebens ab.

Besonderheiten Kinder

Bereits Babys erwerben je nach Reife bis zum 3. und 4. Lebensmonat einen eigenen Schlaf-Wach-Rhythmus. Wie sich die Schlaf- und Wachzeiten verteilen, ist abhängig von ihrer Entwicklung, den alltäglichen Aktivitäten, Umwelteinflüssen und kulturellen Einwirkungen.

8.1.3. Schlaf

Merkmale des Schlafes

Beim Schlafen
- sind die Augen geschlossen,
- sind Muskeltonus und Herzfrequenz herabgesetzt,
- ist die Atmung langsamer und tiefer,
- sinken Blutdruck und Stoffwechselaktivität und die Darmtätigkeit nimmt ab,
- nimmt die Körpertemperatur nach der ersten Tiefschlafphase ab,
- werden Hormone, z. B. Melatonin, frei.

◄ Besonderheiten

Schlafbedarf

Schlafbedarf

Der Schlafbedarf nimmt im Verlauf des Lebens ab:

- Säugling: 18–20 Stunden
- Kleinkind: 12–14 Stunden
- Schulkind: 10–12 Stunden
- Jugendlicher: 8–9 Stunden
- Erwachsener: 6–8 Stunden
- betagter Mensch: etwa 6 Stunden (bzw. 12–14 Stunden, rechnet man alle „Nickerchen“ dazu)

Besonderheiten ▶

Besonderheiten alte Menschen

Der Traumschlaf nimmt im Alter ab; der wichtigste und erholsamste Tiefschlafanteil verringert sich auf 3–5 %. Durch den verkürzten Nachtschlaf werden am Tag Erholungsphasen notwendig. Die „Nickerchen“ zwischendurch dienen der kurzzeitigen Erholung, sie müssen zur Schlafbilanz hinzugerechnet werden.

Schlafzyklus und Schlafphasen

Der Schlafzyklus wiederholt sich mehrmals in der Nacht und besteht aus insgesamt 4 Phasen unterschiedlicher Schlaftiefe. Die Phasen 1–3 werden als die sog. NREM-Phase (Non-REM-Phase) bezeichnet, Phase 4 ist die sog. REM-Phase.

Die REM-Phase ist charakterisiert durch

- **rasche Augenbewegungen**,
- ein fast völliges **Fehlen des Muskeltonus**,
- einen **erhöhten Blutdruck**,
- eine **erhöhte Atemfrequenz**,
- **Aktivität des Gehirns**,
- Träume.

Jeder Mensch träumt mehrmals in der Nacht, auch wenn er sich oft nicht daran erinnern kann. Im Traum werden Konflikte verarbeitet, Ängste deutlich, Ideen geboren.

Schlafzyklus und Schlafphasen

Der Schlaf läuft in Zyklen ab. Jeder Zyklus hat verschiedene Schlafphasen. Die verschiedenen Schlafphasen sind gekennzeichnet durch unterschiedliche Schlaftiefe: Phase 1 = Einschlafphase, Phase 2 = leichter Schlaf, Phase 3 = Tiefschlaf. Die Phasen 1 bis 3 werden zusammengefasst und als **NREM-Phase** (Non-REM) bezeichnet. Diese wiederholen sich mehrmals, je nach Schlafdauer 4–6-mal in der Nacht. Dabei bewegt sich der Schlaf von sehr leicht bis sehr tief und dann wieder über die verschiedenen Stufen zu sehr leicht. Abgeschlossen wird jeder Zyklus durch die sogenannte **REM-Phase** (REM = **r**apid **e**ye **m**ovements). Die REM-Phase ist durch **rasche, rollende Augenbewegungen** gekennzeichnet. Die Schlaftiefe in dieser Phase ist gering. Auch fehlt fast komplett die Muskelspannung, der Blutdruck ist erhöht, ebenso die Atemfrequenz. In dieser Phase träumt der Mensch (Traumphase). Die Dauer der REM-Phasen nimmt im Laufe einer Nacht zu und kann gegen Morgen bis zu 50 Minuten betragen. Zusammenfassend sind die 4 Schlafphasen durch folgende Merkmale gekennzeichnet (**Abb. 8.1**):

1. **Einschlafphase:** Bereits geringe Reize können zum Erwachen führen.
2. **leichter Schlaf:** Der Mensch ist leicht erweckbar und entspannt zunehmend, die Körpertemperatur sinkt, Atmung und Puls sind gleichmäßig.
3. **Tiefschlaf:** Es werden nur noch geringe Bewegungen durchgeführt. Der Mensch ist schwer erweckbar.
4. **REM-Phase** (Traumschlaf, Schlaftiefe wie Phase 1 aber schwerer erweckbar): Mit dieser Phase wird jeder Zyklus abgeschlossen.

Jeder Mensch träumt also mehrere Male während des Schlafes, auch wenn er sich oft nicht mehr daran erinnert. Im Traum werden Konflikte verarbeitet, Ängste deutlich, Ideen geboren. Gegen Morgen wird der Schlaf immer flacher. Die Träume werden häufiger, sodass man sich oft an den letzten Traum erinnern kann.

Abb. 8.1 Schlafzyklen.

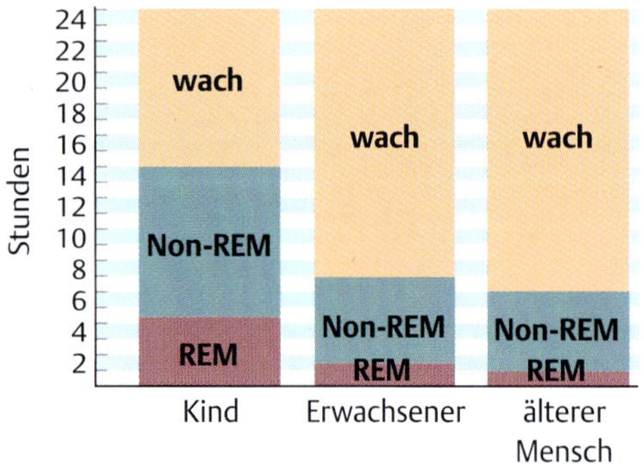

Die unterschiedlichen Schlafphasen werden in Zyklen mehrfach in der Nacht durchlaufen. An jeden Zyklus schließt sich eine REM-Phase (Traumphase) an. *Abb. nach: Schewior-Popp, Sitzmann, Ullrich. Thiemes Pflege. Thieme; 2020*

Schlafdiagnostik im Schlaflabor

Schlafdauer, Schlaftiefe und Schlafphasen können im Schlaflabor untersucht werden. Dabei werden u. a. Hirnströme, Muskelspannung und Augenbewegungen erfasst.

Schlafdiagnostik im Schlaflabor

Der Schlaf kann im sog. Schlaflabor untersucht werden. Hierbei werden Schlafdauer, Schlaftiefe und Schlafphasen untersucht. Die Ergebnisse werden in Form einer Schlafkurve, des **Somnogramms**, aufgezeichnet. Über Nacht werden folgende Messungen durchgeführt:

- EEG (Elektroenzephalogramm) zur Registrierung von elektrischen Hirnströmen
- EMG (Elektromyogramm) zur Messung der Muskelspannung
- EOG (Elektrookulogramm) zur Aufzeichnung der Augenbewegungen
- Messung der Atmung und Sauerstoffsättigung im Blut.

Mit Hilfe der gewonnenen Erkenntnisse kann die Schlafqualität beurteilt und mögliche Ursachen für den schlechten Schlaf erfasst werden.

8.1.4 Krankhafte Bewusstseinsstörungen

Krankhafte Bewusstseinsstörungen sind gekennzeichnet durch eine Minderung der Reaktionen des Patienten. Nach dem Grad der Minderung unterscheidet man:

Somnolenz. Unter Somnolenz versteht man eine abnorme Schläfrigkeit. Der Patient ist gut weckbar und öffnet die Augen auf Ansprache, wirkt aber dauerhaft benommen.

Sopor. Sopor ist ein schlafähnlicher Zustand, aus dem der Patient durch äußere Reize nicht vollständig erweckbar ist. Auf starke Reize, wie Schmerzen oder grelles Licht, folgt meist eine Abwehrreaktion.

Koma. Bei einem Patienten im Koma löst auch ein starker Schmerzreiz keine Reaktion aus.

8.1.4 Krankhafte Bewusstseinsstörungen

Bei einer Störung der Wachheit / des Bewusstseins wird entsprechend dem Grad der Wachheitsminderung zwischen **Somnolenz**, **Sopor** und **Koma** unterschieden.

8

8.2 Beobachten und Wahrnehmen

8.2.1 Veränderungen von Schlafbedürfnis und Schlafverhalten

Einflussfaktoren

Verschiedene Umstände und **Faktoren** können das Schlafverhalten und das Schlafbedürfnis beeinflussen. Man unterscheidet:
- Einflüsse der **Umwelt**
- Einflüsse normaler körperlicher Prozesse (**physiologische** Einflüsse)
- **psychische** Einflüsse
- krankhafte **(pathologische)** Einflüsse

8.2 Beobachten und Wahrnehmen

8.2.1 Veränderungen von Schlafbedürfnis und Schlafverhalten

Einflussfaktoren

Seelische, physische, pathologische und umweltbedingte Faktoren beeinflussen das Schlafverhalten und das Schlafbedürfnis.

Einflüsse durch die Umwelt

Jeder Mensch hat seine eigenen Schlafgewohnheiten und -bedürfnisse. Folgende Umweltfaktoren können das Ein- oder Durchschlafen stören:
- eine ungewohnte oder unbequeme Schlafstätte
- ein Mehrbettzimmer
- extreme Innen- oder Außentemperaturen
- schlecht gelüftete Räume, eine zu hohe oder zu niedrige Luftfeuchtigkeit
- störende Lichteinflüsse, z. B. flackernde Leuchtreklame, Straßenbeleuchtung, fehlende Abdunkelung oder Dauerbeleuchtung auf Intensivstationen
- Wetterlage, z. B. Wetterumschläge, Föhn, Vollmond
- Geräusche wie Straßen- oder Fluglärm, knallende Türen, das Piepen eines EKG im Krankenhaus oder das Schnarchen eines Zimmernachbarn

Einflüsse durch die Umwelt

Diese sind z. B.
- eine ungewohnte oder unbequeme Schlafstätte,
- störende Lichteinflüsse,
- Geräusche.

Merke

Lärm, auch wenn er vom Schläfer nicht registriert wird, stört die Schlafqualität unbewusst.

◀ Merke

Physiologische Einflüsse

Unser Schlafverhalten wird von verschiedenen physiologischen Faktoren beeinflusst:
- **Lebensalter:** Schlaftiefe und Schlafstadien verändern sich im Laufe des Lebens.
- **Körperliche Aktivität:** Regelmäßige körperliche Bewegung fördert den Schlaf. Auf Sport kurz vor dem Einschlafen sollte jedoch verzichtet werden, da dieser durch die Anregung des Kreislaufs den Schlaf behindern kann.
- **Essen und Trinken:** Alkohol unterdrückt die REM-Phasen, der Erholungswert des Schlafes wird gemindert. Ebenso können Hunger oder schwere Mahlzeiten am Abend das Einschlafen erschweren.

Physiologische Einflüsse

Diese sind
- Lebensalter,
- körperliche Aktivität,
- Essen und Trinken.

Merke

Zu viel abendliche Aktivität kann ebenso schlafhindernd sein wie zu wenig, da dem Kreislauf und dem Organismus entweder „aktiv sein" signalisiert wird oder der Körper nicht ausreichend erschöpft ist.

◀ Merke

Psychische Einflüsse

Psychische Belastungssituationen können den Schlaf beeinträchtigen. Zu diesen zählen u. a.:
- **Stimmungslage:** Sowohl ausgelassene Fröhlichkeit und Erregung als auch Niedergeschlagenheit und Trauer wirken sich auf unseren Schlaf aus.
- **Konflikte:** Akute oder wiederkehrende Konflikte können unser Schlafverhalten stören.
- **Krankheit:** Das Gedankenkreisen um eine Erkrankung und die Frage, wie es in Zukunft weitergeht, können sich negativ auf das Schlafverhalten auswirken.
- **Ängste:** Angst z. B. vor einer geplanten Operation kann den Schlaf stark beeinträchtigen.
- **Stress:** Stress auf der Arbeit oder im Alltag kann die Schlafqualität beeinflussen.

Psychische Einflüsse

Psychische Einflüsse sind z. B.
- die Stimmungslage,
- Konflikte,
- psychische Belastung durch Krankheit,
- Ängste,
- Stress.

Pathologische Einflüsse
Diese sind z. B.
- Krankheiten, deren Symptome, wie Fieber und Schmerz, den Schlaf beeinflussen,
- hirnorganische Störungen (krankhafte Veränderungen des Gehirns, z. B. Narkolepsie, Schlafkrankheit),
- psychiatrische Erkrankungen.

8

8.2.2 Ein- und Durchschlafstörungen

Definition ▶

Ursachen

Schlafstörungen können viele Ursachen haben.

Pflegeanamnese und Patientenbeobachtung helfen dabei, die Ursache der Schlafstörung herauszufinden.

Praxistipp ▶

Symptome

- Schlaflosigkeit,
- Einschlafschwierigkeiten sowie
- häufiges Erwachen oder vorzeitiges Aufwachen.

Besonderheiten ▶

Pathologische Einflüsse

Bei den pathologischen Einflüssen muss man unterscheiden zwischen Krankheiten, die indirekt durch ihre Symptome den Schlaf beeinflussen, und Krankheiten, die den Schlaf direkt durch Auswirkungen auf das Gehirn beeinflussen. So können z. B. Symptome wie Fieber und Schmerz dazu führen, dass der Betroffene kaum wach wird oder in einem nicht erholsamen Dämmerzustand verweilt. Andererseits gibt es auch Krankheiten, die die normalen Abläufe des Schlafes direkt im Gehirn (hirnorganische Erkrankungen) beeinflussen. Ein Bespiel hierfür ist die sog. **Narkolepsie**, eine neurologische Störung des Schlaf-Wach-Rhythmus. Auch eine psychische Erkrankung, wie z. B. eine **Depression**, kann das Schlafverhalten stark beeinflussen.

8.2.2 Ein- und Durchschlafstörungen

Definition

Man unterscheidet **Einschlafstörungen** und **Durchschlafstörungen**: Beträgt die Einschlafzeit länger als 30 Minuten, spricht man von Einschlafstörungen. Eine Durchschlafstörung ist vorhanden, wenn die nächtliche Wachzeit ebenfalls mehr als 30 Minuten beträgt. Geschieht dies mindestens 3-mal pro Woche über 4 Wochen hinweg, geht man von einer chronischen Schlafstörung aus.

Ursachen

Schlafstörungen kommen häufig vor. Meist ist die Diagnose Schlafstörung schnell gestellt, die Ursachen der Schlafstörung können jedoch sehr vielfältig sein und sollten unbedingt per Differenzialdiagnose abgeklärt werden.
Um die Ursache einer Schlafstörung herauszufinden, sind eine sorgfältige Pflegeanamnese und die Beobachtung des Verhaltens wichtig. In der Anamnese werden u. a. die Schlafgewohnheiten des Pflegeempfängers erfragt.

Praxistipp

Wie kann ich feststellen, ob ein Pflegeempfänger an einer Ein- oder Durchschlafstörung leidet?

Um die vielfältigen Ursachen und Auswirkungen von Schlafstörungen zu erfassen, ist eine gute Beobachtung des Verhaltens am Tag und in der Nacht erforderlich. In der Regel erheben die Pflegenden dazu eine umfangreiche Anamnese und fertigen ein Schlafprotokoll an. Der Schlaf muss über einen längeren Zeitraum beurteilt werden, folgende Fragen können die Pflegenden dem Pflegeempfänger stellen:
- Tritt die Schlafstörung akut auf oder bestehen generell Schlafprobleme?
- Kennen Sie die Ursache Ihrer Schlafstörung?
- Verfügen Sie über Einschlafrituale?
- Wie viele Stunden schlafen Sie durchschnittlich in der Nacht?
- Ist der Zeitpunkt des Zubettgehens bzw. des Aufwachens immer annähernd gleich?
- Werden Sie nachts wach, und wenn ja, wie häufig? Wie lange dauert es anschließend, bis Sie wieder einschlafen?
- Schlafen Sie tagsüber?

Wenn Sie im Nachtdienst tätig sind, können Sie versuchen, folgende Schlaffaktoren zu ermitteln:
- Schlafposition/-haltung
- Schlaftiefe: Pflegeempfänger wird bei Betreten des Zimmers durch Pflegende leicht wach / schläft tief
- Geräusche: Atemaussetzer, Schnarchen, Zähneknirschen (Bruxismus)
- Gesamtschlafzeit
- Befinden nach dem Aufwachen

Symptome

Symptome. Die Person klagt über
- Schlaflosigkeit,
- Einschlafschwierigkeiten sowie
- häufiges Erwachen oder vorzeitiges Aufwachen.

Besonderheiten alte Menschen

Bei älteren Menschen handelt es sich in vielen Fällen nicht um eine Schlafstörung, sondern um eine altersbedingte Änderung des Schlafverhaltens.

Auch Kinder wachen nachts häufig auf. Oft schrecken sie aus einem Traum plötzlich auf, schreien, weinen oder keuchen. Teilweise sind sie dann stark verwirrt oder erregt. Versuchen Sie beruhigend auf sie einzugehen.

8.2.3 Schlafapnoe-Syndrom

Beim Schlafapnoe-Syndrom kommt es nachts zu Atempausen bzw. -aussetzern. Die bis zu minutenlangen Atemaussetzer können zu einer pathologischen Minderung der Tiefschlaf- und Traumschlafphasen führen. Betroffen sind meist (schnarchende) Männer und Menschen mit hohem Blutdruck und/oder Übergewicht. Die ständig wiederkehrenden Atemaussetzer können dabei zu schwerwiegenden Folgen, wie nächtlichen Herzrhythmusstörungen oder einer Sauerstoffunterversorgung des Gehirns, führen.

8.2.3 Schlafapnoe-Syndrom

Beim Schlafapnoe-Syndrom treten im Schlaf Atempausen/-aussetzer von mind. 10 Sekunden bis zu mehreren Minuten auf.

8.2.4 Folgen von Schlafstörungen/Schlafmangel

Welche Auswirkungen Schlafstörungen haben können, ist von der Dauer, der Intensität, der Ursache und dem individuellen Empfinden des Betroffenen abhängig. Folgende Symptome können auftreten:
- Konzentrationsschwäche,
- Ungeduld und Reizbarkeit,
- innere Unruhe und Nervosität,
- Zerschlagenheit,
- emotionale Störungen,
- Persönlichkeitsstörungen,
- Abnahme der Kreativität und
- gesteigertes Schmerzempfinden.

Schlaflosigkeit ist für den Betroffenen ein schwerwiegendes gesundheitliches Problem (**Abb. 8.2**).

8.2.4 Folgen von Schlafstörungen/ Schlafmangel

Diese sind z. B.
- Konzentrationsschwäche,
- Ungeduld und Reizbarkeit,
- Zerschlagenheit,
- gesteigertes Schmerzempfinden.

Merke

Menschen mit Schlafstörungen müssen gezielt begleitet und fachlich beraten werden. Ist die Ursache der Schlafstörung einmal erkannt, kann gemeinsam nach einer Lösung gesucht werden.

◂ Merke

Abb. 8.2 Schlafstörung.

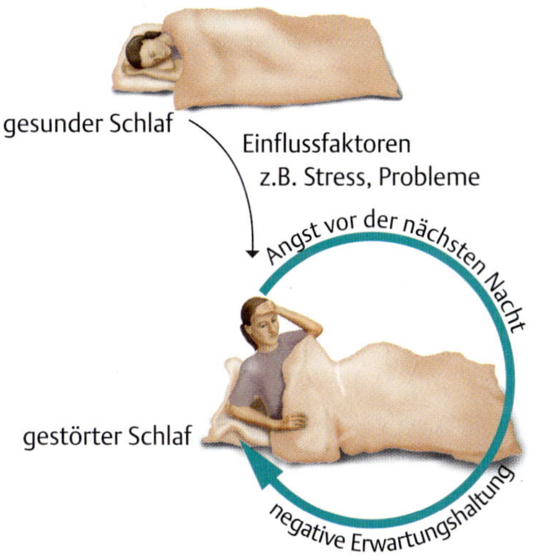

Der Teufelskreis des gestörten Schlafes. *Abb. aus: Schewior-Popp, Sitzmann, Ullrich. Thiemes Pflege. Thieme; 2020*

8.3 Bei Pflegemaßnahmen mitwirken

8.3.1 Die Bedeutung von „Lebensraum Schlafzimmer und Bett“

Das **Schlafzimmer** ist ein sehr **persönlicher Ort**, der nur mit vertrauten Menschen geteilt wird. Wird jedoch ein Mensch zunehmend **hilfebedürftiger**, wird das Bett immer mehr zu einem **zentralen Ort**. Es soll Ruhe bieten, aber auch viele Lebensaktivitäten ermöglichen. Bei vollständig bettlägerigen Pflegeempfängern ersetzt das Bett bzw. das Schlafzimmer sogar alle Räumlichkeiten einer Wohnung. Es wird im Bett gegessen und getrunken, die Ausscheidungen werden hier verrichtet. Das Bett ist Wohnraum am Tag und Schlafstätte in der Nacht.

8.3 Bei Pflegemaßnahmen mitwirken

8.3.1 Die Bedeutung von „Lebensraum Schlafzimmer und Bett“

Für bettlägerige Pflegeempfänger ersetzt das Bett bzw. das Schlafzimmer alle Räume einer Wohnung.

8.3.2 Umgang mit Pflegebett und Bettzubehör

Ein Pflegebett erleichtert durch seine besondere Ausstattung die Pflege. Daher ist es wichtig, dass das Bett und seine Umgebung so ausgestattet sind, wie es die individuelle (Pflege-)Situation erfordert.

8.3.2 Umgang mit Pflegebett und Bettzubehör

Ein Krankenbett erleichtert durch seine Ausstattung die pflegerische Versorgung.

Ein Pflegebett unterscheidet sich von einem „normalen“ Bett insbesondere dadurch, dass es fahrbar und höhenverstellbar ist. Es kann z. B. eine Kopfhoch- oder Kopftieflage vorgenommen werden (**Abb. 8.3**).
Ein Pflegebett muss auf die Bedürfnisse der Pflegeempfänger und der Pflegenden abgestimmt sein.

Ein Pflegebett ist fahrbar und hat folgende Merkmale:
- Liegefläche, Rücken- und Fußteil sind verstellbar.
- Räder sind feststellbar.
- Hilfsmittel wie Bettbügel, Seitengitter und Urinflaschenhalter können angebracht werden.

Merkmale eines Pflegebetts. Ein Pflegebett sollte folgende Funktionen haben:
- Höhenverstellbarkeit der Liegefläche (rückengerechte Arbeits- und Mobilisationshöhe).
- Verstellbarkeit von Rücken- und Fußteil.
- Beweglichkeit durch einzeln und sicher feststellbare Räder.

Die Auswahl eines Pflegebetts richtet sich nach dem Angebot der Klinik oder Einrichtung, dem Lebensalter (z. B. Säuglings-, Kinder-, Jugend- oder Erwachsenenbetten) und den krankheitsbedingten Bedürfnissen der Patienten (z. B. bei Verbrennungen oder neurologischen Erkrankungen) oder Bewohner.

Abb. 8.3 Pflegebett.

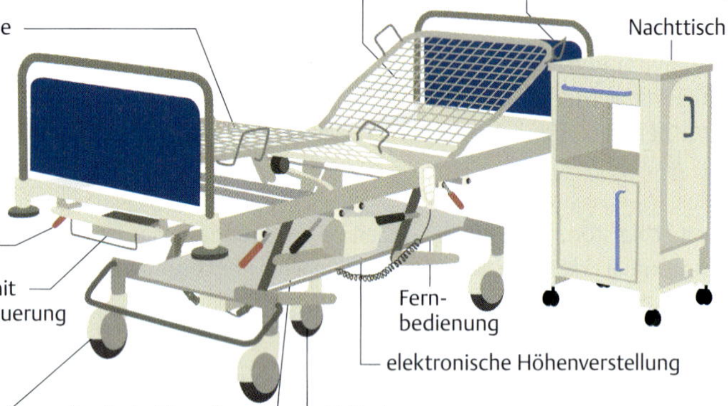

Funktionen und Zubehörteile des Pflegebetts.

Besonderheiten ▶

Besonderheiten alte Menschen

Im Heim kann ein an der Wand stehendes Bett Geborgenheit und Sicherheit vermitteln. Der Bewohner fühlt sich gegen Herausfallen geschützt und kann die Wandseite in Sicht- und Greifhöhe persönlich, z. B. mit Bildern, gestalten.

Merke ▶

Merke

Damit Sie auch in Akutsituationen schnell und sicher handeln können, informieren Sie sich genau, wie die hausüblichen Betten funktionieren.

Praxistipp ▶

Praxistipp

Welche Gefahren birgt ein Pflegebett, insbesondere bei längerer Bettlägerigkeit?

Die Standardbetten in Pflegeeinrichtungen passen oft nicht zu den Körpermaßen der Pflegeempfänger. Mal sind sie zu lang und mal zu kurz. Sitzen oder liegen die Pflegeempfänger über einen längeren Zeitraum im Bett, knickt der Oberkörper oft unnatürlich ein. Die Pflegeempfänger „sacken dann regelrecht in sich zusammen“. Es kann zu folgenden Komplikationen kommen:
- Durch die eingeschränkte Atmung in „zusammengesackter“ Haltung kann die Lunge nicht ausreichend belüftet werden. Die Gefahr einer Lungenentzündung (Pneumonie) erhöht sich.
- Der Nahrungstransport ist durch die unphysiologische Haltung beim Essen im Bett eingeschränkt und die Nahrungsaufnahme erschwert. Die Aspirationsgefahr (Gefahr, sich an Essen oder Speichel zu verschlucken) ist erhöht.
- Durch den Druck beim dauerhaften Liegen (z. B. auf dem Gesäß) und die bei der Mobilisation im Bett wirkenden Scherkräfte wird die Gefahr eines Dekubitus (Wundliegen) erhöht.
- Durch das unnatürliche Beugen des Oberkörpers kann es zu Rückenschmerzen kommen.
- Bei Menschen mit Erkrankungen des Nervensystems ist die Muskelspannung dauerhaft erhöht. Dadurch kann es zu Muskelkrämpfen kommen (Spastizitätserhöhung).
- Hilfebedarf führt oft zu Bettlägerigkeit und langfristiger Immobilität.

Zubehör eines Pflegebetts (Hilfsmittel). Zu den Hilfsmitteln am Pflegebett zählen unter anderem

- Patientenaufrichter z. B. mit Infusionshalter und Bettbügel,
- Bettseitenteil,
- Urinflaschenhalter,
- Bettverlängerungen,
- Bettdeckenheber,
- Gehstützenhalter,
- Extensionsgestänge.

Merke

Lassen Sie sich zeigen, wie die Hilfsmittel sicher am Pflegebett angebracht werden. Üben Sie den Aufbau im Einzelfall ein.

8.3.3 Beziehen des Bettes

Bei der Aufnahme eines Patienten oder Bewohners erhält dieser ein sauberes und frisch bezogenes Bett. Entweder wird das Bett in einer Bettenzentrale aufbereitet oder vor Ort auf der Station bzw. im Pflegebereich.

Wurde ein Bett durch einen Patienten mit einem Multiresistenten Erreger (MRE) wie z. B. einem MRSA (S. 666) kontaminiert, also verunreinigt, ist eine spezielle Desinfektion nach hausinternem Hygieneplan erforderlich.

Pflegebetten werden im Idealfall zu zweit gerichtet, dies ist deutlich einfacher und spart Zeit.

Vorbereitung

Damit ein Bett so einfach wie möglich bezogen werden kann, sollte man sich folgendermaßen vorbereiten:

- Saubere Wäsche sollte in ausreichender Menge auf einem Wäschewagen mitgeführt werden.
- Die Schmutzwäsche sollte nach Möglichkeit sofort sortiert werden. Entweder ist am Wäschewagen ein Abwurfbehälter (mit Deckel) für die Wäsche montiert oder Sie nutzen einen fahrbaren Schmutzwäscheabwurf mit unterschiedlichen Wäschesäcken.
- Das Verschleppen von Keimen muss durch Schutzkleidung vermieden werden.

Merke

Tragen Sie Schutzkleidung (eine Schürze) zum Bettenrichten und desinfizieren Sie sich die Hände vor und nach jedem Kontakt mit bewohnerbezogenen Gegenständen (Bettwäsche, Nachttisch usw.). Die hygienische Händedesinfektion ist sinnvoller und schonender für die Haut als häufiges Händewaschen! Verschmutzte Wäsche darf niemals auf dem Fußboden zwischengelagert werden (Vorsicht, Keimverschleppung!), sondern muss sofort im Wäscheabwurf entsorgt werden. Beim Aufheben verunreinigen Sie Ihre Hände und Ihre Kleidung mit den Fußbodenkeimen!

- Ebenso ist eine hygienische Händedesinfektion vor und nach jedem Kontakt mit der Wäsche erforderlich; das Händedesinfektionsmittel wird auf dem Wäschewagen mitgeführt.
- Der Wäscheabwurf steht beim Richten der Betten so, dass die abgezogene Wäsche direkt in den richtigen Sack abgeworfen werden kann.
- Saubere Wäsche darf keinen Kontakt mit Schmutzwäsche haben.
- Um das Bettzeug ablegen zu können, kann man an das Fußende des Bettes einen Stuhl stellen oder die am Bett vorhandene Ablage aufklappen.

Merke

Bettwäsche gehört nicht auf den Fußboden!

Praktische Durchführung

Beziehen des Bettes ohne Pflegeempfänger

Um den Rücken zu entlasten, wird das Bett beim Beziehen auf Arbeitshöhe gebracht. Sind die Pflegenden unterschiedlich groß, ist ein Mittelmaß zu wählen.

Der Bettwäschewechsel ohne Pflegeempfänger wird wie in **Abb. 8.4** dargestellt durchgeführt.

Beziehen des Bettes mit einem bettlägerigen Pflegeempfänger

Bei Bettlägerigkeit eines Pflegeempfängers wird die Wäsche gewechselt, ohne dass er das Bett verlässt. Die oben beschriebenen Schritte und Regeln für die Vorbereitung und Durchführung gelten hier ebenso. Für einen möglichst schonenden Wäschewechsel bei einem schwerkranken Pflegeempfänger müssen einige Aspekte beachtet werden:

KURZFASSUNG

Hilfsmittel am Pflegebett sind z. B.
- Patientenaufrichter,
- Bettseitenteil,
- Urinflaschenhalter,
- Gehstützenhalter.

◂ Merke

8.3.3 Beziehen des Bettes

Jeder Patient/Bewohner erhält bei Aufnahme ein sauberes und frisch bezogenes Bett.

Pflegebetten werden idealerweise zu zweit gerichtet.

Vorbereitung
- ausreichend saubere Wäsche bereitlegen
- Abwurfbehälter (mit Deckel) für die Schmutzwäsche mitführen und in Reichweite stellen
- Schutzkleidung, d. h. zumindest eine Schürze, tragen
- vorweg eine hygienische Händedesinfektion durchführen
- zum Ablegen des Bettzeugs Stuhl bereitstellen oder die integrierte Ablage am Fußende des Bettes aufklappen

◂ Merke

◂ Merke

Praktische Durchführung

Beziehen des Bettes ohne Pflegeempfänger

Zur Entlastung des Rückens wird das Bett auf eine entsprechende Arbeitshöhe gebracht.

Beziehen des Bettes mit einem bettlägerigen Pflegeempfänger

Darf oder kann der Pflegeempfänger zum Bettwäschewechsel nicht aus dem Bett, wird die Wäsche getauscht, ohne dass er das Bett verlässt.

Vor dem Wäschewechsel wird der Pflegeempfänger über die Maßnahme informiert. Wenn möglich, wird das Kopfteil flach gestellt und das Kopfkissen entfernt.
Der Pflegeempfänger wird ständig auf Atemnot oder Schmerzäußerungen beobachtet.

- Zu Beginn der Maßnahme wird dem Pflegeempfänger das geplante Vorgehen erklärt. So kann der Pflegeempfänger mithelfen und hat weniger Angst.
- Lässt die Situation des Pflegeempfängers es zu, wird das Kopfteil möglichst flach gestellt und das Kopfkissen entfernt. Dabei muss der Pflegeempfänger auf Atemnot oder Schmerzäußerungen beobachtet werden.
- Der Bettlakenwechsel erfolgt je nach Gesundheitszustand, indem sich der Pflegeempfänger auf die Seite dreht oder eine Brücke macht. **Abb. 8.5** zeigt den Bettlakenwechsel mit 2 Pflegenden, indem sich der Pflegeempfänger dreht.

Abb. 8.4 Fotoserie Beziehen des Bettes ohne Pflegeempfänger.

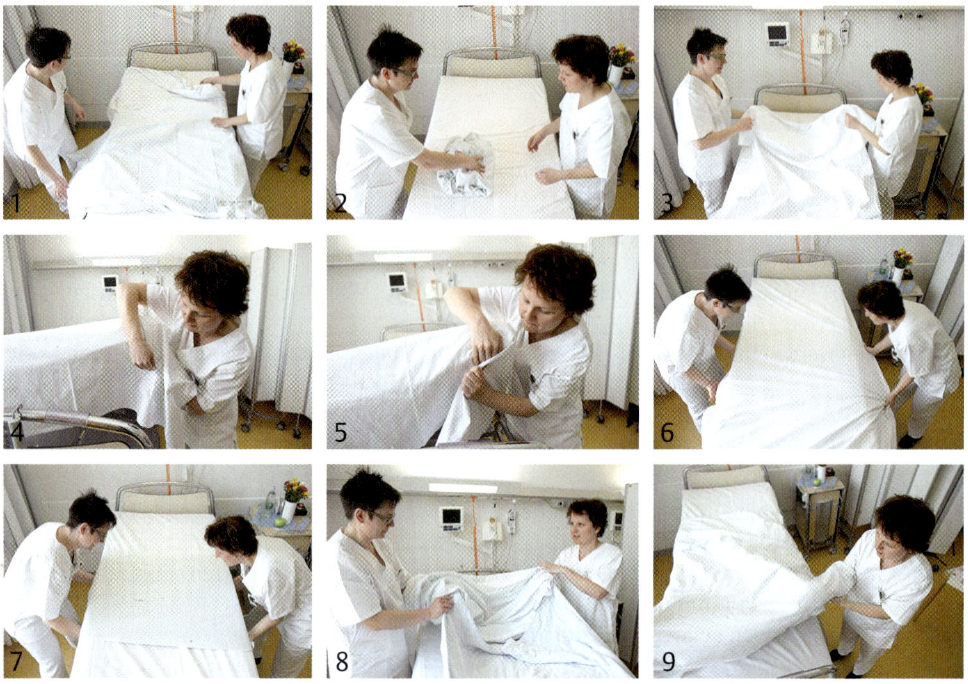

1 Bettwäsche lösen **2** Steck- und Bettlaken vom Kopf- und Fußende hin zur Mitte aufrollen. Versuchen Sie dabei so wenig wie möglich Staub aufzuwirbeln. Wäsche direkt in den entsprechenden Sack ablegen. **3** Sauberes Laken über die Matratze legen. **4** Laken am Ende über die Ecke spannen… **5** … Und glatt eingeschlagen. **6** Restliches Laken nun faltenfrei über die Matratze spannen. **7** Stecklaken quer ausbreiten, sodass die Enden links und rechts ungefähr gleich lang sind und unter die Matratze spannen. Stoffknicke glattziehen (Vermeidung von Druckstellen). **8** Bettdeckenbezug über die Decke ziehen. **9** Frisch bezogene Bettdecke abschließend glatt auf das Bett legen, am Fußende einschlagen und gedrittelt ablegen. *Quelle: W. Krüper, Thieme*

Praxistipp ►

Praxistipp

Was kann ich tun, wenn ein Pflegeempfänger beim Drehen auf die Seite Angst hat?

Nicht nur die Flachlagerung wird von vielen Menschen als unangenehm und beängstigend empfunden. Viele Pflegeempfänger haben auch Angst davor, beim Drehen auf die Seite aus dem Bett zu fallen. Vermitteln Sie dem Pflegeempfänger Nähe. Sprechen Sie mit ihm und versuchen Sie z. B. durch Körperkontakt, ihm zu helfen, die Situation leichter zu nehmen. Stellen Sie sich nah an das Bett, sodass Sie wie ein Bettseitenteil wirken (**Abb. 8.5**). Halten Sie den Pflegeempfänger zur Absicherung an Schulter und Hüfte fest.

Pflegeempfänger macht eine Brücke
Kann der Bettlägerige sich nicht auf die Seite drehen, kann der Bettlakenwechsel von oben nach unten erfolgen.

Pflegeempfänger macht eine Brücke

Kann sich der Pflegeempfänger nicht auf die Seite drehen, wird das Bettlaken von oben nach unten gewechselt (**Abb. 8.6**):

- Der Pflegeempfänger wird mit dem Oberkörper aufgesetzt und das Laken zur Mitte des Bettes gerollt.
- Beim Einspannen der sauberen Wäsche wird der Pflegeempfänger aufgefordert, das Gesäß anzuheben. Dabei benötigt er eventuell Unterstützung.
- Schmutzige und saubere Wäsche werden zum Fußende hin abgerollt. Das Stecklaken kann im Anschluss alternativ von einer Seite zur Mitte gerollt und unter dem Gesäß des Pflegeempfängers durchgezogen werden.
- Das saubere Bettlaken wird gut gespannt. Das Stecklaken wird nach beiden Seiten gleichzeitig glatt gezogen und auf Faltenfreiheit überprüft. Das gewissenhafte Entfernen von Falten im Laken ist deshalb so wichtig, weil das Liegen auf harten Falten unbequem ist und Druckstellen erzeugen kann.
- Das Kissen und die Bettdecke werden bezogen und der Pflegeempfänger bequem positioniert.

Abb. 8.5 Die Fotoserie zeigt, wie das Bett mit darin liegender Person bezogen wird.

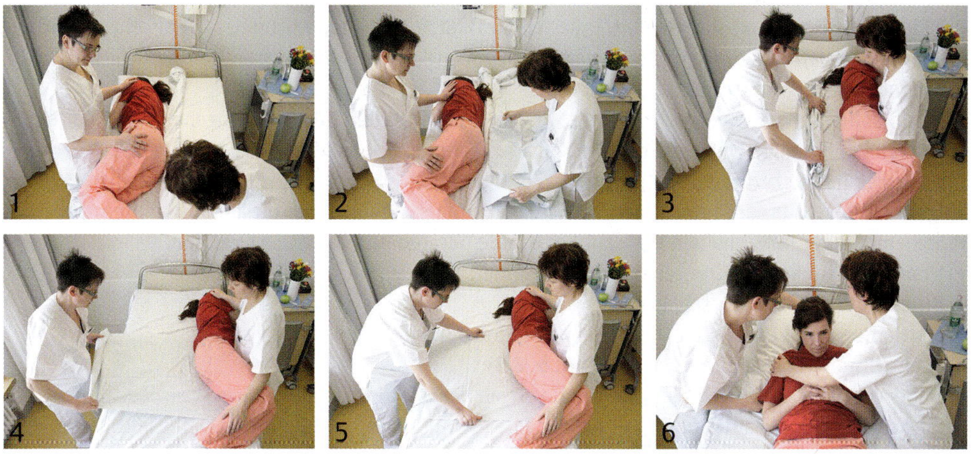

1 Die pflegebedürftige Person dreht sich zur Seite, zur Absicherung an Schulter und Hüfte halten. Stecklaken und Laken lösen und an die Pflegeempfängerin heranrollen. **2** Sauberes Laken der Länge nach zur Hälfte auf die Matratze legen, an der oberen und unteren Ecke einspannen und unter die Matratze klemmen. Stecklaken unterstecken. Bett und Stecklaken hinter die benutzte Wäsche rollen. **3** Zu pflegende Person auffordern, sich über den „Wäschewulst" in der Mitte des Bettes auf die andere Seite zu drehen. Laken und Stecklaken zügig lösen, die schmutzige Wäsche aufrollen und im Wäschesack ablegen. **4** Sauberes Laken ausrollen und gut spannen. **5** Stecklaken glatt ziehen und faltenfrei unterstecken. **6** Pflegeempfängerin behutsam im Bett positionieren und das Kopfteil hochstellen (nachgestellte Situation). *Quelle: W. Krüper, Thieme*

Abb. 8.6 Bettwäschewechsel mit Brücke.

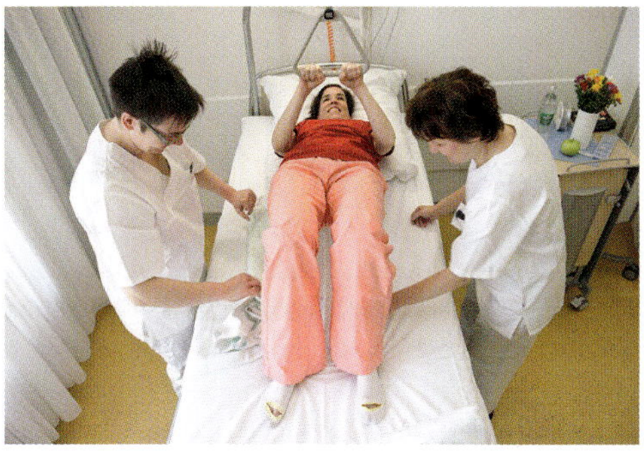

Beim Beziehen des Bettes von oben nach unten kann die Pflegeempfängerin eine Brücke machen (nachgestellte Situation). *Quelle: W. Krüper, Thieme*

Merke

In vielen Einrichtungen werden keine Stecklaken mehr benutzt: Einerseits wird Wäsche gespart, andererseits verringert es die Gefahr des Wundliegens (Dekubitusgefahr).

◄ Merke

Besonderheiten Kinder

Bei Säuglingen sollte man anstelle einer Bettdecke eher einen Schlafsack verwenden (**Abb. 8.7**): Der Säugling kann sich im Schlafsack ausreichend bewegen und ist optimal gewärmt. Der Schlafsack kann anders als die Decke nicht über den Kopf gezogen werden und die Atmung behindern. Die richtige Größe bestimmt man so:

Körpergröße minus Kopfhöhe plus 10 cm.

◄ Besonderheiten

Abb. 8.7 Schlafsack.

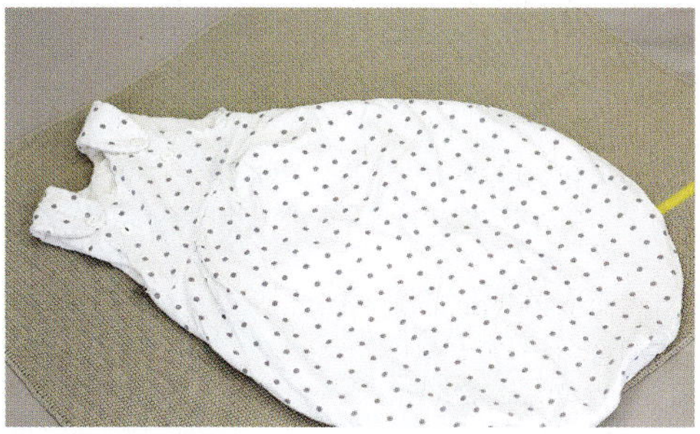

In einem Schlafsack kann sich der Säugling optimal bewegen und die Atemwege können nicht versehentlich bedeckt werden. *Quelle: K. Oborny, Thieme*

8

8.3.4 Pflegemaßnahmen zur Schlafförderung

Bevor Schlaftabletten verabreicht werden, sollten anderen Möglichkeiten der Schlafförderung eingesetzt werden.

Folgende Pflegemaßnahmen können bei Schlafstörungen helfen:

- warme Getränke und Kräutertees
- Duftlampen und ätherische Öle wie z. B. Lavendel
- Atemstimulierende Einreibung (ASE) (**Abb. 8.8**)
- beruhigende Wasseranwendungen
- Wärmeanwendungen

8.3.4 Pflegemaßnahmen zur Schlafförderung

Bei Einschlafstörungen sollte der Griff zur **Schlaftablette** das **letzte Mittel** der Wahl sein. Schlaftabletten bekämpfen nur die Symptome der Schlafstörungen. Sie beeinflussen den natürlichen Schlaf mit seinen wichtigen Phasen.

Deshalb sollte zunächst versucht werden, angemessen mit dem Schlaf umzugehen. Viele Maßnahmen erzielen ähnliche Wirkungen. Allerdings sprechen nicht alle Menschen gleich gut darauf an. Es gilt, für sich herauszufinden, was guttut, und dies dann mit Ausdauer einzusetzen bzw. anzuwenden. Folgende Pflegemaßnahmen können bei Schlafstörungen helfen. Über diese Maßnahmen sollte der Pflegeempfänger im Sinne von Hilfe zur Selbsthilfe beraten und informiert werden.

- **Warme Getränke und Kräutertees:** In Ruhe einen Tee oder warme Milch zu trinken, fördert den Prozess des Ab- und Umschaltens.
- **Duftlampen und ätherische Öle:** Sie können eine beruhigende Wirkung haben.
- **Atemstimulierende Einreibung (ASE) (Abb. 8.8):**
- Dabei wird die Atmung verlangsamt und vertieft. Dies wirkt beruhigend und damit schlaffördernd. Durch den Hautkontakt erfährt der Pflegeempfänger Zuwendung und ein Gefühl von Geborgenheit.
- **Wasseranwendungen:** Anwendungen mit kaltem Wasser wirken belebend auf den Organismus, warme Wasseranwendungen dagegen entspannend.
- **Wärmeanwendungen:** Diese beruhigen bei Unruhe. So fördern warme Bäder z. B. das Einschlafen; ebenso unterstützend wirken warme Bauchwickel oder eine warme Brustauflage. Bei kalten Füßen helfen ein warmes Fußbad oder auch Wechselbäder.

Abb. 8.8 Atemstimulierende Einreibung.

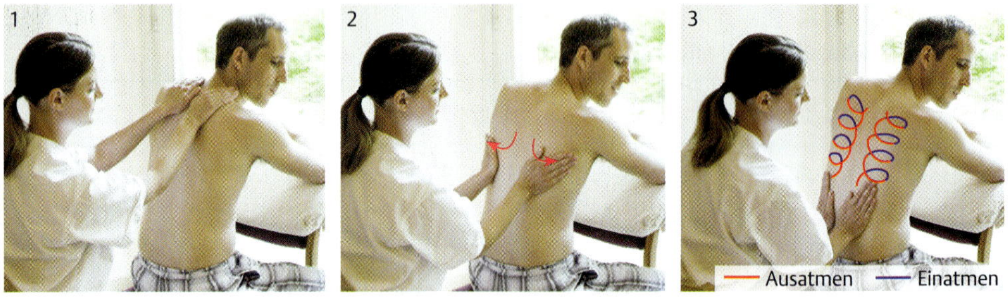

1 Nach der Kontaktaufnahme an den Schultern wird der Rücken des Pflegeempfängers mit einer Pflegelotion oder einem pflanzlichen Öl (z. B. Olivenöl) mit ruhigen und systematischen Berührungen nachmodelliert. **2** Die Hände liegen flach auf dem Rücken, die Handfläche ist geschlossen. Im Atemrhythmus der Pflegenden wird mit gleichmäßigen, kreisenden Bewegungen auf den Pflegeempfänger übertragen. **3** Die Pfeile zeigen die Bewegungsrichtung der Hände beim Ausatmen (rot) und beim Einatmen (blau). *Quelle: P. Blåfield, Thieme*

Praxistipp ▸

Praxistipp

Wie werden Wechselfußbäder durchgeführt?

Wechselbäder helfen bei kalten Füßen.

- Die Füße werden zunächst etwa 3–5 Minuten in 40 °C warmem Wasser gebadet.
- Anschließend werden die Füße für 1 Minute in bis zu 15 °C kaltes Wasser getaucht.
- Diesen Vorgang mindestens noch ein weiteres Mal wiederholen.
- Dies regt die Durchblutung im Körper an.

Merke ▸

Merke

Alle schlaffördernden Maßnahmen sollten genau dokumentiert werden. Nur so kann überprüft werden, ob sie wirken. Bleibt der Erfolg aus, können andere Maßnahmen gemeinsam geplant werden.

Praxistipp

Welche Tipps kann ich einem Pflegeempfänger bei Schlafstörungen geben?

Folgende allgemeine Tipps können Sie einem Pflegeempfänger bei Schlafstörungen geben (einige sind bei Klinikaufenthalten nicht umsetzbar, versuchen Sie gemeinsam mit dem zu Pflegenden die bestmögliche Lösung zu finden):

- Stehen Sie wieder auf, wenn Sie eine halbe Stunde nach dem Zubettgehen nicht eingeschlafen sind. Gehen Sie in ein anderes Zimmer.
- Beschäftigen Sie sich, bis Sie sich wirklich müde fühlen. Seien Sie nicht deprimiert, sondern sehen Sie in einem missglückten Einschlafversuch die Chance, etwas anderes zu tun.
- Spüren Sie Ermüdungserscheinungen, sollten Sie diese als physiologisches Zeichen des Körpers erkennen und als Aufruf zum Schlaf nutzen.
- Versuchen Sie Müdigkeit durch Lesen zu erreichen.
- Regelmäßige Gewohnheiten, Wärme und Befriedigung der eigenen Grundbedürfnisse helfen beim Einschlafen.
- Ein vernünftiges Maß an körperlicher Bewegung (Abendspaziergang) wirkt sich auf den Schlaf und Ihr allgemeines Wohlbefinden günstig aus.
- Lassen Sie koffeinhaltige Getränke (Kaffee, Tee, Cola) und auch Alkohol am Abend weg. Trinken Sie lieber Kräutertee (z. B. Melisse, Fenchel, Hopfen) oder eine Tasse warme Milch.

◂ Praxistipp

Schlafrituale

Der Mensch kann seinen Organismus nicht spontan von Wachsein auf Schlafen umschalten. Zwischen den Phasen liegt oft noch eine kurze **Phase der Ruhe und Entspannung**, die es ermöglicht, von den **Tagesereignissen abzuschalten**.

Schlafrituale können diese Phase des Ruhens und Entspannens **unterstützen**. Sie sind meist sehr individuell und vielfältig: Ein Abendspaziergang, Lüften vor dem Zubettgehen, die allabendliche Toilette (vom Zähneputzen bis zum Entspannungsbad). Was für ein Kind die „Gute-Nacht-Geschichte", ein Schlaflied oder das Kuscheltier ist, ist für den Erwachsenen z. B. Fernsehen, Lesen oder Musikhören. Andere trinken vor dem Schlafengehen heiße Milch, Kräutertees oder machen sich eine Wärmflasche. Ebenso ist es möglich, über verschiedene Entspannungstechniken wie Autogenes Training, Fantasiereisen oder Yoga in den Schlaf zu finden. Gläubige Menschen sprechen abends ein Gebet.

Schlafrituale

Schlafrituale helfen dabei, von den **Tagesereignissen „abzuschalten"**. Beispiele sind

- Abendspaziergang,
- Lüften vor dem Zubettgehen,
- Entspannungsbad,
- Wärmflasche,
- Glas heiße Milch.

Merke

Um einen Pflegeempfänger seinen Bedürfnissen entsprechend zu pflegen, informieren sich Pflegende über seine Schlafgewohnheiten oder Schlafrituale. Denn Schlafrituale wirken durchaus als Einschlafhilfen.

◂ Merke

Folgende Maßnahmen/Rituale können dem Pflegeempfänger helfen, Ruhe und Entspannung zu finden. Sie können jedoch nur angewendet werden, wenn es sein Gesundheitszustand und die Gegebenheiten erlauben. Diese stimmen Sie vorher mit der Pflegefachkraft ab.

- Einhalten fester Schlafens- und Aufstehzeiten.
- Ein Abendspaziergang.
- Ein beruhigendes Buch oder beruhigende Musik.
- Entspannungsübungen (z. B. autogenes Training).
- Trinken warmer Milch mit Honig oder Beruhigungstee.
- Verzicht auf anregende Genussmittel am späten Nachmittag.
- Ein warmes (Fuß-)Bad, evtl. mit Zusätzen wie Lavendel, Melisse.
- Liebevolle pflegerische Hilfestellung, die bisherige Gewohnheiten berücksichtigt (**Abb. 8.9**).
- Individuelle und angepasste Lagerung.
- Warme Socken oder Bettschuhe.
- Ein einfühlsames Gespräch oder auch nur verständnisvolles Zuhören kann häufig bereits beruhigen und die Gedanken zur Ruhe kommen lassen.

Besonderheiten Kinder

Nicht nur Erwachsenen, sondern auch Kindern geben Rituale Sicherheit. Vorteilhaft sind dabei ruhigere Aktivitäten wie z. B. Vorlesen. Vor dem Schlafengehen sollte nicht ferngesehen werden.

◂ Besonderheiten

Besonderheiten alte Menschen

Vor der Gabe von Schlaftabletten werden die bisherigen Schlafgewohnheiten beachtet und andere Rituale und Hilfen ausprobiert.

◂ Besonderheiten

8

Abb. 8.9 Rituale.

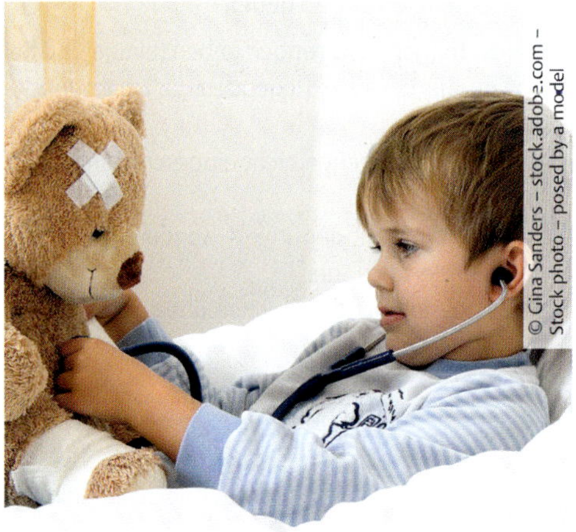

Das gewohnte Kuscheltier darf auch im Krankenhaus nicht fehlen (nachgestellte Situation). *Quelle: Gina Sanders – stock.adobe.com*

Entspannungstechniken

Entspannungstechniken

Entspannungstechniken können in Kursen z. B. an der Volkshochschule erlernt werden. Informationen dazu sind bei Krankenkassen erhältlich. Als Anregung für die Beratung kommen u. a. Autogenes Training oder Yoga und Meditation infrage.

8.3.5 Pflege von Menschen mit Beeinträchtigung des Bewusstseins – Basale Stimulation

8.3.5 Pflege von Menschen mit Beeinträchtigung des Bewusstseins – Basale Stimulation

Definition ▸

Definition

Die **Basale Stimulation** ist eine Methode, schwerst kommunikations- und aktivitätsbeeinträchtigte Menschen zu fördern, pflegen und zu begleiten. Das Konzept wurde 1975 von Prof. Andreas Fröhlich entwickelt und in den 1980er Jahren zusammen mit Prof. Christel Bienstein auf die Pflege übertragen.

Die Basale Stimulation versucht dem Mangel an Eigenwahrnehmung, Eigenbewegung und Kommunikation entgegenzuwirken.

Die Basale Stimulation will nicht nur die lebenswichtigen Grundfunktionen sichern. Sie möchte auch menschenwürdige Begegnungen zwischen Pflegenden und Pflegeempfängern gestalten. Dadurch wird das Grundvertrauen des Pflegeempfängers gefördert.

Geeignet ist die Basale Stimulation für Menschen nach akuten traumatischen Ereignissen (z. B. nach einem Unfall) wie auch für Menschen, die unter chronischen Abbauprozessen leiden (z. B. demenzielle Erkrankung). Die Basale Stimulation wird in den Lebensalltag der Betroffenen integriert (**Abb. 8.10**). So wird versucht, dem Mangel an Eigenwahrnehmung, Eigenbewegung und Kommunikation kontinuierlich entgegenzuwirken. Gerade Menschen, die ihre Umwelt als verwirrend und beängstigend erleben, benötigen eine Kommunikationsform, die sie als sinnvoll verstehen können.
Basale Stimulation will auch bei schwerst eingeschränkten Menschen nicht nur die lebenswichtigen Grundfunktionen sichern. Sie möchte auch menschenwürdige Begegnungen zwischen Pflegenden und Pflegeempfängern gestalten. Wenden Pflegende die Basale Stimulation an, lernen sie unnötige Reize und Störungen zu vermeiden und Sicherheit zu geben. Das Grundvertrauen des Pflegeempfängers wird gefördert, indem an ihn angepasste Rituale und Wiederholungen eingesetzt und persönliche Pflegeangebote gemacht werden.

Abb. 8.10 Basale Stimulation.

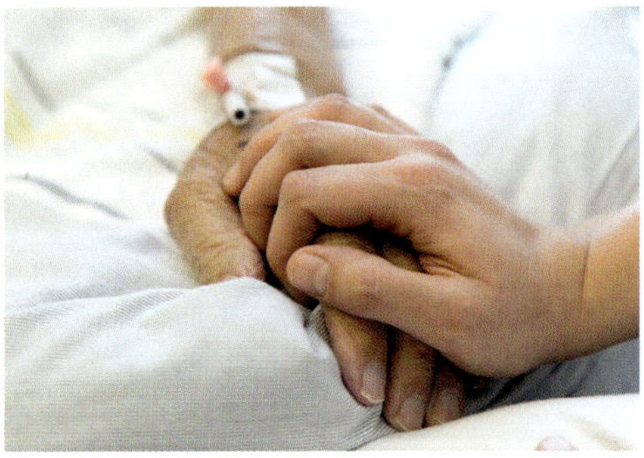

Bei der Basalen Stimulation wird über Körperkontakt kommuniziert. *Quelle: K. Oborny, Thieme*

Aufgabe der Pflegenden. Die Pflegenden sollen bei der Basalen Stimulation die Ressourcen der Pflegeempfänger erkennen und diese darin unterstützen,

- mit anderen Menschen zu kommunizieren,
- die Umgebung und vor allem sich selbst wahrzunehmen,

- sich in Bewegung zu erleben und auszudrücken.

Die Basale Stimulation ist eine vielschichtige Methode, die eigens erlernt werden muss. Für die Pflegeassistenten ist es wichtig zu wissen, dass es diese Methode gibt und wie und wo sie in der Pflege angewendet wird. Der Einsatz der Methode muss immer in Absprache bzw. Zusammenarbeit mit einer Pflegefachkraft erfolgen.

Wenn der zu Pflegende eine andere Wirklichkeit wahrnimmt...

Für die meisten Menschen stellt der Aufenthalt im Krankenhaus eine Ausnahmesituation dar. Sie fühlen sich unwohl und haben Ängste und Sorgen. Ein offenes Gespräch oder die Mitnahme persönlicher Gegenstände von zu Hause (z. B. ein Familienfoto) helfen oft bereits und unterstützen damit auch das Ein- und Durchschlafen.

Auch eine vermutete „Verwirrtheit" des Gegenübers kann durchaus auf einer Fehleinschätzung der Pflegenden beruhen. So kann es sein, dass ein Patient als Folge einer fehlenden Sehanregung durch den ständigen starren Blick an die weiße Decke kleine schwarze Punkte zu sehen meint, die sich über die Decke bewegen. Sie werden von ihm als Spinnen gedeutet, vor denen er sich fürchtet und die er beseitigt haben möchte. Die bedrohlichen Spinnen sind natürlich nicht vorhanden. Nehmen Sie den Pflegeempfänger ernst und signalisieren Sie ihm, dass Sie ihm glauben, dass er etwas sieht. Versuchen Sie aber auch, seinen Sehsinn, z. B. durch Lagewechsel und eine veränderte Blickrichtung, anzuregen. Möglicherweise verschwinden dann diese Wahrnehmungen, wodurch das Ein- und Durchschlafen unterstützt werden kann.

Wenn der zu Pflegende eine andere Wirklichkeit wahrnimmt...
Der Patient erlebt die Umgebung im Krankenhaus oft anders als die Pflegenden.

Fehlende Ablenkung und mangelnde Reize können zu Wahrnehmungsstörungen des Pflegeempfängers führen, die Person wirkt „verwirrt". Pflegende müssen für ausreichend Anregung sorgen.

„Umlagern"/„Positionieren" im Sinne der Basalen Stimulation

Die Umlagerung bzw. Neupositionierung dient im Sinne der Basalen Stimulation nicht nur der Druckentlastung, sondern auch der **Kontaktaufnahme und Kommunikation**. Dabei sind folgende Punkte zu beachten:

Der Pflegeempfänger wird zunächst an der Schulter berührt, um seine Aufmerksamkeit zu wecken (**Abb. 8.11**). Ein Zeichen seiner Aufmerksamkeit wird abgewartet (z. B. Augenbewegungen hinter geschlossenen Augenlidern). Dann erfolgt eine weitere, klare Berührung am Kopf, gefolgt von angedeuteten Bewegungen, um den Pflegeempfänger auf eine Lageveränderung vorzubereiten. Wieder wird abgewartet, ob die Berührungen verstanden worden sind:

- Zeigt die Atmung eine Zustimmung?
- Verändert sich die Muskelspannung in den Lippen oder an den Schultern?
- Sind kleinste Bewegungen erkennbar?

Dann wird der ganze Körper mit der Decke abgestrichen (nachmodelliert). Der Pflegeempfänger reagiert eventuell mit Bewegungen, gähnt oder streckt sich. Nun wird der Pflegeempfänger durch kleine, rhythmische Bewegungen, die sich an seiner Atmung orientieren, bewegt. Die kleinen Bewegungen deuten die Richtung der kommenden, großen Bewegung an. Dadurch wird der Pflegeempfänger zum Mitmachen ermuntert, weil die gesamte Aktivität für ihn nachvollziehbar wird. Die Bewegung nimmt allmählich zu, der ganze Körper wird bewegt.

„Umlagern"/„Positionieren" im Sinne der Basalen Stimulation
Der Pflegeempfänger wird berührt (Initialberührung).

- Ein Zeichen seiner Aufmerksamkeit wird abgewartet.
- Weitere Berührungen folgen, um auf die Lageveränderung vorzubereiten.
- Erneut werden Anzeichen des Verstehens/der Reaktion abgewartet.
- Der Körper wird nachmodelliert.
- Der Pflegeempfänger wird durch kleine, rhythmische Bewegungen bewegt.

Abb. 8.11 Initialberührung.

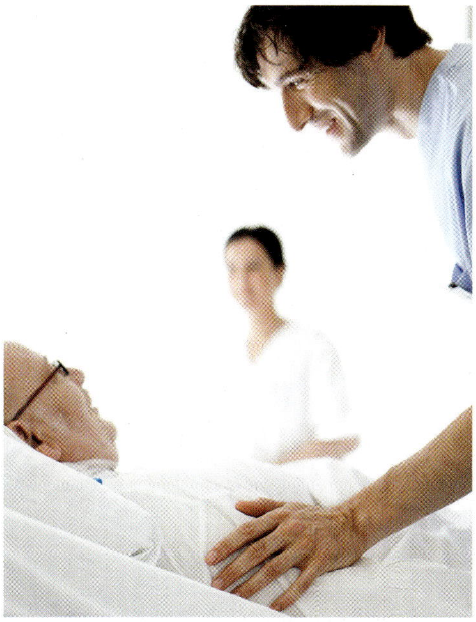

Die Hand des Pflegehelfers berührt, begrüßt, leitet jede Pflegemaßnahme ein und beendet diese auch wieder. *Quelle: A. Fischer, Thieme*

„Initialberührung“ im Sinne der Basalen Stimulation

Initialberührung = Dabei wird der Pflegeempfänger an einer bestimmten Stelle, die immer dieselbe ist, berührt und deutlich mit Namen angesprochen.
Der Pflegende muss dabei für den Pflegeempfänger wahrnehmbar sein, er darf nicht erschrecken.
Auf Reaktionen des Pflegeempfängers reagiert die Pflegeperson, z. B. werden Bewegungen abgebrochen, wenn der Pflegeempfänger Anzeichen von Schmerz zeigt.

Die Initialberührung kann zur Verabschiedung eingesetzt werden.

„Initialberührung“ im Sinne der Basalen Stimulation

Die sog. Initialberührung ist eine Berührung, die bei der Einleitung jeder Pflegemaßnahme immer in der gleichen Art und an derselben Stelle vorgenommen wird. Die Methode ist hilfreich bei Pflegeempfänger, die ihre Umwelt nicht selbst beobachten und kontrollieren können.

Praktisches Vorgehen. Vor einer pflegerischen Maßnahme wird der Pflegeempfänger zunächst mit Namen angesprochen. Dann erfolgt eine ruhige, eindeutige Berührung am Körper im Bereich des oberen Rumpfes, jedoch nicht oberhalb des Brustbeins. Die Berührung wird eher stützend und tragend unterhalb der Schulter angeboten. Diese Initialberührung erfolgt immer an derselben Stelle und dauert einen Moment. Sie geht dann in eine gleitende Berührung der Hand über, die sich von der Stelle der Initialberührung aus zu der Körperpartie hin bewegt, wo etwas getan werden muss. Während dieser Berührungen sollte die Pflegeperson immer darauf achten, auch für den Pflegeempfänger wahrnehmbar zu sein, sodass der Pflegeempfänger nicht erschrickt. Die Pflegende muss den Pflegeempfänger aktiv wahrnehmen und ihn das auch spüren lassen. Das bedeutet:

- Bewegungen werden abgebrochen, wenn sie dem zu Pflegenden wehtun. Anschließend wird es auf einem anderen Weg versucht.
- Eine Berührung wird wiederholt, wenn diese dem zu Pflegenden angenehm ist.
- Die Pflegeperson lässt sich vom Pflegeempfänger leiten, wenn es möglich ist.

Die Initialberührung kann auch zur Verabschiedung eingesetzt werden. Wieder verweilt die Hand ruhig an der entsprechenden Stelle, erhöht noch einmal kurz den Druck, um sich dann zu entfernen. Initialberührungen können natürlich in Absprache mit dem Pflegeempfänger auch an einer anderen Körperpartie stattfinden. Daraus kann sich eine Gewohnheit entwickeln, welche die Pflegemaßnahmen für den Pflegeempfänger vorhersehbar und berechenbar macht.

Die Außenwelt erfahrbar machen

Der Mensch soll möglichst über alle Sinne die Außenwelt erfahren können.

Praxistipp ▸

Die Außenwelt erfahrbar machen

Hierbei geht es darum, eine sinnvolle Beziehung zu Objekten, die sich in der patientennahen Umgebung befinden, aufzubauen. Der Mensch sollte dabei nicht mit Reizen „überflutet“ werden, sondern gezielte Stimulation bewusst wahrnehmen dürfen.

Praxistipp

Wie kann ich den Pflegeempfänger darin unterstützen, seine Umwelt zu erfahren?

- Lassen Sie den Pflegeempfänger seine Matratze ertasten, damit er spürt, wie viel Platz er hat, um sich auf die Seite drehen zu können.
- Zeigen Sie ihm seinen Nachtschrank.
- Bewegen Sie das Bett, damit er das Zimmer unter einer anderen Perspektive erblicken kann.
- Lassen Sie den Pflegeempfänger vor einer Umlagerung seine Umwelt wahrnehmen.

Führen Sie die Hände oder auch die Füße des Betroffenen nacheinander über die Matratze bis zu deren Rand, um dem Pflegeempfänger eine räumliche Vorstellung von ihr zu geben.

9 Sich bewegen

9.1 Pflegerelevante Grundlagen kennen

9.1.1 Keep on moving – Warum ist Mobilität so wichtig, Immobilität so gefährlich?

Bewegung ist in unserem Leben sehr wichtig. Nur wer sich bewegt, kommt voran und kann aktiv sein. Ausreichend Bewegung ist wichtig für die Gesundheit, das wissen wir alle. Wie wichtig Bewegung für uns ist, wird uns meist erst dann bewusst, wenn wir in unserer Bewegungsfähigkeit eingeschränkt sind. Müssen wir z. B. einen Gips tragen, fühlen wir uns in unserer Mobilität behindert. Können wir uns nicht mehr ausreichend bewegen, kann dies auch weitreichende Folgen für andere Bereiche unseres Körpers haben: Es droht z. B. die Gefahr des Wundliegens (Dekubitus), einer Blutgerinnselbildung in den Beinvenen (Thrombose) oder einer Gelenkversteifung (Kontraktur). Eine Einschränkung in der Bewegung kann auch psychische und soziale Folgen haben – z. B. wenn ältere Menschen ihre Wohnung nicht mehr verlassen können (viele Treppenstufen) und dadurch soziale Kontakte wegfallen.

Deshalb ist es besonders wichtig, die Mobilität durch körperliche Aktivität zu erhalten. Manche Menschen müssen diese Fähigkeiten oft erst wiedergewinnen. Eine Aufgabe von Pflegenden ist es, den Pflegeempfänger in seiner Bewegungsfähigkeit zu unterstützen. So wird die Gesundheit des Pflegeempfängers gefördert und die Lebensqualität wird erhöht. Negative Folgen werden vermieden.

> **9.1 Pflegerelevante Grundlagen kennen**
>
> **9.1.1 Keep on moving – Warum ist Mobilität so wichtig, Immobilität so gefährlich?**
>
> Eine Einschränkung der Bewegung hat nicht nur Auswirkungen auf die Mobilität. Weitere Folgen können Dekubitus, Thrombose oder Kontrakturen sein. Aufgabe des Pflegenden ist es, den Pflegeempfänger in seiner Bewegungsfähigkeit zu unterstützen. So wird die Gesundheit gefördert, negativen Folgen vorgebeugt und die Lebensqualität des Menschen verbessert.

9.1.2 Bewegungseinschränkung (Immobilität)

> **9.1.2 Bewegungseinschränkung (Immobilität)**

Definition

Immobilität bedeutet „Unbeweglichkeit des Körpers" (lat. im-mobilitas = Un-beweglichkeit). Sie ist die stärkste Form der Bewegungseinschränkung.

> ◀ Definition

Ein Mensch kann aus verschiedenen Gründen in seinen Bewegungen eingeschränkt sein, z. B. aufgrund von

- Erkrankungen des **Bewegungsapparats** (Arthritis, Arthrose),
- Störungen der **Nerven**, sogenannten neurologischen Störungen (Morbus Parkinson, Schlaganfall),
- Störungen des **Herzens** und der **Gefäße**, sogenannten kardiovaskulären Störungen (Arteriosklerose, Herzinsuffizienz),
- **psychischen** Störungen (Depressionen, Demenz),
- Wirkungen und/oder Nebenwirkungen von **Medikamenten** (Beruhigungsmittel),
- Schmerzen oder Angst vor **Schmerzen** (freiwillige Selbsteinschränkung),
- **Einschränkungen der Sinnesorgane**, sogenannten sensorischen Störungen (Seh- und Hörfähigkeit, sensorische Deprivation: Mangel an Außenreizen),
- **physiologischen Abbauprozessen** (verminderte Muskelmasse, -kraft),
- **mechanischen Hilfsmitteln** (Schienen, Gips usw.),
- ärztlich/richterlich angeordneter **Bettruhe** und/oder **Fixierung**,
- **Veränderungen der Umweltbedingungen** (Orientierungslosigkeit nach einem Ortswechsel, z. B. bei Aufnahme ins Krankenhaus oder Pflegeheim).

> Gründe einer Bewegungseinschränkung sind
> - Erkrankungen des Bewegungsapparats,
> - Störungen von Nerven, Herz und Gefäßen oder der Psyche,
> - Wirkung und/oder Nebenwirkung von Medikamenten,
> - Schmerzen oder Angst davor,
> - Funktionseinschränkungen der Sinnesorgane,
> - physiologische Abbauprozesse, z. B. im Alter,
> - mechanische Hilfsmittel,
> - ärztlich/richterlich angeordnete Bettruhe und/oder Fixierung,
> - Veränderung der Umwelt.

Besonderheiten alte Menschen

Mit zunehmendem Lebensalter werden alle Körpersysteme schwächer. Dies kann zu Immobilität führen. Bis zum Alter von 80 Jahren hat sich die Muskelmasse um ungefähr 30–40 % reduziert. Die Muskelkraft nimmt bis zum 65. Lebensjahr um 20–30 % ab.

> ◀ Besonderheiten

Folgen eingeschränkter Beweglichkeit

Bewegungseinschränkungen haben Folgen für den ganzen Körper.

> **Folgen eingeschränkter Beweglichkeit**
>
> Bewegungseinschränkungen haben **physische**, **psychische** und **soziale Folgen** für den Betroffenen.

Physische Folgen (Immobilitätssyndrom). Der Körper wird mit weniger Sauerstoff versorgt, der Blutdruck sinkt und die Durchblutung verlangsamt sich. Das kann dazu führen, dass Blutgefäße verstopfen (Thrombose, Embolie). Werden die Muskeln nicht bewegt, kann es schon nach wenigen Tagen zu einem Muskelabbau kommen. Werden Gelenke nicht bewegt, können sie sich versteifen, es kommt zu Kontrakturen. Eine längere Unbeweglichkeit im Liegen oder Sitzen fördert das Wundliegen (Dekubitus) und Verstopfung (Obstipation). Die Atmung wird flacher und das Lungensekret wird nicht mehr ausreichend abgehustet. Es kann zu einer Lungenentzündung (Pneumonie) kommen. Teilweise verlieren die Betroffenen die Fähigkeit, ihre Blase zu kontrollieren (Harninkontinenz). Diese Prozesse können sich gegenseitig verstärken.

Psychische Folgen. Lässt die Mobilität nach, kann dies das Selbstwertgefühl und die Selbstachtung stark beeinflussen. Aggression, Isolation und Vereinsamung sind oft die Folge. Auch die geistige (kognitive) Leistungsfähigkeit sinkt. Die Betroffenen nehmen ihre Umwelt dann nur sehr begrenzt wahr und können Erlebnisse schwer verarbeiten. Das Gehirn ist mangelhaft durchblutet, die geistige Anre-

> Lässt die Mobilität nach, kann dies langfristig zu einem körperlichen und geistigen Verfall führen.

9

Abb. 9.1 **Bewegungseinschränkung.**

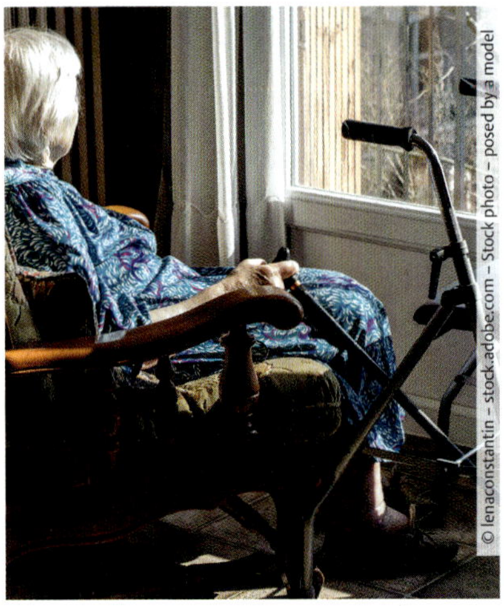

Ist ein Mensch in seiner Beweglichkeit eingeschränkt, hat dies nicht nur körperliche Folgen, auch die geistige Anregung und Ablenkung fehlen (nachgestellte Situation). *Quelle: lenaconstantin – stock.adobe.com*

gung und Ablenkung fehlen (**Abb. 9.1**). Dadurch kann es zu psychischen Veränderungen wie Desorientierung, Wahnvorstellungen und Demenz kommen. Dies kann den körperlichen und geistigen Verfall fördern.

Soziale Folgen. Viele Betroffene ziehen sich durch ihre Bewegungseinschränkung immer mehr zurück. Sie verlassen das Haus nur noch selten oder gar nicht mehr. Wenn Angehörige mit der Betreuungssituation überfordert sind oder es keine Angehörigen gibt, die sich kümmern können, kann ein ambulanter Pflegedienst hinzugezogen werden. Dieser erledigt dann u. a. den Einkauf und die Haushaltsführung. Bei stark ausgeprägter Bewegungseinschränkung kann die Aufnahme in ein Pflegeheim nötig sein.
Die möglichen Folgen einer Immobilität zeigen, wie wichtig es ist, zu pflegende Menschen zu mobilisieren (zu bewegen). Die Anwendung „kinästhetischer Prinzipien" kann den Betroffenen in seiner Mobilität unterstützen. Was Kinästhetik genau ist, wie sie funktioniert und warum Sie selbst davon profitieren, lesen Sie im folgenden Abschnitt.

9.1.3 Grundlagen der Kinästhetik (Bewegungswahrnehmung)

9.1.3 Grundlagen der Kinästhetik (Bewegungswahrnehmung)

Definition ▶

Definition

Kinästhetik ist die Lehre der Bewegungswahrnehmung/der Bewegungsempfindung. Sie beschäftigt sich mit der Bewegung und der damit verbundenen Wahrnehmung. Kinästhetik möchte eigene Wahrnehmung der Bewegung, die jeder Mensch hat, nutzen, um die Bewegungsfähigkeit zu verbessern. Sie bezieht sich auf die eigene Bewegungsfähigkeit sowie die des Pflegeempfängers.

Besonderheiten ▶

Besonderheiten Kinder

Bereits ein Säugling erfährt über die täglich wiederkehrenden Handlungen ein Gefühl für Haltung und Bewegung.

Pflegende müssen das Bewegungsverhalten der Pflegeempfänger wahrnehmen und die Pflegemaßnahmen an die Person anpassen. Nur so kann die Bewegungsfähigkeit gezielt unterstützt und gefördert werden.

Das „Konzept Kinästhetik" setzt sich mit der menschlichen Bewegung auseinander. Pflegende müssen verstehen, wie Bewegungen normalerweise ablaufen, damit sie die Bewegungsfähigkeit von Pflegeempfängern unterstützen können. Hierbei geht es immer auch um die Wahrnehmung der eigenen Bewegungsmöglichkeiten.
Pflegende beobachten das Bewegungsverhalten des Pflegeempfängers und passen ihre Maßnahmen an die jeweilige Person an. Ziel ist es, dass sich ein pflegebedürftiger Mensch so selbstständig wie möglich bewegen kann.

Bewegungseingeschränkte Menschen sollen so unterstützt werden, dass sie
- ihre eigenen Gewichtsverlagerungen in der Bewegung wahrnehmen,
- die Bewegung selbst nachvollziehen und
- ihre eigenen Fähigkeiten mit einsetzen können.

Dazu werden die Bewegungen der Betroffenen untersucht und beobachtet.

Die Idee. Das Konzept zu „Kinaesthetics" wurde in den 1970er-Jahren von Dr. Frank Hatch und Dr. Lenny Maietta entwickelt. Ende der 1980er-Jahre wurden die Grundlagen von „Kinaesthetics" durch Prof. Dr. Christel Bienstein und Frau Suzanne Schmidt für die Pflege entdeckt. Die Idee dabei ist, Menschen mit einer Bewegungseinschränkung so zu unterstützen, dass diese ihre Gewichtsverlagerungen in einer Bewegung wahrnehmen und nachvollziehen können. So können sie ihre eigenen Fähigkeiten gezielt einsetzen und erweitern.
Kinästhetik versteht sich als Handlungskonzept und nicht als Technik. Das Konzept beruft sich nicht auf bestimmte Hebe- und Tragetechniken (Griffe), die immer gleich angewendet werden und daher nicht die Ressourcen des Pflegeempfängers berücksichtigen. Mittels Kinästhetik werden die Bewegungen des Betroffenen genau untersucht und ein individuelles, ressourcenorientiertes Bewegungskonzept erstellt.

Anwendung in der Praxis

Unterstützt ein Pflegender einen Pflegeempfänger aufgrund einer Bewegungseinschränkung, so kann er dies auf verschiedene Weise tun. Sätze wie „Wir müssen Herrn Müller mal wieder im Bett hochziehen“ oder „Kann mir mal bitte jemand dabei helfen, Frau Wagner aus dem Rollstuhl zu heben“ drücken bereits aus, dass diese Unterstützung oft mit hohem Kraftaufwand seitens der Pflegenden geleistet wird. Dies geht nicht nur zulasten des Rückens der Pflegenden. Die Betroffenen selbst können ihre Bewegung durch „Hauruckaktionen“ kaum wahrnehmen und sich nicht aktiv einbringen. Viele Pflegeempfänger würden sich gerne selbst bewegen oder zumindest dabei helfen. Dies macht sich das kinästhetische Konzept zunutze. Einen kleinen Einblick gibt folgende Aufzählung:

1. Vor der Bewegungsunterstützung wird mit dem Pflegeempfänger Kontakt aufgenommen.
2. Die geplante Bewegung wird mit dem Pflegeempfänger abgestimmt. Je nachdem, in welcher Verfassung sich dieser befindet, erfolgt die Bewegung z. B. langsam oder schnell, mit viel oder wenig Unterstützung durch den Pflegenden.
3. Auch muss zuvor geklärt werden, ob die Bewegung Schritt für Schritt, gemeinsam, jeweils einzeln nacheinander, parallel (**Abb. 9.2**) oder spiralig (**Abb. 9.3**) erfolgt.
4. Der Pflegende sollte das Gewicht des Pflegeempfängers nur „führen“ und nie selbst tragen. Sollte der Pflegeempfänger mehr Unterstützung benötigen, sollten Hilfsmittel wie ein Tisch, ein Stuhl oder das Bett dafür verwendet werden.
5. Die Arme des Pflegenden ruhen bei der Hilfestellung immer nur an den sogenannten „Körpermassen“ (Kopf, Brustkorb, Becken, Beine, Arme). Die sogenannten „Zwischenräume“ (Hals, Taille, Achselhöhlen, Kniegelenk, Hüftgelenk) werden nicht gehalten, da sonst die Bewegung gehemmt wird.
6. Der Pflegeempfänger sollte klar und deutlich angeleitet werden. Sätze wie „Bitte bewegen Sie sich kopfwärts“ sagen dem Pflegeempfänger deutlich, in welche Richtung er sich bewegen soll.

Abb. 9.2 Paralleler Bewegungsablauf.

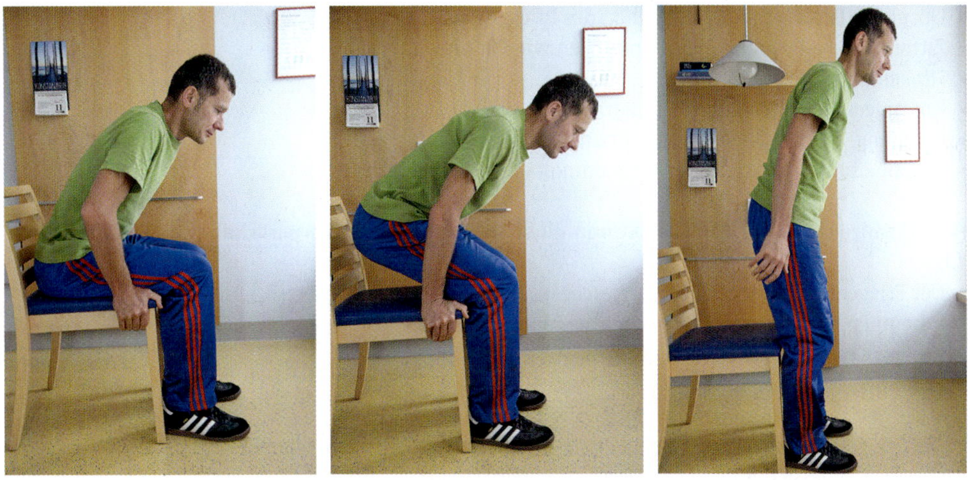

Das Gewicht verläuft über beide Körperhälften gleichzeitig auf einer Linie (nachgestellte Situation). *Quelle: W. Krüper, Thieme*

Abb. 9.3 Spiraliger Bewegungsablauf.

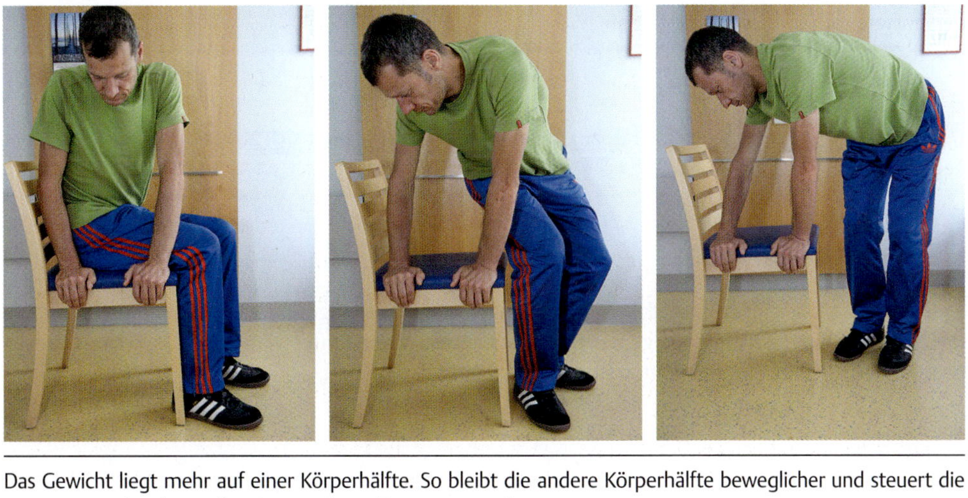

Das Gewicht liegt mehr auf einer Körperhälfte. So bleibt die andere Körperhälfte beweglicher und steuert die Bewegungen (nachgestellte Situation). *Quelle: W. Krüper, Thieme*

KURZFASSUNG

Anwendung in der Praxis

Durch „Hauruckaktionen“ Pflegender können die Betroffenen selbst ihre Bewegung kaum wahrnehmen. Oft können sich die Pflegeempfänger noch selbst bewegen, jedoch sehr langsam und nicht immer vollständig.

Diese noch vorhandene Bewegungsfähigkeit wird durch Kinästhetik bewusst gefördert. Kinästhetik zeichnet sich durch folgende Grundsätze aus:

- mit dem Pflegeempfänger in Kontakt treten
- Bewegungsmuster erkennen
- Gewicht führen, nicht selbst tragen
- Bewegung ermöglichen
- klar anleiten
- Umgebung optimal gestalten

9

7. Der Pflegeempfänger wird durch Zug und Druck bewegt. Kann der Pflegeempfänger selbst mitarbeiten, sollte der Bewegungsablauf so gestaltet werden, dass er Zug und Druck selbst ausüben kann. Kann der Pflegeempfänger nicht mitarbeiten, wird die Bewegung so gestaltet, dass er trotzdem Zug und Druck spürt.
8. Der Pflegeempfänger wird so positioniert, wie seine nächste Tätigkeit dies erfordert. Möchte ein Pflegeempfänger beispielsweise aufstehen, wird er dafür in eine gute Ausgangsposition gebracht. Wird er zum Essen oder Trinken positioniert, muss die gewählte Position stabil sein und ihm trotzdem Bewegung ermöglichen.
9. Die Umgebung wird den Bedürfnissen des Pflegeempfängers angepasst, z. B. ist das Bewegen auf einer weichen Matratze viel schwerer durchzuführen als auf einer härteren Matratze.

Besonderheiten ▸

Besonderheiten Kinder

Kleinkinder bewegen sich unbewusst über spiralige Bewegungen, z. B. vom Liegen zum Stehen.

Kinästhetik lernen

Das „Konzept Kinästhetik“ muss gezielt erlernt und eingeübt werden.

Kinästhetik lernen

Um das Konzept richtig anwenden zu können, müssen die Pflegenden speziell geschult werden. Die meisten Pflegenden haben deshalb einen Grundkurs in Kinästhetik absolviert, z. B. wärend ihrer beruflichen Ausbildung. Durch gezielte Praxisanleitung soll u. a. das im „Grundkurs Kinästhetik“ angeeignete Wissen vertieft und eingeübt werden.

9.2 Beobachten und wahrnehmen

9.2.1 Bewegungseinschränkungen

Bewegungsstörungen sind z. B.
- Unruhe,
- Zittern,
- Hinken, Trippeln,
- Krämpfe,
- Lähmung,
- Schonhaltung.

Hauptkennzeichen einer beeinträchtigten körperlichen Mobilität sind:
- eingeschränkte Bewegungsfähigkeit
- verminderte Bewegungskontrolle
- verminderte Muskelmasse
- verminderte Muskelkraft

9.2 Beobachten und wahrnehmen

9.2.1 Bewegungseinschränkungen

Bewegungsstörungen lassen sich an einer verminderten Beweglichkeit oder an ungewollten Bewegungen erkennen. **Bewegungsstörungen** sind z. B.
- Unruhe, z. B. ständiges Umhergehen des Pflegeempfängers,
- Zittern, z. B. aufgrund von Erkrankungen wie Parkinson,
- Hinken, Trippeln,
- Krämpfe, z. B. aufgrund von Schmerzen,
- Lähmung, z. B. bei Querschnittlähmung,
- Schonhaltung, z. B. aufgrund von Atemnot, oder Schmerzen.

Hauptkennzeichen und Einflussfaktoren einer beeinträchtigten körperlichen Mobilität. Dies sind z. B.:
- Der Pflegeempfänger hat eine eingeschränkte Bewegungsfähigkeit, z. B.
  - beim Positionswechsel (Transfer),
  - beim Gehen bzw. sich Fortbewegen,
  - beim Stehen oder Sitzen,
  - bei der Mobilität im Bett.
- Der Pflegeempfänger hat nur eine eingeschränkte Kontrolle über seine Bewegungen.
- Die Muskelmasse des Pflegeempfängers ist vermindert.
- Die Muskelkraft des Pflegeempfängers ist vermindert.
- Der Pflegeempfänger kann sich nicht/nur eingeschränkt unabhängig und zielgerichtet bewegen.

Besonderheiten ▸

Besonderheiten alte Menschen

Der fortschreitende Alterungsprozess führt zu Veränderungen des Organismus und des Zentralnervensystems. Die Mobilität nimmt ab.

Merke ▸

Merke

Längere körperliche Inaktivität, z. B. durch Bettlägerigkeit, wirkt sich auf alle Organe des Körpers negativ aus.

9.2.2 Bettlägerigkeit

Bettlägerige Menschen sind in ihrer Beweglichkeit extrem eingeschränkt. Um als Pflegender alle Einschränkungen zu erkennen, hilft es, den Blickwinkel des Betroffenen einzunehmen.

9.2.2 Bettlägerigkeit

Ist eine Person bettlägerig, sind ihre Bewegungen maximal eingeschränkt. Wird diesen Mobilitätseinschränkungen nicht entgegengewirkt, entsteht ein sogenanntes **Immobilitätssyndrom**. Dieses ist mit folgenden Risiken verbunden (u. a. Zegelin, 2025):

- Pneumonierisiko (Gefahr einer Lungenentzündung)
- gestörte Immunabwehr, Infektionsrisiko
- Dekubitusrisiko (Gefahr des Wundliegens)
- Thromboserisiko (Gefahr der Verstopfung von Blutgefäßen)
- Kontrakturrisiko (Gefahr der Gelenkversteifung)
- Obstipationsrisiko (Gefahr der Verstopfung, verminderte Darmperistaltik)
- Risiko einer Harninkontinenz
- Verwirrtheit, Delir
- Denkleistung nimmt ab
- Körperbildstörung
- Machtlosigkeit

Besonders bettlägerige Menschen sind auf Hilfe und Unterstützung durch Andere angewiesen. Da Pflegende wiederholt mit Menschen arbeiten, deren Lebensraum auf das Bett beschränkt ist, erscheint diese Situation fast „normal". Ein Selbstversuch zeigt, dass dies jedoch nicht normal ist. Legen Sie sich in ein Bett oder auf den Boden. Bewegen Sie sich nicht und schauen Sie 10 Minuten nur die Decke an. Was fällt Ihnen auf? Welche Einschränkungen nehmen Sie wahr (**Abb. 9.4**)?

Abb. 9.4 Blickwinkel.

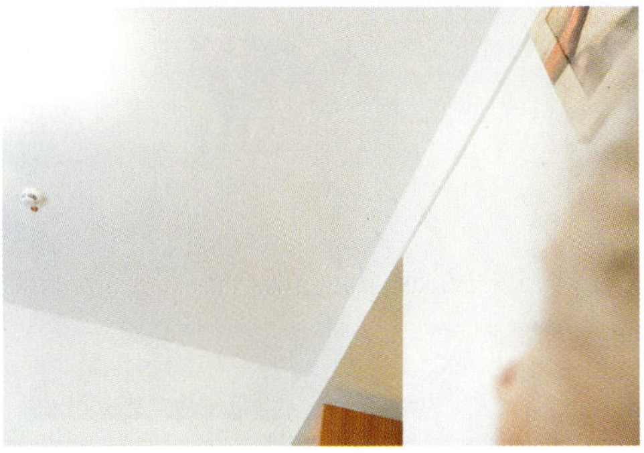

Blick vom Bett zur Zimmerdecke. *Quelle: K. Oborny, Thieme*

9.2.3 Situation einschätzen

Um die Bewegungssituation des Pflegeempfängers zu erfassen, muss man seine Bewegungsmöglichkeiten beobachten und mit einem geeigneten Instrument einschätzen. Die zuständige Pflegefachkraft nutzt dazu sogenannte Assessmentinstrumente (Werkzeuge zur Einschätzung bestimmter Situationen). Mit diesen können Informationen gezielt gesammelt, geprüft und geordnet werden. Assessmentinstrumente zur Bewegungsanalyse sind z. B.

- Barthel-Index und
- Timed-up-and-go-Test.

Auch Informationen aus anderen Bereichen und von allen beteiligten Berufsgruppen (z. B. Ergotherapeuten, Physiotherapeuten, Personen der Hauswirtschaft) sollten in die Pflegeplanung einfließen.

9.3 Bei Pflegemaßnahmen mitwirken

9.3.1 Bewegung allgemein fördern

Pflegende können bewegungseingeschränkte und bettlägerige Menschen aktivieren, indem sie z. B.

- den Pflegeempfänger dazu motivieren, sich zu bewegen,
- die Mitarbeit des Pflegeempfängers stärken,
- atemgymnastische Übungen anleiten bzw. mit dem Pflegeempfänger durchführen,
- Bewegungen üben,
- prophylaktische Maßnahmen durchführen, um Zweiterkrankungen wie Lungenentzündung (Pneumonie), Wundliegen (Dekubitus), Versteifungen (Kontrakturen) sowie verstopfte Blutgefäße (Thrombose) zu verhindern.

Praxistipp

Durch welche Maßnahmen kann ich die Beweglichkeit eines Pflegeempfängers fördern?

- Stärken Sie die Eigenaktivität und Eigenverantwortung des Pflegeempfängers.
- Fördern Sie jegliche Kontaktaufnahme.
- Sorgen Sie dafür, dass Sie über alle Sinne mit dem Pflegeempfänger in Kontakt treten. Beachten Sie Funktionsbeeinträchtigungen der Sinnesorgane. Veranlassen Sie, dass der Pflegeempfänger alle notwendigen Hilfsmittel (z. B. Brille, Hörgerät) anwenden kann.
- Integrieren Sie Bewegungsübungen in Ihre Pflegemaßnahmen (nach Rücksprache mit der Pflegefachkraft, dem Arzt bzw. dem Physiotherapeuten).

KURZFASSUNG

Bettlägerigkeit geht unter anderem mit folgenden Risiken einher:
- Obstipationsgefahr
- Infektionsgefahr
- Thrombosegefahr
- Pneumoniegefahr
- Verwirrtheit
- Dekubitusgefahr
- Machtlosigkeit

9.2.3 Situation einschätzen

Die Bewegungssituation des Pflegeempfängers wird eingeschätzt, indem er beobachtet und gezielt nach seiner persönlichen Wahrnehmung gefragt wird.

9.3 Bei Pflegemaßnahmen mitwirken

9.3.1 Bewegung allgemein fördern

- Motivation,
- atemgymnastische Übungen und
- Bewegungsübungen

können bewegungseingeschränkte und bettlägerige Menschen aktivieren und anregen.

◄ Praxistipp

- Ermöglichen Sie dem Pflegeempfänger, seine Hilfsmittel zu benutzen, stellen Sie z. B. den Rollator in Reichweite.
- Hat der Pflegeempfänger Schmerzen bei der Bewegung, klären Sie mit der Pflegefachkraft und dem Arzt den Schmerzmittelbedarf ab.

9

9.3.2 Bewegungsabläufe unterstützen
Bewegungseingeschränkte Menschen müssen im Alltag bei einer Vielzahl von Bewegungen unterstützt werden.

9.3.2 Bewegungsabläufe unterstützen

Bei folgenden Bewegungsabläufen müssen Pflegeempfänger häufig im Alltag unterstützt werden:
- aus der Rückenlage in die Seitenlage
- aus der Seitenlage zum Sitzen (**Abb. 9.5**)
- vom Sitzen zum Stehen (**Abb. 9.6**)
- beim Gehen (**Abb. 9.7**)
- „gehen" in Sitzposition (**Abb. 9.8**)
- Sitz zur Nahrungsaufnahme, zur Körperpflege und zum Bekleiden (**Abb. 9.9**)

Alle dargestellten Abläufe werden nach kinästhetischen Prinzipien durchgeführt.

Abb. 9.5 Aus der Rückenlage zum Sitzen auf der Bettkante.

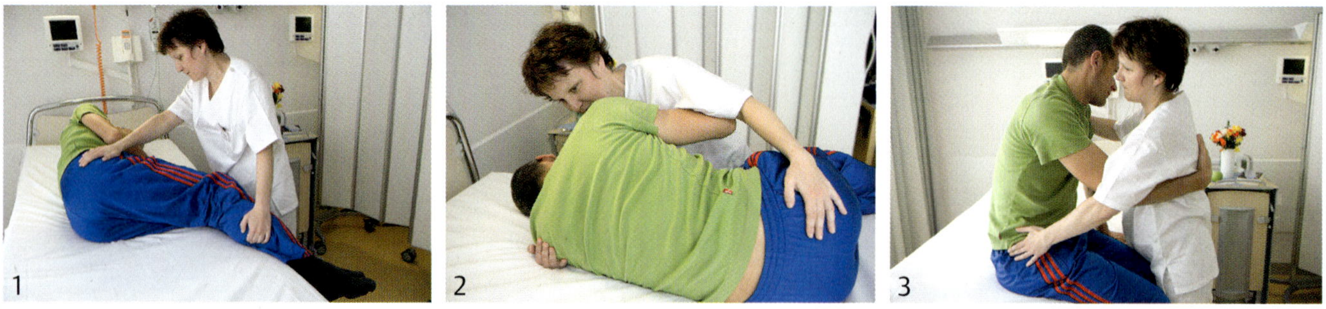

1 Die Beine werden nacheinander über die Bettkante bewegt, das untere zuerst. Dabei wird der Pflegeempfänger ggf. unterstützt. **2** Eine Hand wird unter den Brustkorb gelegt. **3** Das Gewicht des Oberkörpers wird zum Becken verlagert, bis die Sitzposition erreicht ist. Die Pflegende hilft dabei (nachgestellte Situation). *Quelle: W. Krüper, Thieme*

Abb. 9.6 Vom Sitzen zum Stehen.

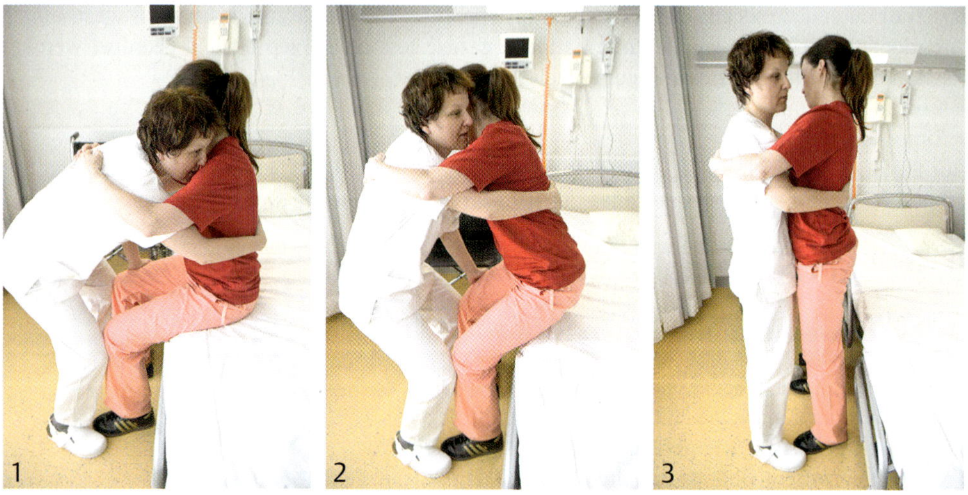

Das Gewicht wird vom höchsten Punkt zum tiefsten Punkt verlagert. Indem das Gewicht vom Becken auf die Beine verlagert wird, gelangt der Pflegeempfänger vom Sitzen ins Stehen. **1** Eine Hand der Pflegenden umfasst den Brustkorb, die andere wird von oben auf das gebeugte Bein gelegt. **2** Durch gleichzeitigen **Zug** am **Brustkorb** und **Druck** auf das **Bein** wird das Gewicht verlagert. **3** Steht der Pflegeempfänger aufrecht, wird er mit dem Körper der Pflegenden gestützt. Das hilft dem Pflegeempfänger, das Gleichgewicht zu halten (nachgestellte Situation). *Quelle: W. Krüper, Thieme*

Abb. 9.7 Begleitung beim Gehen.

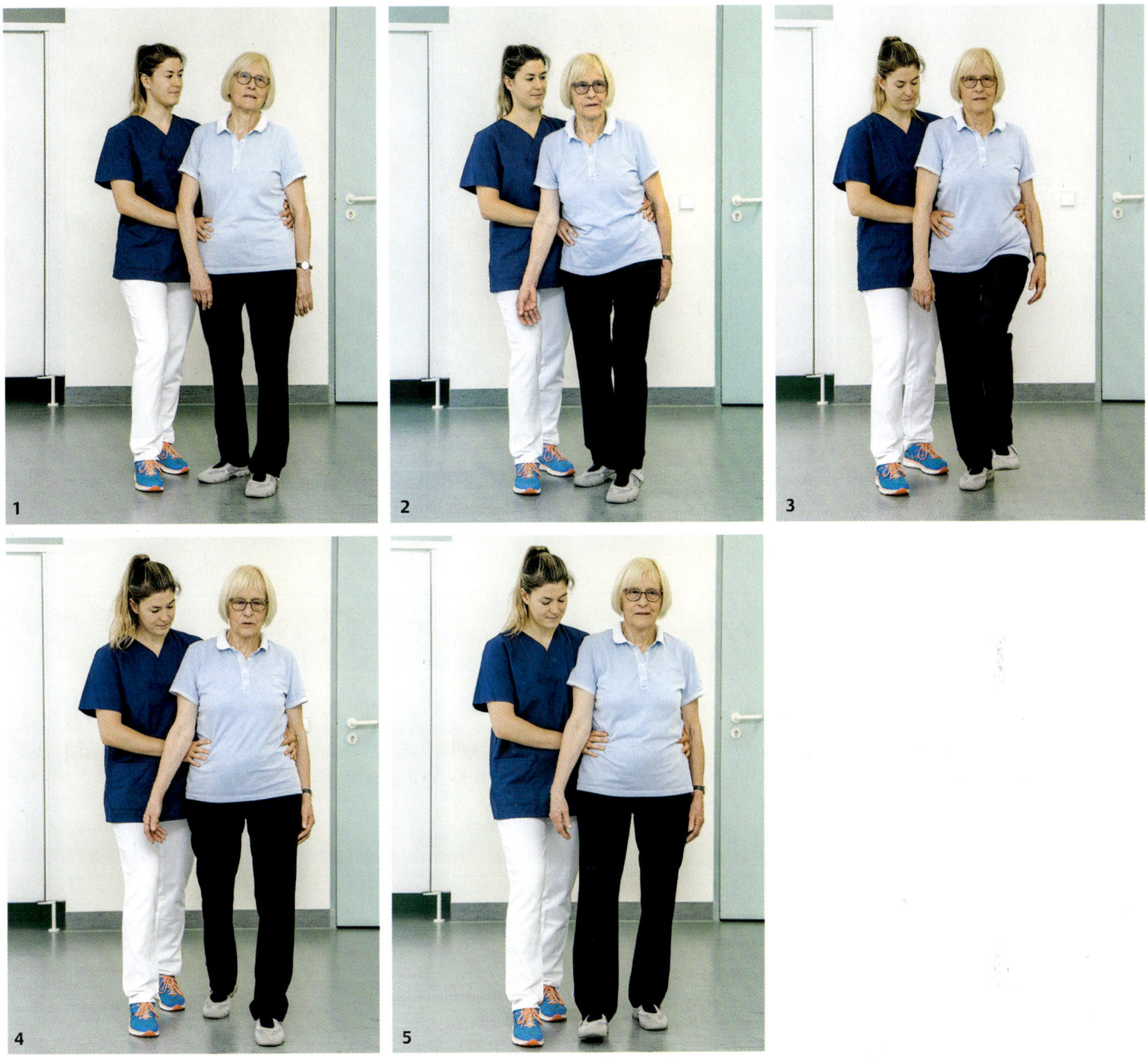

Indem der Pflegeempfänger das Gewicht von einer Körperseite zur anderen Körperseite verlagert, kann er gehen. Die Pflegende sorgt dafür, dass sich der Pflegeempfänger sicher fühlt und das Gleichgewicht halten kann. So kann er gleichmäßig gehen. **1** Das Gehen wird aus sicherem Stand angeleitet. **2** Bei der ersten Gewichtsverlagerung auf eine Körperseite lässt die Pflegende den Pflegeempfänger sich auf sie zu bewegen. **3** Der Pflegeempfänger kann nun den ersten Schritt nach vorne setzen. **4** Nun wird das Gewicht auf die andere Körperseite verlagert. **5** Der nächste Schritt wird gesetzt. *Quelle: K. Oborny, Thieme*

Abb. 9.8 Mobilisation an die Stuhlkante im Sitzen.

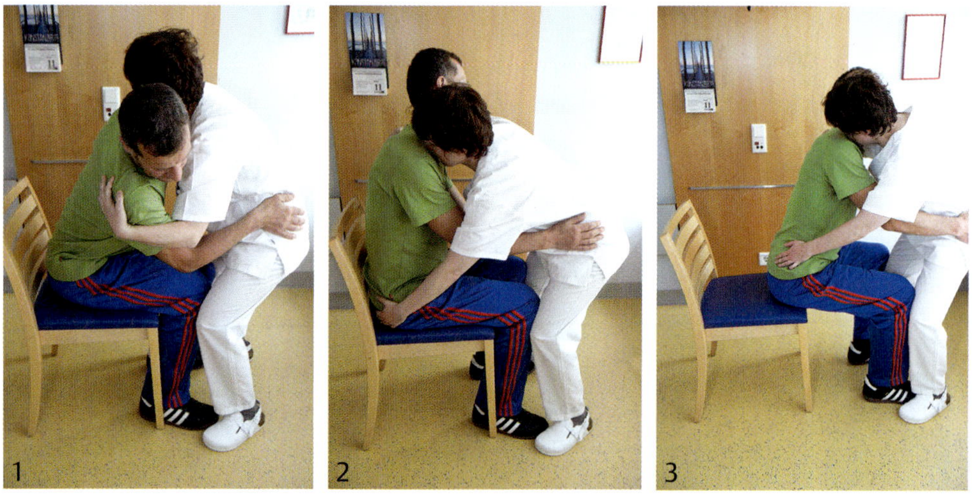

1 Das Gewicht wird auf eine Körperseite verlagert. **2** Die Bewegung nach vorn erfolgt auf der Gegenseite am Becken, nicht am Oberschenkel. Die Pflegende unterstützt den Pflegeempfänger darin, die Hüftgelenke zu beugen. **3** Die Pflegende sorgt dafür, dass der Pflegeempfänger sicher sitzt. *Quelle: W. Krüper, Thieme*

Abb. 9.9 Sitz im Bett.

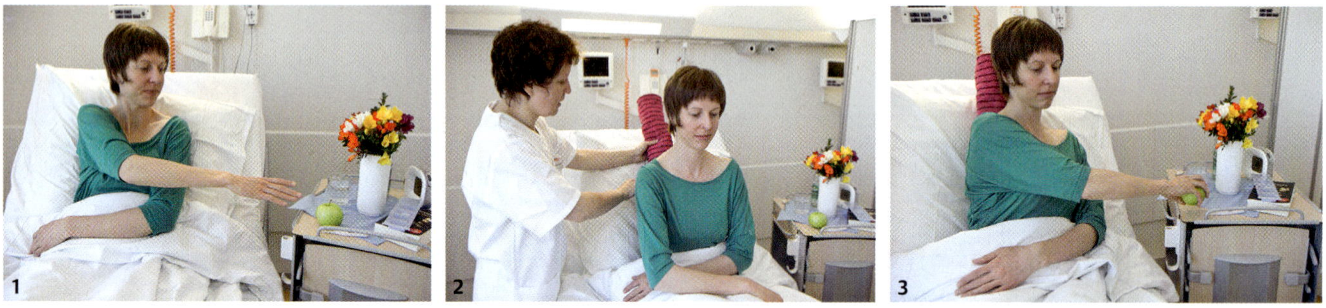

Geeignet zur Nahrungsaufnahme, zur Körperpflege und zum Bekleiden. *Quelle: W. Krüper, Thieme*

1 Die Pflegeempfängerin ist in ihrer Bewegungsfähigkeit eingeschränkt. Die Nahrungsaufnahme, die Körperpflege und das Ankleiden fallen ihr schwer.

2 Wird der Pflegeempfängerin eine Längsrolle zwischen Brustkorb und Bett gelegt, fördert das die Beweglichkeit von Oberkörper und Armen. Die an den Betroffenen angepasste Rolle verändert die Auflagefläche des Oberkörpers.

3 Die Pflegeempfängerin kann den Brustkorb nun leichter bewegen und das Gleichgewicht besser halten.

9.3.3 Gehhilfen einsetzen

Gehilfen entlasten die unteren Gliedmaßen, sorgen für Sicherheit und gleichen mangelndes Gleichgewicht aus.

Arten von Gehhilfen

Es gibt verschiedene Gehilfen:
- Gehwagen
- Gehbock bzw. Gehgestell
- Rollator, Gehrad
- Achselstütze, Vierpunktestock
- Gehstock und Unterarmgehstütze

Merke ►

9.3.3 Gehhilfen einsetzen

Gehhilfen entlasten die unteren Gliedmaßen und sorgen nach einer Operation (postoperativ) für Sicherheit bei der Frühmobilisation. Sie werden auch bei mangelndem Gleichgewicht, allgemeiner Unsicherheit und einem schlechten Allgemeinzustand eingesetzt.
Werden Pflegeempfänger mit geeigneten Hilfsmitteln versorgt, werden meist Physio- bzw. Ergotherapeuten mit in die Maßnahmen einbezogen.

Arten von Gehhilfen

Es gibt eine Vielzahl verschiedener Gehhilfen, die den Pflegeempfänger bei seiner Bewegung unterstützen können (**Abb. 9.10**, **Abb. 9.11**):
- Gehwagen mit diversen Unterstützungsmöglichkeiten
- Gehbock bzw. Gehgestell
- Rollatoren und Gehräder (Deltarad, Rollmobil)
- Achselstütze, Vierpunktestock, Gehstock und Unterarmgehstütze

Merke

Alle Gehhilfen müssen an die Körpergröße und Schrittlänge des Pflegeempfängers angepasst werden. Im Regelfall wird dies durch den Physiotherapeuten bzw. Orthopädietechniker übernommen.

Abb. 9.10 Arten von Gehhilfen.

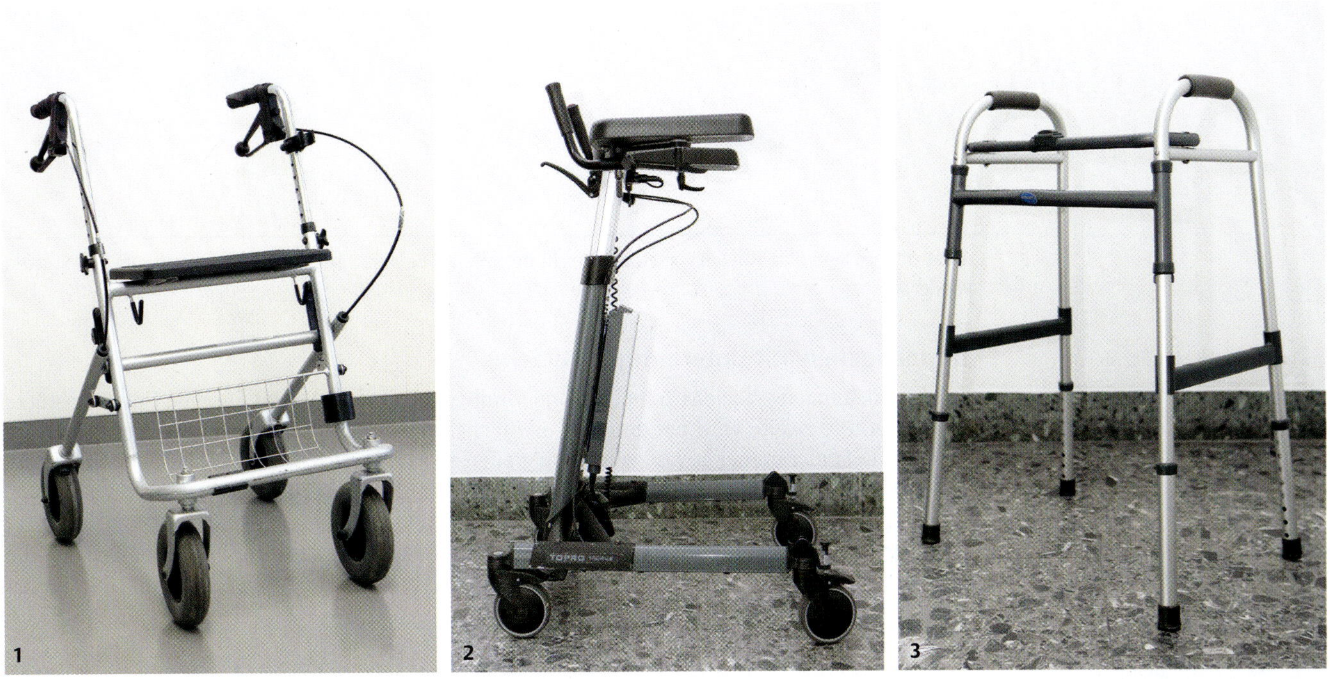

1 und **2** Rollatoren mit unterschiedlichen Ausführungen, **3** Gehbock. *Quelle: K. Oborny, Thieme*

Abb. 9.11 Hilfsmittel.

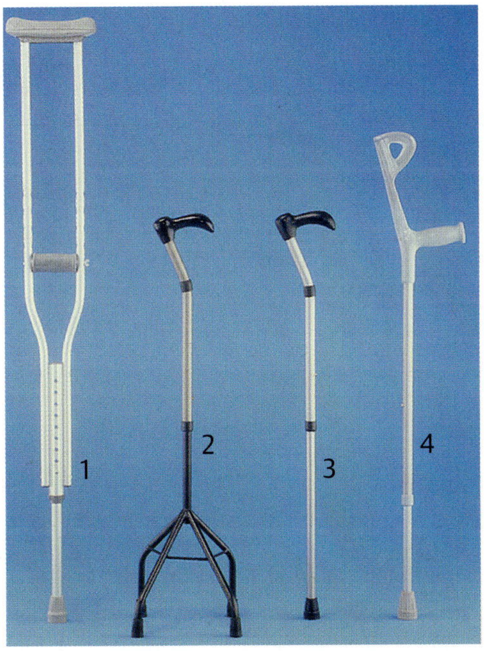

Achselstütze (1), Vierpunktestock (2), Gehstock (3) und Unterarmgehstütze (4). *Abb. aus: Schewior-Popp, Sitzmann, Ullrich. Thiemes Pflege. Thieme; 2020*

Gangschulung

Die Gangschulung zielt auf einen möglichst natürlichen Bewegungsablauf des Pflegeempfängers ab. Manche Pflegeempfänger müssen das richtige und gesunde Gehen erst wieder erlernen. Andere Betroffene lernen, wie unnatürliche Bewegungsmuster, z. B. durch Schonhaltungen, vermieden werden können.

Wenn möglich sollten immer 2 Gehstöcke verwendet werden (**Abb. 9.11**). Das Gehen mit nur einer Unterarmstütze belastet die Lendenwirbelsäule (LWS) und das Schultergelenk ungünstig. Dies wirkt sich negativ auf die gesamte Stabilität aus. Einseitig genutzte Gehhilfen sind immer auf der nicht betroffenen Seite einzusetzen.

Drei-Punkte-Gang. Der Drei-Punkte-Gang erlaubt entlastendes, teilbelastendes sowie vollbelastendes Gehen (**Abb. 9.12**).

Gangschulung

Der Pflegeempfänger soll sich so natürlich wie möglich bewegen. Bei noch unsicherem Gangbild sollten zur Absicherung Hilfsmittel eingesetzt werden.

Abb. 9.12 Drei-Punkte-Gang.

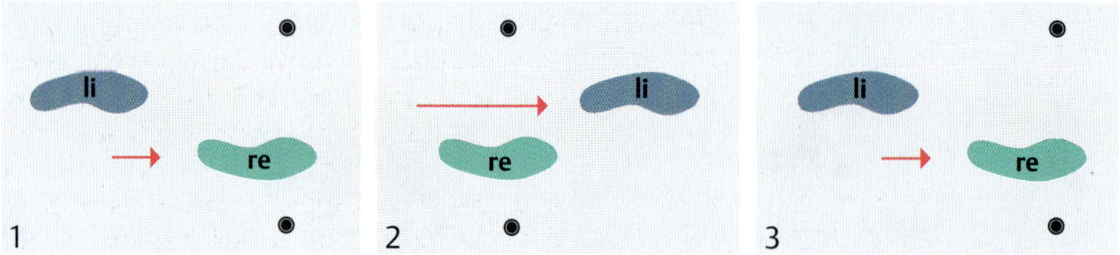

1 Betroffenes Bein und Stützen vorsetzen, **2** nicht betroffenes Bein nachsetzen, **3** betroffenes Bein und Stützen wieder vorsetzen. *Abb. aus: Schewior-Popp, Sitzmann, Ullrich. Thiemes Pflege. Thieme; 2020*

Treppengehen mit Unterarmgehstützen

Treppengehen mit Unterarmgehstützen

Kann beim Treppengehen das Treppengeländer mit genutzt werden, wird nur eine Unterarmstütze verwendet. Die zweite wird nur getragen und nicht zum Treppensteigen benötigt. Der Betroffene sollte das Geländer immer etwas weiter vorn greifen, so kann er sich besser hochziehen bzw. abstützen. Ist kein Geländer vorhanden, werden beide Unterarmstützen verwendet.

Beim Treppaufgehen wird zuerst das gesunde Bein auf die nächste Stufe gesetzt: **„Gesund nach oben“**.

Aufwärts. Bewegt sich der Pflegeempfänger treppauf, wird zuerst das nicht betroffene Bein auf die nächste Stufe gesetzt. Erst wenn die Person sicher steht, werden das betroffene Bein und die Stützen nachgezogen.

Beim Abwärtsgehen setzt der Pflegeempfänger erst die Unterarmgehstützen und dann das betroffene Bein nach unten: **„Krank nach unten“**.

Abwärts. Geht der Pflegeempfänger eine Treppe nach unten, werden erst die Unterarmgehstützen eine Stufe tiefer gesetzt. Dann folgt das betroffene Bein. Es sollte so viel Gewicht wie möglich auf die Gehhilfen gebracht werden. Dann wird das nicht betroffene Bein neben das andere gesetzt.

9.3.4 Rollstuhl einsetzen

9.3.4 Rollstuhl einsetzen

Hat ein Pflegeempfänger seine Gehfähigkeit teilweise oder vollständig verloren, kann ein Rollstuhl eingesetzt werden. Dieser wird auf die Bedürfnisse des Betroffenen abgestimmt.

Ein Rollstuhl ist immer dann erforderlich, wenn ein Pflegeempfänger seine Gehfähigkeit teilweise oder vollständig verloren hat (**Abb. 9.13**). Je nach Ausprägung der Erkrankung wird er vorübergehend oder kontinuierlich genutzt. In jedem Fall muss der Rollstuhl auf die Bedürfnisse des Betroffenen abgestimmt werden. In der Regel erfolgt dies durch Physio- oder Ergotherapeuten bzw. Orthopädiemechaniker.

Abb. 9.13 Rollstuhl.

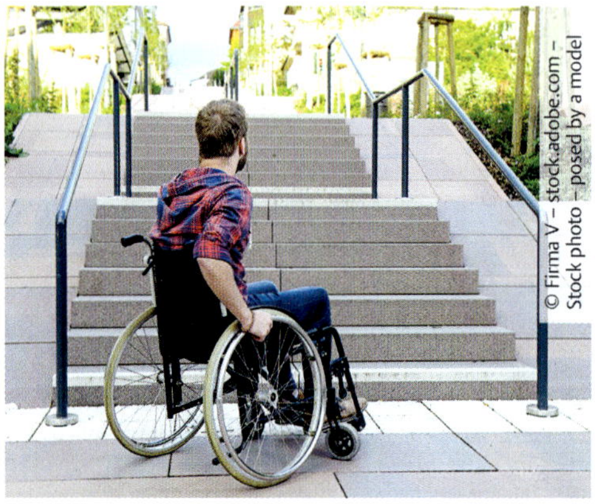

Ein Rollstuhl ist auch heutzutage oft noch ein Handicap (nachgestellte Situation). *Quelle: Firma V – stock.adobe.com*

Der Rollstuhl ist auf die Bedürfnisse des Betroffenen abgestimmt. Es gibt z. B.
- Faltrollstühle,
- Sportrollstühle,
- Elektrorollstühle.

Rollstuhlarten. Es werden verschiedene Arten von Rollstühlen angeboten:
- Faltrollstuhl
- Sportrollstuhl (mit starrem Rahmen)
- Elektrorollstuhl
- Sonderform: Dusch- und Toilettenstuhl

Praxistipp

Was muss ich beachten, wenn ich einen Pflegeempfänger in einem Rollstuhl mobilisiere?

Wird ein Rollstuhl eingesetzt, sind folgende Punkte zu beachten:

- Der Betroffene hat einen anderen Blickwinkel als aufrecht stehende Menschen. Bei Gesprächen sollten Sie sich auf Augenhöhe mit dem Rollstuhlfahrer begeben.
- Schieben Sie den Rollstuhl immer vor sich her. So kann der Pflegeempfänger sich besser orientieren und auch Sie haben eine optimale Übersicht.
- Nur mit voll aufgepumpten Reifen lässt sich ein Rollstuhl gut schieben. Achten Sie darauf, dass genug Luft in den Reifen ist.
- Es ist wichtig, den Rollstuhl regelmäßig zu überprüfen. Bei Problemen senden Sie ihn rechtzeitig zur Reparatur.
- Ziehen Sie immer die Bremsen an, wenn der Rollstuhl steht.
- Bei sehr immobilen Pflegeempfängern (z. B. bei Querschnittlähmung) mit hohem Dekubitusrisiko und wenig Eigenbeweglichkeit sollten Sie ein Antidekubituskissen unterlegen.
- Bewegt sich der Pflegeempfänger in den Rollstuhl hinein oder heraus, sollten Sie immer die Fußteile und ggf. auch die Seitenteile abklappen.
- Üben Sie das Überwinden von Schwellen und Bordsteinkanten (rückwärts hinauf und hinunter).
- Informieren Sie den Betroffenen, bevor Sie den Rollstuhl kippen.
- Wenn Sie den Rollstuhl über eine Treppe heben müssen, achten Sie darauf, ihn nur an festen Teilen anzufassen.

◀ Praxistipp

9.3.5 Thromboseprophylaxe

Definition

Als **Thrombose** wird eine Gefäßerkrankung bezeichnet, bei der sich ein Blutgerinnsel (Thrombus) in einer Vene bildet und dieses teilweise oder vollständig verschließt.
Die Thromboseprophylaxe umfasst alle Maßnahmen, die eine Thrombose verhindern sollen.

Merke

Statt „Thrombose der tiefen Bein- und Beckenvenen" kann man auch „Phlebothrombose", „tiefe Venenthrombose (TVT)" oder „tiefe Beinvenenthrombose" sagen.

Ursachen einer Thrombose

3 Veränderungen sind für die Thrombosebildung verantwortlich (Virchow-Trias):

1. Schädigung der Gefäßwand, z. B. durch Verletzung, Operation, Venenkatheter.
2. Verlangsamung der Blutströmung, z. B. bei langem Sitzen, Gipsverbänden, Bettlägerigkeit.
3. Veränderung der Blutzusammensetzung: erhöhte Gerinnung (z. B. durch Pille, Nikotin) oder Eindickung des Blutes (z. B. durch Flüssigkeitsmangel).

Vor allem im Krankenhaus, aber auch im Pflegeheim ist das Risiko der Entstehung einer Thrombose erhöht. Es gehört zu den pflegerischen Aufgaben, bei allen zu pflegenden Menschen das Risiko einer Thrombose korrekt einzuschätzen, eine angemessene Thromboseprophylaxe durchzuführen und die Anzeichen einer Thrombose zu erkennen. Die Einschätzung des Thromboserisikos erfolgt durch die Pflegefachkraft. Pflegeassistenten unterstützen sie bei der Durchführung der prophylaktischen Maßnahmen.

Ausführliche Informationen zu den Ursachen und Risikofaktoren einer Beinvenenthrombose finden Sie im Unterkapitel Tiefe Beinvenenthrombose (S. 510).

Thrombosezeichen erkennen

Eine Thrombose kann sich auch entwickeln, wenn eine Thromboseprophylaxe regelmäßig und korrekt durchgeführt wurde. Es ist daher wichtig, dass Sie Thrombosezeichen erkennen können und den Pflegeempfänger zu möglichen Symptomen befragen.

Symptome. Folgende Symptome können auf eine Thrombose hinweisen (**Abb. 9.14**):

- Schwere-/Spannungsgefühl, ziehende Schmerzen wie „Muskelkater" im betroffenen Bein
- Schwellung, blaurot verfärbte (zyanotisch), glänzende Haut
- Druckempfindlichkeit im Verlauf der tiefen Venen
- Fußsohlenschmerz bei Druck auf die Mitte der Fußsohle
- Hitzegefühl im Bein
- Schmerzen in der Leistengegend
- eventuell erhöhte Körpertemperatur

9.3.5 Thromboseprophylaxe

◀ Definition

◀ Merke

Ursachen einer Thrombose

3 Veränderungen sind für die Thrombosebildung verantwortlich:

1. Schädigung der Gefäßwand
2. Verlangsamung der Blutströmung
3. Veränderung der Blutzusammensetzung

Thrombosezeichen erkennen

Thrombosekennzeichen müssen rechtzeitig erkannt werden.
Es ist wichtig, den Pflegeempfänger über mögliche Veränderungen bzw. Symptome zu befragen.

Merke ►

Merke

Achtung: Eine Thrombose kann auch beschwerdefrei verlaufen.

Bei Thromboseverdacht muss der Pflegeempfänger sofort strikte Bettruhe einhalten, es besteht die Gefahr einer Lungenembolie. Verständigen Sie umgehend die Pflegefachkraft!

9

Thrombosen vorbeugen

Um eine Thrombose zu verhindern, werden medikamentöse und physikalische Mittel eingesetzt.

Thrombosen vorbeugen

Die Thromboseprophylaxe ruht auf 2 Säulen:

1. Säule: medikamentöse Prophylaxe (wirkt hemmend auf das Gerinnungssystem des Blutes)
2. Säule: physikalische Prophylaxe (beeinflusst den venösen Rückstrom)

Abb. 9.14 Thrombosezeichen.

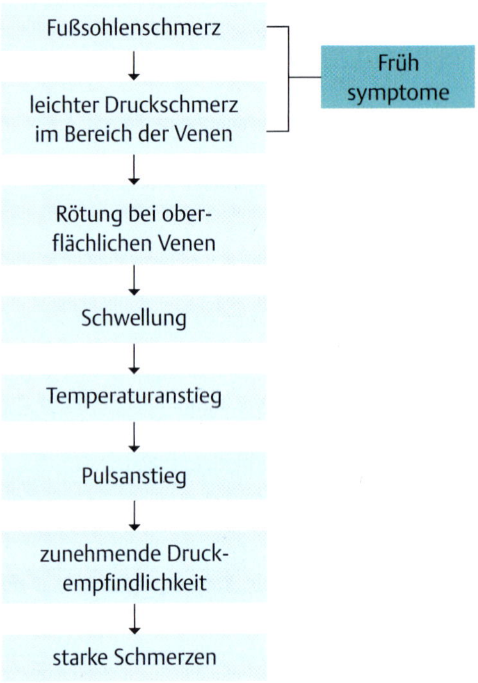

Mögliche Symptome einer Thrombose.

Medikamentöse Thromboseprophylaxe

Gerinnungshemmende Medikamente (Antikoagulanzien) werden in die Unterhaut eingespritzt (s. c. = subkutan) oder über den Mund (p. o. = oral) verabreicht.

Medikamentöse Thromboseprophylaxe

Zur medikamentösen Thromboseprophylaxe können gerinnungshemmende Medikamente (Antikoagulanzien) in die Unterhaut eingespritzt (Heparine subcutan) oder über den Mund (oral) verabreicht werden. Der Arzt wählt das passende Medikament aus und ordnet die erforderliche Dosis an. Die Pflegefachkräfte sind für das Richten und die korrekte Gabe verantwortlich. Die 6-R-Regel hat sich dabei bewährt. Nachlesen können Sie diese im Unterkapitel Verabreichen der Medikamente (S. 445).

Definition ►

Definition

s. c. = subcutaneus = unter die Haut

p. o. = per os oder oral = über den Mund

Physikalische Prophylaxe

Die physikalische Prophylaxe beschleunigt den venösen Rückfluss zum Herzen (**Tab. 9.1**).

Physikalische Prophylaxe

Tab. 9.1 zeigt Pflegemaßnahmen sowie physikalische Maßnahmen zur Thromboseprophylaxe. Alle physikalischen Prophylaxen beschleunigen den venösen Rückfluss zum Herzen durch die Kompression der oberflächlichen Venen und der Aktivierung der Muskelpumpe.

Tab. 9.1 Maßnahmen zur physikalischen Thromboseprophylaxe.

Kompression der oberflächlichen Venen	Aktivierung der Muskelpumpe	weitere physikalische Maßnahmen
• medizinische Thromboseprophylaxestrümpfe (MTS) • Kompressionsverbände • intermittierende pneumatische Kompression	• Bewegungsübungen im Bett • Mobilisation • Fußsohlendruck • Bettfahrrad/Sprunggelenkpumpe	• Atemübungen

Praxistipp

Durch welche pflegerischen Maßnahmen kann ich die medikamentöse Therapie zur Thromboseprophylaxe unterstützen?

Pflegende können neben der durch den Arzt verordneten medikamentösen Therapie wirkungsvolle physikalische Maßnahmen zur Thromboseprophylaxe anwenden:

- Regen Sie den Pflegeempfänger an, ausreichend zu trinken. Führen Sie einen Trinkplan bzw. sorgen Sie dafür, dass immer ausreichend Getränke in Reichweite stehen.
- Motivieren Sie den Pflegeempfänger, seine Atemgymnastik durchzuführen. Tiefes Ein- und Ausatmen regt den Kreislauf an und hat dadurch Einfluss auf die Fließgeschwindigkeit des Blutes.
- Motivieren Sie den Pflegeempfänger dazu, sein Bewegungstraining durchzuführen.
- Hat der Pflegeempfänger Bettruhe, kann er selbst Übungen im Liegen durchführen: die Zehen auseinanderspreizen und anspannen, kurz halten und dann wieder entspannen; die Füße kreisen lassen; abwechselnd einen Fuß nach oben ziehen und wieder strecken.
- Das Hochlagern der Beine hat nachweislich keinen vorbeugenden Charakter. Es dient dem Wohlbefinden des Pflegeempfängers.

◂ Praxistipp

Merke

Auf das Ausstreichen der Beine sollte unbedingt **verzichtet werden**. Ein positiver Effekt ist nicht belegbar, stattdessen könnte das Ausstreichen vorhandene Thromben lösen (AWMF, 2015).

◂ Merke

Medizinische Thromboseprophylaxestrümpfe anziehen

Medizinische Thromboseprophylaxestrümpfe (MTS) werden beim liegenden, immobilen Pflegeempfänger angewendet. Eingesetzt werden MTS, solange der Pflegeempfänger die Muskelpumpe noch nicht oder nur wenig betätigen kann, z. B. wenn die Muskeln während oder nach einer OP entspannt sind. MTS werden während der Phase der Immobilität Tag und Nacht getragen.

MTS müssen abgemessen werden, denn nur angepasste Strümpfe erzielen die beabsichtigte Wirkung. Die Auswahl der richtigen Strumpfgröße erfolgt im Regelfall durch die Pflegefachkraft.

Medizinische Thromboseprophylaxestrümpfe anziehen

MTS = Medizinische Thromboseprophylaxestrümpfe

MTS werden beim liegenden, immobilen Menschen eingesetzt. Sie werden Tag und Nacht getragen.

Merke

Physikalische Maßnahmen werden vorbeugend eingesetzt und dürfen bei einer bestehenden Thrombose und bei bestimmten anderen Grunderkrankungen des Pflegeempfängers **nicht** oder nur auf ärztliche Anweisung durchgeführt werden!

◂ Merke

Anwendungsbedingungen. Damit MTS richtig wirken können, müssen folgende Bedingungen erfüllt sein:

- **Passgenauigkeit:** Die Strumpfgröße wird nach Herstellerangaben am liegenden Pflegeempfänger mit entstauten Beinen abgemessen und ausgewählt.
- **Korrekter Sitz:** Die Strümpfe müssen faltenfrei anliegen und an der Ferse korrekt sitzen. Der Abschluss des oberen Gummibands befindet sich unterhalb der Gesäßfalte.
- **Tägliche Kontrolle:** Auf Einschnürungen, Durchblutungsstörungen (vor allem an den Fersen), richtigen Sitz, Schmerzen: Damit Durchblutungsstörungen des Beines frühzeitig erkannt werden können, sind die Strümpfe an den Zehen offen.

MTS sollten mindestens alle 2 Tage, z. B. nach dem Duschen oder der Körperpflege gewechselt werden (**Abb. 9.15**) (**Abb. 9.16**). Sind die Strümpfe verschmutzt oder schwitzt der Pflegeempfänger stark, müssen sie schon früher ausgetauscht werden.

MTS müssen passgenau sein und korrekt sitzen. Die Beine des Pflegeempfängers werden täglich auf Einschnürungen, Durchblutungsstörungen und Schmerzen hin überprüft.

MTS werden mindestens alle 2 Tage gewechselt und können gewaschen werden (siehe Herstellerangaben).

Besonderheiten Kinder

Bei Kindern erfolgt eine Thromboseprophylaxe in der Regel,

- wenn die Pubertät sichtbar eingesetzt hat,
- wenn das Gewicht des Kindes über 40 kg liegt bzw. der BMI über 25,
- wenn Jugendliche rauchen oder die Pille nehmen,
- wenn eine Thrombophilie (Veranlagung zur Bildung von Blutpfropfen) vorliegt und das Kind bereits eine Thrombose hatte.

Bei Kindern wird individuell entschieden, welche Art der Prophylaxe erfolgen soll.

◂ Besonderheiten

Abb. 9.15 Anziehen von MTS ohne Anziehhilfe.

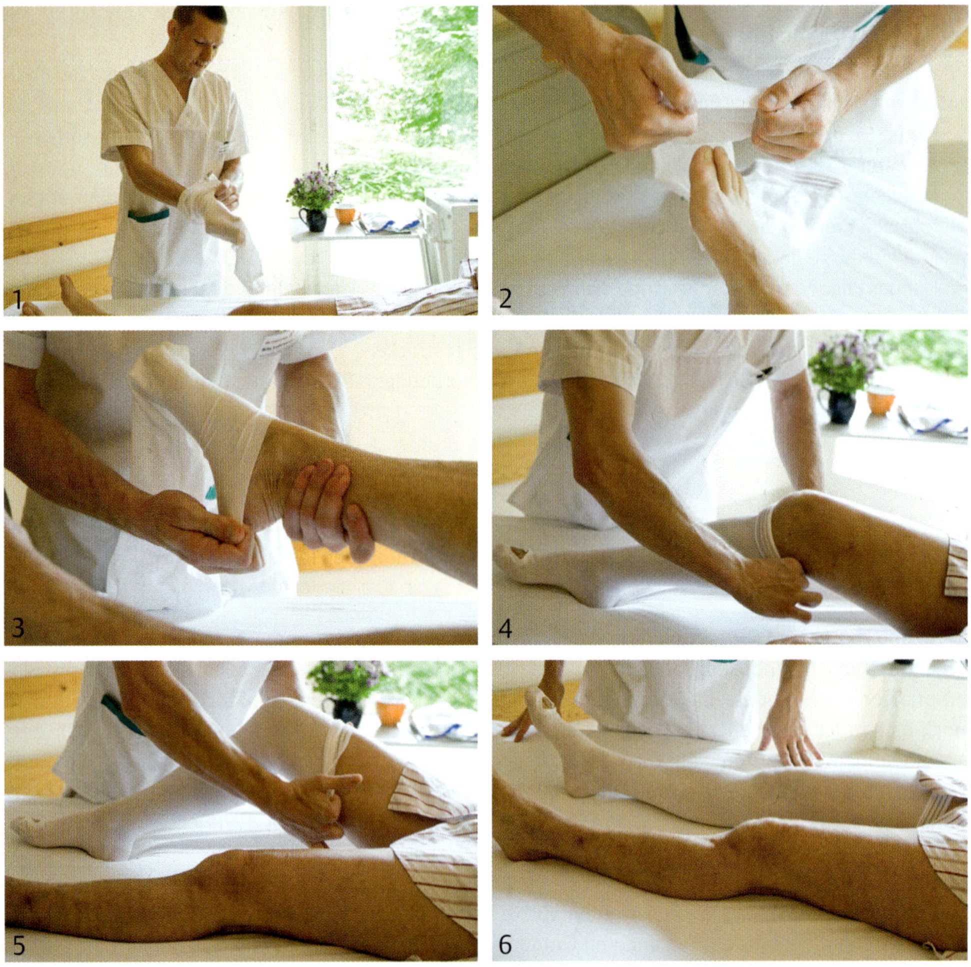

Es muss unbedingt darauf geachtet werden, dass beide Strümpfe ganz nach oben gezogen werden und keine Falten werfen. **1** Der Pflegende greift zunächst in den Strumpf, hält dabei das Fersenteil fest und stülpt das Beinteil nach außen. **2** Damit der Pflegeempfänger leichter hineinschlüpfen kann, wird die Öffnung etwas geweitet. **3** Nun wird der Strumpf über den Vorfuß bis zur Ferse und **4**, **5** anschließend das ausgerollte Beinteil über den Unterschenkel in Richtung Oberschenkel gezogen. **6** Abschließend wird der korrekte Sitz kontrolliert. Das Tragen von Handschuhen beim Anziehen der MTS kann den Vorgang erleichtern. *Quelle: P. Blåfield, Thieme*

Abb. 9.16 Anziehen von MTS mit einer Anziehhilfe.

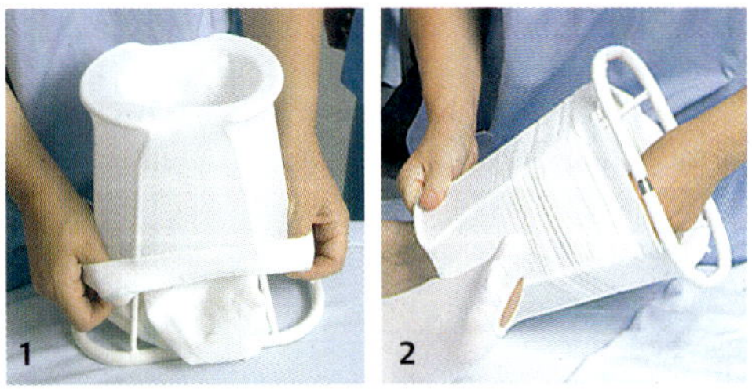

1 Das Beinteil des Strumpfes wird umgedreht und über die Anziehhilfe gezogen.
2 Der Fuß des Pflegeempfängers wird in den Strumpf eingeführt und die Anziehhilfe vorsichtig bis auf Kniehöhe geschoben. Ab da kann dann der Strumpf in Richtung Oberschenkel abgerollt werden. *Abb. aus: Kirschnick O. Pflegetechniken von A–Z. Thieme; 2024*

9.3.6 Kontrakturenprophylaxe

9.3.6 Kontrakturenprophylaxe

Definition ►

Definition

Als **Kontraktur** wird eine Funktions- und Bewegungseinschränkung von Gelenken bezeichnet. Die betroffenen Gelenke lassen sich auch passiv nicht oder nur begrenzt bewegen.
Die Kontrakturenprophylaxe umfasst alle Maßnahmen, um eine Kontraktur zu verhindern.

Bei der Beugekontraktur sind die Gelenke in Beugehaltung versteift (fixiert); bei der Streckkontraktur in Streckstellung.

Ursachen von Kontrakturen

Ursachen einer Kontraktur können sein:
- Immobilität
- Inaktivität (längere Ruhigstellung durch z. B. Gips oder Korsett, schlechte und einseitige Haltung)
- unprofessionelle Positionierung
- Schonhaltung aufgrund von Schmerzen
- großflächige Narben
- Lähmungen
- Spastiken

Risikofaktoren. Wird die Bewegungsfähigkeit eines Menschen über längere Zeit eingeschränkt oder werden Gelenke ruhiggestellt, erhöht das die Gefahr einer Kontraktur. Menschen sind **besonders** gefährdet bei
- allgemeinem Bewegungsmangel,
- Bettlägerigkeit,
- Ortsfixierung, z. B. im Sessel oder Rollstuhl,
- Abbauprozessen oder akut-entzündlichen Gelenkerkrankungen,
- Nervenlähmungen, z. B. nach einem Schlaganfall,
- Morbus Parkinson wegen des erhöhten Widerstands bei Bewegungsabläufen (Rigor),
- Knochenbrüchen (Frakturen),
- rheumatischen Erkrankungen.

Folgen. Durch die Kontraktur wird das betroffene Gewebe nicht mehr gedehnt, die Blutversorgung ist eingeschränkt. Dies kann zu einer Unterversorgung des Gewebes führen.

Merke

Immobilität und Bewegungsmangel sind die häufigsten Ursachen für Kontrakturen.

Als Pflege- und/oder Behandlungsfehler kann sich der sogenannte Spitzfuß entwickeln (**Abb. 9.17**). Dieser entsteht z. B. durch eine falsche Positionierung oder wenn der Fuß zu lange ruhiggestellt wurde.

Abb. 9.17 Spitzfuß.

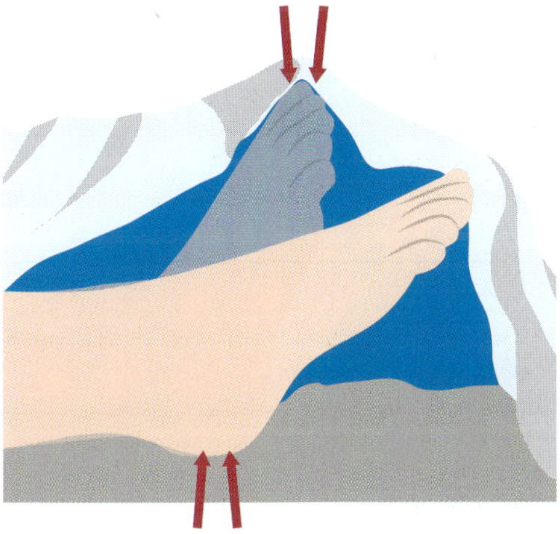

Er entsteht durch anhaltenden Druck einer aufliegenden Bettdecke. *Abb. aus: I care Pflege. Thieme; 2025*

Kontrakturen vorbeugen

Um Kontrakturen zu vermeiden, ist es notwendig, die Gelenke anatomisch richtig zu positionieren und ihrer Funktion entsprechend zu bewegen. Zur Kontrakturenprophylaxe gibt es folgende Maßnahmen:
- korrekte Positionierung des Betroffenen
- Gelenkbewegungen und Bewegungsübungen
- Eigenübungen des Betroffenen

Positionierung des Pflegeempfängers

Positionierungen/Lagerungen an sich verhindern nicht, dass es zu Bewegungseinschränkungen kommt. Dennoch helfen sie dabei, schwer umkehrbare Fehlstellungen (z. B. Spitzfuß, **Abb. 9.18**) zu vermeiden. Wichtig dabei ist jedoch, dass die Positionierung richtig durchgeführt wird. Es gibt verschiedene Positionierungsmöglichkeiten, die im Wechsel angewendet werden sollten.

Kurzfassung

Ursachen von Kontrakturen
- Immobilität
- Inaktivität
- unprofessionelle Lagerung/Positionierung
- Schonhaltung aufgrund von Schmerzen
- großflächige Narben
- Lähmungen
- Spastiken

Durch die Kontraktur kommt es zu einer Mangelversorgung des betroffenen Gewebes.

◀ Merke

Kontrakturen vorbeugen

Maßnahmen zur Kontrakturenprophylaxe sind
- Lagerung,
- Gelenkbewegungen,
- Bewegungsübungen.

Positionierung des Pflegeempfängers

Positionierungen können Bewegungseinschränkungen nicht verhindern. Aber sie helfen dabei, Fehlstellungen zu vermeiden.

Praxistipp ►

9

Praxistipp

Welche allgemeinen Regeln muss ich beim Positionieren eines Pflegeempfängers beachten?

- Berücksichtigen Sie bei jeder Positionierung die Begleiterkrankungen des Pflegeempfängers. Achten Sie auf Schmerzäußerungen.
- Wunden dürfen nicht unter Zug geraten, z. B. durch zu große Winkelveränderungen der betroffenen oder benachbarten Gelenke. Dies würde den Heilungsverlauf stören und verzögern.
- Positionieren Sie Pflegeempfänger mit spastischen Lähmungen so, dass Sie den Verkrampfungen der Muskulatur entgegenwirken (tonusregulierende Gelenkstellung) (Bobath-Konzept, S. 534).
- Positionieren Sie Gliedmaßen mit schlaffen Lähmungen mit besonderer Vorsicht. So vermeiden Sie schädigende Dehnungen bzw. Überdehnungen.

Abb. 9.18 Spitzfußprophylaxe.

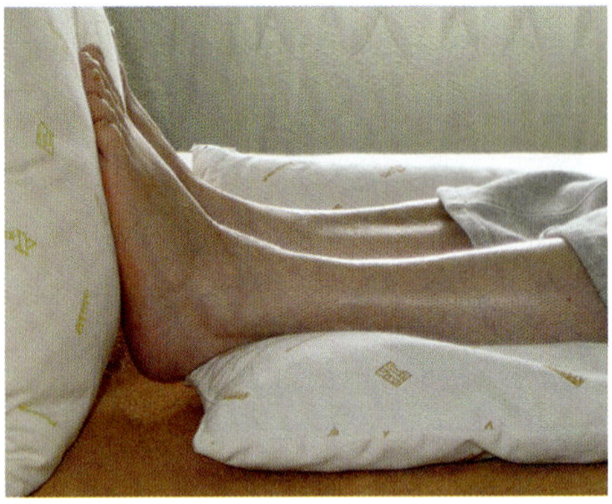

Die Füße werden durch ein Kissen in 90°-Stellung gelagert. Zur Dekubitusprophylaxe wird die Ferse zusätzlich frei gelagert. *Abb. aus: Sirsch E. In: Köther I. Altenpflege. Thieme; 2016*

Merke ►

Merke

Zur Vermeidung von Druckstellen muss der Pflegeempfänger regelmäßig umgelagert bzw. anders positioniert werden.

Der Pflegeempfänger kann in Rückenlage, Seitenlage und Bauchlage positioniert werden.

Der Pflegeempfänger sollte zur Kontrakturenprophylaxe auf einer möglichst harten Matratze positioniert werden. Dies erhöht die Eigenmobilität sowie die Körperwahrnehmung des Betroffenen. Positionierungen können folgendermaßen erfolgen:

- Rückenlage (RL) (**Abb. 9.19**)
- Seitenlage (SL) (**Abb. 9.20**)
- Bauchlage (BL) (**Abb. 9.21**)

Abb. 9.19 Positionierung in Rückenlage.

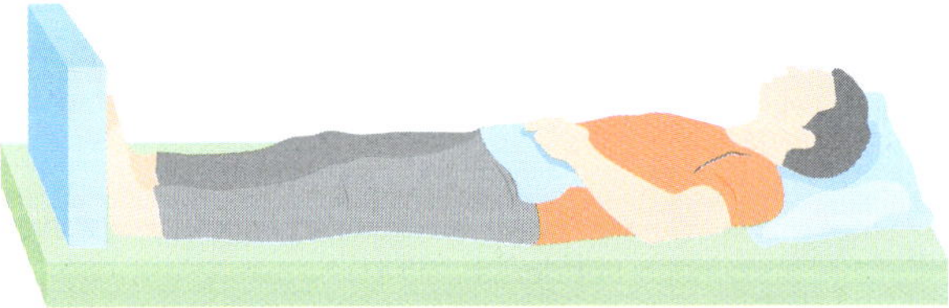

a

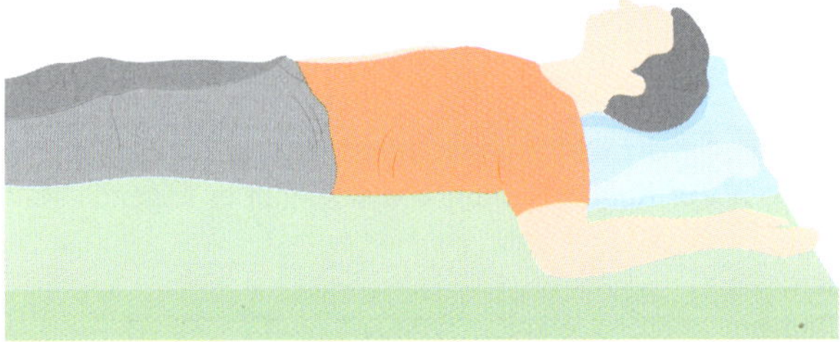

b

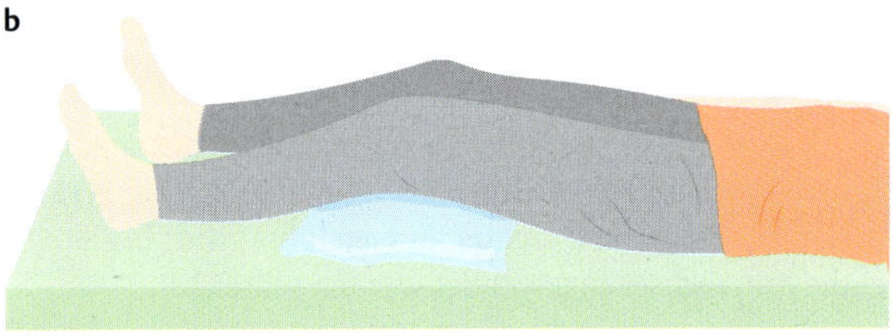

c

Für alle Varianten gilt eine flache Rückenlage auf möglichst harter Matratze.
a Gewöhnliche Variante,
b Variante 1,
c Variante 2.

Abb. 9.20 Positionierung in Seitenlage.

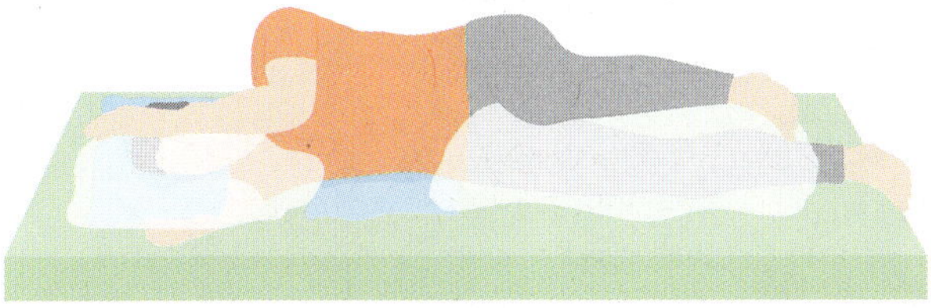

Flache Seitenlage auf möglichst harter Matratze.

Abb. 9.21 Positionierung in Bauchlage.

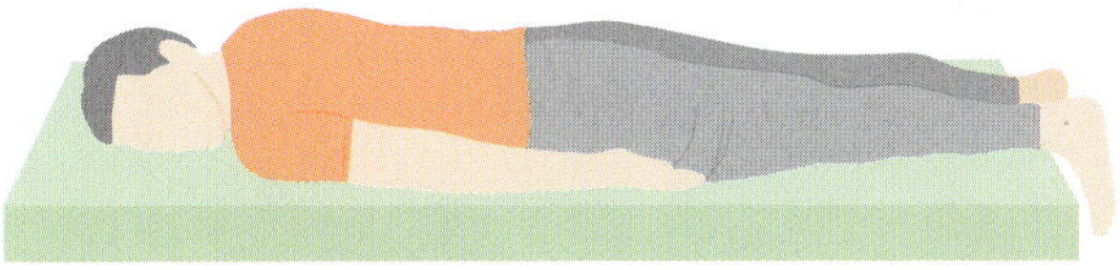

Flache Bauchlage auf möglichst harter Matratze.

Gelenkbewegungen und Bewegungsübungen

Der Pflegeempfänger sollte sich nach Möglichkeit selbst bewegen und von den Pflegenden dabei motiviert und unterstützt werden. Aktive Bewegungsübungen, bei denen eine Hilfsperson unterstützt, sind passiven Bewegungen vorzuziehen. Bei allen Bewegungen sollte versucht werden, das volle Bewegungsausmaß des Gelenks zu erreichen.

Gelenkbewegungen und Bewegungsübungen
Bewegungsübungen sollen die Beweglichkeit und Selbstständigkeit des Pflegeempfängers erhalten und fördern. Aktive oder durch eine Hilfsperson unterstützte Bewegungsübungen sind passiven Übungen vorzuziehen.

◂ Praxistipp

Praxistipp

Wie bereite ich den Pflegeempfänger auf Bewegungsübungen vor?

Bevor der Pflegeempfänger mit den Bewegungsübungen beginnt, sollten folgende Maßnahmen erfolgen:

- Informieren Sie den Pflegeempfänger über das Ziel und die Art der Bewegungsübung.
- Schaffen Sie Bewegungsfreiraum: Entfernen Sie die Bettdecke und alle Lagerungshilfsmittel aus dem Bett.
- Sichern Sie Infusionen, Drainagen, Blasenverweilkatheter usw. ab (ggf. ist hierzu die Mitarbeit einer Pflegefachkraft erforderlich).
- Motivieren Sie den Pflegeempfänger zur aktiven Mitarbeit.
- Bevor Sie beginnen, prüfen Sie den aktuellen Zustand des Pflegeempfängers, z. B. Kreislaufsituation, Schwindelgefühle, Blutdruckwerte, Schmerzen.
- Stellen Sie das Kopfteil des Bettes zur Neupositionierung kurzfristig so flach wie möglich – je nach Toleranz des Pflegeempfängers. So kann der Pflegeempfänger am besten mithelfen.

Kann oder darf der Pflegeempfänger nur passiv bewegt werden, führt in der Regel der Physiotherapeut diese Übungen durch. **Abb. 9.22** zeigt eine Bewegungsübung, die auch Pflegende vorsichtig übernehmen können. Der Pflegende unterstützt dabei den Pflegeempfänger und führt so die Kontrakturenprophylaxe an Hand und Fingern durch.

Passive Bewegungsübungen werden in der Regel durch den **Physiotherapeuten** durchgeführt.

Abb. 9.22 Kontrakturenprophylaxe an Hand und Fingern.

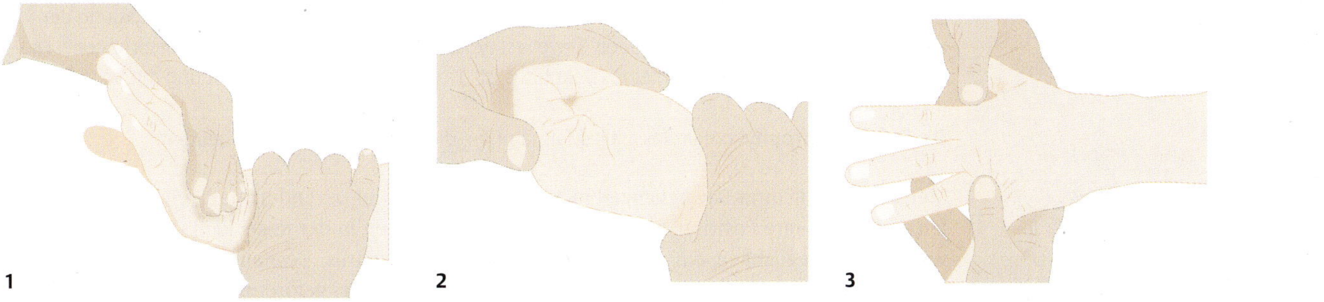

1 Die Hand wird zunächst vorsichtig in Richtung Handrücken gebeugt. **2** Dann werden alle Finger gebeugt und die Hand zur Faust geschlossen. **3** Abschließend werden die Finger so weit wie möglich gespreizt.

Aktive Übungen werden vom Betroffenen selbstständig durchgeführt. Eventuell muss der Pflegeempfänger dazu motiviert und/oder dazu aufgefordert werden. Aktive Übungen erhalten das Bewegungsgefühl, regen die Atmung an, fördern die arterielle und venöse Durchblutung und verbessern Schlaf und Appetit (**Abb. 9.23**, **Abb. 9.24**).

Aktive Übungen werden vom **Pflegeempfänger selbstständig** durchgeführt. Sie können leicht in den Alltag einbezogen werden.

Abb. 9.23 Rumpfbewegungen.

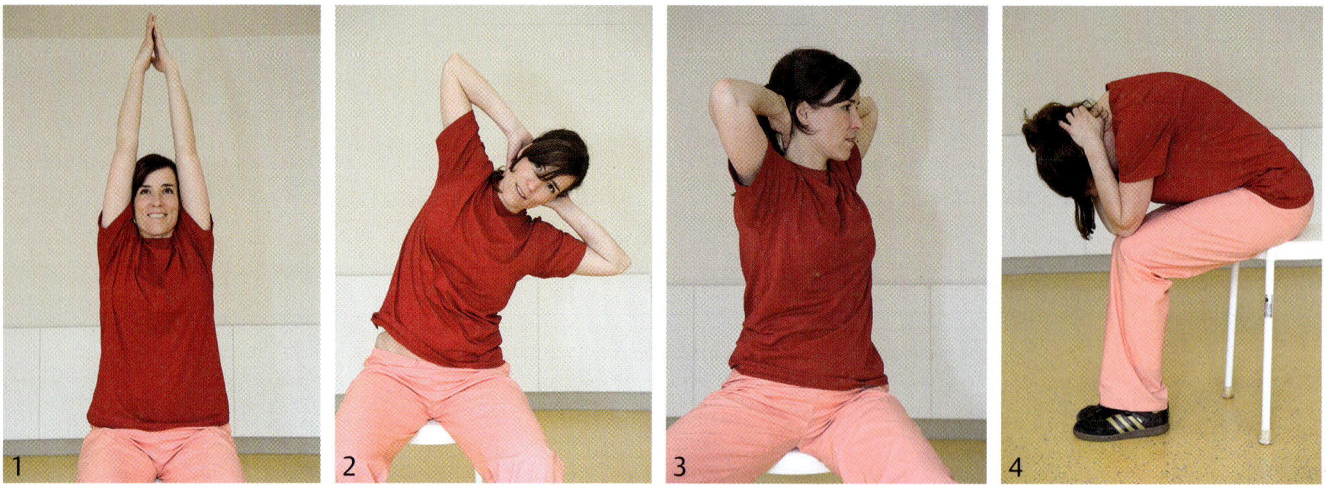

Aktive Bewegungsübungen zur Mobilisation der Wirbelsäule. **1** Streckung der Wirbelsäule, **2** Seitneigung der Wirbelsäule, **3** Drehung der Wirbelsäule, **4** Beugung der Wirbelsäule. *Quelle: W. Krüper, Thieme*

Bewegungsübungen können leicht in den Alltag einbezogen werden (**Abb. 9.24**).

Abb. 9.24 Kontrakturenprophylaxe im Alltag.

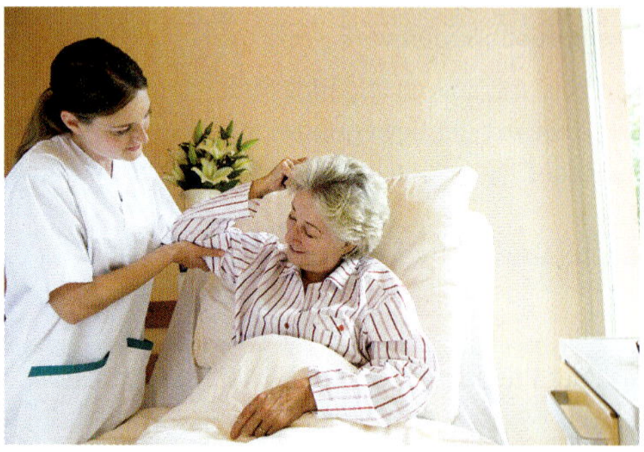

Beim Kämmen dient die Drehbewegung des Schultergelenks nach außen der Kontrakturenprophylaxe (nachgestellte Situation). *Quelle: P. Blåfield, Thieme*

Merke ►

Merke

Es ist sinnvoll, Bewegungsübungen möglichst mit anderen Pflegetätigkeiten zu verbinden. Sie können z. B. während der Körperpflege (Waschen, Kämmen, An- und Auskleiden) erfolgen.

9.3.7 Dekubitusprophylaxe

9.3.7 Dekubitusprophylaxe

Definition ►

Definition

Ein **Dekubitus** (Dekubitalulkus, Druckgeschwür) ist eine örtlich begrenzte „Schädigung der Haut und/oder des darunter liegenden Gewebes, typischerweise über knöchernen Vorsprüngen". Die Hauptursache für das Entstehen eines Dekubitus ist „Druck oder Druck in Verbindung mit Scherkräften". (DNQP 2017)

Die **Dekubitusprophylaxe** umfasst alle Maßnahmen, die einem Dekubitus vorbeugen.

Ist die Beweglichkeit eines Pflegeempfängers im Liegen und Sitzen eingeschränkt, droht ein Dekubitus.

Menschen, die in ihrer Beweglichkeit nicht eingeschränkt sind, verändern auch im Liegen oder Schlafen andauernd ihre Position. Daher haben mobile Menschen in der Regel kein Dekubitusrisiko. Erst wenn die Beweglichkeit eingeschränkt ist, droht ein Dekubitus. Deshalb sollte bei jeder pflegerischen Handlung auch die Eigenbewegung des Pflegeempfängers gefördert werden.

Druckgeschwüre sind oft mit starken Schmerzen verbunden.

Dekubitus und Schmerzen. Bei einem Dekubitus handelt es sich um eine chronische Wunde. Diese kann zu starken Schmerzen führen. Daher ist es wichtig, dass im Rahmen der pflegerischen Versorgung die Schmerzsituation des Pflegeempfängers immer wieder neu eingeschätzt, angepasst und dokumentiert wird. Nur so kann ein angemessenes Schmerzmanagement eingeleitet werden. Ein schmerzfreier Pflegeempfänger kann sich leichter selbst bewegen und auch besser bewegt werden.

Merke

Schmerzen können die Beweglichkeit eines Menschen beeinträchtigen. Sitzen wird z. B. von manchen Betroffenen als schmerzhafter erlebt als ruhiges Liegen.

◂ Merke

Ursachen von Dekubitus

Druck und Zeit. Besteht über längere Zeit Druck auf eine bestimmte Körperstelle, wie z. B. die Ferse, wird dieser Bereich mangeldurchblutet (Ischämie). Das betroffene Gewebe wird zu wenig mit Sauerstoff und Nährstoffen versorgt. Dies führt zu einem Absterben des Gewebes. Gefährdet sind vor allem die Körperpartien, die ohne oder nur mit geringer Muskelpolsterung einem Knochen anliegen.

Ursachen von Dekubitus

Über eine längere Zeit ausgeübter Druck führt im betroffenen Gewebe zu einer Mangeldurchblutung.

9

Scherkräfte. Scherkräfte treten immer dann auf, wenn Kräfte aus entgegengesetzten Richtungen auf die Haut einwirken. Sie entstehen dadurch, dass sich die Oberhaut und das darunterliegende Gewebe gegeneinander verschieben. Die Oberhaut verschiebt sich z. B. beim Herunterrutschen oder Hochziehen im Bett oder Stuhl in Richtung der Bewegung, während die darunterliegenden Hautschichten diese Bewegung nicht mitmachen (**Abb. 9.25**). Durch ein Verdrehen (Verdrillung) der Blutgefäße wird die Blutzirkulation unterbrochen. Es entstehen Verletzungen, die an der Oberfläche zunächst nicht sichtbar sind.

Scherkräfte entstehen dadurch, dass sich Hautschichten gegeneinander verschieben, z. B. beim Hochziehen im Bett.

Abb. 9.25 Scherkräfte.

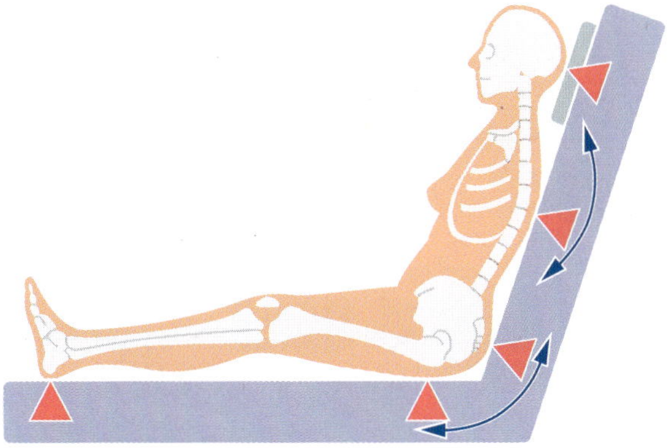

Typische Stellen, an denen bei liegenden bzw. sitzenden Menschen Scherkräfte auf das Gewebe einwirken. Diese Kräfte treten vor allem dann auf, wenn eine Person im Bett oder im Stuhl verrutscht oder hochgezogen wird. *Quelle: Andreae S. Verletzungen der Haut. In: Andreae S, von Hayek D, Weniger J, Hrsg. Gesundheits- und Krankheitslehre für die Altenpflege. 4. Auflage. Stuttgart: Thieme; 2015.*

Risikofaktoren

Die Gefahr, einen Dekubitus zu entwickeln, steigt bei Personen mit:

- einem schlechten Ernährungszustand
- verminderter Aktivität und Mobilität und bei Personen, die keine/wenig Entlastungsbewegungen machen, z. B. bei gelähmten oder bewußtlosen Menschen (Immobilität)
- erhöhter Hautfeuchtigkeit, z. B. bei Inkontinenz oder starkem Schwitzen
- Begleiterkrankungen, wie z. B. Diabetes mellitus
- erhöhtem Lebensalter
- verminderter Durchblutung und Sauerstoffversorgung der Haut, z. B. bei Herzinsuffizienz
- Personen, die im Liegen sowie im Sitzen die eigene Position nicht oder kaum verändern können.

Risikofaktoren

Durch folgende Faktoren wird ein Dekubitus begünstigt:

- sehr trockene, dünne und unelastische Haut
- eingeschränkte Mobilität
- Durchblutungsstörungen und Herz-Kreislauf-Erkrankungen
- schlechter Ernährungszustand
- erhöhte Hautfeuchtigkeit
- erhöhter Gewebedruck

Dekubitus erkennen

Grundsätzlich können in sitzender oder liegender Position überall am Körper Druckstellen entstehen. In der Praxis erweisen sich jedoch einige Stellen als besonders gefährdet (**Abb. 9.26**).

Dekubitus erkennen

Ein Dekubitus tritt häufig über einem Knochenvorsprung auf.

Fingertest. Erstes Anzeichen bei einem Dekubitus ist eine anhaltende Rötung der Haut. Diese Rötung geht auch nach einer Druckentlastung (z. B. nach einem Lagewechsel) nicht weg. Um festzustellen, ob ein beginnender Dekubitus vorliegt, sollte eine Kontrolle durch den Fingertest vorgenommen werden (**Abb. 9.27**).

Praxistipp

Wie kann ich durch den sogenannten Fingertest feststellen, ob ein Dekubitus vorliegt?

Durch den Fingertest lässt sich eine vorübergehende Rötung von einem Dekubitus 1. Grades unterscheiden: Drücken Sie mit der Fingerkuppe in die Mitte der Rötung. Bleibt die Haut (wo der Finger auflag) gerötet und wird nicht weiß, ist der Test „positiv“ und es liegt ein Dekubitus 1. Grades vor (vgl. DNQP 2017).

◂ Praxistipp

9

Abb. 9.26 Dekubitus.

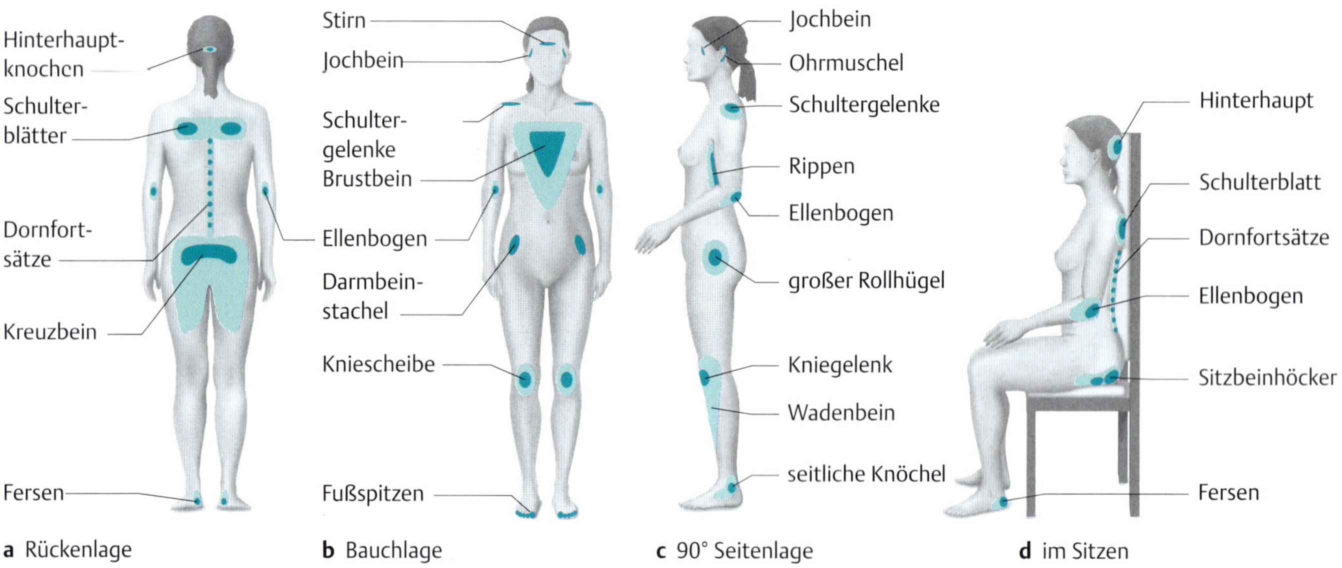

An diesen Stellen entsteht häufig ein Dekubitus. *Abb. aus: Schewior-Popp, Sitzmann, Ullrich. Thiemes Pflege. Thieme; 2020*

Abb. 9.27 Finger/-Lupentest.

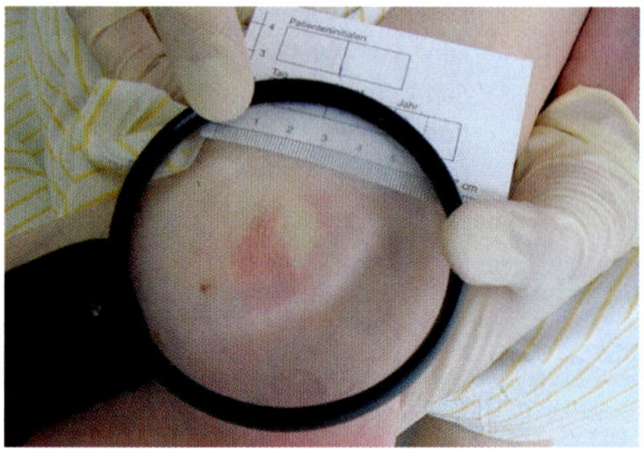

Die Hautrötung bleibt nicht bestehen, ein Dekubitus liegt nicht vor. *Abb. aus: Schewior-Popp, Sitzmann, Ullrich. Thiemes Pflege. Thieme; 2020*

Beim Dekubitus an der Ferse wird häufig zuerst das tiefer gelegene Gewebe geschädigt.

Die Fersen sind besonders gefährdet! Hier ist oftmals eine besondere Form des Druckgeschwürs zu beobachten: Unter der intakten Haut wird eine Verfärbung sichtbar, das heißt, das darunter liegende Gewebe ist bereits abgestorben (nekrotisch) (**Abb. 9.28**). Da der Fersenknochen ein nach außen gewölbter (konvexer) Knochen ist, wird bei aufliegender Ferse das tiefer gelegene Gewebe zuerst geschädigt.

Abb. 9.28 Dekubitus.

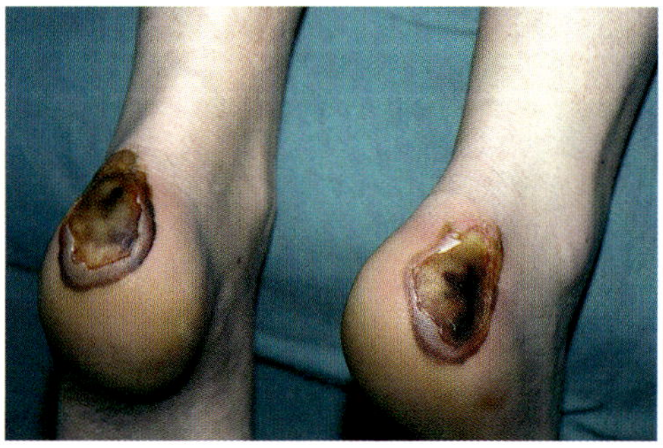

Dekubitus an der Ferse bei intakter Haut. *Quelle: Fotosammlung der dermatologischen Abteilung der Universitätskliniken Genf*

Merke ▸

Merke

Liegt die Ferse auf und kann sich der Pflegeempfänger selbst kaum oder gar nicht bewegen, muss sofort eine druckentlastende Maßnahme eingeleitet werden, z. B. die vollständige Fersenfreilagerung. Nur so werden tiefer liegende Gewebeschäden verhindert.

KURZFASSUNG

Dekubitusstadien

Dekubitalulzera lassen sich je nach Ausmaß der Gewebeschädigung in 4 Stadien unterteilen (**Abb. 9.29**).

Dekubitusstadien
Man unterscheidet 4 Dekubitusstadien.

Abb. 9.29 Dekubitusstadien.

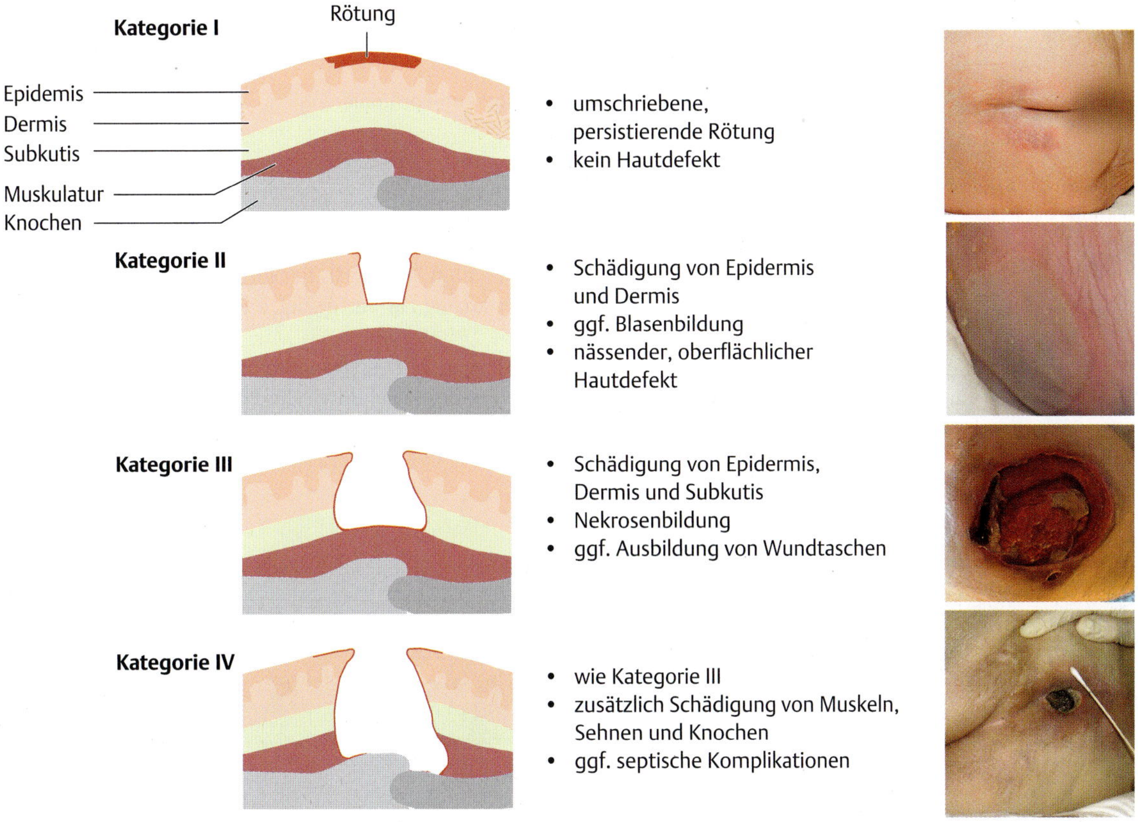

Die 4 Stadien. *Abb. aus: Köther I. Altenpflege. Thieme; 2016*

a Grad 1: Kennzeichen ist eine deutliche, anhaltende Hautrötung bei intakter Haut. Die Hautrötung lässt sich auch beim Fingertest nicht „wegdrücken". *Quelle: Kember S, Quan Phan N. Mechanische Schädigung. In: Schmidt-Bräkling T, Pohl U, Gosheger G, Van Aken H. Patientenlagerung im OP. Thieme; 2016*

b Grad 2: Kennzeichen ist eine oberflächige Hautschädigung, eventuell mit Blasenbildung. Platzt eine solche Blase auf, bildet sich eine schmerzhafte und infektanfällige Hautverletzung (Läsion). *Quelle: Bode T, Horn T, Schüning A. Wundmanagement – Wundversorgung in der täglichen Praxis. Thieme; 2021*

c Grad 3: Kennzeichen sind eine Schädigung aller Hautschichten und eine Nekrose (Gewebetod) des Unterhautgewebes. Es bilden sich Geschwüre, da abgestorbenes Gewebe abgestoßen wird. Die betroffene Stelle ist blutig dunkelblau verfärbt. *Quelle: Andreae S, von Hayek D, Weniger J, Hrsg. Gesundheits- und Krankheitslehre für die Altenpflege. Thieme; 2015*

d Grad 4: Kennzeichen ist eine Schädigung aller Hautschichten. Die Wunde reicht bis auf die Knochen. Sie ist infiziert und entzündet. Es zeigt sich eine blauschwarze trockene oder nässende Schädigung, eventuell sind Muskeln, Sehnen, Knochen und/oder Gelenke mit beteiligt. *Quelle: Hahn J. Dekubitus. In: Arastéh K, Baenkler H, Bieber C, Boesecke C, Brandt R, Bruns B, Bugaj T, Chatterjee T, Ditting T et al., Hrsg. Duale Reihe Innere Medizin. Thieme; 2024*

Merke

Bei Personen mit dunkler Haut ist eine Rötung kaum festzustellen. Folgende Zeichen können aber auch hier auf eine beginnende Gewebeschädigung hinweisen: livide/bläulich verfärbte Hautareale, Aufhellen der Haut, begrenzte Schwellung (Ödem), verhärtetes Gewebe (lokalisierte Induration) und umschriebene Wärme.

◂ Merke

Dekubitus vorbeugen

Die **Druckentlastung** (Umlagern) und die **Druckreduzierung** (Weichlagerung) sollen die fehlende Eigenbewegung eines dekubitusgefährdeten Menschen ergänzen oder ersetzen. Die Wirksamkeit von Druckentlastung ist wissenschaftlich nachgewiesen. Aus diesem Grund sollte bei jeder pflegerischen Handlung auch die Eigenbewegung des Pflegeempfängers gefördert werden.

Wird ein dekubitusgefährdeter Mensch positioniert, muss Folgendes beachtet werden:

- Eigenbewegung und Selbstständigkeit des Pflegeempfängers fördern
- Auflagedruck reduzieren
- große Gelenke (Hüfte/Sprunggelenk) korrekt positionieren
- das Auftreten von Scherkräften, z. B. durch Herunterrutschen im Bett oder Stuhl, vermeiden

Dekubitus vorbeugen

Einem Dekubitus wird durch **Druckentlastung** (Umlagern, Bewegungsförderung) und **Druckreduktion** (Weichlagerung) vorgebeugt.

Bei Dekubitusgefahr:

- die Eigenbewegung und Selbstständigkeit des Pflegeempfängers fördern
- den Auflagedruck reduzieren
- die großen Gelenke richtig positionieren
- Scherkräfte vermeiden

Beeinflussende Faktoren. Folgende Faktoren haben einen entscheidenden Einfluss darauf, einen Dekubitus zu verhindern (DQNP 2017):

- das Wissen der Pflegenden
- die Förderung der Eigenbewegung des Betroffenen
- die Risikoeinschätzung (erfolgt in der Regel durch die Pflegefachkraft)
- die Lagerung/Positionierung der Betroffenen
- die Anwendung druckentlastender Maßnahmen, z. B. durch den Einsatz von Hilfsmitteln

9

Merke ▸

Merke

Es gilt der Grundsatz: Bewegung vor Lagerung/Positionierung!

Druckentlastung im Liegen
Die Position des Pflegeempfängers wird in einer individuellen Zeitspanne gewechselt, Lagerungsmöglichkeiten sind z. B.:

- 30°-Lagerung (**Abb. 9.31**)
- 135°-Lagerung (**Abb. 9.32**)
- Mikropositionswechsel/Mikrolagerung

Druckentlastung im Liegen

Die Position des Pflegeempfängers wird innerhalb einer für ihn angemessenen Zeitspanne gewechselt. Dazu wird zuvor das Risiko eines Dekubitus durch die Pflegefachkraft ermittelt. Einerseits erfolgt die Einschätzung durch den oben genannten Fingertest, der fortlaufend durchgeführt wird. Andererseits stehen Instrumente zur Risikoerfassung zur Verfügung, z. B. die Norton-Skala oder die Braden-Skala.

Ein Bewegungsplan sorgt dafür, dass alle Pflegenden gleichermaßen über den Stand der vorbeugenden Maßnahmen informiert sind. Er wird in der Regel durch die Pflegefachkraft erstellt. Darin werden alle vorbeugenden Maßnahmen dokumentiert (**Abb. 9.30**).

Abb. 9.30 Bewegungsplan (nach Köther 2016).

Name: ______ Geburtsdatum: ______ Bereich: 3a Datum: 19.05.2016

Bewegungsintervall/Tag alle: 1 Std. Bewegungsintervall/Nacht alle: 2 Std. Hilfsmittel: 3 Lagerungskissen

Dekubitus gefährdet: ja ☒ nein ☐ Braden-Skala ☒ / Norton-Skala ☐ Punktzahl: 10

Datum		Frühdienst von 6.00 – 14.00								Spätdienst von 14.00 – 21.00								Nachtdienst von 21.30 – 6.00				
19.10.06	Uhrzeit	6.30	7.30	7.50	9.10	10.10	11.00	12.10	13.50	14.30	15.00	15.30	16.30	17.30	18.30	19.30	20.30	21.30	23.30	1.30	3.30	5.30
	Position	30 li	T	S	30 re	T	S/B	S/M	T	30 re	T	Rü	30 li	L	R	30 re	Rü	30 li	30 re	Rü	30 li	30 re
	Fingertest	⊖			⊖			⊖		⊖	⊖	⊖	⊖			⊖		⊖	⊖	⊖	⊖	⊖
	Handzeichen	BM	BM	BM	BM	BM	BM	BM	BM	MU	MU	MU	MU	MU	MU	MU		PK	PK	PK	PK	PK
20.10.06	Uhrzeit	6.30	7.30	8.30	9.30																	
	Position	R	L	30 re	Rü																	
	Fingertest		⊖		⊖																	
	Handzeichen	BM	BM	BM	BM																	

Position:
rechte Seite = re
linke Seite = li
Rücken = Rü
Langsitz im Bett = L
Stuhl/Sessel = S

Rollstuhl = R
30°Lagerung = 30
135°Lagerung = 135
Mikrolagerung/Mikrobewegung = M
Freilagerung = F

Gehtraining = G
Bewegungsübungen = B
Toilettengang = T
Fingertest
Fingertest positiv = +
Fingertest negativ = -

Mit Hilfe des Bewegungsplans können die Pflegenden die Eigenbewegung beim Pflegeempfänger fördern und das Dekubitusrisiko durch wechselnde Druckentlastung senken.

Abb. 9.31 30°-Seitenlagerung.

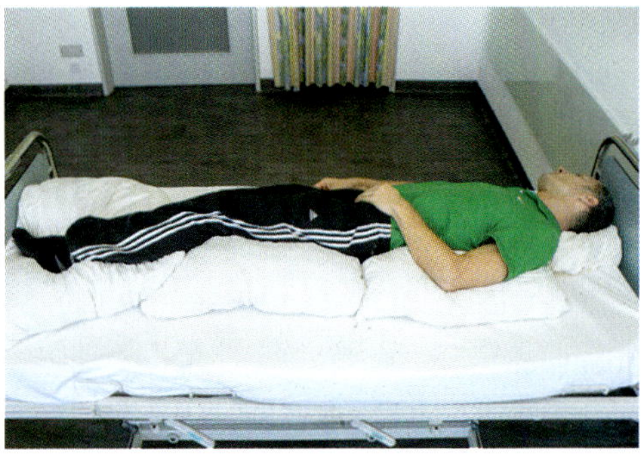

Die 30°-Lagerung ist die Position mit den geringsten Risiken. Hierbei werden weder das Kreuzbein noch der Knochenvorsprung des Oberschenkelknochens (Trochanter) belastet. Der Betroffene liegt auf einem oder 2 weichen Kissen, die unter eine Körperhälfte geschoben werden. Der Kopf ist durch ein kleines Kissen gestützt (nachgestellte Situation).
Quelle: W. Krüper, Thieme

Abb. 9.32 135°-Lagerung.

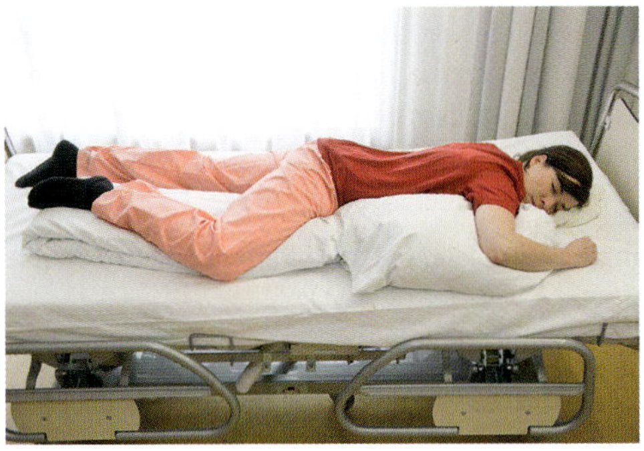

Die 135°-Lagerung, die viele Menschen als entspannte Schlafposition wählen, ist eine Alternative zur Bauchlagerung. Dabei liegt der Kopf auf einem kleinen Kissen, eventuell wird der Oberkörper leicht unterstützt und das oben liegende Bein abgestützt. Diese Position ist geeignet, wenn ein Dekubitus im Rücken oder Gesäßbereich abheilen muss. Vorsicht: hohe Dekubitusgefahr am Kopf (Ohren, Wangen, Nase) (nachgestellte Situation). *Quelle: W. Krüper, Thieme*

Merke

Bei der Lagerung/Positionierung sollten nach Möglichkeit die persönlichen Vorlieben des Betroffenen berücksichtigt werden!

Es ist wichtig zu wissen, ob ein Mensch bisher meist auf dem Bauch oder auf dem Rücken geschlafen hat. Hat ein Pflegeempfänger immer auf dem Bauch geschlafen, ist das Einschlafen auf dem Rücken schwierig. Hier kann das zeitweilige Liegen in der 135°-Lage entspannender sein. Überlegen Sie, welche unterschiedlichen Schlafpositionen Sie selber einnehmen. Was bedeutet es für Sie, in ungewohnter Position einschlafen zu müssen?

◀ Merke

Mikrolagerung. Hierunter werden geringfügige Positionsveränderungen verstanden, die die natürlichen Eigenbewegung des Menschen simulieren. Kleine Lagerungsmittel, wie z. B. eine Handtuchrolle, ein kleiner Keil oder ein kleines Kissen, werden unter verschiedene Körperstellen gelegt, so dass eine Druckverteilung stattfinden kann. Die Dauer und die Häufigkeit der Mikrolagerungen orientiert sich an der individuellen Situation des Betroffenen. Die Mikrolagerung ersetzt nicht die Makrolagerung.

Merke

Bei allen Lagerungsmaßnahmen ist zu bedenken: Je weicher die Lagerung im Bett, desto geringer ist die Körperwahrnehmung des Betroffenen. Je geringer die Körperwahrnehmung ist, desto größer ist die Gefahr, dass der Pflegeempfänger das Gefühl für seinen Körper (Körperschema) verliert und sich nicht mehr im Raum orientieren kann. Somit bewegt sich der Betroffenen noch weniger. Die Gefahr der Desorientierung steigt.

◀ Merke

Druckentlastung im Sitzen

Sitzen Menschen mit Risikofaktoren längere Zeit im Rollstuhl oder Sessel, ist das Gesäß an den Sitzbeinhöckern besonders dekubitusgefährdet. Auch im Sitzen können kleine Maßnahmen die Gefahr eines Dekubitus mindern:

- Positionsveränderungen im Sitzen z. B. durch kleine Keilkissen.
- Eine entlastende Position kann z. B. durch spezielle Gesäßkissen erreicht werden (**Abb. 9.33**).
- Beim Sitzen im Sessel sollten die Füße Bodenkontakt haben, um guten Halt zu ermöglichen und um das Herunterrutschen (Scherkräfte) zu verhindern. Füße eventuell auf einen Schemel stellen oder Fußrasten des Rollstuhls hochklappen.
- Auch beim Sitzen im Bett (S. 321) können Scherkräfte zu Gewebeschädigungen führen. Um das Herunterrutschen zu vermeiden, können z. B. zusammengefaltete Handtücher als „Rutschbremse" vor die Sitzbeinhöcker gelegt werden.

Druckentlastung im Sitzen
Bei dekubitusgefährdeten Menschen muss auch im Sitzen eine Druckentlastung erfolgen.

Abb. 9.33 Rutschbremse.

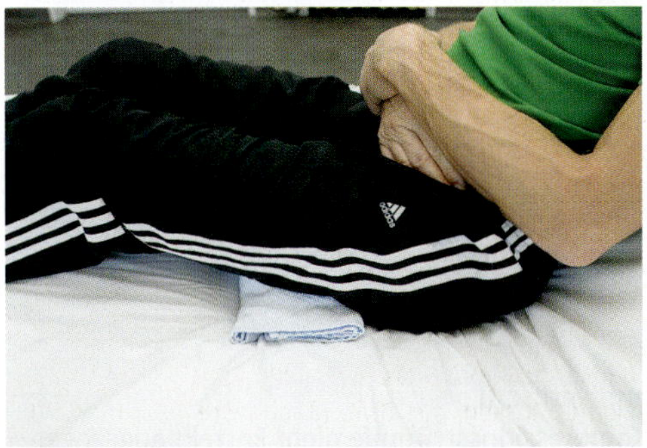

Ein Handtuch verhindert das Herunterrutschen beim Sitzen im Bett (nachgestellte Situation). *Quelle: W. Krüper, Thieme*

Druckreduzierende Hilfsmittel zur Dekubitusprophylaxe
Die druckreduzierenden Lagerungshilfsmittel unterscheiden sich in ihrer Wirksamkeit nicht.

Ergänzende Maßnahmen zur Dekubitusprophylaxe
Folgende zusätzliche Maßnahmen sollten die Dekubitusprophylaxe begleiten:
- beengende Kleidung oder Verbände vermeiden
- Bewegungen scherkräftearm durchführen (siehe Kinästhetik)
- Haut pflegen
- saubere faltenfreie Wäsche verwenden
- Hautkontakt mit Kunststoff oder Gummi vermeiden
- Katheter und Sonden so lagern, dass sie nicht auf die Körperoberfläche drücken

Eine angemessene Ernährung kann die Dekubitusprophylaxe ergänzen.

9.3.8 Sturzprophylaxe

Definition ▶

Ursachen von Stürzen
Die meisten Stürze werden durch verschiedene Faktoren ausgelöst.

Personenbezogene Faktoren sind z. B.
- Gebrechlichkeit,
- beeinträchtigtes Sehvermögen,
- Einschränkungen durch Erkrankungen,
- beeinträchtigte Mobilität
- Sturzangst oder Stürze in der Vorgeschichte.

Umgebungsbezogene Faktoren sind z. B.
- unangemessene Umgebung (z. B. Stolperfallen),
- unangepasste Hilfsmittel,
- freiheitsentziehende Maßnahmen,
- schlecht sitzende Schuhe,
- schlechte Beleuchtung.

Druckreduzierende Hilfsmittel zur Dekubitusprophylaxe

Eine Empfehlung für das wirksamste Hilfsmittel zur druckreduzierenden Lagerung gibt es nicht. Bislang besteht kein zuverlässiger Nachweis darüber, dass sich die verschiedenen druckreduzierenden Lagerungssysteme, z. B. Weichlagerungs- oder Wechseldrucksysteme, hinsichtlich in ihrer Wirksamkeit bei Vermeidung eines Dekubitus unterscheiden. Wichtig ist, dass die Eigenbewegung des Pflegeempfängers durch ein Hilfsmittel nicht eingeschränkt wird (DNQP 2017).

Ergänzende Maßnahmen zur Dekubitusprophylaxe

Neben Lagerung/Positionierung und Druckentlastung helfen folgende Maßnahmen, einem Dekubitus vorzubeugen:
- durchblutungshemmende Faktoren wie beengende Kleidung oder Verbände vermeiden
- Pflegeempfänger scherkräftearm bewegen, also die Person möglichst nicht ziehen oder rutschen lassen (siehe Kinästhetik)
- Haut mit pH-hautneutralen Reinigungsmitteln reinigen und mit Wasser-in-Öl-Pflegepräparaten (W/O) (bei trockener Haut) pflegen
- Haut besonders bei Inkontinenz regelmäßig pflegen und trocken halten
- saubere faltenfreie Wäsche und saugfähige Unterlagen verwenden
- kein Hautkontakt mit Kunststoff oder Gummi
- Katheter und Sonden stets so lagern/unterpolstern, dass sie nicht auf die Körperoberfläche drücken.

Ernährung. Durch gesunde Ernährung allein lässt sich kein Dekubitus verhindern. Jedoch kann eine gesunde Ernährung bei der Prophylaxe unterstützen. Folgendes sollte beachtet werden:
- ausreichende Zufuhr von Vitaminen, Spurenelementen und Mineralien
- eiweißhaltige Kost (eventuell durch Nahrungsergänzungsstoffe)
- aufbauende Kost bei Mangelzuständen (eiweißreich, eventuell hochkalorisch)
- ausreichend Flüssigkeit

9.3.8 Sturzprophylaxe

Definition

Ein **Sturz** ist jedes Ereignis, in dessen Folge eine Person unbeabsichtigt auf dem Boden oder auf einer tieferen Fläche zu liegen kommt (DNQP 2022).
Die Sturzprophylaxe umfasst alle Maßnahmen, die Stürzen vorbeugen und sie verhindern.

Ursachen von Stürzen

Die meisten Stürze werden durch ein Zusammenspiel verschiedener Faktoren ausgelöst. Dazu gehören personenbezogene, medikamentenbezogene und umgebungsbezogene Faktoren.

Personenbezogene Faktoren
- Gebrechlichkeit,
- beeinträchtigte Mobilität, z. B. Kraft und Balance
- beeinträchtigtes Sehvermögen,
- kognitive Beeinträchtigungen, z. B. Demenz
- Schmerzen,
- Kontinenzprobleme
- Sturzangst oder Stürze in der Vorgeschichte
  - Durch die Angst, zu stürzen oder einen bereits erlebten Sturz kann es zur Beeinträchtigung des Selbstwertgefühls und der Selbstständigkeit kommen.

Umgebungsbezogene Faktoren
- nicht angemessene Umgebungsgestaltung, z. B.:
  - fehlende Haltegriffe im Bad
  - schlechte Beleuchtung
  - Stolperfallen (Kabel, Teppiche, Möbelstücke) (**Abb. 9.34**)
- Freiheitsentziehende Maßnahmen
  - Es kommt zu einer von außen auferlegten Immobilität und zum Abbau von Beweglichkeit und Muskelmasse.
- unangepasste Hilfsmittel, z. B.:
  - Bremsen am Rollator lassen sich wegen Arthrose nicht betätigen
  - Toilettenstuhl wackelt
  - Gehhilfen sind abgenutzt
- ungeeignete Kleidung und schlecht sitzendes Schuhwerk, z. B.:
  - Schuhe können wegen der dick auftragenden Kompressionsstrümpfe nicht korrekt angezogen werden
  - herunterbaumelnde Hosenträger verursachen Stolpern

Medikamentenbezogene Faktoren
- Medikamente mit Wirkung auf das zentrale Nervensystem:
  - Schlafmittel
  - Psychopharmaka
  - Schmerzmittel
- Polypharmazie (Die Person nimmt mehr als 4 verschiedene Medikamente)
  - Viele Medikamente wirken sich auf Gleichgewicht und Wahrnehmung aus.

Medikamentenbezogene Faktoren sind z. B.
- Schlafmittel,
- Psychopharmaka,
- Schmerzmittel.

Abb. 9.34 Stolperfalle.

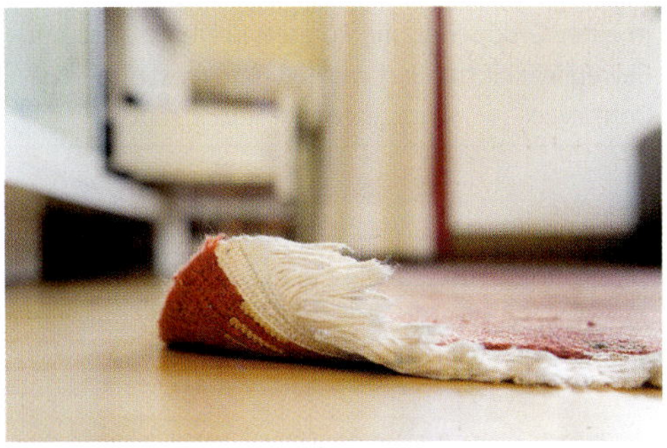

Teppiche können zu Stürzen führen. *Quelle: K. Oborny, Thieme*

Stürze vermeiden

Bevor Maßnahmen zur Sturzprophylaxe erfolgen können, wird das Sturzrisiko erfasst. Dazu empfiehlt sich ein einheitliches, standardisiertes Schema. Die Beurteilung erfolgt in der Regel durch die Pflegefachkraft.
Nach der Einschätzung des Risikos erfolgt die Planung geeigneter Maßnahmen, die auf die personen-, umgebungs- und medikamentenbezogenen Faktoren abgestimmt sind.

Stürze vermeiden
Zur Ermittlung des Sturzrisikos werden standardisierte Verfahren eingesetzt.

Merke
Wenn Sie allein das Stecklaken im Bett des zu pflegenden Menschen wechseln müssen, können Sie den Pflegeempfänger durch Ihren eigenen Körper vor dem Herausfallen schützen (**Abb. 9.35**).

◂ Merke

Abb. 9.35 Betten machen.

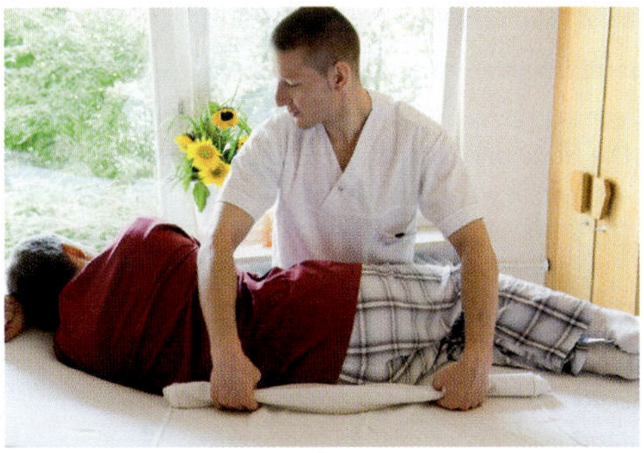

Um einen Sturz zu verhindern, setzt der Pflegende seinen eigenen Körper ein. Der Pflegeempfänger kann so nicht aus dem Bett fallen. *Quelle: P. Blåfield, Thieme*

Maßnahmen bei personenbezogenen Faktoren. Diese können sein:
- mit Betroffenen, Angehörigen und anderen Beteiligten Risikofaktoren besprechen und nach Verbesserungen suchen, z. B. Brille anpassen lassen
- Schmerztherapie mit dem behandelnden Arzt absprechen (Aufgabe der Pflegefachkraft)
- auf ausreichende Flüssigkeitszufuhr achten
- Bewegungsübungen zur Erhaltung und Förderung der Mobilität durchführen
- regelmäßige Fuß- und Nagelpflege durchführen
- Balance- und Krafttraining (**Abb. 9.36**)

Maßnahmen bei personenbezogenen Faktoren sind z. B.
- Bewegungsübungen zur Erhaltung der Beweglichkeit
- Balance- und Krafttraining
- ausreichende Schmerztherapie

Abb. 9.36 Übungen zur Sturzprophylaxe.

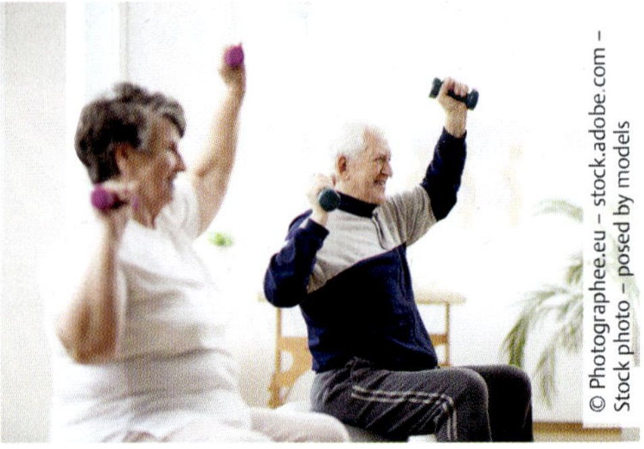

In einer Gruppenübung können Kraft, Balance und Beweglichkeit trainiert werden (nachgestellte Situation). *Quelle: Photographee.eu – stock.adobe.com*

Abb. 9.37 Unterarmgehstützen.

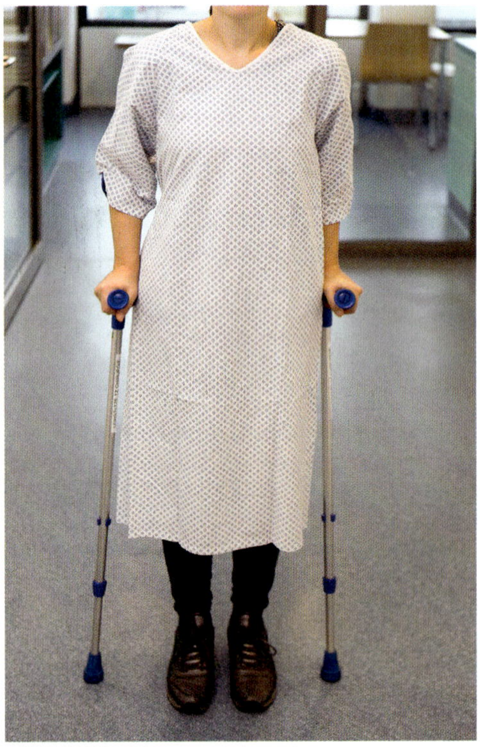

Die Höhe der Unterarmgehstützen muss individuell eingestellt werden. *Quelle: K. Oborny, Thieme*

Maßnahmen bei umgebungsbezogenen Faktoren sind z. B.:
- Betthöhe anpassen,
- passende Schuhe wählen,
- Anti-Rutsch-Socken anziehen,
- Gehen mit Gehhilfen einüben,
- Stolperfallen beseitigen,
- Rutschgefahr verhindern,
- auf ausreichende Beleuchtung achten.

Maßnahmen bei umgebungsbezogenen Faktoren. Diese können sein:
- Betthöhe so einstellen, dass bequemes Ein- und Aussteigen möglich ist
- passendes, evtl. orthopädisches Schuhwerk einsetzen
- Anti-Rutsch-Socken anziehen
- anregende Umgebung schaffen, den Bewegungsspielraum so wenig wie möglich einschränken, z.B. durch Fixierungen
- Gehhilfen optimal einstellen (**Abb. 9.37**)
- Benutzung von Gehhilfen und Prothesen einüben
- Rollstühle und Toilettenstühle immer feststellen (Bremsen kontrollieren)
- Unebenheiten im und auf dem Fußboden wie Schwellen, herumliegende Kabel, Stolperkanten von Fußbodenbelägen beseitigen (reflektierende Bodenbeläge können blenden)
- bewegliche Transportgeräte (z. B. Wäschewagen, Getränkewagen) feststellen und nicht vor Haltegriffe stellen
- Rutsch- und Stolpergefahr verringern, z. B. Teppiche entfernen
- auf ausreichende Beleuchtung achten

Maßnahmen bei medikamentenbezogenen Faktoren sind z. B.:
- auf die Wirkung und Nebenwirkung von Medikamenten achten,
- Medikamente nach Anordnung und zeitgerecht verabreichen.

Maßnahmen bei medikamentenbezogenen Faktoren. Diese können sein:
- auf die Wirkung und Nebenwirkung von Medikamenten achten, insbesondere auf den Blutdruck, das Bewusstsein und die Koordination,
- Medikamente nach Anordnung und zeitgerecht verabreichen.

Dokumentation eines Sturzereignisses

Ist eine Person gestürzt, muss das Ereignis dokumentiert werden. Die Dokumentation erfolgt idealerweise in einem Sturzprotokoll oder in der Kurve. Das Protokoll bzw. der weitere Pflegebericht sollten genaue Angaben enthalten zu

- Art des Sturzes,
- Datum und Uhrzeit,
- Umstände der Situation,
- Zustandsbeschreibung des Betroffenen (Vitalzeichen, Bewusstsein),
- Verletzungen und/oder Wunden,
- getroffene Maßnahmen,
- bereits durchgeführte präventive Maßnahmen bei bekannter Sturzanfälligkeit,
- informierte Personen,
- Unterschrift/Handzeichen der Pflegenden.

Diese Angaben sind nicht nur aus haftungsrechtlichen Gründen wichtig. Es lassen sich durch die Analyse der Sturzereignisprotokolle wichtige Hinweise auf die Ursachen von Stürzen gewinnen. Geeignete Maßnahmen können so leichter abgeleitet und geplant werden. Das Sturzrisiko wird gesenkt.

Dokumentation eines Sturzereignisses

Jeder Sturz muss dokumentiert werden.

10

Sich waschen und kleiden

10.1 Pflegerelevante Grundlagen kennen

10.1.1 Erinnern Sie sich…?

An manchen Stellen in diesem Kapitel kann es hilfreich sein, wenn Sie die wichtigsten Elemente von Aufbau und Funktion (S. 151) bzw. Erkrankungen der Haut (S. 639) im Kopf haben. Falls Sie zu den Themenbereichen noch nichts gelesen oder gelernt haben, können Sie dies in den entsprechenden Kapiteln nachholen. Gerade bei Beobachtungen von Veränderungen der Haut ist es gut zu wissen,

- wie die gesunde Haut aufgebaut ist und aussieht,
- welche Krankheiten es gibt und
- welche Störungen sich hinter diesen Krankheiten verbergen.

10.1.2 Allgemeine Grundlagen

Neben der Körperreinigung umfasst die Körperpflege alle Maßnahmen, die das Erscheinungsbild prägen. Dazu gehören die Haarpflege, die Gesichtspflege, aber auch die Nagelpflege und die Auswahl der Kleidung. Sorgfältige und individuelle Körperpflege fördert Wohlbefinden und Selbstbewusstsein. Waschen ist eine „körpernahe Hilfestellung“. Die Nähe zum Pflegenden sollte nicht durch beschmutzte Kleidung, aufdringliches Parfum, Schweiß- oder Nikotingeruch belastet werden.

Die Hilfestellung bei der Körperpflege erfordert Nähe und Berührung, jedoch auch Distanz und Respekt vor der **persönlichen Grenze und Intimsphäre** des Gegenübers. Daher muss diese Unterstützung stets äußerst einfühlsam und individuell auf die zu pflegende Person abgestimmt erfolgen. Unter keinen Umständen dürfen Pflegende den Pflegeempfänger zu einer Handlung zwingen oder seine äußere Erscheinungsform gegen seinen Willen verändern.

Ob sich ein Mensch mit einem Waschlappen am Waschbecken wäscht, lieber duscht oder badet, richtet sich nach seinen **Gewohnheiten**. Auch die kulturellen und sozialen Bedingungen spielen dabei eine Rolle. Gerade alte Menschen sind oft noch einen sparsamen Umgang mit Wasser und Seife gewohnt. Sie kennen noch Zeiten, als man sich am Spülstein in der Küche gewaschen hat, und sind durch diese geprägt. Vor allem jüngere Menschen sind es dagegen häufig gewohnt, sich täglich mindestens einmal zu duschen.

Die Bedürfnisse in Bezug auf die Körperpflege sind auch bei den Pflegenden selbst kulturell und sozial geprägt. Das wirkt sich auch auf die professionelle Tätigkeit aus. Möglicherweise werden unbewusst manche persönlichen Vorlieben auf die Pflege der zu Betreuenden übertragen. Wer die eigene Körperpflege als angenehme rituelle Handlung empfindet, setzt das auch bei pflegebedürftigen Menschen ein, um das Wohlbefinden zu steigern. Wer sich selbst mit Sorgfalt pflegt, wird auch andere mit Sorgfalt pflegen können.

10.1.3 Grundlagen zu Funktionen und Vielfalt der Körperpflege

Ein gesundes Körperpflegeverhalten fördert Gesundheit und Wohlbefinden gleichermaßen (**Abb. 10.1**). Es gibt viele Mittel und Wege, seinen Körper zu pflegen. Die verschiedenen Pflegemaßnahmen mit ebenso vielen Möglichkeiten der Durchführung unterscheiden sich vorwiegend durch

- Zeitpunkt und erforderlichen Zeitaufwand,
- Reihenfolge,
- verwendete Pflegemittel und
- Bekleidung.

Abb. 10.1 Unterstützungsbedarf.

	Säugling –1 Jahr	Kleinkind 1–5 Jahre	Schulkind ab 6 Jahren	Jugendlicher 13–21 Jahre	Erwachsener ab 21 Jahre	Senior > 60 Jahre
Grad der Unterstützung bei der Körperpflege	völlig	überwiegend	teilweise	keine	keine	kein teilweise oder völlig

Im Laufe seines Lebens benötigt ein Mensch in unterschiedlichem Maße Unterstützung.

KURZFASSUNG

10.1 Pflegerelevante Grundlagen kennen

10.1.1 Erinnern Sie sich…?

- Anatomie der Haut (S. 151)
- Krankheiten der Haut (S. 639)

10.1.2 Allgemeine Grundlagen

Die Körperpflege umfasst:

- Körperreinigung
- Hautpflege
- Haarpflege
- Gesichtspflege
- Nagelpflege
- Auswahl der Kleidung

Die Bedürfnisse in Bezug auf die Körperpflege sind kulturell und sozial geprägt und hängen auch von den finanziellen Verhältnissen ab.

10.1.3 Grundlagen zu Funktionen und Vielfalt der Körperpflege

Ein gesundes Körperpflegeverhalten fördert Gesundheit und Wohlbefinden.

Praxistipp ▶

10.1.4 Grundlagen zu Funktionen der Kleidung

Kleidung soll
- schützen,
- schmücken und auszeichnen,
- verhüllen.

Praxistipp

Trägt die Körperpflege zur Gesundheit eines Menschen bei?

Ja, denn z. B. wurden in den letzten Jahrhunderten durch die Verbesserung der hygienischen Verhältnisse Infektionserkrankungen zurückgedrängt. Auch Pflegende können durch ihr professionelles Vorgehen zur Gesunderhaltung beitragen, z. B. durch

1. **Zahn- und Mundpflege:** Sie beugt Erkrankungen des Mundes und der Zähne vor.
2. **Hygienische Händedesinfektion:** Sie reduziert die Keimübertragung.
3. **Anleitung und Beratung des Pflegeempfängers und der Angehörigen:** Bestimmte Therapien (z. B. Strahlentherapie) oder Erkrankungsfolgen (z. B. Verbrennung) erfordern spezielle Pflegehandlungen, die der Patient erlernen muss, um seine Gesundheit zu fördern, zu erhalten oder wiederherzustellen. Pflegende müssen in solchen Situationen anleitend und beratend tätig sein.

10.1.4 Grundlagen zu Funktionen der Kleidung

Das Kleidungsbedürfnis ist einerseits ein natürliches Grundbedürfnis der Lebenserhaltung. Andererseits ist es auch ein soziales Bedürfnis.

Schützen (physiologische Funktion). Kleidung ist wie eine zweite Haut des Körpers. Ohne Kleidung würde der Körper bei Kälte schnell auskühlen. Kleidung hat also eine wichtige Funktion bei der Wärmeregulierung, schützt aber auch gegen
- klimatische Einflüsse,
- Verletzungen,
- Erkrankungen,
- äußere Einwirkungen,
- Bakterien und Strahlen (**Abb. 10.2**).

Schmücken, Auszeichnen (ästhetisch-soziale Funktion). Kleidung dient als Mittel zur
- individuellen Gestaltung,
- Betonung körperlicher Vorzüge,
- Abschwächung körperlicher Makel,
- Veränderung der äußeren Erscheinung.

Verhüllen (sexuelle Funktion). Charakteristisch für die sexuelle Funktion der Kleidung ist ihre Ambivalenz, das heißt,
- einerseits verhüllt Kleidung und sichert das Schamgefühl,
- andererseits enthüllt Kleidung und unterstreicht den sexuellen Reiz des Körpers.

Abb. 10.2 Schutzkleidung.

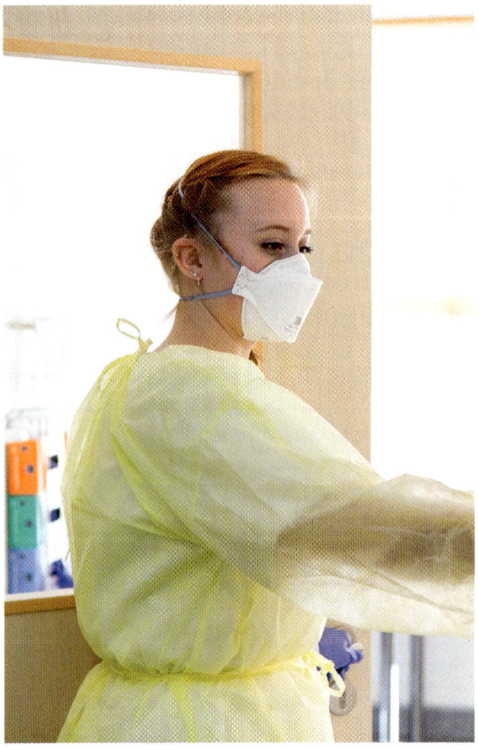

Die Kleidung im Krankenhaus dient dem Schutz z. B. vor Erregern. *Quelle: K. Oborny, Thieme*

Besonderheiten alte Menschen

Menschen mit geringen finanziellen Mitteln (z. B. Senioren mit einer kleinen Rente) können sich ihre Wünsche nach hochwertiger, modischer Kleidung oft nicht erfüllen.

◂ Besonderheiten

Sowohl die Bekleidung selbst als auch die Häufigkeit des Wechsels und die Anzahl, Größe und Beschaffenheit der Bekleidung variieren. Als normal gilt der Wechsel von Tag-, Nacht- und Freizeitkleidung. Überwiegend ältere Menschen frieren schnell und bevorzugen wärmere Kleidung (Bettjäckchen, Bettschuhe). Weiche, anschmiegsame, feuchtigkeitsausgleichende Materialien werden vor allem für die Nacht- und die Freizeitkleidung bevorzugt. Die Tageskleidung ist eher an die Funktion, das soziale Umfeld bzw. das Klima angepasst.

Der **Wechsel** von Tag-, Nacht- und Freizeitkleidung wird als **normal** angesehen. Die Tageskleidung sollte an Funktion, soziales Umfeld und Klima angepasst sein.

Merke

Direkt nach einer Operation oder wenn stark nässende Wunden vorliegen, ist es gerechtfertigt, dass der Patient ein Krankenhaushemd trägt. Wägen Sie dessen Einsatz jedoch fortlaufend ab, da die Stoffqualität der Krankenhaushemden und die eingeschränkte Bewegungsfreiheit häufig nicht mit Wohlbefinden verbunden werden. Zudem verhüllen die meisten Krankenhaushemden z. B. beim Laufen den Körper nicht vollständig.

◂ Merke

10.2 Beobachten und Wahrnehmen

Bei der Ganzkörperpflege kann der gesamte Körper des Pflegeempfängers angesehen werden. Vor allem die Beobachtung der Haut liefert eine Vielzahl von Informationen.

10.2 Beobachten und Wahrnehmen

Bei der Ganzkörperpflege können Sie den gesamten Körper inspizieren.

10.2.1 Beobachtung der Haut und Hautanhangsorgane

Pflegende haben durch die Beobachtung der Haut und der Hautanhangsorgane, wie der Haare und Nägel, die Möglichkeit, Veränderungen wahrzunehmen und auf deren Ursachen zu schließen.

10.2.1 Beobachtung der Haut und Hautanhangsorgane

Durch Beobachtung können Veränderungen frühzeitig erkannt werden.

Veränderungen der Hautfarbe

Durch verschiedene Ursachen können folgende Abweichungen von der rosigen Hautfarbe auftreten:

Veränderungen der Hautfarbe

Veränderungen der Hautfarbe sind
- Blässe (**Abb. 10.3**),
- Rötung,
- Blaufärbung (Zyanose),
- Gelbfärbung.

Blässe
- Blasswerden des Gesichts als Folge von Angst und Erschrecken
- Blässe von Gesicht und Körper bei Kreislaufstörungen, Kreislaufversagen, Blutverlust, Nierenerkrankungen
- Blässe eines Körperteils, z. B. des Fußes oder des Beins, als Symptom einer arteriellen Durchblutungsstörung (**Abb. 10.3**)
- fahlgraue Blässe bei an Krebs Erkrankten oder Sterbenden

Abb. 10.3 Weißfärbung.

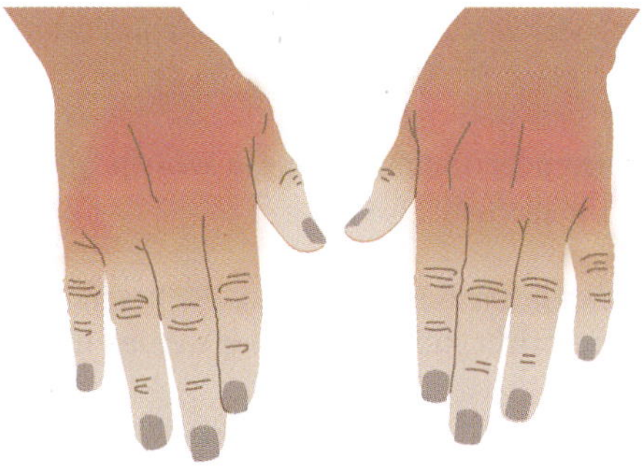

Akute symmetrische Weißverfärbung der Finger nach Kälteeinwirkung bei einem Raynaud-Syndrom.

Rötung
- aufgrund von Erregung, Freude, körperlicher Anstrengung
- Begleiterscheinung bei Fieber und Bluthochdruck (Hypertonie)
- gerötete Hautstellen durch Verbrennungen, Entzündungen
- dauerhafte Rötung bei einem Dekubitalulkus (Druckgeschwür)

Blaufärbung (Zyanose)
- Blaufärbung als Zeichen mangelnder Sauerstoffsättigung des Blutes, am besten an den Lippen und Fingern zu erkennen
- fahlblaue und marmorierte Haut sind Kennzeichen sterbender Menschen

- dunkelblaues bis schwarzes Gewebe (Nekrose) bei Dekubitalulkus oder Gangrän (**Abb. 10.4**) (abgestorbenes Gewebe durch eine Durchblutungsstörung)

Merke ▸

Merke

Um eine niedrige Sauerstoffsättigung des Blutes an den Fingernägeln rechtzeitig zu erkennen, muss vor invasiven (in den Körper eindringenden) Eingriffen der Nagellack an Fingern und Füßen entfernt werden.

Abb. 10.4 Gangrän.

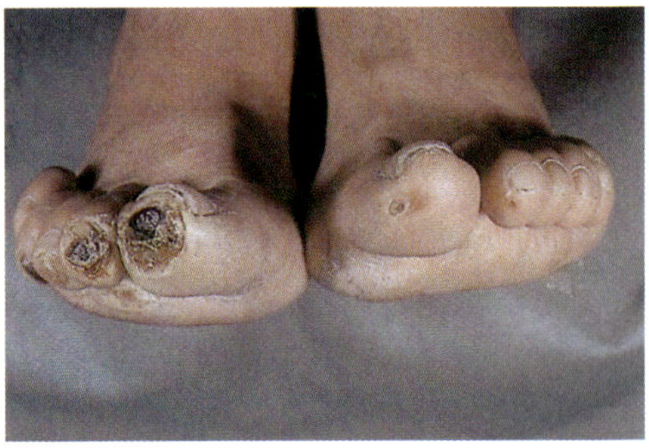

Durchblutungsstörung bei arterieller Verschlusskrankheit. *Abb aus: Moll I, Hrsg. Duale Reihe Dermatologie. Thieme; 2024*

Gelbfärbung (Ikterus). Eine Gelbfärbung der Haut einschließlich der Skleren (weiße Lederhaut des Auges) entsteht durch gestörten Gallenabfluss und Ablagerungen des Gallenfarbstoffs (Bilirubin) in der Haut. Ursachen können Gallenwegs-, Leber- oder Bluterkrankungen sein.

Veränderungen der Hautbeschaffenheit

Die Beschaffenheit der Haut kann verändert sein, z. B.
- trocken,
- feucht/schweißig,
- schlaff und faltig,
- geschwollen,
- narbig.

Veränderungen der Hautbeschaffenheit

Trockene Haut. Sie ist häufig durch zunehmendes Alter bedingt oder die Folge ungeeigneter Pflegeprodukte. Trockene, aufgerissene Lippen und trockene Mundschleimhaut beobachtet man besonders bei Fieber und beim Atmen mit offenem Mund. Aufgrund von Hauterkrankungen kann es zu starker Schuppung kommen (**Abb. 10.5**).

Feuchte Haut. Warmer, großperliger Schweiß entsteht bei Anstrengung, hohem Fieber oder beim hypoglykämischen Schock (plötzliche Bewusstlosigkeit durch Absinken der Blutglukose-Konzentration). Kalter, kleinperliger, klebriger Schweiß ist bei Kreislaufversagen ein Alarmsignal und bei sterbenden Menschen zu beobachten.

Schlaffe, in Falten abhebbare Haut. „Stehende Hautfalten" sind ein Zeichen des Spannungsverlustes der Haut durch mangelnde Flüssigkeit und Abbau des Unterhautfettgewebes (**Abb. 10.6**).

Schwellung der Haut. Ursachen können gutartige oder bösartige Geschwulste, Blutergüsse (Hämatome), Entzündungen, Wasseransammlungen (Ödeme) oder Zeichen einer venösen Gefäßinsuffizienz sein (**Abb. 10.7**).

Narben, abgeheilte Wunden. Sie weisen auf Operationen oder Traumata hin. Sie können bei alten Menschen auch Hinweise auf Kriegsverletzungen oder Unfälle sein.

Vermehrte Talgabsonderung. Die Ursache kann eine Parkinsonerkrankung sein, die besonders zu stark fettig aussehender Gesichts- und Kopfhaut (Salbengesicht) führt. Die Haare werden dadurch ebenfalls leicht „fettig" und können ausfallen.

Abb. 10.5 Ichtyose.

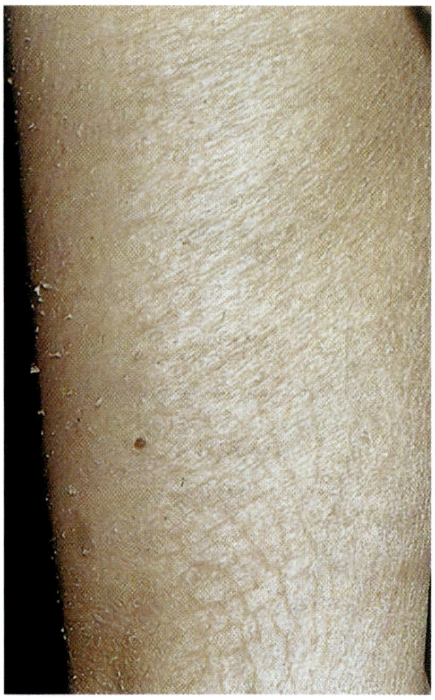

Starke Schuppung des Oberarms. *Abb. aus: Has C. In: Moll I. Duale Reihe Dermatologie. Thieme; 2024*

Abb. 10.6 Dehydration und trockene Haut.

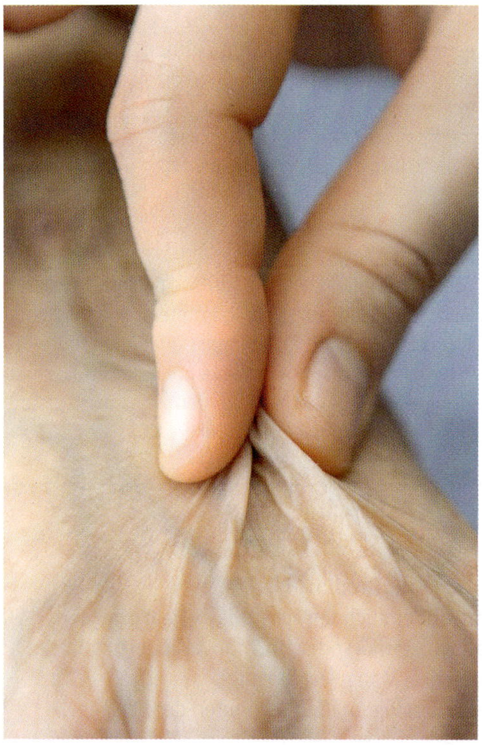

Deutlich zu erkennen ist der Spannungsverlust der Haut durch Flüssigkeitsmangel und das sebostatische Hautbild aufgrund zu geringer Talgsekretion (Altershaut). *Quelle: K. Oborny, Thieme*

Abb. 10.7 Ödem.

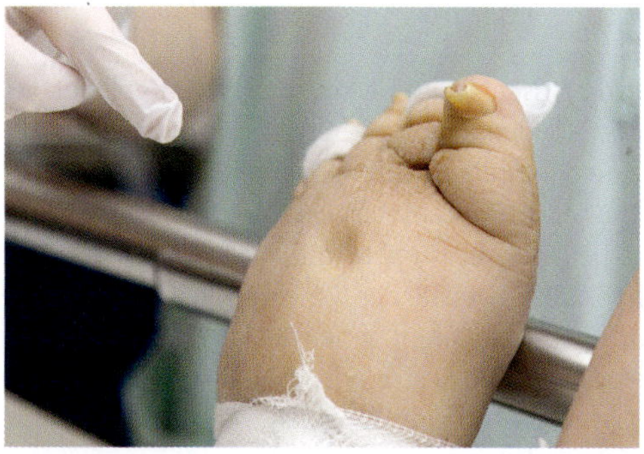

Fuß- und Beinödem mit mehreren Ursachen: Die chronisch venöse Insuffizienz ist an der feinen Gefäßzeichnung (Erweiterung oberflächlicher und kleinster Gefäße) zu erkennen. Der akute Herzinfarkt geht mit einer reduzierten Herzleistung (Herzinsuffizienz) einher und ist für die Ödembildung mitbestimmend. *Quelle: K. Oborny, Thieme*

10

Abb. 10.8 Bakterien.

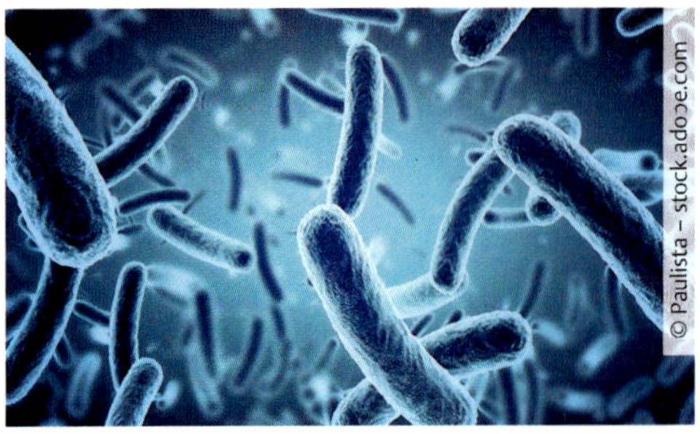

Krankheitserreger wie Bakterien können über die geschädigten Hautpartien leicht eindringen. *Quelle: © Paulista – stock.adobe.com*

Intertrigo. Hiermit ist eine nässende, oftmals schmerzhafte Entzündung der Haut gemeint. Dort, wo Haut auf Haut liegt (z. B. Leisten-/ Hodenregion, Bauchfalten, unter der Brust, Achseln), bildet sich eine feuchte Kammer, was zum Aufweichen (Mazeration) der Haut führt. Potenzielle Krankheitserreger wie Bakterien, Pilze oder Viren können leicht eindringen und eine Entzündung hervorrufen (**Abb. 10.8**). Vermehrtes Schwitzen bei Fieber oder hohe Umgebungstemperaturen können die Entstehung einer Intertrigo begünstigen. Insbesondere übergewichtige (adipöse) Menschen sind gefährdet, eine Intertrigo zu entwickeln.

Weißliche Beläge auf der Mundschleimhaut. Weißliche Beläge auf Mundschleimhaut, Gaumen oder Zunge (**Abb. 10.9**) lassen auf eine Pilzinfektion (Soor) schließen. Typische Ursachen sind Diabetes mellitus, abgeschwächte Immunabwehr (Chemotherapie), Antibiotikatherapie oder kortisonhaltige Asthmasprays. Mundsoor muss immer medikamentös behandelt werden. Verwenden Sie für die Pflege Einmalmaterial (auch Zahnbürsten).

Gerötete Mundschleimhaut. Sie tritt bei Entzündungen im Mund oder an den Zähnen auf.

Abb. 10.9 Mundsoor.

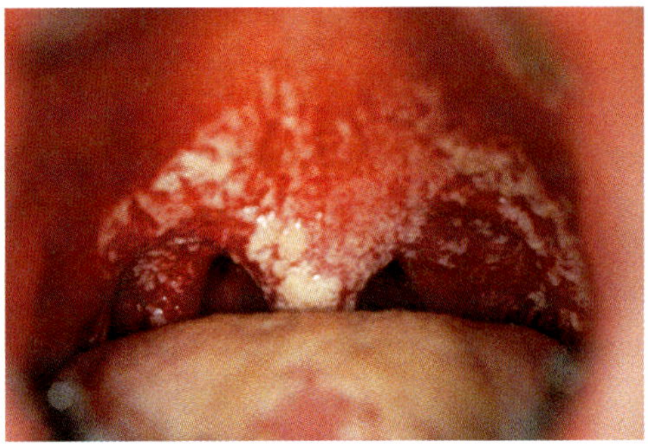

Mundsoor erkennt man am weißlichen, zuweilen pelzigen Belag auf einer geröteten, entzündlichen Mundschleimhaut. Im Anfangsstadium kann der Belag meist einfach durch Zungenreiniger im Rahmen der Mundpflege entfernt werden. *Abb. aus: Kayser F, Böttger E, Deplazes P, Haller O, Roers A. Taschenlehrbuch Medizinische Mikrobiologie. Thieme; 2022*

Veränderungen der Hautanhangsorgane

Die Hautanhangsorgane können Veränderungen aufweisen, z. B. Haarausfall und brüchige Nägel.

Veränderungen der Hautanhangsorgane

Folgende Veränderungen der Hautanhangsorgane können auftreten:

- **trockenes, brüchiges Haar:** durch Mangelernährung oder auch unsachgemäße Haarpflege
- **Haarausfall:** durch Medikamentennebenwirkung (Zytostatika) oder Hormonveränderungen
- **brüchige Nägel:** durch Kalzium- und/oder Eisenmangel (Mangelernährung)
- **Entzündungen bei eingewachsenen Nägeln:** durch unsachgemäßes Schneiden der Fußnägel, besonders am Großzeh
- **Längs- oder Querrillen an den Nägeln:** durch Pilzbefall oder Ekzeme (**Abb. 10.10**)
- **Parasitenbefall:** z. B. an den Haaren durch Kopfläuse

Besonderheiten ►

Besonderheiten Kinder

Kopfläuse

Kopfläuse sind Parasiten. Die Kopfläuse kleben ihre Eier, die Nissen, in den Haaren und an der Kopfhaut des Kindes an. Kopfläuse werden über Kopfhaarkontakt, über Kleidung und Haarbürsten von einem Kopf auf den anderen übertragen. Die Symptome sind neben einem Juckreiz auf dem Kopf und einem ekzemartigen Ausschlag im Nacken auch die sichtbaren Nissen und Läuse. Der Läusebefall ist kein Hygieneproblem! Den betroffenen Personen wird das verordnete Medikament auf dem Kopf aufgetragen. Nach Beachtung der Einwirkzeit wird das Haar gründlich ausgewaschen. Unter Umständen ist eine Wiederholung der Anwendung nötig. Die Nissen werden dann mit einem speziellen Kamm entfernt. Um eine Ansteckung anderer zu vermeiden, darf das Kind während des Befalls nicht die Schule oder den Kindergarten besuchen. Gegenstände (z. B. Kamm, Haargummis) und Wäsche, die mit dem Kopfhaar in Berührung gekommen sind, dürfen nicht von anderen Personen verwendet werden.

Abb. 10.10 Nagelveränderungen bei Schuppenflechte.

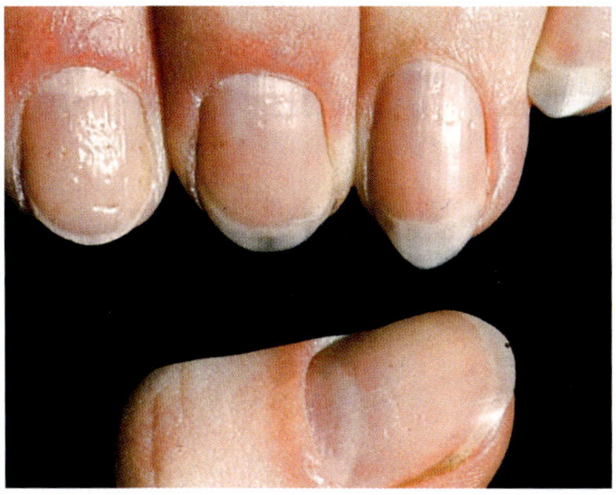

Nagelveränderungen kommen bei langjährig bestehender Schuppenflechte (Psoriasis) häufig vor. Der hier dargestellte Tüpfelnagel ist die harmloseste Form, da er die Festigkeit des Nagels oder der Nagelplatte nicht beeinflusst. *Abb. aus: Battegay E, Hrsg. Differenzialdiagnose Innerer Krankheiten. 21. Auflage. Thieme; 2017*

Veränderungen im Alter

Hautalterung

Der Alterungsprozess der Haut ist besonders am Gesicht und an den Händen zu beobachten (**Abb. 10.11**). Beschleunigt wird er besonders durch UV-Strahlung und einen ungesunden Lebensstil. Altersabhängige Veränderungen der Haut sind:

- **Verdünnung der Haut**, z. B. durchschimmernde Blutgefäße an den Schläfen und Handrücken; es kommt zu einer feinen, zigarettenpapierähnlichen Fältelung.
- **Gestörte Wundheilung** durch Abnahme der Zellteilungsaktivität.
- **Schuppung** durch Rückgang der Talgsekretion. Dies kann zu Juckreiz führen, besonders im Winter und bei niedriger Luftfeuchtigkeit.
- **Verringerte Thermoregulation** durch Abnahme der Zahl der Schweißdrüsen.
- **Nachlassender Spannungszustand** (Turgor) wegen verminderter Wasserbindungsfähigkeit des Gewebes.
- **Einblutung** infolge zunehmender Brüchigkeit der Gefäße.
- **Reduktion** der Immunabwehr durch Minderung der Langerhans-Zellen in der Epidermis.
- Entstehung von **Altersflecken,** scharf begrenzten, dunkelbraunen Leberflecken, besonders auf den Handrücken und an den Unterarmen.
- **Alterswarzen**, meist gutartig, rundlich bis oval mit zerklüfteter Oberfläche. Alterswarzen können einzeln oder in Gruppen auftreten. Sie kommen häufig am seitlichen Körperstamm, an Brust und Rücken vor.

Abb. 10.11 Hautalterung.

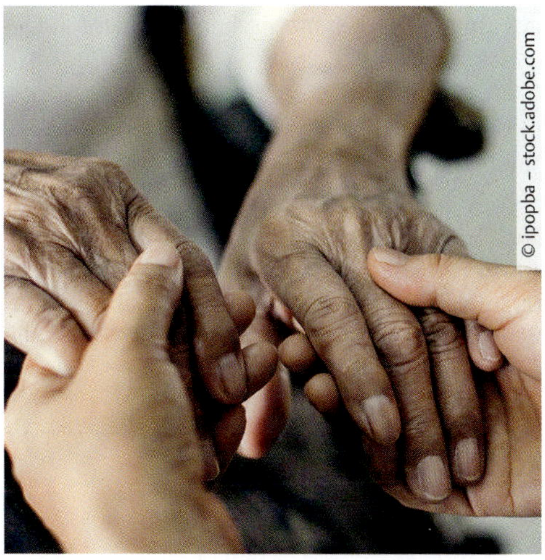

Der Alterungsprozess der Haut ist besonders an den Händen zu beobachten (nachgestellte Situation). *Quelle: ipopba – stock.adobe.com*

Alterung der Hautanhangsgebilde

Auch an den Haaren sind im Alter Veränderungen zu beobachten. Männer bemerken Haarausfall vorwiegend im Haarwirbelbereich (Glatze) und an den Schläfen, Frauen verstärkt an den Schläfen. Da im Alter der Farbstoffgehalt der Haarrinde abnimmt, werden die Haare grau bzw. weiß. Bei sehr alten Menschen kann eine starke Schuppenbildung auf der Kopfhaut entstehen.

Die Fingernägel werden dünner und flacher, dagegen kommt es an den Fußnägeln zur Verdickung und in manchen Fällen zur Verkrümmung der Nagelplatten. Bei fehlender Nagelpflege kann es besonders an der Großzehe zur Krallenbildung kommen.

Veränderungen im Alter

Hautalterung

Die Alterung der Haut ist ein komplexer biologischer Prozess und äußert sich durch

- Verdünnung, Schuppung,
- verzögerte Wundheilung,
- verringerte Thermoregulation,
- nachlassenden Spannungszustand,
- deutlichere Gefäßzeichnung,
- Neigung zu Blutergüssen,
- verminderte Immunabwehr,
- Altersflecken und Alterswarzen.

Alterung der Hautanhangsgebilde

Altersbedingte Veränderungen zeigen sich z. B. durch das Grau- oder Weißwerden der Haare und dünnere, abgeflachte Fingernägel, bei Männern z. B. durch Haarausfall (Glatze). Die Fußnägel älterer Menschen neigen eher zur Verdickung.

10

10.2.2 Gesundheitsgefährdendes Verhalten

Schmutzige Kleidung oder Fingernägel, unangenehmer Körpergeruch oder zerrissene Kleidung lassen nicht automatisch auf unzureichende Körperpflege schließen. Auch Ausnahmesituationen wie Unfälle oder akute Erkrankungen können zu unangemessener Körperpflege führen.

Schmutzige Kleidung oder Fingernägel, unangenehmer Körpergeruch oder zerrissene Kleidung lassen nicht automatisch auf eine unzureichende Körperpflege schließen. Menschen, die einen Unfall, eine akute Erkrankung (z. B. Schlaganfall) oder einen Sturz in häuslicher Umgebung erleiden, haben keine Zeit, vor dem Arztbesuch eine angemessene Körperpflege durchzuführen. Eine genaue Krankenbeobachtung hilft, zwischen einer Ausnahmesituation oder einer echten Verwahrlosung zu unterscheiden.
Allein das Vorhandensein eines oder mehrerer Zeichen der Verwahrlosung lässt nicht auf gesundheitsgefährdendes Verhalten schließen. Manche Menschen geraten mehr oder weniger unverschuldet in eine Situation, in denen sie die eigene Pflege nicht mehr durchführen können oder ihnen die finanziellen Möglichkeiten dazu fehlen.

Zeichen der Verwahrlosung

Dies sind z. B.
- bräunliche Krusten auf der Haut,
- Schuppenbildung,
- starke Geruchsbildung,
- Entzündungen und Abszesse auf der Haut,
- schmutzige, brüchige Nägel („Krallen“) (**Abb. 10.12**),
- Parasitenbefall,
- abgebrochene, kariöse bis fehlende Zähne (**Abb. 10.13**).

Abb. 10.12 Mangelhafte Nagelpflege.

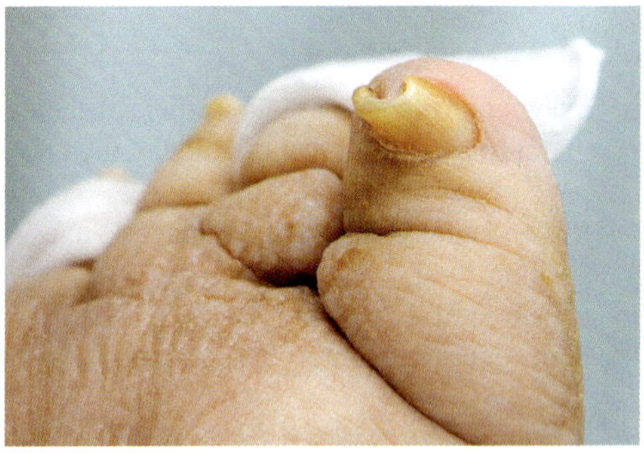

Folgen einer unzureichenden Nagelpflege. Die Fußnägel sind nicht nur sehr lang, sondern auch scharfkantig, brüchig und wachsen in unterschiedliche Richtungen. Durch die Ausbildung von Krallenzehen ist das Laufen sehr eingeschränkt oder schmerzhaft. *Quelle: K. Oborny, Thieme*

Haut und Hautanhangsorgane. Wäscht ein Mensch über einen langen Zeitraum seinen Körper nicht, so verkleben Hornschuppen, Hautzellen und Staub mit dem Schweiß. Besonders an den Stellen, wo Haut auf Haut liegt, bilden sich dann bräunliche Krusten. Werden diese Krusten entfernt, zeigt sich darunter meist eine wunde, gerötete und aufgeschwemmte Haut. Nabelsteine entstehen auf gleiche Weise und lassen sich manchmal nur schwer entfernen. Ferner kommt es bei mangelnder Intimpflege zu starker Geruchsbildung sowie Rötungen, Reizungen, Entzündungen oder gar zu Abszessbildungen.

Nägel. Sie sind meist schmutzig, brüchig und mitunter auch scharfkantig. Infolge fehlender Nagelpflege wachsen die Nägel nach unten und bilden „Krallen“ aus. Auch durch ständigen Druck der Schuhe auf die zu langen Nägel wachsen diese nach unten. Die Zehenzwischenhaut kann aufgeschwemmt oder entzündet sein.

Parasiten. Hautbefall mit Krätze oder Kopfläusen in verfilzten Haaren ist möglich. Offene Wunden oder Geschwüre treten vor allem an den unteren Gliedmaßen auf. Bei ausgeprägter Verwahrlosung können in Wunden Maden zu finden sein.

Zähne. Die Ausprägungen variieren von freiliegend (**Abb. 10.13**), abgebrochen und kariös bis fehlend. Neben starkem Mundgeruch ist, je nachdem wie stark die Zähne geschädigt sind, die Nahrungsaufnahme erschwert, sodass eine Fehlernährung die Folge sein kann.

Abb. 10.13 Gebiss eines 50-jährigen Mannes.

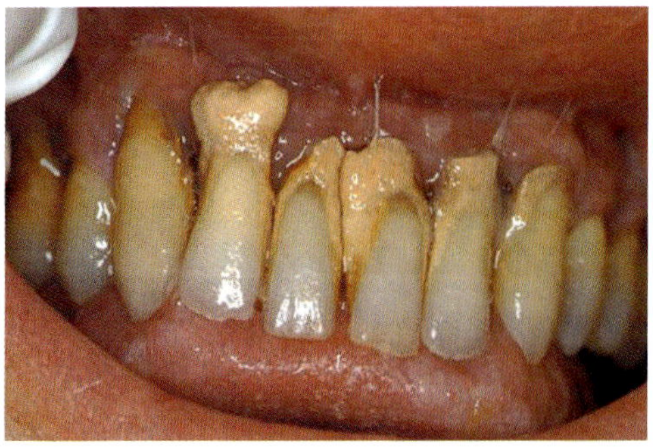

Front- und Eckzähne werden nur noch durch den Zahnstein im Kiefer gehalten. *Abb. aus: Schewior-Popp S, Sitzmann F, Ullrich L. Thiemes Pflege. Thieme; 2020*

10.3 Bei Pflegemaßnahmen mitwirken

10.3.1 Unterstützen beim Waschen am Waschbecken

Die Körperpflege am Waschbecken durchführen zu können (und nicht im Bett mit einer Waschschüssel), ist vielen Menschen sehr wichtig. Zur Vorbereitung müssen alle Materialien und Hilfsmittel bereitgestellt sein. Dem Pflegeempfänger sind alle Utensilien so zurechtzustellen, dass er sie ohne zusätzliche Anstrengung erreichen kann. Auch muss während des Waschens für einen ausreichenden Schutz der Intimsphäre gesorgt sein.
Die Reihenfolge der Körperpflege bestimmt der Pflegeempfänger selbst. Hilfe wird häufig beim Waschen des Rückens, der Beine und des Intimbereichs benötigt.

Merke

Führt der Pflegeempfänger die Körperpflege allein im Bad durch, müssen Pflegende die Klingelanlage in Reichweite legen. Das Nachfragen, ob Hilfe benötigt wird oder alles in Ordnung ist, kann Sicherheit vermitteln.

Abb. 10.14 Toilettenstuhl.

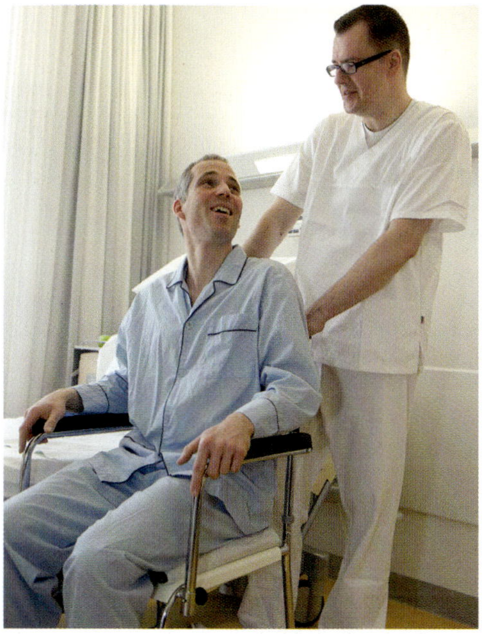

Der Pflegeempfänger kann auch mit einem Stuhl in das Badezimmer gefahren werden (nachgestellte Situation). *Quelle: W. Krüper, Thieme*

Weg zum Waschbecken. Er bedeutet für manche Menschen eine erhebliche Anstrengung, sodass sie die Körperpflege nicht nach eigenen Wünschen durchführen können. Sollte dies der Fall sein, kann der Pflegeempfänger auch mit einem Stuhl (Toilettenstuhl, Rollstuhl) in das Badezimmer oder an das Waschbecken im Zimmer gefahren werden (**Abb. 10.14**).

Waschen des Intimbereichs. Hierfür ist es günstig, wenn der Pflegeempfänger sich vor das Waschbecken stellen kann. Folgendes ist notwendig:
- trockener Fußboden (Rutschgefahr!)
- gut sitzendes Schuhwerk oder sog. Anti-Rutsch-Socken, falls kein geeignetes Schuhwerk vorhanden ist (**Abb. 10.15**).
- bereitgestellte Waschutensilien
- Sichtschutz
- Tragen von keimarmen medizinischen Einmalhandschuhen
- Möglichkeiten zum Festhalten

Sollte der Pflegeempfänger noch nicht oder nicht mehr genügend Kraft haben, um sich für die Intimpflege vor das Waschbecken zu stellen, kann diese auch später im Bett erfolgen.

KURZFASSUNG

10.3 Bei Pflegemaßnahmen mitwirken

10.3.1 Veränderungen der Hautanhangsorgane

Zur Vorbereitung der Maßnahme werden alle Utensilien und Hilfsmittel so bereitgestellt, dass der Pflegeempfänger sie ohne zusätzliche Anstrengung erreichen kann.
Hilfe wird meist beim Waschen des Rückens, der Beine und des Intimbereichs benötigt.

◂ Merke

Der Pflegeempfänger kann mit einem Rollstuhl oder Toilettenstuhl ans Waschbecken gefahren werden.

Zum Waschen des Intimbereichs sollte der Pflegeempfänger möglichst vor dem Waschbecken stehen.

Abb. 10.15 Hausschuhe.

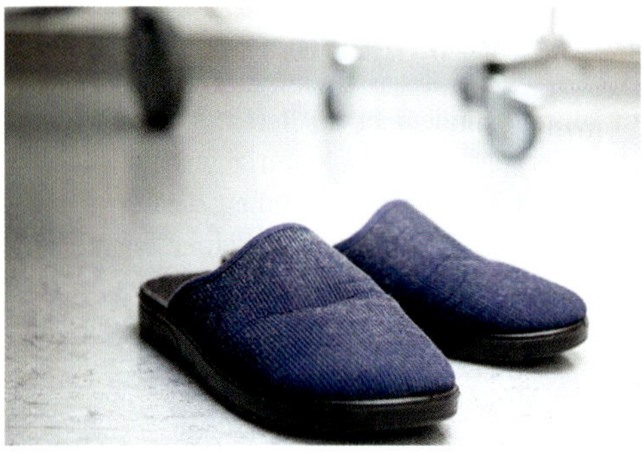

Gut sitzendes Schuhwerk dient auch bei der Körperpflege der Sturzprophylaxe. Quelle: K. Oborny, Thieme

Merke ▶

Merke

Vielen Pflegeempfängern tut es gut, im Rahmen der Körperpflege die Füße in eine Waschschüssel zu stellen und ein Fußbad zu nehmen.

10.3.2 Unterstützen beim Waschen im Bett

Vorbereitung

Materialien zur Körperpflege im Bett:
- 2 Handtücher und 2 Waschlappen
- Waschschüssel mit klarem Wasser
- Körper- und Hautpflegemittel, Deodorant
- Haarbürste/Kamm
- bei Männern alles zur Bartpflege
- Zahnbürste, Zahncreme, Zahnbecher, Wasser, bei Bedarf Mundwasser, Nierenschale
- frisches Nachthemd/Pyjama
- Bettwäsche
- Wäscheabwurf

Organisation des Arbeitsplatzes

Auf dem Nachtschränkchen oder einem Extratisch werden alle benötigten Materialien übersichtlich angeordnet. Wird Hilfe beim Drehen des Pflegeempfängers benötigt, wird das Vorgehen bereits vorher mit den Kollegen abgesprochen.

10.3.2 Unterstützen beim Waschen im Bett

Vorbereitung

Auch bei dieser Pflegemaßnahme ist eine Grundbedingung, die Materialien vollständig vorzubereiten. Das spart Zeit und alle Vorgänge können zusammenhängend und ohne unnötige Pausen erfolgen. Folgendes wird für die Körperpflege bereitgestellt:
- 2 Handtücher und 2 Waschlappen oder Einwegmaterial
- Waschschüssel mit Wasser, das nach Wunsch des Pflegeempfängers temperiert ist
- Körper- und Hautpflegemittel, Deodorant
- Haarbürste/Kamm
- bei Männern alles zur Bartpflege/Rasur
- Zahnbürste, Zahncreme, Zahnbecher, Wasser, bei Bedarf Mundwasser, Nierenschale
- frisches Nachthemd/Pyjama
- Bettwäsche
- Wäscheabwurf

Materialien für die Pflegeperson. Die Pflegeperson benötigt Folgendes:
- Schutzschürze, um eine Durchfeuchtung der Dienstkleidung und eine Keimverschleppung über diese zu vermeiden.
- Einmalhandschuhe für die Pflege des Intimbereiches, krankhaft veränderter Hautbereiche (z. B. Intertrigo, Fußpilz) oder prinzipiell bei Menschen mit Infektionskrankheiten.

Organisation des Arbeitsplatzes

Die Pflegekraft schafft sich und dem Pflegeempfänger genügend Platz. Das Nachtschränkchen oder ein Extratisch wird freigeräumt, sodass alle benötigten Materialien griffbereit liegen. Der Nachttisch wird auf eine angemessene Höhe eingestellt sein, sodass der Pflegeempfänger problemlos in die Waschschüssel greifen kann. Muss der Betroffene in flacher Rückenlage verbleiben, befindet sich der obere Rand der Waschschüssel unterhalb der Höhe der Matratze.
Wenn Hilfe beim Positionieren des Pflegeempfängers benötigt wird, so wird dies bereits vorher mit den Kollegen abgesprochen. So können Wartezeiten vermieden werden.

Positionierung des Pflegeempfängers

Abb. 10.16 Körperpflege im Bett.

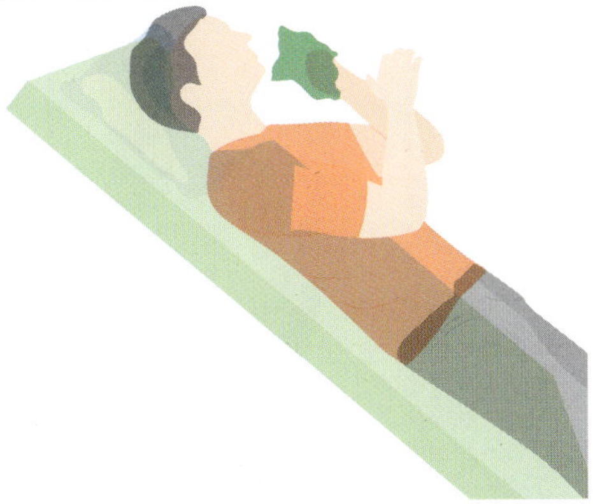

Die Oberkörperhochlagerung/Herzbettlage ist meist die günstigste Position für den Pflegeempfänger.

Lagerungshilfsmittel. Kissen und Decken werden zunächst aus dem Bett entfernt. Sofern es medizinisch erlaubt und für den Pflegeempfänger erträglich ist, werden auch Schienen oder Keile entfernt. Die Pflegekraft kann so dem Pflegeempfänger einen möglichst großen Bewegungsspielraum ermöglichen.

Oberkörperhochlagerung. Die günstigste Position eines Pflegebedürftigen für die Körperpflege im Bett ist die **30°–45°-Oberkörperhochlagerung** (**Abb. 10.16**). Der Pflegeempfänger kann sich so leichter im Raum orientieren. Auch findet dann die Kommunikation zwischen Pflegeperson und Pflegeempfänger auf gleicher Höhe statt.

Merke

Beachten Sie, dass die Positionierung des Pflegeempfängers immer von dessen Befinden und der Erkrankung abhängig ist. So dürfen z. B. Patienten mit einer unversorgten Wirbelkörperfraktur nur in flacher Rückenlage liegen; Patienten mit einem Beckenfixateur dürfen meist nur geringfügig aufgerichtet werden.

Praktische Durchführung

Das Waschen richtet sich nach den Wünschen des Pflegeempfängers. Je nach der Situation können Veränderungen der Reihenfolge nötig sein.

Wassertemperatur und Zusätze. Zunächst werden die Wünsche zur Körperpflege erfragt: Wie soll die Wassertemperatur sein? Welche Zusätze sind gewünscht?
Am besten geeignet für die Haut ist ein Reinigungszusatz (z. B. Syndet) mit einem pH-Wert von 5,5, der dem physiologischen Hautmilieu entspricht.

Entkleiden. Die zu pflegende Person sollte immer nur so weit entkleidet werden wie es für die Pflege gerade erforderlich ist. Dies gilt insbesondere für den Intimbereich und die Brust bei Frauen.

Gesicht, Hals und Nacken. Da das Gesicht ein sehr sensibler und intimer Bereich ist, wäscht und trocknet es die Person möglichst selbst. Reichen die Fähigkeiten und Fertigkeiten nicht aus, kann dem Pflegeempfänger der Waschhandschuh über die Hand gezogen werden. Die Pflegeperson unterstützt den Pflegeempfänger, sodass er sein Gesicht selbst waschen und trocknen kann (**Abb. 10.17 a**).
Die Augen werden vom äußeren zum inneren Lidwinkel gereinigt, ggf. ist eine spezielle Augenpflege notwendig.

Haare. Sie werden so frisiert, wie der Pflegeempfänger es gewohnt ist. Bei immobilen und unruhigen Personen kann es sinnvoll sein, langes Haar zu einem Zopf zu flechten. So kann vermieden werden, dass die Haare sich verknoten und verfilzen.

Brust, Bauch, Arme. Sie werden nach Wunsch des Pflegeempfängers gewaschen. Die Reihenfolge dabei spielt keine Rolle.

Rücken und Beine. Kann/darf der Pflegeempfänger sich im Bett aufrichten, wird jetzt der Rücken gewaschen (**Abb. 10.17 b**) und anschließend das frische Nachthemd oder das Pyjamaoberteil angezogen. Es folgt das Waschen der Beine (**Abb. 10.17 c**).
Kann oder darf sich der Pflegeempfänger nicht aufrichten, werden zuerst die Beine gewaschen. Nach einem Wechsel des Wassers wird die Person auf die Seite gedreht, der Rücken gewaschen und abgetrocknet.

Positionierung des Pflegeempfängers

Die Oberkörperhochlagerung/Herzbettlage ist die günstigste Position für das Waschen im Bett.

◄ Merke

Praktische Durchführung

Bezüglich Wassertemperatur und Zusätzen werden, wenn möglich, die individuellen Wünsche berücksichtigt.

Zum Schutz der Intimsphäre ist auf einen ausreichenden Sichtschutz vor „fremden Blicken" zu achten.

Wenn möglich, wäscht und trocknet der Pflegeempfänger das Gesicht selbst (**Abb. 10.17 a**).

Die Augen werden vom äußeren zum inneren Lidwinkel gereinigt.

Die Haare werden so frisiert, wie der Pflegeempfänger es gewohnt ist.

Kann/darf sich der Pflegeempfänger im Bett aufrichten, wird der Rücken im Sitzen gewaschen (**Abb. 10.17 b**).
Kann/darf sich der Pflegeempfänger nicht aufrichten, wird der Rücken in Seitenlage gewaschen.

10

Abb. 10.17 Waschen im Bett.

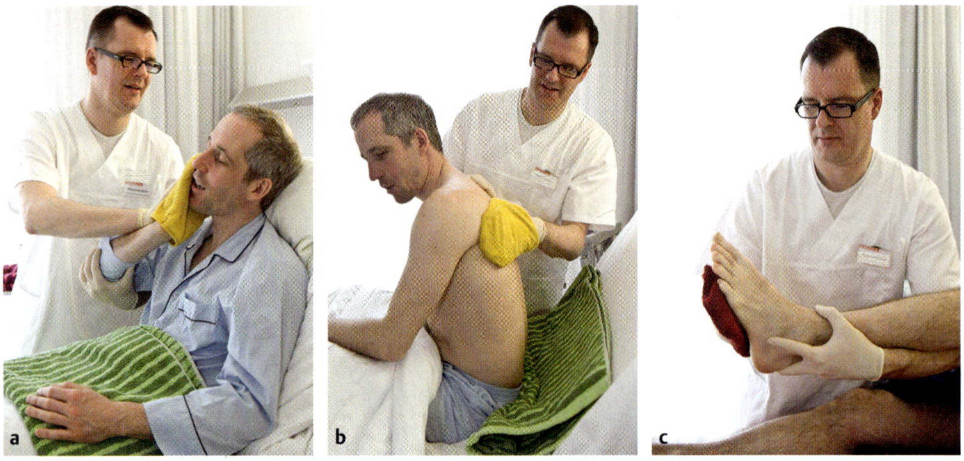

Unterstützung bei der Körperpflege im Bett (nachgestellte Situation). *Quelle: W. Krüper, Thieme*

a Waschen des Gesichts mit Unterstützung des Pflegehelfers.

b Kann/darf sich der Pflegeempfänger aufsetzen, wird der Rücken im Sitzen gewaschen.

c Wenn Beine und Füße gewaschen werden, sollten dabei die Zehen und Zehenzwischenräume mit begutachtet werden.

Gesäß, Anus und Gesäßspalte werden von vorne nach hinten gereinigt. Dazu werden möglichst Einwegmaterialien verwendet.

Gesäß, Anus und Gesäßspalte. Diese werden von vorne nach hinten gereinigt, damit es zu keiner Keimverschleppung von Darmbakterien in Richtung Harnröhrenöffnung kommt. Für diesen Bereich werden am besten Einwegmaterialien verwendet. Die Haut wird gut abgetrocknet.
Ggf. kann jetzt schon ein frisches Laken und falls erforderlich, ein Stecklaken oder eine Einmalunterlage eingebettet werden. Der Pflegeempfänger wird über den Rücken auf die andere Seite gedreht, damit die alte Bettwäsche entfernt und die frische durchgezogen und eingespannt werden kann. Wie Sie das Bett neu beziehen, zeigt Ihnen die Fotoserie im Unterkapitel Beziehen des Bettes (S. 173).

Zur Reinigung des Intimbereichs wird mit den Oberschenkelinnenseiten und den Leisten begonnen. Anschließend folgt der Genitalbereich.

Intimbereich. Nach einem Wasserwechsel, der insbesondere bei liegendem Blasendauerkatheter notwendig ist, wird nun der Intimbereich gereinigt. Begonnen wird mit der Reinigung der Oberschenkelinnenseiten, der Leisten und anschließend des Genitalbereichs. Dabei wird folgendermaßen vorgegangen:

- **Frau:** Äußere und innere Schamlippen werden von oben nach unten (zum Anus hin) gewaschen. Danach werden Harnröhrenöffnung und Scheidenvorhof gereinigt.
- **Mann:** Nach vorsichtigem Zurückschieben der Vorhaut werden Eichel und Harnröhrenöffnung gewaschen. Das Smegma (weißlich, gelbe, talgige Absonderung der Eichel- u. Vorhautdrüsen) wird entfernt. Anschließend wird die Vorhaut wieder vorgestreift und Glied und Hoden gewaschen und abgetrocknet.

Beachten Sie, dass bei pflegebedürftigen Menschen mit liegendem Blasendauerkatheter stets ein Waschzusatz (z. B. Syndet) zur Intimpflege verwendet wird, um Harnsalze vom Katheter zu entfernen und Inkrustationen zu vermeiden.

Nachbereitung

Nachttisch oder Extratisch desinfizieren.
Müll entsorgen.

Nachbereitung

Am Schluss wird das gesamte Material weggeräumt, das Nachttischchen oder der Extratisch wischdesinfiziert und der Müll entsorgt.

Merke ▸

Merke

Wenn Pflegeempfänger viel Zeit für die eigene Körperpflege benötigen, sollte zwischendurch die Wassertemperatur überprüft werden.

10.3.3 Unterstützen beim Duschen

Es muss sichergestellt sein, dass der Kreislauf und die Atmung stabil sind und die körperlichen Ressourcen des Pflegeempfängers ausreichen. Deswegen werden Puls und Blutdruck vorher gemessen.

10.3.3 Unterstützen beim Duschen

Viele Menschen duschen gern, besonders, wenn sie längere Zeit die Körperpflege im Bett durchführen mussten.
Bevor ein Pflegender das Angebot zum Duschen unterbreiten kann, muss sichergestellt sein, dass der Kreislauf und die Atmung des Pflegeempfängers für diese Maßnahme stabil genug sind. Außerdem müssen die Kräfte und die körperliche Verfassung das Duschen erlauben. Daher sollte die Pflegeperson vor Beginn des Duschens Blutdruck und Puls zu messen. Sollten Sie unsicher sein, halten Sie Rücksprache mit der Pflegefachkraft bzw. dem verantwortlichen Arzt.

Merke ▸

Merke

Ein zu warmes Raumklima im Bad kann für den Pflegeempfänger belastend sein. Die Kombination von Anstrengung und Wärme kann zu Kreislaufproblemen führen.

Vorbereitung

Hinweise zur Vorbereitung können Sie dem Unterkapitel „Unterstützen beim Waschen im Bett“ (S. 220) entnehmen.

Die Dusche sollte idealerweise barrierefrei, das heißt ohne Hindernisse zu begehen sein. Zur Sicherheit des Pflegeempfängers ist zudem noch ein standsicherer Duschstuhl so vorzubereiten, dass die Person sich am vorhandenen Handlauf festhalten kann.

Vorbereitung

Siehe hierzu Unterkapitel Unterstützen beim Waschen im Bett (S. 220)

Praktische Durchführung

Die Fotoserie in **Abb. 10.18** zeigt einen beispielhaften Ablauf des Duschens.

Praktische Durchführung

Abb. 10.18 Die Fotoserie zeigt das Duschen im Bad einer stationären Einrichtung.

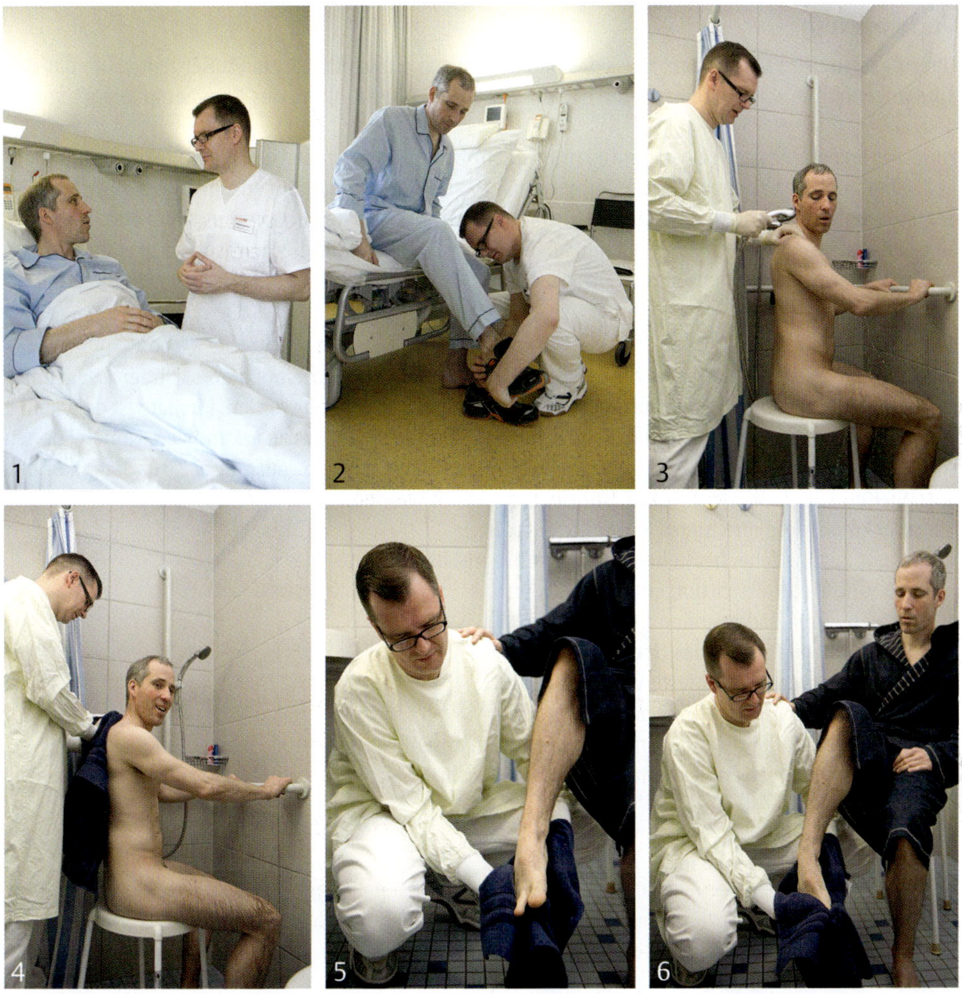

Vor dem Duschen sollte sich die Pflegeperson genau überlegen, wie das Duschen ablaufen soll, und das Vorgehen dann mit dem Pflegeempfänger besprechen. **1** Am Anfang steht die Information, die Frage nach dem Befinden und nach den Wünschen. **2** Auch für kurze Wege sollten unbedingt Schuhe angezogen werden, um für die nötige Sicherheit während des Transfers zu sorgen. **3** Der Pflegeempfänger kann sich beim Duschen an Haltegriffen festhalten. **4** Der Pfleger trocknet den Rücken ab. **5** Beine und Füße werden am Schluss abgetrocknet. **6** Ein Bademantel schützt vor Verdunstungskälte und wahrt die Intimsphäre des Pflegeempfängers (nachgestellte Situation). *Quelle: W. Krüper, Thieme*

Merke

Kleben Sie Operationsverbände mit transparenten Folien ab, damit sie nicht durchfeuchten.

◄ **Merke**

10.3.4 Unterstützen beim Ganzkörperbad

Das Ganzkörperbad zur Reinigung hat in den letzten Jahrzehnten im stationären Bereich an Bedeutung verloren. Zudem ist die Erlaubnis zu einem Ganzkörperbad vorher beim Arzt einzuholen. Sie hängt nicht nur mit der körperlichen Fähigkeit des Pflegeempfängers zusammen, sondern ist auch eng an Erkrankungen gebunden.

10.3.4 Unterstützen beim Ganzkörperbad

Es darf **kein** Vollbad genommen werden bei
- instabilen Kreislaufverhältnissen, akuter Herzinsuffizienz,
- großflächigen und infizierten Wunden,
- Implantaten wie Kathetern und Drainagen,
- Bettruhe,
- erhöhtem Hirndruck.

10

Absolute Kontraindikationen. Es darf kein Vollbad genommen werden bei
- **instabilen Kreislaufverhältnissen**, akuter Herzinsuffizienz,
- großflächigen und infizierten **Wunden**,
- **Implantaten** wie **Kathetern** und **Drainagen**,
- **Bettruhe**,
- **erhöhtem Hirndruck**.

Besondere Vorkehrungen ermöglichen trotz folgender Befunde ein Bad:
- chronische Herzinsuffizienz
- chronische, nicht infizierte Wunden (eventuell durch einen wasserdichten Spritzschutz schützen)
- Schienen und Verbände (ggf. mit einem wasserdichten Spritzschutz schützen)
- Patienten mit Strahlentherapie (sofern das bestrahlte Hautareal nur kurz mit Wasser in Berührung kommt und das Markierungsfeld erhalten bleibt)

Vorbereitung

Das Bad muss gereinigt und sollte warm sein.
Kann der Pflegeempfänger selbstständig baden, muss die Rufanlage problemlos für ihn erreichbar sein.
An der Tür sollte das Besetztschild angebracht werden.

Vorbereitung

Um Infektionen zu vermeiden, muss das Bad hygienisch einwandfrei sein. Außerdem sollte das Bad eine angenehme warme Temperatur haben, um einer Unterkühlung des Pflegeempfängers vorzubeugen.
Ist der Pflegeempfänger selbstständig, muss er im Notfall die Rufanlage problemlos erreichen können. Aber auch der Pflegende sollte immer die Rufanlage erreichen können. So kann bei Bedarf Hilfe angefordert werden, ohne dass man sich vom Pflegeempfänger abwenden muss. In jedem Fall sollte an die Badezimmertür ein Besetztschild angebracht werden, damit die Intimsphäre gewahrt bleibt. Im Bad sind neben den benötigten Körperpflegeprodukten ausreichend Handtücher bereitzuhalten.

Praktische Durchführung

Vor dem Baden sollte der aktuelle Hilfebedarf bzw. die Leistungsfähigkeit des Pflegeempfängers eingeschätzt werden.

Praktische Durchführung

Die Bildserie in **Abb. 10.20** zeigt beispielhaft das Baden eines Pflegeempfängers. Ist der Pflegeempfänger noch hilfebedürftig oder unsicher, muss der Ablauf angepasst werden. Deshalb ist es wichtig, sich immer vorweg über die aktuelle Situation des Pflegeempfängers zu erkundigen. Nur so können sein Hilfebedarf und seine Leistungsfähigkeit eingeschätzt werden. Auf dieser Grundlage können anschließend auch die richtigen Hilfsmittel ausgewählt werden.
Ein zweckmäßig eingerichtetes Bad sollte enthalten:
- eine gut zugängliche, freistehende (unterfahrbare) Badewanne
- Halte- und Hebevorrichtungen in der Wanne
- eventuell einen Badewannenlifter (**Abb. 10.19**)
- Sitzmöglichkeit (Stuhl oder Hocker)
- Nackenkissen und rutschfeste Wanneneinlage
- frische Vorlage vor der Badewanne
- bewegliche Dusche für die Haarwäsche und zum abschließenden Abduschen des Körpers
- Ablage für alle notwendigen Materialien, z. B. frische Wäsche, Toilettenartikel, Inkontinenzvorlagen

Abb. 10.19 Hilfsmittel im Bad.

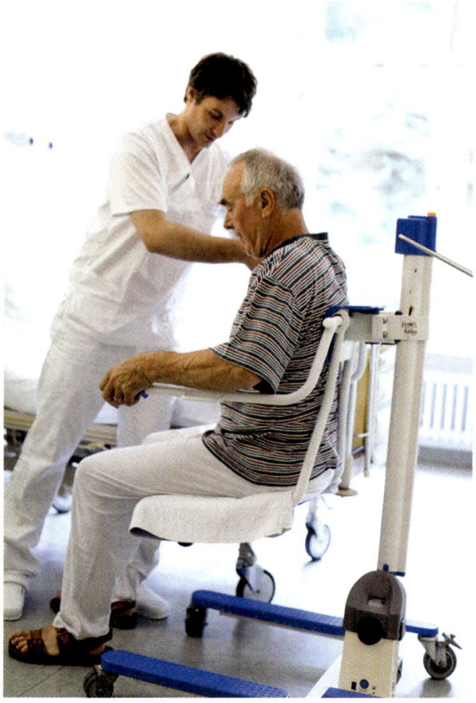

Ein Badewannenlifter ermöglicht rückenschonendes Arbeiten und Sicherheit für den Pflegeempfänger. *Quelle: A. Fischer, Thieme*

Abb. 10.20 Die Fotoserie zeigt das Baden in einer stationären Einrichtung.

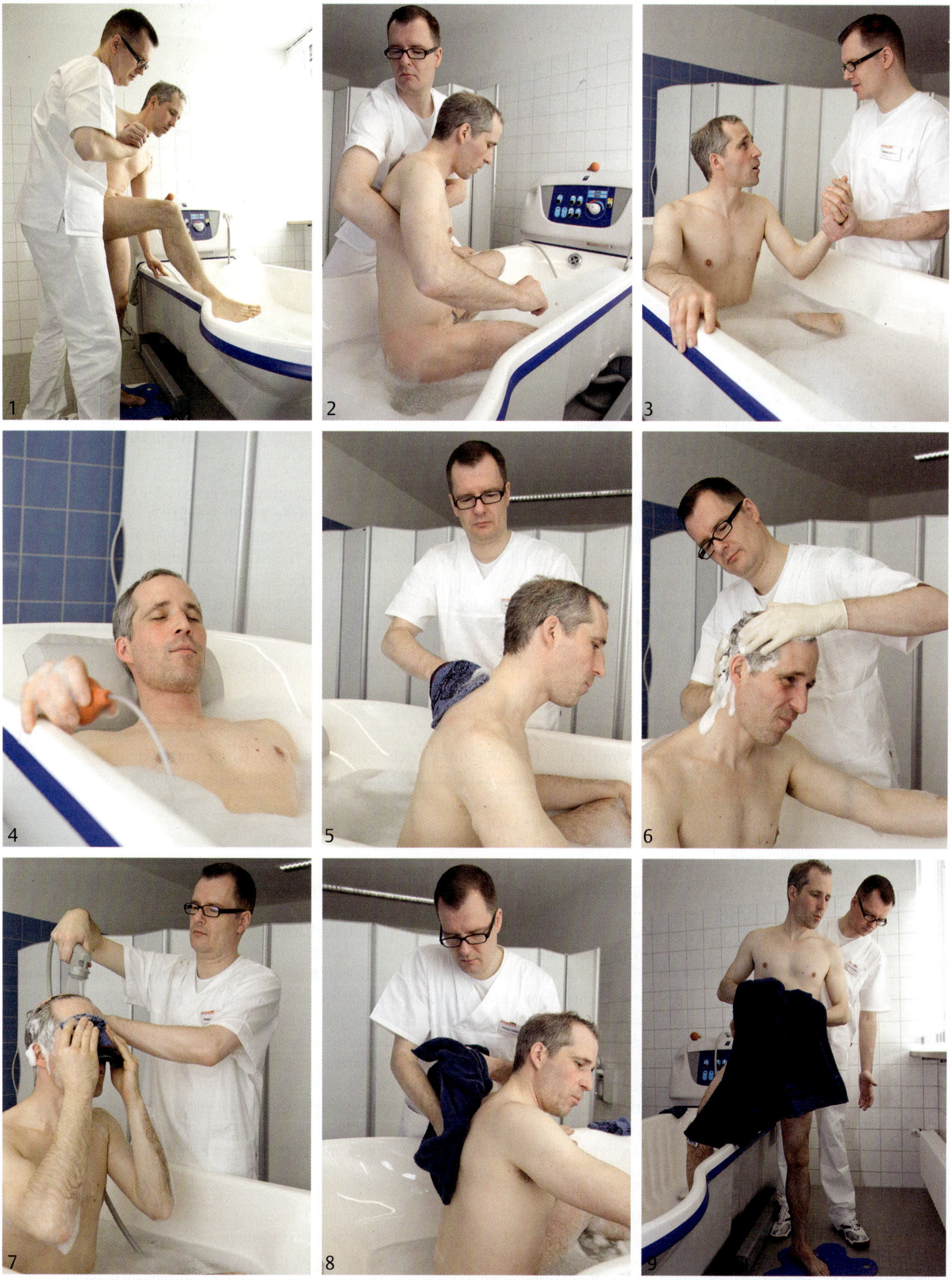

1 Mit Unterstützung steigt der Pflegeempfänger in die Badewanne. **2** Der Pfleger ist jederzeit bereit, zu helfen. **3** Lassen Sie dem Pflegeempfänger Zeit, damit der Kreislauf sich stabilisiert. **4** Mit der Klingel in Reichweite kann der Pflegeempfänger auch allein gelassen werden. **5** Der Pfleger übernimmt das Waschen des Rückens. **6** Wenn möglich, werden die Haare mitgewaschen. **7** Beim Ausspülen sollte kein Schaum in die Augen gelangen. **8** Das Wasser wird ausgelassen, während der Pflegeempfänger noch sitzt. Es kann bereits mit dem Abtrocknen begonnen werden. **9** Das Aussteigen aus der Badewanne erfolgt langsam und in mehreren Schritten (nachgestellte Situation). *Quelle: W. Krüper, Thieme*

Merke ▸

Merke

Sollte der Kreislauf des Pflegeempfängers während des Badens versagen, betätigen Sie die Rufanlage, ziehen Sie den Stöpsel heraus und sorgen Sie dafür, dass der Kopf des Badenden immer über Wasser bleibt.

10.3.5 Einsatz von Pflegehilfsmitteln

10 Hautpflege

10.3.5 Einsatz von Pflegehilfsmitteln

Hautpflege

Definition ▸

Definition

Unter **Hautpflege** werden alle Maßnahmen verstanden, die zum Erhalt oder zur Wiederherstellung des physiologischen Hautzustands führen.

Merke ▸

Merke

Der physiologische Haut-pH-Wert wird heute mit 5,4–5,9 angegeben. Gesunde Haut ist innerhalb weniger Stunden in der Lage, die Folgen zu langen Duschens oder Badens mit heißem Wasser oder Verwendung von Seifen auszugleichen. Dies gilt jedoch nicht für sehr junge oder alte Menschen oder Menschen mit Hauterkrankungen.

Eine spezielle Hautpflege sollte immer erfolgen, wenn
- der Hautzustand vom Normalzustand abweicht oder sich verändert,
- spezielle Erkrankungen (z. B. Schuppenflechte, Neurodermitis) vorliegen oder
- der Pflegeempfänger sich nicht mehr eigenständig pflegen kann (Selbstpflegedefizit).

Eine spezielle Hautpflege sollte immer erfolgen, wenn
- der Hautzustand vom Normalzustand abweicht oder sich verändert,
- Erkrankungen der Haut (z. B. Schuppenflechte, Neurodermitis) vorliegen oder
- der Mensch sich nicht mehr eigenständig pflegen kann (Selbstpflegedefizit).

Aber auch Bedingungen im Krankenhaus können eine Veränderung der Hautpflege notwendig machen. Beispielsweise üben die Klimaanlage und das Tragen von medizinischen Thromboseprophylaxestrümpfen einen negativen Einfluss auf die Hautfeuchtigkeit aus.
Pflegende sind sich dieser Einflussfaktoren bewusst und tragen durch ihr Handeln zum Erhalt der Hautfeuchtigkeit und des Fettgehalts der Haut bei. Spezifische Hautsituationen sind z. B.
- Pflege bei Inkontinenz,
- Hautpflege bei Intertrigogefahr und Intertrigo (Wundsein in Bereichen, wo Haut auf Haut liegt, z. B. Bauchfalten, Achseln),
- Juckreiz.

Hautpflegemittel haben verschiedene Wirkungsweisen und sollten nur nach Rücksprache mit der zuständigen Pflegefachkraft bzw. dem Arzt angewandt werden.

Hautpflegemittel. Als Hautpflegemittel stehen verschiedene Präparate zur Verfügung. Diese können nach Rücksprache mit der zuständigen Pflegefachkraft bzw. dem behandelnden Arzt eingesetzt werden, z. B.:
- alkoholische und ölige Lösungen,
- Puder, Salben, Pasten,
- lipophile (altgriech. „Fett liebend") Creme (W/O),
- hydrophile (altgriech. „Wasser liebend") Creme (O/W).

Badezusätze enthalten neben reinigenden Substanzen auch rückfettende, hautpflegende Zusätze wie Kräuterextrakte oder ätherische Öle. Sie sollen die Regeneration der Haut unterstützen.

Jeder Waschzusatz, der zur Körperpflege verwendet wird, hat eine Wirkung und manchmal auch eine Nebenwirkung auf die Haut (**Tab. 10.1**).

Badezusätze. Damit das warme Wasser die Hautoberfläche nicht entfettet und austrocknet, werden Haut-pH-neutrale Badezusätze verwendet. Sie enthalten neben reinigenden Substanzen auch rückfettende, hautpflegende Zusätze wie Kräuterextrakte oder ätherische Öle und sollen die Regeneration des Schutzfilms der Haut unterstützen. Welcher Zusatz für den jeweiligen Hauttyp richtig ist, muss langfristig beobachtet werden (Vorsicht bei Allergiegefahr). Folgende Badezusätze werden verwendet: Ölbäder oder Ölcremebäder, Bademilch, Badesalze.
Auf dem Markt erscheinen immerzu neue Präparate zur Körperpflege. Pflegende müssen dies kritisch beobachten, ggf. den Patienten/Bewohner bei der Auswahl beraten, aber auch oft stellvertretend entscheiden. Jedes Mittel, das zur Körperpflege verwendet wird, hat eine Wirkung und manchmal auch eine Nebenwirkung auf die Haut.
Tab. 10.1 zeigt die Eigenschaften und Wirkungen von Waschzusätzen auf die Haut.

Merke ▸

Merke

Häufig genügt klares Wasser zur Reinigung und Erfrischung. Die Wassertemperatur bestimmt der Pflegeempfänger. Es sollte jedoch beachtet werden, dass niedrigere Wassertemperaturen die Haut weniger austrocknen, die Wassertemperatur sollte möglichst 10–15 °C unter der Körpertemperatur liegen (Fischer und Schewior-Popp 2007). Auch über Waschzusätze bestimmt der Pflegeempfänger.

Tab. 10.1 Waschzusätze und deren Wirkung auf die Haut.

Eigenschaft	Wirkung auf die Haut	Fazit für die Pflege
Wasser		
• guter Wärmeleiter (Entzug oder Zufuhr von Wärme) • Wassertemperatur <34 °C: wird als kühl/kalt empfunden • Wassertemperatur >37 °C: wird als warm/heiß empfunden • löst je nach Temperatur körpereigenes Talgdrüsensekret	• reinigend – wasserlösliche Schmutzanteile – Staub – zucker- und salzhaltige Stoffe – Schweiß • austrocknend durch Verdunstung körpereigenen Wassers bis zur Reproduktion des Hydro-Lipid-Mantels • Verlust der Wasserbindungsfähigkeit durch Auswaschen von Eiweißbausteinen • Lösen von Talgdrüsensekret	• Die als angenehm empfundene Wassertemperatur ist bei jedem Menschen sehr unterschiedlich und muss beachtet werden. • Die Wassertemperatur ist dem Hauttyp anzupassen.
Seife		
• primär alkalisch: pH 8–11 • enthält hydro- und lipophile Anteile • weitere mögliche Zusätze: – rückfettende Substanzen (Wollwachs, Fette) – Alkohole – Parfümöle – Desinfektionsmittel – Antibiotika	• Lösen von nicht wasserlöslichem Schmutz • austrocknend durch aufquellen der Haut • Beeinflussung des Hydro-Lipidmantels • Aufquellen der Hornhaut und Juckreiz durch Eindringen von Alkalisalzen in die Haut • Rückfettung nicht ausreichend • Deoseifen zerstören die Hautflora und reduzieren die Immunabwehr	• Zur Normalisierung des Hydro-Lipid-Mantels und des pH-Werts benötigt die Haut zwischen 0,5–3 Stunden. • Seifenlauge muss sehr gründlich von der Haut entfernt werden. • Haut rückfetten
Flüssigseife		
• Seife mit 84 % Wasseranteil • z. T. Zusatz von Fettsäuren (Kokos-, Rizinusöl und rückfettende Substanzen)	• Wirkung wie Seife • Fettsäuren können hautreizend wirken	siehe Seifen
Syndet		
• wasch- und oberflächenaktive Substanzen (Tenside) • enthalten hydro- und lipophile Anteile • rückfettende Anteile, z. B. Paraffin, Sojabohnen, Olivenöl • Zusätze zur pH-Regulierung	• Wirkung wie Seifen, jedoch in geringerer Intensität • Rückfettung nicht ausreichend	• Mittel der Wahl bei normaler, problemloser Haut • keine Syndets bei trockener, zu Allergien neigender Haut • rückfettende Lotionen erforderlich • Überdosierungen können auch normale Haut schädigen. • Syndets müssen wie Seifen gründlich von der Haut abgespült werden.
Badeöl		
Badeöle ohne Emulgator (Spreitungsöle) • verbinden sich nicht mit dem Wasser • können nicht flächenhaft aufgetragen werden Badeöle mit Emulgator • verbinden sich mit dem Wasser • flächenhaftes Auftragen möglich	• hohes Rückfettungspotenzial • kann die Hautporen verstopfen (Vorsicht bei Fieber)	• Badeöle mit Emulgator – das Mittel der Wahl bei trockener Haut • sollen keine Zusatzstoffe wie Duftessenzen oder Desinfektionsmittel enthalten • Häufigkeit der Anwendung je nach Hautbild • Haut nur abtupfen, damit der Ölfilm auf der Haut nicht zerstört wird

Einsatz textiler Materialien

In vielen Einrichtungen werden 1 Waschlappen und 1 Handtuch (für den einmaligen Gebrauch) und zusätzlich Einmal-Waschlappen für den Genitalbereich verwendet (besonders bei Stuhlinkontinenz).

Einsatz textiler Materialien

Über den Gebrauch von Waschlappen und Handtüchern gibt es verschiedene Ansichten. Grundsätzlich ist jede Variante richtig, die den hygienischen Anforderungen entspricht. Die Wünsche der zu pflegenden Person werden nach Möglichkeit berücksichtigt. In vielen Einrichtungen werden 1 Waschlappen und 1 Handtuch (für den einmaligen Gebrauch) und zusätzlich Einmal-Waschlappen für den Genitalbereich verwendet (besonders bei Stuhlinkontinenz).

Merke ►

Merke

Oft richtet sich die Verwendung der Waschlappen und Handtücher nach ihren Farben: Hellere Farben werden für das Waschen und Trocknen des Oberkörpers verwendet, dunklere eher für den Unterkörper.

10.3.6 Unterstützen beim Zähneputzen, bei der Mund- und Zahnprothesenpflege

Der Pflegeempfänger wird unterstützt, wenn seine körperlichen Fähigkeiten oder Fertigkeiten nicht ausreichen, um die Mundpflege selbst durchzuführen.
Die Möglichkeit zur Mundpflege ist dem Pflegeempfänger morgens, abends sowie nach jeder Mahlzeit einzuräumen.

10.3.6 Unterstützen beim Zähneputzen, bei der Mund- und Zahnprothesenpflege

Können Pflegeempfänger die Mundpflege nicht selbstständig durchführen, müssen sie dabei unterstützt werden. Das ist meist der Fall, wenn körperliche Fähigkeiten (muskuläre Schwäche) oder körperliche Fertigkeiten (Einschränkungen durch Verbände, Schwellungen) nicht ausreichen. Dazu muss auch hier immer vor Beginn der Maßnahmen neu festgelegt werden, inwieweit Unterstützung erforderlich ist. Im Idealfall führt der Pflegeempfänger die Mundpflege am Waschbecken durch. Positiver Nebeneffekt ist dann zugleich auch die Mobilisation an das Waschbecken.
Dem nicht selbstständigen Menschen ist morgens und abends sowie nach jeder Mahlzeit die Möglichkeit zur Mundpflege einzuräumen.

Besonderheiten ►

Besonderheiten Kinder

Zahnpflege

Die regelmäßige Zahnpflege ist eine wichtige Maßnahme zur Prophylaxe von Karies- und Parodontitis:

- Zahncreme gibt es als Kinderzahncreme und Juniorzahnpasta.
- Eine erbsengroße Menge Zahnpasta ist ausreichend.
- Für kleine Kinder gibt es Zahnbürsten mit abgewinkeltem Zahnbürstengriff, die sie mit der Faust gut greifen können.
- Kinder können gut spielerisch mit buntem Zahnputzzubehör, bebilderten Broschüren oder Bilderbüchern an das Thema herangeführt werden. Es bietet sich auch an, an einer Puppe die Zahnpflege zu zeigen und zu üben.
- Die Zähne werden nach dem Aufstehen und etwa 30 Minuten nach jeder Mahlzeit bzw. nach dem Verzehr von Süßigkeiten oder sauren Speisen geputzt.
- Die Dauer des Putzens beträgt ca. 3 Minuten, dabei kann eine Sanduhr verwendet werden.
- Geputzt werden zunächst die Außen-, dann die Innenflächen der Zähne und zum Schluss die Kauflächen nach der modifizierten Bass-Technik. Dabei wird die Zahnbürste im 45°-Winkel auf Zahnfleisch und Zahnhals gesetzt. Durch kleine, rüttelnde Hin- und Herbewegungen von einer halben Zahnbreite kann Zahnbelag schonend und effektiv gelöst werden.
- Nach dem Putzen wird die Mundhöhle ausgespült.

Material

- Handtuch
- Zahnbecher mit Wasser
- Zahnbürste und Zahncreme
- Nierenschale
- ggf. Pflegemittel

Material

Folgendes wird zur Zahnpflege bereitgestellt:

- Handtuch
- Zahnbecher mit Wasser
- Zahnbürste und Zahncreme
- Nierenschale
- ggf. weitere Pflegemittel wie Zahnseide, Mundwasser, Lippencreme

Merke ►

Merke

Fragen Sie den Pflegeempfänger, welche Temperatur das Zahnputzwasser haben soll. Menschen mit empfindlichen Zahnhälsen verwenden häufig warmes Wasser, während andere kaltes Wasser vorziehen.

Vorbereitung

Der Pflegeempfänger wird zur Mundpflege möglichst in eine sitzende Position gebracht.

Vorbereitung

Bevor mit der Mund- und Zahnpflege begonnen werden kann, ist das Material vollständig auf einem desinfizierten Arbeitstisch zu richten. Dabei ist zu beachten, dass der Arbeitsplatz so organisiert ist, dass noch genügend Handlungsfreiraum für den Pflegenden besteht.
Liegen bei dem Patienten Zu- bzw. Ableitungen, werden diese zuvor so abgeleitet, dass der Mund frei zugänglich ist (**Abb. 10.21**). Anschließend wird der Pflegeempfänger möglichst in eine sitzende Position gebracht. Sofern der Patient eine Magensonde hat, ist sie mit einem Ablaufbeutel zu versehen und unter Körperniveau zu hängen.

Abb. 10.21 Magensonde über Ohr abgeleitet.

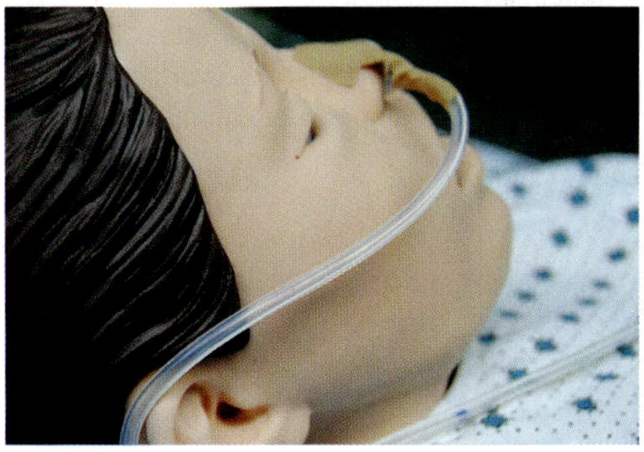

Leiten Sie die Magensonde über ein Ohr ab. So können Sie gewährleisten, dass der Mund frei zugänglich ist. *Quelle: D. Mört*

Unterstützen bei eingeschränkten körperlichen Fähigkeiten

Aus verschiedenen Gründen kann ein Mensch nicht in der Lage sein, den Arm zu heben oder ihn für die Dauer der Mundpflege zu halten. Um den Betroffenen bei der Mundpflege zu unterstützen, steht die Pflegeassistentin möglichst etwas neben der Person (**Abb. 10.22**).

Unterstützen bei eingeschränkten körperlichen Fähigkeiten

Ist der Pflegeempfänger zu schwach, um die Mundpflege allein durchzuführen, wird er dabei unterstützt (**Abb. 10.22**).

Abb. 10.22 Zahnpflege.

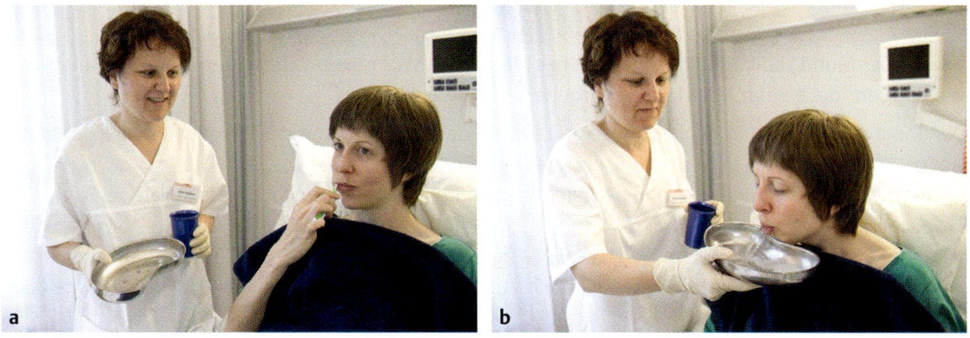

Unterstützung bei der Zahnpflege (nachgestellte Situation). *Quelle: W. Krüper, Thieme*
a Die Pflegeassistentin reicht Zahnbürste, Nierenschale und Zahnputzbecher an.
b Zum Ausspülen des Mundes hält die Pflegeassistentin der Pflegeempfängerin eine Nierenschale vor.

Abb. 10.23 Zahnbürste mit verstärktem Stiel.

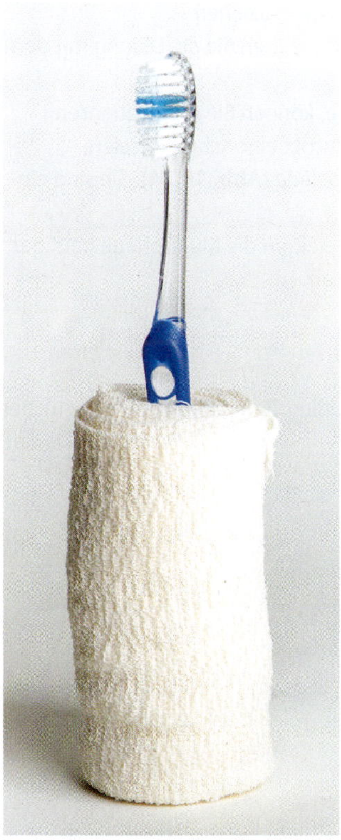

Patienten mit einer Störung der Feinmotorik fällt es oft schwer, leichte und feine Gegenstände anzufassen und zu halten. Durch eine Griffverstärkung mit einem elastischen Wickel kann der Patient die Zahnbürste besser greifen und die Zahnpflege durchführen. *Quelle: K. Oborny, Thieme*

Bei einigen Erkrankungen, z. B. rheumatischer Arthritis, ist besonders die Beweglichkeit der Finger eingeschränkt. Betroffene Personen können dann vor allem leichte und feine Gegenstände schlecht greifen. Oftmals haben diese Patienten auf ihre Einschränkungen angepasste Hilfsmittel. Fragen Sie den Patienten danach! Sofern in der aktuellen Situation keine geeigneten Hilfsmittel vorhanden sind, kann z. B. bei der Zahnbürste der Griff verstärkt werden (**Abb. 10.23**), indem der Zahnbürstenstiel in einen elastischen Wickel gesteckt wird.

10

Praxistipp ▸

Praxistipp

Wenn abzusehen ist, dass ein Mensch Hilfsmittel benötigt, sprechen Sie die Pflegefachkraft bzw. den behandelnden Arzt darauf an, damit diese rechtzeitig verordnet werden.

Übernahme der Mundpflege

Gründe können sein:
- Verletzung beider Arme
- Muskuläre Schwäche
- Koma
- Schlaganfall/Demenz
- geistige Behinderung
- Sterbephase

Übernahme der Mundpflege

Folgende Gründe können einen Menschen daran hindern, die Mundpflege selbst durchzuführen:
- Verletzung beider Arme
- komatöser und/oder sedierter Patient
- Schlaganfall
- geistige Behinderung
- Mensch liegt im Sterben

Auch nach einer frischen Operation in der Mundhöhle darf der Patient meist die Mundpflege nicht selbstständig durchführen.

Praxistipp ▸

Praxistipp

Der Mund zählt zum Intimbereich des Menschen. Was muss ich beachten, damit ich angemessen und sensibel bei der Mundpflege vorgehe?

Der Mund muss vorsichtig gepflegt werden. Zuvor ist das Einverständnis des Pflegeempfängers einzuholen.
- Inspizieren Sie den Mund vor und nach der Pflege mithilfe einer Lichtquelle (Taschenlampe, Punktleuchte).
- Gehen Sie dabei vorsichtig vor, sodass kein Würgereiz ausgelöst wird. Hat der Pflegeempfänger keine oder verminderte Schutzreflexe, kann er sich verschlucken, wodurch Speisereste in die Luftröhre oder die Bronchien gelangen.
- Auch wenn keine Nahrung aufgenommen wird, muss die Zahnpflege mindestens 2-mal täglich erfolgen.
- Bei blutungsrelevanten Gerinnungsstörungen muss meist vorübergehend auf das Zähneputzen verzichtet werden. Stattdessen können Sie mit einer Munddusche die Zahnzwischenräume reinigen oder mit einem weichen Schaumstoffstäbchen (**Abb. 10.26**) den Mund reinigen.
- Je nach Situation werden eventuelle therapeutische Zusätze in der Mundspüllösung benötigt. Dazu stehen Ihnen natürliche und chemische Substanzen zur Verfügung. Natürliche Substanzen sind wegen der besseren Patiententoleranz und des niedrigeren Allergiepotenzials vorzuziehen.

Werden Fertiglösungen verwendet, ist die benötigte Menge abzufüllen. Versehen Sie die Lösung mit dem Patientennamen und dem Anbruchdatum.
- Verhindern schmerzhafte Mundschleimhautdefekte eine Mundpflege, können Sie dem Patienten lokalanästhetikahaltige Lösungen anbieten, so dass nach Wirkungseintritt eine schmerzfreiere Mundpflege durchgeführt werden kann. Entfernen Sie auch Zungenbeläge (**Abb. 10.24**). Sie sind ein idealer Nährboden für Keime.
- Führen Sie bei sehr trockener Mundschleimhaut und vorhandenen Defekten die Mundpflege häufiger (1–2-mal stündlich) durch. Defekte heilen in feuchtem Milieu besser ab.

Merke ▸

Merke

Eine sorgfältige Mundpflege ist der beste Schutz vor Pneumonien (Lungenentzündungen) bei pflegebedürftigen Menschen.

Abb. 10.24 Mundhygiene.

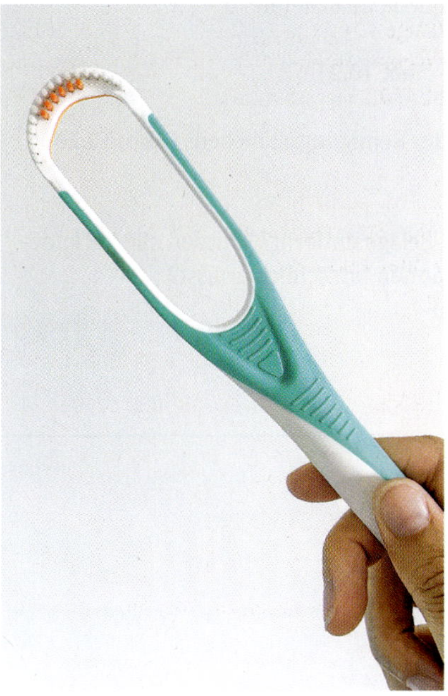

Mit einer Zungenbürste können Zungenbeläge entfernt werden. Quelle: L. van Ofen, Thieme

Vorbereitung

Pflegeempfänger. Zunächst ist der Betroffene über die Maßnahme zu informieren. Das benötigte Material wird vorbereitet (**Abb. 10.25**) und die Person in Oberkörperhochlage gebracht. Wird der Patient über eine Magensonde ernährt, wird für die Zeit der Mundpflege mit der Gabe der Sondennahrung pausiert. Dazu wird die Magensonde mit einem Ablaufbeutel versehen und unter Körperniveau gehängt. Sprechen Sie dies ggf. mit der verantwortlichen Pflegefachkraft ab.

Abb. 10.25 Verschiedene Materialien zur Mundpflege.

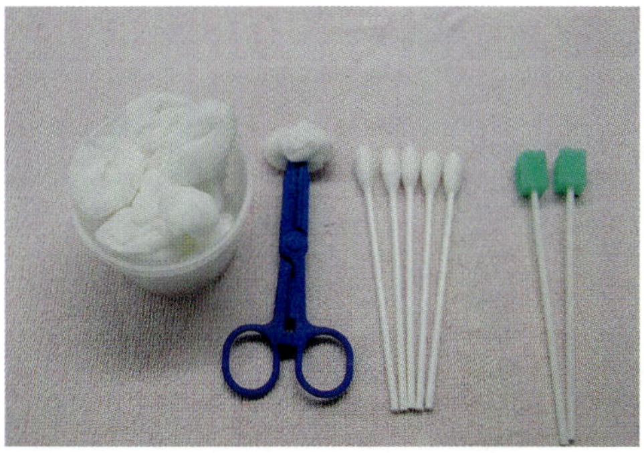

Unterschiedliche Materialien für die Reinigung des Mundinnenraums (Kugeltupfer mit Peanklemme, Watteträger, Reinigungsstäbchen). Quelle: D. Mört

Material. Folgendes Material wird benötigt und steht bereit:
- Handtuch
- Zahnbecher mit Wasser
- Zahnbürste und Zahncreme
- Nierenschale
- Mundspatel
- ggf. Watteträger oder Mundpflege-Swap
- ggf. weitere Pflegemittel wie Zahnseide, Mundwasser, Lippencreme
- ggf. angeordnete Lokaltherapeutika
- ggf. Absaugkatheter
- Lichtquelle
- Abwurf

Personal. Die Pflegeperson achtet auf:
- Händedesinfektion
- Einmalhandschuhe
- Einmalschürze
- ggf. Mundschutz

Vorbereitung
- Pflegeempfänger informieren
- Material vorbereiten
- Hände desinfizieren
- ggf. Schutzkleidung anlegen

Praktische Durchführung

- Mundhöhle inspizieren
- Veränderungen beurteilen
- Pflegemittel auswählen
- Zähne reinigen
- Mund spülen
- Mund inspizieren
- ggf. Pflegemittel/Therapeutika auftragen

10

Praktische Durchführung

- Mundhöhle mit Hilfe eines Mundspatels und einer Lichtquelle inspizieren
- ggf. eine erste grobe Reinigung durchführen
- Situation bzw. Veränderungen feststellen und beurteilen (**Tab. 10.2**)
- benötigte Pflegemittel auswählen
- Zähne putzen oder Mund mit Hilfe eines Kugeltupfers oder Reinigungsstäbchens (**Abb. 10.26**) reinigen
- Mund gründlich spülen oder auswischen
- Mundraum erneut inspizieren: Sind alle Speisereste und Beläge entfernt? Wurden alle Veränderungen an Mundschleimhaut, Zahnfleisch, Zunge oder Zähnen tatsächlich erfasst?
- ggf. Pflegemittel oder verordnete Therapeutika auftragen
- Lippen eincremen

Abb. 10.26 Mundpflege mit Reinigungsstäbchen.

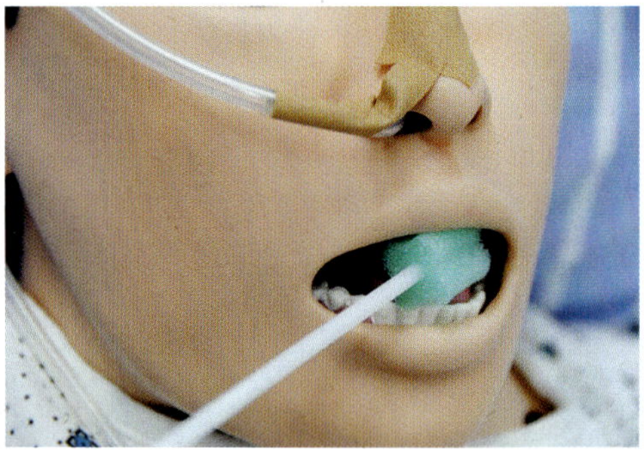

Das Reinigungsstäbchen dient der schonenden mechanischen Reinigung von Mundhöhle und Zunge. *Quelle: D. Mört*

Merke ▶

Merke

Um Pilzinfektionen der Mundschleimhaut zu vermeiden, wird die Mundschleimhaut feucht gehalten. Ist der Speichelfluss gestört, kann er z. B. durch den Verzehr von saurem Obst und Getränken, dem Lutschen von sauren Bonbons oder durch eine erhöhte Kautätigkeit (z. B. Kaugummikauen, Essen von Dörrobst) angeregt werden. Dies dient auch der Parotitis-Prophylaxe.

Tab. 10.2 Pflegemaßnahmen bei Veränderungen in der Mundhöhle.

Veränderungen	Anzeichen	Ursachen	Maßnahmen
Entzündung der Mundschleimhaut (Stomatitis)	• gerötete, geschwollene Schleimhaut • schmerzhaftes Schlucken • Mundgeruch	• Entzündung der Mundschleimhaut • oft als Begleiterkrankung z. B. einer fiebrigen Erkrankung	• Achtung: Arzt hinzuziehen • Spülen mit Kamille, Salbei oder Myrrhe als Aufguss oder Lösung
trockener Mund	• Zunge klebt am Gaumen • fehlender Speichelsee unter der Zunge	• zu geringe Flüssigkeitsaufnahme (Dehydratation) • verstärkte Mundatmung • keine orale Ernährung (PEG) • verminderter Speichelfluss	• Auf ausreichende Flüssigkeitsmenge achten (ca. 35 ml/kg KG/Tag bei Erwachsenen) • Trinkplan/Bilanzierung • stündlich (bei jedem Kontakt) Flüssigkeit anbieten • Lieblingsgetränke ermitteln und anbieten • gewohnte/geeignete Trinkgefäße verwenden • Speichelfluss anregen durch Dörrobst, Kauen auf Brotrinde, evtl. Kaugummi • intensive behutsame Mundpflege
Einrisse der Haut (Rhagaden)	• spröde, aufgerissene Lippen • kleine, schmerzhafte Spalten an den Lippen oder Mundwinkeln	• Abwehrschwäche • Flüssigkeitsmangel • fiebrige Erkrankungen	• ausreichende Flüssigkeit • Lippenpflege mit Lippensalbe (Bepanthen, evtl. Fettstift) • intensive behutsame Mundpflege

Tab. 10.2 Fortsetzung.

Veränderungen	Anzeichen	Ursachen	Maßnahmen
Pilzinfektion der Mundschleimhaut (Soor)	weiße, festsitzende Beläge in der Mundhöhle, die sich nicht wegwischen lassen	Pilzinfektion (Candida albicans)	• Achtung: Arzt hinzuziehen • Absprache mit behandelndem Arzt zur Diagnoseabklärung • Mykotikum nach Anwendungsangaben des Arztes • intensive behutsame Mundpflege
Beläge und Borken auf der Zunge	gelbliche, braune Beläge, die in Schichten aufliegen	• mangelnde Mundpflege • schlechter Allgemeinzustand • zu geringe Flüssigkeitszufuhr (Dehydratation) • verstärkte Mundatmung	• Borken aufweichen, evtl. mit Butter, Rosenhonig (Achtung, nicht bei Schluckstörungen) • Mundpflege mit Zitronenwasser (nicht bei offenen Stellen) • Borken nicht abreißen (Verletzungsgefahr) • intensive behutsame Mundpflege (2-stündlich)
schmerzhafte Entzündungen (Aphthen)	von einem geröteten Rand umgebene, weißliche, geschwollene, schmerzhafte Defekte der Mundschleimhaut	• schlechter Allgemeinzustand • Immunschwäche • Begleiterscheinung von onkologischen Erkrankungen und Verdauungsstörungen	• Achtung: Arzt hinzuziehen • nach Absprache mit dem behandelnden Arzt schmerzlindernde Medikamente (Spray, Lösung oder Lutschtabletten) anwenden • intensive behutsame Mundpflege
Zahnfleischentzündung (Parodontitis), Zahnfleischschwund (Parodontose)	• Rötung, • Schwellung • Entzündung des Zahnfleisches • Bildung von Zahnfleischtaschen	• mangelnde Mundhygiene • Veranlagung	• Achtung: Zahnarzt hinzuziehen • Reduktion der zuckerhaltigen Nahrungsmittel (Zucker fördert das Keimwachstum) • Absprache mit behandelndem Arzt zur Diagnoseabklärung • Medikamente nach Anwendungsangaben des Arztes • intensive behutsame Mundpflege
Lippenherpes (Herpes labialis)	brennende, schmerzhafte Bläschen auf den Lippen und in den Mundwinkeln	Virusinfektion bei Immunschwäche, Stress oder Fieber	• Achtung: Handschuhe tragen, Infektionsgefahr/ Arzt hinzuziehen • Behandlung der Grunderkrankung nach Absprache mit dem behandelnden Arzt • lokale Behandlung mit Virostatika (Aciclovir) nach ärztlicher Verordnung
Entzündung der Ohrspeicheldrüse (Parotitis)	sehr schmerzhafte Schwellung der Ohrspeicheldrüse	behinderter Sekretabfluss	• Anregung der Kautätigkeit durch Brotrinde, Trockenobst, Kaugummi usw. • Parotitismassage: Die Ohrspeicheldrüse wird dazu mit dem Zeige-, Mittel und Ringfinger in kleinen Kreisen massiert.

Zahnprothesenpflege

Prothesen werden nach jeder Mahlzeit gereinigt.

Zahnprothesenpflege

Sowohl die Voll- als auch die Teilprothese werden nach jeder Mahlzeit gereinigt. So können Speisereste, die sich an den Klammern oder zwischen Gaumen und Prothesendach festgesetzt haben, entfernt werden.

Unterstützen bei der Zahnprothesenpflege. Kann der zu pflegende Mensch die Pflege selbstständig durchführen, muss ihm lediglich das benötigte Material (Nierenschale, Zahnbürste, eventuell Haftcreme) angereicht werden. Da auch Speise- und Haftcremereste auf der Kauleiste vorhanden sein können, nimmt der Betroffene immer auch eine Mundspülung vor.

Merke ▶

Merke

Zahnprothesen werden am besten mit speziellen Präparaten, die als Pulver oder Tabletten bzw. Tabs erhältlich sind und in Leitungswasser aufgelöst werden, gereinigt. Danach sollte die Prothese mit einer weichen Zahnbürste gebürstet und mit reichlich Wasser abgespült werden. Zahnpasta ist für die Reinigung von Zahnprothesen ungeeignet, da enthaltene Schleifmittel den Kunststoff an der Oberfläche der Prothese aufrauen können.

Übernehmen der Zahnprothesenpflege. Es empfiehlt sich, die Zahnprothesenpflege im Rahmen der Mundpflege durchzuführen. **Abb. 10.27** zeigt das Reinigen einer Vollprothese. Der Pflegeempfänger sollte immer die Möglichkeit bekommen, seine Prothese selbstständig einzusetzen (**Abb. 10.28**).

Abb. 10.27 Reinigung der Zahnprothese.

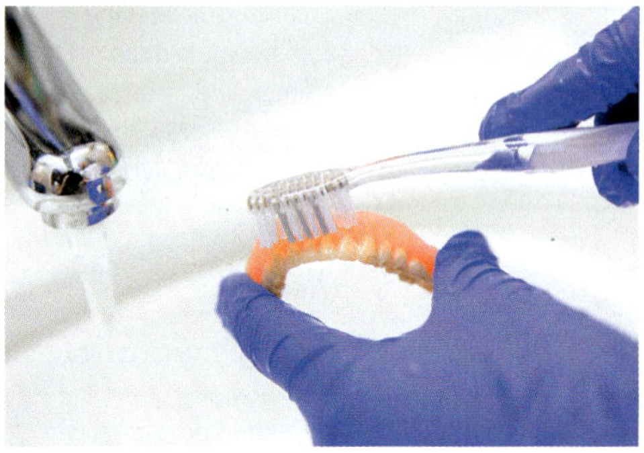

Die Prothese wird abgespült und mit der Zahnbürste über dem stehenden Wasserspiegel von allen Seiten gründlich gereinigt, auch in den Zahnzwischenräumen. *Quelle: K. Oborny, Thieme*

Abb. 10.28 Selbstständigkeit erhalten.

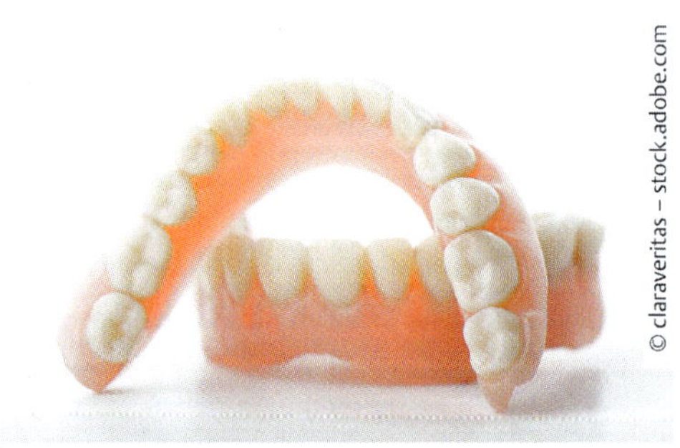

Auch wenn die Prothesenpflege durch die Pflegeassistentin übernommen wird, setzt die Pflegeempfängerin ihre Prothese nach Möglichkeit selbstständig ein. *Quelle: claraveritas – stock.adobe.com*

Merke ▶

Merke

Eine Zahnprothese erleichtert nicht nur die Nahrungsaufnahme. Sie fördert auch das Wohlbefinden, die Kontaktaufnahme und die Aussprache. Außerdem verformt sich der Kiefer ohne Prothese sehr schnell, sodass die Zahnprothese schon nach kurzer Tragepause nicht mehr richtig sitzen kann.

10.3.7 Haarpflege im Bett

Gepflegtes Haar hat einen entscheidenden Einfluss auf unser Wohlbefinden. Besonders auch bettlägerigen Menschen sollte eine Haarwäsche angeboten werden.

10.3.7 Haarpflege im Bett

Gepflegtes Haar hat einen entscheidenden Einfluss auf unser Wohlbefinden. Es ist wichtig, daher auch bettlägerigen Menschen eine Haarwäsche anzubieten.
Um die Haare im Bett zu waschen, ist es notwendig, dass der Pflegeempfänger für eine gewisse Zeit flach liegen kann/darf. Auch dürfen Herz-Kreislauf und Atmung durch das flache Liegen nicht beeinträchtigt werden.

Abb. 10.29 Shampoo-Cap.

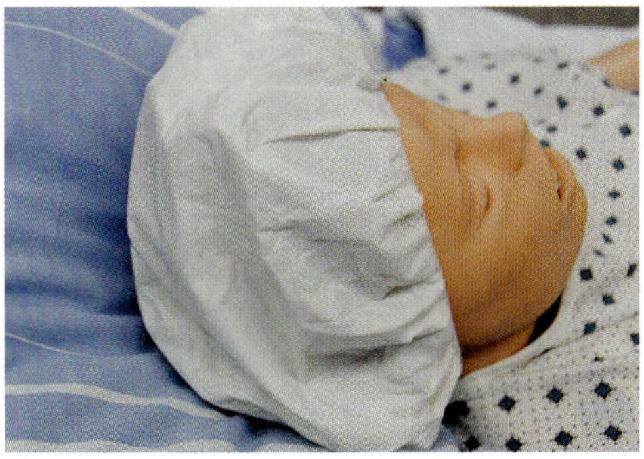

Die gebrauchsfertige Shampoo-Cap wird kurz in der Mikrowelle angewärmt und nach Gebrauch entsorgt. Wasser oder Shampoo sind nicht erforderlich. *Quelle: D. Mört*

Abb. 10.30 Haarwäsche im Bett.

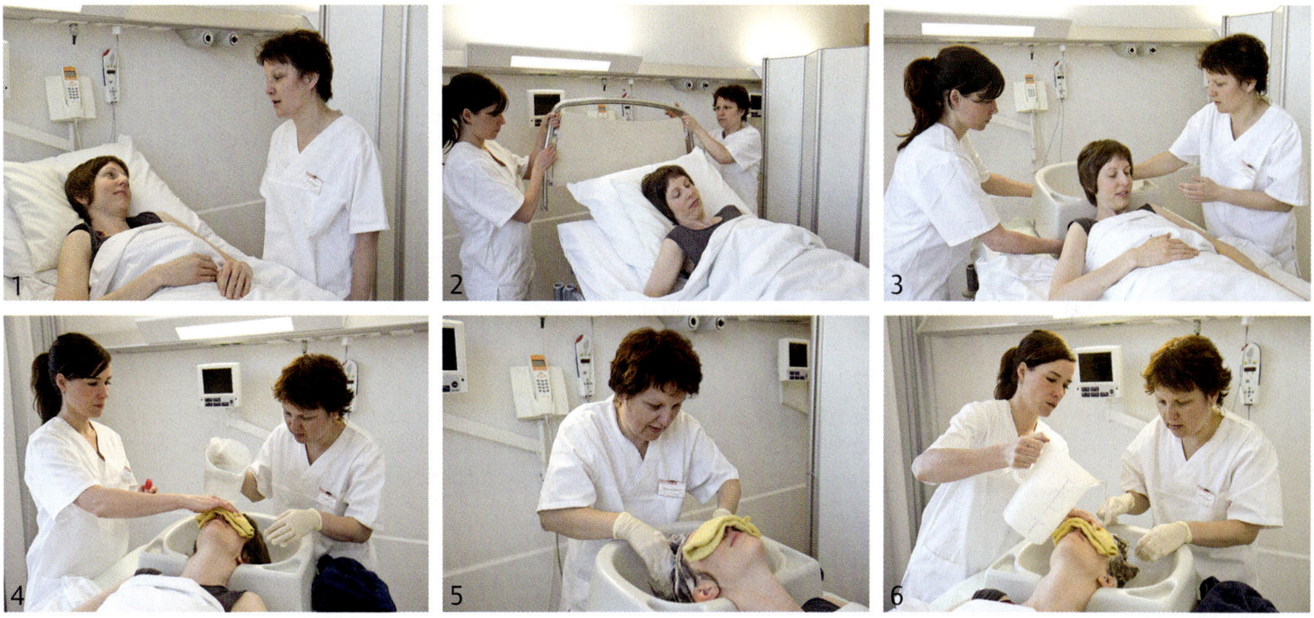

Die Haarwäsche im Bett dauert je nach Haarlänge nur circa 3–8 Minuten. Das ist ein Zeitraum, der von der zu pflegenden Person gut toleriert werden kann. **1** Die Pflegeempfängerin wird über die Maßnahme informiert. **2** Das Kopfbrett des Bettes wird entfernt. **3** Das Haarwaschbecken wird untergeschoben. **4** Die Augen werden mit einem Waschlappen geschützt und das Haar befeuchtet. **5** Die Haare werden shampooniert … **6** … und danach ausgespült und abgetrocknet bzw. geföhnt (nachgestellte Situation). *Quelle: W. Krüper, Thieme*

Die Bildserie zeigt die Haarwäsche im Bett mit einer starren Haarwaschwanne (**Abb. 10.30**). Wenn der Pflegeempfänger seinen Kopf nicht bequem in die Haarwaschwanne legen kann (z. B. bei Morbus Bechterew) oder er sich nicht aufrichten darf (z. B. Beckenfraktur), sollten Haarwaschwannen verwendet werden, die eine geringe Höhe haben und aufblasbar sind.

Voraussetzung ist, dass der Pflegeempfänger für eine gewisse Zeit flach liegen kann/darf. Herz-Kreislauf und Atmung dürfen nicht beeinträchtigt werden.

Praxistipp

Sogenannte Shampoo-Caps ermöglichen ohne weiteren Materialaufwand eine Haarwäsche im Bett. Dies ist besonders bei Patienten mit Problemkeimen (MRSA, 3-/4-fach MRGN) interessant, da die aufwendige Aufbereitung der Materialien entfällt.

◂ Praxistipp

10.3.8 Hand- und Fußbad

Auch bewegungseingeschränkten Menschen sollte zumindest nach jeder Mahlzeit und dem Toilettengang die Möglichkeit angeboten werden, die Hände zu reinigen. Damit kann einerseits das Wohlbefinden gesteigert werden, andererseits ist das Händewaschen eine der wichtigsten hygienischen Maßnahmen.

Ein Hand- oder Fußbad wird angeboten, bevor eine Maniküre oder Pediküre durchgeführt wird. Das vorbereitende Hand- bzw. Fußbad weicht die Nägel etwas auf. So können besonders harte Fußnägel leichter geschnitten und Verletzungen vermieden werden. Häufig benötigen gerade Patienten nach Unfällen ein Handbad. Damit können die Verschmutzungen unter den Nägeln leichter entfernt werden.

10.3.8 Hand- und Fußbad

Immobilen Pflegeempfängern sollte nach jeder Mahlzeit und dem Toilettengang eine Handreinigung angeboten werden.

Vor einer Maniküre oder Pediküre sollte ein Hand- oder Fußbad erfolgen, dies erleichtert das Schneiden der Nägel.

Merke ►

Merke

Liegen bei einem Pflegeempfänger beispielsweise periphere Verweilkanülen oder hat er offene Wunden, sollte ein Handbad nur nach Absprache mit der verantwortlichen Pflegefachkraft erfolgen. Hier sind Handbäder nur mit Vorsicht und in Ausnahmefällen möglich.

10.3.9 Nagelpflege

10

Unter kurzen Nägeln kann sich weniger Schmutz festsetzen. Sie stellen ein geringeres Verletzungsrisiko dar.

10.3.9 Nagelpflege

Die Nagelpflege umfasst die Reinigung und das Schneiden der Hornplatte (**Abb. 10.31**). Der Fingernagel sollte geschnitten werden, sobald er die Fingerkuppe überragt.
Kurze Nägel stellen sowohl für den Pflegeempfänger als auch für das betreuende Personal ein geringeres Verletzungsrisiko dar. Außerdem kann sich unter kurzen Nägeln weniger Schmutz festsetzen. So kann das Schneiden der Nägel Infektionen vorbeugen.

Abb. 10.31 Nagelpflege.

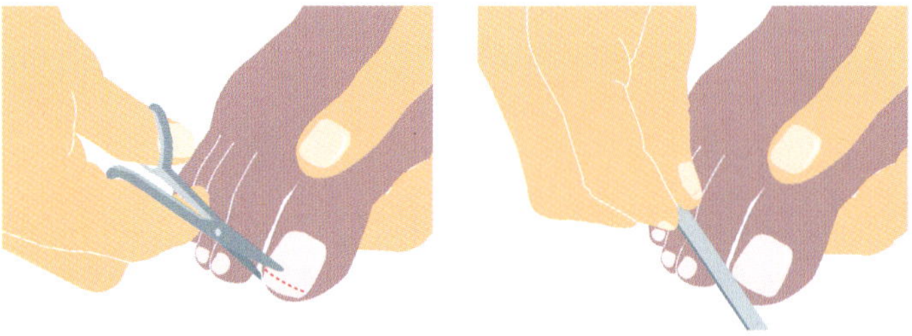

Die Ecken der Nägel sollten nicht mit der Schere ausgeschnitten werden. Mit der Feile können sie sanft gefeilt werden. Die Verletzungsgefahr ist dabei gering.

Merke ►

Merke

Die Fußpflege von Pflegeempfängern mit Diabetes mellitus, peripherer Arterieller Verschlusskrankheit (pAVK) oder Nagelpilz sollte immer von einer Podologin (med. Fußpflegerin) durchgeführt werden. Sie kann in Krankenhäusern und Pflegeeinrichtungen bestellt werden.

10.3.10 Augenpflege

Die sorgfältige Reinigung der Brille oder der Kontaktlinsen ist ebenfalls Bestandteil der Körperpflege.

10.3.10 Augenpflege

Zumeist genügt die Pflege der Augen und Augenwinkel, wie es bei der Ganzkörperpflege beschrieben wurde. Eine darüber hinaus gehende Augenpflege ist nicht Bestandteil der Grundpflege. Jedoch gehört es ebenfalls zur Körperpflege, die Brille oder auch Kontaktlinsen zu reinigen.

Brille reinigen. Brillen können mit speziellen Reinigungstüchern gereinigt oder unter fließendem Wasser gewaschen werden. Anschließend werden sie mit einem weichen, nicht fusselnden Tuch vorsichtig abgetrocknet.

Merke ►

Merke

Brillen werden immer auf den Bügeln abgelegt. So können die Gläser nicht verkratzen (**Abb. 10.32**).

Abb. 10.32 Ablegen der Brille.

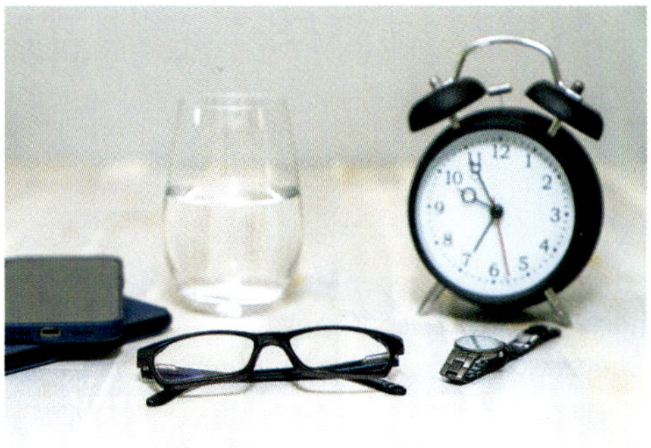

Die Brille immer auf die Bügel ablegen, so werden die Gläser nicht beschädigt. *Quelle: K. Oborny, Thieme*

Kontaktlinsen reinigen. Die Pflege der Kontaktlinsen richtet sich danach, ob es sich um harte oder weiche Linsen handelt (siehe Packungsbeilage der Pflegelösung). Es gibt Kombipräparate, die gleichzeitig reinigen und desinfizieren. Auch die Aufbewahrung erfolgt in dieser Lösung.

Merke

Bei der Kontaktlinsenpflege ist auf äußerste Hygiene zu achten!

10.3.11 Nasenpflege

Die Nase ermöglicht nicht nur das Riechen. Sie ist auch für die Anfeuchtung, Anwärmung und Reinigung der Atemluft unentbehrlich.

Bei Gesunden ist die Nasenpflege ein Teil der **Selbstpflege**.

Eine spezielle Nasenpflege ist immer dann notwendig, wenn z. B. Magensonde oder Sauerstoffbrille liegen oder wenn beim Patienten Schleimhautreizungen bzw. Schleimhautdefekte bestehen. Kann ein Mensch die Nasenpflege nicht selbst durchführen, wird sie durch Pflegende übernommen.

Vorbereitung

Folgendes muss vorbereitet werden:

- **Pflegeempfänger:**
  - zu pflegende Person informieren
  - Oberkörperhochlagerung
  - ggf. Sondenkostzufuhr pausieren
  - Magensondenbeutel unter Magenniveau auf Ablauf hängen
- **Material:**
  - dünne Watteträger (unsteril)
  - physiologische Kochsalzlösung
  - ggf. Pflegemittel (z. B. Nasenöl, Bepanthen-Nasensalbe)
  - Fixiermaterial (bei liegender Magensonde)
  - Lichtquelle
  - Abwurf
- **Personal:**
  - Händedesinfektion
  - Einmalhandschuhe
  - Einmalschürze
  - ggf. Mundschutz

Praktische Durchführung

Nachdem das benötigte Material bereitgelegt, der Betroffene informiert und ggf. aufgerichtet wurde, wird die Nasenpflege folgendermaßen durchgeführt:

- Naseneingänge und Nasenhöhle anschauen: Wie ist die Feuchtigkeit? Sind Borken, Beläge, Schleimhautdefekte oder Entzündungen zu erkennen? Äußert der Patient Schmerzen?
- Festsitzende Borken werden mit Nasenöl oder physiologischer Kochsalzlösung eingeweicht, sodass sie problemlos abgetragen werden können.
- Der angefeuchtete Watteträger wird eingeführt und so die Nasenwände gereinigt.
- Der Vorgang wird so lange wiederholt, bis das Nasenloch sauber ist. Dazu wird jeweils ein neuer Watteträger verwendet.
- Bei trockener oder wunder Schleimhaut wird z. B. Bepanthen-Nasensalbe mit einem Watteträger aufgetragen. Durch leichtes Zusammendrücken der Nasenflügel kann die Salbe besser verteilt werden.
- Liegt eine Magensonde, wird das Fixiermaterial entfernt, die Sonde und der Nasenrücken gereinigt und anschließend die Sonde wieder befestigt (**Abb. 10.33**). Die Magensonde wird so befestigt, dass sie frei im Nasenlumen liegt. Um Druckgeschwüren entgegenzuwirken, wird die Sonde jedes Mal an einer anderen Stelle befestigt.
- Sauerstoffbrillen oder -sonden werden einmal täglich erneuert, z. B. nach der Nasenpflege im Frühdienst.

Abb. 10.33 Lagekontrolle der Magensonde.

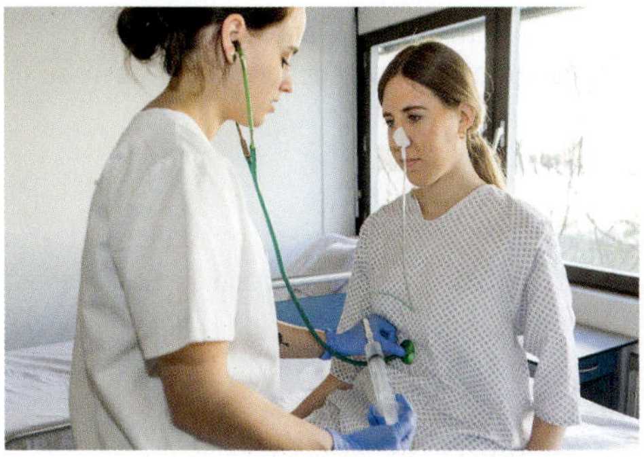

Die Prüfung der korrekten Lage der Magensonde wird von der examinierten Pflegefachkraft durchgeführt (nachgestellte Situation). *Quelle: K. Oborny, Thieme*

◂ **Merke**

10.3.11 Nasenpflege

Bei Gesunden ist die Nasenpflege ein Teil der **Selbstpflege.**

Eine spezielle Nasenpflege ist immer dann notwendig, wenn z. B. Magensonde oder Sauerstoffbrille liegen oder wenn Schleimhautreizungen/Schleimhautdefekte vorliegen.

Vorbereitung

Material:
- dünne Watteträger (unsteril)
- physiologische Kochsalzlösung
- ggf. Pflegemittel (z. B. Nasenöl, Bepanthen-Nasensalbe)
- Fixiermaterial (bei liegender Magensonde)
- Lichtquelle
- Abwurf

Praktische Durchführung

- Naseneingänge und Nasenhöhle anschauen
- festsitzende Borken einweichen, anschließend entfernen
- Nasenwände reinigen
- Schleimhaut pflegen

Merke ►

Merke

Nach allen Maßnahmen, die an einer Magensonde durchgeführt wurden, muss anschließend die korrekte Sondenlage überprüft werden. Bitte informieren Sie die verantwortliche Pflegefachkraft!

10.3.12 Ohrenpflege

Die Ohrenpflege beschränkt sich auf die Reinigung der Ohrmuscheln und auf den Bereich hinter den Ohren. Hörgeräte sind gleich nach der Ohrenpflege wieder einzusetzen.

10

10.3.12 Ohrenpflege

Die Pflege der Ohren wird in Verbindung mit der täglichen Körperpflege durchgeführt. Sie beschränkt sich auf die Reinigung der Ohrmuscheln und auf den Bereich hinter den Ohren.
Beim Gesunden ist keine spezielle Pflege notwendig, die Ohren werden äußerlich gereinigt. Dazu wird das Ohr durch leichten Zug nach oben gezogen.
Trägt ein Mensch Hörgeräte, sind diese gleich nach der Ohrenpflege wieder einzusetzen, da andernfalls die Kommunikation erschwert ist.
Eine Ohrspeicheldrüsenentzündung (Parotitis) kann verhindert werden, indem der Speichelfluss aufrechterhalten und die vor dem Ohr liegende Parotis (Ohrspeicheldrüse) in kreisenden Bewegungen massiert wird. Besonders bei Menschen, die keine orale Nahrung oder Flüssigkeit zu sich nehmen können, ist eine sorgfältige Mundpflege zur Parotitisprophylaxe wichtig.

Merke ►

Merke

Die Ohren dürfen niemals mit Wattestäbchen gereinigt werden, da das Trommelfell verletzt werden kann. Dies kann zur dauerhaften Hörschädigung führen! Um Ohrenschmalz (Zerumen) zu entfernen, sollte ggf. ein Ohrenarzt hinzugezogen werden. Sprechen Sie dies bitte mit der zuständigen Pflegefachkraft ab.

10.3.13 Nass- und Trockenrasur/ Bartpflege

Die Rasur kann trocken oder nass erfolgen (**Abb. 10.34**).

10.3.13 Nass- und Trockenrasur/Bartpflege

Für die meisten Männer gehört die Rasur zur täglichen Körperpflege. Je nach Vorliebe und Hautverträglichkeit wird entweder eine Trocken- oder Nassrasur durchgeführt (**Abb. 10.34**). Unterschiede bestehen auch in der Häufigkeit der Rasur.

Nassrasur

Vorbereitung

Zur Nassrasur werden folgende **Materialien** benötigt (**Abb. 10.34 a**):
- Handtuch, Waschhandschuh, Wasser
- Rasiercreme, -gel, -schaum, Rasierer
- ggf. Hautpflegemittel (Aftershave)
- Nierenschale mit Wasser, Abwurf
- (Hand-)Spiegel

Nassrasur

Vorbereitung

- **Pflegeempfänger:**
  - Pflegeempfänger informieren und Oberkörper hochlagern
- **Material (Abb. 10.34 a):**
  - Handtuch, Waschhandschuh, Wasser
  - Rasiercreme, -gel, -schaum, Rasierer
  - ggf. Hautpflegemittel (Aftershave)
  - Nierenschale mit Wasser, Abwurf
  - (Hand-)Spiegel
- **Personal:**
  - Händedesinfektion
  - Einmalhandschuhe und Einmalschürze

Praktische Durchführung

Beim Rasieren die Haut am besten mit 2 Fingern gegen die Haarwuchsrichtung spannen, um auch die Hautfalten zu erreichen. Das Rasieren in Haarwuchsrichtung verhindert Schnittwunden.

Praktische Durchführung

- Das Gesicht wird gewaschen (sofern die Rasur nicht direkt im Rahmen der Körperpflege stattfindet).
- Zum Schutz wird ein Handtuch über die Brust des Patienten gelegt.
- Rasiercreme bzw. Rasierschaum oder -gel sorgfältig auf den zu rasierenden Bereich aufgetragen. Dabei wird der Bereich der Augen und der Nasenlöcher ausgespart. Anschließend sollten alle Barthaare von Schaum bedeckt sein.
- Mit dem feuchten Rasierer werden zunächst die Wangen und der Hals rasiert. Anschließend die kleinen Flächen um Nase, Ohren und Lippen.
- Die Haut wird dazu ggf. mit 2 Fingern gegen die Haarwuchsrichtung gespannt, um auch die Hautfalten zu erreichen (**Abb. 10.34 b**).
- Der Rasierer wird nach jedem Zug in Wasser getaucht, um Schaum und Haare zu entfernen.
- Zum Abschluss wird noch einmal das Gesicht gewaschen, um die verbliebenen Schaumreste zu entfernen.
- Aftershave oder Pflegemittel werden aufgetragen.

Merke ►

Merke

Pflegeempfänger mit Zahnprothese tragen diese bei der Rasur im Mund, da dann die Gesichtshaut weniger faltig und weich ist.

Trockenrasur

Die Vorbereitung ist identisch wie bei der Nassrasur. Auch die Technik des Rasierens ist gleich. Es wird in langen Bahnen rasiert. Sofern notwendig, muss die Haut mit 2 Fingern gestrafft werden, um auch in den Hautfalten rasieren zu können (**Abb. 10.34 c**). Nach Wunsch wird im Anschluss noch ein Hautpflegemittel aufgetragen. Der Scherkopf wird mit einem Bürstchen vorsichtig gereinigt.

Merke

Der Rasierer wird nach der Benutzung wischdesinfiziert und in die Kulturtasche oder das Nachtschränkchen des Pflegeempfängers gelegt. Wird der Rasierer für mehrere Personen benutzt, müssen Scherblatt und Messerblock in Desinfektionslösung eingelegt werden.

Abb. 10.34 Nass- und Trockenrasur.

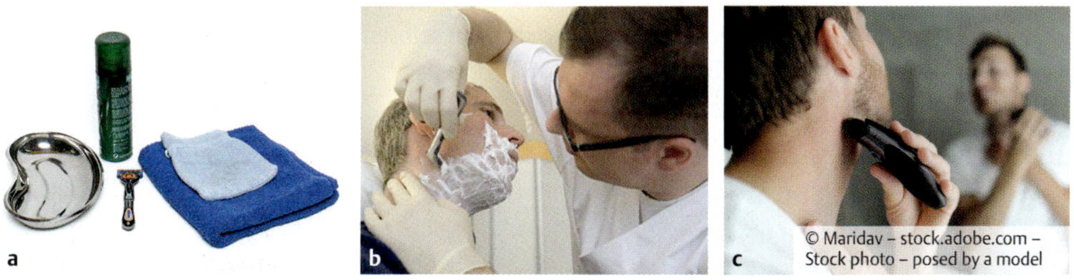

Möglichkeiten der Rasur.

a Zur Nassrasur benötigt man einen Nassrasierer sehr guter Qualität, ein Gefäß mit Wasser und Rasierschaum. *Quelle: K. Oborny, Thieme*

b Nassrasur, *Quelle: W. Krüper, Thieme*

c Trockenrasur (nachgestellte Situation). *Quelle: Maridav – stock.adobe.com*

10.3.14 Unterstützen beim „Sich kleiden können“

Wie haben Sie heute Morgen entschieden, welche Kleidung Sie für diesen Tag anziehen möchten? Vielleicht haben Sie Folgendes gedacht: Wie ist das Wetter? Was habe ich heute vor? Welches Kleidungsstück trage ich am liebsten? Worin gefalle ich meinem Partner bzw. meiner Partnerin am besten? Was ist bequem, wenn ich das Fahrrad benutze?

Besonders beim Einkauf neuer Kleidungsstücke wird deutlich, wie wichtig die „zweite Haut“ für uns ist, welchen Wert wir ihr beimessen. Von der Kleidung gehen Signale aus, die bewusst oder unbewusst vom anderen aufgenommen werden (**Abb. 10.35**). Diese Signale können die Einstellung gegenüber dieser Person erheblich beeinflussen.

Abb. 10.35 Kleidung.

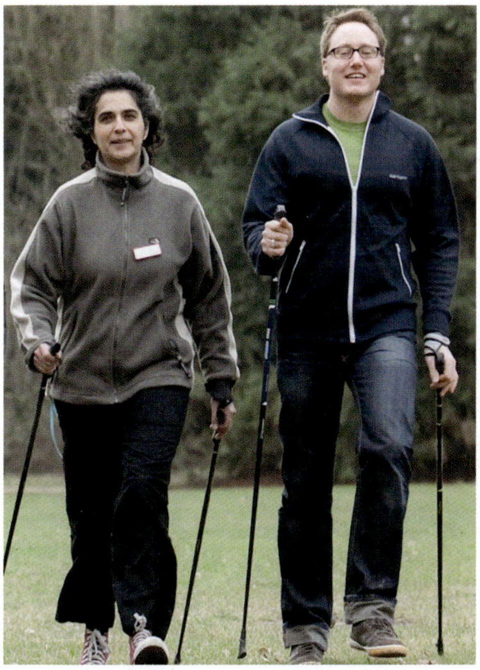

Die Bekleidung sollte immer den jeweiligen Bedürfnissen angepasst sein. *Quelle: P. Blåfield, Thieme*

KURZFASSUNG

Trockenrasur

Ggf. muss die Haut mit 2 Fingern gestrafft werden, um auch in den Hautfalten rasieren zu können.

◄ Merke

10.3.14 Unterstützen beim „Sich kleiden können“

Die Art, sich zu kleiden, kann Hinweise auf die psychische Befindlichkeit und auf körperliche Probleme geben.

Die Art, sich zu kleiden, oder das Äußere zu vernachlässigen, gibt Hinweise auf die psychische Befindlichkeit und auf körperliche Probleme. Depressive Personen haben keinen Antrieb, sich „schön zu machen“. Vereinsamte Personen sehen keinen Sinn darin, sich zu pflegen. Demenzkranke verwechseln oder vergessen Kleidungsstücke. Parkinsonkranke leiden unter starken Schweißabsonderungen und Körpergeruch. Personen mit Nervenkrankheiten haben häufig ein gestörtes Temperaturempfinden. Alte Menschen befürchten, ihre Kleidung durch Einnässen zu beschmutzen, und trinken zu wenig.

10

Faktoren, die das An- und Ausziehen beeinflussen

Das An- und Ausziehen erfordert Kraft und Geschicklichkeit. Dazu sind motorische, sensorische und geistige Fähigkeiten notwendig.
Wichtig ist, dem Pflegeempfänger nicht alles abzunehmen. Er wird so weit wie nötig unterstützt, soll aber so viel wie möglich selbstständig machen.

Faktoren, die das An- und Auskleiden beeinflussen

An- und Auskleiden ist eine komplexe Tätigkeit, für die motorische, sensorische und geistige Fähigkeiten notwendig sind. Das Ankleiden erfordert mehr Kraft und Geschicklichkeit, als viele durch Behinderung und Krankheit eingeschränkte Menschen aufbringen können.
Indem der Pflegende den zu Pflegenden gezielt beobachtet, werden Probleme rechtzeitig gesehen und es kann entsprechend darauf reagiert werden. Wichtig dabei ist, dem Pflegeempfänger nicht alles abzunehmen. Hat er Ressourcen und kann Teile noch selbst übernehmen bzw. muss er nur ein wenig unterstützt werden, sollten die Pflegenden ihm ein selbstständiges oder teilweise selbstständiges An- und Auskleiden ermöglichen (**Abb. 10.36**).

Abb. 10.36 Ankleiden.

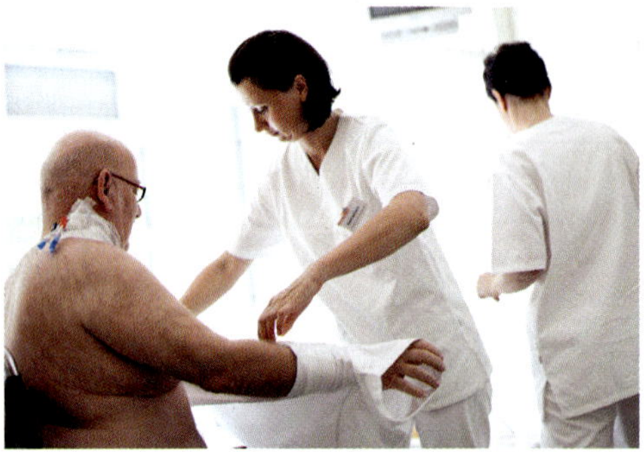

Die Pflegeperson unterstützt den Pflegeempfänger beim Ankleiden. *Quelle: A. Fischer, Thieme*

Praxistipp ▶

Praxistipp

Worauf soll ich bei der Bekleidung pflege- und hilfebedürftiger Menschen achten?

Auf folgende Beobachtungskriterien sollte geachtet werden:

- In welcher Kleidung fühlt sich die zu betreuende Person wohl?
- Legt sie Wert auf ein gepflegtes Äußeres?
- Entspricht die Kleidung den klimatischen Verhältnissen?
- Ist die Kleidung sauber und frei von unangenehmen Gerüchen?
- Welchen Einfluss hat eine bestimmte Kleidung auf das Verhalten und Befinden der zu pflegenden Person?
- Werden Zeichen von Vernachlässigung und Desinteresse sichtbar?
- Entspricht das Material der Kleidung einer gesunden Kleiderhygiene?
- Ist die Kleidung zweckmäßig und zugleich der Situation angemessen?
- Behindert die Kleidung in der Selbstständigkeit?
- Welche Kleidungsstücke kann sie/er selbstständig an- und ausziehen, wobei benötigt sie/er Unterstützung?
- Welche motorisch-funktionellen Fähigkeiten sind vorhanden, um Selbstständigkeit beim An- und Auskleiden zu erreichen?

Besonderheiten ▶

Besonderheiten alte Menschen

Hat ein Pflegeempfänger trotz eines sonst gepflegten Äußeren eine befleckte, schmutzige Oberbekleidung, ist dies oft ein Hinweis auf Sehbehinderungen. Manchmal fehlt auch die Brille oder ist falsch eingestellt. Weiterhin können Schmerzen durch rheumatische Beschwerden oder Gelenkveränderungen einen normalen Wäschewechsel sehr schwer machen.

Besonderheiten ▶

Besonderheiten Kinder

Ankleiden

Das Neugeborene, der Säugling und das Kleinkind sind völlig abhängig von betreuenden Personen. Mit ungefähr 2 Jahren kann das Kind einfache Kleidungsstücke selber anziehen. Mit ungefähr 3 Jahren kann es auch die Schuhe selber anziehen, benötigt dann aber noch Hilfe bei der Zuordnung des rechten und des linken Schuhs. Das Schulkind kann sich alleine baden und sich auf das Schlafengehen vorbereiten. Es kann seine Haare allein kämmen und frisieren. Ab etwa 10 Jahren ist das Kind bei der Körperpflege völlig selbstständig.

Anziehhilfen. Werden Hilfsmittel eingesetzt, können unterschiedliche körperliche Einschränkungen/Handicaps ausgeglichen und damit die Selbstständigkeit und Alltagskompetenz erhalten bleiben. Beispiele sind

- Schuhanzieher (Schuhlöffel),
- Strumpfanzieher und
- Knöpfhilfen (**Abb. 10.37**).

Abb. 10.37 Knöpfhilfe.

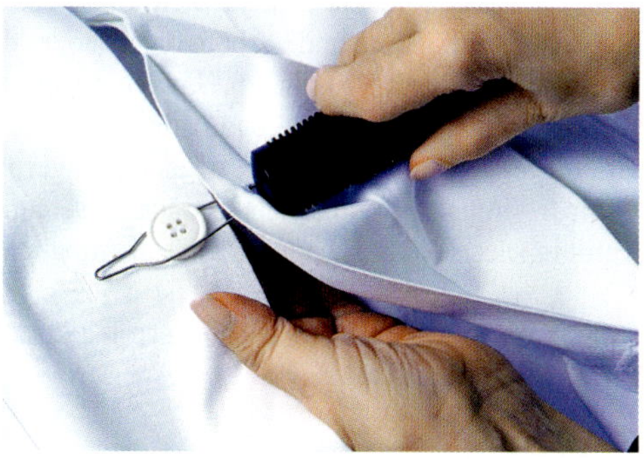

Knöpfhilfen ermöglichen das selbstständige An- und Auskleiden z. B. von Blusen, Hemden oder Nachtwäsche, wenn die Fingerfertigkeit nicht ausreicht oder nur eine Hand genutzt werden kann. *Abb. aus: Maria Pothmann C, Koch R, Bause L. Hilfsmittel im Alltag für die rheumatische Hand – packen wir es an!. Arthritis und Rheuma 2023; 43(02): 89–99*

Bekleidung bei Zu- und Ableitungen

Ein peripher oder zentralvenös liegender Katheter, eine Magensonde oder ein Blasenverweilkatheter sind grundsätzlich kein Hindernis dafür, eigene Kleidung zu tragen. Bei einer peripher liegenden Kanüle wird zunächst die Infusionsflasche durch den inneren Ärmel gezogen, sodass die Arme folgen können und das Oberteil wie gewohnt angezogen werden kann (**Abb. 10.38**).

Abb. 10.38 Wechsel des Oberteils bei einer Patientin mit laufender Infusion.

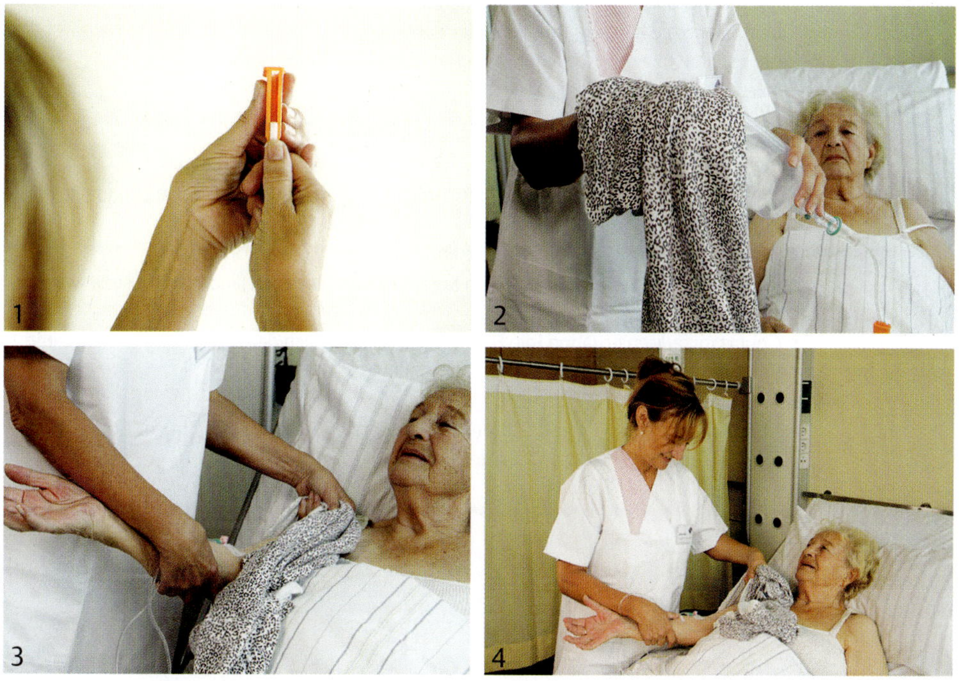

1 Zum Umkleiden des Oberteils werden die Rollenklemme und die Belüftungsklappe am Infusionssystem geschlossen. Halten Sie diesbezüglich zuvor Rücksprache mit der zuständigen Pflegefachperson. **2** Zunächst wird der Ärmel über den infusionsfreien Arm gezogen. Dann wird mit einer Hand die Kanüle gesichert und mit der anderen Hand das Kleidungsstück über den Arm gezogen. Das Kleidungsstück hängt nun lose über dem Infusionsschlauch. Die Infusionsflasche wird abgehängt und kann nun vorsichtig durch den Ärmel gezogen werden. **3** Umgekehrt genauso: Von der Patientenseite her wird in den Ärmel des neuen Oberteils hineingegriffen, die Infusionsflasche durchgezogen und wieder aufgehängt. **4** Nun kann die Pflegeempfängerin beim weiteren Anziehen des Kleidungsstücks mithelfen. Abschließend werden Rollenklemme und Lüftungsklappe wieder geöffnet (nachgestellte Situation). *Quelle: K. Oborny, Thieme*

KURZFASSUNG

Anziehhilfen gleichen körperliche Einschränkungen/Handicaps aus und erhalten die Selbstständigkeit und Alltagskompetenz des Pflegeempfängers.

Bekleidung bei Zu- und Ableitungen

Zu- und Ableitungen stellen grundsätzlich kein Hindernis dafür dar, eigene Kleidung zu tragen.

Merke ▶

Merke

Zum Anziehen des Oberteils wird die Rollerklemme geschlossen. Halten Sie diesbezüglich zuvor Rücksprache mit der zuständigen Pflegefachkraft. Wegen der hohen Infektionsgefahr darf das Infusionssystem nicht von der Kanüle getrennt werden!

10.4 Körperpflege in anderen Kulturen

Die Religion ist für viele Menschen ein fester Bestandteil ihres Lebens. Um den Ansprüchen an eine ganzheitliche Pflege gerecht zu werden, müssen auch religiöse Bedürfnisse berücksichtigt werden (**Tab. 10.3**).

10.4 Körperpflege in anderen Kulturen

Die Religion ist für viele Menschen ein fester Bestandteil ihres Lebens. Sie legt Normen und Werte fest, die bei der Lebensgestaltung berücksichtigt werden müssen. Gebote und Verbote regeln sowohl das tägliche Leben als auch das Verhalten allgemein und in besonderen Situationen. Um den Ansprüchen an eine ganzheitliche Pflege gerecht zu werden, müssen auch religiöse Bedürfnisse berücksichtigt werden. Aber auch hier sind keine Verallgemeinerungen möglich. Jeder Pflegeempfänger - ganz gleich ob aus der eigenen oder einer fremden Kultur - muss im Aufnahmegespräch zu seinen individuellen Körperpflegegewohnheiten befragt werden. Diese werden dann so weit als möglich berücksichtigt.

In **Tab. 10.3** sind anhand von 2 Religionen die besonderen Anforderungen an Körperpflege und Bekleidung dargestellt.

Tab. 10.3 Anforderung an Körperpflege und Bekleidung in verschiedenen Religionen.

	Anforderungen an Körperpflege und Bekleidung
Judentum	**Körperpflege:** • Hände werden sofort nach dem Aufstehen und vor den Mahlzeiten gewaschen • mit Beginn des Sabbats muss die Körperpflege beendet sein • bei Bartträgern wird zur Pflege nur Rasiercreme oder ein elektrischer Rasierapparat benutzt • Hilfe bei der Grundpflege des Kranken durch die Angehörigen **Bekleidung:** • Kopfbedeckung bei streng gläubigen Juden als Ausdruck der Ehrfurcht vor Gott • beim Mann die Kappe (Jarmulke) oder der Hut • bei der Frau über kurz geschorenem Haar eine Perücke oder ein Tuch
Islam	**Körperpflege:** • äußere Sauberkeit ist Symbol für innere Sauberkeit • Reinigung des Körpers kann nur unter fließendem Wasser stattfinden • alles, was den Körper verlässt, gilt als „unrein“ und erfordert eine anschließende Reinigung • zur körperlichen Sauberkeit zählt die Entfernung sämtlicher Körperhaare • vor dem Gebet, Fasten und Lesen im Koran müssen Gesicht, Hände und Füße gewaschen werden • Geburtshilfe/Menstruation (die Frau gilt bis 40 Tage nach der Entbindung und während der Menstruation als „unrein“) **Bekleidung**: • Verhüllung des Körpers und Kopfbedeckung bei den Frauen (Ehrfurcht vor Gott, Schutz vor Belästigungen, nackt und ausgeliefert sein)

11

Essen und Trinken

11.1 Pflegerelevante Grundlagen kennen

11.1.1 Erinnern Sie sich…?

Rund um Essen und Trinken gibt es viele pflegerische Aspekte: Was beeinflusst den Appetit? Ist das Körpergewicht in Ordnung? Wie viel sollte wer wann trinken? Wie unterstütze ich, wenn das Essen und Trinken alleine nicht mehr möglich ist? – um nur einige Aspekte zu nennen. Antworten auf diese und andere Fragen bekommen Sie in diesem Kapitel.
Um Zusammenhänge noch besser zu verstehen, können Sie vorab oder begleitend ihr Basiswissen auffrischen. Lesen Sie z. B. im Unterkapitel Verdauungssystem (S. 129) nach, wie die Verdauung abläuft, und im Hauptkapitel Grundlagen der Ernährung (S. 154), welche Nährstoffe es gibt und was zu einer gesunden Ernährung gehört.

Kurzfassung 11.1 Pflegerelevante Grundlagen kennen – 11.1.1 Erinnern Sie sich…? Zum Verständnis dieses Kapitels kann es hilfreich sein, wenn Sie wissen, wie die Verdauungsorgane aufgebaut sind (S. 129), welche verschiedenen Nährstoffe es gibt und welches die Elemente einer gesunden Ernährung sind (S. 154).

11

11.1.2 Allgemeine Grundlagen

Mit Appetit und ohne Beschwerden essen und trinken zu können, ist ein wichtiges Bedürfnis aller Menschen. Die aufgenommene Nahrung versorgt den Körper nicht nur mit der notwendigen Energie, auch das Lebensgefühl wird, durch eine wohlschmeckende und hübsch angerichtete Mahlzeit positiv beeinflusst. Unsere Ernährungsgewohnheiten verändern sich jedoch wesentlich:

- Immer weniger Menschen ernähren sich im Alltag entsprechend der 3 „klassischen" Mahlzeiten Frühstück, Mittagessen und Abendessen.
- Es besteht ein riesiges Angebot von Fertiggerichten mit versteckten Fetten und Salz.
- Die Fähigkeit zu kochen hat abgenommen.
- Zu beobachten ist eine Snack-Kultur mit Kaffee „to go" oder einem Pizzabaguette auf die Hand. Zusammen mit dem Trinken von Erfrischungsgetränken und Softdrinks ist die Kalorienaufnahme meist höher als der eigentliche Verbrauch. Übergewicht ist oft die Folge.

Zugleich spielt der gesellschaftliche Faktor des Essens eine große Rolle. Besondere Anlässe werden mit einem guten Essen gefeiert, zur „Feier des Tages" geht man schick essen.

Kurzfassung 11.1.2 Allgemeine Grundlagen: Essen und trinken können ist ein wichtiges Bedürfnis jedes Menschen.

Essen spielt eine herausragende Rolle für die pflegerische Gesundheitsförderung und Verhütung von Krankheiten.

Wichtige Aufgabe für Pflegehelfer. Die Lebensaktivität „Essen und Trinken" hat wesentlichen Einfluss auf die Gesundheit und das Wohlbefinden der Menschen. Pflegehelfer haben dabei eine wichtige Aufgabe. Sie reichen den Pflegeempfängern das Essen an und leisten oft Gesellschaft bei der Mahlzeit. Der Kontakt zu den Pflegeempfängern ist während der Nahrungsaufnahme besonders intensiv. Dieser Kontakt ermöglicht es besonders Pflegehelfern, Risikofaktoren (z. B. für eine Fehlernährung oder Mangelernährung) frühzeitig zu erkennen und der Pflegekraft mitzuteilen.

Pflegehelfer sollen den Pflegeempfängern hinsichtlich eines gesunden Ernährungsverhaltens gemeinsam mit der Pflegefachkraft beraten und Risikofaktoren erkennen.

11.2 Beobachten und Veränderungen wahrnehmen

11.2.1 Hunger und Heißhunger

Definition

Hunger ist das physiologische Verlangen nach Nahrung.

Ursache des Hungergefühls ist die Abnahme des Zuckergehalts (Glukosekonzentration) im Blut. Gibt der Mensch diesem Gefühl nach und nimmt Nahrung zu sich, wird der Magen gedehnt, die Nahrung wird verdaut und Nährstoffe gelangen ins Blut. Der Zuckergehalt (Glukosekonzentration) und die Körperkerntemperatur steigen an. Das wird von Rezeptoren registriert und dem Gehirn mitgeteilt. Das Gefühl der **Sättigung** entsteht.
Heißhunger (Akorie) unterscheidet sich vom normalen Hungergefühl durch einen plötzlich einsetzenden extremen Drang nach sofortiger Nahrungsaufnahme. Teils kommen körperliche Symptome wie Zittern und Schweißausbrüche hinzu. Neben hormonell bedingten Heißhungeranfällen, z. B. in der Schwangerschaft, ist Heißhunger auch Begleitsymptom bei bestimmten Stoffwechselkrankheiten wie Diabetes mellitus (Zuckerkrankheit) oder Hyperthyreose (Schilddrüsenüberfunktion) und seelischen Erkrankungen wie Bulimie (Ess-Brech-Sucht) (**Abb. 11.1**).

Kurzfassung 11.2 Beobachten und Veränderungen wahrnehmen – 11.2.1 Hunger und Heißhunger

◂ Definition

Das Hungergefühl entsteht, wenn der Zuckergehalt (Glukosekonzentration) im Blut abnimmt. Ein Sättigungsgefühl hingegen kommt auf, wenn der Magen durch die Nahrungsaufnahme gedehnt wird und der Zuckergehalt wieder ansteigt.

Eine Veränderung des Hungergefühls ist z. B. der Heißhunger als Begleitsymptom bei bestimmten Stoffwechselkrankheiten oder seelischen Erkrankungen.

Abb. 11.1 **Heißhunger.**

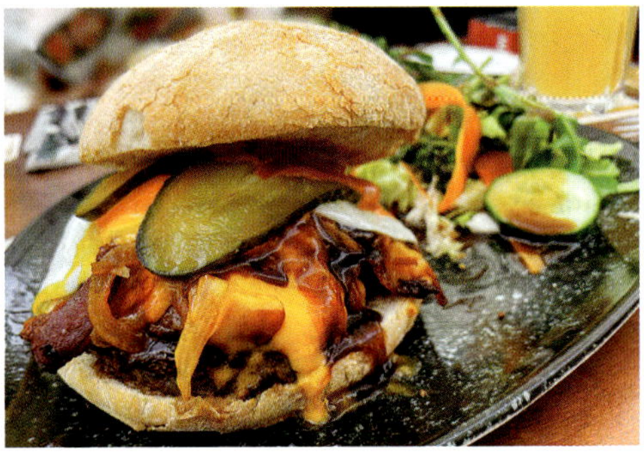

Bestimmte Erkrankungen können Heißhungerattacken auslösen, z. B. Bulimie. *Quelle: K. Oborny, Thieme*

11.2.2 Appetit und Appetitlosigkeit

11.2.2 Appetit und Appetitlosigkeit

Definition ▶

Definition

„Appetit“ stammt vom lat. Wort „Appetenz“, das „Lust, Verlangen“ bedeutet. Appetit wird stark von Sinneswahrnehmungen beeinflusst.

Appetit ist **stimmungsabhängig** und kann auch dann noch bestehen, wenn der Hunger längst gestillt ist.

Appetit ist stimmungsabhängig. Er kann durch unsere Umgebung stark beeinflusst werden. Essen wir alleine und haben ein lieblos angerichtetes Essen vor uns, haben wir meist weniger Appetit. Hingegen fördert das Essen in Gesellschaft und das ansprechende Anrichten von Mahlzeiten die Lust am Essen und gleichzeitig auch den Appetit (**Abb. 11.2**). Süß schmeckende Speisen oder Getränke werden meist auch noch nach der eigentlichen Mahlzeit gerne gegessen, sie machen besonderen Appetit.

Abb. 11.2 **Appetit.**

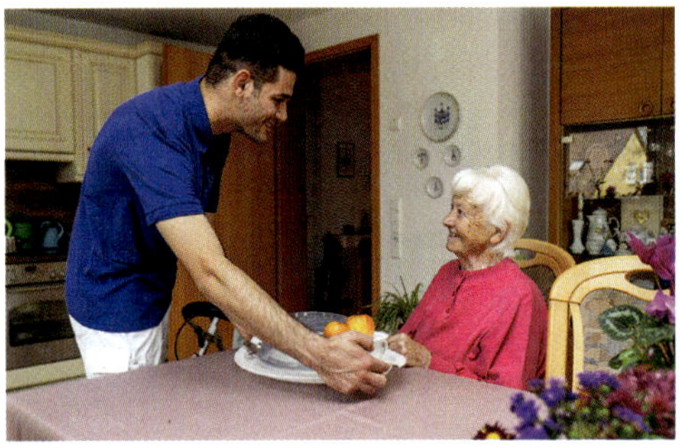

Ein schön angerichtetes und freundlich serviertes Essen kann den Appetit fördern. *Quelle: K. Oborny, Thieme*

Veränderungen des Appetits äußern sich z. B. durch **Appetitlosigkeit**, die bis zur Nahrungsverweigerung reichen kann.

Appetitlosigkeit, auch Inappetenz oder Anorexie (nicht zu verwechseln mit der Magersucht, siehe unten) genannt, kann z. B. bei kachektischen Menschen beobachtet werden. Bei Appetitlosigkeit gehen Freude und Lust am Essen verloren. Es wird im Essen herumgestochert, ohne zu essen. Der Appetitlose äußert kaum oder nur extreme Essenswünsche und lässt dann das gewünschte Essen stehen. Fehlender Appetit hat viele Ursachen, z. B. organische Erkrankungen, Krebserkrankungen oder psychogene Störungen. Bei Kindern führen akute Infekte der oberen Luftwege oder Infektionen des Magen-Darm-Trakts zu fehlendem Appetit. Die Magersucht (Anorexia nervosa) ist eine psychisch bedingte Sonderform der Anorexie.

Praxistipp ▶

Praxistipp

Was kann ich tun, wenn ein Pflegeempfänger keinen Appetit hat?

Manchmal hilft es, wenn Sie die Nahrungsauswahl und -zusammensetzung verändern:

- Erfragen Sie dazu die Vorlieben des Pflegeempfängers. Beachten Sie aber mögliche Einschränkungen durch Erkrankungen.
- Verfeinern Sie das Essen mit Gewürzen und möglichst frischen Kräutern. Dadurch werden die Verdauungssäfte angeregt und das Essen sieht ansprechender aus.
- Als Alternative können Angehörige auch Speisen und Getränke mitbringen. Diese sind dem Pflegeempfänger vertraut und Vorlieben können besser berücksichtigt werden.
- Kurz vor dem Essen helfen beispielsweise eine kleine Tasse Bouillon, ein Gläschen Wein (nach Arztrücksprache) oder Medikamente, um den Appetit anzuregen.
- Lassen Sie den Pflegeempfänger zuerst etwas trinken. Dies kann den Appetit verbessern.
- Regen Sie den Pflegeempfänger zur Bewegung an und lassen Sie ihn entscheiden, wann, wo und was er isst.
- Eine Essbiografie kann Sie dabei unterstützen, die Gewohnheiten und Vorlieben des Pflegeempfängers zu erfassen, wodurch gewohnte Speisen angeboten und Rituale berücksichtigt werden können.

Nahrungsverweigerung. Hierbei handelt es sich um eine aktive Form von Appetitlosigkeit. Sie kann ein unausgesprochenes, vom Pflegeempfänger vielleicht nicht bewusst wahrgenommenes Signal des Protests sein. Dieser Protest kann sich gegen das Leben, gegen bestimmte Menschen oder gegen die bestehende Situation richten. Nahrungsverweigerung kann eine Form eines Selbsttötungsversuchs sein.

Der freiwillige Verzicht auf Nahrung und Flüssigkeit kann eine Form eines Selbsttötungsversuchs sein.

Merke

Bei Nahrungsverweigerung ist es wichtig, die Ursache zu ermitteln. Kann der Pflegeempfänger nicht essen oder will er es nicht? Warum kann oder will er nicht essen?

◂ Merke

11.2.3 Durst und verändertes Durstempfinden

11.2.3 Durst und verändertes Durstempfinden

Definition

Durst ist das Bedürfnis nach Flüssigkeit.

◂ Definition

Der Wassergehalt des Körpers muss konstant gehalten werden. Durst tritt bei Flüssigkeitsmangel auf. Hat der Körper mehr als 0,5 % seines Gewichts an Wasser verloren, werden Rezeptoren im Zwischenhirn angeregt, die das Durstgefühl wecken. Bei einem Verlust von circa 10 % Flüssigkeit kommt es durch verminderte Speichelsekretion zu einem Trockenheitsgefühl im Mund-Rachen-Raum und zu Sprachstörungen. Das ist ein Signal für akuten Flüssigkeitsbedarf.

Hat der Körper mehr als 0,5 % seines Gewichts an Wasser verloren, werden Rezeptoren im Zwischenhirn angeregt, die das Durstgefühl wecken.

Merke

Die Austrocknung (Dehydratation) aufgrund mangelnder Flüssigkeitszufuhr und/oder vermehrten Verlustes hat vielfältige Anzeichen, z. B.

- schlaffe, raue, in Falten abhebbare Haut,
- trockene, raue Schleimhäute,
- eine beeinträchtigte Stimme,
- Trägheit,
- Muskelschwäche, Krämpfe,
- Bewusstseinstrübung.

◂ Merke

Besonderheiten Kinder

Der Wasseranteil des kindlichen Körpers ist höher als bei Erwachsenen. Bereits ein leichter Flüssigkeitsmangel kann bei Kindern schnell negative Folgen haben. Ihre körperliche und geistige Leistungsfähigkeit wird beeinträchtigt. Da Kinder sich viel bewegen und dabei schwitzen, verlieren sie viel Flüssigkeit. Symptome eines Flüssigkeitsmangels können Schwindel, Müdigkeit und Kopfschmerzen sein. Achten Sie bei Kindern auf die ausreichende Aufnahme zuckerfreier Getränke.

◂ Besonderheiten

Wie viel man trinkt, ist wesentlich vom Geschmack des Getränks und der Größe der Auswahl abhängig. Besonders gute Durstlöscher sind kalorien- und zuckerfreie Getränke, z. B. Mineralwasser und Kräutertees. Fruchtsäfte enthalten oft viel Zucker, sie sollten deshalb mit Wasser verdünnt werden.

Besonders gute Durstlöscher sind kalorien- und zuckerfreie Getränke, z. B. Mineralwasser und Kräutertees.

Merke

Der Wasserbedarf ist abhängig von Außentemperatur, Luftfeuchtigkeit, körperlicher Bewegung (z. B. Arbeit, Wandern) und Ernährung (Gewürz- und Salzgehalt). Häufig ist eine Klinikaufnahme allein durch Austrocknung verursacht, insbesondere während Hitzewellen im Sommer.

◂ Merke

Krankhaft gesteigerter Durst. Ein gesteigertes Durstempfinden wird auch als Polydipsie bezeichnet. Vermehrter Wasserbedarf kann u. a. durch abnorm hohen Wasserverlust bedingt sein (z. B. bei anhaltendem Erbrechen, Fieber oder schweren Durchfällen) oder auch in Folge eines Diabetes mellitus.

Veränderungen des Durstgefühls können sich dadurch äußern, dass das Durstempfinden extrem gesteigert ist (Polydipsie) oder ganz ausbleibt (Adipsie).

Gemindertes oder erloschenes Durstempfinden. Durch eine Schädigung des Hypothalamus kann das Durstgefühl vermindert bzw. nicht mehr vorhanden sein (Adipsie).
Bereits bei einem Flüssigkeitsmangel des älteren Menschen von 1 bis 2 % des Körpergewichts kann es zu Einschränkungen der Hirnleistung kommen, ab 5 % Flüssigkeitsmangel ein schwerwiegendes Delir auftreten, ab 10 % Prozent können durch den Mangel lebensbedrohliche Komplikationen entstehen. Eine Dehydratation erhöht das Risiko für Harnwegsinfekte sowie Thromboembolien und beeinträchtigt die Kreislauffunktion. Pflegeempfänger stürzen dann häufiger, das Risiko, sich etwas zu brechen, ist durch die verstärkte Sturzneigung erhöht.

Besonderheiten ▸

Besonderheiten alte Menschen

Im Alter lässt das Durstempfinden häufig nach, weshalb viele ältere Menschen nicht mehr ausreichend trinken. Alte Menschen können durch eine erweiterte Getränkeauswahl oft zum Trinken angeregt werden.

11.2.4 Veränderungen des Ernährungszustands

Reduzierter Ernährungszustand und Untergewicht
- vermindertes Körpergewicht,
- kaum vorhandene oder fehlende Fettpolster,
- verminderte Leistungsfähigkeit.

11.2.4 Veränderungen des Ernährungszustands

Reduzierter Ernährungszustand und Untergewicht

Ein reduzierter Ernährungszustand äußert sich unter anderem durch
- geringes Körpergewicht,
- wenig Unterhautfettgewebe; bei sehr starker Abmagerung (Kachexie) fehlen die Fettpolster völlig (die Haut ist schlaff und faltig, die Wangenhaut ist eingefallen),
- verminderte Leistungsfähigkeit (Betroffene sind müde und matt),
- Symptome der Mangelernährung.

Ursachen
- schwere Erkrankungen des Verdauungstrakts,
- Infektionskrankheiten,
- endokrine Funktionsstörungen,
- konsumierende („auszehrende") Erkrankungen (z. B. Tumoren),
- Veränderungen der Zähne,
- altersbedingten Veränderungen des Verdauungssystems.

Ursachen

Eine Gewichtsabnahme und/oder Mangelernährung tritt auf bei
- schweren Erkrankungen des Verdauungstrakts (z. B. Colitis ulcerosa),
- Infektionskrankheiten (z. B. AIDS),
- endokrinen Funktionsstörungen (z. B. Schilddrüsenüberfunktion),
- konsumierenden („auszehrenden") Erkrankungen (z. B. Lungentuberkulose, Tumoren),
- Veränderungen der Zähne (z. B. Zahnbelag [Plaque], Zahnfleischentzündung [Parodontitis] und Fehlstellungen),
- altersbedingten Veränderungen des Verdauungssystems (z. B. Schleimhautschwund).

Besonderheiten ▸

Besonderheiten alte Menschen

Die Gründe eines reduzierten Ernährungszustands im Alter sind vielfältig:
- Die Abnahme des Geschmacks- und Geruchssinns verstärkt die Appetitlosigkeit.
- Schlecht angepasster Zahnersatz behindert die Nahrungsaufnahme.
- Durch eine reduzierte Speichelproduktion kommt es zu einer Mundtrockenheit (Xerostomie). Diese behindert das Schlucken und die Verdauung.
- Einschränkungen der Muskelkraft der Speiseröhre führen zu Schluckbeschwerden.
- Ballaststoff- und nährstoffarme Nahrungsmittel können langfristig die Speichelsekretion mindern, fördern Zahnschäden, Mangelernährung und Verstopfung.

Untergewicht und Mangelernährung können auch psychische Ursachen haben. Psychische Erkrankungen sind z. B. Anorexia nervosa und Bulimia nervosa.

Untergewicht und Mangelernährung können auch psychische Ursachen haben. Emotional instabile Personen sind besonders gefährdet. Viele Faktoren spielen bei der Krankheitsentstehung eine Rolle.

Anorexia nervosa. Die Betroffenen haben ständig Angst, dick zu werden. Sie haben ein falsches Bild von sich selbst (Körperschemastörung): Sie erleben sich unabhängig vom tatsächlichen Gewicht als zu dick. Das Gewicht wird z. B. durch extreme Nahrungseinschränkung oder auch übermäßigen Sport bewusst unter der altersentsprechenden Norm gehalten.

Bulimia nervosa. Die Betroffenen befinden sich in einem Teufelskreis von Heißhungeranfällen, Erbrechen und Fasten. Sie beschäftigen sich dauernd mit dem Thema Essen. Das Gefühl für Hunger und Sättigung geht verloren. Es kommt zu unkontrollierten Essanfällen. Ein Großteil der Betroffenen ist normalgewichtig, jedoch mit erheblichen Gewichtsschwankungen.

Folgen einer Mangelernährung
Mangelernährte Pflegeempfänger nehmen oft stark an Gewicht ab.

Folgen einer Mangelernährung

Folgen der Mangelernährung sind unter anderem
- Abmagerung,
- Flüssigkeitsansammlungen im Gewebe (Eiweißmangelödeme),
- Ausbleiben der Menstruationsblutung (Amenorrhö),
- erhöhte Dekubitusgefahr,
- Wundheilungsstörungen, Infektionen, septische Komplikationen.

Übergewicht
Immer mehr Menschen sind übergewichtig, in Deutschland rund 46 % aller Frauen und 60 % aller Männer.

Übergewicht

Zunehmend mehr Menschen in den westlichen Industrienationen haben Übergewicht. Trotz des Drucks der Gesellschaft, immer schlanker und fitter zu sein, steigt in unseren westlichen Kulturen das durchschnittliche Körpergewicht. In Deutschland überschreiten rund 46 % aller Frauen und 60 % aller Männer einen BMI (Body-Mass-Index, S. 254) von 25 und sind damit übergewichtig.

Definition ▸

Definition

Starkes Übergewicht – ein BMI (Body-Mass-Index, S. 254) ab über 30 – wird als **Adipositas** (Fettleibigkeit) bezeichnet.

Studien des Robert Koch Instituts (RKI) zeigen auf, dass 15 % der Kinder und Jugendlichen in Deutschland übergewichtig sind. Gegenüber früheren Zahlen bedeutet das einen Anstieg um 50 %!

Ursachen

Die Hauptursache für Übergewicht ist eine unausgeglichene Energiebilanz. Dem Körper wird mehr Energie zugeführt, als er benötigt, er speichert den Überschuss in Form von Fettreserven. Viele weitere Faktoren können bei Übergewicht eine Rolle spielen.

Genetische Veranlagung. Übergewicht kommt in einigen Familien vermehrt vor. Der Grundumsatz ist genetisch vorgegeben. Es gibt Menschen, die in Ruhe viele Kalorien verbrauchen und daher mehr essen können, ohne dick zu werden. Andere wiederum haben einen niedrigen Grundumsatz und nehmen schnell an Gewicht zu. Wie man aus der Zwillings- und Genforschung weiß, bestimmen genetische Faktoren die Entstehung einer Adipositas (Fettleibigkeit, Fettsucht) zu circa 25-50 %.

Mangelnde Bewegung. In der heutigen Wohlstandsgesellschaft finden anstrengende körperliche Aktivitäten kaum mehr statt. Kräftezehrende Arbeiten werden heute oft maschinell unterstützt. Wege, ob kurz oder lang, werden zunehmend mit dem Auto zurückgelegt. Durch wenig Bewegung am Arbeitsplatz und in der Freizeit sind viele Menschen übergewichtig.

Merke

„Rauchen schadet Ihrer Gesundheit“ steht auf jeder Zigarettenpackung. „Langes Sitzen schadet Ihrer Gesundheit“ müsste auf jedem Fernsehsessel und Stuhl aufgedruckt werden.

Erkrankungen. Seltene Erkrankungen der Nebenniere oder eine Schilddrüsenunterfunktion (Hypothyreose) können zu Übergewicht führen.

Medikamente. Einige Hormonpräparate wie die Antibabypille oder Kortison können den Stoffwechsel reduzieren. Sie führen zu Flüssigkeitseinlagerungen im Körpergewebe und regen den Appetit an.

Psychische Krankheiten. Bei psychisch kranken Menschen finden sich vielfach Medikamenten-Nebenwirkungen sowie Essstörungen. Überessen mit Fettsucht (Übergewicht oder Adipositas) und Essattacken (Bulimia nervosa) nach freiwilligen Perioden des Fastens kommen häufig vor. Ursachen können mangelndes Selbstbewusstsein, Kummer, Stress, Angst, Frustration und Langeweile sein. Sie können Auslöser einer Fettleibigkeit sein und sie aufrechterhalten.

Folgen

Da der Körper durch das hohe Gewicht übermäßig belastet wird, können im Laufe der Jahre weitere Erkrankungen auftreten. Das erhöhte Risiko von Folgeerkrankungen und früherer Sterblichkeit durch Adipositas ist zudem vom Fettverteilungsmuster (Verteilung der Fettdepots) abhängig (**Abb. 11.3**).

Abb. 11.3 Muster der Fettverteilung.

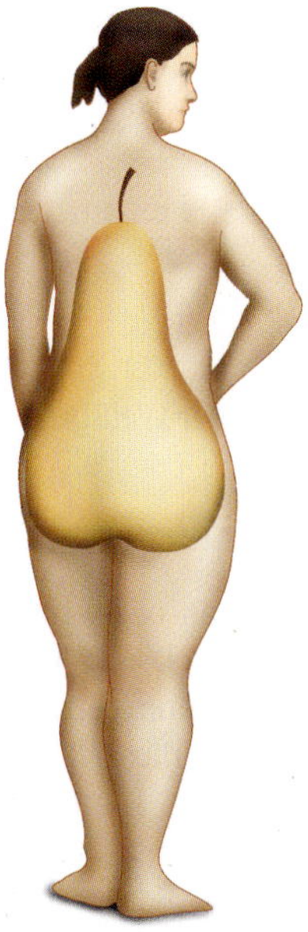

bei der Frau ...

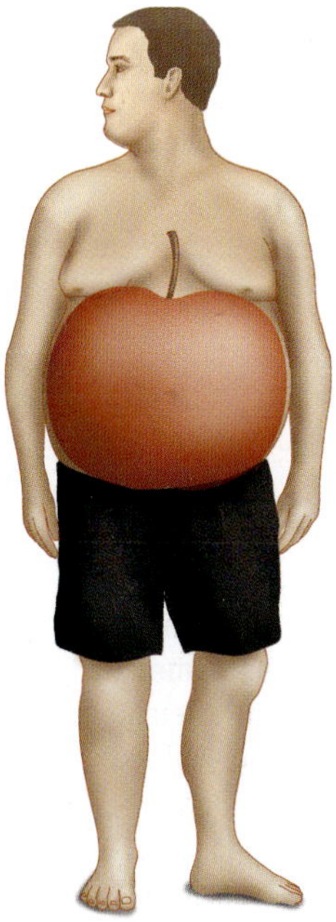

beim Mann ...

Beim „Birnentyp“ zeigt sich die Fettansammlung bevorzugt im Bereich von Hüfte, Gesäß, Oberschenkel und Oberarm, beim „Apfeltyp“ sind hauptsächlich Kinn, Nacken und Bauch betroffen. *Abb. aus: Schewior-Popp S, Sitzmann F, Ullrich L. Thiemes Pflege. Thieme; 2020*

KURZFASSUNG

Die Zahl der übergewichtigen Kinder und Jugendlichen steigt ebenfalls an.

Ursachen

Übergewicht entsteht, wenn dem Körper mehr Energie zugeführt wird, als er benötigt. Viele weitere Faktoren können bei Übergewicht eine Rolle spielen:
- genetische Veranlagung
- mangelnde Bewegung
- Erkrankungen
- Medikamente
- psychische Ursachen

◀ Merke

Folgen

Jahrelanges Übergewicht kann Folgeerkrankungen bewirken.

Folgen von Übergewicht:
- Herzkreislauferkrankungen (z. B. Bluthochdruck)
- Stoffwechselstörungen (z. B. Diabetes mellitus)
- Gelenkerkrankungen
- Zahnverlust

Es hat sich gezeigt, dass eine Gewichtszunahme im Gesäß- und Oberschenkelbereich (Birnentyp) weitaus weniger gefährlich ist als eine Fettvermehrung im Bauchraum (Apfeltyp; Tschaftary 2014). Daher wird das Verhältnis von Taillen- zu Hüftumfang (WHR) neben dem BMI als Maß für das gesundheitliche Risiko herangezogen.
Oft leiden Übergewichtige physisch und psychisch unter ihrer Fettleibigkeit. Physische Folgeerkrankungen des Übergewichts können sein:
- Herz-Kreislauf-Erkrankungen (z. B. Bluthochdruck)
- Stoffwechselstörungen (z. B. Diabetes mellitus)
- Gelenkbeschwerden (z. B. Gelenkerkrankungen)
- Zahnverlust (von der durch Fettleibigkeit geschwächten Immunabwehr begünstigt)

11.2.5 Mögliche Störungen bei Nahrungsaufnahme und Verdauung

Die Symptome einer gestörten Nahrungsaufnahme und Verdauung sind vielfältig.

11.2.5 Mögliche Störungen bei Nahrungsaufnahme und Verdauung

Symptome einer gestörten Nahrungsaufnahme und Verdauung können einzeln oder kombiniert auftreten. Häufige Symptome sind:
- Verdauungsstörung (Dyspepsie)
- Schluckauf (Singultus)
- Sodbrennen
- Aufstoßen
- Blähungen
- Übelkeit, Brechreiz bzw. Würgen
- Erbrechen
- Verstopfung (Obstipation) (s. Kap. 12.2.2 „Veränderungen der Stuhlausscheidung“, S. 269)
- Durchfall (Diarrhö) (s. Kap. 12.2.2 „Veränderungen der Stuhlausscheidung“, S. 269)

Verdauungsstörung (Dyspepsie)

Eine Verdauungsstörung kann verschiedene Ursachen haben und ist meist harmlos.

Verdauungsstörung (Dyspepsie)

Eine Verdauungsstörung (Dyspepsie) ist meist harmlos. Sie kann auch als Begleiterscheinung organischer Erkrankungen des Magen-Darm-Trakts auftreten. Ebenso können zu rasches Essen, ungenügendes Kauen, Essen während einer Gemütserregung, ungewohnt hoher Alkoholkonsum oder psychische Belastungen zu einer Verdauungsstörung führen.

Schluckauf (Singultus)

Schluckauf ist keine Krankheit. Er kann häufig durch das kurze Anhalten der Luft oder einige Schlucke Wasser beseitigt werden.

Schluckauf (Singultus)

Beim Schluckauf zieht sich das Zwerchfell ruckartig und unwillkürlich zusammen. Gleichzeitig wird die Stimmritze verschlossen und bei der nachfolgenden Einatmung ist ein Ton zu hören: der Schluckauf. Der Schluckauf zählt aufgrund seiner Entstehung zu den allgemeinen Atemgeräuschen. Er ist keine Krankheit. Er kann u.a. ausgelöst werden durch große Mahlzeiten oder hastiges Trinken. Bei Schluckauf helfen ein kurzes Anhalten der Luft oder einige Schlucke Wasser.

Sodbrennen

Beim Sodbrennen fließt saurer oder gallehaltiger Saft aus dem Magen oder dem Zwölffingerdarm in die Speiseröhre.

Sodbrennen

Bei Sodbrennen empfindet der Betroffene ein brennendes Gefühl bzw. brennende Schmerzen in der Speiseröhre. Ursache ist der Rückfluss (Reflux) von saurem oder gallehaltigem Saft aus Magen oder Zwölffingerdarm in die Speiseröhre. Das Zurückströmen der Verdauungssäfte wird auch als Regurgitation bezeichnet.

Aufstoßen

Beim Aufstoßen wird Luft aus dem Magen abgelassen.

Aufstoßen

Aufstoßen ist das Ablassen von Luft aus dem Magen. Es hat folgende Ursachen:
- zu üppiges Essen
- hoher Anteil blähender Nahrungsmittel (z. B. Bohnen)
- zu viel stark kohlensäurehaltige Getränke wie Mineralwasser, Sekt, Limonade, Cola oder Weißbier
- Stress

Blähungen

Sammelt sich übermäßig viel Gas im Magen oder Darm an, kommt es zu Blähungen.

Blähungen

Übermäßige Gasansammlungen im Magen und/oder im Darm werden als Blähungen bezeichnet (Magen- oder Darmflatulenz oder Meteorismus). Die angesammelte Luft verursacht ein Druck- und Völlegefühl. Aufstoßen und/oder Windabgang werden als Erleichterung empfunden. Unterstützend können Sie dem Pflegeempfänger einen warmen Fenchel-Anis-Kümmel-Tee anbieten, dieser kann schon helfen.

Übelkeit

Bei Übelkeit hat der Mensch das starke Bedürfnis zu erbrechen. Es kommt zu einem Würgegefühl.

Übelkeit

Übelkeit (Nausea) ist das starke Bedürfnis zu erbrechen. Die Spannung der Magenwände, des Zwölffingerdarms oder der Speiseröhre nimmt zu. Gleichzeitig steigt die Speichelproduktion und der Betroffene hat ein Würgegefühl.
Die Ursachen sind ähnlich dem des Erbrechens (Emesis, s. u.). Übelkeit kann von allgemeinem Krankheitsgefühl begleitet sein: Schwäche, Schwindel, Kopfschmerzen, Schweißausbrüchen, Brechreiz.

Würgen

Würgen ist ein Begleitsymptom und erfolgt meist vor dem Erbrechen. Es ist ein Atmen gegen die geschlossene Stimmritze (Glottis). Dabei kommt es zu einem anstrengenden rhythmischen Zusammenziehen der Atem- und Bauchmuskulatur bei verschlossener Stimmritze und geschlossenem Mund.

Würgen

Würgen ist ein Begleitsymptom oder Vorläufer des Erbrechens.

Erbrechen

Erbrechen

Definition

Unter **Erbrechen** versteht man das rasche, kraftvolle Herausbefördern von Magen- bzw. Dünndarminhalt durch den Mund.

◄ Definition

Abb. 11.4 Erbrechen.

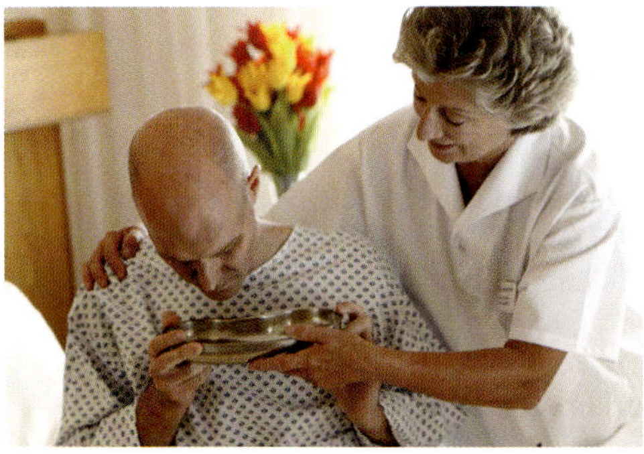

Erbrechen kann viele Ursachen haben. *Quelle: A. Fischer, Thieme*

Erbrechen (Vomitus, Emesis) ist ein wichtiger Schutzreflex (**Abb. 11.4**). Der Organismus kann sich einer schlecht verträglichen oder verdorbenen Speise schnell entledigen. Zu den auslösenden Reizen im Zusammenhang mit der Nahrungsaufnahme gehören:

- **Giftwirkung (toxische Reizung):** Für lebensmittelbedingte Infektionen (Bakterientoxine) sind sehr junge, sehr alte und immungeschwächte Menschen besonders anfällig.
- **psychische Reizungen:** Da das Brechzentrum mit der Hirnrinde in Verbindung steht, kann es durch psychische Vorgänge (z. B. Ekel und Widerwillen) erregt werden. Auch durch Geruchs- und Geschmacksempfindungen, große Angst oder starken Schmerz (auch emotional) kann der Brechreiz ausgelöst werden. Da das Brechzentrum in der Nähe des Atem- und des Kreislauf-Zentrums liegt, kann der Brechreiz teilweise durch tiefes Atmen kurzfristig unterdrückt werden.

Erbrechen ist ein Schutzreflex des Körpers, ausgelöst durch physikalische, giftige, hormonelle, mechanische oder psychische Reize.

Merke

Einmaliges Erbrechen ist nicht krankhaft.

◄ Merke

Praxistipp

Worauf sollte ich achten, wenn ein Pflegeempfänger erbricht? (Siehe auch Kapitel 29 „Maßnahmen bei Übelkeit und Erbrechen", S. 653)

◄ Praxistipp

Erbrechen wird von den meisten Menschen als sehr unangenehm empfunden. Zunächst sollten Sie dem Pflegeempfänger Hilfestellung beim Erbrechen geben und ihm etwa eine Nierenschale oder eine Schüssel mit Zellstofftaschentüchern in die Hand geben (**Abb. 11.4**). Zur Bestimmung der Ursache des Erbrechens sind folgende Beobachtungskriterien wichtig; dokumentieren Sie diese und leiten Sie sie an die zuständige Pflegefachkraft bzw. den behandelnden Arzt weiter:

- **Zeitpunkt:** Wann tritt das Erbrechen auf?
  - in Bezug auf Mahlzeiten: nüchtern, vor, während, unmittelbar nach dem Essen, gemessen in Minuten oder Stunden
  - nur nach dem Verzehr bestimmter Speisen
  - in Bezug auf Medikamente (evtl. Allergie)
- **Häufigkeit:** Wie oft tritt das Erbrechen auf?
  - einmalig (evtl. Verengung des Magenpförtners)
  - regelmäßig (evtl. Schwangerschaft)
- **Zusammenhang:** Tritt das Erbrechen in Verbindung mit anderen Ereignissen auf?
  - Schmerzen vermindernd
  - vorausgehende Übelkeit oder Aufregung
  - nach Narkose
  - bei Migräne, in Stresssituationen (evtl. Magengeschwür)
- **Menge:** Welche Mengen erbricht der Betroffene?
  - Geben Sie dabei Vergleichsgrößen an, z. B. eine Nierenschale voll, bei großen Mengen in Flüssigkeitsmaßen (Milliliter oder Liter)

11

- **Geruch:** Welchen Geruch hat das Erbrochene?
  - normal: leicht säuerlich
  - pathologisch: intensiv sauer (evtl. Passagebehinderung des Magens), faulig stinkend, kotartig (evtl. Erbrechen von Kot; Darmverschluss)
- **Farbe:** Welche Farbe hat das Erbrochene? Dabei ist die Farbe abhängig vom Mageninhalt.
  - normal: gelblich
  - pathologisch: braunschwarz, „kaffeesatzartig" durch angedautes Blut (evtl. Blutung im Magen), hellrot (evtl. Ösophagusvarizenblutung), bräunlich durch Stuhlbeimengung (evtl. Darmverschluss)
- **Bestandteile:** Welche Bestandteile hat das Erbrochene?
  - Schleim (evtl. Magenschleimhautentzündung)
  - unverdaute Speisereste (evtl. Speiseröhrenverengung)
  - Magensaft oder grünliches Sekret (evtl. Galle, deutet auf Inhalt aus dem Zwölffingerdarm)
  - Blutgerinnsel/Blutkoagel (evtl. Ösophagusvarizenblutung)

Merke ▶

Merke

Nach dem Erbrechen muss dem Pflegeempfänger die Mundpflege ermöglicht werden. Ist er dazu selbst nicht in der Lage, wird die Mundpflege von den Pflegenden übernommen.

Dem Erbrechen folgen meist Müdigkeit und Muskelschwäche.
Kommt es häufig zu Erbrechen oder hält es lange Zeit an, kann sich dies auf den Wasser- und Elektrolythaushalt sowie das Säure-Basen-Gleichgewicht im Körper auswirken.

Folgen. Nach dem Erbrechen ist der Mensch meist müde und erschöpft. Teilweise zittern Pflegeempfänger mit den Beinen, frösteln, frieren und haben Muskelschmerzen. Einmaliges Erbrechen hat keine weiteren Folgen. Anhaltendes oder sehr häufiges Erbrechen kann jedoch gefährlich sein. Folgen können z. B. sein:

- Austrocknung (Exsikkose)
- Störung des Wasser- und Elektrolythaushalts (Natriumverarmung)
- Störung des Säure-Basen-Gleichgewichts (Alkalose)
- Muskelkrämpfe (Tetanie)

Merke ▶

Merke

Bei Säuglingen, kleinen Kindern, geschwächten und alten Menschen kann sich bei häufigem Erbrechen besonders schnell ein lebensbedrohlicher Zustand entwickeln. Ihr Wasserhaushalt ist empfindlicher als der von Erwachsenen. Der starke Flüssigkeitsverlust führt bei ihnen schneller zur Austrocknung.

11.2.6 Nahrungsmittelallergie und ihre Anzeichen

11.2.6 Nahrungsmittelallergie und ihre Anzeichen

Definition ▶

Definition

Als **Nahrungsmittelallergie** wird eine Form der Unverträglichkeit bezeichnet, die durch eine spezifische Überempfindlichkeit (Allergie) auf bestimmte Lebensmittel oder deren Bestandteile gekennzeichnet ist.

Allergien auf Nahrungsmittel können sofort, aber auch verzögert auftreten.

Allergien auf Nahrungsmittel können sofort, aber auch verzögert auftreten und sich durch folgende Anzeichen äußern:

- **Allergien vom Soforttyp:**
  - Schleimhautschwellung (Anschwellen des Mund-Rachen-Raums wie Lippen, Gesicht, Zunge, Kehle sowie Augen)
  - verstopfte oder stark laufende Nase (allergische Rhinitis)
  - allergisches Asthma
  - Nesselsucht (Urtikaria), Gesichtsrötung (Flush), Quaddeln oder Ekzembildung, lokaler Schmerz
  - Blutdruckabfall bis zur Ohnmacht
- **verzögert auftretende Beschwerden:**
  - Magen-Darm- (gastrointestinale) Beschwerden wie Übelkeit, Erbrechen, Durchfall
  - chronische Hauterkrankung (atopische Dermatitis)
  - Gelenkerkrankungen (Arthritis)

Merke ▶

Merke

Grundsätzlich kann jedes Nahrungsmittel eine Allergie auslösen. Jedoch sind Allergien gegen Vollmilch, Nüsse und Getreide am häufigsten.

11.2.7 Ernährungszustand ermitteln und beurteilen

Erst wenn ausführliche Informationen über den Ernährungszustand des Pflegeempfängers gesammelt und bewertet wurden, können auch die richtigen Pflegemaßnahmen eingeleitet werden. Essenswünsche, -gewohnheiten und für die Ernährung bedeutsame Erkrankungen werden am besten im Gespräch erfragt. Auch eigene Beobachtungen können in die Bewertung mit einfließen. Jedoch sind Körpergröße und Körpergewicht die beiden wichtigsten Größen für die objektive Beurteilung des Ernährungszustands eines Menschen.
Das Körpergewicht und die Beobachtung des Gewichtsverlaufs über einen bestimmten Zeitraum geben Auskunft über den Ernährungszustand und Veränderungen, die auf eine Erkrankung hinweisen können.

Essensanamnese erheben

Neben den messbaren Größen (s. u.) kann die Ernährungssituation des Pflegeempfängers durch ein Anamnesegespräch beurteilt werden. Folgende Fragen sollten beantwortet werden:

- Braucht der Pflegeempfänger Hilfe beim Essen?
- Erhält der Pflegeempfänger die richtige Ernährung?
- Isst der Pflegeempfänger ausreichend?
- Fühlt sich der Pflegeempfänger vor, während und nach den Mahlzeiten wohl?

In einem fortlaufenden Ernährungsprotokoll werden Beobachtungen und Veränderungen im Verlauf festgehalten.

Gewicht ermitteln

Der Ernährungszustand bildet sich über das Gewicht ab (**Abb. 11.5**). Das Gewicht wird ermittelt

- bei der Aufnahme ins Krankenhaus,
- zur korrekten Medikamentendosierung u. a. vor Anästhesien und
- zur Verlaufskontrolle, z. B. in Pflegeeinrichtungen, bei Essstörungen oder einer diuretischen (harntreibenden) Therapie.

Besonderheiten alte Menschen

Störungen im Wasserhaushalt (z. B. Exsikkose, Ödeme und Aszites) können bei älteren Menschen das Körpergewicht deutlich beeinflussen. Sie sind deswegen bei der Einschätzung des Körpergewichts zu berücksichtigen.

Abb. 11.5 Waagetypen.

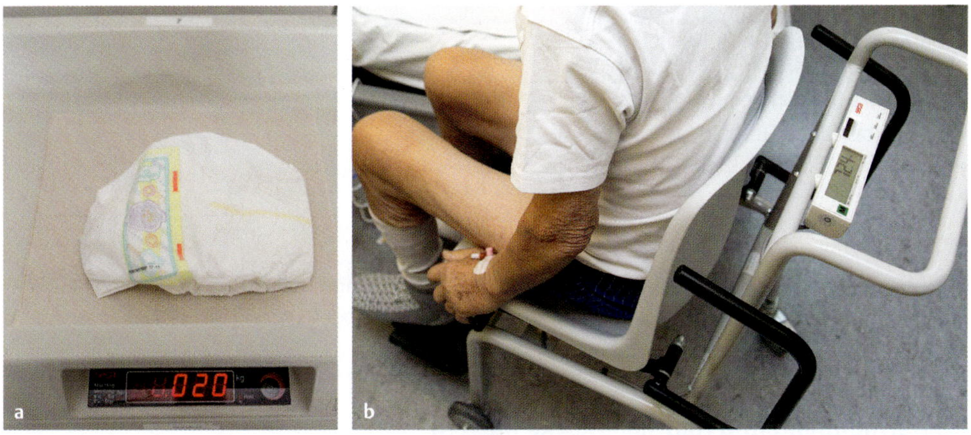

Für jedes Alter bzw. jeden körperlichen Zustand stehen passende Waagen zur Verfügung. *Quelle: K. Oborny, Thieme*

a Neigungswaage,
b Sitzwaage.

Einzelne Gewichtsmessungen sind in Bezug auf eine längerfristige Gewichtsveränderung nicht so aussagekräftig wie der Gewichtsverlauf über einen bestimmten Zeitraum. Wesentlich ist hier die Geschwindigkeit der Gewichtsabnahme. Von einem bedeutenden Gewichtsverlust spricht man bei einem Gewichtsverlust von

- 1-2 % in 1 Woche,
- 5 % in 1 Monat,
- 7,5 % in 3 Monaten oder
- 10 % in 6 Monaten (Maierhofer 2011).

KURZFASSUNG

11.2.7 Ernährungszustand ermitteln und beurteilen

Körpergröße und Körpergewicht sind die beiden wichtigsten Größen für die objektive Beurteilung des Ernährungszustands eines Menschen.

Essensanamnese erheben

Die Ernährungssituation des Pflegeempfängers wird erfragt.

Gewicht ermitteln

- bei der Aufnahme ins Krankenhaus
- zur korrekten Medikamentendosierung
- zur Verlaufskontrolle, z. B. in Pflegeeinrichtungen, bei Essstörungen oder einer diuretischen (harntreibenden) Therapie

◄ Besonderheiten

Zu- oder Abnahme sowie Schnelligkeit einer Gewichtsveränderung sind zur Beurteilung des Ernährungszustands wichtig.

Besonderheiten ▶

Besonderheiten alte Menschen

Damit größere Veränderungen des Gewichts rechtzeitig erkannt werden, sollten Bewohner einer Pflegeeinrichtung mindestens 1-mal im Monat gewogen werden, im Bedarfsfall häufiger (Bartholomeyczik 2005).

Body-Mass-Index bestimmen

Der Body-Mass-Index (BMI, Körper-Massen-Index) gilt als Standard zur Beurteilung des Körpergewichts (**Abb. 11.6**).

Body-Mass-Index bestimmen

Als Standard zur Beurteilung des Körpergewichts wird die Berechnungsformel des Body-Mass-Index (Körper-Massen-Index) genutzt (**Abb. 11.6**). Die verschiedenen Ernährungszustände werden nach WHO (Weltgesundheitsorganisation) folgendermaßen eingeteilt:

Abb. 11.6 Berechnung des BMI.

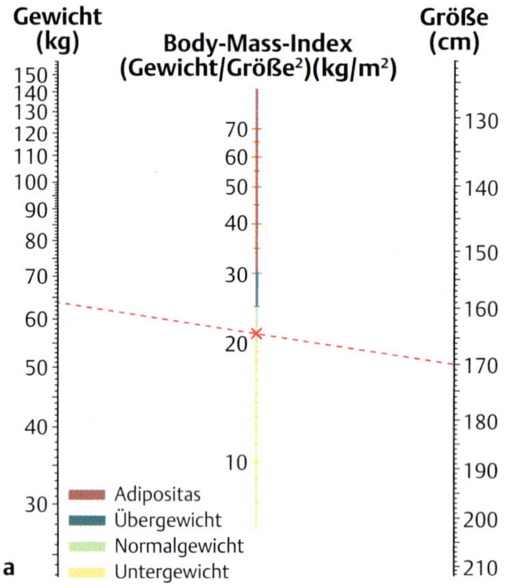

b

Formel: $$\text{BMI} = \frac{\text{Körpergewicht (KG) in kg}}{(\text{Körpergröße in m})^2}$$

Beispiel: $$\text{BMI} = \frac{64\ \text{kg}}{(1{,}70\ \text{m})^2} = 22{,}15$$

Der Body-Mass-Index (BMI) kann anhand der Formel oder Grafik bestimmt werden. Benötigt werden dazu nur Körpergröße und Körpergewicht des Menschen. *Abb. nach: Schewior-Popp S, Sitzmann F, Ullrich L. Thiemes Pflege. Thieme; 2020*

- Untergewicht (BMI < 18,5)
- Normalgewicht (BMI 18,5 bis < 24,9
- Übergewicht (BMI 25 bis < 29,9
- Adipositas Grad I (BMI 30 bis < 34,9)
- Grad II (BMI 35 bis < 39,9)
- Grad III (BMI > 40)

Besonderheiten ▶

Besonderheiten alte Menschen

Der BMI steigt im Alter häufig an, da die Körpergröße abnimmt (z. B. durch die verstärkte Rückenkrümmung), das Körpergewicht gleichzeitig unverändert bleibt oder der Pflegeempfänger zunimmt. Leicht erhöhte BMI-Werte sind deshalb im Alter unproblematisch.

Oberarmumfang und Hautfaltendicke messen

Die Hautfaltendicke gibt Aufschluss über die Fettreserven.

Oberarmumfang und Hautfaltendicke messen

Der BMI ist im Kindesalter nur begrenzt aussagekräftig. Daher wird zusätzlich die Bestimmung der Hautfaltendicke empfohlen. Diese kann Aufschluss über die Fettreserven geben. Die Hautfaltendicke wird durch das Zusammenkneifen der Haut mit einem Fettmessgerät (Fett-Caliper, **Abb. 11.7**) am Oberarm und am Schulterblatt ermittelt.

Diese Methode ist allerdings auch nicht fehlerfrei, da die Fettverteilung keineswegs gleichmäßig ist.

Abb. 11.7 **Körperfettmessung.**

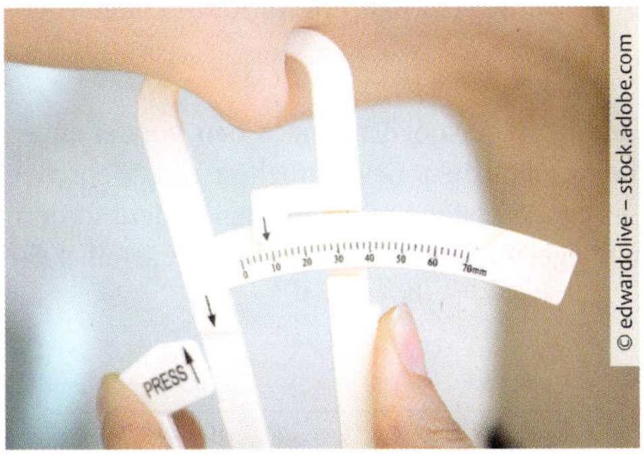

Fett-Caliper zur Bestimmung der Hautfaltendicke. *Quelle: edwardolive – stock.adobe.com*

Bauchumfang messen

Der Bauchumfang als Kriterium eines erhöhten Risikos durch Übergewicht ist nach Expertenmeinung aussagekräftiger als der BMI. Der Bauchumfang bezeichnet den in der Mitte zwischen dem unteren Rippenbogen und dem Beckenkamm gemessenen Körperumfang. Vermutet wird ein Zusammenhang zwischen dem Körperumfang und dem Auftreten von Koronarer Herzkrankheit, Schlaganfall und Diabetes mellitus (Zuckerkrankheit):

- erhöhtes Risiko: Frauen > 80 cm, Männer > 94 cm Bauchumfang
- deutlich erhöhtes Risiko: Frauen > 88 cm, Männer > 102 cm Bauchumfang

Bauchumfang messen

Der Bauchumfang gilt als wichtiger Hinweis für die Risikobestimmung bei Übergewicht. Es wird ein Zusammenhang zwischen dem Körperumfang und dem Auftreten von Koronarer Herzkrankheit, Schlaganfall und Diabetes mellitus vermutet.

Taillen-Hüft-Verhältnis (Waist/Hip-Ratio) bestimmen

In der Beratung zur Gewichtsreduktion ist das Fettverteilungsmuster, das mit dem Taillen-Hüft-Verhältnis (Waist/Hip-Ratio, WHR) erfasst werden kann, ein hilfreiches Maß. Das Verhältnis soll bei Männern < 1,0, bei Frauen < 0,88 betragen. Der Taillenumfang wird in der Mitte zwischen Rippenbogen und Beckenkamm, der Hüftumfang in Höhe des großen Rollhügels (Trochanter major) gemessen.

Beispiel:

Das Taillen-Hüft-Verhältnis wird berechnet, indem der Taillenumfang (75 cm) durch den Hüftumfang (100 cm) geteilt wird.
Man rechnet also: 75 : 100 = 0,75

Taillen-Hüft-Verhältnis (Waist/Hip-Ratio) bestimmen

Das Taillen-Hüft-Verhältnis (Waist/Hip-Ratio) zeigt die Fettverteilung auf.

Praxistipp

Zu welcher Tageszeit misst man Bauchumfang und Waist/Hip-Ratio?

Der Bauchumfang wird genauso wie das Taillen-Hüft-Verhältnis vor dem Frühstück bestimmt. Der Pflegeempfänger muss dazu mit freiem Oberkörper (ggf. vor dem Spiegel) stehen und zur Messung leicht ausatmen.

◀ Praxistipp

11.3 Bei Pflegemaßnahmen mitwirken

11.3.1 Beim Essen unterstützen

11.3 Bei Pflegemaßnahmen mitwirken

11.3.1 Beim Essen unterstützen

Praxistipp

Dürfen alle Patienten auf Station essen?

- Informieren Sie sich bei Dienstbeginn oder vor dem Austeilen des Essens darüber, welcher Pflegeempfänger auf Station essen darf und welcher nicht. Dies ist sehr wichtig, da Patienten vor Operationen oder bestimmten diagnostischen Verfahren, z. B. Endoskopien, nicht essen dürfen. Es besteht dann eine sogenannte Nahrungskarenz für den Patienten.
- Beachten Sie auch, dass Diabetiker häufig vor dem Essen den Blutzucker messen müssen.
- Fragen Sie bei Unsicherheiten die verantwortliche Pflegefachkraft. Oft existiert ein sogenannter „Nüchternplan", auf dem die Nahrungskarenz vermerkt ist.

◀ Praxistipp

Essen anreichen

Folgende Grundlagen müssen beachtet werden:

- vorweg dem Pflegeempfänger das Händewaschen ermöglichen
- die Pflegende wäscht oder desinfiziert sich die Hände
- möglichst dem Pflegeempfänger gegenübersitzen und seine persönlichen Gewohnheiten berücksichtigen
- den Pflegeempfänger aufsetzen oder in Seitenlage positionieren
- Speisen und Getränke nicht zu heiß anreichen
- unverzüglich auf Verschlucken reagieren
- Hilfe nur soweit erforderlich anbieten
- auf die individuelle Essgeschwindigkeit des Pflegeempfängers achten
- nach dem Essen Händewaschen und Mundhygiene ermöglichen

Essen anreichen

Hygiene beachten. Die Pflegende wäscht sich vor der Berührung der Nahrungsmittel die Hände oder führt eine hygienische Händedesinfektion durch.

Für eine ansprechende Atmosphäre sorgen. Der Esstisch wird möglichst nach den Vorstellungen des Pflegeempfängers gestaltet. Dabei werden die persönlichen Gewohnheiten des Menschen berücksichtigt. Das Zimmer wurde zuvor gelüftet. Gesellschaft beim Essen kann den Appetit fördern (**Abb. 11.8**). Idealerweise sitzt die Pflegeperson dem Pflegeempfänger auf Augenhöhe gegenüber. Sie hat dann die ganze Situation im Blick.

Abb. 11.8 In Gesellschaft essen.

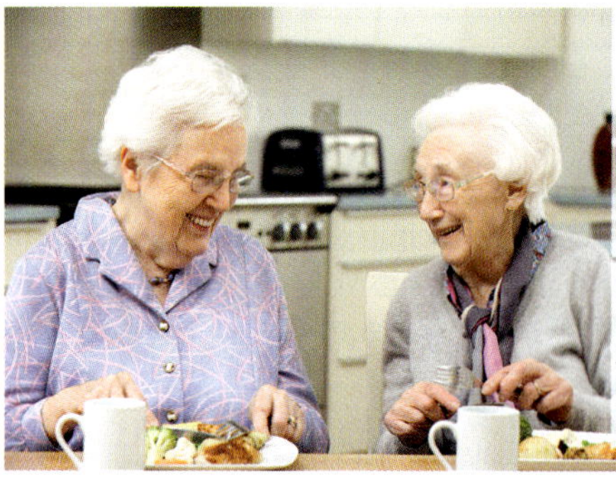

© Monkey Business – stock.adobe.com – Stock photo. Posed by models

Gemeinsames Essen kann den Appetit fördern und erhöht die Lebensfreunde (nachgestellte Situation). *Quelle: Monkey Business – stock.adobe.com*

Für eine gute und sichere Sitzgelegenheit sorgen. Die aufrechte Positionierung im Bett oder am Tisch reduziert die Gefahr, dass sich der Pflegeempfänger beim Essen verschluckt. Entsprechend der körperlichen Verfassung und den Möglichkeiten des Menschen wird eine passende Position zum Essen gewählt:

- Sitzen am Tisch ist optimal (gute Körperhaltung, gewohnte Situation).
- Beim Sitzen im Bett ist das Kopfteil um circa 70° erhöht.
- Beim Sitzen an der Bettkante muss die Sicherheit des Pflegeempfängers gewährleistet sein. Der Rücken muss hierbei gut abgestützt werden.
- Beim Liegen im Bett (möglichst in Seitenlage) ist das Schlucken extrem schwer.

Abb. 11.9 Essen reichen beim Säugling.

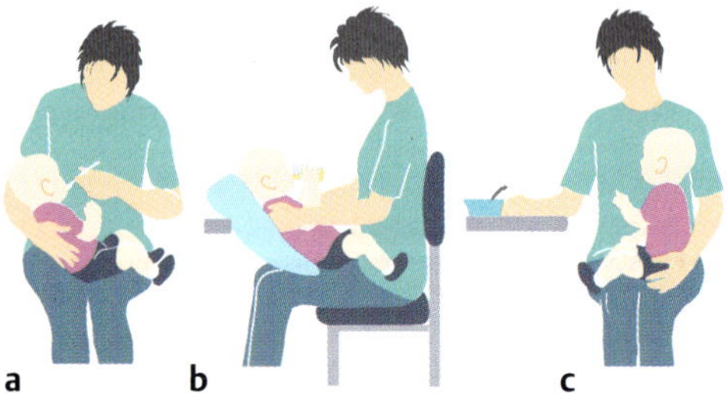

Ein Säugling kann zum Füttern unterschiedlich positioniert werden.
a Halbsitzende Lage im Arm,
b halbsitzend auf dem Schoß,
c Sitzstellung (erst wenn das Kind selbstständig sitzen kann).

Sicherheit gewährleisten

- Die Temperatur von Getränken und Speisen muss vor der Gabe geprüft werden. Das Essen darf weder zu heiß noch zu kalt sein.
- Die Situation muss so gestaltet sein, dass auf ein mögliches Verschlucken unverzüglich reagiert werden kann (**Abb. 11.10**). Verschluckt sich ein Pflegeempfänger doch einmal, sollte der Pflegehelfer unbedingt
  - ruhig bleiben
  - Den Pflegeempfänger zum Abhusten auffordern, Ziel ist ein kräftiger Hustenstoß, dazu darf der Betroffene nicht fixiert sein!
  - Dem Pflegeempfänger nicht auf den Rücken klopfen, da der Bolus dadurch tiefer in die Atemwege rutschen kann.
  - Hilfe durch eine Fachperson herbeirufen.
- Bei Schluckstörungen muss besonders vorsichtig vorgegangen werden.
- Mögliche Diätvorschriften müssen beachtet werden: Die Pflegeempfänger erhalten das für sie bestimmte Essen.

Abb. 11.10 Kinder.

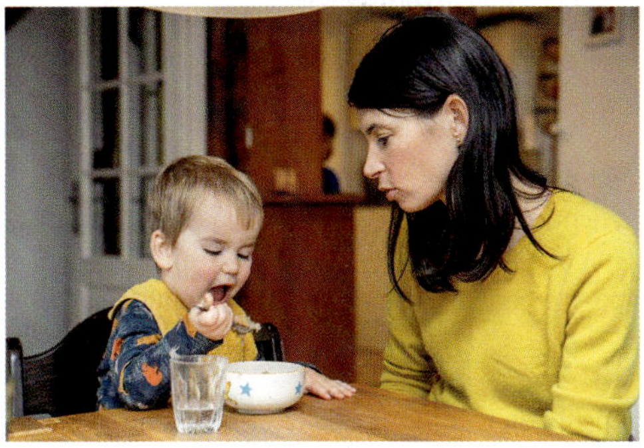

Kinder soll man beim Essen nicht alleine lassen. *Quelle: K. Oborny, Thieme*

Selbstständigkeit fördern. Der Pflegeempfänger isst möglichst selbstständig. Häufig reicht es, wenn das Essen vorbereitet wird. Wenn Essensreste an Lippe oder Mundwinkel verbleiben, nicht gleich zu Serviette oder Löffel greifen. Die Pflegende erklärt erst, wie der Pflegeempfänger selbst die Reste entfernen kann, z. B. mit der Zunge oder durch den Einsatz seiner Hände. Wie die Hilfestellung bei blinden Menschen aussieht, können Sie im Unterkapitel Pflege von Menschen mit Sehbehinderung oder Blindheit (S. 274) nachlesen.

Ausreichend Zeit einräumen. Die Geschwindigkeit beim Anreichen sollte sich nach den Wünschen und Möglichkeiten des Menschen richten. Dauert die Nahrungsaufnahme lang, können Warmhalteteller verwendet werden.

Nach dem Essen. Mundpflege ist für das Wohlbefinden, die Hygiene und den Appetit wichtig. Neigt ein Pflegeempfänger zum Verschlucken (z. B. durch krankheitsbedingte Schläfrigkeit oder Schluckstörungen), sollte er im Anschluss an die Mahlzeit noch ungefähr 20 Minuten aufrecht sitzen bleiben. Die Ess- und Trinkmengen müssen ggf. dokumentiert werden (Ernährungsprotokoll).

Praxistipp

Was muss ich bei muslimischen Pflegeempfängern beachten?

- Geben Sie dem Pflegeempfänger die Möglichkeit, sich vor und nach der Mahlzeit die Hände zu waschen.
- Man isst mit der rechten Hand und in kleinen Mengen.
- Schweinefleisch ist für Muslime verboten. In ihrem Verständnis ist dieses Fleisch „unrein". Sie essen auch nichts, was mit Schweinefleisch in Berührung gekommen ist. Wenn z. B. zum Abendbrot auf dem Teller Käse neben der Wurst liegt, können Sie nicht sagen: „Lassen Sie die Wurst einfach auf dem Teller liegen." Ein Moslem darf auch alles andere von diesem Teller nicht essen. In Heimen und Kliniken muss es möglich sein, Essen ohne Schweinefleisch zu bestellen. Andernfalls achten Sie darauf, dass der Pflegeempfänger entweder nur Wurst ohne Schweinefleisch oder vegetarische Kost erhält.
- Alkoholische Getränke sollte ein Moslem nicht trinken. Hält er sich nicht daran, sündigt er. Auch alle mit Alkohol zubereiteten Speisen sind für den frommen Moslem tabu. Dies gilt teilweise auch für Medikamente: In manchen Kapseln oder Dragees beispielsweise ist tierische Gelatine verarbeitet.
- Im Fastenmonat Ramadan darf von Sonnenaufgang bis Sonnenuntergang nichts gegessen und nichts getrunken werden. Besprechen Sie mit dem Pflegeempfänger und evtl. seinen Angehörigen die Bedingungen des Fastens, denn alte, kranke und schwache Menschen, Reisende, Schwangere, Wöchnerinnen und menstruierende Frauen sind von der Fastenpflicht befreit.

◄ Praxistipp

Essen anreichen bei Schluckstörungen

Essen anreichen bei Schluckstörungen

Definition

Bei einer **Schluckstörung** (Dysphagie) ist der Schluckakt beim Trinken, bei der Nahrungsaufnahme oder beim Schlucken des eigenen Speichels gestört. Schluckstörungen treten im Alter sehr häufig auf, sie werden dann Presbyphagie (griech. presbys = alt, phagein = essen) genannt.
Es besteht die Gefahr der Aspiration. Dabei gelangen Speisen, Getränke oder Speichel in die Luftröhre. Eine Aspirationspneumonie ist eine durch Aspiration entstandene Lungenentzündung.

◄ Definition

11

Praxistipp ►

Praxistipp

Woran erkenne ich, dass ein Pflegeempfänger eine Schluckstörung hat?

Neben dem „Verschlucken“, also der Aspiration, als Hauptsymptom gibt es weitere Anzeichen für eine Schluckstörung:

- belegte, raue, oft auch heisere Stimme
- Verbleiben von Speiseresten in Mund- und Rachenraum
- Speichelfluss aus dem Mund, Lippen schließen nicht richtig
- angestrengtes Schlucken, zum Essen wird sehr viel Zeit benötigt

Wenn Sie bei einem Ihrer Pflegeempfänger diese Symptome beobachten, teilen Sie diese unbedingt der zuständigen Pflegekraft mit.

Liegt bei einem Pflegeempfänger eine Schluckstörung vor, sollten erfahrene Pflegende die Nahrungsaufnahme begleiten.

Das Anreichen von Essen bei Personen mit Schluckstörungen ist eine verantwortungsvolle pflegerische Aufgabe. Wegen der möglichen Komplikationen sollten nur erfahrene Pflegende diese Aufgabe übernehmen. Beachtet werden muss Folgendes:

- geeignete Speisen (Auswahl, Konsistenz [**Abb. 11.11**], Temperatur) zuerst sehen und riechen lassen (regt die Speichelproduktion an)
- für eine aufrechte Körperhaltung sorgen, Oberkörper gut abstützen
- genügend Zeit zum Kauen geben und nachschlucken lassen
- nur wenig auf den Löffel geben
- Nach dem Essen soll der Pflegeempfänger noch ungefähr 20 Minuten aufrecht sitzen bleiben.

Anschließend ist eine sorgfältige Mundpflege, Zahn- und Prothesenreinigung wichtig, damit sich keine Krümel aus dem Mundbereich lösen und zu Hustenanfällen führen. Die Gefahr, zu husten und sich dabei zu verschlucken, ist im Liegen besonders groß.

Abb. 11.11 Nahrungskonsistenzen.

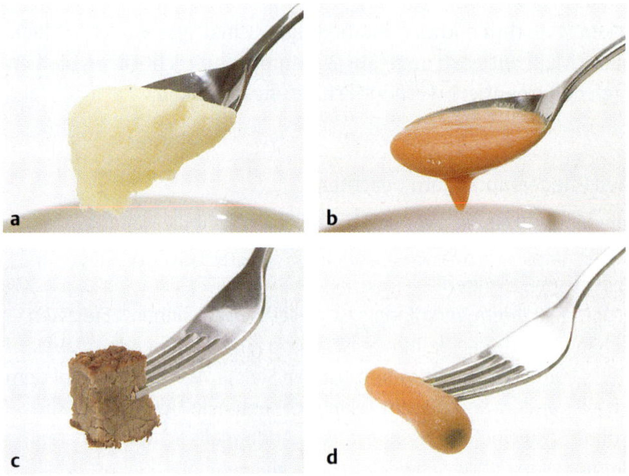

Die verschiedenen Konsistenzen von Nahrungsmitteln. *Abb. aus: Schewior-Popp S, Sitzmann F, Ullrich L. Thiemes Pflege. Thieme; 2020*

a Zäh tropfendes, dickflüssiges Essen und
b fließendes dünn püriertes Essen können bei verlangsamter Schluckauslösung oder Zungenbewegungsstörungen die Nahrungsaufnahme erleichtern.
c Nahrung mit fester Konsistenz, z. B. ein Stück Fleisch oder
d ein weiches Stück Karotte, geben eindeutige Reize im Mund und regen zu Zungen- und Kaubewegungen an.

Merke ►

Merke

Die meisten Menschen verschlucken sich aufgrund der schnellen Fließgeschwindigkeit an Flüssigkeiten. Vermeiden Sie eine Mischkonsistenz, z. B. feste Bestandteile in flüssiger Nahrung.

Mund öffnen

Der Pflegeempfänger kann durch bestimmte Berührungen am Kinn (z. B. Ausstreichen des Kiefergelenks) beim Öffnen des Mundes unterstützt werden.

Mund öffnen

Die Initialberührung (S. 179) wird zur Kontaktaufnahme eingesetzt. Zuvor wird der Mensch auch mündlich über die geplante Maßnahme informiert. Die Pflegeperson kann den Pflegeempfänger beim Öffnen des Mundes unterstützten, indem sie

- das Kinn mit leichtem Druck durch den Daumen nach unten drückt, wobei der Zeigefinger das Kinn von unten stützt,
- das Kiefergelenk ausstreicht,
- das Kinn durch Bewegungen (oben, unten und rechts, links) lockert oder
- indem sie über die Lippen streicht.

Hand führen

Der Pflegende umfasst den Arm oder die Hand und führt diese gemeinsam mit dem Pflegeempfänger zum Mund.

Hand führen

Der Pflegende umfasst den Arm oder die Hand und führt gemeinsam mit dem Pflegeempfänger z. B. einen Becher zum Mund. Diese Art von Hilfestellung kann ein Anstoß dazu sein, dass der Mensch selbstständig weiterisst (**Abb. 11.12**).

Abb. 11.12 Unterstützung beim Essen.

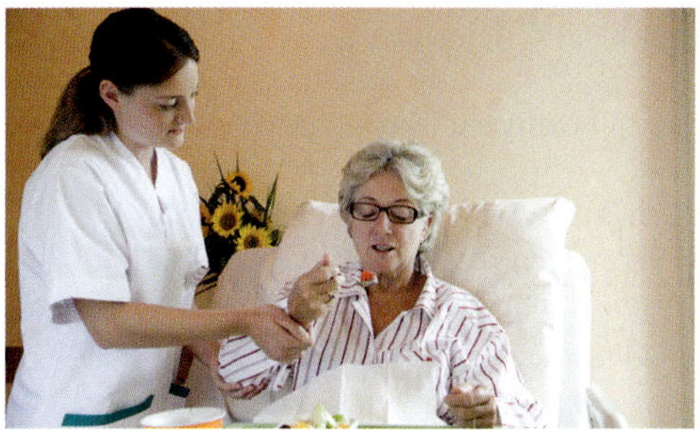

Die Pflegende umgreift Ellbogen und Handgelenk der Patientin und führt so den Löffel zum Mund. *Quelle: P. Blåfield, Thieme*

Hilfsmittel verwenden

Bei vielen Erkrankungen erschweren körperliche Behinderungen die Nahrungsaufnahme, z. B. bei einer Halbseitenlähmung nach Schlaganfall. Spezielle Hilfsmittel wie Besteck mit Griffverdickung, Trinkbecher mit Griffen oder Frühstücksbretter mit Haltefunktion ermöglichen vielen Betroffenen das selbstständige Essen (**Abb. 11.13**).

Löffel. Löffel sollten nicht zu groß sein, nicht zerbrechlich und vor allem flach, damit ein guter Druck auf die Zunge ausgeübt werden kann. Dies regt den Schluckvorgang an.

Trinkgefäße. Trinkgefäße müssen durchsichtig sein, sodass die Flüssigkeit beim Anreichen gesehen und die Trinkmenge richtig dosiert werden kann. Becher mit „Nasenkerbe" sind hilfreich, da der Becher weiter gekippt werden kann und der Kopf nicht nach hinten überstreckt werden muss.

Abb. 11.13 Ess- und Trinkhilfen.

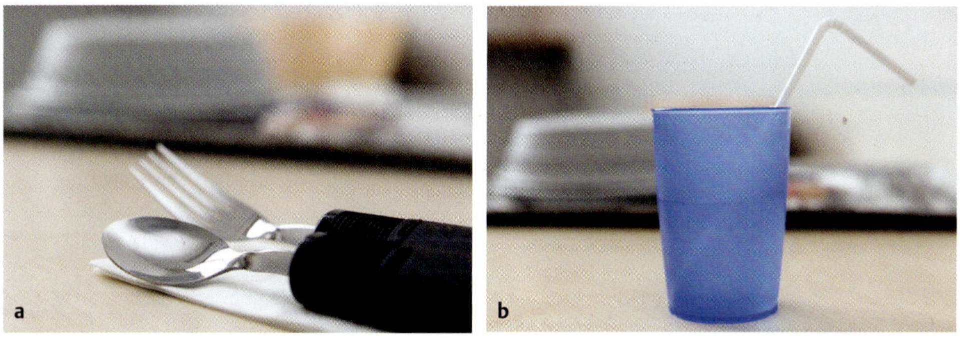

Verschiedene Ess- und Trinkhilfen können die selbstständige Nahrungsaufnahme unterstützen. *Quelle: K. Oborny, Thieme*

a Verstärkte Griffe.

b Trinkbecher mit Strohhalm.

Hilfsmittel verwenden

Spezielle Hilfsmittel sind z. B. Besteck mit Griffverdickung, ein erhöhter Tellerrand oder Trinkbecher mit Griffmulden. Sie ermöglichen vielen Betroffenen das selbstständige Essen (**Abb. 11.13**).

Merke

Schnabeltassen sollten nicht eingesetzt werden, wenn ein Pflegeempfänger Saug-/Schmatzbewegungen macht. Diese werden durch die Schnabeltasse verstärkt.

◀ Merke

11.3.2 Mangelernährung bei älteren Menschen vorbeugen

Besonders ältere Menschen sollten ausreichend mit Nährstoffen versorgt werden. Dadurch kann Krankheiten oder Stoffwechselstörungen vorgebeugt werden. Viele mehrfach erkrankte (multimorbide) geriatrische Patienten, die sich zu Hause selbst versorgen oder bereits lange im Pflegeheim leben, sind häufig trotz augenscheinlichen Normal- oder sogar Übergewichts krankhaft mangelernährt. Das heißt, ihr Körper wurde nicht mehr ausreichend mit Energie, Eiweiß und lebensnotwendigen Nährstoffen versorgt. Dies liegt meist an einer zu einseitigen Ernährung. In der Klinik kann diesem Problem, insbesondere präoperativ, begegnet werden durch bilanzierte Trinknahrungen. Damit werden z. B. postoperative Wundheilungsstörungen reduziert.

Die Nahrungsaufnahme alter Menschen kann folgendermaßen verbessert werden:

- Individuellen Speiseplan aufstellen (abwechslungs- und energiereiche Kost mit hoher Nährstoffdichte als individuelle Wunschkost).
- Gemeinsam einkaufen, Lebensmittel gezielt auswählen.
- Viele Zwischenmahlzeiten, Snacks, kleine mundgerechte Happen („finger food") anbieten.
- Mahlzeiten appetitlich und geschmackvoll zubereiten, individuell würzen.
- Mahlzeiten mit Kalorienträgern wie Maltodextrin oder Eiweißkonzentraten anreichern.

11.3.2 Mangelernährung bei älteren Menschen vorbeugen

Die Nahrungsaufnahme bei älteren Menschen kann z. B. durch folgende Maßnahmen verbessert werden:

- individuelle Wunschkost
- viele kleine Mahlzeiten
- appetitliche und geschmackvolle Zubereitung

- ruhige, behagliche Atmosphäre, genügend Zeit
- spezielle Ess- und Trinkhilfen
- ausreichendes Flüssigkeitsangebot
- gemeinsames Essen mit Anderen
- genügend körperliche Aktivität

- Harte, trockene Nahrungsbestandteile entfernen (z. B. Brotrinde, festes Obst zerkleinern).
- Appetitanregende Getränke anbieten (z. B. Aperitif).
- Ruhige, behagliche Atmosphäre schaffen, sich ausreichend Zeit nehmen.
- Mahlzeiten mit anderen einnehmen lassen.
- Spezielle Ess- und Trinkhilfen einsetzen, z. B. Becher mit Griffverstärkung, rutschfeste Teller, individuelle Halterung für Essbesteck.
- Ausreichend Flüssigkeit anbieten, circa 1,5-2 l täglich (auch zum Essen, ggf. Trinkplan).
- Nahrungsmittelunverträglichkeiten erkennen und vermeiden.
- Individuelle Probleme, z. B. Übelkeit, Schluckstörungen, Durchfälle, Bauchschmerzen, behandeln.
- Körperliche Aktivität fördern (gemeinsame Spaziergänge, Gymnastik, frische Luft).

11.3.3 Mangelernährung bei Kindern vorbeugen

Die Nahrungsaufnahme bei Kindern kann z. B. durch folgende Maßnahmen verbessert werden:
- individuelle Wunschkost
- viele kleine Mahlzeiten
- Essen in Gesellschaft
- genügend körperliche Aktivität
- feste Essenszeiten
- Einbindung in die Zubereitung des Essens

11.3.3 Mangelernährung bei Kindern vorbeugen

Auch bei Kindern ist eine optimale Versorgung mit Nährstoffen wichtig. Wachstumsstörungen und Infektanfälligkeit können durch eine ausgewogene Ernährung vermieden werden.
Die Nahrungsaufnahme von Kindern kann folgendermaßen verbessert werden:
- Individuelle Wunschkost berücksichtigen.
- Viele kleine Mahlzeiten anbieten.
- Gemeinsam essen. Für genügend körperliche Aktivität sorgen.
- Feste Essenszeiten vereinbaren.
- Kinder in die Zubereitung des Essens einbeziehen (beim Kochen „helfen“ lassen).
- Nicht zwingen aufzuessen, aber klare Regel aufstellen, dass alles probiert werden muss.
- Klare Regeln für Süßigkeiten aufstellen, z. B. immer nur nach den Mahlzeiten eine Portion Süßes.
- Vorbild sein: Der Erwachsene hält sich selbst an die Regeln.

12 Ausscheiden

12.1 Pflegerelevante Grundlagen kennen

12.1.1 Erinnern Sie sich ...?

Bei der Ausscheidung spielen viele Faktoren eine Rolle. Was wir ausscheiden wird u.a. stark davon beeinflusst, was und wie viel wir essen und trinken, sie ist aber auch Ausdruck der Funktionsweise der Verdauungsorgane bzw. der Niere und des Harnsystems. Die Ausscheidungen selbst wiederum können Hinweise auf bestimmte Erkrankungen geben. Der Blick in das ein oder andere Kapitel zur Wiederholung ist an dieser Stelle bestimmt von Vorteil. Frischen Sie Ihr Wissen in den Kapiteln Aufbau und Funktion des Verdauungssystems (S. 129), Erkrankungen der Verdauungsorgane (S. 550), Grundlagen der Ernährung (S. 154), Aufbau und Funktion (S. 132) sowie Erkrankungen von Niere und Harnsystem (S. 567) auf.

12.1.2 Allgemeine Grundlagen

Das **Ausscheiden** ist ein **täglicher** und **natürlicher Vorgang**, bei dem **Stoffwechsel-** und **Abbauprodukte** den **Körper verlassen**. Die regelmäßigen Stuhl- und Urinentleerungen sind wichtig für unser Wohlbefinden und gehören in den Tagesablauf. Erst wenn sie nicht normal funktionieren, werden sie uns bewusst. Dann allerdings fällt es einigen von uns nicht leicht, über diese biologisch notwendigen Vorgänge zu sprechen.
Die **Ausscheidungen** werden aufgrund von **Geruch, Aussehen** und Beschaffenheit meist als **unangenehm** bis **ekelerregend empfunden**. Im Alter besteht oft eine beschämende Fehlfunktion des Körpers wie z.B. Inkontinenz. Hinzu kommt, dass diese häufig pflegerische Eingriffe in die innerste Privatsphäre mit Berührung der Geschlechts- oder Ausscheidungsorgane erforderlich macht. Den meisten Menschen fällt dabei ein unbeschwertes Verhalten schwer.
Deshalb ist es besonders wichtig, bei allen Maßnahmen am pflegebedürftigen Menschen sensibel und respektvoll vorzugehen. Der Schutz der Intimsphäre ist dabei sehr wichtig.

12.1.3 Wasserlassen und Urin

Wasserlassen (Miktion)

Ist die Blase mit mindestens 350 ml Harn gefüllt, werden durch den Druckanstieg **Impulse** an das **Gehirn gesendet**, die zum **Harndrang** führen. Zunächst kann man das Signal bewusst ignorieren, nach einem willkürlichen Start läuft die Blasenentleerung selbst jedoch weitgehend reflektorisch ab.

Prozess. Nachdem sich die Muskulatur der Blase angespannt und der Innendruck erhöht hat, erschlaffen erst der innere und dann der äußere Blasenschließmuskel. Nun kann der Urin durch die Harnröhre nach außen befördert werden. Bei einer individuell unterschiedlichen Blasenfüllung kann es zu unwillkürlichem Harnabgang kommen.

Urin

Die Menge des **ausgeschiedenen** Urins beträgt circa **1–1,5 l pro Tag**. Sie ist abhängig von
- der **Flüssigkeitsaufnahme** durch
  - das Trinken,
  - den Wassergehalt fester Speisen,
  - Infusionen,
- der **Flüssigkeitsabgabe** über
  - die Haut (Schwitzen),
  - das Atmen,
  - den Darm,
  - die Nierenfunktion (beeinflusst z.B. von Blutdruck und Hormonproduktion).

Beim gesunden Menschen halten sich **Ein-** und **Ausfuhrmenge** die **Waage**. Pro Tag werden insgesamt circa 2,5 l Flüssigkeit ausgeschieden:
- etwa 60 % als Urin
- etwa 36 % über Lungen und Haut
- etwa 4 % mit dem Stuhl.

Bestandteile des Urins

Beim gesunden Menschen **riecht** der Urin **unauffällig**, enthält **keine Beimengungen** und hat eine **hell-** bis **dunkelgelbe Farbe**. Er besteht im wesentlichen aus Wasser (95–98 %) und Elektrolyten (z.B. Natrium und Kalium).
Über den Urin werden außerdem die sogenannten harnpflichtigen Substanzen ausgeschieden:
- Harnstoff (Endprodukt des Eiweißstoffwechsel),
- Kreatinin (Abbauprodukt des Muskelstoffwechsels) und
- Harnsäure (Abbauprodukt des Nukleinsäurestoffwechsels).

KURZFASSUNG

12.1 Pflegerelevante Grundlagen kennen

12.1.1 Erinnern Sie sich...?

- Anatomie der Verdauungsorgane (S. 129), Niere und ableitende Harnwege (S. 132).
- Grundlagen der Ernährung (S. 154).
- Erkrankungen der Verdauungsorgane (S. 550).
- Erkrankungen der Niere und ableitenden Harnwege (S. 567).

12.1.2 Allgemeine Grundlagen

Das Ausscheiden ist ein natürlicher Vorgang.

Ausscheidungen werden oft als unangenehm bis ekelerregend empfunden. Die Intimsphäre eines Menschen muss bei der Körperpflege allgemein und bei der Intimpflege ganz besonders gewahrt werden.
Eine respektvolle und sensible Pflege ist bei allen am Pflegeempfänger durchgeführten Maßnahmen sehr wichtig.

12.1.3 Wasserlassen und Urin

Wasserlassen (Miktion)

Das Wasserlassen erfolgt zunächst willkürlich, läuft aber anschließend reflektorisch ab.

Urin

Die **täglich** ausgeschiedene Urinmenge beträgt circa 1–1,5 l pro Tag.

Beim gesunden Menschen sind Ein- und Ausfuhrmenge ausgeglichen, also fast gleich.

Bestandteile des Urins

Im Normalfall
- riecht der Urin unauffällig,
- enthält keine Beimengungen und
- hat eine hell- bis dunkelgelbe Farbe.

12.1.4 Darmentleerung und Stuhl

Darmentleerung (Defäkation)

Definition

Als **Stuhlgang** oder **Defäkation** wird die Entleerung des Mastdarminhalts bezeichnet. Es ist die letzte Phase der Verdauung.

Stuhl

Bei gesunden Menschen **entleert** sich der **Darm** in einem **individuellen Rhythmus**. Dabei spielen für viele Menschen neben einer ausreichenden Flüssigkeitszufuhr und dem Essen ballaststoffhaltiger Nahrungsmittel individuelle Rituale, wie feste Defäkationszeiten, eine wichtige Rolle.
Der Stuhl (Fäzes, Kot, Exkremente) ist normalerweise

- **weich** und **geformt**,
- je nach Nahrungsaufnahme **hell**- bis **dunkelbraun gefärbt**,
- **leicht entleerbar**, der Entleerungsvorgang geschieht ohne große Anstrengungen oder Schmerzen.

Eine **Stuhlentleerung** alle **1–3 Tage gilt als normal**. Die **Stuhlmenge** beim Erwachsenen beträgt ungefähr **120–300 g pro Tag**.

Bestandsteile des Stuhls

Der Stuhl setzt sich zusammen aus

- unverdaulichen Nahrungsbestandteilen (vor allem Zellulose),
- abgestoßenen Epithelzellen aus der Darmschleimhaut,
- Bakterien,
- Sterkobilin (welches für die braune Farbe des Stuhls verantwortlich ist),
- Gärungs- und Fäulnisprodukten (die den Geruch des Stuhls bestimmen),
- Schleim und
- weitere Stoffwechsel- und Entgiftungsprodukte, die von der Leber über die Gallenflüssigkeit in den Darm abgegeben werden.

12.2 Beobachten und Wahrnehmen

Jede Veränderung der Urin- bzw. Stuhlausscheidung **kann** ein **wichtiger Hinweis** auf eine **Krankheit** sein. Aber auch belastende Situationen wie Unfälle oder der Einzug ins Pflegeheim können Auswirkungen auf die Ausscheidungsfunktionen haben.
Häufig kommt es zu Verstopfung. Bei einigen Menschen streikt der Darm, wenn sie in Urlaub fahren. Andere bekommen auf Reisen Durchfallerkrankungen, weil die Hygienebedingungen in den Urlaubsländern ungewohnt sind. Ältere Menschen sowie Kinder können jedoch auch mit Inkontinenz oder erneutem Einnässen auf ungewohnte Situationen reagieren.
Die Ursachen dafür, dass sich unsere Ausscheidungen verändern, sind vielfältig. Um darauf angemessen reagieren zu können, müssen wir wissen, wie wir die Veränderungen erkennen.

12.2.1 Veränderungen bei der Urinausscheidung

Beobachtungskriterien und wichtige Veränderungen

Bei der Urinausscheidung des Patienten werden neben der Miktionshäufigkeit, die Harnmenge sowie Farbe, Aussehen und Geruch des Harns beobachtet und dokumentiert (**Abb. 12.1**).

Abb. 12.1 Geschlossenes Urinmesssystem Urimeter.

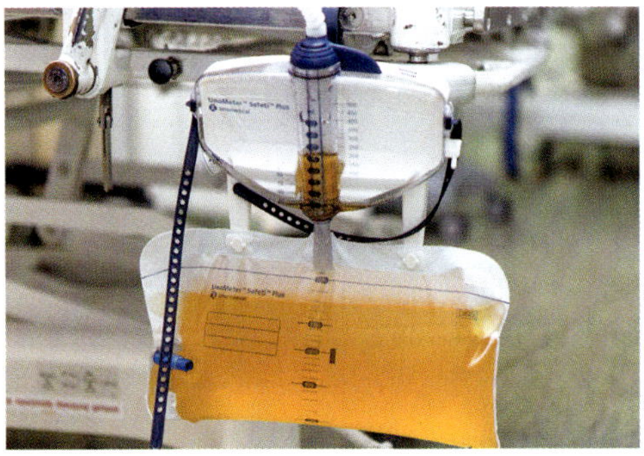

Mithilfe eines Urimeters (Messkammer) können nicht nur Farbe, Menge und Aussehen des Urins bestimmt werden, sondern man kann auch die Harnmenge pro Stunde erfassen. *Quelle: K. Oborny, Thieme*

KURZFASSUNG

12.1.4 Darmentleerung und Stuhl

Darmentleerung (Defäkation)

Definition ▶

Stuhl

Im Normalfall entleert sich der Darm mehr oder weniger regelmäßig.

Der Stuhl ist normalerweise
- weich,
- geformt,
- hell- bis dunkelbraun.

Beim Erwachsenen gilt eine Stuhlentleerung alle 1–3 Tage als normal.

Bestandsteile des Stuhls

Der Stuhl besteht zu 75 % aus Wasser, übrige Bestandteile sind unverdaute Nahrungsbestandteile, Schleimhautzellen, Salze, Schleim und Bakterien.

12.2 Beobachten und Wahrnehmen

Veränderungen der Urin- bzw. Stuhlausscheidung können auf eine Krankheit hinweisen.

12.2.1 Veränderungen bei der Urinausscheidung

Beobachtungskriterien und wichtige Veränderungen

Beobachtet werden Miktionshäufigkeit, Harnmenge, Farbe, Aussehen, Geruch, pH-Wert und spezifisches Gewicht.

Merke

Miktionsmenge:

- Säuglinge: bis circa 500 ml pro Tag
- Schulkinder: bis circa 1 200 ml pro Tag
- Erwachsene: bis circa 2 000 ml pro Tag

◄ Merke

12

Weitere Beobachtungskriterien sind der pH-Wert und das spezifische Gewicht (**Tab. 12.1**).

Tab. 12.1 Beobachtungs- und Messkriterien der Urinausscheidung.

Normalwerte	physiologische Veränderungen	krankhafte Veränderungen	Ursachen krankhafter Veränderungen
Farbe, Aussehen			
frischer Urin ist hell- bis dunkelgelb (je konzentrierter, desto dunkler)	• Farbveränderungen durch Nahrungsmittel und Medikamente: • rot (z. B. Rote Bete) • orange (z. B. Antibiotika)	• dunkelgelb-braun	• Flüssigkeitsmangel
		• bierfarben mit gelbem Schaum	• Gallenwegs- und Lebererkrankungen (Ikterus)
		• fleischwasserfarben bis blutig (sog. makroskopische Hämaturie)	• Blutung bei Nieren- und Blasenerkrankungen • herabgesetzte Blutgerinnung durch Medikamente (Antikoagulanzien)
		• wasserhell ins Grünliche schimmernd	• Diabetes mellitus und Diabetes insipidus
		• milchig, trüb	• Anwesenheit von Blut, Fetten und Eiter
Geruch			
frisch gelassen: unauffällig	• typischer Geruch nach Speisen (z. B. Spargel) • Ammoniakgeruch, wenn der Urin länger steht	• leicht süßlich (Foetor hepaticus)	• Lebererkrankungen
		• Azetongeruch (obstartig)	• Diabetes mellitus • beim Fasten
		• Ammoniak (Pferdestallgeruch)	• Harnwegsinfekte
Menge			
bis 2000 ml	• Abnahme durch Flüssigkeitsverlust bei starkem Schwitzen • Zunahme bei großer Trinkmenge, z. B. Bier, Kaffee, schwarzer Tee	• Oligurie (= weniger als 500 ml/Tag werden ausgeschieden)	• verminderte Flüssigkeitszufuhr oder Flüssigkeitsverlust z. B. bei Durchfällen • Nierenerkrankungen • Herzinsuffizienz
		• Anurie (= weniger als 100 ml/Tag werden ausgeschieden)	• Nierenerkrankungen • Herzinsuffizienz • Nierenversagen im Schock • urämisches Koma
		• Polyurie (= mehr als 2000 ml werden ausgeschieden)	• bei extremer Flüssigkeitszufuhr • Einnahme von Diuretika (harntreibende Medikamente) • Diabetes mellitus und Diabetes insipidus

12

Tab. 12.1 Fortsetzung.

Normalwerte	physiologische Veränderungen	krankhafte Veränderungen	Ursachen krankhafter Veränderungen
pH-Wert			
schwach sauer (pH 5–6)	• durch Nahrung beeinflusst: • pflanzliche Ernährung fördert alkalische Reaktion (bis pH 7,5) • eiweißreiche Ernährung fördert saure Reaktion (bis pH 4,8)	• pH stärker sauer (< 5–6)	• Auftreten bei starkem Schwitzen • im Fieber • bei starken Durchfällen
		• pH eher neutral bis alkalisch (> 7)	• stoffwechselbedingte Alkalose (der pH Wert des Bluts ist erhöht) • bei Infektionen der Nieren oder der ableitenden Harnwege
Spezifisches Gewicht			
zwischen 1,015 und 1,025 g/l	• geringe Urinmenge: höhere Konzentration • große Urinmenge: geringere Konzentration	• hohes spezifisches Gewicht bei normaler bis erhöhter Flüssigkeitszufuhr und hellgelbem Urin (Hypersthenurie)	• bei Zucker- oder Eiweißausscheidung (Albuminurie oder Glukosurie)
		• niedriges spezifisches Gewicht bei schwach konzentriertem Urin	• Funktionsstörungen der Niere. Elektrolytstörungen oder Diabetes insipidus
		• gleichbleibende Konzentration trotz Dursten oder hoher Trinkmenge („Harnstarre“)	• Niereninsuffizienz (Isosthenurie)

Praxistipp ▸

Praxistipp

Was ist die Flüssigkeitsbilanz und wie bestimme ich sie?

Als Flüssigkeitsbilanz bezeichnet man den Vergleich bzw. die Differenz zwischen Einfuhr (Menge an zugeführter Flüssigkeit) und Ausfuhr (Menge an ausgeschiedener Flüssigkeit) innerhalb eines festgelegten Zeitraums. Meist wird über die Dauer von 24 Stunden bilanziert. Die Bilanzierung erfolgt nach ärztlicher Anordnung. Sollen Ein- und Ausfuhr gegenübergestellt werden, führen Sie folgende Maßnahmen durch:

- Informieren Sie im Voraus den betreffenden Patienten und evtl. seine Angehörigen und Ihre Kollegen.
- Beschriften Sie z. B. Steckbecken, Urinflasche, Nachtstuhl mit der Maßnahme (Bilanzierung) und dem Namen des Patienten, damit die Hilfsmittel nicht aus Versehen zwischen Patienten vertauscht werden.
- Lassen Sie zu Beginn den Patienten die Blase entleeren. Verwerfen Sie diesen Urin, er wird noch nicht zur Ausfuhr dazugezählt.
- Notieren Sie Datum, Uhrzeit, Menge und Art sämtlicher zugeführten Flüssigkeiten (Getränke, Infusionen, Sondenkost) auf dem Bilanz-Dokumentationsblatt.
- Halten Sie ebenfalls alle ausgeschiedenen Flüssigkeiten (Urin, Stuhl, Wundsekret, Erbrochenes, Schweiß, Atmung) auf dem Bilanzbogen schriftlich fest.
- Führen Sie die Ein- und Ausfuhr für mindestens 24 Stunden auf.
- Berechnen Sie anschließend die Differenz zwischen Einfuhr und Ausfuhr. Eine ausgeglichene Bilanz entsteht bei etwa gleicher Einfuhr- und Ausfuhrmenge.
- Erfolgte eine höhere Einfuhr als bei der Ausfuhr, ist die Bilanz positiv. Ist dagegen die Ausfuhrmenge höher als die Einfuhr, ist die Bilanz negativ.
- Dokumentieren Sie dies im Pflegebericht.

Fehlerquellen

Fehler können entstehen, wenn Getränke nicht dokumentiert werden oder Flüssigkeiten nicht exakt gemessen werden können, z. B. bei Inkontinenz (eventuell Einlagen wiegen) oder bei Flüssigkeitsverlusten durch Schwitzen, z. B. bei Fieber. Diese nicht messbaren Größen können Sie jedoch schätzen (Faustregel: bei Fieber 500 ml ausgeschwitzte Flüssigkeit pro 1 °C Temperaturerhöhung).

Wie messe ich die Urinmenge eines Patienten?

Um die Urinmenge eines gesamten Tages zu bestimmen, z. B. für angeordnete Laboruntersuchungen, wird in einem mit dem Patientennamen versehenen Gefäß die ausgeschiedene Urinmenge über einen Zeitraum von 24 Stunden gesammelt (Sammelurin).

Liegt bei dem Patienten ein Blasenverweilkatheter, kann die Urinmenge am Ablaufbeutel abgelesen werden (**Abb. 12.1**).

Miktionsstörungen

Die Entleerung der Blase (Miktion) kann gestört sein durch
- **Schmerzen**, z. B. bei Blasenentzündung,
- **erschwertes** oder **fehlendes Wasserlassen**, z. B. Harnverhalt,
- **Verlust der Kontrolle** über die **Blasenfunktion**, z. B. Inkontinenz.

Miktionsstörungen

Miktionsstörungen sind z. B. Schmerzen beim Wasserlassen, Harnverhalt, Harninkontinenz.

Harnverhalt

Verschiedene **Erkrankungen** können zu einem **Harnverhalt führen**, z. B. Multiple Sklerose (entzündliche Erkrankung des Nervensystems), Prostataadenom (gutartiger Tumor der Vorsteherdrüse), Diabetes mellitus (Zuckerkrankheit) und Paraplegie (Querschnittlähmung). Auch nach einer Operation kann es zu einem Harnverhalt kommen. Der Urin in der Blase kann dabei **nicht mehr vollständig entleert** werden. Es ist lebensnotwendig, einen Harnverhalt rechtzeitig zu erkennen. Der Rückstau des Harns in den Harnleitern kann zu Schäden am Harnsystem und an den Nieren und schließlich zum völligen Nierenversagen führen.

Harnverhalt

Beim Harnverhalt kann der Urin in der Blase nicht vollständig entleert werden.

Merke

Unter bestimmten Umständen kann der Harnverhalt auch psychisch bedingt sein, z. B. wenn das Umfeld (Mehrbettzimmer) vom Betroffenen als störend empfunden wird oder erstmals aufgrund von Immobilität ein Steckbecken oder eine Urinflasche benutzt werden müssen.

Wichtig ist es, diese individuellen Umgebungsfaktoren mit in die Beobachtungen der Ausscheidungen einzubeziehen.

◂ Merke

Praxistipp

Wie kann ich die Urinausscheidung eines Pflegeempfängers fördern?

Bei einem Harnverhalt können folgende Hilfen sehr wirksam sein:
- Lassen Sie den Wasserhahn laufen (Geräusch von fließendem Wasser).
- Tauchen Sie die Hände des Pflegeempfängers in warmes Wasser ein.
- Massieren Sie vorsichtig die Blasenregion.
- Legen Sie feuchtwarme Kompressen auf die Blasenregion auf.

◂ Praxistipp

Durch Verengungen der Harnröhre, z.B. bei einer vergrößerten Prostata oder auch Nervenschädigungen, kann es zur sog. Überlaufblase oder Überlaufinkontinenz kommen. Hierbei entleeren sich bei prall gefüllter Harnblase nur geringe Mengen Urin.

Bei der Überlaufblase entleeren sich bei prall gefüllter Harnblase nur geringe Mengen Urin.

Harninkontinenz

Harninkontinenz

Definition

Ist ein Mensch **inkontinent**, kann er Urin oder Stuhl nicht mehr bewusst zurückhalten.

◂ Definition

Die Fähigkeit, seine Ausscheidung **willkürlich** zu **kontrollieren**, wird für den erwachsenen Menschen als **selbstverständlich** vorausgesetzt, Kontinenz gilt als „normal". Sie wird im Laufe der kindlichen Entwicklung erlernt. Bei der **Harninkontinenz** kann der erwachsene Mensch seine **Urinausscheidung nicht mehr willkürlich kontrollieren** (**Abb. 12.2**).

Bei der Harninkontinenz kann der erwachsene Mensch seine Urinausscheidung nicht mehr willkürlich kontrollieren.

Abb. 12.2 Inkontinenz.

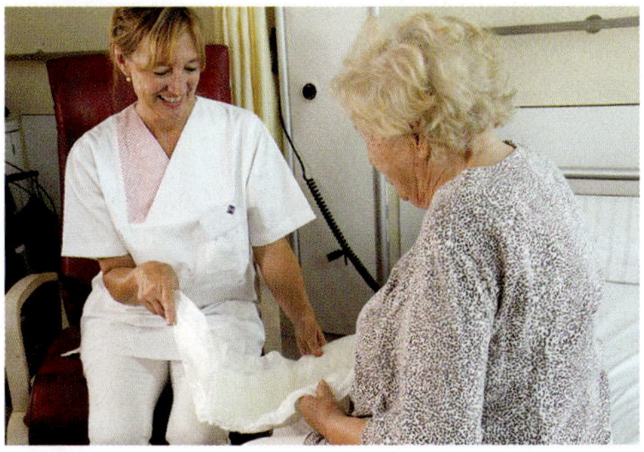

Das Thema Ausscheidung ist immer noch ein Tabu. Besonders schwer fällt es den Betroffenen, über ihre Kontinenzprobleme zu sprechen (nachgestellte Situation). *Quelle: K. Oborny, Thieme*

Besonderheiten ▸

Besonderheiten Kinder

Die meisten Kinder können mit Vollendung des vierten Lebensjahres die Urinausscheidung kontrollieren. Tritt ein erneutes Einnässen auf, nachdem das Kind bereits gelernt hat, die Blase zu kontrollieren, wird das als **Enuresis** bezeichnet.

Risikofaktoren
Das **Risiko** der Inkontinenz steigt mit zunehmendem Lebensalter.

12

Risikofaktoren

Harninkontinenz ist ein **weit verbreitetes** Phänomen, das in **allen Altersstufen auftreten** kann. Das Risiko steigt mit zunehmendem Lebensalter, aber alt werden heißt nicht zwingend, inkontinent zu werden. Folgende Risikofaktoren können eine Harninkontinenz begünstigen (DNQP 2024):

- kognitive Einschränkungen
- körperliche Einschränkungen
- Erkrankungen (z. B. Apoplex, Diabetes mellitus = Zuckerkrankheit, Demenz, Morbus Parkinson = neurologische Erkrankung)
- Medikamente (z. B. Diuretika = harntreibende Medikamente, Antidepressiva = Psychopharmaka, Sedativa = Beruhigungsmittel, Opiate = Schmerzmittel)
- Harnwegsinfektion
- Belastung des Beckenbodens (z. B. durch Schwangerschaft/Entbindung, bei Übergewicht)
- Verstopfung
- Östrogenmangel (Mangel an weiblichen Geschlechtshormonen)
- Veränderung/Operation der Prostata (Vorsteherdrüse)
- höheres Lebensalter

Praxistipp ▸

Praxistipp

Wie kann ich feststellen, ob eine Inkontinenz vorliegt?

Beobachten sie die Pflegesituation und fragen Sie den Pflegeempfänger gezielt nach Kontinenzproblemen. Gehen Sie dabei sehr sensibel vor. Die meisten Menschen sprechen nicht gerne über ihre Kontinenzprobleme, sie schämen sich.

Hinweise sind z. B.:

- Urinflecken in Bettwäsche oder Kleidung,
- „heimlicher" Gebrauch von Vorlagen,
- ständiger Einsatz von Damenbinden,
- Verstecken von Unterwäsche,
- Uringeruch,
- Ablehnung von Hilfestellung bei der Körper- und Intimpflege.

Mögliche gezielte Fragen sind z. B.:

- Verlieren Sie ungewollt Urin?
- Verspüren Sie häufig starken Harndrang?
- Verlieren Sie Urin, wenn Sie husten, lachen, niesen oder sich körperlich betätigen?

Ursachen
Die Ursachen der Harninkontinenz sind vielfältig und altersabhängig.

Ursachen

Die **Ursachen** der Harninkontinenz sind **vielfältig** und **altersabhängig**. Häufig liegen mehrere Ursachen gleichzeitig vor (**Tab. 12.2**).

Tab. 12.2 Häufige Formen der Harninkontinenz.

Inkontinenzform	Symptome	Ursachen	Therapie
Stress-inkontinenz (Belastungs-inkontinenz)	Anfänglich wird nur tröpfchenweise Harn verloren, z. B. beim Lachen, Husten, Niesen und Lastenheben. Später kann es zur kompletten Blasenentleerung kommen, sobald sich der Druck im Bauchraum erhöht.	Betroffen sind vorwiegend Frauen: • Schwäche der Beckenbodenmuskulatur z. B. als Folge von Geburten oder Übergewicht • Senkung der weiblichen inneren Geschlechtsorgane • Hormonmangel in den Wechseljahren • Bei Männern nach Prostata-Operationen	• Beckenbodentraining (ggf. werden Hilfsmittel, z. B. Femcon, eingesetzt) • Elektrostimulation • Biofeedback • ggf. Operation • lokale Hormontherapie

Tab. 12.2 Fortsetzung.

Inkontinenzform	Symptome	Ursachen	Therapie
Dranginkontinenz (motorisch und sensorisch)	Harn wird unfreiwillig verloren. Dazu verspürt der Betroffene einen intensiven Harndrang.	motorische Dranginkontinenz: • Störung der zentralen Steuerung z. B. bei degenerativen Erkrankungen des ZNS • Demenz, Morbus Alzheimer • Medikamenteneinnahme (z. B. Barbiturate) sensorische Dranginkontinenz: • Blasenerkrankungen (z. B. Zystitis, Steine, Tumor)	• medikamentöse Therapie • Kontinenztraining • ggf. medikamentöse oder operative Therapie der Blasenerkrankung
Neurogene Blasenfunktionsstörungen	Die Blasenentleerung erfolgt unfreiwillig durch einen Reflex, meist ohne Harndrang. Die Betroffenen haben Blasenentleerungsstörungen, Restharn verbleibt in der Blase.	Unterbrechung der überleitenden Nervenbahnen von der Blase zum Gehirn (z. B. im Rückenmark) bei Querschnittlähmung, Multipler Sklerose, Tumor, Bandscheibenvorfall usw.	Gezielte Blasenentleerung durch: • medikamentöse Therapie • Selbstkatheterismus • in Einzelfällen: Klopf- und Entleerungstechniken, z. B. Triggern • ggf. wird operativ eine künstliche Harnableitung geschaffen • instrumentelle Harnableitung
Überlaufinkontinenz	Harndrang, Harnträufeln, häufige Entleerung kleiner Harnmengen, verminderter Harnstrahl bei gefüllter Blase, Komplikation Restharn	Betroffen sind vorwiegend Männer: • Einengung der Harnröhre infolge einer Prostatavergrößerung oder Harnröhrenstriktur	Operation, ggf. instrumentelle Harnableitung als Dauer- oder Akutbehandlung, wenn eine Operation nicht möglich ist

12.2.2 Veränderungen bei der Stuhlausscheidung

Beobachtungskriterien und wichtige Veränderungen

Beim Stuhl handelt es sich um ein Ausscheidungsprodukt, das aus nicht mehr resorbierbaren Nahrungsmittelresten, körpereigenen Substanzen (Epithelien, Schleim, Gallenfarbstoffe) sowie Bakterien und Wasser besteht. Physiologische Abweichungen des Stuhls können vorkommen, oft werden Veränderungen des Stuhls vorschnell interpretiert, wodurch es zu Fehlinterpretationen kommen kann, das heißt, es werden Krankheitssymptome vermutet, obwohl sie nur eine Variante des Normalen darstellen.

Stuhl ist durch den Hauptfarbstoff Sterkobilin (Abbauprodukt des Bilirubins) hell- bis dunkelbraun gefärbt. Nahrung und Medikamente verändern die Färbung (**Tab. 12.3**).

Besonderheiten Kinder

Neugeborene scheiden meist wenige Stunden nach der Geburt das Kindspech (Mekonium) aus. Es ist eine geruchlose, klebrige, dunkle Masse, die aus Darmsaft, Fetttröpfchen, Darmepithel, Fruchtwasser und eingedicktem Gallensaft besteht.

Voll gestillte Kinder scheiden goldgelben Muttermilchstuhl aus.

Neben der Färbung des Stuhls können weitere Beobachtungen auf Erkrankungen oder Veränderungen hinweisen (**Tab. 12.4**).

12.2.2 Veränderungen bei der Stuhlausscheidung

Beobachtungskriterien und wichtige Veränderungen

Beobachtet werden Stuhlfärbung, Geruch, Form, Konsistenz, Menge, Häufigkeit und Beimengungen.

◂ Besonderheiten

12

Tab. 12.3 Stuhlfärbung.

Färbung	Ursache
nahrungsmittelabhängige Abweichungen	
• fast schwarz bis schwarz	• Heidelbeerstuhl, schwerer Rotwein, medikamentöse Eisen- oder Kohlegabe
• dunkelbraun	• bei vorwiegender Fleischnahrung
• rötlich	• Rote Beete
• grünlich braun bis dunkelgrün	• Grüngemüse, Spinatstuhl
• gelbbraun	• vorwiegende Kohlenhydratkost (stärkereiche Kost)
• weißlich gelb	• Milchdiät des Erwachsenen
krankheitsbedingte Abweichungen	
• frisches rotes Blut: ohne Stuhlmasse oder hellrot	• Blutungen im Enddarm, vor allem Hämorrhoidenblutungen, Analfissuren, Mastdarmpolypen
• rotbraun marmoriert	• Blutungen im unteren Dickdarmabschnitt
• braunrot bis schwarz glänzend: Teerstuhl (Melaena)	• (meist massive) Blutungen in der Speiseröhre, im Magen oder im oberen Darmabschnitt (Zersetzung des Blutes durch Salzsäure im Magen)
• hellgelb, tonig: Fettstuhl	• umfassende Störungen der Verdauungsfunktion, z. B. bei Mukoviszidose, Zöliakie, fortgeschrittener exokriner Pankreasinsuffizienz (Fette werden durch fehlende Lipase nicht gespalten)
• sehr hell, lehmfarben „kalkweiß“: Acholie des Stuhls	• vollständiges Fehlen von Gallezufluss in den Darm • der Stuhl verliert seine typische Farbe
• ockergelb (intensiv gelb gefärbte Stühle)	• Dyspepsie-Koli-Enteritis mit Durchfällen
• grünlich	• schwere Diarrhö, z. B. infolge einer akuten Gastroenteritis
• gelblich grün	• Typhus abdominalis
• dunkelbraun, olivgrün	• Hungerstuhl, z. B. ungenügendes Muttermilchangebot an der Brust

Tab. 12.4 Beobachtungskriterien der Stuhlausscheidung.

Normalwerte	physiologische Abweichungen	krankhafte Veränderungen	Ursachen krankhafter Veränderungen
Geruch			
bei Gesunden nicht übermäßig übel riechend	• abhängig von der Art der Nahrung (Kohlenhydrate: eher säuerlich) und Verweildauer im Darm • bei fleischhaltiger Kost geruchsintensiver	• stechend sauer (Farbe hell, schaumig) • faulig-jauchig (Farbe tiefbraun) • aashaft stinkend	• Gärungsdyspepsie • Fäulnisdyspepsie • ggf. Zerfallsprozesse im Darm (z. B. Karzinom)
Form/Konsistenz/Menge			
Menge ist ernährungsabhängig und beträgt beim Erwachsenen etwa 120–300 g pro Tag	• größere Mengen bei sehr ballaststoffreicher Ernährung (bis 500 g) • kleinere Mengen bei vorwiegend schlackenarmer eiweißreicher Ernährung	• kleine Mengen • große Mengen • flüssig • fester als normal • trocken-hart • bleistiftartig	• Hungerstühle • Störung des Nährstofftransports vom Darm in die Blut- und Lymphbahn (Malabsorption) • Durchfall bei Darminfektionen usw. • Verstopfung (s. u.) • „Kotstein", schwere Verstopfung • Verengungen des Enddarms
Beimengungen			
• normalerweise keine	• möglich ist Unverdautes, z. B. Tomatenschalen und Weintraubenschalen	• Blutauflagen • Schleim • blutiger Schleim • unverdaute Nahrung • Parasiten	• Analfissuren • Hämorrhoiden • Rektum- und Analkarzinom • gereizte Darmschleimhaut • Colitis ulcerosa • nach schweren Durchfällen • bei Durchfällen • bei nicht zerkauten Speisen • Maden-, Spul- und Bandwürmer (makroskopisch) • Wurmeier und pathogene Keime (mikroskopisch)

Stuhlentleerungsstörungen

Obstipation

Definition

Bei einer **Obstipation** (Verstopfung) kann der Darminhalt nur unregelmäßig und erschwert entleert werden. Die Konsistenz des Stuhls ist hart, die Betroffenen klagen über eine schmerzhafte Stuhlentleerung.

Zeichen einer Verstopfung sind
- klumpiger, harter Stuhl,
- starkes Pressen bei der Ausscheidung und
- weniger als 3 spontane Stuhlgänge pro Woche.

Stuhlentleerungsstörungen

Obstipation

◂ Definition

Klumpiger, harter Stuhl und Schwierigkeiten bei der Stuhlentleerung weisen auf eine Verstopfung hin.

Merke ▶

Merke

Weniger als 3 spontane Stuhlentleerungen pro Woche können auf eine Obstipation hinweisen.

Durch die eingeschränkte Privatsphäre im Krankenhaus zögern manche Patienten die Stuhlentleerung bewusst, oft aus Scham vor dem Zimmernachbarn, hinaus. Dies kann zu einer Obstipation führen.

Ist ein **Mensch** schwer erkrankt oder nur bedingt mobil, muss er häufig einen Toilettenstuhl oder ein Steckbecken nutzen. Durch die **ungewohnte Situation**, die fehlende Privatsphäre und das Gefühl der Abhängigkeit von der Pflegekraft fühlen sich viele Pflegeempfänger in dieser Situation **ausgeliefert und unwohl**. Der After kann dabei vom Schamgefühl noch mehr tabuisiert sein als die äußeren Geschlechtsorgane. Vielfach können gewohnte Hygieneansprüche nicht erfüllt werden.
Dementsprechend ist die Ausscheidung im Bett (in dem man isst und schläft) für viele Menschen sehr schwer. Das Steckbecken ist kalt und unbequem. Die Stuhlentleerung sowie das Harnlassen werden oft bewusst hinausgezögert, um die unangenehme Situation so lange wie möglich zu umgehen. Dies kann zu einer Obstipation führen.

Besonderheiten ▶

Besonderheiten alte Menschen

Die Stuhlentleerung ist für viele ältere Menschen ein Problem. Oft kommt es durch Schwierigkeiten bei der Entleerung zum regelmäßigen Gebrauch von Abführmitteln. Schildert ein Pflegeempfänger Ihnen seine Probleme bei der Ausscheidung, müssen diese unbedingt ernst genommen und an die zuständige Pflegefachkraft weitergeleitet werden.

In einzelnen Fällen kann eine Verstopfung auf eine ernsthafte Erkrankung hinweisen.

Obstipation kann in **einzelnen Fällen** ein Hinweis auf eine **ernsthafte Erkrankung** sein. Eine dringende ärztliche Abklärung ist z. B. erforderlich, wenn

- Blut im Stuhl erscheint,
- Verstopfung und Durchfall im Wechsel auftreten und
- die Verstopfung akut auftritt und der Mensch vorher keine Probleme hatte.

Merke ▶

Merke

Eine chronische Obstipation führt zu einer Verschlechterung der Lebensqualität der betroffenen Personen und sollte daher immer behandelt werden.

Ursachen

Eine Obstipation kann organische sowie funktionelle Ursachen haben oder durch Medikamente bedingt sein.

Ursachen

Eine Obstipation kann verschiedene Ursachen haben:

- **organische Ursachen**, z. B. Tumoren, Darmerkrankungen, Entzündungen im Analbereich, neurologische Erkrankungen wie M. Parkinson oder Multiple Sklerose
- **funktionelle Ursachen**, z. B. verlangsamte Darmpassage, eingeschränkte Flüssigkeitszufuhr, Schamgefühl/Störungen der Stuhlausscheidung im Mehrbettzimmer, faser- und ballaststoffarme Ernährung, Bewegungseinschränkungen
- **Medikamente**, z. B. Schmerzmittel (Opioide), Medikamente gegen Bluthochdruck, Antidepressiva und Diuretika

Merke ▶

Merke

Während einer Opioid-Therapie (Schmerztherapie mit Morphinen) ist Obstipation die häufigste und hartnäckigste Nebenwirkung. Während dieser Therapie ist es in der Regel erforderlich, ärztlich verordnete Abführmittel (Laxanzien) zu verabreichen.

Praxistipp ▶

Praxistipp

Mit welchen Maßnahmen kann ich bei einem Pflegeempfänger einer Obstipation vorbeugen bzw. ihr entgegenwirken?

Eine der wichtigsten Aufgaben bei der Behandlung einer Verstopfung ist es, den Pflegeempfänger über eine normale Stuhlentleerungshäufigkeit aufzuklären. Viele Menschen meinen, sie müssten täglich Stuhl entleeren können. Und wenn man nicht kann, dann muss man halt „müssen". Diese Ansicht ist falsch. Die Häufigkeit einer „normalen" Stuhlausscheidung liegt zwischen 2-mal am Tag und 3-mal die Woche.
Je länger der Stuhl im Darm verweilt, desto fester wird er. Verschiedene Verhaltensweisen können helfen, eine Verstopfung zu vermeiden:

- Sobald ein Stuhldrang verspürt wird, die nächste Toilette aufsuchen.
- Faser- und Ballaststoffmenge der Nahrung (Gemüse, Vollkornprodukte, Hülsenfrüchte) erhöhen.
- Stopfende Nahrungsmittel (z. B. Schokolade, Weißbrot, Bananen) meiden.
- Ausreichend trinken (mind. 1,5 l pro Tag).
- Regelmäßig körperlich aktiv sein.

Falls diese Allgemeinmaßnahmen nicht ausreichen, ist eine zusätzliche Ballaststoffaufnahme (z.B. Flohsamenschalen oder Weizenkleie) sinnvoll. Führt auch diese nicht zum Ziel, können nach Rücksprache mit dem Arzt Laxanzien wie Macrogol oder Bisacodyl eingesetzt werden.

Abb. 12.3 Durchfall.

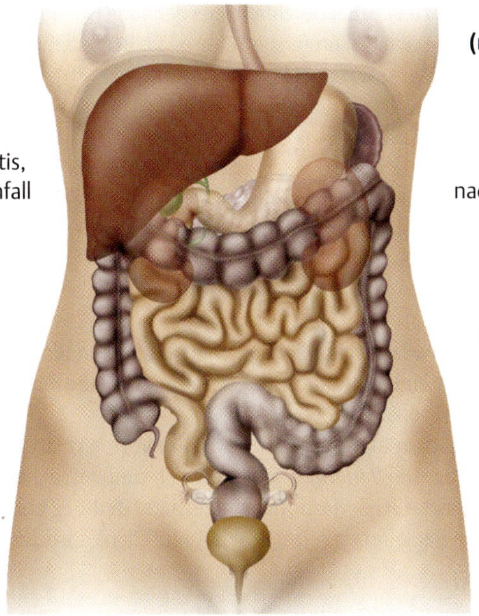

Ursachen von Durchfall. *Abb. nach: Schewior-Popp S, Sitzmann F, Ullrich L. Thiemes Pflege. Thieme; 2020*

Diarrhö (Durchfall)

Definition

Diarrhö (Durchfall) ist die Entleerung von flüssigem Stuhl. Von Durchfall spricht man bei mehr als 3 ungeformten bis dünnflüssigen Stühlen täglich. Von einer chronischen Diarrhö spricht man, wenn die Symptome länger als 3 Wochen andauern.

Diarrhö wird sehr unterschiedlich beschrieben. Eine korrekte **Beschreibung berücksichtigt Stuhlmenge**, **-beschaffenheit**, **-frequenz**, **-beimengungen** und **Zeitpunkt** der **Stuhlentleerung**. Oft wird eine ganze Reihe von Begleitsymptomen wie Fieber, Kopfschmerzen, Appetitlosigkeit, Erbrechen, Unwohlsein und Muskelschmerzen beobachtet.

Ursachen

Bei Durchfall können Erkrankungen mit Störungen von Dünn- und Dickdarmfunktionen vorliegen. Diese können unter anderem infektiöser, toxischer, psychischer, medikamentöser oder funktionaler Natur sein (**Abb. 12.3**).

Gefahren

Praxistipp

Wie kann ich die Verbreitung infektiöser Durchfallerkrankungen verhindern?

Es müssen einfache Standardhygienemaßnahmen eingehalten werden, dazu zählen (s. Kap. 5.4):

- Beachten Sie konsequent die Regeln der Händehygiene.
- Waschen Sie sich vor Lebensmittelkontakt die Hände.
- Tragen Sie beim Umgang mit einem Erkrankten Schutzhandschuhe.
- Berühren Sie Ihr Gesicht oder Ihr Haar nicht mit der kontaminierten oder behandschuhten Hand.
- Alle Berufsgruppen sollten bei Patientenkontakt (z. B. bei der Körperpflege) eine Einmalschürze zum Schutz tragen.
- Setzen Sie für die Flächen ein wirksames Desinfektionsmittel ein.
- Erkrankte Personen sollten eine eigene, nur für sie bestimmte Toilette benutzen (Kontaktisolierung).
- Erläutern Sie dem Personen diese besonderen Hygienemaßnahmen.

Besonderheiten Kinder

Säuglinge sind durch den hohen Flüssigkeitsverlust bei Durchfall gefährdet „auszutrocknen“. Der Körper von Säuglingen hat bezogen auf das Gesamtkörpergewicht einen höheren Flüssigkeitsanteil als der Erwachsene. Eine ausgewogene Flüssigkeitszufuhr ist also bei Durchfall besonders wichtig.

Diarrhö (Durchfall)

◄ Definition

Eine korrekte Beschreibung des Durchfalls berücksichtigt Stuhlmenge, -beschaffenheit, -frequenz, -beimengungen und Zeitpunkt der Stuhlentleerung.

Ursachen

Infektiöse, toxische, psychische, medikamentöse oder funktionelle Ursachen können zu Durchfällen führen.

Gefahren

◄ Praxistipp

◄ Besonderheiten

Besonderheiten ▸

Besonderheiten alte Menschen

Menschen über 60 Jahre haben oft keinen Durst, sie vergessen zu trinken und nehmen zu wenig Flüssigkeit zu sich. Bei Durchfall muss der hohe Flüssigkeitsverlust unbedingt ausgeglichen werden. Dünne Tees, Brühe oder kaliumreiche Säfte, wie z. B. Bananensaft, können helfen.

Stuhlinkontinenz

12

Definition ▸

Stuhlinkontinenz

Definition

Unter **Stuhlinkontinenz** versteht man das Unvermögen, Stuhl und Darmgase voneinander zu unterscheiden, zurückzuhalten und kontrolliert, zur gewünschten Zeit und am gewünschten Ort auszuscheiden (Wezler 2008).

Menschen jeden Lebensalters können von Stuhlinkontinenz betroffen sein.

Erwachsene Menschen **jeden Lebensalters** können von **Stuhlinkontinenz** betroffen sein. **Oft** tritt sie jedoch als eine Erkrankung des **höheren** Lebensalters auf. Frauen sind 4–5-mal häufiger betroffen als Männer (Probst 2007).

Die psychosozialen Folgen von Stuhlinkontinenz sind für die Betroffenen gravierender als bei Urininkontinenz. Die Patienten schämen sich und versuchen alleine mit ihrem Problem fertig zu werden. Das erklärt auch, wieso nur ein geringer Teil der betroffenen Menschen Hilfe sucht. Auffallend ist, dass die Betroffenen selbst von „Durchfällen“ sprechen.

Formen

Stuhlinkontinenz reicht vom unkontrollierten Abgang von Darmgasen bis hin zum unkontrollierten Verlust von festem Stuhl.

Formen

Stuhlinkontinenz kann verschieden ausgeprägt sein. Eine häufig benutzte Einteilung erfolgt nach dem klinischen Bild und beschreibt 3 Schweregrade (Probst 2007):

- **Grad 1:** unkontrollierter Abgang von Darmgasen
- **Grad 2:** unkontrollierter Abgang von dünnflüssigem Stuhl
- **Grad 3:** unkontrollierter Verlust von festem Stuhl

Ursachen

Es gibt zahlreiche **Ursachen** für Stuhlinkontinenz. Beispiele sind Nerven- bzw. Muskelschädigungen oder psychische Faktoren.

Ursachen

Die Ursachen von Stuhlinkontinenz können vielfältig sein. Oft treten sie kombiniert auf:

- **Stuhlkonsistenz und Volumen:** Breiiger bzw. flüssiger Stuhl kann schlechter gehalten werden als fester.
- **Zustand von Afterhaut und -schleimhaut, Mastdarm und Schwellkörper:** Durch Darmerkrankungen oder ein Hämorrhoidenleiden kann die Wahrnehmung der Mastdarmfüllung herabgesetzt sein.
- **muskulärer Sphinkterapparat:** Der Schließmuskelapparat kann geschädigt sein.
- **nervale Steuerung der After- und Mastdarmreflexe:** Nervenschädigungen aufgrund von Erkrankungen wie Querschnittlähmung oder Einwirkungen bei der Entbindung können zu einem Kontrollverlust führen.
- **psychische Faktoren:** Die Betroffenen haben aufgrund demenzieller Erkrankungen, Psychosen und Psychopathien keine Kontrolle über Winde und/oder der Stuhl geht unbemerkt bzw. unkontrolliert ab.

Praxistipp ▸

Praxistipp

Ist das Stuhlschmieren ein Zeichen einer Stuhlinkontinenz?

Besonderer Beachtung bedarf die bei älteren Menschen häufig vorkommende sogenannte „paradoxe Diarrhö“ bei Kotstauung. Von „paradox“ spricht man deswegen, weil es sich eigentlich nicht um einen Durchfall handelt, sondern um einen sogenannten Verstopfungsdurchfall. Bei gestautem Kot (z. B. Kotsteine, Koprostase) geht dünner Stuhl ab. Die „paradoxe Diarrhö“ wird oft als Stuhlinkontinenz fehlgedeutet. Wenn Sie bei einem Pflegeempfänger Anzeichen von Stuhlschmieren erkennen, informieren Sie die Pflegefachperson und den zuständigen Arzt. Gemeinsam kann dann abgeklärt werden, ob eine massive Obstipation/Kotstauung besteht.

Blähungen

Definition ▸

Blähungen

Definition

„Blähungen“ ist der Oberbegriff für Meteorismus und Flatulenz. Ein vermehrter Luft- bzw. Gasgehalt des Magen-Darm-Trakts wird als **Meteorismus** bezeichnet. Werden Gase abgesetzt, wird dies als **Flatulenz** bezeichnet.

Kommt es weniger als 20-mal pro Tag zum Entweichen von Darmwind, gilt dies als normal.

Blähungen kommen allein vor, können aber auch zusammen mit Schmerzen auftreten. Teilweise werden Spannungsgefühle im Bauch, Übelkeit, Appetitlosigkeit und Verdauungsstörungen beschrieben. Erleichterung entsteht, wenn die Gase frei werden.

Kommt es weniger als 20-mal pro Tag zum Entweichen von Darmwinden, ist dies normal.

Bestandteile der „Winde"

Überwiegend (> 90%) handelt es sich bei frei werdenden Gasen um Stickstoff, der Rest setzt sich zusammen aus Wasserstoff, Kohlendioxid, Sauerstoff, Methan und Spurengasen. Durch Schwefelverbindungen entsteht der Geruch.

Ursachen

Blähungen werden z. B. verursacht durch
- blähende Speisen (Kohl, Zwiebeln, Bohnen),
- Umstellung auf ballaststoffreiche Kost,
- Luftschlucken,
- bakteriell bedingte Gärungs- und Fäulnisprozesse,
- Spannungs- und Muskelbewegungsstörungen des Darmes,
- Obstipation,
- verminderte Gasresorption durch Erkrankungen, z. B. Leberzirrhose.

12.3 Bei Pflegemaßnahmen mitwirken

12.3.1 Allgemeine Prinzipien

Als besonders schwerwiegend wird es erlebt, wenn Unterstützung bei den Ausscheidungen notwendig wird. Die pflegerische Abhängigkeit wird dann oft als beschämend, manchmal auch als demütigend erlebt. Häufig kann sie nur langsam zugelassen werden. Hier ist es unbedingt erforderlich, taktvoll und sensibel vorzugehen.

Auch Personen mit eingeschränkter Mobilität sollte **so lange wie möglich** die Ausscheidung auf der **Toilette** ermöglicht werden. Hilfsmittel können z. B. den Weg zur Toilette erleichtern oder die Benutzung der Toilette vereinfachen. Verwendet werden können z. B.
- Gehhilfen, Orientierungshilfen,
- Kleidung, die der Betroffene selbst aus- und anziehen kann,
- Haltegriffe in der Toilette,
- Toilettensitzerhöhung.

Der Pflegeempfänger soll nach der Ausscheidung immer die Möglichkeit zum Händewaschen bekommen.

12.3.2 Hilfsmittel für die Harn- und Stuhlentleerung

Merke

Ein Grundprinzip in der Pflege ist, dass der Pflegeempfänger über alle pflegerischen Maßnahmen vorab informiert werden muss. Dies gilt auch für Pflegesituationen, die mit Ausscheidungen in Zusammenhang stehen. Um die Intimsphäre während der Ausscheidung im Zimmer zu wahren, werden mobile Zimmernachbarn gebeten, den Raum zu verlassen. Ist dies nicht möglich, muss ein Sichtschutz aufgestellt werden. Besuch sollte zum Schutz der Privatsphäre bei allen pflegerischen Maßnahmen aus dem Zimmer gebeten werden. Es sei denn, der Pflegeempfänger äußert explizit den Wunsch, dass die Angehörigen bei der Pflegemaßnahme dabei bleiben.

Wenn die Ausscheidung auf der Toilette nicht möglich ist, kommen verschiedene Hilfsmittel zum Einsatz.

Urinflaschen sollten
- leicht,
- verschließbar und
- gut zu reinigen sein.

Die Urinflasche kann mit einem Halter seitlich am Bett angehängt werden.

Ein **Toilettenstuhl** ist
- kippsicher und stabil,
- leicht bedienbar (hat z. B. Bremsen),
- gut zu reinigen,
- mühelos zu verschließen,
- versehen mit hochklappbaren und zu entfernenden Armlehnen,
- höhenverstellbar,
- aus „warmem" Material.

KURZFASSUNG

Bestandteile der „Winde"

Überwiegend handelt es sich bei den Gasen um Stickstoff.

Ursachen

Ursachen sind z. B. blähende Speisen (Kohl, Zwiebeln), Kostumstellung, Luftschlucken, bakteriell bedingte Gärungs- und Fäulnisprozesse, Spannungs- und Muskelbewegungsstörungen des Darmes, Darmverschluss, Erkrankungen der Verdauungsorgane.

12.3 Bei Pflegemaßnahmen mitwirken

12.3.1 Allgemeine Prinzipien

Ist Unterstützung bei den Ausscheidungen erforderlich, wird dies von den Betroffenen oft als beschämend erlebt.

Es ist unbedingt erforderlich, taktvoll und sensibel vorzugehen.

Pflegeempfänger sollten nach Möglichkeit auf der Toilette ihre Ausscheidungen verrichten können. Benötigen sie Hilfe, werden sie von der Pflegenden unterstützt.

12.3.2 Hilfsmittel für die Harn- und Stuhlentleerung

◂ Merke

Hilfsmittel der Harn- und Stuhlentleerung sind z. B. Urinflaschen, Steckbecken und Toilettenstuhl.

12.3.3 Anlegen der Urinflasche

12

12.3.3 Anlegen der Urinflasche

Urinflaschen bestehen in der Regel aus **Kunststoff**. Es gibt sie mit und ohne Deckel. Sie haben meist eine Maßeinteilung, damit bei Bedarf die Urinmenge leicht abgelesen werden kann (**Abb. 12.4**).

Abb. 12.4 Urinflasche.

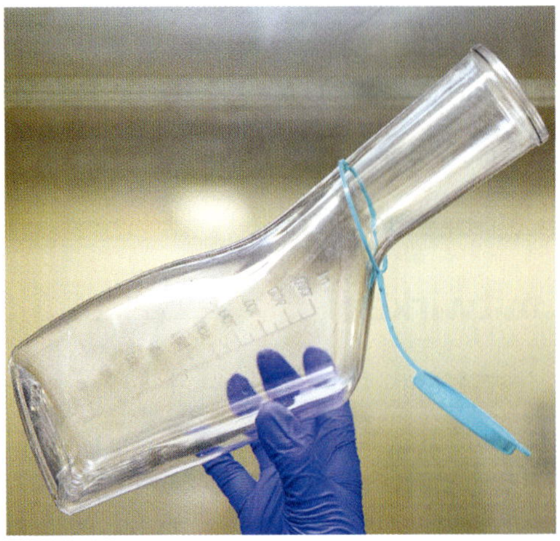

Durch die Maßeinteilung an der Seite kann die Urinmenge leicht abgelesen werden. *Quelle: K. Oborny, Thieme*

Durchführung

Durchführung

Die Urinflasche wird folgendermaßen angelegt (**Abb. 12.5**):

- Die Urinflasche wird aus der Halterung genommen und in Rückenlage zwischen die Beine gelegt oder in Seitenlage vor dem Pflegeempfänger platziert.
- entweder legt der Plfegeempfänger seinen Penis selbst in die Flasche oder die Pflegeperson übernimmt dies mit der behandschuhten Hand.

Abb. 12.5 Anlegen der Urinflasche.

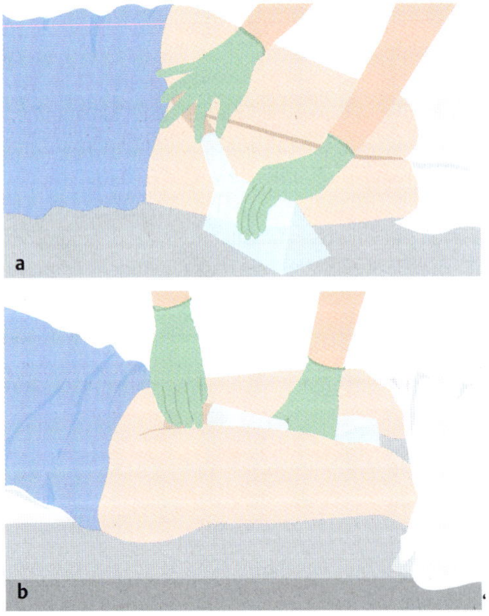

Die Urinflasche kann man auf unterschiedliche Weise anlegen. *Abb. aus: I care Pflege. Thieme; 2025*
a Seitlich,
b auf dem Rücken liegend.

Zum Wasserlassen wird der Pflegeempfänger zugedeckt und allein gelassen.

Zum **Wasserlassen** wird die **Person zugedeckt** und **allein** gelassen. Nach dem Wasserlassen wird das Geschlechtsteil mit Zellstoff abgetupft und dem Pflegeempfänger die Händehygiene ermöglicht. Anschließend wird die Urinflasche entleert und maschinell aufbereitet.
Verwenden pflegebedürftige Menschen die Urinflasche selbstständig, sollten sie unbedingt vor allen Mahlzeiten und vor der Nachtruhe entleert werden.

Merke ▸

Merke
Der Rand der Urinflasche kann Druckgeschwüre an den empfindlichen Schleimhäuten des Intimbereichs verursachen. Urinflaschen dürfen daher keinesfalls länger als nötig angelegt werden.

12.3.4 Benutzung des Steckbeckens

Definition

Als **Steckbecken** wird ein Kunststoff- oder Edelstahlgefäß bezeichnet, das zum Stuhl- und Urinausscheiden bei Bettlägerigkeit verwendet wird (Synonym: Bettschüssel, Schieber, Bettpfanne).

Unterschieben

Methode 1: Pflegeempfänger hebt das Becken. Der Pflegeempfänger liegt auf dem Rücken, die Beine sind hüftbreit angewinkelt, das Becken wird angehoben. Bei Bedarf kann der Patientenhaltegriff über dem Bett zur Hilfe genommen werden. Das Steckbecken wird von der gesunden Seite aus untergeschoben. Das ist besonders wichtig bei Patienten mit Oberschenkelhalsfrakturen und künstlichen Hüftgelenken. Das Kreuzbein liegt auf dem oberen Beckenrand, der Griff des Steckbeckens zeigt zur Pflegeperson. Wenn keine Kontraindikation besteht, wird das Kopfteil des Bettes hochgestellt und die Person aufrecht positioniert. Männern wird gleichzeitig die Urinflasche angereicht oder angelegt.

Methode 2: Pflegeempfänger dreht sich auf die Seite. Die Pflegeperson bittet den Pflegeempfänger, die Beine anzuwinkeln. Kann er dies nicht, wird er dabei unterstützt. Die angewinkelten Knie werden zur Seite gedreht. Die Beine können so wie ein Hebel wirken, das Gesäß wird entlastet. Das Steckbecken wird so am Gesäß angelegt, dass der Griff zur Pflegenden zeigt. Der Pflegeempfänger wird anschließend dabei unterstützt, sich auf das Steckbecken zurück zu drehen. Das Steckbecken wird auf die gleiche Weise herausgenommen.

Grundsätzlich gilt für die Nutzung eines Steckbeckens:

- Geben Sie die Aufforderungen zu zweckmäßigen Bewegungen des Betroffenen schrittweise und gezielt.
- Vermeiden Sie Scherkräfte beim Unterschieben, um nicht das Gewebe zu schädigen (Verletzungsgefahr).
- Lassen Sie den Pflegeempfänger niemals länger als nötig auf dem Steckbecken sitzen, damit reduzieren Sie die Gefahr von Druckgeschwüren.
- Tragen Sie beim Entfernen des Steckbeckens eine Einwegschürze und Schutzhandschuhe.
- Bringen Sie das Steckbecken nach Benutzung möglichst zeitnah zur Entleerung und Aufbereitung.
- Desinfizieren Sie nach dem Ausziehen der Handschuhe Ihre Hände und geben Sie dem Pflegeempfänger Gelegenheit zum Händewaschen.

Wie das Steckbecken mit 2 Pflegepersonen untergeschoben wird, zeigt **Abb. 12.6.**

Entfernen

Die Pflegeperson trägt zum Entfernen des Steckbeckens Schutzhandschuhe und eine Einmalschürze. Beim Entfernen muss das Steckbecken gut festgehalten werden, damit es nicht verrutscht oder der Inhalt ausläuft.

Das Steckbecken wird nicht auf dem Fußboden abgestellt, sondern auf dem Bett des Pflegeempfängers oder kurzfristig in die Vorrichtung unter dem Nachttisch eingeschoben. Dem Pflegeempfänger wird Zellstoff zum Abwischen gereicht; kann er dies nicht selbst, wird nach dem Entfernen des Steckbeckens von bauchwärts zum Rücken gehend der Intimbereich und die Analregion mit Zellstoff gereinigt. Danach wird der Pflegeempfänger im Intimbereich gewaschen und sorgfältig abgetrocknet.

KURZFASSUNG

12.3.4 Benutzung des Steckbeckens

◂ Definition

Unterschieben

Abhängig von der Mobilität des Menschen im Bett wird das Steckbecken unterschiedlich angewandt:

1. Pflegeempfänger hebt das Becken, das Steckbecken wird untergeschoben.
2. Pflegeempfänger dreht sich auf die Seite, das Steckbecken wird platziert, Pflegeempfänger dreht sich zurück oder wird dabei unterstützt.
3. Pflegeempfänger erhält Unterstützung durch 2 Helfer.

Entfernen

Die Pflegeperson trägt zum Entfernen des Steckbeckens Schutzhandschuhe und eine Einmalschürze.

Grundsätzlich müssen beim Entfernen des Steckbeckens die Hygienerichtlinien beachtet werden.

Abb. 12.6 Unterschieben des Steckbeckens.

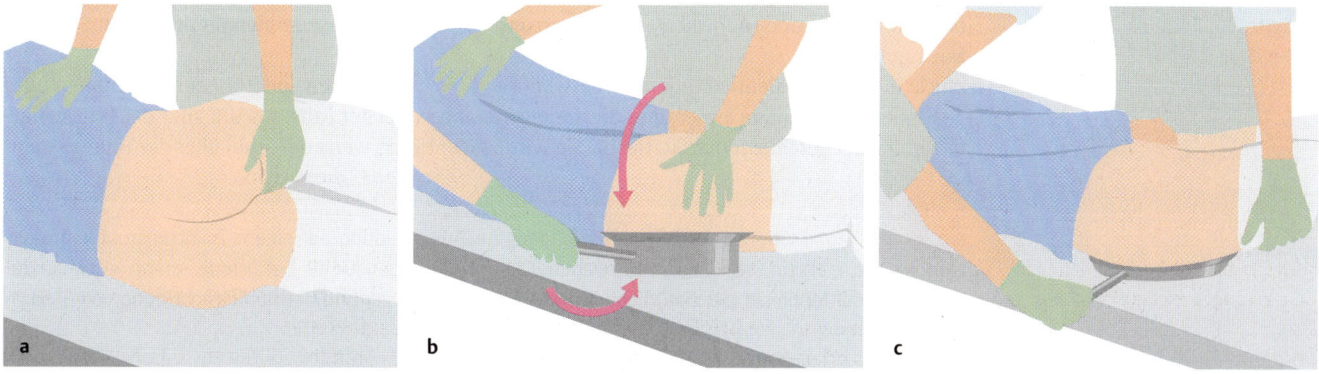

Ablauf mit 2 Pflegepersonen. *Abb. aus: I care Pflege. Thieme; 2025*

a Der Pflegeempfänger liegt auf der Seite und wird von einer Pflegeperson gehalten.

b Die andere Pflegeperson schiebt das Steckbecken so unter, dass dessen oberer Rand sich auf Höhe des Kreuzbeins befindet. Dann dreht sich der Pflegeempfänger langsam auf den Rücken zurück.

c Das Steckbecken wird vollständig unter das Gesäß geschoben. Der Griff zeigt nach außen. Der Pflegeempfänger wird anschließend (nach Möglichkeit) in eine aufrechte Sitzposition gebracht. Damit das Steckbecken nicht nach unten verrutscht, kann ein zusammengerolltes Handtuch am Rand des Steckbeckens untergeschoben werden.

Abschließend wird ihm die Gelegenheit zum Händewaschen angeboten und eine bequeme Position ermöglicht.

Merke ▶

Merke

Beim Umgang mit Stuhl und Urin sind die Regeln der Händehygiene unbedingt einzuhalten, d.h. Tragen von Schutzhandschuhen und die Durchführung einer hygienischen Händedesinfektion nach Ablegen der Schutzhandschuhe. Eine Einwegschürze schützt Ihre Berufskleidung vor Verschmutzung.

12

Nachbereitung

Über Auffälligkeiten der Ausscheidung wird die Pflegefachkraft informiert.

Nachbereitung

Der Pflegeempfänger wird bequem positioniert und zugedeckt und das Zimmer gelüftet. Die Rufglocke wird in Reichweite gelegt und der Nachttisch zum Pflegeempfänger hin gedreht. Anschließend wird die Ausscheidung auf pathologische Veränderungen hin geprüft; fällt etwas auf, wird dies dokumentiert und an die Pflegefachkraft weitergeleitet. Das Steckbecken mit Inhalt wird hausüblich in der Steckbeckenspüle gereinigt und desinfiziert (**Abb. 12.7**).

Komplikationen

Achten Sie beim Drehen des Pflegeempfängers auf seine Sicherheit und treffen Sie entsprechende Vorkehrungen.

Komplikationen

Beim Drehen des Pflegeempfängers auf die abgewandte Seite der Pflegeperson muss darauf geachtet werden, dass er sich sicher fühlt und nicht aus dem Bett stürzt. Bei der Versorgung zu zweit ist dies gut möglich, da die zweite Pflegeperson den Pflegeempfänger von der anderen Seite her stützen kann. Ist eine Versorgung durch 2 Pflegepersonen nicht möglich, kann kurzfristig ein Bettseitenteil hochgezogen werden.

Merke ▶

Merke

Der Steckbeckenrand kann schnell Druckstellen erzeugen und ist sehr unbequem. Der Pflegeempfänger sollte also nie länger als wirklich nötig darauf sitzen.

Abb. 12.7 Steckbeckenspüle.

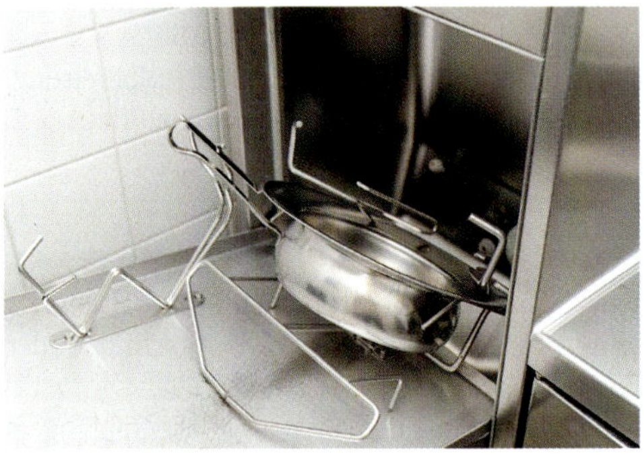

Steckbecken werden in der Steckbeckenspüle vollautomatisch gereinigt. *Quelle: K. Oborny, Thieme*

12.3.5 Verwenden des Toilettenstuhls

Durchführung

Voraussetzung für die Verwendung des Toilettenstuhls ist, dass die betreffende Person auf einem Stuhl sitzen kann.

12.3.5 Verwenden des Toilettenstuhls

Durchführung

Der Toiletten- oder Nachtstuhl kann auch von Personen genutzt werden, die nur eingeschränkt bewegungsfähig sind (**Abb. 12.8**). **Voraussetzung** ist, dass der **Pflegeempfänger** auf einem **Stuhl sitzen kann**.

Zur Urin- oder Stuhlentleerung wird entweder ein Eimer unter den Toilettenstuhl geschoben oder der Toilettenstuhl ohne Eimer über die Toilette gefahren. Bei der Fahrt ins WC sitzt der Pflegeempfänger auf der geschlossenen Sitzfläche. Sie wird erst entfernt, wenn der Stuhl über der Toilette steht.

Merke ▶

Merke

Die Mobilisation eines Pflegeempfängers zur Ausscheidung auf einem Toilettenstuhl kann aufwendiger sein, als ein Steckbecken zu reichen. Die Vorteile liegen für die betroffene Person jedoch in der Förderung der Mobilität, der natürlicheren Haltung beim Pressen und der Berücksichtigung von Schamgefühlen.

Abb. 12.8 Einsatz eines Toilettenstuhls.

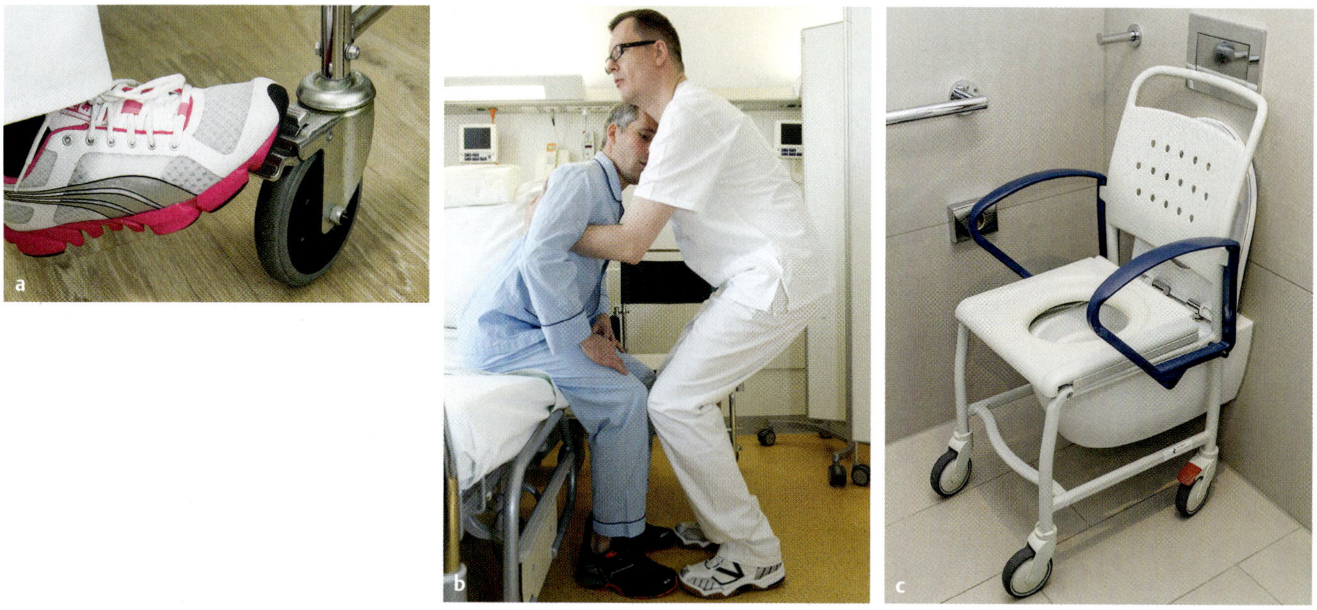

Das gesamte Vorgehen entspricht dem Umsetzen in einen Stuhl. Die Nachbereitung erfolgt entsprechend der Steckbeckenbenutzung.
a Der Toilettenstuhl wird parallel zum Pflegeempfänger in Position gebracht. Die Bremsen werden festgestellt. *Quelle: K. Oborny, Thieme*
b Der Transfer erfolgt rückenschonend (nachgestellte Situation). *Quelle: W. Krüper, Thieme*
c Der Toilettenstuhl wird ganz nach hinten über die Toilette gefahren. Dazu wird die Toilettenbrille zuvor nach oben geklappt. *Quelle: K. Oborny, Thieme*

12.3.6 Pflegemaßnahmen zur Förderung der Harnkontinenz

Pflegende können durch unterschiedliche Maßnahmen die Kontinenz fördern. Welche Maßnahmen beim Betroffenen angewendet werden, richtet sich nach der Diagnosestellung sowie den Fähigkeiten und Wünschen des Patienten.

Blasentraining. Beim sog. Blasentraining geht es darum, bei Personen, die dazu in der Lage sind, die Intervalle zwischen zwei Toilettengängen zu verlängern.

Angebotener Toilettengang. In regelmäßigen Abständen (z. B. alle 2 Stunden) wird dem Pflegeempfänger ein Toilettengang angeboten. Wenn er es wüscht, wird er zur Toilette begleitet.

Festgelegte Entleerungszeiten. Nach einem festen Zeitplan regt die Pflegeperson einen Toilettengang an, z. B. in 3–4-stündlichen Intervallen, nach dem Aufstehen, nach den Mahlzeiten, bevor der Pflegeempfänger ins Bett geht und einmal in der Nacht.

Individuelle Entleerungszeiten. Ausgehend vom individuellen Ausscheidungsmuster (Miktionsprotokoll), erfolgen die Toilettengänge in der Regel 30 Minuten bevor der Pflegeempfänger sich voraussichtlich einnässen würde.

Inkontinenzhilfsmittel. Zur Förderung bzw. zum Erhalt der Kontinenz können Hilfsmittel wie der Toilettenstuhl, das Steckbecken, die Urinflasche für Männer oder das Urinschiff für Frauen eingesetzt werden. Zudem können gezielt Inkontinenzvorlagen eingesetzt werden (**Abb. 12.9**).
Männern helfen vor allem die sogenannten Kondomurinale. Der Urin wird über ein Kondom (Rolltrichter) in einen Sammelbeutel abgeleitet. Das Kondom besteht aus Latex oder synthetischem Material. Es ist selbstklebend oder wird mit Hautkleber am Penis befestigt.

Beckenbodentraining. Beim Beckenbodentraining wird durch gezielte Übungen die Beckenbodenmuskulatur gestärkt. Physiotherapeuten üben dabei beckenbodenschonende Haltungen und Atemtechniken mit den Betroffenen ein. Besonders für Frauen mit Drang- und Mischinkontinenz ist eine Kombination aus Beckenbodentraining und Blasentraining sinnvoll.

Merke

Gebrauchen Sie nicht die Ausdrücke „Windel“, „Windelwechsel“ oder „wickeln“, „windeln“. Sie wirken diskriminierend und entwürdigen den erwachsenen Menschen. Benutzen Sie fachlich korrekte Begriffe wie **Vorlage, Inkontinenzslip, Vorlagenwechsel**.

12.3.6 Pflegemaßnahmen zur Förderung der Harnkontinenz

Folgende Pflegemaßnahmen können die Harnkontinenz eines Patienten fördern bzw. zur Überwindung der Inkontinenz beitragen:
- Entleerungsintervalle verlängern
- Toilettengänge anbieten
- Entleerungszeiten festlegen
- Inkontinenzhilfsmittel einsetzen
- Beckenboden trainieren

◀ Merke

12

Abb. 12.9 Inkontinenzhilfsmittel.

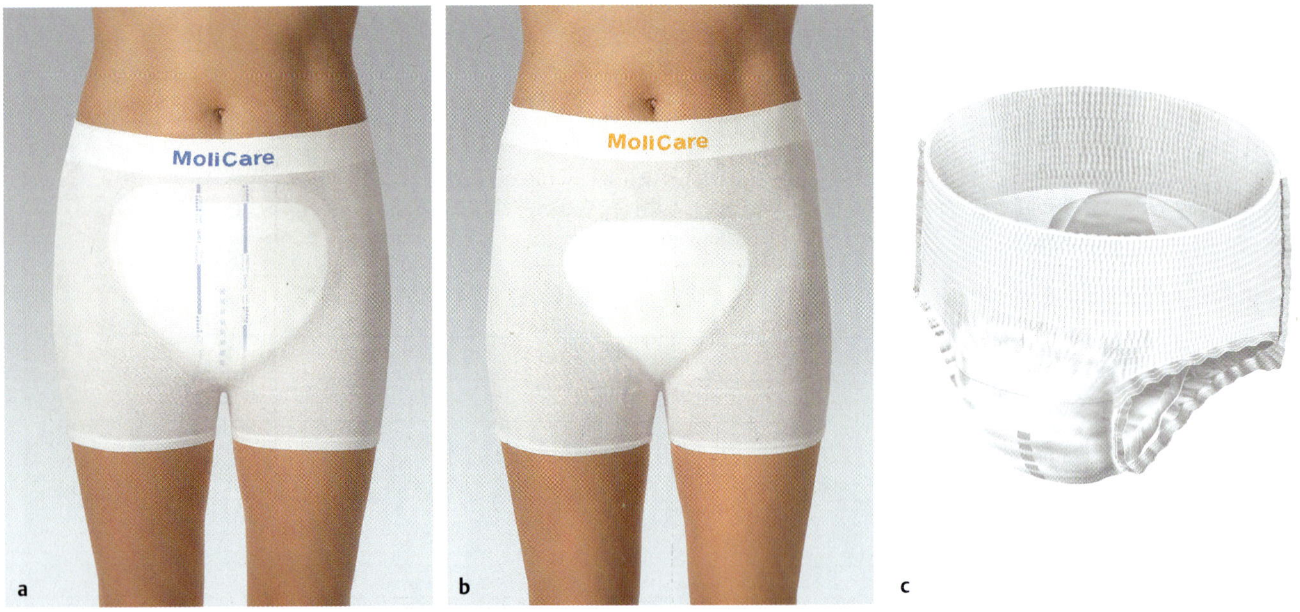

Bei Inkontinenz können verschiedene Hilfsmittel eingesetzt werden. *Quelle: PAUL HARTMANN AG*

a Anatomisch geformte Inkontinenzvorlage für Männer und Frauen, für jeden Inkontinenzgrad, in 8 Saugstärken erhältlich (MoliCare Premium Form).

b Anatomisch geformte Inkontinenzvorlage für Frauen, für sehr leichte bis mäßige Urininkontinenz, in 8 Saugstärken erhältlich (MoliCare Premium Lady Pad).

c Inkontinenzslip mit unterwäscheähnlicher Anwendung für aktive und mobile Personen, für mittlere bis starke Inkontinenz, in 4 verschiedenen Größen erhältlich (MoliCare Premium Mobile).

Praxistipp ▶

Praxistipp

Wie kann ich Menschen bei Inkontinenz unterstützen?

Durch folgendes Verhalten kann die Situation des Pflegeempfängers erleichtert werden:

- Wahren Sie die Intimsphäre der betroffenen Person und bemühen Sie sich um Diskretion.
- Verwenden Sie eine angemessene Sprache (z. B. „Vorlage" statt „Windel").
- Schaffen Sie eine Vertrauensbasis. Nehmen Sie den Pflegeempfänger ernst, akzeptieren Sie seine Bedürfnisse.
- Signalisieren Sie Interesse und Verständnis.
- Lassen Sie betroffenen Personen Zeit, sich mitzuteilen.

12.3.7 Pflegemaßnahmen bei Stuhlinkontinenz

Folgende Maßnahmen und Hilfsmittel werden bei Stuhlinkontinenz angewandt:

- Stuhlentleerung planen
- Ernährung umstellen
- Toilettengang ermöglichen
- Vorlagen einsetzen
- kontinuierliche Stuhldrainagesysteme für spezielle Bereiche
- Umgebungshaut des Afters pflegen

Merke ▶

12.3.7 Pflegemaßnahmen bei Stuhlinkontinenz

Durch Verhaltenstraining und den gezielten Einsatz von Hilfsmitteln können Pflegende die Stuhlkontinenz von Pflegeempfängern fördern.

Geplante Entleerung. Die Betroffenen trainieren eine regelmäßige, möglichst selbst kontrollierte Entleerung. Hierzu versuchen die Patienten bewusst zu festgelegten Tageszeiten, circa 30 Minuten nach einer Mahlzeit, den Darm zu entleeren, auch wenn kein Stuhldrang vorhanden ist.

Ernährung ändern. Die Betroffenen nehmen ballaststoffreiche Nahrung und ausreichend Flüssigkeit zu sich.

Merke

Erklären Sie den Betroffenen und/oder den Angehörigen das Ziel und das Vorgehen des Trainings. Unterstützen Sie die Patienten besonders dann, wenn es längere Zeit dauert, bis sich Erfolge einstellen.

Toilettengang ermöglichen. Pflegeempfänger, die sich nicht mehr selbstständig fortbewegen können, werden zur Toilette begleitet oder auf den Toilettenstuhl mobilisiert. In Zusammenarbeit mit anderen Berufsgruppen werden Mobilität und Geschicklichkeit trainiert.

Vorlagen. Die Auswahl der Vorlage muss individuell erfolgen und sollte an die Menge des abgehenden Urins/Stuhls angepasst werden. Es werden vorwiegend aufsaugende Vorlagen genutzt. Wie häufig die Vorlagen gewechselt werden, hängt ab von der Menge des ausgeschiedenen Urins, nach Stuhlabgang sollte die Vorlage direkt gewechselt werden. Dies ist sehr wichtig für das persönliche Wohlbefinden des Pflegeempfängers, Hautschäden wird vorgebeugt.

Hautpflege. Bei Stuhlinkontinenz muss die perianale Haut (die Haut rund um den After herum) besonders gepflegt werden, da austretender Stuhl sie reizt. Eine vorsichtige Reinigung sollte mit klarem, lauwarmem Wasser und einer hautneutralen Waschlotion erfolgen (keine Seife, sie greift den Säureschutzmantel der Haut an). Bei stärkeren Stuhlverkrustungen kann Vaseline zum Lösen der Stuhlreste verwendet werden.

12.3.8 Pflegemaßnahmen bei Diarrhö (Durchfall)

Die Auswahl der Pflegemaßnahmen ist abhängig von den Symptomen und vom persönlichen Befinden des Pflegeempfängers. Besonders wichtig ist es, bei akuten Durchfallerkrankungen die **verlorenen Elektrolyte** und die **Flüssigkeit wieder** zu **ersetzen**.
Ganz wichtig ist bei Durchfall eine ausreichende Flüssigkeitszufuhr. Spezielle Elektrolytlösungen in Pulverform können dabei helfen, den Elektrolythaushalt auszugleichen.

12.3.8 Pflegemaßnahmen bei Diarrhö (Durchfall)
Bei Durchfällen ist es neben der Patientenbeobachtung besonders wichtig, den **Elektrolyt-** und **Flüssigkeitsverlust** wieder auszugleichen.

Beobachtung. Beobachtet werden die Häufigkeit und die Beschaffenheit des Stuhls. Auch die Kreislaufsituation (Puls und Blutdruck) und die Temperatur des Pflegeempfängers werden regelmäßig kontrolliert.

Vorbeugung gegen Infektion / Infektionen vorbeugen. Gerade im stationären Bereich ist es wichtig bei starken Durchfällen auf Infektzeichen, wie Fieber, niedrigen Blutdruck und erhöhte Herzfrequenz zu achten. Folgende Maßnahmen helfen, nosokomialen (im Zuge eines Krankenhausaufenthaltes erworbenen) Infektionen vorzubeugen:
- Zur Vorbeugung gegen eine Infektionsübertragung muss je nach Ursache des Durchfalls ein eigenes WC oder ein Einzelzimmer (je nach Kooperationsfähigkeit des Patienten) zur Verfügung gestellt werden.
- Der Pflegeempfänger muss zur sorgfältigen Händehygiene (in der Klinik: alkoholisches Händedesinfektionsmittel) nach dem Toilettengang sowie bei Erbrechen angehalten werden.
- Die Mitarbeiter sollten sich bei Patientenkontakt mit Schürze/Schutzkittel, Schutzhandschuhen und eventuell einem Mund-Nasen-Schutz vor einer Keimübertragung schützen.
- Die Regeln der Händehygiene müssen konsequent umgesetzt werden.

Sind die Durchfälle infektionsbedingt, muss eine **Keimverschleppung verhindert** werden. Besonders hervorzuheben sind Maßnahmen wie
- Isolierung,
- Händehygiene/Händedesinfektion,
- Schutzkleidung.

Bauchschmerzen. Feuchtwarme Bauchwickel werden von den Betroffenen oft als angenehm empfunden und können entlastend wirken (mit dem Arzt abstimmen). Eine Knierolle entspannt die Bauchmuskulatur.

Merke
Um Verbrennungen zu vermeiden, achten Sie unbedingt auf den sachgemäßen Gebrauch der Wärmflaschen!

◄ Merke

Hautpflege
- Zur Reinigung empfiehlt sich weiches Toilettenpapier.
- Sofern der Pflegeempfänger nicht selbst zu Intimhygiene und Hautpflege in der Lage ist, übernehmen dies die Pflegenden.
- Der Pflegende trägt keimarme medizinische Einmalhandschuhe und eine Schürze.
- Intakte Haut wird mit milder Seife durch tupfende Waschbewegungen gereinigt und mit klarem Wasser sorgfältig nachgespült und vorsichtig abgetrocknet.
- Um das Risiko einer Keimverschleppung zu reduzieren, sollten Einmalmaterialien (Einmaltücher) zur Intimpflege verwendet werden. Handtücher werden nach dem Benutzen in den Wäscheabwurf gegeben.
- Bei geröteter und gereizter Anal- oder Perianalhaut ist als schonende Form der Analreinigung die Reinigung mit feuchten Reinigungstüchern zu empfehlen.

Hautpflege:
- weiches Toilettenpapier
- hautneutrale Waschlotion
- feuchte Einmaltücher zur Reinigung
- Handtücher
- keimarme medizinische Einmalhandschuhe und Schürze tragen
- Wäsche-/Müllabwurf

12.3.9 Pflegerische Maßnahmen bei Blähungen

Wärme in Form eines Kirschkernkissens oder einer Wärmflasche kann helfen, den Darm zu entspannen und Schmerzen durch Blähungen zu lindern.

12.3.9 Pflegerische Maßnahmen bei Blähungen

Beim Verdauungsvorgang entstehen durch die Darmbakterien Gase. Überschüssige Gase verlassen den Verdauungstrakt als „Winde“ bzw. Flatulenzen.

Um Flatulenzen zu reduzieren, sollten blähende Nahrungsmittel gemieden werden:
- Hülsenfrüchte wie Erbsen, Bohnen oder Linsen
- Ballaststoffreiche Nahrungsmittel wie Vollkornprodukte oder Müsli
- Rohkost und verschiedene Gemüsesorten wie z. B. Kohl
- Süßstoff wie Sorbitol und Fruktose,
- stark kohlensäurehaltige Getränke

Zur Linderung der Beschwerden dienen:
- Reduzierung der blähenden Speisen,
- lokale Wärme, z. B. mithilfe eines Kirschkernkissens,
- Kümmel-, Anis- oder Fencheltee,
- Medikamente wie Simeticon, welches die Bildung von Gasbläschen im Darm verhindert.

13 Körpertemperatur regulieren

13.1 Pflegerelevante Grundlagen kennen

13.1.1 Erinnern Sie sich ...?

Um besser zu verstehen, wie der Körper seine Temperatur regelt, hilft es, den Aufbau der Haut zu kennen und zu wissen, wie und wo die Gefäße verlaufen. Informationen dazu finden Sie im Kapitel Haut (S. 150) wieder.

13.1.2 Allgemeine Grundlagen

Der Mensch ist dazu fähig, seine **Körperkerntemperatur** relativ **konstant** bei ungefähr 37 °C zu halten, egal ob es um ihn herum wärmer oder kühler ist. Das ist für den Menschen lebenswichtig. Nur so können wichtige Organfunktionen und Systeme aufrechterhalten werden.
Bestehen über einen längeren Zeitraum größere **Abweichungen** von der normalen (physiologischen) Körperkerntemperatur, kann dies von der **Beeinträchtigung** der Lebensfunktionen bis hin zum **Tod** führen.
Man unterscheidet bei der Körpertemperatur den
- sog. **Körperkern** = Bauchraum, Schädel und Eingeweide
- sog. **Körperschale** = Gliedmaßen, Haut, Unterhaut

Die Temperatur der Körperschale kann sehr unterschiedlich sein (28–37 °C). Sie kann sich relativ gut an die Umgebung anpassen. Die Temperatur des Körperkerns liegt jedoch relativ konstant bei ca. 37 °C (**Abb. 13.1**).

Merke

Die Körpertemperatur wird in Grad Celsius (°C) angegeben. Die Körperkerntemperatur liegt bei circa 37 °C. Schwankungen zwischen 36,0° und 37,5 °C (rektal gemessen) sind möglich.

13.1.3 Grundlagen zur Funktion des Wärmehaushalts

Wärmebildung und Wärmeaufnahme

Wärmebildung. Wärmebildung erfolgt vorrangig durch Stoffwechselprozesse in den Zellen. Chemische Prozesse in den Zellen setzen Energie frei, die für die Vorgänge im menschlichen Körper notwendig ist. Ebenso wird Wärmeenergie als „Nebenprodukt" gebildet. Man spricht dann auch von Abwärme.
- Im Ruhezustand erfolgt die Wärmebildung zu über 50 % durch innere Organe (insbesondere Leber).
- Bei körperlicher Tätigkeit bilden Muskeln und Haut den größten Teil der Wärme.

Wärmeaufnahme. Ist die Umgebung wärmer als die Haut, z. B. durch Sonneneinstrahlung oder eine Heizung, nimmt der Körper von dort die Strahlungswärme auf.

Wärmeabgabe

Die Wärmeabgabe umfasst (**Abb. 13.2**):
- **Wärmestrahlung** (Radiation): Ist ein Gegenstand der Umgebung kälter, kann die Haut in diese Richtung Strahlungswärme abgeben (z. B. kalte Zimmerwand).
- **Wärmeleitung** (Konduktion): Die mit dem Blut zur Körperoberfläche transportierte Wärme wird an das unmittelbar umgebende Medium (z. B. kalte, nasse Kleidung) geleitet.

Abb. 13.1 Temperatur von Körperkern und Körperschale.

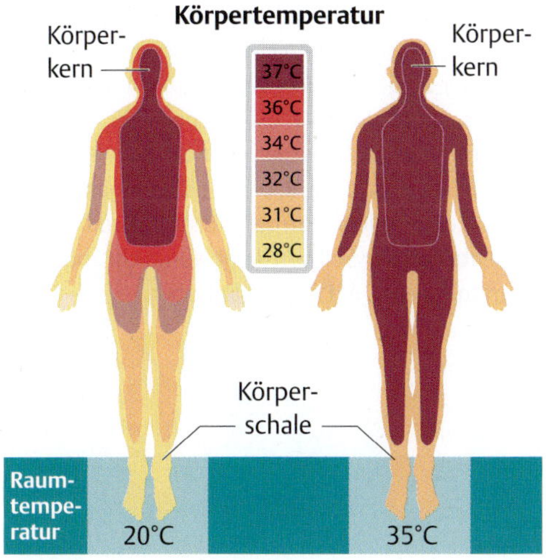

Temperaturzonen eines unbekleideten Menschen bei unterschiedlicher Raumtemperatur (nach Aschoff). *Abb. nach: Schewior-Popp S, Sitzmann F, Ullrich L. Thiemes Pflege. Thieme; 2020*

KURZFASSUNG

13.1 Pflegerelevante Grundlagen kennen

13.1.1 Erinnern Sie sich...?

Anatomie der Haut (S. 151).

13.1.2 Allgemeine Grundlagen

Der Mensch kann im Normalfall seine Körperkerntemperatur relativ konstant halten. Weicht die Körperkerntemperatur jedoch über einen längeren Zeitraum vom Normalwert ab, kann dies zum Tod führen.

Man unterscheidet die Temperatur des Körperkerns (circa 37 °C) von der der Körperschale (28–37 °C).

◂ Merke

13.1.3 Grundlagen zur Funktion des Wärmehaushalts

Wärmebildung und Wärmeaufnahme

Wärmebildung erfolgt vorrangig durch Stoffwechselprozesse in den Zellen.

Wärmeabgabe

Die Wärmeabgabe umfasst
- Wärmestrahlung,
- Wärmeleitung,
- Wärmeströmung und
- Verdunstung.

13

Abb. 13.2 Wärmeabgabe.

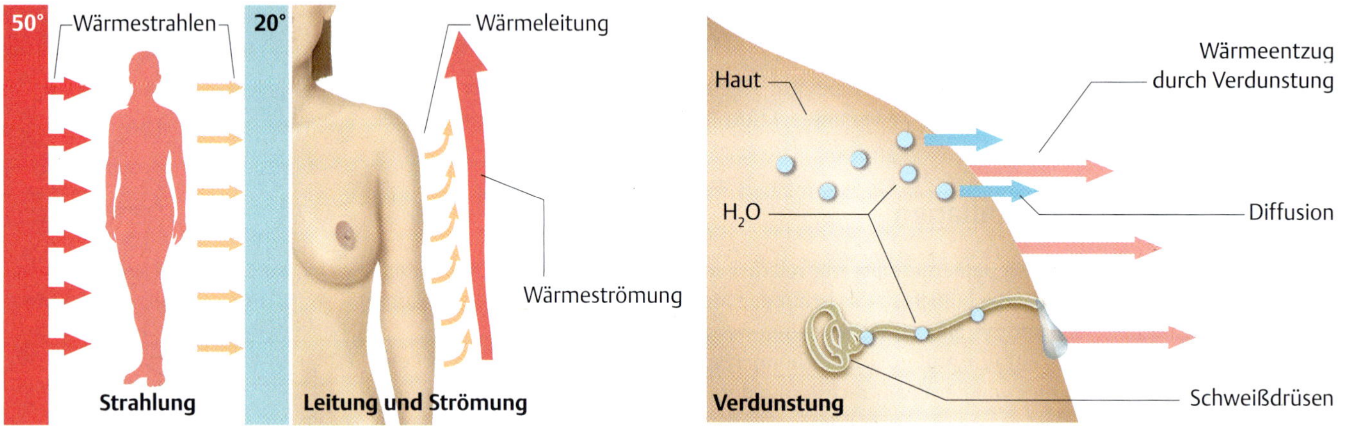

Der Körper kann durch Wärmestrahlung, Wärmeleitung, Wärmeströmung und Verdunstung Wärme abgeben. *Abb. nach: Schewior-Popp S, Sitzmann F, Ullrich L. Thiemes Pflege. Thieme; 2020*

- **Wärmeströmung** (Konvektion): Die natürliche Wärmeströmung findet von der Haut an die umgebende Luft statt. Die an die Haut angrenzende Luftschicht wird erwärmt, steigt nach oben und wird durch kalte Luft ersetzt (der Wind verstärkt diese Wirkung noch, daher kommt uns die gleiche Lufttemperatur bei Wind niedriger vor).
- **Verdunstung** (Evaporation): Bei hohen Außentemperaturen und bei starker körperlicher Arbeit entsteht Schweiß. Die Verdunstungskälte, die dabei auf der Haut entsteht, wirkt kühlend und senkt die Körpertemperatur ab.

Merke ▶

Merke

Wärme wird größtenteils über den Blutstrom weitergeleitet.

Wärmeregulation

Die Körperkerntemperatur wird durch das Zusammenspiel von Wärmebildung, Wärmeaufnahme und Wärmeabgabe konstant gehalten.
Die Wärmeregulation erfolgt durch einen Regelkreis.

Wärmeregulation

Die Körperkerntemperatur wird durch das Zusammenspiel von Wärme**bildung**, Wärme**aufnahme** und Wärme**abgabe** konstant gehalten.

Die **Wärmeregulation** erfolgt durch einen **Regelkreis**. In diesem wird der Istwert (also wie die aktuelle Temperatur ist) mit dem Sollwert (also wie die Temperatur sein soll) ständig verglichen. Die Körpertemperatur wird durch die Steuerung des Wärmezentrums im Zwischenhirn normal gehalten. Es gibt bestimmte Mechanismen, die den Istwert dem Sollwert angleichen, falls dieser abweicht.

Bei Unterkühlung wird die Wärmeabgabe der Haut durch eine Gefäßengstellung verringert. Die Durchblutung der Haut wird dadurch reduziert. Die Muskeln ziehen sich rhythmisch zusammen; durch das Muskelzittern und den damit einhergehenden Schüttelfrost wird Wärme produziert.

Durch die verstärkte Durchblutung der Haut (Haut erscheint gerötet) und eine vermehrte Schweißabsonderung wird die Wärmeabgabe erhöht. Auch eine beschleunigte Atmung kann die Abgabe von Wärme beeinflussen.

Praxistipp ▶

Praxistipp

Was ist der Sollwert?

Das Wärmeregulationszentrum im Zwischenhirn steuert die Körpertemperatur. Im Normalfall sorgt es dafür, dass wir immer eine Körpertemperatur von circa 37 °C haben. Das ist der sogenannte Sollwert.

Ist die Umgebungstemperatur sehr hoch und der Körper kann die Wärme nicht ausreichend abgeben, steigt die Körpertemperatur an. So können Temperaturen über 37,5 °C erreicht werden, obwohl das Wärmeregulationszentrum immer noch 37 °C vorgibt. Der Sollwert liegt also nach wie vor bei 37 °C.

Bei Fieber ist das anders: Zwar erhöht sich die Körpertemperatur, jedoch wurde zuvor der Sollwert durch das Wärmeregulationszentrum angehoben. Beim infektiösen Fieber ist das z. B. bei Entzündungen im Körper der Fall. Dringen Viren bzw. Bakterien in den Körper ein, können sie im Körper Giftstoffe produzieren, diese erhöhen dann den Sollwert im Wärmeregulationszentrum. Der Sollwert liegt nun nicht mehr bei 37 °C, sondern darüber. Der Körper reguliert seine Temperatur hoch: Der Patient hat Fieber.

Temperaturempfinden

Die Temperatur der Umgebung wird weder als zu kalt noch als zu warm empfunden, wenn sie im sogenannten **Behaglichkeitsbereich** liegt.
Vorausgesetzt, dass keine Luftbewegungen stattfinden, ergibt sich für einen gesunden unbekleideten Erwachsenen im Ruhezustand ein Behaglichkeitsbereich zwischen 27 und 32 °C, im bekleideten Zustand beträgt dieser circa 23 °C. Im Wasser steigt der Behaglichkeitsbereich bis auf 36 °C an (Silbernagl u. Despopoulos 2012).
Liegt die Temperatur nicht in diesem Behaglichkeitsbereich, wird sie als zu kalt oder zu warm empfunden.

Temperaturempfinden
Liegt die Temperatur im **Behaglichkeitsbereich**, wird sie weder als zu kalt noch als zu warm empfunden. Der Behaglichkeitsbereich schwankt je nach Bekleidung und Umgebung zwischen 23–32 °C.

Schweißsekretion (Transpiration)

Schweißsekretion (Transpiration)

Definition

Schweiß ist ein wässriges Sekret (Absonderungsprodukt von Zellen), das über die Haut abgesondert wird.

◂ Definition

Merke

Beim Schwitzen (Transpirieren) sondert der Mensch Schweiß an die Hautoberfläche ab. Verdunstet dieser Schweiß an der Körperoberfläche, wird dem Körper Wärme entzogen (Verdunstungskälte). Das heißt, Schweiß ist „Kühlwasser" für den menschlichen Körper und schützt den Organismus vor gefährlicher Überhitzung.

◂ Merke

Schweiß besteht aus **Wasser**, **Kochsalz** (NaCl), **Harnstoff** (Endprodukt des Stoffwechsels) und **Fettsäuren** und hat einen pH-Wert von 4,5. Er wirkt aufgrund des pH-Wertes **antibakteriell** und baut zusammen mit den Talgdrüsen den **Säureschutzmantel** der Haut auf.
Da die Schweißmenge nicht in Millilitern angegeben werden kann, beschreiben Pflegende den Nässegrad der Kleidung und der Bettwäsche. Im Normalfall (ohne starke körperliche Aktivität oder Hitze) sondert der Mensch ca. 100–200 ml Schweiß pro Tag ab.
Normalerweise ist Schweiß **geruchlos**, **dünnflüssig**, **warm** und **großperlig**. Seinen „individuellen" Geruch erhält er durch Beimengungen aus den Duftdrüsen und aus bakterieller Zersetzung. Der Schweiß kann auch Medikamente und Gifte (Toxine) enthalten.
Die Schweißproduktion beim Menschen ist von vielen Faktoren abhängig. Sie wird unter anderem beeinflusst von
- Außentemperatur,
- Flüssigkeitshaushalt,
- Körperaktivität,
- Nahrung,
- Luftfeuchtigkeit,
- Hormonhaushalt,
- Medikamenten und
- der psychischen Verfassung.

Schweiß besteht aus Wasser, Kochsalz (NaCl), Harnstoff (Endprodukt des Stoffwechsels) und Fettsäuren.
Pro Tag produziert ein Mensch im Normalfall 100–200 ml Schweiß.

Im Normalfall ist Schweiß geruchlos, dünnflüssig, warm und großperlig.

Die Schweißproduktion hängt z. B. von der Außentemperatur, dem Flüssigkeitshaushalt und der Luftfeuchtigkeit ab.

Besonderheiten Kinder

Da die Schweißdrüsen erst im Laufe der ersten Lebensjahre ihre volle Funktionsfähigkeit entwickeln, sind Kinder bis zum Schulalter bei hohen Temperaturen gefährdet, einen Wärmestau zu entwickeln. Deshalb muss besonders auf angemessene Kleidung geachtet werden.

◂ Besonderheiten

13.2 Beobachten und Wahrnehmen

13.2.1 Veränderungen der Körpertemperatur

Formen

Die Körpertemperatur kann vom normalen Wert (circa 37 °C) abweichen. Dabei wird folgende Abgrenzung vorgenommen (rektal gemessen):
- **Hypothermie** – abnorm niedrige Körperkerntemperatur (unter 36 °C)
- **erhöhte Temperatur** (über 37,5 °C **ohne** Sollwerterhöhung der Körperkerntemperatur)
- **Fieber** (über 38 °C mit Sollwerterhöhung der Körperkerntemperatur)

13.2 Beobachten und Wahrnehmen

13.2.1 Veränderungen der Körpertemperatur
Formen
Man unterscheidet
- Hypothermie (Körperkerntemperatur unter 36 °C),
- erhöhte Temperatur ab 37,5 °C,
- Fieber (über 38 °C).

13

Ursachen

Ein Missverhältnis zwischen Wärmebildung/-aufnahme und Wärmeabgabe führt zur Veränderung der Körpertemperatur.
Ursachen für eine veränderte Körpertemperatur sind z. B.
- auf äußere Faktoren schlecht angepasstes Verhalten und
- innere Störfaktoren (z. B. Infektionen, Medikamenteneinwirkungen).

Ursachen

Besteht ein **Missverhältnis** zwischen Wärme**bildung**/-**aufnahme** und Wärme**abgabe**, kommt es zu einer **Störung** der Körpertemperatur. Dafür gibt es 2 wichtige Ursachen:

Unangepasstes Verhalten und äußere Faktoren. Verhält sich ein Mensch unangepasst, kann das zu Temperaturstörungen führen. Ist er z. B. trotz Hitze warm angezogen oder arbeitet körperlich schwer, kann dies zur Überwärmung führen. Trägt der Mensch bei Schnee und Kälte jedoch zu dünne Kleidung, kann es zu einer Unterkühlung kommen.

Innere Störfaktoren. Diese sind z. B.
- Infektionen (durch Viren, Bakterien oder Pilze bedingt),
- Erkrankungen im Bereich des Temperaturzentrums des Gehirns, z. B. Hirnblutung, Hirnschäden, Tumoren,
- Medikamentenwirkungen,
- Störungen des Wasser-/Elektrolyt-/Hormonhaushalts,
- Vergiftungen,
- extrem hohes oder niedriges Körpergewicht,
- Querschnittlähmung (Körpertemperaturstörungen im betroffenen Bereich).

Merke ▶

Merke

Bei zu starker lokaler Hitze oder Kälte kann der Körper die Temperaturabweichungen nicht mehr ausgleichen. Es kommt zu Verbrennungen oder Erfrierungen (verschiedene Schweregrade).

Besonders gefährdete Personengruppen

Ein erhöhtes Risiko für Störungen der Körpertemperatur besteht vor allem bei
- sehr alten Menschen,
- Neugeborenen,
- Kleinkindern und
- Hilfs- und Pflegebedürftigen.

Besonders gefährdete Personengruppen

Häufig besteht bei sehr alten, jungen, hilfe- und pflegebedürftigen Menschen eine schlechte Temperaturwahrnehmung, die notwendige Anpassung des Verhaltens bleibt aus. Deshalb muss bei diesen Personengruppen auf potenzielle Risikofaktoren (Verbrennen/Verkühlen) besonders geachtet werden.

Ältere Menschen. Im hohen Alter können körperliche Veränderungen die Temperaturregulation beeinflussen (**Abb. 13.3**):
- Die Fähigkeit zum Zusammenziehen der peripheren Blutgefäße lässt nach.
- Die Zitterschwelle ist häufig erniedrigt.
- Ältere Menschen bewegen sich weniger bzw. sind in ihrer Bewegung eingeschränkt.
- Durch die geringere Nahrungsaufnahme steht weniger Energie für den Wärmehaushalt zur Verfügung.

Abb. 13.3 Wärme-/Kälteempfinden.

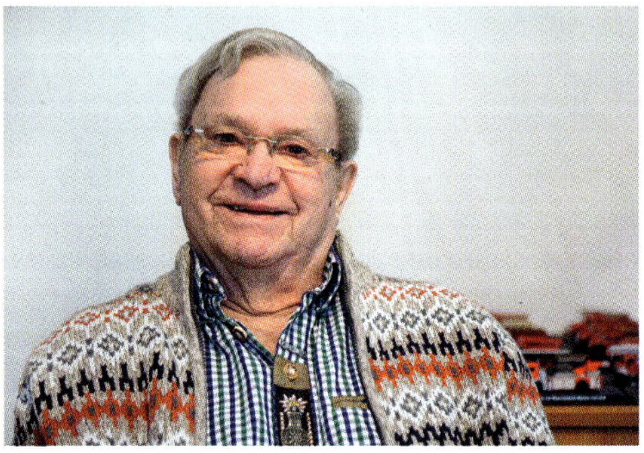

Ältere Menschen frieren schneller und tragen deshalb häufig eine Strickjacke. *Quelle: K. Oborny, Thieme*

Besonderheiten ▶

Besonderheiten alte Menschen

Menschen mit Demenz haben häufig ein verändertes Temperaturempfinden. Zudem sind die Menschen oft nicht mehr dazu in der Lage, eine der Raum-/Außentemperatur entsprechende Bekleidung auszuwählen. Damit es nicht zur Unterkühlung bzw. Überwärmung kommt, müssen die Pflegenden für eine angemessene Kleidung des Pflegeempfängers sorgen.

Neugeborene und kleine Kinder können leicht auskühlen. Sie benötigen eine höhere Behaglichkeitstemperatur, Neugeborene z. B. circa 34 °C.

Neugeborene und Kleinkinder können leicht auskühlen. Sie benötigen eine höhere Behaglichkeitstemperatur, Neugeborene z. B. circa 34 °C, denn
- sie verfügen über eine im Verhältnis zur Körperoberfläche geringere Körpermasse als ein Erwachsener. Das heißt, die Fläche, über die Wärme abgegeben wird, ist im Verhältnis viel größer als das Volumen der Körperzellen, die Wärme produzieren.
- Neugeborene produzieren in Ruhe weniger Wärme und haben nur eine dünne Unterhautfettschicht. Sie besitzen jedoch als zusätzliche Regulationsmöglichkeit braunes Fettgewebe, das eine

„zitterfreie" Wärmebildung ermöglicht. Dabei wird durch den Sympathikus des vegetativen Nervensystems Fett abgebaut und so Wärme produziert.

Besonderheiten Kinder

Es ist wichtig, die Behaglichkeitstemperatur nicht mit der Raumtemperatur, z. B. zum Schlafen, zu verwechseln: Die ideale Schlaftemperatur für Kleinkinder liegt bei etwa 18 °C. Die Behaglichkeitstemperatur bezieht sich auf das Raumklima ohne Bekleidung oder die Badetemperatur.

Hypothermie

Definition

Hypothermie ist eine Körpertemperatur von unter 36 °C. Sinkt die Temperatur auf weniger als 27 °C ab, kommt es zu Bewusstlosigkeit, später zum Atem- und Kreislaufstillstand.

Ursachen

Hypothermie kann folgende Ursachen haben:

- Das Wärmeregulationssystem funktioniert nicht.
- Der Mensch verhält sich nicht der Temperatur entsprechend.
- Der Betroffene hält sich für längere Zeit in einer kühlen, kalten und/oder nassen Umgebung auf, z. B. nach Unfällen, Alkohol- oder Drogenmissbrauch.
- Der Mensch ist krank oder verletzt. Es besteht ein großer Flüssigkeits- und/oder Blutverlust, z. B. während Operationen.
- Der Betroffene kann nicht zittern und kann so nur begrenzt Wärme produzieren.
- Der Mensch ist unterernährt oder der Stoffwechsel ist vermindert.
- Die Gefäße sind erweitert oder der Patient schwitzt trotz kühler Umgebung.
- Die Temperaturregulation ist geschädigt, z. B. unbeabsichtigt während Anästhesien, durch Verbrennung, Querschnittverletzung, Hirnschädigung, Vergiftung.

Symptome und Folgen

Die akuten Folgen und Symptome einer Hypothermie lassen sich einteilen in:

Stadium I: Erregung/Abwehr (36–32 °C)
Stadium II: Erschöpfung (32–28 °C)
Stadium III: Lähmung (Scheintod; circa < 28 °C)

Merke

Kurz vor dem Erfrierungstod kann die sogenannte „Kälte-Idiotie" auftreten: Durch Hitzehalluzinationen fangen z. B. unterkühlte, betrunkene Menschen an, sich auszuziehen.

Patienten mit einer Hypothermie im Stadium II und III müssen intensivmedizinisch überwacht werden. Sie befinden sich in einem lebensbedrohlichen Zustand. Es darf keine rasche Erwärmung der Oberfläche erfolgen, weil es sonst zu schweren Komplikationen kommen kann (z. B. Herz-Kreislauf-Versagen).

Merke

Menschen mit einer Alkoholvergiftung sind besonders von einer Hypothermie bedroht: Die Gefäßweitstellung (anfangs begleitet von Wärmegefühl) durch den Alkohol führt zu einer starken Auskühlung. Durch nasse Kleidung, z. B. durch Einnässen, wird diese zusätzlich verstärkt.

Erfrierungen

Die Durchblutung der Haut und der Gliedmaßen wird schon bei einer leichten Hypothermie und/oder bei niedrigen Umgebungstemperaturen stark abgesenkt. Dies kann zu Erfrierungen führen. Begünstigt wird dieser Prozess z. B. noch durch

- Nikotinabusus (Abusus = Missbrauch) und
- eine anhaltende Einwirkung von Feuchtigkeit bei niedrigen Temperaturen.

Betroffen sind vor allem die Endglieder (Akren): Finger, Zehen, Hände, Füße, Nase, Kinn, Augenbrauen- und Jochbögen u. a.

Erfrierungen werden in 3 Schweregrade eingeteilt:

- **1. Grad:** Blässe, Abkühlung, Gefühllosigkeit; nach dem Erwärmen treten durch die verstärkte Blutansammlung Schwellungen und Schmerzen auf.
- **2. Grad:** Blasenbildung nach 12–24 Stunden. Diese heilen später ohne Narbenbildung ab.
- **3. Grad:** Das Gewebe stirbt ab (trockene Nekrosen) oder es entstehen blaurote Blutblasen. Platzen diese Blasen auf, entstehen nasse Nekrosen verschiedener Tiefen, Defektheilung.

KURZFASSUNG

◄ Besonderheiten

Hypothermie

◄ Definition

Ursachen

Ursachen für Hypothermie sind z. B.

- ein gestörtes Wärmeregulationssystem,
- längerer Aufenthalt in einer kühlen, kalten und/oder nassen Umgebung,
- Krankheit oder Verletzung,
- Unterernährung,
- Schwitzen in kühler Umgebung,
- Schädigung der Temperaturregulierung,
- große Flüssigkeits- und/oder Blutverluste.

Symptome und Folgen

Stadien der Hypothermie:

1. Erregung/Abwehr (36–32 °C)
2. Erschöpfung (32–28 °C)
3. Lähmung (circa < 28 °C)

◄ Merke

Patienten mit Hypothermie Stadium II und III müssen intensivmedizinisch überwacht werden.

◄ Merke

Erfrierungen

Unterkühlung und niedrige Umgebungstemperaturen können zu Erfrierungen führen.
Betroffen sind vor allem Finger, Zehen, Nase und Ohren.

Schweregrade der Erfrierungen:

1. Blässe, Abkühlung, Gefühllosigkeit
2. Blasenbildung ohne Narbenbildung
3. trockene Nekrosen oder blaurote Blutblasen

Hyperthermie

Hyperthermie

Definition ▶

Definition

Bei einer **Hyperthermie** sind die Körperprozesse, die die Wärme regulieren sollen, überfordert. Der Organismus kann die Körperkerntemperatur nicht mehr bei 37 °C halten. Hält eine Hyperthermie von 42 °C länger an, führt dies durch den Sauerstoffmangel und die Gewebezerstörungen zum Tod.

Ursachen

Hyperthermie kann verschiedene Ursachen haben, z. B. Krankheiten, Flüssigkeitsmangel oder unangemessene Kleidung.

Ursachen

Hyperthermie kann folgende Ursachen haben (Gordon 1998):

- Krankheit oder Verletzung
- Flüssigkeitsmangel
- fehlende oder verminderte Fähigkeit zu schwitzen
- Aufenthalt in einer sehr heißen Umgebung
- übermäßige körperliche Aktivität
- erhöhter Stoffwechsel
- Nebenwirkungen von Medikamenten/Anästhetika
- unangemessene Kleidung

Symptome

Symptome sind z. B.

- erhöhte Körpertemperatur,
- gerötete, überwärmte, anfangs meist trockene Haut,
- erhöhte Atemfrequenz,
- erhöhte Pulsfrequenz (Tachykardie).

Symptome

Symptome sind z. B.

- erhöhte Körpertemperatur,
- gerötete, überwärmte, anfangs meist trockene Haut,
- erhöhte Atemfrequenz,
- erhöhte Pulsfrequenz (Tachykardie),
- manchmal Bewusstseinsveränderungen und
- selten Krampfanfälle/Fieberkrämpfe (als Folgeerscheinung).

Formen

Hyperthermie kann sich z. B. äußern durch

Hitzekollaps: Schwäche, niedriger Blutdruck, Schwindel, Übelkeit, Ohnmacht

Formen

Hitzekollaps. Durch Wärme werden beim Hitzekollaps die Blutgefäße weit gestellt. Ein großer Teil des Blutes „versackt" in den Beinen (insbesondere im Stehen), durch das Schwitzen verringert sich die Menge der Körperflüssigkeit, die sich außerhalb der Zellen befindet. Folgen sind z. B. Schwächegefühl, niedriger Blutdruck, Schwindel, Übelkeit und Ohnmacht.

Wetterbedingte Hyperthermie. Als klinisches Bild der Überwärmung bei starker Hitze (Hitzeschaden) können alte Menschen septische Krankheitszeichen zeigen. „Ohne erkennbare Ursache kommt es zur Hyperthermie, die auf eine antipyretische (= fiebersenkende) oder antibiotische (= keimabtötende) Therapie nicht anspricht. Folgen sind Unruhe, Verwirrtheit, Kreislaufprobleme, Kopfschmerzen und Bewusstlosigkeit bis hin zu Organversagen" (Sitzmann 2014).

Hitzekrämpfe: Krämpfe und Muskelzuckungen

Hitzekrämpfe. Hitzekrämpfe können bei schwerer körperlicher Arbeit in hoher Umgebungstemperatur auftreten. Die Krämpfe und Muskelzuckungen werden durch den Mangel an Natriumchlorid (Kochsalz) verursacht, das beim Schwitzen verloren geht.

Hitzschlag: lebensbedrohlich, Körpertemperatur > 40 °C, Kopfschmerzen, Übelkeit, Bewusstseinsveränderungen

Hitzschlag. Der Hitzschlag ist die schwerste Form der Überhitzung und ist lebensbedrohlich. Er wird durch eine hohe Umgebungstemperatur bei gleichzeitig behinderter Wärmeabgabe verursacht. Hohe Luftfeuchtigkeit und körperliche Aktivität begünstigen den Hitzschlag. Symptome sind: Körpertemperaturen > 40 °C, heiße und trockene Haut, Kopfschmerzen, Übelkeit, beschleunigter Herzschlag, Bewusstseinsveränderungen, ggf. Bewusstlosigkeit.

Sonnenstich: Übelkeit, Schwindel, Kopfschmerz

Sonnenstich. Der Sonnenstich wird durch direkte Einstrahlung der Sonne im Kopf und Nackenbereich hervorgerufen. Übelkeit, Schwindel und heftiger Kopfschmerz sind die Symptome. In schweren Fällen kann eine intensivmedizinische Behandlung notwendig sein.

Besonderheiten ▶

Besonderheiten Kinder

Um einem Sonnenstich vorzubeugen, sollten Kinder bei Sonnenschein immer einen Hut oder eine Mütze zum Schutz tragen (**Abb. 13.4**).

Abb. 13.4 Direkte Sonneneinstrahlung.

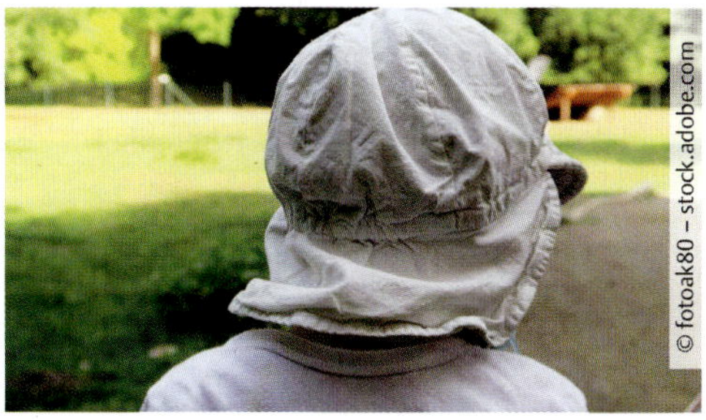

Mütze mit Nackenschutz zur Vorbeugung eines Sonnenstichs. *Quelle: fotoak80 – stock.adobe.com*

Fieber

Definition

Fieber ist eine Erhöhung der Körpertemperatur über 38,0 °C infolge einer Sollwertänderung im Wärmeregulationszentrum, das im Zwischenhirn (Hypothalamus) liegt.

Fieber ist ein unspezifisches Symptom und wird oft als ein erstes Zeichen einer Erkrankung wahrgenommen. Fieber ist an sich **keine Erkrankung**, sondern nur ein **Teil der Antwort des Organismus** auf eine Krankheit. Die Regulationsmechanismen des Körpers sind intakt und der Organismus versucht, den „neuen Sollwert" zu erreichen bzw. aufrechtzuerhalten.
Rektal (anal) gemessen wird der Schweregrad des Fiebers unterteilt in
- erhöhte (subfebrile) Temperatur 37,5–38 °C,
- leichtes Fieber 38,1–38,5 °C,
- mäßiges Fieber 38,6–39 °C,
- hohes Fieber 39,1–39,9 °C und
- sehr hohes Fieber (hyperpyretisches Fieber) > 40 °C.

Merke

Ab 42,6 °C beginnt die Eiweißgerinnung. Gewebe wird zerstört, es kommt zum Tod.

Fieberarten und ihre Ursachen

Man unterscheidet je nach Ursache:

Infektiöses Fieber. Entsteht durch Stoffwechselprodukte oder Gifte von Bakterien, Viren und Pilzen. Im Organismus werden zahlreiche Prozesse aktiviert, die zur Fieberreaktion führen können.

Resorptionsfieber. Beim Resorptionsfieber ist die Temperatur durch Aufnahme (Resorption) von Wundsekret, Gewebstrümmern und Blutergüssen erhöht, z. B. nach Operationen oder nach größeren Verletzungen (auch aseptisches Fieber genannt). Es dauert meist einige Tage an und liegt höchstens bei 38,5 °C.

Zentrales Fieber. Das sehr hohe, zentrale Fieber wird hervorgerufen, wenn das Temperaturregulationszentrum geschädigt wird, z. B. nach Hirntraumata.

Durstfieber. Es tritt vor allem beim Säugling durch Flüssigkeitsmangel und gleichzeitig gestörte Temperaturregulation auf.

Toxisches Fieber. Toxisches (giftiges) Fieber entsteht, wenn der Körper auf körperfremdes Eiweiß reagiert, z. B. nach Bluttransfusionen oder Impfungen.

Dreitagefieber. So wird eine Virusinfektion bei Kleinkindern bezeichnet. Die Kinder haben etwa 3 Tage zwischen 39–40 °C Fieber. Danach erfolgt ein typischer Hautausschlag (fleckig rötlich an Brust, Beinen und Rücken), der die Kinder nicht beeinträchtigt.

Fieber unbekannter Ursache. Erhebliche diagnostische Probleme bereitet Fieber, das länger als 2–3 Wochen andauert oder immer wiederkehrt.

Fieber

◂ Definition

Fieber ist oft ein erstes Anzeichen einer Erkrankung.

Man unterscheidet
- erhöhte Temperatur 37,5–38 °C,
- leichtes Fieber 38,1–38,5 °C,
- mäßiges Fieber 38,6–39 °C,
- hohes Fieber 39,1–39,9 °C und
- sehr hohes Fieber > 40 °C.

◂ Merke

Fieberarten und ihre Ursachen

Es werden folgende Fieberarten unterschieden:
- infektiöses Fieber
- Resorptionsfieber
- zentrales Fieber
- Durstfieber
- toxisches Fieber
- Dreitagefieber
- Fieber unbekannter Ursache

FIEBER

VERLAUF, EINTEILUNG UND PFLEGEMASSNAHMEN

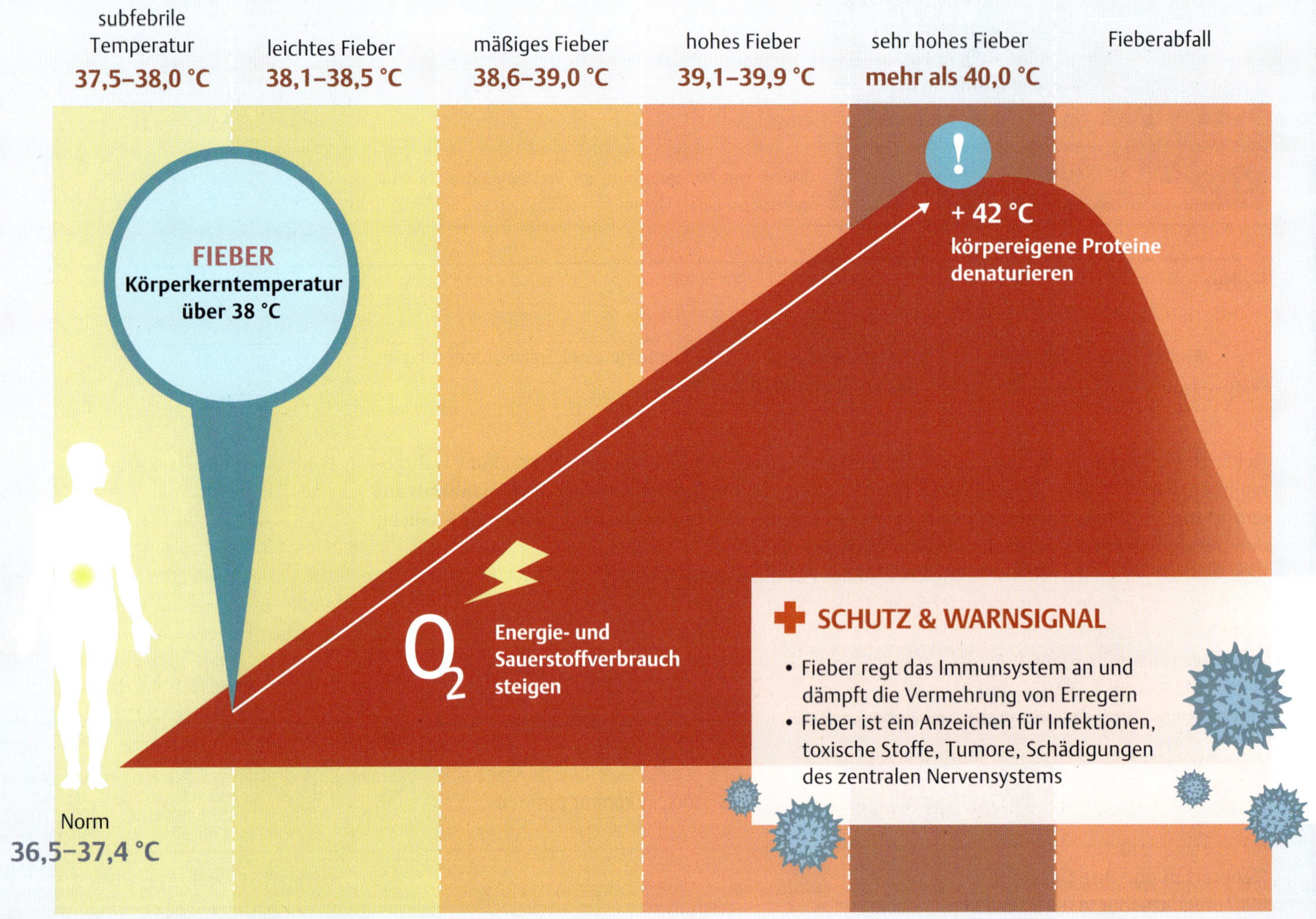

SYMPTOME FIEBERANSTIEG

- geringere Wärmeabgabe des Körpers durch Drosseln der Hautdurchblutung
- frieren
- kühle Extremitäten
- Muskelzittern und Zähneklappern beschleunigen Temperaturanstieg

SYMPTOME FIEBERHÖHE

- trockene, heiße, gerötete Haut
- gesteigertes Hitzeempfinden des Patienten
- glänzende Augen
- erhöhter Puls, schnellere Atmung
- gesteigerter Durst

SYMPTOME FIEBERABFALL

- starke Hautdurchblutung
- Schwitzen
- Gefahr der Krisis (kalter Schweiß, Pulsanstieg)

PFLEGEMASSNAHMEN

PFLEGEMASSNAHMEN

PFLEGEMASSNAHMEN

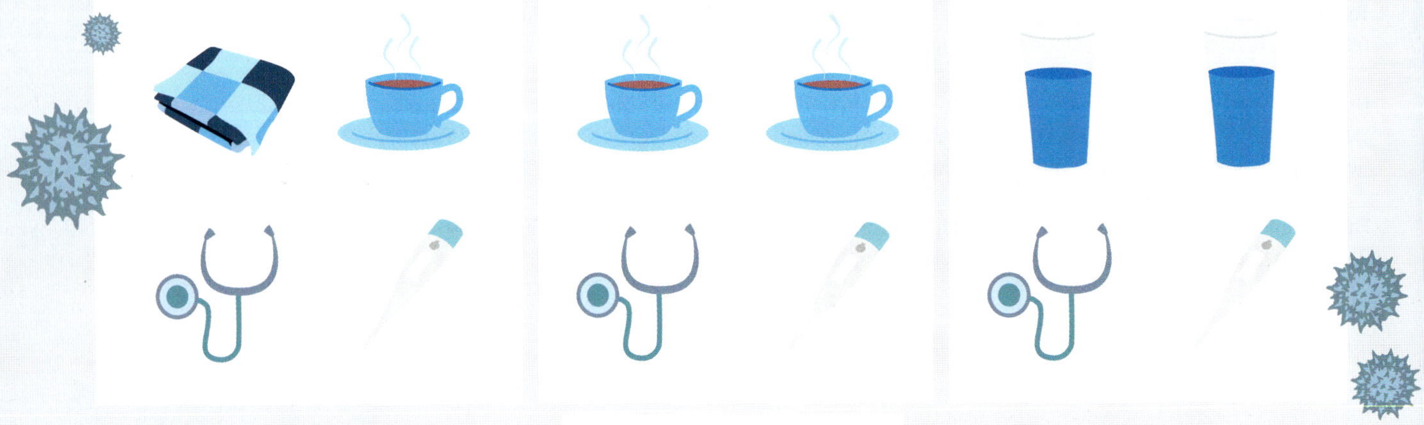

sorgfältige + intensive Kontrolle der Vitalparameter und Ruhe

KURZFASSUNG

Typischer Fieberverlauf

Der Fieberverlauf ist durch 3 Stadien gekennzeichnet:

1. Fieberanstieg. Die Körpertemperatur steigt an:

- Die Haut kühlt ab und erscheint blass und marmoriert (Kältegefühl).
- Ggf. geht der Temperaturanstieg mit Schüttelfrost (Muskelzittern) einher. In manchen Fällen kann sogar „Zähneklappern" auftreten.

2. Fieberhöhe. Der Sollwert ist erreicht, die hohe Temperatur wird gehalten:

- Haut und Schleimhäute sind trocken, heiß und gerötet.
- Die Augen sind glänzend und häufig lichtempfindlich.
- Der Betroffene hat ein starkes Hitzeempfinden.
- Die Patienten fühlen sich schwach und krank, dies ist häufig mit Kopf- und Gliederschmerzen verbunden.
- Puls- und Atemfrequenz sind erhöht.
- Zudem sind die Patienten müde und unruhig, sie haben Angst und kaum Appetit.
- Sie haben meist großen Durst.
- Die Urinausscheidung ist gering und der Urin konzentriert (dunkler Urin).

3. Fieberabfall. Die Temperatur geht langsam (mehrere Tage = Lysis) oder schnell (wenige Stunden = Krisis) zurück:

- Die Wärmeabgabe erfolgt durch eine vermehrte Hautdurchblutung (Rötung, Hitzegefühl) und starkes Schwitzen.

Merke

Sinkt die Temperatur zu schnell (Krisis), kann es zu einem Kreislaufkollaps kommen. Symptome dafür sind kalter, klebriger und kleinperliger Schweiß sowie blasse Haut.

Typischer Fieberverlauf

Der Fieberverlauf ist durch **3 Stadien** gekennzeichnet:

1. Fieberanstieg
2. Fieberhöhe
3. Fieberabfall

◀ **Merke**

Verschiedene Fieberverlaufstypen

Die klassischen Fieberverläufe sind heute aufgrund medikamentöser Behandlungen (Antibiotika, Antipyretika) selten geworden.
Es werden **6 Fieberverlaufstypen** unterschieden. Unterschiede zeigen sich dabei im Verlauf und in der Differenz zwischen der höchsten und niedrigsten Temperatur (**Abb. 13.5**).

Verschiedene Fieberverlaufstypen

Es werden **6 Fieberverläufe** unterschieden.

Abb. 13.5 Fiebertypen.

kontinuierliches Fieber

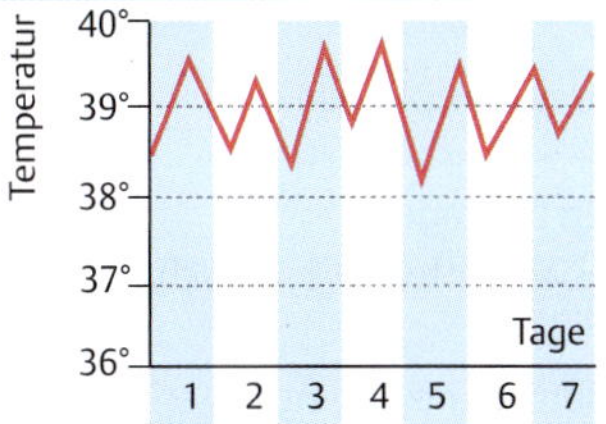

Gleichmäßige Temperatur, die Tagesdifferenz liegt unter 1°C.
Vorkommen: Scharlach, Viruspneumonie, Typhus abdominalis.

remittierendes Fieber

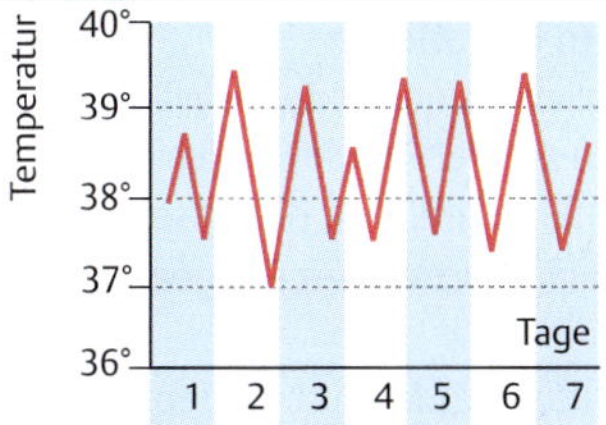

Zeitweilig nachlassendes Fieber, Tagesdifferenz beträgt ca. 1,5°C. Der tiefste Wert liegt immer über dem Normalwert (37°C), Temperatur abends hoch, dann nachlassend und am Morgen niedrig.
Vorkommen: Sepsis, Pyelonephritis, TBC.

intermittierendes Fieber

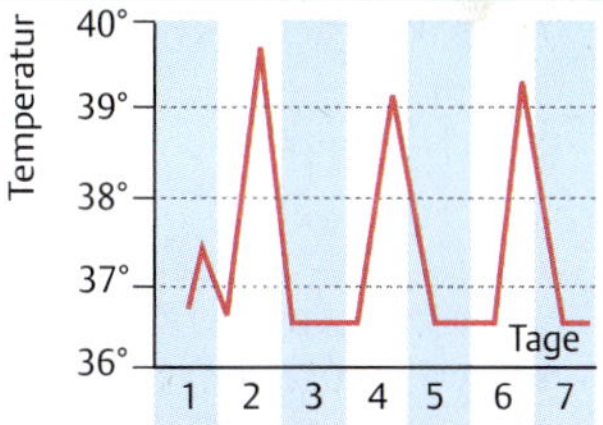

Im Tagesverlauf wechseln hohe Temperaturen mit fieberfreien Intervallen, bei schnellem Fieberanstieg evtl. Schüttelfrost, die Tagesdifferenz beträgt 1,5°C und mehr.
Vorkommen: Sepsis, Pyelitis, systemische juvenile chronische Arthritis.

rekurrierendes Fieber

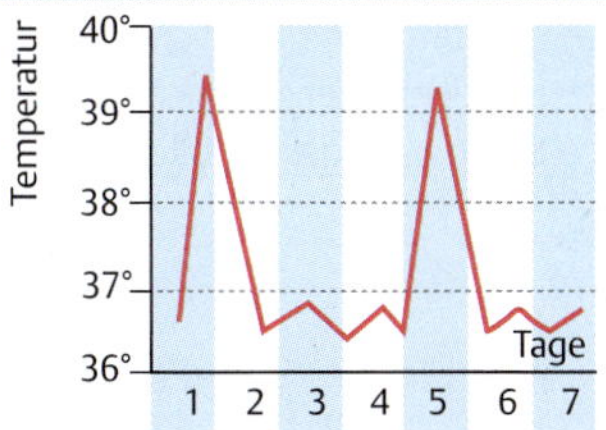

Wechsel zwischen mehrtägigen Fieberschüben und fieberfreien Intervallen (2 – 5 Tage).
Vorkommen: Malaria, Borreliose.

undulierendes Fieber

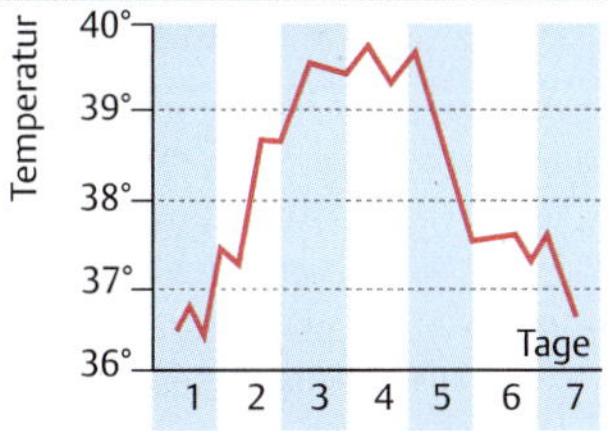

Wellenförmiger Verlauf mit langsamem Temperaturanstieg, einige Tage hohes Fieber, langsamer Fieberabfall und dann mehrere fieberfreie Tage/ Wochen, dann Wiederholung.
Vorkommen: Morbus Hodgkin, Tumore, Bruzellose.

biphasisches Fieber

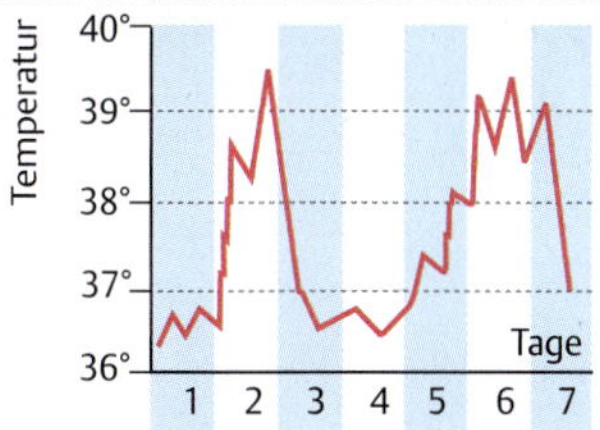

Temperaturerhöhung in 2 Phasen, Verlauf von Anstieg und Abfall ergeben eine zweigipflige Fieberkurve mit dem Umriss eines zweihöckrigen Kamels
Vorkommen: Meningokokkensepsis, Poliomyelitis, Masern.

Je nach Verlauf des Fiebers und den auftretenden Temperaturdifferenzen unterscheidet man verschiedene Fieberverlaufstypen.

Begleiterscheinungen bei Fieber

Fieber kann mit Fieber**krämpfen** und **Schüttelfrost** einhergehen. Bei sehr hohem und anhaltendem Fieber kann ein Fieber**delir** entstehen.

Begleiterscheinungen bei Fieber

Fieberkrämpfe. Bei Kleinkindern und Kindern unter 5 Jahren können besonders zu Beginn einer fieberhaften Erkrankung Fieberkrämpfe auftreten. Diese sind bei höheren Temperaturen (über 39,0 °C) häufiger. Bei erwachsenen Epileptikern kann Fieber auch zum Teil einen Krampfanfall auslösen.

Schüttelfrost. Als Schüttelfrost wird starkes Kältezittern bezeichnet. Dabei zieht sich unwillkürlich die Muskulatur zusammen. Schüttelfrost kann in der Fieberanstiegsphase auftreten. Durch starkes Kältezittern versucht der Organismus, seine Wärmeproduktion zu erhöhen. Schüttelfrost ist insbesondere für schwerkranke Menschen körperlich sehr belastend, denn während des starken Zitterns steigt der Stoffwechsel enorm an und der Sauerstoffverbrauch nimmt zu.

Fieberdelir. Bei sehr hohem und anhaltendem Fieber kann ein Fieberdelir entstehen. Das Bewusstsein ist getrübt, der Patient ist ängstlich-erregt und motorisch unruhig. Sinnestäuschungen treten auf.

13.2.2 Veränderungen der Schweißsekretion

Die Schweißsekretion kann fehlen, vermindert oder vermehrt sein, sich nur auf eine Gesichts- bzw. Körperhälfte beziehen oder übel riechen. Kleinperliger, kalter Schweiß kann auf einen Schock hinweisen.

13.2.2 Veränderungen der Schweißsekretion

Von der normalen Schweißsekretion gibt es folgende Abweichungen:

- fehlende Schweißproduktion (Anhidrosis)
- verminderte Schweißproduktion (Hypohidrosis)
- vermehrte Schweißproduktion (Hyperhidrosis)
- vermehrte Schweißbildung auf einer Gesichts- bzw. Körperhälfte (Hemihyperhidrosis)
- kleinperliger, kalter Schweiß
- übelriechender Schweiß (Bromhidrosis)

Hitzewallungen treten während der **Wechseljahre** auf und sind oft mit Schweißausbrüchen, fleckigen Hautrötungen und unangenehmem Herzklopfen verbunden.

Hitzewallungen während der Wechseljahre. Bei der Umstellung des Hormonaushalts können Frauen an Hitzewallungen leiden. Die anfallsartigen Hitzewallungen sind oft mit Schweißausbrüchen, fleckigen Hautrötungen und unangenehmem Klopfen des Herzens (Tachykardie) verbunden. Nach der Hitzewallung frösteln die Betroffenen oft durch die Verdunstungskälte leicht. Die Beschwerden können bis zu 30-mal am Tag auftreten.

13.2.3 Beobachten von Änderungen der Körpertemperatur

Praxistipp ▸

13.2.3 Beobachten von Änderungen der Körpertemperatur

Praxistipp

Wie kann ich bei Menschen eine Veränderung der Körpertemperatur feststellen?

Informationen über die Körpertemperatur eines Menschen können Sie – abgesehen von einer quantitativen Messung mit einem Thermometer (s. u.) – auf unterschiedliche Weise sammeln:

- Im Gespräch mit dem Betroffenen:
  - Wie ist sein alltägliches und aktuelles Wärmebedürfnis und Temperaturempfinden?
  - Neigt er eher dazu zu frieren oder zu schwitzen?
  - Welche Maßnahmen ergreift er, die zu seinem Wärmewohlbefinden beitragen?
- Indem Sie einzelne Hautpartien des Pflegeempfängers befühlen und betrachten, z. B. Gesicht, Schultern, Hände, Füße.
- Indem Sie das Verhalten des Menschen beobachten: Deckt sich der Betroffene auf, zittert er?

Tab. 13.1 Kriterien für die Beobachtung der Körpertemperaturregulierung.

Behaglichkeitstemperatur	bei Kälte/Kühle	bei Wärme/Hitze
Hautfarbe und Hautkonsistenz		
• rosig • gut durchblutet	• Hautblässe, besonders an den Gliedmaßen und Akren (Finger, Zehen, Nase und Ohren) Ausnahme: Kurzfristig färben sich Hände und Gesicht bei Temperaturen < 10 °C nach anfänglicher Blässe rot.	• gerötet • Hautkonsistenz manchmal teigig oder geschwollen
Hautwärme		
• Kopf und Körperstamm warm • Gliedmaßen etwas kühler	• kühl/kalt, besonders an Körperstellen, die der Kälte ausgesetzt sind (Gliedmaßen)	• warm, schweißig

Tab. 13.1 Fortsetzung.

Behaglichkeitstemperatur	bei Kälte/Kühle	bei Wärme/Hitze
Körperhaltung und -bewegung		
• locker und entspannt	• Arme körpernah anliegend • zusammengekauert angespannt • aktive Bewegung • Muskelzittern • Gänsehaut	• „offen", Arme eher abgespreizt • Körperbewegung reduziert
Kleidung und Umgebung		
• dem individuellen Wärmebedürfnis und der Umgebungstemperatur angepasst	• dicke Kleidungsstücke • Heizung	• dünne, leichte, durchlässige Kleidung • Aufenthalt in schattiger, kühler Umgebung
Nahrung		
• kalte/warme Getränke • den Bedürfnissen entsprechende Kost	• warme Getränke • kalorienreiche Kost	• kühle Getränke • flüssigkeitsreiche Kost
seelisch-geistige Verfassung		
• angeregt bis entspannt	• unwohl • antriebslos • angespannt	• eher passiv • antriebsarm oder unruhig

13

13.3 Bei Pflegemaßnahmen mitwirken

13.3.1 Messen der Körpertemperatur

Zusätzlich zur subjektiven Einschätzung der Körpertemperatur sollte diese auch immer **objektiv** bestimmt werden. **Die Körpertemperatur wird gemessen.**

Sie unterliegt individuellen, tageszeitlichen und hormonellen Schwankungen. Daher ist ein einmaliger Messwert wenig aussagekräftig, es sind mehrere Messungen notwendig. Nur so kann man Temperaturtrends erfassen, Rückschlüsse auf Verhaltensweisen ziehen und Erkrankungen oder Einflüsse pflegerischer Maßnahmen erkennen und beurteilen. Dabei muss beachtet werden, dass sich die Messergebnisse je nach Messort und Messmethode unterscheiden. Deshalb sollte man immer am selben Ort (z. B. im Ohr) und mit dem gleichen Thermometer, also einem Thermometer der gleichen Bauart, die Temperatur kontrollieren.

Messorte und Messverfahren

An folgenden Körperstellen kann man die Temperatur messen (**Tab. 13.2**):

Tab. 13.2 Messorte und Messdauer.

Messort	Messdauer
im Gehörgang	Infrarot-Ohrthermometer: 1–2 Sekunden
auf der Stirn	Stirnthermometer: wenige Sekunden
oral (in der Mundhöhle)	Digitalthermometer: circa 9–90 Sekunden Maximumthermometer: circa 5 Minuten
sublingual (unter der Zunge neben dem Zungenbändchen)	Digitalthermometer: circa 9–90 Sekunden Maximumthermometer: circa 5 Minuten
axillar (in der Achselhöhle)	Digitalthermometer: circa 60–90 Sekunden Maximumthermometer: circa 10 Minuten
rektal (im Mastdarm)	Digitalthermometer: circa 60–90 Sekunden Maximumthermometer: circa 3–4 Minuten
inguinal (in der Leiste)	kontinuierliche Messung

13.3 Bei Pflegemaßnahmen mitwirken

13.3.1 Messen der Körpertemperatur

Die Körpertemperatur unterliegt individuellen, tageszeitlichen und hormonellen Schwankungen. Damit man aussagekräftige Werte erhält, sind mehrere Messungen erforderlich. Die Messergebnisse variieren je nach Messort und Messmethode.

Messorte und Messverfahren

Besonderheiten ▶

Besonderheiten Kinder

Bei Kindern sollte nach Möglichkeit ein Thermometer mit kurzer Messzeit verwendet werden.

Die Körperkerntemperatur variiert an den verschiedenen Messorten um 0,2–1,2 °C.

13

Temperaturdifferenzen. Unter Normalbedingungen variiert die Körperkerntemperatur je nach Messort um 0,2–1,2 °C. Die höchsten Messwerte entstehen bei der rektalen Messung. Hier ist der gemessene Wert jedoch wiederum davon abhängig, wie tief das Thermometer eingeführt wird (je nach Tiefe gibt es Temperaturunterschiede bis zu 1 °C). Aus diesem Grund ist es gerade für Verlaufskontrollen sehr wichtig, immer mit der möglichst gleichen Messtiefe zu messen. Dies gilt ebenso für die orale/sublinguale Messung.
Die axillare Messung gibt nur einen sehr vagen Anhalt über die Körpertemperatur. In vielen Pflegeeinrichtungen wird deshalb nur noch die Temperatur auf der Stirn oder im Ohr gemessen. (**Abb. 13.6**). Die Messung mit einem Infrarotthermometer im Ohr hingegen ist schneller, unterliegt jedoch ebenso Ungenauigkeiten bei der Messung. Eine Messung im Mastdarm wird normalerweise nur noch bei Fieber oder wenn die Messung im Ohr nicht möglich ist, durchgeführt.

Abb. 13.6 Temperaturkontrolle im Ohr.

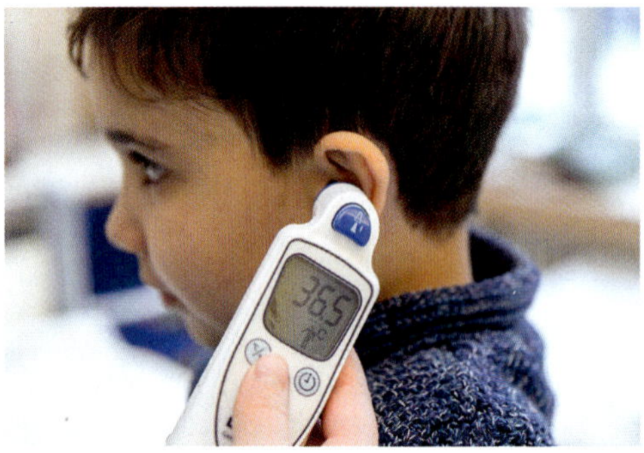

Die Messung der Temperatur im Ohr geht schnell und ist unkompliziert. *Quelle: K. Oborny, Thieme*

Merke ▶

Merke

Zahlreiche Faktoren können die Messung der Körpertemperatur beeinflussen. Deswegen wird in der professionellen Arbeit meist Tageszeit, Messort und Messmethode festgelegt. Nur so sind die Messungen aussagekräftig.

Thermometermodelle

Es stehen **verschiedene** Thermometermodelle zur Verfügung, z. B.:
- Maximumthermometer
- digitales Thermometer
- Stirnthermometer
- Infrarotthermometer

Thermometermodelle

Für die verschiedenen Messarten stehen unterschiedliche Modelle zur Verfügung:
- **Maximumthermometer** (Quecksilberersatz), eignet sich zur axillaren, rektalen und sublingualen/oralen Messung,
- **digitales Thermometer** (**Abb. 13.7 a**), eignet sich zur axillaren, rektalen und sublingualen/oralen Messung
- **mobiler Monitor** zur kontinuierlichen Überwachung, eignet sich zur axillaren und inguinalen Messung
- beim **Stirnthermometer** benötigt eine genaue Messung lediglich wenige Sekunden
- **Infrarotthermometer** (**Abb. 13.7 b**), eignet sich zur Messung im Gehörgang

Merke ▶

Merke

Da Quecksilberdämpfe sehr giftig sind, sollen Quecksilberthermometer nicht mehr angewendet werden.

Abb. 13.7 Thermometer.

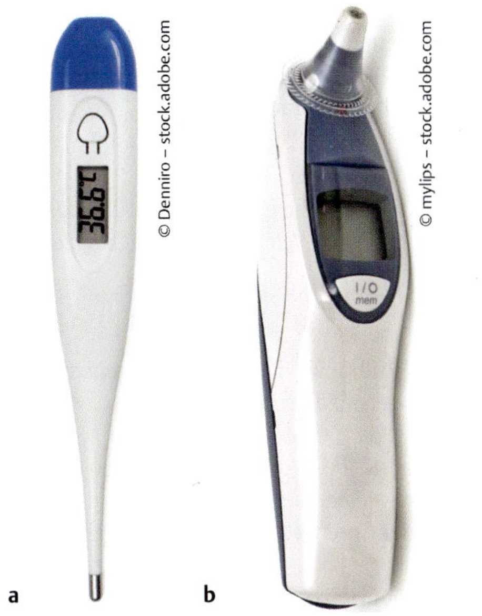

Verschiedene Thermometerarten.
a digitales Thermometer, *Quelle: Denniro – stock.adobe.com*
b Infrarotthermometer. *Quelle: mylips – stock.adobe.com*

Regeln für die Temperaturmessung

Handhabung und Indikation

- Unbedingt die Hinweise des Herstellers beachten. Nur so ist eine genaue und sichere Messung möglich.
- Die Werte werden anschließend, wie in der Einrichtung üblich, dokumentiert.

> **Merke**
> Die Temperatur wird bei **Verdacht auf eine fieberhafte Erkrankung** und bei **Aufnahme** ins Krankenhaus gemessen. **Regelmäßige** Temperaturmessungen werden **nur** bei Fieber, bei **Verdacht auf Infektion**, während eines **postoperativen Aufenthalts** oder bei **Risikopatienten** durchgeführt. Unnötiges Messen stört oder beunruhigt Patienten. Wie oft gemessen wird, richtet sich nach der pflegerischen Einschätzung und Beurteilung, dem Krankheitsverlauf sowie dem Befinden des Patienten und der ärztlichen Anordnung.

Hygiene. Auch Thermometer mit handelsüblicher Schutzhülle müssen nach Gebrauch desinfiziert werden:

- z. B. mit 70 % Alkohol abwischen
- auf Hinweise zu Wasserdichtigkeit und Materialeigenschaften achten

Ruhephase. Ruhephasen müssen vor dem Messen unbedingt eingehalten werden, da die Körpertemperatur stark von der körperlichen Aktivität abhängt. Hat sich ein Mensch körperlich beansprucht, z. B. durch Laufen zu Untersuchungen, pflegerische Maßnahmen (warme Dusche), wird die Temperatur erst nach einer entsprechenden Ruhephase gemessen. Die Dauer der Ruhephase (circa 10–20 Minuten) kann individuell verschieden sein. Deshalb wird bei auffälligen Messwerten, die nicht zum Erkrankungsbild und zum Befinden des Betroffenen passen, eine erneute Temperaturkontrolle nach 2 Stunden empfohlen. Wärmequellen sollen rechtzeitig vor der Messung entfernt werden.

Unruhige Patienten. Bei unruhigen Personen sollte die Messung überwacht und unter Umständen das Thermometer festgehalten werden. Bei kleinen Kindern, unruhigen oder zu Krämpfen neigenden Menschen darf keine orale/sublinguale Messung durchgeführt werden, da sie das Thermometer zerbeißen könnten.

> **Merke**
> Kurz zuvor eingenommene (circa 10 Minuten) heiße oder kalte Getränke beeinflussen die orale Messung ebenso wie eine dauernde Mundatmung.

Regeln für die Temperaturmessung

Für eine genaue und sichere Messung müssen die Hinweise des Herstellers beachtet werden.

◀ Merke

Das Thermometer wird nach Gebrauch desinfiziert.

Geht der Messung eine **körperliche Beanspruchung** voraus, z. B. körperliche Bewegung, Untersuchungen, Pflegemaßnahmen, wird die Temperatur erst nach einer **Ruhephase** von circa 10–20 Minuten gemessen.

Bei unruhigen Personen wird die Messung überwacht und unter Umständen das Thermometer festgehalten.

◀ Merke

13.3.2 Allgemeine Maßnahmen zur Unterstützung der Körpertemperaturregulierung

Es gibt einige Maßnahmen zur Regulierung der Temperatur und zur Unterstützung des Wärmehaushalts. Dabei entscheidet jeder Mensch selbst, was ihm guttut; dies ist abhängig vom subjektiven Wärme- und Kälteempfinden und der individuellen Temperaturtoleranz.

Möglichkeiten der Pflege

Ist der Mensch nicht in der Lage, selbstständig sein Verhalten im Sinne einer Temperaturanpassung/-regulierung zu ändern, benötigt er dazu Unterstützung und Hilfe. Welche Maßnahmen dazu eingesetzt werden, hängt von der individuellen Situation ab.
Regulationsgrößen können sein:

Raumtemperatur. Ist ein Mensch in seiner Mobilität eingeschränkt, darf er keiner intensiven Kälte oder Wärme ausgesetzt werden (**Abb. 13.8**). Zugluft muss vermieden werden.

Kleidung. Atmungsaktive Textilien (z. B. Baumwolle, Leinen, Seide, Wollstoffe) haben sich bewährt.

- „Zwiebel-Look“: Mehrere Schichten übereinander eignen sich besser als ein einzelner dicker Stoff.
- Chemisch hergestellte Kleidungsstoffe wie Sympatex oder Goretex sind ebenfalls geeignet, sie ermöglichen eine ungehinderte Schweißabgabe.
- Kleidung sowie Bettdecken und Kissen können kurz an der Heizung oder mit Wärmestrahlern angewärmt werden.

Kopfbedeckung. Die Kopfhaut ist stark durchblutet, deshalb kann bei fehlender oder schwacher Behaarung viel Wärme abgegeben bzw. bei starker Sonnenbestrahlung viel Wärme aufgenommen werden (**Abb. 13.9**). Aus diesem Grund sollte bei wenig Haaren auf dem Kopf an eine Kopfbedeckung gedacht werden.

Getränke und Nahrung. Sie sollten ausreichend vorhanden und leicht für den Menschen erreichbar sein. Schwitzt eine Person stark, schränkt der Flüssigkeitsverlust die Verdunstung von Wärme ein. Es kann zu einem Hitzestau kommen. Für die Nahrungsaufnahme und -verdauung wird Energie verbraucht und gleichzeitig Wärme erzeugt. Je nach Temperatur der Nahrung (warme Speisen) wird dem Körper zusätzlich Wärme zugeführt.

Abb. 13.8 Wärmezufuhr bei immobilen Menschen.

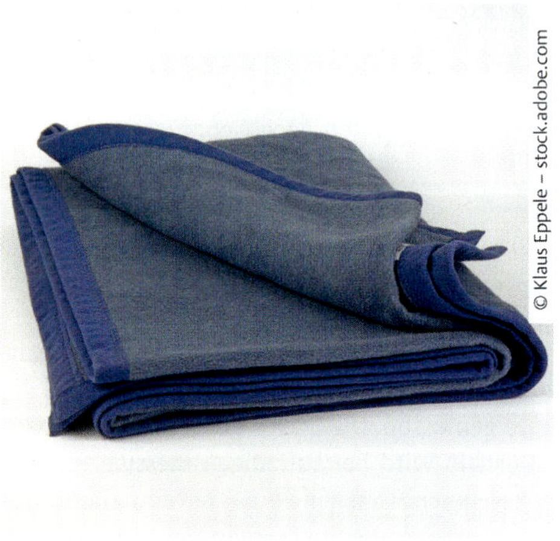

Eine Decke und warme Socken wärmen und schützen vor Auskühlung. *Quelle: Klaus Eppele – stock.adobe.com*

Abb. 13.9 Kopfbedeckung.

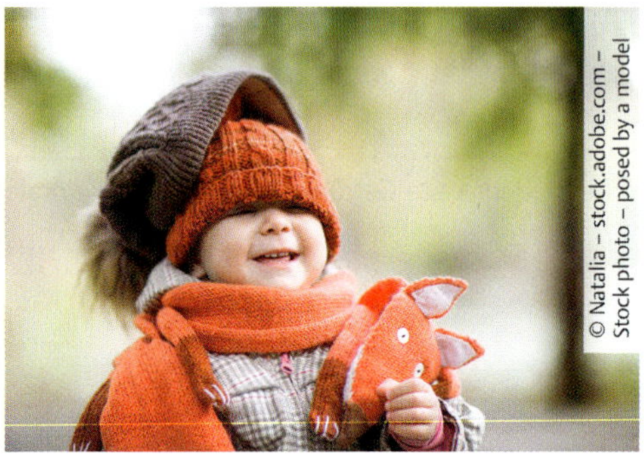

Säuglinge und Kleinkinder sollten immer eine Kopfbedeckung tragen, da sie über die Kopfhaut einen Großteil ihrer Körperwärme verlieren können (nachgestellte Situation). *Quelle: Natalia – stock.adobe.com*

KURZFASSUNG

13.3.2 Allgemeine Maßnahmen zur Unterstützung der Körpertemperaturregulierung

Möglichkeiten der Pflege

Die von der Pflege gewählten Maßnahmen hängen von der **individuellen Situation** ab.

Pflegende unterstützen Menschen bei der Temperaturanpassung/-regulierung durch folgende Maßnahmen:

- für angepasste Raumtemperatur sorgen
- für angemessene, witterungsgerechte Kleidung sorgen
- für genügend Flüssigkeits- und Essensvorräte sorgen
- für Körperbewegung sorgen
- für eine angenehme Umgebung sorgen

Körperbewegung. Ist es draußen oder im Zimmer kalt, kann Wärme durch Bewegung erzeugt werden. Der Stoffwechsel wird beim Bewegen gesteigert, uns wird warm.

13.3.3 Pflegerische Unterstützung bei Unterkühlung (Hypothermie)

Folgende Sofortmaßnahmen erfolgen bei Hypothermie:
Je nachdem wie stark der Betroffene ausgekühlt ist, muss er wieder erwärmt werden. Auf jeden Fall muss das Wiedererwärmen langsam erfolgen, z.B.

- innerlich mit warmen Getränken (kein Alkohol!),
- äußerlich mit warmen Decken; Erhöhen der Raumtemperatur.

Erfrierungen: Wärme wird sowohl innerlich als auch äußerlich zugeführt. Je nach Zustand wird der Patient auf die Intermediate Care Station (Überwachungsstation) verlegt.

13.3.3 Pflegerische Unterstützung bei Unterkühlung (Hypothermie)

Sofortmaßnahmen bei Unterkühlung: Erwärmen sowohl äußerlich als auch innerlich.

13

13.3.4 Pflegerische Unterstützung bei Überwärmung (Hyperthermie)

Folgende Sofortmaßnahmen sollten bei Hyperthermie erfolgen:

- **Fieber:** s.u.
- **Hitzekollaps:** Patienten flach lagern und Flüssigkeit zuführen.
- **Hitzekrämpfe:** oral Elektrolytlösungen zuführen, eventuell Infusionstherapie und Überwachung.
- **Hitzschlag:** Betroffenen in kühle Umgebung bringen, durch kalte Umschläge kühlen, Cold-/Cool-Packs im Nacken, auf Arme, Beine, Leiste auflegen (Vorsicht: Cool-Packs nie direkt auf die Haut auflegen. Dies kann zu lokalen Erfrierungen führen!), kalte Getränke reichen, Vitalfunktionen sicherstellen, Notarzt informieren.
- **Sonnenstich:** Betroffenen in kühle, schattige Umgebung bringen, Kopf und Oberkörper leicht erhöht lagern, physikalische Kühlungsmaßnahmen, insbesondere des Kopfbereichs.

13.3.4 Pflegerische Unterstützung bei Überwärmung (Hyperthermie)

Sofortmaßnahmen bei Überwärmung:
- Flüssigkeit zuführen
- für eine kühle Umgebung sorgen

Pflegerische Unterstützung bei Fieber

Die Unterstützung bei Fieber richtet sich grundsätzlich nach dem Ausmaß der Selbstpflegefähigkeit eines Patienten. Je nachdem, in welcher Phase des Fieberverlaufs sich der Patient befindet, können die Pflegenden verschiedene Maßnahmen ergreifen. Einen Überblick darüber liefert (**Tab. 13.3**).

Pflegerische Unterstützung bei Fieber

Die Pflege muss an die Phase des Fieberverlaufs angepasst werden (**Tab. 13.3**).

Tab. 13.3 Symptome und Pflegemaßnahmen bei Fieber.

Symptome	Pflegemaßnahmen
Fieberanstieg	
• frieren • Haut: kühl, blass, marmoriert, Gänsehaut • eventuell Schüttelfrost • Anstieg von Puls, Atemfrequenz, Körpertemperatur • Unruhe, Angst	• Wärme zuführen durch warme Getränke, zusätzliche Decken, warme Bekleidung (Jacke, Wollsocken), Heizung aufdrehen • Kältezittern durch wärmendes Einhüllen der Gliedmaßen mindern • Arzt benachrichtigen • Ruhe und Sicherheit vermitteln • Vitalzeichen (auch nach Ende des Schüttelfrosts) überwachen
Fieberhöhe	
• Hitzeempfinden • trockene, meist gerötete Haut • erhöhte Körpertemperatur • erhöhte Puls- und Atemfrequenz • Durstgefühl • lichtempfindliche Augen • ausgeprägtes Krankheitsgefühl • häufig Gliederschmerzen	• ärztliche Anordnungen beachten, eventuell fiebersenkende Medikamente verabreichen • Vitalzeichen, Temperatur und Bewusstsein kontrollieren • auf ausreichende Flüssigkeitszufuhr achten • Ruhe und Sicherheit vermitteln, anwesend sein • Wärmeabgabe bei starkem Hitzegefühl unterstützen, z.B. durch Entfernen von zusätzlichen Decken und Wärmflasche usw. • nach Rücksprache mit Patienten und ggf. Arzt/ Pflegefachkraft **vorsichtig** erfrischende und kühlende Maßnahmen wie lauwarme Waschungen, Wadenwickel einsetzen, dabei unbedingt Kältegefühl vermeiden (Achtung: erneuter Temperaturanstieg) • Umgebung angenehm gestalten, für frische Luft und gedämpftes Licht sorgen

13

Tab. 13.3 Fortsetzung.

Symptome	Pflegemaßnahmen
Fieberabfall	
• Körpertemperatur sinkt • vermehrte Hautdurchblutung • langsamer Temperaturabfall (Lysis): – warmer, großperliger Schweiß – Normalisierung von Puls- und Atemfrequenz • schneller Temperaturabfall (Krisis): – kalter, klebriger, kleinperliger Schweiß – Hautblässe – erneutes Ansteigen der Pulsfrequenz • Müdigkeit und Schwächegefühl • Schlafbedürfnis	• Temperatur und Vitalzeichen kontrollieren • weiterhin Wärmeabgabe unterstützen, z. B. durch leichte Bekleidung, Bettlaken • nach Rücksprache mit dem Patienten erfrischende Maßnahmen anbieten, wie z. B. kühlender Stirnlappen oder Waschung • Flüssigkeit und Elektrolyte zuführen, leicht verdauliche Kost anbieten • bei der Körperpflege unterstützen • nach starkem Schwitzen rasch Kleidung und Bettwäsche wechseln • eventuell bei Mobilisation unterstützen • für störungsfreie Ruhephase sorgen • pflegerische Maßnahmen auf das unbedingt Notwendige reduzieren • Wichtig: Ein schneller Temperaturabfall kann lebensbedrohlich sein (Kollapsgefahr), eine intensive Betreuung und Überwachung sind besonders wichtig.

Fieber senken
Wird die Körpertemperatur zu drastisch gesenkt, kann dies erneut zu einem Fieberanstieg und zu einem enorm gesteigerten Stoffwechsel und einer Kreislaufbelastung führen.

Fieber senken

Eine Senkung des Fiebers, die lediglich an einen bestimmten Messwert (z. B. ab 39 °C) gebunden ist, wird heute größtenteils abgelehnt.
Kann Fieber aufgrund des Befindens oder der speziellen Erkrankungssituation bei einem Patienten nicht toleriert werden, muss das Fieber gesenkt werden. Wird die Körpertemperatur zu stark und schnell gesenkt, kann dies einen erneuten Fieberanstieg auslösen. Dadurch wird der Stoffwechsel enorm gesteigert und der Kreislauf stark belastet.

Fiebersenkende Maßnahmen
Physikalische Maßnahmen unterstützen den Patienten bei der Wärmeabgabe.

Fiebersenkende Maßnahmen

Physikalische Maßnahmen. Fachgerecht angewendet, können physikalische Maßnahmen die Körpertemperatur senken. Sie greifen jedoch nicht direkt in die pathophysiologischen Fiebervorgänge im Temperaturzentrum ein, sondern unterstützen den Patienten lediglich bei der Wärmeabgabe.

Merke ►

Merke

Die physikalische Therapie umfasst natürliche Maßnahmen (griechisch physis = Natur), die Einfluss auf das Wohlbefinden des Menschen nehmen. Dazu gehören z. B. Wadenwickel, Bäder und Waschungen (s. Kap. 13.3.7 Wickel, Auflagen, Bäder, S. 304).

Medikamente können fiebersenkend und schmerzlindernd wirken.

Medikamente. Fiebersenkende Medikamente (Antipyretika) unterbrechen die pathophysiologischen Vorgänge, die zur Sollwertverstellung im Temperaturregulationszentrum führen. Sie wirken daher fiebersenkend. Gleichzeitig besitzen sie schmerzlindernde (analgetische) Eigenschaften.

13.3.5 Pflegerische Unterstützung bei veränderter Schweißsekretion

13.3.5 Pflegerische Unterstützung bei veränderter Schweißsekretion

Bei einer vermehrten Schweißsekretion ist auf eine häufige Körperpflege zu achten.
Die Haut soll trocken und intakt sein.
Der Flüssigkeits- und Elektrolytverlust muss bei der Flüssigkeitsbilanz und -zufuhr berücksichtigt werden.

Eine veränderte Schweißabsonderung kann ein Symptom verschiedener Erkrankungen sein. Deshalb erfordert sie je nach Ursache unterschiedliche Maßnahmen.
Allgemein wird bei einer vermehrten Schweißsekretion auf eine regelmäßige und häufige Körperpflege geachtet. Die Haut soll trocken und gesund sein.
Folgende Probleme können bei vermehrter Schweißsekretion entstehen:
- Hat ein Mensch oft feuchte und kalte Füße, ist das Risiko erhöht, an Fußpilz zu erkranken.
- Ein stark schwitzender Mensch verliert erhebliche Mengen an Flüssigkeit und Elektrolyten. Dies muss bei der Flüssigkeitsbilanz und -zufuhr berücksichtigt werden.
- Menschen, die viel und häufig schwitzen, können sich durch die dabei entstehende Verdunstungskühle leicht erkälten, auch im Sommer.
- Hohe psychische und körperliche Belastung.
- Häufiger Wäschewechsel ist für einen schwerkranken Menschen sehr anstrengend.

13.3.6 Wärme- und Kälteanwendungen (Thermotherapie)

Wärme- und Kälteanwendungen werden meist in der Physiotherapie eingesetzt. Sie können den Patienten gezielt bei der Regulierung der Körpertemperatur helfen. Auch Pflegeassistenten sollten bestimmte Anwendungsformen kennen, um ihre Patienten nach Rücksprache mit dem behandelnden Arzt und der Pflegefachkraft unterstützen zu können.

Merke

Der behandelnde Arzt hat die ärztliche Gesamtverantwortung und muss mit der Anwendung einverstanden sein.

Grundlagen

Die Wirksamkeit der Wärme- und Kälteanwendungen hängt u. a. ab von
- der Applikationsfläche,
- dem Durchblutungsgrad der jeweiligen Körperpartie und
- der Dauer der Anwendung (z. B. kommt es bei einem ungefähr 10 Minuten angelegten kühlenden Wadenwickel zum Wärmeentzug, ein mehrere Stunden angezogener kalter Kneipp-Strumpf führt zu einem gewollten Wärmestau).

Merke

Die entscheidenden Kriterien für die Anwendung von Kälte und Wärme sind die Reaktion und das Befinden der betroffenen Person.

Wärmetherapie

Wärme wird z. B. angewendet bei
- Muskelkrämpfen,
- Menstruationsbeschwerden und
- Krämpfen im Magen-Darm-Bereich.

Therapeutische Effekte

Wärmeanwendungen können folgende therapeutische Effekte haben:
- Blut sammelt sich vermehrt in den erwärmten Bereichen an.
- Es kommt zu einem erhöhten Gewebestoffwechsel, der die Regeneration fördert.
- Das Blut ist weniger zähflüssig.
- Die Gefäße werden erweitert.
- Die kleinsten Blutgefäße (Kapillaren) haben eine höhere Durchlässigkeit.
- Der Spannungszustand der Muskeln (Muskeltonus) ist reduziert.
- Schmerzen werden gelindert.

Trockene Wärmespender

Wärmflasche. Die Gummiwärmflasche wird mit circa 1 l Wasser (50–60 °C) gefüllt. Beim Zudrehen des Verschlusses muss darauf geachtet werden, dass die Wärmflasche nicht brüchig und der Dichtungsring intakt ist. Anschließend wird die Wärmflasche in eine Schutzhülle gezogen und aufgelegt. Der Verschluss zeigt dabei möglichst nach außen.

Merke

Bei der Verwendung von Wärmflaschen und Heizdecken besteht immer die Gefahr der Verbrennung. In den meisten Pflegeeinrichtungen sind sie deshalb mittlerweile verboten.

Abb. 13.10 Wärmespender.

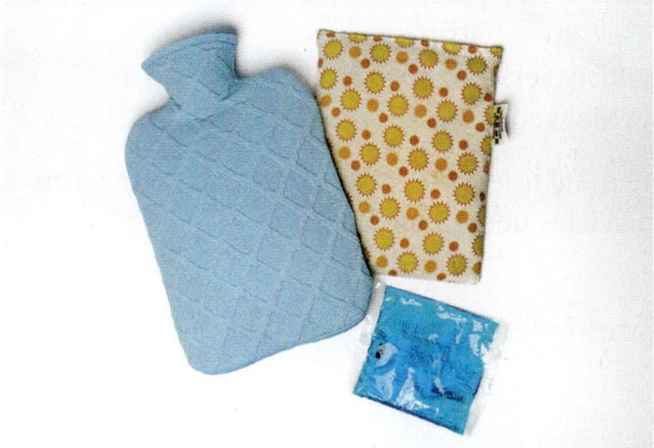

Verschiedene Möglichkeiten der trockenen Wärmezufuhr, wie Wärmflasche, Kirschkernkissen und Warmpack. *Quelle: K. Oborny, Thieme*

Kurzfassung

13.3.6 Wärme- und Kälteanwendungen (Thermotherapie)

Wärme- und Kälteanwendungen unterstützen den Menschen bei gestörter Wärmeregulierung.
In jedem Fall bedarf es einer Abstimmung mit der verantwortlichen Pflegefachkraft und dem behandelnden Arzt.

◂ Merke

Grundlagen

Die Wirksamkeit der Wärme- und Kälteanwendungen ist abhängig von
- der Applikationsfläche,
- dem Durchblutungsgrad und
- der Dauer der Anwendung.

◂ Merke

Wärmetherapie

Einsatz bei
- Muskelkrämpfen,
- Menstruationsbeschwerden und
- Krämpfen im Magen-Darm-Bereich

Therapeutische Effekte

Therapeutische Effekte sind z. B.
- Schmerzlinderung,
- erhöhter Gewebestoffwechsel,
- Erweiterung der Blutgefäße,
- Verminderung des Muskeltonus.

Trockene Wärmespender

Wärmflasche nur mit Schutzhülle verwenden.

◂ Merke

Warmpacks werden in warmem Wasser oder in der Mikrowelle erwärmt. Mit Schutzhülle verwenden!

Warmpacks. Warmpacks sind mit Gel oder Mineralien gefüllte Elemente in verschiedenen Größen, die in warmem Wasser oder der Mikrowelle erwärmt werden. Sie sind gut formbar und leicht zu desinfizieren. Nach dem Erwärmen und Abtrocknen werden sie in einen Schutzbezug gehüllt und an die gewünschte Körperregion gelegt.

Merke ►

Merke

Bedenken Sie beim Erhitzen trockener Wärmespender die Empfindlichkeit von Brand- oder Rauchgasmeldern. Die Erwärmung muss sachgerecht erfolgen.

Besonderheiten ►

Besonderheiten Kinder

Kirschkernkissen sind besonders für Säuglinge und Kleinkinder geeignet. Sie sind meist in verschiedenen Farben und Formen erhältlich und ein guter Ersatz für die klassische Wärmflasche.

Kirschkernkissen. Wärmen Sie das Kirschkernkissen nur langsam und in kleinen Schritten an. Schütteln Sie das Kissen direkt nach dem Erwärmen auf, damit sich die Wärme gleichmäßig verteilt. Prüfen Sie immer die Temperatur des Kissens, z. B. an der Innenseite des Handgelenks, bevor Sie dieses auf die betroffene Körperstelle auflegen.

Heizkissen, Heizdecken. Hier sind die Angaben des Herstellers genau zu beachten. Bei unsachgemäßer Anwendung besteht Verbrennungsgefahr.

Wärmedecken werden besonders in der Intensivpflege und im OP eingesetzt.

Wärmedecke. Die Wärmedecke ermöglicht eine aktive Wärmetherapie, bei der Wärme durch ein Gebläse auf einen großen Hautbereich übertragen wird. Die Temperatur lässt sich in mehreren Stufen zwischen Raumtemperatur und ca. 45 °C einstellen. Die Wärmedecke wird besonders im OP und in der Intensivpflege eingesetzt.

Lichtbehandlung (Heliotherapie). Bei der Lichtbehandlung wird Licht als Heilmittel in verschiedenen Formen angewandt. In therapeutischer Dosierung werden ultraviolette und infrarote Strahlen genutzt. Die langwellige Infrarotstrahlung besitzt eine niedrigere, die kurzwellige Ultraviolettstrahlung eine höhere Energie. Dies muss bei der Anwendungsdauer beachtet werden. Infrarottherapie wird vorwiegend zur oberflächlichen Erwärmung eingesetzt.

Merke ►

Merke

Sowohl infrarotes als auch ultraviolettes Licht kann die Augen schädigen, deshalb müssen bei der Bestrahlung die Augen besonders geschützt werden (dunkle Schutzbrille). Metallgegenstände wie Uhren, Ohrringe und Ketten müssen vor der Bestrahlung abgelegt werden, da sonst Verbrennungsgefahr besteht (starke Wärmeleitung).

Wärmelampen werden in der Augentherapie, bei lokalen Entzündungen oder schlecht heilenden Wunden eingesetzt.

Wärmelampen, Solluxlampen. Die Wärmezufuhr geschieht über Glühbirnen mit 300–1000 Watt. Sie werden z. B. in der Therapie von Augenerkrankungen, bei lokalen Entzündungen oder schlecht heilenden Wunden eingesetzt. Die Art der Anwendung (Dauer, Abstand, Intensität der Bestrahlung) unterliegt der ärztlichen Entscheidung.

Bettschuhe, Wollsocken. Viele Menschen leiden aufgrund kalter Füße an Einschlafstörungen. So sind Probanden bei einer Studie zur Messung der optimalen Einschlaftemperatur bei einer Fußtemperatur von 34 °C nach rund 10 Minuten eingeschlafen, während die Probanden mit einer Fußtemperatur von etwa 31 °C fast 25 Minuten wach waren (Herzog 2013).

Merke ►

Merke

Da der Einsatz von Wärmequellen zu Hautschädigungen führen kann, dürfen sie nicht bei Menschen mit Lähmungen, Sensibilitäts- und Durchblutungsstörungen oder nach Regionalanästhesien angewendet werden.

Feuchte Wärmespender

Zu Möglichkeiten zur feuchten Wärmezufuhr siehe S. 304.

Feuchte Wärmespender

Im Gegensatz zu trockenen Wärmespendern können auch feuchte Wärmespender therapeutisch eingesetzt werden. Zu diesen zählen unter anderem Wickel und Auflagen (S. 304).

Kältetherapie (Kryotherapie)

Einsatz bei Kopfschmerzen, Prellungen und Mandelentzündung.

Kältetherapie (Kryotherapie)

Kälte wird angewendet z. B. bei

- Kopfschmerzen,
- Prellungen und
- Mandelentzündung.

Therapeutische Effekte

Definition

Kältetherapie umfasst die Anwendung von Kälte zu therapeutischen Zwecken.

Durch eine Kältetherapie können folgende therapeutische Effekte erzielt werden:
- Der **Gewebestoffwechsel** wird **reduziert**.
- Die **Zähflüssigkeit** des **Blutes** (Blutviskosität) wird **erhöht**.
- Die Gefäße verengen sich.
- Bei kurzer Anwendung: Die **Muskelspannung** (Muskeltonus) wird **erhöht**.
- Bei langer Anwendung: Die **Muskelspannung** wird **vermindert**.
- Die lokale **Schmerzempfindung** wird **ausgeschaltet**.
- Es kommt zu einer **Schmerzlinderung**, Entzündungen werden gehemmt und Schwellungen lassen nach.

Trockene Kältespender

Damit die Kältewirkung lange genug anhält, wird der Kältespender entfernt oder ausgewechselt, bevor er seine kühlende Wirkung verliert.

Praxistipp

Welche Besonderheiten sind bei der Anwendung von Kälte zu beachten?

Wichtig ist, dass Nebenwirkungen vorgebeugt wird. Nebenwirkungen von Kälte sind Durchblutungsstörungen der Haut und der tiefer liegenden Gewebeschichten. Werden Gelenke gekühlt, kann sich die Zähigkeit der Gelenkflüssigkeit erhöhen. Aus diesen Gründen muss die ärztliche Anordnung bezüglich der Zeit und der Fläche der Kälteauflage eingehalten werden.
- Kälte darf nur bei gut durchbluteter, warmer Haut angewendet werden, denn nur hier kann sie die Wärmeabgabe sinnvoll unterstützen.
- Das Kühlelement wird nicht direkt auf die Haut gelegt, sondern vorher mit einem Baumwollstoff überzogen, um Kälteschäden zu vermeiden.
- Die Haut muss rosig aussehen; Blässe, Marmorierung oder bläuliche Verfärbung darf nicht entstehen, dies würde auf einen Kälteschaden hinweisen.

Cold-/Cool-Packs. Bei diesen auch als „Kryopack" bezeichneten Applikationsformen von Kälte handelt es sich um mit Gel gefüllte Kühlelemente. Cold-Packs sind in gefrorenem Zustand relativ starr, passen sich aber nach kurzer Zeit dem betreffenden Körperteil an. Sie werden bei Fieber in eine Schutzhülle (z. B. Waschlappen oder Kopfkissenbezug) gehüllt und z. B. in die Leiste gelegt.

Eisblase/Eiskrawatte. In die aus Gummi bestehenden Behälter werden durch eine Öffnung Eisstückchen eingefüllt. Die Eiskrawatte wird besonders zum Kühlen der Halsregion verwendet, z. B. nachdem die Gaumenmandeln entfernt wurden oder bei starkem Nasenbluten.

Merke

Cold-/Cool-Packs dürfen bei Diabetikern nur unter größter Vorsicht angewandt werden, z. B. bei Sportverletzungen. Eine Folge des Diabetes sind Nervenstörungen (Neuropathien), die das Kälteempfinden vermindern. Ist zudem die Hautdurchblutung gestört, erhöhen diese Faktoren die Anfälligkeit für Kälteschäden.

Feuchte Kältespender

Neben trockener Kälte kann auch feuchte Kälte verabreicht werden. Zu den feuchten Kältespendern zählen unter anderem Wickel und Auflagen (S. 304).

Wärmende oder kühlende Einreibungen

Einreibungsformen

Einreibungen unterstützen durch die Art der Einreibung und/oder durch die Effekte der verwendeten Substanz die Wärmeregulierung. Unter anderem werden folgende Arten der Einreibung unterschieden:

Einsalben/Eincremen. Eine verordnete Salbe/Lotion wird auf einen bestimmten Hautbezirk aufgetragen und mit kreisenden Bewegungen und leichtem Druck eingerieben (**Abb. 13.11**).

KURZFASSUNG

Therapeutische Effekte

◀ Definition

Therapeutische Effekte sind z. B.
- Schmerzlinderung,
- verminderter Gewebestoffwechsel,
- Verengung der Blutgefäße,
- Verminderung des Muskeltonus.

Trockene Kältespender

Trockene Kältespender müssen über längere Zeit angewendet werden.

◀ Praxistipp

Trockene Kältespender sind
- Cold-/Cool-Packs und
- Eisblase/Eiskrawatte.

◀ Merke

Feuchte Kältespender

Wärmende oder kühlende Einreibungen

Einreibungsformen

Einreibungen unterstützen die Wärmeregulierung. Es werden verschiedene Arten unterschieden, z. B.:
- Einsalben/Eincremen
- atemstimulierende Einreibung (ASE)

Abb. 13.11 Eincremen.

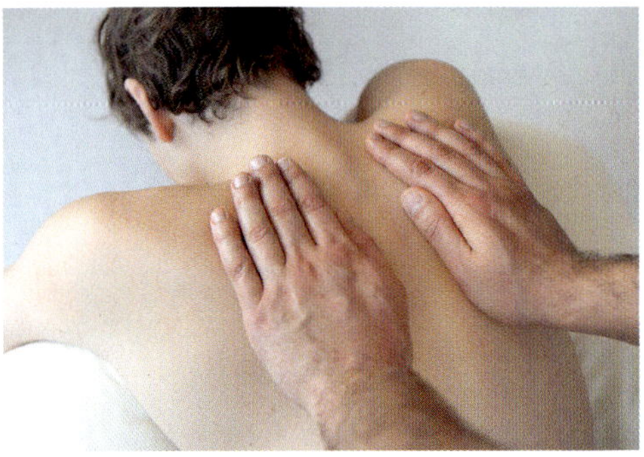

Der Pflegeassistent wärmt die Lotion vor dem Auftragen kurz zwischen beiden Handflächen an und trägt diese mit kreisenden Bewegungen auf. *Quelle: K. Oborny, Thieme*

Atemstimulierende Einreibung (ASE). Die Einreibung der Haut bewirkt zunächst eine vermehrte Durchblutung im Anwendungsbereich. Die Atmung wird verlangsamt und vertieft. Die Pflegeempfänger entspannen sich. Die ASE ist gut für die Prophylaxe (Vorbeugung) einer Pneumonie (Lungenentzündung) Die praktische Durchführung der ASE können Sie im Teilkapitel **Pflegemaßnahmen zur Schlafförderung** (S. 180) nachlesen.

Wirkung bestimmter Inhaltsstoffe

Die auf die Haut aufgetragenen Salben, Lotionen, Gele usw. können je nach Inhaltsstoff einen wärmenden oder kühlenden Effekt haben. Beispiele sind

- Rheumasalben (eher wärmend),
- mentholhaltige Salben (eher kühlend),
- Gele (eher kühlend),
- ätherische Öle (eher wärmend),
- fette Öle (eher wärmend).

Besonderheiten alte Menschen

Trotz seiner hohen Beliebtheit bei älteren Menschen sollte Franzbranntwein zur Einreibung auf der Haut nicht mehr in der Pflege verwendet werden. Er trocknet die Haut zu stark aus.

13.3.7 Wickel, Auflagen, Bäder

Grundregeln der Anwendung

Wickel, Auflagen und Bäder können bei Störungen der Wärmeregulierung helfen.

Ziele. Wickel, Auflagen und Bäder werden mit dem Ziel eingesetzt,

- überschießende Prozesse zu normalisieren, also z. B. **Wärme abzuleiten**,
- **Wärme zuzuführen**, zu entspannen, zu ordnen,
- **Stoffwechselprozesse** durch Wärme **anzuregen**.

Merke

Hat ein Pflegeempfänger einen instabilen Kreislauf, dürfen Wickel und Auflagen ggf. nicht eingesetzt werden. Denn durch Wärme oder Kälte kann die Durchblutung bestimmter Körperregionen verstärkt oder verringert werden, was sich negativ auf den Blutdruck und Puls auswirken kann.

Kontraindikationen. Wickel, Bäder und Auflagen nicht anwenden bei:

- bekannten Allergien gegen Zusätze wie ätherische Öle, Lebensmittel,
- mangelnder Akzeptanz und fehlender Kooperation des Pflegeempfängers,
- Hautdefekten,
- Fieber in der Anstiegsphase,
- kühlen/kalten und minder durchbluteten Körperpartien,
- Sensibilitätsstörungen oder Lähmungen und
- unklaren Beschwerden.

Besonderheiten Kinder

Da Kinder besonders auf Zusätze wie ätherische Öle und Lebensmittel reagieren können, werden diese nur individuell bei guter Kenntnis der Reaktionen eingesetzt.

Kurzfassung

Wirkung bestimmter Inhaltsstoffe
Je nach Inhaltsstoff und Konsistenz können Salben, Lotionen, Gele usw. wärmende oder kühlende Effekte haben.

Besonderheiten ▸

13.3.7 Wickel, Auflagen, Bäder

Grundregeln der Anwendung

Wickel, Auflagen und Bäder können bei Störungen der Wärmeregulierung unterstützen.

Merke ▸

Kontraindikationen sind z. B.
- bekannte Allergien gegen bestimmte Zusätze,
- Hautdefekte,
- Fieberanstiegsphase,
- kühle/kalte und minderdurchblutete Körperpartien,
- Sensibilitätsstörungen oder Lähmungen.

Besonderheiten ▸

Praxistipp

Welche Grundregeln müssen bei der Anwendung von Wickeln und Auflagen, Bädern und Waschungen beachtet werden?

Bevor Sie Wickel oder Auflagen einsetzen oder Bäder und Waschungen vornehmen, müssen Sie über das nötige Wissen verfügen. Besitzen Sie die Fähigkeiten und Fertigkeiten, die Maßnahmen durchzuführen, müssen Sie auf Folgendes achten:

- Es muss eine ausführliche Pflegeanamnese vorliegen (Befinden, Wärmehaushalt, Wärme-/Kälteempfinden, Temperatur, Hautzustand, Herz-Kreislauf-Situation, Schmerzen, Bewusstseinslage, Allergien, Sensibilitätsstörungen usw.).
- Überprüfen Sie die aktuelle Situation und allgemeine und spezielle Indikationen sowie Kontraindikationen.
- Informieren Sie den Pflegeempfänger. Er muss der Maßnahme zustimmen und entsprechend vorbereitet sein. Die Person erledigt vorher alles, was zu einer Unterbrechung führen könnte, z. B. Trinken, Toilettengang.
- Planen Sie die Anwendung und führen Sie alle vorbereitenden Maßnahmen durch:
  - Bereiten Sie die benötigten Materialien vor.
  - Holen Sie sich ggf. Unterstützung zum Positionieren oder Aufsetzen.
  - Sorgen Sie für störungsfreie Zeit während der Maßnahme und der anschließenden Nachruhezeit.
  - Binden Sie die Anwendung sinnvoll in den Tagesrhythmus ein.
  - Arbeiten Sie zügig, um bei heißen/warmen Anwendungen ein Auskühlen der Materialien zu verhindern (Erkältungsgefahr).
  - Beobachten Sie den Pflegeempfänger während und nach der Maßnahme genau. Brechen Sie die Anwendung sofort ab, wenn es zu Missempfindungen oder untypischen Reaktionen kommt.
  - Lassen Sie den Pflegeempfänger nach der Anwendung zugedeckt mit einer trockenen und warmen Decke nachruhen.
  - Der Pflegeempfänger beurteilt abschließend die Anwendung. Die Wirkung kann kurz-, mittel- und langfristig einsetzen. Befragen Sie ihn dazu und dokumentieren Sie die Maßnahme.

◂ Praxistipp

Auflagen

Die Auflage, oft auch Kompresse genannt, ist ein mit einem bestimmten Zusatz versehenes Tuch. Die Auflage wird auf ein lokal begrenztes Organgebiet aufgelegt (z. B. Quarkauflage bei Brustentzündung). Je nach Substanz ist die Auflage ein- oder mehrschichtig. Für Öle werden meist einschichtige Baumwolltuchreste verwendet. Die Auflage wird wie der Wickel von 1–2 größeren und trockenen Außentüchern umhüllt.

Auflagen
Die Auflage ist ein mit einem Zusatz versehenes Tuch, das auf ein lokal begrenztes Organgebiet aufgelegt wird.

Merke

Die Größe der Wickel- und Auflagentücher richtet sich nach der Größe der behandelten Körperregion.

◂ Merke

Wickel

Der Wickel ist ein mit einem meist flüssigen Zusatz versehenes Tuch (Innentuch), das zirkulär um den zu behandelnden Körperbereich gelegt wird (z. B. Wadenwickel, **Abb. 13.12**). Das Innentuch wird von 1–2 trockenen Außentüchern umgeben (meist Molton- und Frotteetuch), die jeweils an den Kanten circa 3–4 cm überstehen. Dies gibt dem Wickel Halt und schützt gleichzeitig vor dem Auslaufen.

Wickel
Der Wickel ist ein mit einem meist flüssigen Zusatz versehenes Tuch. Dieses wird zirkulär um den zu behandelnden Körperbereich gelegt.

Wadenwickel

Der Wadenwickel ist eine kühlende äußere Anwendung (**Abb. 13.12**).

Wadenwickel
Wadenwickel gehören zu den kühlenden Anwendungen. Sie werden bei einer erhöhten Körpertemperatur eingesetzt.

Abb. 13.12 Wadenwickel.

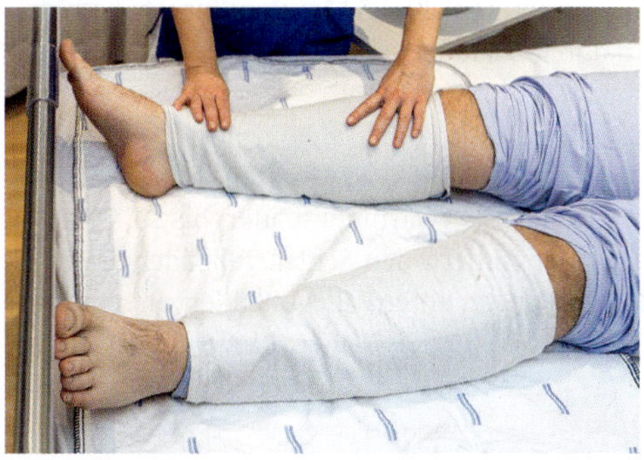

Wadenwickel sollten immer lauwarm, nicht kalt angelegt werden. *Quelle: K. Oborny, Thieme*

Kontraindikationen:
- Zentralisation des Kreislaufs,
- kühle Beine,
- Frösteln, Frieren,
- akute Entzündungen im Blasen-/Nierenbereich.

Wadenwickel dürfen nicht angewendet werden bei
- Zentralisation des Kreislaufs,
- kühlen Beinen,
- Frösteln, Frieren,
- akuten Entzündungen im Blasen-/Nierenbereich.

Wirkung
- Die Körperwärme wird über die Wadenwickel abgeleitet. Dadurch entsteht Verdunstungskälte, die die Körpertemperatur zusätzlich senkt.
- Ist der Wickel deutlich kälter als die aktuelle Körper- bzw. Behaglichkeitstemperatur, kann es zu einer geringeren Wärmeabgabe über die Haut kommen.
- Die Reaktion auf kühlende Maßnahmen ist bei jedem Menschen unterschiedlich und von vielen Faktoren abhängig (z. B. Erkrankung, Alter, Gefäßzustand, Kreislaufsituation).
- Temperatur und Anwendungsdauer sollten sich nach der individuellen Situation des Pflegeempfängers richten.

Material
- Schüssel mit ungefähr 30–35 °C warmem Wasser
- 2 Baumwolltücher (Geschirrtücher oder Mullwindeln)
- Nässeschutz
- Badetuch
- Wasserthermometer
- möglicher Zusatz: Zitrone oder Pfefferminztee

- Nässeschutz und Badehandtuch unter die Beine legen
- lauwarme, ausgewrungene Baumwolltücher um die Wade zwischen Knie und Knöchel legen
- Wickel nach ungefähr 10–15 Minuten entfernen
- Maßnahme ggf. wiederholen, Voraussetzung: Waden sind weiterhin gut durchwärmt

Durchführung
- Den Pflegeempfänger über die Maßnahme informieren und Materialien zurechtlegen.
- Nässeschutz und Badehandtuch unter die Beine legen.
- Baumwolltücher in lauwarmes Wasser tauchen, auswringen und um die Wade zwischen Knie und Knöchel legen.
- Soll die Wärmeabgabe über Wärmeleitung und Verdunstungskälte erfolgen, dürfen die nassen Tücher nicht abgedeckt werden.
- Ist nur eine vorsichtige Wärmeabgabe über Wärmeleitung erwünscht, können die nassen Tücher mit trockenen Handtüchern bedeckt werden.
- Nach circa 10–15 Minuten die warmen Wickel entfernen.
- Ggf. kann die Maßnahme wiederholt werden. Voraussetzung dafür ist, dass die Waden weiterhin gut durchwärmt sind.

Besonderheiten ▶

Besonderheiten Kinder

Als Alternative zu Wadenwickeln kann bei Kindern oder unruhigen Menschen ein in lauwarmes Wasser getauchter Kniestrumpf aus Baumwolle verwendet werden.

Bäder und Waschungen

Bäder

Einsatz z. B. bei
- seelischen Verstimmungen,
- Bewegungseinschränkungen und
- Lähmungen

Bade**dauer**:
- warme Teil- und Vollbäder: 10–20 Minuten,
- Wechselbäder: abwechseln 5 Minuten warm, 10 Sekunden kalt

Bäder und Waschungen

Bäder

Bäder werden angewendet z. B. bei
- seelischen Verstimmungen,
- Bewegungseinschränkungen und
- Lähmungen.

Die übliche Badedauer beträgt für
- warme Teil- und Vollbäder: 10–20 Minuten,
- Wechselbäder: 5 Minuten warm, 10 Sekunden kalt (Wiederholung),
- temperaturansteigende Bäder: klassisch (ohne Kaltanwendung) 20–25 Minuten; hierbei beträgt die Wassertemperatur zunächst ca. 33 °C und wird durch Zulaufen lassen von warmen Wasser auf bis zu 40 °C erhöht.

Herkömmliche warme Bäder führen zu einer kurzzeitigen Erhöhung der Körperschalentemperatur. Sie fördern den Schlaf.

Wirkung von Bädern. Herkömmliche warme Wannenbäder (38–39 °C, 20 Minuten) führen zu einer kurzen Erhöhung der Körperschalentemperatur. Ansteigende Überwärmungsbäder (bis 39 °C) lassen die Temperatur des Körperkerns ansteigen. Warme Bäder fördern den Schlaf. Teilbäder brauchen etwas größere Temperaturabweichungen (nach oben bzw. nach unten) als Vollbäder, um eine vergleichbare Wirkung zu erreichen.

Praxistipp ▶

Praxistipp

Können Bäderanwendungen jederzeit durchgeführt werden?

Bäderanwendungen sollten nicht unmittelbar vor oder nach Mahlzeiten durchgeführt werden. Der Zeitabstand sollte mindestens eine halbe Stunde betragen. Sonst wird der Kreislauf zu stark belastet.
Achten Sie darauf, dass Nachruhezeiten eingehalten werden.

Warmes Fußbad

Ein warmes Fußbad (**Abb. 13.13**) ist eine warme Badeanwendung und wird eingesetzt bei
- allgemeinem Kältegefühl,
- kalten Füßen,
- Schlafstörungen,
- Unruhe,
- Infekten (besonders Erkältungskrankheiten, Infekte der ableitenden Harnwege),
- Kopfschmerzen und
- chronischen Lungenerkrankungen.

Hat der Pflegeempfänger Krampfadern oder liegen Venenentzündungen vor, sollte ein warmes Fußbad nicht angewandt werden.

Abb. 13.13 Fußbad.

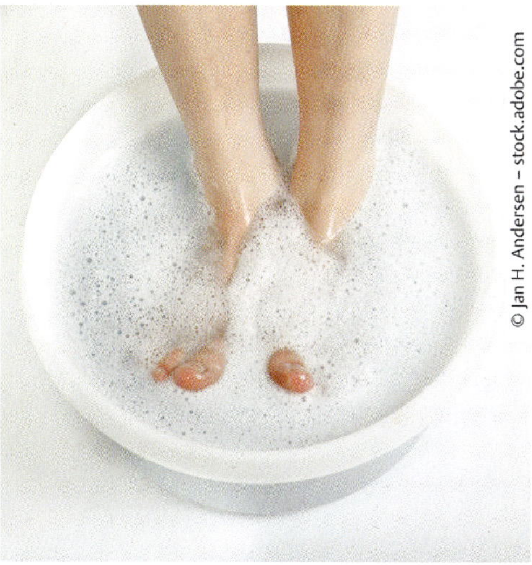

Ein Fußbad entspannt und regt die Durchblutung an.
Quelle: Jan H. Andersen – stock.adobe.com

Wirkung. Ein warmes Fußbad wirkt durchblutungsfördernd, schlaffördernd und beruhigend. Die Becken- und Bauchorgane werden entspannt.

Material

- möglichst Fußbadewanne, damit die Waden mit eintauchen können, man kann auch einen Eimer verwenden
- 36–38 °C warmes Wasser
- Waschzusatz
- Einmalhandschuhe
- Hautpflegemittel
- Stuhl mit Lehne
- Handtuch
- frische Socken

Durchführung

- Den Pflegeempfänger informieren, Materialien richten.
- Der zu Pflegende soll bequem sitzen (Stuhl).
- Fußbadewanne bis zur Wadenhöhe mit warmem Wasser füllen (36–37° C).
- Waschzusatz zugeben.
- Einmalhandschuhe (z. B. wegen Fußpilz) anziehen, Füße, Zehen, Zehenzwischenräume und Beine in kreisenden Bewegungen und zum Herzen hin waschen.
- Haut auf Veränderungen beobachten (Rötung, Schmerzen).
- Fußbad maximal 10–15 Minuten (Gefahr der Hautaufweichung).
- Beine, Füße, Zehen und Zehenzwischenräume gut trocknen, eventuell mit Hautpflegemittel einreiben.
- Frische Socken anziehen.
- Den Pflegeempfänger ungefähr 30 Minuten ruhen lassen.
- Material sachgemäß entsorgen, Pflegehandlung dokumentieren, bei Auffälligkeiten die zuständige Pflegefachkraft informieren.

Warmes Fußbad

Ein warmes Fußbad hilft z. B. bei kalten Füßen, Schlafstörungen und Infekten.

13

Praxistipp ▶

13

Praxistipp

Wie soll ich reagieren, wenn ein Mensch kühleres Wasser zum Waschen wünscht, ich jedoch das Wasser bereits als recht kalt empfinde?

Schützen Sie Menschen mit Sensibilitätsstörungen vor schädlichen Temperaturen. Menschen mit einem gestörten Körperempfinden können Wärme oder Kälte abweichend von der tatsächlichen Temperatur empfinden. Wenn möglich und wenn keine Kontraindikationen bestehen, gehen Sie auf den Wunsch des Pflegeempfängers ein.

Bei Ihrer Entscheidung kann ggf. die Selbsterfahrung mittels eines Versuchs hilfreich sein:

Machen Sie den Drei-Schalen-Versuch: Tauchen Sie die linke Hand in kaltes Wasser (10 °C), die rechte Hand gleichzeitig in heißes Wasser (40 °C). Nach 30 Sekunden legen Sie beide Hände in 27 °C warmes Wasser. Ihre linke Hand wird nun das Wasser als warm empfinden, Ihre rechte Hand als kalt.

14 Atmung, Puls und Blutdruck

14.1 Allgemeine Grundlagen

14.1.1 Erinnern Sie sich …?

Atmung, Puls und Blutdruck geben uns Informationen darüber wie das Atem- und das Herz-Kreislauf-System arbeiten. Wenn Sie wiederholen möchten, wie Lunge, Herz und Gefäße aufgebaut sind, lesen Sie doch noch einmal nach. Sie finden die Informationen zum Herz-Kreislauf-System und zum Atmungssystem im Kapitel Grundlagen zu Aufbau und Funktion des Körpers (S. 118). Informationen zu den wichtigsten Krankheitsbildern des Herz- und Kreislauf-Systems (S. 495) bzw. des Atmungssystems (S. 482) können Ihnen an manchen Stellen im folgenden Kapitel helfen, Veränderungen von Atmung, Puls und Blutdruck zu verstehen. Schlagen Sie also das eine oder andere mal nach, es werden Ihnen so Zusammenhänge klarer und das Lernen macht mehr Spaß.

14.1 Allgemeine Grundlagen

14.1.1 Erinnern Sie sich…?

Anatomie und Funktionsweise des Atemsystems (S. 482)
Anatomie und Funktionsweise des Herz-Kreislauf-Systems (S. 495)

14

14.1.2 Vitalzeichen Atmung, Puls, Blutdruck

Atmung, Puls und Blutdruck gehören zu den sog. Vitalzeichen. Manchmal werden sie auch als Vitalparameter bezeichnet. Sie geben Hinweise auf körperliche Veränderungen und den psychischen Zustand eines Menschen. Wenn sie **stark** verändert oder gar **nicht mehr wahrnehmbar sind** (z. B. Fehlen des Pulses), besteht akute Lebensgefahr.

Bei Erregungszuständen oder Ängsten verändern sich die Vitalzeichen mitunter sehr deutlich: Wir sind dann schnell „auf 180". Puls und Blutdruck steigen, die Atemfrequenz verändert sich. Auch wenn ein Patient bewusstlos ist, können wir aus den Vitalzeichen z. B. auf die Schmerzen eines Patienten schließen. Das wird, neben anderen Überwachungsparametern, z. B. bei Operationen genutzt. Werden die Vitalzeichen sorgfältig kontrolliert, lassen sich viele Erkrankungen erkennen und wir bemerken Veränderungen rechtzeitig. Es ist deshalb für jeden Pflegenden wichtig, die Vitalzeichen exakt, technisch sicher und an der richtigen Stelle messen und beurteilen zu können. Nur so kann man gefährliche von ungefährlichen Abweichungen unterscheiden.

14.1.2 Vitalzeichen Atmung, Puls, Blutdruck

Atmung, Puls und Blutdruck gehören zu den Vitalzeichen.
Die Vitalzeichen geben Hinweise auf körperliche Veränderungen und den psychischen Zustand eines Patienten.
Lebensgefahr besteht bei stark veränderten oder nicht mehr wahrnehmbaren Vitalzeichen.

14.2 Atmung

14.2.1 Pflegerelevante Grundlagen kennen: Ablauf der normalen Atmung

14.2 Atmung

14.2.1 Pflegerelevante Grundlagen kennen: Ablauf der normalen Atmung

Definition

Unter **Atmung** versteht man den Austausch der Atemgase Sauerstoff (O_2) und Kohlendioxid (CO_2) zwischen Körper und äußerer Umgebung.

◂ Definition

Durch das Atmen nimmt der Körper Sauerstoff auf und gibt Kohlendioxid ab.

Innere und äußere Atmung. Man unterscheidet
- innere Atmung (Zellatmung) und
- äußere Atmung (Respiration).

Die äußere Atmung bezeichnet den Gasaustausch zwischen Umgebungsluft und Blut. An der äußeren Atmung sind verschiedene Organe und Gewebestrukturen beteiligt:
- **Gehirn:** Im sog. Atemzentrum im Gehirn werden durch bestimmte Reize (z. B. Anstieg von CO_2 im Blut) Impulse erzeugt, die über Rückenmarksbahnen und periphere Nerven weitergeleitet werden und über die Atemmuskulatur (Zwerchfell und Atemhilfsmuskulatur) die rhythmische Atemtätigkeit erzeugen.
- **Zwerchfell und Atemhilfsmuskulatur:** Durch die Muskeltätigkeit wird der Brustkorb erweitert bzw. in seine ursprüngliche Form zurückgebracht, so können die Atemgase ein- bzw. ausströmen. Der genaue Ablauf der Ein- und Ausatmung wird im Folgenden beschrieben.
- **Thoraxskelett und Pleurahülle:** Sie schützen die Lunge und halten sie in Form.

Man unterscheidet **innere** und **äußere** Atmung.

Die **innere** Atmung wird auch **Zellatmung** genannt.
Die **äußere** Atmung bezeichnet den **Gasaustausch** zwischen Luft und Blut.

Merke

Sauerstoff ist lebensnotwendig. Fehlt der Sauerstoff, kann dies je nach Dauer von behebbaren Funktionsstörungen bis zu irreversiblen Schäden der Zellen führen.

◂ Merke

Ein **Atemzug** (Respiration) umfasst
- Einatmung (Inspiration, Luft strömt ein),
- Ausatmung (Exspiration, Luft strömt aus) und
- die Atempause bis zur nächsten Einatmung.

Ein **Atemzug** umfasst
- Einatmung,
- Ausatmung und
- Atempause.

14

Abb. 14.1 Atemmechanik.

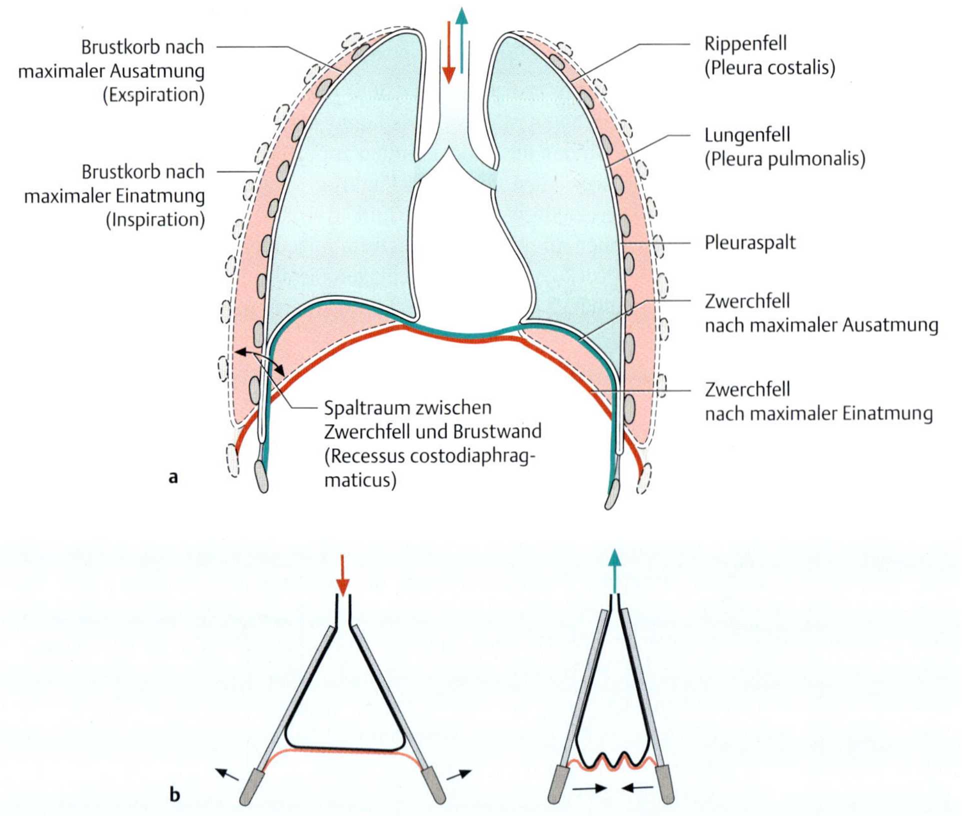

Atmung. *Abb. aus: Faller A, Schünke M. Der Körper des Menschen. Thieme; 2024*

a Frontalschnitt der Lunge in Ein- und Ausatmungsstellung (rosa und blau unterlegt), der Spaltraum zwischen Zwerchfell und Brustwand (schwarzer Pfeil) wird bei der Einatmung größer.

b Vergleich der Lunge mit einem Blasebalg. Wird der Rauminhalt vergrößert, so strömt Luft ein, wird er verkleinert, so wird Luft ausgepresst.

Einatmungsphase (Inspiration). Zieht sich der Zwerchfellmuskel zusammen, verkürzt er sich. Die Krümmung im Zwerchfell verflacht, dadurch wird es abgesenkt. Außerdem ziehen sich die äußeren Zwischenrippenmuskeln (Mm. intercostales externi) zusammen, heben die schräg nach unten stehenden Rippen und damit den Brustkorb an. Wie bei einem Blasebalg nimmt das Brustkorbvolumen zu, es entsteht ein relativer Unterdruck im Vergleich zur Außenluft, letztendlich wird Luft in die Lunge gesaugt (**Abb. 14.1 b**).

Ausatmungsphase (Exspiration). In der Ausatmungsphase wird dieser physikalische Vorgang umgekehrt: Die Zwerchfellmuskulatur erschlafft, die Zwerchfellkuppel wölbt sich nach oben. Unterstützt durch die Eigenelastizität zieht sich die Lunge zusammen und verringert ihr Volumen. Dadurch entsteht im Vergleich zur Außenluft ein Überdruck, die Luft wird durch die Luftröhre nach außen geblasen.

14.2.2 Atmung beobachten und Veränderungen wahrnehmen

14.2.2 Atmung beobachten und Veränderungen wahrnehmen

Praxistipp ►

Praxistipp

Wie kann ich die Atmung eines Menschen beobachten?

Beobachten Sie die Atembewegungen (jeweils eine Einatmung und eine Ausatmung als einen Atemzyklus) in einem vom Patienten unbemerkten Moment, z. B. während des Pulsfühlens, mit einer Uhr mit Sekundenzeiger über 1 Minute.

Atemrhythmus

Der normale Atemrhythmus

Die normale Atmung (Eupnoe) erfolgt unbewusst, entspannt und beschwerdefrei.

Atmung ist rhythmisch oder unrhythmisch, z. B. leistungsbedingt oder bei bewusster Atmung.

Atemrhythmus

Der normale Atemrhythmus

Die normale Atmung (Eupnoe) erfolgt unbewusst, entspannt und beschwerdefrei. Der Atemrhythmus ist gleichmäßig und die Atembewegungen sind nur bei genauem Hinsehen oder durch das Auflegen der Handfläche auf den Übergang vom Abdomen zum Thorax möglich.

Atmung ist rhythmisch (regelmäßig, das heißt eine Abfolge etwa gleich tiefer Atemzüge) oder unrhythmisch (unregelmäßig). Der Rhythmus ist beeinflussbar. Auch ohne krank zu sein, kann ein Mensch unrhythmisch atmen, z. B. bei großer körperlicher Anstrengung, durch vereinzelte tiefe Atemzüge (Seufzen) und wenn er bewusst atmet.

Veränderungen des Atemrhythmus

Verschiedene Erkrankungen gehen mit charakteristischen Veränderungen des Atemrhythmus einher (**Tab. 14.1**).

Tab. 14.1 Darstellung pathologischer Atemtypen im Vergleich zur normalen Atmung.

Atemtyp	Atmungsablauf	Schematische Darstellung
normale Atmung	Die Atmung ist in Ruhe regelmäßig, die Atemzüge sind gleichmäßig tief.	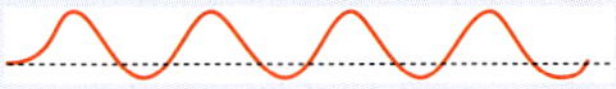
Schnappatmung	Die Atemzüge treten immer seltener auf und werden zunehmend schwächer, bis ein zeitlich begrenzter Atemstillstand (terminale Apnoe) eintritt. Oft geht ihr die Cheyne-Stokes-Atmung voraus.	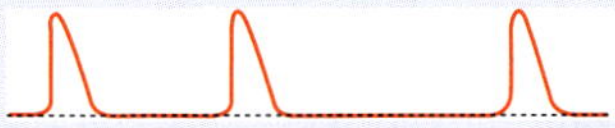
Cheyne-Stokes-Atmung	Der Patient atmet zunächst mit kleinen, flachen, geräuschlosen Atemzügen. Sie werden allmählich tiefer (keuchender), schwellen dann wieder ab und gehen in eine kurze Atempause (Apnoephase) über. Diese Phasen sind charakterisiert durch zu- und abnehmende Atemfrequenzen (Hyperpnoeperioden). Nach 20–30 Atemzügen kann eine längere Atempause eintreten.	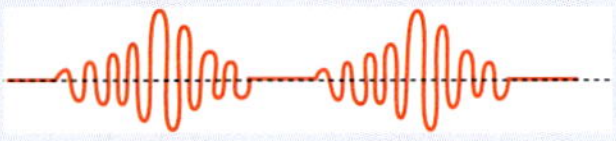
Kußmaul-Atmung	Die Kußmaul-Atmung ist eine abnorm tiefe, regelmäßige Atmung mit normaler Atemfrequenz, die jedoch auch erhöht oder erniedrigt sein kann.	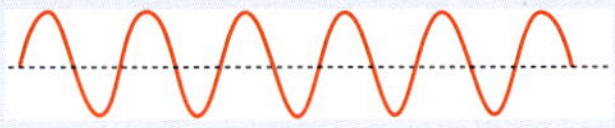
Biot-Atmung	Bei der Biot-Atmung werden periodisch kräftige Atemzüge gleicher Tiefe von Atemstillständen (apnoischen Pausen) unterbrochen.	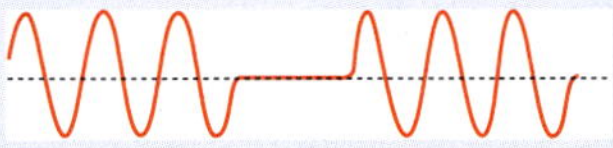
Seufzer-Atmung	Nach einem anfänglich tiefen Atemzug kommt es zur periodischen Verminderung der Atemamplitude. Im Gegensatz zur Schnappatmung finden sich bei der Seufzeratmung regelmäßige Atempausen.	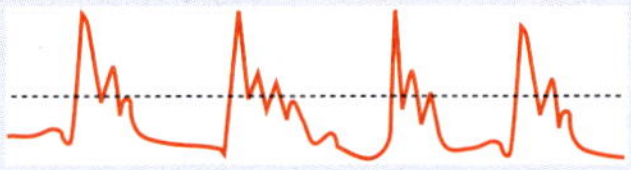

Atemfrequenz

Die normale Atemfrequenz

Die Anzahl der Atemzüge pro Minute ergibt die Atemfrequenz. Die normale Atemfrequenz des Erwachsenen beträgt in Ruhe circa 15 Atemzüge pro Minute. Wie **Tab. 14.2** zeigt, ist die Atemfrequenz vom Alter abhängig, da sich das Atemvolumen im Laufe des Lebens verändert.

Tab. 14.2 Altersabhängige Normalwerte der Atemfrequenz (Atemzüge/Minute in Ruhe).

Alter	Atemfrequenz	Variationsbreite
Frühgeborenes	70	70–80
Neugeborenes	40	30–50
Kleinkind, 1 Jahr	24	30–40
Kind, 8 Jahre	20	15–25
Jugendlicher, 16 Jahre	17	15–20
Erwachsener, > 21 Jahre	14	12–20

KURZFASSUNG

Veränderungen des Atemrhythmus

Tab. 14.1 zeigt charakteristische Änderungen des Atemrhythmus.

Atemfrequenz

Die normale Atemfrequenz

Die normale Atemfrequenz eines Erwachsenen in Ruhe beträgt circa 15 Atemzüge pro Minute.

14

14

Veränderungen der Atemfrequenz
Die Atemfrequenz kann beschleunigt oder verlangsamt sein.

Veränderungen der Atemfrequenz

Die Atemfrequenz wird durch eine Reizerhöhung oder -minderung des Atemzentrums (siehe oben) beschleunigt oder verlangsamt. Das Atemzentrum liegt im Gehirn.

Beschleunigte Atmung (Tachypnoe)

Definition ▸

Definition

Als **Tachypnoe** bezeichnet man beim Erwachsenen eine beschleunigte Atemfrequenz von mehr als 20 Atemzügen pro Minute. Sie kann bis zu 100 Atemzüge pro Minute betragen.

Die Atemfrequenz ist meist aufgrund eines Sauerstoffmangels beschleunigt. Dies kann physiologisch (z. B. bei körperlicher Anstrengung) oder krankheitsbedingt sein (z. B. bei Asthma bronchiale).

Ursachen. Auslöser ist zumeist ein Sauerstoffmangel, der verschiedene Ursachen haben kann. Der Organismus versucht, durch eine beschleunigte Atmung einen Ausgleich zu schaffen, z. B. bei
- körperlicher Anstrengung (höherer Sauerstoffbedarf),
- Erregung, Hitzeeinwirkung,
- unvorbereitetem Aufenthalt in großer Höhe,
- plötzlichem Erschrecken.

Tachypnoe tritt als Symptom bei unterschiedlichen Krankheitsbildern auf, z. B. bei Fieber, chronischer Bronchitis, Asthma bronchiale, Pneumothorax, Herzfehler, massivem Blutverlust, diabetischem Koma.

Verlangsamte Atmung (Bradypnoe)

Definition ▸

Definition

Als **Bradypnoe** bezeichnet man eine verlangsamte Atmung mit weniger als 16 Atemzügen pro Minute, die sowohl physiologisch als auch pathologisch verursacht sein kann.

In Ruhe, im Schlaf oder bei körperlich gut trainierten Menschen ist die Atmung verlangsamt.

Eine Bradypnoe ist durch tiefe Atemzüge mit einem großem Luftvolumen und dem Absinken der Atemfrequenz gekennzeichnet. Physiologisch tritt sie in Ruhe, im Schlaf oder bei körperlich gut trainierten Menschen auf.

Pathologische Ursachen sind z. B.
- Kopfverletzungen, Hirntumoren, Entzündungen,
- Vergiftungen, Schmerz- und Schlafmedikamente.

Ursachen. Es gibt 2 Hauptursachen einer pathologisch verlangsamten Atmung:
- Druck auf das Atemzentrum (Hirnödem, Kopfverletzungen, Meningitis, Hirntumoren, Entzündungen)
- chemische Beeinflussung des Atemzentrums (Vergiftungen, Schmerz- und Schlafmedikamente)

Merke ▸

Merke

Weicht die Atemfrequenz vom Normalwert ab, sind immer auch Atemtiefe und Atemrhythmus zu beurteilen. Ein Kriterium allein lässt keine Beurteilung der Atmung zu.

Atemqualität (Atemtiefe)
Die Atmung kann „flach“ oder „tief“ sein. Normale Atmung erfolgt ohne Anstrengung und nahezu geräuschlos.

Atemqualität (Atemtiefe)

Die Atmung kann „flach“ oder „tief“ sein. Sie ist in Ruhe gleichbleibend und passt sich der Konzentration von Kohlendioxid und Sauerstoff im Blut an (viel Kohlendioxid und wenig Sauerstoff verstärken die Atmung).
Außerdem kann man eventuell Atemgeräusche beobachten. Normale Atmung erfolgt ohne Anstrengung und nahezu geräuschlos. In Belastungssituationen können physiologische Abweichungen entstehen, z. B. schnelles Atmen oder Keuchen eines untrainierten Läufers.

Atem- oder Lungenvolumen (Fassungsvermögen der Lunge)
Das Volumen des einzelnen Atemzugs in Ruhe ist gegenüber dem gesamten Lungenvolumen verhältnismäßig klein.

Atem- oder Lungenvolumen (Fassungsvermögen der Lunge)

Das Volumen des einzelnen Atemzugs in Ruhe ist mit ca. 500 ml gegenüber dem Lungenvolumen und der sog. Totalkapazität (= Volumen, das nach maximaler Einatmung in der Lunge enthalten ist) verhältnismäßig klein. Bei der Ein- und Ausatmung können erhebliche Zusatzvolumina aufgenommen bzw. abgegeben werden. Das heißt, wir können viel tiefer atmen.
Nach der Ausatmung bleibt immer ein bestimmtes Restvolumen in den Lungenbläschen (Alveolen) und den zuführenden Atemwegen zurück (Residualvolumen = Volumen, das auch nach maximaler Ausatmung in der Lunge verbleibt). Die verschiedenen Atem- oder Lungenvolumina werden mittels der sog. Spirometrie, z. B. im Rahmen der Lungenfunktionsprüfung, gemessen.

Atemtypen
Man unterscheidet
- Bauch- oder Zwerchfellatmung,
- Brust- oder Rippenatmung und
- Mischatmung.

Atemtypen

Abhängig von den beteiligten Muskelgruppen sind verschiedene Atemtypen zu unterscheiden.

Bauchatmung. Bei der Einatmung flacht das Zwerchfell ab und tritt tiefer. Die Baucheingeweide werden nach unten verschoben, die vordere Bauchwand wölbt sich vor (**Abb. 14.2**). Dieser Atmungstyp tritt besonders bei Säuglingen auf.

Abb. 14.2 Bauchatmung.

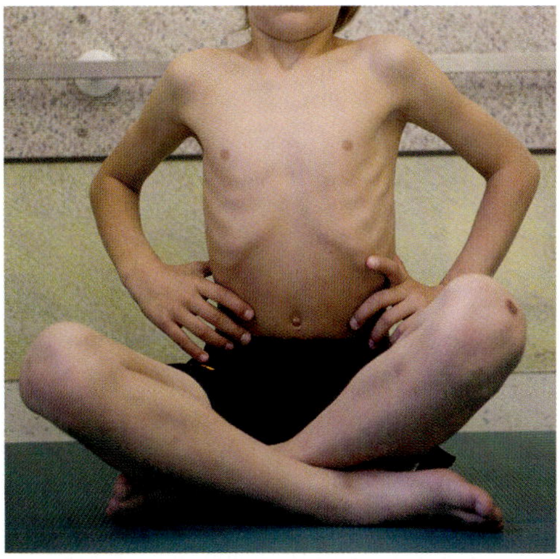

Bei der Bauchatmung hebt sich der Bauch bei der Einatmung und senkt sich bei der Ausatmung. *Quelle: P. Blåfield, Thieme*

Brustatmung. Bei der Brustatmung werden die Rippen durch die Interkostalmuskulatur angehoben und bewirken eine Erweiterung des Brustraums.

Atemgeräusche

Es gibt allgemeine und spezielle Atemgeräusche. Atemgeräusche, die ihre Ursache im Nasen-Rachen-Raum haben, sind meist harmlos.

Allgemeine Atemgeräusche

Zu den allgemeinen Geräuschen zählen Schluckauf, Schnarchen, Niesen und Husten.

Schluckauf

Definition

Schluckauf ist die Folge schneller unwillkürlicher Zwerchfellkontraktionen mit ruckartigem Einströmen von Luft in die Atemwege. Damit wird durch die Stimmbänder das typische Geräusch des Schluckaufs verursacht.

Der Schluckauf tritt meist vorübergehend auf, z. B. ausgelöst durch große Mahlzeiten, hastiges Trinken oder Alkoholkonsum.

Schnarchen

Definition

Schnarchen tritt insbesondere in Rückenlage auf und ist ein atemabhängiges Geräusch. Es entsteht entweder, weil die Muskulatur erschlafft, die das Gaumensegel strafft, oder weil die Zunge zurückfällt. Dadurch wird der normale Luftweg unterbrochen und ein Atemgeräusch entsteht.

Extrem lautes und unregelmäßiges Schnarchen kann auf eine schlafbezogene Atemstörung hindeuten (längere Atempausen von > 10 Sekunden) und wird im Schlaflabor auf ein Schlafapnoe-Syndrom untersucht.

Niesen

Definition

Beim **Niesen** handelt es sich um ein heftiges Ausstoßen der Atemluft durch die Nase.

Durch das Niesen sollen Fremdkörper, Reizstoffe (z. B. Gase) oder Schleim ausgestoßen werden (Schutzreflex). Niesen beginnt meist mit einer tiefen Einatmung. Dann werden Mundhöhle und Kehlkopf gegen die Nase durch das Gaumensegel verschlossen. Es erfolgt ein plötzlicher Ausatemstoß unter Öffnung des Verschlusses.

Husten

Definition

Husten ist ein willkürlicher oder unwillkürlicher Schutzreflex des Körpers, um Sekrete und Fremdkörper durch eine starke Ausatmung aus den Atemwegen zu entfernen.

Kurzfassung:

Atemgeräusche

Allgemeine Atemgeräusche sind meist harmlos.

Allgemeine Atemgeräusche

Schluckauf, Schnarchen, Niesen, Husten

Schluckauf

◂ Definition

Der Schluckauf tritt meist vorübergehend auf und ist nicht krankhaft.

Schnarchen

◂ Definition

Extrem lautes und unregelmäßiges Schnarchen kann auf eine schlafbezogene Atemstörung hindeuten.

Niesen

◂ Definition

Das Niesen ist ein Schutzreflex und dient der Abwehr von Fremdkörpern, Reizstoffen oder Schleim.

Husten

◂ Definition

14

Husten wird durch eine Reizung der Atemwege ausgelöst. Er kann in Attacken auftreten und zu Atemnot und Zyanose führen.

Ausgelöst wird Husten durch eine Reizung der Atemwege, z. B. durch Entzündungen, Rauch, Gase, Staub oder weil Fremdkörper eindringen.
Husten kann in Attacken auftreten und zu Atemnot und Zyanose führen. Der Husten kann ein Symptom für Erkrankungen der Atemwege und des Kreislaufs sein, selten aber auch psychogene Ursachen haben (nervöser Husten). Morgens tritt er häufiger auf, wenn der Mensch erwacht und seine Lage verändert.

14

Bei Husten kann die Luft mit Geschwindigkeiten von bis zu 120 m pro Sekunde austreten. Mit der Luft können Fremdkörper und Sekret aus den Atemwegen vermischt sein.

Hustenvorgang. Nach einer kräftigen Einatmung wird die Stimmritze verschlossen. Die Ausatmungsmuskulatur wird angespannt, sodass der Druck in der Lunge steigt. Dann werden die Stimmbänder rasch geöffnet, damit erfolgt der Ausatemstoß. Mit der ruckartigen Luftströmung zu Mund und Nase werden Fremdkörper und Sekret („feuchter" oder „produktiver" Husten) mitgerissen und so aus den Atemwegen entfernt. Dabei kann die austretende Luft Geschwindigkeiten von bis zu 120 m pro Sekunde erreichen. Oft ist Husten jedoch „trocken" und „unproduktiv".

Akuter und chronischer Husten. Husten kann sowohl akut als auch chronisch sein. Bei Kindern ist akuter Husten meistens durch eine Infektion der oberen Atemwege verursacht. Bei chronischem Husten muss bei Kindern an Asthma bronchiale gedacht werden. Bei Erwachsenen ist akuter Husten ebenfalls oft durch eine Infektion der oberen Atemwege bedingt. Häufige Ursachen von chronischem Husten im Erwachsenenalter sind die Chronische Bronchitis oder eine COPD.

Atemgeräusche
Ist das Atmen behindert, äußert sich dies durch Atemgeräusche. Diese sind mithilfe eines Stethoskops oder auch ohne Hilfsmittel hörbar.

Atemgeräusche

Ist die Atemfunktion gestört, muss man mehr Kraft zum Atmen aufwenden. Die Überwindung von Atemhindernissen ist oft deutlich hörbar. Oft können Atemgeräusche ohne Hilfsmittel von der Pflegeperson beobachtet werden. Zur genaueren Bestimmung wird die Lunge mit einem Stethoskop abgehört (Auskultation) (**Abb. 14.3**).

Abb. 14.3 Auskultation der Lunge.

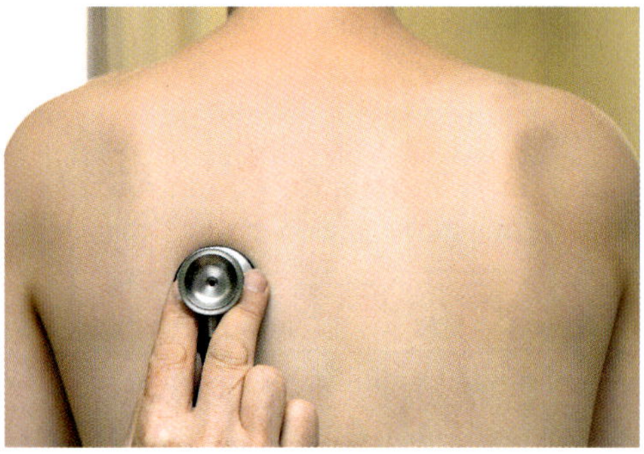

Hört man die Lunge mit einem Stethoskop ab, kann man Atemgeräusche hören. *Quelle: K. Oborny Thieme*

Praxistipp ▸

Praxistipp

Was beurteilt der Arzt bei der Auskultation?

- Ist der Lufteinstrom normal oder vermindert (etwas oder deutlich)?
- Tritt das Geräusch seitengleich oder ungleich auf?
- Wird das Geräusch beim Einatmen oder beim Ausatmen hörbar?
- Wie hört sich das Atemgeräusch an (z. B. grob- und feinblasige Rasselgeräusche)?

Beobachtbare Atemgeräusche (neben dem Schnarchen) sind:

- Keuchen: Bei körperlicher Anstrengung oder bei einer Verlegung der Atemwege.
- Giemen: Pfeifendes Geräusch, oft während der Exspiration bei Asthma bronchiale.
- Rasseln: Durch Sekretansammlung in den Atemwegen.
- Stridor: Pfeifendes Atemgeräusch bei Verengung oder Verlegung der oberen Atemwege, z. B. bei Asthma bronchiale oder bei Pseudokrupp. Unterschieden werden der inspiratorische Stridor bei der Einatmung und der exspiratorische Stridor bei der Ausatmung.

Schlafapnoe-Syndrom
Tritt Schnarchen im Zusammenhang mit einer Atemstörung auf, kann dies auf ein Schlafapnoe-Syndrom hinweisen.

Schlafapnoe-Syndrom

Das beobachtete Schnarchen kann eine Atemstörung mit Krankheitswert (Schlafapnoe-Syndrom) darstellen, wenn

- es jede Nacht vorkommt,
- das Schnarchen sehr laut ist und aus dem Zimmer dringt,
- es „explosionsartig", grob, mit hohen Frequenzen ist und röchelnd klingt,
- mit mindestens 10 Atemstillständen pro Stunde von > 10 Sekunden Dauer einhergeht und
- der Mensch unruhig schläft und häufig erwacht.

Häufig ist ein Schlafapnoe-Syndrom von einem Abfall der Sauerstoffsättigung im Blut von wenigstens 4–5 % begleitet.

Auswurf (Sputum)

Definition

Wird beim Husten **Auswurf** der Atemwegsschleimhäute mit abgesondert, nennt man den Vorgang **Expektoration**, das Produkt **Sputum**. Sputum ist auf Menge, Aussehen, Geruch und mögliche Beimengungen zu beobachten.

Beschaffenheit und Konsistenz. Sputum kann unterschiedlich beschaffen sein:

- schaumig
- dünnflüssig (serös)
- schleimig
- glasig-zähflüssig
- klumpig
- plättchenförmig (eher trocken)

Menge. Sie kann bei manchen Erkrankungen bis zu 2 l pro Tag betragen.

Beimengungen. Sputum kann z. B. Schleim, Speichel, Epithelien (= Schleimhautzellen) und eventuell Mikroorganismen (Bakterien, Viren) sowie Blut enthalten. Das Spektrum reicht von blutiger Färbung bis zu massivem Bluthusten (Hämoptyse).

Aussehen und Farbe. Die Hauptbestandteile bestimmen, wie das Sputum aussieht:

- schleimig
- eitrig (grünlich gelb)
- serös
- blutig

Daneben gibt es viele Mischformen (z. B. schleimig-eitriges Sputum).

Geruch. Normalerweise riecht Sputum nicht. Der Geruch kann jedoch krankheitsbedingt verändert sein, z. B. faulig oder eitrig riechen.

Auswurf (Sputum)

◂ Definition

Auswurf wird beurteilt nach
- Beschaffenheit und Konsistenz,
- Menge,
- Beimengungen,
- Aussehen und Farbe,
- Geruch.

Atemgeruch (Fötor)

Übel riechender Atem (Fötor) ist von Mundgeruch (z. B. durch Zahnkaries oder bei starken Rauchern) nicht immer klar zu unterscheiden. Folgende Faktoren können einen starken Mundgeruch begünstigen (**Abb. 14.4**):

- zu geringe Flüssigkeitsaufnahme
- Schlafen mit offenem Mund
- Erkrankungen des Zahnfleischs und des Zahnhalteapparats, z. B. Parodontitis
- Rauchen

Abb. 14.4 Mundpflege.

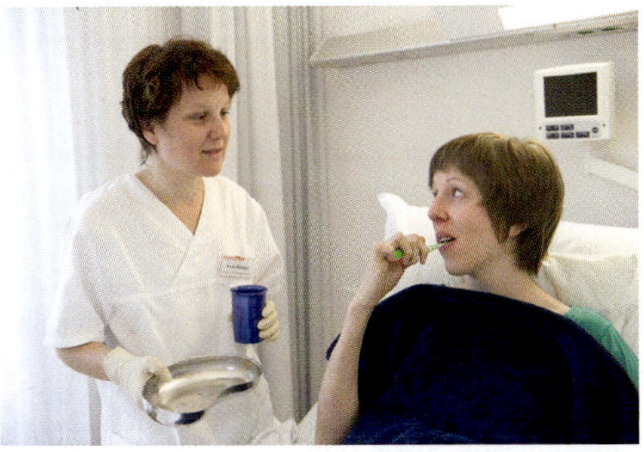

Eine konsequente Mundpflege kann Mundgeruch vorbeugen und mindern (nachgestellte Situation). *Quelle: W. Krüper, Thieme*

Ursachen. Hauptursache sind Veränderungen in Mundhöhle und Rachen, z. B. eine ungenügende Mundhygiene, seltener Nebenhöhlenerkrankungen, Erkrankungen der tieferen Atemwege und des Gastrointestinaltrakts. Vereinzelt sind die Ursachen auch Erkrankungen in anderen Organen, z. B. Leber- und Nierenkrankheiten oder auch Diabetes mellitus (Zuckerkrankheit).

Merke

Atemgeruch kann zum sozialen Problem werden und verlangt einen sensiblen Umgang des Pflegehelfers mit dem Betroffenen.

Atemgeruch (Fötor)

Atemgeruch ist von Mundgeruch nicht immer klar zu unterscheiden.

Hauptursache sind Veränderungen in Mundhöhle und Rachen, z. B. ungenügende Mundhygiene, Nebenhöhlenerkrankungen, Erkrankungen der Atemwege und des Gastrointestinaltrakts.

◂ Merke

14.2.3 Bei Pflegemaßnahmen mitwirken

Maßnahmen zur Verbesserung der Lungenventilation

Durch eine zu flache Atmung (z. B. durch Schonhaltung bei Schmerzen) oder einen Sekretstau wird die Lunge nicht ausreichend belüftet. Die Lungenentzündung (Pneumonie) ist dann eine gefürchtete Komplikation.

Pneumonieprophylaxe:
- Verbesserung der Lungenbelüftung
- Verflüssigung des Schleims
- Perkussion (Klopfen) und Vibration
- Vermeiden von Aspiration
- Fördern der Mobilisation
- atemfördernde Lagerungen
- Inhalationstherapie

14

14.2.3 Bei Pflegemaßnahmen mitwirken

Maßnahmen zur Verbesserung der Lungenventilation

Atmet der Pflegeempfänger zu flach oder behindert ein Sekretstau die Atmung, wird die Lunge nicht ausreichend belüftet. Menschen, die aufgrund von Schmerzen im Brust- oder Bauchraum nur flach atmen (schmerzbedingte Schonhaltung, hohe Atemfrequenz), haben oft eine minderbelüftete Lunge. Dadurch können die Lungenbläschen zusammenfallen oder verkleben (Atelektase). Eine gefürchtete Komplikation aufgrund von Bettlägerigkeit ist die Lungenentzündung (Pneumonie).

Maßnahmen zur Pneumonieprophylaxe. Die im Folgenden beschrieben Maßnahmen beugen einer Lungenentzündung vor:
- eine sorgfältige Mundhygiene,
- Maßnahmen zur Verbesserung der Belüftung der Lungenabschnitte,
- Behandlungen zur Verflüssigung des Schleims,
- Perkussion (Klopfen) und Vibration zum verbesserten Abtransport des Sekrets,
- Vermeiden von Aspiration,
- Fördern der Mobilisation,
- atemfördernde Lagerungen und
- Inhalationstherapie.

Sorge für gute Luft

Merke ►

Krankenzimmer brauchen frische Luft, eine behagliche Luftfeuchtigkeit und Licht.
Das Krankenzimmer ist **mehrmals täglich** ausgiebig zu lüften.

Praxistipp ►

Sorge für gute Luft

Merke

Es ist nicht der fehlende Sauerstoff, der die in einem stickigen Raum versammelten Menschen müde macht. Die sogenannte „verbrauchte“ Luft hat vor allem einen höheren Anteil an Kohlendioxid. Es empfiehlt sich also häufigeres Stoßlüften – auch von Krankenzimmern.

Krankenzimmer brauchen neben frischer Luft auch die entsprechende Luftfeuchtigkeit und Licht. Der Behaglichkeitsbereich liegt bei 35–70 % relativer Luftfeuchte. Wird im Winter kalte Außenluft, die nur wenig Wasser aufnehmen kann, nach dem Lüften erwärmt, sinkt die relative Feuchte im Zimmer ab.
Hohe Luftfeuchtigkeit reduziert die Staubbelastung der Luft, die Partikel sinken zu Boden. Eine Luftfeuchtigkeit über 70 % fördert jedoch die Wachstumsbedingungen für Mikroorganismen (Schimmelpilze). Deshalb dürfen nur hygienisch einwandfreie Luftbefeuchter aufgestellt werden. Ist es zu warm, ist die Temperatur am Heizungsregler zu regulieren.

Praxistipp

Wie lüfte ich richtig?

Lüften Sie das Zimmer des Pflegeempfängers mehrmals täglich ausgiebig, insbesondere vor Atemübungen. Dies trägt wesentlich zur Pneumonieprophylaxe bei. Dazu wird die pflegebedürftige Person gut zugedeckt und dann das Fenster weit geöffnet (Stoßlüftung, damit die Luft schnell ausgetauscht wird). Wenn die Luft nach etwa 3 Minuten vollständig ausgetauscht ist, wird das Fenster wieder geschlossen.
Nutzen Sie vorrangig diese Methode, denn ein ununterbrochenes Lüften, durch das einen Spalt weit geöffnete Fenster, fördert Zugluft und verschwendet Heizungsenergie.

Atemtherapie

Atemübungen

Atemübungen verbessern die Belüftung der Lungen. Die Symptome von Atemwegserkrankungen sind dadurch günstig zu beeinflussen.

Physio-, Sprach- und Musiktherapeuten bieten Atemgymnastik sowie Atem- und Sprachübungen an, um die Atmung zu unterstützen, zu beruhigen, zu vertiefen und zu rhythmisieren.

Tägliche Bewegungen der Arme, Beine und des Rumpfes durchlüften die Lungen und lockern Sekrete (**Abb. 14.5**).

Atemtherapie

Atemübungen

Das Hauptziel der Atemübungen besteht darin, die Belüftung der Lunge zu verbessern. Damit wird verhindert, dass sich Atemwegserkrankungen verschlechtern. Die meisten Übungen werden bei chronisch Erkrankten angewendet. Die immer wiederkehrenden Symptome von Atemnot, Angst bis hin zu Todesangst oder Panikgefühl kann man zwar nicht beheben, aber günstig beeinflussen.
Physio-, Sprach- und Musiktherapeuten bieten Atemgymnastik sowie Atem- und Sprachübungen an, um die Atmung zu unterstützen, zu beruhigen, zu vertiefen und zu rhythmisieren. Als einfachste Atemübung gilt das regelmäßige, tiefe Durchatmen zur besseren Belüftung der Lungen. Lachen und Singen unterstützt die Ausatmung. Die Übungen sollen jedoch nicht auf die kurzen Therapiezeiten beschränkt bleiben, der Pflegeempfänger sollte sie auch in den Alltag übernehmen. Pflegende ermutigen den zu Pflegenden, regelmäßig zu üben.
Tägliche Bewegungen der Arme, Beine und des Rumpfes erhalten die Beweglichkeit, durchlüften die Lungen und lockern Sekrete, dies erleichtert das Entleeren (**Abb. 14.5**).

Abb. 14.5 Beweglichkeit.

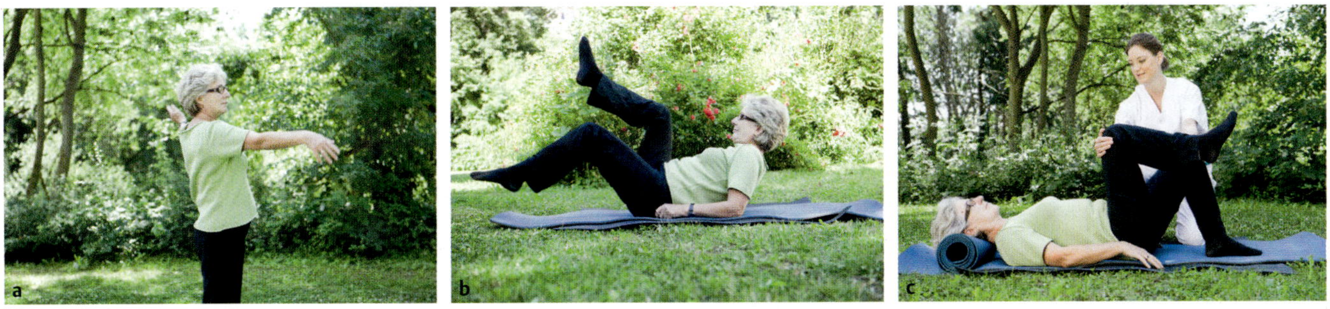

Diese Übungen erhalten die Beweglichkeit. *Quelle: P. Blåfield, Thieme*
a Kreisen beider Arme.
b Rad fahren.
c Zur Kräftigung die Knie abwechselnd zur Schulter ziehen.

Der Pflegeempfänger atmet bei allen Übungen durch die Nase ein und aus und hält den Mund geschlossen. Bei der Einatmung durch die Nase wird die Luft gereinigt, befeuchtet und erwärmt. Zudem werden die Nasenflügel durch den Atemsog vorne leicht angesaugt, die Nase verschmälert sich beim Einatmen. Wie beim intensiven Wahrnehmen eines angenehmen Geruchs wird dadurch die Einatmung verlangsamt und verlängert. Die Zwerchfellatmung wird angeregt und die Luft verweilt länger in der Lunge.

Für alle Standardübungen gilt:

- Zuerst das Zimmer gut lüften.
- Einschnürende Kleidung öffnen oder ablegen lassen.
- Alle Übungen möglichst in aufrechter Körperhaltung ausführen.
- Liegende Patienten möglichst mit erhöhtem Oberkörper und ohne großes Kopfkissen positionieren.
- Übungen mehrfach wiederholen und zwischendurch Pausen einlegen.

Der Mensch atmet bei allen Übungen durch die Nase ein und aus und hält den Mund geschlossen. Bei der Einatmung durch die Nase wird die Luft gereinigt, befeuchtet und erwärmt. Die Einatmung wird verlangsamt und verlängert.

Merke

Von Luftnot betroffene Menschen spüren selbst am besten, welche Übungen für sie geeignet sind.

◂ Merke

Bauchatmung

Wirkung. Die Bauchatmung (**Abb. 14.6**) ist eine wirkungsvolle Massage für die inneren Organe und fördert die Durchblutung. Durch die Zwerchfellabflachung beim Einatmen kann das Herz mehr Blut aus den Venen aufnehmen und wird durch Wölbung des Zwerchfells beim Ausatmen wieder in den Brustkorb hochgedrückt.

Bauchatmung

Bei der **Bauchatmung** wölbt sich nicht nur der Brustkorb nach außen, sondern auch der Bauch, da das Zwerchfell abflacht.

Abb. 14.6 Bauchatmung.

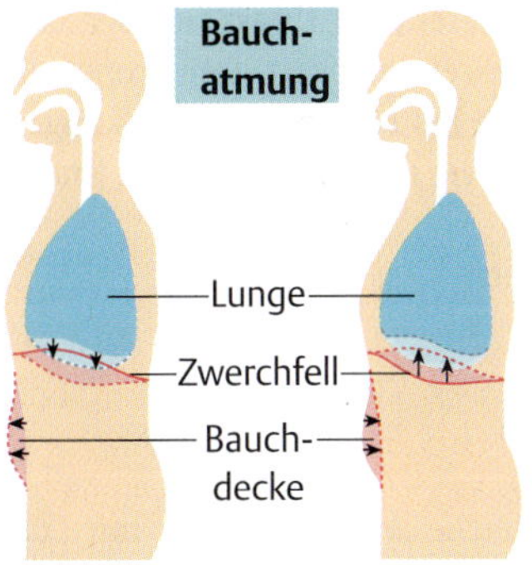

Abb. aus: Köther I. Altenpflege. Thieme; 2016

Durchführung. Der Pflegeempfänger liegt entspannt auf dem Rücken, Arme und Beine liegen locker neben dem Körper. Er atmet langsam durch die Nase ein und saugt die Luft in den unteren Bauchraum. Das Zwerchfell senkt sich, die Bauchwand wölbt sich nach außen und die unteren Lungenflügel füllen sich mit Luft. Bei der Ausatmung zieht sich die Bauchwand ein, das Zwerchfell hebt sich wieder und die Luft kann durch die Nase aus der Lunge ausströmen.

Brustatmung
Bei der **Brustatmung** wird bei der Einatmung verstärkt die Atemmuskulatur eingesetzt.

14

Brustatmung

Wirkung. Die aktive Brustatmung (**Abb. 14.7**) entlastet durch das deutlich sichtbare Heben und Senken des Brustkorbs (Zwischenrippenmuskeln) Herz und Lunge von Druck und aktiviert die Blutzirkulation.

Abb. 14.7 Brustatmung.

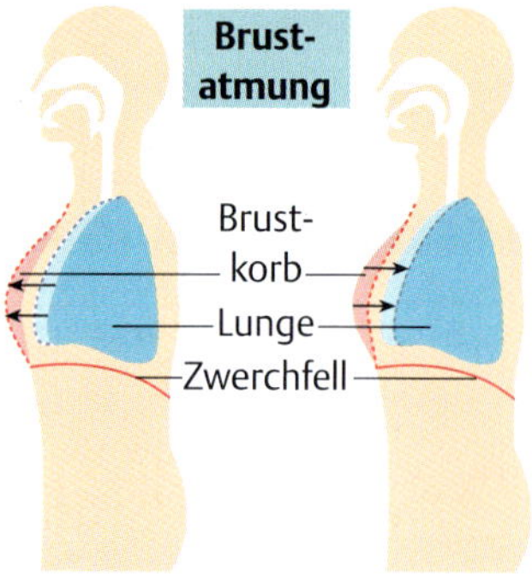

Abb. aus: Köther I. Altenpflege. Thieme; 2016

Durchführung. In entspannter Rückenlage wird die Luft langsam und bewusst in den Brustraum eingesogen. Die Rippen dehnen sich nach beiden Seiten. Beim Ausatmen werden die Rippen zusammengezogen, sodass die Luft durch die Nase ausströmen kann. Die Schultern und der Bauch bleiben bei dieser Übung unbeweglich und locker.

Vollatmung
Die **Vollatmung** kombiniert Brust- und Bauchatmung. Sie bewirkt eine volle Durchlüftung der Lungen.
Die Vollatmung entspannt bei Schlaflosigkeit, Unruhe und Angst und regt die Organtätigkeit an.

Vollatmung

Wirkung. Die Vollatmung bewirkt eine volle Durchlüftung der Lungen, dadurch wird die Sauerstoffversorgung verbessert. Gleichzeitig wirkt sie beruhigend auf das Nervensystem, entspannt bei Schlaflosigkeit, Unruhe und Angst und regt die Organtätigkeit an.

Durchführung. Als Ausgangsposition eignet sich die entspannte Rückenlage oder (noch besser) der lockere Fersensitz. Die Luft wird langsam eingeatmet. Der Bauch wölbt sich, die Rippen gehen auseinander und die Schlüsselbeine heben sich. Die Lunge wird nach und nach mit Luft gefüllt, wobei sich der ganze Oberkörper wellenförmig bewegt. Bei der Ausatmung senkt sich die Bauchwand, die Rippen werden zusammengezogen und die Schultern gesenkt. Zwischen Ein- und Ausatmung werden Pausen von beliebiger Dauer eingeschaltet.

Vokalatmung
Bei der **Vokalatmung** erfolgt die Einatmung in 3 Stufen. Die Ausatmung erfolgt durch den Mund, wobei der Pflegeempfänger die Vokale I, E und U spricht.

Vokalatmung

Durchführung. Diese Atemtechnik wird wie die Vollatmung durchgeführt. Das Einatmen erfolgt jedoch in 3 Stufen, bis die Lunge ganz mit Luft gefüllt ist. Der Atem wird nun 3 Herzschläge lang angehalten, wobei er gedanklich in den Bauchraum hinuntergepresst wird. Durch den Mund wird ausgeatmet, wobei der Pflegeempfänger die Vokale I, E und U spricht. Die Übung wird mit jedem Vokal 3-mal wiederholt.

Mobilisation
Der bettlägrige Mensch wird so oft wie möglich körperlich aktiviert, indem er
- sich im Bett aufsetzt,
- aufsteht (mit Hilfe),
- vor dem Bett auf der Stelle tritt und
- umhergeht.

Bei der Mobilisation erhöht sich der Sauerstoffbedarf des Betroffenen, er atmet intensiver.

Mobilisation

Jede körperliche Aktivität des bettlägerigen Menschen führt unter anderem dazu, dass sich der Sauerstoffbedarf erhöht. Dadurch wird die Atmung intensiviert und Sekret gelockert. Der Bronchialschleim wird abtransportiert und einer Pneumonie vorgebeugt. Auch bei schweren Erkrankungen und postoperativ wird mit der Mobilisation des Betroffenen so früh wie möglich begonnen (meist schon 4–10 Stunden nach großen Operationen).
Aktivieren Sie den Pflegeempfänger so oft wie möglich: Lassen Sie ihn
- sich im Bett aufsetzen,
- aufstehen (mit Hilfe),
- vor dem Bett auf der Stelle treten und
- im Zimmer oder auf dem Stationsflur umhergehen.

Dabei wird die Atmung vertieft. Zuvor nicht belüftete Lungenbereiche werden wieder mit Luft durchströmt.
Physiotherapeutisch geleitete Atemübungen verordnet der Arzt.

Merke ►

Merke
Es ist hilfreich, den Pflegeempfänger zu einfachen Atemübungen, unabhängig von der Physiotherapie, anzuregen. Eine einfache und wirksame Übung ist das tiefe Ein- und Ausatmen in aufrechter Sitzposition, am besten auf der Bettkante, mit gleichzeitigem Heben und Senken der Arme.

Atemfördernde Positionsveränderungen (Lagerungen)

Wirkung. Neben der Mobilisation können auch Positionsveränderungen die Atmung fördern. Durch diese Lageveränderungen kann der Pflegeempfänger die Atmung bewusster wahrnehmen. Der Gasaustausch wird verbessert. Entzündungssekrete und Schleim können leichter abfließen. Die durch die körperliche Aktivität und die Positionsveränderungen des Körpers erhöhte Muskelspannung

- beschleunigt den Stoffwechsel,
- verbessert die Belüftungsverhältnisse,
- fördert die Zwerchfellaktivität und
- wirkt sich positiv auf die Bewegung der Flimmerhärchen in den Bronchien aus.

Oberkörperhochlagerung

Der Pflegeempfänger befindet sich so oft wie möglich in einer aufrechten bzw. sitzenden Position. Ein erhöht gelagerter Oberkörper (**Abb. 14.8**) erleichtert bei Atemnot das Atmen. Tiefes Atmen wird gefördert und hilft beim Abhusten von Bronchialsekret.

Dabei kann die Unterlagerung der Arme zur Entspannung der Brust- und Schultermuskulatur mit Kissen sinnvoll sein. Der Brustkorb wird von dem Gewicht der Schultern befreit und die Atemhilfsmuskulatur unterstützt. Besonders bei erhöhter Körpertemperatur fühlt sich der Betroffene oft eingeengt.

Abb. 14.8 Atemfördernde Lagerungen.

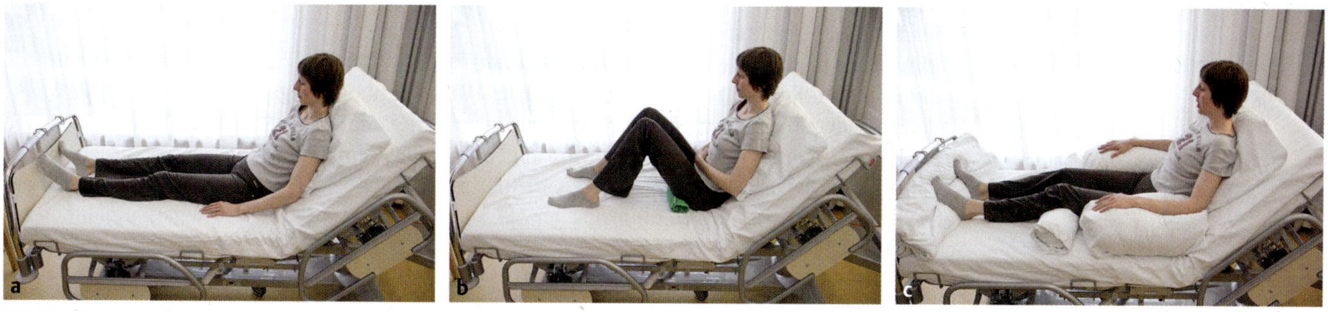

Diese Lagerungen könnnen die Atmung unterstützen (nachgestellte Situation). *Quelle: W. Krüper, Thieme*
a Oberkörperhochlagerung,
b mit Rutschbremse,
c Unterstützung der Arme bei erschwerter Atmung.

Seiten- und Bauchlagerung

In Seitenlage und noch stärker in Bauchlage werden mehr Bereiche belüftet. Entzündungssekrete und Schleim können durch die veränderte Körperhaltung und eine verstärkte Ausatmung leichter abfließen. Die Belüftung der Lungenabschnitte hängt u. a. von der Wahl der Lagerung ab.

Durch einen Wechsel in Seiten-, Bauch- und Rückenlage im Abstand von 2 Stunden (Bewegungsplan) werden alle Lungenabschnitte regelmäßig belüftet. Der untere Zwerchfellabschnitt leistet der Atmung durch den auf ihn wirkenden Druck des Bauchinhalts Widerstand. Das Bronchialsekret wird der Schwerkraft folgend in Richtung Hauptbronchus mobilisiert, so ist ein Abhusten möglich.

Eine 90°-Seitenlage (**Abb. 14.9**) wirkt sich auf die druckbelastete Körperhälfte allerdings negativ aus (Dekubitusgefahr). Deshalb sollte diese Lage nicht länger als 30 Minuten andauern.

Abb. 14.9 90°-Seitenlagerung.

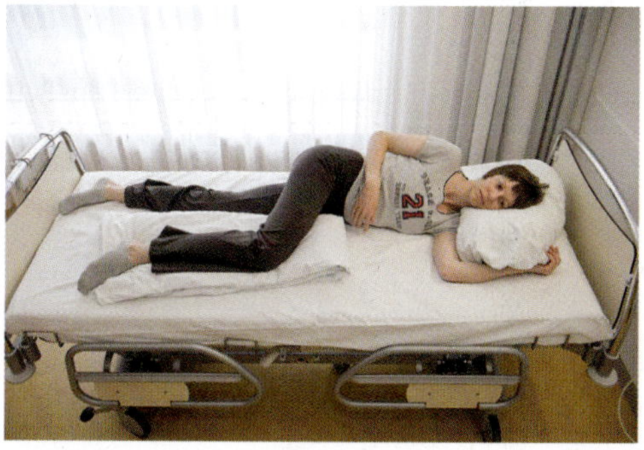

Aufgrund von Dekubitusgefahr sollte diese Lage in der Regel nicht länger als 30 Minuten andauern (nachgestellte Situation). *Quelle: W. Krüper, Thieme*

KURZFASSUNG

Atemfördernde Positionsveränderungen (Lagerungen)
Durch atemfördernde Lagerungen ist es möglich, die Atmung zu verbessern. Sekret und Schleim können leichter abfließen.

14

Oberkörperhochlagerung
Ein **erhöht** gelagerter **Oberkörper** erleichtert das Atmen.
Das tiefe Atmen wird gefördert. Die Oberkörperhochlagerung hilft beim Abhusten.

Seiten- und Bauchlagerung
In **Seitenlage** und in Bauchlage können Sekret und Schleim leichter abfließen.
Ein **regelmäßiger Lagewechsel** verbessert die Belüftung der unterschiedlichen Lungenabschnitte.

14

Maßnahmen zum Lösen von Sekret

Zur Sekretlösung tragen z. B. folgende Maßnahmen bei:
- Einreibungen
- Inhalation
- Perkussion und Vibration
- Medikamente

Maßnahmen zum Lösen von Sekret

Sekretansammlungen sind z. B. durch folgende Maßnahmen zu beeinflussen:

- Sekretverflüssigende Maßnahmen mit ätherischen Ölen kann der Pflegeempfänger
  - oral (z. B. als Hustenelexier),
  - über die Haut (z. B. als Einreibung) oder
  - als Inhalation verabreicht bekommen.
- Lockerung des Schleims durch Vibration, z. B. durch sanftes Klopfen des Rückens, beginnend am unteren Rippenbogen
  - mit lockerer Faust,
  - mit lockerer hohler Hand oder
  - mit elastischer Kleinfingerkante,

  während mehrerer Atemzüge, bis der Pflegeempfänger das gelöste Sekret abhusten kann.

Merke ►

Merke

Bei Patienten mit Rippen- und Wirbelfrakturen, Schädel-Hirn-Trauma, Tumoren und Metastasen der Lunge und der Wirbelsäule oder einem Periduralkatheter darf der Rücken nicht beklopft werden.

Atemstimulierende Einreibung ASE

Die atemstimulierende Einreibung ist besonders geeignet
- bei oberflächlicher, rascher oder unregelmäßiger Atmung,
- bei schmerzbedingten Atemstörungen,
- zur Atemstimulierung.

Am besten dauert eine ASE ungefähr 5–10 Minuten und erfolgt in 5–8 Zyklen.

Atemstimulierende Einreibung ASE

Eine weitere Möglichkeit, die Atmung zu fördern, ist die Atemstimulierende Einreibung (ASE). Sie hat folgende Zielsetzung:

- gleichmäßige, tiefe, ruhige Atmung
- Stimulation der Interkostalnerven durch Akupressur
- Förderung der Konzentrationsfähigkeit und der Wahrnehmungsfähigkeit

Sie ist besonders für Menschen mit oberflächlicher, rascher oder unregelmäßiger Atmung geeignet, außerdem bei schmerzbedingten Atemstörungen und zur Atemstimulierung bei Wahrnehmungsstörungen oder bei psychischen Störungen. Die optimale Dauer beträgt ungefähr 5–10 Minuten bzw. 5–8 Zyklen. Die praktische Durchführung der ASE können Sie im Unterkapitel Pflegemaßnahmen zur Schlafförderung nachlesen (S. 176).

Hilfestellung beim Abhusten

Hustentechniken
- mindern hustenbedingte Schmerzen nach operativen Eingriffen,
- dämpfen unproduktiven Husten („Reizhusten“) und
- befreien die Atemwege von Bronchialsekret.

Hilfestellung beim Abhusten

Hustentechniken können den Menschen dabei unterstützen, hustenbedingte Schmerzen nach operativen Eingriffen zu mindern, unproduktiven Husten („Reizhusten“) zu dämpfen und die Atemwege von Bronchialsekret zu befreien.

Unproduktiven Husten dämpfen. Reizhusten äußert sich durch ein Kratzen oder Kitzeln im Rachenbereich. Es besteht eine Überempfindlichkeit der Hustenrezeptoren, die z. B. auf schnelle Luftströmung, kalte Luft oder reizende Gase reagieren.
Die Hustenhilfe ist leider nicht immer erfolgreich. Die Patienten sollen zuerst etwas Speichel schlucken, dann die Luft möglichst lange anhalten und anschließend oberflächlich, das heißt mit kleinen Atemzügen, atmen. Dann wieder abwechselnd Luft anhalten und oberflächlich atmen, bis der Hustenreiz schwindet. Warme Getränke, z. B. Tee in kleinen Schlucken getrunken, lindert Reizhusten ebenfalls.

Beim sogenannten „Huffing“ atmet der Mensch durch die Nase ein und atmet einmal, eventuell auch zweimal auf die Silbe „huff“ aus.

Atemwege von Bronchialsekret befreien. Haben Pflegeempfänger Schwierigkeiten, zähes Sekret aus den Bronchien abzuhusten, kann das sogenannte „Huffing“ helfen. Der betroffene Mensch atmet durch die Nase ein und atmet einmal, eventuell auch zweimal auf die Silbe „huff“ aus.
Am besten hält der Pflegeempfänger nach dem Einatmen für etwa 2–3 Sekunden die Luft an. Damit wird auch die seitliche Belüftung verstärkt. Das gezielte Ausatmen reizt die Hustenrezeptoren und löst einen Hustenstoß aus.

Merke ►

Merke

Menschen mit produktivem Husten sollten genügend (Papier-)Taschentücher und direkt am Bett einen Abwurfbeutel zur Verfügung haben.

14.2.4 Dyspnoe

14.2.4 Dyspnoe

Definition ►

Definition

„Dyspnoe“ bedeutet die Empfindung von Atemnot. Man unterscheidet erschwerte Einatmung (inspiratorische Dyspnoe) von erschwerter Ausatmung (exspiratorische Dyspnoe).

Atembeschwerden haben einen erheblichen Einfluss auf die Lebensqualität (**Abb. 14.10**). Ringt ein Mensch nach Luft, treten alle anderen Bedürfnisse in den Hintergrund. Eine gestörte Atmung führt häufig zu weiteren Einschränkungen des täglichen Lebens. Oft ist die Arbeitsfähigkeit für längere Zeit oder dauerhaft vermindert, Gespräche mit anderen Menschen strengen an, Bewegungen fallen schwer.

Abb. 14.10 Atemnot.

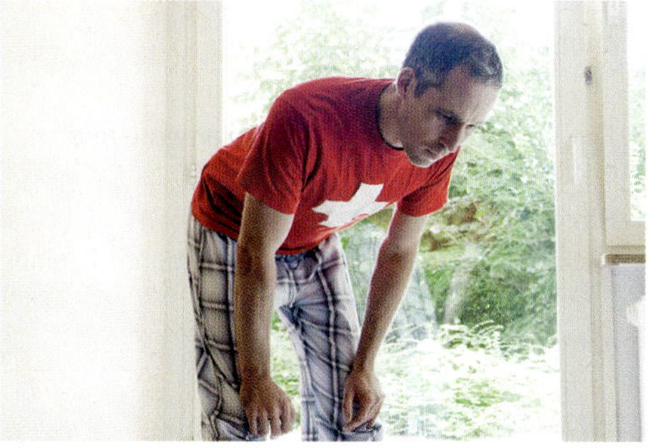

Bei Atemnot werden alltägliche Handlungen zur Qual (nachgestellte Situation). *Quelle: P. Blåfield, Thieme*

Einteilung der Atemnot. Die Atemnot lässt sich nach Schweregraden in Bezug auf die Aktivität einteilen:

- **Grad 1:** Atemnot nur bei größerer körperlicher Anstrengung (Tragen, Treppensteigen)
- **Grad 2:** Atemnot bei mäßiger Körperarbeit (Gehen auf ebener Strecke)
- **Grad 3:** Atemnot schon bei geringer Anstrengung (An- und Ausziehen)
- **Grad 4:** Atemnot bereits in Ruhe (Orthopnoe)

Orthopnoe. Sie ist die schwerste Form der Atemnot. Der betroffene Mensch versucht, in aufrechter Haltung die Atemnot zu überwinden. Dabei setzt er die Atemhilfsmuskulatur ein (**Abb. 14.11**).

Abb. 14.11 Orthopnoe.

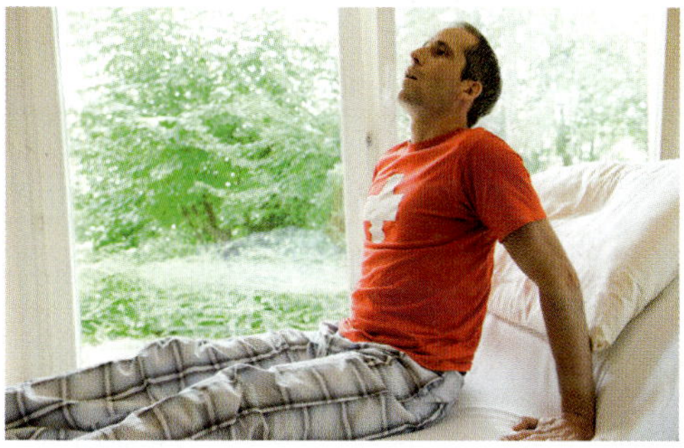

Der betroffene Mensch setzt sich aufrecht hin, um die Atemhilfsmuskulatur einzusetzen (nachgestellte Situation). *Quelle: P. Blåfield, Thieme*

Symptome der Atemnot

Spezifische Symptome. Sie geben genauen Aufschluss über die Grunderkrankung:

- Schnarchen durch zurückgefallene Zunge
- inspiratorischer Stridor bei Stenosen der oberen Luftwege
- exspiratorischer Stridor bei Verengung der tieferen Luftwege (z. B. spastische Bronchitis)
- Pfeifen und „Giemen“ bei Asthma bronchiale
- Brodeln und Gurgeln bei Fremdkörpern
- Rasseln bei Sekretansammlung in Kehlkopf, Luftröhre und Bronchien

Unspezifische Symptome. Das sind Symptome, die bei verschiedenen Erkrankungen auftreten und daher nicht genau auf die Grunderkrankung schließen lassen:

- motorische Unruhe, Angst, Beklemmungsgefühle, Lufthunger
- Schwitzen
- Zyanose (bläuliche Verfärbung, erkennbar an Lippen, Fingernägeln, Haut, Schleimhäuten)
- Blutdruckanstieg oder -abfall
- beschleunigter Puls, in schweren Fällen ist der Puls eher verlangsamt
- Orthopnoe: aufrechte Haltung unter Zuhilfenahme der Atemhilfsmuskulatur, um Atemnot zu überwinden.

Atembeschwerden beeinflussen die Lebensqualität, z. B.:

- Die Arbeitsfähigkeit ist für längere Zeit oder dauerhaft vermindert.
- Gespräche mit anderen Menschen strengen an.
- Bewegungen fallen schwer.

Atemnot lässt sich in verschiedene Schweregrade einteilen. Sie kann bereits in Ruhe auftreten oder auch erst bei größerer körperlicher Anstrengung.

Symptome der Atemnot

Spezifische Symptome geben genauen Aufschluss über die Grunderkrankung:

- Schnarchen durch zurückgefallene Zunge
- inspiratorischer Stridor bei Stenosen der oberen Luftwege
- exspiratorischer Stridor bei Verengung der tieferen Luftwege
- Pfeifen und „Giemen“ bei Asthma bronchiale
- Brodeln und Gurgeln bei Fremdkörpern
- Blubbern und Rasseln bei Sekretansammlung in Kehlkopf, Luftröhre und Bronchien

Maßnahmen bei Atemnot

Erlebt ein Mensch Atemnot, empfindet er Angst.
Wichtigstes Pflegeziel ist, ihm die Angst zu nehmen.

Maßnahmen bei Atemnot

Erlebt ein Mensch Atemnot, empfindet er Angst. Durch die Angst wird wiederum seine Atemnot verstärkt. Manchmal kann er sich nicht mehr verbal äußern, sondern nur durch Mimik oder Gestik auf seine Notlage aufmerksam machen. Wichtigstes Pflegeziel ist es, dem Patienten die Angst zu nehmen. Deshalb sollte der Pflegehelfer in dieser Situation immer Ruhe ausstrahlen. Denn auch Hilflosigkeit und Aufgeregtheit in der Umgebung des Patienten können dessen Angst verstärken.

Praxistipp ►

Praxistipp

Wie kann ich einem Patienten mit akuter Atemnot helfen?

Folgende Maßnahmen sind zu ergreifen:
- Informieren Sie die verantwortliche Pflegefachkraft. Diese verabreicht Bedarfsmedikamente und informiert gegebenenfalls den Arzt.
- Lockern Sie beengende Kleidung und öffnen Sie das Fenster.
- Unterstützen Sie die betroffene Person beim Einnehmen einer atemerleichternden Position, z.B. einer Oberkörperhochlagerung oder dem Kutschersitz.
- Leiten Sie den Pflegeempfänger an, gegen die Lippenbremse auszuatmen.
- Bewahren Sie Ruhe und bemühen Sie sich, Sicherheit auszustrahlen.
- Lassen Sie einen Menschen mit Atemnot auf keinen Fall alleine.

Bieten Sie Menschen mit chronischer Atemnot bei der Zimmerbelegung (wenn möglich) einen Fensterplatz an.

Atemnot bei chronischer Erkrankung. Hier kommt es, neben der zuverlässigen Hilfe in der Akutsituation, auf die beratende und schulende Funktion der Pflegenden an. Bei der Zimmerbelegung sollte der betroffene Mensch (wenn möglich) einen Fensterplatz bekommen. Einfachste Maßnahme zur Linderung der Wahrnehmung von Luftnot ist kühle bewegte Luft. Hilfreich kann ein geöffnetes Fenster („Durchzug") sein oder ein auf das Gesicht des Pflegeempfänger gerichteter Handventilator (Krumm 2014). Auch atemunterstützende Körperpositionen und Atemtechniken sind im Fall der Atemnot hilfreich, wenn der Pflegeempfänger sie zuvor gelernt und verinnerlicht hat. Nur dann kann er sie sofort anwenden.

Bei **Atemnot** können verschiedene Körperhaltungen die Atmung erleichtern (**Abb. 14.12**).

Atemerleichternde und -unterstützende Körperhaltungen. Bei Atemnot kann durch verschiedene Körperhaltungen die Atmung erleichtert werden (**Abb. 14.12**). Eine Entlastung des Thorax und der Einsatz der Atemhilfsmuskulatur sollen den Atemwegswiderstand vermindern und die Thoraxbeweglichkeit verbessern.

Merke ►

Merke

Die meisten Menschen nehmen bei Atemnot, nach körperlicher Belastung oder bei starker psychischer Erregung unbewusst eine atemerleichternde Stellung ein. Der Mensch mit Atemnot weiß oft selbst am besten, welche Körperstellung ihm hilft.

Abb. 14.12 Atemerleichternde Körperhaltungen.

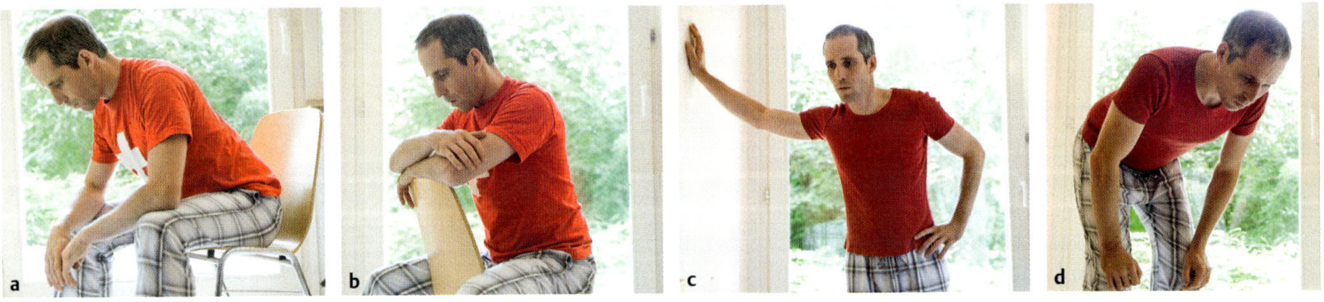

Die verschiedenen Positionen können die Atmung unterstützen (nachgestellte Situation). *Quelle: P. Blåfield, Thieme*

a Kutschersitz,
b Reitsitz,
c Handstütz an der Wand,
d Handstütz auf den Oberschenkeln („Torwartstellung").

14.2.5 Notfall Atemstillstand

Ein Atemstillstand ist die Folge einer Atemlähmung oder einer Verlegung der Atemwege.
Symptome sind:
- keine Atembewegungen
- kein Atemgeräusch

14.2.5 Notfall Atemstillstand

Zum Atemstillstand kommt es bei Atemlähmung (peripher oder zentral) oder wenn die Atemwege verlegt sind.
Der Atemstillstand ist an folgenden Symptomen zu erkennen:
- An Brustkorb oder Bauch sind keine Atembewegungen zu sehen oder zu fühlen.
- Atemgeräusch und Luftstrom sind an Mund und Nase weder fühl- noch hörbar.

- Die Haut ist blass und zyanotisch.
- Das Gehirn reagiert zunächst mit Bewusstseinstrübung und -verlust, manchmal schon nach wenigen Sekunden. Nach 5–10 Minuten folgen nicht rückgängig zu machende Zellschäden.
- Eine vollständige Unterbrechung der Gehirndurchblutung führt nach circa 4 Sekunden zu deutlicher Funktionseinschränkung, nach 8–12 Sekunden folgen der vollständige Ausfall der Organfunktion und der Bewusstseinsverlust.
- Erstmaßnahmen bei Atemstillstand (S. 702).

- blasse, zyanotische Haut
- Bewusstseinstrübung bis hin zu Bewusstseinsverlust

14.3 Puls

14.3.1 Pflegerelevante Grundlagen kennen

Definition

Als **Puls** wird die mechanische Auswirkung der Herzaktion auf das Gefäßsystem bezeichnet. Er ist der fühlbare Anstoß der Druckwelle an der Arterienwand.

Messorte

Der Puls kann an jeder Arterie (Schlagader) gemessen werden, die nahe an der Körperoberfläche liegt und gegen festes Gewebe (Knochen, Muskulatur) gedrückt werden kann. Da der Blutdruck in den Venen bis auf wenige mmHg (Millimeter Quecksilbersäule) absinkt, ist bei Venen kein Puls fühlbar.

Da an den kleinen Arterien schwache Pulswellen nicht immer tastbar sind, ist der Puls bei Rhythmusstörungen oder im Schock immer an zentralen Gefäßen zu messen (**Abb. 14.13**).

14.3 Puls

14.3.1 Pflegerelevante Grundlagen kennen

◂ Definition

Messorte

Der Puls ist an jeder Arterie messbar, die nahe an der Körperoberfläche liegt.

Es wird empfohlen, den Puls an **zentralen Gefäßen** zu messen (**Abb. 14.13**).

Abb. 14.13 Messorte Puls.

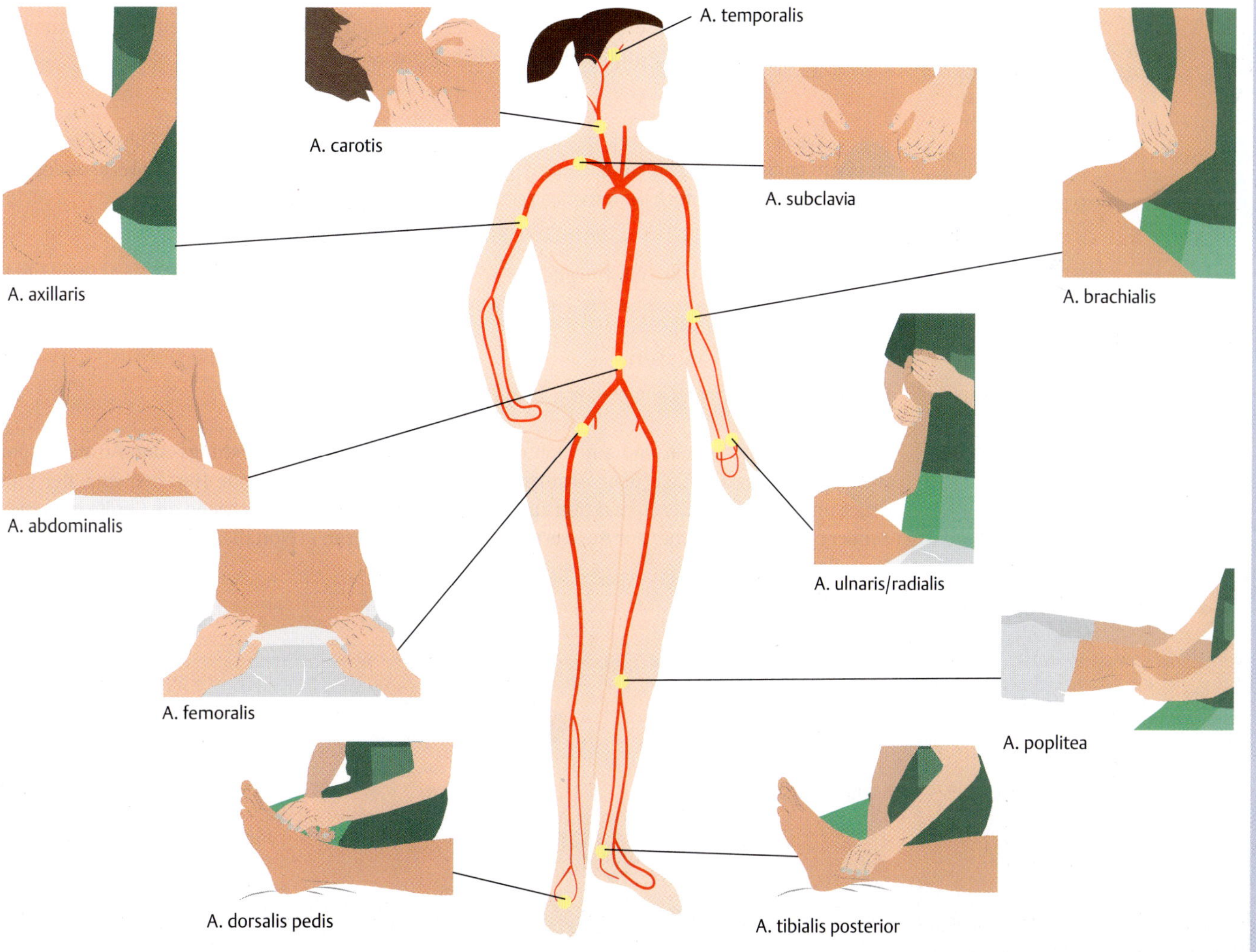

Verlauf der Gefäße an den häufigsten Pulsmessorten. *Abb. aus: Andreae S, Anton W, Schön J, von Hayek D. I care – Altenpflege Langzeitpflege. Thieme; 2023*

Besonderheiten ▶

Besonderheiten Kinder

Anders als beim Erwachsenen klaffen beim Neugeborenen an einigen Stellen weite Lücken zwischen den Knochen des Schädeldachs. An der Kopfhaut kann man dort die arteriellen Pulsationen der Hirnarterien sehen oder durch zartes Auflegen der Hand fühlen.

14.3.2 Puls messen

14

Manuelles Pulsmessen

Beim **Pulstasten** werden Frequenz und Rhythmus erfasst.
Der Puls wird 15 Sekunden gezählt und mit 4 multipliziert, um die Schläge pro Minute festzustellen.

14.3.2 Puls messen

Manuelles Pulsmessen

„Pulsen" nennt man das Fühlen und Zählen des Pulses. Beim Pulstasten werden Pulsfrequenz und Pulsrhythmus erfasst. Man setzt Zeige-, Mittel- und Ringfingerkuppe mit leichtem Druck auf die A. radialis und dokumentiert die Ergebnisse. Der Puls wird 15 Sekunden lang gezählt (der erste Schlag gilt als 0) und mit 4 multipliziert, um die Schläge pro Minute festzustellen.
Zur Kontrolle benötigt man eine Uhr mit Sekundenzähler oder eine spezielle Pulsuhr (Sanduhr), die nach 15 Sekunden abgelaufen ist. Eine volle Minute lang wird bei neu aufgenommenen Patienten und bei Patienten mit sehr langsamem und unregelmäßigem Puls gezählt.

Merke ▶

Merke

Wenn auf die empfindlichen Nervenendigungen der Halsschlagader (A. carotis, auf Höhe des Schildknorpel-Oberrands) gedrückt wird, besteht die Gefahr heftiger Kreislaufreaktionen. Es kann zum Abfall der Herzfrequenz und des Blutdrucks kommen. Deswegen darf der Puls an dieser Stelle nur mit leichtem Druck und nicht zu lange getastet werden!

Falsche Messwerte entstehen, wenn
- die Pflegeperson den eigenen Daumen zum Messen nutzt,
- der Druck der Finger zu leicht oder zu stark ist,
- infolge einer Gefäßerkrankung der Puls zwar einseitig verändert ist, aber am gesunden Arm gemessen wird.

Messfehler. Falsche Werte können entstehen,
- wenn die Pflegeperson den eigenen Daumen zum Messen nutzt (Verwechslung des eigenen Pulses mit dem des Patienten),
- wegen zu leichten Drucks der Finger (nicht alle Schläge wurden gefühlt),
- wegen zu starken Drucks der Finger (die Pulswelle wurde unterdrückt),
- wenn infolge einer Gefäßerkrankung, z. B. einer arteriellen Verschlusskrankheit, der Puls einseitig verändert ist, aber am gesunden Arm oder Bein gemessen wird.

Merke ▶

Merke

Wegen der Abhängigkeit des Pulses von den Gefäßeigenschaften muss bei Pulsveränderungen an einem anderen Ort, z. B. am anderen Arm oder an der Halsschlagader, nachkontrolliert werden. Die Gliedmaßen müssen jedoch keinen völlig zeitgleichen Puls aufweisen.

Postoperativ wird die Durchblutung der Beine unter anderem am Puls überprüft. Eine Mangeldurchblutung ist durch Pulsfühlen in der Leistenbeuge oder am Fußrücken feststellbar.

Apparatives Pulsmessen

Mittels EKG oder Pulsoxymetrie kann man den Puls apparativ messen.
EKG = Elektrokardiogramm

Apparatives Pulsmessen

Der Puls ist auch apparativ messbar, z. B. mittels EKG oder Pulsoxymetrie.

EKG. In vielen klinischen und ambulanten Bereichen, aber auch im Leistungs- und Ausdauersport werden per Langzeit-EKG (über Armbänder oder Brustgurte) die genaue Herzfrequenz, der Blutdruck und der Verlauf der Herzaktion aufgezeichnet (**Abb. 14.14**). Vielfach sind die Geräte mit einem Sender oder Datenspeicher zur Auswertung versehen und lösen in Notfällen (z. B. Herzattacke) einen Notruf aus.

Abb. 14.14 Langzeit-EKG.

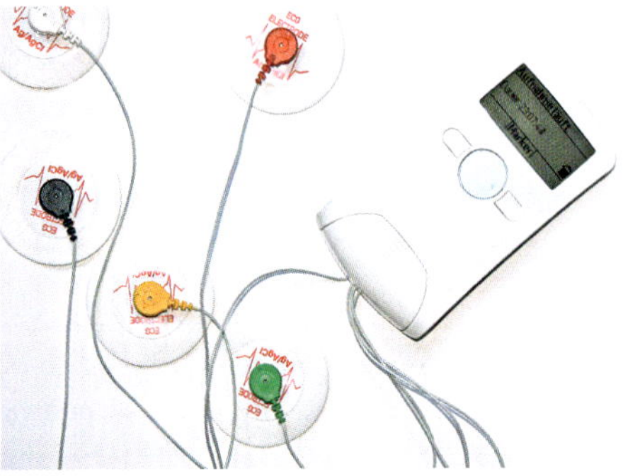

© Engel73 – stock.adobe.com

Das EKG zeichnet die Summe der elektrischen Aktivitäten der Herzmuskelfasern auf. *Quelle: Engel73 – stock.adobe.com*

Abb. 14.15 Pulsoxymetrie.

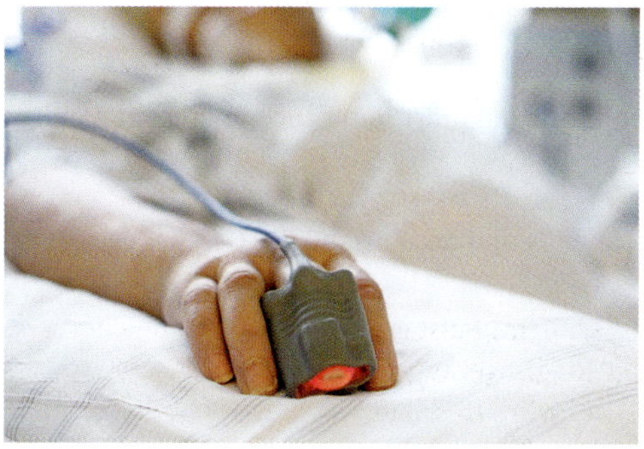

Mit der Pulsoxymetrie können Pulsfrequenz und Sauerstoffgehalt des Blutes bestimmt werden. *Quelle: K. Oborny, Thieme*

Pulsoxymetrie. Die Pulsoxymetrie ist ein Verfahren zur nichtinvasiven Messung der arteriellen Sauerstoffsättigung (**Abb. 14.15**). Gemessen wird mit einem Clip, ähnlich einer Wäscheklammer oder einem Klebesensor, an einem leicht zugänglichen Körperteil, vorzugsweise an Finger, Zeh, Ohrläppchen, oder bei Frühgeborenen an der äußeren Fußkante oder am Handgelenk. Ein Überwachungsmonitor ermittelt den prozentualen Anteil sauerstoffgesättigter roter Blutkörperchen. Normwerte liegen beim Gesunden zwischen 95 und 97 %, bei älteren Menschen bei etwa 92–95 %. Die ermittelte Sauerstoffsättigung wird als SpO_2 (partielle Sauerstoffsättigung) bezeichnet.
Die häufigsten Ursachen für Fehlermeldungen der pulsoxymetrischen Messung sind
- Kälte,
- Mangeldurchblutung am zur Messung verwendeten Körperteil,
- Störungen durch Bewegungen und Unruhe des Patienten und
- sehr starkes Umgebungslicht.

Indem der Sensor abgedeckt wird, kann man die Störung durch zu starkes Umgebungslicht vermeiden. Bei einigen Farben lackierter Fingernägel sowie künstlichen Fingernägeln kommt es ebenfalls zu Messfehlern.

Fehlermeldungen bei der Pulsoxymetrie entstehen z. B. durch
- Kälte,
- Mangeldurchblutung,
- Bewegungen des Patienten,
- starkes Umgebungslicht,
- lackierte und künstliche Fingernägel.

Merke

Man beobachte daher bei aller Technik stets den Menschen und nicht nur den Monitor!

◄ Merke

14.3.3 Puls beobachten und Veränderungen wahrnehmen

Pulskontrollen sind ein wichtiges Kriterium zur Beurteilung der Herz- und Kreislauffunktion (Vitalzeichen). Sie geben Auskunft über Herztätigkeit, Beschaffenheit der Gefäße und Störungen des Kreislaufs. Ein veränderter Puls kann Hinweise auf Herz-, Gefäß- oder Schilddrüsenkrankheiten, aber auch auf Fieber, Anstrengung usw. geben.
Der Puls kann sich erhöhen, sich erniedrigen oder ganz ausbleiben.

14.3.3 Puls beobachten und Veränderungen wahrnehmen

Pulsveränderungen können Hinweise auf verschiedene Erkrankungen geben. Der Puls kann erhöht oder erniedrigt sein oder ganz ausbleiben.

Pulsfrequenz

Die normale Pulsfrequenz

Die Pulsfrequenz ist die Anzahl der Pulsschläge pro Minute. Sie wird beeinflusst von physischen Faktoren (Alter, Geschlecht, Energieumsatz, Herz-Kreislauf-System) und psychischen Faktoren (Gefühle, z. B. Freude, Angst, akuter Schmerz).

Pulsfrequenz

Die normale Pulsfrequenz

Die Pulsfrequenz ist die Anzahl der Pulsschläge pro Minute.

Lebensalter und Geschlecht. Die normale Pulsfrequenz ist vom Alter abhängig:
- Fötus: 150–160 Schläge pro Minute
- Neugeborenes: 120–140 Schläge pro Minute
- Kindergartenkind: etwa 100 Schläge pro Minute
- Jugendliche: etwa 85 Schläge pro Minute
- Erwachsene: 70–80 Schläge pro Minute
- Senioren: 70–90 Schläge pro Minute

Generell ist der Puls bei der Frau physiologisch bedingt etwas schneller als beim Mann. Nach der Menopause (letzte Regelblutung) nähert er sich allmählich dem des Mannes an.

Die normale Pulsfrequenz ist vom Alter abhängig.

Körperliche Aktivität. In Ruhe und im Schlaf schlägt das Herz langsamer. Aktivität erhöht die Frequenz. Beim jungen Erwachsenen kann der Puls in Extrembelastung auf über 200 Schläge pro Minute ansteigen. Trainierte Menschen weisen niedrigere Ruhefrequenzen als Untrainierte auf (50–60 pro Minute).

Folgende Faktoren beeinflussen die Pulsfrequenz:
- körperliche Aktivität
- Höhenanpassung
- Energieumsatz
- Herz-Kreislauf-System

Höhenanpassung. In Höhen über 3 000 m lässt die Sauerstoffkonzentration der Luft extrem nach. Um dies auszugleichen, reagiert der Körper des Menschen nach Tagen in großer Höhe mit einer Erhöhung der Herzfrequenz.

Energieumsatz. Muskeltätigkeit erhöht den Energieumsatz und führt somit auch indirekt zur Steigerung der Herzfrequenz.

Herz-Kreislauf-System. Die Funktionsfähigkeit des Herzens und der Zustand der Gefäße (elastische, glatte Wände) beeinflussen die Pulsfrequenz.

14

Veränderungen der Pulsfrequenz
Tachykardie

Definition ▶

Pathologische Ursachen der Tachykardie sind z. B. Schock, Blut- und Flüssigkeitsverlust oder hohes Fieber.

Veränderungen der Pulsfrequenz

Tachykardie

Definition

Eine **Tachykardie** ist ein anhaltend schneller Puls mit mehr als 100 Schlägen pro Minute.

Pathologische Ursachen der Tachykardie sind z. B.
- Schock,
- Störungen der Atmung (Atemnot),
- Erkrankungen von Herzmuskel oder Herzklappe,
- schwere Anämie,
- Blut- und Flüssigkeitsverlust,
- Nebenwirkung von Medikamenten,
- Schilddrüsenüberfunktion und
- hohes Fieber (pro 1 °C Temperaturerhöhung erhöht sich der Puls um circa 8 Schläge pro Minute).

Bradykardie

Definition ▶

Pathologische Ursachen der Bradykardie sind z. B.
- Störungen der Reizbildung und Reizleitung,
- Medikamentenüberdosierung,
- Vergiftungen.

Bradykardie

Definition

Eine **Bradykardie** ist ein langsamer Puls mit weniger als 60 Schlägen pro Minute.

Ursachen für eine Bradykardie sind z. B.
- Störungen der Reizbildung,
- Störungen der Reizleitung,
- Medikamentenüberdosierung,
- Vergiftungen und
- zentrale Vagotonie (Erregbarkeit des parasympathischen Nervensystems ist erhöht) bei Schädelinnendruckerhöhung (z. B. durch Blutungen, Tumoren)

Auch beim Absaugen von Schleim und beim Einführen einer Magensonde kann durch den Vagusreiz eine Bradykardie ausgelöst werden.

Merke ▶

Merke

Bei weniger als 40 Pulsschlägen pro Minute besteht Lebensgefahr, da das Gehirn nicht ausreichend durchblutet wird.

Pulsrhythmus

Der normale Pulsrhythmus
Liegen zwischen 2 Pulsschlägen die gleichen Zeiträume, ist der Puls rhythmisch.

Veränderung des Pulsrhythmus
Bei Gesunden ist der Puls völlig regelmäßig.

Pulsrhythmus

Der normale Pulsrhythmus

Der Puls ist rhythmisch, wenn zwischen den Schlägen die gleichen Zeiträume liegen. Atemabhängige Schwankungen sind möglich
- während der Einatmung (Frequenz nimmt zu) und
- während der Ausatmung (Frequenz nimmt ab).

Veränderung des Pulsrhythmus

Liegt eine Störung oder Unregelmäßigkeit des Pulsrhythmus vor, spricht man von einer Arrhythmie (wechselnder Rhythmus). Bei Gesunden, aber auch bei vielen Herzerkrankungen, ist der Puls völlig regelmäßig. Der Herzschlag ist unregelmäßig bei Reizbildungs- oder Reizleitungsstörungen des Herzens.

Extrasystolen

Abb. 14.16 Supraventrikuläre Extrasystolen.

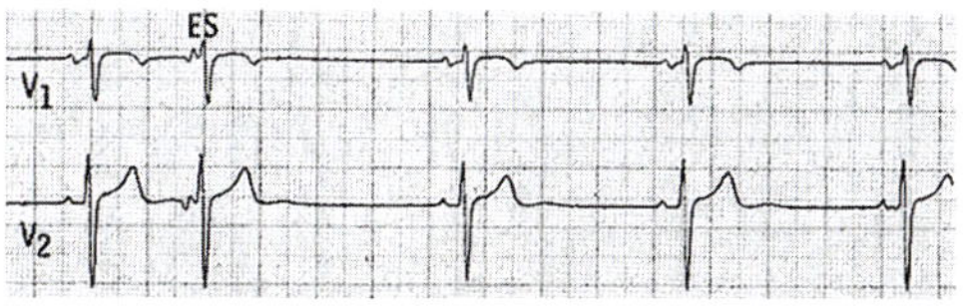

Der zusätzliche Herzschlag ist mit „ES" gekennzeichnet. *Abb. aus: Lexikon der Krankheiten und Untersuchungen; 2008*

Extrasystolen sind Herzschläge außerhalb des Grundrhythmus (**Abb. 14.16**). Sie können physiologische und pathologische Ursachen haben. Vereinzelte Extrasystolen haben physiologische Ursachen. Diese sind z. B. vegetative Labilität, Nervosität und starkes Rauchen.
Pathologische Ursachen sind z. B.

- Herzmuskelschäden,
- Koronarsklerose oder
- Überdosierung von Herzmedikamenten.

Extrasystolen

Extrasystolen sind Herzschläge außerhalb des Grundrhythmus. Sie können physiologische Ursachen haben, aber auch durch Krankheit bedingt sein.

Absolute Arrhythmie

Definition

Als **absolute Arrhythmie** bezeichnet man eine vollständige Unregelmäßigkeit des Pulses.

Meist beruht die absolute Arrhythmie auf einem Vorhofflimmern und kommt vor allem bei Klappenfehlern mit Überdehnung des linken Vorhofs, degenerativen Herzerkrankungen und Schilddrüsenüberfunktion vor.

Absolute Arrhythmie

◄ Definition

Eine **absolute Arrhythmie** kommt z. B. bei Klappenfehlern, Herzerkrankungen und Schilddrüsenüberfunktion vor.

Adams-Stokes-Anfälle

Adams-Stokes-Anfälle werden durch Herzrhythmusstörungen ausgelöst (Asystolie, extreme Bradykardie oder Tachykardie). Sie führen zur Minderdurchblutung des Gehirns.

Symptome. Die Symptome sind Schwindel, Gleichgewichtsstörungen sowie plötzliche Ohnmachtsanfälle (Synkopen). Die Minderdurchblutung des Gehirns führt

- in etwa 5 Sekunden zu Schwindel,
- in 10–15 Sekunden zu Bewusstlosigkeit,
- in 20–40 Sekunden zu Krämpfen,
- in etwa 1 Minute zum Atemstillstand und
- nach maximal 5 Minuten zu nicht rückgängig zu machenden Hirnschäden.

Während des Anfalls sind die Pupillen weit, es besteht Pulslosigkeit, extrem niedriger Blutdruck und Blässe.

Adams-Stokes-Anfälle

Adams-Stokes-Anfälle führen zur Minderdurchblutung des Gehirns.

Es kommt zu Schwindel und Bewusstlosigkeit bis hin zu Atemstillständen.

Pulsdefizit

Pulsdefizit bedeutet, das Herz wirft so wenig Blut in den Kreislauf aus, dass in der Peripherie keine Pulswelle tastbar ist.
Mögliche Ursachen für ein Pulsdefizit sind eine Herzinsuffizienz, Vorhofflimmern oder auch eine schwere Hypotonie.

Merke

Bei nicht tastbarem peripheren Puls, auch bei einer Bradykardie, sollte immer überprüft werden, ob ein Pulsdefizit vorliegt.

◄ Merke

Notfall Asystolie

Definition

Als **Asystolie** wird Pulslosigkeit bezeichnet. Infolge von Vagusreflexen, Reizbildungs- oder Reizleitungsstörungen oder Herzmuskelschäden zieht sich der Herzmuskel nicht zusammen (die Herzkontraktion [Systole] bleibt aus) und es ist kein Puls tastbar.

Asystolie ist ein Symptom des Endzustands schwerer Erkrankungen oder Verletzungen. Die zu ergreifenden Notfallmaßnahmen bei Asystolie finden Sie im Unterkapitel Herz-Lungen-Wiederbelebung (S. 700).

Notfall Asystolie

◄ Definition

Maßnahmen der Herz-Lungen-Wiederbelebung (S. 700)

14.4 Blutdruck

14.4.1 Pflegerelevante Grundlagen kennen

Definition ▸

14

Der italienische Kinderarzt Scipione Riva-Rocci erfand die nach ihm benannte Methode zum Blutdruckmessen. „RR“ ist deshalb die Abkürzung für „Blutdruck“.

Blutdruckwerte

Der Blutdruck besteht aus einem oberen und einem unteren Messwert:
- **systolischer** Wert
- **diastolischer** Wert

Merke ▸

Normwerte

Normwert für den Blutdruck eines Erwachsenen sind 120/80 mmHg.

Ein Blutdruckwert ist immer in Verbindung mit der aktuellen Situation des Patienten während der Messung zu bewerten.

Es können physiologische Blutdruckschwankungen auftreten, z. B. bei körperlicher Aktivität.

14.4 Blutdruck

14.4.1 Pflegerelevante Grundlagen kennen

Definition

Blutdruck ist die Kraft, die das strömende Blut auf die Gefäßwand ausübt. Im klinischen Sprachgebrauch ist der Blutdruck der in den großen Arterien herrschende Druck.

Seitdem 1895 der italienische Kinderarzt Scipione Riva-Rocci eine Methode zum Messen des Blutdrucks erfand, ist „RR“ die Abkürzung für „Blutdruck“.
Ein normaler Blutdruck ist notwendig, damit einerseits alle Organe ausreichend mit Blut versorgt werden und andererseits die Arterieninnenwand nicht durch zu hohen Druck geschädigt wird.

Blutdruckwerte

Der Blutdruck, z. B. 120/80 mmHg, besteht aus 2 Werten, dem oberen (systolischen) und dem unteren (diastolischen). Der systolische entsteht während der Auswurfphase des Herzens (Systole), der diastolische während der Füllungsphase des Herzens (Diastole).

Merke

mmHg (Millimeter Quecksilbersäule) ist die Einheit zur Angabe des Blutdrucks.

Blutdruckamplitude. Die Blutdruckamplitude ist die Differenz zwischen dem systolischen und dem diastolischen Wert. Sie ist beim gesunden Menschen kleiner als 50 mmHg.

Normwerte

Für den Blutdruck gelten folgende Normwerte:
- systolischer Blutdruck in zentralen Gefäßen: 120 mmHg
- diastolischer Blutdruck: 80 mmHg
- Blutdruckamplitude: etwa 40 mmHg

Abb. 14.17 Blutdruck.

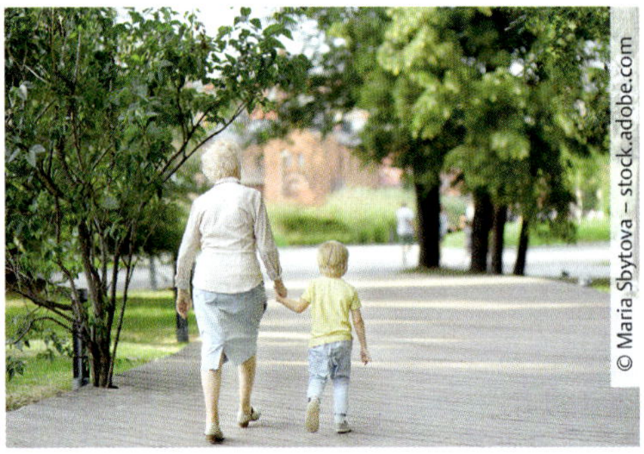

Der Normalwert des Blutdrucks ist altersabhängig (nachgestellte Situation). *Quelle: Maria Sbytova – stock.adobe.com*

Tab. 14.3 Altersabhängige normale Blutdruckwerte.

Altersgruppe	RR in mmHg
Säugling	80/60
Kleinkind	95/60
Schulkind	100/60
Jugendlicher	110/70
Erwachsene	120/80
ältere Menschen > 60 Jahre	150/90

Ein einzelner Messwert ist nur eine Momentaufnahme. Ein Blutdruckwert ist nur bei Kenntnis seiner Umgebungsvariablen wie Lage, körperlicher Aktivität und Tageszeit zu bewerten.
Physiologische Blutdruckschwankungen sind abhängig von
- Gefühlsveränderungen (z. B. Angst und Schmerz),
- körperlicher Aktivität (Muskelarbeit steigert den Blutdruck),
- Atmung (während der Einatmung sinkt der Blutdruck leicht),

- Nahrungsaufnahme (nach dem Essen steigt der systolische Druck mäßig an, der diastolische fällt häufig leicht ab),
- Tagesrhythmus (am höchsten gegen 15 Uhr, am niedrigsten gegen 3 Uhr)
- Alter (**Abb. 14.17**) (**Tab. 14.3**).

14.4.2 Messen des Blutdrucks

Beim Messen wird der Blutdruck in einer großen Arm- oder Beinarterie (A. brachialis, A. femoralis) bestimmt. Alle indirekten Messverfahren beruhen auf dem Manschettenprinzip. Dabei wird der Blutstrom durch den Druck in einer aufblasbaren, eine Extremität umschließenden Manschette ganz oder teilweise unterbrochen.

Merke

Die Messung wird grundsätzlich nach mindestens 5 Minuten Ruhe im Sitzen oder Liegen durchgeführt.

Bei der ersten Messung ist immer an beiden Armen zu messen. Beispielsweise durch Gefäßengstellen kann es zu falsch niedrigen Messergebnissen kommen. Bei allen weiteren Messungen wird daher immer am Arm mit dem höheren Wert gemessen.

Gerätetypen

Seit Jahren wird die Blutdruckmessung standardmäßig mit dem Sphygmomanometer (klassisches Blutdruckmessystem) am Oberarm durchgeführt (**Abb. 14.18**).

Praktisches Vorgehen

Die Vorbereitung umfasst die Lagerung des Arms sowie die Auswahl und das Anlegen der Manschette.

Lagerung. Unabhängig davon, in welcher Position des Pflegeempfängers (im Sitzen oder Liegen) die Pflegende den Blutdruck misst, sollen sich die Ellenbeuge und der ganz leicht im Ellenbogengelenk gebeugte Unterarm auf Herzhöhe befinden.

Abb. 14.18 Blutdruckmessung.

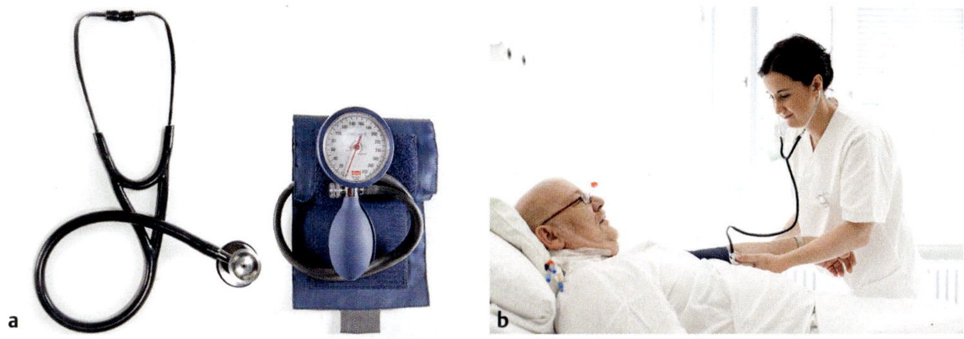

Manuelle Messung.
a Stethoskop und Blutdruckmessgerät mit Manschette. *Quelle: K. Oborny, Thieme*
b Der Blutdruck wird meist am Oberarm gemessen. *Quelle: A. Fischer, Thieme*

Merke

Bei Pflegeempfängern mit arteriellen und venösen Zugängen, Lymphödemen (z. B. nach Brustamputation) sowie Shuntzugang (Fistel) für die Dialyse darf man an dem betroffenen Arm nicht den Blutdruck messen.

Manschettenwahl. Es wird eine nicht dehnbare Manschette verwendet. Sie enthält eine Gummiblase, die mit einem Manometer verbunden ist und über ein Ventil aufgepumpt und entleert werden kann. Die ideale Manschettenbreite beträgt $^{2}/_{3}$ des Durchmessers der Extremität (**Abb. 14.19**). Empfohlene Manschettenmaße für die manuelle Blutdruckmessung:
- Kleinkind: Manschettengröße 5 × 8 cm
- Schulkind (Oberarmumfang 15–20 cm): Manschettengröße 8 × 13 cm
- Erwachsener (Oberarmumfang unter 33 cm): Manschettengröße 12–13 × 24 cm
- Erwachsener (Oberarmumfang 33–41 cm): Manschettengröße 15 × 30 cm

14.4.2 Messen des Blutdrucks

Beim **Blutdruckmessen** wird der Blutdruck in einer großen Arterie bestimmt.

◄ Merke

Bei der ersten Messung, z. B. bei Neuaufnahme, ist der Blutdruck immer an beiden Armen zu messen. Liegt ein Unterschied zwischen rechtem und linkem Arm vor, wir nachfolgend immer am Arm mit dem höheren Wert gemessen.

Gerätetypen

Praktisches Vorgehen

Ellenbeuge und Unterarm sollen sich zur Messung auf Herzhöhe befinden.

◄ Merke

Die Blutdruckmanschette muss dem **Armumfang** des Pflegeempfängers **angemessen** sein. Als Faustregel gilt hier: Die Breite der Manschette entspricht dem Durchmesser der zu messenden Extremität.

Abb. 14.19 Blutdruckmanschetten.

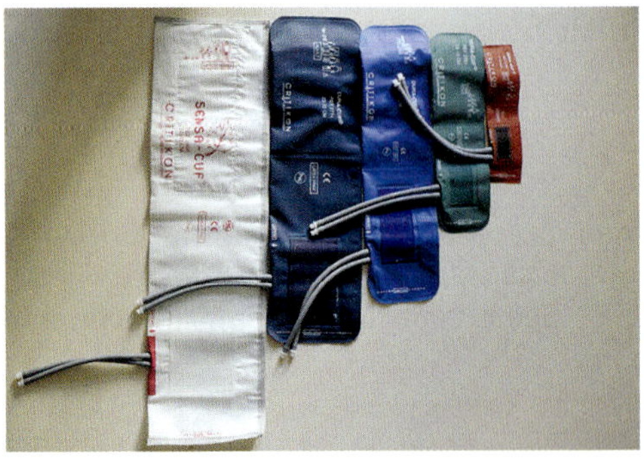

Blutdruckmanschetten gibt es in verschiedenen Größen. *Quelle P. Blåfield*

Anlegen und Aufpumpen der Manschette. Dazu gehört Folgendes:

- Manschette völlig von Luft entleeren.
- Oberarm freilegen, ggf. den Pflegeempfänger aus dem Ärmel schlüpfen lassen.
- Manschette fest und faltenfrei anlegen (**Abb. 14.20**), ohne venöse Stauung oder Abschnürung.
- Manschette soll etwa 2–3 cm oberhalb der Ellenbeuge enden.
- Ventil am Manometer schließen, damit keine Luft entweicht.
- Ohr-Oliven des Stethoskops locker ins Ohr stecken.
- Manschette unter Tasten des Handgelenkspulses aufpumpen auf einen Wert, der etwa 30 mmHg oberhalb des Druckes liegt, bei dem der Radialispuls verschwindet (Kompression der A. brachialis mit Unterbrechung der Blutströmung).

Abb. 14.20 Anlegen der Blutdruckmanschette.

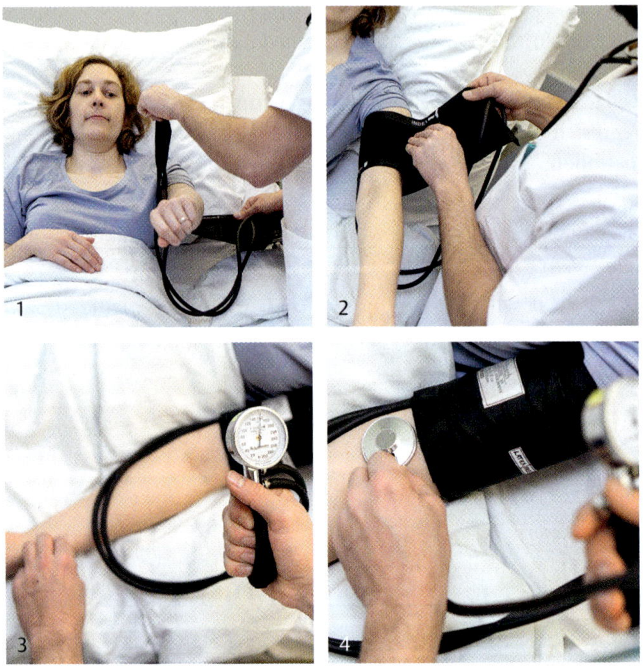

Die Manschette wird fest und faltenfrei um den freigelegten Oberarm der Patientin gelegt. *Quelle: K. Oborny, Thieme*

Beim Messen den Manschettendruck langsam verringern.
Druckwert beim ersten hörbaren pochenden Geräusch ablesen: systolischer Wert.
Druckwert beim letzten Klopfton ablesen: diastolischer Wert.

Blutdruckmessung nach Riva-Rocci. Bei der auskultatorischen Messung werden die Strömungsgeräusche in der Ellenbeuge abgehört (**Abb. 14.21**):

- Schallaufnehmer des Stethoskops in die Ellenbeuge auf die A. brachialis legen.
- Manschettendruck durch vorsichtiges Öffnen des Ventils langsam verringern (2–3 mmHg pro Sekunde bzw. pro Herzschlag), gleichzeitig Schlagader in der Ellenbeuge abhören.
- Druckwert beim ersten hörbaren pochenden Geräusch (Korotkoff-Geräusch) am Manometer ablesen (Wert entspricht dem systolischen Blutdruck).
- Manschette langsam weiter entleeren.
- Druckwert beim letzten Klopfton ablesen (Wert entspricht dem diastolischen Blutdruck).
- Restluft aus Manschette ablassen und Manschette lösen.

Abb. 14.21 Blutdruckmessung nach Riva-Rocci.

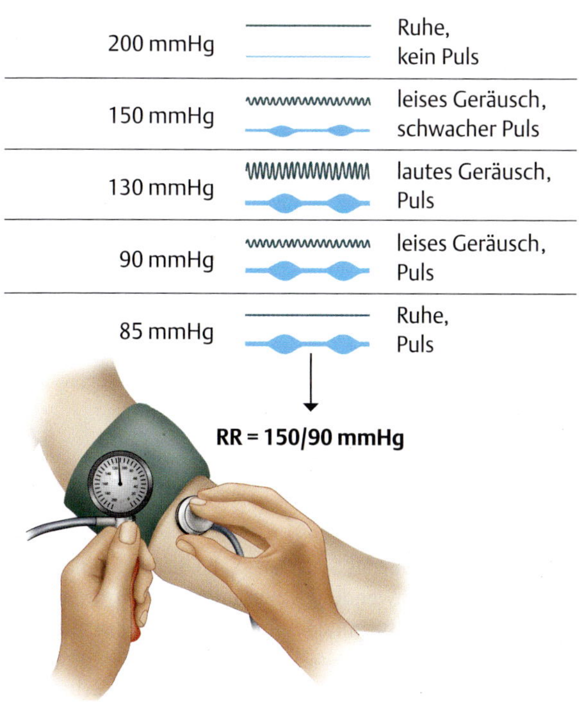

Der systolische und diastolische Blutdruck wird gemessen, indem man das Auftreten und Verschwinden von Strömungsgeräuschen (blaue Kurve) über der Armarterie abhört. *Abb. nach: Schewior-Popp S, Sitzmann F, Ullrich L. Thiemes Pflege. Thieme; 2020*

Fehlerquellen. Die häufigsten Fehlerquellen beim Blutdruckmessen zeigt **Tab. 14.4**.

Tab. 14.4 Probleme und Fehlerquellen beim Blutdruckmessen und ihre Auswirkungen.

Problem	Fehlerquelle	Auswirkung
Unruhe, Lärm	• weniger als 3–5 Minuten Ruhe vor der Messung • Messung erfolgt in unruhiger Umgebung	• vorausgegangene seelische oder körperliche Belastungen führen zu falsch hohen Werten • Lärm erschwert das Hören leiser Arterientöne
Erstmessung	• es wird nur an einem Arm gemessen	• Blutdruckunterschiede werden nicht erfasst (bedingt durch Stenosen der A. subclavia, Aortenisthmusstenose)
Korotkoff-Geräusch	• diastolischer Wert wird bereits abgelesen, wenn die Herzgeräusche leiser und „dunkler" werden, aber noch nicht verschwunden sind	• falsch hoher diastolischer Wert
auskultatorische Lücke	• Geräusche verschwinden vorübergehend im Bereich der Blutdruckamplitude über einen Bereich bis zu 40 mmHg (bei arterieller Hypertonie zu beobachten, Phänomen kann provoziert werden durch langsames Aufpumpen der Manschette) • Tipp: Durch die palpatorische Kontrolle der A. radialis kann ein Fehler bei der Erfassung des systolischen Drucks ausgeschlossen werden.	• falsch hoher diastolischer Wert
Umfang des Oberarmes	• zu schmale Manschette	• falsch hohe Blutdruckwerte
Kleidung	• Ärmel schnüren oberhalb der Manschette ein (funktionelle Stenose)	• venöse Stauung in der Extremität kann zu falsch niedrigen Werten führen
Körperlage	• Pflegeempfänger steht bei der Messung	• falsch niedrige Werte

Die häufigsten Fehlerquellen beim Blutdruckmessen zeigt **Tab. 14.4**.

Tab. 14.4 Fortsetzung.

Problem	Fehlerquelle	Auswirkung
Manschettenposition	• Manschette wird unterhalb der Herzhöhe positioniert	• falsch hohe Werte (insbesondere bei Unterarmmessgeräten)
Manschettendruck (Ablassgeschwindigkeit)	• zu schnelles Ablassen im Bereich des systolischen und diastolischen Blutdrucks	• systolisch zu niedrige und diastolisch zu hohe Werte
Gefäßkompression	• Stethoskop wird zu fest angedrückt (Kompression des Gefäßes)	• Geräusche sind auch unterhalb des diastolischen Drucks hörbar
Auf- oder Abrunden	• Druckwerte werden gerundet abgelesen	• falsche Messergebnisse
Messwiederholung durch Unsicherheit	• zwischen wiederholten Messungen liegen weniger als 2 Minuten mit unvollständig druckentlasteter Manschette	• falsche Messergebnisse

Ohroliven und Schallkopf des Stethoskops sowie die Armmanschette werden vor und nach der Anwendung durch Abreiben mit 70 % Alkohol desinfiziert.

Nachbereitung Manschette und Stethoskop. Es ist sinnvoll, das Stethoskop an Ohroliven und Schallkopf durch Abreiben mit 70 % Alkohol vor und nach der Anwendung zu desinfizieren. Armmanschetten werden nach dem Benutzen nicht abgesprüht (Arbeitsschutz!), sondern mit einem Einmaltuch wischdesinfiziert.
Die Aufbereitung ist bei Verunreinigung mit Blut, Erbrochenem, Schweiß oder vor Wiederbenutzen im Stationsbereich nach Verwendung bei einem Patienten mit Infektionserkrankung (Isolierung) zwingend erforderlich. Bei Menschen mit Infektionserkrankungen (z. B. Covid-19) oder Kolonialisierung (z.B. MRSA) sind Blutdruckgeräte im Zimmer zu belassen.

Der **Blutdruckwert** ist mit der Uhrzeit der Messung zu **dokumentieren**.

Dokumentation. Der Blutdruck ist als Zahl, z. B. „120/80 mmHg", mit Datum und Uhrzeit der Messung zu dokumentieren.

Messung mit vollautomatischen Messgeräten
Die Messung des Blutdrucks kann automatisch erfolgen, dazu stehen Oberarmgeräte sowie vollautomatische Blutdruckgeräte zur Verfügung.

Messung mit vollautomatischen Messgeräten

Es stehen Oberarmgeräte (**Abb. 14.22**) sowie vollautomatische Blutdruckgeräte mit einstellbaren Zeitintervallen, z. B. tagsüber alle 20 Minuten, nachts alle 30 Minuten, und mit Alarmgrenzen zur Verfügung. Die Werte der automatischen Blutdruckmessgeräte werden digital angezeigt.
Bei diesen Geräten ist darauf zu achten, dass die Manschette beim Anlegen am Oberarm möglichst auf die A. brachialis zentriert wird.

Veränderungen des Blutdrucks wahrnehmen

Hypertonie

Veränderungen des Blutdrucks wahrnehmen

Hypertonie

Definition ▶

Definition

Als arterielle **Hypertonie** werden chronisch erhöhte arterielle Blutdruckwerte bezeichnet. Gemäß WHO-Definition besteht eine arterielle Hypertonie ab 140/90 mmHg.

Abb. 14.22 Selbstständige Blutdruckmessung.

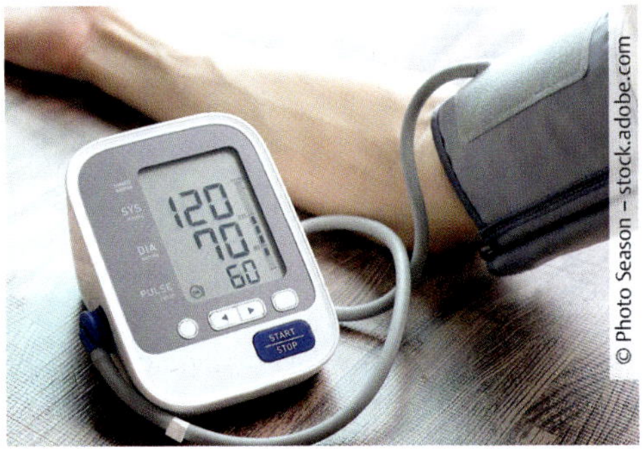

Mit den automatischen Blutdruckmessgeräten können sich Patienten selbstständig den Blutdruck messen. *Quelle: Photo Season – stock.adobe.com*

Im höheren Lebensalter verändert sich die Kreislauffunktion. Diese Veränderung wird im Wesentlichen durch die Strukturveränderungen in Gefäßwänden und Herzmuskulatur verursacht. Eine große Amplitude, also eine große Differenz zwischen systolischem und diastolischem Blutdruckwert, gibt Hinweise auf ein starres, durch arteriosklerotische Ablagerungen (Arterienverkalkung) versteiftes Gefäßsystem.

Klassifikation. Der Bluthochdruck ist in verschiedene Stadien eingeteilt. Die Einstufung erfolgt anhand der Blutdruckwerte z. B.:

- Normotonie (unter 140/90 mmHg)
- Grenzwerthypertonie (systolisch um 141–160 mmHg, diastolisch um 91–95 mmHg)
- eindeutige arterielle Hypertonie (systolisch über 160 mmHg und/oder diastolisch über 95 mmHg)

Dabei spielt es keine Rolle, ob beide Werte oder nur einer erhöht ist.

Symptome. Erhöhter Blutdruck verursacht in den meisten Fällen keine Beschwerden und wird daher oft entweder zufällig oder gar nicht bemerkt. Symptome wie Kopfschmerzen, Schwindel oder Nasenbluten können auf Bluthochdruck hinweisen.

Hypotonie

Definition

Blutdruckwerte unter 100/60 mmHg, die immer oder in sich wiederholenden Abständen auftreten, bezeichnet man als **Hypotonie**.

Spezifisches Zeichen einer Hypotonie ist ein niedriger Blutdruck im Liegen und/oder Stehen. Dabei genügt niemals nur eine Messung.
Unspezifische Zeichen sind Müdigkeit, Abgeschlagenheit, Leistungsschwäche, Schwindel, Leeregefühl im Kopf, Kältegefühl in den Gliedmaßen, Ohrensausen, herzbezogene Missempfindungen, Schlafstörungen, Reizbarkeit.

Merke

Während eine arterielle Hypertonie immer behandelt werden muss, ist ein niedriger Blutdruck nur behandlungsbedürftig, wenn er Beschwerden verursacht.

Orthostatische Dysregulation – Kreislaufkollaps

Beim „harmlosen" Kreislaufkollaps (**Abb. 14.23**) werden durch Vagusreizung die Blutgefäße weit gestellt und die Herzfrequenz verlangsamt. Das führt zur Minderdurchblutung des Gehirns und zu einem kurzfristigen Bewusstseinsverlust.
Folgende Faktoren begünstigen einen Kreislaufkollaps:

- Krampfadern, Venenverengungen und venöse Insuffizienz
- Abnahme der Muskelpumpe (Inaktivität, Bettruhe, längeres Anstehen)
- Blutmangel (Anämie)
- medikamentöse Therapie
- höhere Umgebungstemperatur (extreme Hitze) und Schwüle
- Stresssituationen, z. B. Blutabnahme

Abb. 14.23 Kreislaufkollaps.

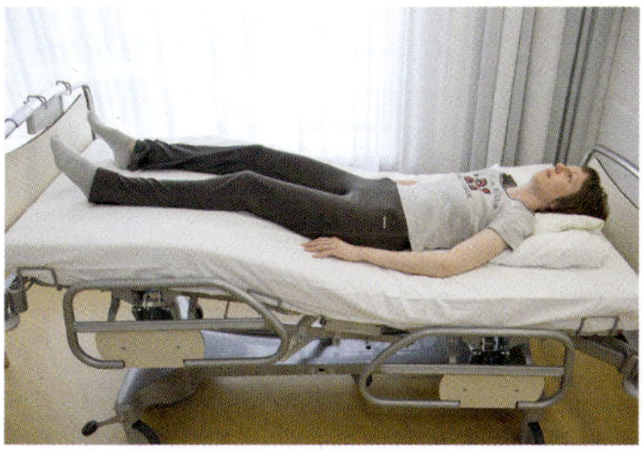

Bei einem Kreislaufkollaps aufgrund orthostatischer Dysregulation wird der Pflegeempfänger hingelegt, die Beine werden angehoben (nachgestellte Situation). *Quelle: W. Krüper, Thieme*

KURZFASSUNG

Bluthochdruck ist messbar und wird in verschiedene Stadien unterteilt.

Symptome wie Schwindel oder Kopfschmerzen können ebenfalls auf Bluthochdruck hinweisen.

Hypotonie

◄ Definition

Ein niedriger Blutdruck ist messbar und äußert sich oft auch durch unspezifische Zeichen (z. B. Müdigkeit, Abgeschlagenheit).

◄ Merke

Orthostatische Dysregulation – Kreislaufkollaps

Beim Kreislaufkollaps kommt es zu einem kurzfristigen Bewusstseinsverlust.
Begünstigende Faktoren:

- Krampfadern, Venenverengungen, venöse Insuffizienz
- Inaktivität, Bettruhe, längeres Anstehen
- Blutmangel (Anämie)
- medikamentöse Therapie
- extreme Hitze und Schwüle
- Stresssituationen

Praxistipp ▸

Praxistipp

Wie kann ich einem Kreislaufkollaps vorbeugen?

Um einen Kreislaufkollaps bei der Mobilisation eines Pflegeempfängers, der z. B. nach einer Operation lange bettlägerig war, zu verhindern, bietet sich Folgendes an:

- Verringern Sie vor der Mobilisation den psychischen Stress und die Erwartungsangst des Pflegeempfängers (z. B. vor Schmerzen).
- Messen Sie vor der Mobilisation den Blutdruck.
- Lassen Sie die Person vor dem Aufstehen Bewegungsübungen im Bett ausführen, um die Wadenpumpe zu aktivieren.
- Führen Sie die Mobilisation in Stufen durch (1. Beine aus dem Bett hängen, 2. Sitzen an der Bettkante, 3. Arme und Beine bewegen).
- Die Funktion der Muskelpumpe kann der Pflegeempfänger durch Laufen unterstützen (fördert den venösen Rückstrom). Wenn möglich, sollte er nicht nur vor dem Bett stehen, sondern vorsichtig umhergehen. Der „Storchengang", also die Beine richtig nach oben zu ziehen, kann auch bei Kreislaufproblemen helfen.
- Nutzen Sie den Einfluss der Atmung. Wenn ein Mensch tief einatmet, wird der venöse Rückfluss gefördert.
- Achten Sie darauf, dass der Pflegeempfänger den Blick nicht nach unten richtet, sondern gerade nach vorne blickt.

Maßnahmen bei Kreislaufkollaps:
- Flach lagern bzw. Beine hochlagern
- Frischluft zuführen
- ggf. zur Wärmeerhaltung zudecken
- nach Sekundärverletzungen suchen
- Vitalzeichen überwachen
- Notruf absetzen
- Arzt informieren
- Vorfall und Maßnahmen dokumentieren

Maßnahmen bei Kreislaufkollaps. Folgende Maßnahmen sollten während der Ohnmacht durchgeführt werden:

- Flachlagerung (eventuell Schocklagerung, das heißt Beine hochlagern)
- Frischluftzufuhr (eventuell Sauerstoffgabe nach Arztanordnung)
- Wärmeerhaltung durch Zudecken
- Suchen nach Sekundärverletzungen
- Überwachen der Vitalzeichen (Puls, Atmung, Blutdruck und Bewusstsein)
- Notruf, wenn der Pflegeempfänger sein Bewusstsein nicht kurzfristig durch die horizontale Lage wiedererlangt
- Information des Arztes
- Dokumentation im Pflegebericht

Merke ▸

Merke

Auf gar keinen Fall sollten Sie den Pflegeempfänger überstürzt in den Sessel oder das Bett bringen, da ein Transport die Gefahr weiterer Schäden und Verletzungen in sich birgt.

15 Sich sicher fühlen und verhalten

15.1 Pflegerelevante Grundlagen kennen

15.1.1 Wer ist (sich) nicht gerne sicher …

Jeder Mensch möchte in seinem Leben Sicherheit erfahren. Er möchte **Halt** und **Orientierung** im Leben, sich getragen fühlen, festen Boden unter den Füßen spüren. Was Sicherheit für den einzelnen Menschen bedeutet, ist individuell verschieden.

Sowohl in gesunden Phasen als auch in Zeiten, in denen eine Erkrankung oder Pflegebedürftigkeit im Vordergrund steht, vertraut sich der Mensch dem Gesundheitswesen an und erwartet eine **angemessene** und **sichere Versorgung**. Er wünscht sich eine bestmögliche Behandlung ohne Komplikationen. Dieser Erwartung und dem Anspruch auf eine optimale Behandlung und Sicherheit in der Versorgung stehen einige Hindernisse gegenüber. Sobald Menschen arbeiten, sind Fehler nicht immer zu vermeiden, besonders wenn man die komplexen und schnellen Abläufe in der modernen Medizin und Pflege, unter zum Teil begrenzten, personellen Bedingungen berücksichtigt. Die Weltgesundheitsorganisation (WHO) gibt an, dass jede Minute fünf Menschen als Folge einer fehlerhaften Behandlung versterben (WHO 2019). Die steigende Zahl der Anzeigen wegen Schädigung durch Behandlungsfehler (früher „Kunstfehler") führte dazu, dass sich nicht nur Pflegeeinrichtungen, sondern auch Gremien aus Politik, Berufsverbänden und Krankenkassen intensiver mit dem Thema **Patientensicherheit** beschäftigen.

Als Pflegehelfer können Sie wesentlich dazu beitragen, dem Patienten Sicherheit zu vermitteln. Nicht zu wissen, was mit einem geschieht, macht unsicher. Gehen Sie auf die Ängste der Patienten ein und geben Sie ihnen in jeder Pflegesituation alle nötigen Informationen.

15.1.2 Bedeutung von Sicherheit allgemein

Sicherheit umfasst **Sichersein**, **Gewissheit**, **Sorglosigkeit**, **Schutz**, **Stabilität** und **Angstfreiheit**, aber auch psychologische Sicherheitsbedürfnisse wie

- **Zugehörigkeit und Liebe:** Beziehung, Kommunikation, Glauben, Vertrauen, Geborgenheit, Liebe geben und Liebe empfangen, Teilhaben,
- **Achtung:** Wertschätzung, Selbstsicherheit, Selbstachtung, Unabhängigkeit und Freiheit, Würde, Kompetenz (Leistung, Wissen, Können), Status, Anerkennung, Prestige,
- **Selbstverwirklichung:** Selbstfindung und Sinnfindung.

Soziales Netz. In familiären oder partnerschaftlichen Beziehungen können wir oft Geborgenheit und Anerkennung finden und häufig auch Unterstützung in Krisensituationen. Eine intakte Partnerschaft und zuverlässige Freunde tragen wesentlich zur Sicherheit bei (**Abb. 15.1**).

Rolle des Staates. Eine grundlegende Bedeutung für die Sicherheit hat der Staat. Er ist durch die Verfassung verpflichtet, Rahmenbedingungen für Leben, Lernen und Arbeit zu schaffen und die Rechte seiner Bürger in den verschiedenen Phasen des Lebens zu schützen. Rechtliche Grundlagen hierzu finden Sie im Unterkapitel Grundrechte (S. 87).

Merke

Die meisten Menschen setzen auch finanzielle Ressourcen ein, um sich vor bestimmten Risiken des Lebens zu schützen, z. B. durch Haftpflicht- und Lebensversicherung, Hausrat- und Feuerversicherung.

Abb. 15.1 Sicherheit.

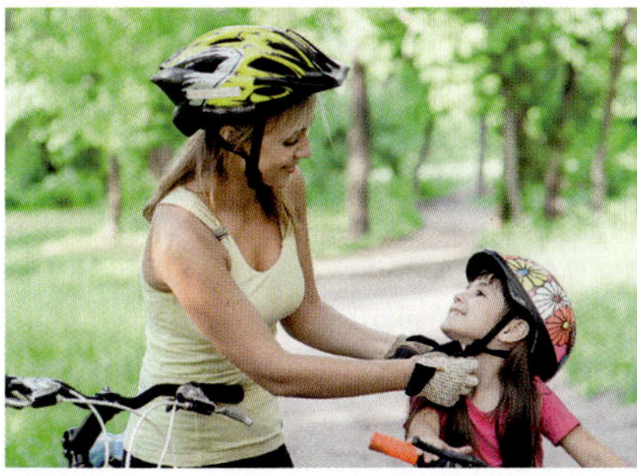

© Ermolaev Alexandr – stock.adobe.com – Stock photo – posed by models

Die Eltern sind für die Sicherheit ihrer Kinder verantwortlich (nachgestellte Situation). *Quelle: Ermolaev Alexandr – stock.adobe.com*

KURZFASSUNG

15.1 Pflegerelevante Grundlagen kennen

15.1.1 Wer ist (sich) nicht gerne sicher…

Jeder Mensch möchte in seinem Leben Sicherheit erfahren. Jedoch ist Sicherheit individuell verschieden. Sicherheitsempfinden ist stark persönlichkeitsabhängig.
Vom Gesundheitswesen erwartet der Mensch die bestmögliche Behandlung. Doch auch im Gesundheitswesen sind Fehler nicht immer zu vermeiden. Deshalb befassen sich Pflegeeinrichtungen, Politik und Berufsverbände vermehrt mit dem Thema Patientensicherheit.

15.1.2 Bedeutung von Sicherheit allgemein

Sicherheit umfasst:

- Sichersein, Gewissheit, Sorglosigkeit, Schutz, Stabilität und Angstfreiheit, aber auch
- Dazugehören, Wertschätzung und Selbstverwirklichung.

Eine intakte Partnerschaft und zuverlässige Freunde tragen wesentlich zur Sicherheit bei.

Ein Staat soll die Rahmenbedingungen für Leben, Lernen und Arbeit schaffen und die Rechte seiner Bürger schützen.

◄ Merke

15

15.1.3 Patienten- und Pflegesicherheit

Bei einem von 100 Krankenhausfällen tritt ein Behandlungsfehler auf.

15.1.3 Patienten- und Pflegesicherheit

In Deutschland rückt das Thema **Patientensicherheit** immer mehr in den Mittelpunkt der Diskussion über die Versorgungsqualität im Gesundheitswesen, insbesondere im Krankenhaus. Der Medizinische Dienst hat im Jahr 2022 über 13.000 Gutachten zu vermuteten Behandlungsfehlern erstellt. Dabei wurden in 25 % der Fälle ein Fehler und ein Schaden festgestellt. In 20 % der Fälle war der Fehler auch Ursache für den erlittenen Schaden. Es ist aber davon auszugehen, dass die tatsächliche Zahl der Fehler und Schäden noch viel höher ist. Laut medizinischem Dienst tritt bei einem von 100 Krankenhausfällen ein Fehler auf (MD 2022).
Die Wichtigkeit einer sicheren Versorgung betrifft nicht nur Krankenhäuser. Auch in der stationären Langzeitpflege sowie in der ambulanten Pflege ist das Thema von Bedeutung. Während der Begriff des Patienten eher in Zusammenhang mit medizinischen oder therapeutischen Behandlungen steht, betont der Begriff der **Pflegesicherheit** das Verhältnis zwischen professionell Pflegenden und pflegebedürftigen Menschen. Das Zentrum für Qualität in der Pflege (ZQP) fordert daher, die Pflegesicherheit stärker im Gesundheitssystem zu verankern (ZQP 2025).
Doch absolute Sicherheit wird es niemals geben. Neben der Schwere der Erkrankung und dem Alter des Betroffenen bestehen bei jeder medizinisch-pflegerischen Behandlung Risiken für den Patienten bzw. Pflegeempfänger. Sie können nie vollständig beseitigt, sondern lediglich verringert werden.
Auch im Alltag unterliegen wir bei der Risikoabwägung Fehleinschätzungen: freiwillig eingegangene Risiken (Alkohol, Rauchen, zu viel, zu fettes, zu süßes Essen) fürchten wir weniger als vermutete Risiken (krebserregende Bestandteile im Essen) und von uns kontrollierte Risiken (Autofahren) weniger als unkontrollierte (Fliegen). Vielfach sind wir sorglos, wo wir uns Sorgen machen müssten, und wir sehen Gefahren, wo es kaum welche gibt.
Knapp die Hälfte der oben erwähnten unerwünschten Ereignisse in Krankenhäusern gilt als vermeidbar. Vermeidbar sind auf jeden Fall solche Ereignisse, denen ein Fehler zugrunde liegt, wenn also die korrekte Behandlung nicht oder falsch durchgeführt wurde.

Die WHO hat 9 Schwerpunkte benannt, mit denen die Zahl der Fehler im Gesundheitswesen reduziert werden kann, und gibt klare Handlungsanweisungen.

9 Regeln der WHO. Die Weltgesundheitsorganisation (WHO 2007) hat 9 Schwerpunkte zur Reduktion der Zahl der Fehler im Gesundheitswesen benannt und klare Handlungsanweisungen formuliert. Diese sind auch heute noch aktuell. Befolgt man im Arbeitsalltag diese 9 Handlungsanweisungen, kann man die Patientensicherheit verbessern. Die Handlungsanweisungen gibt es für

1. ähnlich aussehende bzw. ähnlich klingende Medikamentenbezeichnungen (z. B. Octeniderm und Octenisept),
2. Patientenidentifikation (z. B. vor Untersuchungen und operativen Therapien),
3. Kommunikation an den Schnittstellen (z. B. Arzt und Pflegenden),
4. die Vermeidung von Seitenverwechslungen (bei chirurgischen Eingriffen an Extremitäten),
5. Konzentration von Injektions- und Infusionslösungen (Dosierungsangaben in Gramm oder Milliliter),
6. sichere Folgemedikation bei Patientenüberleitung (z. B. vor der Wochenendentlassung),
7. Katheter- bzw. Sonden-Diskonnektion (z. B. bei Infusionstherapie),
8. Mehrfachverwendung von Einmalmaterial (z. B. Nadeln zum Insulin-Pen) und
9. Händehygiene zur Vermeidung nosokomialer Infektionen.

Wie entstehen Fehler/kritische Ereignisse?

Wie entstehen Fehler/kritische Ereignisse?

Merke ▶

Merke
Fehler kommen in allen Berufsgruppen und auf allen Hierarchieebenen vor.

Fehler bzw. kritische Ereignisse entstehen durch „menschliches Versagen" und aufgrund systembedingter Probleme.

Im Rahmen von Patientensicherheit spricht man kaum noch von Fehlern, sondern von kritischen Ereignissen. Kritische Ereignisse entstehen nicht nur durch **„menschliches Versagen"**, sondern auch aufgrund **systembedingter Probleme**.
Betrachtet man kritische Ereignisse genauer, lassen sich immer Begleitfaktoren erkennen, die den Verlauf beeinflusst haben. Werden systembedingte Probleme erkannt und beseitigt, verringert sich das Risiko des Auftretens kritischer Ereignisse. Aber auch der Mensch – und somit das „menschliche Versagen" – muss immer als ein Teil bei der Entstehung kritischer Ereignisse betrachtet werden. Denn ein Mitarbeiter befindet sich in seiner Arbeitsumgebung ständig in Wechselbeziehung mit Patienten, Team, Management, Technik und Arbeitsprozessen.

Menschliches Versagen

Zu menschlichem Versagen kommt es durch Fehler bzw. Verstöße.

Menschliches Versagen

Im Zusammenhang mit großen Unfällen wird häufig von „menschlichem Versagen" gesprochen. Und auch in Gesundheitseinrichtungen wird schnell ein Mitarbeiter gefunden, der für ein unerwünschtes Ereignis verantwortlich gemacht werden kann.
Der englische Psychologe Reason (2000) unterscheidet in seiner Fehlertheorie „aktives" von „latentem" Versagen:

- **Aktives Versagen** erfolgt durch Menschen, die eine unsichere Handlung an der direkten Mensch-Mensch-Schnittstelle durchführen und damit eine unmittelbare Auswirkung erzeugen (z. B. Mediziner/Patient, Pflegende/Patient).
- **Latentes Versagen** entsteht durch falsche Entscheidungen, die auf höherer Ebene einer Organisation stattfinden (z. B. des Managements).

Des Weiteren werden folgende Arten von Fehlern (**Abb. 15.2**) unterschieden:

- **Unerwünschtes Ereignis:** Eine Schädigung, die auf eine durchgeführte Behandlung und nicht auf die Erkrankung des Patienten zurückzuführen ist. Ein unerwünschtes Ereignis kann (muss jedoch nicht) die Folge eines Fehlers sein.
  Beispiel: Starker Hautausschlag nach der Gabe von Diclofenac (Nebenwirkung).
- **Vermeidbares unerwünschtes Ereignis:** Ein unerwünschtes Ereignis, das auf einen Fehler zurückzuführen ist und somit vermeidbar gewesen wäre.
  Beispiel: Starker Hautausschlag nach der Gabe von Diclofenac, wobei in der Patientenakte eine Allergie gegen das Präparat vermerkt war.
- **Fehler:** Eine Abweichung von einem optimalen bzw. normierten Zustand oder Verfahren. Ein Fehler ist somit eine Regelverletzung.
  Beispiel: Vor der Gabe des Medikaments wurde die Patientenakte nicht mehr kontrolliert, obwohl das im Pflegestandard der Einrichtung so festgelegt ist.
- **Beinaheschaden:** Ein Fehler, bei dem kein Schaden eintritt, der jedoch zu einem Schaden hätte führen können.
  Beispiel: Nach der Positionierung eines dekubitusgefährdeten Pflegeempfängers liegt dieser mit dem Oberschenkel auf seinem Katheterschlauch. Als dies festgestellt wird, hat sich zwar eine Rötung gebildet, diese ist jedoch noch wegdrückbar (= kein Dekubitus).
- **Behandlungsschaden:** Ein Schaden ist durch mangelnde Sorgfalt entstanden.
  Beispiel: Durch eine mangelhafte Hautdesinfektion vor einer intramuskulären Injektion erleidet der Pflegeempfänger eine lokale Infektion.

Man kann mehrere Arten von Fehlern unterscheiden. Ein Unterscheidungsmerkmal ist zum Beispiel, ob ein Fehler **beinahe** oder **tatsächlich** dazu führt, dass ein Patient geschädigt wird.

15

Abb. 15.2 Fehler.

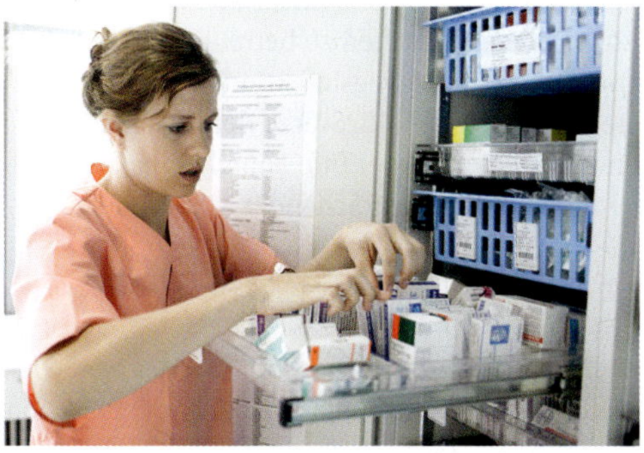

Bei Unaufmerksamkeit und Störungen kann man schnell das Medikament verwechseln. *Quelle: A. Fischer, Thieme*

Abb. 15.3 Heinrich-Pyramide.

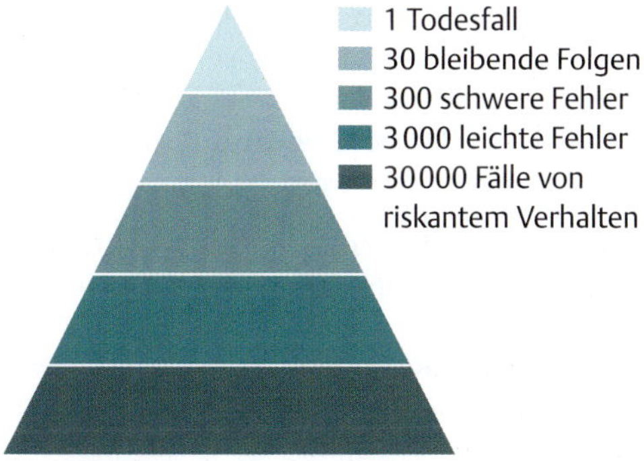

Schwerwiegende Folgen von Fehlern entstehen nicht schicksalhaft, sondern basieren meist auf riskantem Verhalten.

Verstöße. Von diesen Fehlern unterscheiden sich noch die bewusst beabsichtigen Handlungen (Verstöße). Ein Verstoß ist ein Zuwiderhandeln gegen vorgeschriebene Sicherheitsregeln (wenn z. B. Regeln der Händehygiene bewusst nicht eingehalten werden). Verstöße können gewohnheitsmäßig als riskantes Verhalten oder nur in bestimmten Situationen auftreten. Sie beruhen auf der menschlichen Neigung, mit geringstem Aufwand zum Ziel zu kommen.

Dazu beschrieb bereits 1931 der Versicherungsingenieur H. W. Heinrich anhand von Studien zu Betriebsunfällen einen Zusammenhang zwischen riskanten Verhaltensweisen und daraus resultierenden Fehlern. Die Folgen schwerwiegender Fehler sind nur „die Spitze des Eisbergs" alltäglichen riskanten Handelns. Die nach ihm benannte Heinrich-Pyramide (**Abb. 15.3**) zeigt, dass ein erfolg-

Verstöße können auch fatale Folgen haben.
Verstöße sind bewusst beabsichtigte Handlungen.

reicher Weg zur Fehlervermeidung in der Verringerung eines gewohnheitsmäßigen riskanten Verhaltens liegt (Brinkrolf et al. 2015). Wird man nicht auf Verstöße aufmerksam gemacht und/oder erfährt der Verantwortliche keine Korrektur, häufen sich die Pflichtverletzungen und werden zur Gewohnheit mit evtl. verhängnisvollen Folgen.

Systembedingte Probleme

Systembedingte Probleme können kritische Ereignisse hervorrufen, z. B.:
- Die Dokumentation ist schlecht leserlich.
- Eine mündliche Anordnung wird falsch verstanden.
- Kommunikation ist nicht möglich bzw. schwierig.
- Die Arbeitsbelastung ist zu hoch.

Systembedingte Probleme

Systembedingte Probleme sind z. B.:
- **Dokumentation:** Diese ist in der Praxis vielfach unübersichtlich und schlecht leserlich.
- **Mündliche Anordnungen:** Werden Informationen mündlich falsch an Kollegen weitergegeben, kann dies schlimme Folgen haben. Das gilt besonders bei der Verständigung in einer Fremdsprache. Besonders hoch ist das Risiko, wenn Anordnungen über mehrere Instanzen (OP, Anästhesie, Chirurgie) erfolgen.
- **Kommunikation unter Kollegen:** Mitarbeiter trauen sich oft nicht, Vorgesetzte auf Risiken hinzuweisen bzw. deren Entschlüsse zu kritisieren. Auch entstehen Missverständnisse, weil die verschiedenen Hierarchieebenen oder die einzelnen Berufsgruppen (z. B. Medizin, Pflege) eine unterschiedliche Sprache sprechen. Nicht zuletzt führen mangelnde Absprachen zu Fehlern (Sitzmann 2009).
- **Kommunikation mit Patienten und Angehörigen:** Der Patient und seine Angehörigen tragen ebenfalls Informationen bei. Die Informationen sollten mit Sorgfalt erfasst und in der Behandlung Berücksichtigung finden. Beispiele:
  - Patienten werden kurz vor Einleitung der Narkose gefragt, welche Seite die zu operierende ist.
  - Patienten werden bei der Aufnahme über ihnen bekannte Medikamentenunverträglichkeiten befragt.
  - Angehörige können wichtige Informationen geben, die der Patient in der akuten Situation vielleicht vergisst oder sich eventuell im weiteren Behandlungsverlauf nicht traut zu sagen.
- **Personelle Besetzung:** Die Zahl der Pflegestellen wurde im vergangenen Jahrzehnt massiv reduziert. Dabei hat sich der Arbeitsaufwand pro Pflegeperson stetig erhöht (steigende Fallzahlen, kürzere Verweildauern, Intensivierung von Diagnose und Therapien). Damit nimmt die Arbeit an Intensität zu, was die Sicherheit zu pflegender Personen gefährdet. Mitarbeitermangel in der Pflege erhöht für den Pflegeempfänger das Risiko von Verletzungen, Infektionen, anderen Erkrankungen und Tod. Wenn eine Pflegefachperson zu viele Menschen zu betreuen hat, leiden die Pflegeempfänger vermehrt an Decubiti, Pneumonien und Harnwegsinfektionen. Bei zu geringer Mitarbeiterzahl treten zudem unerwünschte Ereignisse wie z. B. Stürze der Patienten mit nachfolgenden Frakturen, nosokomiale Infektionen oder Fehler bei der Infusionstherapie und Medikamentengabe signifikant häufiger auf als bei zahlenmäßig ausreichender Mitarbeiterzahl (Sitzmann 2015).

Merke ►

Merke

Patientenschäden durch mangelnde pflegerische Besetzung existieren. Die Zahl kritischer Ereignisse kann man reduzieren, indem man Pflegeempfänger und Angehörige durch gezielte Kommunikation aktiv in den Behandlungsprozess einbezieht.

Praxistipp ►

Praxistipp

Wie kann ich Missverständnisse in der Kommunikation vermeiden?

- Sprechen Sie Personen direkt, laut und deutlich an.
- Vergewissern Sie sich, dass der Andere die Information richtig verstanden hat.
- Nutzen Sie besonders in Notfallsituationen eine einheitliche Sprache und kurze Sätze. Die Wörter „Notfall" oder „Rea" müssen z. B. von allen gleichbedeutend verwendet werden.
- Vermeiden Sie möglichst gleich klingende Wörter, z. B. „Rea" und „Reha".

Wie entstehen systembedingte Probleme?

Das **„Schweizer-Käse-Modell"** von Reason (2000) stellt leicht und verständlich dar, wie es trotz Sicherheitsmaßnahmen zu kritischen Ereignissen kommen kann.

Wie entstehen systembedingte Probleme?

Wie kritische Ereignisse (Fehler) entstehen, stellt das sogenannte **„Schweizer-Käse-Modell"** von Reason (2000) leicht verständlich dar (**Abb. 15.4**).

Der Mensch ist im Gesundheitswesen immer Risiken ausgesetzt. Um Schäden bzw. kritische Ereignisse zu vermeiden, werden Sicherheitsmaßnahmen/-barrieren eingebaut. Leider existieren noch weitere Stellen mit unvorhersehbaren Risiken. Sie werden durch die weißen Löcher in den Sicherheitsbarrieren verdeutlicht.

Definition ►

Definition

Sicherheitsbarrieren sind Maßnahmen, die das Schadensrisiko gering halten sollen.

Abb. 15.4 „Schweizer-Käse-Modell".

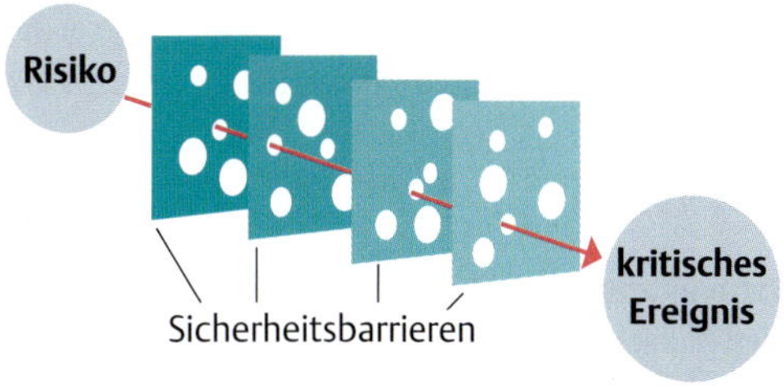

Auch Sicherheitsmaßnahmen können Lücken aufweisen. *Abb. nach: Schewior-Popp S, Sitzmann F, Ullrich L. Thiemes Pflege. Thieme; 2020*

15.1.4 Mit Fehlern richtig umgehen

„Man spricht nicht darüber": Das ist eine lang gepflegte Kultur. Fehler stellt man nicht offen dar oder gibt diese aus Angst vor Bestrafung nicht zu. Man spricht nicht über Fehler, nicht über die eigenen und auch nicht über die der Anderen. Doch nicht alle Fehler sind rechtlich relevant, vielmehr können sie eine Möglichkeit sein, Lernprozesse einzuleiten, um diese Ereignisse zukünftig zu vermeiden (Sitzmann 2009).

Das Wissen darüber, dass nicht nach der Schuld, sondern nach der Ursache gefragt werden wird, erleichtert es den Mitarbeitern, fehlerhafte Ereignisse direkt anzusprechen. Personen die in einer direkten Situation auf Beinahe-Fehler (**Abb. 15.5**) hingewiesen wurden, zeigten sich häufig dankbar. Wird dagegen der Hinweis als Störung oder als negative Kritik in Form von Anmaßung empfunden oder gar unterbunden, ist offene Kommunikation schwierig.

15.1.4 Mit Fehlern richtig umgehen

Fehler werden aus Angst vor Bestrafung oft nicht zugegeben. Dabei kann konstruktives Umgehen mit Fehlern oder Beinahe-Fehlern helfen, kritische Ereignisse in Zukunft zu vermeiden.

Abb. 15.5 Umgang mit Beinahe-Fehlern.

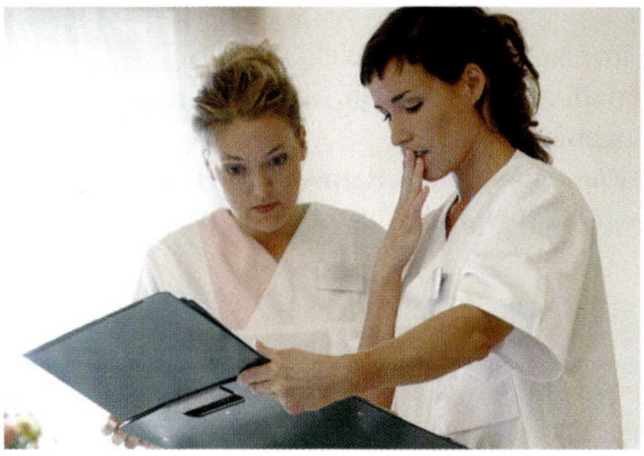

Situationen mit Beinahe-Fehlern sollte man unter Kollegen direkt ansprechen (nachgestellte Situation). *Quelle: A. Fischer, Thieme*

Anonyme Meldungen. Anonymisierte innerbetriebliche Beschwerde- bzw. Fehlermeldesysteme erleichtern oft die Meldung unerwünschter Ereignisse, gerade zwischen unterschiedlichen Hierarchieebenen. Dabei muss gewährleistet sein, dass die Information vertraulich behandelt wird.

Auch sollten anonyme Meldungen zeitnah ausgewertet werden, denn nichts ist demotivierender als keine Rückmeldung oder Veränderung nach einer Meldung.

Qualitätszirkel. Im Rahmen des Qualitätsmanagements werden Qualitätszirkel initiiert und Fallbesprechungen durchgeführt. Es werden also Mitarbeiter in die Qualitätsoptimierung innerhalb ihres Verantwortungsbereichs eingebunden. Wichtig dabei ist, dass das Management der Einrichtung diese Maßnahme als Teil ihrer Qualitätssicherung versteht und durch entsprechende Strukturen („top – down") unterstützt.

Hinweisgeber. Hinweisgeber (im englischen auch Whistleblower) sind Menschen, die illegales Handeln, Missstände oder Gefahren für Mensch und Umwelt aufdecken. Sie tun dies intern, innerhalb ihres Betriebs, ihrer Dienststelle oder Organisation oder auch extern gegenüber zuständigen Behörden, Dritten oder auch der Presse. Ein Hinweisgeber hat die Zivilcourage, Missstände aufzuzeigen, und handelt vor allem aus Pflichtbewusstsein und/oder aus selbstlosen, ethischen, religiösen oder Gewissensgründen. Hinweisgeber setzen so nicht selten ihren Arbeitsplatz und ihr soziales Ansehen sowie ihren Ruf aufs Spiel. Sie sind sehr häufig Opfer von Mobbing-Attacken.

„Aus Fehlern lernen". Das Aktionsbündnis Patientensicherheit hat Mitarbeiter aus Medizin und Pflege gebeten, über Fehler und das, was sie aus ihnen gelernt haben, zu berichten. In der Broschüre „Aus Fehlern lernen" berichten die Autoren auf sehr persönliche Weise über ihre Erfahrungen (Sitzmann 2008).

Um hohe Qualität und Sicherheit in der Gesundheitsversorgung zu halten, muss längerfristig jeder Einzelne konsequent über vermeidbare Fehler, Schäden oder Beinahe-Schäden berichten, damit alle aus ihnen lernen können. Doch ist es nicht Sache des Einzelnen, solche Qualitäten zu entwickeln –

Folgende Maßnahmen können die „Sicherheitskultur" verbessern:

- Anonyme Meldungen werden ermöglicht und zeitnah ausgewertet.
- Mitarbeiter aller Hierarchieebenen werden in das Qualitätsmanagement eingebunden.
- Fehler werden offen zugegeben und Erfahrungen von Betroffenen geschildert.

ein achtsames Unternehmen muss diese fördern. Etwa durch Einführung von Ritualen, wie kurzen Treffen zum Arbeitsablauf, zu möglichen Komplikationen und zu Besonderheiten der Patienten. Es geht darum, sich und seine Arbeit zu reflektieren und sich zu fragen: Weiß ich, was ich hier tue? Habe ich die richtige Aufmerksamkeit für die Aufgabe, die vor mir liegt? Schätze ich das Risiko richtig ein?

15.2 Beobachten und Wahrnehmen

15

Kritische Ereignisse aus pflegerischer Sicht sind z. B. nosokomiale Infektionen, Sturz, akute Verwirrtheit, Wundliegen oder Mangelernährung.

15.2 Beobachten und Wahrnehmen

„Patientensicherheit" aus pflegerischer Sicht umfasst weitaus mehr Themen als bisher diskutiert – auch der Altenpflegebereich und die häusliche Pflege sind wichtige Anwendungsfelder.
Nosokomiale Infektionen, **Sturz**, **akute Verwirrtheit**, **Wundliegen** oder **Mangelernährung** sind Komplikationen bzw. kritische Ereignisse, die oft vorkommen.
Um kritische Ereignisse zu vermeiden, müssen zunächst die Risikofaktoren, die zur Entstehung von kritischen Ereignissen beitragen, behoben werden. Im Folgenden werden dazu beispielhaft 3 Risiken vorgestellt: nosokomiale Infektionen, Ortsfixierung bzw. Bettlägerigkeit und Stürze.

15.2.1 Risiko: Nosokomiale Infektionen

15.2.1 Risiko: Nosokomiale Infektionen

Definition ▶

Definition

Als Krankenhausinfektion oder **nosokomiale Infektion** bezeichnet man Infektionen, die ein Patient während eines Krankenhausaufenthalts zusätzlich zu seiner Grunderkrankung bekommt.

Der Begriff „nosokomial" wird zunehmend durch den Begriff „health-care-associated" ersetzt.
Die häufigsten nosokomialen Infektionen sind
- Wundinfektionen,
- Harnwegsinfektionen,
- Pneumonien,
- Sepsis.

Zunehmend ist zu beobachten, dass „Krankenhaus-Infektionen" in allen Gesundheitsinstitutionen auftreten. Hierzu zählen u. a. Einrichtungen wie
- Tageskliniken,
- Rehabilitationseinrichtungen,
- Pflegeheime sowie Tagespflegeeinrichtungen,
- Arztpraxen und Pflegedienste mit Intensivpflege im eigenen Lebensumfeld.

Daher wird der Begriff „nosokomial" zunehmend durch den Begriff „health-care-associated" (= in Zusammenhang mit einer medizinischen Maßnahme) ersetzt.
Zu den häufigsten Infektionen zählen **postoperative Wundinfektionen**, **Harnwegsinfektionen**, untere **Atemwegsinfektionen** (Pneumonien) und die primäre **Blutvergiftung** (Sepsis), die häufig zum Tod führt (Sitzmann 2012).

Ursachen

Die meisten an nosokomialen Infektionen beteiligten Keime stammen aus der körpereigenen Flora des Patienten.

Ursachen

Die meisten an nosokomialen Infektionen beteiligten **Keime** stammen aus der **körpereigenen Flora.** Man schätzt, dass wir 100 Billionen Bakterien beherbergen! Mehr als 10.000 verschiedene Bakterien-Arten leben seit unserer Geburt auf und in unserem Körper. Diese Mikroben bringt der Patient bereits bei der stationären Aufnahme mit. Während des Aufenthalts verändert sich diese mikrobielle Flora durch Kontakt mit der Krankenhausumwelt und es werden Haut, Nasen-Rachen-Raum und Darm des Patienten schon nach kurzer Zeit mit potenziell krankheitserregenden, krankenhausspezifischen Bakterien besiedelt.

Zur Infektion kommt es aufgrund von
- verminderter Abwehr bzw. Widerstandsfähigkeit,
- vermehrten invasiven Maßnahmen,
- Multimorbidität der Patienten,
- Hygienefehlern der Mitarbeiter.

Ursachen für eine Infektion mit diesen Keimen sind
- krankheitsbedingte verminderte natürliche Abwehr,
- therapiebedingte verminderte Widerstandsfähigkeit,
- erhöhte Zahl in den Körper eingreifender (invasiver) diagnostischer und therapeutischer Eingriffe,
- räumliche Konzentration von Patienten, die an mehreren Erkrankungen gleichzeitig leiden (multimorbide sind),
- Fehlverhalten der Krankenhausmitarbeiter, v. a. mangelnde Hygiene (z. B. Verzicht auf routinemäßige Händedesinfektion).

15.2.2 Risiko: Ortsfixierung und Bettlägerigkeit

15.2.2 Risiko: Ortsfixierung und Bettlägerigkeit

Definition ▶

Definition

„**Ortsfixiert**" bedeutet, dass der betroffene Mensch nicht mehr allein vom Bett zum Sessel, vom Rollstuhl zum Sofa, von der Toilette zum Flur kommt. Er ist auf Hilfe angewiesen.
Unter **Bettlägerigkeit** wird ein längerfristiger Zustand verstanden, in dem sich der betroffene Mensch die überwiegende Zeit des Tages (und der Nacht) im Bett aufhält.

Ortsfixierung und Bettlägerigkeit zählen zu den häufigsten Risiken in der Pflege.

Die zunehmende Unfähigkeit, den Sitz- oder Liegeort selbstständig zu wechseln, ist eine der häufigsten Risiken in der Pflege. Ortsfixierung ist ein Problem, dass sowohl den häuslichen, klinischen als auch den Heimbereich betrifft. Im häuslichen Bereich sind eventuell die Wohnbedingungen (z. B. fehlender Aufzug) dafür verantwortlich, dass ein Mensch mit gesundheitlicher Einschränkung (z. B. eingeschränkter körperlicher Mobilität) die Wohnung nicht mehr verlassen kann. Er benötigt dann Betreuung durch Sozial- und Haushaltsdienste.

Merke

Bettlägerigkeit und Bettruhe sind voneinander zu unterscheiden (Zegelin 2013).

- **Bettruhe** ist zeitlich befristet. Bettruhe „hat" ein Mensch.
- **Bettlägerigkeit** ist unbefristet. Ein Mensch „ist" bettlägerig. Dieser Zustand wird oft als endgültige Abwärtsentwicklung wahrgenommen.

Bettlägerigkeit ist eine Sonderform der „Ortsfixierung".

Allmähliche Ortsfixierung tritt bei Pflegeheimbewohnern viel häufiger auf als Bettlägerigkeit. Oft werden im Rahmen einer – falsch verstandenen – aktivierenden Pflege die Menschen „herausgesetzt" und scheinen mobil, obwohl sie ortsfixiert sind. Denn sie können nicht selbstständig wieder in das Bett gelangen, wenn sie dies möchten. Sie sind darauf angewiesen, dass jemand kommt und ihnen dabei hilft.

Schreitet die Bewegungseinschränkung fort oder kommt es zu einem Unfall (z. B. Sturz), kann der Betroffene das Bett womöglich nicht mehr verlassen. So wird sein Bewegungsradius und damit seine Welt immer kleiner: Er ist allmählich auf einen Ort festgelegt und zunehmend von Bettlägerigkeit bedroht.

In der strikten (schweren) Form von Bettlägerigkeit steht der Mensch überhaupt nicht mehr auf. Bei mittlerer Ausprägung verlässt der Mensch für wenige Handlungen kurzzeitig das Bett, etwa um auszuscheiden, den Körper zu pflegen oder zu essen. Bei leichter Form der Bettlägerigkeit kann sich der Mensch etwa 4–5 Stunden außerhalb des Bettes aufhalten, etwa in einem Rollstuhl oder in einem Sessel sitzend.

◀ Merke

Bettruhe „hat" ein Mensch. Bettlägerig „ist" ein Mensch.

Ortsfixierung tritt bei Pflegeheimbewohnern viel häufiger auf als Bettlägerigkeit. Einem Menschen mit Ortsfixierung **droht** über den schleichenden Prozess des „Bettlägerigwerdens" **Immobilität**.

15

Krank sein = Liegen?

Trotz aller ungünstigen Befunde ist festzustellen, dass Liegen in Zusammenhang mit Medizin und Pflege immer noch als „normal" angesehen wird. Kranke Menschen haben manchmal das Bedürfnis, sich hinzulegen. In **akuten Phasen können** dadurch **Energien konzentriert** und **Kräfte geschont** werden. Über Jahrhunderte entstand deshalb die Auffassung, dass es bei den meisten Krankheiten gut sei, wenn die Menschen lägen. Mangels anderer Möglichkeiten wurde vor mehr als 150 Jahren die Verordnung von Bettruhe ein wichtiges „Behandlungskonzept" in der Medizin.

Die Auffassung wirkt bis heute fort: Es wird von „Liegedauer" und „Verlegung" geredet; es wird erwartet, dass Kranke das Bett „hüten"; Betten sind oft die zentralen Möbel in Pflegeeinrichtungen.

Krank sein = Liegen?

Durch Liegen können in akuten Phasen Energien konzentriert und Kräfte geschont werden.

Abb. 15.6 Ruhen.

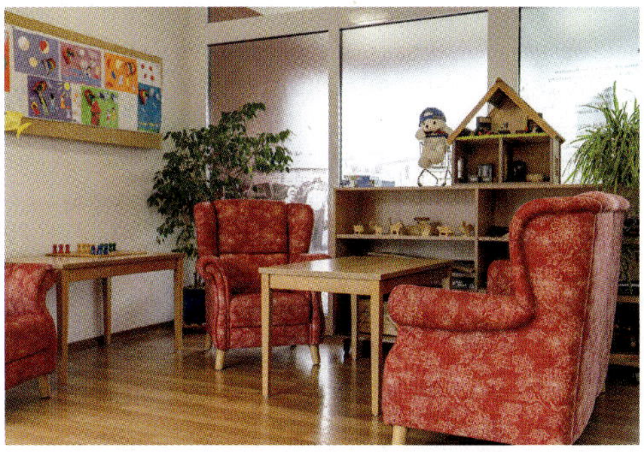

Gerade im Altenpflegebereich müssen dem Bewohner neben dem Bett andere Möglichkeiten zur Ruhe angeboten werden. Sitzgelegenheiten auf dem Flur laden zur Rast ein. *Quelle: K. Oborny, Thieme*

Warum ist Bettlägerigkeit schädlich?

Schon nach 2 Tagen Liegedauer stellen sich in sämtlichen Organen zahlreiche krankhafte (pathophysiologische) Veränderungen ein. Es kommt z. B. zu

- Kreislaufschwäche (Hypotension),
- Pulsanstieg,
- reduzierter Atemtiefe mit Sekretstau und Atelektasen (mangelnde Belüftung der Lunge),
- Muskelschwäche,
- der Förderung einer Harninkontinenz und Obstipation.

Daraus können sich Komplikationen wie Thrombose, Pneumonie, Dekubitus und Kontrakturen entwickeln. Neben den körperlichen gibt es zahlreiche psychische und soziale Folgen der Bettlägerigkeit, z. B.

- Wahrnehmungsverluste,
- Depression,
- verringerte Alltagskompetenz (insbesondere bei älteren Menschen).

Siehe hierzu auch „Folgen eingeschränkter Beweglichkeit" im Unterkapitel Bewegungseinschränkung (Immobilität) (S. 183).

Warum ist Bettlägerigkeit schädlich?

Schon nach 2 Tagen Liegedauer stellen sich in sämtlichen Organen zahlreiche pathophysiologische Veränderungen ein. Komplikationen wie Thrombose, Pneumonie, Dekubitus und Kontrakturen können auftreten.

15.2.3 Risiko: Stürze

Tägliche Bewegung ist im Alter wichtig und senkt das Sturzrisiko

15

Merke ►

15.2.3 Risiko: Stürze

Stürzen Kinder, stehen sie meist schnell wieder auf und laufen unbekümmert weiter. Dies gehört zum Lernprozess dazu (Sitzmann 2013 d). Stürzen ältere Menschen, hat dies meist weitreichende Konsequenzen. So kann es sein, dass sich ein alter Mensch nach einem Sturz (aus Angst vor einem erneuten Sturz) zurückzieht, er bewegt sich weniger, wodurch das Sturzrisiko weiter steigt.

Merke

Wer auch im Alter täglich viel zu Fuß unterwegs ist, hat ein geringeres Sturzrisiko!

Dass der Mensch altert, wird zuerst an der Haut sichtbar und in den Gelenken spürbar. Unbemerkt bleibt oft, dass auch die Muskelmasse mit gefährlichen Folgen abnimmt. Pflegende können durch gezielte Maßnahmen das Sturzrisiko der zu Pflegenden senken. Zu diesen Maßnahmen zählen:
- Identifikation eines bestehenden Sturzrisikos
- Aufklärung über Möglichkeiten zur Reduktion des Sturzrisikos (z. B. durch Beseitigung von Stolperfallen im Haushalt)
- Förderung des Problembewusstseins
- Förderung der Mobilität

Weitere Inhalte zur Thematik finden Sie im Unterkapitel Sturzprophylaxe (S. 206).

15.3 Bei Pflegemaßnahmen mitwirken

15.3.1 Infektionen vorbeugen

Eine gute Standardhygiene kann Patienten vor nosokomialen Infektionen schützen.

15.3 Bei Pflegemaßnahmen mitwirken

15.3.1 Infektionen vorbeugen

Es sind meist sehr simple Hygienemaßnahmen, die – richtig ausgeführt – eine wesentliche Funktion bei der Prävention nosokomialer Infektionen haben. Eine große Zahl verschiedener Probleme kann man durch eine gute Standardhygiene auf einfache Weise lösen. Denn meist ist uns der Immun- bzw. Infektionsstatus unserer Patienten bei Aufnahme in der Klinik unbekannt. Daher sollte sich als bester Schutz eine gute hygienische Praxis bei allen Patienten durchsetzen.

Definition ►

Definition

Unter **Standardhygiene** sind Maßnahmen zu verstehen, die erforderlich, aber auch ausreichend sind für eine sichere hygienische Grundversorgung aller Patienten. Sie gewährleisten außerdem die Sicherheit der Mitarbeiter (syn. Basishygiene).

- Blut,
- Körperflüssigkeiten,
- Sekrete und Ausscheidungen (außer Schweiß)
- sowie die Schleimhaut und
- die nicht intakte Haut eines Menschen

sind das Hauptreservoir nosokomialer Infektionen.

Die Standardhygiene kann man ggf. durch spezielle Barrieremaßnahmen der Hygiene und des Arbeitsschutzes ergänzen.

Basishygiene:
1. Händehygiene
2. Persönliche Schutzausrüstung
3. Stichverletzungen und Blutkontakt vermeiden
4. Desinfektion einer Umgebungskontamination
5. Adäquater Umgang mit benutzter Bettwäsche und Abfällen

Bei dem grundlegenden Hygieneprinzip einer Standardhygiene werden
- Blut,
- Körperflüssigkeiten,
- Sekrete und Ausscheidungen (außer Schweiß)
- sowie die Schleimhaut und
- die nicht intakte Haut eines Menschen als Hauptreservoir nosokomialer Infektionen angesehen.

Ein direkter Kontakt bei der pflegerischen und therapeutischen Versorgung des Patienten mit seinen Körperöffnungen und seinen Körperflüssigkeiten wird durchgehend als infektiös betrachtet, gleichgültig, ob die jeweilige Person als Träger bestimmter Mikroorgansimen identifiziert wurde oder nicht.

Die Standardhygiene wird in bestimmten Situationen, z. B. bei Infektionen, durch spezielle Barrieremaßnahmen der Hygiene und des Arbeitsschutzes ergänzt.

In Standardsituationen gelten als sinnvolle Maßnahmen der Basishygiene die folgenden Handlungsweisen:
1. **Händehygiene:** Eine korrekte Händehygiene gilt als die wirksamste Einzelmaßnahme zur Vorbeugung nosokomialer Infektionen. Sie spielt zudem beim Mitarbeiterschutz eine entscheidende Rolle.
2. **Persönliche Schutzausrüstung: Bei direktem Patientenkontakt und** Kontaminationsgefahr durch Blut, Körperflüssigkeiten, Exkrete sollten eine **Schutzschürze, ein Schutzkittel, keimarme medizinischen Einmalhandschuhe**, evtl. ein Mund-Nasen-Schutz und eine Schutzbrille getragen werden. Sind Pflegende selbst an einer Atemwegsinfektion mit Schnupfen oder Husten erkrankt, müssen sie immer einen Mund-Nasen-Schutz bei direktem Patientenkontakt (< 1 m) tragen.
3. **Stichverletzungen und Blutkontakt vermeiden:** Verletzungen durch **spitze oder scharfe Gegenstände (z. B. Kanülen) sowie der mögliche Blutkontakt z. B. mit Hepatitis-B-Viren** ist durch den korrekten Umgang mit potenziell gefährlichen Gegenständen und deren sachgemäße Entsorgung zu vermeiden.
4. **Desinfektion einer Umgebungskontamination:** Die gezielte **Desinfektion einer Umgebungskontamination** kleiner Flächen mit Blut, Exkreten o. Ä., bevorzugt mit 70 % Alkohol und einem Einmaltuch, stellt eine wichtige Maßnahme der Standardhygiene dar.

5. **Adäquater Umgang mit benutzter Bettwäsche und Abfällen:** Benutzte Bettwäsche darf man nicht auf dem Fußboden ablegen. Sie ist körperfern zu transportieren und patientennah in einem Schmutzwäschesammler zu entsorgen.

Eine sorgfältige Beachtung der Standardhygiene schränkt die Übertragung krankmachender (pathogener) Mikroorganismen erheblich ein. Damit erübrigen sich vielfach die meist sehr aufwendigen und arbeitserschwerenden Isolierungsmaßnahmen bei Patienten mit multiresistenten Erregern (MRE).

Merke

Bei der Standardhygiene gilt: bei **jeder zu pflegenden Person** und **durch jeden Mitarbeiter**! Ganz gleich, ob eine Infektion bekannt ist oder nicht.

◂ Merke

Eine korrekte Standardhygiene schützt vor der Übertragung nahezu aller Erreger, die bei der Patientenversorgung eine Rolle spielen können. Nur wenige Erreger, wie insbesondere die der Lungen-Tuberkulose, werden über die Luft (aerogen als Tröpfchenkerne) übertragen. Dies gilt für die Tuberkulose aber auch nur dann, wenn der Patient eine sogenannte offene Tuberkulose der Atemwege hat. Eine Erregerübertragung durch die Luft spielt jedoch bei den typischen Erregern von Krankenhausinfektionen keine Rolle.

15.3.2 Professionelle Händehygiene durchführen

15.3.2 Professionelle Händehygiene durchführen

Zu den zentralen Elementen professioneller Händehygiene zählen das korrekte Einreiben der Hände mit Alkohol (Händedesinfektion) und die sorgfältige Hautpflege.

Merke

Die Händehygiene ist die wichtigste Maßnahme, um die Ausbreitung von Infektionen zu verhindern.

◂ Merke

Ein wichtiger Rat für professionelle Händehygiene lautet: **„Achte auf deine Hände und vermeide Kontamination“** sowie unbewusste **„Hand-Gesichts-Haar-Kontakte“**.

Besonders bei Tätigkeiten, wo es auf Hygiene ankommt, wie dem Essenreichen oder der Unterstützung bei einem Verbandswechsel, sind wir manchmal versucht, einem Jucken nachzugeben oder eine Haarsträhne zurückzustreifen (**Abb. 15.7**).

Unbewusste **„Hand-Gesichts-Haar-Kontakte“** sind zu vermeiden. **„Achte auf deine Hände und vermeide Kontamination!“**

Abb. 15.7 Kurz unkonzentriert – schon kontaminiert!

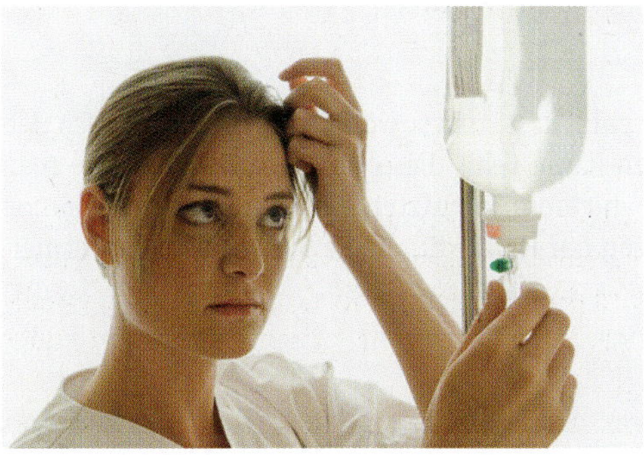

Unbewusste „Hand-Gesichts-Haar-Kontakte“ (nachgestellte Situation). *Quelle: P. Blåfield, Thieme*

Um eine Kontamination zu verhindern, muss man
- gezielt Schutzhandschuhe benutzen,
- die Non-Touch-Technik anwenden (z. B. bei direktem Kontakt mit Wunden und Schleimhäuten sterile Instrumente wie Pinzette, Kornzange, keimarme medizinische Einmalhandschuhe nutzen)
- insbesondere in Erkältungs- und Norovirusperioden (v. a. Monate, die auf „r“ enden, wie Januar oder September) sollte man auf das Händeschütteln verzichten.

Kontamination verhindern durch: Handschuhe, Non-Touch-Technik, Verzicht auf Händeschütteln

Hände mit Flüssigseife waschen

Zur Hautreinigung sollten Pflegende milde Waschlotionen mit neutralem oder schwach saurem pH-Wert nutzen. Es empfiehlt sich, das Händewaschen durchzuführen bei
- sichtbarer Verschmutzung
- vor dem Essen bzw. vor dem Verteilen von Essen
- nach Toilettenbenutzung mit Stuhlgang, ausnahmsweise kombiniert mit alkolischer Händedesinfektion
- bei Patienten mit einer Clostridioides difficile-Infektion (vor dem Anreichen von Speisen oder Sondenkost zusätzlich zur Händedesinfektion).

Hände mit Flüssigseife waschen
Zur Hautreinigung sollte man milde Waschlotionen nutzen.

Abb. 15.8 Hände mit Flüssigseife waschen.

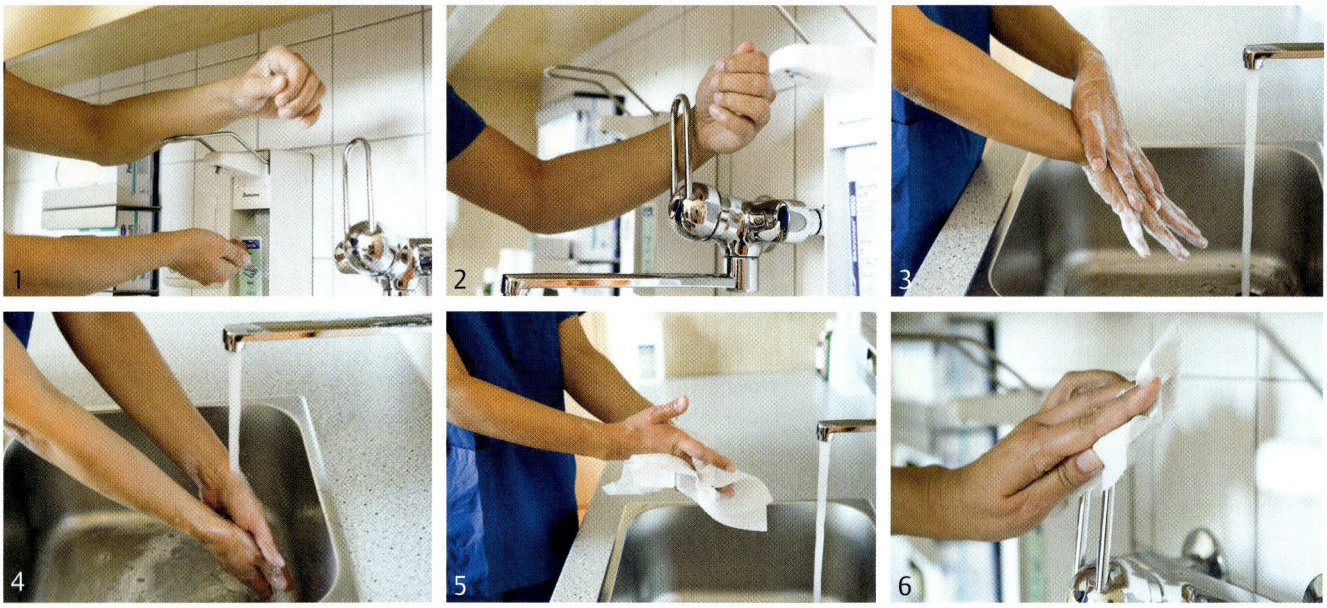

1 u. **2** Seifenspender und Armatur bedient man so, dass die Hände damit nicht in Kontakt kommen. Voraussetzung sind freie Unterarme. **3** Die Hände werden 15–30 Sekunden eingeseift und **4** anschließend gründlich abgespült. **5** u. **6** Nach dem Abtrocknen wird das Wasser entweder mit dem Ellenbogen oder dem benutzten Einmalhandtuch abgestellt. *Quelle: P. Blåfield, Thieme*

Diese Kombination einer Händewaschung mit Desinfektion ist nach Diagnose einer Clostridioides difficile-Infektion ausnahmsweise zwingend geboten – denn die Patienten scheiden mit dem Durchfall C. difficile-Sporen in hoher Zahl aus, die in der Umgebung des Patienten monatelang überleben können. Empfohlen wird die zusätzliche Händewaschung auch bei Infektionen mit Rota- und Noroviren.

Praxistipp ►

Praxistipp

Bei Kontakt mit (möglicherweise) Clostridioides difficile-infiziertem Stuhl sorgt die Händedesinfektion nach dem Ablegen der Handschuhe, gefolgt von einer kurzen Händewaschung, am sichersten dafür, dass vegetative Zellformen der Bakterien abgetötet und die Sporenformen des C. difficile vermindert werden.

Durchführung. Waschplätze sollten so ausgestattet sein, dass man sowohl die Armatur als auch den Flüssigseifenspender mit dem Ellenbogen bedienen kann. Fehlt diese Art Ausstattung, sollte man den Wasserhahn nach dem Trocknen der Hände mit dem benutzten Einmalhandtuch zudrehen (**Abb. 15.8**). So kann man ein erneutes Verschmutzen der Hände durch die Wasserarmatur vermeiden.

Praxistipp ►

Praxistipp

Was tun bei grob verschmutzten Händen?

Waschen Sie Stuhl oder Blut sofort ab oder wischen Sie die Verunreinigungen zunächst oberflächlich weg, z. B. mit desinfektionsmittelbenetztem Zellstoff. Durch eine Seifenwaschung können Sie die Verschmutzungen optisch vollständig entfernen. Achten Sie aber immer darauf, mit den Händen möglichst wenig zu berühren, um Umgebungskontaminationen zu vermeiden. Trocknen Sie nach dem Waschen die Hände gründlich ab und kombinieren Sie die Waschung ausnahmsweise mit einer alkoholischen Händedesinfektion. So werden zurückgebliebene Keime intensiv reduziert und abgetötet.

Hygienische Händedesinfektion

Hygienische Händedesinfektion

Die hygienische Händedesinfektion ist eine der effektivsten Methoden der Vorbeugung nosokomialer Infektionen. Sie gehört zu den **Standardhygienemaßnahmen** bei der Versorgung von Patienten. Dabei werden die Keime auf der Haut so stark vermindert, dass eine Verbreitung bzw. Übertragung von Mikroorganismen in der Regel unterbunden wird.

Merke ►

Merke

Durch eine hygienische Händedesinfektion kann man wesentlich mehr Keime reduzieren als bei der Händewaschung. Auch wurde in Studien eine bessere Hautverträglichkeit alkoholischer Einreibepräparate durch Zusatz von Feuchthaltefaktoren und Rückfetten im Vergleich zur Waschung mit Wasser und Seife belegt.

Abb. 15.9 Händedesinfektion.

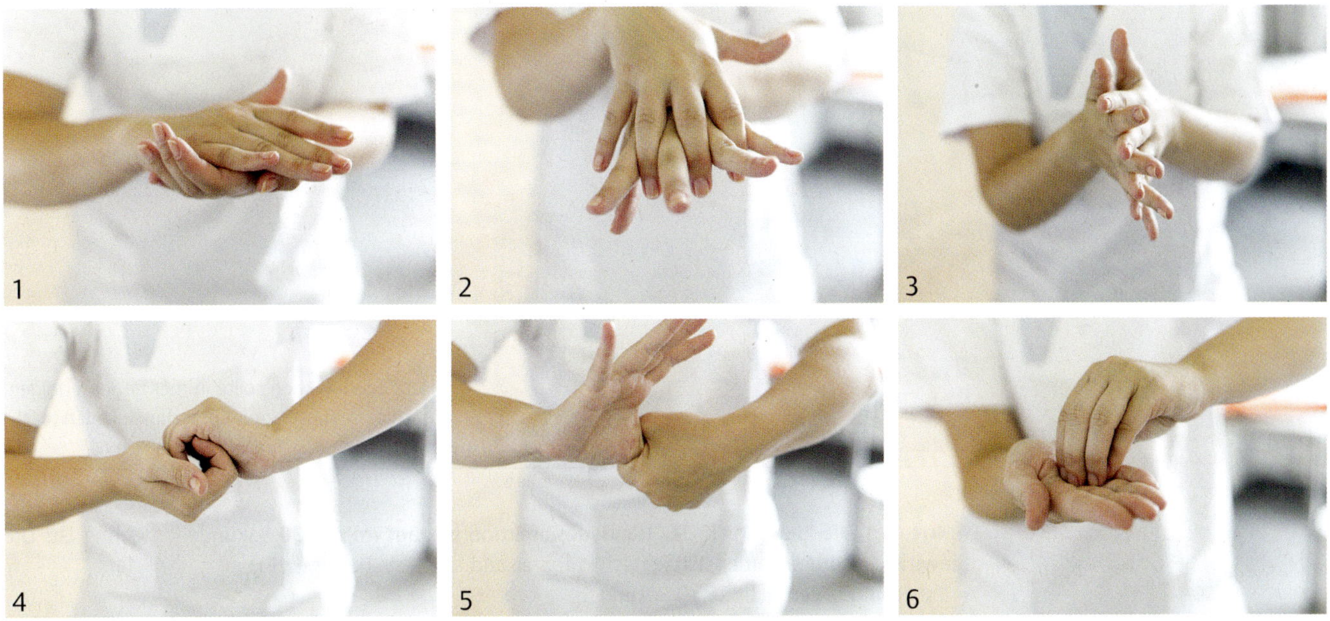

Die **Einwirkzeit** beträgt für gewöhnlich **30 Sekunden**. Achten Sie jedoch immer auf die Herstellerangaben, diese können abweichen. *Quelle: A. Fischer, Thieme*

1 Handfläche auf Handfläche.
2 Rechte Handfläche über linkem Handrücken, linke Handfläche über rechtem Handrücken.
3 Handfläche auf Handfläche mit verschränkten, gespreizten Fingern.
4 Außenseite der Finger auf gegenüberliegenden Handflächen mit verschränkten Fingern.
5 Kreisendes Reiben des rechten Daumens in der geschlossenen linken Handfläche und umgekehrt.
6 Kreisendes Reiben mit geschlossenen Fingerkuppen der linken Hand in der rechten Handfläche und umgekehrt.

Durchführung. Die Händedesinfektion mit alkoholischem Händedesinfektionsmittel ist in der Routine dem Händewaschen vorzuziehen. Die Durchführung ist in **Abb. 15.9** dargestellt.

Haut pflegen

Hautirritationen (Rötung, Reizung) und Hautschädigungen werden oft fälschlicherweise dem alkoholischen Händedesinfektionsmittel angelastet. Hautveränderungen sind vielmehr auf falsche Gewohnheiten und Fehler zurückzuführen:

- zu häufiges Händewaschen
- zu hohe Wassertemperatur (unbedingt unter 40 °C) beim Händewaschen, wärmeres Wasser entfettet die Haut stärker
- Waschen der Hände vor der Händedesinfektion
- mangelnde Hautpflege
- zu langes Handschuhtragen

Eine mit hautverträglichen Flüssigseifen, Lotionen und Hautcremes gepflegte, glatte und geschmeidige Haut gewährt einen besseren Schutz vor der Besiedlung mit Mikroorganismen.

Haut pflegen
Hautirritationen entstehen meist durch zu häufiges Händewaschen, mangelnde Hautpflege oder langes Tragen von Handschuhen.
Eine gepflegte Haut gewährt einen besseren Schutz vor der Besiedlung mit Mikroorganismen.

Irrtümer der Händehygiene

1. Irrtum: „Grob verschmutzte Hände erst desinfizieren". Richtig ist: Stark verschmutzte Hände werden zunächst erst vorsichtig abgespült oder die Verunreinigungen zunächst oberflächlich weggewischt, z. B. mit desinfektionsmittelbenetztem Zellstoff, anschließend gewaschen, gründlich abgetrocknet und dann desinfiziert (**Abb. 15.10**).

2. Irrtum: „Das Tragen von Schutzhandschuhen ersetzt die Händedesinfektion". Richtig ist: Schutzhandschuhe weisen in unterschiedlicher Häufigkeit Löcher auf. Die Gefahr einer Keimverschleppung ist deshalb ohne eine Händedesinfektion groß. Zudem besteht Kontaminationsgefahr beim Ausziehen der Handschuhe.

3. Irrtum: „Schutzhandschuhe können nicht desinfiziert werden". Richtig ist: Prinzipiell sollten behandschuhte Hände nicht desinfiziert werden. Es gibt jedoch Situationen, in denen spezielle, desinfizierbare Handschuhe desinfiziert werden dürfen, z. B. in Pflegesituationen, in denen sonst häufige Handschuhwechsel notwendig wären.

Irrtümer der Händehygiene
Es werden immer noch falsche Handlungsweisen weitergegeben. Die häufigsten Irrtümer sind:

- 1. Irrtum: „Grob verschmutzte Hände erst desinfizieren."
- 2. Irrtum: „Das Tragen von Schutzhandschuhen ersetzt die Händedesinfektion."
- 3. Irrtum: „Schutzhandschuhe können nicht desinfiziert werden."
- 4. Irrtum: „Die Einwirkzeit der Händedesinfektion beträgt immer 30 Sekunden."
- 5. Irrtum: „Waschen ist besser als Desinfizieren."

15

Abb. 15.10 Händedesinfektion.

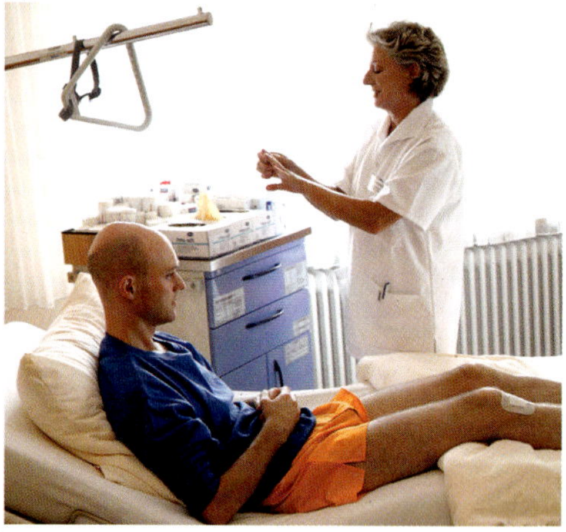

Die Händedesinfektion sollte immer gezielt erfolgen, z. B. nach dem Kontakt mit Körperflüssigkeiten (nachgestellte Situation). *Quelle: A. Fischer, Thieme*

4. Irrtum: „Die Einwirkzeit der Händedesinfektion beträgt immer 30 Sekunden". Richtig ist: Die Einwirkzeit unterscheidet sich je nach Präparat und Keim, sie beträgt z. B. bei
- Tuberkulose-Verdacht 2 × 30 Sekunden,
- Noroviren 2 Minuten.

Es sind jedoch grundsätzlich immer die Herstellerangaben zu beachten.

5. Irrtum: „Waschen ist besser als Desinfizieren". Diese Aussage trifft nur für die Sporen bildenden Clostridioides difficile zu (S. 670). Statistisch gesehen müsste man sich 100-mal die Hände waschen, um die Keimreduktion einer Händedesinfektion zu erreichen.

Schutzhandschuhe korrekt anwenden

Keimarme medizinische Einmalhandschuhe sollen eine Keimübertragung verhindern.

Schutzhandschuhe korrekt anwenden

Keimarme medizinische Einmalhandschuhe werden in erster Linie getragen, um eine Keimübertragung zu verhindern. Immer wenn mit einer Kontamination der Hände zu rechnen ist, müssen Pflegende zum Patienten- und Eigenschutz Schutzhandschuhe tragen. Dabei ist es wesentlich,
- Gesichts- oder Haar-Kontakte mit der verschmutzten behandschuhten Hand zu vermeiden,
- die Tragezeit möglichst zu begrenzen,
- ein der Beanspruchung des Handschuhs entsprechendes Material auszuwählen,
- sie nur mit vollständig trockenen Händen anzuziehen.
- Handschuhe sollten unbedingt angelegt werden, wenn Kontakt mit Blut, Sekreten, Erbrochenem oder Stuhlgang möglich ist. Danach müssen die Handschuhe ausgezogen werden, auch wenn sie optisch sauber geblieben sind.
- Eine Kontamination der Haut durch eine falsche Ausziehtechnik ist zu vermeiden.

Weitere Regeln bei der Nutzung von Schutzhandschuhe lauten:
- Schutzhandschuhe mit sauberen Händen erst unmittelbar vor der Tätigkeit aus der Verpackung nehmen.
- Schutzhandschuhe nach (möglicher) Verunreinigung wechseln (vielfach auch während der Versorgung eines Patienten).
- Handschuhe zwingend wechseln, wenn ein anderer Patient versorgt werden soll.

Praxistipp ▸

Praxistipp

Kann ich auch behandschuhte Hände desinfizieren?

Die Desinfektion behandschuhter Hände wird nicht allgemein empfohlen. Sie kann aber sinnvoll sein. Denn von angelegten Schutzhandschuhen lassen sich Keime besser entfernen als von der Haut selbst. Die Maßnahme ist in Situationen praktikabel, die einen häufigen Handschuhwechsel erfordern würden. Beachten Sie aber dabei die auf der Packung nachgewiesene Desinfizierbarkeit der Handschuhe. Wenn der Handschuh bei den Pflegemaßnahmen beschädigt oder mit Ausscheidungen (z. B. Urin, Blut) verunreinigt wurde, muss er gewechselt werden.

Merke ▸

Merke

Handschuhe zu tragen ist kein Ersatz für das Waschen und Desinfizieren der Hände. Hände sind nach dem möglichst kontaminationsfreien Ausziehen von Handschuhen (**Abb. 15.11**) immer zu desinfizieren und ggf. zusätzlich zu waschen.

Abb. 15.11 Schutzhandschuhe kontaminationsfrei ausziehen.

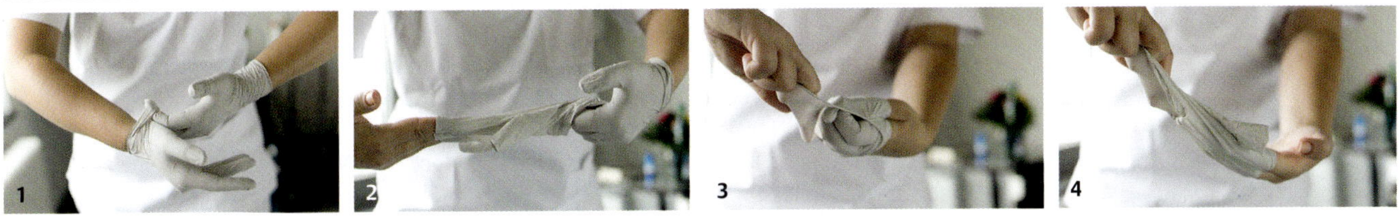

1 Mit der linken Hand wird die Stulpe des rechten Handschuhs gefasst und **2** der rechte Handschuh abgestreift. **3** Die linke Hand umschließt den abgestreiften Handschuh, während die rechte Hand in die Innenseite der Stulpe des linken Handschuhs greift und **4** den Handschuh abstreift. Die Außenseiten der Handschuhe zeigen dabei nach innen, wodurch die kontaminierten Seiten verschlossen sind. *Quelle: A. Fischer, Thieme*

Unverträglichkeiten von Schutzhandschuhen

Das erhöhte Hygienebewusstsein führte zu einem steigenden Bedarf an Latexhandschuhen, zu längeren Tragezeiten und damit zur Zunahme von Latexallergien. Wegen ihrer hohen gesundheitlichen Bedeutung ist die Naturlatexallergie oder -sensibilisierung als Berufskrankheit anerkannt.

Vorbeugen von Unverträglichkeiten. Vorbeugen ist möglich durch
- Tragen ungepuderter Latexhandschuhe (gepuderte medizinische Latex-Handschuhen sind nicht mehr zulässig),
- Nutzen von Latexalternativen, z. B.
  - Kunststoffhandschuhen (z. B. aus Vinyl, Copolymer, Nitril-Kautschuk) oder
  - Kunstgummihandschuhen (z. B. aus Styrol-Butadien-Kautschuk, Polychloropren).
- ausdauernde Pflege mit Cremes und Salben (beugt Mikroverletzungen als ideale Eintrittspforte für Latexproteine vor) und
- konsequente Reduktion der Tragezeiten (das längere Tragen feuchtigkeitsdichter Handschuhe führt zu einem Wärme- und Feuchtigkeitsstau und zum Aufquellen der Hornschicht).

Merke

Werden Handschuhe fortwährend getragen, gefährdet dies die Pflegenden (Allergiegefährdung), die Patienten (Übertragung von Keimen anderer Patienten) und die übrigen Mitarbeiter (mit Handschuhen verschmutzte Kontaktflächen, z. B. Türklinken, gefährden andere).
Handschuhe kurz und gezielt tragen!

Sterile Materialien richtig anwenden

Praxistipp

Wie kann ich dafür sorgen, dass Sterilgut bis zur Anwendung beim Patienten steril bleibt?

Zur Gewährleistung der Sterilität sind folgende Regeln zu beachten:
- Lagern Sie Sterilgut trocken (maximal 70 % Luftfeuchte).
- Berühren Sie Sterilgut nur mit sauberen, desinfizierten Händen.
- Vermeiden Sie die unsachgemäße Lagerung in Schubladen oder engen Schränken. Dies kann zu Beschädigungen der Schutzverpackung führen.
- Kontrollieren Sie die Verpackung auf Feuchtigkeit (Kondenswasser, Feuchtigkeitsränder). Feuchtes Sterilgut ist unsteril!
- Kontrollieren Sie die Siegelnähte der Beutel/Tüten auf korrekten Verschluss.
- Kontrollieren Sie die Verpackung auf Beschädigungen z. B. durch Pinzette oder spitze Schere.
- Prüfen Sie den Farbindikator als Sterilisationskontrolle. Dieser schlägt um, wenn die Sterilisation durchgeführt wurde.
- Lesen Sie Produkterläuterungen sorgfältig.
- Kontrollieren Sie das Sterilisationsdatum. Ist das Verfallsdatum überschritten?

Sterilgut kontaminationsfrei öffnen

Vor dem Öffnen der Sterilgutverpackung (**Abb. 15.12**) wird die Arbeitsfläche vorbereitet. Sie muss rein, trocken und frei von unerwünschten Mikroorganismen sein (kurzfristige Desinfektion kleiner Flächen mit 70 % Alkohol und Einmaltuch). Die Entnahme des Materials aus der Sterilverpackung sollte bei geschlossenen Türen und Fenstern stattfinden. Dies ist wichtig, da durch den beim Auspacken aufgewirbelten Staub das Sterilgut verunreinigt werden kann.
Weiterhin sind folgende Regeln zu beachten:
- Evtl. sterile Schutzkleidung einschließlich Haube und Mund-Nasenschutz je nach Art der Anwendung des Sterilguts tragen.
- Sterilmaterial möglichst erst direkt vor dem Gebrauch auspacken.
- Beim Öffnen nicht sprechen, Sterilgut nicht anhusten usw.

Unverträglichkeiten von Schutzhandschuhen

Die Naturlatexallergie oder -sensibilisierung ist als Berufskrankheit anerkannt.

◀ Merke

Sterile Materialien richtig anwenden

◀ Praxistipp

Sterilgut kontaminationsfrei öffnen

Sterilgut darf bei der Entnahme nicht verunreinigt werden. Folgende Regeln sollte man beachten:
- Arbeitsfläche desinfizieren.
- Staubaufwirbeln vermeiden.
- Schutzkleidung tragen.
- Sterilgut nicht anhusten, nicht sprechen.
- Non-Touch-Methode anwenden.
- Abstand zum Sterilgut wahren.

- Sterilgut nur auf steriler Arbeitsfläche ablegen.
- Kontaminationsgefahr bei Entnahme ausschließen (den Arbeitstisch befestigen, steriles und unsteriles Material deutlich trennen).
- Sterilgut nicht durch die Papierverpackung stoßen (Kontamination durch ausgefranste Ränder beim Herausnehmen), stattdessen Verpackung vorsichtig öffnen bzw. peelen.
- Sterilprodukte mit Non-Touch-Methode nutzen.
- Sterile Materialien, z. B. bei großen, infizierten Wunden, nach Möglichkeit durch eine zweite Person anreichen lassen.
- Zu sterilen Materialien Abstand halten.

Abb. 15.12 Sterilgut.

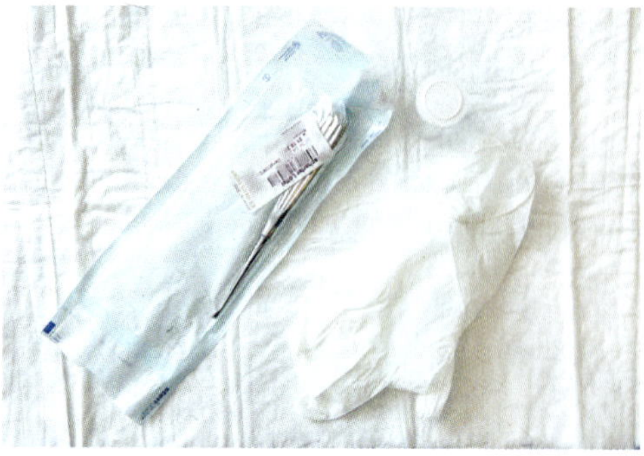

Das Sterilgut wird in spezielle Folien eingeschweißt. Es ist mit einem Etikett versehen, welches das Sterilisationsdatum, die Chargennummer und den Namen des verpackenden Mitarbeiters angibt. *Quelle: K. Oborny, Thieme*

15.3.3 Einer Ortsfixierung vorbeugen

15.3.3 Einer Ortsfixierung vorbeugen

Die Folgen des Liegenbleibens müssen den Betroffenen immer wieder erklärt werden.

Immer noch glauben sowohl Betroffene als auch Fachpersonal, dass es durch das Liegen „von allein besser wird". Es ist wichtig, den Betroffenen die Folgen des Liegenbleibens sachlich und freundlich (nicht drohend) immer wieder zu erklären. Dazu kann im Team ein Gesprächsleitfaden festgelegt werden. Für Bewegung verantwortlich zu sein, ist eine Hauptaufgabe pflegerischer Dienstleistung und nicht Luxus oder ein karitativer (wohltätiger) Akt.

Bettlägerigkeit ist als Komplikation zu verstehen.

Um Bettlägerigkeit zu vermeiden, darf sie von den Beteiligten nicht länger als schicksalhaftes Geschehen, sondern muss als Komplikation verstanden werden – immer vorausgesetzt, dass die betroffenen Menschen nicht von sich aus dauernd liegen möchten.

Pflegehelfer sollen
- Lust auf Bewegung machen,
- Ursachen der Bettlägerigkeit ergründen,
- Ängste vor Stürzen verringern,
- Hilfsmittel anbieten und einsetzen,
- Alternativen unterbreiten.

Lust auf Bewegung machen. Häufige Mobilisation steht an erster Stelle („Wer rastet, der rostet"). Damit sind nicht stumpfsinnige Bewegungsübungen gemeint, vielmehr muss den betroffenen Menschen auch mit einer „Portion Humor" Lust auf Bewegung gemacht werden. Sich zu bewegen muss einen Sinn haben (**Abb. 15.13**). Pflegende brauchen Bewegungskompetenz und gute Absprachen.

Abb. 15.13 Mitgestalten.

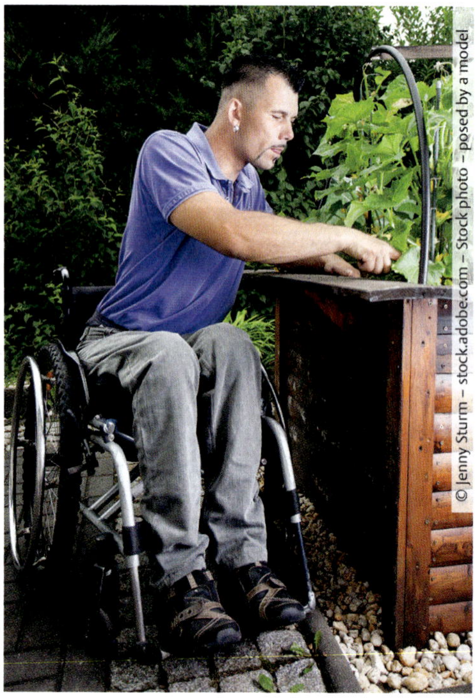

Mitmachen macht Lust auf Bewegung. Hochbeete ermöglichen es auch Rollstuhlfahrern zu gärtnern (nachgestellte Situation). *Quelle: Jenny Sturm – stock.adobe.com*

Ursachen ergründen. In vielen Fällen ist Bettlägerigkeit „rehabilitierbar". Klären Sie Fragen wie

- Wie ist es zur Bettlägerigkeit gekommen?
- Kann der betroffene Mensch frei sitzen,
- einige Sekunden allein stehen und
- 3 Schritte frei gehen?

(Sturz-)Ängste reduzieren. Legen Sie bei ängstlichen, immobilen Menschen den genauen Ablauf des Transfers in einem Transferprotokoll fest. Alle Beteiligten sollten sich an den Ablauf halten. Hier kommt auch der Zusammenarbeit zwischen Pflege und Physiotherapie eine große Bedeutung zu. In der Altenpflege sollte die Fähigkeit, wenigstens noch einige Schritte zu gehen, erhalten werden.

Abb. 15.14 Angst vor Stürzen.

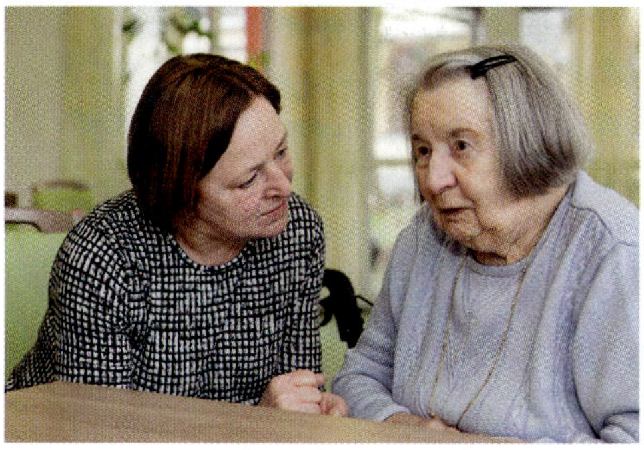

Viele ältere Menschen haben Angst davor zu stürzen. Deshalb sollten diese Ängste frühzeitig angesprochen werden, damit rechtzeitig Maßnahmen eingeleitet werden können. *Quelle: K. Oborny, Thieme*

Hilfsmittel einsetzen. Ebenso wichtig ist die Ausstattung mit funktionalen Möbeln/Hilfsmitteln im Umfeld mobilitätseingeschränkter Menschen. Die Pflege sollte dabei hinter das Alltagsleben zurücktreten; wenn möglich, sollen Menschen tagsüber nicht so viel liegen.

Alternativen anbieten. Dem „Aufforderungscharakter" der Betten (sich hinlegen zu wollen) kann man eventuell durch Anschaffen bequemer Sessel oder Sofas entgegenwirken. In Einrichtungen gelang es z. B., dass durch Auflegen bunter Tagesdecken die Bewohner nicht „richtig" ins Bett gingen, sondern sich nur kurz ausstreckten.

Liegen respektieren

Liegen respektieren

Bettlägerigkeit entsteht in der Regel als unerwünschte Komplikation. Unglückliche Umstände verketten sich.
Es gibt jedoch auch Menschen, die aus freiem Willen liegen möchten, etwa um Kraft zu sammeln. Der Wunsch ist zu respektieren. Es geht also nicht um unreflektiertes „Herauszerren" der Patienten/Bewohner, sondern um einen sensiblen Umgang mit der Thematik. Es braucht viel Kompetenz und Einfühlungsvermögen, um die Gründe herauszufinden („hinter die Kulissen zu sehen"), z. B. ob es nicht doch um Rücksichtnahme („Ich will den Pflegenden nicht zur Last fallen") geht.

Möchte ein Mensch aus freiem Willen liegen, ist dieser Wunsch zu respektieren.

Praxistipp

Wie soll ich darauf reagieren, wenn ein Pflegeempfänger unter keinen Umständen das Bett verlassen will?

Für einige Menschen kann Dauerliegen auch „Krankheitsgewinn" bedeuten, indem sie durch den Liegestatus z. B. mehr Zuwendung erhalten. Finden Sie heraus, ob das bei Ihrem Patienten der Fall ist. Fragen Sie nach den Gründen und versuchen Sie – wenn möglich – die Ursachen zu beseitigen.
Respektieren Sie aber auch die Entscheidung des Patienten. Zwingen Sie ihn nicht, treffen Sie stattdessen Vereinbarungen: „Wenn heute nur wenig Bewegung möglich ist, sollte dies morgen wieder aufgeholt werden."

◂ Praxistipp

16 Raum und Zeit gestalten – sich beschäftigen

16.1 Pflegerelevante Grundlagen

16.1.1 Wenn andere bestimmen, was ich wann tue ...

Vielleicht das Wichtigste, was Menschen brauchen, ist das Gefühl eines sinnvollen und bedeutsamen Lebens (Chalfont 2014) – Bedeutung für andere Menschen zu haben, für andere notwendig zu sein. Dazu ist das Gestalten des eigenen Zeit- und Lebensraums ein wichtiger Faktor. Kann ein Mensch frei entscheiden, **was** er tun und lassen möchte, kann er damit seine Individualität (Einzigartigkeit) ausdrücken. Genauso fühlen wir uns freier, wenn wir selbst entscheiden können, **wie** und **wann** wir etwas tun.

Durch Krankheit und Pflegeabhängigkeit werden die Menschen oft abrupt aus ihrer gewohnten Situation herausgerissen. Dies hat Auswirkungen

- **auf die eigene Zeitgestaltung:** Man kann sich seine Zeit nicht mehr selber einteilen, sondern muss andere Rhythmen (z. B. Essenzeiten) akzeptieren. Auch können Pläne (z. B. die bevorstehende Urlaubsreise) nicht mehr eingehalten werden.
- **auf die eigene Raumgestaltung:** Die Aufnahme in ein Krankenhaus oder der Umzug in ein Heim, kann Auswirkungen auf das Wohlbefinden des Einzelnen haben. Negative Folgen sind nicht auszuschließen.

Diese Einschränkungen fördern zunehmend die Kritik an herkömmlichen Betreuungsformen von Langzeitpflegeeinrichtungen. So stellen viele Pflegeeinrichtungen bereits ihr Konzept um. Die Tendenz geht dabei weg von großen, unpersönlichen Gruppen, hin zu kleinen Gruppen mit familienähnlichen Strukturen. Nur so kann ein Mensch lebendig sein. Der renommierte Psychiater Klaus Dörner nennt dies ein lebendiges Miteinander und sagt, alles andere sei der soziale Tod vor dem biologischen (Dörner 2011).

> **16.1 Pflegerelevante Grundlagen**
>
> **16.1.1 Wenn andere bestimmen, was ich wann tue...**
>
> Der (gesunde) Mensch gestaltet sich seinen Lebens- und Zeitraum selber.
>
> Krankheit und Pflegebedürftigkeit hat Auswirkungen auf die Raum- und Zeitgestaltung des Betroffenen.

16.1.2 Grundlagen zu Raum und Zeit

Raum

Jedes **Leben findet** in einem **Raum statt**. Der Raum beschreibt im weitesten Sinne den Ort, an dem etwas stattfindet. Als Raum bezeichnet man z. B. den Innenraum in Gebäuden, den geografischen Raum als Region oder den Sprachraum als Ausdruck dafür, welche Sprache dort gesprochen wird. Menschen können Spiel- oder Freiräume haben, um etwas Bestimmtes zu tun.

Wohnraum

Merke

Der Wohnraum eines Menschen ist ein wichtiger Teil seines Lebensraums.

Der **wichtigste Raum** für den Menschen ist der **Wohnraum**, sein **Zuhause**. Es ist der Ort, an dem er lebt, an dem er sich die meiste Zeit aufhält, in dem er sich **geborgen** fühlt (**Abb. 16.1**). Innerhalb dieses Lebensraums bestimmt der Mensch selbst, welche äußere Gestalt er diesem geben möchte und in welcher Lebensform er sich darin bewegen will, also ob er z. B. alleine leben möchte, in einer Wohngemeinschaft oder einer Partnerschaft.

Wohn- und Lebensbedingungen hängen von äußeren Gegebenheiten wie Region, Land und Kontinent sowie von finanziellen Mitteln ab. Sie sind Grundlage für die Art des Wohnraums, z. B. Mietwohnung oder eigenes Haus. Diese Faktoren bezeichnen räumlich gesehen die Lebenssituation, in der sich der Mensch befindet.

Wahrnehmung des Raums

Ein Mensch nimmt den Raum, in dem er sich befindet, mit all seinen Sinnen wahr:

- Er sieht ihn und kann somit seine Größe ermessen.
- Er betritt ihn und kann etwas über Lage, Symmetrien oder Unebenheiten in ihm sagen.

Abb. 16.1 Zuhause.

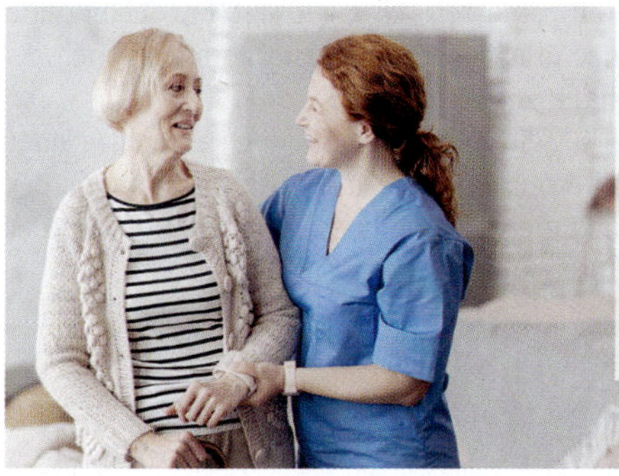

In seinem Zuhause fühlt sich der Mensch geborgen (nachgestellte Situation). *Quelle: zinkevych – stock.adobe.com*

> **16.1.2 Grundlagen zu Raum und Zeit**
>
> **Raum**
>
> Jedes Leben findet in einem Raum statt.
>
> **Wohnraum**
>
> ◄ **Merke**
>
> Der wichtigste Raum für den Menschen ist der Wohnraum, sein Zuhause. Dort fühlt er sich geborgen.
>
> Wohn- und Lebensbedingungen hängen von der Lebenssituation des Menschen ab.
>
> **Wahrnehmung des Raums**
>
> Ein Mensch nimmt den Raum mit seinen **Sinnen** wahr:
> - Er sieht ihn,
> - betritt ihn,
> - empfindet die Raumtemperatur,
> - erfasst die Stimmung und
> - nimmt die Gerüche wahr.

16

- Er empfindet die Raumtemperatur über seine Haut.
- Die Stimmung, die in einem Raum herrscht, wird unbewusst erfasst.
- Gerüche, die bestimmten Räumen wie Küche, Keller oder Badezimmer eigen sind, werden wahrgenommen (Sitzmann 1996).

Räume können in uns Missbehagen auslösen, z. B.

- wenn das Verhältnis von Raumgröße zur Menge an Menschen nicht stimmt oder
- wenn die Lautstärke der Stimmen, das Durcheinander von Stimmen hoch ist.

Diese Probleme entstehen aus einer Vielfalt solcher Einflüsse, die uns oft nicht bewusst sind. In Einrichtungen mit sehr unterschiedlicher Zusammensetzung der Bewohner, Klienten oder Mitarbeiter wird die Ursache von Spannungen meist jedoch auf die Verschiedenheit der Bewohner reduziert.

Merke ▶

Merke

Ob man sich in einem Raum wohlfühlt und gerne darin verweilen möchte oder nicht, wird von der persönlichen Wahrnehmung beeinflusst.

Sicherheit vermittelnde Raumkonzepte
Pflegeoasen ermöglichen ein familiennahes Zusammenleben in Gemeinschaft.

Sicherheit vermittelnde Raumkonzepte

Pflegeoasen. Denken, Fühlen und Wollen sind 3 Seelenqualitäten, die nicht getrennt voneinander wirken, sondern in ihrem Zusammenwirken den reichen Inhalt des Seelenlebens des Menschen bilden.
Pflegende haben die Aufgabe, die Seele des Menschen mitzupflegen. In sogenannten Pflegeoasen für Menschen mit Demenzerkrankung kann dieser ganzheitliche Ansatz des Pflegens unterstützt werden. Die Betroffenen leben dabei in kleinen Wohngruppen zusammen. Das gesamte Geschehen innerhalb der Wohngruppe orientiert sich am haushaltsnahen Tagesablauf alter Menschen, die zuhause leben. Zentrum der Wohngruppe ist der Wohn-Ess-Bereich. Die Bewohner leben in fast familiärer Atmosphäre, wodurch in den baulich und pflegerisch spezialisierten Pflegeoasen eine starke soziale Gemeinschaft herausgebildet werden kann.

Intelligente Raum- und Alarmkonzepte können die Genesung fördern und Folgekomplikationen reduzieren.

Intelligente Raumkonzepte. Intelligente Raum- und Alarmkonzepte können lebensbedrohlich erkrankte **Patienten auf der Intensivstation** in der Genesung unterstützen und das Risiko möglicher Folgekomplikationen verringern (Wallenfels 2015). Die Reduktion von Geräuschen und eine spezielle Lichtsteuerung können einen deutlich verbesserten Tag-Nacht-Rhythmus ermöglichen. Dieser ist für die Zeit der Rekonvaleszenz eines kritisch Kranken von hoher Bedeutung.

Merke ▶

Merke

Etwa 20 % aller stationär aufgenommenen Patienten sind von einer fehlenden Orientierung zu Tageszeit und Ort betroffen. Bei über 65-Jährigen und nach herzchirurgischen Operationen ist das Risiko besonders hoch.

Um Delir-auslösende Faktoren zu minimieren, helfen intelligente Alarmsysteme, eine überflüssige Geräuschbelastung zu verhindern.
Darüber hinaus sorgen Veränderungen der Raumstruktur und -gestaltung mit Licht einer bestimmten Wellenlänge und mithilfe einer Multimediainstallation im Patientenzimmer z. B. mit Bildern vertrauter Landschaften oder der Familie dafür, dass Ruhephasen und damit Erholung möglich sind und der Patient den Tag-Nacht-Rhythmus möglichst beibehalten kann.

Zeit

Zeit

Definition ▶

Definition

Zeit in ihrer messbaren Form ist das Aufeinanderfolgen und Ablaufen von Sekunden, Minuten, Stunden, Tagen, Monaten und Jahren. Vom Menschen wahrgenommene Zeit bewegt sich aus der Vergangenheit in die Gegenwart zur Zukunft und vergeht, während wir uns in ihr befinden und bewegen.

Ein Leben ohne **Uhren** ist für uns heute nicht mehr vorstellbar.

Das tägliche Leben wird stark von der Zeit, die mit Uhren gemessen wird, geprägt. Ein Leben ohne Uhren ist für uns heute nicht mehr vorstellbar. Das ganze öffentliche Leben ist daran gekoppelt. Es gibt Arbeitszeiten, Fahrzeiten, Öffnungszeiten, Ladenschlusszeiten usw.
Auch einzelne menschliche Körperfunktionen werden in Zeit gemessen z. B. der Herzschlag oder die Atemzüge pro Minute. Neben diesen äußeren Zeitgebern unterliegen alle Körperfunktionen des Menschen dem angeborenen Tages- und Nachtrhythmus, der sogenannten „inneren Uhr". Dieser individuelle Rhythmus ist nur schwer zu beeinflussen (Sitzmann 2012).

Merke ▶

Merke

Zeit ist nicht gleich Uhrzeit.

Zeitgefühl

Das persönliche Zeitgefühl ist von Mensch zu Mensch verschieden. Es gibt Zeiten, die in der wahrgenommenen Zeit schnell, und solche, die langsam vergehen. Das hängt mit dem zusammen, was man in der Zeit tut, und damit, ob man das Erlebte als angenehm oder unangenehm empfindet (z. B. vergeht die Zeit im Urlaub wie im Flug, während eine Unterrichtsstunde in der Schule sich endlos lang hinziehen kann). Bei Kindern muss sich das Zeitgefühl erst entwickeln. Erst mit etwa acht Jahren haben Kinder eine relativ konkrete Zeitvorstellung.

Zeitgefühl
Das persönliche Zeitgefühl ist von Mensch zu Mensch verschieden und wird von erlebten Ereignissen bestimmt.

Arbeit und Freizeit

Die wöchentliche Arbeitszeit beträgt rund 40 Stunden die Woche. Jedoch ist der Mensch ungefähr 110 Stunden die Woche wach. Freizeit, um sich sinnvoll zu beschäftigen, ist also genug vorhanden.

Arbeit und Freizeit

Arbeit

Arbeit bestimmt unser Leben. Damit ist in erster Linie Erwerbsarbeit gemeint, die den Lebensunterhalt sichert und materielles Auskommen ermöglicht: Ein Drittel des Tages verbringen wir mit unserer Arbeit und am Arbeitsplatz.
Neben der Erwerbsarbeit müssen noch andere Arbeiten verrichtet werden, z. B. Hausarbeit und Erziehungsarbeit. Auch die Pflege und Instandhaltung materieller Güter (Garten, Haus) ist meist arbeits- und zeitaufwändig.

Arbeit
Arbeit bestimmt das Leben. Ein Drittel des Tages verbringen wir mit unserer Arbeit und am Arbeitsplatz.
Wir müssen aber auch noch andere Arbeiten verrichten, z. B. Hausarbeit, Erziehungsarbeit.

Abb. 16.2 Arbeit.

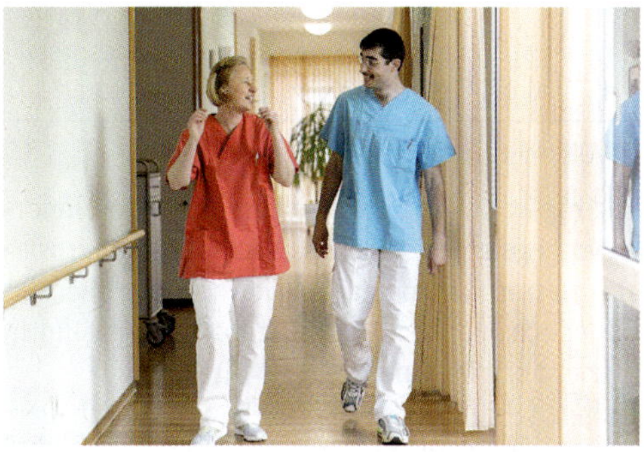

Arbeit gibt dem Leben Sinn und sollte Spaß machen.
Quelle: K. Oborny, Thieme

Man arbeitet auch an der eigenen Entwicklung als Person und an seinen Zielen und nicht zuletzt leistet man Beziehungsarbeit, indem man sich in Beziehungen zu anderen Menschen (Partner, Kollegen, Kindern, Freunde) engagiert.
Arbeit ist mehr als Broterwerb. Sie gibt dem Leben Sinn, Zweck und Richtung (**Abb. 16.2**). Dies braucht der Mensch, um sich wohlzufühlen.

Arbeit gibt dem Leben Sinn, Zweck und Richtung.

Freizeit

Der Arbeit gegenüber steht die Zeit, die als Freizeit zur Verfügung steht. Sprechen wir von der **Freizeit**, so merken wir sofort, dass hier eine andere Dimension von Zeit hinzukommt: die Zeit, die jeder Mensch selbst bestimmen und gestalten kann. Bei der heute weit verbreiteten Schichtarbeit muss es Ziel sein, persönliche Belastungsfaktoren zu kennen und frühzeitig dem „Schichtarbeitersyndrom" vorzubeugen. Es entwickelt sich über Jahre mit Schlaflosigkeit zur Ruhezeit, extremer Schläfrigkeit bei der Arbeit bis zum unfallträchtigen Sekundenschlaf.
In der heutigen Gesellschaft ist Freizeit wertvoll: Viele Menschen nutzen die kostbare Zeit aktiv, indem sie z. B. reisen, kulturell, sportlich oder spielerisch tätig sind. Im Bestreben, möglichst viel in der Freizeit zu tun, wird manchen Menschen die Zeit knapp: Es entsteht **Zeitstress**. Menschen hetzen von einem Termin zum anderen. Sie wollen nichts verpassen. Wirklich freie Zeit um auszuruhen, zu entspannen oder einmal nichts zu tun, bleibt oft nicht (**Abb. 16.3**).

Freizeit
Jeder Mensch kann seine Freizeit individuell gestalten.

Viele Menschen versuchen, die Freizeit aktiv zu nutzen. Oft entsteht dadurch Zeitstress und es bleibt keine Zeit, um auszuruhen.

Abb. 16.3 Entspannung.

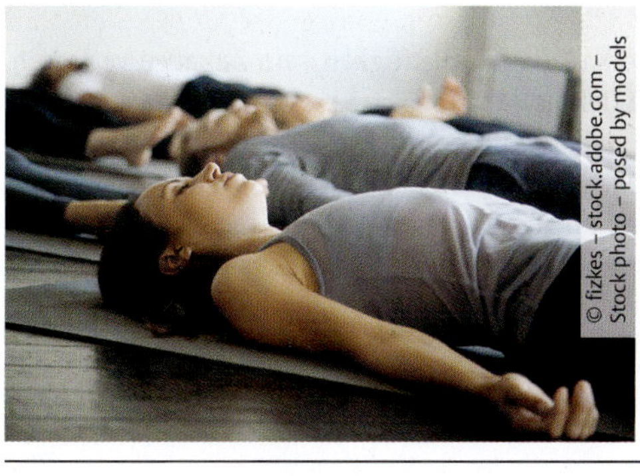

Ruhe und Entspannung will gelernt sein – vielleicht in einem Entspannungsseminar (nachgestellte Situation)? *Quelle: fizkes – stock.adobe.com*

Merke ▶

Merke

Freizeit sollte auch zweckfreie Zeit beinhalten, die mit Ruhe, Entspannung und Muße einhergeht, ohne zweckgebundene Aktivitäten.

Beschäftigung

Sich selbst beschäftigen zu können, ist ein Grundbedürfnis eines jeden Menschen.

Beschäftigung

Ein elementares Bedürfnis des Menschen ist es, sich selbst beschäftigen zu können.
Für ein Kind ist Spielen ein Grundbedürfnis wie Essen und Trinken, Ruhen und Schlafen oder die Nähe vertrauter Menschen spüren. Alles, was für ein Kind neu und somit erst zu verarbeiten ist, versucht es, spielend nachzuahmen und zu begreifen (**Abb. 16.4**).

Abb. 16.4 Spielen.

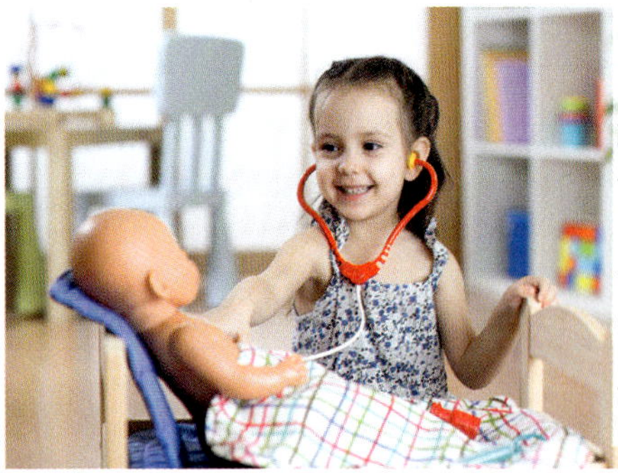

© Oksana Kuzmina – stock.adobe.com – Stock photo – posed by a model

Spielen ist für Kinder ein Grundbedürfnis (nachgestellte Situation). *Oksana Kuzmina – stock.adobe.com*

Während der Erwerbsarbeit ist die Art der Beschäftigung in der Regel festgelegt. Die Arbeit innerhalb oder außerhalb der Familie geschieht in einem vorgegebenen Rahmen. Nach dem Erwerbsleben wächst die persönliche Freiheit. Der Wunsch, „das zu tun, was man eigentlich schon immer tun wollte", kann nun in Erfüllung gehen. Entscheidend jedoch für die Gestaltung des Alltags sind in erster Linie die körperliche und geistige Gesundheit, aber auch die finanziellen Mittel.
Während der beruflichen Lebensphase heißt beschäftigen, seine Hobbys zu pflegen und auszubauen. Beschäftigen nach der beruflichen Phase heißt, Neigungen nachzugehen und Neues zu lernen. Beispielsweise können sich ältere Menschen zusammentun und gemeinsamen Aktivitäten nachgehen, wie im Gesangsverein, in einer Nachbarschaftshilfe oder einer Wandergruppe.

Wer sich in jungen Jahren mit Freude und Hingabe beschäftigt, kann auch im Alter einer erfüllten Tätigkeit nachgehen.

Interessen Gleichaltriger

Menschen gleichen Alters haben häufig gleiche oder ähnliche Freizeitinteressen.
Der Mensch als soziales Wesen sucht und braucht sozialen Kontakt mit anderen und das Gefühl, integriert zu sein.

Interessen Gleichaltriger

Menschen gleichen Alters haben häufig gleiche oder ähnliche Freizeitinteressen. So treffen sich Jugendliche gern an bestimmten Orten oder Plätzen, hören gemeinsam „ihre" Musik und „ziehen um die Häuser". Auch alte Menschen treffen sich gerne mit Gleichaltrigen, etwa zu Familienfeiern oder Seniorennachmittagen. Der **Mensch** als soziales Wesen **sucht** und **braucht sozialen Kontakt** mit Anderen und das Gefühl, integriert zu sein.

Besonderheiten ▶

Besonderheiten alte Menschen

Gruppenangebote haben das Ziel, die Kreativität und die soziale Kompetenz zu fördern. Die Mitarbeiter in der Altenpflege haben die Aufgabe, die Bewohner zur Teilnahme an Gruppenaktivitäten zu motivieren. Dabei liegt der Fokus auf den vorhandenen Ressourcen des Bewohners. Ist ein alter Mensch nicht mehr so mobil oder fast blind, kann er trotzdem ein begeisterter Sänger in der Gesangsgruppe oder ein eifriger „Mitrater" in der Rätselrunde sein.

16.2 Beobachten und Wahrnehmen

16.2.1 Raumprobleme

Umgebungswechsel

Muss ein Mensch wegen Krankheit, Behinderung oder Pflegebedürftigkeit sein Zuhause verlassen, stellt das ein einschneidendes, belastendes Erlebnis dar (**Abb. 16.5**).
Bei der Aufnahme in ein Krankenhaus verändert sich die Umgebung eines Menschen stark.

16.2 Beobachten und Wahrnehmen

16.2.1 Raumprobleme

Umgebungswechsel

Muss ein Mensch wegen Krankheit, Behinderung oder Pflegebedürftigkeit sein Zuhause verlassen, stellt das immer ein einschneidendes, belastendes Erlebnis dar (**Abb. 16.5**).
Bei der Aufnahme in ein **Krankenhaus** verändert sich die **Umgebung eines Menschen stark** und begrenzt sich dann meist auf Zimmer, Bad, Bett und Nachtschrank. Seine ganze Welt wird dadurch sehr klein, oft muss er sich auch noch mit fremden Personen Zimmer und Bad teilen. Es hängt von der Krankheit oder dem Grad der Pflegebedürftigkeit ab, ob er das Bett oder das Zimmer überhaupt verlassen kann. Hinzu kommen häufig Schmerzen und Sorgen über den Gesundheitszustand und die Zukunft.

KURZFASSUNG

Das Leben in einem **Altenpflegeheim** wird von den betroffenen Menschen sehr unterschiedlich erlebt. Sie fühlen sich eher wohl im Heim, wenn sie selbstbestimmt und freiwillig die Entscheidung für den Einzug treffen konnten und wenn sie ausreichend Zeit hatten, alles gründlich zu planen. Ganz anders geht es Menschen, die durch eine plötzlich auftretende schwere Erkrankung oder eine andere Notlage (z. B. Verlust des pflegenden Partners) unfreiwillig in ein Altenpflegeheim einziehen müssen. Diese Menschen verlieren plötzlich alles, was ihr bisheriges Leben ausgemacht hat: ihre Gesundheit, ihre Selbstständigkeit, ihre Aufgaben, ihre Rolle in Familie und Nachbarschaft, ihre Wohnung und ihre Mobilität.

Wenn alte Menschen unfreiwillig ins Pflegeheim müssen, verlieren sie plötzlich alles, was ihr bisheriges Leben ausgemacht hat.

Merke

Dies und das Wissen um die Unumkehrbarkeit der Situation bewirken eine soziale Entwurzelung, die dazu führen kann, dass die Betroffenen das Heim eher wie ein Gefängnis erleben und nicht wie ein Zuhause. Für manche Menschen kann der Einzug ins Pflegeheim daher zum „sozialen Tod" führen.

◄ Merke

Abb. 16.5 Verlassen des gewohnten Umfeldes.

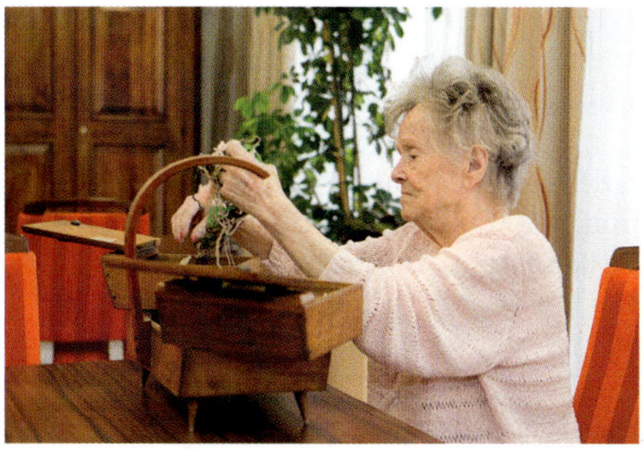

Muss ein Mensch sein Zuhause verlassen, stellt das für ihn immer ein einschneidendes Erlebnis dar. *Quelle: K. Oborny, Thieme*

Allmähliche Ortsfixierung

Allmähliche Ortsfixierung

Definition

Unter **Ortsfixierung** versteht man, dass der Aktions- und Bewegungsradius einer Person immer kleiner wird.

◄ Definition

Lesen Sie mehr zum Risiko von Ortsfixierung und Bettlägerigkeit im zugehörigen Unterkapitel.

16.2.2 Zeitprobleme

16.2.2 Zeitprobleme

Zeit sinnvoll und planvoll zu strukturieren will gelernt sein. Meist ist die Arbeitszeit des Menschen formgebend und alles andere gruppiert sich um sie herum. Dennoch schaffen es viele Menschen nicht, ihre Zeit sinnvoll zu planen und ihre Arbeitszeit und Freizeit ausgewogen zu gestalten. Sie verzetteln sich oder vertrödeln ihre Zeit, sie schaffen es nicht, bestimmte Aufgaben in der dafür vorgesehenen Zeit zu bewältigen, und schieben sie immer wieder auf. Daraus ergibt sich großer zeitlicher Druck, der auch als **Zeitstress** bezeichnet wird.

Viele Menschen schaffen es nicht, ihre Zeit sinnvoll zu planen und ihre **Arbeitszeit** und **Freizeit ausgewogen** zu gestalten.

Überforderung. Hält zeitlicher Druck langfristig und unvermindert an, können Menschen mit Überforderung reagieren oder gar **krank werden**. Sie brauchen für ihre innere Ausgeglichenheit das Gefühl, Dinge beendet, fertig gestellt und erledigt zu haben, sonst sind sie gefährdet, sich auf Unerledigtes zu fixieren und damit zu blockieren. Daraus kann negativer Stress entstehen.

Hält zeitlicher Druck langfristig und unvermindert an, können Menschen durch den dauernden negativen Stress krank werden (s. u.).

Stress

Stress

Definition

Stress wird allgemein als eine erhöhte Beanspruchung und als Belastung körperlicher oder seelischer Art beschrieben (www.duden.de), die zu Schädigungen der Gesundheit führen kann.
Zu unterscheiden ist jedoch zwischen positivem und negativem Stress:
Unter **positivem Stress oder Eustress** sind Reize zu verstehen, die den Organismus zwar beanspruchen, sich aber positiv auswirken. Dieser Eustress erhöht die Aufmerksamkeit und fördert die Leistungsfähigkeit des Körpers, ohne ihm zu schaden. So erleben wir Eustress beispielsweise, wenn wir zu bestimmten Leistungen motiviert sind und Zeit und Möglichkeiten haben, uns darauf vorzubereiten. Als Eustress wird auch die Fähigkeit bezeichnet, eine schwere Krisensituation oder Krankheit positiv anzugehen und sie damit zu bewältigen und zu überwinden.

◄ Definition

Durch Druck oder damit verbundene Anspannung, Sorge und Kummer kann negativer Stress (Distress) entstehen.

Pflegende, Pflegeempfänger und Angehörige können durch vielfältige übermäßige Anforderungen der Umgebung und unzureichende Bewältigungsmöglichkeiten unter Druck geraten. Druck oder damit verbundene Anspannung, Sorge und Kummer können zu negativem Stress (Disstress) führen.

Definition ►

16

Definition

Negativer Stress: Disstress entsteht u. a. durch ein ungesundes und der Persönlichkeit nicht entsprechendes Verhältnis von Anstrengung und Erholung. Die Anforderung wird als unangenehm, belastend, überfordernd angesehen, man möchte sie gerne umgehen. Es besteht die Befürchtung, die Aufgabe nicht erfolgreich meistern zu können. Man fühlt sich als Opfer der Situation (Sitzmann 2007).

Regelmäßige Pausen und Erholungszeiten können Disstress vorbeugen. Eustress in Maßen ist überlebenswichtig.

Um gesundheitsschädlichen **Disstress** zu vermeiden, ist es notwendig, **regelmäßige Pausen** und **Erholungszeiten** einzuhalten. Genauso wichtig ist es, die eigene Einstellung und das Anspruchsdenken den Arbeitsbedingungen anzupassen. Man sollte sich seiner **eigenen Grenzen** bewusst sein, auf diese achten und sie langfristig **nicht überschreiten**.

Ein Mindestmaß an **positivem Eustress**, im Gegensatz zu negativem Disstress, ist **überlebensnotwendig**. Eustress tritt z. B. auf, wenn man zu bestimmten Leistungen motiviert ist und Glücksmomente erlebt (**Abb. 16.6 a**).

Als **belastende Einflussfaktoren** gelten
- vielfältige, gleichzeitig bestehende Stressfaktoren,
- intensive, wiederkehrende Stressfaktoren,
- unzureichende Ressourcen.

Ob eine Stresssituation als belastend oder herausfordernd erlebt wird, hängt von den einwirkenden physikalischen, biologischen, psychologischen oder sozialen Stressoren ab. Folgende Einflüsse können zu **negativem Stress** führen:
- vielfältige, gleichzeitig bestehende Stressfaktoren, z. B. Bedrohungen
- intensive, wiederkehrende Stressfaktoren, z. B. chronische Krankheit
- fehlende Mittel und Möglichkeiten (unzureichende Ressourcen), z. B. finanzielle Sorgen

Abb. 16.6 Stress.

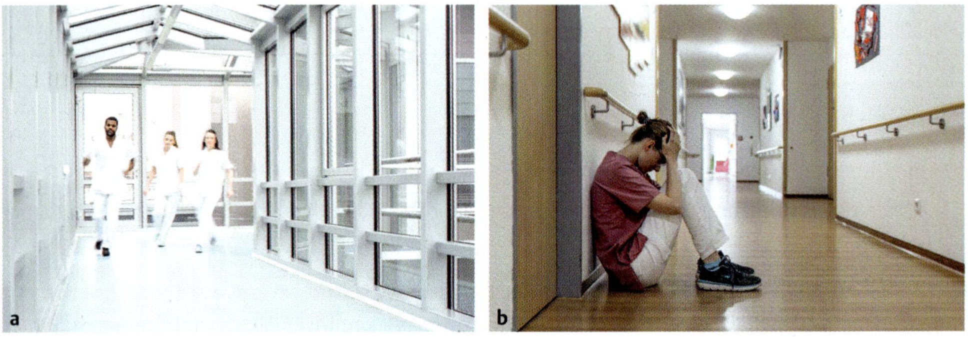

Arbeiten unter Stress. *Quelle: K. Oborny, Thieme*

a Eine Tätigkeit unter Zeitdruck kann positiven Stress auslösen, wenn man sie gerne macht und sie einen ausfüllt.

b Negativer Stress dagegen führt zur Überlastung bis hin zu psychosomatischen Störungen (nachgestellte Situation).

Langeweile

Langeweile

Definition ►

Definition

Langeweile beschreibt eine Zeit, in der „nichts los" ist, nichts geschieht. Im Gegensatz zur Muße, die dem Menschen willkommen ist, wird Langeweile als erzwungen und unlustvoll empfunden.

Langeweile kann auch bei einer als monoton oder unterfordernd empfundenen Tätigkeit aufkommen. Sich zu langweilen heißt, dass man mit sich selbst nichts anfangen kann. Betroffene erleben sich als interesse- und lustlos und nehmen ein Gefühl der inneren Leere wahr. Im Gegensatz zum Lebensüberdruss ist Langeweile jedoch meist vorübergehender Natur (**Abb. 16.7**).

Abb. 16.7 Langeweile.

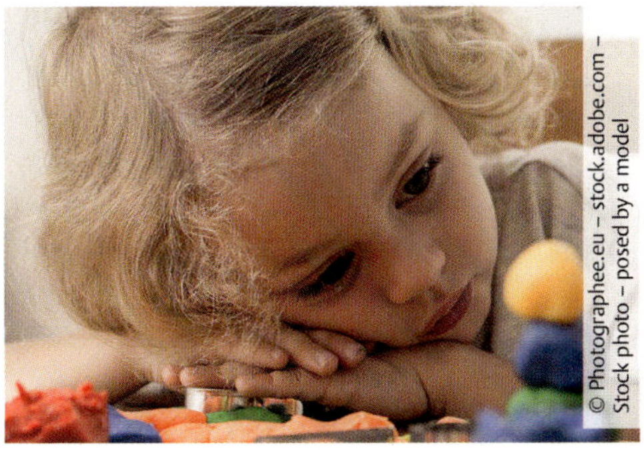

Auch Kinder haben manchmal Langeweile, entwickeln daraus aber oft die tollsten Spielideen (nachgestellte Situation). *Quelle: Photographee.eu – stock.adobe.com*

Langeweile stresst durch zu **geringe Anforderungen** in zu langen Zeiträumen. Man ist unfähig, etwas Schönes zu tun, das guttut. Man hat das Gefühl, Zeit sinnlos zu vergeuden. Daraus ergibt sich häufig ein schlechtes Gewissen bis hin zu depressiven Verstimmungen. So kann Langeweile ebenfalls Druck erzeugen und die Empfindung entstehen lassen, nichts Sinnvolles mit seiner Zeit anfangen zu können und unfähig zu sein. Langeweile kann so zu **Machtlosigkeit** und einem **beeinträchtigten Selbstwertgefühl** führen.

Langeweile stresst durch zu geringe Anforderungen.
Sie kann ebenfalls Druck erzeugen und zu Machtlosigkeit und einem beeinträchtigten Selbstwertgefühl führen.

Ruhestand

Die meisten Menschen freuen sich auf ihren Ruhestand, auf die Vorstellung, endlich viel freie Zeit zur Verfügung zu haben und viele Dinge wie Hobbys, Reisen und Träume verwirklichen zu können. Manchmal kommt es jedoch anders als gedacht.

Ruhestand

Die meisten Menschen freuen sich auf ihren Ruhestand und darauf, viele Dinge wie Hobbys, Reisen und Träume verwirklichen zu können.

Merke

Der Wechsel vom Arbeitsleben in den Ruhestand zählt zu den kritischen Übergängen im Leben eines Menschen. Pflichten fallen weg und oft muss man ein neues Aufgabenfeld für sich entdecken.

◀ Merke

Es kann passieren, dass die Betroffenen, ähnlich wie bei der Arbeitslosigkeit, in ein tiefes Loch fallen. Plötzlich fallen Pflichten und gewohnte Aufgaben weg, somit auch vieles von dem, was bisher selbstverständlich war. Es ist dann nicht einfach, seinem Leben einen neuen Sinn und neue Inhalte zu verleihen.
Es ist hilfreich, sich vor dem Ruhestand bereits Gedanken über die Zeit nach dem Arbeitsleben zu machen. Die Familie kann bei der Bewältigung der Probleme helfen (**Abb. 16.8**): Hat der Rentner Freunde und ein soziales Netz, den Ehe-/Lebenspartner oder Kinder, können Aufgaben und Pflichten ihnen gegenüber bestehen.

Es kann passieren, dass die Betroffenen aufgrund des Ruhestands in ein tiefes Loch fallen, denn plötzlich fallen Pflichten und Aufgaben weg. Menschen im Ruhestand müssen ihrem Leben oft erst einen neuen Sinn und neue Inhalte verleihen.

Abb. 16.8 Zusammenhalt.

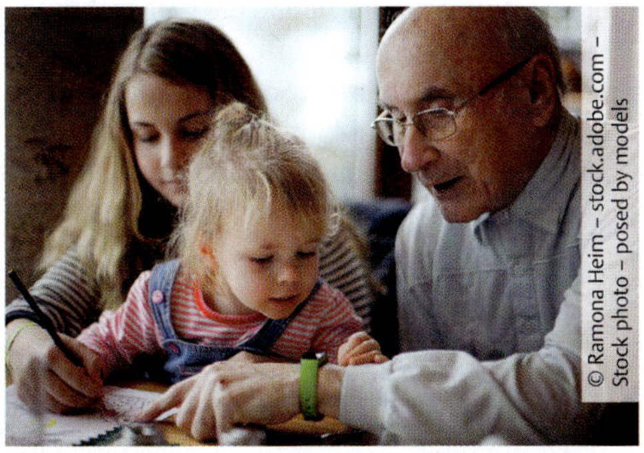

Die Familie stellt für viele Rentner eine wichtige Stütze dar (nachgestellte Situation). *Quelle: Ramona Heim – stock.adobe.com*

Merke

Sich selbst Gutes zu tun will gelernt sein, man kann es nicht einfach so. Meist ist es ein langer Prozess, bei dem man sich selbst näherkommt und sich besser kennenlernt.

◀ Merke

16.3 Bei Pflegemaßnahmen mitwirken

16.3.1 Unterstützen in der Raumgestaltung

Krankenhaus

Kommt ein Mensch in eine fremde Umgebung, braucht er Unterstützung, um sich zu orientieren (**Abb. 16.9**). Er muss u. a. wissen,
- in welchem Zimmer er sich befindet,
- wo seine Sachen sind,
- wo sich Badezimmer und WC befinden,
- wie er ins Freie gelangt.

Merke ►

16.3 Bei Pflegemaßnahmen mitwirken

16.3.1 Unterstützen in der Raumgestaltung

Krankenhaus

Wenn ein Mensch in ein Krankenhaus oder eine Langzeiteinrichtung kommt, dann braucht er Unterstützung. Dies bedeutet zunächst, die neuen Örtlichkeiten zu erfahren (**Abb. 16.9**). Er muss wissen,
- in welchem Zimmer er sich befindet,
- wo seine Sachen sind,
- wo sich Badezimmer und WC befinden,
- wie er nach draußen gelangt,
- in welchem Stockwerk er ist und wie die Abteilung heißt, auf der er liegt,
- wie seine Telefonnummer lautet (wenn er einen Telefonanschluss hat), sodass ihn seine Angehörigen erreichen können.

Hilfreich sind dazu sicher schriftliche Erläuterungen, die im Zimmer verbleiben.

Ob ein Mensch sich in der neuen, ungewohnten Situation wohlfühlt, hängt auch davon ab, wie das Krankenzimmer gestaltet ist. Hier hat der Mensch nur einen kleinen eigenen Raum: sein Bett und seinen Nachtschrank. Deshalb ist es wichtig, dem Patienten zu ermöglichen, eigene Dinge wie Bilder von Bezugspersonen, eine Uhr, Lektüre, eventuell ein eigenes kleines Kissen, einen bevorzugten Duft und wann immer möglich eigene Wäsche und Nachtkleidung zu benutzen.

Merke

Die Identität eines Menschen in fremder Umgebung definiert sich stark über kleine eigene Dinge, über Persönliches, was ihn von anderen unterscheidet.

Abb. 16.9 Aufnahme im Krankenhaus.

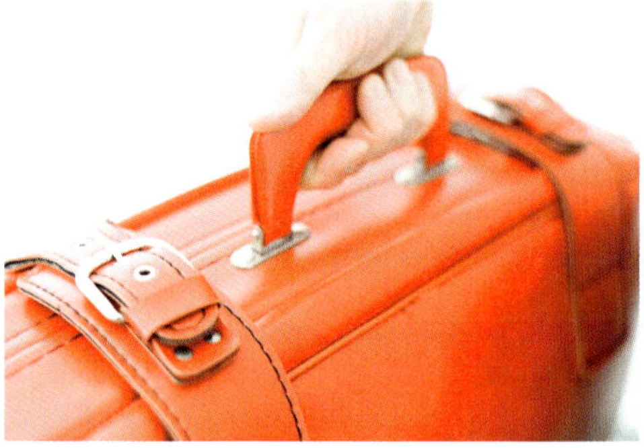

Quelle: A. Fischer, Thieme

Klinikspaziergang

Klinikspaziergang

Wer rastet, der rostet – Bewegung ist gesund und fördert die Aufmerksamkeit und die Wahrnehmung für die Umgebung. Die Idee zur Realisierung von „Klinikspaziergängen" steuerte Prof. Dr. A. Zegelin bei. Diese Spaziergänge gibt es bereits in vielen Kliniken und Pflegeheimen. So wurde ein Spaziergang durchs Gemeinschaftskrankenhaus Herdecke konzipiert, der etwa 45 bis 60 Minuten dauert. Um für Patienten das Bewegen interessanter zu gestalten, unterstützen unterschiedliche „Haltestellen" zum Verweilen und Kennenlernen von Kunst. In den Fluren hängen Informationstafeln z. B. mit Wissenswertem zu den Abteilungen oder technischen Daten der Einrichtung.

Ziel kann auch sein, Menschen in leidvollen Situationen hoffnungsvolle Anregungen und Gedanken zu vermitteln. Hoffnung stellt eine wertvolle Ressource für die Genesung dar (Köllen 2014). Um den Patienten Gelegenheit zum Ausruhen zu geben, gibt es an mehreren Haltestellen eine Sitzgelegenheit in unmittelbarer Nähe.

Pflegeheim

Merke ►

Am Tag des Einzugs muss das Zimmer vorbereitet sein. Auf dem Tisch steht eine Begrüßungskarte mit den wichtigsten Informationen.

Pflegeheim

Merke

Der Einzug in ein Pflegeheim bedeutet für den Betroffenen eine einschneidende Krisensituation. Daher sind die Vorbereitung, der Einzug und die Phase der Eingewöhnung besonders aufmerksam und einfühlend zu begleiten.

Am Tag des Einzugs muss das Zimmer vorbereitet sein. Auf dem Tisch steht ein Empfangsgruß, z. B. Blumen, ein Getränk, Obst und eine Begrüßungskarte mit einem Foto der Einrichtung und weiteren, auch für die Angehörigen, wichtigen Informationen (**Abb. 16.10**).

Im Zusammenhang mit dem Einzug sind folgende Dinge zu beachten:

- Eine Mitarbeiterin aus der Frühschicht und eine aus der Spätschicht werden in den kommenden 2 bis 4 Wochen Bezugspersonen für die neue Heimbewohnerin sein (die Zeit ist abhängig von der Eingewöhnungssituation und muss im individuellen Pflegeplan vermerkt sein).
- Die Bezugsperson bietet dem Neuangekommenen und seinen Angehörigen ein Getränk an. Dabei kann man gut über Vorlieben, Gewohnheiten und Rituale sprechen.
- Die Informationen über Räumlichkeiten, Tagesstruktur, Mitbewohner usw. sind von den Bezugspflegenden zu übermitteln.
- Die Vielzahl der neuen Informationen wird in kleine, überschaubare „Portionen" aufgeteilt und öfters wiederholt.
- Der Bewohner wird dem Heimbeirat und den Mitbewohnern des Wohnbereichs vorgestellt.
- Die Bezugspflegenden sind für die 1. Informationssammlung zur Pflegeplanung zuständig.
- Die Bezugspflegenden erstellen einen vorläufigen Pflegeplan. Alle bisher verfügbaren Informationen sind dabei zu berücksichtigen. Der Plan muss schon am nächsten Tag kontrolliert und möglicherweise ergänzt und/oder verändert werden.

Abb. 16.10 Begrüßungskarte mit einem Foto der Einrichtung.

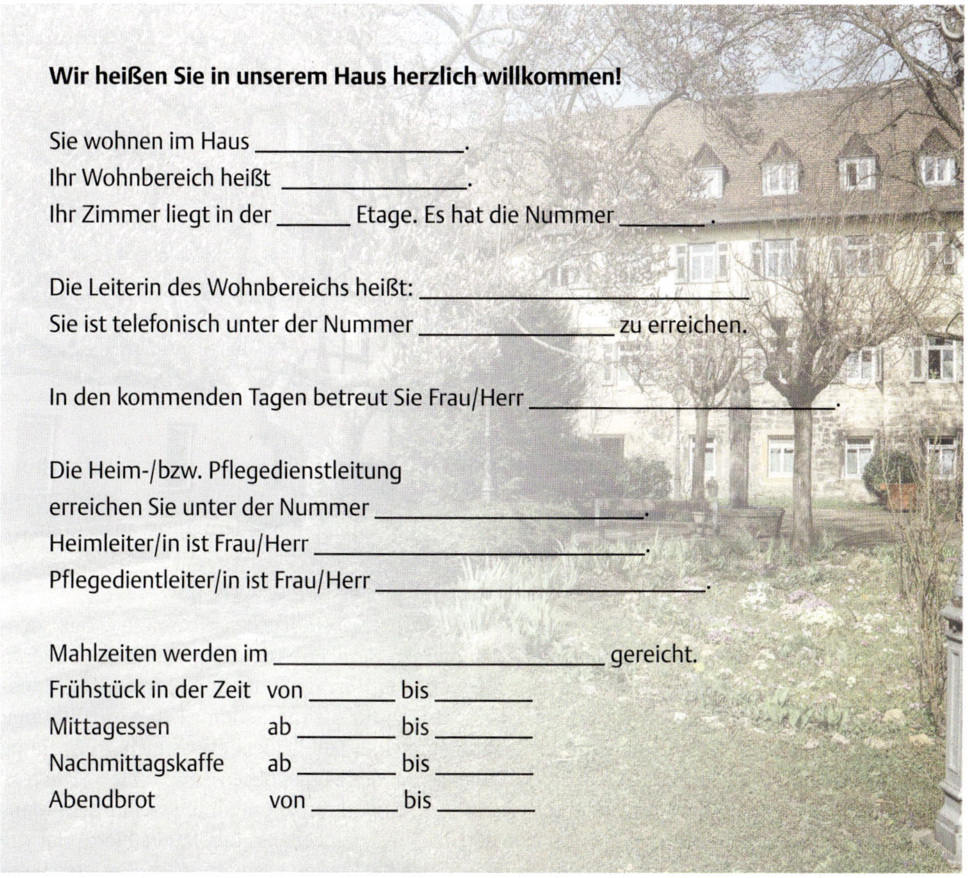

Wir heißen Sie in unserem Haus herzlich willkommen!

Sie wohnen im Haus ________________.
Ihr Wohnbereich heißt ______________.
Ihr Zimmer liegt in der ______ Etage. Es hat die Nummer _______.

Die Leiterin des Wohnbereichs heißt: ____________________
Sie ist telefonisch unter der Nummer ____________ zu erreichen.

In den kommenden Tagen betreut Sie Frau/Herr ________________.

Die Heim-/bzw. Pflegedienstleitung
erreichen Sie unter der Nummer ______________.
Heimleiter/in ist Frau/Herr ______________.
Pflegedientleiter/in ist Frau/Herr ______________.

Mahlzeiten werden im ________________ gereicht.
Frühstück in der Zeit von _______ bis _______
Mittagessen ab _______ bis _______
Nachmittagskaffe ab _______ bis _______
Abendbrot von _______ bis _______

Für eine begrenzte Zeit (ca. 2–4 Wochen) wird der neue Heimbewohner intensiv durch die Bezugspflegenden und/oder durch die Sozialarbeiterin begleitet. Tägliche Besuche und wiederholte Informationen und das Einführen in bestehende Gruppen und Kreise helfen dabei, das Fremdheitsgefühl zu überwinden. In manchen Einrichtungen haben sich regelmäßige Treffen mit den neu eingezogenen Menschen bewährt. Sie sind eine feste Integrationshilfe.

16.3.2 Unterstützen in der Zeitgestaltung

Lesen und Vorlesen

Lesen ist eine wohltuende, ablenkende, informierende und ausgleichende Beschäftigung. Viele Menschen haben im Alltag kaum noch Zeit, etwas zu lesen. Häufig sind die Zeiten des Krankseins die einzigen, in denen Menschen überhaupt noch lesen. Somit kann man Lesen bewusst als hilfreiche Maßnahme während eines Krankenhausaufenthalts einsetzen.

KURZFASSUNG

Für eine begrenzte Zeit (ca. 2–4 Wochen) wird der neue Heimbewohner intensiv durch Bezugspflegende und/oder durch die Sozialarbeiterin begleitet. Es werden alle nötigen Informationen gegeben und eine Pflegeplanung erstellt.
Tägliche Besuche, wiederholte Informationen und das Einführen in bestehende Gruppen und Kreise helfen dabei, das Fremdheitsgefühl zu überwinden.

16.3.2 Unterstützen in der Zeitgestaltung

Lesen und Vorlesen

Lesen
- ist wohltuend,
- lenkt ab,
- informiert und
- gleicht aus.

Bücher können ablenken oder eher hinlenken und unterstützen.

Auswahl der Bücher. Grundsätzlich lässt sich zur Auswahl der Bücher sagen, dass je nach Situation eher ablenkende Bücher oder hinlenkende, unterstützende Bücher von Nutzen sein können.

- Ablenkende Bücher sind z. B. Romane, Krimis, Belletristik.
- Als hinlenkende Literatur eignet sich Ratgeberliteratur, Fachliteratur usw.
- Auch Gedichte und Bücher mit religiösen Inhalten können den Krankheits- und Genesungsprozess positiv beeinflussen.

16

Vorlesen oder Hörbücher stellen eine gute Alternative dar, wenn ein Mensch nicht in der Lage ist, selbstständig zu lesen.

Vorlesen und Hörbücher. Ist ein Mensch nicht in der Lage, selbstständig zu lesen, stellen Hörbücher eine gute Alternative dar. Auch das Vorlesen hat eine große Bedeutung. Der Vorlesende widmet seine Zeit dem Zuhörer, konzentriert sich ganz auf ihn und kann den Inhalt des Vorgelesenen für weitere Gespräche nutzen.

Besonderheiten ►

Besonderheiten alte Menschen

Vielen älteren Menschen ist es nicht nur wichtig, dass ihnen vorgelesen wird, sondern auch, aus ihrem Leben erzählen zu können (**Abb. 16.11**). Entscheidend dabei ist, dass der Pflegende aufmerksam zuhört und sich Zeit für den Menschen und seine (Lebens-)Geschichten nimmt.

Abb. 16.11 Viele ältere Menschen erzählen gern Geschichten aus ihrem Leben.

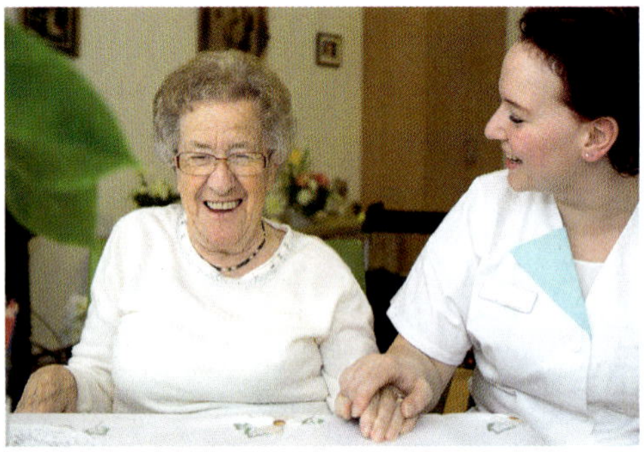

Hören Sie aktiv zu, Sie können viel über die Biografie des Menschen erfahren. *Quelle: K. Oborny, Thieme*

Zeitungen und Zeitschriften. Nicht nur Bücher kann man lesen oder vorlesen, sondern auch Zeitungen und Zeitschriften. Diese Medien dienen dann gleichzeitig der Information. Der Lesende nimmt z. B. am tagesaktuellen politischen Geschehen teil und fühlt sich nicht aus dem Alltag ausgegrenzt.

Humor und Lebenssinn

Humor und Lebenssinn

Unsere Wahrnehmung setzt sich aus einer Vielzahl von Sinneseindrücken zusammen. Der sogenannte **Lebenssinn** ist der unbestimmteste und allgemeinste Sinn. Er besteht gegenüber den anderen Sinnen ohne ein bisher eindeutig definiertes Sinnesorgan und ist doch durch physiologische Experimente nachweisbar und für jeden erlebbar. Es ist der Sinn für die momentane Lebensqualität und vom Menschen besonders dann zu bemerken, wenn mit seiner Leiblichkeit etwas nicht in Ordnung ist. Seine Wirkung ist die Befindlichkeit, das Wohlbehagen oder Missbehagen.

Die Funktion des Lebenssinns wird deutlich, wenn wir schwerkranke pneumoniegefährdete Menschen pflegen (Sitzmann 2000). Die Frage zur Bestimmung des Lebenssinns lautet hier: „Hat die Person heute schon einmal gelacht?“ Beim **Lachen** werden bei kurzen Exspirationsstößen, also beim Ausatmen, die Stimmbänder in Schwingung versetzt und mit dem beim Lachen verbundenen gesteigerten Wohlbefinden wird der Abbau von Stress gefördert. Gelingt es, den Menschen zum Lachen oder vielleicht nur zum Schmunzeln zu bringen, kann er eine seelisch warme Atmosphäre erleben und mit seiner inneren Beteiligung kommt es zu einer Intensivierung der Ein- und Ausatmung. Damit kann sich der Allgemeinzustand eines Menschen verbessern. Humor und Lachen sind positive Zeichen, den Heilungsprozess mancher Krankheiten kann man durch Lachen fördern.

Stress verringern

Stressbewältigungstraining besteht aus
- Patientenschulung,
- Problemlösetraining,
- Genussförderung.

Stress verringern

Pflegende können Menschen helfen, Stress auslösende Faktoren zu verringern, indem sie

- aktiv zuhören,
- sie emotional unterstützen,
- Aromen und Wärmeanwendungen anwenden und
- Ängste mindern.

Außerdem können Pflegende dem Pflegeempfänger die Bedeutung von Stress sowie die Notwendigkeit sozialer Unterstützung, z. B. durch Familie oder Freunde, vermitteln.

Zeigen Sie auf, wie wichtig genussvolle Erlebnisse, ausgleichende Aktivitäten und entspannende Momente sind.

KURZFASSUNG

Praxistipp

Was Sie tun können, um den Schlaf zu fördern:

- Sorgen Sie für einen gleichmäßigen, stabilen, sozial integrierenden und stressreduzierten Tagesrhythmus mit regelmäßigen Essenszeiten, Aktivierungs-, Besuchs-, Beschäftigungs- und Ruheangeboten.
- Ermöglichen Sie Spaziergänge von 30 Minuten pro Tag, falls der Mobilitätsgrad dies zulässt, um durch „therapeutische Spaziergänge" die Zeitgeber Licht, Bewegung und Sozialkontakte in einer Intervention zu stimulieren.

◂ Praxistipp

Fixierung von Menschen

Muss ein Mensch fixiert werden, darf dies nur unter bestimmten Umständen stattfinden. Wird über längere Dauer fixiert, muss ein Gericht entscheiden, ob dies gerechtfertigt und zulässig ist.
Das Fixieren von Patienten (S. 688) findet nicht nur bei seelischen Störungen und psychiatrischen Erkrankungen statt.

Fixierung von Menschen
Ein Gericht muss entscheiden, ob man einen Menschen in einer besonderen Ausnahmesituation fixieren darf oder nicht.

Der Werdenfelser Weg. Der sogenannte „Werdenfelser Weg" ist ein verfahrensrechtlicher Ansatz im Rahmen des geltenden Betreuungsrechts, um die Anwendung von Fixierungen durch Bauchgurte, Bettgitter, Vorsatztische oder Medikamenteneinsatz (z. B. insbesondere Schlaf- und Beruhigungsmittel) in Pflegeheimen zu reduzieren.
Er zielt auf eine bewusste, verantwortungsvolle Pflegekultur ab, die eine Abkehr vom starren Sicherheitsdenken hin zu einem verantwortungsvollen Abwägen aller Ansichten anstrebt.

Ergotherapie

Ergotherapie

Definition

Der Begriff **„Ergotherapie"** umfasst Teilgebiete der Beschäftigungs- und Arbeitstherapie, in denen es darum geht, dass Menschen verschiedene, verloren gegangene Fähigkeiten und Funktionen wiedererlangen. Ergotherapie wird bei Menschen jeden Alters eingesetzt.

◂ Definition

Ergotherapie soll einen Menschen mit verschiedenen gesundheitlichen Beeinträchtigungen dazu befähigen, die Aktivitäten des täglichen Lebens wieder selbstbestimmt und eigenständig auszuführen. Dazu werden gezielt Alltagstätigkeiten neu vermittelt, eingeübt und bis zum wieder selbstständigen Ausführen trainiert (Selbsthilfetraining). Das kann sowohl motorische Fähigkeiten (funktionelles Training) als auch psychisch-geistige Fähigkeiten eines Menschen betreffen (**Abb. 16.12**).

Mithilfe der Ergotherapie soll der gesundheitlich beeinträchtigte Mensch Aktivitäten des täglichen Lebens wieder selbstbestimmt und eigenständig ausführen können.

Abb. 16.12 Ergotherapie.

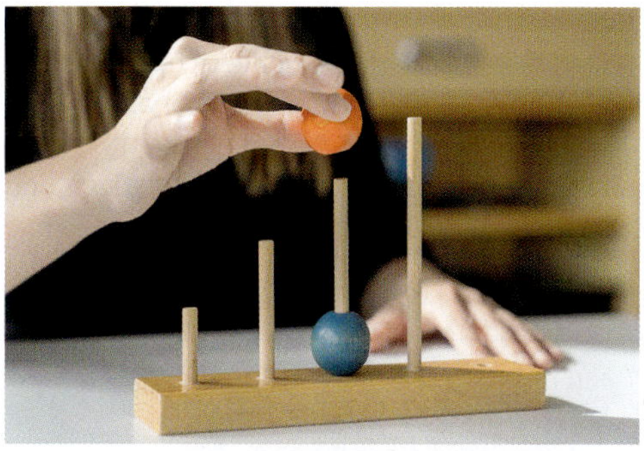

Ergotherapeutische Maßnahmen trainieren sowohl motorische als auch psychisch-geistige Fähigkeiten eines Menschen. *Quelle: K. Oborny, Thieme*

Ergotherapie fördert auch die Fähigkeiten und Fertigkeiten von Patienten, um diese wieder in den Beruf zurückführen oder die Voraussetzungen für die Arbeit in einem neuen Beruf zu schaffen (**berufsorientiertes Training**). Dabei versucht die Ergotherapie dem Patienten dabei zu helfen, trotz seiner veränderten gesundheitlichen Situation im **Alltags- und Berufsleben** zurechtzukommen. Der Mensch kann mit eventuell bleibenden Beeinträchtigungen sein Leben organisieren.

Besonderheiten alte Menschen

Das kreative Arbeiten muss genau auf den Menschen abgestimmt sein. Wenn in Gruppen gearbeitet wird, muss jeder Aufgaben bekommen, die seinen Möglichkeiten entsprechen.

◂ Besonderheiten

Musiktherapie

Musiktherapie

Definition

Musiktherapie ist eine Form der Kunsttherapie und wird gezielt eingesetzt, um seelische, körperliche und geistige Gesundheit zu erhalten, zu fördern und wiederherzustellen.

◂ Definition

Im Rahmen der Musiktherapie spielen die Patienten Instrumente, singen oder hören Musik (**Abb. 16.13 a**). Gemeinsames Singen verbessert das Wohlbefinden und die Stimmung und stärkt das Gemeinschaftsgefühl.

16

Musiktherapie ist zwar eine psychotheapeutische Methode, bestimmte Anteile können aber auch Pflegende anwenden.

Musik kann Angst, Unruhe und Anspannung mildern und geistige Inhalte durch den Ton ansprechen. Das kann eine Kraftquelle für den Pflegeempfänger sein. Es ist jedoch zu bedenken, dass

- es heute kaum einen Ort ohne Radio, Fernsehen etc. gibt,
- kaum ein Gang ins Kaufhaus, in Einkaufspassagen, U-Bahnhöfen, Restaurants o. Ä. möglich ist, bei dem nicht ständig leise Musik im Hintergrund tönt, unterbrochen von Ansagen.

Dadurch ist eine zweifache Wirkung zu beobachten:

- Ohne Hintergrundgeräusche fühlt sich der Mensch einsam (Medienabhängigkeit).
- Das richtige Zuhören wird verlernt.

Mit richtigem Zuhören ist gemeint, dass man auf das, was man hört, eingeht, sich mit dem Gehörten verbindet, sich also dem Anderen innerlich aktiv zuwendet. Ein anderer Sachverhalt wird deutlich, wenn man die Aktivitäten beim Zuhören beobachtet: Wir neigen den Kopf und wenden ihn einem Sprechenden zu, um besser hören zu können. Wir müssen tätig werden, um zu hören. Diese innere Aktivität setzt Ruhe voraus.

Daher sollte Musik stets nach den persönlichen Wünschen eines Menschen leise und nicht aufdringlich eingesetzt werden, keinesfalls als Dauerberieselung, da sich viele Patienten nicht aktiv gegen das Abspielen von Musik wehren können (Sitzmann 1999). Auch auf Intensivstationen und bei Sterbenden kann Musik zum Einsatz kommen und den therapeutischen Prozess unterstützen. Geeignet sind z. B. Leiern. Diese Zupfinstrumente sind seit den 1920er Jahren in der Heilpädagogik und Schulpädagogik im Einsatz. Auch kann dem sterbenden Menschen manchmal ein ihm bekanntes Lied Trost spenden.

Besonderheiten ▸

Besonderheiten alte Menschen

In Pflegeheimen ist es heute oft üblich, dass Pflegepersonen gemeinsam mit den Bewohnern singen und musizieren. Dies wird von den Bewohnern sehr geschätzt und kann eingesetzt werden, um Wohlbefinden und Stimmung zu verbessern und das Gemeinschaftsgefühl zu stärken.

Kunsttherapie

Kunsttherapie

Definition ▸

Definition

„Kunsttherapie“ ist ein Sammelbegriff für therapeutische Verfahren, in denen kreativ gearbeitet wird.

Kunsttherapie ist kreatives Arbeiten. Dazu werden verschiedene Materialien verwendet. Es wird gemalt, gebastelt und geformt.

Manche Patienten, vor allem Kinder, können ihre Situation besser **nonverbal** in Bildern oder gestalteten Gegenständen **ausdrücken**.

In der Kunsttherapie wird mit gestalterischen Mitteln wie Malen oder Bildhauern dem Patienten eine andere Form des Ausdrucks ermöglicht (**Abb. 16.13 b**). Die dabei entstehenden Objekte können anschließend gemeinsam mit dem Therapeuten gedeutet und somit in den Krankheits- und Heilungsprozess einbezogen werden.

Häufig können Patienten – vor allem Kinder – ihre Situation besser nonverbal Bildern oder gestalteten Gegenständen ausdrücken. So lassen sich verborgene Ängste, Sorgen, Traumata, aber auch Fähigkeiten des Patienten entdecken.

Pflegende sollten den Menschen darin bestärken und unterstützen, sich kreativ zu betätigen und auszudrücken. Etwas selbst zu gestalten kann das Selbstwertgefühl des Pflegeempfängers stärken.

Abb. 16.13 Musik- und Kunsttherapie.

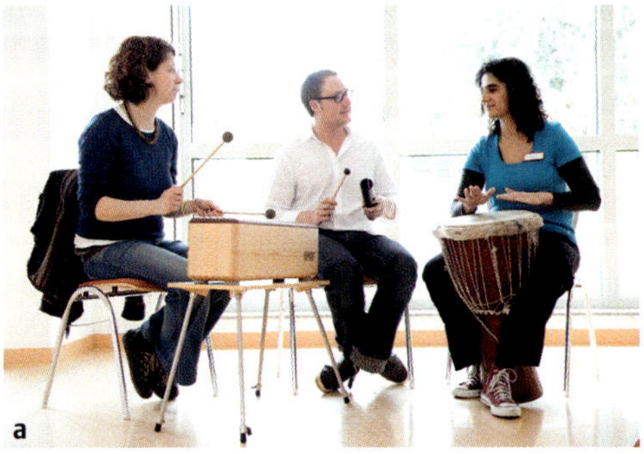

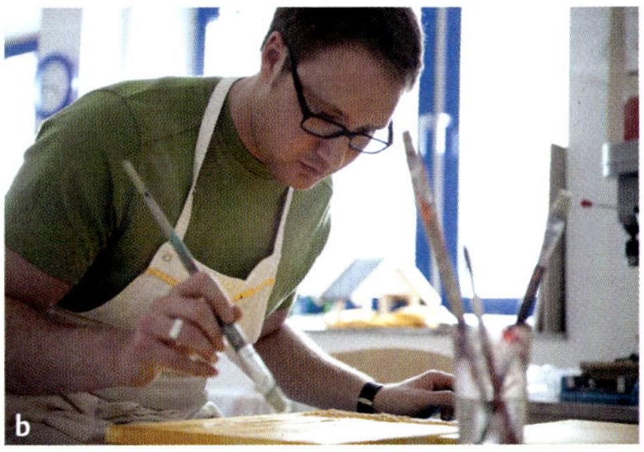

Der Mensch kann sich über die Therapieform nonverbal ausdrücken (nachgestellte Situationen). *Quelle: P. Blåfield, Thieme*

a Aktives Musizieren oder Singen fördert Wohlbefinden und Stimmung.

b In der Kunsttherapie können Menschen ihre Kreativität und ihre Gefühle ausleben.

Bewegung und Sport

Das Angebot an sportlichen Aktivitäten durch Sportvereine, private Anbieter, Wohlfahrtsverbände, Bildungswerke, Volkshochschulen, Städten, Gemeinden und Krankenkassen ist vielfältig. Aktivitäten mit erkennbarem Bewegungsbezug sprechen unterschiedliche Bereiche an wie

- **Muskel-Skelett-System:** „50+ in Bewegung", „Gutes für den Rücken", „Aquasport", „Bewegungstraining", „Gesundheitsförderung", „Venengymnastik", „gesundheitsorientiertes Training im Sport der Älteren", „Seniorengymnastik".
- **Herz-Kreislauf-Funktion:** „Aerobic als Gesundheitssport", „Aquafit", „Cardiofit", „Walken", „mit Sport zum Wohlfühlgewicht".
- **Stressbewältigung/Entspannung:** „Atem-Bewegung-Rhythmus", „autogenes Training", „Yoga", „Entspannung und Bewegung", „Thai Chi", „Hatha-Yoga", „Qi Gong", „Stressbewältigung", „Entspannung".

Besonderheiten Kinder

Ziele von Bewegungsangeboten können z. B. sein, dass

- Kinder lernen, sich koordiniert zu bewegen,
- Kinder die Möglichkeit haben, Angst, Wut und Freude körperlich auszudrücken,
- Kinder den Gleichgewichtssinn schulen.

Besonderheiten alte Menschen

Ziel der Seniorengymnastik ist es, die motorischen Fähigkeiten bewusst zu machen, aufrechtzuerhalten und zu verbessern. Motorische Fähigkeiten sind: Ausdauer, Kraft, Schnelligkeit/Gewandtheit, Koordination und Gleichgewicht. In speziellen Sturzpräventionsgruppen trainieren die Teilnehmer vor allem Gleichgewicht und Kraft, dadurch wird die Sturzgefährdung nachweislich reduziert.

Spiele

Spiele machen vielen, jedoch keineswegs allen Menschen Spaß. Die Wahl des Spiels soll den Spieler nicht über- oder unterfordern (**Abb. 16.14**). Spiele bieten Anregung für

- den Körper (bewegen, reagieren, handeln),
- den Geist (nachdenken, wahrnehmen),
- die Seele (fühlen, empfinden, erinnern).

Neben Bewegungs- und Tanzspielen bieten sich folgende Spiele an:

- Brettspiele wie Mensch ärgere Dich nicht, Schach, Halma, Mühle, Vertellekes
- Kartenspiele wie Canasta, Rommé, Doppelkopf, Skat
- Würfelspiele, Puzzles
- Kegeln

Abb. 16.14 Spiele.

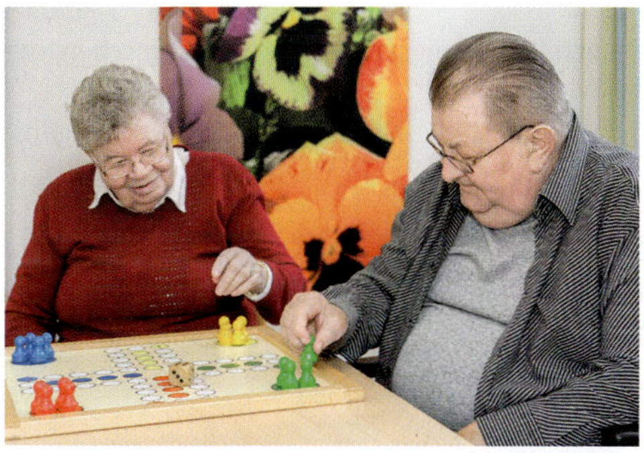

Gruppenspiele fördern den zwischenmenschlichen Kontakt und die Kreativität. *Quelle: K. Oborny, Thieme*

Besonderheiten alte Menschen

Je älter und kranker die Mitspieler sind, umso einfacher sind die Spiele zu gestalten. Zu kleine Spiele bzw. Spiele mit kleinen Spielfiguren sind wegen der schlechten Handhabbarkeit ungeeignet.

Gehirntraining und Gehirnjogging

Laut neueren Forschungsergebnissen nehmen die geistigen Fähigkeiten im Alter nicht ab, wenn man sie laufend in Anspruch nimmt. Ein ständiges „Benutzen" des Gehirns kann seine Leistungsfähigkeit erhalten und sie sogar steigern. Hierbei sind alle Bereiche des Gedächtnisses anzusprechen, z. B. mit Übungen, die die unterschiedlichen Bereiche beanspruchen, wie

- die **Aufmerksamkeit:** Zeigen Sie Gegenstände und lassen Sie diese anschließend von den Bewohnern aufzählen.

KURZFASSUNG

Bewegung und Sport

Das Angebot an sportlichen Aktivitäten ist groß. Aktivitäten bieten sich in folgenden Bereichen an:

- Training des Muskel-Skelett-Systems
- Stärkung der Herz-Kreislauf-Funktion
- Stressbewältigung und Entspannung

◂ Besonderheiten

◂ Besonderheiten

Spiele

Spiele regen **Körper**, **Geist** und **Seele** an. Spiele sollen Spaß machen und den Spieler nicht über- oder unterfordern.

◂ Besonderheiten

Gehirntraining und Gehirnjogging

Ohne Training nimmt die Merkfähigkeit im Laufe des Lebens ab. Gedächtnistraining fördert das Denken, die Konzentration und die Wahrnehmung.
Das Gehirn kann man gezielt trainieren:

- Aufmerksamkeit

- Wahrnehmung
- Konzentration
- Vorstellungskraft
- langfristiges und kurzfristiges Behalten
- Problemlösung
- Denkflexibilität

16

- die **Wahrnehmung:** Aktivieren Sie den Seh-, Hör-, Tast- und Geruchssinn z. B. durch das sogenannte Kim-Spiel.
- die **Konzentration:** Lesen Sie einen Ausschnitt aus einem Märchen vor und lassen Sie die Teilnehmer das Märchen erraten.
- die **Vorstellungskraft:** Nennen Sie Begriffe und lassen Sie die Teilnehmer sagen, was sie mit diesen verbinden.
- das langfristige **Behalten:** z. B. Wortspeicherübungen („Welche Kräuter kennen Sie?").
- das kurzfristige **Behalten:** Nennen Sie Begriffe und lassen Sie die Teilnehmer nach passenden Oberbegriffen suchen.
- die **Problemlösung:** Geben Sie ein Wort vor, mit dem die Teilnehmer ein oder mehrere neue Wörter bilden sollen.
- die **Denkflexibilität:** Stellen Sie Fragen und lassen Sie die Teilnehmer z. B. nach einer berühmten Kirche in Rom suchen.

Definition ▶

Definition

Kim-Spiele sind Spiele, die vor allem die Merkfähigkeit oder die Feinabstimmung der Sinnesorgane trainieren. Bei einem Tast-Kim gilt es z. B., Gegenstände unter einem Tuch zu ertasten, bei einem Mund-Kim müssen die Teilnehmer mit verbunden Augen verschiedene Nahrungsmittel am Geschmack erkennen.

Besonderheiten ▶

Besonderheiten alte Menschen

Bei einer Demenz sollen vor allem biografieorientierte Angebote auf möglichst viele Sinne ausgerichtet sein (z. B. Duft, Klang und Spüren von Gegenständen, Lebensmittel usw.). Es geht um das Abrufen von Bekanntem. Es wird Selbstvertrauen und Kompetenz vermittelt. Auf leistungsorientierte Angebote sollte verzichtet werden, da der Mensch mit Demenz hierbei eher mit seinen Defiziten konfrontiert wird.

Gehirnjogging trainiert die Lern- und Merkfähigkeit, das Reaktionsvermögen, die Aufmerksamkeit und die Konzentration, die geistige Flexibilität und das Gedächtnis.

Gehirnjogging beeinflusst folgende geistige Bereiche positiv:

- Lern- und Merkfähigkeit: Merken und Behalten unterschiedlich angeordneter Motive
- Reaktionsfähigkeit: von der Aufnahme eines Sinnesreizes zur Bewegung
- Aufmerksamkeit und Konzentrationsübungen: z. B. Leseübungen
- kognitive Flexibilität: schneller Wechsel des Aufmerksamkeitsfokus zwischen verschiedenen Informationsquellen
- Gedächtnisspanne und Kurzzeitgedächtnis: kurzfristiges Speichern z. B. von 7 Zahlen in Folge

Merke ▶

Merke

Gehirntraining kann auch am Computer stattfinden: Auch viele ältere Menschen sind an den neuen Medien interessiert (**Abb. 16.15**).

Bildungsangebote

Massenmedien erreichen auch bewegungseingeschränkte Menschen in ihrem Zuhause.

Bildungsangebote

Die Massenmedien Radio und Fernsehen erreichen auch bewegungseingeschränkte Menschen, die ihr Zuhause nicht mehr oder nur noch selten verlassen können.
In Pflegeeinrichtungen können Konzerte, Vorträge und Filmvorführungen für Abwechslung sorgen.

Besonderheiten ▶

Besonderheiten alte Menschen

Ist der ältere Mensch noch mobil und geistig aktiv, stehen ihm in vielen Städten verschiedene Möglichkeiten offen. Universitäten und Volkshochschulen bieten häufig speziell für ältere Menschen gestaltete Kurse an. Machen Sie bei Bedarf und Interesse darauf aufmerksam und ermöglichen Sie z. B. mit einem Fahrdienst die Teilnahme.

Abb. 16.15 Neue Medien.

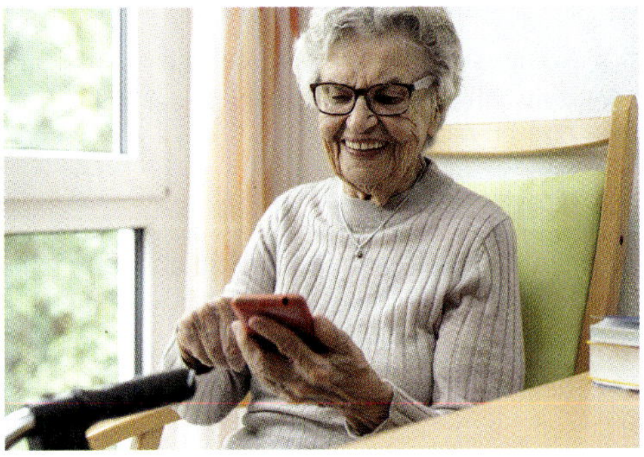

Auch viele ältere Menschen sind an den neuen Medien interessiert. *Quelle: K. Oborny, Thieme*

KURZFASSUNG

Feste

Eine Abwechslung zum Alltag können auch Feste in Pflegeeinrichtungen darstellen. Sie sind gemeinschaftsfördernd und bieten der Einrichtung die Möglichkeit, sich in der Öffentlichkeit zu präsentieren. Feiern Sie gemeinsam Feste, wie z. B.

- Frühlingsanfang,
- Ostern,
- Tanz in den Mai/Walpurgisnacht,
- Pfingsten,
- Weihnachten,
- Geburtstage,
- Jubiläen.

Bereits an der Vorbereitung des Festes können die Heimbewohner mitwirken. Sie können sich z. B. am Schreiben der Einladungen, dem Basteln der Dekoration und am Unterhaltungsprogramm beteiligen.

Feste

Feiern Sie gemeinsam Feste, wie z. B. Ostern, Pfingsten, Weihnachten und Geburtstage.

Mitarbeit im Heim

Für den alten Menschen sollten Beschäftigungen ausgewählt werden, die ihm Freude machen und seinem Leben Sinn geben. Mögliche Alltagstätigkeiten im Heim sind:

- ein Tier halten und versorgen
- regelmäßige Besuche bei Nachbarn organisieren bzw. unterstützen
- aktuelle Zeitschriften und Zeitungen mit Freunden austauschen und über Inhalte diskutieren
- Pflege der Heim- und Gartenpflanzen (**Abb. 16.16**)
- beim Wäschewaschen und Bügeln helfen
- Betten machen oder beziehen, Putzmittel bereitstellen
- Tische decken und abräumen
- Geschirr spülen und abtrocknen
- Speisen auswählen und abschmecken (Gewürzkräuter, vielleicht aus dem abteilungsbezogenen Garten, auf den Tisch stellen)

Mitarbeit im Heim

Auch im Heim können sich die Bewohner mit ganz normalen Tagesaktivitäten beschäftigen. Diese sollten Freude machen und dem Leben einen Sinn geben.

Abb. 16.16 Mitarbeit.

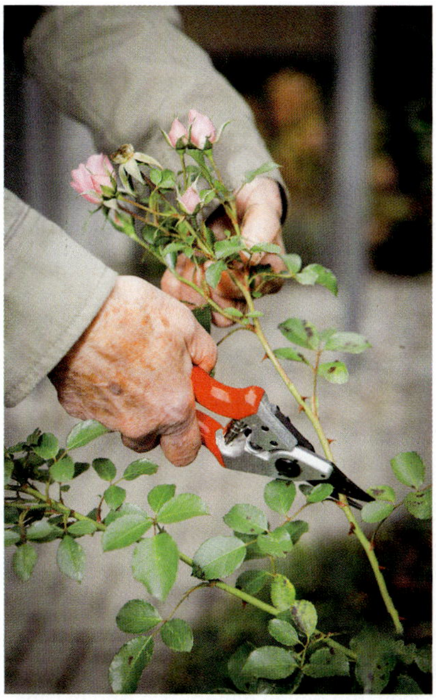

Eine alte Dame, die früher einen Garten hatte, hat nun die Aufgabe, sich um die Pflanzen im Eingangsbereich zu kümmern.
Quelle: K. Oborny, Thieme

Merke

Pflegende, aber auch Angehörige sind gefordert, vorhandene Fähigkeiten zu entdecken und verschüttete Fähigkeiten neu zu aktivieren.

◄ Merke

Praxistipp ▶

Praxistipp

Wie kann ich einen älteren Menschen zur Aktivität motivieren?

Durch gezielte Fragestellungen wird der alte Mensch aufgefordert, aktiv zu werden. Seine Selbstständigkeit wird dadurch gefördert und gleichzeitig lernen Sie ihn besser kennen. Mögliche Fragen sind:

- „Wie würden Sie das tun?"
- „Wie haben Sie das immer gemacht?"

Bestärken Sie den Bewohner, Tätigkeiten auch im Heim zu übernehmen, die für ihn zu Hause selbstverständlich waren, z. B. das Bett machen, den Tisch decken, bei der Pflege des Zimmers helfen.

16

Alltagstätigkeiten im Heim
Es sollten ganz selbstverständlich kleine Beschäftigungen auf die Heimbewohner warten, z. B. Waschen, Abspülen.

Alltagstätigkeiten im Heim

Es sollten ganz selbstverständlich kleine Beschäftigungen auf die Heimbewohner warten (**Abb. 16.17**). Sie sind dafür meist offen und freuen sich auf die Unterbrechung des Alltags. Aktivitäten im Wohnbereich können sein: Eine Bewohnerin übernimmt das Kaffeekochen für eine Kleingruppe. Das Abspülen, Abtrocknen und Aufräumen übernimmt dann die Gruppe gemeinsam. Auch Tischdecken und Abtragen werden nach Möglichkeit in den Tagesablauf integriert.

Abb. 16.17 Alltagstätigkeiten.

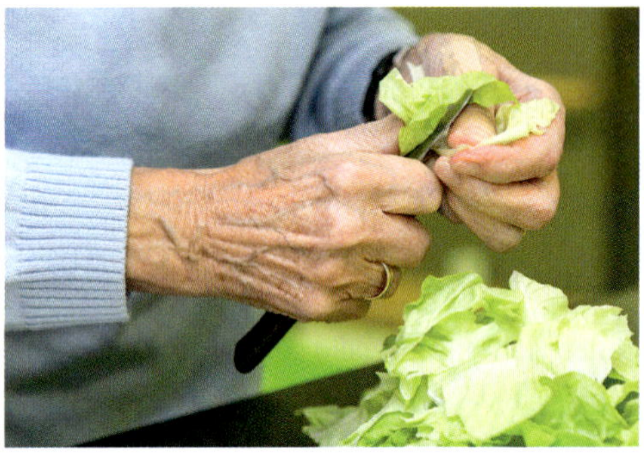

Diese ältere Dame hilft den Salat vorzubereiten, so fühlt sie sich gebraucht. *Quelle: K. Oborny, Thieme*

Handarbeit und Handwerk im Heim
Stricken, Häkeln oder auch Töpfern können besonders älteren Menschen in einer Pflegeeinrichtung neuen Lebensmut geben.

Handarbeit und Handwerk im Heim

Es ist die Rolle und Aufgabe von Pflegenden und Angehörigen, mit dem pflegebedürftigen Menschen seinen Umgebungsraum zu gestalten. Mit den eigenen Händen etwas zu erschaffen oder zu gestalten ist für viele Menschen eine willkommene Alltagsabwechslung. Wer künstlerische oder handwerkliche Fähigkeiten hat, kann durch das Fördern von Stricken, Häkeln oder auch Töpfern besonders älteren Menschen in einer Pflegeeinrichtung neuen Lebensmut geben. Pflegende können einem eher handwerklich begabten Menschen helfen, ein Vogelhäuschen oder eine Futterstelle zu bauen. Dazu gehört, sie mit dem Bewohner aufzustellen, sie regelmäßig zu befüllen und zu warten. Je mehr Menschen aktiv, sinnvoll und zielgerichtet handeln, desto eher bleiben sie körperlich beweglich.

Tiergestützte Therapie
Die Beziehung zwischen Menschen und Tieren scheint therapeutisch wirksam zu sein. Tiere
- sind Begleiter,
- sind Gefährten,
- sind nützliche Arbeiter,
- sind Kommunikationspartner,
- geben kognitive Anregung,
- vermitteln Ruhe.

Tiergestützte Therapie

Haustiere sind bei vielen Deutschen ein Teil der Familie. In fast der Hälfte (46 %) aller Haushalte lebte im Jahr 2022 ein Haustier (Statista 2024). Katzen sind die beliebtesten Vierbeiner. Auch Hunde lösen positive Effekte aus, zum Beispiel bei alten und dementen Menschen. Therapiehunde werden speziell für den Einsatz am Menschen ausgebildet. Da Pflegeheime Orte zum Wohnen sind, ist es selbstverständlich, dass einige Bewohner die Gesellschaft von Tieren schätzen (**Abb. 16.18**). Viele Menschen erfahren durch Tiere eine Verbesserung ihrer Lebensqualität. Tiere können überall dort gehalten werden, wo Menschen Hilfe brauchen. Betreute sowie Menschen in Pflegeheimen leben häufig zurückgezogen und neigen zu Depressionen, auch orientierte, d. h. auch Menschen ohne Demenz. Sie fühlen sich vielfach isoliert und gut gemeinte Versuche der Pflegenden, mit ihnen zu reden oder sie zu motivieren, an Gruppenaktivitäten teilzunehmen, verlaufen nicht selten frustrierend.
Hier können Tiere als „Eisbrecher" wirken. Tiere können pflegen und heilen helfen – sie sind in Langzeitpflegeeinrichtungen als Co-Therapeuten willkommen. Tiere gehören zum Pflege- und Behandlungsplan mit einem konkreten, gesundheitsfördernden Ziel.
Jede Tierhaltung birgt gesundheitliche Gefahren, z. B. in Form von Infektions- und Allergisierungsrisiken, in sich. Therapeutische und pädagogische Unterstützungsmöglichkeiten sind deshalb gegen gesundheitliche Aspekte abzuwägen. Die Liste der Mikroben, die Zoonosen, d. h. Infektionen von Tieren auf den Menschen, übertragen, ist lang. Zur hygienebewussten Tierhaltung existieren Veröffentlichungen, die über Risikoeinschätzung, Raumvoraussetzungen sowie geeignete und weniger geeignete Tierarten informieren (Sitzmann 2007).

Abb. 16.18 Tiere im Wohnbereich.

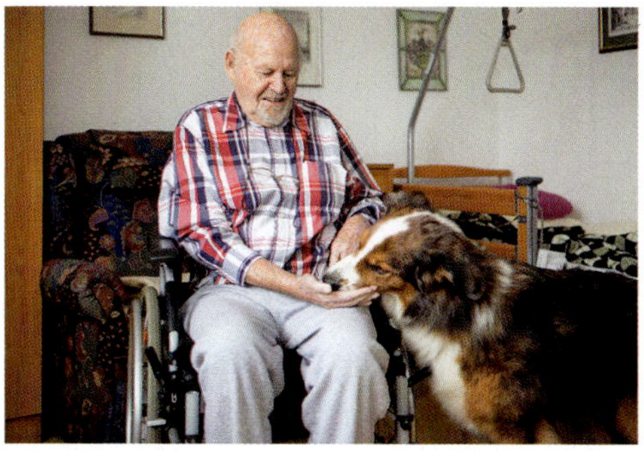

Die Menschen schätzen die Gesellschaft von Tieren.
Quelle: K. Oborny, Thieme

Menschen halten Tiere aus verschiedenen Bedürfnissen heraus. Tiere sind
- **Begleiter:** um etwas Lebendiges zu Hause zu haben, um für jemanden sorgen zu können, um Anregung zu erhalten; sie eignen sich zum Spielen und Lachen, sie sind körperliches Training, sie motivieren zu Handlungen, sie geben Tagesstruktur durch ihre Pflege,
- **Gefährte:** für den man sorgen muss, der einen braucht, der einen tröstet und emotional unterstützt, der Stimmungen äußerst präzise wahrnimmt und nicht bewertet,
- **nützliche Arbeiter:** Tiere können Sicherheit geben (z. B. vor Eindringlingen), als Begleithunde (z. B. Blindenhunde, die helfen, die fehlende Sehkraft zu kompensieren),
- **Kommunikationspartner:** Sie hören zu, auch wenn man zum zehnten Mal das Gleiche sagt, sie sind auch häufig Anlass zur Kontaktaufnahme mit anderen Menschen,
- **kognitive Anregung:** durch Überlegungen zur Versorgung des Tieres,
- **Ruhepotenzial:** durch beiläufigen Körperkontakt beim Streicheln ohne Augenkontakt, durch ihre stimmliche Anwesenheit.

Menschen können von der Gesellschaft von Tieren in physiologischer, psychischer und sozialer Hinsicht profitieren. Dies wird seit einiger Zeit auch vermehrt in Pflegeheimen genutzt.

Bereits seit einiger Zeit kommen Tiere in Kliniken und Pflegeheimen zum Einsatz. Teilweise bringen auch Bewohner beim Umzug in ein Pflegeheim ihre Tiere mit.

Ein Tier kann auf 3 Arten ins Heim kommen:
- Ein Tier zieht mit dem alten Menschen ins Pflegeheim.
- Ein Tier „gehört" allen im Heim. Es wurde vom Heim angeschafft oder von einem Bewohner überlassen.
- Ein Tier kommt als Besucher ins Altenheim.

Besonderheiten alte Menschen

Tiere bringen Bewegung und Freude in das Leben alter Menschen, sie steigern die Lebensqualität und bewirken eine lockere, entspannte Atmosphäre.

◄ **Besonderheiten**

17 Kommunizieren

17.1 Pflegerelevante Grundlagen kennen

17.1.1 Gesagt ist noch nicht gehört, gehört ist noch nicht verstanden …

Wie kommunizieren wir? Worüber kommunizieren wir?

Wenn Menschen kommunizieren tauschen sie Informationen aus. Sie „teilen sich etwas mit". Dieses Mitteilen erfolgt meist durch die gesprochene Sprache, oft begleitet von Körpersprache. In besonderen Situationen können aber auch Zeichensprachen verwendet werden. Wir können uns dabei in Sachfragen austauschen, können einander aber auch unsere Stimmungen, Wünsche, Gefühle und Bedürfnisse mitteilen.

Warum kommunizieren wir? Warum ist Kommunikation in der Pflege wichtig?

Ohne Kommunikation ist ein geregeltes Zusammenleben nicht denkbar. Sie ist eine wesentliche Grundlage für den Aufbau und Erhalt menschlicher Beziehungen. Die Fähigkeit, angemessen zu kommunizieren, ist somit eine wichtige Voraussetzung pflegerischen Handelns und die Grundlage des beruflichen Miteinanders. Ohne eine gute Kommunikation kann weder eine Beziehung zwischen Pflegenden und Pflegeempfängern noch zwischen Kollegen untereinander bzw. zwischen Mitgliedern der verschiedenen Berufsgruppen entstehen.

Kommunikation sorgt leider oft für Missverständnisse – das sollten wir zu vermeiden versuchen!

Wir kommunizieren ständig und in vielfältiger Form. Und doch gibt es gleichzeitig kaum etwas im Leben, das so oft für Missverständnisse sorgt wie eine missglückte Kommunikation.
Aber es gibt theoretische Hilfestellungen, an denen man sich orientieren kann, damit Kommunikation gelingen kann.

17.1.2 Grundelemente und Störfaktoren der Kommunikation

Zwischenmenschliche **Kommunikation** besteht aus **mehreren Elementen**. Nur wenn sie alle zusammenpassen, gelingt Kommunikation. Wirken **Störfaktoren** ein, kann die Kommunikation **behindert** werden. Das Zusammenwirken aller Elemente kann man als Regelkreis der Kommunikation darstellen (**Abb. 17.1**).

Abb. 17.1 Regelkreis der Kommunikation.

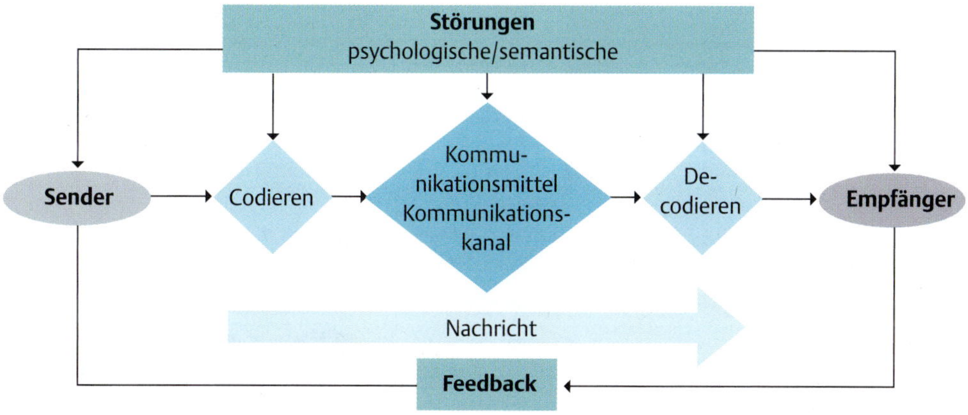

Grundelemente einer Kommunikation sind

- der **Sender** einer Nachricht,
- die Kommunikations**mittel** und Kommunikations**kanäle**,
- der **Empfänger** der Nachricht und
- das sogenannte **„Feedback"**, die Antwort bzw. Reaktion des Empfängers auf die gesendete Nachricht.

Sender. Der Sender vermittelt Informationen in Form einer Nachricht. Dafür kann er verschiedene sog. Kommunikationsmittel benutzen (z. B. Sprechen, E-Mail schreiben, Bild malen).

Kommunikationsmittel und Kommunikationskanal. Je nach gewähltem Kommunikationsmittel wird ein entsprechender Kommunikationskanal aktiviert. Das gesprochene Wort wird z. B. über den Kommunikationskanal „Hören" aufgenommen. Nutzt der Sender als zusätzliches Kommunikationsmittel die Körpersprache, dann spricht er den Empfänger, z. B. beim Einsatz von Gestik, Mimik oder Kör-

Kurzfassung

17.1 Pflegerelevante Grundlagen kennen

17.1.1 Gesagt ist noch nicht gehört, gehört ist noch nicht verstanden …

Wie kommunizieren wir? Worüber kommunizieren wir?

Durch Kommunikation tauschen wir Informationen aus.

Warum kommunizieren wir? Warum ist Kommunikation in der Pflege wichtig?
Kommunikation ist die Grundlage eines geregelten Zusammenlebens - und damit auch von pflegerischem Handeln.

Kommunikation sorgt leider oft für Missverständnisse – das sollten wir zu vermeiden versuchen!
Kommunikation kann gelingen oder misslingen.

17.1.2 Grundelemente und Störfaktoren der Kommunikation

Zwischenmenschliche Kommunikation besteht aus mehreren Elementen. Kommunikation gelingt nur, wenn all diese Elemente zusammenpassen.

Grundelemente einer Kommunikation:

- Sender
- Kommunikationsmittel und Kommunikationskanal
- Empfänger
- Feedback (Antwort bzw. Reaktion) des Empfängers

17

perhaltung über den Kommunikationskanal „Sehen“ an. Wichtig ist, dass der Sender für die Übermittlung ein Kommunikationsmittel wählt, das der Empfänger auch versteht. Der Empfänger kann die Nachricht nur dann entschlüsseln (decodieren), wenn er in der Lage ist, die Sprache bzw. Zeichen (den Code) des Senders zu verstehen.

Entschlüsseln der Nachricht und Feedback. Der Empfänger entschlüsselt die Nachricht und nimmt sie auf. Im Idealfall teilt er dem Sender im Anschluss mit, wie er die Nachricht verstanden hat. Durch diese Rückmeldung („Feedback“) kann der Sender erkennen, ob die Botschaft in seinem Sinne angekommen ist. Auch hier können Gestik und Mimik dem Sender mitteilen, ob und wie seine Aussage vom Empfänger verstanden worden ist. In dem Moment, in dem er das Feedback sendet, wird der Empfänger zum Sender.

Vier-Ohren-Modell

Jede Nachricht hat 4 Ebenen:

1. **Sachinhalt** (Fakten)
2. **Selbstoffenbarung** (Sichtweise oder Gefühle des Senders)
3. **Beziehungsbotschaft** (Beziehung zwischen Sender und Empfänger)
4. **Appell** (Aufforderung an Empfänger)

Vier-Ohren-Modell

Das Vier-Ohren-Modell ist ein Kommunikationsmodell von Friedemann Schulz von Thun (**Abb. 17.2**). Es analysiert noch genauer, was geschehen kann, wenn Menschen miteinander kommunizieren. Das Vier-Ohren-Modell leitet zu vierfachem Hören an und hilft, Kommunikationsstörungen zu erkennen und zu vermeiden. Die zugrunde liegende Theorie besagt, dass jede Nachricht 4 verschiedene Ebenen (Botschaften) hat. Sie betreffen:

1. **Sachinhalt**: Die Sachebene gibt an, über welche Fakten informiert wird.
2. **Selbstoffenbarung**: Sie enthält Informationen über die Sichtweise oder die Gefühle des Senders.
3. **Beziehungsbotschaft**: Sie sagt aus, wie Sender und Empfänger zueinander stehen.
4. **Appell**: Er enthält eine Aufforderung. Er beinhaltet, was der Empfänger tun soll, was der Sender sich von ihm wünscht.

Beispiel. Ein Ehepaar sitzt abends beim Fernsehen. Die Frau sagt zu ihrem Mann: „Es ist kalt hier.“ So kurz dieser Satz auch ist, ist er keineswegs eindeutig zu verstehen. Theoretisch könnte er auf viererlei Weise verstanden werden. In diesem kurzen Satz stecken 4 verschiedene Botschaften:

1. Der Sachinhalt gibt die Information an: „Die Zimmertemperatur ist zu niedrig.“
2. Die Selbstoffenbarungsbotschaft teilt mit: „Ich friere.“
3. Die Beziehungsbotschaft sagt: „Du bist für die Heizung zuständig.“
4. Der Appell heißt: „Drehe die Heizung höher.“

Abb. 17.2 Vier-Ohren-Modell.

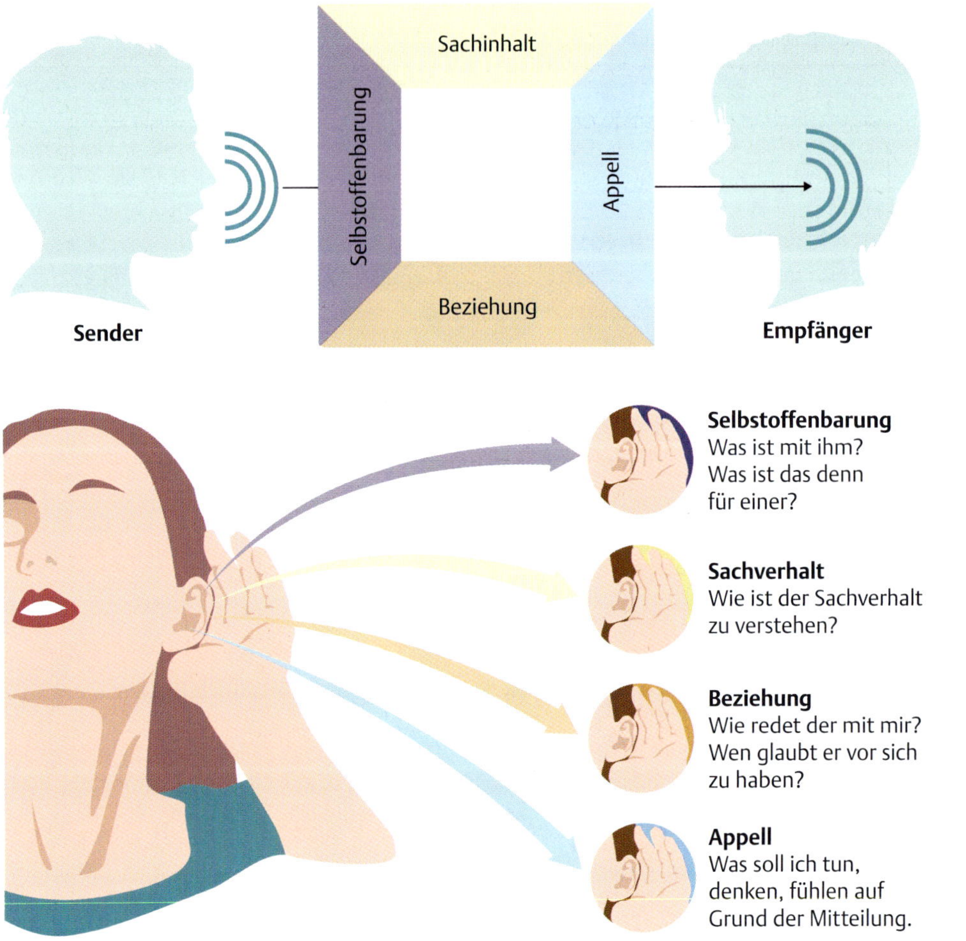

Vierfaches Hören – Das Vier-Ohren-Modell (nach Schulz von Thun).

Störfaktoren der Kommunikation

An jeder Stelle der Kommunikation können Störfaktoren diese behindern. Insbesondere bei der Verschlüsselung und Entschlüsselung können Missverständnisse auftreten.
Kommunikationsstörungen können dadurch entstehen, dass Sender und Empfänger die 4 Botschaften unterschiedlich gewichten. Die 4 Botschaften sind meist gleichzeitig, jedoch unterschiedlich stark wirksam. Zu **Missverständnissen** und **Konflikten** kommt es dadurch, dass der Zuhörer eine Ebene wichtig nimmt (z. B. die Beziehung), während der Sprecher auf eine andere Wert legt (z. B. den Inhalt). Die Frage aber ist: Wie gewichtet der Hörende? Und was antwortet er entsprechend auf dieser Ebene? Je nachdem, welche Botschaft der Nachricht „gehört" wird und welches Gewicht ihr verliehen wird, fällt die Reaktion des Empfängers aus:

1. Wird vor allem der Sachinhalt herausgehört, bleibt man sachlich, reagiert auf der Sachebene.
2. Hört man mit dem Selbstoffenbarungsohr, dann geht man darauf ein, was der Sprecher über sich selbst sagt.
3. Versteht man die Aussage auf der Beziehungsebene, reagiert man auf der Beziehungsebene.
4. Versteht man das Gesagte als Appell, nimmt man zu dem Wunsch des Senders Stellung.

Es ist wichtig, immer wieder mit den verschiedenen „Ohren" zu hören, um so zu verstehen, wie die Nachricht gesendet wurde. Hier ist das Nachfragen (Feedback einholen) eine gute Möglichkeit, Fehlinterpretationen und Missverständnissen vorzubeugen. Der Sprecher kann dann korrigieren: „Nein, so habe ich es nicht gemeint!" Oder bestätigen: „Ja, genau so ist es!" Der Hörer kann sich nun sicher sein, wie die Aussage gemeint war, und das Gespräch kann ungestört weiter geführt werden.

Beispiel. Pflegeassistentin Frieda betritt das Patientenzimmer. Freundlich wünscht sie „Guten Morgen!" und erkundigt sich nach dem Befinden der Patientinnen: „Wie war die Nacht heute?" Frau Fischer meldet sich zu Wort: „Es ist kalt im Zimmer." Frieda entgegnet verärgert: „Ja, das höre ich oft, aber ich bin auch nicht der Hausmeister hier!"
Leider hat sie statt der sachlichen Botschaft „Es ist etwa 19 Grad kalt hier." nur einen Appell gehört: „Sorgen Sie dafür, dass wir nicht frieren!" und darauf geantwortet.

Beispiel. Als Pflegeassistentin Lena damit beginnt, für Frau Bauer die Waschschüssel zu richten, spricht Frau Meyer sie vom Nachbarbett aus energisch an: „Sie, reichen Sie mir mal eben die Krücken und helfen Sie mir auf. Ich kann nicht so lange liegen, ich muss mich mal bewegen!" Lena stutzt und denkt: „Wie redet die Frau denn mit mir, bin ich ihre Dienerin?" Verärgert lässt sie sich Zeit, ehe sie der Patientin hilft. Sie hat die Botschaft auf der Beziehungsebene gehört.

17.1.3 Formen der Kommunikation

Die zwei am häufigsten unterschiedenen Formen der Kommunikation sind die **verbale** Kommunikation („verbal" = mit Worten) und die **nonverbale** Kommunikation („nonverbal" = ohne Worte). Nonverbale Kommunikation ist jegliche Form von Kommunikation, die nicht in gesprochener oder geschriebener Sprache oder z. B. in Gebärdensprache erfolgt. Oft ist es so, dass man verbal (in Worten) Gedanken und Informationen weitergibt und nonverbal (Körpersprache) eher Gefühle vermittelt.

Verbale Kommunikation

Definition

Die **verbale Kommunikation** ist das gesprochene, geschriebene und das vertonte Wort.

Es existiert eine Vielzahl von Sprachen!

Man kann verschiedene Sprachen nach unterschiedlichen Kriterien unterscheiden. Es gibt:

National-, Landes- oder Amtssprachen (z. B. Deutsch, Französisch, Italienisch). In diesen Sprachen verständigen sich die Menschen in einer bestimmten geografischen und/oder politischen Region. Diese Sprachen haben meist einen bestimmten Wortschatz und folgen festgelegten Regeln (z. B. deutsche Grammatik und Rechtschreibung). Der individuelle Wortschatz von Menschen, die in diesen Sprachen kommunizieren, ist sehr unterschiedlich und oft abhängig vom sozialen Umfeld. Man unterscheidet dabei auch den sog. **aktiven Wortschatz** = Wörter, die von einem Menschen in Sprache und Schrift verwendet werden, vom sog. **passiven Wortschatz** = Wörter, die lediglich verstanden werden.

Dialekte. Dies sind regionale Abweichungen von der allgemein gültigen Sprache (z. B. Schwäbisch, Sächsisch).

Fachsprachen. Dies sind gruppenspezifische (oft berufsgruppenspezifische) Sprachen, die meist einen um Fachbegriffe erweiterten Wortschatz beinhalten (z. B. auch die Fachsprache der Pflegen-

Störfaktoren der Kommunikation

Kommunikationsstörungen können dadurch entstehen, dass Sender und Empfänger die 4 Botschaften unterschiedlich gewichten. Zu Missverständnissen und Konflikten kommt es dadurch, dass der Zuhörer eine Ebene wichtig nimmt (z. B. die Beziehung), während der Sprecher auf eine andere Wert legt (z. B. den Inhalt).

Es ist wichtig, immer wieder mit den verschiedenen „Ohren" zu hören, um so zu verstehen, wie die Nachricht gesendet wurde. Nachfragen (Feedback einholen) ist eine gute Möglichkeit, Missverständnissen vorzubeugen.

17.1.3 Formen der Kommunikation

Der Mensch kann verbal und nonverbal kommunizieren.

Verbale Kommunikation

◂ Definition

Es existiert eine Vielzahl von Sprachen!

- National-, Landes- oder Amtssprachen (z. B. Deutsch, Französisch, Englisch)
- Dialekte (regionale Abweichungen)
- Fachsprachen (z. B. der Pflege, der Medizin)
- Jargons (in bestimmten Milieus)

17

Abb. 17.3 Beispiele für nonverbale Kommunikation.

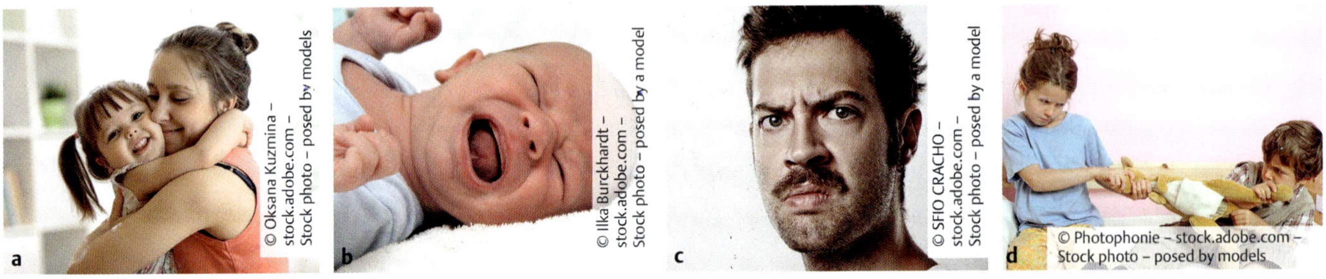

Nonverbale Kommunikation begleitet uns in vielen Lebenslagen (**a–d**) (nachgestellte Situationen).
a. *Quelle: Oksana Kuzmina – stock.adobe.com*
b. *Quelle: Ilka Burckhardt – stock.adobe.com*
c. *Quelle: SFIO CRACHO – stock.adobe.com*
d. *Quelle: Photophonie – stock.adobe.com*

den oder die Fachsprache der Mediziner). Fachsprachen sollte man nur in Situationen verwenden, in denen beide Kommunikationspartner diese Sprache auch verstehen. In der Kommunikation zwischen Pflegepersonen und Pflegeempfänger sollten Sie Begriffe wie „Dekubitus“ oder „Kontraktur“ nicht verwenden. Nutzen Sie die für den Betroffenen verständlichen Begriffe „Druckgeschwür“ und „Muskelverkürzung mit folgender Gelenkversteifung“; aber: Verwenden Sie die Fachsprache im Umgang mit Kollegen der eigenen und der kooperierenden Berufsgruppen, die diese Begriffe verstehen – es ist die professionelle Fachsprache der Pflegenden, in der man untereinander leichter kommunizieren kann.

Jargons. Als Jargon werden nicht standardisierte Sprachvarianten und auch Wortschätze bezeichnet, die v. a. in gesellschaftlich abgegrenzten Menschengruppen, bestimmten sozialen Milieus oder Subkulturen („Szenen“) verwendet werden (z. B. Jugendsprache: „Chillen“, „Chatten“ usw.).

Sprache hat unterschiedliche Ausdruckskraft!

Stimme und Betonung geben dem gesprochenen Wort Ausdruckskraft und können die eigentlichen Gedanken des Senders verraten.

Sprache hat unterschiedliche Ausdruckskraft!

Der Ausdruck von Sprache wird unterschiedlich beeinflusst. Die Haupteinflussfaktoren sind:

Stimme. Die Stimme besitzt eine starke Ausdruckskraft. Der Klang einer Stimme wird als tief, hoch, rau, nasal, hell, sanft usw. beschrieben. Diese Eigenschaften sind nur bedingt beeinflussbar. Regulierbar aber sind Lautstärke, Geschwindigkeit und Rhythmus des Sprechens. Sie können dem Empfänger Informationen über die Befindlichkeit des Senders vermitteln bzw. sind eine Möglichkeit für den Sender, seine Befindlichkeiten zusätzlich zum Ausdruck zu bringen.
Die Stimme bekommt dann eine besondere Ausdruckskraft, wenn das Hören der einzige Kommunikationskanal ist. Dies ist z. B. beim Telefonieren der Fall. Hier fällt der zusätzliche Kommunikationskanal „Sehen“ weg, d. h. die nonverbale Kommunikation wie Gestik, Mimik und Körperhaltung steht zur Interpretation der Haltung des Senders nicht zur Verfügung. Hier muss alles über die Stimme erfolgen.

Betonung. Auch die Betonung der einzelnen Wörter kann Gedanken des Senders verraten bzw. bewusst zum Ausdruck bringen.

Nonverbale Kommunikation

Die nonverbale Kommunikation bezieht sich auf die Körpersprache und wird durch Körperhaltung, Mimik und Gestik ausgedrückt.
Die nonverbale Kommunikation gibt Aufschluss über die Gefühle und die Beziehung der Gesprächspartner zueinander.

Die Körpersprache hat einen wesentlichen Anteil an der Kommunikation.

Nonverbale Kommunikation

Die nonverbale Kommunikation bezieht sich auf die Körpersprache und wird durch Körperhaltung, Mimik und Gestik ausgedrückt. Sie gibt Aufschluss über die Gefühle und die Beziehung der Gesprächspartner zueinander (**Abb. 17.3**).
Zu den nonverbalen Kommunikationsformen gehören:

- Körperhaltung
- Mimik
- Gestik
- Kommunikation über Gegenstände

Die Körpersprache hat einen wesentlichen Anteil an der zwischenmenschlichen Kommunikation. Sie erfolgt in der Regel unbewusst. Wird diese Tatsache im Gespräch beachtet und werden die nonverbalen Signale in der Kommunikation berücksichtigt, kann man Missverständnissen vorbeugen.

Die „äußere Haltung“ lässt Rückschlüsse auf die „innere Haltung“ zu.

Körperhaltung. Die Körperhaltung eines Menschen bestimmt ganz wesentlich den Eindruck, den er bei einem anderen hinterlässt. Häufig ist die Körperhaltung Ausdruck der Gefühle und der Stimmung eines Menschen. Da die „äußere Haltung“ Rückschlüsse auf die „innere Haltung“ eines Menschen zulässt, wird sie auch als „Spiegel der Seele“ bezeichnet. Damit wird deutlich, dass die Art der Körperhaltung im Rahmen der Kommunikation ebenfalls Informationen bzw. Nachrichten übermittelt.

KURZFASSUNG

Gestik. Unter dem Begriff „Gestik" werden alle menschlichen Gebärden zusammengefasst. Vor allem die Bewegungen der Arme und Hände begleiten die verbale Kommunikation. Sie werden auch als Ausdrucksbewegungen bezeichnet und können zur Verstärkung des gesprochenen Wortes eingesetzt werden.

Bewegungen der Arme und Hände begleiten die Kommunikation.

Mimik. Als Mimik wird das Mienenspiel des Gesichtsausdrucks mittels Gesichtsmuskulatur bezeichnet. Auch der Gesichtsausdruck eines Menschen kann Informationen über seine Gefühle und Stimmung geben. Lachen, Weinen usw. sind beobachtbare mimische Ausdrucksmöglichkeiten. Jedes Verhalten und jede Körperhaltung, aber auch Regungslosigkeit wirkt beim Gesprächspartner und erzeugt immer ein Gegenverhalten.

Der Gesichtsausdruck vermittelt Gefühle und Stimmungen.

Merke

Körperhaltung, Mimik und Gestik sind in unterschiedlichen Kulturen mit unterschiedlicher Bedeutung belegt. So stellt das Kopfnicken in unserem Kulturkreis eine bejahende Geste, das Wiegen des Kopfes eine Haltung der Skepsis dar. In manchen indischen Regionen ist das Wiegen des Kopfes jedoch eine Geste der Zustimmung.

◀ Merke

Verbale und nonverbale Kommunikation gehören eng zusammen. Sie können einander ergänzen, aber auch im Widerspruch zueinander stehen. Es kann also passieren, dass die Körpersprache und/oder der Tonfall nicht mit der sprachlichen Aussage übereinstimmen. Dies ist z. B. der Fall, wenn ein Gesprächspartner sagt: „Gerne nehme ich mir die Zeit für ein Gespräch" und dann während des Gesprächs mehrmals auf die Uhr schaut oder unruhig auf dem Stuhl herumrutscht.

Verbale und nonverbale Kommunikation können einander ergänzen, aber auch im Widerspruch zueinander stehen.

17.2 Kommunikation im Berufsalltag

17.2 Kommunikation im Berufsalltag

Pflegende haben im Alltag fast ständig mit Kommunikation zu tun.

Pflegende kommunizieren im Alltag fast ständig. Es ist ein wesentlicher Bestandteil ihres Berufs, bei zwischenmenschlichen Kontakten Informationen auszutauschen. Bei Pflegenden sind in der Kommunikation fachliche Kompetenz und Professionalität gefragt. Eine Besonderheit für die Berufe in der Pflege ist aber, dass man echte Zuwendung und eine grundlegende Kommunikationsbereitschaft über das Alltägliche hinaus erwartet.

Pflegende kommunizieren mit vielen verschiedenen **Kommunikationspartnern:**

- Pflegeempfängern
- Angehörigen von Pflegeempfängern
- Kolleginnen und Kollegen
- Kolleginnen und Kollegen aus anderen Fachrichtungen (Medizin, Therapie, mit Angehörigen von Rettungsdiensten, mit Krankenhausseelsorgern usw.)
- Kollegen aus der Verwaltung, dem Hausservice und den Reinigungsdiensten

Dabei müssen Pflegende jedes Mal auf eine andere „Sprache" zurückgreifen (**Abb. 17.4**). Selbst wenn alle Beteiligten Deutsch sprechen, sind Sprachniveau, individuelle Sprachgestaltung und sprachkultureller Hintergrund unterschiedlich. Die jeweilige soziale Zugehörigkeit bestimmt Inhalte, Formulierungen, Fachausdrücke und sogar die Art und Weise des Gesprächs.

Abhängig vom Kommunikationspartner müssen Pflegende jedes Mal auf eine andere „Sprache" zurückgreifen.

Das stellt erhöhte Anforderungen: Man muss sich besser auf sein Gegenüber einstellen. Man kann weniger voraussetzen und muss genauer beobachten, ob man auch verstanden wird.

Pflegende müssen sich auf ihren Kommunikationspartner einstellen.

Abb. 17.4 Unterschiedliche Ansprache.

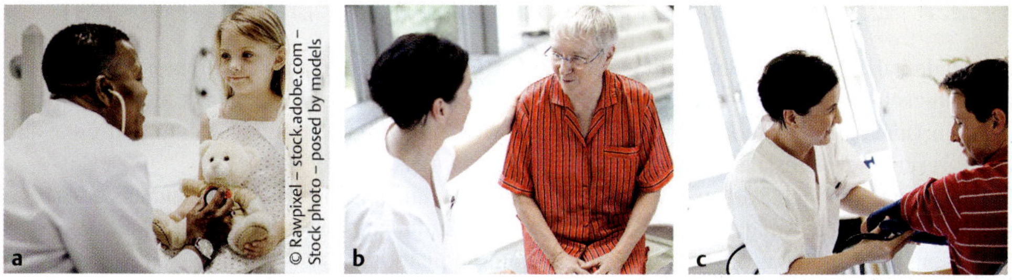

Je nach Alter, Geschlecht und Situation verändert sich die Ansprache (**a–c**).
a. (nachgestellte Situation). *Rawpixel stock.adobe.com*
b. *A. Fischer, Thieme*
c. *A. Fischer, Thieme*

Pflegende kommunizieren aus vielen verschiedenen Gründen in **unterschiedlichen Situationen:**

- Pflegende geben Informationen weiter.
- Pflegende „übersetzen" Informationen.
- Pflegende geben Rat und Empfehlung.
- Pflegende fragen systematisch.

Pflegende kommunizieren vielfältig: Sie informieren, übersetzen, beraten, fragen, beschreiben, setzen Grenzen, verstehen, trösten ...

- Pflegende beschreiben Beobachtungen.
- Pflegende hören zu.
- Pflegende trösten.
- Pflegende zeigen Verständnis.
- Pflegende zeigen Grenzen auf.
- ... Pflegende müssen manchmal auch sprachlos bleiben.

17

Pflegende müssen ihre eigenen kommunikativen Fähigkeiten entwickeln und diese im pflegerischen Alltag variabel einsetzen können.

Wegen der vielen verschiedenen Gesprächspartner und Situationen ist es wichtig, die eigenen kommunikativen Fähigkeiten zu entwickeln und im pflegerischen Alltag variabel einzusetzen. Die Ansprache eines schreienden Babys unterscheidet sich von der Begrüßung eines alten Menschen. Ein Kleinkind braucht einen anderen Ton als ein Jugendlicher und meist möchten Männer anders angesprochen werden als Frauen.

Aber nicht nur die Ansprache, sondern auch die Art der Berührung verändert sich je nach Alter, Geschlecht und kultureller Herkunft und auch nach dem aktuellen Befinden des Gegenübers. Fröhlicher Optimismus, aufmunternde Scherzworte können durchaus angebracht sein. Manchmal ist jedoch ruhiges Schweigen mit ebenso ruhiger Berührung angemessen.

Praxistipp ►

Praxistipp

Wie kommuniziere ich professionell?

Achten Sie darauf, dass Sie

- Gemeinsamkeiten mit Ihren Kommunikationspartnern schaffen,
- echt, aufmerksam und offen für alle unterschiedlichen Botschaften des Pflegeempfängers sind,
- bewusst, d. h. auch kontrolliert kommunizieren,
- ganzheitlich kommunizieren, d. h. dass Sie den sprachlichen Inhalt stimmig mit Körpersprache, Mimik und Gestik begleiten und im Gegenzug Körpersprache, Mimik und Gestik der Pflegeempfänger mit einbeziehen,
- nach kommunikativen Kompetenzen des Gegenübers suchen und diese auch nutzen,
- sich mit Ihren Kollegen abstimmen, um Missverständnisse, Fehlinterpretationen und irreführende Deutungen zu vermeiden,
- wichtige Prinzipien der Verständigung mit dem individuellen Pflegeempfänger an Kollegen weitergeben,
- während des Gesprächs immer wieder Feedback einholen, um sicher zu sein, richtig zu verstehen.

Merke ►

Merke

Einfühlend kommunizieren heißt, die Gefühle des anderen zulassen, ihn aussprechen lassen, sich auf ihn einlassen, seine Empfindungen gelten lassen, ihn dabei aber nicht verlassen. Vermieden werden dabei

- Ratschläge,
- Abwiegeln,
- Phrasen,
- Zum-Schweigen-Bringen,
- Zusammenreiß-Appelle,
- Erzählen eigener Erfahrungen und
- Nachbohren.

17.2.1 Einschränkungen der Kommunikation

Nicht alle Menschen können sich verständlich ausdrücken. Viele sind in ihrer Kommunikationsfähigkeit eingeschränkt.

Oft ist die Einweisung in ein Krankenhaus oder Pflegeheim so aufregend, dass die Wahrnehmung deutlich eingeengt wird.

Die Betroffenen sind „blind" für kommunikative Zeichen.

Körperliche Ursachen eingeschränkter Kommunikation können sein:

- Bewusstlosigkeit, Koma, psychische Extremzustände
- künstliche Beatmung

17.2.1 Einschränkungen der Kommunikation

Pflegende haben in ihrem Berufsalltag sehr häufig mit Menschen zu tun, die in ihrer Kommunikationsfähigkeit deutlich eingeschränkt sind. Diese Menschen können sich vielleicht nicht so gut ausdrücken. Oder sie haben möglicherweise massive Schwierigkeiten, Mitteilungen, Informationen und Hinweise anderer Menschen vollständig aufzunehmen und zu verarbeiten.

Fast möchte man sagen, dass nur wenige Menschen nach Einweisung in ein Krankenhaus oder Pflegeheim zunächst die Fähigkeit zur Kommunikation vollständig und in der ihnen üblichen Weise zur Verfügung haben. Auch wenn keine eigentliche Kommunikationsstörung vorliegt, ist die Einweisung in ein Krankenhaus oder Pflegeheim aufregend. Die Wahrnehmung wird deutlich eingeengt und vieles „geht an einem vorbei". Oft liegt zunächst der Schwerpunkt des Betroffenen auf Schmerz, Angst, Scham und Sorge. Das macht ihn gewissermaßen „blind" für kommunikative Zeichen.

Neben den beschriebenen psychologischen Kommunikationseinschränkungen gibt es viele körperliche Ursachen für mehr oder weniger massive Einschränkungen der Kommunikation:

- **Bewusstlosigkeit, Koma oder psychische Extremzustände** verändern das Bewusstsein derartig, dass die Kommunikation zwischen Pflegeempfänger und Pflegenden nicht oder nur ansatzweise möglich ist.
- Wird ein Mensch **künstlich beatmet**, sind seine sprachliche Kommunikation und oft auch ganze Teile seiner mimischen Kommunikation außer Kraft gesetzt.

- Das Sprechen kann z. B. durch **Verletzungen, Lähmungen** (z. B. durch Schlaganfall) oder **Schwellungen** so beeinträchtigt sein, dass der Betroffene seine Gedanken nicht mehr in hörbare Worte fassen kann. Gerade beim Schlaganfallpatienten muss der Pflegende möglichst schnell herausfinden, ob der Mensch motorisch gelähmt ist, also die Muskulatur zum Sprechen nicht mehr einsetzen kann (sog. motorische Aphasie), oder ob er nicht mehr in der Lage ist zuzuordnen, welche Wörter welchen Tatbestand/Gegenstand bezeichnen (sensorische = zentrale Aphasie).

- Verletzungen, Lähmungen, Schwellungen
- Beeinträchtigung der Sinnesfunktionen

17.2.2 Einschränkungen der Kommunikation überwinden

Wenn Sie folgende Grundsätze beachten, können Sie sich und Ihren Pflegeempfängern die Kommunikation wesentlich erleichtern:

- Bringen Sie sich in eine Vis-a-vis-Position, also in eine Position dem Menschen gegenüber, die im höchsten Sehschärfebereich des Gegenübers liegt. Möglicherweise ist das eine Position sehr nah an Ihrem Gegenüber, die Sie zur Wahrung der Intimität nicht lange einnehmen möchten. Dann können Sie sich vorsichtig um einige Zentimeter aus der nahen Position wegbewegen, bleiben aber im Blickfeld.
- Beachten Sie, was der Mensch während des Gesprächs im Hintergrund sieht. Wirre, undefinierbare, unklare Hintergründe machen es eingeschränkten Menschen sehr schwer, das Gesicht als die eigentlich wichtige Kommunikationsregion zu beachten.
- Sorgen Sie für Ruhe und Stille. So können Zeichen, Signale und Mitteilungen am besten erkannt werden. Eine Stimme wird am besten erkannt, wenn es still ist und sie nicht in einem Gewirr von Geräuschen, anderen Stimmen, Musik oder dergleichen untergeht.
- Eine unaufdringliche Berührung schafft auf der körperlichen Ebene Nähe und Beständigkeit. Sie lässt die Verbindung nicht abreißen.
- Vermitteln Sie einfache Informationen. Das bedeutet nicht, dass die Sprache einfach werden muss, sondern es bedeutet, dass immer nur eine Mitteilung gemacht wird.
- Markieren Sie immer deutlich den Anfang und das Ende der Kommunikation.

17.2.2 Einschränkungen der Kommunikation überwinden

- Vis-a-vis-Position einnehmen (dem Menschen gegenübersitzen oder -stehen).
- Hintergrund beachten, wirre, unklare Hintergründe vermeiden.
- Für Ruhe und Stille sorgen.
- Unaufdringliche Berührung schafft Nähe und Beständigkeit.
- Immer nur eine Mitteilung auf einmal machen.
- Anfang und Ende der Kommunikation deutlich markieren.

Besonderheiten alte Menschen

Grundsätzlich bleibt die eigentliche Kommunikationsfähigkeit beim gesunden alten Menschen erhalten. Folgende Einschränkungen können auftreten:

- **Das Hörvermögen nimmt ab.** Sie verstehen Äußerungen des Gegenübers schlechter (**Abb. 17.5**). Oft trauen sie sich nicht nachzufragen. So entstehen leicht Missverständnisse oder die Menschen wirken auf ihr Gegenüber desinteressiert, da sie sich nicht aktiv am Gespräch beteiligen.
- **Die Denkgeschwindigkeit verringert sich.** Der Betroffene nimmt nicht alle Informationen auf. Er scheint unaufmerksam, da er unwichtig erscheinende Informationen ausblendet.
- **Das Aufmerksamkeitsspanne verringert sich.** Der Betroffene formuliert bevorzugt kurze oder einfach strukturierte Sätze. Es fällt ihm schwerer, sich komplizierte oder längere Sätze zu merken. Er spricht langsamer.

Ein alter Mensch wird aufgrund solcher Veränderungen häufig als „inkompetenter Gesprächspartner" abgestempelt. Die Folge kann sein, dass alte Menschen sowohl im sozialen als auch im geistigen Bereich ausgegrenzt werden und sich zurückziehen.

◀ Besonderheiten

Abb. 17.5 Schwerhörigkeit.

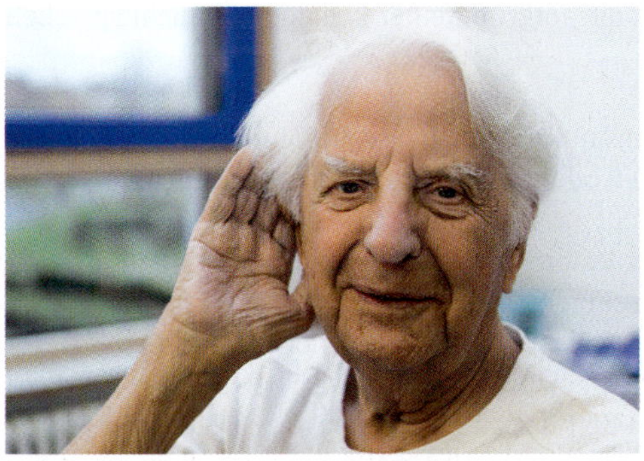

Im Alter geht die Hörfähigkeit zurück. Dies kann zu Kommunikationsstörungen führen. *Quelle: K. Oborny, Thieme*

Praxistipp ▸

Praxistipp

Wie kann ich Kommunikationsprobleme mit älteren Menschen vermeiden?

Damit Sie mit älteren Menschen fachgerecht und menschlich zugewandt kommunizieren können, stellen Sie einige grundlegende Überlegungen an:

- Informieren Sie sich über die Veränderungen der Kommunikationsfähigkeit des älter werdenden Menschen.
- Begegnen Sie jedem einzelnen alten Menschen mit Respekt.
- Ermöglichen Sie es ihm, auf die für ihn bestmögliche Weise zu kommunizieren.
- Gehen Sie auf jeden alten Menschen und seine Bedürfnisse individuell ein.
- Beobachten Sie Ihre eigenen verbalen und nonverbalen Verhaltensweisen und versuchen Sie herauszufinden, welche Sprache Ihrem Gesprächspartner angemessen ist.

Besonderheiten ▸

Besonderheiten Kinder

Mit Kindern kommunizieren

Grundsätzlich gilt: Je jünger ein Kind ist, umso mehr geschieht Kommunikation über Körpersprache. Beim Neugeborenen und Säugling kommt es darauf an, die nonverbalen Zeichen für Wohlbefinden oder Unwohlsein wahrzunehmen und zu beantworten. Später wird entsprechend dem Sprachverständnis des Kindes Sprache eingesetzt. Dabei ist auf die Wahl einfacher Wörter und kurzer Sätze zu achten.
Verbale Informationen sollten mit vielen Anschauungsmöglichkeiten verbunden sein. Materialien wie Spritze (ohne Kanüle), Handschuh oder Reflexhammer werden dem Kind zum Spielen und Forschen in die Hände gegeben. Ein Stethoskop, das ein Kind selbst ausprobieren kann, macht ihm weniger Angst.
Bei allen Pflegemaßnahmen werden dem Kind die nötigen Informationen gegeben („Wenn ich jetzt den Verband hier entferne, kann ich sehen, wie schön die Wunde heilt"). Dabei holt sich die Pflegende zuerst die Aufmerksamkeit des Kindes, z. B. durch ein kurzes „Hör mal", „Guck mal hier", oder „Ich möchte dir etwas zeigen", ggf. unterstützt durch eine kurze Berührung. So oft wie möglich holt die Pflegende das Einverständnis des Kindes ein („Bist du einverstanden?").

Kommunikationshilfen einsetzen

Es gibt Kommunikationshilfen.

Stehen keine Hilfsmittel zur Verfügung, sollte man Ja-Nein-Fragen formulieren. Der Pflegeempfänger kann diese durch Nicken, Kopfschütteln oder andere verabredete Zeichen beantworten.
Kommunikationshilfen sind z. B.
- Klinik-Kommunikationsbuch,
- Piktogramme,
- technische Hilfsmittel.

Grundsätzlich sollte im **Team einheitlich vorgegangen** werden.
Für wiederkehrende Handlungen sollten allgemeingültige Formulierungen festgelegt werden, die jeder Mitarbeiter kennt und verwendet.

Kommunikationshilfen einsetzen

Es gibt Kommunikationshilfen, die man in der täglichen Pflege einsetzen kann, wenn einem Menschen aufgrund einer Krankheit oder medizinischer Maßnahme (z. B. Beatmung) die Lautsprache zeitweise oder dauerhaft nicht möglich ist.
Stehen keine Hilfsmittel zur Verfügung versuchen Pflegende sogenannte Ja-Nein-Fragen zu formulieren. Diese kann der Pflegeempfänger durch Nicken, Kopfschütteln oder andere verabredete Zeichen beantworten. Dabei ausreichende und zielgerichtete Antworten zu bekommen, erfordert aber ein hohes Maß an Fantasie und Kreativität.

Klinik-Kommunikationsbuch. In einem Klinik-Kommunikationsbuch werden Themenbereiche wie Essen und Trinken, Schlafen, Toilettengang, sich waschen und kleiden in knappen Fragen aufgeschlüsselt. Die Fragen sind dabei aus Sicht des Pflegeempfängers formuliert. Er kann auf die gewünschte Frage zeigen und so die Kommunikationshilfe einsetzen.

Piktogramme. Dies sind kleine unmittelbar erkennbare Bildzeichen. Diese begegnen uns auch so überall im Alltag (z. B. Verkehrszeichen) (**Abb. 17.6**). Für den Bedarf zu pflegender Menschen wurden sie neu entworfen. Es gibt sie auch für Kinder, die aufgrund einer Behinderung nicht sprechen können.

Technische Hilfsmittel. Spezielle technische Hilfen bis hin zu Sprachausgabecomputern gibt es heute insbesondere für Patienten in Rehabilitationskliniken oder anderen Spezialeinrichtungen.

Vereinheitlichung im Team. Sind Menschen in ihrer Wahrnehmung, Kommunikation und Wachheit eingeschränkt, ist es sehr wichtig, dass alle im Team einheitlich vorgehen. Für wiederkehrende Handlungen sollten allgemeingültige Formulierungen festgelegt werden. Das erleichtert es dem Pflegeempfänger, sich auf die jeweils angekündigte Aktivität einzulassen. Es hat sich bewährt, einige wichtige Kommunikationshinweise direkt einsehbar am Bett des zu Pflegenden anzubringen. So genügt ein Blick und der Pflegende weiß, auf welche Kommunikationsbesonderheit er eingehen muss, um mit dem Betroffenen in Kontakt zu treten.

Abb. 17.6 Piktogramme.

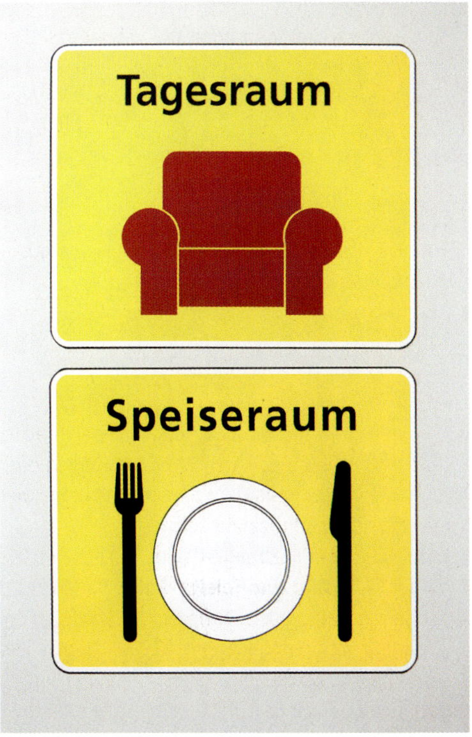

Piktogramme sind dann sinnvoll, wenn sie leicht verständlich sind und keine zusätzliche Erklärung brauchen. *Quelle: K. Oborny, Thieme*

Mit Hörgeschädigten kommunizieren

Besteht die Gehörlosigkeit oder Schwerhörigkeit von Geburt an, kann die Fähigkeit zur sprachlichen Kommunikation nur schwer erworben werden. Folgende Verhaltensregeln helfen dabei, Kommunikationsstörungen mit Hörgeschädigten entgegenzuwirken:

- Den Hörgeschädigten als vollwertigen Menschen akzeptieren und behandeln.
- Langsam, deutlich und laut sprechen, aber nicht schreien.
- Das Gesicht zuwenden und auf den Mund schauen lassen (**Abb. 17.7**).
- Gestik und Mimik eindeutig und unterstützend einsetzen.
- Möglichst Hochdeutsch und in kurzen, klar verständlichen Sätzen sprechen.
- Feedback einholen.
- Geduldig bleiben und Verständnis aufbringen, wenn etwas wiederholt werden muss.
- Kontaktpersonen auf die Hörbehinderung aufmerksam machen.
- Kontakte zwischen Hörenden und Hörbehinderten fördern.
- Den Hörgeschädigten immer wieder bewusst informieren und einbeziehen.
- Hilfsmittel zur Verfügung stellen.

Abb. 17.7 Umgang mit Schwerhörigen.

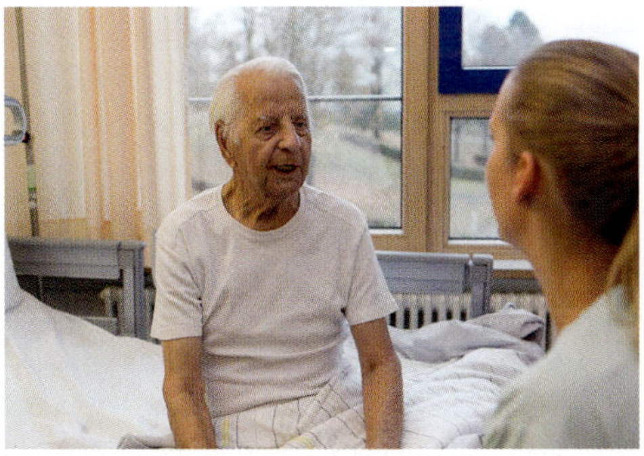

Wenden Sie dem Betroffenen immer das Gesicht zu und halten Sie Blickkontakt (nachgestellte Situation). *Quelle: K. Oborny, Thieme*

Zusammenfassend gilt: Kommt zu dem oben beschriebenen Wissen über Kommunikation eine Haltung von Respekt, Akzeptanz und Wertschätzung hinzu, wird das Kommunizieren zu einem gelingenden Austausch und für alle Beteiligten zu einer erfreulichen, konstruktiven Beziehung. Beide – Pflegende und Pflegeempfänger – gewinnen.

Mit Hörgeschädigten kommunizieren

Ist jemand von Geburt an gehörlos oder schwerhörig, kann die Fähigkeit zur sprachlichen Kommunikation nur schwer erworben werden.
Es sind besondere Verhaltensregeln zu beachten.

18 Kind, Frau, Mann sein

18.1 Wichtige Entwicklungsschritte im Laufe des Lebens

Im Laufe ihres Lebens durchlaufen Menschen unterschiedliche Entwicklungsphasen. Die Entwicklung ist ein Prozess der Reifung und des Wachstums. Sie beginnt bereits vor der Geburt bei der Befruchtung und endet mit dem Tod.
Die Entwicklungen und Veränderungen eines Menschen sind nicht aufhaltbar und unumkehrbar. Entwicklungsprozesse verlaufen bei jedem Menschen individuell und werden neben der **genetischen Veranlagung** durch **Umweltprozesse** und durch eigene **Aktivität** (aktive Selbststeuerung) beeinflusst.

Beispiel: Sprachentwicklung. Ein Kind trägt die genetische Anlage in sich, eine Sprache zu erlernen. Es ist in der Lage Laute von Sprachen zu unterscheiden und hat biologisch die Fähigkeit, Laute erzeugen zu können. Wächst das Kind in einer sprachaktiven Umwelt auf, kann sich das positiv auf die Sprachentwicklung auswirken. Das Kind reagiert auf die sprachlichen Reize. Es ahmt die Klänge und Wortbildungen nach, wiederholt und übt sie. Die Selbststeuerung bezieht sich auf die Eigenaktivität des Kindes. Die Bezugspersonen reagieren wiederum ihrerseits auf die kindlichen sprachlichen Ausdrucksversuche durch Begeisterung und positive Verstärkung (Umwelt). Dieses komplexe Zusammenspiel fördert die Fähigkeit der Sprachentwicklung.

Merke

Entwicklung ist ein komplexes Zusammenspiel zwischen genetischer Anlage, Umweltprozessen und Selbststeuerung.

Entwicklungspsychologie. Die Entwicklungspsychologie befasst sich damit, wie Menschen sich im Laufe ihres Lebens verändern. Dazu gehören geistige, körperliche, emotionale, soziale und moralische Aspekte. Es werden die Veränderungen von Menschen in diesen Bereichen betrachtet. Wissenschaftler haben untersucht, wie solche Veränderungen ablaufen und dabei typische Entwicklungsphasen und Altersabschnitte identifiziert.
So gibt es Modelle zur verlaufstypischen Beschreibung der motorischen, der geistigen (kognitiven), der psychoemotionalen oder der moralischen Entwicklung. Die psychosoziale Entwicklung vom Säuglings- bis zum Erwachsenenalter beschreibt beispielsweise der Psychoanalytiker Erik Erikson in einem Stufenmodell (Kap. 18.1.2).

Merke

Entwicklungsmodelle zeigen typische Merkmale und Herausforderungen auf, sind aber dennoch bei jedem Menschen individuell unterschiedlich.

18.1.1 Entwicklungsaufgaben

In verschiedenen Lebensphasen stehen Menschen immer wieder vor unterschiedlichen Herausforderungen. Die Bewältigung dieser werden als **Entwicklungsaufgaben** bezeichnet. Werden Herausforderungen gut gemeistert, können die Menschen in die nächste Entwicklungsstufe gelangen und einen optimalen Entwicklungsverlauf erreichen.

Definition

Entwicklungsaufgaben beziehen sich auf spezifische Herausforderungen und Krisen, die im Rahmen eines Entwicklungsprozesses bewältigt werden müssen. Sie können auch als Lernaufgaben verstanden werden. Sie führen zum Erwerb von Fähigkeiten und Kompetenzen, die für ein zufriedenes Leben in einer Gesellschaft bedeutsam sind.

Beispiele für Entwicklungsaufgaben: Im **Säuglingsalter** (0–2 Jahre) ist es wichtig, dass das Kind eine sichere Bindung zu seinen Bezugspersonen entwickelt. Wenn die Bezugspersonen liebevoll und verlässlich sind, fühlt sich das Kind sicher und kann Vertrauen entwickeln. Dieses sogenannte Urvertrauen kann sich auf den gesamten Lebensweg des Kindes auswirken. Mangelnde Zuwendung oder unzuverlässige Betreuung können dagegen zu langfristigen Gefühlen von Unsicherheit, Misstrauen und Angst führen.

Merke

Die Bindung zu wichtigen Bezugspersonen ist ein grundlegendes Bedürfnis, vergleichbar mit Essen und Trinken. Sie schafft eine langanhaltende emotionale Verbindung. Diese Bezugspersonen sind nicht austauschbar. Die ersten 18 Monate sind entscheidend dafür, ob das Kind später fähig sein wird, Beziehungen aufzubauen und seine Gefühle angemessen zu kontrollieren. Voraussetzung ist, dass die Bezugspersonen Nähe und Zuwendung geben. Diese werden gesucht, wenn das Kind die eigenen Emotionen nicht mehr allein regulieren kann, wie z. B. bei Angstzuständen oder Unwohlsein bei einer auftretenden Krankheit.

KURZFASSUNG

18.1 Wichtige Entwicklungsschritte im Laufe des Lebens

Die menschliche Entwicklung beginnt vor der Geburt und dauert bis zum Tod. Sie wird durch Gene, Umwelt und eigenes Handeln beeinflusst.

◄ Merke

Die Entwicklungspsychologie untersucht, wie sich Menschen im Laufe ihres Lebens geistig, körperlich, emotional, sozial und moralisch verändern. Wissenschaftler haben Modelle entwickelt, die diese Vorgänge beschreiben. Ein Beispiel ist das Stufenmodell von Erik Erikson zur psychosozialen Entwicklung.

◄ Merke

18.1.1 Entwicklungsaufgaben

Menschen müssen in jeder Lebensphase bestimmte Herausforderungen meistern. Man spricht von „Entwicklungsaufgaben“. Diese sind wichtig, damit sich ein Mensch gut entwickeln kann.

◄ Definition

Wird ein Baby liebevoll und zuverlässig betreut, entwickelt es Urvertrauen – ein Gefühl von Sicherheit, das für das ganze Leben wichtig ist. Menschen, denen diese Zuwendung fehlt, werden später oft ängstlich und unsicher.

◄ Merke

Kleinkinder müssen wichtige Fähigkeiten wie Krabbeln und Laufen erlernen, um die Welt entdecken zu können. So ist die geistige Entwicklung eng mit der motorischen verbunden.

Im Alter von 2–3 Jahren müssen Kinder ihre Trennungsangst von den Eltern überwinden, soziales Verhalten in der Gruppe und das Befolgen von Anweisungen lernen.

Auch Erwachsene müssen Entwicklungsaufgaben bewältigen. Jeder Mensch muss z. B. lernen, mit Krankheit oder dem Verlust nahestehender Menschen umzugehen.

Im **Kleinkindalter** müssen Kinder z. B. motorische Aufgaben bewältigen. Die Neugier der Kinder wächst. Sie möchten immer mehr wissen. Auf diese Weise beginnt das Kind die Welt zu entdecken und ist bestrebt, seine Körperposition zu verändern und sich fortzubewegen. Sie lernen krabbeln, sitzen und laufen. Dies erfordert, dass ihre Sinne, das Nervensystem und die Muskeln reifen. Die motorische Entwicklung ist eng mit der geistigen Entwicklung verbunden. Probleme in einem Bereich können sich negativ auf andere Entwicklungsbereiche auswirken.
Wenn Kinder mit **2–3 Jahren** in den Kindergarten kommen, müssen sie lernen, ihre Trennungsängste von den Eltern zu überwinden. Sie erleben eine neue Umgebung mit neuen Regeln und Strukturen. Dort lernen sie, sich in sozialen Situationen mit anderen Kindern zu verhalten, an Gruppenaktivitäten teilzunehmen und Anweisungen zu befolgen.
Auch im **fortgeschrittenen Lebensalter** müssen Menschen Entwicklungsaufgaben bewältigen. Gesundheitliche Probleme, einschließlich Krankheiten und Schmerzen können einen Bedarf an Unterstützung notwendig machen. Durch Verlust von Familienmitgliedern und/oder Freunden rückt die eigene Sterblichkeit stärker ins Bewusstsein. Auch dies sind Entwicklungsaufgaben die Anpassungen an diese neuen Realitäten notwendig machen. Wenn es gelingt, kann dies die Lebensqualität positiv beeinflussen und ein erfülltes Leben im Alter ermöglichen.

Fallbeispiel ▶

Fallbeispiel

Frau Gießer*, eine 84-jährige ältere Dame, seit 4 Jahren verwitwet, lebte bisher in ihrem eigenen Haus. Aufgrund fortschreitender körperlicher Einschränkungen und einer schweren Herz-Kreislauf-Erkrankung ist es für sie nicht mehr möglich, allein zu leben. Nach langer Überlegung und Gesprächen mit ihrem einzigen Sohn, entscheidet sie sich in ein nahegelegenes Pflegeheim zu ziehen. Frau Gießer stehen nun verschiedene Entwicklungsaufgaben bevor. Sie muss sich von ihrem eigenen Zuhause verabschieden, sich mit der neuen Umgebung und mit ihrem neuen Zimmer vertraut machen und sich an die veränderten Tagesabläufe und Routinen der Einrichtung gewöhnen. Sie ist gefordert, Kontakte zu neuen Menschen zu knüpfen und sich mit der Identität als „Heimbewohnerin" auseinanderzusetzen.
Frau Gießer benötigt Unterstützung von den Pflegenden, ihrer Familie und den anderen Bewohnern des Pflegeheims, um sich in ihrem neuen Zuhause einzuleben und diese Entwicklungsaufgabe positiv zu bewältigen.
**Fallbeispiel fiktiv, Namen frei erfunden*

18.1.2 Die psychosoziale Entwicklung nach Erikson

Erik Erikson unterteilt die psychosoziale Entwicklung in 8 Entwicklungsphasen. Sie alle beeinflussen Charakter und Identität.
Und in jeder Phase spielen soziale Erfahrungen und die Unterstützung durch andere eine wichtige Rolle.

18.1.2 Die psychosoziale Entwicklung nach Erikson

Der Psychoanalytiker, Erik Erikson, hat **8 Entwicklungsphasen** beschrieben, die die psychosoziale Entwicklung vom Säuglingsalter bis ins Erwachsenenalter beschreiben. Er stellte die Frage, welche Stufen ein Mensch durchläuft, bis sich sein Charakter vollständig ausgebildet hat. Diese individuelle Identität ist davon abhängig, mit welchen kulturellen und sozialen Regeln, Werten, Erwartungen und Möglichkeiten der Mensch konfrontiert wird und welche sozialen Erfahrungen er macht. Jede Stufe beinhaltet spezifische Herausforderungen, die bewältigt werden müssen, damit eine gesunde psychosoziale Entwicklung gefördert wird. Die Form der Unterstützung, während jeder Stufe, beeinflusst, wie gut oder weniger gut ein Individuum die gestellten Herausforderungen bewältigen kann.

Im Säuglingsalter (0–1,5 Jahre) fördern Liebe und Fürsorge Vertrauen. Vernachlässigung hingegen begünstigt Misstrauen und Ängstlichkeit.

Säuglingsalter (0–1,5 Jahre) – Vertrauen vs. Misstrauen. In dieser Phase entwickelt sich die Sinneswahrnehmung, die körperliche Koordination und die Bindung zwischen dem Kind und seinen engsten Bezugspersonen.

- **Positive Bewältigung:** Erfahren Säuglinge Zuwendung, Fürsorge und Liebe, entwickeln sie ein Grundvertrauen in sich selbst und andere.
- **Mangelnde Bewältigung:** Vernachlässigungen oder Missbrauch können zu einem tiefen Misstrauen gegenüber anderen Menschen führen.

In der frühen Kindheit (1,5–3 Jahre) entdecken Kinder ihren eigenen Willen und wollen Dinge selbst tun. Unterstützung fördert Selbstvertrauen. Starke Einschränkung oder Kritik begünstigen Scham und Selbstzweifel.

Kleinkindalter (1,5–3 Jahre) – Autonomie vs. Scham und Selbstzweifel. Im Kleinkindalter nimmt sich das Kind selbst als Person wahr und erfährt, dass es den eigenen Körper zunehmend kontrollieren kann. Es probiert seine eigenen Fähigkeiten aus und versucht Autonomie zu erlangen, in dem es seinen eigenen Willen austestet.

- **Positive Bewältigung:** Werden Kinder in ihrem Wunsch nach Autonomie gestärkt, entwickeln sie ein Gefühl von Selbstständigkeit und Selbstkontrolle.
- **Mangelnde Bewältigung:** Übermäßige Einschränkungen und Kritik können Schamgefühle und Selbstzweifel fördern und das Selbstwertgefühl beeinträchtigen.

Im Vorschulalter (3–6 Jahre) liegt der Fokus darauf, soziale Fähigkeiten zu erwerben und Probleme kreativ zu lösen. Werden Kinder dabei unterstützt, fördert das ihre Eigeninitiative. Ständige Kritik begünstigt ein geringes Selbstwertgefühl.

Vorschulalter (3–6 Jahre) – Initiative vs. Schuldgefühle. Die kognitive Entwicklung schreitet fort, was sich in der Sprachentwicklung, der Denkfähigkeit und einem zunehmenden Wissensdrang zeigt. Es beginnen sich soziale Fähigkeiten und das Verständnis für soziale Normen zu entwickeln.

- **Positive Bewältigung:** Werden Kinder ermutigt, Initiative zu ergreifen, Kontakte mit anderen zu knüpfen und beim Spielen kreative Problemlösungen zu finden, kann sich ein Gefühl von Sinnhaftigkeit und Eigeninitiative entwickeln.

- **Mangelnde Bewältigung:** Stößt das Kind auf überzogene Leistungserwartungen oder erfährt übermäßige Verbote und Einschränkungen können ein mangelndes Selbstwertgefühl mit Schuldgefühlen die Folge sein.

Mittlere Kindheit (6–12 Jahre) – Kompetenz vs. Minderwertigkeitsgefühl. Das Kind tritt in die Schule ein, lernt lesen, schreiben und rechnen. Dabei erfährt es die Auswirkungen von Leistungsanforderungen und -bewertungen. Gleichzeitig entwickelt es Freundschaften, vergleicht sich mit anderen und formt seine Persönlichkeit, moralische Werte und lernt soziale Verhaltensweisen.
- **Positive Bewältigung:** Erfolgserlebnisse und Anerkennung für ihre altersentsprechenden Leistungen führen zu einem Gefühl von Kompetenz und einer realistischen Selbsteinschätzung.
- **Mangelnde Bewältigung:** Überforderung, Kritik und fehlende Erfolgserlebnisse fördern Minderwertigkeitsgefühle.

In der mittleren Kindheit (6–12 Jahre) wird das Kind damit konfrontiert, dass andere seine Leistung bewerten. Durch Erfolgserlebnisse stärkt es sein Selbstvertrauen. Zu viele Misserfolge und ständige Kritik begünstigen Minderwertigkeitsgefühle.

Jugend (12–18) – Identität vs. Rollenkonfusion. Diese Zeit ist geprägt von der Suche nach der eigenen Identität, der Entwicklung von Unabhängigkeit und der Auseinandersetzung mit der sozialen Rolle. Körperliche Reifungsprozesse mit hormonellen Veränderungen sind u.a. durch einen Wachstumsschub, der Reifung der Geschlechtsmerkmale und durch andere körperliche Veränderungen gekennzeichnet. Die Bewältigung steigender Anforderungen von Eltern, Schule und Gesellschaft an die Jugendlichen, erste sexuelle Erfahrungen, das Treffen von wichtigen Lebensentscheidungen wie z.B. die Berufswahl stehen im Fokus dieses Lebensabschnittes. Der Einfluss der Peergroup (soziale Gruppe Gleichaltriger) gewinnt an Bedeutung.
- **Positive Bewältigung:** Verständnis von Seiten der Bezugspersonen und eine Anbindung und Behauptung in der Peergroup stärken das Vertrauen in die eigene Person und unterstützen bei der Neubestimmung der sozialen Rollen.
- **Mangelnde Unterstützung:** Ein Mangel an Unterstützung, Unverständnis für Gefühlsschwankungen und -verwirrungen können Einfluss auf die Leistungsfähigkeit, auf die psychische Gesundheit sowie das Wohlbefinden haben. Die Folgen können ein geringes oder unsicheres Selbstbewusstsein sein. Jugendlichen, denen es an Unterstützung fehlt, können durch risikoreiches Verhalten (Drogen, Alkohol, Kriminalität) auffallen und eine brüchige Identität ausbilden.

Jugendliche (12–18 Jahre) sind auf Identitätssuche und probieren sich aus. Verständnis von Bezugspersonen und ein gutes Verhältnis zu Altersgenossen fördern ein starkes Selbstbild. Fehlende Unterstützung können Unsicherheit, Selbstzweifel oder riskantes Verhalten begünstigen.

Junge Erwachsene (18–40 Jahre) – Intimität & Solidarität vs. Isolation. Diese Phase ist durch die Festigung der eigenen Identität und das Ankommen im Beruf gekennzeichnet. Damit ist die Grundlage für beständige Beziehungen und die Übernahme von Verantwortung in Familie und Beruf gelegt.
- **Positive Bewältigung:** Die eigene Identität ist gefestigt und unter Berücksichtigung der eigenen Vorstellungen und Wünsche können Freundschaften oder engere Beziehungen eingegangen werden.
- **Mangelnde Bewältigung:** Werden die Bedürfnisse anderer Menschen ständig über die eigenen gestellt, besteht die Gefahr der Selbstaufopferung und Selbstaufgabe. Gelingt es nicht soziale Beziehungen unter Berücksichtigung wechselseitiger Bedürfnisse zu befriedigen und wird ein zu egozentrisches (ichbezogenes) Verhalten eingenommen, kann es zur Isolation und Einsamkeit kommen.

Junge Erwachsene (18-40 Jahre) suchen ihren Platz in der Gesellschaft. Gelingt dies und eigene Vorstellungen und Wünsche lassen sich verwirklichen, fördert dies die Beziehungsfähigkeit. Werden die Bedürfnisse anderer ständig über die eigenen gestellt, begünstigt dies Isolation und Einsamkeit.

Mittleres Erwachsenenalter (40–65 Jahre) – Generativität vs. Stagnation. In dieser Phase stehen oft berufliche Stabilität, Familienverantwortung und die Überprüfung von Lebenszielen im Vordergrund. Die „Generativität" bezieht sich auf die Unterstützung nachfolgender Generationen und die Weitergabe von Wissen und Erfahrungen, damit deren Fortkommen gesichert wird.
- **Positive Bewältigung:** Gelingt diese Phase, ist die Person zur Fürsorge fähig, ohne ihre eigenen Bedürfnisse und Wünsche aus den Augen zu verlieren.
- **Mangelnde Bewältigung:** Es kommt zur vermehrten Abkehr von Anderen. Die Person ist nur auf sich selbst fokussiert und unfähig soziale Beziehungen positiv zu gestalten. Es kann zu einer pessimistischen „Ich"-bezogenen Lebenshaltung kommen.

Im mittleren Erwachsenenalter (40–65 Jahre) stehen Stabilität, die Unterstützung folgender Generationen und das Überprüfen der Lebensziele im Fokus. Gelingt dies, ist eine Person zu Fürsorge fähig. Bei Menschen, denen das nicht gelingt, besteht die Gefahr, dass sie pessimistisch und „Ich"-bezogen werden.

Älteres Erwachsenenalter (ab 65 Jahre) – Ich-Integrität vs. Verzweiflung. Die Herausforderungen beziehen sich auf die Akzeptanz des Alterns, den Berufsausstieg, den Umgang mit Verlusten und die Reflexion über das eigene Leben.
- **Positive Bewältigung:** Es kann zufrieden und wohlwollend auf das Leben und auf das Erreichte zurückgeblickt werden. Die Begrenztheit des Lebens wird akzeptiert und die letzte Lebensphase wird vorausschauend, innerlich gefestigt, gestaltet.
- **Mangelnde Bewältigung:** Wurden vorausgegangene Herausforderungen unzureichend bewältigt oder konflikthaft erlebt, kann es zu Verzweiflungsgefühlen und zur Unzufriedenheit über das ganze Leben kommen. Gefühle der Sinnlosigkeit und Enttäuschung bestimmen das Lebensgefühl.

Ältere Erwachsene (ab 65 Jahre) setzen sich mit dem Älterwerden, Verlusten und dem bisherigen Lebensweg auseinander. Wer mit dem eigenen Leben im Reinen ist, empfindet Zufriedenheit. Viele ungelöste Konflikte begünstigen Verzweiflung und Sinnlosigkeit.

Merke

Pflegende sollten sich die aktuellen Entwicklungsaufgaben und -phasen des Menschen und seine aktuellen Herausforderungen bewusst machen. Nur dann kann der Pflegeempfänger umfassend wahrgenommen und bei Bedarf bestmöglich unterstützt werden.

◄ Merke

18.1.3 Die kindliche Entwicklung

Ein Neugeborenes kann grundlegende Körperfunktionen steuern, ist aber noch vollständig auf Fürsorge angewiesen. Es hat noch keinen festen Schlafrhythmus und kann sich nicht selbst beruhigen.

18

Merke ►

Die körperliche Entwicklung des Kindes

Die geistige und kommunikative Entwicklung des Kindes im ersten Lebensjahr

18.1.3 Die kindliche Entwicklung

In der ersten Woche nach der Geburt reguliert das Neugeborene seine lebensnotwendigen Funktionen wie Atmung, Kreislauf, Körpertemperatur, Nahrungsaufnahme durch Saugen und Schlucken und die Verdauung selbst. Neugeborene sind vollständig auf die Pflege und Fürsorge der Eltern oder anderer Bezugspersonen angewiesen. Der Säugling ist mit vielen Fähigkeiten ausgestattet, mit denen er Kontakt zu seiner Umwelt aufnehmen kann. Das Kind und die Eltern bauen in den ersten Tagen eine enge Bindung auf. Es hat noch keinen Schlaf-Wach-Rhythmus und es ist noch nicht in der Lage innere Anspannungen und Erregungen selbst zu regulieren.

Merke

Begriffliche Unterscheidungen nach Bezeichnungen:
- **Neugeborenes:** bis 4 Wochen nach der Geburt
- **Säugling:** ab 4 Wochen nach der Geburt
- **Kleinkind:** nach der Vollendung des 1. Lebensjahres
- **Kind:** ab Beginn des 4. Lebensjahres

Die körperliche Entwicklung des Kindes

Die körperliche Entwicklung bezieht sich auf die Entwicklung des Körpers, mit seinen Organen, des Skeletts und den Muskeln. Bei der motorischen Entwicklung geht es um die Beschreibung der Entwicklung von Bewegungsabläufen einschließlich der Grob- und Feinmotorik. **Abb. 18.1** zeigt zum Beispiel die typische körperliche und motorische Entwicklung bei Kindern.

Abb. 18.1 Körperliche und motorische Entwicklung des Kindes.

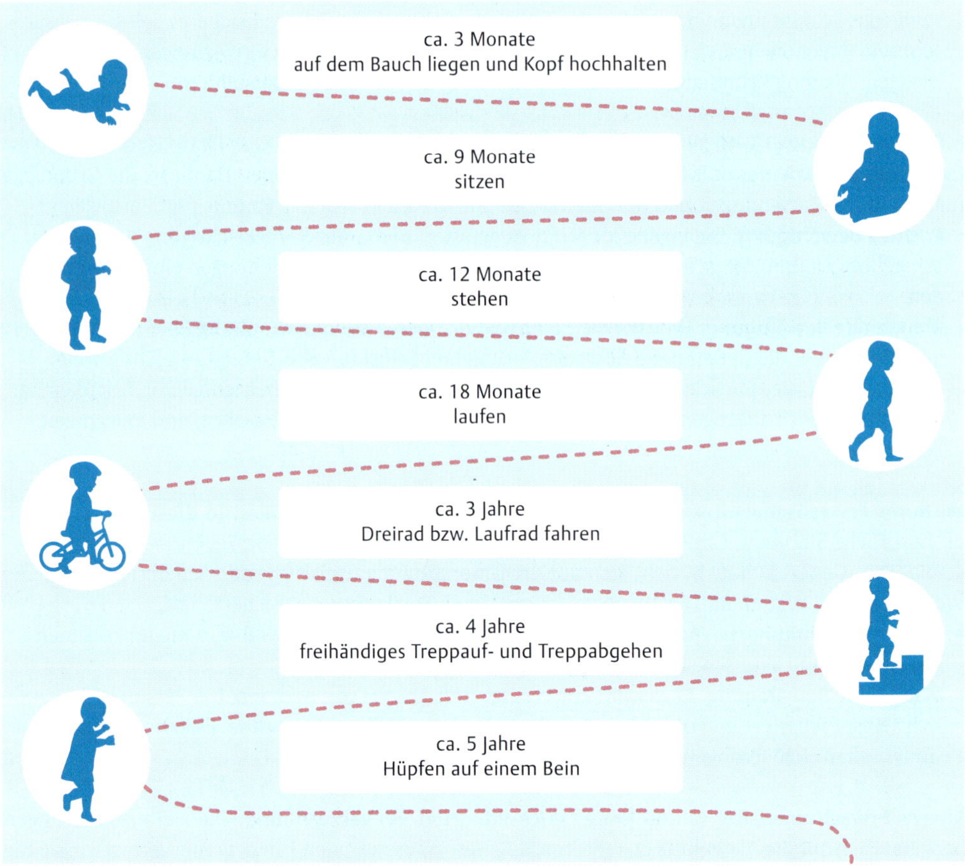

Abb. aus: Assistenz in der Gesundheitsversorgung. Thieme 2021

Die geistige und kommunikative Entwicklung des Kindes im ersten Lebensjahr

Die kognitive Entwicklung eines Menschen umfasst das Erkennen und Wahrnehmen von Informationen aus der Umwelt über die Sinnesorgane. Obwohl die Sinnesorgane noch nicht vollständig entwickelt sind, reagieren Neugeborene auf Geräusche, Licht und Berührung.

Merke

Das Neugeborene nimmt Reize über die Haut, die Lippen und Zunge auf. Der schützende Halt durch die Gebärmutter fällt nach der Geburt plötzlich weg und das Kind muss sich erst an das Getrenntsein vom mütterlichen Organismus langsam gewöhnen. Es möchte gehalten, sanft berührt und bewegt werden. Durch engen Körperkontakt erfährt es Sicherheit und Geborgenheit. Es kann schon bald unterscheiden, ob es von einer Bezugsperson oder jemandem anderen gehalten wird.

◂ Merke

Die geistige Entwicklung eines Säuglings im ersten Lebensjahr durchläuft mehrere wichtige Meilensteine:

- **Von der Geburt bis zum ersten Monat:** Der Geruchs- und Geschmacksinn ist nach der Geburt gut ausbildet. Das Kind kann Grundgeschmacksrichtungen wie salzig, süß oder sauer unterscheiden. Nach wenigen Tagen werden Mütter am Geruch erkannt. Schon früh reagieren sie auf kontrastreiche Farben und können hell und dunkel unterscheiden. Danach beginnen sie Gesichter zu erkennen, insbesondere der engsten Bezugsperson und auf sie zu reagieren. Über Weinen und Schreien drücken sie ihre Bedürfnisse aus. Kurz nach der Geburt reagieren Neugeborene auf die Stimme der Mutter. Intuitiv werden Neugeborene mit einer sogenannte „Ammensprache" angesprochen, die sich durch kurze einfache Sätze, Wiederholungen und einer bestimmten Stimmmelodie auszeichnet.
- **Monat 1–3:** Die Sinnesorgane entwickeln sich weiter und die Säuglinge zeigen eine gesteigerte Aufmerksamkeit für Bewegungen und Geräusche. Sie beginnen mit den Augen Bewegungen zu verfolgen und Objekte zu fixieren. Sie reagieren auf direkte Ansprache, Erzählungen oder Summen und Singen von Liedern. Sie beginnen zu lächeln als Reaktion auf Gesichter und Stimmen.
- **Monat 4–6:** Säuglinge können sich bereits deutlicher mitteilen. Für das Gefühl von Nähe sind sie nicht mehr ausschließlich auf engen Körperkontakt angewiesen. Sie fangen an, nach Objekten zu greifen, interessieren sich für Spielzeug und zeigen stärkeres Interesse an sozialen Interaktionen. Erste Laute werden nachgeahmt.
- **Monat 7–9:** Die Säuglinge unternehmen erste Versuche sich selbstständig fortzubewegen. Sie beginnen sich zu drehen, zu krabbeln und später zu sitzen und sich an Möbeln hochzuziehen. Beim Robben und Krabbeln werden die Muskeln gestärkt. Sie zeigen Neugier und können Gegenstände verstecken oder danach suchen. Die Trennung von den Bezugspersonen werden stärker erlebt und sie brauchen eine Rückversicherung, wenn sie sich in ihrem Bewegungswunsch entfernen. Die emotionale Bindung wird weiter gefestigt. Im Rahmen der Sprachentwicklung können sie erste Wörter und Laute von sich geben. Obwohl sie noch nicht sprechen können, entwickeln sie die Fähigkeit, Sprache zu verstehen und darauf zu reagieren.
- **Monat 10–12:** Die Säuglinge verbessern ihre Hand- Augen-Koordination und greifen gezielt nach Objekten. Sie beginnen Anweisungen zu verstehen und die Bedeutung von einfachen Wörtern wie z. B. „Nein" zu begreifen. Sie können erste Probleme lösen, wie z. B. das Öffnen einer Schachtel, um an Spielzeug zu gelangen oder in einem Bilderbuch auf Dinge zeigen, die benannt wurden. Vielfach gelingt es an der Hand erste Schritte zu gehen. Die Sprachentwicklung schreitet voran. Sie können mehr Wörter verstehen und einfache Wörter zu sprechen.

Geistige Entwicklung im 1. Lebensjahr

0–1 Monat:
Das Baby erkennt Geschmäcker und Gerüche, besonders den der Mutter. Es reagiert auf Stimmen und nimmt Gesichter sowie helle und dunkle Kontraste wahr.

1–3 Monate:
Das Baby verfolgt Bewegungen mit den Augen, reagiert auf Geräusche und beginnt zu lächeln, wenn es vertraute Gesichter oder Stimmen sieht oder hört.

4–6 Monate:
Das Baby zeigt mehr Interesse an seiner Umgebung, greift nach Spielzeug und beginnt, Laute nachzuahmen. Es braucht nicht mehr nur Körperkontakt, um Nähe zu spüren.

7–9 Monate:
Erste Fortbewegungsversuche wie Drehen, Krabbeln oder Hochziehen. Das Baby zeigt Neugier, reagiert stärker auf Trennung von Bezugspersonen und beginnt, Sprache zu verstehen.

10–12 Monate:
Das Baby kann immer besser mit den Augen kontrollieren, was es mit den Händen tut. Es versteht mehr Wörter und Anweisungen, kann Probleme lösen und versucht erste Wörter zu sprechen.

Merke

Es ist wichtig zu wissen, dass sich jedes Kind individuell entwickelt und die beschriebenen Meilensteine nur allgemeine Richtlinien darstellen. Jedes Kind hat sein eigenes Tempo und entwickelt sich individuell. Wichtig hierbei ist, dass es generell Entwicklungsfortschritte macht.

◂ Merke

Beobachtung und Unterstützung

Frühe Versuche, einem Kind etwas beizubringen, können nichts bewirken, wenn es die geistigen oder körperlichen Voraussetzungen noch nicht entwickelt hat. Deshalb ist es wichtig, dass Sie genau beobachten und sich bewusst machen, was das Kind kann und für was es noch zu früh ist (die motorischen Entwicklungsschritte sind in **Abb. 18.1** dargestellt).

Beobachtung und Unterstützung

Möchten Sie dem Kind etwas beibringen? Dann beobachten Sie genau, ob es von der Entwicklung her schon so weit ist!

Merke

Im ersten Jahr geht es darum dem Kind Sicherheit und Geborgenheit zu vermitteln und seine geistige und motorische Entwicklung durch Anregungen, liebevolle Unterstützung zu fördern. So kann der Säugling angeregt werden, auf seiner Decke zu strampeln und ihn krabbeln zu lassen. Beim Wickeln können Fingerspiele gemacht oder einfache Strampelbewegungen unterstützt werden.

◂ Merke

U-Untersuchungen

U-Untersuchungen

In den ersten Lebenswochen bis zum 6. Lebensjahr finden mehrere ärztliche Untersuchungen statt, die als U-Untersuchungen bezeichnet und von der Krankenkasse bezahlt werden. Die Untersuchungen U1–U9 umfassen 10 Untersuchungstermine. Die Zahlen, die der Bezeichnung der U-Untersuchungen zugeordnet sind (z.B. U1, U2, U3 usw.), zeigen, zu welchem Zeitpunkt die jeweilige Untersuchung bei dem Kind durchgeführt werden soll. Was genau untersucht wird, ist für die Kinderärzte ebenfalls durch die Nummerierung definiert.

Kinder werden regelmäßig ärztlich untersucht, um ihre Entwicklung zu überprüfen. Diese Untersuchungen (U1-U9) finden direkt nach der Geburt bis ins Grundschulalter statt.

Merke ►

Merke

Manchmal zeigen sich auffälliges Verhalten oder Verzögerungen in der Entwicklung erst im Verlauf der ersten Jahre, zum Beispiel in der sprachlichen oder motorischen Entwicklung des Kindes. Die Vorsorgeuntersuchungen dienen der Früherkennung von Krankheiten, Entwicklungsstörungen und anderen gesundheitlichen Problemstellungen. Wird eine solche Beeinträchtigung frühzeitig erkannt, können durch gezielte Förderung Verzögerungen oft noch aufgeholt oder positiv beeinflusst werden. Unerkannte frühe Störungen können weitreichende Folgen haben. Denn viele Entwicklungsschritte bauen aufeinander auf, sodass dies negative Auswirkungen auf die gesamte Entwicklung eines Kindes haben kann.

Bei der U1, direkt nach der Geburt, wird das Untersuchungsheft ausgehändigt. Darin werden jede Untersuchung und jede Auffälligkeit dokumentiert.

Die U1-Untersuchung wird direkt nach der Geburt zur Beurteilung der vitalen Funktionen durchgeführt. Mit der Erstuntersuchung wird den Eltern das Untersuchungsheft ausgehändigt, in dem alle Untersuchungen dokumentiert werden (**Abb. 18.2**). Die U2-Untersuchung erfolgt in der Regel zwischen dem 3. und 10. Lebenstag entweder in der Klinik oder bei einem Kinderarzt. Die Zeitpunkte der weiteren U-Untersuchungen sind in der **Abb. 18.3** dargestellt.

Abb. 18.2 Das Kinderuntersuchungsheft.

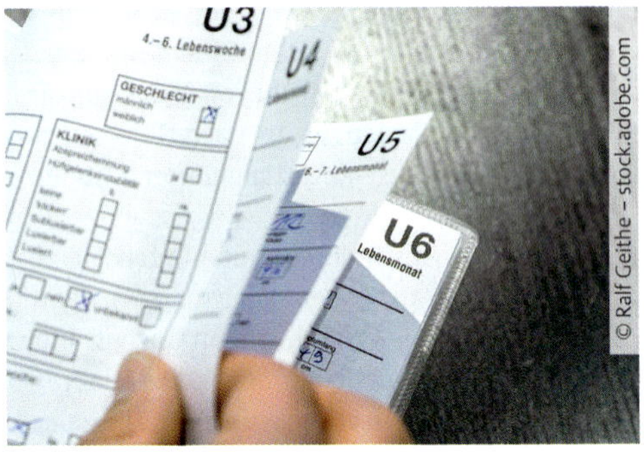

Quelle: © Ralf Geithe / stock.adobe.com

Abb. 18.3 Die Kinder-Vorsorgeuntersuchungen im Überblick.

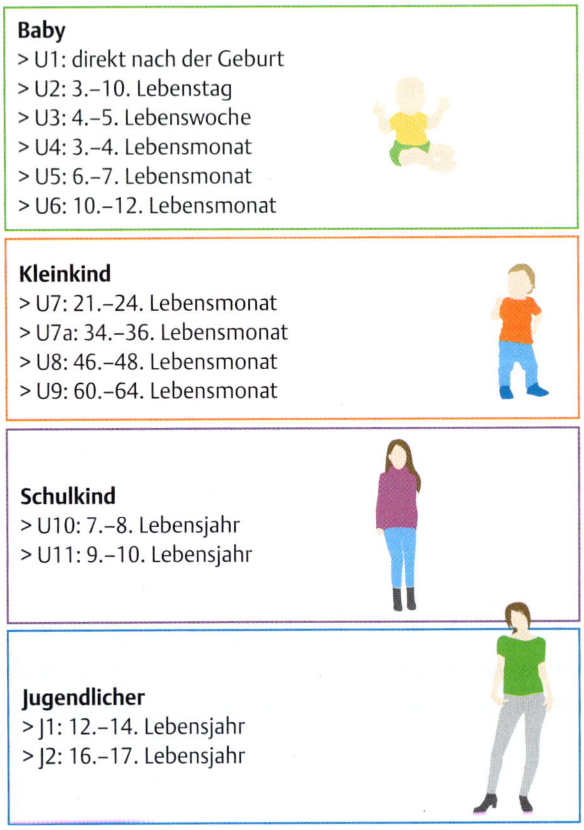

Zeitpunkte der Untersuchungen U1–J2.

Spielen

Kinder spielen aus eigenem Antrieb. Damit erkunden sie ihr Umfeld und fördern dabei ihre körperliche, geistige, soziale, kulturelle und sprachliche Entwicklung. Beim Spiel lernen die Kinder sich selbst zu kontrollieren, mit anderen zu verhandeln, als Team zu arbeiten, abzuwarten und Spielregeln einzuhalten. Sie erlernen neue Fähigkeiten und üben soziale Interaktionen. So lernen sie z. B., wenn die Bauklötzchen beim Turmbauen immer wieder einstürzen, mit Frustrationen umzugehen und ihre Emotionen auszudrücken. Oder wenn sie schon etwas älter sind und mit anderen Kindern spielen, miteinander zu kommunizieren und Spielregeln auszuhandeln. Spielen fördert Fantasie, Kreativität, Problemlösungsfähigkeiten und stärkt das Selbstvertrauen der Kinder. Es kann auch die Bindung zwischen Kindern und ihren Bezugspersonen oder Betreuern festigen.

Merke

Kinder spielen immer, außer wenn sie krank sind oder ihr Wohlbefinden durch andere Gründe beeinträchtigt ist. Sie können eine wichtige Aufgabe beim Spielen der Kinder einnehmen: Nehmen Sie Kontakt mit den Kindern durch Spielangebote auf. Unterstützen Sie sie bei der Auswahl von altersentsprechendem Spielzeug und beteiligen Sie sich aktiv z. B. beim Rollenspiel. Dadurch kann ein positiver Kontakt zu dem Kind aufgebaut und das Wohlbefinden des Kindes gefördert werden.

Entwicklungsabweichungen

Bei Abweichungen eines normalen Entwicklungsverlaufs wird zwischen Entwicklungsverzögerungen und Entwicklungsstörungen unterschieden:

- **Entwicklungsverzögerung (Retardierung):** Bezieht sich auf die Entwicklungsgeschwindigkeit und bedeutet eine zeitliche Verlangsamung der normalen Entwicklung eines Kindes. Diese „Verzögerung" kann durch gezielte Förderung in der Regel therapeutisch behandelt werden. Häufig zeigen sich Entwicklungsverzögerungen bei Kindern, die zu früh geboren wurden. Auch ungünstige psychosoziale Bedingungen können Ursache hierfür sein: z. B. wenn Kinder lange Krankenhausaufenthalte hatten, oder in der Familie besondere Belastungen vorkommen und/oder das Kind vernachlässigt wird. Häufig treten Entwicklungsverzögerungen im Sprach- und Sozialverhalten oder im Bereich der Sensomotorik auf. Dies kann sich dadurch ausdrücken, dass ein Kind nicht oder sehr wenig spricht, stottert oder Unsicherheiten im Bewegungsverhalten zeigt, indem es z. B. nur langsam laufen lernt oder unsicher beim Gehen, Hüpfen oder Springen ist.
- **Entwicklungsstörungen:** Betreffen die Qualität der Entwicklung indem einzelne oder mehrere Funktionen deutlich gestört sind. Diese Störungen werden häufig durch eine Erkrankung im organischen oder hirnorganischen Bereich verursacht. Eine normale Entwicklung wird damit verhindert. Die Ursachen können vielfältig sein. So können genetische Gründe (z. B. Down-Syndrom), vorgeburtliche Ursachen (z. B. Alkohol- und Drogenkonsum der Mutter, oder Infektionen in der Schwangerschaft), eine zu frühe Geburt oder Hirnverletzungen (z. B. durch ein Schütteltrauma bei schreienden Säuglingen), soziale Vernachlässigung oder sexueller Missbrauch, hierfür verantwortlich sein. Ebenso kann eine chronische Krankheit des Kindes (z. B. Bronchialasthma, Epilepsie) eine Entwicklungsstörung auslösen.

Merke

Eine Entwicklungsverzögerung oder eine Entwicklungsstörung müssen immer abgeklärt werden. Auch bei Kindern, die in einem stabilen Umfeld aufwachsen, kann es zu dazu kommen. In vielen Fällen kann keine Ursache gefunden werden. Welche Form der Unterstützung notwendig wird, ist davon abhängig, welche Schwierigkeiten und Beeinträchtigungen genau vorliegen. Eine Betreuung durch Fachexperten wie z. B. Sprachtherapeuten (Logopädie), Bewegungstherapeuten (Physiotherapie) oder Heilpädagogen können dann notwendig werden.

Kinder, die nicht „normal" spielen können

Manchmal fallen beim Spielen Entwicklungsabweichungen oder Verhaltensauffälligkeiten bei Kindern auf. So gibt es Kinder, die keine Freude am Spiel entwickeln. Sie können unsicher wirken, beteiligen sich nicht, stehen herum oder zeigen eine übermäßige Ängstlichkeit, wenn sie mit anderen Kindern in Kontakt treten. Oder ein Kind ist beim Spielen schnell frustriert, wenn etwas nicht funktioniert. Es kann zu Wutausbrüchen kommen, die sie gegen andere Kinder oder die Betreuungspersonen richten. Oder sie laufen von einem Spielzeug zum anderen, ohne sich auf ein Spiel einzulassen und sich in ein Spiel zu vertiefen.

Auffälligkeiten beim Spielen können auch Kinder zeigen, die in schwierigen sozialen Verhältnissen aufwachsen oder zu Hause Misshandlungen erfahren. Wiederholt auftretende unerklärliche Verletzungen, blaue Flecken, Verbrennungen oder Verbrühungen in Verbindung mit Verhaltensauffälligkeiten wie unerklärlicher Ängstlichkeit, Nervosität oder Aggressivität können körperliche und psychische Anzeichen hierfür sein.

KURZFASSUNG

Spielen

Kinder spielen von sich aus. Dabei lernen sie wichtige Dinge wie Geduld, Teamarbeit, den Umgang mit Gefühlen und das Einhalten von Regeln. Gleichzeitig fördert das Spiel ihre Fantasie, Sprache, Kreativität und ihr Selbstvertrauen.

◄ Merke

Entwicklungsabweichungen

Entwicklungsverzögerung:
Das Kind entwickelt sich langsamer als Gleichaltrige, z. B. beim Sprechen oder Laufen. Häufige Ursachen sind Frühgeburt, lange Aufenthalte in Kliniken oder schwierige Familiensituationen. Werden solche Kinder gezielt gefördert, können sie den Rückstand aufholen.

Entwicklungsstörung:
Hier ist die Entwicklung dauerhaft und deutlich beeinträchtigt, z. B. durch chronische Krankheit, genetische Ursachen, Alkoholkonsum der Mutter, Hirnschäden oder schwere Vernachlässigung.

◄ Merke

Kinder, die nicht „normal" spielen können

Manche Kinder verhalten sich beim Spielen ungewöhnlich. Sie wirken z. B. ängstlich, ziehen sich zurück, sind schnell frustriert oder aggressiv. So ein Verhalten kann z. B. auf belastende Lebensumstände wie Vernachlässigung oder Misshandlung hinweisen.

Unter Kindesmisshandlung versteht man Handlungen oder Unterlassungen, die einem Kind körperlich oder seelisch schaden können. Um die Anzeichen dafür zu bemerken, muss man die Kinder aufmerksam beobachten.

Kindesmisshandlung. Bezeichnet Handlungen und Unterlassungen, die Kinder und Jugendliche dem Risiko eines körperlichen oder psychischen Schadens aussetzen. Es gibt verschiedene Formen von Misshandlungen:

- körperliche, psychische oder emotionale Misshandlungen
- körperliche oder emotionale Vernachlässigungen
- sexualisierte Gewalt

Anzeichen von Misshandlungen oder Missbrauch sind nicht immer einfach nachzuweisen, da sie auch durch andere Faktoren verursacht werden können. Misshandelte Kinder weisen individuelle Signale und Verhaltensweisen auf, mit denen sie auf ihre Not aufmerksam machen. Gewalt und sexuelle Handlungen werden manchmal im Spiel mit Puppen oder Kuscheltieren nachgeahmt.

18

Merke ▶

Merke

Zu erkennen, ob ein Kind Schwierigkeiten beim Spielen zeigt, nicht „altersgerecht" spielen kann oder im Spielen auf Misshandlungen aufmerksam macht, erfordert Sensibilität und Aufmerksamkeit von Pflegeassistenten. Teilen Sie Ihre Beobachtungen bei Besprechungen oder der zuständigen Pflegefachkraft mit. Beachten Sie, genau zu beschreiben, wie sich das Kind verhält. Seien Sie vorsichtig mit zu schnellen Zuschreibungen. Entwicklungsabweichungen und Verhaltensauffälligkeiten können vielfältige Ursachen haben und müssen im interprofessionellen Team zusammengetragen, diskutiert und das weitere Vorgehen abgestimmt werden.

18.1.4 Vom Kindsein zum Erwachsenwerden

Die Zeit, wenn Kinder zu Erwachsenen werden, wird Adoleszenz genannt. Der Körper, das Denken und Fühlen und die Persönlichkeit sind im Wandel.

- Frühe Adoleszenz (ca. 11–14 Jahre)
- Mittlere Adoleszenz (ca. 14–18 Jahre)
- Späte Adoleszenz (ca. 18–21 Jahre)

18.1.4 Vom Kindsein zum Erwachsenwerden

Der Übergang zwischen Kindheit und Erwachsenenalter wird als **Adoleszenz** bezeichnet und bedeutet übersetzt „heranwachsen". Diese Phase wird häufig mit Beginn der Pubertät eingeleitet und die kindliche Entwicklung verändert sich sprunghaft. Es kommt zu körperlichen Veränderungen, aber auch das Denken, Fühlen und die gesamte Persönlichkeit sind einem Wandel unterworfen.

Phasen der Adoleszenz. Es werden je nach Lebensalter 3 Phasen unterschieden:

- Frühe Adoleszenz: etwa vom 11. bis 14. Lebensjahr
- Mittlere Adoleszenz: etwa vom 14. bis 18. Lebensjahr
- Späte Adoleszenz: etwa vom 18. bis 21. Lebensjahr

In jeder Phase gibt es typische Merkmale und Verhaltensmuster, die bei jedem Jugendlichen unterschiedlich ausgeprägt sind. Die **frühe Adoleszenz** beginnt meist mit der Pubertät.

Definition ▶

Definition

Der Begriff **Pubertät** bedeutet „Mannbarkeit". Damit wird die Zeit bezeichnet, in der Kinder/Jugendliche geschlechtsreif werden. Die Pubertät ist ein Teilbereich der Adoleszenz und bezieht sich ausschließlich auf die biologische Entwicklung. Der Beginn und die Dauer der Pubertät können variieren. Im Allgemeinen beginnt sie im Alter von etwa 10 bis 14 Jahren und endet nach einigen Jahren im Alter von etwa 18 bis 21 Jahren.

In der Pubertät kommt es durch bestimmte Hormone – bei Mädchen vor allem Östrogen, bei Jungen Testosteron – zum Wachstum von Körper und Geschlechtsorganen.

Die **Pubertät** ist ein natürlicher Teil des menschlichen Lebenszyklus, der durch komplexe biochemische und physiologische Prozesse gesteuert wird. In der Pubertät werden bestimmte Hormone vermehrt gebildet. Bei Mädchen ist es z. B. das Östrogen, bei Jungen das Testosteron. Diese Hormone stimulieren das Körperwachstum, die Reifung des Körpers sowie die Entwicklung der primären und sekundären Geschlechtsmerkmale.

Definition ▶

Definition

Die **primären Geschlechtsmerkmale** beziehen sich auf die Organe, die direkt mit der Fortpflanzung verbunden sind. Das sind Vagina, Gebärmutter und Eierstöcke bei Mädchen und Penis und Hoden bei den Jungs (**Abb. 18.4**).

Definition ▶

Definition

Die **sekundären Geschlechtsmerkmale** sind äußere Merkmale, die die Geschlechtsreife nach außen signalisieren. Bei den Mädchen sind es die Entwicklung der Brüste und die Achsel- und Schambehaarung. Außerdem werden die weiblichen Körperformen und die einsetzende Regelblutung (Menstruation) dazu gezählt. Bei den Jungen gehören die Veränderung der Stimme (Stimmbruch), der Bartwuchs, die Körperbehaarung und die Formveränderung des Körpers sowie der erste Samenerguss (Ejakulation) dazu.

Durch die hormonellen Veränderungen kann es zu vermehrter Schweißbildung und zu Unreinheiten der Haut (Akne) kommen.

Abb. 18.4 Die primären Geschlechtsorgane.

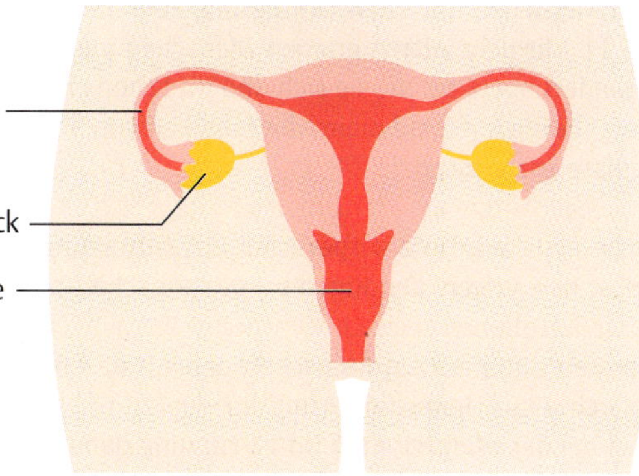

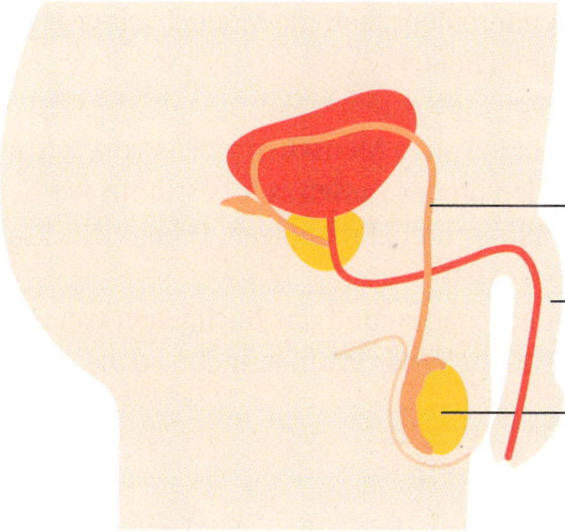

Merke

Manche Pubertierende benötigen Unterstützung bei der Hautpflege und der Beseitigung von Schweißgeruch. Pflegeassistenten können Jugendlichen helfen, ein neues Verständnis für die Haut- und Körperpflege zu entwickeln. Sie können sie bei Hautpflegepraktiken anleiten und ihnen Empfehlungen geben, wie sie Schweißgeruch vermeiden können.

◄ Merke

Neben den körperlichen Veränderungen kommt es in der Pubertät zu kognitiven, emotionalen und sozialen Veränderungen. Das Gehirn entwickelt sich weiter, was beispielweise zu Veränderungen im Denken führt. Jugendliche beginnen komplexere Konzepte und Ideen zu verstehen. Gleichzeitig kommt es häufiger zu **Stimmungsschwankungen**, die zu Unsicherheiten und emotionalen Turbulenzen führen können. Der Einfluss von Peergroups wird wichtiger. Die Jugendlichen beginnen sich von ihren Eltern zu lösen und sind auf der Suche nach ihrer **eigenen Identität**. Es beginnt eine Zeit des Zweifelns, der Unsicherheit, die bis hin zur Sinnkrise führen können. Manche Pubertierende entwickeln Essstörungen wie Magersucht oder Bulimie, bei anderen können Krisen zu Suizidgedanken führen.

In der Pubertät entwickeln sich auch Denken, Gefühle und das soziale Verhalten weiter. Jugendliche denken komplexer, ihre Stimmung schwankt häufig und sie suchen ihre eigene Identität. Zweifel und Unsicherheit gehören dazu. Doch es können auch Essstörungen oder Suizidgedanken entstehen.

Merke

Stimmungsschwankungen sind ein normaler Teil der Pubertät und können für das ganze Umfeld der Jugendlichen eine Herausforderung darstellen. Der Körper ist oft schon weiter als der Kopf. Für die Pubertierenden ist es wichtig, dass sie Unterstützung und Verständnis erfahren. Die Jugendlichen müssen sich auch „ausprobieren" dürfen, damit sie ihre eigene Identität finden. Hier gilt es eine gute Balance zwischen Freiheit und Grenzen zu finden. Ein unterstützendes Umfeld, eine offene Kommunikation, Geduld, Einfühlungsvermögen und Verständnis für herausfordernde Verhaltensweisen können die psychosoziale Entwicklung der Jugendlichen stützen und positiv beeinflussen.

◄ Merke

In der **mittleren Adoleszenz** (etwa vom 14. bis 18. Lebensjahr) streben die Jugendlichen zunehmend nach mehr Autonomie und Selbstständigkeit. Ihr Interesse für Sexualität und Paarbeziehungen erwacht. Sie setzen sich vermehrt mit moralischen und ethischen Fragen auseinander, übernehme mehr Verantwortung und festigen ihre Identität. So beginnen sie sich auf den Übergang ins Erwachsenenalter vorzubereiten.
Schließlich entspannt sich in der **späten Adoleszenz** (etwa vom 18. bis 21. Lebensjahr) die Situation. Die jungen Erwachsenen festigen sich in ihren Werten und ihrem Selbstbild. Sie setzen sich mit ihrer Zukunftsplanung und beruflichen Orientierung auseinander, ziehen von zu Hause aus und lernen intime Beziehungen aufzubauen und Konflikte zu bewältigen.

In der mittleren Adoleszenz stehen Unabhängigkeit und Identität im Fokus. Liebe, Sexualität und die Auseinandersetzung mit moralischen Fragen werden wichtig.
In der späten Adoleszenz festigen junge Erwachsene ihre Werte und ihr Selbstbild. Sie planen ihre Zukunft, ziehen oft von zu Hause aus, bauen stabile Beziehungen auf.

18.1.5 Entwicklungen im Alter

Wenn Menschen älter werden, müssen sie sich an körperliche und seelische Veränderungen anpassen.

18

Diese Anpassungen sind für die betroffenen Menschen oft eine Herausforderung – seelisch und körperlich. Pflegeassistenten helfen ihnen dann dabei, mit ihren veränderten Lebensumständen zurecht zu kommen.

Wie gut Menschen mit dem Altern umgehen, hängt von vielen Faktoren ab, z. B. ihrer Gesundheit, ihren Lebensgewohnheiten, sozialen Kontakten und ihrer Umgebung.

Merke ▶

Alterstypische Veränderungen

Körperliche Veränderungen im Alter:

- Sinneswahrnehmung: Sehen, Hören, Riechen und Schmecken lassen nach, Durstgefühl schwindet
- Bewegungssystem: Muskeln werden schwächer, Knochen brüchiger (z. B. durch Osteoporose), Gelenke schmerzen (z. B. Arthrose)
- Haut und Haare: Haut wird dünner, trockener und verletzlicher, Haare werden grau und schütterer
- Stoffwechsel: Der Körper verbrennt weniger Energie, deswegen nehmen die Menschen tendenziell zu
- Immunsystem: Abwehrzellen arbeiten langsamer, Infektionen treten häufiger auf
- Organsystem: die Organe arbeiten nicht mehr so gut, das Risiko für chronische Krankheiten steigt

18.1.5 Entwicklungen im Alter

Auch im höheren Lebensalter müssen sich Menschen mit Entwicklungsaufgaben und krisenhaften Ereignissen auseinandersetzen (Kap. 18.1.1). Mit dem Altern erleben Menschen viele schleichend einsetzende körperliche und seelische Veränderungen, auf die sie sich und ihr Leben einstellen müssen. Dies wird auch als „Anpassungsleistung" bezeichnet und meint die Fähigkeit von Menschen, sich an neue Aufgaben, Situationen oder Ereignisse anzupassen.

Beispiel Hilfebedarf. Können ältere Menschen z. B. aufgrund körperlicher Einschränkungen ihre tägliche Pflegeanforderungen nicht mehr selbst bewältigen, benötigen sie pflegerische Unterstützung. Diese Form der Abhängigkeit muss von den Betroffenen seelisch verarbeitet werden. Das ist oft ein länger andauernder Prozess. Pflegeassistenten unterstützen Menschen dabei, mit solchen Anpassungen zurecht zu kommen. Sie machen sich diese Herausforderung für den zu pflegenden Menschen bewusst und achten darauf, sensibel bei der pflegerischen Unterstützung damit umzugehen. Sie sprechen das Thema ggf. durch eine Frage an. Z. B.: „Nehme ich richtig wahr, dass es Ihnen nicht leichtfällt, Hilfe anzunehmen?" Damit wird dem zu pflegenden Menschen die Möglichkeit gegeben, sich seinen Gefühlen bewusst zu werden und darüber zu sprechen.

Einflussfaktoren. Altersbedingte Veränderungen treten nicht bei allen Menschen gleichermaßen auf. Es gibt Faktoren, die in der Person liegen und Faktoren, die von der Außenwelt bestimmt werden. Individuelle Unterschiede in den Lebensumständen, Umweltfaktoren, Erbanlagen, Lebensschicksale und persönliche Gewohnheiten spielen eine große Rolle.
Eine gesunde Lebensweise, Bewegung, die Pflege von Freundschaften und das Nachgehen von Hobbys und Interessen, können positiven Einfluss auf die Gesundheit, das Wohlbefinden sowie auf die Akzeptanz des Alterns haben.

Merke

Altern muss nicht nur Abbau und Verlust bedeuten. Viele Menschen haben über ihren Lebensverlauf Erfahrungen, Kompetenzen und Potentiale entwickeln können, die für den Einzelnen und die Gesellschaft gewinnbringend sein kann.

Alterstypische Veränderungen

Alterungsprozesse werden deutlich, indem die Körpersysteme beginnen, nicht mehr fehlerfrei zu funktionieren. Diese können sich auf körperliche, geistige und seelische Funktionen beziehen. Diese Veränderungen spielen beim Umgang und der Pflege von älteren Menschen eine bedeutende Rolle.

Körperliche Veränderungen. Zu den körperlichen Veränderungen im Alter gehören:

- **Veränderte Sinneswahrnehmung:** Viele Menschen erleben eine Verschlechterung ihres Seh- und Hörvermögens. Auch das Riechen und Schmecken kann sich verändern und ein vermindertes Durstgefühl auftreten.
- **Abnahme der Muskelmasse und -kraft:** Eine abnehmende Muskulatur kann sich auf das alltägliche Bewegungsverhalten auswirken und u. a. zu einem erhöhten Sturzrisiko führen.
- **Veränderung von Knochen und Gelenken:** Durch einen Verlust der Knochensubstanz (Osteoporose) kann es bei Stürzen schneller zu Knochenbrüchen kommen. In den Gelenken kommt es im Alter durch Abnutzung des Knorpelgewebes häufig zu Arthrosen. Viele Menschen sind z. B. durch Knie- oder Hüftarthrosen mit Schmerzen belastet und in ihrer Beweglichkeit eingeschränkt. Aber auch die Fingergelenke können betroffen sein, so dass diese anschwellen, schmerzen und die Kraft in den Händen und Beweglichkeit der Finger (Greifen, Tasten, Halten…) nachlässt.
- **Veränderung von Haut und Haaren:** Die Haut wird zunehmend dünner, verliert an Elastizität, wird trockener und es bilden sich vermehrt Falten. Dadurch kann es schneller zu Hautverletzungen kommen. Die Haare werden feiner, verlieren an Dichte und werden grau.
- **Verlangsamung des Stoffwechsels:** Bei älteren Erwachsenen verlangsamt sich der Stoffwechsel. Sie werden anfälliger für eine Gewichtszunahme, wenn sie ihre Ernährung nicht dem veränderten Kalorienverbrauch anpassen.
- **Veränderungen im Immunsystem:** Die Abwehrzellen arbeiten langsamer und werden ineffektiver. Die Anfälligkeit für Infektionen kann dadurch erhöht werden.
- **Veränderungen der Organsysteme:** Mit zunehmendem Lebensalter verlieren die Organe ihre Funktionsfähigkeit. Das Risiko für chronische Erkrankungen nimmt zu. Zu den häufigsten körperlichen Erkrankungen gehören Herz-Kreislauferkrankungen und Krankheiten des Bewegungsapparates. Auch Krebserkrankungen steigen im Alter an.

Seelisch-geistige Veränderungen. Der normale Alterungsprozess geht mit einer Veränderung der kognitiven Fähigkeiten einher. Es kann zu Gedächtnisproblemen kommen, das Denken kann verlangsamt und das Erkennen, Verstehen oder Lernen neuer Sachverhalte kann schwieriger werden. Auch psychische Veränderungen können im Alter zunehmen. Ältere Menschen können Schwierigkeiten haben, Gefühle zu regulieren und sind möglicherweise ängstlicher. Die häufigsten psychischen Erkrankungen im hohen Erwachsenenalter sind Depressionen und demenzielle Erkrankungen.

Seelisch-geistige Veränderungen im Alter:
- Kognitive Fähigkeiten: das Denken wird langsamer, das Gedächtnis lässt nach, das Lernen neuer Dinge wird schwieriger
- Gefühlswelt: Ängstlichkeit oder Traurigkeit nehmen zu, Depressionen oder Demenz häufen sich

Merke

Trotz alterstypischer Veränderungen gibt es keine Altersgrenze, um Neues zu lernen. Kompetenzen lassen sich bis ins hohe Lebensalter entwickeln und stärken.

◄ Merke

Veränderungen in der Lebenszufriedenheit. Die Lebenszufriedenheit kann im Alter variieren und ist ebenfalls von vielen Faktoren abhängig. Es gibt Menschen, die im höheren Alter eine Zunahme der Lebenszufriedenheit verspüren, während andere mit den Verlusten durch das Alter sehr belastet sind. Der Tod des Partners oder der Verlust von Angehörigen und Freunden, die Hinnahme von körperlichen Gebrechen und/oder Gesundheitsbeeinträchtigungen können das Wohlbefinden und die Lebenszufriedenheit negativ beeinflussen.

Wie zufrieden Menschen im Alter sind, hängt stark von ihren Erfahrungen, ihrer Gesundheit und ihrem sozialen Umfeld ab.

Die Auseinandersetzung mit der eigenen Sterblichkeit. Im Alter werden sich Menschen zunehmend über ihre eigene Sterblichkeit bewusst. Die Auseinandersetzung kann verschiedene emotionale Reaktionen auslösen und mit Ängsten verbunden sein.
Ältere Menschen sind in hohen Maßen zu Anpassungsleistungen in der Lage, je nachdem welche Bewältigungsressourcen sie im Umgang mit schwierigen Lebenssituationen haben. Hierbei spielen personale und soziale Ressourcen eine Rolle. Die personalen Ressourcen betreffen die eigenen Stärken des Einzelnen, die durch die Bewältigung früherer Herausforderungen im Rahmen der bisherigen Lebenserfahrung entwickelt werden konnten. Soziale Ressourcen beziehen sich z. B. auf soziale Netzwerke, die helfend unterstützen und das emotionale Befinden fördern können.

Verluste wie der Tod eines Partners oder körperliche Einschränkungen können belasten. Die Anpassung gelingt Menschen v. a. dann gut, wenn sie im bisherigen Leben gelernt haben, mit Herausforderungen umzugehen und wenn sie unterstützende soziale Kontakte haben.

Fallbeispiel

Im Rahmen der Pflegebeziehung gilt es zu erfassen, welche Stärken für herausfordernde Situationen die zu pflegende Person hat.
- Wie schätzt sie selbst ihre Lebenszufriedenheit ein?
- Über welche Netzwerke verfügt sie? Hat sie noch enge Bezugspersonen, die sich kümmern und von denen sie Unterstützung erhält?

Kommen Sie darüber mit dem zu pflegenden Menschen ins Gespräch.

◄ Fallbeispiel

18.1.6 Alterstheorien

In der Arbeit mit älteren Menschen ist es bedeutsam, sich zu überlegen, wie und nach welchen Grundsätzen die Pflege und Begleitung ausgerichtet werden soll. Dabei ist es hilfreich unterschiedliche Theorien über das Altern zu kennen, die zu einem besseren Verständnis über Alterungsprozesse beitragen. Pflegende, die ein umfassendes Verständnis über Alterungsprozesse haben, sind besser in der Lage, altersbedingte Veränderungen zu akzeptieren und angemessen darauf zu reagieren, ohne dabei Vorurteile oder Ausgrenzungen zu zeigen.

18.1.6 Alterstheorien

In der Pflege älterer Menschen ist es wichtig, zu verstehen, was Altern bedeutet. So kann man besser auf ihre Bedürfnisse eingehen. Alterstheorien helfen dabei. Die meisten dieser Theorien haben Vor- und Nachteile.

Das Defizitmodell. Dieses Modell fokussiert die nicht mehr rückgängig zu machenden Veränderungen des Organismus im Alter, der mit dem Abbau wesentlicher Funktionen einhergeht und dann zum Tode führt. Ressourcen, die diese Abbauprozesse ausgleichen können, werden vernachlässigt. Aus diesem Grunde gilt dieser Ansatz als grobe Verallgemeinerung und wird kritisiert.

Das Defizitmodell betont vor allem den Abbau im Alter. Es vernachlässigt die Ressourcen, die alte Menschen oft eben auch haben. Deswegen ist es kein gutes Modell für die Pflege.

Kompetenzmodell. Dieses Modell wurde als Antwort auf das Defizitmodell entwickelt und stellt die Ressourcen bezogen auf die zu bewältigenden Aufgaben von Menschen in den Vordergrund. Es zeigt auf, dass ein hohes Maß an Kompetenzen die Menschen in die Lage versetzt, sich an Veränderungen anzupassen. Sie können trotz altersbedingten Einschränkungen ein selbstständiges und sinnerfülltes Leben führen. Einige Kritiker argumentieren, dass die Verluste durch Krankheit oder soziale Verluste im Alter wenig berücksichtig und die Herausforderungen verharmlost werden. Außerdem besteht die Gefahr, dass Menschen vermehrt auf Hilfe und Unterstützung angewiesen sind, als nicht kompetent wahrgenommen werden.

Das Kompetenzmodell stellt die Ressourcen und Kompetenzen des Menschen in den Mittelpunkt. Aber auch diese Modell ist nicht ideal. Bei ihm besteht die Gefahr, dass Herausforderungen durch Krankheit und Verlust zu wenig berücksichtigt werden.

Die Aktivitätstheorie besagt, dass Menschen im Alter zufriedener sind, wenn sie aktiv bleiben und sich gebraucht fühlen. Wer keine Aufgaben mehr hat und sich zurückzieht, wird eher unglücklich. Kritiker geben zu bedenken, dass kein Zwang zur ständigen Aktivität entstehen darf.

18

Die Aktivitätstheorie. Diese Theorie betont, dass nur diejenigen optimal altern und eine hohe Lebenszufriedenheit haben, die ihre Aktivitäten im Alter beibehalten und noch gebraucht werden. Aktiv zu sein, hat demnach positive Auswirkungen auf das Selbstbild und wird als wichtige Voraussetzung für Lebenszufriedenheit bewertet. Nicht mehr gebraucht zu werden und in der Gesellschaft keine Funktionen mehr zu übernehmen, macht demnach unglücklich. Im Vergleich zu den passiven Altersmodellen, die das Alter als Zeit des Verlustes und Rückzugs betrachten, wird hier die Bedeutung von Engagement, Sinnstiftung und Produktivität im Alter betont. Die Theorie zeigt auch die gesellschaftliche Verantwortung auf, eine Umgebung sicherzustellen, die älteren Menschen ermöglicht, gebraucht zu werden, aktiv zu bleiben und ihre Fähigkeiten weiterzuentwickeln. Die Kritiker betonen die Gefahr des Zwanges zur Aktivität, der keinen Rückzug erlaubt.

Merke ►

Merke

Die Aktivitätstheorie hat die Schaffung von Aktivierungsangeboten in Pflegeeinrichtungen beeinflusst.

Der Disengagementtheorie nach ziehen sich viele Menschen im Alter von sozialen Aufgaben zurück, was auch zu Zufriedenheit führen kann, wenn es von Gesellschaft und Umfeld akzeptiert wird. Kritiker warnen allerdings, dass diese Haltung zu einer Situation führen kann, in der alte Menschen vermehrt ausgegrenzt und vernachlässigt werden.

Disengagementtheorie. Diese Theorie kann als die Theorie des sozialen Rückzugs verstanden werden (disengagement = Loslösung). Sie ist als Reaktion auf die idealisierende Aktivitätstheorie entstanden und zeigt auf, dass mit zunehmendem Alter ein Rückzug aus sozialen Rollen und eine Verminderung von Aktivitäten festzustellen ist. Toleriert und unterstützt die Gesellschaft diese Rollenveränderung kann dies zu einer positiven Lebenszufriedenheit führen. Auch bei dieser Theorie findet die Individualität der Lebensverläufe wenig Beachtung und dies entspricht nicht den Bedürfnissen aller Menschen. Es besteht die Gefahr, dass dieses Altersbild eine gesellschaftliche Ausgrenzung von alten Menschen fördert.

Der Kontinuitätstheorie nach, wollen ältere Menschen ihre gewohnten Lebensweisen und Beziehungen beibehalten, um Stabilität zu erleben. Kritiker geben zu bedenken, dass dies bei großen Veränderungen nicht immer möglich ist.

Kontinuitätstheorie. Laut dieser Theorie neigen ältere Menschen dazu, ihre bekannten und bisher gewohnten Lebensweisen, Aktivitäten und sozialen Beziehungen auch im Alter beizubehalten. Sie passen sich an Veränderungen an, um an einem stabilen und konsistenten Selbstbild festzuhalten.
Es wird betont, dass eine ganzheitlichere Betrachtung des Alterns erforderlich ist, die die Vielfalt der Bedürfnisse, Kontexte und Herausforderungen älterer Menschen angemessen berücksichtigt. Kritisch ist zu betrachten, dass das Altern mit veränderten Lebensumständen und/oder schwerwiegenden Erkrankungen einhergehen kann, durch die die beschriebene Kontinuität zwangsläufig nicht immer möglich ist.

Fallbeispiel ►

Fallbeispiel

Ältere Menschen sollten die Möglichkeit haben, aktiv zu sein, wenn sie das Bedürfnis danach haben. Aber genauso ist es zu akzeptieren, wenn sie den Wunsch nach Ruhe und sozialem Rückzug formulieren. Unterstützen Sie ältere Menschen dabei, ihre Lebensgewohnheiten und Routinen so weit als möglich aufrechtzuerhalten. Helfen Sie ihnen, ihre individuellen Ressourcen und Fähigkeiten neu zu entdecken und dabei mit Herausforderungen umzugehen. Denn eine hohe Lebensqualität und Zufriedenheit entstehen dann, wenn die inneren Bedürfnisse befriedigt und die eigenen Ressourcen genutzt werden können.

18.2 Seine geschlechtliche und sexuelle Identität leben können

18.2.1 Pflegerelevante Grundlagen kennen

Sexualität – mehr als der reine Geschlechtsakt

18.2 Seine geschlechtliche und sexuelle Identität leben können

18.2.1 Pflegerelevante Grundlagen kennen

Sexualität – mehr als der reine Geschlechtsakt

Kommt ein Mensch ins Krankenhaus oder ins Pflegeheim, gehen Individualität und Geschlechtlichkeit meist weitgehend verloren. Es gibt keine ausreichende Privatsphäre und oft wird in die Intimsphäre eingegriffen.

Oft wird Sexualität fast ausschließlich auf den Geschlechtsverkehr beschränkt. Doch Sexualität ist viel mehr. Sie umfasst alles, was mit dem Geschlechtsleben in Verbindung steht – und das ist weit mehr als reiner „Sex". Sicher hat Sexualität etwas mit Zärtlichkeit, Berührungen, Streicheln, Küssen und Erotik zu tun. Sexualität ist aber auch ein Teil der Persönlichkeit.
Gerade beim Eintritt des Menschen in Klinik oder Pflegheim kommt es zu einem Verlust von Individualität und geschlechtlichem Verhalten. Meist existiert keine ausreichende Privatsphäre. Insgesamt besteht vor allem in Mehrbettzimmern kaum die Möglichkeit, ungestört für sich zu sein, jederzeit kann jemand hereinkommen. Oft lässt es sich bei pflegerischen und therapeutischen Handlungen auch nicht vermeiden, dass man in die Intimsphäre eindringt. Vielleicht wissen Sie aus eigener Erfahrung, wie unangenehm es sein kann, wenn man z. B. bei einer ärztlichen Untersuchung im Intimbereich angesehen und berührt wird.
In diesem Kapitel erfahren Sie einiges zum Thema Geschlecht und Sexualität. Sie lernen, wie Sie die Intimsphäre des Pflegeempfängers bestmöglich schützen können und wie Sie auf die Bedürfnisse des Pflegeempfängers in Bezug auf die Sexualität eingehen bzw. darauf reagieren können.

GESCHLECHTLICHE UND SEXUELLE ENTWICKLUNG EINES MENSCHEN

VON DER GEBURT BIS ZUM 14. LEBENSJAHR

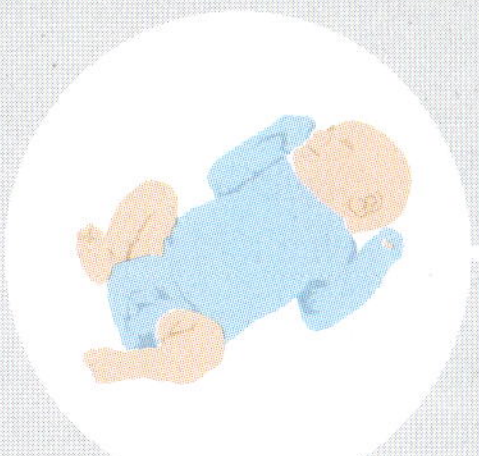

Geburt bis 6. Monat

Baby erlebt das Saugen als lustvoll und genießt den Hautkontakt z.B. beim Stillen.

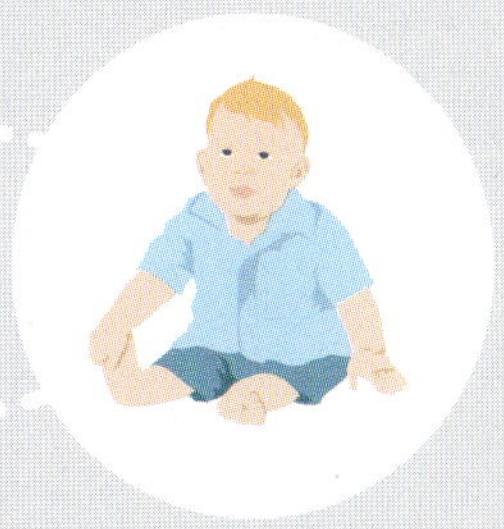

6. bis 8. Monat

Kind entdeckt seine Geschlechtsteile und spielt damit.

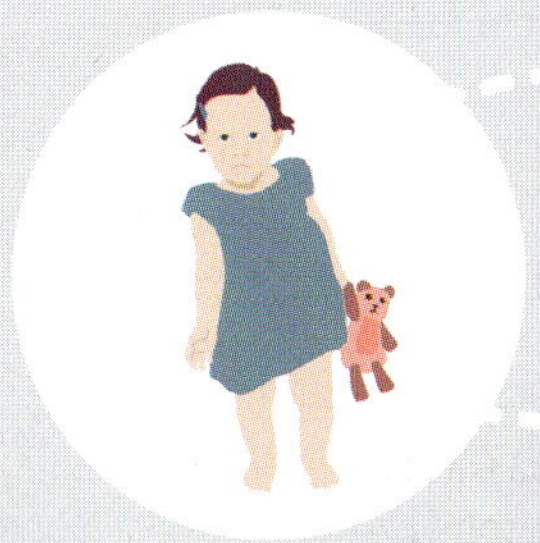

Ende des 1. Lebensjahres

- Kind erkennt Geschlechterunterschiede (Mama ist anders als Papa) (z.B. Stimme, Frisur, Kleidung).
- Es stellt Vermutungen zum eigenen Geschlecht an.

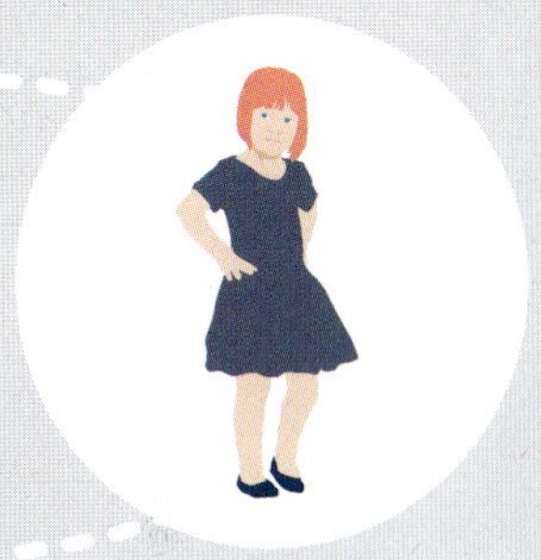

2. bis 3. Lebensjahr

- Kind lernt die Kontrolle über Körperfunktionen: Urin und Stuhl.
- Kinder beobachten sich gegenseitig bei der Ausscheidung oder wollen ihre Eltern beobachten.
- Sie interessieren sich für ihre Geschlechtsteile, die der anderen und stellen Unterschiede fest.
- Kinder flirten, küssen, schmusen miteinander oder mit vertrauten Personen.

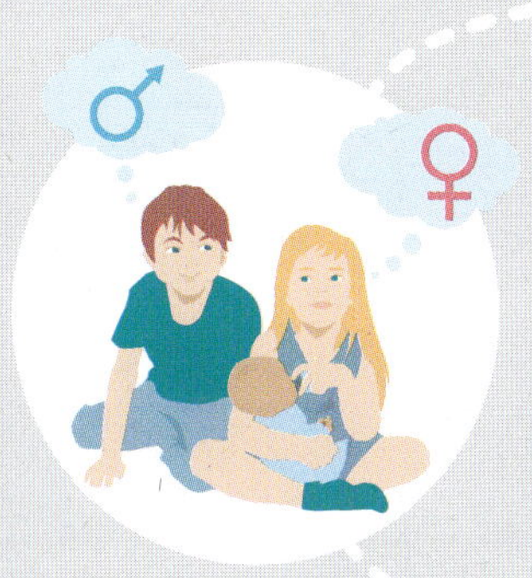

3. bis 6. Lebensjahr

- Kind wünscht sich Intimität und einen Ort, an dem es unbeobachtet ist (z.B. eigenes Zimmer).
- Mit ca. 3 Jahren möchte das Kind wissen woher Babys kommen.
- Mädchen und Jungen befriedigen sich selbst und entwickeln ein Schamgefühl.
- Bei „Doktorspielen“ ziehen sich die Kinder aus und untersuchen sich gegenseitig.
- Kinder spielen mit Geschlechterrollen und gesellschaftliche Normen (wollen ihre Erzieherin im Kindergarten heiraten oder spielen Vater-Mutter-Kind).
- Ab 5 Jahren will das Kind mehr über Geschlecht und Sexualität wissen.
- Kinder tauschen „verbotene“, „schmutzige“ Wörter z.B. auf dem Spielplatz aus. Die Bedeutung der Wörter ist ihnen nicht bewusst, sie bemerken jedoch die Provokation.

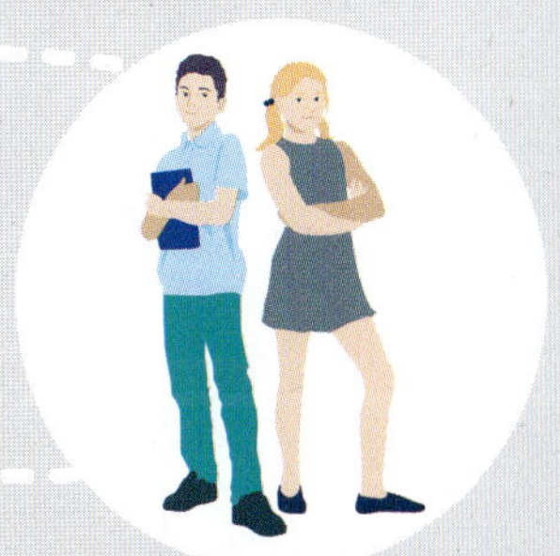

6. bis 10. Lebensjahr

- Sie passen sich an Normen an und verfolgen eigene Interessen.
- Es kommt zu erotischen Spielen zwischen gleichgeschlechtlichen Kindern oder Geschwistern.
- Zwischen dem 9. und 10. Lebensjahr distanziert sich das Verhältnis zunehmend.
- Es kann zum ersten Verlieben kommen.

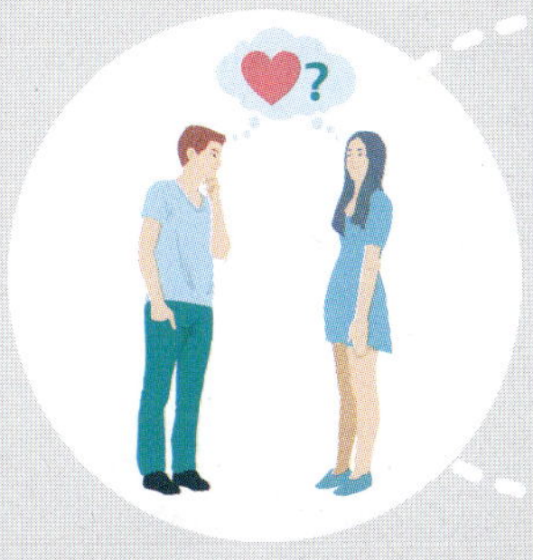

10. bis 14. Lebensjahr

- Die Pubertät wird in Gang gesetzt und sekundäre Geschlechtsmerkmale werden ausgebildet.
- Die Geschlechtsorgane wachsen, die Haut wird fettiger, die Schweißdrüsen sind aktiver.
- Körperliche Veränderungen und Stimmungsschwankungen verunsichern.
- Sexuelle Orientierungen werden bewusst (Jungs oder Mädchen interessanter finden).
- Durch erste Freundschaften wird das Beziehungsverhalten erprobt und die Geschlechtsidentität gefestigt.

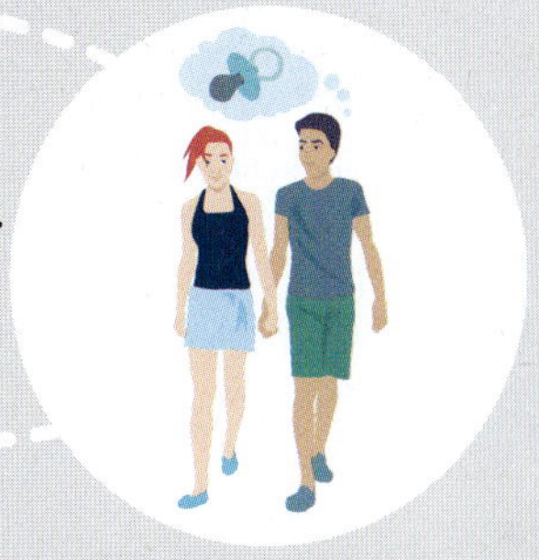

ab dem 14. Lebensjahr

- Haben zum ersten Mal Geschlechtsverkehr und müssen sich mit Themen wie Verhütung beschäftigen.
- Bei der Berufswahl kommt es zur Auseinandersetzung mit der Geschlechtsrolle.
- Erleben oft Identitätskrisen und haben Angst vor Ablehnung von Gleichaltrigen. Versuchen sich deshalb oft stereotyp zu verhalten, obwohl innere Wünsche und Sehnsüchte anders sind.

Grundlagen der Geschlechtsentwicklung

Das genetische Geschlecht wird bereits bei der Befruchtung festgelegt.

Grundlagen der Geschlechtsentwicklung

Genetisches Geschlecht. Das genetische Geschlecht wird durch den Chromosomensatz bestimmt und bereits bei der Befruchtung festgelegt. Menschen mit einem XY-Chromosomensatz sind genetisch gesehen Männer sowie genetisch weibliche Personen einen XX-Chromosomensatz haben.

18

Die Geschlechtsidentität stimmt nicht immer mit dem genetischen Geschlecht überein. Es gibt mehrere verschiedene mögliche Geschlechtsidentitäten.

Geschlechtsidentität. Die Identität – also das „Ich-Bewusstsein" ist von Mensch zu Mensch unterschiedlich. Längst nicht alle Menschen identifizieren sich mit dem angeborenen körperlichen Geschlecht. Das biologische Geschlecht gibt nicht zwangsläufig vor, dass sich ein Mensch auch damit identifiziert. Einige geschlechtliche Identifikationen sind:

- **Cis-Gender:** Menschen, die sich mit ihrem biologischen Geschlecht identifiziert, nennt man Cis. Die meisten Menschen fühlen sich in ihrem angeborenen Geschlecht (männlich oder weiblich) wohl und sind daher Cis-geschlechtlich.
- **Transgender:** Menschen, die sich nicht mit ihrem angeborenen Geschlecht identifizieren, sondern mit dem „anderen" Geschlecht, bezeichnet man als Trans*.
  Trans*frauen sind Personen, die sich mit ihrem angeborenen männlichen Geschlecht nicht identfizieren, sondern sich als Frauen begreifen.
  Trans*männer sind Personen, die sich mit ihrem weiblichen Geschlecht nicht identfizieren, sondern sich als Männer begreifen.
- **Genderqueer:** Menschen, die sich nicht mit ihrem biologischen, aber auch nicht mit dem „anderen" Geschlecht identifizieren. Genderqueere Menschen verorten sich zwischen den binären Geschlechtern (zwischen Mann und Frau).
- **Agender:** Menschen, die sich weder mit ihrem angeborenen Geschlecht noch mit überhaupt einem Geschlecht identifizieren. Menschen, die agender sind, fühlen sich nicht-geschlechtlich bzw. sehen ihr Geschlecht außerhalb des bekannten Geschlechterspektrums.
- **Intergeschlechtlichkeit:** Diese Menschen sind von Geburt - also biologisch betrachtet - weder eindeutig männlich noch eindeutig weiblich. Wie sich intergeschlechtliche Menschen fühlen (männlich, weiblich oder dazwischen) ist von inter*Person zu inter*Person unterschiedlich.

Abb. 18.5 Geschlechtsidentität.

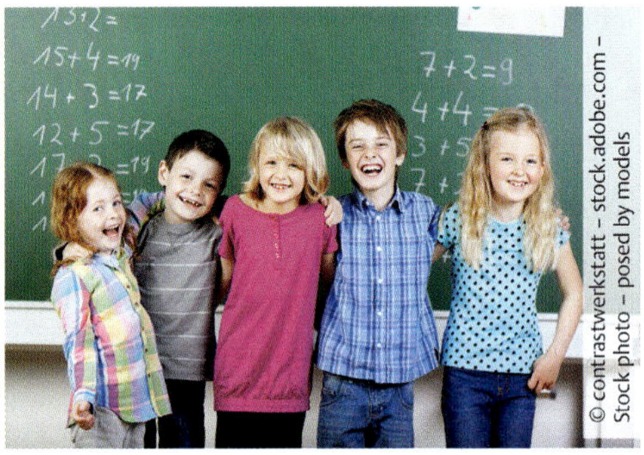

Soziale Beziehungen zu Gleichaltrigen bestimmen die Entwicklung der Geschlechtsidentität mit (nachgestellte Situation). *Quelle: contrastwerkstatt – stock.adobe.com*

Merke ▸

Merke

Wie Sie einen Menschen sehen (weiblich, männlich, trans*...) sagt nicht zwangsläufig etwas über die Lebensrealität des Individuums aus.

Merke ▸

Merke

Die geschlechtliche Verortung eines Menschen, gibt keine Auskunft über dessen sexuellen Orientierung. So kann z. B. eine Trans*frau Männer, Frauen oder beide Geschlechter anziehend finden (S. 398).

Merke ▸

Merke

Keine geschlechtliche Identität ist besser oder schlechter als eine Andere. Wesentlich ist nur das Wohlbefinden eines Menschen mit seinem Geschlecht. Pflegekräfte sind angehalten dies zu respektieren und den Menschen in seinem individuellen Geschlecht wertzuschätzen.

Die Geschlechtsrolle beschreibt äußere Verhaltensweisen, die wir in einer Gesellschaft von einem bestimmten Geschlecht erwarten.

Geschlechtsrolle. Die Geschlechtsrolle beschreibt vermeintlich typische, in einer bestimmten Kultur festgelegte Verhaltensweisen, die mit dem jeweiligen Geschlecht einhergehen. So bestehen in einer Gesellschaft bestimmte Vorstellungen darüber, wie sich Jungen und Mädchen bzw. Männer und Frauen verhalten sollten. Diese Geschlechterrollen sind zunächst nicht problematisch, werden es aber dann, wenn sie bei abweichendem Verhalten zu Diskriminierungen führen.

KURZFASSUNG

Pubertät/Geschlechtsreife

Die Pubertät liegt am Beginn der Reifezeit, ist also der Übergang von der Kindheit zur Jugendzeit. Diese Zeit ist gekennzeichnet durch die in dieser Zeit eintretenden körperlichen Veränderungen wie der Ausbildung der sekundären Geschlechtsmerkmale (z.B. Scham- und Achselhaare), das Auftreten sexueller Triebregungen, die Menstruation, den unwillkürlichen Samenerguss (Pollution) bei männlichen Jugendlichen ohne aktives Zutun im Schlaf. Sie reicht bis zum Zeitpunkt, zu dem die Geschlechtsdrüsen und Geschlechtsorgane voll entwickelt sind (17.–20./21. Lebensjahr).

> **Pubertät/Geschlechtsreife**
> Die Pubertät ist der Übergang von der Kindheit zur Jugendzeit.
> Die Pubertät macht sich durch Auftreten der ersten sekundären Geschlechtsmerkmale bemerkbar.

Merke

Eine geistige und/oder körperliche Behinderung beeinflusst nicht das Bestehen sexueller Bedürfnisse, den Beginn der Pubertät und das Einsetzen der Geschlechtsreife.

> ◄ Merke

Die Entwicklung der Geschlechtsmerkmale finden Sie auch im Kapitel 6 zur Anatomie und Physiologie. Wenn Sie sich (noch einmal) einen Überblick über Geschlechtsmerkmale und/oder Geschlechtsorgane verschaffen wollen, können Sie dies im Unterkapitel zu den Geschlechtsorganen (S. 134) nachlesen.

Hormonell bedingt prägen sich in der Pubertät die physischen Geschlechtsunterschiede stärker aus. Die Körperproportionen des jugendlichen Körpers verändern sich. Weibliche Hormone lassen die Regelblutung einsetzen und lassen einen Busen heranwachsen. Männliche Hormone führen zum ersten Samenerguss und bringen den Stimmbruch mit sich.

> Hormone verursachen die Ausbildung sekundärer Geschlechtsmerkmale.

Im Jugendalter verlässt der Heranwachsende allmählich die Kindheit, zählt aber auch noch nicht vollständig zu den Erwachsenen. Die Entwicklung der Geschlechtsidentität im Jugendalter ist vor dem Hintergrund der in dieser Zeit erhöhten Selbstaufmerksamkeit und zunehmenden Beschäftigung mit der eigenen Person zu sehen. Folgende Fragen spielen eine wichtige Rolle:

> In der Pubertät wird die Persönlichkeit stark geprägt.

- Wer bin ich?
- Wer sind meine Eltern?
- Was soll ich, was könnte ich werden?
- Wie bin ich?
- Wie anerkannt bin ich?
- Wie sehen mich die Anderen?

In dieser sensiblen Zeit voller Fragen kommt es häufig zu Krisen. Sie können die Persönlichkeit des Jugendlichen stark prägen.

Schamgefühl

Das Wort „Scham“ hat eine seelisch-emotionale Bedeutung. Scham kann „Vernichtungsgefühle“ auslösen und tritt in der Kindheit am stärksten auf (vgl. die Redensart „sich zu Tode schämen“). Auch stehen Schamgefühle häufig mit Sexualität in Verbindung. Scham kann sowohl sexueller Natur sein als auch bei einer Verletzung der Intimsphäre auftreten.

Scham als Gefühl haben wir, wenn ein anderer in unsere Intimsphäre eindringt. Schamgefühle treten aber auch auf, wenn wir unsere Gefühle oder Verhaltensweisen bewerten und zu dem Schluss kommen, dass wir etwas falsch gemacht haben – und vor allem dann, wenn unser Umfeld von diesem Versagen erfahren könnte. Schamgefühle sind oft eng mit Schuld-, Angst- oder Minderwertigkeitsgefühlen verknüpft.

> **Schamgefühl**
> Scham tritt in der Kindheit am stärksten auf.
> Scham ist ein Gefühl der Verlegenheit oder Bloßstellung.
> Schamgefühle sind oft eng mit Schuld-, Angst- oder Minderwertigkeitsgefühlen verknüpft.

Scham äußert sich z.B. durch

- Erröten, Herzklopfen und Zittern,
- typische körpersprachliche Gesten: Der Betroffene senkt den Blick, wendet den Kopf ab, hüstelt oder räuspert sich.

Scham gibt es in allen Kulturen, besonders Körperscham (peinliche Gefühle bei Nacktheit vor anderen Menschen) und sexuelle Scham. Scham verursacht Anspannung und Neugier ebenso wie Angst und Furcht (z.B. ein Kind, das mit etwas Neuem konfrontiert wird, versteckt sich, blinzelt aber neugierig aus sicherer Entfernung).

> Scham verursacht Anspannung und Neugier ebenso wie Angst und Furcht.

Intimsphäre/Intimität

> **Intimsphäre/Intimität**

Definition

Die **Intimsphäre** ist ein Bereich persönlichen Erlebens, über den der Einzelne üblicherweise nicht spricht und den er aus Takt oder zur Bewahrung des Selbstgefühls gegen die Umwelt abschirmt.

> ◄ Definition

Die Intimsphäre eines Menschen ist ein Bereich, der nur ihn selbst etwas angeht. Das ist bei Kindern nicht anders als bei Erwachsenen. Kinder entwickeln eine natürliche Schamgrenze. Möchten sie sich nicht nackt oder in Unterwäsche zeigen, ist das unbedingt zu respektieren. Das gilt z.B. auch für die Benutzung des Badezimmers. Kleine Kinder baden sehr gerne mit den Erwachsenen zusammen. Meist hört das im gemeinsamen Einverständnis zwischen Kind und Eltern im Laufe der Jahre auf.

> Die Intimsphäre eines Menschen ist ein Bereich, der nur ihn selbst etwas angeht.
> Bereits Kinder entwickeln ein natürliches Schamgefühl.

Definition ▶

Definition

Als **Intimität** wird ein Zustand tiefster gegenseitiger Vertrautheit bezeichnet. Sie schließt fürsorgliche Verpflichtung, behutsame Zuwendung und das Vertrauen zum Anderen ein.

18.2.2 Grundlagen der Sexualität

18.2.2 Grundlagen der Sexualität

Definition ▶

Definition

Sexualität (Geschlechtlichkeit, von lat. sexus, „Geschlecht") bezeichnet im engen Sinne die Gesamtheit der Lebensäußerungen, Verhaltensweisen, Empfindungen und Wechselbeziehungen von Lebewesen in Bezug auf ihr Geschlecht. Sexualität kann alleine (Selbstbefriedigung) oder zwischen zwei oder mehreren Personen ausgelebt werden.

Menschliche Sexualität ist nicht nur durch reines Instinktverhalten, sondern durch bewusste Entscheidungsprozesse geprägt.
Sexuelle Anziehung drückt sich aus durch
- Zärtlichkeit,
- Worte,
- sexuelle Praktiken oder
- besitzergreifendes Verhalten.

Sexualität hat 3 Funktionen (Stanjek 1998):
1. Fortpflanzungsfunktion
2. Lustfunktion
3. Sozialfunktion

Beim Menschen gehört Sexualität zu den **Grundbedürfnissen** und ist nicht nur durch reines Instinktverhalten, sondern durch bewusste Entscheidungsprozesse geprägt.
Sexuelle Anziehung drückt sich durch Zärtlichkeit, Worte, verschiedene sexuelle Praktiken oder auch durch besitzergreifendes Verhalten aus. Die Sexualität eines Menschen beeinflusst seine Psyche, seine persönliche Entwicklung, letztendlich sein gesamtes gesellschaftliches Umfeld.

Fortpflanzungsfunktion. Früher stand eindeutig die Fortpflanzungsfunktion der Sexualität im Vordergrund. Die Fortpflanzungsmöglichkeit ist bei den Geschlechtern unterschiedlich verteilt. Bei Frauen lässt der Wunsch nach Fortpflanzung in der Regel nach dem 40. Lebensjahr nach und ist mit dem Ende der Wechseljahre ohne eine künstliche Befruchtung nicht mehr möglich. Beim Mann ist die Fortpflanzung zwar viel länger biologisch möglich, der Wunsch danach lässt jedoch in der Regel auch mit zunehmendem Lebensalter nach.

Lustfunktion. Aus der Psychoanalyse stammt der Begriff „Libido" (lateinisch: „Lust, Begehren, Begierde"); er bezeichnet die seelische Energie, die mit den Trieben der Sexualität verbunden ist. Die grundsätzliche Auffassung der Sexualität als eines bloßen Aktes der Fortpflanzung (Reproduktion) hat sich geändert. Neue Verhütungsmethoden, gewandelte Moralvorstellungen und der Wunsch, die sinnliche Anziehung zwischen Menschen (Erotik) und Liebe enger zu verbinden, förderten den Wandel des sexuellen Verhaltens hin zu einem Vergnügen mit sozialer Funktion.

Sozialfunktion. Sexualität hat unterschiedliche soziale Funktionen. Sie dient der Kontaktaufnahme und der Beziehungsgestaltung. Unter Sexualität versteht man im weitesten Sinne, jenseits des Geschlechtsakts: flirten, kuscheln, streicheln, in den Arm nehmen, Hautkontakt usw.
In diesem Sinne bleibt sie bis ins Alter erhalten und wird – bei nachlassender Fortpflanzungsfunktion der Sexualität – sogar immer wichtiger. Dieses Bedürfnis ist ein Leben lang vorhanden (**Abb. 18.6**). Sexuelle Fantasien, Zärtlichkeit und Erotik (als sinnliche Anziehung zweier oder mehrerer Menschen) sind bis ins hohe Lebensalter eine mögliche Quelle von Sinnlichkeit, Lust und Erregung.

Abb. 18.6 Nähe.

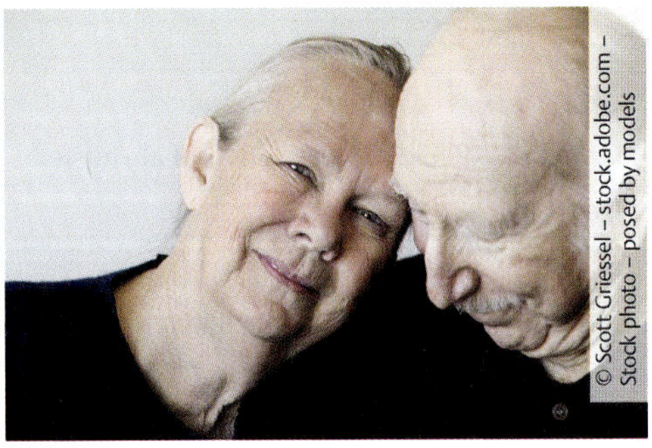

Das Bedürfnis nach Nähe und Körperkontakt bleibt auch im Alter erhalten (nachgestellte Situation). *Quelle: Scott Griessel – stock.adobe.com*

Sexuelle Orientierungen

Sexuelle Orientierungen
- Heterosexualität: Liebe zu Partnern das anderen Geschlechts
- Homosexualität: Liebe zu Partnern des gleichen Geschlechts
- Bisexualität: Liebe zu Partnern beider Geschlechter
- Pansexualität: Liebe zu Menschen jeglichen Geschlechts (z. B. auch transgeschlechtliche Menschen)

Die „normale" Sexualität gibt es nicht, da Menschen keine genormten Wesen sind. Es gibt jedoch unterschiedliche Formen des sexuellen Erlebens:
- **Heterosexualität** (griech.: heteros = verschieden): sexuelle Aktivität, Erregbarkeit, Orientierung und Liebe zu Partnern des jeweils anderen Geschlechts
- **Homosexualität** (griech.: homos = gleich): sexuelle Aktivität, Erregbarkeit, Orientierung und Liebe zu Partnern des gleichen Geschlechts
- **Bisexualität**: sexuelle Aktivität, Erregbarkeit, Orientierung und Liebe zu Partnern beider Geschlechter
- **Pansexualität:** Sexuelle und romantische Anziehung zu Menschen jeglichen Geschlechts (Männer, Frauen, trangeschlechtliche-, intergeschlechtliche Menschen...).

Die menschliche Sexualität ist äußerst facettenreich und wird auf verschiedene Weise ausgelebt. Zusätzlich zu den genannten Formen des sexuellen Erlebens gibt es verschiedene sexuelle Präferenzen, die sich auf unbelebte Gegenstände oder bestimmte Handlungen bezieht. Früher teilweise tabuisiert und gar unter Strafe gestellt, gewinnen etliche dieser Ausrichtungen heute in westeuropäischen Gesellschaften an Akzeptanz.

18.3 Beobachten und Wahrnehmen

18.3.1 Intrinsische und extrinsische Hürden im Erleben der eigenen Sexualität

Krankheiten beeinflussen vorübergehend oder dauerhaft das Lebensgefühl und das Verhalten des Menschen und damit auch die Sexualität. Die Gedanken konzentrieren sich vordergründig auf das Krankheitserleben. Akute Erkrankungen führen meist auch zu einer Reduzierung der sexuellen Gefühle, sobald die Krise jedoch überwunden ist, stellen sich die alten, normalen Gefühle und Bedürfnisse meist wieder ein.

Langfristig kann das Sexualempfinden gestört sein durch
- chronische Erkrankungen,
- körperliche Beeinträchtigungen,
- geschlechtsspezifische Erkrankungen und Operationen,
- psychosoziale Faktoren und Traumata,
- psychische Erkrankungen sowie
- Medikamente, Alkohol und andere Drogen.

Praxistipp

Wie gehe ich damit um, wenn Pflegeempfänger über die Auswirkungen der Krankheit auf ihre Sexualität mit mir sprechen möchten?

Damit Sie als Pflegehelfer in solchen Situationen beraten können, ist gegenseitiges Vertrauen erforderlich. Nicht immer trauen sich die Pflegeempfänger, mit intimen Fragen auf Sie zuzugehen. Um Krisen rechtzeitig begegnen zu können, müssen Sie den Pflegeempfänger und seine Umgebung beobachten und auch ihrerseits auf spezielle Beratungssituationen vorbereitet sein, z. B.:
- Kann ich trotz meiner Diagnose sexuell aktiv sein?
- Kann ich Kinder zeugen/bekommen?
- Welche Hilfsmittel stehen mir zur Verfügung?
- Wie gehe ich mit einer möglichen Inkontinenz um?

Schaffen Sie unbedingt eine ungestörte vertrauensvolle Atmosphäre, seien Sie offen und nehmen Sie keine Wertung vor. Selbst in Palliativsituationen kann Sexualität für den betroffenen Menschen wichtig sein – es muss aber nicht! Machen Sie sich immer bewusst, dass Sie ein Spiegel für den Pflegeempfänger sind (Salter 1998).

18.3.2 Sexualität im Alter

Das Thema Liebe und Sexualität im Alter ist bis heute weitgehend ein Tabuthema. Die klinische Erfahrung belegt, dass viele ältere Menschen die eigene Körperlichkeit und Sexualität bis ins hohe Alter hinein als einen wichtigen Teil der eigenen Person ansehen (Wittensöldner 2017). Wir wissen heute, dass auch im Alter sexuelle Interessen und Verhaltensweisen natürlicherweise vorhanden und möglich sind. Es besteht jedoch häufig eine Verschiebung von „genitalen Interessen" zu einer Betonung der Zärtlichkeit und dem Wunsch nach Partnerschaft. Nonverbale Äußerungen wie Berührungen, Anschmiegen, Streicheln, Küssen erleben viele ältere Menschen als wichtige Formen der Zuwendung. Der Wunsch, sich jemandem zu offenbaren, seine Nähe, Wärme und Zuwendung ganz konkret zu spüren, bleibt ein Leben lang bestehen. Zärtlichkeit und Erotik wirken in allen Lebensphasen lebensbestimmend – erst recht im Alter. Sie beeinflussen die Selbstentfaltung und das Glücksempfinden in entscheidendem Maße.

Beziehungen unter Pflegeempfängern in Einrichtungen der Langzeitpflege

Selbstverständlich betrifft das Thema sexueller Beziehungen im Alter auch alte Menschen, die in Einrichtungen der Langzeitpflege leben und unter körperlichen Einschränkungen und Krankheiten leiden. Gerade hier kann eine glückliche Partnerschaft helfen, gemeinsam die Zeit zu gestalten und die Beschwerden des Alters zu tragen (**Abb. 18.7**).

Meist jedoch ist die eingeschränkte Privatsphäre ein großes Hindernis für eine intime Beziehung. Zweibettzimmer, häufiges Ein- und Ausgehen des Personals im persönlichen Wohnbereich oder die aufmerksame und nicht immer wohlwollende Beobachtung durch andere Pflegeempfänger. Das eigene, unerfüllbare Verlangen nach Zärtlichkeit und Zuwendung blockiert hier oft das Verständnis und die Toleranz gegenüber Paaren, die erst in Langzeitpflegeeinrichtungen zusammengefunden haben.

18.3 Beobachten und Wahrnehmen

18.3.1 Intrinsische und extrinsische Hürden im Erleben der eigenen Sexualität

Langfristig kann das Sexualempfinden gestört sein durch
- chronische Erkrankungen,
- körperliche Beeinträchtigungen,
- geschlechtsspezifische Erkrankungen und Operationen,
- psychosoziale Faktoren und Traumata,
- psychische Erkrankungen sowie
- Medikamente, Alkohol und andere Drogen.

◄ Praxistipp

18.3.2 Sexualität im Alter

Auch im Alter sind sexuelle Interessen und Verhaltensweisen vorhanden und möglich.
Nonverbale Äußerungen und Zuwendung sind wichtig: z. B. Berührungen, Anschmiegen, Streicheln, Küssen.

Beziehungen unter Pflegeempfängern in Einrichtungen der Langzeitpflege

Gerade im Heim kann eine glückliche Partnerschaft helfen, gemeinsam die Zeit zu gestalten und die Beschwerden des Alters zu tragen.

18

Abb. 18.7 Partnerschaft.

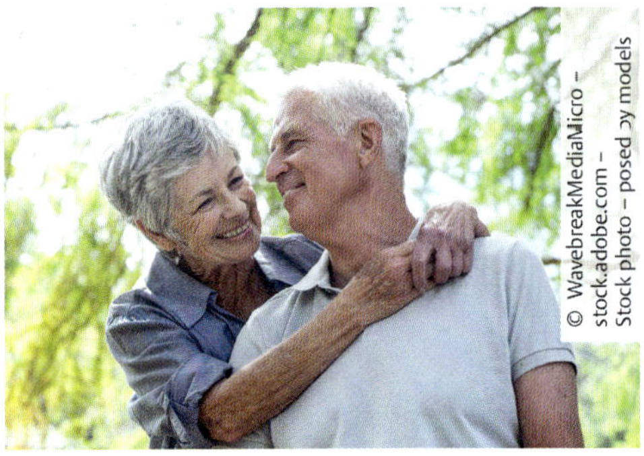

Eine glückliche Partnerschaft kann helfen, gemeinsam die Zeit zu gestalten (nachgestellte Situation). *Quelle: WavebreakMediaMicro – stock.adobe.com*

18.3.3 Geschlechtlichkeit in anderen Kulturkreisen und Religionen
Geschlechtlichkeit wird in den verschiedenen Kulturen und Gesellschaften unterschiedlich aufgefasst und erlebt. Deshalb kommt es in der Pflege häufig zu Unsicherheiten.

18.3.3 Geschlechtlichkeit in anderen Kulturkreisen und Religionen

Kulturelle Faktoren haben einen starken Einfluss auf Körperdeutungen, Identität und Erleben von Sexualität (**Abb. 18.8**). Besonders der gesellschaftliche Umgang spielt eine wichtige Rolle. In der Pflege kommt es häufig zu Unsicherheiten in den Handlungsabläufen, da es an Informationen bzw. Hintergrundwissen mangelt.

Beispiel Islam. Sexualität, wenn sie im legalen Rahmen praktiziert wird, sieht man im Islam positiv. Als Sünde oder Verfehlung gelten im Islam außerehelicher Geschlechtsverkehr, Homosexualität sowie Prostitution und Zuhälterei. Die wichtigste Grundregel ist, dass Sex nur innerhalb der Ehe erlaubt ist. Im Idealfall ist die Hochzeitsnacht jener Zeitpunkt, zu dem ein Mensch zum ersten Mal Geschlechtsverkehr hat. Die Frau ist nach den Vorstellungen mancher Theologen die sexuell Aktive. Durch ihre Erscheinung weckt sie die Begierde des Mannes. Einige Frauen mit islamischem Glaubenshintergrund tragen ein Kopftuch, u. a. um von Äußerlichkeiten abzulenken. Das Kopftuch wird auch bei einem Krankenhausaufenthalt nicht abgelegt.
Das Kind zu Hause auf die Welt zu bringen, hat durchaus Tradition. Dabei wird die Gebärende von ihrer Hebamme und erfahrenen Frauen aus der Familie oder der Nachbarschaft unterstützt. Selbstverständlich entbinden heute viele Frauen in der Klinik oder in einem Geburtshaus. Im Wochenbett gelten die Frau und das Neugeborene als besonders verletzlich. Die Mutter muss sich von den Strapazen der Geburt erholen und das Baby erst einmal in der „neuen“ Welt ankommen. Auch für die Muslima gilt Muttermilch als beste und natürlichste Nahrung für das Baby. Der Koran sieht eine Stilldauer von 2 Jahren vor.
40 Tage nach der Geburt und während der Regelblutung darf die Frau, da sie als unrein gilt, nicht beten, den Koran berühren und keinen Geschlechtsverkehr haben.

Beispiel Judentum. In den heiligen Schriften, wie dem Talmud, wird die sexuelle Erfüllung als wichtiger Bestandteil einer Ehe gewertet. Lust gilt als etwas Angenehmes, Gutes, ja sogar Heiliges, mit dem Recht der Frau auf einen Orgasmus. Es existieren sogar gewisse Vorschriften zu Anlässen: Bevor der Mann eine Reise antritt, kurz vor der Menstruation und natürlich nach Ablauf der Nidda, der Trennungszeit während und nach der Menstruation, soll er mit seiner Frau Sex haben.
Sex außerhalb der Ehe ist für Mann und Frau verboten. Trotzdem gelten feste Beziehungen in der modernen Orthodoxie, vor allem in den USA, als eheähnliche Verbindung.

Abb. 18.8 Kulturelle Unterschiede.

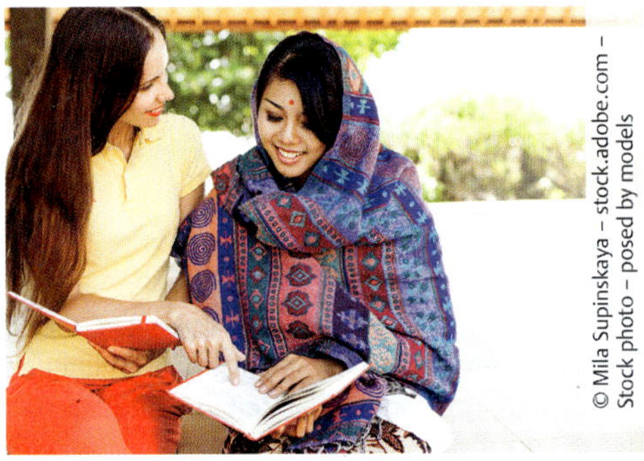

Geschlechtlichkeit wird in den verschiedenen Kulturkreisen unterschiedlich erlebt (nachgestellte Situation). *Quelle: Mila Supinskaya – stock.adobe.com*

18.3.4 Sexueller Missbrauch bei Kindern

Definition

Unter **sexuellem Missbrauch** bzw. **sexualisierter Gewalt** versteht man alle Arten von sexuellen Handlungen eines Erwachsenen (Jugendlichen) an oder vor einem Kind (www.wildwasser.de).

Es gibt keine psychischen Symptome oder Verhaltensweisen, die spezifisch für sexuellen Missbrauch sind. Die Aussagen des Kindes sind oft verschlüsselt. Daher ist bei einem Verdacht auf sexuellen Missbrauch eine umfassende Untersuchung erforderlich.
Bestimmte körperliche Symptome können auf sexuellen Missbrauch hinweisen:

- Blut in Urin und Stuhl
- Schmerzen beim Wasserlassen oder Stuhlgang
- Ausfluss aus Scheide, Penis oder After
- Juckreiz in der Scheide, um die Harnröhre oder den After
- Verletzungen im Genital- und Analbereich und an den sogenannten erogenen Zonen wie Hals oder Ohrläppchen, bei kleinen Kindern vor allem auch im Mund (Hinweis auf Oralverkehr)

Merke

Durchlebte schwere Traumata wie sexueller Missbrauch, Demütigungen und Vergewaltigungen können schwerwiegende Störungen, sexuelle Abwehr und Angstgefühle bis ins hohe Alter hervorrufen.

Praxistipp

Wie verhalte ich mich, wenn ein Kind mir gegenüber eine Andeutung oder konkrete Aussagen über einen sexuellen Missbrauch macht?

- Reden Sie mit dem Kind und glauben Sie ihm uneingeschränkt.
- Sagen Sie dem Kind, dass es wichtig ist, darüber zu sprechen.
- Versprechen Sie dem Kind nichts, was Sie nicht halten können.
- Erklären Sie dem Kind, dass es keine Schuld trägt und es sich dafür nicht schämen muss.
- Leiten Sie weitere Schritte ein. Holen Sie sich zuvor fachkundigen Rat.

18.3.4 Sexueller Missbrauch bei Kindern

◂ Definition

Es gibt keine spezifischen psychischen Symptome oder Verhaltensweisen, die auf sexuellen Missbrauch hinweisen. Bei jedem Verdacht auf sexuellen Missbrauch ist eine umfassende Untersuchung erforderlich.

◂ Merke

◂ Praxistipp

18.3.5 Sexueller Missbrauch alter Menschen

Auch ältere Menschen können Opfer sexueller Übergriffe sein. Diese Tatsache bleibt oft unerkannt. Besteht der Verdacht, sollten Pflegende sensibel und vorsichtig vorgehen.

18.3.5 Sexueller Missbrauch alter Menschen

Auch ältere Menschen kann sexueller Missbrauch betreffen.

18.4 Bei Pflegemaßnahmen mitwirken

Pflegende haben durch ihre Arbeit einen besonders engen und intensiven Kontakt mit Menschen und sind daher in besonderer Weise mit Fragen zur Sexualität konfrontiert. Sie müssen sich diesen Fragen stellen und versuchen, Sensibilität für das Thema zu entwickeln und sich mit Kollegen in einer ernsthaften Art und Weise austauschen. Voraussetzung ist eine offene und vertrauensvolle Atmosphäre, die auch Äußerungen über Scham, Ekel oder Abwehr zulässt.

Merke

Gespräche über sexuelle Fragen und Probleme erfordern Toleranz und gegenseitiges Verständnis. Sie sind genauso wichtig wie Diskussionen über andere pflegerische Fragen.

Pflegen erfordert Berührung und Hautkontakte z. B. bei der Körperpflege, bei Einreibungen oder Massagen. Pflegen erfordert Nähe und bietet damit auch einen Ansatz für Verletzbarkeit. Der Pflegeempfänger spürt sofort, wie die Berührung gemeint ist, ob sich die Pflegende ganz auf ihn einstellt oder ob sie nur eine Pflegemaßnahme erledigt.

Merke

Das Tragen von Handschuhen schützt Pflegende nicht nur vor Infektionen und Ekel. Es signalisiert auch Distanz. Sie nehmen der Berührung des Genitalbereichs eines anderen Menschen die sexuelle Bedeutung.

18.4 Bei Pflegemaßnahmen mitwirken

Pflegende haben durch ihre Arbeit einen besonders engen und intensiven Kontakt mit Menschen.
Pflegen erfordert Berührung und Hautkontakt.

◂ Merke

◂ Merke

18.4.1 Mit Schamgefühlen respektvoll umgehen

Pflegende können durch ihr Verhalten im direkten Umgang mit Pflegeempfängern unnötige Schamgefühle verhindern.

18

18.4.1 Mit Schamgefühlen respektvoll umgehen

Pflegende können durch ihr Verhalten im direkten Umgang mit Pflegeempfängern unnötige Schamgefühle verhindern, indem sie

- vor einem Eingriff in die Intimsphäre und vor vermeintlich schambesetzten Eingriffen darüber informieren. z. B. beim Katheterisieren darauf achten, dass auch so genannte „legitimierte" Mitarbeiter (Mitarbeiter aus dem ärztlichen, therapeutischen oder Servicebereich) durch ein Schild an der Tür den Pflegeempfänger nicht stören oder beschämen (müssen).
- erläutern, warum sie nach intimen Details fragen, warum sie Pflegeempfänger bitten, sich auszuziehen.
- die Intimsphäre dabei weitestgehend schützen (z. B. spanische Wand, **Abb. 18.9**).
- Respekt vor der Verletzlichkeit des Menschen signalisieren.
- Pflegeempfänger in Absprache schambesetzte Tätigkeiten selbst vornehmen lassen (z. B. Intimwaschung).
- bei gegebenem Anlass taktvoll und diskret vermutete Schamgefühle ansprechen („Ich kann mir vorstellen, dass es Ihnen unangenehm ist, wenn ich jetzt…").

Abb. 18.9 Schutz der Intimsphäre.

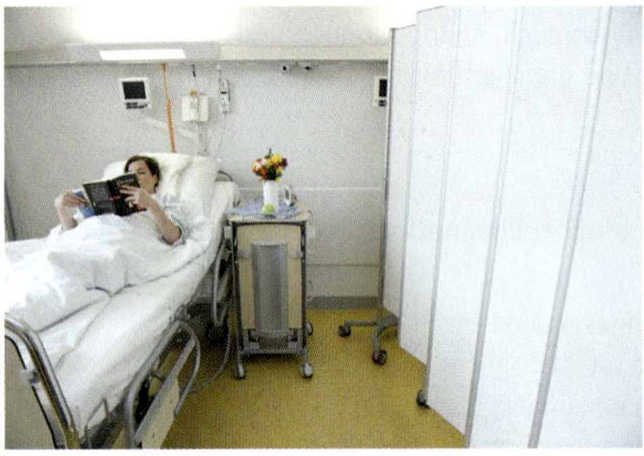

Eine spanische Wand kann vor ungewollten Einblicken schützen. *Quelle: W. Krüper, Thieme*

18.4.2 Intimsphäre schützen

- Deutlich anklopfen
- Informieren, Einverständnis einholen
- Bettdecke nie ohne Vorankündigung entfernen
- für Sichtschutz sorgen
- Tabuzonen des Körpers beachten
- private Gegenstände nicht ohne Einwilligung anfassen
- Dokumentationsunterlagen vertraulich behandeln

18.4.2 Intimsphäre schützen

Beispiele für respektvolles Verhalten sind:

- Deutlich anklopfen, bevor man das Zimmer betritt.
- Wenn möglich, mehrere Tätigkeiten im Zimmer hintereinander verrichten, um allzu häufige Störungen zu vermeiden.
- Zeitnah vor jeder Pflegemaßnahme informieren und das Einverständnis einholen.
- Bettdecke niemals ohne Vorankündigung entfernen.
- Bei der Körperpflege im Zimmer für Sichtschutz sorgen.
- Persönliche Gegenstände des Pflegeempfängers nur nach vorheriger Ankündigung anfassen, Schränke/Türen nicht ungefragt öffnen.
- Bei der Ganzkörperwäsche nur kleine Körperbereiche aufdecken.
- „wir"-Ansprache vermeiden
- Sehr persönliche Gespräche unter vier Augen ohne weitere Zuhörer führen.
- Nicht über den Pflegeempfänger in seiner Anwesenheit mit Dritten sprechen.
- Beim Verlassen des Zimmers z. B. zu Untersuchungen darauf achten, dass der Pflegeempfänger geeignete schützende Kleidung und Schuhe trägt.
- Tabuzonen des Körpers beachten
- schriftliche Dokumentationsunterlagen vertraulich behandeln
- Zur Wahrung der Intimsphäre zählt es auch, Jugendliche nicht automatisch zu duzen.

19

Sterben und Tod

19.1 Pflegerelevante Grundlagen kennen

19.1.1 Sterben und Tod – ein angstbehaftetes Thema

Merke

Die meisten Menschen sterben alleine, in Krankenhäusern oder in Heimen. 96 % der unter 25-Jährigen haben außer in Filmen noch keinen toten Menschen gesehen.

In der heutigen Zeit befassen sich nur die wenigsten Menschen mit der Endlichkeit des Lebens. Sterben und Tod sind keine Themen, über die man gerne nachdenkt oder spricht. Pflegende nehmen im Kontext von Sterben und Tod eine besondere Rolle ein. Einerseits sind sie Mitglieder der Gesellschaft und verdrängen Leid, Krankheit und Sterben selbst. Andererseits kommen sie durch ihre Arbeit zwangsläufig mit Sterben und Tod in Berührung. In früheren Zeiten hatte der Mensch schon als Kind Berührung mit dem Tod. Die Anwesenheit alter Menschen und Sterbender in der Familie war selbstverständlich. Heute versucht man Sterben und Tod aus dem Alltag zu verdrängen.
Der Umgang mit Sterbenden ist auch bei professionell Pflegenden oft angstbesetzt. Um Patienten in der Sterbephase menschlich pflegen zu können, müssen sie ein bestimmtes Grundwissen mitbringen. Sie müssen aber auch die Bereitschaft haben, sich mit dem Thema Tod und Sterben auseinanderzusetzen – und sich dabei zwangsläufig auch mit dem eigenen Sterben zu befassen.
In diesem Kapitel lernen Sie etwas über die Grundlagen der Sterbebegleitung. Sie erfahren, welche Bedürfnisse sterbende Menschen haben und wie Sie darauf eingehen können. Sie erfahren, welche Maßnahmen nach Eintritt des Todes durchzuführen sind, welche religiösen Besonderheiten es gibt und wie Sie die Angehörigen im Trauerprozess unterstützen können.

19.1.2 Palliative Care

Dame Cicely Saunders gilt als Begründerin der Palliativmedizin und der modernen Hospizbewegung. Sie war ausgebildete Krankenschwester, Sozialarbeiterin und Ärztin.

Definition

Mit **Palliative Care** (lat. *palliare* „mit einem Mantel bedecken"; engl. *care* „Versorgung, Betreuung, Aufmerksamkeit") wird eine Form der Versorgung und Begleitung unheilbar Schwerkranker und Sterbender bezeichnet.

In vielen Bereichen der Pflege, besonders auch in der palliativen Pflege, ist die multiprofessionelle, interdisziplinäre Versorgung der Patienten sehr wichtig. Bezogen auf den Sterbenden bedeutet „multiprofessionell zusammenarbeiten" dem Anderen auf Augenhöhe zu begegenen, Patienten und Angehörigen Geborgenheit zu vermitteln und die körperlichen, psychosozialen und spirituellen Seiten des Anderen zu respektieren. (Borasio 2012).

19.1.3 Phasen des Sterbens

Jeder Mensch durchläuft den letzten Abschnitt seines Lebens auf seine eigene Weise. Dennoch lassen sich aufgrund vieler Gespräche mit Sterbenden typische Abfolgen erkennen. Menschliche Reaktionen auf Leiden sind sehr ähnlich und in der Grundsicherheit erschütternd. Elisabeth Kübler-Ross (*1926–2004) hat als Erste die **Phasen des Sterbens** erforscht (**Tab. 19.1**). Sie beobachtete, dass sich die Gemütsverfassung Sterbender schrittweise ändert und dabei typische Stadien auftreten.
Das Phasenmodell des Sterbens darf man keineswegs als starre Abfolge verstehen. Nicht immer durchlaufen alle Menschen alle Phasen auf dieselbe Weise. Zum Teil überschneiden sich Phasen oder wiederholen sich mehrfach im Sterbeprozess. Dabei gilt es stets, die Einzigartigkeit jedes Menschen in seiner letzten Lebensphase zu berücksichtigen, diese ist dann sogar besonders ausgeprägt.

Merke

Das Wissen zu den einzelnen Phasen kann Pflegenden helfen, einen sterbenden Menschen besser zu unterstützen.

Einzelne Menschen versterben plötzlich und unerwartet, vielleicht versäumten sie in ihrer Lebenszeit, sich mit ihrem eigenen Tod auseinanderzusetzen. Andere sind aufgrund schwerer Erkrankungen oder fortgeschrittener Demenz in ihrer Wahrnehmung und in ihrem Bewusstsein eingeschränkt, so dass unklar bleibt, inwieweit sie sich mit ihrem Sterben oder dem Tod auseinandersetzen können. Ebenso ist zu beachten, dass in allen Phasen des Sterbens die Hoffnung des Menschen eine zentrale Rolle spielen kann. Niemals sollte man dem Sterbenden die Möglichkeit zur Hoffnung nehmen, wobei es wichtig ist, diese an seine individuellen Wünsche und Bedürfnisse anzupassen. Es ist die Aufgabe der Angehörigen und professionellen Begleiter, den Sterbenden in seinen individuellen Hoffnungen zu unterstützen und ihm jede nötige Hilfe und Erleichterung zukommen zu lassen.

KURZFASSUNG

19.1 Pflegerelevante Grundlagen kennen

19.1.1 Sterben und Tod – ein angstbehaftetes Thema

◂ Merke

Um Patienten in der Sterbephase menschlich pflegen zu können, müssen Pflegende ein bestimmtes Grundwissen mitbringen. Sie müssen aber auch die Bereitschaft haben, sich mit dem Thema Tod und Sterben auseinanderzusetzen.

19.1.2 Palliative Care

◂ Definition

19.1.3 Phasen des Sterbens

Elisabeth Kübler-Ross hat als Erste die Phasen des Sterbens erforscht. Sie beobachtete bei vielen sterbenden Menschen Parallelen in der Gemütsverfassung und formulierte in einem Modell typische Zustände der bewussten Auseinandersetzung mit dem Tod.

Die Abfolge der Phasen ist keinesfalls starr. Jeder Mensch durchläuft den letzten Abschnitt seines Lebens auf seine eigene, persönliche Weise.

◂ Merke

19

Tab. 19.1 Phasen des Sterbeprozesses nach Kübler-Ross und mögliche Verhaltensweisen.

Kennzeichen	Was kann man als Begleiter tun?
1. Phase: Nicht-wahrhaben-Wollen	
Hoffnung auf Genesung und Angst vor dem Sterben stehen in einem inneren Konflikt miteinander.	• Verhalten des Patienten akzeptieren und Reaktionen aushalten • Bereitschaft für Gespräch zeigen, sprechen lassen und zuhören, Rückfragen stellen, um Verständnis zu signalisieren, dabei aber einfühlsam bleiben und keine abwertenden Bemerkungen wie „Reißen Sie sich zusammen!“ machen • dem Menschen Zeit lassen, sich mit dem „Unbegreiflichen“ auseinanderzusetzen
2. Phase: Zorn, Auflehnung, Depression, Protest	
Dies zeigt sich unter anderem in aggressivem, wütendem Verhalten gegenüber Angehörigen und Helfern, aber auch in Frustration oder innerem Rückzug.	• ruhig bleiben und nicht gereizt reagieren; die Reaktion des Sterbenden ist nicht gegen eine bestimmte Person gerichtet • Verständnis aufbringen für negative Gefühle
3. Phase: Verhandeln mit dem Schicksal	
In dieser Phase nutzen Menschen eine vorübergehende Besserung oder Verlangsamung des Krankheitsverlaufs, um neue Pläne zu schmieden. Es wird versucht, mithilfe hoch spezialisierter Fachärzte, durch religiöse Gelübde usw. dem drohenden Schicksal zu entrinnen oder dieses herauszuzögern.	• Hoffnung respektieren und unterstützen, ohne jedoch unrealistische Erwartungen oder Illusionen zu fördern
4. Phase: Depression	
Nach der Enttäuschung über unerfüllte Hoffnungen tritt häufig eine Phase schwerer Depression auf, geprägt von Traurigkeit, Schuldgefühlen wegen vermeintlicher Fehler, Vereinsamung und großem Bedürfnis nach Kontakt und Nähe eines verständnisvollen Menschen.	• dem Sterbenden das Recht auf Traurigkeit zugestehen; Zeichen der Trauer zulassen (z. B. Tränen des Sterbenden), Verständnis zeigen • mit beruhigendem Auftreten unterstützen, jedoch nicht ablenken wollen
5. Phase: innere Ruhe	
Es kann dazu kommen, dass der Sterbende zu innerer Ruhe findet, den Tod annimmt und die unabwendbare Realität bejaht.	• letzte Wünsche erfüllen, vielleicht eine bestimmte Musik • Anweisungen des Sterbenden schriftlich festhalten • in Kontakt mit dem Sterbenden bleiben, z. B. sich für ihn Zeit nehmen, bei ihm bleiben

19.1.4 Der Tod

Als klinischer Tod wird das Aussetzen der Atmung mit dem völligen Kreislaufstillstand verstanden.

Bei klinisch Toten besteht für einige Minuten die Aussicht auf Wiederbelebung durch Reanimation.

19.1.4 Der Tod

Als klinischen Tod bezeichnet man den völligen Kreislaufstillstand, der sich durch das Fehlen von Puls, Herzaktion und Atmung äußert. Nach etwa 20 Sekunden beginnen Hörvermögen und Bewusstsein zu schwinden. Wenige Minuten danach kommt es zur Erschlaffung der Muskulatur.

In den ersten Minuten nach dem klinischen Tod ist der Körper noch durch Reanimationsmaßnahmen wiederbelebungsfähig (Wiederbelebungszeit), wobei die Zeitspanne für eine erfolgreiche Reanimation je nach Zustand und Umständen variieren kann. Während dieser Reanimationsphase berichten einige Menschen von Nahtoderlebnissen oder Tastempfindungen, auch wenn solche Erfahrungen wissenschaftlich nicht eindeutig erklärbar sind. Danach führt der durch den Kreislaufstillstand verursachte Sauerstoffmangel (Hypoxie) unweigerlich zu irreversiblen Schäden, insbesondere im Gehirn und anderen lebenswichtigen Organen.

Merke ►

Merke

Unsichere Todeszeichen (► **Tab. 19.2**) eignen sich nicht zur Todesfeststellung und können auf eine erforderliche Reanimation hinweisen.

Tab. 19.2 Sichere und unsichere Todeszeichen.

sichere Todeszeichen	unsichere Todeszeichen
frühe Veränderungen: • Leichen- oder Totenflecken (Livores) – Aussehen: blassrote, später dunkelrote bis blaugraue Verfärbungen an den tiefer liegenden Stellen des Körpers – Beginn: zunächst hinter den Ohren, am Hals und am Nacken, später auf der ganzen Unterseite des Toten – Auftreten: teilweise bereits während des Sterbens; in jedem Fall treten sie 20 Minuten bis 1 Stunde nach Eintritt des Todes auf • Totenstarre (Rigor mortis) – Beginn: bei Wärme früher (circa 2–3 Stunden nach dem Tod), bei kühlerer Umgebung später – Auftreten: zunächst sind die Muskeln des Unterkiefers, der Gelenke, des Nackens davon betroffen; nach 2–3 Tagen löst sie sich wieder in der gleichen Reihenfolge späte Veränderungen: • Verwesungsgeruch durch Zersetzung; Auftreten abhängig von Umgebung, Luftfeuchtigkeit, Temperatur	• Atemstillstand • Pulslosigkeit • keine Herztöne mehr zu hören • Bewusstlosigkeit • Körper kühlt spürbar auf die Umgebungstemperatur ab (Körperoberfläche innerhalb von 6–12 Stunden, an Händen und Gesicht schneller) • Hautblässe • komplette Lähmung aller Muskeln mit fehlendem Lidschlag • Augenhornhaut (Kornea) wird aufgrund von Austrocknung trüb

19.1.5 Grenzbereiche Sterben und Tod

Das Thema „Sterben" wirft einige Fragen auf, die sehr persönlich geprägt sind und immer wieder zu gesellschaftlichen Diskussionen führen. Dazu gehören z. B. Sterbehilfe, Alterssuizid sowie Organtransplantation.

Auseinandersetzung mit Sterbehilfe (Euthanasie). Pflegende sehen sich häufig mit der ethischen und rechtlichen Debatte über Sterbehilfe oder Sterbeerleichterung konfrontiert, da pflegerisches Handeln eng mit den gesellschaftlichen Wertvorstellungen verbunden ist. In der allgemeinen Debatte um das Thema Sterbebegleitung kommt es nicht selten vor, dass in Politik und Medien viel von Sterbehilfe und wenig von Sterbebegleitung die Rede ist. Wichtiges Kriterium zur Unterscheidung ist das Motiv des Handelnden.

Definition

Sterbebegleitung (Sterbebeistand) bezeichnet die bestmögliche Unterstützung des Sterbenden. Sie umfasst die kontinuierliche Begleitung, die je nach Verlauf und Erkrankung Wochen bis Monate dauern kann. Demgegen ist deutlich der Begriff der Sterbehilfe (**Tab. 19.3**) abzugrenzen.

Tab. 19.3 Auffassungen zur Sterbehilfe*

1. Tötung auf Verlangen	
Definition: Bewusstes, aktives Eingreifen zur Beendigung des Lebens. Ziel der Handlung ist Lebensverkürzung durch Tötung des Patienten.	
Motiv	• **Mitleid:** Oft erleben Angehörige in hilfloser, unfähiger Weise das Ringen eines Menschen mit dem Tod. Mit „Mitleid" ist häufig nicht das Leid des anderen gemeint, sondern unser eigenes Leiden. • **Würdeverlust:** „unwürdiges Hängen an Schläuchen und Apparaten" • **wirtschaftlicher Druck:** verbreiteter gesellschaftlicher Konsens über die Einschränkung lebenserhaltender Therapien ab einem bestimmten Alter • **gesellschaftlicher Druck:** dauernde politische Fixierung auf die Alterspyramide mit resultierender Kostenbelastung • Leiden beenden wollen – mit Zustimmung (Patient verlangt Tod durch Dritten): in Deutschland illegal und strafbar – ohne Zustimmung: in Deutschland ebenfalls illegal und strafbar
Problem	• in Deutschland verboten; wird strafrechtlich verfolgt (s. u.) • Missbrauchsgefahr, insbesondere bei nicht entscheidungsfähigen Personen • Tötung nicht immer ohne Komplikationen (verlängerter Todeskampf, Wiedererwachen, Muskelkrämpfe, Erbrechen)

19.1.5 Grenzbereiche Sterben und Tod

Sterbehilfe, Alterssuizid sowie Hirntod und Organtransplantation werden in unserer Gesellschaft häufig diskutiert.

Sterbebegleitung kommt in der gesellschaftlichen Diskussion häufig zu kurz. Sie bedeutet, dem Sterbenden beizustehen und ihn bestmöglich zu unterstützen.

◂ Definition

19

Tab. 19.3 Fortsetzung.

2. Behandlungsbegrenzung/Sterben zulassen	
Definition: Verzicht auf technisch mögliche Lebens- und Leidensverlängerung, etwa durch lebenserhaltende Geräte oder intensive Therapien, wenn keine Aussicht auf Heilung besteht.	
Motiv	• Sterben wird als natürlicher Prozess zugelassen – mit Zustimmung: erlaubt Behandlungsbegrenzung im Fall von Nutz- oder Sinnlosigkeit einer Therapie (sog. Futility) – ohne Zustimmung: unzulässig
Problem	• Missbrauchsgefahr
Konsequenz	• nicht ohne Begleitung des Sterbenden und palliativmedizinische und pflegerische Versorgung (Palliative Care)
3. Leidenslinderung mit unvermeidbarer Lebensverkürzung	
Definition: Die unbeabsichtigte Beschleunigung des Todeseintritts, die als unvermeidbare Nebenfolge einer medizinischen Behandlung (meist Schmerzbehandlung oder palliative Sedierung) in Kauf genommen wird, ohne, dass der Tod direkt gewollt ist.	
Motiv	• durch Medikamente Leiden lindern • früherer Todeseintritt – mit Zustimmung: erlaubt – ohne Zustimmung: unzulässig
Problem	• Missbrauchsgefahr und Grauzone
Konsequenz	• nicht ohne Begleitung des Sterbenden sowie palliativmedizinische und pflegerische Versorgung (Palliativ Care)
4. Sterbebegleitung	
Definition: Beistand und Pflege von Sterbenden mit Unterstützung bei körperlichen Beschwerden wie Durst, Schmerzen, Übelkeit, Angst sowie der emotionalen und spirituellen Begleitung.	
Motiv	• Pflege Sterbender
Konsequenz	• Reduzierung „gefährlicher" Pflege in Heimen und Kliniken • Mitarbeiter erhalten zeitliche Möglichkeiten zur Begleitung Sterbender (Minderung des aktuellen Ausgeliefertseins an ökonomische Zwänge und wachsende „Arbeitsverdichtung")
5. Beihilfe zur Selbsttötung/assistierter Suizid	
Definition: Hilfe zur Selbsttötung, z. B. durch Bereitstellen entsprechender Medikamente. Die eigentliche Tötungshandlung erfolgt durch den Patienten selbst.	
Motiv	• einer anderen Person helfen, physisches und/oder psychisches Leid durch Tod zu beenden • auch mit Zustimmung strafrechtlicher Grenzfall. Im weiteren Sinn gehört auch die Begleitung und Beratung zum Sterbefasten dazu.
Problem	• die Selbstbestimmung des Patienten steht der Verpflichtung des Pflegenden, Arztes u. a. zum gesundheitlichen Wohl des Patienten (Garantenpflicht) gegenüber • die überwiegende Zahl von Menschen, die eine beabsichtigte Selbsttötung überlebt haben, sind froh darüber
Konsequenz	• bessere Betreuung gefährdeter Menschen, insbesondere Menschen ab 65 Jahren, durch Hilfestellung bei der Bewältigung von Lebenskrisen

*Vergleiche hierzu Aussagen des Deutschen Ethikrates. Online unter: www.ethikrat.org

Rechtliche Situation: Aktive Sterbehilfe ist in Deutschland verboten, passive Sterbehilfe sowie indirekte Sterbehilfe sind hingegen unter bestimmten Voraussetzungen zulässig.

Rechtliche Situation bei Sterbehilfe. Die rechtliche Lage in Bezug auf Sterbehilfe ist komplex und hat sich in den letzten Jahren weiterentwickelt:

- Ein **Töten auf Verlangen** („Aktive Sterbehilfe") ist in Deutschland verboten und wird (§216 Strafgesetzbuch – StGB) strafrechtlich verfolgt.
- Eine **Behandlungsbegrenzung** („Passive Sterbehilfe") hingegen ist rechtlich grundsätzlich zulässig, da das Unterlassen von Maßnahmen, die den Tod nur hinauszögern würden, nicht als Tötung angesehen wird, sondern als eine Entscheidung, den natürlichen Verlauf des Lebens zu akzeptieren. Voraussetzung ist jedoch, dass der Sterbende wiederholt ein klar erklärtes Einverständnis gegeben hat oder dies durch eine Patientenverfügung belegt werden kann.
- Eine **Leidenslinderung mit unvermeidbarer Lebensverkürzung** („indirekte Sterbehilfe") ist zulässig, sofern der eigentliche Zweck nicht der Tod des Menschen, sondern z. B. die Linderung von Schmerzen ist.

- Die **Beihilfe zur Selbsttötung** (bzw. der assistierte Suizid) war in Deutschland lange Zeit unklar geregelt. Das Bundesverfassungsgericht hat Anfang 2020 entschieden, dass das Recht auf selbstbestimmtes Sterben ein Teil des allgemeinen Persönlichkeitsrechts ist. Dies „umfasst auch die Freiheit, hierfür bei Dritten Hilfe zu suchen und Hilfe, soweit sie angeboten wird, in Anspruch zu nehmen" (BVerfG 2020). Die Beihilfe zum Suizid ist nun also grundsätzlich zulässig, es bestehen jedoch noch viele offene Fragen, insbesondere in Bezug auf die Unterstützung durch Ärzte oder Organisationen wie Sterbehilfevereine. Aktuell ist daher davon auszugehen, dass Beihilfe zum Suizid nur in sehr klaren Fällen und unter bestimmten Bedingungen (z. B. bei schwerer, unheilbarer Krankheit und mit einem klaren, freien und informierten Wunsch des Betroffenen) stattfindet.

KURZFASSUNG

Beihilfe zum Suizid war lange Zeit unklar geregelt, inzwischen gilt ein Recht auf selbstbestimmtes Sterben, das auch die Inanspruchnahme von Hilfe durch Dritte beinhaltet. Es fehlt jedoch weiterhin eine klare gesetzliche Regelung, womit Fragen offen bleiben.

19.1.6 Alterssuizid

Vergleicht man das Suizidrisiko in unterschiedlichen Altersgruppen, haben ältere Menschen das höchste Risiko, einen Suizid zu begehen (BMFSFJ 2024).

Ursachen für Alterssuizidalität. Entscheidend sind psychosoziale Faktoren, wie z. B.
- Isolation,
- Tod des Ehe-/Lebenspartners,
- interpersonelle Konflikte,
- körperliche Einschränkungen (z. B. Schmerz),
- psychiatrische Erkrankungen (besonders Depressionen).

Kommunikation. Viele Menschen mit suizidalen Absichten suchen vor ihrem Suizid nach professioneller Hilfe; kommunizieren jedoch ihre Absicht oft aus Furcht vor einer Verschlechterung der Beziehung zur helfenden Person nicht. Die Kommunikation ist dann oft schwer, führt die angespannte Situation doch häufig zu einem Rückzug des Menschen mit suizidalen Gedanken aus dem helfenden Umfeld.

Prävention. Faktoren, die zur Prävention und Reduktion des Suizidrisikos beitragen können, sind:
- Armutsrisiko senken, da Menschen, die in Armut leben ein höheres Risiko für psychische Belastungen und suizidale Gedanken aufweisen (gesellschaftspolitische Veränderungen nötig)
- Psychosoziale Maßnahmen: soziale Wohnformen und Leben in der Gemeinschaft geben Halt und vermindern Einsamkeit
- individuelle Psychotherapie

19.1.6 Alterssuizid

Ältere Menschen haben das höchste Suizidrisiko.

Ursachen: Isolation, Tod des Ehe-/Lebenspartners, interpersonelle Konflikte, körperliche Einschränkungen (z. B. Schmerz), psychiatrische Erkrankungen (besonders Depressionen)

Kommunikation: Viele Menschen mit suizidalen Absichten suchen vor einem Suidzid(versuch) nach professioneller Hilfe.

Prävention: Armutsrisiko reduzieren, soziale Wohnformen und Leben in Gemeinschaft fördern, Psychotherapie

19.1.7 Hirntod und Organtransplantation

Die Entwicklungen der Transplantationsmedizin eröffnen einigen schwer kranken Patienten neue Perspektiven. Um Organe zu transplantieren, also lebendes Gewebe auf einen anderen Menschen zu übertragen, ist vorab der „Hirntod" bei dem betroffenen Patienten festzustellen. Es ist für jeden Menschen wichtig, sich mit dem Thema Organspende auseinanderzusetzen. Die bewusste, am besten schriftlich festgehaltene Entscheidung für oder gegen eine Organspende (dokumentiert im Organspendeausweis oder im Organspenderegister (https://organspende-register.de/erklaerendenportal/)) kann den Angehörigen eine schwierige Entscheidung abnehmen.

Definition

Der **Hirntod** wird nach naturwissenschaftlich-medizinischen Kriterien definiert als der vollständige und irreversible Ausfall aller Hirnfunktionen bei noch aufrechterhaltener Kreislauffunktion im übrigen Körper, das heißt, das Herz schlägt noch. Dabei wird der Patient bis zum Abschluss der (Multi-)Organentnahme kontrolliert beatmet. Der Hirntod wird nach Prüfung einer Reihe neurologisch-klinischer und apparativer Untersuchungen bestimmt.

19.1.7 Hirntod und Organtransplantation

Jeder sollte sich mit dem Thema Organspende auseinandersetzen und sich bewusst dafür oder dagegen entscheiden.

◂ Definition

19.2 Beobachten und Wahrnehmen

19.2.1 Bedürfnisse Sterbender wahrnehmen

Voraussetzung einer individuellen und patientenorientierten Betreuung und Begleitung in den letzten Lebenstagen ist das Kennenlernen des sterbenden Menschen und seiner Angehörigen. Das bedeutet,
- das Gespräch zu suchen und Gesprächsbereitschaft zu signalisieren,
- den Sterbenden und Angehörige von ihrer Lebens- und Krankheitserfahrung erzählen zu lassen,
- die Haltung des Gegenübers zu akzeptieren und
- eine Beziehung nicht durch neutral bestimmtes, generelles, abstraktes Wissen, unpersönlich und distanziert erleben zu lassen.

19.2 Beobachten und Wahrnehmen

19.2.1 Bedürfnisse Sterbender wahrnehmen

Um die Bedürfnisse und Wünsche Sterbender zu erkennen, müssen sich Pflegende und sterbender Mensch/Angehörige kennenlernen.

Wünsche eines Sterbenden können sein:
- „Ich möchte nicht alleine sterben."
- „Ich möchte ohne Schmerzen sterben."
- „Ich möchte Dinge noch zu Ende bringen dürfen."
- „Ich brauche Menschen, die es aushalten, wenn ich jetzt alles infrage stelle."

Es ist möglich, dass die Betroffenen von Träumen und Halluzinationen berichten. Hier gilt es, besonders einfühlsam und behutsam mit dem Sterbenden zu kommunizieren.

Wünsche der Sterbenden. Die Wünsche der sterbenden Menschen lassen sich – orientiert an den 4 Bereichen unseres Lebens – in 4 Gruppen zusammenfassen (Student u. Zippel 1987)

- **Sozialer Bereich:** „Ich möchte nicht alleine sterben." Dieser Wunsch beinhaltet das Bedürfnis, im Sterben von nahestehenden Personen (**Abb. 19.1**) umgeben zu sein. Oft wird dieser Wunsch mit der Hoffnung verbunden, in einer vertrauten Umgebung – am liebsten zu Hause – sterben zu dürfen.
- **Körperlicher Bereich:** „Ich möchte ohne Schmerzen sterben." Dies schließt die Hoffnung ein, ohne körperliche Belastungen, aber auch ohne Entstellungen und geistige Störungen sterben zu dürfen.
- **Psychischer Bereich:** „Ich möchte Dinge noch zu Ende bringen dürfen." Dieser Wunsch umfasst das Bedürfnis, genug Zeit und Raum zu haben, um offene Angelegenheiten zu regeln, Beziehungen zu klären und letztlich loslassen zu können.
- **Spiritueller Bereich** (die Frage nach dem Sinn): „Ich brauche Menschen, die es aushalten, wenn ich jetzt alles infrage stelle." Dieser Wunsch richtet sich an Menschen, die das Sich-infrage-Stellen aushalten können, ohne voreilige Antworten geben zu müssen oder davonzulaufen.

Während der Begleitung kranker und sterbender Menschen ist es auch möglich, dass die Betroffenen von Träumen und Halluzinationen berichten. So kann sich der Kranke die Frage stellen: „Habe ich wirklich einen schwarzen Raben an meinem Fußende sitzen gesehen?" In diesem Dialog gilt es, sehr einfühlsam und äußerst behutsam mit dem Patienten umzugehen.

Abb. 19.1 Sterbebegleitung.

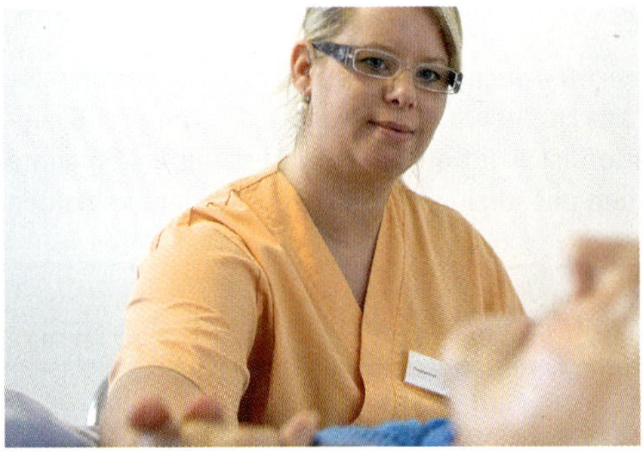

Einfach da zu sein ist oft wichtiger als viele Worte.
Quelle: W. Krüper, Thieme

Begegnen wir einem Menschen, der sich uns in einer Symbolsprache mitteilen will, reagieren wir unter Umständen irritiert. Wir müssen uns der äußerst komplexen und anspruchsvollen Aufgabe einer Kommunikation mit Sterbenden bewusst sein. Auch mitten im Trubel des Alltags und ohne Vorbereitung sind unser Sachverstand und unsere ruhige Gesprächsbereitschaft gefordert.

19.3 Bei Pflegemaßnahmen mitwirken
19.3.1 Sterbende begleiten

Der Weg des Sterbens ist für jeden Menschen sehr unterschiedlich.

19.3 Bei Pflegemaßnahmen mitwirken

19.3.1 Sterbende begleiten

Wenn ein Mensch stirbt, stellen sich Pflegende und Angehörige oft die Frage: „Was geschieht während des Sterbens und was nimmt der Sterbende wahr?" Darauf lässt sich keine allgemeingültige Antwort geben, der Weg des Sterbens ist für jeden Menschen sehr unterschiedlich.

Merke ▸

Merke

Sterbende nehmen in der letzten Phase ihre Umgebung und pflegerische Handlungen oft sehr sensibel und intensiv wahr.

Veränderung der physischen Wahrnehmung
Tastsinn

Veränderung der physischen Wahrnehmung

Tastsinn

Durch Krankheit, Schmerzen, Schwäche oder Bewusstseinsveränderungen kann es dazu kommen, dass Menschen ihren Körper nicht mehr wie gewohnt wahrnehmen („Ich fühle meinen Rücken nicht mehr"). Diese Veränderung in der physischen Wahrnehmung kann zu einem Gefühl der Entfremdung vom eigenen Körper führen.

Umlagerungen oder sanfte Berührungen helfen dem Sterbenden, sich wieder zu spüren.

Pflegerische Maßnahmen. Manchmal hilft dem Sterbenden eine sanfte Berührung (**Abb. 19.2**), vielleicht möchte er gehalten werden. Zu anderen Zeiten wünscht er, nicht berührt zu werden. Bei der Körperpflege und bei äußeren Anwendungen (z.B. Einreibungen) ist es wichtig, die Gliedmaßen ruhig und behutsam zu bewegen. Ein sanftes Ausstreichen der Hände und Füße, evtl. mit einem wärmenden Hautöl, kann Verspannungen lösen und das Wohlbefinden fördern. Auch kleine Umlagerungen des Körpers können oft Erleichterung bringen und Schmerzen lindern. Wichtig ist, auf die individuellen Bedürfnisse des Sterbenden einzugehen und auf seine Körpersignale zu achten.

Abb. 19.2 Berührung.

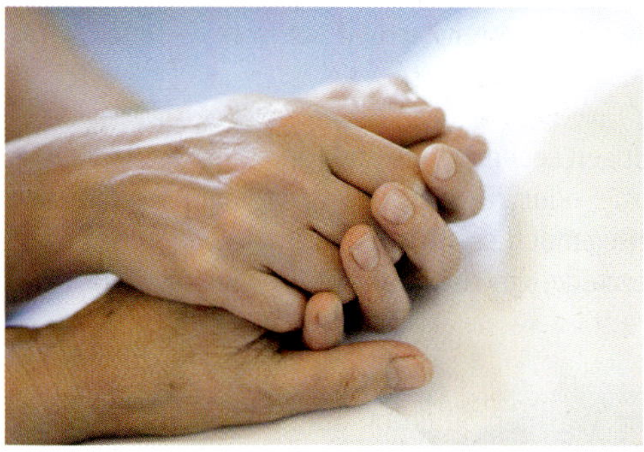

Sterbebegleitung heißt nicht nur dem Mensch die Hand zu halten; eine sanfte Berührung kann Sterbenden helfen, sich besser zu spüren. *Quelle: A. Fischer, Thieme*

Wohlbefinden

In der Sterbephase, die in ihrer Länge variieren kann, kommt es darauf an, nicht in eine passiv abwartende Haltung zu geraten. Eine solche Haltung führt oft dazu, dass Gespräche nur noch um das Thema Krankheit kreisen und tägliche Aktivitäten wie das Wechseln der Kleidung oder das Aufstehen aus dem Bett vernachlässigt werden, obwohl dies dem Sterbenden noch guttun könnte. Dies kann den Lebenssinn des Menschen verkümmern lassen und sein Wohlbefinden beeinträchtigen.

Pflegerische Maßnahmen. Um das Wohlbefinden eines sterbenden Menschen zu erhalten, sollten ihm die Pflegenden gewohnte Alltagshandlungen, wie z. B. das regelmäßige Waschen und Föhnen der Haare, ermöglichen. Seelisch kräftigend wirkt auch die Anerkennung des Patienten, etwa durch Lob oder positive Bestärkung. Körperlicher Schwäche kann – neben medikamentöser Hilfe – mit aktivierender Pflege und Physiotherapie entgegengewirkt werden. Wichtig ist, zu reflektieren, was das Wohlbefinden des zu Pflegenden fördert und welche Maßnahmen ihm schaden könnten. Diese kontinuierliche Auseinandersetzung hilft, die Pflege gut abzustimmen und dem Sterbenden die bestmögliche Unterstützung zu bieten.

Wohlbefinden

- regelmäßige schonende Körperpflege ermöglichen
- bei entsprechenden Gelegenheiten Lob aussprechen
- aktivierend pflegen
- Physiotherapie einleiten

Veränderung der sensuellen Wahrnehmung

Geschmacks- und Geruchssinn

Die Essgewohnheiten des Sterbenden ändern sich. Das Bedürfnis zu essen und zu trinken ist meist sehr gering. Er lehnt Speisen und Getränke oft ab. Der Geschmack von Speisen ist oft nicht mehr wahrnehmbar, auch wenn zunächst der Wunsch nach einer bestimmten Speise oder einem bestimmten Getränk besteht. Zunächst wird Flüssiges fester Nahrung vorgezogen.
Auf Gerüche, z. B. den Geruch von offenen Wunden, können Sterbende sehr sensibel reagieren. Auch kaum wahrnehmbare Speisegerüche oder Duftstoffe können Widerwillen oder Übelkeit hervorrufen.

Pflegerische Maßnahmen. Trinken kann den Geschmacks- und Geruchssinn anregen. Gleichzeitig kann das Durstgefühl fehlen. Ein frischer Duft, wie der einer aufgeschnittenen Zitrone, wird häufig als angenehm und erfrischend empfunden. Pflegende sollten genau beobachten, wie der Pflegeempfänger auf Düfte von Duftlampen oder ätherischen Ölen reagiert – wirkt der Duft entspannend oder anregend. Es ist nur so viel Nahrung anzureichen, wie der Sterbende will, bei Sondennahrung nur kleine Mengen pro Mahlzeit. Es kann auch angebracht sein, kleine Häppchen der Lieblingsspeise anzubieten, die der Sterbende nach dem Kauen und Schmecken eventuell wieder ausspuckt.

Veränderung der sensuellen Wahrnehmung
Geschmacks- und Geruchssinn

Sterbende reagieren auf Gerüche oft sehr sensibel.

Anregend auf die Funktion des Geschmacks- und Geruchssinns können wirken:
- aufgeschnittene Zitrone
- Duftlampen/ätherische Öle
- kleine Häppchen der Lieblingsspeise

Mundtrockenheit

Mundtrockenheit ist ein häufiges Symptom bei sterbenden Menschen, das durch Medikamente oder die Mundatmung verursacht werden kann. Diese Trockenheit kann das Wohlbefinden beeinträchtigen und sollte daher mit gezielten pflegerischen Maßnahmen behandelt werden.

Pflegerische Maßnahmen. Um eine Austrocknung zu verhindern, sind eine sehr fachkundige Mundpflege und kreative Munderfrischung angebracht. Die Mundpflege ist möglichst nach jeder Mahlzeit sowie nach den Bedürfnissen und Gewohnheiten des Pflegeempfängers mehrmals täglich durchzuführen. Dabei steht bei der Mundpflege nicht der zu dokumentierende Befund einer Mundinspektion im Vordergrund, sondern das individuelle Wohlbefinden des Sterbenden. Kaltes Wasser oder stark säurehaltige Obstsäfte können wegen der Kälte oder Geschmacksintensität als unangenehm erlebt werden. Warmer Kräutertee kann belebend wirken. Um den Speichelfluss anzuregen können kleine mundgerechte Stücke von frischem Obst, wie Apfelsine oder Apfel sowie gedämpftes Gemüse wie Fenchel in eine Mullkompresse eingewickelt werden. Es muss jedoch darauf geachtet werden, dass die Mullkompresse gut festgehalten wird, damit sich der Sterbende nicht daran verschlucken kann.

Mundtrockenheit

Mehrmals täglich fachkundige Mundpflege und kreative Munderfrischung (frisches Obst oder gedämpftes Gemüse in eine Mullkompresse gewickelt) können einer Mundtrockenheit vorbeugen bzw. sie bekämpfen.

19

Sehen
Oft wird die Farbwahrnehmung des sterbenden Menschen intensiver.

Weiße Krankenhauswände sind keine Stimulation. Auch den Sehsinn des Sterbenden sollte man stimulieren, z. B. durch Blumen und Bilder.

Wärmeempfinden
Wärme spielt eine wichtige Rolle. Ist der Mensch von Wärme umgeben, entwickelt er Vertrauen und fühlt sich geborgen.
Pflegemaßnahmen sind z. B.
- Einreibungen,
- Wärmflasche (Vorsicht vor Verbrennung!),
- Fußbad.

Veränderung der sozialen Wahrnehmung
Aufrichtigkeit ist wichtig
Schwerkranke und Sterbende erleben unsere Wahrhaftigkeit oder Unwahrhaftigkeit sehr deutlich.

Pflegende sollten deshalb aufrichtig sein. Denn der Sterbende ist feinfühliger als in gesunden Tagen und weiß die Zeichen seiner Umgebung auch ohne Worte zu deuten.

Das Gespräch mit sterbenden Menschen muss man üben. Wir sollen nicht über und für den Sterbenden denken, sondern mit ihm.

Praxistipp ►

Sehen

Auch die Farbwahrnehmung des sterbenden Menschen wird intensiver. Kunsttherapeuten berichten, dass Sterbende bestimmte Farben, die der Gesunde wegen ihrer Zartheit kaum noch sehen kann, zum Teil als unerträglich intensiv erleben.

Pflegerische Maßnahmen. Blumen und Pflanzen bringen Lebensfreude und Farben in den Raum. Das Fenster und wenn es auch nur ein Stückchen Himmel oder ein Hausdach zeigt, sollte im Blickfeld des Liegenden sein. Je nach Wunsch können die Pflegenden oder Angehörigen Bilder in der Nähe des Bettes platzieren, z. B. ein lieb gewonnenes Gemälde, ein religiöses Motiv oder das Bild eines geliebten Menschen.

Wärmeempfinden

Wärme spielt eine wichtige Rolle, da oft die eigene Wärmeproduktion abnimmt. Eine natürliche Folge des Sterbeprozesses ist, dass der Kreislauf sich immer mehr auf die lebenswichtigen Organe beschränkt. Oft haben Sterbende kalte Füße und Finger, ihr ganzer Körper fühlt sich kühler an. Ist der Mensch von Wärme umgeben, entwickelt er Vertrauen und fühlt sich geborgen.

Pflegerische Maßnahmen. Durch eine Einreibung (z. B. mit Lavendelöl), durch Socken oder eine nicht am Körper anliegende Wärmflasche kann man den Körper wärmen. Ein warmes Fußbad im Bett oder Hand- und Armbäder sorgen für eine Durchwärmung des Körpers und können so eine beruhigende Wirkung ausüben. Schwitzt der Pflegeempfänger, ist eine dünne Decke oder ein Leinentuch angenehmer.

Veränderung der sozialen Wahrnehmung

Aufrichtigkeit ist wichtig

Schwerkranke und Sterbende erleben die Aufrichtigkeit oder Unwahrhaftigkeit der Menschen um sie herum besonders intensiv. Wenn ein Mensch fragt, wie lange er noch zu leben hat oder äußert, wie er sich seine Begleitung vorstellt und welche Wünsche er für die Zeit nach seinem Tod hat, ist es entscheidend, ihm aufrichtig zu begegnen.
Die in ein Gespräch einfließende Mitteilung über das bevorstehende Sterben ist für den Todkranken vielfach eine Erlösung (**Abb. 19.3**). Sicher können Augenblicke danach erschütternd sein, aber es kann auch der Zwang weichen, am Leben festzuhalten. Sorgen erscheinen weniger bedrückend und eine Entspannung kann einsetzen. Oft weiß der sterbende Mensch auch selbst, dass er dem Tode nah ist: Er ist feinfühliger als in gesunden Tagen und weiß die Zeichen seiner Umgebung auch ohne Worte zu deuten.

Abb. 19.3 Zuhören und Vertrauen schaffen.

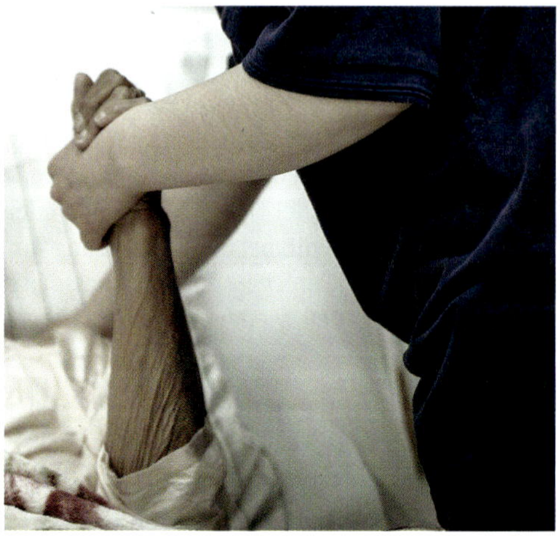

Auch wenn Betroffene und ihre Angehörigen die Wahrheit noch nicht akzeptieren können, ist es wichtig, „da" zu bleiben und nicht zu werten, sondern sensibel eine tragfähige Pflegebeziehung zu entwickeln. *Quelle: K. Oborny, Thieme*

In Gesprächen mit Sterbenden ist es wichtig, die eigenen Vorstellungen und Gedanken zurückzuhalten. Pflegende sollten nicht über den Sterbenden nachdenken, sondern mit ihm. Nur der Sterbende selbst kann wirklich wissen, wie er sich fühlt und Pflegende sollten ihm den Raum geben, dies auszudrücken.

Praxistipp

Ein sterbender bzw. schwerkranker Mensch möchte mit mir über seine Bestattung sprechen. Ich bin sehr unsicher, wie kann ich mich darauf vorbereiten?

Auf diese Aufgabe können Sie sich vorbereiten, indem Sie sich mit Ihrem eigenen Tod beschäftigen. Wenn Sie noch jung sind, mag Ihnen dies befremdlich erscheinen. Versuchen Sie trotzdem, sich mit diesem Thema auseinanderzusetzen.

Sterben ist ein wichtiger Teil des Lebens. Überlegen Sie selbst, wie Sie sich Ihren Tod und Ihre Bestattung vorstellen, so fällt es Ihnen leichter, auf die Wünsche des Pflegeempfängers zu reagieren.
Nehmen Sie die Wünsche des Menschen auf und halten Sie diese schriftlich fest. Leiten Sie sie an das gesamte Team und die Angehörigen weiter. So können das Team und die Angehörigen am besten darauf eingehen.

Hör- und Wortsinn

Die „Sprache der Sterbenden" umfasst eine Vielzahl verbaler und nonverbaler Kommunikationsformen. Hierzu ist weniger die bestimmte Technik einer Gesprächsmethode erforderlich als vielmehr aktives Zuhören.

Hör- und Wortsinn
Im Gespräch mit Sterbenden muss man aktiv zuhören.

Pflegerische Maßnahmen. Eine Voraussetzung besteht in der Fähigkeit zum Schweigen. Dies ist in unserer kommunikativen Welt eine schwer auszuhaltende Form zwischenmenschlicher Verständigung. Zuhören, Anhören, Hinhören ist aufmerksame Anteilnahme. Im Gespräch sollten Pflegende mit eigenen Worten wiedergeben, was der sterbende Mensch gesagt hat, und ihm ihre Wahrnehmung spiegeln. Dies zeigt dem Menschen, dass seine Worte gehört und verstanden werden und fördert das Gefühl von Wertschätzung und Sicherheit.

Auch Schweigen ist Verständigung. Zuhören, Anhören, Hinhören ist aufmerksame Anteilnahme und fördert das Gefühl von Wertschätzung und Sicherheit.

Merke

Zur nonverbalen Kommunikation gehört ein Kontakt, der die unmittelbare Nähe zum Sterbenden fordert, keineswegs sollte man an der Tür stehen – mit der Klinke in der Hand – oder am Fußende des Bettes.

◄ Merke

Bewusstsein und Orientierung

Der sterbende Mensch verliert das Zeitgefühl und den Bezug zur Realität, schläft tagsüber und ist nachts wach. Er erkennt anwesende Personen eventuell nicht mehr. Die Augen sind ganz oder halb geschlossen und die Hände tasten unruhig über die Bettdecke. Er zupft an den Betttüchern, macht ziellose Armbewegungen, schüttelt die Finger ohne ersichtlichen Grund usw.
Obwohl manche Sterbende bis zuletzt wach und orientiert bleiben, ist doch oft durch Organversagen ein Eintrüben des Bewusstseins bis hin zum Koma zu beobachten. Der Betroffene

- kann sich nicht mehr so lange konzentrieren,
- wirkt schläfrig, dann wieder besonders leicht irritierbar,
- schläft viel; die letzte Zeit vor dem Tode gleicht einem tiefschlaf- oder ohnmachtsähnlichen Zustand.

Bewusstsein und Orientierung

Häufig ist bei Sterbenden das Bewusstsein eingetrübt, was bis zum Koma reichen kann. Andere sind wiederum bis zuletzt wach und orientiert.

Merke

Für Sie oder die Angehörigen als Begleiter sind Phasen der Erholung wichtig (**Abb. 19.4**). Als Sterbebegleiter kommen wir an die Grenzen der Belastbarkeit. Sie sollten das Zimmer immer wieder verlassen, um Kraft zu sammeln und sich mit anderen auszutauschen.

◄ Merke

Abb. 19.4 Begleitung Sterbender.

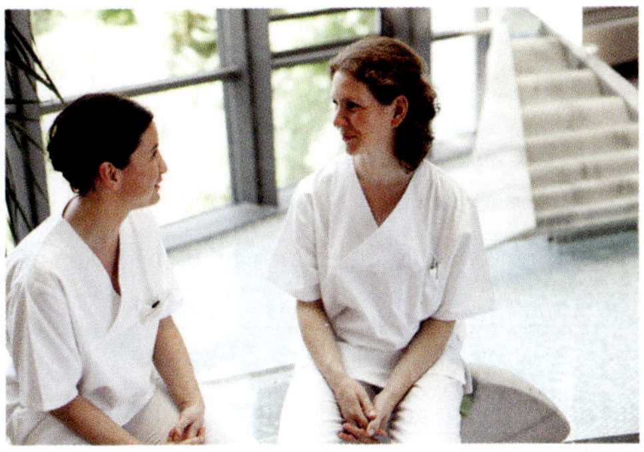

Für Sterbebegleiter sind Erholungsphasen wichtig, sie sollten immer wieder das Zimmer verlassen, um neue Kraft zu schöpfen (nachgestellte Situation). *Quelle: A. Fischer, Thieme*

Pflegerische Maßnahmen. Wenn Pflegende, Angehörige, Freunde und Nachbarn ruhig am Bett des Sterbenden sitzen, vermitteln sie ihm, dass er nicht allein ist. Das wirkt beruhigend. Starke Unruhe ist eventuell dadurch bedingt, dass der Sterbende nicht gut liegt, Blase oder Darm entleeren möchte, aber zu schwach ist oder sich schämt, das auszusprechen. Kann niemand längerfristig bei dem Sterbenden bleiben, versuchen Sie immer wieder, auch kurzfristig Signale Ihrer Begleitung zu geben. Halten Sie ihm die Hand, sprechen Sie ihn an, auch wenn Sie keine wahrnehmbare Reaktion erleben. Es mag unangenehm erscheinen, wenn man keine Reaktion erhält, aber der Kontakt ist dennoch wertvoll. Diese kann auch helfen, den eigenen Widerstand zu überwinden, der entstehen kann, wenn man sich unwohl fühlt, als „stiller Begleiter" am Bett zu sitzen.

Es wirkt beruhigend, wenn Pflegende, Angehörige, Freunde und Nachbarn ruhig am Bett des Sterbenden sitzen. Das vermittelt ihm, dass er nicht allein ist.

19.3.2 Pflegemaßnahmen nach Eintritt des Todes (Exitus)

Dokumentation und Information

Die genaue Uhrzeit des Todes wird in die Patientendokumentation eingetragen.

Der zuständige Arzt stellt die Todesbescheinigung aus und informiert im Regelfall auch die Angehörigen.

Versorgung des Verstorbenen

Wenn von den Angehörigen gewünscht, kann man diese mit in die letzten Pflegemaßnahmen nach dem Eintritt des Todes einbeziehen.
Dazu zählen:
- Pflegematerial entfernen und entsorgen
- ggf. Verstorbenen waschen
- lagern
- Kleidung und Schmuck anlegen bzw. verwahren
- „Verabschiedung“ ermöglichen
- weitere Maßnahmen einleiten

19.3.2 Pflegemaßnahmen nach Eintritt des Todes (Exitus)

Die folgenden Pflegemaßnahmen stellen die Tätigkeiten im Krankenhaus dar, unterscheiden sich jedoch nicht wesentlich von denen in einem Pflegeheim.

Dokumentation und Information

Todeseintritt dokumentieren. Der Tod wird mit genauer Uhrzeit in der Patientendokumentation eingetragen. Je nach hausinterner Regelung sind der zuständige Arzt, die pflegerische Leitung der Abteilung und weitere Personen zu benachrichtigen.

Todesbescheinigung ausstellen. Der Arzt hat unverzüglich nach Erhalt der Nachricht über den Todesfall die Untersuchung des Verstorbenen vorzunehmen. Die Todesbescheinigung darf er erst nach persönlicher Untersuchung ausstellen. Die Vorschrift, die Leichenschau unverzüglich durchzuführen, hat den Sinn, bei Scheintod noch Reanimationsmaßnahmen veranlassen zu können.

Angehörige informieren. Mit dem Arzt wird abgesprochen, wer die Angehörigen benachrichtigt.

Versorgung des Verstorbenen

Nach dem Eintritt des Todes kann man die letzten Pflegemaßnahmen in Ruhe ausführen. Ist es von Angehörigen gewünscht, kann man diese in die letzten Pflegemaßnahmen mit einbeziehen. Vielleicht haben Angehörige den Wunsch, sich mit diesem letzten Dienst von dem Verstorbenen zu verabschieden.

Materialien entsorgen. Es wird alles entfernt, was nicht mehr benötigt wird: technische Geräte, Sonden, Katheter, Infusionen, Kissen, Decken, Hilfsmittel zur Lagerung, Bettseitenschutz, Patientenruf, Utensilien aus dem Nachttisch. Wunden werden flüssigkeitsdicht abgedeckt und ggf. Stomabeutel gewechselt.

Waschung. Ob der Verstorbene gewaschen wird, hängt von der letzten Lebensphase ab. Mögliche Faktoren sind:
- Schwitzte der Mensch im Todeskampf stark?
- Sind Spuren der Reanimation zu beseitigen?
- Hat er Urin oder Stuhl unter sich gelassen?
- Hat er erbrochen?

Die Haare werden gekämmt und ggf. eine Zahnprothese eingesetzt. Falls erforderlich, sind die Augenlider mit feuchten Tupfern geschlossen zu halten.

Abb. 19.5 Positionierung Verstorbener.

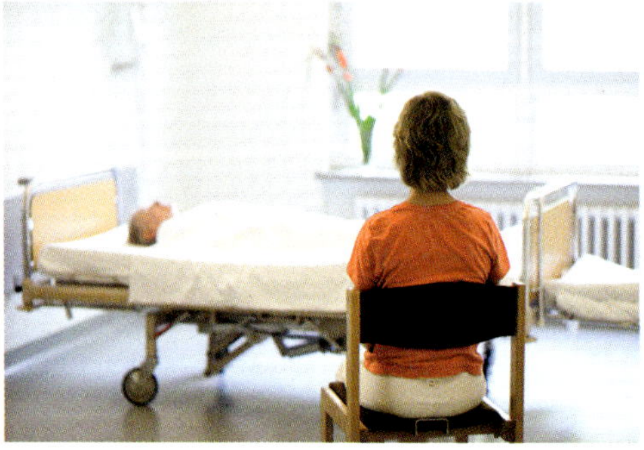

Verstorbene werden meist flach auf dem Rücken gelagert. *Quelle: A. Fischer, Thieme*

Lagerung. Der Verstorbene wird in der Regel flach auf dem Rücken gelagert (**Abb. 19.5**). Beim Umlagern kann es vorkommen, dass Luft aus der Lunge entweicht, wodurch ein Atemgeräusch entstehen kann. Ein Kopfkissenbezug, in den eine Packung Zellstoff eingelegt wird, sorgt dafür, dass der Kopf richtig liegt. Durch den Ausfall der Kiefermuskulatur bleibt der Mund eines Verstorbenen nicht vollständig verschlossen. Um den Unterkiefer zu stützen, sollte möglichst keine feuchte Binde um den Kopf gelegt werden, sie führt zu strangulationsähnlichen Malen an Hals und Wangen. Besser ist es, nur das Kinn mit einer Plastikkinnstütze oder mit einer Handtuchrolle so zu stützen, dass der Mund geschlossen bleibt. Die Kinnstütze kann mit einer Mullbinde um den Hals leicht befestigt werden. Im Krankenhaus wird ein Identifikationsetikett an einem Fuß des Verstorbenen angebracht. Er wird mit einem frischen Laken zugedeckt, und zwar so, dass das Gesicht frei ist und die Arme mit übereinandergelegten Händen auf dem Bauch oder über der Brust liegen (je nach Religionsangehörigkeit werden die Arme auch neben dem Körper angelegt, z. B. bei Muslimen, Juden, s. u.).

Merke

Ein sehr schöner Brauch ist es, eine frische Blume auf den Oberkörper zu legen oder eine Kerze anzuzünden (feuerfeste Unterlage, Teelicht oder Schwimmkerze benutzen).

◂ Merke

Kleidung und Schmuck. Nach Absprache erhält der Verstorbene eigene Kleidung (Bluse, Kleid, Rock oder Hemd mit Krawatte und Anzug) oder ein frisches langärmeliges Hemd des Krankenhauses oder Pflegeheimes. Schmuck inklusive Ehering sollte man grundsätzlich entfernen, es sei denn, es bestehen andere Verabredungen mit dem Verstorbenen oder seinen Angehörigen. Weiteres Eigentum des Verstorbenen ist, am besten zu zweit, zu erfassen und zu dokumentieren. Je nach Vereinbarung übergibt man anschließend die Habseligkeiten den Angehörigen oder der Verwaltung gegen Unterschrift.

Hygiene. Eine Vergiftungsgefahr durch Eiweißfäulnisprodukte (Ptomaine, sogenannte Leichengifte) beim Berühren von Verstorbenen besteht nicht (Sitzmann 2013 a). Dennoch sind Hygienevorschriften im Umgang mit Verstorbenen zu beachten, um nicht in Kontakt mit infektiösen Ausscheidungen zu gelangen (Handschuhe, Schutzkittel).

Transport. Der Verstorbene verbleibt meist noch einige Stunden im Zimmer, bis die Angehörigen sich verabschiedet haben. Danach wird er – je nach üblicher Praxis in der Klinik oder dem Heim – mit verdecktem Gesicht in einen Aufbahrungsraum gebracht. Das soll keine „Tarnung" sein, um die Mitpatienten oder Mitbewohner zu „schonen", sondern dient dazu, die Intimsphäre des Toten zu wahren. Zum Begriff „Aufbahrungsraum": In immer mehr Kliniken und Heimen wird ein „Abschiedsraum" eingerichtet, wo sich Angehörige und Freunde von dem Verstorbenen verabschieden können.

Besonderheiten Kinder

Das Abschiednehmen ist wichtig, auch für Kinder (Sitzmann 2013 a). Oft äußern sie selbst den Wunsch, sich zu verabschieden. Ein Kindergarten- oder Schulkind kann nach einem vorbereitenden Gespräch mit einer engen Bezugsperson, zu der es Vertrauen hat, die aber selbst nicht zu sehr trauert, vom aufgebahrten Verstorbenen Abschied nehmen. Ist der Verstorbene durch einen Unfall oder eine schwere Krankheit sehr entstellt, kann das Kind die Hand des zugedeckten Verstorbenen berühren, streicheln und damit beginnen, den Tod zu „be-greifen".

◂ Besonderheiten

19.3.3 Auf religiöse Rituale oder Bräuche eingehen

Die Nähe des Todes ist für viele Menschen, jedoch keineswegs alle, der Moment, um über religiöse Themen zu sprechen. Vielen Menschen ist es wichtig, bestimmte religiöse Vorschriften einzuhalten.

Römisch-katholische Kirche

- Der Seelsorger wird möglichst frühzeitig benachrichtigt.
- Auf Wunsch erhalten Sterbende die Krankensalbung (Kranken- und Heilsakrament). Sie ist üblich in der römisch-katholischen, der altkatholischen und der orthodoxen Kirche sowie in der Christengemeinschaft.
- Beichtgespräch und/oder Kommunion im Angesicht des Todes gelten als Wegzehrung (Sterbesakrament).
- Nach Eintritt des Todes wird der Seelsorger nur nach Absprache mit den Angehörigen gerufen.
- Nach dem Tod sollen Angehörige im Sterbezimmer Abschied nehmen und für ihn beten können.

Protestantische Kirche

- Auf Wunsch feiert der Pfarrer das Abendmahl (auch als gemeinsames Gebet oder Andacht) mit dem Sterbenden.
- Eventuell liest der Pfarrer dem Sterbenden vertraute Bibelabschnitte vor oder singt Kirchenlieder: z. B. Psalm 23 („Der Herr ist mein Hirte"), das Lied „So nimm denn meine Hände", spricht das Glaubensbekenntnis oder das Vaterunser.
- Nach dem Tod sollen Angehörige im Sterbezimmer Abschied nehmen können.
- Nach Eintritt des Todes wird auf Wunsch die Verbindung der Kontakt mit dem Gemeindepfarrer ermöglicht.

Orthodoxe Kirche

Dazu gehören die russisch-, griechisch-, serbisch-, syrisch-, orientalisch- und koptisch-orthodoxe Kirche.

- Der orthodoxe Glaube verpflichtet zu einem engen familiären Zusammenhalt. Das hat zur Folge, dass Angehörige z. B. selbst die Körperpflege vornehmen wollen.
- Angehörige und ggf. die Glaubensgemeinschaft werden verständigt. Ein Priester wird gerufen, um dem Sterbenden die Beichte abzunehmen, ihm die Krankensalbung zu spenden und die Kommunion zu reichen.
- Das Aufstellen einer Ikone spendet Trost.
- Nach Eintritt des Todes wird nach Absprache mit den Angehörigen der Seelsorger gerufen.

19.3.3 Auf religiöse Rituale oder Bräuche eingehen

Für vielen Menschen ist es wichtig, religiöse Vorschriften einzuhalten.

Römisch-katholische Kirche

Der Seelsorger wird möglichst frühzeitig benachrichtigt und Patienten und Angehörigen vorgestellt. Nach Eintritt des Todes wird der Seelsorger nur nach Absprache mit den Angehörigen gerufen.

Protestantische Kirche

Auf Wunsch feiert der Pfarrer das Abendmahl mit dem Sterbenden. Er kann dem Sterbenden vertraute Bibelabschnitte vorlesen. Nach dem Tod sollen Angehörige im Sterbezimmer Abschied nehmen können.

Orthodoxe Kirche

Angehörige und ggf. die Glaubensgemeinschaft werden verständigt. Ein Priester wird gerufen, damit der Kranke beichten, die Krankensalbung und die Kommunion empfangen kann. Das Aufstellen einer Ikone spendet Trost. Nach Eintritt des Todes wird nach Absprache mit den Angehörigen der Seelsorger gerufen.

Zeugen Jehovas

Für einen Sterbenden bedarf es keinerlei Zeremonien. Meist wird seelischer Beistand im Familien- und Freundeskreis gewünscht.

Judentum

Die Familie soll Gelegenheit zur Totenwache bekommen. Der Rabbiner spricht mit dem Sterbenden das Sündenbekenntnis. Die Hände des Verstorbenen müssen seitlich am Körper anliegen.

Islam

- Lesen aus dem Koran, bis der Tod eingetreten ist
- Fenster öffnen („damit die Seele den Weg nach draußen findet")
- Verstorbenen betten (Arme an der Körperseite, Kopf nach rechts und Gesicht nach Mekka)
- Kerze anzünden
- Tote Muslime dürfen in der Regel nicht von „Ungläubigen" (Nichtmuslime) berührt werden, höchstens mit Einweghandschuhen.
- Der nächste Angehörige schließt die Augen des Verstorbenen. Das Waschritual ist klar vorgeschrieben.

19.3.4 Angehörige im Trauerprozess unterstützen

Betreuung bei plötzlichem Tod

Für den Trauerverlauf ist es wichtig, Angehörigen den Kontakt zum Verstorbenen zu ermöglichen.

Praxistipp ▸

Zeugen Jehovas

- Für einen Sterbenden bedarf es keinerlei Zeremonien. Meist wird seelischer Beistand im Familien- und Freundeskreis gewünscht.
- Ob sich ein Zeuge Jehovas nach seinem Tod Organe entnehmen lässt oder noch zu Lebzeiten Organspender wird, ist eine persönliche Entscheidung des Einzelnen. Besuche von Geistlichen anderer Religionsgemeinschaften sind nicht erwünscht.

Judentum

- Die Familie soll Gelegenheit zur Totenwache bekommen.
- Der Rabbiner spricht mit dem Sterbenden das Sündenbekenntnis.
- Die Hände des Verstorbenen müssen seitlich am Körper anliegen (nicht auf der Brust gekreuzt oder gefaltet).
- Für orthodoxe Juden gilt, dass Nichtjuden den Körper eines verstorbenen Juden nicht berühren dürfen. Das progressive Judentum akzeptiert, dass diese Regel in der Klinik oder im Heim nur schwer zu berücksichtigen ist.

Islam

- Der gläubige Moslem bereitet sich durch das Gebet auf seinen Tod vor. Er legt Rechenschaft über sein Leben ab und will im Angesicht des Todes „rein" werden.
- Das Fenster wird geöffnet („öffne das Fenster, damit die Seele den Weg nach draußen findet"), der Verstorbenen gebettet (Arme an der Körperseite, Kopf nach rechts und Gesicht nach Südosten – Richtung Mekka), eine Kerze angezündet.
- Es ist verboten, das andere Geschlecht nackt zu sehen, auch wenn der Mensch bereits tot ist.
- Tote Muslime dürfen in der Regel nicht von „Ungläubigen" (Nichtmuslimen) berührt werden. Sollte das nicht zu verhindern sein, sollten Pflegende und Ärzte auf jeden Fall Einweghandschuhe tragen, um direkten Kontakt mit der bloßen Haut zu verhindern.
- Der nächste Angehörige schließt die Augen des Verstorbenen. Das Waschritual ist klar vorgeschrieben (männliche Verstorbene von 2 Geistlichen, Frauen von darin erfahrenen Frauen).
- Die Reaktionen der oft vielen Trauernden fallen meist heftiger aus als gewöhnlich. Für den Trauerprozess ist es jedoch wichtig, das Klagen zu ermöglichen und die Familien in ihrer Trauer zu unterstützen.

19.3.4 Angehörige im Trauerprozess unterstützen

Betreuung bei plötzlichem Tod

Es hat sich bewährt, den Angehörigen im persönlichen Gespräch den Tod mitzuteilen. Wählen Sie dabei klare Worte wie „Ihr Vater ist gestorben", „Ihre Ehefrau lebt nicht mehr"; aber nicht: „Die Reanimation hat nicht angeschlagen." Sprechen Sie ruhig und langsam, sodass die Angehörigen die Informationen verarbeiten können. Oft sind Wiederholungen notwendig und Pausen können helfen, den Angehörigen Orientierung zu geben. Für den Trauerverlauf ist es wichtig, Angehörigen den Kontakt mit dem Verstorbenen zu ermöglichen. Viele haben den Wunsch, den Verstorbenen nochmals zu berühren, andere scheuen davor zurück. Es ist wichtig, den Angehörigen die Zeit und den Raum zu geben, diese Entscheidung in ihrem eigenen Tempo zu treffen.

Praxistipp

Wie kann ich den Tod eines Patienten verarbeiten und die Angehörigen in ihrer Trauer unterstützen?

Sprechen Sie mit Ihren Kollegen über den Tod und die belastende Situation. Oft geht es anderen Kollegen genauso, der gemeinsame Austausch tut dann gut. Auch Weinen ist erlaubt. Tränen sind Ausdruck Ihrer Emotionalität, Sensibilität und Ihres Mitgefühls. Nehmen Sie sich Zeit, um vom Verstorbenen Abschied zu nehmen, achten Sie auf ausreichend Schlaf und essen Sie regelmäßig. Vor allem sind Ansprechpartner wichtig, jemand, der zuhören kann, daher ist auch an Seelsorger zu denken. Sie sollten mit dem unverarbeiteten Schmerz nicht allein bleiben.
Vermeiden Sie gegenüber den Angehörigen unbedingt Sätze, die die Gefühle der Angehörigen beurteilen, z. B.: „Ich weiß, wie es Ihnen jetzt geht." Wissen Sie das wirklich? Ihre Fassungslosigkeit, Sprachlosigkeit und Verwirrung müssen Sie hingegen nicht verbergen. Diese können sie ansprechen und ausdrücken.
Raten Sie ggf. den Angehörigen mit ruhigen Worten, dass sie den Verstorbenen streicheln, ihn nochmals in den Arm nehmen oder mit einem Kuss verabschieden können. Versuchen Sie, bestimmte Verpflichtungen gegenüber den Angehörigen (Begleitung zur Verabschiedung, zum Aufbewahrungs- oder Aufbahrungsraum) selbst zu übernehmen und nicht an pflegefremde Mitarbeiter des Krankenhauses abzugeben, die den Verstorbenen nicht kannten.

Stille Geburt

Eine Schwangerschaft ist für die Eltern meist eine Zeit der Freude, des Hoffens, des Wartens und auch des Staunens. Die vorgeburtliche (pränatale) Bindung zwischen Mutter und Kind ist Realität, niemand bezweifelt sie mehr. Für viele Mütter sind Kinder bereits Wirklichkeit, sobald der Schwangerschaftstest positiv ist (Sitzmann 2013 c).

Verlust. Der Tod eines Kindes vor der Geburt wird heute anders erlebt. Vor wenigen Jahrzehnten noch baute eine Mutter eine intensivere Bindung zu ihrem Kind erst durch die Wahrnehmung der Kindsbewegungen auf. Heute kann die Visualisierung des heranwachsenden Kindes durch die Ultraschalldarstellung (Sonografie) während der Vorsorgeuntersuchung schon sehr früh die Schwangerschaft „wirklich" werden lassen. Damit kann das Verlusterlebnis, wenn das Kind im Mutterleib oder bei der Gebut stirbt, stärker sein.

Definition

Stirbt ein Kind im Mutterleib oder bei der Geburt, ist es angebracht, statt von einer „Totgeburt" oder „Fehlgeburt" von einer **„stillen Geburt"** zu sprechen.

Das Sterben eines Babys, sei es in der Schwangerschaft oder während der Geburt, kann einen einschneidenden Verlust und eine tief greifende Krisenerfahrung für die Betroffenen darstellen. Werdende Väter sind ebenso emotional betroffen wie Schwangere.

Was Trauernden guttut. Allgemein akzeptiert ist die große Bedeutung eines empathischen pflegerischen Umfeldes. Ziel der Gespräche mit den verwaisten Eltern ist es, dass diese ihren eigenen Weg bei der Bewältigung des Kindsverlustes finden.
Folgende Handlungen können die Eltern in ihrer Trauer unterstützen:

- die Eltern ermutigen, dem Kind einen Namen zu geben
- den Eltern Zeit geben, das tote Kind zu sehen und zu berühren
- die Eltern dabei unterstützen, eine Beisetzung in die Wege zu leiten
- die Eltern darin bestärken, Gefühle frei auszudrücken und offen über das verstorbene Kind zu sprechen

Unterstützung im Trauerprozess

Unterstützende Maßnahmen in der Trauer sind sehr individuell. Dennoch gibt es Erfahrungen, die viele Menschen gleichermaßen machen, z. B.:

- Trauer ist keine Krankheit, sondern ein Prozess.
- Trauer braucht Zeit.
- Es hilft, Tränen, Schmerz, Angst und Wut zuzulassen.
- Es ist wichtig, Verwandte, Freunde, Nachbarn, Seelsorger oder andere Trauernde (geführte Trauergruppen) zu finden, die zuhören und damit ein Stück begleiten können.

Beratung der Trauernden. Gespräche über den Tod und die Trauerarbeit, das Erledigen administrativ notwendiger Angelegenheiten, das Vorbereiten der Bestattungsfeierlichkeiten usw. fällt im Krankenhaus und Pflegeheim üblicherweise nicht mehr in den Aufgabenbereich der Pflegegruppe. Pflegende in der ambulanten Pflege haben hingegen oft die Aufgabe, die trauernde Familie noch über den Tod des Angehörigen hinaus zu begleiten (**Abb. 19.6**).

Abb. 19.6 Trauerbegleitung.

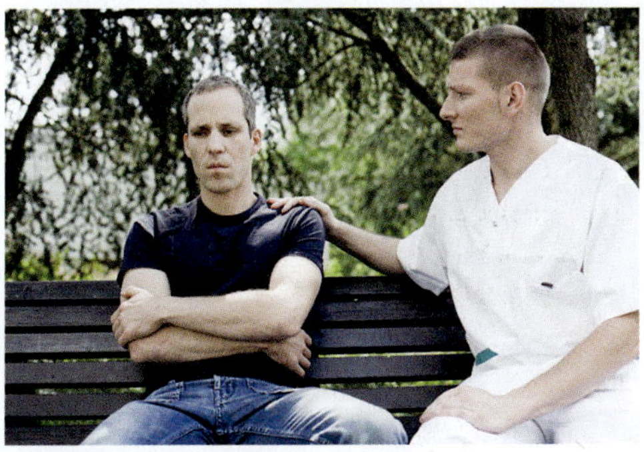

Zur Trauerbegleitung gehört auch, Angehörigen zuzuhören und ihnen Gelegenheit zu geben, über ihre Sorgen und Ängste zu sprechen (nachgestellte Situation). *Quelle: P. Blåfield, Thieme*

Stille Geburt

◄ Definition

Trauernde Eltern unterstützen:
- die Eltern ermutigen, dem Kind einen Namen zu geben
- den Eltern Zeit geben, das tote Kind zu sehen und zu berühren
- die Eltern dabei unterstützen, eine Beisetzung in die Wege zu leiten
- die Eltern darin bestärken, Gefühle frei auszudrücken und offen über das verstorbene Kind zu sprechen

Unterstützung im Trauerprozess

Der Trauerprozess kann individuell unterstützt werden, z. B. durch Gespräche.

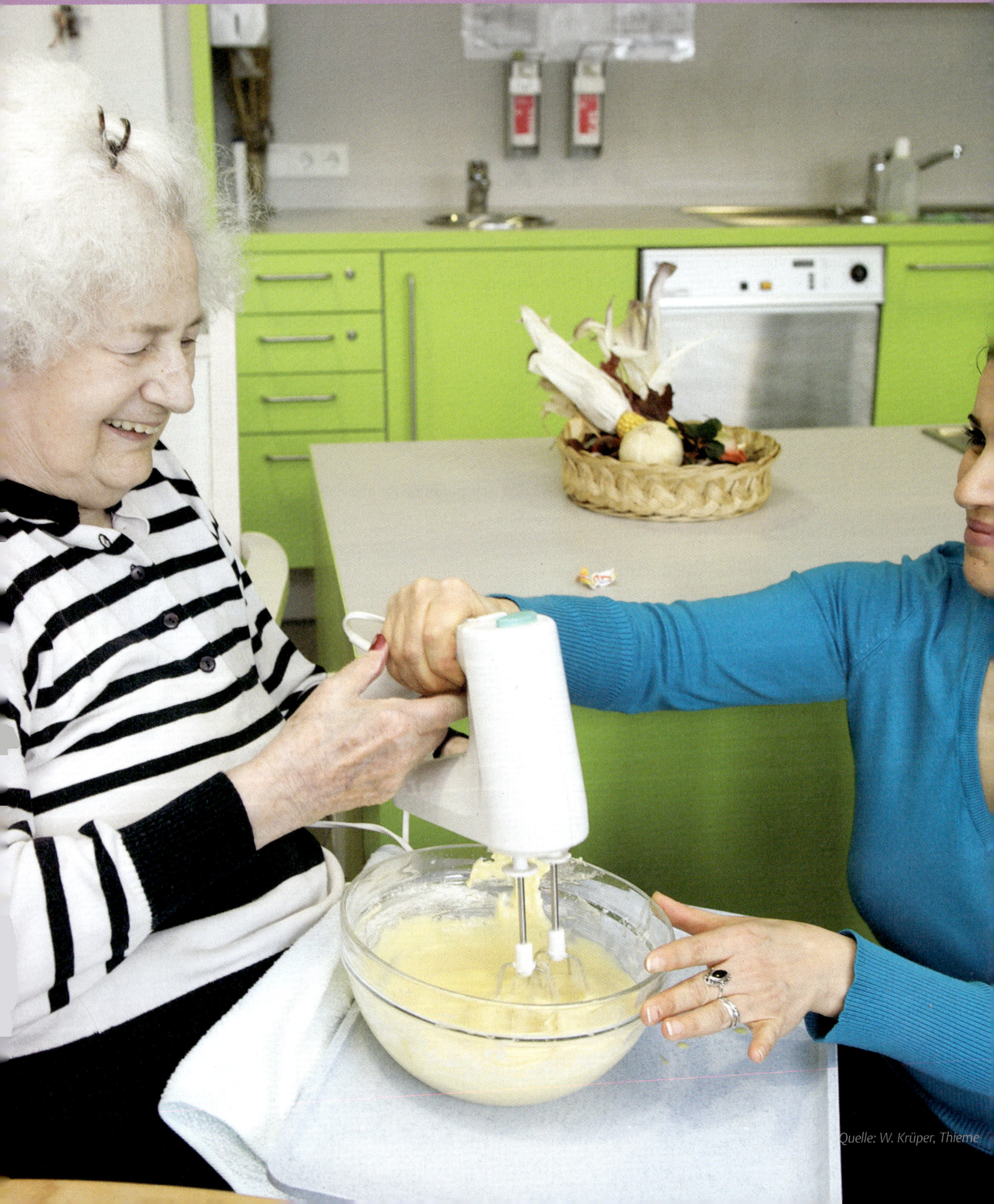

Quelle: W. Krüper, Thieme

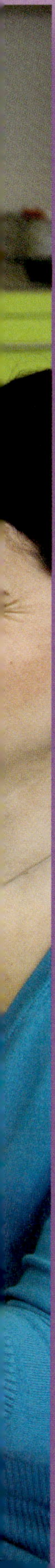

Teil III

Situationsbezogene Pflege und Betreuung

20

Assistenz bei Diagnostik und Therapie

20.1 Wichtige diagnostische Maßnahmen

20.1.1 Warum Kenntnis diagnostischer und therapeutischer Verfahren?

Blaulichter zucken, das Martinshorn ertönt kurz. Obwohl der Rettungswagen schon in die Notaufnahme eingefahren ist! Das Signal für das Pflegepersonal in der Ambulanz, dass nun jede Sekunde zählt. Alles ist vorbereitet und der schwer verletzte oder erkrankte Mensch wird in den Schockraum gebracht. Die hundertfach bewährte Routine der Notfallambulanz läuft an. Am Anfang müssen die Vitalparameter stabilisiert werden. Dem Patienten wird Flüssigkeit zugeführt. Fehlen ihm Elektrolyte? Ist der Blutverlust kritisch? Besteht ein Herzinfarkt?

Keiner der Ärzte und Pflegenden kann sich dabei allein auf sein Gespür verlassen. Unverzüglich werden diagnostische Maßnahmen eingeleitet. Hierzu gehören nahezu immer Laborparameter, bei Bedarf auch bildgebende Verfahren und sonstige Untersuchungen mithilfe von Apparaten. Digital werden standardisierte Notfalllaboruntersuchungen in den PC eingegeben. Diese geben dem Untersuchungsteam relativ schnell einen Überblick über die Situation des Stoffwechsels des Patienten. Je nach Krankheitsverdacht kommen weitere Parameter hinzu – z. B. Enzymdiagnostik bei Verdacht auf Herzinfarkt.

Pflegehelfer arbeiten eng mit allen am Diagnostik- und Behandlungsprozess beteiligten Berufsgruppen zusammen. Sie helfen dabei, die ärztlich verordneten diagnostischen und therapeutischen Maßnahmen durchzuführen, und müssen Notfallsituationen rechtzeitig erkennen und unverzüglich weitergeben.

Das folgende Kapitel gibt Ihnen eine Übersicht über die wichtigsten Maßnahmen in **Diagnostik und Therapie**, die Sie kennen sollten, um diese Hilfe professionell leisten zu können. Darüber hinaus finden Sie bei den verschiedenen Organen/Organsystemen in den nachfolgenden Kapiteln jeweils eine Zusammenstellung der wichtigsten **organspezifischen Untersuchungen**, die Ihnen im Alltag immer wieder begegnen können.

> **Kurzfassung**
>
> 20.1 Wichtige diagnostische Maßnahmen
>
> 20.1.1 Warum Kenntnis diagnostischer und therapeutischer Verfahren?
>
> Pflegehelfer arbeiten eng mit Personen zusammen, die Diagnosen stellen und Therapien durchführen. Um dabei professionell unterstützen zu können, müssen sie die wichtigsten dieser Maßnahmen kennen.

20.1.2 Elektrokardiogramm (EKG)

Definition

Im **Elektrokardiogramm** (EKG) werden die elektrischen Impulse des Herzens abgeleitet und in einer Kurve aufgezeichnet. Es zeigt sich ein charakteristischer Stromkurvenverlauf.

Mit dem EKG wird die elektrische Erregbarkeit des Herzens geprüft (**Abb. 20.1**). Die normale Erregung des Herzens läuft nach einem bestimmten Muster ab, welches von einem Schrittmacher, dem Sinusknoten, gesteuert wird (Reizleitungssystem, S. 123).

Es können wertvolle Aussagen getroffen werden über

- Herzrhythmusstörungen: veränderte Herzfrequenz und Unregelmäßigkeiten,
- Störung der Erregungsausbreitung,
- Lagetyp des Herzens,
- Herzinfarkt,
- Durchblutungsstörung des Herzens (Verengung der Herzkranzgefäße).

Praktische Durchführung. Die Untersuchung erfolgt am liegenden Patienten in Ruhe. Der Patient sollte keine unnötigen Bewegungen durchführen und ruhig atmen. Die Stromimpulse werden mithilfe von Metallplättchen (Elektroden) an der Körperoberfläche abgeleitet. Die Plättchen werden hierzu mit einem Gel oder Spray desinfiziert und angefeuchtet. Anschließend werden sie in einer festgelegten Ordnung am Brustkorb und an den Extremitäten angebracht. Die abgeleiteten Impulse werden dann im EKG-Gerät elektronisch verstärkt und durch einen Schreiber auf Papier aufgezeichnet.

Nachbereitung. Eine spezielle Nachbereitung des Patienten ist nicht notwendig.

> **Kurzfassung**
>
> 20.1.2 Elektrokardiogramm (EKG)
>
> ◄ Definition
>
> Mit dem EKG können Aussagen getroffen werden über:
> - Herzrhythmusstörungen
> - Störung der Erregungsausbreitung
> - Lagetyp des Herzens
> - Herzinfarkt
> - Durchblutungsstörung des Herzens
>
> Das Ruhe-EKG erfolgt im Liegen. Elektroden werden an der Körperoberfläche des Patienten angebracht. Die Messergebnisse werden auf Papier aufgezeichnet.

Abb. 20.1 EKG.

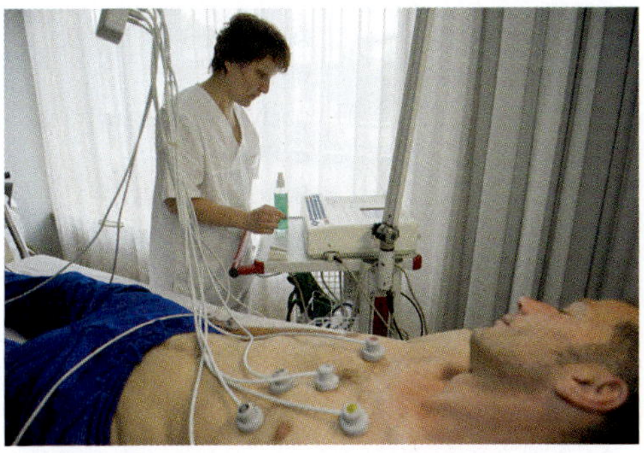

Während des EKGs sollte der Patient möglichst ruhig liegen (nachgestellte Situation). *Quelle: W. Krüpper, Thieme*

20.1.3 Röntgenuntersuchungen

Definition ▶

20 Röntgenstrahlen gehen durch den Körper hindurch und werden dabei durch die verschiedenen Gewebe unterschiedlich abgeschwächt. Je nachdem, wie stark sie geschwächt werden, wird der Röntgenfilm verschieden stark geschwärzt.

20.1.3 Röntgenuntersuchungen

Definition

Mithilfe hochenergetischer, elektromagnetischer **Röntgenstrahlung** werden unterschiedliche Körperregionen wie Skelettsystem, Lunge, Bauch oder Nieren bildlich dargestellt. Diese Untersuchungen können mit oder ohne Kontrastmittel durchgeführt werden.

Eine Röntgenröhre sendet, ähnlich wie eine Glühbirne Licht aussendet, Röntgenstrahlen aus. So wie man Licht durch ein Blatt Papier durchschimmern sehen kann, können auch Röntgenstrahlen hinter einem Körper gemessen werden, nachdem sie durch die verschiedenen Gewebe unterschiedlich abgeschwächt wurden. Der Röntgenfilm wird verschieden stark geschwärzt. Aufgezeichnet wird entweder mit

- einem Film (konventionelle Röntgendiagnostik),
- einer lichtempfindlichen Speicherfolie (digitale Radiografie) oder
- einer Messvorrichtung (z.B. digitale Angiografie, Computertomografie).

Es gibt viele Verfahren mit verschiedenen Fragestellungen, bei denen auch die Patientenvorbereitung unterschiedlich ist (**Tab. 20.1**).

Tab. 20.1 Radiologische Verfahren.

Untersuchung	Verfahren	Beispiele für häufige Indikationen	pflegerische Aufgaben
Thorax-Röntgen	• konventionelles Röntgen	• Lungenentzündung • Tumor	• Patient soll Metallteile (Schmuck, z. B. Kette, Piercing usw.) ablegen
Knochen-Röntgen	• konventionelles Röntgen	• Knochenbrüche • degenerative Veränderungen • Heilungskontrolle	s. o.
Abdomen-Röntgen	• konventionelles Röntgen	• v. a. freie Luft, Darmverschluss	s. o.
Magen-Darm-Passage	• Patient trinkt Kontrastmittel • danach werden Röntgenaufnahmen angefertigt	• Tumor • Verengung Magenausgang oder Speiseröhre	• Patient darf 8 Stunden vorher keine Nahrung zu sich nehmen und nicht rauchen
Urografie	• nierengängiges Kontrastmittel wird über die Vene in den Körper eingebracht (i. v. injiziert) • Röntgenaufnahmen zu unterschiedlichen Zeiten	• Stein • Tumor • Stauung	• vorher werden Blutwerte vom Arzt bestimmt • mildes Abführprogramm • Patient viel trinken lassen • direkt vor der Untersuchung Toilettengang ermöglichen
Angiografie	• Kontrastmittel wird über Katheter in Gefäße eingebracht (injiziert) • danach Röntgenaufnahmen (meist digital)	• Einengung von Gefäßen • Tumorversorgung mit Gefäßen • Gefäßmissbildungen	• vorher werden Blutwerte vom Arzt bestimmt • direkt vor der Untersuchung Toilettengang ermöglichen • nach der Untersuchung mehrere Stunden Druckverband, 24 Stunden Bettruhe • auf Nachblutung achten • auf ausreichende Flüssigkeitszufuhr achten

Tab. 20.1 Fortsetzung.

Untersuchung	Verfahren	Beispiele für häufige Indikationen	pflegerische Aufgaben
Phlebografie	• in eine Fußrückenvene wird Kontrastmittel eingebracht (injiziert) • dann Röntgenaufnahmen	• Beinvenenthrombose • Krampfadern	• vorher werden Blutwerte vom Arzt bestimmt
Computertomografie (CT)	• Patient liegt in einer „kleinen Röhre“; um ihn dreht sich auf der einen Seite die Röntgenröhre, auf der anderen Seite Messkammern • Aufnahmen aus unterschiedlichen Winkeln (Computer errechnet hieraus Schnittbilder)	• Tumorsuche • Infarkte oder Blutungen (Kopf) • Bandscheibenveränderungen (Wirbelsäule) • Knochenbrüche	• Patient darf 3 Stunden vorher keine Nahrung zu sich nehmen und nicht rauchen • vorher werden Blutwerte vom Arzt bestimmt (falls eine CT Untersuchung mit Kontrastmittel vorgesehen ist)

Durchführung Thoraxaufnahme. Bei jeder Röntgenuntersuchung muss der Patient Kleidung und Schmuck ablegen, bevor er zwischen Röntgenröhre und Röntgenfilm positioniert wird. Während der Röntgenaufnahme darf sich der Patient nicht bewegen. Die Thoraxaufnahme, also das Röntgen des Brustkorbs, wird bevorzugt im Stehen und von hinten angefertigt (**Abb. 20.2**). Damit sich die unteren Abschnitte der Lunge mit Atemluft füllen können, wird der Patient aufgefordert, einzuatmen und die Luft anzuhalten.

Für die Röntgenuntersuchung legt der Patient am entsprechenden Körperteil seine Kleidung und den Schmuck ab. Während der Untersuchung darf der Patient sich nicht bewegen.

Abb. 20.2 Röntgenaufnahme des Brustkorbs.

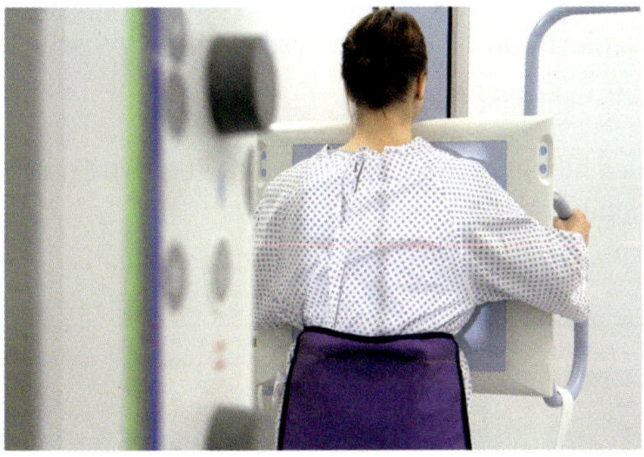

Die Aufnahme erfolgt bevorzugt im Stehen. *Quelle: K. Oborny*

Nachbereitung. Bei den meisten Röntgenaufnahmen ist keine besondere Nachbereitung erforderlich. Wird ein Kontrastmittel eingesetzt, kann es in wenigen Fällen zu Unverträglichkeiten und Herz-Kreislauf-Problemen kommen. An der Veneneinstichstelle kann ein kleiner, harmloser Bluterguss mit einer schmerzenden Schwellung entstehen. Es ist auf die Hautfarbe und Vitalzeichen zu achten. Bei einigen Kontrastmitteluntersuchungen (z. B. Angiografie) muss der Patient anschließend Bettruhe halten (**Tab. 20.1**), da eine Nachblutung möglich ist. Um dies zu verhindern, wird zusätzlich ein Druckverband angelegt.

Bei den meisten Röntgenaufnahmen ist keine besondere Nachbereitung erforderlich. Wird ein Kontrastmittel verwendet, kann es in seltenen Fällen zu Unverträglichkeiten und Herz-Kreislauf-Problemen kommen.

20.1.4 Magnetresonanztomografie (MRT)

20.1.4 Magnetresonanztomografie (MRT)

Definition

Die **Magnetresonanztomografie** (MRT, Synonym: Kernspintomografie) erzeugt mithilfe eines Magnetfelds und durch Radiowellen (ohne Röntgenstrahlen) gestochen scharfe Schnittbilder verschiedener Körperabschnitte und Körperebenen.

◄ Definition

Die Bezeichnung „Kernspin“ beschreibt eine Eigenschaft des Atomkerns, sich wie ein Kreisel um die eigene Achse zu drehen. Er kann so magnetische Eigenschaften annehmen. Das gilt auch für die Atomkerne des Wasserstoffs. Die ungeordneten Wasserstoffatome im Körper des Patienten werden durch das starke Magnetfeld im Kernspintomografen (10 000-mal so stark wie das der Erde) ausgerichtet und stehen daher unter Spannung. Zugeschaltete Radiowellen stören diese Spannung kurzzeitig. Schaltet man die Radiowellen wieder ab, ziehen sich die Atome in das Magnetfeld zurück und

20

Die Kernspintomografie wird verwendet zur Darstellung
- von Blutgefäßen im Hirn- und Halsbereich,
- von Nierengefäßen, Beckengefäßen, Beinarterien,
- von bösartigen Veränderungen in den Organen,
- von Bandscheiben, Wirbelsäule, Kniegelenken,
- des Herzens.

In die Nähe eines Magnetresonanztomografen dürfen keine Metallteile oder elektronischen Geräte gebracht werden. Befinden sich Metallteile im Körper des Patienten, muss ärztlich geklärt werden, ob die Untersuchung stattfinden kann.

Merke ▸

Vom Gerät gehen laute Klopfgeräusche aus. Der Patient trägt während der Untersuchung einen Gehörschutz.

20.1.5 Positronenemissionstomografie (PET)

Definition ▸

senden Signale aus, die durch hochempfindliche Antennen gemessen werden. Ein Computer setzt die Signale anschließend in eine optischen Darstellung um.
Hervorragend geeignet ist die Kernspintomografie für die Diagnostik von
- Blutgefäßen im Hirn- und Halsbereich,
- Nierengefäßen,
- Beckengefäßen und Beinarterien,
- Bandscheiben,
- Wirbelsäule und Kniegelenken,
- eine dynamische Darstellung des Herzens sowie die Darstellung von Veränderungen in den Organen (z. B. bösartige Veränderungen).

Praktische Durchführung. Wird bei der Untersuchung Kontrastmittel verabreicht, muss der Arzt zuvor einige Blutwerte (Nierenwerte, Schilddrüsenwerte) bestimmen, um Nebenwirkungen zu verhindern. Es dürfen keine Metallteile und elektronischen Gegenstände (Uhren, Kreditkarten) in die Nähe des Geräts gebracht werden. Befinden sich Metallteile im Körper des Patienten (z. B. Metallprothesen, Granatsplitter und implantierte elektrische Aggregate wie Herzschrittmacher oder Insulinpumpen), muss ärztlich abgeklärt werden, ob diese MRT-tauglich sind und ob besondere Schutzvorkehrungen getroffen werden müssen. Zahnmetall ist unproblematisch.

Merke

Bei Patienten mit Herzschrittmacher muss vor der Untersuchung die MRT-Tauglichkeit des Geräts überprüft werden, eventuell müssen Schutzvorkehrungen getroffen werden.

Da vom Gerät sehr laute Klopfgeräusche ausgehen, trägt der Patient während der Untersuchung einen Gehörschutz. Er erhält einen Klingelknopf und ist über eine Gegensprechanlage mit dem Untersucherteam verbunden (**Abb. 20.3**). Zur Untersuchung liegt der Patient auf einer schmalen Liege und wird mit ihr in den relativ engen Tomografen (70-100 cm) gefahren. Bei extremer Platzangst sollte die Untersuchung in einem „offenen MRT" mit deutlich mehr Platz durchgeführt werden. Ggf. wird der Patient dazu mit Medikamenten ruhig gestellt (sediert). Die Untersuchungsdauer liegt zwischen 20 und 60 Minuten.

Nachbereitung. Am Ende der Untersuchung wird auch hier auf seltene Kontrastmittelunverträglichkeiten wie Hautrötungen und Herz-Kreislauf-Reaktionen geachtet.

Abb. 20.3 MRT.

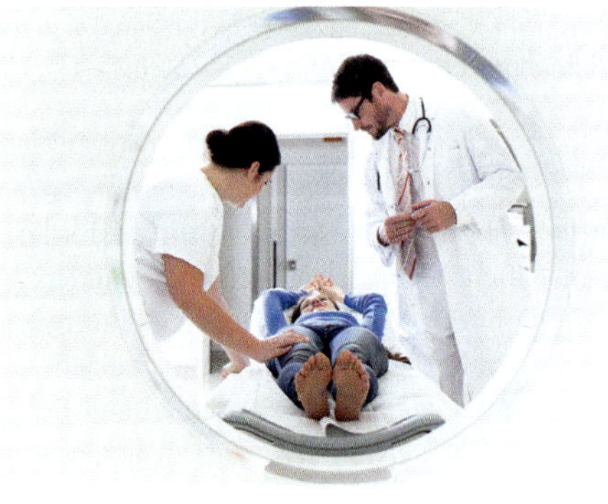

© Kzenon – stock.adobe.com – Stock photo – posed by models

Der Patient wird vor und während der Untersuchung vom Untersuchungsteam begleitet (nachgestellte Situation). *Quelle: Kzenon – stock.adobe.com*

20.1.5 Positronenemissionstomografie (PET)

Definition

Die **Positronenemissionstomografie** (PET) zählt zu den Verfahren der Nuklearmedizin. Es können damit biochemische und physiologische Vorgänge in Form von Schnittbildern aufzeichnet werden.

Bei der PET nutzt man die Erkenntnis, dass bestimmte krankhafte Veränderungen (z. B. ein Tumor) einen höheren Zuckerstoffwechsel aufweisen. Zunächst verabreicht man eine radioaktiv markierte Substanz (Radiopharmakon). Diese Verbindung verteilt sich im Körperkreislauf und reichert sich für kurze Zeit an Stellen mit erhöhtem Zuckerstoffwechsel an. Sie sendet Strahlung aus (Positronenemission), die gemessen wird. Die Sensoren des PET-Scanners stellen den Ort der Positronenemission genau fest. Er wird auf dem Monitor farbig dargestellt. Aus einer Vielzahl von Aufzeichnungen wird ein verwertbares Schnittbild oder ein dreidimensionales Modell errechnet.

Eingesetzt wird die PET bei

- Untersuchungen des Gehirns, des Herzens und bei unklaren Entzündungszuständen,
- Tumoren, besonders von Leber, Lunge, Bauchspeichel oder Brust, um zwischen gutartigen und bösartigen Veränderungen zu unterscheiden,
- bösartigen Tumoren und Metastasen (**Abb. 20.4**), um nach Größe und Ausbreitung zu beurteilen und Therapieschritte (Chemotherapie, OP) genau zu planen und zu kontrollieren.

Eingesetzt wird die PET

- bei Untersuchungen des Gehirns, des Herzens,
- bei unklaren Entzündungszuständen,
- zur Unterscheidung von gut- und bösartigen Tumoren,
- bei bösartigen Tumoren und Metastasen (**Abb. 20.4**), um Größe und Ausbreitung zu beurteilen und Therapieschritte zu planen und zu kontrollieren.

20

Abb. 20.4 PET.

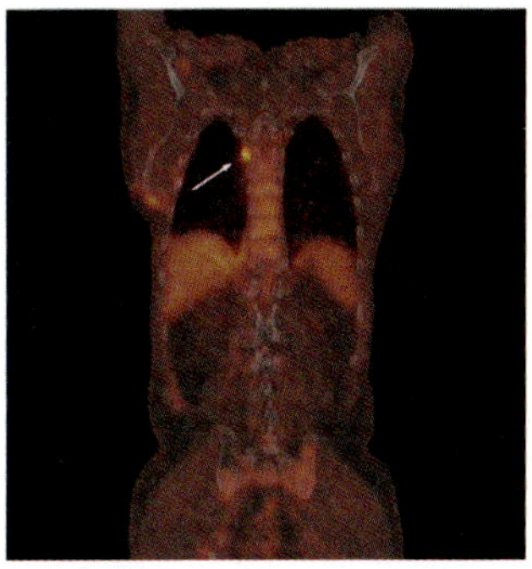

Bei diesem Bild wurden CT und PET kombiniert. Der Pfeil zeigt eine Knochenmetastase in der 6. Rippe rechts. *Abb. aus: Gerlach, Wagner, Wirth. Innere Medizin für Pflegeberufe. Thieme; 2015*

Praktische Durchführung. Der Patient ist nüchtern, das heißt, die letzte Mahlzeit liegt mindestens 8 Stunden zurück. Wasser oder ungesüßter Tee (schluckweise!) und Medikamente sind erlaubt. Vor der Untersuchung muss der Patient mindestens 10 Minuten liegen, damit der Zuckerstoffwechsel in der Muskulatur zur Ruhe kommt. Danach wird der radioaktiv markierte Zucker je nach Untersuchungsgebiet über die Vene eingebracht oder vom Patienten eingeatmet. Jetzt beginnt die Messung des Patienten von Kopf bis Fuß, indem der Patient hintereinander durch 2 Detektorringe (Gantries) gefahren wird. Während dieser Messungen darf sich der Patient nicht bewegen und keine großen Atembewegungen durchführen. Durch die zahlreichen Messungen ergeben sich Untersuchungszeiten von teilweise über 1 Stunde.

Bei der Positronenemissionstomografie wird dem Patienten radioaktiv markierter Zucker in die Vene injiziert oder er atmet ihn ein.
Der Ort mit erhöhten Strahlenwerten wird anschließend auf einem Monitor farbig dargestellt.

Nachbereitung. Nach der Untersuchung ist keine besondere Nachbereitung des Patienten erforderlich.

20.1.6 Ultraschall

20.1.6 Ultraschall

Definition

Bei einer **Ultraschalluntersuchung** (Synonym: Sonografie) werden Organe durch reflektierte Schallwellen bildlich dargestellt.

◄ **Definition**

Beim Ultraschall wird ein kleiner Tonerzeuger (auch Schallkopf genannt) auf die Körperoberfläche aufgesetzt. Er ruft sozusagen „in den Körper hinein". Das Gerät registriert auch das Echo der zurückgeworfenen Schallwellen. Aus der Zahl und der zeitlichen Abfolge der reflektierten Schallwellen lassen sich mithilfe eines Computers Bilder erzeugen. Grenzt ein Gewebe an Luft, werden fast alle Schallwellen zurückgeworfen. Es bleibt nicht mehr genug Schallenergie für das dahinter liegende Gewebe übrig. Deshalb muss man vor Ultraschalluntersuchungen der Bauchorgane Maßnahmen ergreifen, um insbesondere die Luft im Magen-Darm-Trakt zu vermindern.
Eine Sonografie erlaubt eine Beurteilung verschiedener Organe, z. B. Leber, Gallenblase, Schilddrüse, und Untersuchungen der (schwangeren) Frau. Sie wird aber auch zur Untersuchung des Hüftgelenks im Säuglingsalter eingesetzt.

Eine Sonografie erlaubt eine Beurteilung verschiedener Organe, z. B. Leber, Gallenblase, Schilddrüse, und Untersuchungen der (schwangeren) Frau.

Durchführung Oberbauchsonografie. Ultraschalluntersuchungen sollten in einem leicht abgedunkelten Raum stattfinden, der eine angenehme Temperatur hat. Der Patient liegt auf dem Rücken, der Oberbauch ist entkleidet. Auf die Oberbauchregion wird Kontaktgel aufgetragen. Der Arzt setzt den Schallkopf im Bereich des Oberbauchs auf (**Abb. 20.5**). Zur Untersuchung der Leber und Gallenblase wird der Patient gebeten, tief einzuatmen und die Luft anzuhalten. Die Organe treten dadurch tiefer und können so gut beurteilt werden.

Die Untersuchung erfolgt meist in einem leicht abgedunkelten Raum.
Es wird Kontaktgel auf die Haut des Patienten aufgetragen.
Flüssigkeitshaltige Strukturen werden eher schwarz dargestellt, Strukturen wie Knochen, Gase oder stark reflektierende Objekte eher weiß.

Abb. 20.5 Ultraschalluntersuchung.

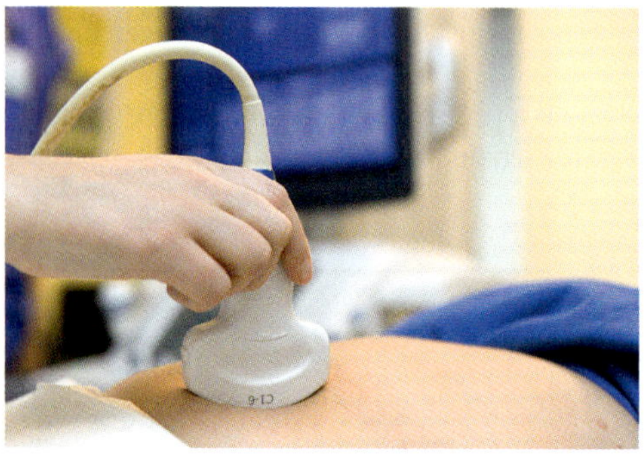

Die Untersuchung wird häufig zur Verlaufskontrolle oder Diagnose einer Krankheit eingesetzt. *Quelle: K. Oborny, Thieme*

Praxistipp ►

Praxistipp

Wie muss ich eine Ultraschalluntersuchung vorbereiten?

Die vorbereitenden pflegerischen Maßnahmen sind vom Untersuchungsgebiet abhängig:

- **Halsorgane, Gliedmaßen:**
  - Reinigen Sie die Region (Salben, Schminke entfernen) bzw. beauftragen Sie den Patienten damit.
  - Lassen Sie den Patienten seinen Schmuck ablegen.
- **Oberbauchorgane:**
  - Geben Sie dem Patienten am Tag vor der Untersuchung keine blähenden Speisen, eventuell erhält er sogar entblähende Medikamente (nach Arztanordnung).
  - Je nach Arztanweisung bleibt der Patient am Untersuchungstag nüchtern, das heißt, er darf einige Stunden vor der Untersuchung weder essen noch trinken.
- **Beckenorgane:** Das ist eine der wenigen Untersuchungen, bei der die Harnblase gefüllt sein sollte. Lassen Sie den Patienten deshalb trinken und schicken Sie ihn vor der Untersuchung nicht zur Toilette (Ausnahme: vaginale Ultraschalluntersuchung).

20.1.7 Endoskopische Untersuchungen

Definition ►

Organsysteme, die endoskopisch untersucht werden können, sind z. B.
- Magen-Darm-Trakt
- Atmungssystem
- Gelenke
- Harnsystem
- Vagina und Muttermund
- Gebärmutterspiegelung
- Bauchhöhlenspiegelung

Im weiteren Sinne zählen zur Endoskopie auch
- Nasenspiegelung (Rhinoskopie),
- Spiegelung des Rachenraums (Pharyngoskopie),
- Gehörgangs- und Trommelfellspiegelung (Otoskopie).

20.1.7 Endoskopische Untersuchungen

Definition

Endoskopie kann man mit „Innenspiegelung" übersetzen. Dabei werden verschiedene Organsysteme von innen ausgeleuchtet und betrachtet. Dies geschieht mithilfe eines Endoskops.

Endoskopische Untersuchungen eröffnen der Diagnostik und Therapie ein weites Feld. Die Untersuchungen finden heute in vielen Bereichen der Medizin statt, z. B.

- Spiegelung des Magen-Darm-Trakts:
  - Untersuchung der Speiseröhre, des Magens und des Zwölffingerdarms (Ösophago-Gastro-Duodenoskopie),
  - unter Gabe von Kontrastmittel Röntgenuntersuchung der Gallengänge und des Pankreasganges (ERCP),
  - Dickdarmspiegelung (Rektoskopie, Sigmoidoskopie, Koloskopie),
  - Enddarmspiegelung (Proktoskopie).
- Spiegelung des Atmungssystems:
  - Kehlkopfspiegelung (Laryngoskopie),
  - Spiegelung der Luftröhre und der Bronchien (Bronchoskopie).
- Spiegelung der Gelenke:
  - Gelenkspiegelung (Arthroskopie).
- Spiegelung des Harnsystems:
  - Harnblasenspiegelung (Urethrozystoskopie),
  - Harnleiterspiegelung (Ureterorenoskopie).
- Spiegelung anderer Organe:
  - Spiegelung der Scheide (Vagina) und des in der Scheide gelegenen Muttermunds (Kolposkopie),
  - Gebärmutterspiegelung (Hysteroskopie),
  - Bauchhöhlenspiegelung (Laparoskopie).

Im weiteren Sinne zählen zur Endoskopie auch
- Nasenspiegelung (Rhinoskopie),
- Spiegelung des Rachenraums (Pharyngoskopie),
- Gehörgangs- und Trommelfellspiegelung (Otoskopie).

Die Bandbreite reicht von der reinen Betrachtung über die Tumordiagnostik bis hin zu kleineren operativen Eingriffen, z. B.

- Entnahme einer Gewebeprobe (Biopsie),
- Absaugen, z. B. während einer Magen- oder Luftröhrenspiegelung,
- Blutstillung, z. B. während einer Magenspiegelung,
- Steinentfernung, z. B. während einer ERCP (endoskopische retrograde Cholangiopankreatikografie) oder einer Harnblasen- oder Harnleiterspiegelung,
- Entfernung von Fremdkörpern, z. B. einer Murmel aus einem Nasenloch,
- operative Eingriffe, z. B. während einer Gelenkspiegelung,
- Entfernung von Gewebe, z. B. während einer Darmspiegelung,
- Platzierung von Ernährungssonden, z. B. bei Anlage einer PEG (perkutane endoskopische Gastrostomie),
- Kontrastmittelabgabe, z. B. während einer ERCP.

Die Bandbreite reicht von reiner Betrachtung über Tumordiagnostik bis zu kleineren operativen Eingriffen, z. B.

- Entnahme einer Gewebeprobe (Biopsie),
- Absaugen, z. B. während einer Magen- oder Luftröhrenspiegelung,
- Blutstillung, z. B. während einer Magenspiegelung,
- Steinentfernung.

20

Praktische Durchführung. Es erfolgt vor der Untersuchung eine Aufklärung durch den Arzt, der Patient muss schriftlich sein Einverständnis geben. Vor manchen Untersuchungen muss der Patient abführen. Der Patient sollte in der Regel nüchtern sein.

Vor einer Endoskopie wird die Gerinnung überprüft, damit gegebenenfalls problemlos Biopsien entnommen werden können

Außer bei der Gelenkspiegelung und der Bauchhöhlenspiegelung wird das Endoskop in die natürlichen Organöffnungen eingeführt (**Abb. 20.6**). Wenn möglich wird die Einführungsstelle (z. B. der Rachen bei einer Magenspiegelung) vor der Untersuchung örtlich betäubt. Oft bekommt der Patient ein beruhigendes und schläfrig machendes Medikament gespritzt.

Der Patient wird während der Untersuchung überwacht und je nach Untersuchungsgebiet unterschiedlich gelagert. Ist die Endoskopie beendet, informiert der Arzt den Patienten über das Untersuchungsergebnis. Wird Gewebe entnommen, steht das Ergebnis der Gewebeuntersuchung erst einige Tage später fest.

Endoskopische Untersuchungen sind invasive (in den Körper eindringende) Verfahren.

Eine Endoskopie kann nur bei einer normalen Blutgerinnung durchgeführt werden.

Ggf. erhält der Patient vorab ein Beruhigungsmittel bzw. Schmerzmittel. Die Einführungsstelle wird örtlich betäubt.

Wenn erforderlich, wird Gewebe entnommen.

Abb. 20.6 Magenspiegelung.

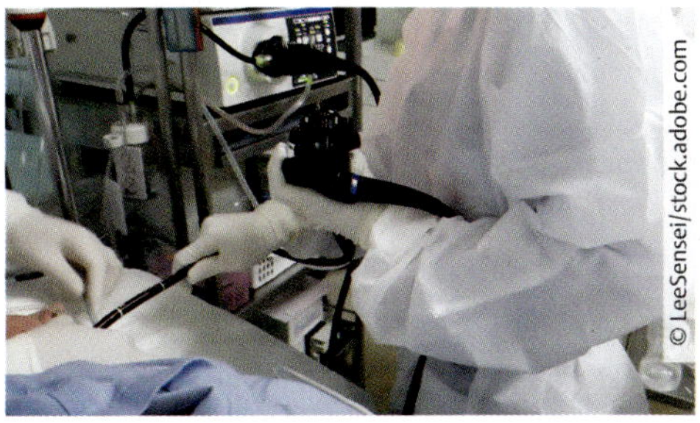

Bei der Magenspiegelung wird das Endoskop über Mund und Speiseröhre in den Magen eingeführt. *Quelle: © LeeSensei/stock.adobe.com*

Nachbereitung. Ist der Patient nach der Untersuchung noch schläfrig, wird er überwacht, bis er wieder wach und voll orientiert ist. Bei einer ambulanten Untersuchung darf er, falls er ein Beruhigungsmittel bekommen hat, innerhalb der nächsten 24 Stunden nicht Auto fahren. Die vor der Untersuchung abgelegten Gegenstände, wie eine Brille oder die Zahnprothese, erhält der Patient im Anschluss zurück.

Ist der Patient nach der Untersuchung noch schläfrig, wird er überwacht, bis er wieder wach und voll orientiert ist, Brille oder Zahnprothese werden ihm wieder ausgehändigt.

20.1.8 Laboruntersuchungen

Damit die Laborergebnisse (Befund) nicht verfälscht werden, ist Folgendes zu beachten:

1. Die Probe (Urin, Blut, Stuhl usw.) muss **korrekt gewonnen** werden.
2. Es muss je nach gewünschter Untersuchung das **richtige Transportgefäß** verwendet werden.
3. Die Probe muss **zeitnah**, mit dem **korrekt ausgefüllten Begleitschein**, ins Labor transportiert werden.
4. Ist ein sofortiger Transport nicht möglich, muss die Probe **korrekt gelagert** werden, z. B. im Kühlschrank.
5. Ggf. muss die Probe bereits vor dem Versand vorbereitet werden.

Werden Proben für die weitere Untersuchung per Post oder Kurierdienst verschickt, müssen sie entsprechend sorgfältig verpackt und gemäß den geltenden Vorschriften markiert werden.

20.1.8 Laboruntersuchungen

Folgende Maßnahmen gewährleisten ein unverfälschtes Laborergebnis:

1. korrekte Probegewinnung
2. korrektes Transportgefäß
3. zeitnaher Transport
4. korrekte Lagerung
5. ggf. korrekte Aufbereitung

20

Abb. 20.7 **Untersuchung der Laborwerte.**

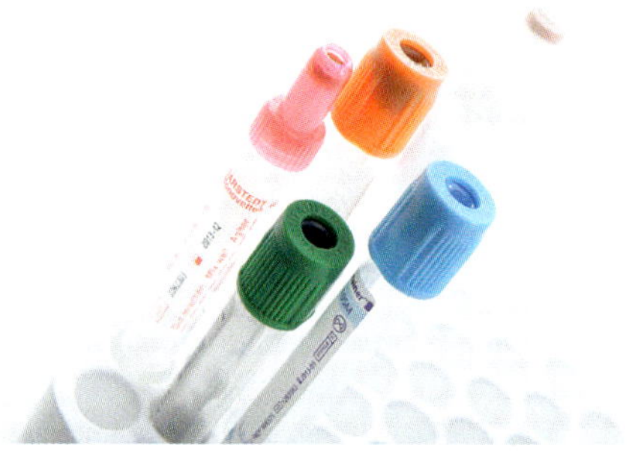

Quelle: K. Oborny, Thieme

Urinuntersuchungen

Urinproben gewinnen

Urin kann üblicherweise ohne großen Aufwand gewonnen werden und eignet sich damit auch für Verlaufskontrollen.

Wird **Spontanurin** entnommen, führt der Patient zuvor eine Intimhygiene durch.

Spontanurin. Wird spontan gelassener Urin (Strahlurin) zur Untersuchung benötigt, führt der Patient zuvor eine Intimhygiene durch und wäscht die äußeren Geschlechtsteile (bei Männern mit zurückgestreifter Vorhaut).

Besonderheiten ▸

Besonderheiten Kinder

Um bei Kleinkindern Spontanurin zu gewinnen, verwendet man selbstklebende Einmalbeutel aus Plastik.

Morgenurin. Es handelt sich um den Urin der ersten morgendlichen Ausscheidung, dieser stärker konzentrierte Morgenurin ist z. B. für einen Schwangerschaftstest notwendig.

Beim **Mittelstrahlurin** wird in der Mitte des Wasserlassens der Urin in einem Becher aufgefangen.

Mittelstrahlurin. Ggf. wird auch hier zunächst die Umgebung der Harnröhrenöffnung mit Wasser und Seife gereinigt. Die Zeitspanne zwischen dem letzten Wasserlassen und dem Zeitpunkt der Uringewinnung sollte möglichst lang sein. Wichtig ist, dem Patienten die Entnahmetechnik genau zu erklären:

- Die erste Portion Urin wird normal in die Toilettenschüssel gelassen; eventuell vorhandene Bakterien, unter anderem Mikroben in der Harnröhre und an den äußeren Geschlechtsteilen, werden so durch den eigenen Urin weggespült.
- Der Urin für die Untersuchung wird in der Mitte des Wasserlassens in einem Becher aufgefangen.
- Danach entleert der Patient den restlichen Urin in das WC.

Sammelurin wird über 12-24 Stunden gesammelt, anschließend gut durchmischt. Es wird eine Probe entnommen und die gesammelte Menge auf dem Laborschein notiert.
Es muss nicht die gesamte gesammelte Urinmenge ins Labor gebracht werden!

Sammelurin. Dazu wird der Urin über 12–24 Stunden gesammelt. Dabei ist Folgendes zu beachten:

- Es muss ein sauberes, verschließbares Gefäß benutzt werden (ohne Reinigungs- und Desinfektionsmittelreste).
- Das Gefäß ist zuvor mit dem Patientennamen und dem Datum zu beschriften.
- Der Patient wird über Zweck und Dauer informiert.
- Vor Beginn der Sammlung entleert der Patient seine Blase (bei 24-Stunden-Urin morgens). Erst danach wird begonnen, den Urin zu sammeln.
- Alle Urinportionen werden je nach Untersuchung in einem lichtundurchlässigen oder mit einem chemischen Zusatzstoff vorbereiteten Gefäß gesammelt (**Abb. 20.8**).
- Zum Abschluss, z. B. nach 24 Stunden, wird der Patient erneut dazu aufgefordert, die Blase zu entleeren und diesen Urin in das Sammelgefäß zu geben.
- Bevor die Laborprobe abgefüllt wird, wird der Sammelurin durchmischt, um die festen Bestandteile zu verteilen.
- Die Gesamtmenge wird auf dem Laborschein notiert. Es wird aber nicht die gesamte Menge des Sammelurins, sondern nur eine Probe ins Labor gebracht oder eingeschickt!

Abb. 20.8 Behälter für Sammelurin.

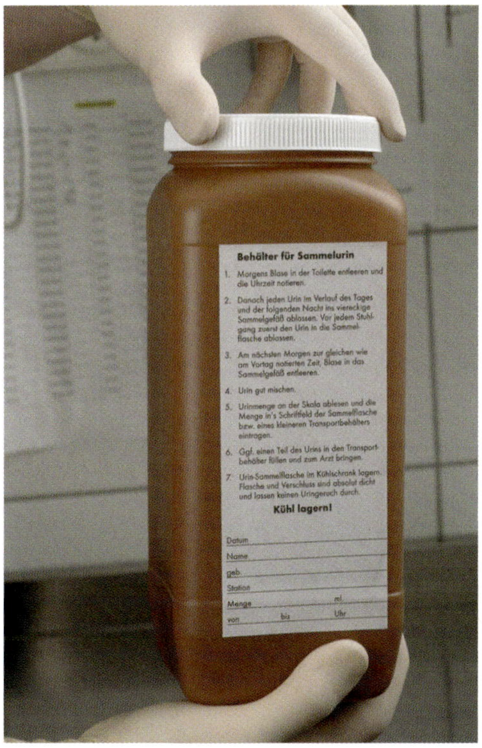

Achten Sie darauf, dass der Patient alle Urinportionen innerhalb von 24 Stunden sammelt. Sonst kann es falsche Werte geben. *Quelle: T. Stephan, Thieme*

Merke

Das Sammelgefäß sollte kühl, dunkel und abgedeckt aufbewahrt werden (z. B. im WC).

◄ Merke

Katheterurin. Urin kann aus dem liegenden Harnwegskatheter oder durch Einmalkatheterisierung gewonnen werden. Bei einem liegenden Dauerkatheter wird der Urin, nachdem die Punktionsfläche desinfiziert wurde, mit einer Spritze und einer Kanüle entnommen (**Abb. 20.9**). Dafür ist es ggf. angebracht, den Katheter vorher für circa 10 Minuten abzuklemmen.

Bei einem liegenden Dauerkatheter wird der Urin, nachdem die Punktionsfläche desinfiziert wurde, mit einer Spritze und einer Kanüle entnommen (**Abb. 20.9**).

Merke

Keine Urinentnahme aus dem Urinbeutel!

◄ Merke

Abb. 20.9 Katheterurin.

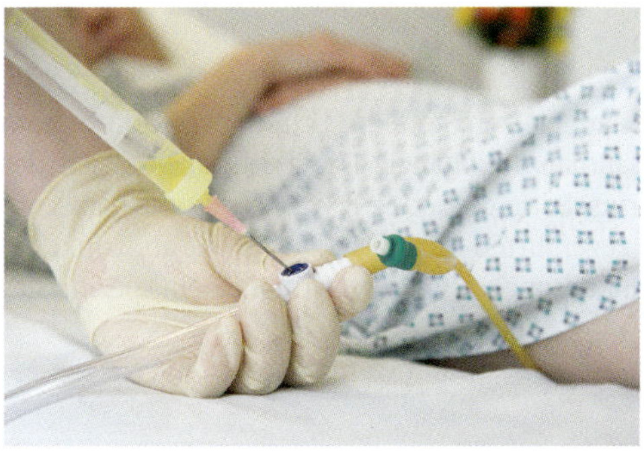

Urin kann auch aus dem liegenden Dauerkatheter entnommen werden (nachgestellte Situation). *Quelle: W. Krüper, Thieme*

Blasenpunktionsurin. Bei schwierigen anatomischen Verhältnissen und nicht eindeutigen Befunden des Mittelstrahlurins wird der Urin durch eine suprapubische Blasenpunktion gewonnen. Dabei wird oberhalb des Nabels mit einer Nadel in die Bauchdecke eingestochen und der Urin aus der prall gefüllten Harnblase entnommen. Bei Gesunden ist der Urin in der Regel keimfrei.

Untersuchung mittels Harnteststreifen

Untersuchung mittels Harnteststreifen

Definition

Harnteststreifen bestehen aus Reagenzpapier, dessen Testzonen mit einem dünnen Nylonnetz geschützt sind. Sie ermöglichen eine schnelle und zuverlässige Harndiagnostik auf Station, in der Praxis, im Labor und ambulant.

◄ Definition

Mithilfe des Harnstreifentests können gleichzeitig mehrere Werte untersucht werden.

Harnteststreifen werden verwendet zur
- Routineuntersuchung,
- Verlaufskontrolle,
- Selbstkontrolle durch den Patienten,
- Vorsorgeuntersuchung (Screeningverfahren).

Mit den Teststreifen lassen sich mehrere Werte bestimmen. Sie können an Farbstreifen abgelesen werden.

Der Teststreifen wird mit frischem Urin benetzt.
Die Testbezirke werden mit der Farbskala auf dem Etikett des Behälters verglichen.

Praktische Durchführung. Nachdem keimarme medizinische Einmalhandschuhe angezogen wurden, wird der Teststreifen für maximal 1 Sekunde in den Harn eingetaucht (**Abb. 20.10**). Es wird möglichst frischer, durchmischter Harn verwendet. Alle Testfelder müssen benetzt sein. Beim Herausnehmen wird die seitliche Kante am Gefäßrand abgestreift, um überschüssigen Harn zu entfernen. Die Testbezirke werden mit der Farbskala auf dem Etikett des Behälters verglichen. Dabei darf der Behälter aus hygienischen Gründen nicht berührt werden. Die Ergebnisse werden dokumentiert.

Abb. 20.10 Urinuntersuchung mit Harnteststreifen.

Harnuntersuchungen auf
- pH
- Nitrit
- Urobilinogen
- Bilirubin
- Zucker
- Eiweiß
- Blut
- Hämoglobin
- Urozystin
- Ketonkörper

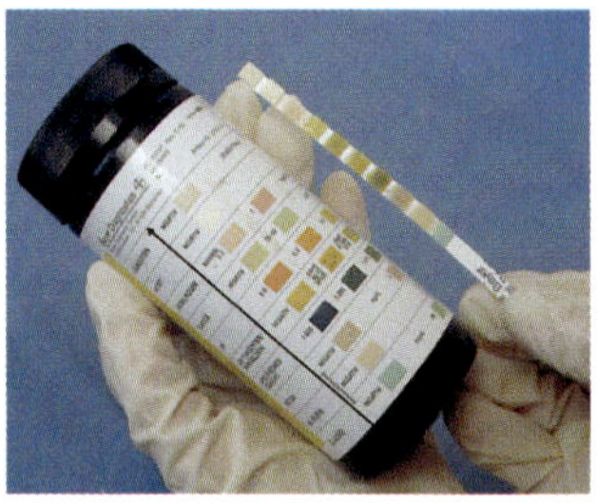

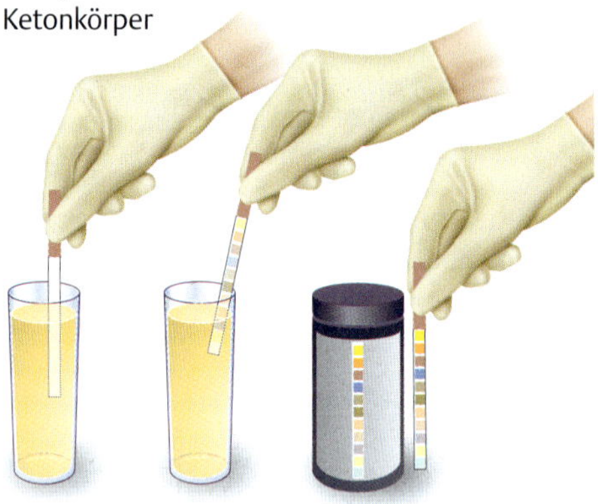

Abb. nach: Schewior-Popp S, Sitzmann F, Ullrich L. Thiemes Pflege. Thieme; 2020

Bestimmung des spezifischen Gewichts (Dichte)
Das spezifische Gewicht des Urins entspricht dem Totalgewicht der gelösten Stoffe, die im Urin enthalten sind.
Das spezifische Gewicht gibt Auskunft über die Konzentration des Urins.

Bestimmung des spezifischen Gewichts (Dichte)

Die Dichte des Urins entspricht dem Totalgewicht der gelösten Stoffe im Urin und wird in Gramm pro Liter (g/l) angegeben. Sie ist von der Flüssigkeitsaufnahme abhängig. Das spezifische Gewicht des Urins gibt Auskunft über die Konzentration des Urins. Beim gesunden Erwachsenen schwankt das spezifische Gewicht des Urins und hängt von der zugeführten Menge an Flüssigkeit ab. Trinkt ein Gesunder wenig, steigt das spezifische Gewicht, trinkt er mehr, sinkt es. Normal ist ein spezifisches Gewicht des Urins von 1,001 bis 1,035 g/l.
Die Dichte kann mit einem Urometer oder mit Teststreifen bestimmt werden.

Uricult-Test
Mithilfe des Uricult-Tests können Bakterien im Urin nachgewiesen werden.

Uricult-Test

Mit dem Uricult-Test lassen sich Bakterien im Urin nachweisen. Dazu werden sie auf Nährböden angezüchtet (**Abb. 20.11**).

Praktische Durchführung. Ein steril verpackter, auf beiden Seiten mit unterschiedlichen Nährböden (für verschiedene Bakteriensorten) überzogener Objektträger wird kurz vollständig in frischen Mittelstrahlurin getaucht. Anschließend muss der Objektträger 24 Stunden in einem Wärmeschrank bei 37 °C oder bei Zimmertemperatur aufbewahrt werden. Nach dieser Zeit sind Kolonien auf den Nährböden zu sehen, wenn die Urinprobe Bakterien enthielt.
Weitere wichtige Informationen erhält man durch eine Keimzahlbestimmung (Koloniendichte durch Uricult). Die genauere Bestimmung der Bakterien erfolgt durch eine bakteriologische Untersuchung (Mikrobiologische Untersuchung, S. 434).

Der Nährboden wird vollständig in frisch entnommenen Mittelstrahlurin eingetaucht.
Der Objektträger wird anschließend für 24 Stunden in einem Wärmeschrank gelagert. Ggf. sind anschließend Bakterienkolonien sichtbar.

Abb. 20.11 Uricult-Test.

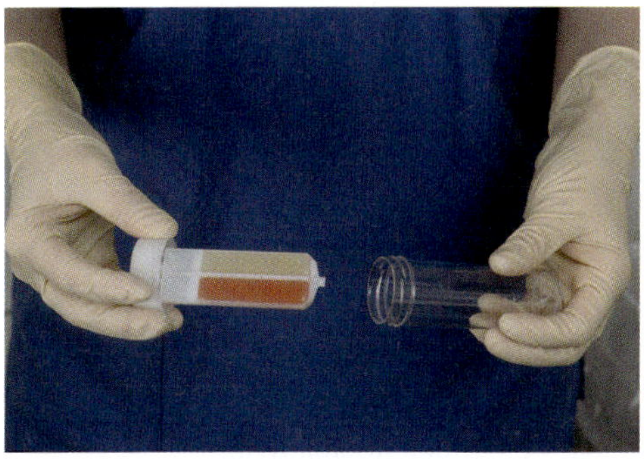

Beim Uricult-Test werden verschiedene Nährböden mit Urin benetzt. *Quelle: T. Stephan, Thieme*

Analyse des Urinsediments

Bei der Analyse des Urinsediments werden Urinbestandteile unter dem Mikroskop betrachtet, denn bei manchen Erkrankungen finden sich im Harn Zellteile oder Stoffwechselprodukte.

Analyse des Urinsediments
Die Urinbestandteile werden unter dem Mikroskop betrachtet.

Praktische Durchführung. 10 ml Urin werden in der Zentrifuge bei 3 000 Umdrehungen/Min. 5 Minuten geschleudert (zentrifugiert). Ein Tropfen des Sediments wird auf einen Objektträger gegeben und unter dem Mikroskop bei 400-facher Vergrößerung betrachtet.

Stuhluntersuchungen

Stuhluntersuchungen

Neben den mikrobiellen Untersuchungen des Stuhls, die im Labor durchgeführt werden (Mikrobiologische Untersuchung S. 434), kann der sogenannte Hämoccult-Test auf Station oder auch daheim durch den Patienten selbst erfolgen.

IFOBT Test (immunologischer Nachweis von Blut im Stuhl)

Mit einem kleinen Löffelchen werden kleine Mengen Stuhl in ein Röhrchen mit Trägerflüssigkeit (**Abb. 20.12**) eingefüllt. Der Test wird im Labor ausgewertet. Die Krankenkassen bezahlen den Test ab dem 50. Lebensjahr jährlich. Ab dem 55. Lebensjahr alle zwei Jahre, falls der Patient keine Koloskopie wünscht.

Merke
Das Ergebnis des iFOBT Tests wird nicht durch Nahrungsmittel beeinflusst.

◀ Merke

Abb. 20.12 Stuhluntersuchung

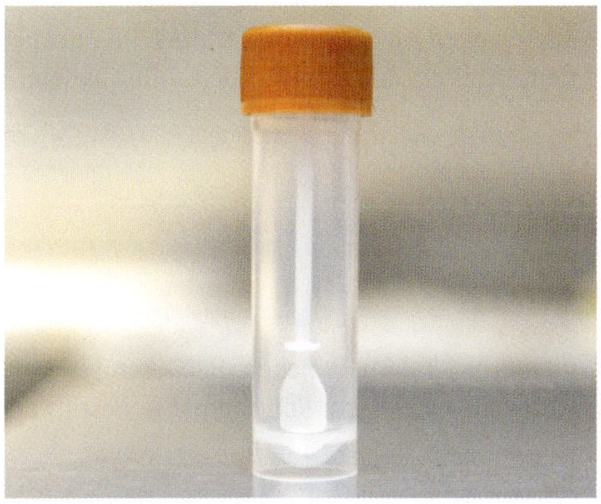

Quelle: K. Oborny, Thieme

Blutuntersuchungen

Blutuntersuchungen

Blut ist ein leicht zu gewinnendes Untersuchungsmaterial und wird daher für viele Untersuchungen herangezogen (**Abb. 20.13**).

Merke ►

Merke

Die verschiedenen „Blutbilder" geben eine Übersicht über den aktuellen Blutzellenstatus (Anzahl der Blutzellen, Zahlenverhältnis, ggf. auch Zustand).

Blutbild

Kleines Blutbild:
- Hämoglobingehalt (Hb)
- Erythrozytenzahl
- Hämatokrit
- MCH (mittlerer Hämoglobingehalt)
- MCV (mittleres Erythrozyteneinzelvolumen)
- MCHC (Sättigungsindex)
- Thrombozytenzahl
- Leukozytenzahl

Differenzialblutbild: Untersuchung der Leukozyten
Großes Blutbild: kleines Blutbild plus Differenzialblutbild

Blutbild

Man unterscheidet verschiedene Blutbilder.

Kleines Blutbild. Beim kleinen Blutbild werden in der Regel folgende Werte bestimmt:
- Hämoglobingehalt (Hb)
- Erythrozytenzahl
- Hämatokrit (Zellanteil des Blutes bezogen auf das Gesamtvolumen)
- mittlerer Hämoglobingehalt der Blutkörperchen (Färbekoeffizient MCH)
- mittleres Erythrozyteneinzelvolumen (MCV)
- Sättigungsindex (MCHC)
- Thrombozytenzahl
- Leukozytenzahl

Differenzialblutbild. Das Differenzialblutbild teilt die Leukozyten weiter auf. Es erlaubt z. B. Rückschlüsse auf den Abwehrstatus eines Patienten.

Großes Blutbild. Es besteht aus dem kleinen Blutbild und dem Differenzialblutbild.

Abb. 20.13 Blutentnahme.

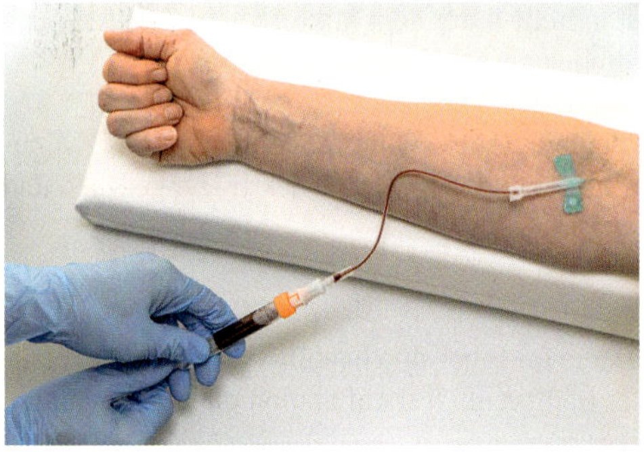

Eine Blutprobe kann meist relativ einfach entnommen werden und ermöglicht eine Vielzahl von Untersuchungen. *Quelle: K. Oborny, Thieme*

Gerinnungsstatus

Eine sehr wichtige Funktion des strömenden Blutes ist die Blutgerinnung. Sie ist abhängig von der Funktion der Thrombozyten und verschiedenen Faktoren im Blutplasma.

Gerinnungsstatus

Eine sehr wichtige Funktion des strömenden Blutes ist die Blutgerinnung. Die Gerinnung kann dabei sowohl von der Funktion der Thrombozyten als auch von verschiedenen Faktoren im Blutplasma abhängen. Werte, die Aussagen über die Blutgerinnung zulassen, sind
- Thrombozytenzahl,
- aktivierte partielle Thromboplastinzeit (aPTT),
- Antithrombin (AT),
- Fibrinogen,
- Thromboplastinzeit (Quick, INR, TPZ).

Unspezifische Entzündungs- und Infektionswerte

Das Organsystem Blut ist ein wichtiger Träger der körpereigenen Abwehr, hier können unspezifische Infektionsparameter gewonnen werden.

Unspezifische Entzündungs- und Infektionswerte

Das Organsystem Blut ist ein wichtiger Träger der körpereigenen Abwehr. Daher können hier unspezifische Infektionswerte gemessen werden. Neben dem Differenzialblutbild geben unter anderem folgende Werte wichtige Hinweise:
- Blutsenkungsgeschwindigkeit (BSG)
- C-reaktives Protein (CRP)
- Blutkultur
- Procalcitonin

Elektrolyte („Blutsalze")

Die Bestimmung der Elektrolyte gehört zum Standardlaborprogramm.

Elektrolyte („Blutsalze")

Die Bestimmung der Elektrolyte gehört zum Standardlaborprogramm. Weichen die Elektrolytwerte von den Normalwerten ab, können sie auf Organstörungen hinweisen. Routinemäßig bestimmte Elektrolyte sind
- Kalium,
- Kalzium,
- Natrium und
- Magnesium.

Abb. 20.14 Blutzucker bestimmen.

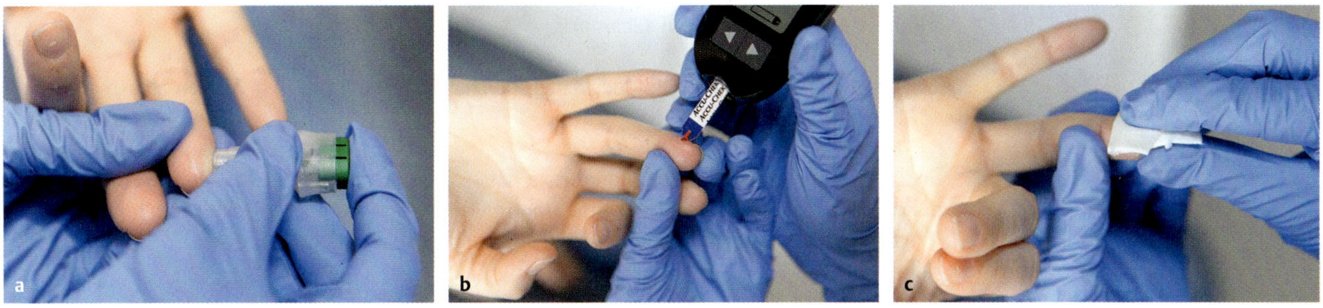

a Die Stechhilfe wird seitlich am Finger angesetzt und ausgelöst. **b** Der Blutstropfen wird an den Teststreifen gehalten, er wird automatisch eingezogen. Auf dem Display wird das Messergebnis angezeigt. **c** Das restliche Blut wird mit einem keimarmen Tupfer entfernt. *Quelle: K. Oborny, Thieme*

Funktionswerte des Stoffwechsels

Der Cholesterinwert erlaubt Aussagen über den Fettstoffwechsel. Cholesterin kann noch weiter in LDL (low density lipoproteins) und HDL (high density lipoproteins) unterteilt werden.
Die Funktionswerte des Zuckerstoffwechsels sind Glukose und das glykosylierte Hämoglobin (HbA_{1c}). Die Werte werden zur Diagnose und im Rahmen der Therapie von Diabetes mellitus bestimmt.

Praxistipp

Wie kann ich den Blutzucker eines Patienten messen?

Beim Messen des Blutzuckers wird die Glukose im Blut bestimmt. Dazu wird kapillares Blut aus der Fingerbeere oder dem Ohrläppchen gewonnen und zur Auswertung auf den Teststreifen eines Blutzuckermessgeräts aufgebracht.
Zur Messung benötigen Sie Desinfektionsmittel, keimarme medizinische Einmalhandschuhe, keimarme Tupfer, Stechhilfe, Pflaster für den Schnellverband, Teststreifen und Testgerät.

- Der Pflegeempfänger soll sich vor der Blutzuckerkontrolle die Hände waschen und trocknen.
- Desinfizieren Sie zunächst Ihre Hände und informieren Sie die betreffende Person über die Maßnahme.
- Bitten Sie den Betroffenen, sich hinzusetzen oder hinzulegen.
- Wählen Sie die Punktionsstelle und machen Sie diese zugänglich, z. B. indem Sie die Haare am Ohr ausreichend zurückstreichen.
- Desinfizieren Sie die Entnahmestelle, beachten Sie unbedingt die Einwirkzeit um eine Verfälschung des Ergebnisses zu verhindern
- Führen Sie einen Teststreifen in das Messgerät ein. In die Stechhilfe setzen Sie eine frische Lanzette oder legen Sie eine Einmal-Stechhilfe bereit. Ziehen Sie keimarme medizinische Einmalhandschuhe an.
- Drücken Sie den Auslöser der Stechhilfe (**Abb. 20.14 a**). Verwerfen Sie die Einmal-Stechhilfe oder die Lanzette anschließend sofort im Kanülenabwurf.
- Drücken Sie sanft, um einen ausreichend großen Blutstropfen zu erhalten. Halten Sie den Blutstropfen an den Teststreifen. Dieser wird mit dem Rand des Teststreifens aufgenommen und automatisch eingezogen (**Abb. 20.14 b**).
- Lassen Sie den Teststreifen im Testgerät nach Herstellerangaben auswerten. Meist erfolgt ein Signalton.
- Entfernen Sie das restliche Blut mit einem keimarmen Tupfer (**Abb. 20.14 c**) und verbinden Sie die Punktionsstelle ggf. mit einem Pflaster. Dokumentieren Sie den gemessenen Blutzuckerwert.
- Verständigen Sie bei stark erniedrigten oder erhöhten Blutzuckerwerten sofort den Arzt.

Wasserhaushalt

Es handelt sich um die Verteilung von Wasser im Körper in Blutplasma, Lymphen und Gewebe. Diese Wasserverteilung bestimmt auch den Elektrolytanteil: Ein Mangel oder Überschuss einzelner Elektrolyte kommt vor und kann schwerwiegende Folgen für den Patienten haben.

Organspezifische Parameter

Herz. Besonders wichtig ist die schnelle unterstützende Labordiagnose des Herzinfarkts. Auch verschiedene Erkrankungen und Schädigungen des Herzmuskels können mithilfe der Labordiagnostik erkannt werden. Dazu gehören CK, CK-MB und Troponin T.

Leber. Die Leber ist das wichtigste „Entgiftungsorgan" des Menschen und produziert Galle. Mit den Leberenzymen steht ein besonders empfindliches Enzymsystem zur Verfügung, dass frühzeitig Leberschäden und Vergiftungen anzeigen kann. Bei Verdacht auf Hepatitis erfolgen spezielle Antigen- und Antikörpernachweise (Antigene = Teile des Erregers, Antikörper = Eiweiße).

Funktionswerte des Stoffwechsels

Der Cholesterinwert erlaubt Aussagen über den Fettstoffwechsel.

◂ Praxistipp

Wasserhaushalt

Es handelt sich um die Verteilung von Wasser im Körper in Blutplasma, Lymphen und Gewebe.

Organspezifische Parameter

Verschiedene Organe können mithilfe einer speziellen Labordiagnostik untersucht werden, u. a.

- Herz,
- Leber,
- Niere.

Niere. Die Ausscheidungsfunktion der Niere kann anhand von 2 Parametern überprüft werden, dem Harnstoff und dem Kreatinin. Im Verdachtsfall schließen sich weitere Untersuchungen des Harns und des Blutes an, z. B. die Kreatinin-Clearance.

Bauchspeicheldrüse. Die Funktion der Bauchspeicheldrüse kann mit den Werten Lipase und Pankreas-Elastase 1 geprüft werden.

Schilddrüse. Fehlfunktionen der Schilddrüse haben weitreichende Folgen. Eine Unterfunktion der Schilddrüse verlangsamt Menschen, eine Überfunktion führt zu innerer Unruhe bis hin zum Kreislaufzusammenbruch. TSH und freies T_4 sind die Funktionswerte der Schilddrüse.

Nebenschilddrüse. Die Nebenschilddrüse nimmt entscheidenden Einfluss auf den Kalzium- und damit auf den Knochenstoffwechsel. Kalziummangel erzeugt aber auch, wie der Mangel an Magnesium, spastische Krämpfe der Muskulatur (Tetanie). Neben dem Parathormon ist auch Kalzium ein Wert, der zur Untersuchung der Nebenschilddrüse bestimmt wird.

Medikamente und Gifte
Beim sogenannte „Drug Monitoring“ werden Medikamentenspiegel bestimmt.

Medikamente und Gifte

Beim sogenannten „Drug Monitoring“ werden Medikamentenspiegel bestimmt, z. B. um festzustellen, ob die eingesetzte Dosis beim Patienten noch im therapeutischen Bereich liegt (z. B. Digitalisspiegel). Unterschreitungen bedeuten, dass die erwünschte Wirkung nicht eintritt; Überschreitungen können Nebenwirkungen bis hin zum Tod haben. Aber auch Drogen wie Heroin, Schmerzmittel und viele andere Präparate, die von manchen Personen missbräuchlich eingenommen werden, lassen sich nachweisen.

Mikrobiologische Untersuchungen

Mikrobiologische Untersuchungen

Definition ►

Definition

Als **mikrobiologische Untersuchungen** werden alle Untersuchungen mit Materialien von Menschen und Tieren bezeichnet, die den Nachweis eines Krankheitserregers (Bakterium, Virus, Pilz, Parasit) zum Ziel haben.

Mikrobiologische Untersuchungen können auf unterschiedliche Weise erfolgen.
Die möglichen Untersuchungsmaterialien sind vielseitig (**Abb. 20.15**).

Der Nachweis von Krankheitserregern kann auf unterschiedliche Weise erfolgen:
- Das Untersuchungsmaterial wird (meist nach dem Anfärben) unter dem Mikroskop untersucht.
- Bei kulturellen Untersuchungen wird das Probenmaterial auf einem geeigneten Nährboden verteilt (zum Nachweis bestimmter Viren sind Zellkulturen notwendig) (**Abb. 20.15**).
- Schwer oder gar nicht anzüchtbare Erreger werden indirekt durch den Nachweis von Antikörpern im Patientenblut (serologisch) nachgewiesen.
- Die Polymerase-Kettenreaktion kann Erbgut nachweisen. So lässt sich auch bei nur geringen Mengen oder auch bei toten Erregern feststellen, ob der Erreger vorhanden ist.

Abb. 20.15 Erregernachweis.

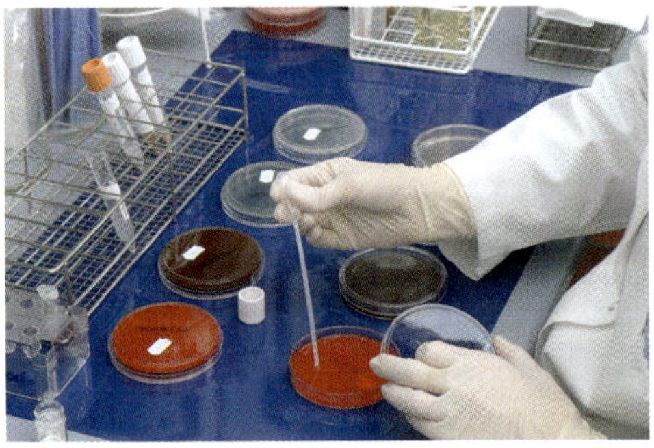

Für eine schnelle und breite mikrobiologische Diagnostik wird das Untersuchungsmaterial gleich auf mehrere Nährböden aufgebracht und bebrütet.
Quelle: T. Stephan, Thieme

Je nach Krankheitsverlauf und vermuteter Ursache werden geeignete Untersuchungsmaterialien gewonnen (**Tab. 20.2**).

Tab. 20.2 Untersuchungsmaterialien und Indikation (von Kopf bis Fuß).

Untersuchungsmaterial	Beispiele für häufige Indikationen
Liquor	Nachweis einer Hirnhautentzündung
Nasenabstrich	Nachweis für MRSA
Gehörgangabstrich	bei Entzündungen des äußeren Gehörgangs und bei Neugeborenen mit Verdacht auf angeborene Infektion
Rachenabstrich	Rachenentzündung, Kehlkopfentzündung, Scharlach
Zungen- oder Wangentaschenabstrich	Nachweis von Soorpilzen
Nasopharyngealabstrich	Verdacht auf Streptokokken, Covid 19, Influenza
Trachealsekret	bei beatmeten Intensivpatienten oder Trachealkanülenträgern
Sputum/Auswurf	Lungenentzündung, Verdacht auf Tuberkulose
bronchoskopisch gewonnene Spülflüssigkeit	Lungenentzündung, Verdacht auf Tuberkulose
Pleurapunktat	Eiteransammlungen, Infektionen des Lungenfells, Verdacht auf bösartige Veränderungen in Lunge oder Pleura
Blutkultur	bei Verdacht auf Blutvergiftung oder streuende andere Infektionserkrankungen
Serum	Nachweis von Antikörpern gegen Infektionserreger
Magenbiopsie	Nachweis von Helicobacter pylori
Nabelabstrich	bei Neugeborenen und Säuglingen
Rektalabstrich	zum Nachweis von Shigellen und bei Neugeboreneninfektionen
Stuhlprobe	Nachweis von Enteritiserregern und Darmparasiten
Urin	Nachweis von Harnwegsinfektionen
Scheiden- bzw. Penisabstriche	Nachweis von Pilzerkrankungen im Genitalbereich, sexuell übertragbaren Erkrankungen
Scheidenabstrich bei Schwangerschaft	Nachweis von Gardnerella vaginalis, Streptokokken der serologischen Gruppe B, Pilzen, Listerien
Gelenkpunktate	Verdacht auf Eiteransammlungen in Gelenken
Hautgeschabsel	Verdacht auf Pilzinfektionen (Dermatophyten)
Hautbiopsien	bei Verdacht auf bösartige Tumoren und sonstigen unklaren Hautveränderungen
Nagelmaterial	Nagelpilz
Wund- und Fistelabstriche	Nachweis von Wundinfektionen
Katheterspitzen	Verdacht auf Blutvergiftung, die mit Kathetergebrauch in Verbindung gebracht wird (katheterassoziierte Sepsis)

20.2 Verabreichen von Arzneimitteln

In unserer Gesellschaft ist das Einnehmen von Medikamenten alltäglich geworden. Bereits im Kindesalter werden schnell und vielfach Medikamente eingesetzt. Dies führt zu einer Gewöhnung, mindert die Hemmschwelle und fördert den Arzneimittelverbrauch. Der Wunsch nach „Wundermitteln", also nach Problemlösung durch ein Arzneimittel, ist groß. Es werden viele Medikamente gekauft und eingenommen. Dabei sind die Probleme, die mit einem zu schnellen Griff zum Arzneimittel verbunden sind, deutlich: Schmerzmittel verursachen Nierenschäden, Antibiotika Resistenzbildungen und Psychopharmaka besitzen Suchtpotenzial.

20.2 Verabreichen von Arzneimitteln

In unserer Gesellschaft ist das Einnehmen von Medikamenten alltäglich geworden. Durch den Wunsch nach „Wundermitteln" werden Medikamente zu oft bzw. falsch eingesetzt. Dies kann zu Problemen führen.

Aufgabe der Pflegeassistenten ist es, gemeinsam mit den Pflegefachkräften ärztliche Verordnungen umzusetzen, zu unterstützen und zu dokumentieren.

Die Aufgabe der Pflegeassistenten ist es, gemeinsam mit den Pflegefachkräften ärztliche Verordnungen umzusetzen, zu unterstützen und zu dokumentieren. Durch den sehr regelmäßigen und engen Kontakt zum Pflegeempfänger können Pflegeassistenten Wahrnehmungen und Beobachtungen machen, die die Wirkungen und Begleiterscheinungen einer Therapie unmittelbar sichtbar werden lassen. Hat ein Mensch Fragen oder ist er unsicher, wendet er sich oftmals zuerst an die Pflegenden, die in der weiteren Behandlung darauf Rücksicht nehmen können.

20.2.1 Grundlagen

20

20.2.1 Grundlagen

Definition ▶

Definition

Arzneimittel sind Stoffe, die zur Erkennung, Verhütung, Linderung und Behandlung von Krankheiten und deren Beschwerden dienen.

Neben der eigentlichen Arznei (z. B. Tablette) gehören auch Verpackung, Gebrauchsinformation und Faltschachtel zu einem kompletten Arzneimittel.

In Deutschland wird der gesetzliche Rahmen durch das Arzneimittelgesetz beschrieben.
Zu einem „kompletten" Arzneimittel gehören neben dem eigentlichen Arzneimittel (z. B. der Tablette)

- die (Primär-)Verpackung, meist der Blister (Kunststofffolie) oder das Döschen,
- die beiliegende Gebrauchsinformation und
- die Faltschachtel.

Praxistipp ▶

Praxistipp

Was sind eigentlich Generika?

Neben dem sogenannten Originalpräparat, also dem Präparat, welches als erstes von einem pharmazeutischen Hersteller mit einem neuen Wirkstoff herausgebracht wurde, gibt es auch zahlreiche Generika. Generika sind Präparate mit Wirkstoffen, die nicht mehr unter einem Patentschutz stehen. Sie dürfen somit auch von anderen als dem Originalanbieter hergestellt werden.
Erkennbar sind diese Generika oftmals dadurch, dass sie die Arzneistoffbezeichnung im Namen führen und keine Fantasiehandelsnamen tragen (z. B. ASS ratiopharm, Originalpräparat ist Aspirin, Arzneistoffbezeichnung ist Azetylsalizylsäure [ASS], **Abb. 20.16**).

Abb. 20.16 Generika.

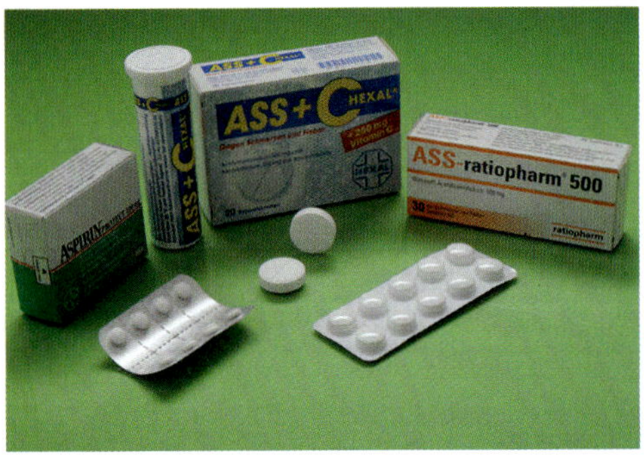

Aspirin und einige Generika mit den Freinamen (Wirkstoffbezeichnung) ASS im Namen. *Quelle: P. Blåfield, Thieme*

Arzneimittelnamen

Normalerweise erhält ein Arzneimittel 3 Namen:

- chemischer Name (chemische Substanz)
- Freiname (Kurzname chemische Substanz)
- Handelsname (z. B. Aspirin)

Arzneimittelnamen

Arzneimittel haben normalerweise 3 Namen (**Abb. 20.17**):

- **chemischer Name**: Das ist die Bezeichnung der enthaltenen chemischen Substanz. Er ist meist kompliziert und nur für Chemiker und Apotheker von Bedeutung, z. B. Dexamethason-21-dihydrogenphosphat.
- **Freiname**: Er entspricht meist der Kurzbezeichnung der chemischen Substanz, des eigentlichen Wirkstoffs, z. B. Dexamethason.
- **Handelsname**: Unter diesem kommt ein Medikament letztlich auf den Markt. Die Handelsnamen sind geschützt und mit dem Zeichen ® (steht für „eingetragenes Warenzeichen") versehen. In unserem Beispiel Fortecortin®.

Namenszusätze weisen auf Besonderheiten des Medikaments hin, z. B. Wirkstoffmenge, Depot- und Retardpräparate, Kombinationspräparate.

Namenszusätze. Zum Namen kommen oft Namenszusätze hinzu. Oft weisen Namenszusätze auf Besonderheiten des Medikaments hin:

- **Zahlen**, die auf den Medikamentennamen folgen, geben die **Wirkstoffmenge** an. So ist Aspirin (eine Tablette enthält 500 mg Azetylsalizylsäure) auch als Aspirin 300 (300 mg) oder Aspirin 100 (100 mg) erhältlich.
- **Minor/mite** und **forte** weisen auf einen niedrigeren bzw. höheren **Wirkstoffgehalt** hin (z. B. Digimerck und Digimerck minor).

Abb. 20.17 Arzneimittelnamen.

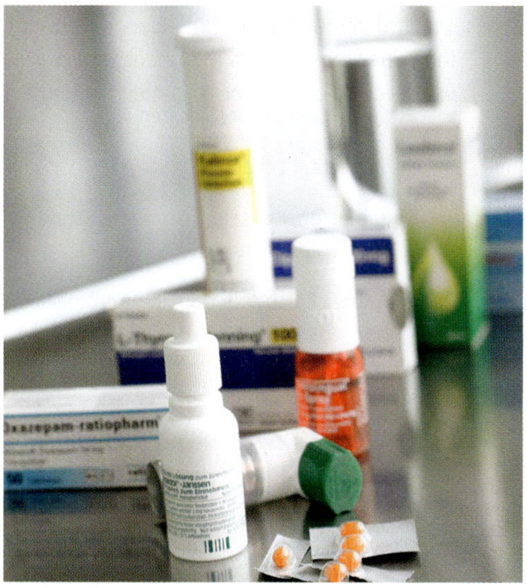

Alle Arzneimittel haben einen chemischen Namen, einen Handels- und einen Freinamen. *Quelle: A. Fischer, Thieme*

- **Depot**- und **Retardpräparate** sind Medikamente mit einer **Langzeitwirkung**, weil der Wirkstoff nur langsam resorbiert wird (z. B. Effortil depot, Saroten retard).
- Präparate mit dem Zusatz **Mono** enthalten nur **einen Wirkstoff** (z. B. Codipront mono), während der Namenszusatz **comp** (z. B. Amoxicillin comp) oder **plus** (z. B. Blopress plus) auf ein **Kombinationspräparat** hinweist.
- Der Zusatz **N1**, **N2**, **N3** gibt die Normgrößen für die **Packungsgröße** an. N1 steht für die kleinste (z. B. 10 Tabletten), N2 für die mittlere (z. B. 50 Tabletten) und N3 für die größte Packungsgröße (meist 98-100 Tabletten).

Arzneimittelformen

Arzneimittel bestehen immer aus einem oder mehreren Wirkstoffen. Meist werden die Wirkstoffe zusammen mit weiteren Trägersubstanzen in eine für das Arzneimittel typische Form gebracht. Dabei ist eine Vielzahl verschiedener (Arznei-) Formen möglich. Die Art und Weise wie ein Wirkstoff, eingebaut in eine Arzneiform, in den Körper gelangt, ist sehr unterschiedlich (**Tab. 20.3**).

Arzneimittelformen
Arzneimittel können aus einem oder mehreren Wirkstoffen bestehen. Ihre Form ist abhängig von Bestimmung und Einsatzort.

Tabletten, Kapseln, Tropfen und Säfte

Die Einnahme erfolgt üblicherweise per os, das heißt „durch den Mund". Im Magen löst sich die feste Arzneiform auf. Der Wirkstoff beginnt sich aufzulösen und wird meist in den oberen Dünndarmabschnitten ins Blut aufgenommen (resorbiert). Mit dem Blutstrom kann der Wirkstoff dann zu seinem Wirkort gelangen.

Tabletten, Kapseln, Tropfen und Säfte
Sie werden üblicherweise durch den Mund aufgenommen.

Magensaftresistente Tabletten und Kapseln. Diese Tabletten bzw. Kapseln oder deren Inhalt sind mit einem dünnen Überzug versehen, der sich im Magen nicht auflöst. Erst im Dünndarm löst sich die Schutzschicht und der eigentliche Wirkstoff kann in die Blutbahn gelangen. So können auch säureempfindliche Wirkstoffe (z. B. Omeprazol, Pankreatin) verabreicht werden bzw. wird die Magenschleimhaut geschont (Medikamente, die die Magenschleimhaut reizen, sind z. B. ASS, Diclofenac, Ibuprofen).

Sind Tabletten oder Kapseln magensaftresistent, lösen sie sich nicht im Magen, sondern erst im Dünndarm auf.

Merke

Magensaftresistente Tabletten dürfen nicht geteilt werden. Magensaftresistente Pellets in Kapseln dürfen in der Regel zwar entnommen und ohne Kapselhülle gegeben werden, sie dürfen aber nicht zerkleinert oder zerkaut werden. Besonderheiten oder Ausnahmen sind in den Gebrauchsinformationen nachzulesen.

◂ Merke

Retardtabletten. Diese setzen ihren Wirkstoff verzögert frei. Dadurch wirkt er länger. Die Zeiträume zwischen den einzelnen Einnahmen können so verlängert werden. Gleichzeitig bleibt der Wirkstoffspiegel im Blut gleich.

Retardtabletten setzen ihren Wirkstoff verzögert frei.

Merke

Retardtabletten dürfen nie geteilt werden, es sei denn, dies ist nach der Gebrauchsanweisung ausdrücklich erlaubt. Werden Retardtabletten geteilt oder zerstoßen, kann dies zu erheblichen Nebenwirkungen und Vergiftungen führen.

◂ Merke

20

Tab. 20.3 Applikationswege und Arzneimittelformen.

Applikationsort	Applikationsart	Arzneimittelformen
Applikation auf Haut und Schleimhaut		
Haut	kutan/epikutan	Salben, Gele, Öle, Pflaster
Mund- und Zungenschleimhaut	bukkal, (sub-)lingual (s. l.)	Tabletten, Lösungen, Sprays
Magen- und Darmschleimhaut	(per-)oral (p. o.), enteral	Tabletten, Kapseln, Lösungen, Suspensionen, Tropfen
Rektumschleimhaut	rektal (rek.)	Arzneizäpfchen (Suppositorien), Salben, Lösungen
Nasenschleimhaut	nasal (nas.)	Tropfen, Sprays, Salben
Bronchialschleimhaut	pulmonal	Dosieraerosole, Lösungen, Inhalationskapseln
Konjunktiva (Bindehaut)	konjunktival	Tropfen, Salben, Gele
Applikation in das Körperinnere (parenteral)		
unter Umgehung von Resorption		
in eine Arterie	intraarteriell (i. a.)	Injektionslösung, (Infusionslösung)
in eine Vene	intravenös (i. v.)	Injektionslösung, Infusionslösung
in den Liquorraum	intrathekal (i. th.)	Injektionslösung
in ein Gelenk	intraartikulär	Injektionslösung
mit erhaltener Resorption		
in die Haut	intrakutan (i. c.)	Injektionslösung, (Infusionslösung)
unter die Haut	subkutan (s. c.)	Injektionslösung
in den Muskel	intramuskulär (i. m.)	Injektionslösung
in die Bauchhöhle	intraperitoneal (i. p.)	Injektionslösung, (Infusionslösung)

Schmelztabletten lösen sich beim Kontakt mit Speichel auf. Sie brauchen nicht geschluckt zu werden.

Schmelztabletten dürfen nicht durch die Blisterfolie gedrückt werden.

Schmelztabletten. Das sind Tabletten, die sich beim Kontakt mit Speichel sofort auflösen (**Abb. 20.18**). Es ist kein aktiver Schluckvorgang erforderlich. Der Wirkstoff wird einfach durch das normale Schlucken des Speichels mit aufgenommen.

Bei der Handhabung von Schmelztabletten ist zu beachten, dass sie nicht wie andere Tabletten durch die Blisterfolie durchgedrückt werden dürfen, sondern die Folie vorsichtig abgezogen werden muss. Anderenfalls wird die Schmelztablette sofort zerdrückt und ist unbrauchbar.

Abb. 20.18 Beispiele für Schmelztabletten.

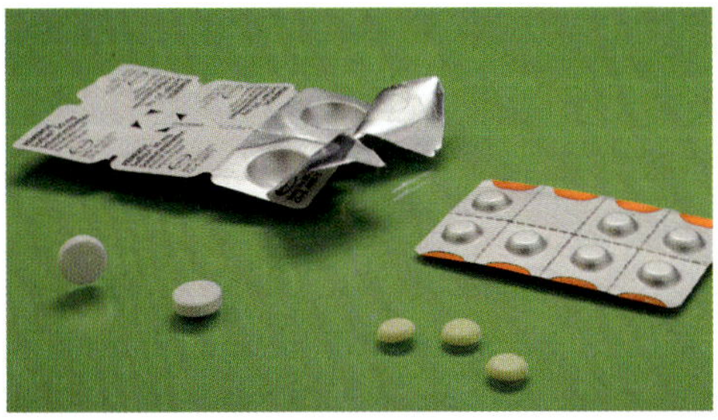

Die Einnahme erfolgt ohne die Zufuhr von Flüssigkeit.
Quelle: P. Blåfield, Thieme

Sublingualtabletten oder -kapseln zergehen unter der Zunge und wirken schnell.

Sublingualtabletten. Diese Tabletten oder Kapseln zergehen unter der Zunge (sublingual). Der Wirkstoff wird sofort über die Zungen- und Mundschleimhaut in den Körper aufgenommen. Der Wirkeintritt erfolgt dadurch schnell (z. B. Nitroglyzerin-Beißkapsel, Temgesic sublingual oder Actiq-Lutschtablette).

Pflaster (transdermale therapeutische Systeme/TTS)
Medikamentenpflaster geben ihren Wirkstoff gleichmäßig an die Haut ab.

Pflaster (transdermale therapeutische Systeme/TTS)

Die Pflaster enthalten in der Regel einen Wirkstoffvorrat, aus welchem bei Hautkontakt gleichmäßig Wirkstoff abgegeben wird (**Abb. 20.19**). Dieser Wirkstoff durchdringt die intakte Haut, sammelt sich teilweise in den oberen Hautschichten und wird dann gleichmäßig mit dem Blutstrom im ganzen Körper verteilt. Die Wirkdauer der einzelnen Pflaster ist unterschiedlich. Die Pflaster müssen zwischen 1-mal pro Tag und 1-mal pro Woche gewechselt werden.

Abb. 20.19 Medikamentenpflaster.

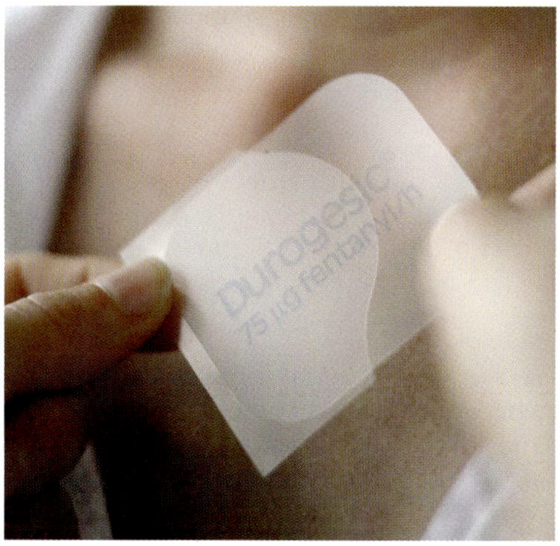

Es gibt Hormonpflaster und Schmerzpflaster (hier dargestellt). *Quelle: A. Fischer, Thieme*

Risiken und Nebenwirkungen. Bei unsachgemäßem Gebrauch sind erhebliche Nebenwirkungen, Überdosierungen und Vergiftungen möglich. Wenn z. B. Schmerzpflaster an verschiedenen Stellen aufgeklebt und die Pflaster dann vergessen werden, ist leicht eine Überdosierung möglich. Auch wenn ein Patient ein Schmerzpflaster (z. B. Fentanylpflaster) im Rücken- oder Bauchbereich trägt und sich selbst eine Heizdecke oder Wärmflasche auflegt, ist die Freigabe des Wirkstoffs und die Aufnahme durch die Haut stark erhöht. Dies kann bei Fentanylpflastern zu maximalen Überdosierungen mit Atemlähmung und Tod führen.

Bei unsachgemäßem Gebrauch sind erhebliche Nebenwirkungen, Überdosierungen und Vergiftungen möglich, z. B. wenn die Pflaster an verschiedenen Stellen aufgeklebt und dann vergessen werden.

Nachteil. Es kann einige Stunden dauern, bis die Wirkung eintritt, und Stunden und Tage, bis der gesamte Wirkstoff abgebaut ist.

Zäpfchen (Suppositorien)

Zäpfchen, auch Suppositorien genannt, sind Medikamente, die in Körperhöhlen eingeführt werden, vorwiegend in den Mastdarm oder in die Scheide (**Abb. 20.20**).

Zäpfchen (Suppositorien)
Zäpfchen werden in Körperhöhlen eingeführt, z. B. in den Mastdarm.

Abb. 20.20 Suppositorien.

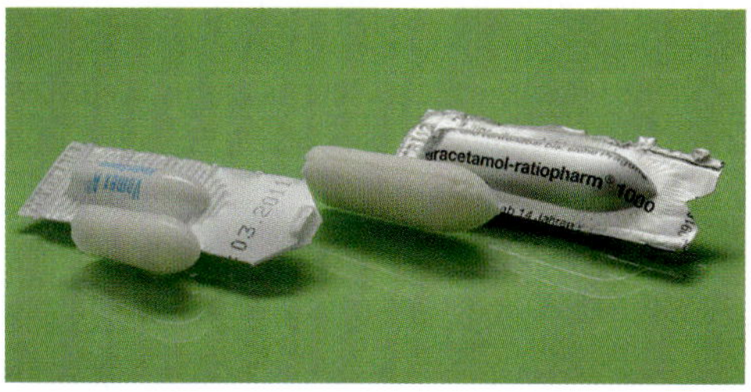

Zäpfchen schmelzen bei Körpertemperatur und geben dann ihre Wirkstoffe frei. *Quelle: P. Blåfield, Thieme*

Zäpfchen bestehen in den meisten Fällen aus Hartfett, in das der fein pulverisierte Wirkstoff verteilt eingebettet ist. Sogenanntes „Hartfett“ schmilzt bei Körpertemperatur und gibt so die Wirkstoffpartikel frei. Der Wirkstoff löst sich und wird über die Schleimhaut aufgenommen. Durch das relativ langsame Schmelzen und Auflösen ist der Wirkungseintritt entsprechend verzögert.

Zäpfchen bestehen in den meisten Fällen aus Hartfett, in das der Wirkstoff eingebettet ist. Im Körper schmilzt das Fett und der Wirkstoff löst sich.

Injektionslösungen

Injektionslösungen

Definition
Bei der **Injektion** wird ein Arzneimittel mit einer Kanüle (Hohlnadel) direkt in den Organismus gespritzt.

◄ Definition

Grundvoraussetzung für alle Injektionslösungen ist die Sterilität und Pyrogenfreiheit, das heißt, es dürfen keine Fieber erregenden Substanzen enthalten sein, z. B. Abbauprodukte von Bakterien.

Injektionslösungen müssen steril sein.

Injektionslösungen sind in der Regel wässrige, klare Lösungen, die meist in die Vene (intravenös) verabreicht werden.

In der Regel sind Injektionslösungen wässrig und klar.
Verabreicht werden können sie z. B. in die Vene, unter die Haut oder in den Muskel.

In einigen Fällen, wenn z. B. ein Wirkstoff in wässriger Lösung nur sehr begrenzt haltbar ist, besteht das Arzneimittel aus einer Trockensubstanz. Diese wird dann erst mit einem geeigneten Lösungsmittel zur Injektionslösung zubereitet. Seltener gibt es z. B. Kristallsuspensionen oder ölige Zubereitungen, die unter die Haut (subkutan) oder in den Muskel (intramuskulär) gegeben werden. Bei diesen

Injektionen ist auch zu beachten, dass dort meist nur bis zu 2 ml (schmerzfrei) verabreicht werden können (**Abb. 20.21**).

Abb. 20.21 Subkutane Injektion.

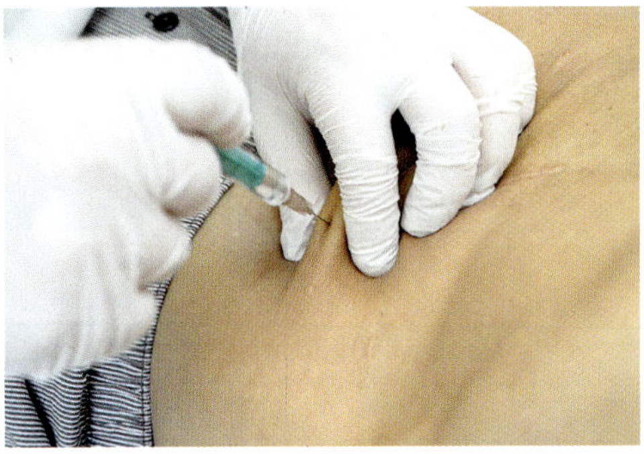

Bei Injektionen in den Muskel oder in das Unterhautfettgewebe können nur begrenzte Mengen (bis zu 2 ml) schmerzfrei eingebracht werden. *Quelle: W. Krüper, Thieme*

Mehr Informationen zur Verabreichung von Injektionen können Sie im Kapitel Injektionen (S. 450) nachlesen.

Unverträglichkeiten können bis zum anaphylaktischen Schock (S. 705) führen.

Nebenwirkungen. Da Injektionslösungen meist unmittelbar und vollständig in den Körper gelangen, ist im Falle einer Unverträglichkeit auch mit akuten und heftigen Reaktionen zu rechnen. Diese können bis zum anaphylaktischen Schock (S. 705) führen.

Infusionslösungen

Definition ►

Definition

Infusionslösungen sind großvolumige Lösungen (> 50 ml), die in der Regel in die Vene (intravenös) verabreicht werden. Infusionslösungen sind immer wässrig und müssen den natürlichen Bedingungen des Blutes möglichst angeglichen werden. Nur so ist eine ausreichende Verträglichkeit gesichert. Dies gilt insbesondere für den pH-Wert (Isohydrie) und für die Teilchenkonzentration (Isotonie).

Arzneimittelhaltige Infusionslösungen sind z. B. Antibiotikalösungen. Auch Trockensubstanzen können als wirkstoffhaltige Infusionslösung zubereitet werden. In vielen Fällen werden einzelne oder mehrere Arzneistoffe (Injektionslösungen) in Infusionslösungen gegeben und über einen festgelegten Zeitraum verabreicht.

Arzneimittelhaltige Infusionen. Selbstverständlich müssen auch Infusionslösungen steril und pyrogenfrei sein (**Abb. 20.22**). Basis- oder Trägerlösungen sind z. B. NaCl 0,9 %, Glukose 5 % oder Ringer-Lösung. Arzneimittelhaltige Lösungen sind z. B. Antibiotikalösungen. Auch sogenannte Trockensubstanzen können durch Lösen mit einem Lösungsmittel als wirkstoffhaltige Infusionslösung zubereitet werden. In vielen Fällen werden einzelne oder mehrere Arzneistoffe (Injektionslösungen) in Infusionslösungen gegeben und so über einen vorher festgelegten Zeitraum verabreicht. Dies erhöht in der Regel die Verträglichkeit.

Abb. 20.22 Infusionslösungen.

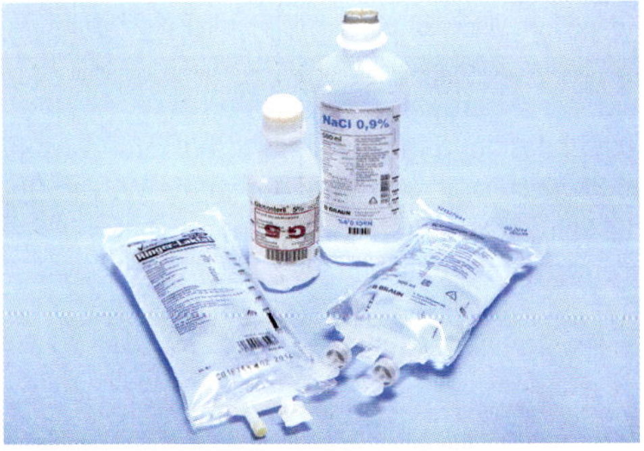

Quelle: K. Oborny, Thieme

Infusionen zur parenteralen Ernährung werden unter Umgehung des Verdauungssystems (parenteral) verabreicht. Sie enthalten Kohlenhydrate (KH), Aminosäuren (AS) und Fette. Grundsätzlich werden diese Lösungen über einen sogenannten zentralen Zugang verabreicht.

Infusionen zur parenteralen Ernährung. Lösungen zur Ernährung unter Umgehung des Verdauungstrakts (parenterale Ernährung) enthalten Kohlenhydrate (KH), Aminosäuren (AS) und Fette. Da alle 3 Bestandteile miteinander nicht ausreichend stabil sind, liegen diese Lösungen als einzelne „Bausteine“ oder in 2er-Kombinationen (KH + AS) vor. In sogenannten 3-Kammer-Beuteln liegen diese Einzelkomponenten so lange voneinander getrennt vor, bis der Inhalt der Kammern kurz vor der Verabreichung durchmischt wird. Grundsätzlich werden diese Lösungen über einen sogenannten zentralen Zugang verabreicht. Hier ist der Blutstrom so groß, dass durch Verdünnung der hochkonzentrierten Ernährungslösung keine Reizungen oder andere lokale Reaktionen zu befürchten sind.

Abb. 20.23 Dosieraerosol-Spray einsetzen.

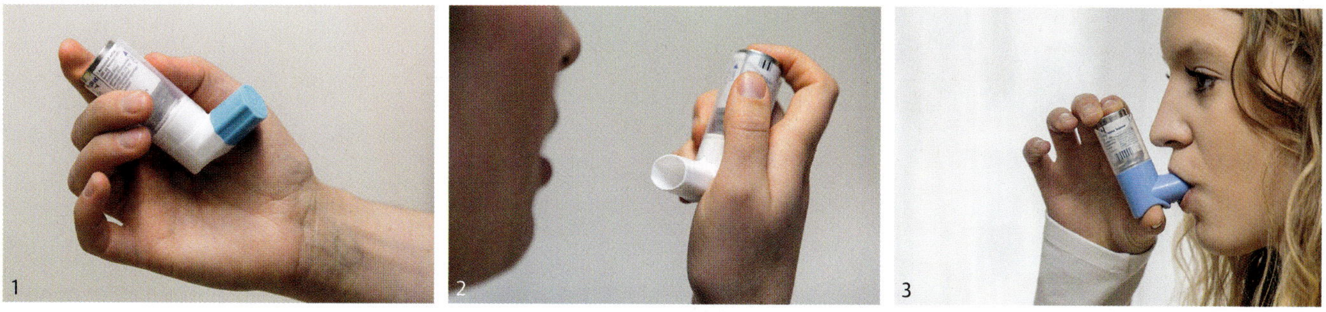

Nur der gut angeleitete Patient kann richtig mit dem Dosieraerosol umgehen. **1** Die Schutzkappe wird abgenommen und das Dosieraerosol wird dem Patienten gegeben. **2** Der Patient atmet aus und hält die Luft an. Das Dosieraerosol wird kurz geschüttelt. **3** das Mundstück wird fest mit den Lippen umschlossen. Mit Beginn der Einatmung wird durch Druck auf den Medikamentenbehälter der Aerosolstoß ausgelöst. Der Patient inhaliert das Aerosol und hält noch für einige Sekunden den Atem an. *Quelle: K. Oborny, Thieme*

Inhalationsarzneimittel

Für die Behandlung von Lungen- und Bronchialerkrankungen ist das Einatmen (Inhalieren) von dampfförmigen oder zerstäubten Wirkstoffen der bestmögliche Weg. Inhalationslösungen und Dosieraerosole sind die älteren typischen Beispiele für Inhalationsarzneimittel. Inhalationslösungen werden mithilfe von Inhalationssystemen (z. B. Pari Boy) angewandt.
Dosieraerosole sind kleine Druckgaskartuschen (**Abb. 20.23**), in denen der Wirkstoff fein verteilt mit einem verflüssigten Treibgas vorliegt. Bei Druck auf den Auslöser tritt ein fein verteilter Sprühnebel aus, der unmittelbar inhaliert wird. Entweder wird das Dosieraerosol direkt an die Lippen gesetzt oder aber man verwendet einen sogenannten Spacer (**Abb. 20.24**), durch den man den Sprühnebel einatmet.

Inhalationsarzneimittel
Mithilfe von Inhalationsmedikamenten gelangen Wirkstoffe durch das Einatmen über die Lunge in den Kreislauf.

Dosieraerosole geben einen fein verteilten Sprühnebel frei, der inhaliert werden kann.

Dosieraerosol-Spray einsetzen. Die Verwendung wird in **Abb. 20.23** gezeigt.

Abb. 20.24 Applikationshilfe.

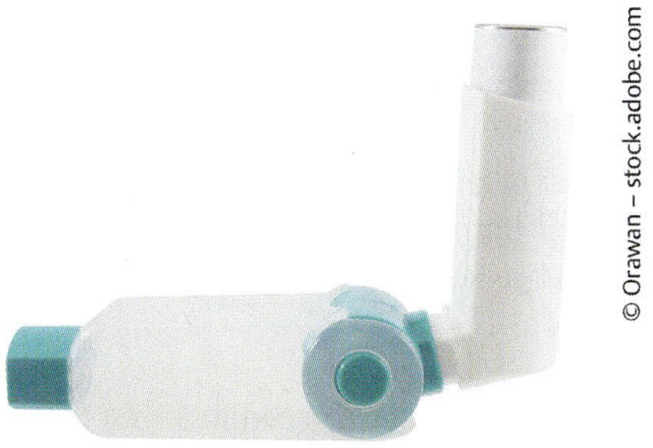

Spacer. *Quelle: Orawan – stock.adobe.com*

Pulverinhalatoren. Bei diesen Systemen werden Pulver zur Inhalation freigesetzt. Diese müssen dann aktiv und zeitlich abgestimmt vom Patienten inhaliert werden. Die Pulver stammen entweder aus Kapseln, die vor der Gabe geöffnet werden, oder aus Tablettenoberflächen, die mechanisch abgekratzt werden. Das dabei entstehende Pulver kann anschließend eingeatmet werden.

Pulverinhalatoren geben Pulver zur Inhalation frei.

Augenarzneimittel

Zum Schutz der empfindlichen Augenschleimhaut müssen Augenarzneimittel ebenfalls steril sein (**Abb. 20.25**).

Augenarzneimittel
Augenarzneimittel müssen steril sein.

Augentropfen. Wässrige Augentropfen enthalten in der Regel einen Wirkstoff, der lokal am Auge seine Wirkung entfalten soll. Auch gibt es zahlreiche Augentropfen, die als Ersatz für fehlende Tränenflüssigkeit verwendet werden. Augentropfen werden in Mehrdosisbehältnissen bis maximal 5 ml oder in Eindosisbehältnissen (EDO = Ein-Dosis-Ophthiole) angeboten.

Augentropfen wirken lokal am Auge. Es gibt sie in Mehrdosis- oder Einzeldosisbehältnissen.

Augensalben. Augensalben bzw. -gele sind ebenfalls sterile Zubereitungen, die in den Bindehautsack gegeben werden. Bedingt durch die Konsistenz einer Salbe/eines Gels ergibt sich eine längere Kontaktzeit mit der Augenschleimhaut im Vergleich zu einer wässrigen Lösung. Allerdings ist meist auch die Sicht durch „Schlierenbildung" länger beeinträchtigt.

Augensalben werden in den Bindehautsack gegeben, sie haben eine längere Kontaktzeit mit der Augenschleimhaut.

Abb. 20.25 Augenarzneimittel.

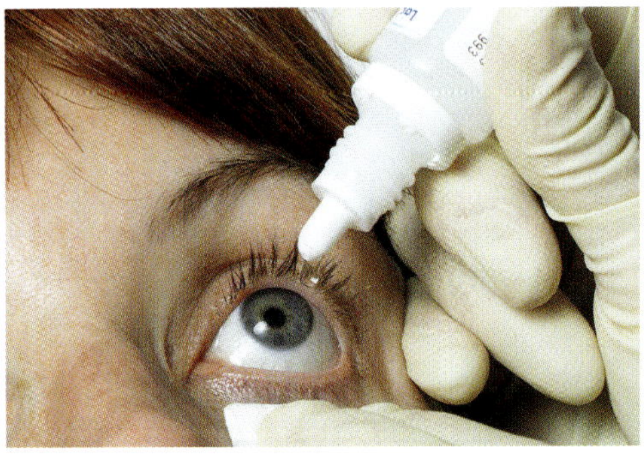

Die Tropfspitze darf beim Eintropfen nicht das Auge berühren. *Quelle: K. Oborny, Thieme*

Merke ▸

Merke

Da die Gefahr einer mikrobiellen Verunreinigung bei Mehrdosisbehältnissen nach Anbruch sehr hoch ist, wird der Gebrauch auf 4–6 Wochen begrenzt. Ein-Dosis-Ophthiolen sind zur einmaligen Verwendung vorgesehen.

Hautmittel (Dermatika)

Hautmittel werden auf die Haut aufgetragen und geben über diese ihre Wirkstoffe an den Körper ab.

Hautmittel (Dermatika)

Bei der Anwendung von Salben, Gelen und Lotionen auf die intakte Haut muss der aufgetragene Wirkstoff die natürliche Schutzschicht durchqueren. Nur so kann die Wirkung unterhalb der Hautschicht einsetzen oder der Wirkstoff in den Blutstrom gelangen. Medikamente, die auf die Haut aufgetragen werden, dienen in der Regel zu einer örtlich begrenzten (lokalen) Behandlung.

Arzneimittelverordnung, -verschreibung

Man unterscheidet:
- nicht apothekenpflichtige Medikamente
- apothekenpflichtige Medikamente
- verschreibungspflichtige Medikamente

Arzneimittelverordnung, -verschreibung

Ein Arzneimittel kann auf verschiedenen Wegen in den Handel kommen. In einer Drogerie sind z. B. nicht apothekenpflichtige Arzneimittel wie Vitamin- und Mineraltabletten, Tees oder pflanzliche Präparate erhältlich. Der Verkauf bzw. die Abgabe von apothekenpflichtigen bzw. verschreibungspflichtigen Arzneimitteln ist nur in der Apotheke zulässig. Verschreibungspflichtige Arzneimittel werden zusätzlich nur mit Vorlage einer ärztlichen Verschreibung ausgehändigt. Seit wenigen Jahren dürfen sogenannte Versandapotheken auch apotheken- und rezeptpflichtige Arzneimittel an die Besteller verschicken.

Aufbewahren von Arzneimitteln

Arzneimittel dürfen für Unbefugte nicht zugänglich sein.
Es müssen die in der Gebrauchsinformation enthaltenen Lagerungs- und Aufbewahrungshinweise beachtet werden.

Aufbewahren von Arzneimitteln

Arzneimittel sind immer so zu lagern, dass ein Zugriff für Unbefugte nicht möglich ist. Die Schränke müssen verschlossen sein und werden nur zur eigentlichen Entnahme geöffnet. Ebenfalls zu berücksichtigen ist, dass neu gelieferte Packungen nach hinten gepackt werden und so erst die älteren Packungen aufgebraucht werden.

Lagerungsbedingungen. Alle Arzneimittel haben vorgegebene Lagerungsbedingungen (**Tab. 20.4**). Die richtige Lagerungstemperatur und der Schutz vor direkter Sonneneinstrahlung sind notwendig. Die Haltbarkeit wird auf der Packung und meist auch auf Ampulle, Tube, Flasche oder Blister angegeben. Dieses Datum muss lesbar sein, um zu jeder Zeit das Alter eindeutig bestimmen zu können. Nach Ablauf des Haltbarkeitsdatums darf das Arzneimittel nicht mehr verwendet werden. Es erlischt sozusagen die Garantie des Herstellers.

Tab. 20.4 Übliche Lagerungsbedingungen für Medikamente.

	Temperatur	Lagerungsort	Bemerkung
Tiefkühllagerung	< −18 °C	in einem Tiefkühlschrank	darf nicht auftauen
Kühllagerung	2–8 °C	in einem Kühlschrank	darf nicht gefrieren
Raumtemperatur	15–25 °C	in einem Schrank	Lichtschutz erforderlich

Aufbewahrungshinweise. Neben den Lagerungsbedingungen sind bei einer Vielzahl von Präparaten sogenannte Aufbewahrungshinweise zu beachten. Dort wird angegeben, wie ein angebrochenes oder zubereitetes Präparat gelagert werden muss und wie lange es bei der beschriebenen Lagerung haltbar ist. Werden keine besonderen Hinweise gegeben, so gilt das Haltbarkeitsdatum. Dies gilt auch für Säfte, alkoholische Tropfen, Salben und Puder.

Betäubungsmittel

Definition

Betäubungsmittel sind Arzneimittel, die bei einem unsachgemäßen Gebrauch ein erhöhtes Risiko für Missbrauch und Abhängigkeit beinhalten. Darunter fallen die meisten sehr stark wirksamen Schmerzmittel (Opiate und verwandte Substanzen) sowie zahlreiche Psychostimulanzien vom Amphetamin-Typ. Im Betäubungsmittelrecht werden auch synthetische wie pflanzliche Suchtstoffe/-mittel aufgeführt und entsprechend als „nicht verkehrsfähig“ ausgewiesen.

Herstellung, Verordnung, Abgabe und Dokumentation von Betäubungsmitteln sind im Betäubungsmittelgesetz (BtMG) festgelegt.

Anforderung. Die Rezeptierung oder Anforderung von Betäubungsmitteln ist ausschließlich mit amtlichen Formularen möglich. Das Bundesinstitut für Arzneimittel und Medizinprodukte gibt diese Formulare aus und nimmt die Registrierung vor.
- **ambulant**: mittels Betäubungsmittelrezept
- **stationär**: mittels Betäubungsmittelanforderungsschein

Aufbewahrung. In jedem Medikamentenschrank ist ein spezielles, abschließbares, einbruchsicheres Fach für Betäubungsmittel vorgesehen. Die Stationsleitung/Schichtleitung trägt den Schlüssel immer bei sich und übernimmt die Verantwortung dafür.

Dokumentation. Betäubungsmittelbuch:
- Jedes verabreichte Betäubungsmittel muss im Betäubungsmittelbuch registriert werden.
- Die Seiten des Betäubungsmittelbuches müssen fortlaufend nummeriert sein.
- Jede Bestandsänderung muss sorgfältig dokumentiert werden.
- Fehlerhafte Eintragungen werden durchgestrichen und keinesfalls mit Tipp-Ex unkenntlich gemacht.
- Seiten dürfen nicht herausgerissen werden.
- Zu Bruch gegangene Ampullen werden unter Angabe von Zeugen als Abgang dokumentiert.

Prüfung. Der aktuelle Bestand an Betäubungsmitteln muss immer mit der Bestandsangabe im Betäubungsmittelbuch übereinstimmen. Die Betäubungsmittelbücher werden 3 Jahre lang, von der letzten Eintragung an gerechnet, aufbewahrt.

20.2.2 Richten und Stellen der Medikamente

Das Richten der Medikamente ist Aufgabe der Pflegfachkraft. Sie setzt dabei die schriftlich getätigten ärztlichen Verordnungen um.
Die verordnete Medikation durch den Arzt ist in der Patientenakte dokumentiert. Um Fehler zu vermeiden, ist eine einheitliche und abgestimmte Form der Dokumentation von „Arzneimittel“ und „Dosis“ zu verwenden. Folgende Beispiele können dies verdeutlichen:
- ***Beispiel 1***:
  - ASS 1000 mg: 1-1-1
  - ASS 500 mg: 2-2-2
- ***Beispiel 2***:
  - Decortin H 20 mg: 1-0-½
  - Decortin H: 20 mg-0-10 mg

Prinzipiell bedeuten beide Schreibweisen jeweils die gleiche Medikation. Im ersten Beispiel besteht aber konkret die Gefahr, dass nur 3-mal 1 Tablette ASS 500 gegeben wird, da es eine 1 000 mg-Form so nicht gibt. Im zweiten Beispiel benennt die obere Version das verwendete Präparat genau. In der unteren Version kann man die gewünschte Dosis mit 5-mg-, 10-mg- oder 20-mg-Tabletten zusammenstellen.

Merke

Wechseln Tablettenanzahl, -form oder -aussehen, z. B. weil der Hersteller gewechselt wurde, kann dies bei einem Patienten zu Verunsicherung und Misstrauen führen. Aus diesem Grund wird in der Regel das Arzneimittel mit dem Namen bezeichnet, welches auch konkret zum Einsatz kommt.

Das eigentliche Stellen der Medikamente erfordert eine besondere Konzentration. Derjenige, der die Medikamente stellt, muss dies in einer ruhigen Arbeitsatmosphäre tun. Störungen durch Telefon, Rufanlage oder andere Mitarbeiter erschweren die Arbeit.

Betäubungsmittel

◄ Definition

Betäubungsmittel sind verschreibungspflichtig. Sie müssen mit speziellen amtlichen Formularen angefordert werden.

Die Lagerung muss verschlossen und einbruchssicher erfolgen.

Die **Dokumentation** der Betäubungsmittel erfolgt neben der Patientenakte im Betäubungsmittelbuch.

Der aktuelle Bestand an Betäubungsmitteln muss immer mit der Bestandsangabe im Betäubungsmittelbuch übereinstimmen.

20.2.2 Richten und Stellen der Medikamente

Das Richten der Medikamente ist Aufgabe der Pflegfachkraft. Sie setzt dabei die schriftlich getätigten ärztlichen Verordnungen um. Bei der Verordnung kann das konkrete Präparat, aber auch der Wirkstoff genannt sein. Hier muss die Pflegefachkraft genau aufpassen. Wenn möglich, sollte für die Schreibweise eine einheitliche Regelung getroffen werden.

◄ Merke

Das Stellen der Medikamente erfordert eine besondere Konzentration.

Vorbereitung der Materialien
Benötigt werden:
- Arztverordnung
- Arzneimittel
- ggf. weiteres „Verabreichungsmaterial“

Praktische Durchführung
- Händedesinfektion
- Richten der Materialien auf desinfizierter Arbeitsfläche
- 6-R-Regel beachten
- Kontrolle des Medikaments bei der Herausnahme aus dem Schrank, bei der Entnahme aus der Originalpackung, beim Zurückstellen der Packung
- Medikamententablett und Medikamentenschälchen mit Name und Zimmernummer beschriften
- Medikamente nach Verordnung richten
- Angefangene Medikamentenpackungen markieren
- Einnahmezeit prüfen und einhalten
- Medikamente nicht berühren
- gerichtete Medikamente kontrollieren

Gestellte Medikamente sollten zu jeder Zeit namentlich erkennbar sein.

Vorbereitung der Materialien

Benötigt werden:
- Patientendokumentation mit Arztverordnung
- vom Arzt verordnetes Arzneimittel

Von der Darreichungsform des Medikaments (Tablette, Tropfen usw.) hängt die Vorbereitung des weiteren Materials ab:
- ggf. Medikamententeiler, Medikamentenschieber
- ggf. Messlöffel

Praktische Durchführung

- Die Hände werden nach Hygieneplan desinfiziert.
- Alle benötigten Gegenstände werden auf einer desinfizierten Arbeitsfläche (z. B. Medikamententablett) gerichtet.
- Die 6-R-Regel (S. 445) ist zu beachten.
- Dreifache Kontrolle durchführen (**Abb. 20.26**):
  - beim Herausnehmen aus dem Medikamentenschrank
  - bei der Entnahme aus der Originalpackung
  - beim Zurückstellen der Packung
- Medikamententablett mit Name und Zimmernummer des Patienten sowie Medikamentenschälchen bereitstellen.
- Medikamente in der verordneten Darreichungsform (z. B. Tabletten, Dragees) nach Verordnungsplan richten.
- Neu angefangene Medikamentenpackungen kennzeichnen (z. B. durch Ankreuzen der Packung), damit nicht mehrere Packungen gleichzeitig angebrochen werden.
- Einnahmezeit berücksichtigen: Manche Medikamente müssen z. B. 30 Minuten vor der Mahlzeit eingenommen werden. Allgemein sollte beachtet werden, dass auf nüchternen Magen genommene Medikamente die Magenschleimhaut angreifen können, daher sollte vorher immer eine Kleinigkeit gegessen werden.
- Medikamente sollten nicht in der Verpackung zum Patienten gelangen, sondern müssen vorher ausgedrückt werden. Medikamente nicht mit den Fingern berühren, sondern direkt in den Schieber bzw. in das Becherchen fallen lassen. Manche Tabletten brauchen die Verpackung als Lichtschutz und dürfen daher erst unmittelbar vor der Verabreichung ausgedrückt werden. Hinweise dazu finden sich auf der Packungsbeilage.
- Zur Kontrolle den Medikamentenschieber direkt neben die Verordnung stellen. Abschließend überprüfen, wie viele Medikamente sich insgesamt in den Fächern für morgens, mittags, abends und nachts befinden sollten. So fällt auf, wenn ein Medikament aus Versehen in das falsche Fach gelangt ist.
- Um Medikamentenverwechslungen zu vermeiden, ist es hilfreich, das, was auf der Medikationskarte steht (z. B. Patientennamen, Präparat, Dosis und Einnahmezeitpunkt), laut vor sich hin zu sprechen. Das Ablesen verstärkt die Aufmerksamkeit, ermöglicht unmittelbar das Erkennen von Abweichungen und wirkt so als zusätzliches Kontrollinstrument.
- Auf den Boden gefallene Medikamente sind im Hausmüll abzuwerfen. Abgelaufene Medikamente hingegen gehen zur Entsorgung an die Apotheke zurück.

Abb. 20.26 Dreimalige Kontrolle des Medikaments.

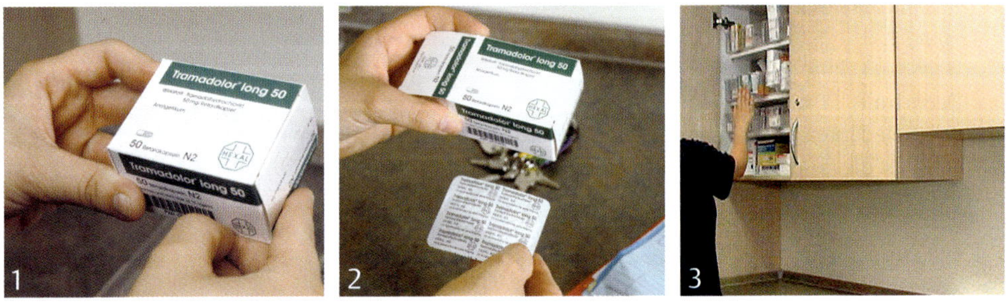

1 Beim Griff nach dem Medikament, **2** bei der Entnahme des Medikaments aus der Verpackung, **3** beim Zurückstellen des Medikaments in den Schrank. *Quelle: T. Stephan, Thieme*

Nachkontrolle. Sofern es machbar ist, sollte das gestellte Präparat zu jeder Zeit namentlich erkennbar sein. Dies erleichtert die Nachkontrolle durch eine andere Pflegeperson. Bei Ampullen ist dies so lange gewährleistet, bis die Spritze aufgezogen wurde, danach kann die leere Ampulle zur Kontrolle neben der Spritze liegen bleiben. Bei Tabletten, Kapseln oder Zäpfchen sollte durch Teilung der Blister, sofern vorhanden, der Präparatename noch erkennbar bleiben.

20.2.3 Verabreichen der Medikamente

Erst wenn das richtige Arzneimittel zum richtigen Zeitpunkt zum richtigen Patienten gelangt ist und dieser es in der gewünschten Weise eingenommen hat, ist die eigentlich so einfache Verordnung durch den Arzt auch wirklich umgesetzt.
Bei verwirrten Patienten sollte der Pflegehelfer bei der Einnahme anwesend sein.

Merke

Beim Richten und Verabreichen von Medikamenten muss immer die **6-R-Regel** beachtet werden:

- **r**ichtiger Patient?
- **r**ichtiges Medikament?
- **r**ichtige Dosierung?
- **r**ichtige Darreichungsform?
- **r**ichtiger Zeitpunkt?
- **r**ichtige Dokumentation?

Mitunter wird die 6-R-Regel zur **10-R-Regel** erweitert. Die 4 zusätzlichen „R" sind dann: **r**ichtige Anwendungsdauer, **r**ichtige Aufbewahrung, **r**ichtiges Risikomanagement, **r**ichtige Entsorgung.

Besonderheiten Kinder

Bei Kleinkindern und Säuglingen sollten Arzneimittel nicht in die Trinkflasche gegeben werden, da sie den Geschmack verändern können. Verweigert das Kind die Nahrung oder trinkt nicht die gesamte Menge, wird nur ein Teil der verordneten Wirkstoffmenge aufgenommen. Besser ist es, die Lösung z. B. in einer Spritze aufzuziehen und dem Kind langsam in den Mund zu träufeln. Anschließend wird dem Säugling die Trinkflasche angeboten. Bei größeren Kindern können auch Messlöffel verwendet werden.

Einflüsse auf die Medikamentengabe

Mahlzeiten. Abhängig vom Wirkstoff sollen Medikamente vor, nach oder mit den Mahlzeiten oder unabhängig davon eingenommen werden. Einige Lebensmittel können die Wirkung von Arzneimitteln beeinflussen (z. B. Milch, Käse, Grapefruitsaft). Auch dürfen bestimmte Arzneimittel nicht miteinander kombiniert werden.

Tageszeit. Sind unterschiedlich starke Wirkungen oder auch Nebenwirkungen abhängig vom Tag-Nacht-Rhythmus festzustellen, ist eine tageszeitliche Abhängigkeit der Arzneimittelgabe zu berücksichtigen. Dies gilt z. B. für die Kortikosteroidgabe (= Kortison) für cholesterinsenkende Präparate, für Mittel der Bluthochdruckbehandlung, für Schmerzmittel sowie auch für einige Zytostatika.

Praxistipp

Wie sollte ein Patient Tabletten oder Kapseln einnehmen?

Bei allen festen Arzneimitteln wie Tabletten oder Kapseln sollten Sie darauf achten, dass der Patient möglichst sitzt oder steht. Er sollte auch ausreichend Flüssigkeit (mindestens 100 ml) dazu trinken. Sonst können besonders Kapseln in der Speiseröhre kleben bleiben, sich dort teilweise auflösen und an dieser Stelle die Schleimhaut stark schädigen. Man sollte die Tabletten mit Wasser einnehmen, keinesfalls mit Schwarztee, Milch oder Grapefruitsaft!

Gebrauchsinformation

Wie ein Arzneimittel gegeben wird, ist in der Gebrauchsinformation beschrieben. Für die auf einer Station häufig verwendeten Arzneimittel kennen die Mitarbeiter die notwendigen Informationen. Für seltener eingesetzte Präparate müssen diese Informationen nachgelesen werden.
Alle Arten der Verabreichung erfordern eine gekonnte und exakte Durchführung, z. B.:

- Medikamente über Ernährungssonde verabreichen
- Augensalbe, Augentropfen
- Ohrentropfen
- Zäpfchen
- Pen-Systeme für z. B. Insuline

20.2.4 Erfassen von Wirkung und Nebenwirkung

Die Gebrauchsinformation beschreibt meist viele Begleiterscheinungen oder Nebenwirkungen, die auftreten können oder im Einzelfall bereits aufgetreten sind. Es ist wichtig, diese zu kennen, um den Patienten auch bei seltenen oder überraschenden Reaktionen sicher betreuen zu können.

KURZFASSUNG

20.2.3 Verabreichen der Medikamente

Bei verwirrten Patienten sollte der Pflegehelfer bei der Einnahme anwesend sein.

◂ Merke

◂ Besonderheiten

Einflüsse auf die Medikamentengabe

Die Nahrungsaufnahme, bestimmte Lebensmittel und auch die Tageszeit haben Einfluss auf die Medikamentenwirkung.

◂ Praxistipp

Gebrauchsinformation

Die Gebrauchsinformation beschreibt, wie ein Arzneimittel gegeben wird.

Alle Arzneimittelformen erfordern eine gekonnte und exakte Anwendung.

20.2.4 Erfassen von Wirkung und Nebenwirkung

Pflegeassistenten sollten Begleiterscheinungen/Nebenwirkungen der wichtigsten Arzneimittel kennen, um Patienten sicher betreuen zu können.

Zur **Beobachtung** gehören die regelmäßige Kontrolle der Vitalzeichen, des Blutzuckers und der Ausscheidungen und die Frage nach der Befindlichkeit.

20.3 Verabreichen von Sondennahrung

Wenn ein Pflegeempfänger selbst nicht mehr ausreichend Flüssigkeit oder Nahrung zu sich nehmen kann, kann er über eine Sonde ernährt werden.

Die Anlage der Sonde erfolgt ausschließlich auf **ärztliche Anordnung.** Man unterscheidet:

- Ernährungssonden (nasal oder oral in den Magen eingeführt)
- PEG-Sonde (über die Bauchdecke direkt in den Magen eingeführt)

20.3.1 Sondenkost

Sondenkost muss

- keimfrei sein,
- gute Fließeigenschaften besitzen,
- einfach und gebrauchsfertig sein.

Abhängig von der Verdauungsleistung des Magen-Darm-Trakts unterscheidet man verschiedene Formen von Sondennahrung:

- hochmolekulare Sondenkost
- niedermolekulare Sondenkost
- Home-made(= selbstgemachte)-Kost

20

Patienten beobachten. Zur Beobachtung gehört die regelmäßige Kontrolle z. B. von Blutdruck, Puls, Körpertemperatur, Blutzucker und Ausscheidungen und die Frage nach der Befindlichkeit. Es ist eine wichtige Aufgabe des Pflegehelfers, wahrzunehmen wie Patienten auf Medikamente reagieren, zu beschreiben, zu dokumentieren und an die jeweilige Pflegefachkraft bzw. den Arzt weiterzuleiten.

20.3 Verabreichen von Sondennahrung

In manchen Fällen ist es notwendig, einen Pflegeempfänger über eine Sonde zu ernähren, z. B. wenn

- der Pflegeempfänger selbst nicht mehr ausreichend Flüssigkeit oder Nahrung zu sich nehmen kann,
- er keinen Hunger verspürt,
- er sich aufgrund seiner Demenz nicht mehr selbstständig ernähren kann oder
- der obere Verdauungstrakt gestört ist, etwa der Schluckakt beeinträchtigt oder die Speiseröhre verengt ist.

Das Legen einer Sonde zur künstlichen Ernährung erfolgt ausschließlich auf ärztliche Anordnung und durch eine Pflegefachkraft. Dazu muss immer die Einwilligung des Patienten vorliegen.
Man unterscheidet (**Abb. 20.27**):

- **Ernährungssonden**: Diese werden durch ein Nasenloch (nasal) oder durch den Mund (oral) in den Magen oder den Zwölffingerdarm eingeführt.
- **PEG-Sonde**: Die Abkürzung steht für perkutane endoskopische Gastrostomie. Dabei wird die Sonde über die Bauchdecke gelegt: Während einer Gastroskopie (Magenspiegelung) wird die Bauchdecke punktiert (durchstochen) und ein Katheter durch die Magendecke in den Magen eingelegt und befestigt.

Abb. 20.27 Ernährung über Sonde.

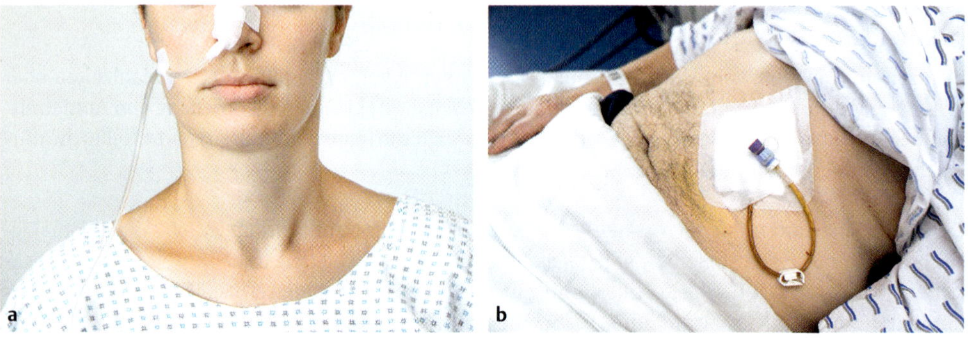

Die künstliche Ernährung kann durch *Quelle: K. Oborny, Thieme*
a Ernährungssonden, die nasal eingeführt werden, oder
b durch eine PEG-Sonde erfolgen, wobei der Katheter durch die Magendecke in den Magen eingelegt wird.

20.3.1 Sondenkost

Sondenkostprodukte (industriell hergestellte Substrate) müssen

- definierte, standardisierte, ausgewogene und dokumentierte Inhaltsstoffe haben,
- keimfrei sein,
- gute Fließeigenschaften besitzen und
- einfach und gebrauchsfertig zu verwenden sein.

Es gibt verschiedene Formen der Sondennahrung. Sie unterscheiden sich dadurch, dass der Magen-Darm-Trakt diese Sondenkostprodukte mit oder ohne vorherige Verdauung aufnehmen kann:

- **Hochmolekulare Sondenkost**: Diese Substrate (z. B. Biosorb plus Sonde, Osmolite mit Ballaststoffen oder Fresubin plus Sonde) fordern fast die gesamte Verdauungsleistung des Darms. Synonym wird häufig der Begriff nährstoffdefinierte Formeldiät (NDD) gebraucht.
- **Niedermolekulare Sondenkost**: Sie werden auch als chemisch definierte Elementardiät (CDD) bezeichnet. Niedermolekulare Substrate (z. B. Survimed instant, Peptisorb oder Salvipeptid) werden in den oberen Darmabschnitten aufgenommen. Sie können auch bei eingeschränkter Verdauungsleistung des Patienten eingesetzt werden.
- **Home-made-Kost**: Diese Kost besteht aus sondengängig gemachten Grundnahrungsmitteln und fordert fast die gesamte Verdauungsleistung. Sie ist nicht keimfrei und ihre Inhaltsstoffe sind schwer zu definieren. Sie wird verabreicht, wenn Unverträglichkeit gegen industrielle Sondenkost vorliegt oder der Pflegeempfänger es wünscht.

Praxistipp

Sondenkost soll keimfrei sein. Muss ich beim Verabreichen von Sondennahrung besondere Hygieneregeln beachten?

Hände:
- Führen Sie vor jedem Umgang mit Sondenkost und jeder Manipulation am Überleitungssystem die hygienische Händedesinfektion mit einem rückfettenden Händedesinfektionsmittel durch.
- Berühren Sie nach Möglichkeit nicht die Verbindungsstellen.

Sondenkost:
- Prüfen und beachten Sie immer das Haltbarkeitsdatum.
- Verwerfen Sie die Sondenkost bei Ausfällungen und Verklumpungen.
- Bereiten Sie pulverförmige Nahrung mit abgekochtem Wasser und nur in sauberen, trockenen Gefäßen zu. Richten Sie immer nur bedarfsgerechte Portionen her, verabreichen Sie diese zeitnah. Bewahren Sie keine Reste auf.
- Halten Sie Ernährungspausen ein (mindestens einmal täglich 4 Stunden). Denn wenn Sondenkost ständig zugeführt wird, erhöht sich der pH-Wert und die Keime im Magen werden nur noch begrenzt abgetötet.
- Versehen Sie die Flasche bei Anbruch mit Datum und Uhrzeit.
- Lassen Sie die Sondenkost nicht länger als 6 - 8 Stunden hängen (luftunabhängige, vorgefüllte Behälter bis 24 Stunden).
- Setzen Sie die Sondenkost nicht der direkten Sonneneinstrahlung aus.

Material:
- Spülen Sie die Sonde vor und nach jeder Mahlzeit mit stillem Wasser durch.
- Schließen Sie die Überleitungssysteme keimfrei (aseptisch) an.
- Wechseln Sie das Überleitungssystem 1-mal in 24 Stunden.

◄ Praxistipp

Sondenernährung per Schwerkraft verabreichen

Vorbereitung der Materialien
- Patientendokumentation mit ärztlicher Anordnung
- Sondenkost in der Flasche oder
- Sondenkostbeutel mit Einfüllstutzen
- spezielles Überleitungssystem für Ernährungssonde bzw. PEG-Sonde
- Infusionsständer
- Materialien zur Überprüfung der richtigen Sondenlage bei liegender Magensonde (20-ml-Spritze, Stethoskop, Teststreifen)
- ggf. Flaschenöffner für Nährlösungen in Flaschen mit Kronkorken

Abb. 20.28 Sondenkost.

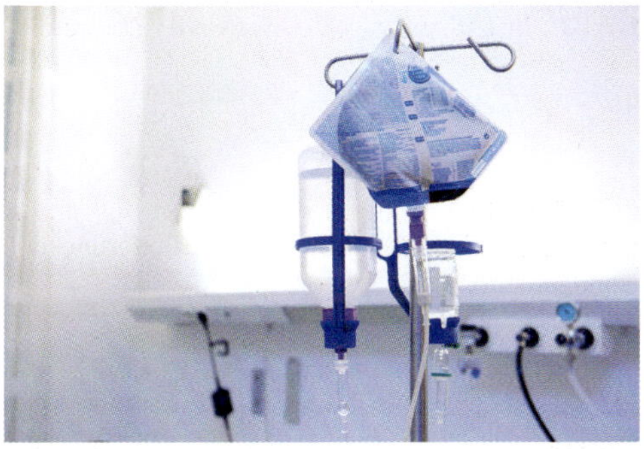

Beim Verbinden der Sondenkost mit dem Überleitungssystem ist auf keimfreies Arbeiten zu achten. *Quelle: K. Oborny, Thieme*

Praktische Durchführung
- Patientendokumention und ärztliche Verordnung lesen
- Hände nach Hygieneplan desinfizieren.
- Benötigte Gegenstände auf desinfizierter Arbeitsfläche (z. B. fahrbarer Tisch) richten und Vollständigkeit überprüfen.
- Sondenkost kurz schwenken.
- Lösung in Sondenkostbeutel einfüllen und an Infusionsständer hängen, Überleitungssystem an Beutel anschließen und entlüften (**Abb. 20.28**), spezielle Überleitungssysteme können auch direkt an die Sondenkostflasche angeschlossen werden.
- Pflegeempfänger über geplante Maßnahme informieren (auch bewusstlose Patienten!).
- Fenster und Türen schließen, Besucher aus dem Zimmer bitten.
- Patientenbett auf eine rückenschonende Arbeitshöhe bringen und Patienten mit erhöhtem Oberkörper lagern.
- Korrekte Sondenlage überprüfen (siehe unten). Bei einer PEG-Sonde ist diese Kontrolle nicht notwendig.

Sondenernährung per Schwerkraft verabreichen

Vorbereitung der Materialien
- Patientendokumentation mit ärztlicher Anordnung
- Sondenkost in der Flasche oder zusätzlich einen Sondenkostbeutel
- Überleitungssystem für Sonde
- Materialien zur Überprüfung der richtigen Sondenlage

Praktische Durchführung

Notwendige Schritte:
- Händedesinfektion
- Kontrolle der Arztverordnung
- Richten der Materialien auf desinfizierter Arbeitsfläche
- Sondenkost in Sondenkostbeutel einfüllen und Überleitungssystem an Beutel anschließen oder Überleitungssystem direkt an Sondenkostflasche anschließen
- Pflegeempfänger informieren und mit erhöhtem Oberkörper lagern

- vor dem Verabreichen die korrekte Lage der Ernährungssonde überprüfen
- Überleitungssystem an Ernährungssonde anschließen und Tropfgeschwindigkeit einstellen
- Nach Verabreichung gesamtes System mit stillem Wasser spülen

- Überleitungssystem an die Ernährungssonde anschließen und Tropfengeschwindigkeit nach Arztanordnung einstellen.
- Nach Verabreichen der Sondenkost gesamtes System und Sonde mit stillem Wasser spülen. Vorsicht beim Durchspülen mit Tee; dieser kann Ablagerungen bilden, wenn er längere Zeit in der Sonde verbleibt. Keine säurehaltigen Säfte oder gesüßten Flüssigkeiten zum Durchspülen der Sonde verwenden (führt zu Gärungsprozessen und Verklebungen!).
- Pflegeempfänger noch circa 30 Minuten mit erhöhtem Oberkörper lagern, um einen Reflux in die Speiseröhre zu vermeiden.
- Pflegeempfänger während und nach der Sondenernährung immer wieder beobachten und ihn auffordern, sich bei Übelkeit oder Unwohlsein zu melden. Rufanlage in Reichweite bringen.
- Sonde abstöpseln und Fixierung überprüfen. Patienten bei der Mundpflege unterstützen.

Praxistipp ▶

Praxistipp

Wie überprüfe ich die korrekte Lage einer Ernährungssonde?

Die richtige Lage einer Ernährungssonde kann überprüft werden, indem ungefähr 20 ml Luft in den Magen eingespritzt werden. Gleichzeitig wird mit einem Stethoskop der Magen abgehört. Liegt die Sonde richtig, sind gurgelnde Luftgeräusche über dem Magen hörbar.

Die Lageprüfung kann aber auch durch den Säurenachweis erfolgen. Dazu wird Magensaft mit einer Spritze angesaugt (aspiriert). Liegt die Magensonde korrekt, lässt sich Magensäure durch einen Teststreifen für Säure nachweisen. Das Indikatorpapier verfärbt sich dann rot.

Bestehen Zweifel, sollte immer die Pflegefachkraft hinzugezogen werden.

Die Tropfrate wird regelmäßig kontrolliert.

Kontrollen. Bei der Sondenernährung über Schwerkraftsonden verringert sich oft im Laufe einer Sondenkostgabe die eingestellte Tropfrate. Daher ist eine regelmäßige Kontrolle der Tropfrate notwendig.

Sondenernährung mit Ernährungspumpe
Vorbereitung der Materialien
Siehe oben „Sondenkost per Schwerkraft verabreichen".
Zusätzlich benötigt man für diese Form der Applikation:
- Ernährungspumpe
- spezielles Überleitungssystem

Sondenernährung mit Ernährungspumpe

Vorbereitung der Materialien

Die benötigten Materialien zur Applikation entsprechen denen der Verabreichung mittels Schwerkraft (s. o.). Zusätzlich kommen folgende Materialien zum Einsatz:

- Ernährungspumpe (**Abb. 20.29**)
- spezielles Überleitungssystem für den Einsatz in Ernährungspumpen

Abb. 20.29 Ernährungspumpe.

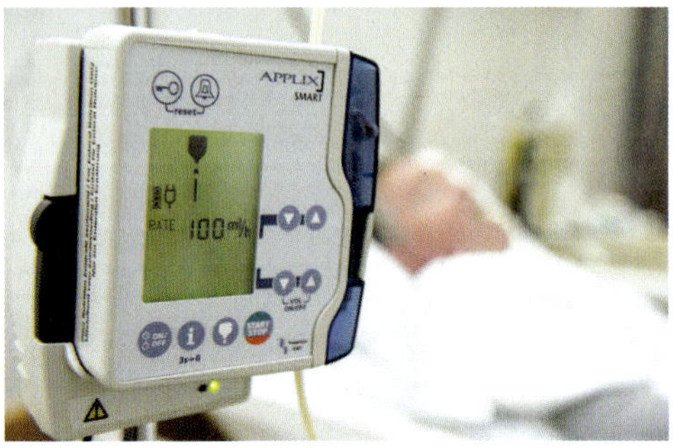

Die Pumpe ermöglicht eine exakte Dosierung der Sondennahrung. *Quelle: W. Krüper, Thieme*

Praktische Durchführung
- Sondenkost in der Flasche oder zusätzlich einen Sondenkostbeutel mit Überleitungssystem für Sonden bereitstellen
- Materialien zur Überprüfung der richtigen Sondenlage richten
- Ernährungspumpe nach Herstellerangaben überprüfen

Praktische Durchführung

- Patientendokumention und ärztliche Verordnung lesen
- Hände nach Hygieneplan desinfizieren.
- Benötigte Gegenstände auf desinfizierter Arbeitsfläche (z. B. fahrbarer Tisch) richten und auf Vollständigkeit überprüfen; Sondenkost sollte auf Körpertemperatur angewärmt sein.
- Ernährungspumpe nach Herstellerangaben überprüfen.
- Lösung in Sondenkostbeutel einfüllen und an Infusionsständer hängen, Überleitungssystem an Beutel anschließen und entlüften, spezielle Überleitungssysteme können auch direkt an die Sondenkostflasche angeschlossen werden.
- Überleitungssystem in die Ernährungspumpe einlegen und nach Herstellerangaben in Betrieb nehmen; Tropfrate nach Arztanordnung einstellen.
- Pflegeempfänger über geplante Maßnahme informieren (auch bewusstlose Patienten!), Fenster und Türen schließen und Besucher aus dem Zimmer bitten.
- Patientenbett auf eine rückenschonende Arbeitshöhe bringen und Patienten mit erhöhtem Oberkörper lagern.
- Korrekte Sondenlage überprüfen, bei einer PEG-Sonde ist diese Kontrolle nicht notwendig.
- Nach Verabreichen der Sondenkost gesamtes System und Sonde mit stillem Wasser spülen.

- Vorsicht beim Durchspülen mit Tee, da dieser Ablagerungen bilden kann, wenn er längere Zeit in der Sonde verbleibt. Keine säurehaltigen Säfte oder gesüßten Flüssigkeiten zum Durchspülen der Sonde verwenden (führt zu Gärungsprozessen und Verklebungen!).
- Pflegeempfänger noch circa 30 Minuten mit erhöhtem Oberkörper lagern, um einen Reflux in die Speiseröhre zu vermeiden.
- Patienten während und nach der Sondenernährung immer wieder beobachten und auffordern, sich bei Übelkeit oder Unwohlsein zu melden; Rufanlage in Reichweite bringen.
- Sonde abstöpseln und Fixierung überprüfen; Patienten bei der Mundpflege unterstützen.
- Darauf achten, dass die Ernährungspumpe nach Gebrauch zum Aufladen des Akkus am Stromnetz hängt.

20.3.2 Medikamente über die Ernährungssonde verabreichen

Immer wenn ein Mensch die Medikamente noch selbst einnehmen oder schlucken kann, werden diese nicht über die Sonde verabreicht.
Flüssige Arzneimittel sind für die Sondengabe geeigneter als feste. Dickflüssige und stark konzentrierte Flüssigkeiten müssen mit viel Wasser (circa 50 ml) verdünnt werden. Beipackzettel können Auskunft geben, ob die festen Arzneiformen gemörsert oder Kapseln geöffnet werden dürfen bzw. ob es Alternativen in flüssiger Form gibt.

Merke

Nicht alle Medikamente dürfen gemörsert und nicht alle Kapseln geöffnet werden.

Auch bei der Medikamentengabe über die Sonde muss dies zeitlich genau und einzeln erfolgen. Eventuell ist dazu ein Zeitplan für die Gabe von Medikamenten und Sondenkost erforderlich.

Vorbereitung

Folgendes Material wird benötigt:
- Patientendokumentation mit ärztlicher Verordnung
- 20-ml-Spritze, ggf. Adapter
- Stethoskop
- abgekochtes Wasser (ggf. spezielle Trägerlösungen)
- Arzneimittel
- ggf. Tablettenmörser, Glas oder Becher

Weitere Vorbereitungen sind die hygienische Händedesinfektion und die Patienteninformation.

Praktische Durchführung

Die Medikamente werden folgendermaßen verabreicht:
- Medikamente vorbereiten, z. B. zermörsern (mehrere Medikamente getrennt zermörsern) und aufschwemmen lassen (**Abb. 20.30**), in Wasser zerfallen lassen, Pulver auflösen, dickflüssige Lösungen verdünnen.
- Korrekte Sondenlage überprüfen, bei einer PEG-Sonde ist diese Kontrolle nicht notwendig.
- Sonde mit 20 ml stillem Wasser durchspülen.
- Medikament mittels Spritze über das T-Stück oder direkt durch den Sondenanschluss mit vorsichtigem Druck verabreichen.
- Pflegeempfänger auf Reaktionen beobachten (z. B. Übelkeit, Unwohlsein).
- Sonde erneut mit 20 ml stillem Wasser nachspülen.

KURZFASSUNG

20.3.2 Medikamente über die Ernährungssonde verabreichen

Kann der Pflegeempfänger die Medikamente noch selbst einnehmen, werden diese nicht über die Sonde verabreicht. Dickflüssige und stark konzentrierte Flüssigkeiten mit viel Wasser verdünnen. **Achtung:** Nicht alle Arzneiformen dürfen gemörsert und nicht alle Kapseln geöffnet werden!

◄ Merke

Vorbereitung

Material
- Patientendokumentation mit ärztlicher Verordnung
- 20-ml-Spritze, ggf. Adapter
- Stethoskop
- abgekochtes Wasser (ggf. spezielle Trägerlösungen)
- Arzneimittel
- ggf. Mörser mit Stempel, Glas oder Becher

Praktische Durchführung
- Medikamente vorbereiten
- Sondenlage überprüfen
- Sonde durchspülen
- Medikament verabreichen
- Pflegeempfänger auf Reaktionen beobachten
- Sonde nachspülen

Abb. 20.30 Medikamentengabe über Sonde.

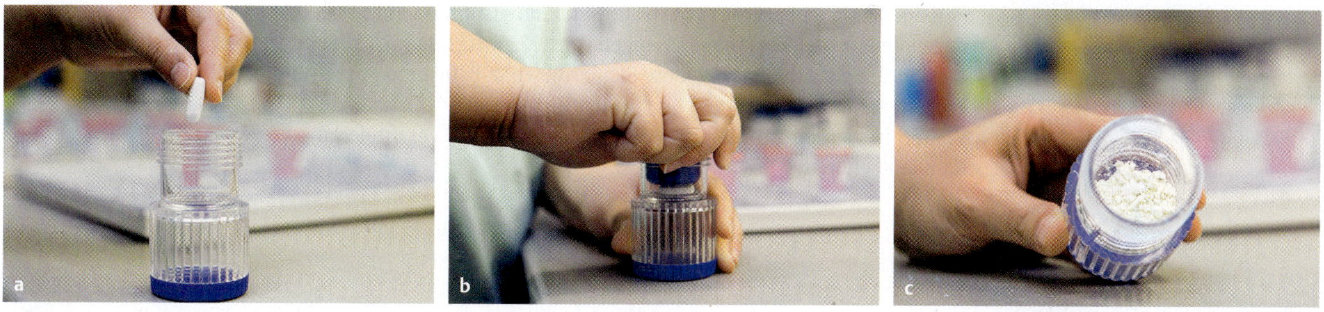

Tabletten werden (getrennt nach Wirkstoff) in den Mörser gegeben. Durch Drehen des Deckels wird das Medikament zu Pulver gemörsert. Dieses kann anschließend in Wasser gegeben und aufgeschwemmt werden. *Quelle: K. Oborny, Thieme*

20

Praxistipp ►

Praxistipp

Darf ich die Medikamente zusammen mit der Sondenkost verabreichen?

Medikamente und Sondenkost dürfen in der Sonde **nicht** zusammenkommen. Es besteht die Gefahr, dass die Nahrung ausflockt und die Sonde verstopft. Auf keinen Fall dürfen Arzneimittel der Sondenkost direkt beigemischt werden.

- Planen Sie die Medikamentengaben zum richtigen Zeitpunkt (vor, während oder nach der Ernährung) ein.
- Zermörsern Sie die Medikamente (**Abb. 20.30**), geben Sie das Pulver in Wasser und ziehen Sie die Lösung mit einer Spritze auf.
- Verabreichen Sie die Lösung einzeln über die Sonde oder geben Sie die Lösung mit einer Blasenspritze direkt in die Magensonde. Spülen Sie danach die Sonde gut durch.

Merke ►

Merke

Mehrere unterschiedliche Arzneimittel dürfen nur nacheinander gegeben werden, dazwischen wird die Sonde mit 10-20 ml stillem Wasser durchgespült.

20.4 Injektionen

20.4 Injektionen

Definition ►

Definition

Bei einer **Injektion** werden Medikamente oder andere Stoffe mit einer Injektionskanüle durch die Hautoberfläche hindurch direkt in den Körper appliziert (verabreicht). Der Magen-Darm-Trakt wird dabei umgangen, deswegen spricht man auch von parenteraler (= am Darm vorbei) Verabreichung.

Nach Verabreichungsort und -form werden verschiedene Injektionen unterschieden (**Tab. 20.5**).

Nach Verabreichungsort und -form werden verschiedene Injektionen unterschieden (**Tab. 20.5**).

Tab. 20.5 Beispiele für Verabreichungsorte ausgewählter Injektionen.

Injektionsart	Verabreichungsort im Gewebe
intraarteriell (= i. a.)	Arterien
intrakutan (= i. c.)	Lederhaut (Korium)
intramuskulär (= i. m.)	Muskulatur
intravenös (= i. v.)	Venen
subkutan (= s. c.)	Unterhautfettgewebe (Subkutis)

20.4.1 Vorbereiten von Injektionen

Zu Beginn der Vorbereitung werden Arbeitsplatz, Spritzentablett und Hände desinfiziert.

20.4.1 Vorbereiten von Injektionen

Zu Beginn der Vorbereitung werden Arbeitsplatz, Spritzentablett und Hände desinfiziert.
Das Aufziehen der Medikamente erfolgt an einem ausschließlich dafür vorgesehenen Arbeitsplatz.
Achten Sie darauf, dass Sie

- die Patientendokumentation mit ärztlicher Verordnung lesen,
- Injektionen ohne Zeitdruck zubereiten,
- eine angemessen große, freie und saubere Arbeitsfläche zur Verfügung haben,
- den Materialvorrat in Griffnähe stellen.

Material

Flüssige Medikamente werden in sterilen Einmalspritzen aufgezogen. Weiterhin werden für die Vorbereitung und auch die Verabreichung von Injektionen verschiedene Kanülen benötigt.

Material

Flüssige Medikamente werden in sterilen Einmalspritzen aufgezogen, die in verschiedenen Größen angeboten werden. Es können Mengen von 1, 2, 5, 10, 20 und 50 ml aufgezogen werden (**Abb. 20.31**). Darüber hinaus gibt es besondere Skalierungen, z. B. Insulinspritzen mit 40 I E /ml (= Internationale Einheiten, **Abb. 20.32**).
Weiterhin werden für die Vorbereitung und auch die Verabreichung von Injektionen verschiedene Kanülen benötigt.

Aufziehen des Medikaments

Damit die Medikamente ohne Störung aufgezogen werden können, werden alle erforderlichen Materialien vorher bereitgestellt. Dazu zählen u. a.
- sterilisierte Tupfer
- Aufziehkanüle
- Spritze
- Injektionskanüle
- Kanülenabwurfbox

Die Fotoserie zeigt beispielhaft das Aufziehen eines Medikamentes aus einer Ampulle (**Abb. 20.33**).

Abb. 20.31 Spritzen verschiedener Größen.

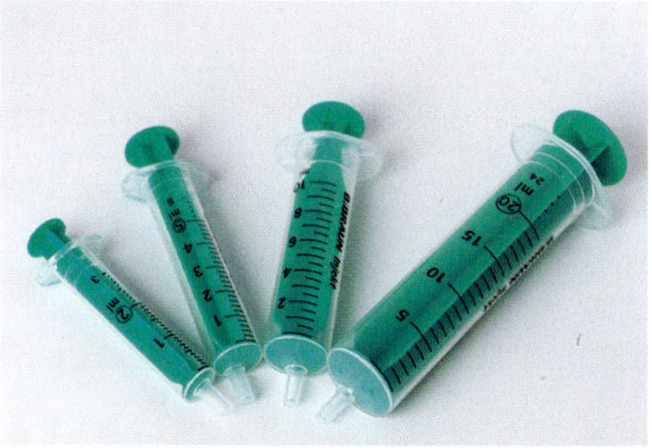

Quelle: K. Oborny, Thieme

Abb. 20.32 Insulinspritze mit Kanüle.

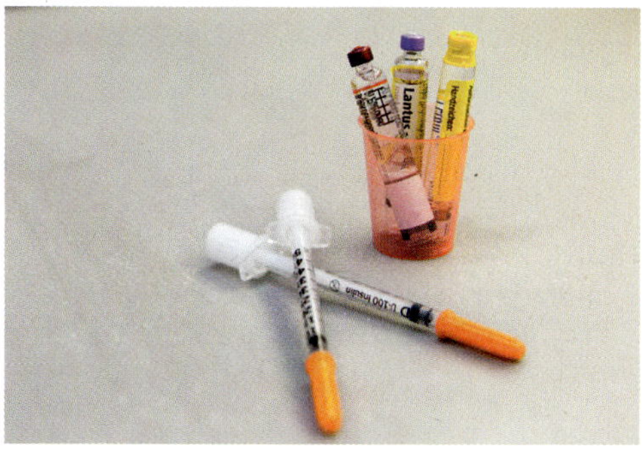

Quelle: K. Oborny, Thieme

Abb. 20.33 Aufziehen von Medikamenten aus einer Glasampulle.

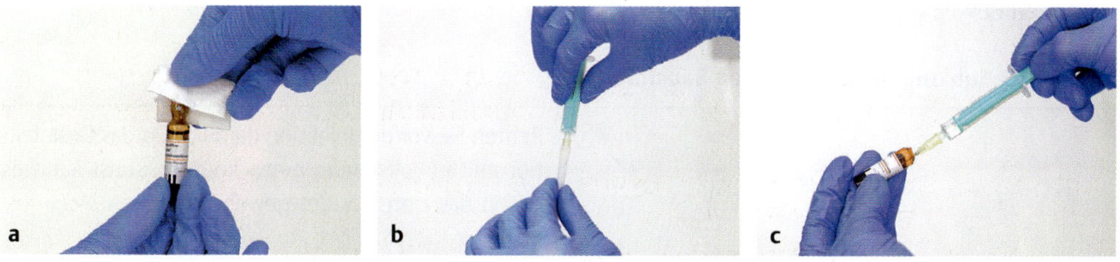

a Tupfer über den gesamten Ampullenkopf legen. Ampullenkopf mit Daumen und Zeigefinger unter Druck auf die Markierung abknicken. **b** Spritze und Kanüle sorgfältig zusammensetzen. **c** Die Kanüle senkrecht in die Ampulle einführen und das Medikament durch Zurückziehen des Kolbens aufziehen. *Quelle: K. Oborny, Thieme*

20.4.2 Subkutane Injektion

Bei der subkutanen (= s. c.) Injektionstechnik wird das Arzneimittel in die Subkutis (= Unterhautfettgewebe) gespritzt.

Die Subkutis enthält fast den gesamten Fettanteil der Haut mit eingelagerten kleinen Blutgefäßen und Nerven.

Injektionsstellen

Es eignen sich alle Körperregionen mit ausgeprägter Subkutis. Bauch und Oberschenkel sind für die subkutane Injektion besonders geeignet (**Abb. 20.34**).

Aufziehen des Medikaments

Damit die Medikamente ohne Störung aufgezogen werden können, werden alle erforderlichen Materialien vorher bereitgestellt.

20.4.2 Subkutane Injektion

Bei der subkutanen (= s. c.) Injektion wird das Arzneimittel in die Subkutis (= Unterhautfettgewebe) gespritzt.

Injektionsstellen

Es eignen sich alle Körperregionen mit ausgeprägter Subkutis (**Abb. 20.34**).

20

Abb. 20.34 Injektionsbereiche für subkutane Injektionen.

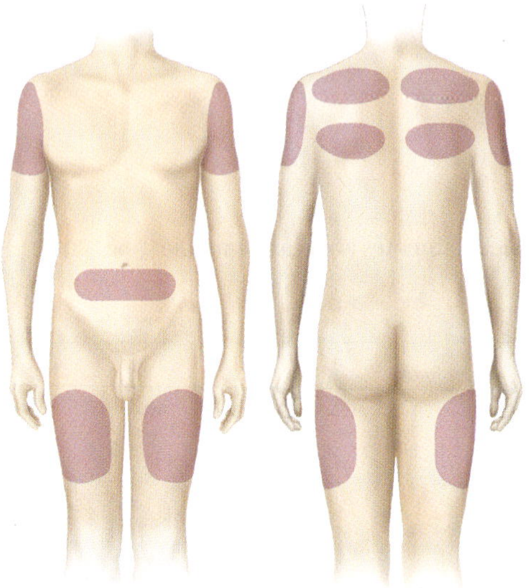

● Bereiche für subkutane Injektionen (s.c.)

Abb. nach: Schewior-Popp S, Sitzmann F, Ullrich L. Thiemes Pflege; 2020

Merke ►

Merke

Injektionen dürfen nicht in Narben, Hauterhebungen, Hämatome oder Tattoos erfolgen.

Durchführung mit Spritzen

Die subkutane Injektion wird wie in (**Abb. 20.35**) beschrieben durchgeführt.

Durchführung mit Spritzen

Die subkutane Injektion wird folgendermaßen durchgeführt:

- Pflegedokumentation und ärztliche Verordnung lesen
- Hände desinfizieren.
- Pflegeempfänger informieren.
- Material bereitlegen.
- medizinische keimarme Einmalhandschuhe anziehen
- Mit Daumen und Zeigefinger die Haut in einer 2-3 cm starken Falte abheben und eine Hautfalte bilden.
- Haut desinfizieren.
- Kanüle senkrecht in die Hautfalte einstechen.
- Medikament langsam injizieren, danach Kanüle noch 8-10 Sek. in der Haut belassen, um einen Medikamentenrückfluss zu vermeiden.
- Kanüle zügig entfernen und sofort entsorgen. Hautfalte loslassen.
- Mit einem neuen Tupfer die Einstichstelle kurz komprimieren, aber keine kreisenden oder reibenden Bewegungen ausführen (**Abb. 20.35**).

Abb. 20.35 Subkutaninjektion in den Bauchbereich.

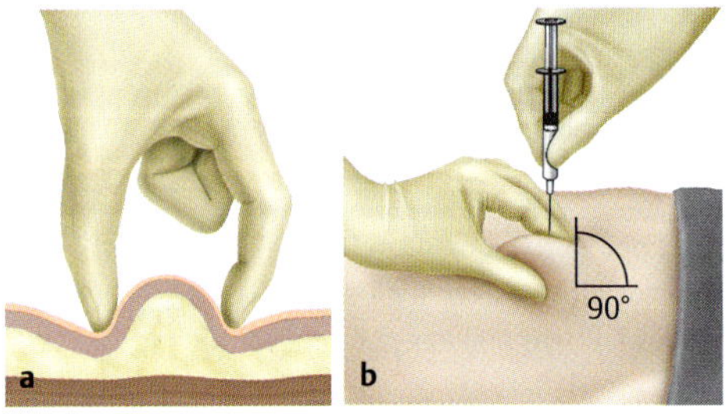

Achten Sie vor der Injektion darauf, dass das Desinfektionsmittel vollständig getrocknet ist, sonst kann es mit in das Unterhautfettgewebe gelangen. *Abb. aus: Schewior-Popp S, Sitzmann F, Ullrich L. Thiemes Pflege; 2020*

a Hautfalte aufnehmen und

b Kanüle im 90°-Winkel einstechen. Ist der Patient sehr schlank und hat nur wenig Unterhautfettgewebe, kann eine Injektion im 45°-Winkel indiziert sein.

Aspiration. Aspiration in diesem Zusammenhang ist das Ansaugen von Flüssigkeit aus dem Gewebe vor der Injektion. Der Sinn dahinter ist, dass man so erkennen kann, ob man versehentlich in ein Blutgefäß gestochen hat. Die Frage, ob aspiriert wird oder nicht, ist nicht eindeutig geklärt. Richten Sie sich nach den Herstellerangaben der Medikamente und beachten Sie die hausinternen Standards.

Durchführung mit Insulinpen

Definition

Insulinpens sind Insulinspritzen in der Form eines Füllhalters. Sie sind einfach zu verwenden und erleichtern Patienten, die sich selbst spritzen, die Handhabung (**Abb. 20.36**).

Alle Insulinfirmen vertreiben eigene, produktgebundene Pens. Unbedingt zu beachten ist, dass Patrone, Nadel und Pen zusammenpassen. Bei fast allen Pens kann die voreingestellte Dosierung geändert werden, viele haben eine Dosisanzeige. Einige haben sogar ein Display mit Anzeige der gewählten Insulineinheiten und der Zeit der letzten Applikation. Es gibt Pens zum Wiederauffüllen mit Patrone/Kartusche und Einmalpens für Menschen, die die Patronen selbst nicht wechseln können. Für Patienten, die verschiedene Insuline spritzen, gibt es zur schnelleren Orientierung und um eine Verwechslung zu vermeiden, verschiedenfarbige Injektionshilfen (S. 609).
Die Injektion von Insulin erfolgt subkutan, also in das unter der Haut liegende Fettgewebe.
Damit sich das Insulin verteilt und nicht durch den Einstichkanal zurückläuft, sollte nach erfolgter Injektion die Kanüle noch kurz in der Haut belassen werden (bis 15 zählen). Gegen das Zurücklaufen kann auch die Kanüle leicht abgewinkelt herausgezogen werden, dann verschiebt/verschließt sich der Einstichkanal.

Insulinlagerung. Insulin wird im Kühlschrank bei 2-8 °C gelagert. Das Insulin darf weder gefrieren noch der direkten Sonneneinwirkung ausgesetzt sein. Insulin, im Anbruch und aktuell verwendet, wird bei Zimmertemperatur aufbewahrt. Den im Gebrauch befindlichen Insulinpen nicht in den Kühlschrank legen.

Vorbereiten der Materialien

- Patientendokumenation mit ärztlicher Verordnung
- Injektionspen
- Spezialkanüle
- Kanülensicherheitsbox
- eventuell neue Kartusche

Praktische Durchführung

Merke

Vor der Injektion ist zu prüfen, ob genügend Insulin in der Kartusche ist.

- Patientendokumentation mit ärztlicher Verordnung lesen
- Hände nach Hygieneplan desinfizieren.
- Benötigte Gegenstände auf desinfizierter Arbeitsfläche (z. B. Tablett) richten; den mit dem Namen des Pflegeempfänger beschrifteten Pen überprüfen (ist noch genügend Insulin vorhanden und ist das richtige Insulin in der Patrone/Kartusche?).
- Pflegeempfänger über geplante Maßnahme informieren (auch bewusstlose Patienten!), Fenster und Türen schließen.
- Besucher aus dem Patientenzimmer bitten.
- Patientenbett auf eine rückenschonende Arbeitshöhe bringen und eventuell den Handlungsablauf störende Kleidungsstücke entfernen, dabei die Intimsphäre beachten.
- Spezialkanüle auf den Pen aufschrauben.
- Pen-Funktionskontrolle durchführen: 1-2 Einheiten Insulin senkrecht nach oben herausspritzen.
- Bei Verzögerungs- oder Mischinsulin: Pen circa 10-mal kippen, um die Flüssigkeit zu mischen.
- Insulindosis nach Arztanordnung z. B. durch Drehen am Dosierring einstellen: Der eingestellte Wert ist am Sichtfenster ablesbar.
- Injektionsstelle nach Injektionsschema auswählen und desinfizieren.
- Schutzkappe von der Kanüle entfernen.
- Hautfalte abheben und Injektionsnadel im 90°-Winkel einführen (**Abb. 20.35**).
- Insulin durch Druck auf den Penkopf vollständig injizieren und Kanüle kurz im Stichkanal belassen, um den Rückfluss des Medikaments beim Herausziehen zu vermeiden.
- Injektionskanüle rasch herausziehen und Einstichstelle kurz komprimieren.
- Nach der Injektion Sicherungsring wieder in die Ausgangsposition drehen, Spezialkanüle abschrauben und direkt in die Kanülensicherheitsbox abwerfen.
- Bei Nachblutung ggf. hautschonendes Pflaster aufkleben.

KURZFASSUNG

Durchführung mit Insulinpen

◂ Definition

Insulinpatrone, Nadel und Pen müssen immer zusammenpassen.
Es gibt Pens zum Wiederauffüllen und Einmalpens.
Zur schnelleren Orientierung können verschiedenfarbige Injektionshilfen dienen.

Insulin wird **subkutan** (s. c.) injiziert.

Insulin wird im **Kühlschrank** gelagert.

Vorbereiten der Materialien
- Patientendokumenation mit ärztlicher Verordnung
- Injektionspen
- Spezialkanüle
- Kanülensicherheitsbox

Praktische Durchführung

◂ Merke

- Patientendokumentation mit ärztlicher Verordnung lesen
- Hände desinfizieren
- Material richten
- Pflegeempfänger informieren
- Spezialkanüle auf Pen aufschrauben
- Pen-Funktionskontrolle durchführen

- Verzögerungs- oder Mischinsulin: Pen 10-mal kippen
- Insulindosis einstellen
- Injektionsstelle desinfizieren
- Schutzkappe von der Kanüle entfernen
- Hautfalte abheben und Injektionsnadel im 90°-Winkel einführen
- Insulin injizieren, Kanüle kurz im Stichkanal belassen
- Injektionsnadel rasch herausziehen, Einstichstelle kurz komprimieren
- Spezialkanüle abschrauben, in Kanülensicherheitsbox abwerfen
- bei Nachblutung ggf. hautschonenden Wundschnellverband aufkleben

Abb. 20.36 Insulinpens.

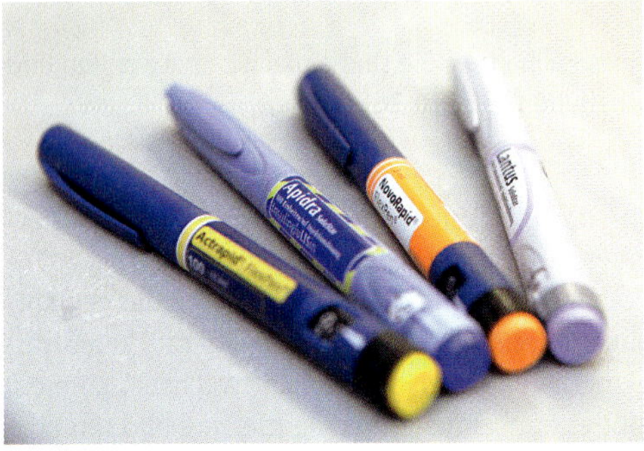

Insulinpens gibt es in unterschiedlichen Farben und Ausführungen. *Quelle: K. Oborny, Thieme*

Nachbereitung

- Pflegeempfänger beim Rücklagern und Anziehen unterstützen.
- Gebrauchte Materialien sachgerecht ver- bzw. entsorgen.
- Abschließend Hände desinfizieren.
- Maßnahme durch Eintragung in die Pflegedokumentation mit Handzeichen und Uhrzeit dokumentieren.

20.4.3 Intramuskuläre Injektion

Definition

Die **intramuskuläre Injektion** ist eine Injektionstechnik, bei der Arzneimittel in einen Muskel gespritzt werden.

Die Pflegefachkraft führt die intramuskuläre Injektion nach Arztanordnung durch. Besonders geeignet für die i. m.-Injektion sind Gesäß- und Oberschenkelmuskel.
Im Rahmen der intramuskulären Injektion ergeben sich für Pflegehelfer v. a. bei der Vorbereitung der Injektion bestimmte Aufgaben (S. 450).

20.4.4 Intravenöse Injektion

Definition

Bei der **intravenösen Injektion** (= i. v. Injektion) wird das Arzneimittel direkt in die Vene gegeben. Die Wirkung der Arznei tritt dadurch sofort ein.

Der Arzt führt die i. v. Injektion durch, oft erfolgt diese Technik in Notfallsituationen.
Im Rahmen der intravenösen Injektion ergeben sich für Pflegehelfer v. a. bei der Vorbereitung der i. v. Injektion Aufgaben (S. 450).

20.5 Absaugen von Sekret

Definition

Beim **Absaugen** werden Blut, Sekrete, Luft oder feste Stoffe aus Körperöffnungen oder Körperhöhlen mithilfe eines Absaugkatheters unter Sog entfernt.

20.5.1 Indikationen

Der Nasen-Rachen-Raum (nasal) oder der Mund-Rachen-Raum (oral) werden z. B. abgesaugt, um Sekretanhäufungen zu vermeiden und die Lungenbelüftung zu verbessern. Das Absaugen wird auch eingesetzt, wenn der Verdacht besteht, dass sich Fremdkörper in den Atemwegen befinden. Nasal oder oral wird z. B. abgesaugt, wenn die Atmung Rasselgeräusche aufweist.

Merke

Grundsätzlich gilt: So wenig wie möglich und so häufig wie nötig absaugen.

Das Absaugen greift in den Körper ein (ist invasiv). Dabei besteht also immer die Gefahr, dass durch unsachgemäßes Arbeiten Keime in den Körper eingebracht werden.

Kurzfassung (Randspalte):

20.4.3 Intramuskuläre Injektion

Definition ►

Die Pflegefachkraft führt die intramuskuläre Injektion nach Arztanordnung durch.

20.4.4 Intravenöse Injektion

Definition ►

Die i. v. Injektion führt der Arzt durch.

20.5 Absaugen von Sekret

Definition ►

20.5.1 Indikationen

Der Nasen-Rachen-Raum (nasal) oder der Mund-Rachen-Raum (oral) werden z. B. abgesaugt, um Sekretanhäufungen zu vermeiden und die Lungenbelüftung zu verbessern oder wenn der Verdacht besteht, dass sich Fremdkörper in den Atemwegen befinden.

Merke ►

20.5.2 Vorgehen beim Absaugen

Vorbereitung der Materialien

- Patientendokumentaion mit ärztlicher Verordnung
- keimarme medizinische Einmalhandschuhe und 1 medizinischer Einmalhandschuh
- 2 sterile Absaugkatheter
- 1 Absauganlage oder Absauggerät mit Auffangbehälter (geschlossenes System) und Wasserbehälter zum Durchspülen des Schlauchsystems
- 1 Abwurfbehälter
- 1 Mund- und Augenschutz
- ggf. Salbe oder Gel zur Schleimhautbetäubung (Anästhetikum)
- Materialien zur Mund- bzw. Nasenpflege
- Zellstoff, Nierenschale (falls Patient erbricht)

Praktische Durchführung

- Pflegedokumentation und ärztliche Verordnung lesen
- Die Durchführung erfolgt durch die Pflegefachkraft.
- Hände nach Hygieneplan desinfizieren.
- Benötigte Gegenstände auf desinfizierter Arbeitsfläche richten und Vollständigkeit überprüfen.
- Funktionsfähigkeit der Absauganlage durch Herstellen des Sogs kontrollieren.
- Pflegeempfänger über geplante Maßnahme informieren (auch bewusstlose Patienten!) und Oberkörper hochlagern, wenn keine Kontraindikation besteht.
- Fenster und Türen schließen und Besucher aus dem Patientenzimmer bitten.
- Patientenbett auf eine rückenschonende Arbeitshöhe bringen.
- Mund- und Augenschutz anlegen.
- keimarme medizinische Einmalhandschuhe anziehen.
- Nierenschale und Zellstoff bereitstellen, falls Patient erbricht.
- Mund- bzw. Nasenpflege durchführen, um Gefahr einer Keimverschleppung zu reduzieren.
- Um dem Patienten unnötige Schmerzen zu ersparen und um Schleimhautverletzungen vorzubeugen, empfiehlt es sich, den Katheter mit einem betäubenden Gel oder mit einer betäubenden Salbe gleitfähig zu machen.
- Pflegeempfänger mehrmals tief und gleichmäßig durchatmen lassen oder Sauerstoff verabreichen, wenn vom Arzt angeordnet. Damit ist gewährleistet, dass der Patient ausreichend mit Sauerstoff versorgt ist (Oxygenierung = Sauerstoffanreicherung).
- Verpackung des Absaugkatheters öffnen und unter Wahrung der Sterilität mit dem Absaugschlauch verbinden (Der Katheter verbleibt zunächst in der Verpackung).
- Sterilen Einmalhandschuh über den bereits angezogenen Handschuh ziehen; mit der unsterilen Hand vorsichtig die Verpackung vom Katheter abziehen, dabei den Katheter mit der sterilen Hand ergreifen.
- Absauggerät einschalten und auf einen Unterdruck von ca. 0,2 bar einstellen (Sog durch Verschließen der Öffnung am Fingertip mit dem Daumen der unsterilen Hand herstellen).
- Absaugkatheter über Mund oder Nase rasch einführen und Rachenraum absaugen (Sog max. 15 Sekunden halten), Sekret auf Menge, Konsistenz und Farbe beobachten.
- Unter Sog Absaugkatheter zurückziehen, dabei um den Finger wickeln und Handschuh darüberstülpen.

Nachbereitung

- Vitalzeichen überprüfen.
- Gebrauchte Materialien sachgerecht entsorgen und Absaugschlauch durchspülen.
- Bei Bevorratung der Materialien am Bett darauf achten, dass alles Notwendige für den nächsten Absaugvorgang vorhanden ist.
- Abschließend Hände desinfizieren und Maßnahme mit Uhrzeit in der Pflegedokumenation eintragen.

20.6 Verabreichen von Sauerstoff

Sauerstoff ist ein lebensnotwendiges Gas, das in der Luft enthalten ist. Die Zellen müssen durchgehend mit Sauerstoff versorgt werden, da sie ihn nicht speichern können. Kommt es im Körper jedoch zu Sauerstoffmangel, reagiert der Körper mit Atemnot, die Haut und Schleimhäute verfärben sich blau (Zyanose). Allgemein kommt es zu Benommenheit, ggf. auch zu Angst und Unruhe, die Herzfrequenz ist erhöht oder ggf. erniedrigt. Der Patient ist verwirrt, hat Kopfschmerzen oder Übelkeit.

KURZFASSUNG

20.5.2 Vorgehen beim Absaugen

Vorbereitung der Materialien

Vor Beginn des Absaugens werden die benötigten Materialien auf Vollständigkeit überprüft.

Praktische Durchführung

- Hände desinfizieren
- Gegenstände richten, auf Vollständigkeit prüfen
- Absauganlage kontrollieren
- Pflegeempfänger informieren, Oberkörper wenn möglich hochlagern
- Fenster/Türen schließen, Besucher aus dem Zimmer bitten
- Patientenbett rückenschonend einstellen
- Mund- und Augenschutz sowie keimarme medizinische Einmalhandschuhe anziehen
- Mund- bzw. Nasenpflege durchführen
- Katheter mit einem lokalbetäubenden Gel/Salbe gleitfähig machen
- Mundschutz anlegen und keimarme Einmalhandschuhe anziehen
- Nierenschale/Zellstoff bereitstellen, falls Patient erbricht
- Pflegeempfänger tief und gleichmäßig durchatmen lassen
- Absaugkatheter steril mit Absaugschlauch verbinden
- Absauggerät einschalten, Unterdruck auf 0,2 bar einstellen
- Absaugkatheter einführen, Rachenraum absaugen (Sog dabei max. 15 Sekunden halten), Sekret beobachten
- unter Sog Absaugkatheter zurückziehen

Nachbereitung

- Vitalzeichen überprüfen
- Materialien entsorgen
- Absaugschlauch durchspülen
- Hände desinfizieren
- Maßnahme dokumentieren

20.6 Verabreichen von Sauerstoff

Sauerstoff ist lebensnotwendig. Auf Sauerstoffmangel reagiert der Körper mit Atemnot, Zyanose, Benommenheit; der Patient hat ggf. Angst und ist unruhig.

Außer im akuten Notfall ist die Gabe von Sauerstoff immer durch einen Arzt zu verordnen.

Verordnungspflicht. Eine Sauerstofftherapie muss, außer im akuten Notfall, ärztlich verordnet sein. Die Verordnung enthält

- Dosierung der Menge des Sauerstoffs in Litern pro Minute,
- Dauer der Anwendung:
  - durchgehend (kontinuierlich) oder
  - mit Unterbrechungen (intermittierend) und
- Verabreichungsform (**Abb. 20.37**):
  - Sauerstoffbrille
  - Sauerstoffsonde
  - Sauerstoffmaske

Abb. 20.37 Sauerstoffgabe.

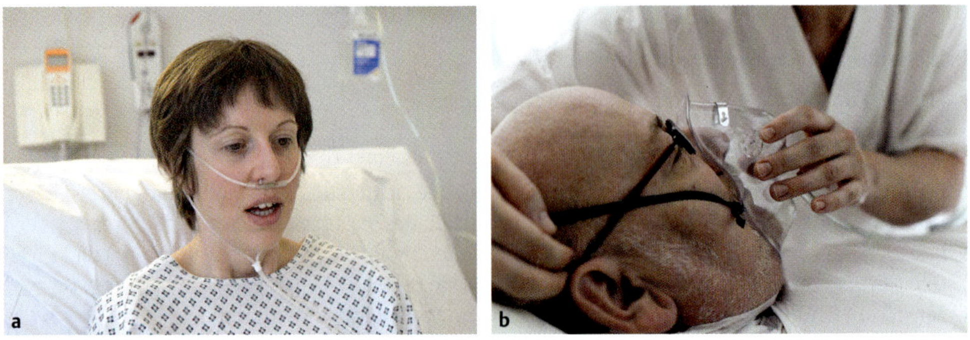

Es gibt verschiedene Möglichkeiten, Sauerstoff zu verabreichen.
a Sauerstoffbrille. *Quelle: W. Krüper, Thieme*
b Sauerstoffmaske. *Quelle: A. Fischer, Thieme*

20.6.1 Sauerstoffapplikationssysteme

Man unterscheidet:
- zentrale Sauerstoffversorgung
- Versorgung aus Sauerstoffflaschen
- Versorgung über mobile Sauerstoffkonzentratoren

20.6.1 Sauerstoffapplikationssysteme

Medizinischer Sauerstoff wird aus Luft gewonnen. Die Qualität unterliegt der Aufsicht des Apothekers.

Zentrale Gasversorgung über Wandanschluss. Dabei wird der Sauerstoff aus einem über dem Patientenbett installierten Wandanschluss entnommen. Die genaue Dosierung (l/min) wird am Feinregulierventil eingestellt und am Durchflussströmungsmesser (Flowmeter) kontrolliert.

Sauerstoffflaschen. Fehlt eine zentrale Gasversorgung oder benötigt eine mobile Person Sauerstoff, können Abfüllungen in Flaschen genutzt werden. Eine Sauerstoffflasche hat nur einen bestimmten Rauminhalt, z. B. 10 l. Sie wird deshalb unter hohem Druck befüllt. Dieser Druck wird in Bar angegeben und lässt sich an einem Manometer ablesen. Um dem Patienten den Sauerstoff schadlos zuführen zu können, wird die Flasche mit einem Druckminderer verbunden. Den tatsächlichen Sauerstofffluss aus der Flasche kann man am Flowmeter ablesen.

Merke ▶

Merke

Beim Umgang mit Sauerstoffflaschen ist immer große Vorsicht geboten, da das Gas unter hohem Druck steht. Folgende Vorschriften sind strikt zu beachten:

- Es besteht absolutes Rauch- und Feuerverbot.
- Flaschen dürfen nicht gerollt oder geworfen werden.
- Beim Hinstellen müssen die Flaschen z. B. mit einer Kette vor dem Umstürzen gesichert werden.
- Direkte Sonneneinstrahlung ist zu vermeiden.
- Zum Öffnen des Flaschenventils darf keine Gewalt angewendet werden.
- Ventile dürfen niemals gefettet oder geölt werden (Gefahr der Selbstentzündung!).

Praxistipp ▶

Praxistipp

Wie kann ich den Sauerstoffvorrat einer Flasche berechnen?

Um den Sauerstoffvorrat einer Flasche zu berechnen, wird der verfügbare Rauminhalt der Sauerstoffflasche (z. B. 10 l) mit dem Manometerstand (z. B. 90 bar) multipliziert und durch die angeordnete Literzahl (z. B. 3 l/min) dividiert. Die Lösung der Aufgabe finden Sie in der nachfolgenden Beispielrechnung (**Abb. 20.38**).

Mobile O_2-Konzentratoren. Diese gewinnen aus atmosphärischer Luft reinen Sauerstoff. Raumluft wird angesaugt, verdichtet und der Luftstickstoff gebunden. Die Geräte sind etwa so groß wie ein Koffer und können außer Haus mitgeführt werden.

Abb. 20.38 Sauerstoffvorrat berechnen.

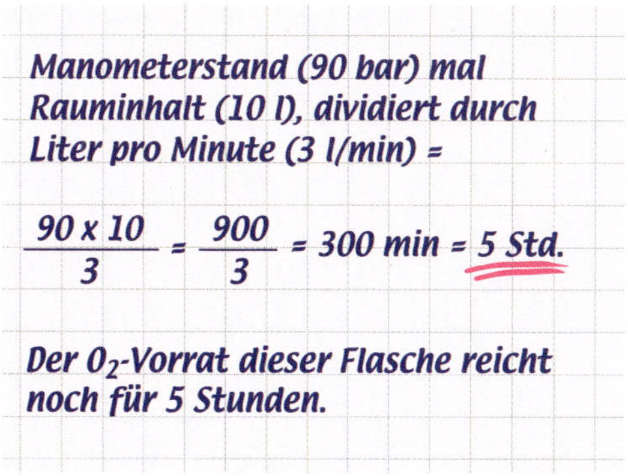

Beispielrechnung zur Ermittlung des Sauerstoffvorrats.

20.6.2 Hilfsmittel zur Sauerstoffverabreichung

Merke

Flussraten von mehr als 4 Litern pro Minute können Reizungen in der Nase verursachen.

Sauerstoffbrille. Sauerstoffbrillen werden für die Zufuhr geringerer Sauerstoff-Flussraten (bis zu 6 Litern pro Minute) verwendet (**Abb. 20.37 a**). Sie sind zur langfristigen Verabreichung von Sauerstoff geeignet. Die beiden Schlauchenden reichen circa 1 cm in die Nasenöffnung. Sie können bei Bedarf gekürzt werden. Wie Brillenbügel lassen sich die Schläuche hinter die Ohrmuschel legen oder am Hinterkopf befestigen. Wird die Brille ohne Schaumstoffpolster verwendet, geht sehr viel Sauerstoff an die Umgebungsluft verloren. Eine genaue Dosierung der Sauerstoffzufuhr ist daher nicht möglich.

Sauerstoffmaske. Durch die Maske kann hoch dosierter Sauerstoff verabreicht werden (**Abb. 20.37 b**). Der Nachteil ist, dass der Betroffene mit der Maske schlecht sprechen, nicht essen und trinken kann. Außerdem verursacht eine Gesichtsmaske zunächst Unsicherheit und Angst.

Merke

Reiner Sauerstoff ist ein Medikament und daher nicht frei von Nebenwirkungen. In hohen Dosen wirkt Sauerstoff giftig. Als typische Zeichen einer Sauerstoffvergiftung treten Schwindel und Krämpfe auf. Deshalb müssen die ärztlichen Angaben zu Dosis und Dauer der Behandlung genau beachtet werden.

20.6.3 Sauerstoffgabe

Vorbereitung der Materialien

Es müssen gerichtet werden:
- Pflegedokumentation mit ärztlicher Verordnung
- verordnetes Hilfsmittel zur Sauerstoffgabe
- zentrale Sauerstoffanlage mit Wandanschluss im Patientenzimmer oder Sauerstoffflasche
- Reduzierventil
- ggf. Luftbefeuchterflasche mit Aqua destillata (Befeuchterflasche)

Praktische Durchführung

- Pflegedokumentation mit ärztlicher Verordnung lesen
- Hände nach Hygieneplan desinfizieren.
- Benötigte Gegenstände auf desinfizierter Arbeitsfläche (z. B. Tablett) richten.
- Sauerstoffflasche auf Inhalt (Aufschrift „Sauerstoff"), Füllungszustand und Dichtigkeit überprüfen.
- Sauerstoffvorrat berechnen.
- Luftbefeuchter mit Aqua destillata unter sterilen Bedingungen füllen und an Sauerstoffflasche oder Wandanschluss ankoppeln oder wenn möglich direkt anschließen (**Abb. 20.39**).
- Pflegeempfänger über geplante Maßnahme informieren, Fenster und Türen schließen und Besucher aus dem Patientenzimmer bitten.
- Patientenbett auf eine rückenschonende Arbeitshöhe bringen und Patienten unterstützen, eine sitzende Position einzunehmen (atemerleichternd), sofern keine Kontraindikation vorliegt.
- Nase reinigen lassen, ggf. nasal absaugen.
- Dem Patienten verordnetes Hilfsmittel zur Sauerstoffgabe aufsetzen und mit dem Sauerstoffbefeuchter verbinden.
- Sauerstoffflasche öffnen und verordnete Literzahl nach Arztanordnung einstellen.

20.6.2 Hilfsmittel zur Sauerstoffverabreichung

◀ Merke

Sauerstoff kann über eine Nasensonde, Sauerstoffbrille oder Sauerstoffmaske verabreicht werden.

◀ Merke

20.6.3 Sauerstoffgabe

Vorbereitung der Materialien

- Pflegedokumentation mit ärztlicher Verordnung
- Hilfsmittel zur Sauerstoffgabe
- Sauerstoffanlage/Sauerstoffflasche
- Reduzierventil
- ggf. Luftbefeuchter

Praktische Durchführung

- Pflegedokumentation mit ärztlicher Verordnung lesen
- Hände desinfizieren
- benötigtes Material richten
- Luftbefeuchter mit Aqua destillata befüllen
- Pflegeempfänger informieren
- dem Patienten verordnetes Hilfsmittel aufsetzen
- Sauerstoff mit verordneter Dosis einstellen
- Vitalzeichen kontrollieren

- Atemfrequenz und -tiefe, Puls, Blutdruck, Hautfarbe und Bewusstseinszustand des Patienten regelmäßig überprüfen.

Abb. 20.39 Sauerstoffwandanschluss.

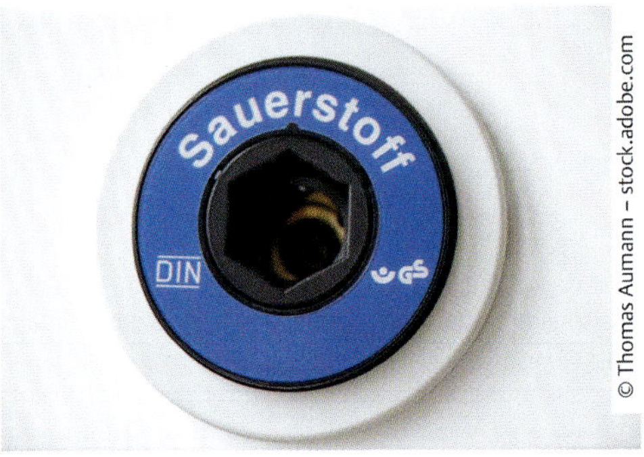

Quelle: Thomas Aumann – stock.adobe.com

Hilfsmittel zur Sauerstoffgabe werden täglich gewechselt, Sonde und Brille täglich auf Durchgängigkeit überprüft.

Nach der Sauerstoffgabe. Im Anschluss an die Sauerstoffgabe muss das Hauptventil geschlossen und das System entlüftet werden. Die Hilfsmittel zur Sauerstoffgabe werden täglich gewechselt und Sonde sowie Brille auf Durchgängigkeit überprüft. Sollte ein Befeuchtersystem verwendet werden, muss immer darauf geachtet werden, dass sich ausreichend Flüssigkeit (Aqua destillata) im Sauerstoffbefeuchter befindet.

20.7 Versorgen von Wunden

20.7.1 Grundlagen

20.7 Versorgen von Wunden

20.7.1 Grundlagen

Definition ▶

Definition

Eine **Wunde** ist ein Defekt von Gewebe oder Organen, der durch äußere Einwirkungen entstanden ist.

Wunden werden abhängig von ihrem Erscheinungsbild und dem Verletzungshergang eingeteilt in:
- Schürfwunden
- Schnittwunden
- Stichwunden
- Platz-, Quetschwunden
- Skalpierung/Décollement
- Kratzwunden
- Schusswunden
- Risswunden
- Bisswunden
- Pfählungsverletzungen

Je nach Erscheinungsbild und Verletzungshergang können Wunden eingeteilt werden in (**Abb. 20.40**):
- **Schürfwunden**: Das sind flächenhafte Wunden. Sie sondern oft stark Wundsekret ab, bluten jedoch meist wenig.
- **Schnittwunden**: Diese entstehen durch spitze Gewalt. Sie zeigen glatte Wundränder und bluten anfangs heftig.
- **Stichwunden**: Eine Stichverletzung erscheint oft von außen als kleine Verletzung, kann aber sehr tief sein.
- **Platz-, Quetschwunden**: Sie entstehen durch stumpfe Gewalteinwirkung. Es kommt zur Blutung, die Wundränder sind jedoch unregelmäßig begrenzt und gequetscht.
- **Skalpierung/Décollement**: Durch Abscherung wird Haut und Gewebe teilweise oder ganz abgetrennt.
- **Kratzwunden**: Sie entstehen meist durch Tiere, deshalb besteht eine hohe Infektionsgefahr. Sie entsprechen oberflächlichen Risswunden.
- **Schusswunden**: Diese Wunden entstehen durch ausgedehnte Gewebezerstörung aufgrund der hohen Energieübertragung. Sie sind eine Kombination aus Riss- und Quetschwunde. Die Einschusswunde ist meist klein mit Verbrennungen, und bei nahem oder relativ nahem Schuss, auch mit Pulverschmauch versetzt. Die Ausschusswunde ist meist größer und stark zerfetzt.
- **Risswunden**: Sie entstehen durch Dehnung oder Zerrung. Sie bluten ebenfalls und zeigen unregelmäßige, zerrissene Wundränder. Es können sich Wundtaschen bilden.
- **Bisswunden**: Bisse können durch Tiere und Menschen entstehen. Diese Wunden sind Kombinationsverletzungen von Riss- und Quetschwunden. Auch hier zeigt sich häufig eine ausgedehnte Taschenbildung.

Abb. 20.40 Wunden.

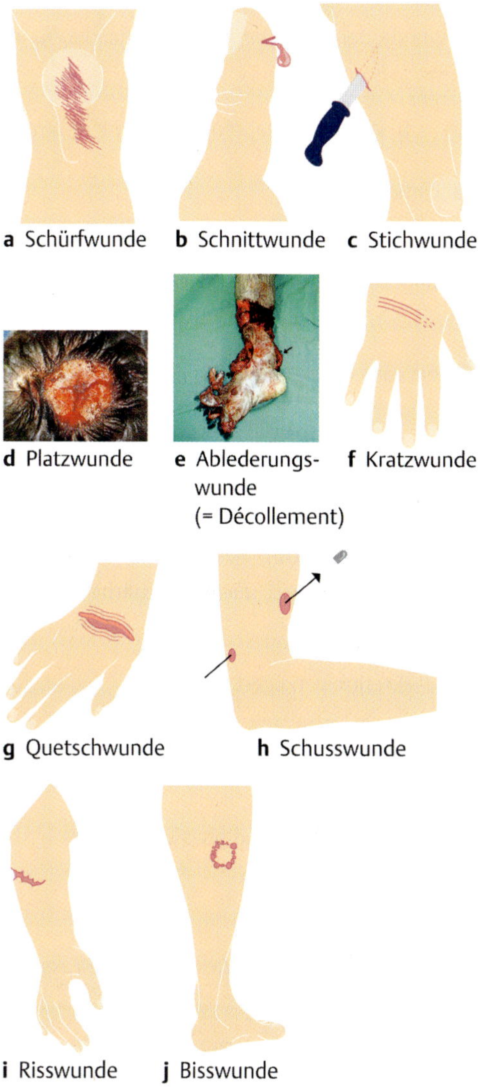

Einteilung unterschiedlicher Wunden. *Abb. nach: Paetz. Chirurgie für Pflegeberufe. Thieme; 2021*

a Schürfwunde.
b Schnittwunde.
c Stichwunde.
d Platzwunde. *Quelle: Piatek S. Platzwunden. In: Lippert H. Wundatlas. Thieme; 2012*
e Ablederungswunde. *Quelle: III. Definitive Management. In: Mullis B, Gaski G, Hrsg. Synopsis of Orthopaedic Trauma Management. 1st Edition. Thieme; 2020*
f Kratzwunde.
g Quetschwunde.
h Schusswunde.
i Risswunde.
j Bisswunde.

Begleiterscheinungen von Wunden

Schmerzen: Etwa ein Drittel aller Verletzten hat keine Schmerzen. Diese Schmerzlosigkeit kann Minuten bis Stunden anhalten.

Blutung: Die Art der Wundentstehung, Ort und Tiefe der Verletzung sowie die beteiligten Gefäße bestimmen das Ausmaß der Blutung:

- **arterielle Blutung** (aus einer Arterie): stark, spritzend, pulsierend, schneller Blutverlust, relativ rasch Schockzustand durch Volumenmangel (Lebensgefahr)
- **venöse Blutung** (aus einer Vene): Sind größere Venen betroffen (z. B. Krampfadern), können auch diese Blutungen ein beträchtliches Ausmaß annehmen.
- **kapilläre Blutungen** (aus Kapillaren = kleinste Gefäße im Gewebe): punktförmige oder Sickerblutungen, auch Blutungen unter der Haut sind möglich (bei Gerinnungsstörungen).

Begleiterscheinungen von Wunden

Wunden gehen meist mit **Schmerzen** einher.

Abhängig vom Ausmaß der Verletzung kommt es zu einer **Blutung**.

Praxistipp ►

Praxistipp

Wie dokumentiere ich den Zustand einer Wunde?

Durch die Wunddokumentation müssen der Zustand der Wunde, der Verlauf der Wundheilung, die Wundversorgung und der Verbandswechsel nachvollziehbar sein.
Folgende Wundmerkmale sind schriftlich zu dokumentieren:

- Sondert die Wunde Flüssigkeit (Exsudat) ab? Wie stark, z. B. starke Sekretabsonderung, Wunde am Abtrocknen.
- Wie ist die Wundflüssigkeit (Exsudat) beschaffen, z. B. blutig?
- Wie stark neigt die Wunde zum Bluten?
- Wie schmerzhaft ist die Wunde für den Patienten?
- Weist die Wunde Infektionsanzeichen auf, z. B. Schwellung, Rötung, gelbliche oder grünliche, schmierige Beläge, Geruch?
- Wie groß ist die Wunde, z. B. 2-Euro-Stück?
- Hilfreich ist auch eine Fotodokumentation der Wunde bei vorliegender Einverständniserklärung des Patienten.

Wundheilung

Primär heilende Wunden verschließen schnell.
Entzündung oder Wundsekretion besteht nicht.

Sekundär heilende Wunden sind infiziert.
Die Wunde verschließt sich nur verzögert und schrittweise.

Wundheilung

Je nach Wundart unterscheidet man primär heilende Wunden und sekundär heilende Wunden.

Primäre Wundheilung:

- Die Wunde verschließt sich durch direktes Aneinanderlagern, Verwachsen und Vernarben der glatten Wundränder, z. B. bei Operationswunden.
- Es wird nur minimal Gewebe neu gebildet.
- Die Heilung wird nicht durch Entzündung oder Wundsekretion verzögert.

Sekundäre Wundheilung:

- Die Wunde ist meist mit Krankheitserregern verunreinigt (infiziert). Die Wunde verschließt sich aufgrund einer Wundheilungsstörung nur verzögert und schrittweise.
- Die Wunde neigt zu starker Narbenbildung (Kontraktion).
- Häufig sind betroffene Patienten psychisch stark gefordert, ggf. sozial und physisch belastet.

Praxistipp ►

Praxistipp

Durch was kann die Wundheilung gestört sein?

Neben den Wundheilungsstörungen, die örtlich begrenzt (lokal) auftreten, können allgemeine Faktoren die Wundheilung beeinträchtigen:

- schlechter Allgemeinzustand des Patienten
- Abwehrschwäche
- Mangelernährung
- Rauchen und Alkoholkonsum
- Fieber
- Erkrankungen wie Diabetes mellitus, Durchblutungsstörungen
- hohe psychische Belastung
- mangelnde Mitarbeit des Patienten

Lokale Faktoren sind

- **Überempfindlichkeit** (Hyperästhesien): Die Haut um die Verletzungsstelle wird zunehmend empfindlich und beginnt sich zu röten.
- **Flüssigkeitsansammlungen** (Serome): Exsudat (Lymphe, Serum) sammelt sich in Wundhohlräumen an.
- **Blutergüsse** (Hämatome): Nachblutungen aus kleineren Gefäßen führen zu einem Bluterguss. Die Wunde schwillt an und schmerzt, die darüberliegende Haut färbt sich blau.
- **Entzündungen** (Infektionen): Die Entzündung kann oberflächlich, tief oder organbezogen sein.
- **Absterben von Gewebe** (Nekrosen): Werden die Wundränder nicht oder nur mangelhaft durchblutet, entstehen Wundrandnekrosen.
- **Auseinanderklaffen** (Dehiszenzen): Binde- oder Stützgewebe, Teile der Bauchwand oder Wundflächen weichen auseinander.
- **Überschießende Narbenbildung** (Keloide): Es entwickeln sich scharf umschriebene sowie erhabene (hypertrophe) Narben, die in der Regel auf das Wundgebiet begrenzt bleiben, aber auch die Wundgrenzen überschreiten können.

Die Wundheilung kann in verschiedene Stadien eingeteilt werden.

Die Wundheilung kann in verschiedene Stadien eingeteilt werden. Um das Wundheilungsstadium festzustellen, ist die Wunde sorgfältig zu begutachten. Dies ist eine wesentliche Voraussetzung dafür, das passende Verbandsmaterial zu ermitteln (**Tab. 20.6**).

Tab. 20.6 Verschiedene Wundheilungsstadium und ihre Merkmale.

Bezeichnung des Wundheilungsstadiums	Merkmale	empfohlene Wundauflage
primär heilende Wunde	trocken	• Textilpflaster oder Kompresse • oder andere wundheilungsunterstützende Verbände (z. B. Folienverband, dünner Hydrokolloidverband)
primär heilende Wunde mit Wundabsonderung	Wundsekret wird abgesondert	• Textilpflaster oder Kompresse/Vlies
sekundär heilende Wunde mit schmierigen Belägen, Granulationsphase	fibrinöse (= gerinnende) Beläge	• Hydrokolloidverband • oder andere wundheilungsunterstützende Verbände (z. B. Hydrogel, Alginat, Hydropolymerverband)
sekundär heilende Wunde mit Nekrose, trocken	trocken, Zelluntergang (Schwarzfärbung)	• Hydrogel • oder andere wundheilungsunterstützende Verbände (z. B. Hydrokolloidverband, Hydropolymerverband, TenderWet)
sekundär heilende Wunde, infiziert	Nekrose und Eiter	• Alginatverband • oder andere wundheilungsunterstützende Verbände (z. B. Kompressen, TenderWet)
sekundär heilende Wunde, Granulationsphase	Granulation flächig (hellrot, gut durchblutet), am Rand noch leicht fibrinös	• Hydrokolloidverband • oder andere wundheilungsunterstützende Verbände (z. B. Alginat, Hydropolymerverband)
sekundär heilende Wunde, Epithelisierungsphase	Wunde fast komplett mit Epithel bedeckt	• Hydrokolloidverband • oder andere wundheilungsunterstützende Verbände (z. B. Hydropolymerverband)

Wundversorgung

Definition

Die **Wundversorgung** umfasst alle Maßnahmen (z. B. operative Wundbehandlung, Ruhigstellung, Wundverband), um eine schnelle Wundheilung zu erreichen.

Neben den allgemeinen Hygienemaßnahmen müssen beim Wechseln von Wundverbänden folgende Hygienerichtlinien beachtet werden:

- Kreuzkontaminationen, also die Übertragung von Krankheitserregern von verunreinigten auf keimarme/keimfreie Gebiete, sind zu vermeiden. Beispielsweise durch die hygienische Händedesinfektion vor und nach jedem Verbandswechsel.
- Nur ein Tablett, nicht der komplette Verbandwagen soll mit ins Zimmer genommen werden (**Abb. 20.41**).
- Es sollte Schutzkleidung getragen werden.
- Die Non-Touch-Technik ist zu praktizieren, das heißt, zum Verbandswechsel werden keimarme medizinische Einmalhandschuhe, sterile Handschuhe und Instrumente verwendet. Es wird versucht, bei allen Maßnahmen die Wunde nicht zu berühren.

Wundversorgung

◄ **Definition**

Folgende allgemeine Hygienemaßnahmen gelten beim Wechsel von Wundverbänden:

- Kreuzkontaminationen vermeiden.
- Schutzkleidung tragen.
- Non-Touch-Technik praktizieren.

Abb. 20.41 Verbandswechsel im Zimmer.

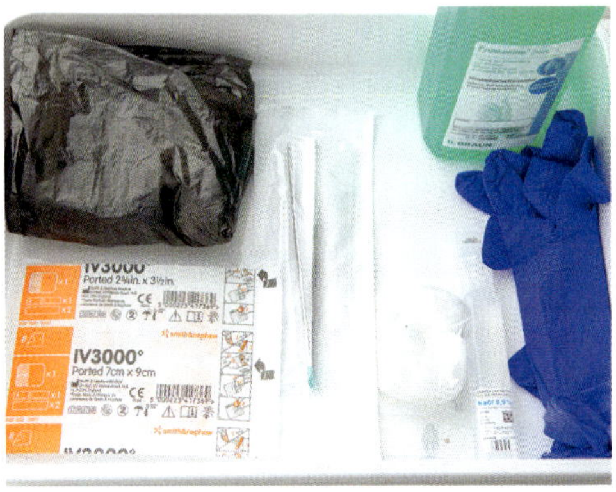

Für den Verbandswechsel im Zimmer kann ein Tablett oder der Verbandwagen verwendet werden. Beides schützt vor Kontamination. *Quelle: K. Oborny, Thieme*

20.7.2 Verbandswechsel bei aseptischen Wunden

Definition

Bei **keimfreien (aseptischen) Wunden** wird der Verbandswechsel so durchgeführt, dass Keime von der Wunde ferngehalten werden.

Ein Wundverband bei aseptischer Wunde erfolgt z. B. postoperativ nach aseptischen Operationen und an der Eintrittsstelle von Kathetern und Sonden.

Material

Unsterile Materialien sind

- Pflegedokumentation mit ärztlicher Verordnung
- Tablett bzw. Verbandwagen, keimarme medizinische Einmalhandschuhe,
- Händedesinfektionsmittel, Nierenschale,
- Materialien zum Befestigen des Wundverbands wie Pflaster, Binden, Schlauchmull,
- Abwurfbehälter, Verbandschere, eventuell Mundschutz.

Sterile Materialien sind

- Einmalhandschuhe, Kompressen oder Tupfer,
- Pinzette (chirurgisch), Schere, NaCl 0,9 %.

Vorbereitung

- Pflegedokumentation mit ärztlicher Verordnung lesen
- Benötigte Gegenstände auf einer desinfizierten Arbeitsfläche (Tablett, ausgezogener Nachttisch oder Verbandwagen) richten und auf Vollständigkeit überprüfen.
- Den Pflegeempfänger über die geplante Maßnahme informieren (auch bewusstlose Patienten!) und ggf. Besucher aus dem Patientenzimmer bitten.
- Fenster und Türen schließen und im selben Raum stattfindende Reinigungsarbeiten während des Verbandswechsels beenden.
- Das Patientenbett auf eine rückenschonende Arbeitshöhe bringen und für den Handlungsablauf störende Bekleidung entfernen (Sichtschutz).
- Der Pflegeempfänger sollte schmerzfrei in Abhängigkeit von der Wundlokalisation gelagert/positioniert werden.
- Die Hände nach Hygieneplan desinfizieren und die Arbeitsfläche mit den notwendigen Materialien gut erreichbar bereitstellen:
  - ggf. sterile Verpackung öffnen (Pinzette oder Kompressen, nachdem der äußere Verband entfernt wurde).
  - Kompressen z. B. mit NaCl-Lösung tränken.
- Mundschutz anlegen (z. B. wenn Pflegende erkältet ist) und keimarme medizinische Einmalhandschuhe anziehen.

20.7.2 Verbandswechsel bei aseptischen Wunden

Definition ►

nach Operationen, an Eintrittsstellen von Kathetern und Sonden

Material

Unsteril:

- Pflegedokumentation mit ärztlicher Verordnung
- Verbandwagen, medizinische Einmalhandschuhe
- Desinfektionsmittel, Nierenschale
- Pflaster, Binden, Schlauchmull
- Abwurfbehälter, Verbandsschere

Steril:

- medizinische Einmalhandschuhe, Kompressen/Tupfer
- Pinzette, Schere, NaCl 0,9 %

Vorbereitung

- Gegenstände richten
- Pflegeempfänger informieren
- Fenster und Türen schließen
- Patienten lagern/positionieren
- Hände desinfizieren
- Material vorbereiten

Praktische Durchführung

- Den äußeren Verband vorsichtig lösen. Die Kompressen bei Verklebungen mit dem Wundgebiet z. B. mit NaCl-Lösung durchfeuchten, um sie besser ablösen zu können.
- Kompressen vorsichtig ohne Wundberührung entfernen und direkt mit den Einmalhandschuhen im Abwurfbehälter entsorgen.
- Wundinspektion.
- Erneut hygienische Händedesinfektion durchführen und keimarme medizinische Einmalhandschuhe anziehen.
- Sterile Pinzette entnehmen:
  - Wundgebiet bei **aseptischer Wunde** mit steriler Pinzette und den bereits mit NaCl-Lösung getränkten Kompressen von **innen nach außen reinigen** (**Abb. 20.42**).
  - Für jeden Wischvorgang eine neue Kompresse verwenden (beim Tragen von Einmalhandschuhen nicht die Haut des Patienten berühren).
  - Die gereinigte Wunde sorgfältig auf Anzeichen einer Infektion (z. B. Rötung) oder Veränderung des Wundgebiets (z. B. Schwellung) beobachten.
  - Wundabdeckende sterile Kompresse mit steriler Pinzette auflegen (bei Drainagen oder Kathetern Schlitzkompressen verwenden oder Kompressen mit steriler Schere einschneiden).
  - Weitere Kompressen zur Abpolsterung des Wundgebiets aufbringen.
- Die Pflasterlänge wird an dem zu versorgenden Wundgebiet abgemessen und das Pflaster zurechtgeschnitten. Beim Aufkleben Spannungsblasen vermeiden:
  - locker auflegen, vorsichtig glatt streichen,
  - Pflaster nach Empfindlichkeit der Patientenhaut wählen.
- Ggf. den Patienten beim Anziehen und bei der bequemen Lagerung unterstützen.
- Gebrauchte Materialien sachgerecht ver- bzw. entsorgen (z. B. Müll trennen oder korrekten Umgang mit Sterilgut beachten, Arbeitsfläche desinfizieren).
- Abschließend die Hände desinfizieren und die Maßnahme in die Pflegedokumentation mit Handzeichen, Uhrzeit und Beobachtungen eintragen.

Abb. 20.42 Aseptische Wundversorgung.

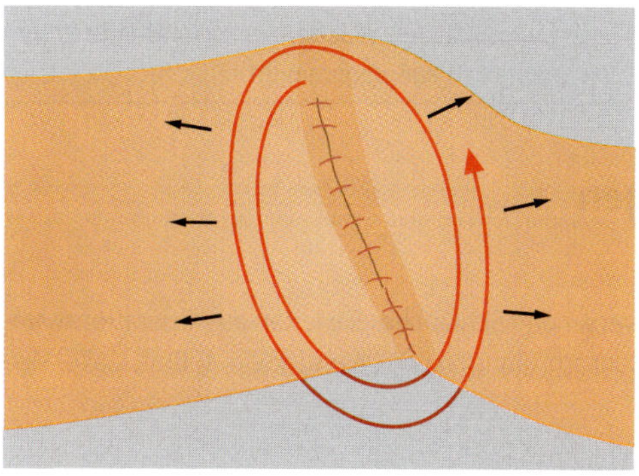

Beim Verbandswechsel aseptischer Wunden wird die Wunde immer von innen nach außen gereinigt.

20.7.3 Verbandswechsel bei septischen Wunden

Definition

Bei **keimbesiedelten (septischen) Wunden** wird der Verbandswechsel mit dem Ziel durchgeführt, in der Wunde vorhandene Keime zu reduzieren. Um das Risiko einer Ausbreitung von Keimen zu minimieren, werden im Rahmen einer Verbandsvisite zuerst aseptische dann septische Wunden verbunden.

Material

- Pflegedokumentation mit ärztlicher Verordnung
- unsterile Materialien wie beim Verbandswechsel aseptischer Wunden.
- sterile Materialien wie beim Verbandswechsel aseptischer Wunden + ggf. verordnete Medikamente wie Hydrokolloide, Salben, Cremes + ggf. Materialien zur Wundspülung.

Vorbereitung und Durchführung

Die Vorbereitung und Durchführung des Verbandswechsels bei septischen Wunden entspricht im Wesentlichen denen des Verbandswechsels bei aseptischen Wunden. Um keine zusätzlichen Hautkeime in die Wunde einzubringen gilt auch bei der Reinigung septischer Wunden die Wischrichtung von **innen nach außen** (**Abb. 20.43**).

- Pflegedokumentation mit ärztlicher Verordnung lesen
- Hände nach Hygieneplan desinfizieren und Schutzkittel, Mundschutz anlegen und keimarme medizinische Einmalhandschuhe anziehen.

KURZFASSUNG

Praktische Durchführung
- äußeren Verband lösen
- Kompressen entfernen und entsorgen
- sterile Pinzette entnehmen/sterile Einmalhandschuhe anziehen:
- Wundgebiet von innen nach außen reinigen (**Abb. 20.42**)
- für jeden Wischvorgang neue Kompresse verwenden
- Wunde auf Infektion/Veränderung beobachten
- sterile Kompresse auflegen
- weitere Kompressen zur Abpolsterung aufbringen
- Pflaster abgemessen und zurechtschneiden
- beim Aufkleben Spannungsblasen vermeiden: locker auflegen, vorsichtig glatt streichen
- Patienten lagern
- Material entsorgen
- Maßnahme dokumentieren

20.7.3 Verbandswechsel bei septischen Wunden

(aktualisiert 15.10.2021)

◄ Definition

Material

siehe oben, Verbandswechsel aseptischer Wunden (S. 462).

Vorbereitung und Durchführung

s. aseptischer Verbandswechsel (S. 462).
- Hände desinfizieren
- Schutzkittel, Mundschutz, keimarme medizinische Einmalhandschuhe anziehen
- alten Verband entfernen
- Kompressen/Tupfer mit NaCl tränken

- sterile medizinische Handschuhe anziehen
- Wundgebiet von innen nach außen reinigen
- für jeden Wischvorgang neuen Tupfer verwenden
- Wunde auf Infektion/Veränderung beobachten
- Salben, Cremes, Hydrokolloide nach Arztanordnung verwenden
- weitere Kompressen zur Abpolsterung aufbringen
- Wundauflage/Kompressen durch Pflaster/Bindenverband befestigen

Nachsorge
siehe oben, Verbandswechsel aseptischer Wunden (S. 462).

20

- Den alten Verband wie beim aseptischen Verbandswechsel entfernen; Verband verwerfen, Handschuhe verwerfen, hygienische Händedesinfektion.
- Kompressen bzw. Tupfer mit NaCl-Lösung tränken.
- Sterile medizinische Einmalhandschuhe anziehen.
- Das Wundgebiet mit der sterilen Pinzette und den mit NaCl-Lösung getränkten Tupfern von innen nach außen reinigen. Für jeden Wischvorgang einen neuen Tupfer verwenden, dabei mit den Handschuhspitzen nicht die Haut des Patienten berühren.
- Die gereinigte Wunde sorgfältig auf Zeichen einer Infektion (z. B. Rötung) oder Veränderung des Wundgebiets (z. B. Schwellung) beobachten.
- Eventuell Salben, Cremes oder z. B. Hydrokolloide nach Arztanordnung verwenden und mit der sterilen Pinzette oder mit sterilen Handschuhen auflegen (Hydrokolloide müssen nach dem Auflegen leicht angedrückt und erwärmt werden).
- Weitere Kompressen zur Abpolsterung bzw. zum Aufsaugen von Wundsekret aufbringen.
- Abschließend die Wundauflage oder die Kompressen durch ein Pflaster bzw. einen Bindenverband befestigen.

Nachsorge

Die Nachsorge erfolgt entsprechend dem Verbandswechsel aseptischer Wunden (S. 462).

Abb. 20.43 Verbandswechsel bei septischen Wunden.

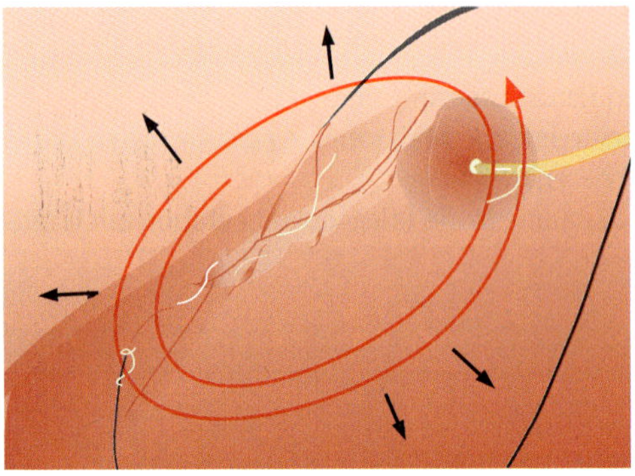

Auch bei septischen Wunden wird die Wunde immer von innen nach außen gereinigt!

20.7.4 Umgang mit Wunddrainagen

20.7.4 Umgang mit Wunddrainagen

Definition ▶

Definition

Drainagen sind bewegliche, oft mit Löchern versehene Schläuche. Sie leiten aus Operationswunden sowie Körperhöhlen oder Eiterherden Flüssigkeitsansammlungen wie (Wund-)Sekret, Blut, Galle, Verdauungssaft oder Eiter ab.

Sekret wird gefördert mithilfe von
- Sog,
- Gummilaschen,
- Schläuchen,
- selbstsaugenden Materialien.

Mithilfe von Sog und Gummilaschen, Schläuchen (aus Gummi oder Kunststoff) und selbstsaugenden Materialien wie Gaze oder Schaumstoff wird Sekret gefördert.
Die Druckdifferenz (Sog) zwischen Drainspitze und Auffangbehältnis entsteht dabei durch:
- **Schwerkraft**: Das angesammelte Sekret wird durch den Drain vom tiefsten Punkt, z. B. der Körperhöhle, in einen tiefer gehängten Auffangbeutel abgeleitet.
- **Kapillarwirkung**: Die Kapillarkraft leitet Wundabsonderungen bzw. Stoffwechselprodukte, wie Harn oder Schweiß, sogar verbandaufwärts.
- **Heberprinzip**: Flüssigkeiten werden zunächst aufwärts, dann jedoch in tiefer gelegene Auffangbeutel oder -flaschen abgeleitet.
- **Saugprinzip**: Ein außen erzeugtes Vakuum wird genutzt.

Nach Einlage der Drainage müssen Pflegende klare Informationen über Lage und Aufgabe des Systems erfragen. Die Überwachungskriterien werden vom Arzt schriftlich in der Patientenakte festgehalten.

Nach der Einlage der Drainage müssen Pflegende klare Informationen über Lage und Aufgabe des Systems erfragen. Die Überwachungskriterien werden vom Arzt schriftlich in der Patientenakte festgehalten. Anhand dieser Kriterien werden z. B. Dichtigkeit, Sekretabfluss, Sogstärke, Soggeräusche, Schmerzen in regelmäßigen Abständen überprüft und dokumentiert. Dafür stehen meist gesonderte Pflegeverlaufs- und Bilanzbögen zur Verfügung, die in der Regel durch die Pflegefachkraft geführt werden.

Abb. 20.44 Drainagen.

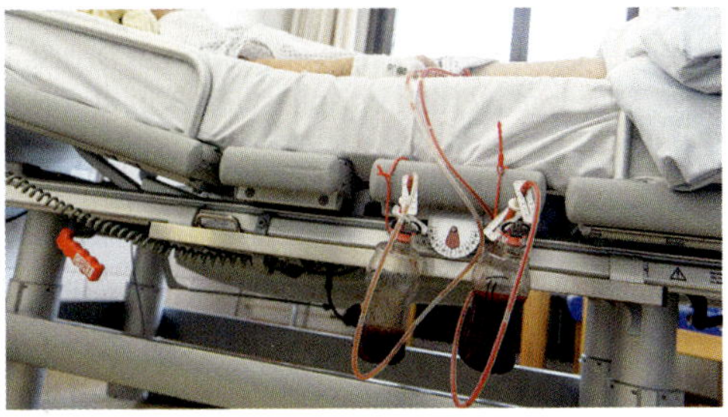

Beim Umgang mit Drainagen ist Vorsicht geboten. An den Ableitungen darf nicht gezogen und sie dürfen nicht abgeknickt werden. *Quelle: W. Krüper, Thieme*

Grundsätzlich ist bei jeder Tätigkeit am Patienten darauf zu achten, dass das abgeleitete Sekret nicht zurückläuft (z. B. weil der Auffangbeutel nicht tief genug hängt). Selbstverständlich dürfen Drains nicht versehentlich abgetrennt werden, auch ein zu starkes Ziehen ist zu vermeiden (**Abb. 20.44**).

Bei jeder Tätigkeit am Patienten ist darauf zu achten, dass das abgeleitete Sekret nicht zurückläuft.

20.7.5 Anlegen von Verbänden

Ein Verband bedeckt verletzte oder kranke Körperteile. Er schränkt die Mobilität des Patienten unterschiedlich stark ein (**Tab. 20.7**).

Nach der Funktion des Verbands können folgende Verbände unterschieden werden:

- **Wundverbände**: Er saugt Wundabsonderungen auf und schütz vor Umwelteinflüssen.
- **Druckverbände**: Er soll Blutungen stillen.
- **Stützverbände**: Er soll verletzte Körperabschnitte ruhigstellen.
- **Funktionelle Verbände**: Diese Verbände schützen, unterstützen und entlasten gefährdete, geschädigte oder gestörte Abschnitte des Bewegungsapparats.

20.7.5 Anlegen von Verbänden

Ein Verband bedeckt verletzte oder kranke Körperteile.

Verbände können nach ihrer Funktion eingeteilt werden in:

- Wundverbände
- Druckverbände
- Stützverbände
- funktionelle Verbände

Praxistipp

Was muss ich beachten, bevor ich einen Verband anlege?

Bevor ein Verband angelegt wird, ist immer auf Folgendes zu achten:

- Die Haut muss trocken und sauber sein.
- Hautverletzungen müssen abgedeckt und druckgefährdete Körperstellen abgepolstert werden.
- Funktion und Lokalisation des anzulegenden Verbandes sind zu bestimmen. Davon hängt es z. B. ab, ob er unter Ent- oder Belastung, im Liegen, Sitzen oder Stehen des Patienten angelegt wird.
- Die Anlage erfolgt straff, schnürt aber nicht ein.
- Der Arzt ordnet an, welcher Verband angelegt wird.

◄ Praxistipp

Tab. 20.7 Verschiedene Verbandarten.

Verbandart	Grad der Bewegungseinschränkung	Indikationen	Materialien
leichte Stützverbände	schwach	Salbenverbände, Venenerkrankungen	Kurz-, Mittel- oder Langzugbinden, Schlauchmull
kreisförmig angelegte Stützverbände	leicht	leichte Verstauchungen	elastische Klebebinden
funktionelle Tapeverbände	mittel	Verstauchungen, Muskelfaserrisse	unelastische Klebebinden
	teilweise	prophylaktische Verbände im Sport	unelastische Klebebinden
Extensions-, Schienen-, Rucksackverbände	stark	Verrenkungen, Bänderrisse	unelastische Klebebinden, Schlauchmull
Gipsverbände	total	Knochenbrüche	Gipsbinden

Bindenverband mit elastischen Binden

Elastische Binden sind unterschiedlich stark dehnbar. Abhängig vom Zweck des Verbands ist das Verbandsmaterial wenig oder stark dehnbar.

20

Bindenverband mit elastischen Binden

Elastische Binden werden je nach Elastizität unterteilt in:

- **Kurzzugbinden**: um circa 50% (= auf 150% der Länge) dehnbar. Sie bewirken einen hohen Druck bei Muskelanspannung und einen niedrigen Druck in Ruhe. Sie werden beispielsweise für starke Kompressionsverbände eingesetzt.
- **Mittelzugbinden**: Dehnbarkeit circa 90%. Sie werden bei mittelstarken Kompressionsverbänden verwendet, z.B. bei Druckverbänden zur Wundversorgung.
- **Langzugbinden**: Dehnbarkeit circa 180% (**Abb. 20.45**), bewirken geringen Druck bei Muskelanspannung und hohen Druck in Ruhe. Diese Form des Kompressionsverbandes stützt und entlastet Bänder und Gelenke.

Abb. 20.45 Beispiel für eine Langzugbinde.

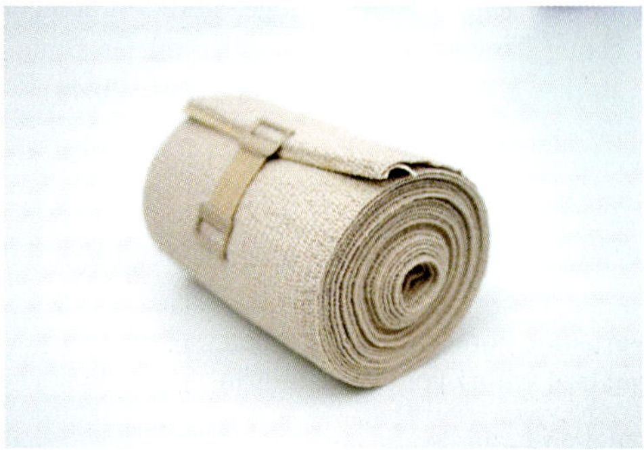

Langzugbinden geben genügend Halt, ohne einzuengen.

Merke ►

Merke

Da Langzugbinden in Ruhe einen hohen Druck ausüben, dürfen sie nicht über Nacht anliegen.

Praxistipp ►

Praxistipp

Was muss ich beachten, wenn ich einen Verband mit elastischen Binden anlege?

Beim Anlegen von elastischen Binden ist Folgendes wichtig:

- Berechnen Sie die Bindenbreite nach dem Durchmesser des zu verbindenden Körperteils.
- Wickeln Sie den Verband immer in Richtung Herz. Es sei denn, der Arzt ordnet etwas anderes an.
- Legen Sie den Verband immer in der Stellung an, die für den verletzten Körperteil später nach der Abheilung benötigt wird. Also entweder in Streckung oder Beugung.
- Legen Sie den Bindenabschluss nicht an den schmaler werdenden Körperteilen an, da sich der Verband sonst lockern kann.
- Legen Sie den Bindenabschluss auch nicht über eine Wunde.
- Wickeln Sie beim Anlegen eines Verbands an den Extremitäten (z.B. Wickeln der Beine) immer von innen nach außen. Wickeln Sie immer gegenläufig: Wickeln Sie an der einen Extremität nach rechts, an der anderen nach links.

Schlauchmullverbände

Schlauchmullverbände eignen sich für schnell anzulegende anschmiegsame Verbände bzw. zum Befestigen von Wundauflagen.

Schlauchmull kann man mit und ohne Applikator (in diesem Fall Hilfsmittel zum Anlegen des Schlauchmulls) anbringen.

Schlauchmullverbände

Schlauchmullverbände werden aus einem nahtlosen, nicht fransenden Mullgewebe in Form eines dehnbaren Schlauchs in verschiedenen Durchmessern angelegt. Sie eignen sich für **schnell anzulegende anschmiegsame Verbände** bzw. zum **Befestigen von Wundauflagen.** Die Verbände lassen sich mit diesem Material schneller und einfacher als mit Mullbinden anlegen. Sie rutschen nicht und liegen fest an, ohne abzuschnüren. Über kegelförmig geformten Körperpartien und Gelenkbeugen bleibt der Verband angenehm glatt. Es sind verschiedene Modelle im Handel, die unterschiedliche Größenbezeichnungen haben. Abhängig von der Lokalisation der zu verbindenden Körperpartie muss die entsprechende Größe ausgewählt werden.

Schlauchmull kann man mit und ohne einen Applikator, in diesem Fall ein Hilfsmittel zum Anlegen des Schlauchmulls, anbringen. Ein Schlauchmullverband wird grundsätzlich in 4 Schritten angelegt:

- **1. Spannen**: Der Schlauchmull wird in der entsprechenden Länge locker zusammengerafft oder gerollt. Dann wird mit beiden Händen in den Verband gegriffen und der Verband mit gespreizten Händen über den zu verbindenden Körperteil geführt. Mit den Fingerspitzen wird gebremst, dadurch spannt sich das Material.
- **2. Drehen**: Mit dem Spannen wird der Verband gleichzeitig in der Längsachse gedreht. So wird eine bestimmte Festigkeit erreicht. Die Drehung erfolgt immer in die gleiche Richtung. Dabei muss auf richtige Kraftanwendung geachtet werden (Stauungsgefahr!).
- **3. Verankern**: Am Ende des Verbandes wird der Schlauchmull unter leichter Spannung um 180° gedreht (**Abb. 20.46**). Der Verband wird an beiden Enden verankert.

- **4. Befestigen**: Der Verband wird mit Pflaster befestigt (Achtung: nicht kreisförmig!). Das Endstück des Verbands wird nun in Maschenrichtung eingeschnitten, beide Zipfel werden herausgezogen und die Enden miteinander verknotet.

Abb. 20.46 Handverband mit Schlauchmull.

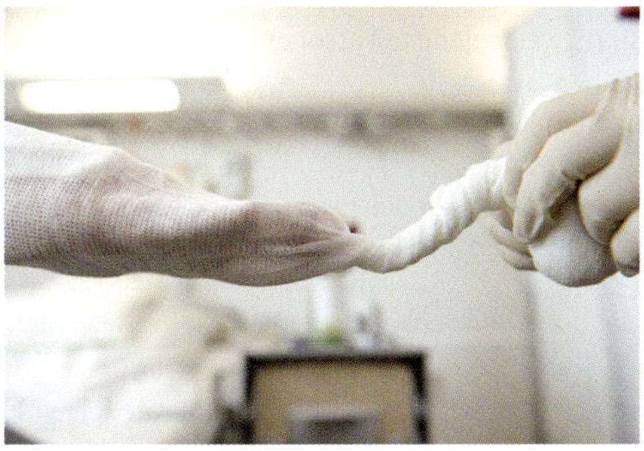

Quelle: W. Krüper, Thieme

Netzschlauchverbände

Netzschlauchverbände sind aus einem hochelastischen Baumwoll-Polyamid-Gemisch hergestellt. Das Material kann man an jeder Stelle und in jede Richtung einschneiden, ohne dass es einreißt oder ausfranst. Auch hier sind verschiedene Produkte mit unterschiedlichen Größenbezeichnungen im Handel. Die Größe wird passend zu der Körperpartie gewählt, an der der Verband angelegt wird (**Abb. 20.47**).

Die Verbandtechnik mit Netzschlauchmull ist relativ einfach:

- Der Netzschlauchmull wird an dem zu verbindenden Körperteil abgemessen.
- Der Schlauch wird über die Wundauflage gezogen.
- Dazu wird ggf. die doppelte Netzschlauchmulllänge genommen und dann wie beim Schlauchmullverband gedreht und erneut übergestülpt.
- Es sollte immer ungedehnt am Körper abgemessen werden. Die richtige Länge entspricht der Größe der Wundauflage und zusätzlich 10 cm an beiden Seiten.

Abb. 20.47 Netzschlauchverband zur Befestigung einer Kompresse am Unterschenkel.

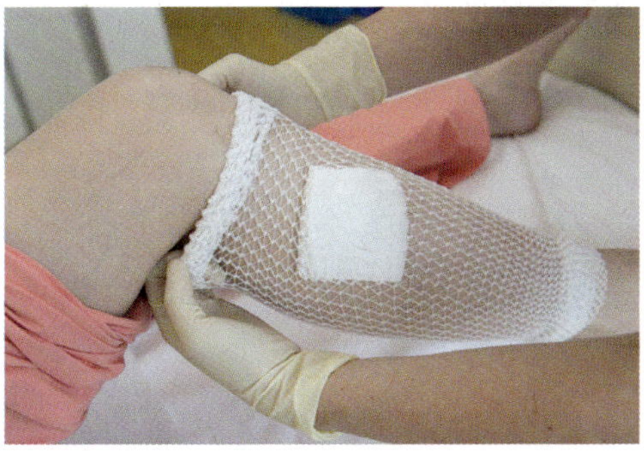

Schlauchmull eignet sich besonders, um Wundauflagen schnell zu fixieren. *Quelle: W. Krüper, Thieme*

20.8 Patientenbetreuung bei Transfusionen

Definition

Unter **Transfusion** (lat.: transfusio = das Hinübergießen) versteht man die Übertragung von Blut und Blutbestandteilen auf einen Menschen.

Transfusionen können bei einer Reihe von Erkrankungen, Verletzungen und Operationen erforderlich werden: immer dann, wenn Blutungen eintreten bzw. die Blutstillung gestört ist und eine vitale Bedrohung des Patienten besteht.

Vor einer Bluttransfusion sind zahlreiche Analysen durchzuführen. Blut hat typische Eigenschaften, die als Blutgruppe und Rhesusfaktor bekannt sind. Insofern unterscheidet man mehrere Blutgruppensysteme. Von besonderer Bedeutung sind

- AB0-System (Blutgruppe, A, B, 0, AB) und
- Rhesus-System (Rhesuspositiv, Rhesusnegativ).

Die Kenntnisse über die verschiedenen Blutgruppensysteme sind bei der Transfusion von Blut klinisch relevant, da sich verschiedene Blutgruppen nicht vertragen. Übertrüge man z. B. einem Menschen mit der Blutgruppe A Blut der Gruppe B, käme es zu einer Antigen-Antikörper-Reaktion und

KURZFASSUNG

Netzschlauchverbände

Netzschlauchverbände kann man an jeder Stelle und in jede Richtung einschneiden, ohne dass sie einreißen oder ausfransen.

20.8 Patientenbetreuung bei Transfusionen

◀ Definition

Transfusionen finden bei akutem Blutverlust, aber auch bei chronischen Erkrankungen statt.

Vor einer Transfusion werden verschiedene Eigenschaften des Blutes analysiert. Von besonderer Bedeutung sind

- AB0-System (Blutgruppe)
- Rhesussystem (positiv, negativ)

das Blut würde agglutinieren (verklumpen). Deshalb werden in der Regel nur Erythrozytenkonzentrate übertragen, die zur gleichen Blutgruppe gehören wie das Blut des Empfängers.

Man unterscheidet Fremdblut- von Eigenbluttransfusionen.

Formen der Transfusion. Zur Bluttransfusion ist ein Spender erforderlich, dem eine gewisse Menge Blut entnommen wird. Das Blut wird untersucht, aufbereitet, in spezielle Behälter abgefüllt und bereitgestellt. Man unterscheidet

- Fremdbluttransfusion (Spender und Empfänger sind 2 verschiedene Personen) und
- autogene Bluttransfusion (Spender = Empfänger).

Die Untersuchungen und vorbereitenden Tests erfolgen im Labor.

Transfusionen sind immer Aufgabe des Arztes!

Rechtliche Aspekte. Das Anlegen einer Transfusion ist eine nicht zu delegierende ärztliche Aufgabe. Dazu gehören auch vorbereitende Tests wie der sogenannte Bedside-Test.

20.8.1 Aufgaben der Pflege

Die Aufgaben im Zusammenhang mit einer Transfusionstherapie werden von der Pflegefachkraft übernommen.

Pflegehelfer müssen die Komplikationen einer Transfusion kennen.

20.8.1 Aufgaben der Pflege

Im Zusammenhang mit einen Transfusionstherapie ergeben sich für die Pflegefachkraft folgende Schwerpunkte:

- Vorbereitung, Lagerung und Kontrolle der Blutkonserven,
- Überwachung während der Transfusion,
- allgemeine Krankenbeobachtung und Erkennen von Früh- und Spätkomplikationen,
- erste Maßnahmen bei hämolytischen Transfusionszwischenfällen.

Auch Pflegehelfer müssen mit der Patientenbetreuung während und nach einer Transfusionstherapie vertraut sein und die Komplikationen kennen.

Überwachung während der Transfusion

- Patienten regelmäßig befragen (Übelkeit, flaues Gefühl, Schmerzen?)
- Herzfrequenz, Blutdruck, Atmung kontrollieren
- Haut beobachten (Erröten, Hautausschlag)
- Urin auf Verfärbung kontrollieren (Hämaturie = blutiger Urin)
- Körpertemperatur kontrollieren
- Tropfgeschwindigkeit der Bluttransfusion beobachten
- Bedürfnisse des Patienten erfragen
- Blutkonserve in die Flüssigkeitsbilanz aufnehmen
- ermittelte Parameter / Angaben des Patienten dokumentieren

Überwachung während der Transfusion

Um eine sichere Versorgung des Patienten zu gewährleisten, überwachen und versorgen Pflegende den Patienten kontinuierlich. Die engmaschige Überwachung ist insbesondere in den ersten 20 Minuten zu gewährleisten, da Frühkomplikationen dann eintreten. Zu den Beobachtungsmerkmalen gehören:

- Patienten regelmäßig befragen, ob er sich wohl fühlt (Übelkeit, flaues Gefühl im Bauch, Schmerzen?).
- Herzfrequenz, Blutdruck und Atmung regelmäßig kontrollieren.
- Haut insbesondere im Gesicht und am Körperstamm beobachten (Erröten [Flush], Hautausschlag [Urtikaria]).
- Urin auf eventuelle Verfärbung kontrollieren (Hämaturie).
- Körpertemperatur kontrollieren.
- Tropfgeschwindigkeit der Bluttransfusion beobachten. Die Einlaufzeit einer Blutkonserve beträgt in der Regel zwischen 1 und 4 Stunden und wird zuvor vom Arzt festgelegt.
- Bedürfnisse des Patienten erfragen und so weit wie möglich erfüllen.
- Blutkonserve mit in die Flüssigkeitsbilanz des Patienten aufnehmen.
- Alle ermittelten Parameter sowie die Angaben des Patienten dokumentieren.

Maßnahmen bei Beendigung der Transfusion

Auch nach der Transfusion stehen weitere Kontrollen an, die bis zu 8 Stunden nach einer Transfusion andauern.

Maßnahmen bei Beendigung der Transfusion

Das Abnehmen der Blutkonserve und deren weitere Versorgung erfolgt durch die Pflegefachkraft. Diese sorgt auch dafür, dass der zur Transfusion verwendete venöse Zugang mit physiologischer Kochsalzlösung durchgespült und mit einem Mandrin verschlossen wird.

Die Vitalzeichen und der Zustand des Patienten sind für eine weitere Stunde nach der Blutübertragung engmaschig im Rhythmus von 15-30 Minuten, danach für weitere 8 Stunden stündlich zu kontrollieren. Alles, was der Patient während der Therapie nicht selbstständig durchführen konnte, ist ihm nach der Transfusion zu ermöglichen.

Merke ▸

Merke

Bei Unwohlsein des Patienten oder Symptomen, die auf einen Transfusionszwischenfall hindeuten, ist die Blutübertragung sofort zu stoppen, die Kanüle zu belassen und der Arzt zu benachrichtigen.

Beobachtung auf Frühkomplikationen

Im Vordergrund stehen hämolytische Transfusionsreaktionen. Diese können eingeteilt werden in

- akute hämolytische Transfusionsreaktion und
- verzögerte hämolytische Transfusionsreaktion.

Akute hämolytische (= blutauflösende) Transfusionsreaktion. Diese tritt während oder unmittelbar nach der Transfusion von Erythrozyten auf. Symptome bei wachen, ansprechbaren Patienten sind:

- Unruhe, Angst,
- Übelkeit, Erbrechen,
- brennender Schmerz in der für die Transfusion genutzten Vene, Kopf-, Rücken-, Bauch- oder Brustschmerzen sowie präkordiale (vor dem Herzen) Schmerzen,
- Fieber, Schüttelfrost, Gesichtsrötung, Hautprickeln,
- Tachykardie, Hypotonie,
- Anstieg der Atemfrequenz,
- Hämaturie.

Weitere Frühkomplikationen äußern sich z.B. durch Hautausschläge, Hautjucken, Hautrötung im Gesicht und Körperstamm bis hin zu einem anaphylaktischen Schock oder durch Hypokalzämie, Gerinnungsstörungen, Herzrhythmusstörungen, Hyperkaliämie und Hypothermie.

Bei sedierten, narkotisierten Patienten können die Symptome durch Medikamente verdeckt werden. Festzustellen sind Hämaturie, Hypotonie, Tachykardie und bei Operationen diffuse Blutungen im OP-Gebiet, hervorgerufen durch Gerinnungsstörungen. In schweren Fällen kann es zu einer erhöhten Blutungsneigung und akutem Nierenversagen kommen.

Verzögerte hämolytische (= blutauflösende) Transfusionsreaktion. Sie tritt erst nach einigen Tagen auf, wobei die Phase der Blutübertragung unauffällig war. Man unterscheidet:

- Frühsymptome wie
  - Fieber, Anämie, Ikterus, Hämoglobinurie,
  - erhöhte Blutungsneigung,
  - Nierenversagen und
  - tödlich verlaufende Zwischenfälle.
- Spätsymptome wie
  - vegetative Symptome wie Übelkeit, Erbrechen,
  - Störungen der Atmung wie Atemnot und Zyanose,
  - Störungen des Bewusstseins wie Bewusstlosigkeit und delirante Zustände,
  - hämodynamische Störungen wie Bradykardie und kaltschweißige Haut,
  - Störungen der Temperaturregulation wie Frieren mit nachfolgendem Anstieg der Körpertemperatur.

Praxistipp

Was muss ich tun, wenn es zu Komplikationen während einer Transfusion kommt?

Folgende Maßnahmen werden bei hämolytischen Transfusionszwischenfällen ergriffen:

- Stoppen Sie sofort die Transfusion!
- Informieren Sie sofort die zuständige Pflegefachkraft und den Arzt.
- Beruhigen Sie den Patienten und bleiben Sie bei ihm.
- Bereiten Sie alles Weitere für eine Schockbehandlung vor.
- Leiten Sie weitere Maßnahmen nach Arztanordnung ein.
- Tragen Sie die Komplikationen in der Pflegedokumentation ein.

Beobachtung auf Frühkomplikationen

Frühkomplikationen können die Haut, die Atmung, die Nierenfunktion, Blutdruck und Puls betreffen. Auch vegetative oder gastrointestinale Beschwerden sind möglich. Schmerzen zeigen sich vor allem in der für die Transfusion genutzten Vene, aber auch Kopf-, Rücken-, Bauch- oder Brustschmerzen sind möglich.

Bei sedierten, narkotisierten Patienten können die Symptome durch Medikamente verdeckt werden.

Ist die Transfusionsreaktion verzögert, treten die Symptome erst nach einigen Tagen auf.

◂ Praxistipp

21

Pflege von Menschen mit Schmerzen

21.1 Pflegerelevante Grundlagen kennen

21.1.1 Vorkommen von Schmerz

Viele Erkrankungen gehen mit Schmerzen einher, die von jedem Menschen unterschiedlich stark wahrgenommen werden. Es gibt allerdings Krankheitsbilder, bei denen die Schmerzbekämpfung eine besondere Rolle spielt, da die Schmerzen hier chronisch oder besonders stark sind. Dazu gehören z. B. chronische Krankheiten wie Rheuma, maligne (bösartige) Tumoren und Erkrankungen des Bewegungsapparats.

21.1 Pflegerelevante Grundlagen kennen

21.1.1 Vorkommen von Schmerz

Schmerzen treten vor allem auf bei
- einigen chronischen Krankheiten,
- malignen (bösartigen) Tumoren und
- Erkrankungen des Bewegungsapparats.

21.1.2 Definition und Bedeutung von Schmerz

21.1.2 Definition und Bedeutung von Schmerz

Definition

„**Schmerz** ist ein unangenehmes Sinnes- und Gefühlserlebnis, das mit aktueller oder potenzieller Gewebsschädigung verknüpft ist oder mit Begriffen einer solchen Schädigung beschrieben wird." (IASP 1976 = Internationale Gesellschaft zum Studium des Schmerzes, engl. **I**nternational **A**ssociation for the **S**tudy of **P**ain)

◄ Definition

Merke

Krankheit ist oft mit Schmerzen verbunden. Schmerz selber ist jedoch keine Krankheit, er ist vielmehr ein Alarmsignal des Körpers.

◄ Merke

Schmerz zählt zu den grundlegenden Erfahrungen im Leben des Menschen. Jeder Mensch erlebt im Laufe seines Lebens unterschiedliche Schmerzen: Kopfschmerzen, Zahnschmerzen, Bauchschmerzen … und dennoch geht jeder anders mit Schmerzen um. Jeder erlebt „seinen" Schmerz als einzigartig. Schmerzen bedeuten für die Betroffenen immer einen Verlust an Lebensqualität. Schmerzen schränken bei der Bewältigung des Alltags ein: Mit Zahnschmerzen kann man z. B. manche Speisen nicht mehr oder nur noch sehr schwer zu sich nehmen. Psychische Schmerzen, z. B. durch Trauer, lähmen die Antriebskraft. Schmerz ist also auch ein subjektives Empfinden: Schmerz kann ohne offensichtliche Organschäden vorhanden sein und die „gleiche" Schmerzart wird von jedem Menschen anders wahrgenommen, gedeutet und geäußert (**Abb. 21.1**).

Da Schmerzen verschieden eingeschätzt werden, gilt immer die Regel, dass der Betroffene die einzige Person ist, die tatsächlich einschätzen kann, ob und wie sie unter Schmerzen leidet. Der Pflegende kann nur Vermutungen anstellen und auf die Bestätigung des Betroffenen warten.

Schmerz ist subjektiv. Jeder Mensch erlebt Schmerzen unterschiedlich. Deshalb gilt die Regel, dass nur der Betroffene Aussagen über Stärke und Ausmaß der Schmerzen treffen kann.

Merke

Nehmen Sie jede Schmerzäußerung ernst!

◄ Merke

Abb. 21.1 Schmerzen.

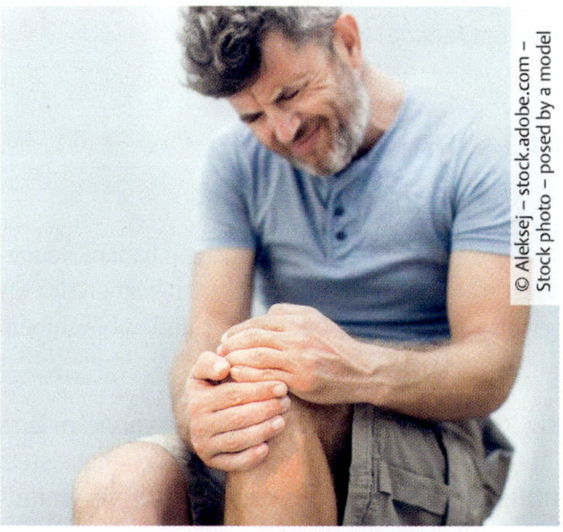

Bei manchen Schmerzen möchte man am liebsten aus der Haut fahren (nachgestellte Situation). *Quelle: Aleksej – stock.adobe.com*

Pflegepersonal wird häufig mit Schmerzen konfrontiert:
- Patienten können nach Operationen Schmerzen haben.
- Viele chronische Krankheiten verursachen Schmerzen (z. B. Rheuma).
- Auch viele akuten Krankheiten gehen mit Schmerzen einher (z. B. Blinddarmentzündung).

Ärzte und Pflegende können mit Schmerzzuständen professionell umgehen und den Betroffenen helfen.

Pflegepersonal wird häufig mit Schmerzen konfrontiert.

21.1.3 Schmerzeinteilung

Häufige Einteilungskriterien für Schmerz sind: Ort, Ursache, Dauer.

Merke ►

21.1.3 Schmerzeinteilung

Schmerzen werden nach verschiedenen Kriterien eingeteilt:

- **Ort** (Rücken, Bein, Kopf usw.)
- **Ursache** (postoperative Schmerzen, durch Erkrankungen bedingte Schmerzen usw.)
- **Dauer** (akuter Schmerz, chronischer Schmerz)

> **Merke**
>
> Akute Schmerzen dauern höchstens 3 Monate, chronische Schmerzen halten länger als 3 Monate an.

21.1.4 Schmerzentstehung

Schmerzen entstehen, wenn Gewebe verletzt oder irritiert wird.

21.1.4 Schmerzentstehung

Schmerz tritt auf, wenn Gewebe verletzt oder irritiert wird:

- durch ein tatsächliches Trauma (Wunde, Verletzung), z. B. eine Schnittverletzung,
- durch eine Erkrankung, die mit dem Untergang von Gewebe einhergeht, z. B. eine Entzündung im Körper.

21.1.5 Schmerzweiterleitung

Die Schmerzinformation wird als Reiz vom Ort der Schmerzentstehung zum Gehirn weitergeleitet.

21.1.5 Schmerzweiterleitung

Schmerz wird als solcher erlebt, sobald die Schmerzinformation als Reiz über spezifische Bahnen vom Ort der Schmerzentstehung zum Gehirn weitergeleitet und dort verarbeitet wird. Je nach Stärke und Häufigkeit des eintreffenden Reizes wird dieser bewertet und der Schmerz entsprechend wahrgenommen.

21.1.6 Schmerzhemmung

Hemmsysteme im Gehirn verringern den Schmerz.

21.1.6 Schmerzhemmung

Als Reaktion auf den eintreffenden Schmerzreiz werden Hemmsysteme des Gehirns aktiviert und körpereigene Schmerzhemmstoffe (z. B. Endorphine) ausgeschüttet, die den Schmerz verringern.

21.1.7 Schmerzerleben

Wie Schmerz erlebt wird, hängt von der aktuellen Situation und dem Individuum selbst ab.

Auch das kulturelle Umfeld hat einen großen Einfluss auf unsere Schmerzwahrnehmung.

Merke ►

21.1.7 Schmerzerleben

Je nachdem, wie wir die momentane Situation bewerten, wird der Schmerz erlebt. Empfinden wir eine Situation als gefährlich, z. B. bei Verdacht auf einen Tumor oder einer gefährlichen Verletzung, wird Schmerz als sehr viel stärker empfunden als in einer nicht belastenden Situation. Dies zeigt deutlich, wie einzigartig das Schmerzerleben ist.
Auch das kulturelle und gesellschaftliche Umfeld, in dem wir aufwachsen, hat einen großen Einfluss auf unsere Schmerzwahrnehmung. Wir lernen im Laufe unserer Kindheit, wie wir mit Schmerzen umgehen und wie wir sie äußern.

> **Merke**
>
> Laute Schmerzäußerungen nehmen wir oft als negativ wahr. Oft jedoch handelt es sich nur um eine uns fremde, zumeist aus einem anderen Kulturkreis stammende Verhaltensweise.

21.2 Schmerz beobachten und wahrnehmen

Merke ►

Der regelmäßige Kontakt der Pflegenden mit dem Pflegeempfänger ermöglicht es, gezielt die Schmerzen zu erfassen. Dies geschieht

- in regelmäßigen Abständen,
- vor und nach einer Schmerzbehandlung,
- bei neu auftretenden Schmerzen und
- nach der Schmerzbehandlung.

21.2 Schmerz beobachten und wahrnehmen

> **Merke**
>
> Manche Menschen können nur schlecht oder gar nicht äußern, ob sie Schmerzen haben. Neugeborene oder kleine Kinder, aber auch Personen mit eingeschränkten geistigen Fähigkeiten können sich oft sprachlich nicht bemerkbar machen. Pflegenden müssen also aufmerksam beobachten und wahrnehmen.

Pflegende haben über den gesamten Tag regelmäßig Kontakt mit Patienten oder Bewohnern. Dies ermöglicht es ihnen, gezielt die Schmerzen des Pflegeempfängers zu erfassen. Dabei muss stets beachtet werden, dass die eigenen Aussagen der betroffenen Person immer Vorrang vor einer Fremdeinschätzung haben.
Um die Schmerzen umfassend beurteilen zu können, sollten akute und chronische Schmerzen eingeschätzt und beurteilt werden. Dies geschieht

- in regelmäßigen Abständen,
- vor und nach einer Schmerzbehandlung,
- bei neu auftretenden Schmerzen und
- nach der Schmerzbehandlung.

21.2.1 Schmerzsymptome

Schmerzen aktivieren das vegetative Nervensystem: Der Blutdruck und die Herzfrequenz können steigen, die Atmung kann sich beschleunigen. Der Körper reagiert mit Stress, der zu einem erhöhten Stoffwechsel führt.

Schmerzausdruck. Jeder Mensch hat bei Schmerzen einen bestimmten **Körper-** und **Gesichtsausdruck** (Haltung und Mimik). Es ist für Pflegende sehr wichtig, nonverbale Schmerzäußerungen zu verstehen. Vor allem bei Menschen, die sich sprachlich nicht verständigen können, muss besonders darauf geachtet werden. Zeichen des Schmerzausdrucks finden wir in

- dem Gesichtsausdruck (Mimik = z. B. verzerrter Gesichtsausdruck),
- der Körperhaltung (Gestik = z. B. sich vor Schmerzen krümmen),
- den Lautäußerungen (Artikulation = z. B. lautes Jammern) und
- Veränderungen in der Kommunikation (z. B. stilles, geduldiges Ertragen).

21.2.1 Schmerzsymptome

Bei Schmerzen steigen Blutdruck und Herzfrequenz, die Atmung beschleunigt sich.

Jeder Mensch hat bei Schmerzen einen bestimmten Körper- und Gesichtsausdruck (Haltung und Mimik). Diese Zeichen helfen besonders bei Menschen, die sich sprachlich nicht verständigen können.

21.2.2 Schmerzen erfassen

Schmerzen können auch erfragt werden. Dies erfolgt durch konkrete Fragen, die im Team festgelegt wurden. Beispiele können sein:

- Wie stark tut es weh? (Frage nach der Schmerzstärke)
- Wo tut es weh? (Frage nach dem Schmerzort)
- Wie sehr tut es weh? (Frage nach Stärke der Schmerzen)
- Seit wann tut es weh? (Frage nach dem Schmerzverlauf und Schmerzart)
- Bei welcher Gelegenheit tut es weh? (Frage nach dem Schmerzauslöser)
- Was kann wegen der Schmerzen nicht mehr gemacht werden? (Frage nach den Schmerzfolgen)
- Gibt es etwas, das die Schmerzen lindert? (z. B. Kälte/Wärmebehandlung)

21.2.2 Schmerzen erfassen

Durch konkrete Fragen können Schmerzen erfasst werden:

- Wie stark tut es weh?
- Wo tut es weh?
- Wie sehr tut es weh?
- Seit wann tut es weh?
- Bei welcher Gelegenheit tut es weh?

Schmerzstärke

Die Schmerzstärke bestimmt häufig das Leiden des betroffenen Menschen. Durch die Anwendung von Einschätzungsinstrumenten kann die Schmerzstärke in Zahlen oder Begriffen erfasst werden. Damit ist die Stärke des Schmerzes für alle Beteiligten kommunizierbar und nachvollziehbar. Auch wird die erfasste Schmerzstärke in die Behandlung der Schmerzen einbezogen.
Die ausgewählte Skala muss so einfach sein, dass die jeweilige Person sie ohne Probleme anwenden kann.

Schmerzerfassungsskalen zur Selbsteinschätzung. Zur Erfassung der Schmerzstärke wird der an Schmerzen leidende Mensch aufgefordert, anhand einer Skala zu benennen, wie stark sein Schmerz ist. Dies kann zu Beginn für den Pflegeempfänger ungewohnt sein und etwas Zeit in Anspruch nehmen. Mit ein wenig Übung wird es der betroffenen Person aber immer besser gelingen, die Stärke der Schmerzen zu benennen (**Abb. 21.2**).

- **Numerische Rangskala (NRS):** Sie gibt den Schmerz auf einer Skala von 0 bis 10 an. Diese Skala kann als gedrucktes Hilfsmittel verwendet werden, aber auch in gesprochener Form („Wie stark ist Ihr Schmerz auf einer Skala von 0 bis 10, auf der 0 ‚kein Schmerz' und 10 ‚schlimmster vorstellbarer Schmerz' bedeutet?").
- **Visuelle Analogskala (VAS):** Der Betroffene macht durch die Einstellung des Schiebers die Stärke seiner Schmerzen deutlich. Der Schieber hat eine Seite, die zur Darstellung der Schmerzstärke durch den Patienten genutzt wird. Auf der Rückseite wird dann die für die Schmerzstärke entsprechende Zahl für den Pflegenden angezeigt.
- **Verbale Rangskala (VRS):** Die zumeist fünfstufige Skala stellt Begriffe und gegenübergestellte Zahlen von 0 bis 4 dar. Jedem Begriff ist dabei eine bestimmte Zahl entsprechend der Schmerzstärke zugeordnet (0 = kein Schmerz, 1 = leichter Schmerz, 2 = mäßiger Schmerz, 3 = starker Schmerz, 4 = stärkerer Schmerz).
- **Gesichter-Skala:** Ursprünglich wurde die Gesichter-Skala dafür entwickelt, die Schmerzintensität bei Kindern besser zu erfassen. Sie kann jedoch auch bei Erwachsenen eingesetzt werden.

Schmerzstärke

Einschätzungsinstrumente ermöglichen es, die Schmerzstärke zu erfassen. Die Schmerzstärke wird in die Behandlung der Schmerzen einbezogen.

Instrumente zur Selbsteinschätzung sind:

- numerische Rangskala
- visuelle Analogskala
- verbale Rangskala
- Gesichter-Skala

Schmerztagebücher. In der Therapie chronischer Schmerzzustände werden häufig Schmerztagebücher eingesetzt. In diesen Büchern können der Schmerz und schmerzbedingte Probleme (z. B. Schlafprobleme, Appetitverlust, Verdauungsprobleme), aber auch Auswirkungen auf die Aktivitäten des täglichen Lebens über einen bestimmten Zeitraum (meist 14 Tage) erfasst und dokumentiert werden.

Schmerztagebücher werden häufig bei chronischen Schmerzen eingesetzt.

Skalen zur Fremdeinschätzung. Schwieriger ist die Schmerzeinschätzung bei speziellen Personengruppen, z. B. alte Menschen, demenziell erkrankte Menschen oder Drogenabhängige. Hier helfen Skalen zur Fremdeinschätzung. Die Schmerzen werden meist durch die Pflegefachkraft erfasst und ausgewertet.

Skalen zur Fremdeinschätzung werden oft bei alten Menschen, demenziell erkrankten Menschen und Drogenabhängigen eingesetzt.

21

Abb. 21.2 Schmerzerfassung.

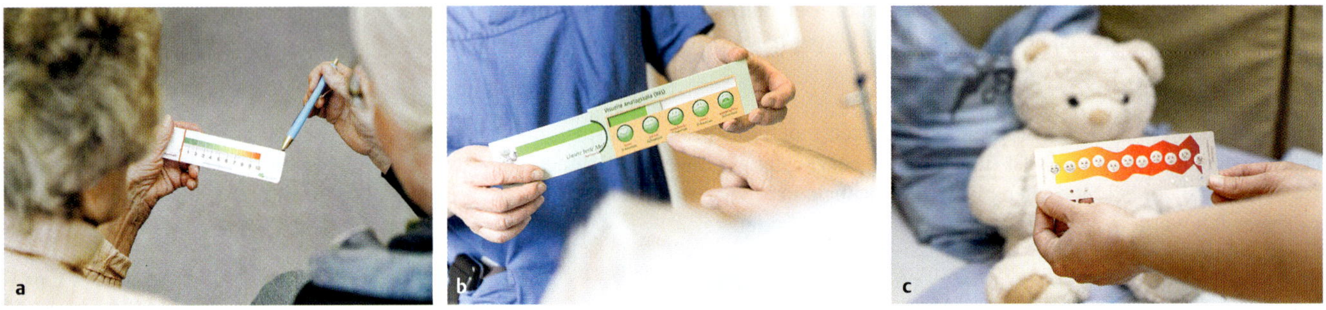

Verschiedene Skalen zur Erfassung von Schmerzen.
a Numerische Rangskala (NRS). *Quelle: K. Oborny, Thieme*
b Visuelle Analogskala (VAS). *Quelle: Dr. med. Karl-Heinz Krauskopf*
c Gesichter-Skala. *Quelle: K. Oborny, Thieme*

Besonderheiten ►

Besonderheiten Kinder

Auch bei Kindern müssen Schmerzen meist mit Fremdeinschätzungsinstrumenten erfasst werden, z. B. mit der **K**indlichen **U**nbehagens- und **S**chmerz**s**kala (KUSS, **Abb. 21.3**). Ab einem Alter von 2 ½ Jahren kann das Kind seine Schmerzen teilweise selbst einschätzen. Kinder im Vorschulalter können bereits mit Gesichter-Skalen die Stärke ihrer Schmerzen angeben.

Abb. 21.3 KUS-Skala.

Beobachtung	Bewertung	Punkte
Weinen	gar nicht Stöhnen, Jammern Wimmern, Schreien	0 1 2
Gesichtausdruck	entspannt, lächelnd Mund verzerrt Mund und Augen grimassieren	0 1 2
Rumpfhaltung	neutral unstet aufbäumend, krümmend	0 1 2
Beinhaltung	neutral strampelnd, tretend an den Körper gezogen	0 1 2
motorische Unruhe	nicht vorhanden mäßig ruhelos	0 1 2

Die Punkte werden zusammengezählt.
0 Punkte: Das Kind hat keine Schmerzen. 10 Punkte: Das Kind hat sehr starke Schmerzen

Ein Instrument zur Fremdeinschätzung von Schmerzen bei Säuglingen und Kleinkindern ist die Kindliche Unbehagens- und Schmerzskala (KUSS).

Schmerzort

Der Schmerzort soll so genau wie möglich erfasst werden. Der Betroffene sollte nach Möglichkeit den Ort zeigen.

Schmerzart

Die Schmerzart beschreibt, wie sich der Schmerz anfühlt.

Schmerzort

Es ist wichtig, dass die betroffene Person den Ort des Schmerzes genau lokalisiert und das Ausmaß des Schmerzes mit eigenen Worten beschreibt.

Schmerzart

Um Hinweise auf die Ursache der Schmerzen zu geben, ist es wichtig, dass genau erfasst wird, wie sich der Schmerz anfühlt. Er kann wie folgt beschrieben werden:

- stechend, brennend (z. B. im Brustkorb bei einem Herzinfarkt)
- reißend, krampfartig (z. B. bei Nieren- oder Gallenkolik)
- pochend, spitz (ein pochender Schmerz weist z. B. auf eine Entzündung hin)
- ermüdend, unerträglich
- ängstigend, nagend, grausam

Schmerzverlauf

Um die Schmerzen richtig behandeln zu können, müssen folgende Fragen geklärt werden:

- Wie lange besteht der Schmerz bereits?
- Gibt es im Verlauf der Schmerzen Veränderungen der Schmerzqualität?
- Ist der Schmerz dauernd oder mit Unterbrechungen vorhanden?
- Tritt der Schmerz zu bestimmten Zeiten auf oder kann der betroffene Mensch Auslöser angeben, z. B. Stresssituationen.

Schmerzverlauf

Beginn, Dauer und Verlauf müssen erfragt werden, um den Schmerz richtig behandeln zu können.

Schmerzauslöser

Es sollte erfasst werden, ob tägliche Aktivitäten den Schmerz auslösen. Pflegerische Maßnahmen wie Mobilisation (z. B. Aufstehen) und auch medizinische Handlungen wie Verbandswechsel können den Schmerz verstärken oder erst zu Schmerzen führen.

Schmerzauslöser

Aktivitäten und Maßnahmen können den Schmerz auslösen.

Schmerzfolgen

Der Pflegeempfänger kann Probleme durch bestehende Schmerzen haben (z. B. Bewegungseinschränkungen, Appetitverlust), die neben dem eigentlichen Schmerz ein großes Leiden für ihn bedeuten können. Den Pflegenden müssen diese Auswirkungen bekannt sein, damit sie gezielt handeln können. So bietet sich oft vor einer Mobilisation die Schmerzmittelgabe an.

Schmerzfolgen

Zum eigentlichen Schmerzgeschehen müssen auch die Folgeerscheinungen erfasst werden, damit gezielt gehandelt werden kann.

21.3 Bei Pflegemaßnahmen mitwirken

21.3.1 Schmerzen vorbeugen

Manche Schmerzen können die Pflegenden durch eine gezielte Vorbeugung (Prävention) reduzieren oder sogar verhindern. Pflegende sollten alle Maßnahmen, die möglicherweise Schmerzen verursachen können, auf ein Minimum begrenzen. So ist zu bedenken, dass z. B. jede Positionsänderung dem Pflegeempfänger Schmerzen bereiten könnte. Sie wird deshalb geplant und auf ihre Notwendigkeit hin überprüft.
Sind Schmerzen nicht zu vermeiden (z. B. bei einer Punktion), sollten die Pflegenden bereits vorab Medikamente verabreichen. Dies wird immer mit dem behandelnden Arzt und der Pflegefachkraft abgesprochen.

21.3 Bei Pflegemaßnahmen mitwirken

21.3.1 Schmerzen vorbeugen

Vielen Schmerzen kann man vorbeugen oder sie reduzieren!

21.3.2 Schmerzen behandeln

Medikamentöse Maßnahmen

Die Schmerztherapie soll die Schmerzen so weit wie möglich beseitigen. Den Grundpfeiler der Schmerztherapie stellt in der Regel die medikamentöse Therapie dar (**Abb. 21.4**). Dazu werden folgende Medikamentengruppen eingesetzt:

- **Nichtopioide:** Das sind Wirkstoffe mit unterschiedlichen Strukturmerkmalen (aber ohne morphinähnliche Eigenschaften), die die schmerzauslösenden Stoffe im Körper hemmen. Zu ihnen gehören z. B. Acetylsalicylsäure, Ibuprofen, Diclofenac, Paracetamol.
- **Mittelstarke und starke Opioide:** Dazu gehören Substanzen, die morphinähnliche Eigenschaften haben oder Abkömmlinge des Morphins sind. Zu ihnen werden z. B. Tramadol, Tilidin, Morphin und Oxycodon gezählt.
- **Koanalgetika:** Das sind Medikamente, die die Wirkung der Nichtopioide bzw. Opioide unterstützen sollen. Dazu zählen z. B. Nebennierenrindenhormone (Kortikoide), Mittel gegen Depressionen (trizyklische Antidepressiva), krampflösende Mittel (Antikonvulsiva), Mittel zur Behandlung von Psychosen (Neuroleptika), muskelerschlaffende Mittel (Muskelrelaxanzien) und in den Knochenstoffwechsel eingreifende Medikamente (Bisphosphonate).
- **Begleitmedikamente:** Diese sollen den Nebenwirkungen der Schmerzmittel vorbeugen bzw. sie mindern. Dazu zählen z. B. Mittel gegen Verstopfung (Laxanzien), Mittel gegen Erbrechen und Übelkeit (Antiemetika).

21.3.2 Schmerzen behandeln

Medikamentöse Maßnahmen

Der Grundpfeiler der Schmerztherapie ist die medikamentöse Behandlung. Es werden verschiedene Medikamentengruppen eingesetzt:

- Nichtopioide
- mittelstarke und starke Opioide
- Koanalgetika (unterstützen die Schmerztherapie)
- Begleitmedikamente (beugen den Nebenwirkungen der Schmerzmedikamente vor oder verhindern sie)

Merke

Medikamente zur Schmerztherapie verursachen häufig Nebenwirkungen. Dies können Verstopfung, Übelkeit, Erbrechen und Unverträglichkeiten im Magen-Darm-Bereich sein.

◄ Merke

Stufenschema der Schmerztherapie. Die verschiedenen Medikamentengruppen wurden von der Weltgesundheitsorganisation (WHO) in ein Stufenschema gebracht (**Abb. 21.5**). Es bietet eine gute Möglichkeit der effektiven und sinnvollen Medikamentenkombination. Das Grundprinzip des Stufenschemas ist:

- **Stufe I:** Beginn der medikamentösen Schmerztherapie bei leichten Schmerzen
- **Stufe II:** bei unzureichender Wirkung oder stärkeren Schmerzen
- **Stufe III:** bei weiterer Schmerzverstärkung oder starken Schmerzen

Die Schmerzbehandlung erfolgt in der Regel nach dem Stufenschema der WHO (**Abb. 21.5**).

Abb. 21.4 Medikamentöse Schmerztherapie.

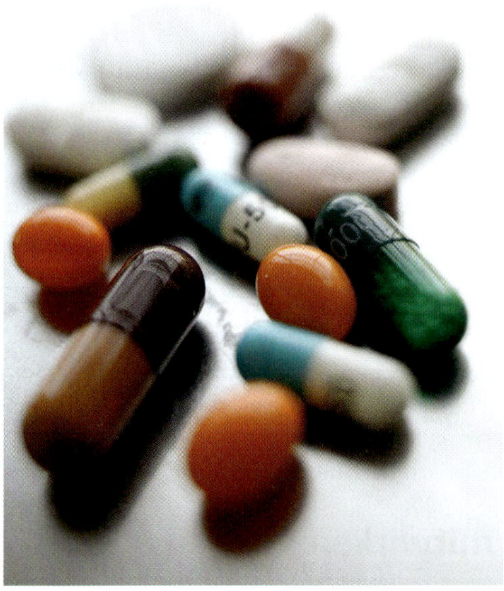

Medikamente stellen in der Regel den Grundpfeiler der Schmerztherapie dar. *Quelle: A. Fischer, Thieme*

Abb. 21.5 Stufenschema.

	Analgetika	Beispiel
Stufe III	starkes Opioid +/– Nichtopioid-analgetikum +/– Adjuvanz	Buprenorphin, Hydromorphon, Morphin retard.
	persistierender/verstärkter Schmerz	
Stufe II	schwaches Opioid +/– Nichtopioid-analgetikum +/– Adjuvanz	Tramadol, Dihydrocodein Tilidin (+ Naloxon)
	persistierender/verstärkter Schmerz	
Stufe I	Nichtopioid-analgetikum +/– Adjuvanz	Metamizol, Diclofenac, Acetylsalizylsäure, Ibuprofen

Stufenschema der WHO (Weltgesundheitsorganisation) (WHO 1996).

Schmerzmittel werden z. B. als Tabletten, Kapseln, Saft, Tropfen, Salben oder auch Zäpfchen verabreicht.

Verabreichung (Applikationsart). Schmerzmittel werden z. B. als Tabletten, Kapseln, Saft, Tropfen, Salben oder auch Zäpfchen verabreicht. Darüber hinaus werden in der Schmerztherapie spezielle Verfahren angewendet, wie die Gabe von Medikamenten über spezielle Katheter (Regionalanalgesie) oder die Patienten-kontrollierte-Analgesie (PCA = Patient controlled analgesia). Bei der PCA wird über einen Schmerzkatheter kontinuierlich ein Schmerzmittel verabreicht. Reicht die Medikation nicht aus, kann der Patient sich selbst zusätzliche Dosen des Schmerzmittels über ein Bolussystem verabreichen.

Praxistipp ▶

Praxistipp

Welche Regeln muss ich bei der Verabreichung von Schmerzmitteln beachten?

Die Anordnung der medikamentösen Schmerztherapie erfolgt durch den für den Patienten zuständigen Arzt. In der Regel verabreicht die Pflegefachkraft die angeordneten Medikamente.
Achten Sie

- darauf, dass allgemeine Regeln (6-R-Regel, S. 445) befolgt werden,
- darauf, dass die Schmerzmittel regelmäßig verabreicht werden, auch wenn der Patient im Augenblick keine Schmerzen hat,
- darauf, dass der Patient bei Bedarf ohne zeitlichen Verzug zusätzliche Schmerzmittel erhält.

Nichtmedikamentöse Maßnahmen

Nichtmedikamentöse Maßnahmen erfolgen oft als Begleittherapie der medikamentösen Behandlung. Die Maßnahmen können aber auch einzeln angewendet werden. Praxiserfahrungen zeigen, dass diese Maßnahmen häufig positiv auf das Schmerzerleben des Betroffenen wirken.

Die Pflegemaßnahmen sind auf den einzelnen Pflegeempfänger abgestimmt und müssen seine jeweilige Erkrankung und mögliche Begleiterkrankungen berücksichtigen. Häufig werden die Maßnahmen nach den Vorlieben und Abneigungen des Patienten ausgesucht. Die Angebote werden individuell abgestimmt auf die jeweilige Erkrankung und mögliche Begleiterkrankungen.

Nichtmedikamentöse Maßnahmen werden eingeteilt in:

- **äußerlich** (= peripher) wirkenden Maßnahmen wie
  - Kälte- und Wärmetherapie,
  - Massage,
  - Angebote der Basalen Stimulation,
  - Lagerung,
- **innerlich** (= zentral) wirkenden Maßnahmen wie
  - Ablenkung,
  - Entspannungsübungen,
  - Imagination, visuelle Reize,
  - Aromatherapie.

Nichtmedikamentöse Maßnahmen

Nichtmedikamentöse Maßnahmen werden oft als Begleittherapie der medikamentösen Schmerzbehandlung eingesetzt.
Die Pflegemaßnahmen sind auf den einzelnen Patienten abgestimmt und müssen seine jeweilige Erkrankung und mögliche Begleiterkrankungen berücksichtigen. Es gibt äußerlich (z. B. Massage, Auflagen) und innerlich wirkende Maßnahmen (z. B. Entspannungsübungen, Aromatherapie).

21

Kälteanwendung

Kälte hemmt entzündliche Prozesse. Die lokale Unterkühlung hemmt direkt die Schmerzrezeptoren. Ebenso kann die Schmerzweiterleitung gehemmt werden.

Bei der Kältetherapie werden Gelpacks (**Abb. 21.6**), Umschläge oder Wickel (15 °C) auf den Ort des Schmerzes gelegt. Die Kältetherapie wird bei **akuten Traumata**, Blutungen, **Schwellungen**, **Prellungen** und **Kopfschmerzen** eingesetzt. Die Dauer der Anwendung sollte 20-30 Minuten betragen. Die Gelpacks dürfen nie direkt auf die Haut aufgelegt werden, da es sonst zur lokalen Erfrierung kommen kann. Am besten hüllt man das Gelpack in ein dünnes Baumwolltuch oder eine speziell dafür vorgesehene Schutzhülle, bevor man es auf die Haut auflegt.

Nicht anwenden bei peripheren Gefäßerkrankungen, z. B. Durchblutungsstörungen und Hautschäden, z. B. nach Bestrahlungen oder Verbrennungen.

Kälteanwendung

Bei der Kältetherapie wird der Ort des Schmerzes durch Auflage von Gelpacks gekühlt.
Die Dauer der Anwendung sollte 5–10 Minuten, besser 20–30 Minuten betragen.

Abb. 21.6 Kälteanwendung.

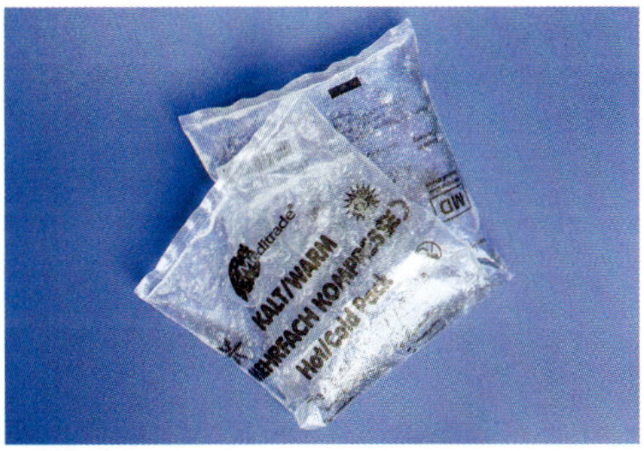

Gelpacks bzw. Gelbeutel können gekühlt und gefroren eingesetzt werden. *Quelle: K. Oborny, Thieme*

Merke

Selbst bei scheinbar harmlosen Anwendungen wie einer Eis- oder Wärmegabe gibt es Kontraindikationen, die Sie kennen müssen, um Komplikationen zu vermeiden.

◂ Merke

Eisanwendung. Die Eisanwendung ist deutlich intensiver als die Kälteanwendung. Verwendet werden Gelpacks, mit Eis gefüllte Plastikbeutel, Körnerkissen oder auch mit gefrorenen Erbsen gefüllte Beutel. Wichtig ist, sie stets in eine dafür vorgesehene Hülle oder in einen kleinen Kopfkissenbezug zu legen, um den direkten Kontakt mit der Haut zu vermeiden. Anwendungsbereiche sind ebenfalls das **akute Trauma**, **Blutungen**, **Schwellungen**, **Prellungen**, **Gelenkbeschwerden**. Die Dauer der Anwendung beträgt 5-10 Minuten.

Nicht anwenden bei peripheren Gefäßerkrankungen, Kälteallergie, vorgeschädigten Hautarealen, Neugeborenen. (Bei Neugeborenen würde eine Eisanwendung den Körperkreislauf zu sehr belasten.)

Die Eisanwendung ist deutlich intensiver als die Kälteanwendung.
Die Dauer der Anwendung beträgt 5–10 Minuten.

Merke

Wärme und Kälte dürfen nie direkt auf der Haut angewendet werden. Um Verbrennungen oder Erfrierungen zu verhindern, müssen Wärmflaschen, Gelpacks etc. immer in eine Stoffhülle, z.B. einen kleinen Kopfkissenbezug, gegeben werden.

◂ Merke

Wärmeanwendung
Wärme wird lokal, aber auch systemisch, z. B. durch Bäder, angewandt. Je nach Anwendung dauert die Wärmetherapie 5–10 Minuten, besser 20–30 Minuten.

21

Merke ►

Entspannungstechniken
Gezielte Entspannung kann schmerzablenkend wirken.

Die „Progressive Muskelentspannung nach Jacobson" ist ein willentliches und bewusstes An- und Entspannen der Muskeln.

Die Vorstellung angenehmerer Situationen kann den Patienten vom Schmerz ablenken.

Tiefes Ein- und Ausatmen kann vom Schmerz ablenken.

Wärmeanwendung

Durch Wärme erweitern sich die Blutgefäße und auch die Muskulatur kann sich entspannen. Verabreicht werden kann die Wärme durch

- eine Wärmflasche,
- Wickel und Auflagen,
- Bäder (Vollbad, Teilbad),
- Rotlicht (40–45 °C) oder auch
- Körnerkissen.

Die Einsatzgebiete sind vor allem **Gelenkbeschwerden**, **Rücken- und Muskelschmerzen**, **Krämpfe**, **Koliken**, **rheumatische Gelenkentzündung** nach dem akuten Stadium und **Menstruationsbeschwerden**. Die Dauer beträgt 5–10 Minuten, besser 20–30 Minuten.

Merke

Besondere Vorsicht ist bei Menschen mit eingeschränkter Wahrnehmungs- oder Kommunikationsfähigkeit geboten. Hier ist eine sorgfältige Beobachtung der mit Wärme oder Kälte behandelten Körperstelle notwendig.

Entspannungstechniken

Durch eine gezielte Entspannung kann ein Bewusstseinszustand erreicht werden, der schmerzablenkend wirkt. Schmerzen können dadurch teilweise oder ganz ausgeblendet werden. Zu den Entspannungstechniken gehören z. B. die „Progressive Muskelentspannung nach Jacobson", Atemübungen, Musik hören oder selbst musizieren.

Progressive Muskelentspannung. Die Progressive Muskelentspannung nach Jacobson ist ein willentliches und bewusstes An- und Entspannen der Muskeln.
Einzelne Muskelgruppen werden nacheinander angespannt und wieder entspannt. Diese Entspannungstechnik muss jedoch erlernt werden. Kurse werden z. B. von Krankenkassen angeboten.

Ablenkung. Hier wird mit Vorstellungsprozessen, meist bildhafter Art, gearbeitet. Sogenannte Traumreisen können wahlweise von Pflegenden oder Angehörigen vorgelesen oder auch über digitale Medien angehört werden.

Tiefe Atementspannung. Der Pflegeempfänger wird aufgefordert, sich auf seine Atmung zu konzentrieren und tief ein- und auszuatmen. Hierzu ist es notwendig, dass die Einatmung durch die Nase und die Ausatmung durch den leicht geöffneten Mund erfolgt. Die Ausatmung sollte etwa doppelt so lange dauern wie die Einatmung. Dies kann man erreichen, indem man z. B. beim Einatmen langsam bis 3 zählt und beim Ausatmen bis 6.

22

Pflege bei Einschränkungen der körperlichen Belastbarkeit

22.1 Erinnern Sie sich...?

Ob wir körperlich belastbar sind, hängt davon ab, wie die Organsysteme Herz-Kreislauf-System, Gefäßsystem und Atmung zusammenarbeiten. Wenn es zu Störungen bei der Atmung kommt, kann nicht genug Sauerstoff über die Lunge in das Blut aufgenommen werden. Der Sauerstoff fehlt in der Zelle zur Energiegewinnung. Wenn zwar genug Sauerstoff in der Lunge aufgenommen wird, die Gefäße das Blut und damit den Sauerstoff aber nicht ausreichend transportieren, fehlt wiederum Sauerstoff in der Zelle zur Energiegewinnung. Und schließlich fehlt der Sauerstoff in der Zelle auch dann, wenn das Herz nicht in der Lage ist, das Blut in geeignetem Maß durch die Gefäße zu pumpen. In allen 3 Fällen wird durch den Mangel an Sauerstoff in der Zelle zu wenig Energie gewonnen, wodurch wir körperlich weniger belastbar sind. Welche häufigen Erkrankungen zu diesen Phänomenen führen können und wie man sie untersucht, erfahren Sie im nachfolgenden Kapitel. Wenn Sie noch einmal ausführlicher nachlesen möchten, wie die genannten Organsysteme (S. 118) genau aufgebaut sind und wie ihre Funktionsweise unsere Belastbarkeit beeinflusst, dann können Sie das gerne (noch einmal) in den jeweiligen Unterkapiteln tun.

Bei manchen Erkrankungen wird im Folgenden auch noch einmal auf Maßnahmen hingewiesen, mit denen Sie die Belastbarkeit beobachten und die eingeschränkte Belastbarkeit des Patienten möglicherweise unterstützen können. Diese Informationen können Sie im Kapitel Atmung, Puls und Blutdruck (S. 310) nachlesen.

22.1 Erinnern Sie sich...?

Anatomie und Funktionsweise des Herz-Kreislauf- und Gefäßsystems (S. 134)
Anatomie und Funktionsweise des Atemsystems (S. 125)
Atmung, Puls und Blutdruck beobachten und messen (S. 310)

22.2 Untersuchungen des Atmungssystems

Zur Lungendiagnostik steht eine Vielzahl von Untersuchungen zur Verfügung.

Anamnese und körperliche Untersuchung

- **Beobachtung:** Atemformen und eventuell Atemnebengeräusche (S. 312)
- **Lungenperkussion:** Abklopfen der Lungenoberfläche mit den Fingerknöcheln, um Rückschlüsse über die Luftfüllung der beiden Lungenflügel zu erhalten. Luft wirkt schallleitend, d. h., der Schall ist bei einer gut belüfteten Lunge verstärkt hörbar, jedoch bei beispielsweise einer Wasseransammlung in der Lunge nicht hörbar.
- **Lungenauskultation:** Die Atemgeräusche werden mithilfe eines Stethoskops überprüft. Bei der normalen Atmung hört man bei der Einatmung ein Geräusch, das während der Ausatmung deutlich leiser ist.

Bildgebende Diagnostik

- **Röntgen**untersuchung der Lunge (**Abb. 22.1**)
- **Computertomografie** der Lunge
- **Perfusionsszintigrafie:** Eine geringe Menge radioaktiver Teilchen wird in das Venensystem gespritzt. Es verteilt sich in den Lungengefäßen und gibt dann bei einem Scan Auskunft über die Lungendurchblutung.
- **Ventilationsszintigrafie:** Radioaktive Teilchen werden mittels eines Aerosols eingeatmet. Bei einem Scan kann dann die Belüftung der Lunge dargestellt werden.
- **Ultraschall** des Pleuraraums, um z. B. einen Pleuraerguss zu diagnostizieren.

Abb. 22.1 Röntgen der Lunge.

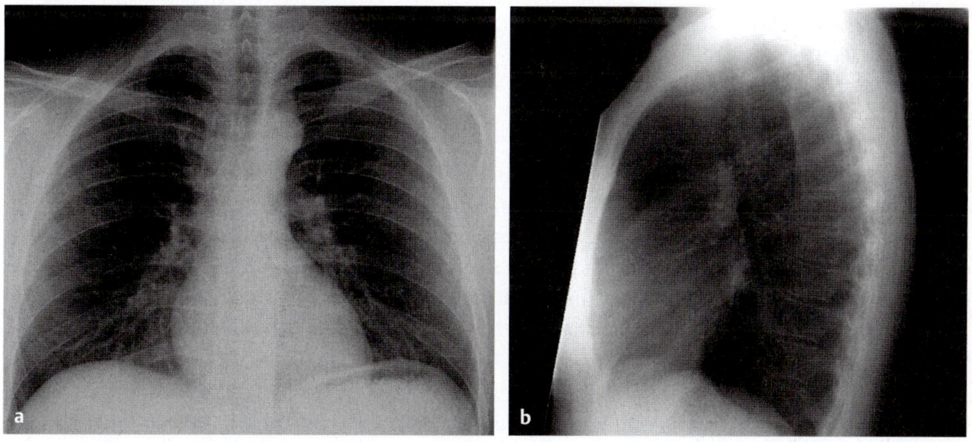

Beim Röntgen wird Körpergewebe mithilfe eines Röntgenstrahlers durchleuchtet. *Abb. aus: Reiser M, Kuhn F, Debus J. Duale Reihe Radiologie. Thieme; 2017*

22.2 Untersuchungen des Atmungssystems

Klinische Untersuchung:

- Anamnese
- Beobachtung: Atemformen, Atemnebengeräusche
- Lungenperkussion
- Lungenauskultation

Bildgebende Diagnostik:

- Röntgenuntersuchung
- Tomografie (CT, MRT)
- Perfusionsszintigrafie: Lungendurchblutung
- Ventilationsszintigrafie: Lungenbelüftung
- Ultraschall

Lungenfunktionsdiagnostik:
- Spirometrie: Berechnung der ein- und ausgeatmeten Luftmengen
- Ganzkörperplethysmografie (Bodyplethysmografie): Berechnung des Atemwiderstands

Endoskopische Untersuchung: Bronchoskopie

Pleurapunktion: Flüssigkeit wird aus dem Pleuraspalt entnommen.

Labordiagnostik:
- Sputumuntersuchung
- Blutgasanalyse

22.3 Häufige Krankheiten der Atmungsorgane

22.3.1 Infektion der oberen Luftwege („Erkältung“)

Definition ►

Ursachen

Infektionen der oberen Atemwege treten häufig auf und sind meist durch Viren verursacht.

Symptome

1. Schnupfen
2. Schluckbeschwerden und Heiserkeit
3. Husten

Lungenfunktionsdiagnostik
- **Spirometrie:** Die ein- und ausgeatmeten Luftmengen werden berechnet. Der Patient atmet mit dem Mund in ein Messgerät, während die Nase verschlossen ist.
- **Ganzkörperplethysmografie** (Bodyplethysmografie): Der Atemwiderstand (d.h., kann die Luft problemlos die Bronchien passieren oder liegt eine Verengung vor?) wird berechnet. Dabei sitzt der Patient in einer luftdicht verschlossenen Kammer, ähnlich einem Telefonhäuschen. Er atmet über ein Mundstück ruhig ein und aus.

Endoskopische Untersuchung: Bronchoskopie. Bei einer Bronchoskopie werden die Luftwege durch ein Bronchoskop (biegsames oder starres Endoskop) betrachtet, um z.B. einen Tumor zu sehen und Proben zu entnehmen (**Abb. 22.2**).

Abb. 22.2 Bronchoskopie.

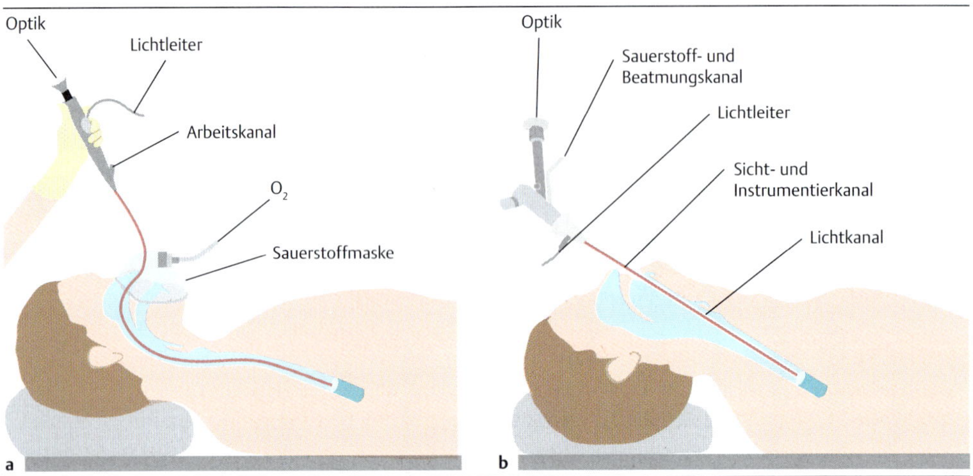

a. Untersuchung der Bronchien mit einem flexiblen Bronchoskop.
b. Untersuchung der Bronchien mit einem starren Bronchoskop. *Abb. aus: I care Krankheitslehre. Thieme; 2025*

Pleurapunktion. Bei einer Pleurapunktion wird Flüssigkeit aus dem Pleuraspalt entnommen.

Labordiagnostik
- **Sputumuntersuchung:** Der Auswurf aus der Lunge wird im Labor z.B. auf krankmachende Bakterien untersucht.
- **Blutgasanalyse (BGA):** Sauerstoff- und Kohlendioxidgehalt des Blutes werden bestimmt. Zugleich wird der Säure-Basen-Haushalt des Körpers kontrolliert.

22.3 Häufige Krankheiten der Atmungsorgane

22.3.1 Infektion der oberen Luftwege („Erkältung“)

Definition

Bei einer **Infektion der oberen Luftwege** („Erkältung“) handelt es sich um eine Entzündung, die meist durch Viren hervorgerufen wird.

Ursachen

Erwachsene erkranken 2- bis 5-mal pro Jahr an einem Atemwegsinfekt. Infektionen der oberen Atemwege sind also ausgesprochen häufig und werden zumeist durch Viren verursacht. Es sind unzählige Viren bekannt, die diese Infektionen hervorrufen können. So kennt man z.B. über 100 Virusarten, die Schnupfen verursachen können. Da sich diese Viren zum Teil stark unterscheiden, kann trotz einer erworbenen Unempfindlichkeit (Immunität) gegen einen Virus eine andere Virusart erneut zur Infektion führen. Daher kann man innerhalb kurzer Zeit mehrfach an Schnupfen erkranken.

Symptome

Weil die Erreger immer tiefer in die Atemwege vordringen, berichten die Patienten häufig, dass sie zuerst einen Schnupfen hatten, unmittelbar danach Schluckbeschwerden auftraten und sie zuletzt an Husten litten. Man spricht von einem „Etagenwechsel“.

Therapie

Natürliche Behandlungsmöglichkeiten:
- Inhalationen mit Kamille, ätherischen Ölen oder Emser Salz wirken schleimhautabschwellend. Beim Einsatz ätherischer Öle müssen mögliche Allergien vorher erfragt und der Pflegeempfänger auf Zeichen einer Unverträglichkeit beobachtet werden.
- Bei Halsschmerzen sind Quarkwickel schmerzlindernd. Auch lokale Wärme (z.B. ein Schal) und Tee (evtl. mit Honig) sind oft hilfreich.
- Fieber lässt sich durch Wadenwickel (S. 305) senken.
- Bestrahlung mit einer Infrarotlampe wirkt schmerzlindernd, durchblutungsfördernd und schleimlösend.

Bei Schnupfen sollten Einmaltaschentücher verwendet und gleich entsorgt werden. Erkältete Personen sollten auf ausgiebiges Händeschütteln verzichten. Es ist wichtig, niemals Menschen direkt anzuhusten, man sollte in die Ellenbeuge husten. Um Viren nicht anderweitig zur verteilen, ist häufiges Händewaschen wichtig.

Therapie
Da die Infektion meist harmlos verläuft, sollten natürliche Therapiemaßnahmen erfolgen, z. B. Inhalationen, Wadenwickel, Bestrahlungen.

Prognose. Da die Ansteckung über die sogenannte Tröpfcheninfektion erfolgt, besteht eine hohe Ansteckungsgefahr! Entsprechend therapiert verlaufen solche Infektionen aber meist harmlos und heilen folgenlos ab. Bei stark geschwächten Patienten kann die Erkrankung aber gefährlich verlaufen, da es zu einer bakteriellen Superinfektion (Infektion, die sich auf die Viruserkrankung „aufpfropft") kommen kann!

Die Infektion verläuft meist harmlos. Bei besonders stark geschwächten Patienten kann sie aber gefährlich werden, wenn eine bakterielle Infektion hinzukommt.

Prophylaxe. Um Infektionen dieser Art zu verhindern, sind generelle abhärtende Maßnahmen (regelmäßig saunieren, Bewegung an der frischen Luft usw.) hilfreich.

Merke
Erkältete Besucher und auch erkältetes Pflegepersonal sollten sich von besonders gefährdeten Personen im Krankenhaus fernhalten, mindestens aber einen Mundschutz tragen.

◄ Merke

Komplikationen. Entzündungen der oberen Atemwege:
- Schnupfen (Rhinitis),
- Nasennebenhöhlenentzündung (Sinusitis),
- Rachenentzündung (Pharyngitis),
- Mandelentzündung (Tonsillitis) (**Abb. 22.3**),
- Kehlkopfentzündung (Laryngitis).

Komplikationen:
- Schnupfen
- Nasennebenhöhlenentzündung
- Rachenentzündung
- Mandelentzündung (**Abb. 22.3**)
- Kehlkopfentzündung

Abb. 22.3 Mandelentzündung.

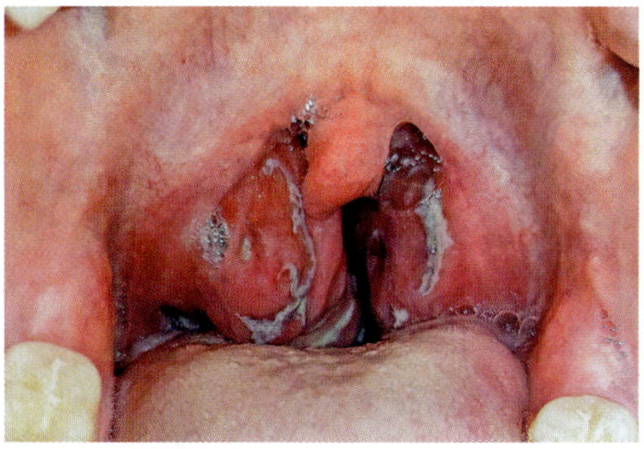

Quelle: K. Oborny, Thieme

22.3.2 Grippe (Influenza)

22.3.2 Grippe (Influenza)

Definition
Eine **Grippe** (Influenza) ist eine akute Infektion der Atemwege, die durch spezielle Influenzaviren hervorgerufen wird.

◄ Definition

Ursachen

Die Grippe (Influenza) wird durch Influenzaviren ausgelöst und durch Tröpfcheninfektion (Sprechen und Husten, **Abb. 22.4**) oder auch über Hautkontakte übertragen.

Ursachen
Influenzaviren werden durch Tröpfcheninfektion übertragen.

Symptome

Zusätzlich zu den Anzeichen einer Infektion der oberen Atemwege (s. o.):
- Kopf- und Gliederschmerzen
- hohes Fieber
- starkes Krankheitsgefühl

Symptome

Nach kurzer Zeit kommt es neben den Anzeichen einer Infektion der oberen Atemwege (s. o.) zusätzlich zu den typischen „Grippesymptomen“:
- Kopf- und Gliederschmerzen,
- Fieber, starkem Krankheitsgefühl,
- Husten, Schnupfen, Heiserkeit.

Abb. 22.4 Tröpfcheninfektion.

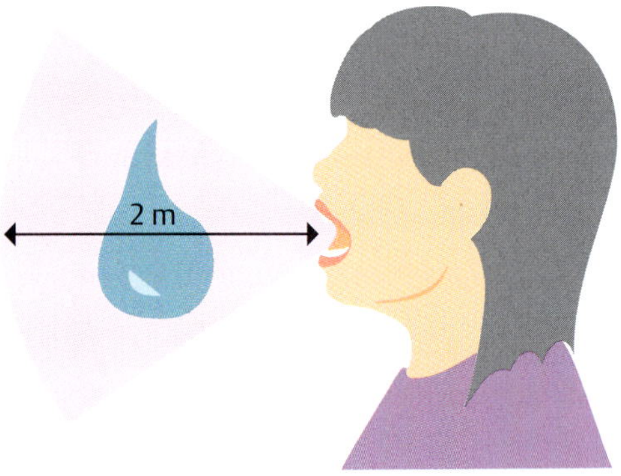

Keimhaltige Sekrettröpfchen können sich allein durch Sprechen mehrere Meter weit im Raum verteilen.

Merke ▸

Merke

Dauern die Grippesymptome lange an und kommt es zu einem erneuten Fieberanstieg und/oder eitrigem Auswurf, besteht meist eine bakterielle Superinfektion, d. h., zu den Grippeviren sind zusätzlich Bakterien gekommen, die die Krankheit verschlimmern. Ein Arzt muss informiert werden.

Therapie

Bettruhe, fiebersenkende und schmerzlindernde Medikamente werden zur Therapie eingesetzt.

Therapie

Die Behandlung besteht meist aus symptomatischen Maßnahmen: Bettruhe, fiebersenkenden und schmerzlindernden Medikamenten. Beginnt man sofort nach dem Auftreten der ersten Grippeanzeichen mit der Einnahme von Medikamenten, welche das Influenzavirus hemmen, kann man die Erkrankung meist verkürzen und Komplikationen vermeiden. Antibiotika werden nur bei Verdacht auf bakterielle Superinfektionen verabreicht.

Besonderheiten ▸

Besonderheiten alte Menschen

Bei alten Menschen kann eine „banale“ (gewöhnliche) Grippe tödlich verlaufen!

Praxistipp ▸

Praxistipp

Wie pflege ich einen Pflegeempfänger, der an Grippe erkrankt ist?

Wichtig ist es, dass Sie den fieberbedingten Flüssigkeitsverlust ausgleichen, besonders bei kranken Kindern und älteren Menschen. Soweit es erforderlich ist, unterstützen Sie den Pflegeempfänger beim Waschen und Kleiden, ggf. müssen Sie die Körperpflege komplett übernehmen. Bettwäsche und Kleidung werden bei Bedarf gewechselt; eventuell ist auch Hilfe beim Essen und Trinken notwendig. Ermöglichen Sie dem Erkrankten Wunschkost. Diese sollte leicht verdaulich und vitaminreich sein.
Aufgrund des Fiebers und der Bettruhe ist es wichtig, dass Sie die Dekubitus-, Thrombose-, Pneumonie- und Obstipationsprophylaxe sorgfältig durchführen. Insbesondere zu Beginn der Erkrankung kontrollieren Sie die Vitalzeichen engmaschig und unterstützen das Abhusten.

Einer Influenzainfektion kann durch eine jährliche Schutzimpfung vorgebeugt werden.

Prophylaxe. Für besonders gefährdete Menschen (> 60 Jahre, Patienten mit chronischen Erkrankungen und Mitarbeiter im Gesundheitswesen) wird im Herbst eine Schutzimpfung empfohlen. Die Impfung wirkt nur gegen den jeweils aktuellen Virustyp.

22.3.3 Akute Bronchitis

22.3.3 Akute Bronchitis

Definition ▸

Definition

Eine **akute Bronchitis** ist eine meist viral bedingte Entzündung der Bronchialschleimhaut.

Ursachen

Häufig nach einem Infekt der oberen Luftwege.

Ursachen

Häufig entwickelt sich die akute Bronchitis im Rahmen eines Infekts der oberen Luftwege.

Symptome

Typisch ist ein anfangs schmerzhafter, trockener Husten, der in einen starken Husten mit meist weißlichem Auswurf übergeht. Außerdem treten Fieber und allgemeine Erkältungszeichen (Kopf- und Gliederschmerzen, Schnupfen, Halsschmerzen usw.) auf. Besonders bei alten und immungeschwächten Menschen kann es zur bakteriellen Superinfektion kommen.

Therapie

Auch hier erfolgt eine symptomatische Behandlung: Besonders wichtig sind schleimlösende Maßnahmen (S. 322).

Merke

Symptomatische Behandlung heißt, dass die Symptome behandelt werden. Dies bedeutet z. B., dass Fieber gesenkt und Schmerzen gelindert werden, bis der natürliche Heilungsprozess einsetzt.

22.3.4 Lungenentzündung (Pneumonie)

Fallbeispiel

Auf der Station 4B liegt der 76-jährige Herr Schneider*, der von seinem Hausarzt heute Vormittag mit Verdacht auf eine Lungenentzündung ins Krankenhaus eingewiesen wurde. Herr Schneider lebt seit dem Tod seiner Frau vor 2 Jahren allein in einem kleinen Reihenhaus und wird von einem ambulanten Pflegedienst im Haushalt sowie beim wöchentlichen Vollbad unterstützt. Das Mittagessen nimmt der pensionierte Postbeamte wochentags in der Kantine einer Behörde ein, die sich ganz in der Nähe befindet; am Wochenende versorgt er sich selbst.

Bei der Dienstübergabe berichtet die Stationsleitung am Mittag Folgendes: „Heute Morgen war der Pflegefachmann vom ambulanten Pflegedienst wie jeden Montag zum Vollbad zu Herrn Schneider gefahren und fand ihn hustend und stark verschwitzt im Bett liegend vor. Er rief sofort den Hausarzt an, der ihn zur stationären Behandlung eingewiesen hat. Die Lungenentzündung hat sich auf den Röntgenbildern bestätigt. Zur Behandlung erhält Herr Schneider eine intravenöse Antibiotikatherapie, und Sauerstoff läuft auf 2 Liter pro Minute über eine Sauerstoffbrille. Zusätzlich bekommt er momentan 500 ml einer Infusionslösung i. v. Die Pflegeanamnese ist bereits fertig."

Pflegehelferin Sophie betritt nach der Dienstübergabe das Zimmer von Herrn Schneider, begrüßt ihn und ermittelt zunächst die Vitalzeichen. Herr Schneider hat eine Körpertemperatur von 38,3 °C, die Atemfrequenz ist erhöht und der Puls ist beschleunigt. Sophie erkundigt sich nach seinem Befinden, reicht ihm ein Glas mit Wasser und bespricht dann mit ihm, welche Unterstützung er benötigt. „Ich denke, dass wir Sie auf alle Fälle morgens und abends bei der Körperpflege unterstützen sollten, Herr Schneider", schlägt Sophie vor, „und wegen des Sauerstoffs ist es wichtig, dass Ihre Nase regelmäßig angefeuchtet und gepflegt wird. Ich stelle Ihnen gleich ein Nasenspray und Nasensalbe ans Bett. Die Kollegen aus der physikalischen Therapie werden später auch noch mit einem Inhaliergerät zu Ihnen kommen." Herr Schneider nickt. „Mir ist alles recht. Ich bin ja froh, wenn mir geholfen wird. Aber wie bekomme ich denn frische Wäsche? Es ging alles so schnell heute früh!" Er hustet und schließt erschöpft die Augen. Sophie kann ihn beruhigen. „Ich rufe gleich Ihren ambulanten Pflegedienst an, die haben ja einen Schlüssel zu Ihrem Haus, und sage Bescheid, dass jemand Wäsche vorbeibringt. Gibt es sonst noch etwas, was zu regeln ist? Soll ich noch jemanden benachrichtigen, dass Sie hier sind?" Herr Schneider schüttelt den Kopf. „Nein, momentan nicht."

Sophie hängt noch eine Urinflasche ans Bett, füllt das Wasserglas auf, vergewissert sich, dass Herr Schneider die Rufanlage erreichen kann, und verlässt leise den Raum.

**Fallbeispiel fiktiv, Namen frei erfunden*

Merke

Ein sorgfältige Mundpflege in Verbindung mit einer antiseptischen Mundspülung reduziert das Pneumonie-Risiko.

Ursachen

Eine Pneumonie kann durch Bakterien, Viren oder Pilze übertragen werden. Auch Reize wie z. B. Fremdkörper oder Nahrungsaspiration (Verschlucken von Nahrung in die Luftröhre) können zu einer Pneumonie führen. Ein Pneumonie-Erreger der zuletzt in der sogenannten Corona-Pandemie „Berühmtheit" erlangt hat, ist SARS-CoV-2, der Corona-Virus, der die Erkrankung Covid-19 auslöst. Eine Pneumonie durch SARS-CoV-2 kann sehr schwer verlaufen und bis zum akuten Lungenversagen führen.

Merke

Die Pneumonie ist die häufigste zum Tode führende Infektionserkrankung.

KURZFASSUNG

Symptome

Ein anfangs schmerzhafter, trockener Husten, der in einen starken Husten mit meist weißlichem Auswurf übergeht, ist typisch. Bei Immunschwachen: Gefahr der bakt. Superinfektion.

Therapie

Die Therapie erfolgt symptomatisch.

◄ Merke

22.3.4 Lungenentzündung (Pneumonie)

◄ Fallbeispiel

◄ Merke

Ursachen

Eine Pneumonie kann durch Bakterien, Viren oder Pilze hervorgerufen werden.

◄ Merke

Besonderheiten ▶

22

Besonderheiten alte Menschen

Alte Menschen sind in vielerlei Hinsicht stark gefährdet:

- Häufig besteht eine verminderte Lungenbelüftung, z. B. durch Bettlägerigkeit oder Störungen des Atemzentrums.
- Oft besteht eine erhöhte Sekretansammlung in den Bronchien, z. B. weil die Geschwächten das Lungensekret nur ungenügend abhusten können.
- Aus der Mundhöhle können Keime in die Lunge verschleppt werden, z. B. bei schlechter Mundhygiene.
- Bei eingeschränktem Schluckreflex ist die Gefahr, dass Flüssigkeiten oder Nahrungsreste in die Lunge gelangen, sehr groß.
- Das Immunsystem kann geschwächt sein.

Besonders gefährlich sind die Erkrankungen, die im Krankenhaus erworben werden (nosokomiale Pneumonien). Sie sind oft schwer behandelbar, da die beteiligten Mikroben gegen viele Antibiotika Resistenzen entwickelt haben, d. h., gegen die eingesetzten Antibiotika unempfindlich sind. Ihre Übertragung kann durch Kontakt über nicht oder nicht ausreichend desinfizierte Hände sowie über verunreinigte Geräte erfolgen.

Symptome

Typische Symptome:
- akuter Beginn innerhalb von 12–24 Stunden
- hohes Fieber (> 39 °C), oft mit Schüttelfrost
- beschleunigter Puls
- Husten mit Auswurf
- Atemnot (Dyspnoe)
- Blaufärbung der Haut (Zyanose)
- Schmerzen beim Atmen
- Schonatmung

Atypische Lungenentzündungen treten bei zuvor gesunden, jüngeren Patienten meist nach einer grippalen Vorerkrankung auf.

Symptome

Eine Lungenentzündung kann entweder klassisch verlaufen mit typischen Symptomen oder einen Verlauf mit atypischen Symptomen haben.
Symptome einer typisch verlaufenden Lungenentzündung:

- akuter Beginn innerhalb von 12–24 Stunden
- hohes Fieber (> 39 °C), oft mit Schüttelfrost
- beschleunigter Puls (Tachykardie)
- Husten mit Auswurf
- Atemnot (Dyspnoe)
- Blaufärbung der Haut (Zyanose)
- Schmerzen beim Atmen
- Schonatmung: Die erkrankte Brustkorbseite bewegt sich bei der Atmung weniger als die gesunde Seite.

Atypische Lungenentzündungen treten bei zuvor gesunden, jüngeren Patienten meist nach einer grippalen Vorerkrankung auf:

- mäßig akuter Beginn
- leichtes Fieber ohne Schüttelfrost
- trockener Reizhusten
- Kopf- und Gliederschmerzen

Therapie

Häusliche Pflege:
- körperliche Schonung
- ausreichend Flüssigkeit
- ggf. Medikamente gegen Schmerzen und Husten
- ggf. Inhalation

In sehr schweren Fällen ist eine stationäre Behandlung erforderlich.

Klinische Pflege:
- bei Sauerstoffmangel: Zufuhr von Sauerstoff
- Atemtherapie (**Abb. 22.5**)
- Antibiotikatherapie
- Absaugen des Sekrets

Therapie

Junge Menschen (< 65 Jahre) in gutem Allgemeinzustand können ambulant behandelt werden. Die häusliche Pflege bei einer Lungenentzündung umfasst:

- körperliche Schonung
- ausreichendes Flüssigkeitsangebot, z. B. Tee
- Antibiotikatherapie
- ggf. Medikamente gegen die Schmerzen und den quälenden, trockenen Husten
- ggf. Inhalation von Sekret lösenden und die Bronchien erweiternden Medikamenten

Eine klinische Behandlung ist nur bei schwerem Verlauf sowie schwierigen sozialen Umständen erforderlich. Ein schwerer Verlauf ist gekennzeichnet durch eine Atemfrequenz von 30 Atemzügen pro Minute, schwere Atemnot, eine Temperatur < 35 °C oder > 40 °C, niedrigen Blutdruck bzw. den Hinweis auf Infektionsherde außerhalb der Lunge.
Die klinische Pflege umfasst ergänzend zu den Maßnahmen der häuslichen Pflege:

Abb. 22.5 Atemtherapie.

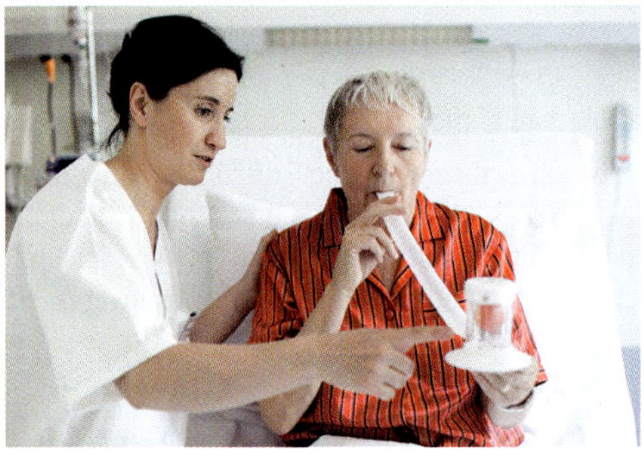

Regelmäßiges Üben mit einem Atemtrainer hilft, die Lungenkapazität zu verbessern. *Quelle: A. Fischer, Thieme*

- bei Sauerstoffmangel (Hypoxämie): Zufuhr von Sauerstoff über Sonde oder Maske (S. 445),
- Atemtherapie (S. 318) (**Abb. 22.5**),
- Antibiotikatherapie,
- Absaugen des Sekrets (S. 450), wenn es nicht abgehustet werden kann, oder bei einem zu schwachen Hustenstoß.

Komplikationen

Zu den möglichen Komplikationen gehören:
- Lungenabszess,
- Pleuraempyem/Pleuraerguss (= eitriger Pleuraerguss),
- septischer Schock = SIRS,
- hochgradige respiratorische Insuffizienz (ARDS = akutes Lungenversagen),
- Herz-/Kreislauf-Versagen (= Schock),
- akutes Nierenversagen besonders bei älteren ausgetrockneten (exsikkierten) Patienten und
- Antibiotika-Nebenwirkungen (z. B. Allergie).

Komplikationen
- Lungenabszess
- Pleuraempyem/Pleuraerguss
- septischer Schock = SIRS
- ARDS = akutes Lungenversagen
- Herz-/Kreislauf-Versagen (= Schock)
- akutes Nierenversagen
- Antibiotika-Nebenwirkungen

22

Pflege von Menschen mit Lungenentzündung

Ziel. Vorrangiges Ziel aller pflegerischen Maßnahmen bei einem Menschen mit Lungenentzündung ist wie bei der Pneumonieprophylaxe die Sekretlösung und das Erreichen einer möglichst guten Lungenbelüftung. Darüber hinaus ist es wichtig, die Mundschleimhaut intakt zu halten und mögliche Komplikationen zu erkennen.

Maßnahmen. Maßnahmen **zur Sekretlösung** und Förderung der **Lungenbelüftung**:
- Eine ausreichende Flüssigkeitsgabe ist die Voraussetzung für die Lösung des Sekretes.
- Schmerzen lindern durch vom Arzt angeordnete Schmerzmittel.
- Husten unterstützen, um ein Abhusten des Sputums (S. 322) zu erleichtern.
- Anregen zur Atemgymnastik.
- Patienten mobilisieren, wenn kein Fieber mehr besteht und der Kreislauf stabil ist.
- Patienten atemerleichternd positionieren/lagern (S. 321).
- Frische Luft zuführen / ausreichend lüften, jedoch ohne Zugluft.
- Arzneimittel gegen Husten verabreichen bei quälendem, trockenem Husten (nach Arztanordnung).
- Patienten auf ärztliche Anordnung inhalieren lassen.

Durch eine **spezielle Mundpflege** bleibt die Mundschleimhaut gesund.
Damit **Komplikationen** frühzeitig erkannt werden können, ist eine engmaschige **Kontrolle der Vitalzeichen** nötig. Veränderungen sind der zuständigen Pflegefachkraft oder dem Arzt umgehend mitzuteilen. Je nach Temperatur- und Kreislaufverhältnissen sind ggf. Maßnahmen erforderlich, die die erhöhte Temperatur des Patienten senken.

Pflege von Menschen mit Lungenentzündung
- Sekretlösung
- Lungenbelüftung steigern
- intakte Mundschleimhaut
- Komplikationen frühzeitig erkennen

Maßnahmen sind z. B.:
- Vitalzeichenkontrolle
- Flüssigkeitszufuhr
- Fiebersenkung
- Atemgymnastik
- Mobilisation
- Frischluft
- Inhalation
- Abhusten
- Mundpflege

Merke

Ist aufgrund der Erkrankung dem Patienten die Spontanatmung nicht mehr möglich oder die Sauerstoffversorgung trotz Sauerstoffgabe ungenügend, wird eine maschinelle Beatmung notwendig. Dazu wird der Patient auf eine Intensivtherapiestation verlegt.

◄ Merke

22.3.5 Tuberkulose („Schwindsucht")

22.3.5 Tuberkulose („Schwindsucht")

Definition

Eine **Tuberkulose** (Tbc) ist eine meist in der Lunge lokalisierte Infektionskrankheit durch Tuberkelbakterien. Sie kann aber auch jedes andere Organ im menschlichen Körper befallen.
Ansteckend ist nur die offene Lungentuberkulose!

◄ Definition

Ursachen

Die Ansteckung erfolgt durch Tröpfcheninfektion. Das Tuberkelbakterium siedelt sich in der Lunge (oder in jedem anderen Organ) an. Bei abwehrgeschwächten Patienten breitet sich die Tuberkulose über die gesamte Lunge und den Bronchialbaum aus. Auch über die Lymphbahnen kann sich das Tuberkelbakterium im gesamten Körper ausbreiten.

Ursachen

Die Ansteckung erfolgt meist durch Tröpfcheninfektion mit dem Tuberkelbakterium.

Symptome

Je nachdem ob ein gesunder oder bereits geschwächter Patient betroffen ist, können die Symptome sehr unterschiedlich sein:
- gute Abwehrlage: oft keine Symptome
- schlechte Abwehrlage: Müdigkeit, Nachtschweiß, Fieber, Gewichtsverlust und trockener (blutiger) Husten

Symptome
- gute Abwehrlage: oft keine Symptome
- schlechte Abwehrlage: Müdigkeit, Nachtschweiß, Fieber, Gewichtsverlust, trockener (blutiger) Husten

Therapie

Eine spezielle Tuberkulosetherapie mit Antibiotika erfolgt über einen langen Zeitraum.

Therapie

Über einen langen Zeitraum (bis zu 9 Monate) wird eine spezielle Tuberkulosetherapie mit Antibiotika durchgeführt.
Patienten mit einer offenen Lungentuberkulose müssen isoliert werden!

22.3.6 Chronische Bronchitis

22.3.6 Chronische Bronchitis

Definition ▸

> **Definition**
>
> Von einer **chronischen Bronchitis** spricht man, wenn über mindestens 3 Monate in 2 aufeinanderfolgenden Jahren die Symptome einer akuten Bronchitis bestehen.

Ursachen

90 % aller Patienten mit einer chronischen Bronchitis haben früher geraucht.

Ursachen

90% aller Patienten mit einer chronischen Bronchitis sind Raucher, denn Zigarettenrauch gilt als die häufigste Ursache (**Abb. 22.6**).

Abb. 22.6 Risikofaktor Rauchen.

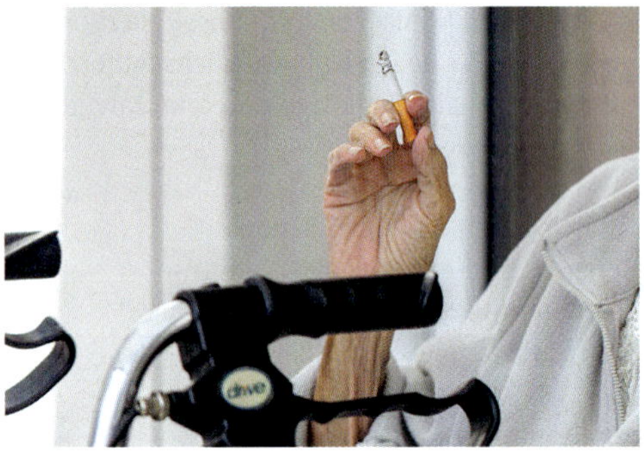

Zigarettenrauch gilt als häufigste Ursache einer chronischen Bronchitis. *Quelle: K. Oborny, Thieme*

Symptome

Husten und morgendlicher Auswurf.

Symptome

Leitsymptome sind
- Husten und
- morgendlicher Auswurf.

Therapie

Medikamente zur Heilung einer chronischen Bronchitis gibt es nicht.

Therapie

Infekte müssen frühzeitig behandelt werden. Medikamente zur Heilung einer chronischen Bronchitis gibt es nicht, sie bessert sich aber mit der Zeit, wenn das Rauchen eingestellt wird.

Merke ▸

> **Merke**
>
> Die beste Therapie und Prophylaxe einer chronischen Bronchitis ist, mit dem Rauchen aufzuhören!

22.3.7 Chronisch-obstruktive Bronchitis

22.3.7 Chronisch-obstruktive Bronchitis

Definition ▸

> **Definition**
>
> Entzündliche Veränderungen der Bronchialschleimhaut, die zu einer chronischen Obstruktion (Verengung) der Bronchien führen. Chronisch-obstruktive Bronchitis und Lungenemphysem werden oft auch als COLD (**c**hronic **o**bstructive **l**ung **d**isease) oder COPD (**c**hronic **o**bstructive **p**ulmonary **d**isease) bezeichnet

Ursachen

Eine chronisch-obstruktive Bronchitis entwickelt sich meist aus einer chronischen Bronchitis. Die chronische Reizung der Bronchialschleimhaut führt auf Dauer zu einer zunehmenden Verengung der Bronchien.

Symptome

Neben den Symptomen der chronischen Bronchitis, also Husten und Auswurf, ist das Leitsymptom der chronisch-obstruktiven Bronchitis die **Atemnot**. Diese tritt zunächst erst bei Belastung auf (Belastungsdyspnoe), kann sich aber bis zur Ruhedyspnoe (Atemnot in Ruhe) steigern.
Typisch sind Verschlechterungen der Lungenfunktion, besonders im Frühjahr und Herbst, infolge häufiger Infekte.

Merke

Leitsymptom COPD: **A-H-A:**
Atemnot - Husten - Auswurf

◄ Merke

Komplikationen

Durch die chronische Entzündung kann im Bereich der Bronchien zu einer Zerstörung der Bronchialwand und damit zu irreversiblen (nicht heilbaren) Aussackungen der Bronchien kommen, den sogenannten **Bronchiektasen** (Ektasie = Aussackung). In diesen sammelt sich Bronchialsekret und führt besonders morgens zum Abhusten von großen Mengen übel riechenden Sekrets („morgendliche Maulfülle"), häufig mit Blutbeimengungen. Der Sekretstau ist ebenfalls Ursache der wiederkehrenden Infekte.

Therapeutisch ist eine möglichst vollständige Entleerung der Bronchiektasen wichtig. Unterstützend wirken die morgendliche Drainagelagerung (Knie-Ellenbogen-Lage) sowie Klopfmassagen und Atemgymnastik. Infekte müssen frühzeitig behandelt werden. In Einzelfällen (Therapieresistenz, lokalisierte Bronchiektasen) ist eine operative Entfernung nötig.

Durch die fortschreitende Entzündung in den Bronchien kann es zur Zerstörung der Alveolarmembranen kommen, es bildet sich ein **Lungenemphysem**. Die Trennwände zwischen den Alveolen reißen ein, und die schwammartige Struktur der Lunge vergröbert sich. Dadurch wird die für den Gasaustausch zur Verfügung stehende Fläche kleiner. Gleichzeitig gehen immer mehr Blutkapillaren zugrunde. Das Herz muss also das gesamte Blutvolumen durch immer weniger Blutgefäße pressen und wird dadurch zunehmend belastet. Dies führt langfristig zu einer Rechtsherzschwäche, dem sogenannten **Cor pulmonale**.

22

Therapie

Das Hauptproblem bei der chronisch-obstruktiven Bronchitis ist die Verengung der Bronchien. Daher werden als Basismedikamente Wirkstoffe zur Erweiterung der Bronchien eingesetzt. Bei zunehmender Atemnot aufgrund eines Lungenemphysems wird eine Sauerstofflangzeittherapie empfohlen. Die Betroffenen werden mit einem feststehenden oder tragbaren Sauerstoffgerät versorgt, über das sie Sauerstoff einatmen.

Prognose

Eine chronisch obstruktive Bronchitis als Folge des Rauchens bessert sich, wenn das Rauchen eingestellt wird, allerdings dauert es oft Jahre, bis sich die Lungenfunktion normalisiert! Ist es aber zu irreversiblen (endgültigen) Veränderungen in der Lunge gekommen, so ist keine Heilung mehr möglich.

22.3.8 Asthma bronchiale

22.3.8 Asthma bronchiale

Definition

Das **Asthma bronchiale** ist eine chronisch entzündliche Erkrankung der Atemwege. Dabei reagieren die Atemwege extrem empfindlich auf äußere Reize: Sie verengen sich.

◄ Definition

Besonderheiten Kinder

Asthma bronchiale gehört zu den häufigsten chronischen Erkrankungen im Kinder- und Jugendalter.

◄ Besonderheiten

Ursachen

Luftnot und Hustenattacken entwickeln sich durch folgende Bedingungen:

- Es liegt eine **Überempfindlichkeit** (Hyperreagibilität) der Bronchialschleimhaut vor. Verschiedene Reize (Allergene, Infektionen, körperliche Belastung usw.) führen zu einer Entzündungsreaktion in der Bronchialschleimhaut. Die Folge sind Schleimhautschwellungen und somit eine Einengung der Atemwege.
- Es kommt zu **Verkrampfung** (Spasmus) der Muskulatur kleiner Bronchien: Die Luft gelangt zwar schnell in die Lunge, jedoch nur langsam wieder heraus.
- Das **Bronchialsekret verdickt** sich: Zäher Schleim engt die Öffnung der Bronchien weiter ein.

Ursachen

Beim Asthmatiker
- ist die Bronchialschleimhaut überempfindlich,
- verkrampft sich die Bronchialmuskulatur,
- ist das Bronchialsekret verdickt.

Merke

Asthmatiker sollten sich bekannten Auslösern, z. B. Pollen, möglichst nicht aussetzen und sich besonders im Herbst, Winter und frühen Frühjahr vor Infekten schützen.

◄ Merke

Symptome

Es kommt zu Asthmaanfällen mit Atemnot, Hustenanfällen und Atemgeräuschen. Außer bei schwerem, chronischem Asthma ist der Patient zwischen den Anfällen beschwerdefrei.

Symptome

Typisch sind plötzlich auftretende Asthmaanfälle, die häufig unter Medikamenteneinnahme oder spontan verschwinden. Typisch sind:

- **Atemnot**, die sich bis zur Todesangst steigern kann. Der Patient wirkt unruhig, der Puls ist beschleunigt und Haut und Schleimhäute sind bläulich verfärbt. Um die Atemnot zu lindern, atmet er im Sitzen.
- Häufig tritt **Husten mit zähem Schleim** auf.
- **Atemgeräusche**, sogenanntes Giemen und Brummen, sind über der Lunge zu hören (der Arzt spricht von „trockenen Rasselgeräuschen").

Außer bei schwerem, chronischem Asthma ist der Patient zwischen den Anfällen völlig beschwerdefrei.

Therapie

Die Therapie ruht auf 3 Säulen:

- Karenz (Auslöser meiden)
- Medikamente zur Erweiterung der Bronchien
- Medikamente zur Eindämmung der chronischen Entzündung

Zur Therapie werden häufig Dosieraerosole oder Turbohaler eingesetzt. Sie wirken direkt in der Lunge.

Therapie

Sie ruht auf 3 Säulen:

- **Karenz**, das heißt Meiden aller Einflüsse, die einen Anfall auslösen können. Der Betroffene sollte den Kontakt mit Atemwegsgiften (besonders Tabakrauch) vermeiden.
- **Medikamente zur Erweiterung der Bronchien.** Die wichtigsten sind die inhalierbaren Beta-2-Agonisten; sie wirken schnell und verschaffen dem Asthmatiker rasch Erleichterung.
- Medikamente zur **Eindämmung der chronischen Entzündung** im Bereich der Bronchien. Diese gilt als die eigentliche Ursache des Asthmas. Man verabreicht deshalb Kortison.

Je nachdem wie schwer das Asthma ist, werden verschiedene Medikamente kombiniert.
Asthmamedikamente werden oft in Form von Dosieraerosolen oder feinen Pulvern (Turbohaler) verabreicht. Das Medikament kann so eingeatmet werden, gelangt direkt in die Lunge und hat kaum Nebenwirkungen. Verstärkt wird die Wirkung der Medikamente, wenn sie durch eine Inhalationshilfe eingeatmet werden.

Merke ▸

Merke

Umgang mit Asthmamedikamenten:

- Vorsicht bei Aspiringabe an Asthmatiker (kann in seltenen Fällen Asthmaanfall auslösen).
- Kortison wirkt nicht atemwegserweiternd.
- Nach Kortisonspray-Anwendung Mund ausspülen (zur Verhinderung eines Mundsoors).
- Theophyllinpräparate möglichst nicht spätabends verabreichen (kann zu Schlafstörungen führen).

Pflege von Menschen mit Asthma bronchiale

Die Beschwerden können stark schwanken und sich der Bedarf an Medikamenten immer wieder ändern. Der geschulte Patient kann dann die Medikation in angemesser Weise an den Bedarf anpassen. Die Therapieziele werden gemeinsam mit dem Patienten erarbeitet.

Pflege von Menschen mit Asthma bronchiale

Das Asthma kann durch besonders starke Schwankungen der Beschwerden gekennzeichnet sein. So kann sich der Bedarf an Medikamenten rasch ändern. Der geschulte Patient kann die Medikation in angemesser Weise an den Bedarf anpassen.
Deshalb sind gemeinsam mit dem Patienten die Therapieziele herauszuarbeiten. Die Therapie ist den therapeutischen Notwendigkeiten, den psychosozialen Bedingungen und dem Schulungsstand des Patienten anzupassen.

Praxistipp ▸

Praxistipp

Welche Sofortmaßnahmen muss ich im Falle eines Asthmaanfalls einleiten?

Beim akuten schweren Asthmaanfall kommt es darauf an, den Gefährdungsgrad rasch zu erkennen, die Therapie zu beginnen und ggf. den Arzt zu verständigen.

- **Informieren Sie den Arzt:** Dies sollte eine zweite Pflegeperson tun. Die Pflegeperson, die zuerst zum Asthmatiker kommt, bleibt bei ihm.
- **Unterstützen Sie den Patienten beim Einnehmen einer atemerleichternden Lagerung:** Ein mobiler Asthmatiker kennt die für ihn günstigste Stellung und hat sie eventuell schon eingenommen bzw. muss dabei unterstützt werden. Bringen Sie einen Bettlägerigen sofort in Oberkörperhochlage.
- **Helfen Sie dem Patienten beim Anwenden des „Asthmasprays":** Das vom Arzt als Dosieraerosol verordnete Medikament hat der Patient in der Regel bei sich bzw. im Nachtschränkchen. Meist besteht eine ärztliche Anordnung darüber, wie viele Hübe im Bedarfsfall gegeben werden sollen. Oft ist es hilfreich, wenn Sie den unruhigen, angstvollen Menschen mit ruhigen Worten anleiten.
- **Öffnen Sie beengende Kleidungsstücke.**
- **Leiten Sie den Patienten zu ruhiger Atmung mit Lippenbremse an** (**Abb. 22.7**): Dies ist nur möglich, wenn der Betroffene diese Technik bereits beherrscht und die Atemnot nicht zu stark ist.
- **Öffnen Sie ein Fenster:** Die meist feuchte Frischluft vermindert die Schleimhautschwellung und erleichtert die subjektiv empfundene Atemnot. Vorsicht im Winter: Kalte Luft fördert den Bronchospasmus (Verkrampfung der Atemmuskulatur).
- **Vermitteln Sie Sicherheit:** Treten Sie sicher auf, strahlen Sie Ruhe aus; körperliche Berührung wirkt oft beruhigend.
- **Sauerstoffgabe:** Bei einem schweren Asthmaanfall wird auf ärztliche Anordnung hin auch Sauerstoff verabreicht.

Dosieraerosole

Es gibt eine Vielzahl von Anwendungsformen, Hilfsmitteln und Asthmamedikamenten. Die gebräuchlichsten Medikamente werden in Form von Dosieraerosolen inhaliert.

Der Patient muss angeleitet und in der Handhabung begleitet werden. Er muss über Dosierung, Wirkeintritt, Dauer der Wirkung, Nebenwirkungen und Gefahren Bescheid wissen. Darüber hinaus müssen für das angewendete Gerät die Inhalationstechnik und Fehlermöglichkeiten bekannt sein. Wichtig zu beachten: Nach der Inhalation von kortisonhaltigen Sprays muss die betreffende Person entweder den Mund ausspülen oder etwas essen bzw. trinken, um Mundsoor zu vermeiden.

Merke

Auch wenn Sie sich im Umgang mit inhalierbaren Medikamenten und den entsprechenden Medizinprodukten sicher fühlen, sollten Sie die Bedienungsanleitungen lesen oder sich online entsprechende Lehrfilme ansehen. Die Technik ändert sich schnell und kann von Hersteller zu Hersteller unterschiedlich sein.

Atemtherapie

Atemtechniken sollten möglichst in Zusammenarbeit mit der Physiotherapie vermittelt und geübt werden.

Lippenbremse. Ausgeatmet wird gegen die leicht geschlossenen Lippen. Dabei wird, möglichst ohne Pressen, so weit wie möglich ausgeatmet (**Abb. 22.7**). Diese Atmung beugt einem Atemwegskollaps in der Ausatmung vor. Die Einatmung erfolgt möglichst durch die Nase.

Abb. 22.7 Lippenbremse.

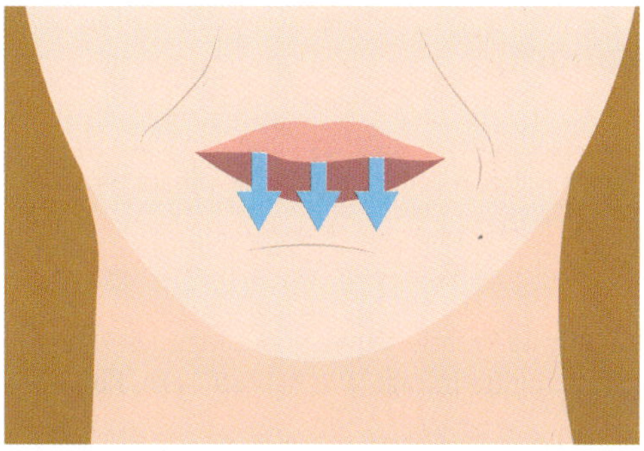

Der Patient atmet gegen die leicht verschlossenen Lippen aus. *Abb. aus: I care Krankheitslehre. Thieme; 2020*

Kutschersitz. Als atemerleichternde Maßnahme (S. 324) sitzt der Patient mit leicht gespreizten Beinen auf einem Stuhl und stützt die Ellenbogen auf die Oberschenkel, nahe den Knien, ab.

Äpfel pflücken. Die abwechselnde einseitige Streckung der Arme wie beim „Äpfelpflücken" lockert die Atemmuskulatur, dehnt die Lungenflügel und erleichtert das Abhusten (**Abb. 22.8**).

Lesen Sie mehr zum Thema Atemtherapie im zugehörigen Unterkapitel (S. 318).

Ergänzende Pflegemaßnahmen

Wickel und Auflagen. (S. 304) können im Rhythmus des Wechsels von Tag und Nacht atemerleichternd wirken. Sie helfen, Schleim zu lösen. Wärme hat eine beruhigende Wirkung und verbessert Atmung und Husten.

KURZFASSUNG

Dosieraerosole
Die eingesetzten Hilfsmittel und Asthmamedikamente werden dem Patienten erklärt. Er muss sie fehlerfrei anwenden können und wird in ihrer Handhabung angeleitet.

◂ Merke

Atemtherapie
Atemtechniken werden meist durch den Physiotherapeuten vermittelt, müssen aber auch Pflegehelfern bekannt sein, z. B.:
- Lippenbremse
- Kutschersitz
- Äpfel pflücken

Ergänzende Pflegemaßnahmen
Ergänzende Maßnahmen können atemerleichternd wirken bzw. erneuten Asthmaanfällen vorbeugen (z. B. Wickel und Auflagen, Schutz vor Kälte).

Abb. 22.8 Atemübung.

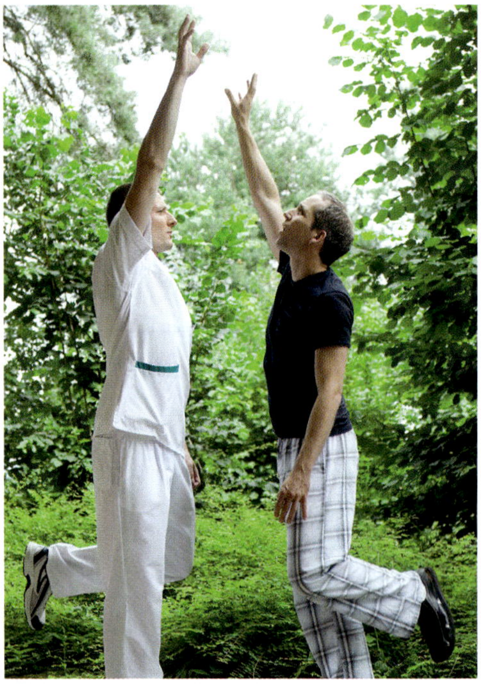

Die Übung „Äpfel pflücken“ lockert die Atemmuskulatur durch wechselnde einseitige Streckung (nachgestellte Situation). Quelle: P. Blåfield, Thieme

22.3.9 Lungenkrebs (Bronchialkarzinom)

Definition ▸

Ursachen

Hauptrisikofaktor für Lungenkrebs ist das Rauchen.

Merke ▸

Symptome

- chronischer Husten
- gelegentlich Bluthusten
- Atemnot
- Fieberschübe
- atemabhängige Thoraxschmerzen
- Verschlechterung des Allgemeinzustands

Therapie und Prognose

22.3.9 Lungenkrebs (Bronchialkarzinom)

Definition

Lungenkrebs ist ein bösartiger Tumor, der in vielen Fällen in der Bronchialschleimhaut entsteht.

Ursachen

Das Bronchialkarzinom (**Abb. 22.9**) ist die weltweit häufigste Krebsgeschwulst des Mannes. Hauptrisikofaktor ist das Rauchen. Ursächlich kommen auch Atemgifte infrage wie Asbestfasern, Kohleverbrennungsprodukte und Passivrauchen.

Merke

Raucher haben ein bis zu 15-mal höheres Risiko, an Lungenkrebs zu erkranken, als Nichtraucher.

Symptome

Da starke Raucher oft an einer chronischen Bronchitis leiden, bleiben die klinischen Zeichen des Lungenkrebses häufig lange Zeit unerkannt:

- chronischer (mehr als 4 Wochen andauernder) Husten, bei dem keine Therapie anschlägt (therapieresistent)
- gelegentlich auftretender Bluthusten (Hämoptoe)
- Atemnot (Dyspnoe)
- Fieberschübe und atemabhängige Thoraxschmerzen
- Rasche Verschlechterung des Allgemeinzustandes, unklare Gewichtsabnahme und Appetitlosigkeit sind generelle Symptome eines Krebsleidens.

Da der Lungenkrebs rasch Tochtergeschwulste in anderen Organen bildet (metastasiert), können andere Beschwerden zur Diagnose führen, z. B. epileptische Anfälle bei Hirnmetastasen.

Therapie und Prognose

Therapie. Je nach Typ des Tumors und individueller Erkrankungssituation kommen folgende Behandlungen in Frage: Operation, Zytostatikatherapie, Bestrahlung und Immuntherapie.

Prognose. Lungenkrebs metastasiert sehr schnell. Die Prognose des Bronchialkarzinoms ist insgesamt schlecht: Konnte der Tumor vollständig entfernt werden, liegt die 5-Jahres-Überlebensrate bei circa 25 %, sonst leben die Patienten oft nur noch Monate oder gar nur Wochen.

Abb. 22.9 Bronchialkarzinom.

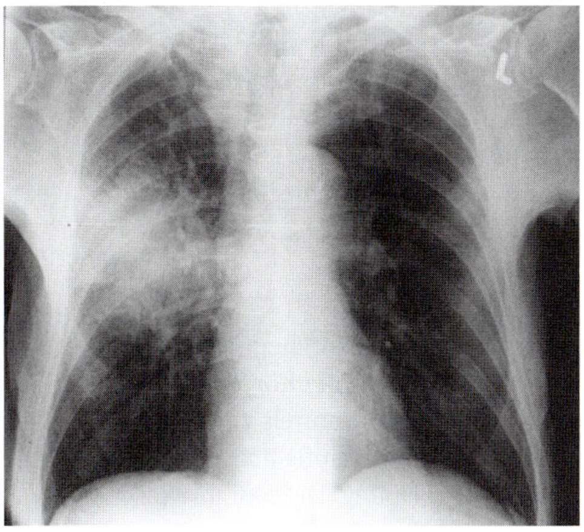

77-jähriger Patient mit Bronchialkarzinom. Die Röntgen-Thorax-Aufnahme zeigt eine flächenhafte Verschattung im rechten Mittelfeld *Quelle: Schmidt G, Greiner L, Nürnberg D. Sonografische Differenzialdiagnose. Thieme; 2018*

22.3.10 Pneumothorax

22.3.10 Pneumothorax

Definition

Ein **Pneumothorax** ist ein teilweiser oder kompletter Lungenkollaps.

◄ Definition

Ursachen

Bei einem Pneumothorax gelangt Luft in den Pleuraspalt. Dadurch ist der sonst vorhandene Unterdruck zwischen Lungenfell und Rippenfell aufgehoben – der betroffene Lungenflügel fällt teilweise oder komplett zusammen, er kollabiert (**Abb. 22.10**). Ein Gasaustausch ist somit nicht mehr möglich. Die Ursachen eines Pneumothorax sind vielfältig:

- **Spontanpneumothorax:** Er kann spontan (häufig bei jungen Männern und Sportlern) oder als Folge anderer bronchopulmonaler Erkrankungen auftreten.
- **Traumatischer Pneumothorax:** Er tritt durch äußere oder innere Gewalteinwirkung auf, z. B. durch Stichverletzungen oder Rippenfrakturen (selten).

Ursachen

Gelangt Luft in den Pleuraspalt, kommt es zu einem Pneumothorax. Der Lungenflügel fällt zusammen, ein Gasaustausch ist nicht mehr möglich.

Abb. 22.10 Pneumothorax.

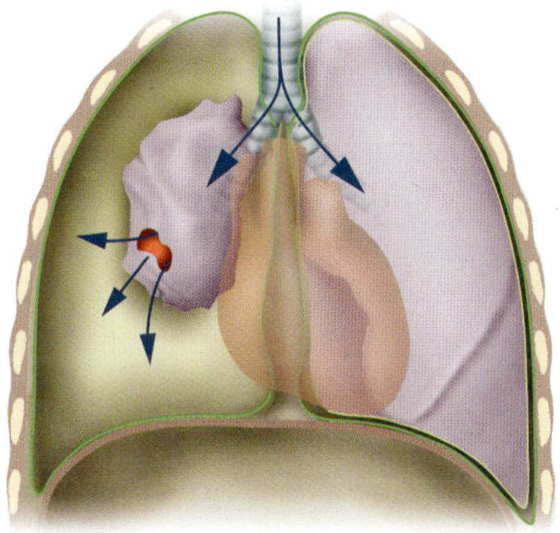

a

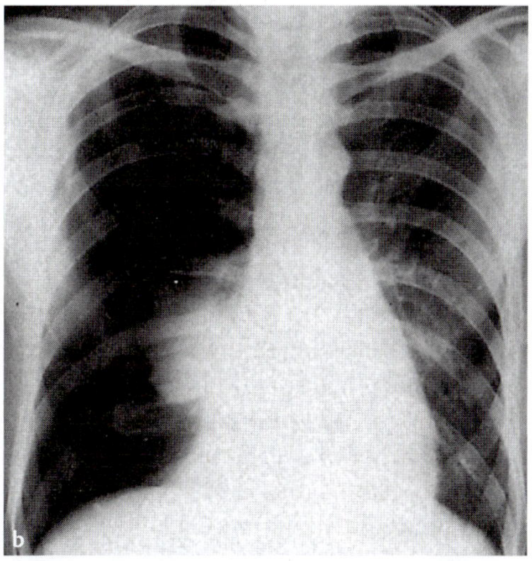

b

Abb. aus: Schewior-Popp S, Sitzmann F, Ullrich L. Thiemes Pflege. Thieme; 2020

a Beim Pneumothorax fällt der betroffene Lungenflügel wie ein geplatzter Luftballon in sich zusammen.
b Auf diesem Röntgenbild ist die rechte Lunge zu einem schattendichten Gebilde zusammengefallen (links in der Abbildung).

Merke

Spannungspneumothorax: Bei dieser Sonderform wird durch einen Ventilmechanismus immer wieder Luft in den Brustkorb gepumpt, ohne dass sie wieder austreten kann. Durch den hohen Druck wird das Herz verschoben und große Gefäße werden abgeknickt. Der Spannungspneumothorax ist akut lebensbedrohlich.

◄ Merke

22

Symptome

Symptome sind u. a. plötzlicher einseitiger stechender Brustschmerz und Luftnot.

Symptome

Zu den Symptomen gehören
- plötzlich auftretender einseitiger stechender Brustschmerz, Husten,
- Luftnot, Beklemmungsgefühl, eventuell Blaufärbung der Haut (Zyanose), beschleunigter Puls (Tachykardie),
- betroffene Thoraxhälfte „schleppt" bei der Atmung nach,
- Schonatmung (da der Schmerz bei tiefer Atmung zunimmt, versuchen die Betroffenen möglichst flach zu atmen).

Therapie

Bei einem gering ausgebildeten Pneumothorax ist meist keine Therapie nötig. Größere Luftmengen kann man mit einer Punktionsnadel absaugen.

Therapie

Die Behandlung richtet sich nach dem Erscheinungsbild des jeweiligen Pneumothorax. Bei einem gering ausgebildeten Pneumothorax ist meist keine Therapie nötig, da der Körper im Laufe der Zeit, die Luft meist selbst entfernt. Bei größeren Luftmengen wird die Luft mittels einer Punktionsnadel abgesaugt. Bei schwerwiegenden Befunden wird im Anschluss daran häufig über mehrere Tage eine Saugdrainage angelegt. In seltenen Fällen ist eine operative Verklebung der Pleurablätter nötig.

22.4 Untersuchungen des Herz-Kreislauf-Systems

Die Untersuchung des Herz-Kreislauf-Systems ist sehr wichtig für die Beurteilung des Gesamtzustandes des Patienten.

22.4 Untersuchungen des Herz-Kreislauf-Systems

Die Untersuchung des Herz-Kreislauf-Systems ist sehr wichtig für die Beurteilung des Gesamtzustandes des Patienten. Neben der körperlichen Untersuchung sind die Basisuntersuchungen wie Blutdruckmessung und EKG meist schnell und einfach verfügbar.
Aufwendigere Untersuchungen wie das transösophageale Echo oder die Herzkatheteruntersuchung liefern bei speziellen Fragestellungen oft sichere und beweisende Aussagen.

Klinische Untersuchung:
- Anamnese
- Inspektion
- Palpation
- Auskultation

Klinische Untersuchung. Der Patient wird ausführlich befragt und körperlich untersucht. Die körperliche Untersuchung des Herz-Kreislauf-Systems ist meist eingebettet in die komplette körperliche Untersuchung des Patienten und besteht aus:
- **Inspektion:** Bei der Untersuchung des Patienten wird speziell auf Hautfarbe, Hautbeschaffenheit, die Atmung, sichtbare Gefäße, Stauungszeichen, Zyanosezeichen usw. geachtet.
- **Palpation:** Dabei werden der Puls und eventuell vorhandene Ödeme getastet.
- **Auskultation:** Mithilfe des Stethoskops können so Aussagen über die Herztöne, Herzgeräusche und die Situation der Gefäße getroffen werden.

Elektrokardiogramm (EKG): elektrische Erregbarkeit des Herzens wird geprüft

Elektrokardiogramm – Ruhe-EKG. Mit dem EKG wird die elektrische Erregbarkeit des Herzens geprüft. Die elektrischen Impulse des Herzens werden abgeleitet und in einer Kurve aufgezeichnet. Dazu werden dem liegenden Patienten Elektroden in einer festgelegten Ordnung am Brustkorb und an den Gliedmaßen angebracht.

Langzeit-EKG: EKG über 24 Stunden

Langzeit-EKG. Im Unterschied zum Ruhe-EKG werden beim Langzeit-EKG die Impulse über einen Zeitraum von meist 24 Stunden aufgezeichnet. Verwendet werden hierzu kleine, tragbare Aufzeichnungsgeräte, die die Impulse elektronisch speichern. Diese kann man nach dem Ende der Aufzeichnung am Computer auslesen oder bei Bedarf ausdrucken.

Abb. 22.11 Belastungs-EKG.

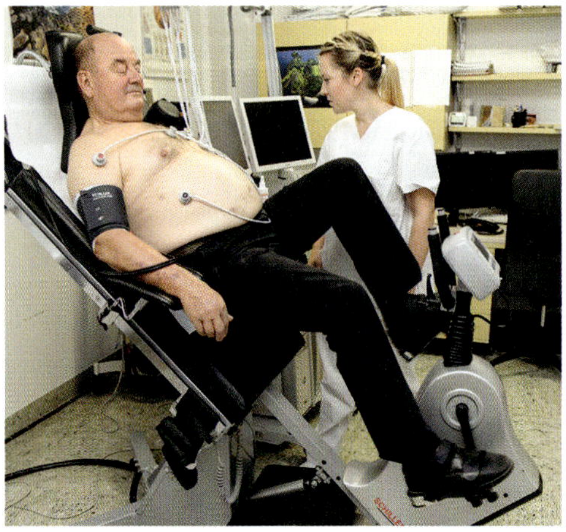

Die elektrischen Herzaktionen werden aufgezeichnet und als Kurve dargestellt. *Quelle: W. Krüper, Thieme*

Belastungs-EKG: EKG unter körperlicher Belastung

Belastungs-EKG. Mit Belastungs-EKG wird die EKG-Aufzeichnung unter körperlicher Belastung bezeichnet. Die Untersuchung wird meist in sitzender oder halb liegender Position auf einem fest stehenden Fahrrad durchgeführt (**Abb. 22.11**). Die Belastungsstufe kann am Fahrrad eingestellt werden. Die Leistung, die der Mensch tatsächlich tritt, wird in Watt gemessen.

Echokardiografie. Die Echokardiografie ist eine Ultraschalluntersuchung des Herzens. Dabei wird das Herz am liegenden Patienten mittels einer von außen auf die Brust gesetzten Ultraschallsonde untersucht.

Echokardiografie: Ultraschalluntersuchung des Herzens

Stressechokardiografie. Hier werden dem Patienten herzantreibende Mittel gespritzt oder es wird während der körperlichen Belastung eine Echokardiographie durchgeführt. Im Falle einer Minderdurchblutung bestimmter Herzmuskelabschnitte zeigen sich in diesen Bereichen Bewegungsstörungen des Muskels.

Transösophageale Echokardiografie. Das transösophageale Echo (TEE) ist eine Spezialform der Echokardiografie, bei der die Ultraschallsonde an der Spitze eines langen, flexiblen Schlauchs sitzt. Die Ultraschallsonde ist drehbar, sodass verschiedene Schallpositionen eingestellt werden können. Der Schlauch wird, ähnlich wie bei einer Magenspiegelung (Gastroskopie), durch aktives Schlucken in die Speiseröhre eingeführt. Die Ultraschalltechnik ist dieselbe wie bei der normalen Echokardiografie.

Transösophageale Echokardiografie (TEE): Eine Ultraschallsonde wird über die Speiseröhre eingeführt.

Kardio-MRT. Nach der Gabe von Kontrastmittel und herzfrequenzsteigernden Medikamenten über eine Vene werden MRT- (Magnetresonanztomographie-) Aufnahmen des Herzens gemacht. So können Engstellen der Herzkranzgefäße dargestellt werden.

Herzkatheteruntersuchung. Bei dieser Untersuchung wird über einen speziellen Katheter Kontrastmitteln in die Herzkranzgefäße gespritzt. Dadurch können Engstellen dargestellt und meist durch die Einlage eines Stents sofort behoben werden.

Herzkatheteruntersuchung (Koronarangiografie): mittels Röntgenkontrastmittel über eine Kathetersonde direkt am Herzen

22.5 Häufige Krankheiten des Herz-Kreislauf-Systems

22.5.1 Koronare Herzkrankheit (KHK)

22.5 Häufige Krankheiten des Herz-Kreislauf-Systems
22.5.1 Koronare Herzkrankheit (KHK)

Definition

Von einer **Koronaren Herzkrankheit** (KHK) oder Koronarsklerose spricht man bei einer Verengung der Herzkranzgefäße.

◂ Definition

Ursachen

Meist wird die Erkrankung durch Arterienverkalkung (Arteriosklerose) verursacht. Dabei lagern sich Fette und Kalk an der Gefäßinnenwand ab, was langfristig eine Gefäßeinengung zur Folge hat. Wegen der geringeren Durchlässigkeit der Gefäße kann die Blutversorgung zum Herzen nicht mehr gewährleistet werden. Die Folge ist eine Unterversorgung des Herzmuskels mit Sauerstoff.

Ursachen

Meist liegt der KHK eine Arterienverkalkung zugrunde. Die Gefäße sind weniger durchlässig und der Herzmuskel erhält zu wenig Sauerstoff.

Risikofaktoren. Eine Reihe von Risikofaktoren kann zur Schädigung der Gefäßinnenwand beitragen. Bestimmte Verhaltensweisen (Lebensstil), Umwelteinflüsse und charakteristische Körpermerkmale werden hierfür verantwortlich gemacht, z. B.

- Nikotinkonsum,
- Diabetes mellitus,
- Bluthochdruck (Hypertonie),
- Fettstoffwechselstörungen,
- Lebensalter (Männer über 45, Frauen über 55 nach der Menopause),
- familiäre Veranlagung, Ernährungsverhalten,
- Übergewicht, Bewegungsmangel.

Folgendes begünstigt die Arterienverkalkung:

- Rauchen,
- Diabetes mellitus,
- Bluthochdruck,
- Fettstoffwechselstörung,
- familiäre Veranlagung,
- Übergewicht, Bewegungsmangel.

Symptome

Erst wenn das Gefäß zu über 70 % eingeengt ist, kommt es unter Belastung zur Unterversorgung des Herzmuskels. Deshalb treten Symptome erst in einem fortgeschrittenen Stadium der Arterienverkalkung auf. Das klassische Symptom ist die **Angina pectoris**. Die meisten Patienten mit einer Koronarsklerose haben in Ruhe keinerlei Beschwerden. Bei körperlicher Tätigkeit, bei Aufregung, nach schweren Mahlzeiten oder bei Infekten bemerken die Patienten plötzlich Schmerzen im Brustkorb. Beschrieben werden krampfartige, starke Schmerzen in der Herzgegend, die in den linken Arm, den Rücken oder den Hals ausstrahlen können (**Abb. 22.12**). Oft empfinden die Patienten dabei Angst oder Atemnot. Klassischerweise lassen die Schmerzen innerhalb weniger Minuten nach, wenn die auslösende Situation unterbrochen wird.

Symptome

Die Symptome einer Gefäßverengung treten meist erst in einem späten Stadium auf. In Ruhe haben die Patienten meist keine Symptome. Bei körperlicher Belastung kommt es zum klassischen Symptom der **Angina pectoris:** krampfartigen, starken Schmerzen in der Herzgegend, die in den linken Arm, den Rücken oder den Hals ausstrahlen können.

Merke

Manche Patienten, besonders Diabetiker und Alkoholiker, verspüren aufgrund von Nervenschäden trotz ausgeprägter Koronarsklerose keine Schmerzen. Man nennt dies eine „stumme KHK".

◂ Merke

22

Abb. 22.12 Angina pectoris.

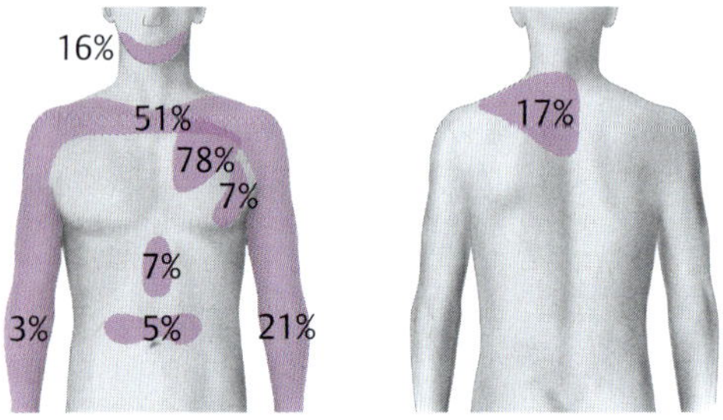

Häufigste Schmerzlokalisation des Angina-pectoris-Schmerzes. *Abb. nach: Andreae S, von Hayek D, Weniger J. Gesundheits- und Krankheitslehre für die Altenpflege. Thieme; 2015*

Merke ▸

Merke

In 20 % der Fälle führt die KHK zum „plötzlichen Herztod", ohne dass der Patient zuvor Beschwerden verspürte!

Therapie

- Nitropräparat (Glyzerolnitrat) bei Angina-pectoris-Anfall
- medikamentöse Langzeittherapie
- Minimieren der Risikofaktoren
- operative Verfahren zur Verbesserung der Blutzufuhr

Therapie

Das Therapiekonzept umfasst:

- Beheben der Schmerzsymptomatik im akuten Angina-pectoris-Anfall (Nitropräparat, z. B. Glyzerolnitrat)
- medikamentöse Langzeittherapie
- Minimieren der Risikofaktoren, um ein Fortschreiten der KHK zu verhindern
- Verfahren zur Wiederherstellung der Durchblutung des Herzmuskels, z. B. Ballonkatheterdilatation, Stentimplantation, Bypass-OP

Praxistipp ▸

Praxistipp

Welche Sofortmaßnahmen muss ich einleiten, wenn ein Patient einen Angina-pectoris-Anfall erleidet?

- Bringen Sie den Betroffenen ins Bett und lagern Sie den Oberkörper hoch.
- Entfernen Sie beengende Kleidung.
- Meist ist die Koronare Herzkrankheit bekannt und der behandelnde Arzt hat ein Nitropräparat angeordnet, das bei einer Brustenge eingenommen werden soll. Helfen Sie dem Patienten ggf. dabei, dieses Medikament einzunehmen, oder verabreichen Sie es ihm.
- Bleiben Sie beim Patienten, bis Erleichterung eingetreten ist.
- Versuchen Sie, Ruhe und Sicherheit zu vermitteln.
- Tritt keine Besserung ein, ist sofort der Arzt zu informieren.

22.5.2 Herzinfarkt (Myokardinfarkt)

22.5.2 Herzinfarkt (Myokardinfarkt)

Definition ▸

Definition

Bei einem **Herzinfarkt** kommt es zu einem akuten Verschluss eines Koronargefäßes durch ein Blutgerinnsel (Thrombus). Ein Teil des Herzmuskels (Myokards) wird deshalb nicht mehr mit Sauerstoff versorgt und kann absterben, wenn nicht sofort Therapiemaßnahmen eingeleitet werden.

Der Herzinfarkt ist weltweit die häufigste Todesursache!

Symptome

- starke Brustschmerzen, in den linken Arm, Hals, Unterkiefer, Rücken oder Oberbauch ausstrahlend,
- Angstgefühl hin bis zur Todesangst (Vernichtungsgefühl),
- Beengungsgefühl, Atemnot und Unruhe.

Symptome

Leitsymptome des Herzinfarkts sind:

- starke akut auftretende **Brustschmerzen** (hinter dem Brustbein lokalisiert), in den linken Arm, in Hals, Unterkiefer, Rücken oder Oberbauch ausstrahlend
- **Angstgefühl** hin bis zur Todesangst (Vernichtungsgefühl),
- **Beengungsgefühl,** Atemnot und Unruhe.

Merke ▸

Merke

Bei etwa 15–20 % der Patienten verläuft der Infarkt „stumm", da z. B. bei Menschen mit Diabetes mellitus aufgrund von Nervenveränderungen die Schmerzempfindung herabgesetzt sein kann.

Folgende Anzeichen können die Leitsymptome des Herzinfarkts begleiten:

- Schweißausbrüche
- Übelkeit und Erbrechen
- Kaltschweißigkeit

Der Herzinfarktschmerz unterscheidet sich vom „gewöhnlichen" Angina-pectoris-Anfall (= Schmerz hinter dem Brustbein mit oder ohne Ausstrahlung in Arm, Kiefer, Bauch) durch

- die Dauer des Schmerzes (er kann über mehrere Stunden anhalten),
- das Nichtansprechen auf Glyzeroltrinitrat (z. B. Nitrospray) und
- eine gleich bleibende Schmerzintensität bei körperlicher Entlastung.

Besonderheiten alte Menschen

Besonders bei älteren Patienten kann sich ein Infarkt auch durch plötzliche Verwirrtheitszustände (infolge einer herabgesetzten Hirndurchblutung) äußern.

Therapie

Neben der medikamentösen Therapie zur Schmerzbekämpfung und zur Beruhigung wird schnellstmöglich mit der Reperfusionstherapie begonnen. Dabei soll das verschlossene Herzkranzgefäß rasch wieder eröffnet werden, um den Schaden am Herzmuskel möglichst gering zu halten. Es wird eine Herzkatheteruntersuchung mit Aufdehnung des verengten Gefäßes mittels eines Ballonkatheters und anschließender Einlage eines Stents durchgeführt, um das verschlossene Gefäß langfristig offen zu halten.

Zusätzlich werden folgende Sofortmaßnahmen eingesetzt:

- Bettruhe zur körperlichen Entlastung
- O_2-Verabreichung
- Gabe von Medikamenten zur Besserung der Herzdurchblutung (Betablocker und Nitroglyzerin) und zur Vermeidung weiterer Gerinnselbildung (Aspirin und Heparin)
- Überwachung und regelmäßige EKG-Kontrollen

Abb. 22.13 Notfall Herzinfarkt.

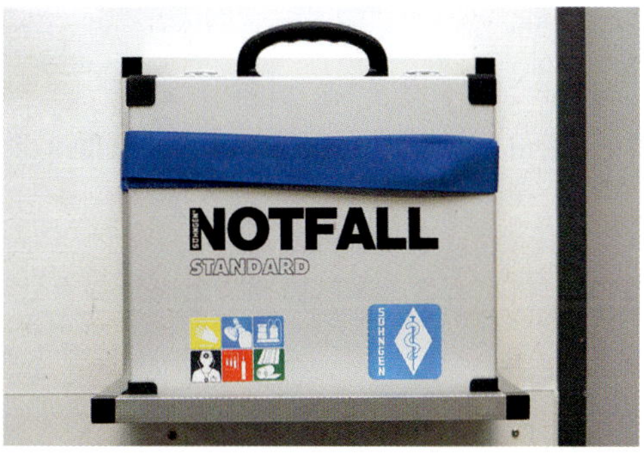

Pflegeassistenten unterstützen Ärzte und Pflegekräfte bei der Versorgung Betroffener. *Quelle: K. Oborny, Thieme*

Praxistipp

Welche Sofortmaßnahmen sind bei Verdacht auf einen Herzinfarkt zu ergreifen?

1. Lösen Sie Alarm aus und bleiben Sie beim Patienten.
2. Steht eine zweite Pflegende zur Verfügung, sollte diese sofort den Notarzt verständigen (**Abb. 22.13**). Sind Sie allein, müssen Sie den Notruf schnellstmöglich absetzen.
3. Wirken Sie beruhigend auf den Betroffenen ein und strahlen Sie bei allen Handlungen am Patienten Ruhe aus.
4. Öffnen Sie beengende Kleidung oder entfernen Sie diese ganz.
5. Besteht ein Herz-Kreislauf-Stillstand: Beginnen Sie mit den Wiederbelebungsmaßnahmen (Reanimation).
6. Andernfalls lagern Sie den Oberkörper des Patienten hoch und die Beine tief (Herzbettlagerung).
7. Beobachten Sie Puls, Blutdruck und Atmung.
8. Ist ein Nitropräparat für Angina-pectoris-Anfälle angeordnet, verabreichen Sie es dem Patienten. Achtung: Bei Schock und bei systolischen Blutdruckwerten unter 100 mmHg darf es nicht gegeben werden!
9. Verabreichen Sie dem Patienten Sauerstoff (2–4 l/min).

KURZFASSUNG

Der Herzinfarktschmerz unterscheidet sich vom „gewöhnlichen" Angina-pectoris-Anfall:

- Schmerz hält länger an
- Glyzeroltrinitrat bringt keine Besserung
- Schmerz verringert sich nicht bei körperlicher Entlastung

◄ Besonderheiten

Therapie

Hauptziele der Akuttherapie:

- Schmerzbekämpfung
- Beruhigung
- Wiederherstellung des Blutflusses (Reperfusion) im verschlossenen Gefäß

◄ Praxistipp

22.5.3 Herzmuskelentzündung (Myokarditis)

Definition

Bei der **Myokarditis** ist der Herzmuskel entzündet.

Ursachen

Dieses insgesamt seltene Krankheitsbild tritt am häufigsten als Komplikation von Virusinfekten auf, seltener ist es durch Bakterien oder Parasiten verursacht. Unabhängig von Krankheitserregern kann eine Myokarditis im Rahmen rheumatischer Erkrankungen auftreten.

Symptome

Insgesamt bemerken die meisten Patienten keine oder nur sehr gering ausgeprägte Beschwerden. Neben leichter Erschöpfbarkeit, Kurzatmigkeit und Schwächegefühl sind vor allem Herzbeschwerden typisch. Sie können von leichten Herzrhythmusstörungen bis zu Symptomen einer Herzinsuffizienz reichen.

Therapie

Eine spezifische Therapie gibt es nicht, man beschränkt sich auf symptomatische Maßnahmen. Dazu gehören die **körperliche Schonung** oder gar **Bettruhe** und die Behandlung eventuell auftretender Komplikationen. Bei einer bakteriellen Myokarditis werden Antibiotika verabreicht. Eine Herzmuskelentzündung im Rahmen rheumatischer Erkrankungen bessert sich meist nach Gabe von Kortison.

22.5.4 Endokarditis (Herzinnenhautentzündung)

Definition

Bei der **Endokarditis** ist die Herzinnenhaut entzündet.

Ursachen

Die Entzündung ist meist bakteriell bedingt (z. B. nach einem Kieferabszess) und befällt vor allem die Herzklappen.

Merke

Besonders gefährdet sind Patienten mit vorgeschädigter Herzklappe.

Symptome

Das zumeist sehr schwere Krankheitsbild geht mit Fieber, Schwäche, Abgeschlagenheit und Gelenkschmerzen einher.

Therapie

Bei der Endokarditis ist es besonders wichtig, **früh** mit einer **Antibiotikatherapie** zu beginnen. Falls die Erkrankung fortschreitet, kann ein lebensbedrohliches Herzversagen durch die Klappenzerstörung eintreten.

22.5.5 Herzrhythmusstörungen

Definition

Schlägt das Herz zu langsam, zu schnell oder unregelmäßig, spricht man von **Herzrhythmusstörungen.**

Die wichtigsten Herzrhythmusstörungen sind

- **Tachykardie**: > 100 Schläge pro Minute,
- **Bradykardie**: < 60 Schläge pro Minute,
- **Extrasystolen**: zusätzliche Schläge bei normalem Grundrhythmus,
- **AV-Überleitungsstörungen** (I. bis III. Grades): Erregungsüberleitung von Vorhof auf Kammer ist gestört,
- **Vorhofflimmern**: völlig unregelmäßiger, teils beschleunigter Herzrhythmus durch ungeordnete Tätigkeit der Vorhöfe,
- **Kammerflattern**: > 250 Schläge pro Minute, kein Puls tastbar,
- **Kammerflimmern**: > 350 Schläge pro Minute, kein Puls tastbar,
- **Asystolie**: Herzstillstand, „Nulllinien-EKG".

Kurzfassung

22.5.3 Herzmuskelentzündung (Myokarditis)

Definition ►

Ursachen

Die Myokarditis tritt häufig nach einer Virusinfektion auf.

Symptome

Eine Herzmuskelentzündung kann sehr unterschiedlich verlaufen. Schwere Verläufe können tödlich enden.

Therapie

Die Therapie beschränkt sich auf symptomatische Maßnahmen (körperliche Schonung, Bettruhe). Bei einer bakteriellen Myokarditis werden Antibiotika verabreicht.

22.5.4 Endokarditis (Herzinnenhautentzündung)

Definition ►

Ursachen

Die Entzündung ist meist bakteriell bedingt.

Merke ►

Symptome

Schweres Krankheitsbild mit Fieber, Abgeschlagenheit und Gelenkschmerzen.

Therapie

Eine frühe Antibiotikatherapie ist besonders wichtig.

22.5.5 Herzrhythmusstörungen

Definition ►

Die wichtigsten Herzrhythmusstörungen sind

- Tachykardie, Bradykardie,
- Extrasystolen,
- AV-Überleitungsstörungen,
- Vorhofflimmern,
- Kammerflattern, Kammerflimmern,
- Asystolie.

Merke

Eine Nulllinie oder Kammerflattern bzw. -flimmern sind Ausdruck eines Herz-Kreislauf-Stillstands. Es müssen sofort Wiederbelebungsmaßnahmen (S. 702) eingeleitet werden.

◄ Merke

Ursachen

Herzrhythmusstörungen können ausgelöst werden durch Herzerkrankungen, Erkrankungen der Hormondrüsen, Elektrolytstörungen, Genussmittel, Medikamente und psychische Belastungen. Aber auch bei Gesunden kann es zu Herzschlagunregelmäßigkeiten kommen, die jedoch in der Regel harmlos sind.

Ursachen

Herzrhythmusstörungen können verschiedene Ursachen haben. Sie können harmlos sein, aber auch auf schwere Erkrankungen hinweisen.

Symptome

Herzrhythmusstörungen können unbemerkt bleiben oder den Betroffenen als „Herzstolpern" irritieren. Höhergradige Herzrhythmusstörungen führen nicht selten zu Schwindel, Verwirrtheit, kurzer Bewusstlosigkeit (Synkope), Schlaganfällen oder gar zum plötzlichen Herztod. Es zeigen sich auch ein allgemeines Schwächegefühl, Kurzatmigkeit, Schweißausbrüche und Beklemmungs- und Angstgefühle.

Symptome

Herzrhythmusstörungen können unbemerkt bleiben oder machen sich beim Betroffenen durch „Herzstolpern" bemerkbar.

Therapie

Immer ist nach der Ursache neu aufgetretener Rhythmusstörungen zu suchen. Gegebenenfalls werden sogenannte Antiarrhythmika (Medikamente zur Regulierung des Herzrhythmus) eingesetzt. Eventuell muss ein Herzschrittmacher implantiert (eingepflanzt) werden (**Abb. 22.14**), der durch elektrische Impulse den Herzrhythmus vorgibt.

Bei sehr schwerwiegenden Herzrhythmusstörungen versucht man mit Strom, eventuell vorhandene Herde im Herzmuskel oder zusätzliche Leitungsbahnen, welche die Ursache der Rhythmusstörungen sein können, zu zerstören. In extremen Fällen implantiert man dem Betroffenen einen Defibrillator.

Therapie

Therapeutische Maßnahmen reichen von medikamentöser Therapie über das Einpflanzen eines Herzschrittmachers bis hin zur Implantation eines Defibrillators.

Abb. 22.14 Herzschrittmacher.

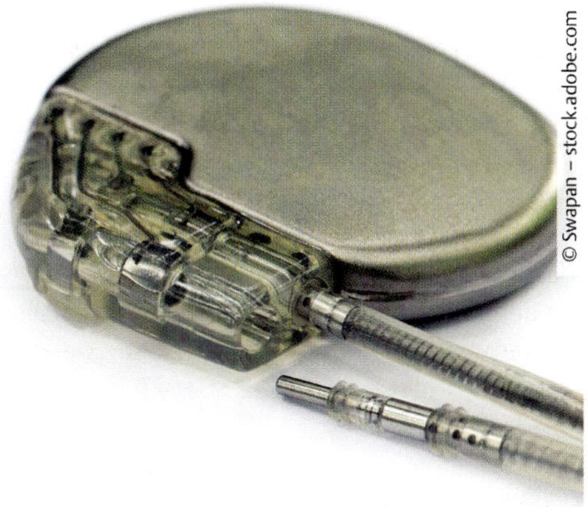

Quelle: Swapan – stock.adobe.com

22.5.6 Hypertonie (erhöhter Blutdruck)

22.5.6 Hypertonie (erhöhter Blutdruck)

Definition

Als **Hypertonie** werden chronisch erhöhte arterielle Blutdruckwerte bezeichnet. Gemäß WHO-Definition besteht eine arterielle Hypertonie ab 140/90 mmHg (WHO: Weltgesundheitsorganisation).

◄ Definition

Ursachen

Es wird zwischen primärer und sekundärer Hypertonie unterschieden.

- **Primäre Hypertonie (essenzielle Hypertonie):** Dies ist die häufigste Ursache einer Hypertonie, eine genaue Ursache ist nicht bekannt. Als Auslöser werden vielfältige Einflüsse diskutiert:
  - familiäre Veranlagung
  - Ernährungsfaktoren (hoher Kochsalz- und Kaffeekonsum, Alkohol, Übergewicht)
  - Stressfaktoren
  - Nikotinabusus
  - zunehmendes Alter
  - Immobilität

Ursachen

Unterschieden werden:

- primärer Bluthochdruck: selbstständiges Krankheitsbild ohne erkennbare Ursache
- sekundärer Bluthochdruck: von einer Grunderkrankung ausgelöst

- **Sekundäre Hypertonie:** Diese Form wird von einer vorliegenden organischen Grunderkrankung ausgelöst, z. B.
  - Nierenerkrankungen,
  - Hormonstörungen,
  - Veränderungen an der Aorta, neurogen oder z. B. durch Schmerzen bedingt.

Seltener sind temporäre Hypertonien, die nicht chronisch sind, z. B. aufgrund von Medikamenten, Giften, Genussmitteln und während der Schwangerschaft.

Symptome

Bluthochdruck bewirkt eher unspezifische Symptome und wird meist nur zufällig durch Messen erkannt.

Symptome

Die Hypertonie ist eine heimtückische Krankheit, weil sie meistens keine Beschwerden verursacht und oft zufällig oder im Rahmen von Folgeerkrankungen diagnostiziert wird! Allenfalls sehr unspezifische Symptome wie Kopfschmerzen (häufig frühmorgens), Ohrensausen, Herzrasen, Nasenbluten oder Sehstörungen werden bemerkt.

Komplikationen

Die hypertensive Krise ist eine plötzliche Blutdrucksteigerung auf Werte > 180/110 mmHg.
Die hypertensive Krise ist ein Notfall.

Komplikationen

Eine häufige Komplikation ist die hypertensive Krise, eine plötzliche Blutdrucksteigerung auf Werte > 180/110 mmHg: Häufig beklagen die Patienten Schwindel, Kopfschmerzen, Angina pectoris o. Ä. Die hypertensive Krise ist ein Notfall! Es kann zum Lungenödem (dekompensierte Linksherzinsuffizienz), Hirnblutung oder gar Herzinfarkt kommen.

Therapie

Bei der **sekundären** Hypertonie wird die Grunderkrankung behandelt. Die Therapie der **primären** Hypertonie erfolgt meist zunächst durch allgemeine und diätetische Maßnahmen. Tritt keine Besserung ein, werden Medikamente eingesetzt.

Therapie

Bei der **sekundären** Hypertonie wird die Grunderkrankung behandelt. Dies normalisiert meist den Blutdruck. Bei einer **primären** Hypertonie sollte vor einer medikamentösen Therapie versucht werden, den Blutdruck durch allgemeine und diätetische Maßnahmen zu senken. Beispiele:

- Stress reduzieren, z. B. durch Entspannungsübungen,
- gemäßigtes Ausdauertraining, z. B. schnelles Gehen, joggen, Fahrrad fahren, Fitnesstraining,
- Genussmittel wie Zigaretten, Kaffee, Tee, Alkohol meiden oder ihren Konsum einschränken,
- Gewicht normalisieren,
- wichtig ist die kochsalzarme Diät (< 6 g Salz pro Tag), insbesondere keine Konserven- oder Fertiggerichte (sehr salzhaltig) und kein „Nachsalzen“,
- Empfehlenswert ist eine mediterrane Kost mit viel Obst, Gemüse, ungesättigten Fettsäuren und wenig Fleisch.

Erst wenn dies nicht zur Blutdrucksenkung führt, greift man zu blutdrucksenkenden Medikamenten (Antihypertonika). Das Ziel ist eine langsame Blutdrucksenkung über mehrere Wochen.

Besonderheiten ►

Besonderheiten alte Menschen

Besonders bei alten Menschen ist es wichtig, dass der Blutdruck langsam gesenkt wird, damit es nicht zu Komplikationen (Schwindel, Kollaps, Störungen der Hirnleistung) kommt. Deshalb sind bei älteren Menschen höhere Blutdruckwerte durchaus zu tolerieren.

Pflege von Menschen mit Hypertonie

Pflegende haben 4 Hauptaufgaben bei Patienten mit Hypertonie:

- Gesundheitsberatung
- medikamentöse Behandlung gewährleisten und überwachen
- bei hypertensiver Krise/hypertensivem Notfall professionell handeln
- Patienten zur Blutdruckselbstkontrolle anleiten

Pflege von Menschen mit Hypertonie

Die Betroffenen fühlen sich auch mit hohen Blutdruckwerten häufig wohl und leistungsfähig. Entscheidend für den Therapieerfolg ist, inwieweit es gelingt, den Patienten zur Einhaltung einer „blutdrucknormalisierenden“ Lebensführung bzw. zur regelmäßigen und konsequenten Medikamenteneinnahme zu motivieren. Pflegende haben dabei 4 Hauptaufgaben:

- Gesundheitsberatung
- medikamentöse Behandlung gewährleisten und überwachen
- bei einer hypertensiven Krise bzw. einem hypertensiven Notfall professionell handeln
- Patienten zur Blutdruckselbstkontrolle anleiten

Gesundheitsberatung

Im Beratungsgespräch soll der Pflegeempfänger die Möglichkeit erhalten, seine bisherigen Verhaltensweisen, die den Bluthochdruck fördern, zu überdenken. Der Pflegehelfer soll den Patienten zu einer Besserung motivieren.

Gesundheitsberatung

Im Beratungsgespräch mit einer Pflegefachperson soll der Pflegeempfänger die Möglichkeit erhalten, seine bisherigen Verhaltensweisen, die den Bluthochdruck fördern, zu überdenken. Pflegende sollen die betroffene Person zu einer Besserung motivieren.

Es wird festgestellt,

- was der Betroffene allgemein über seine Blutdruckerkrankung weiß,
- welche Faktoren er selbst für seinen erhöhten Blutdruck verantwortlich macht,
- inwieweit er über das Risiko eines nicht oder nur unzureichend behandelten Blutdrucks aufgeklärt ist und
- inwieweit er über blutdruckerhöhende Verhaltensweisen aufgeklärt ist, also
  - Risiko „Übergewicht“,
  - Risiko „Salzkonsum“,
  - Risiko „Genussmittel“.

Medikamentöse Behandlung überwachen

Ist eine langfristige Blutdrucksenkung durch Veränderung der Lebensgewohnheiten nicht möglich, muss der Patient lebenslang blutdrucksenkende Medikamente einnehmen.

Über Medikamentenwirkung und Nebenwirkungen informiert der Arzt. Der Pflegehelfer hat die Aufgabe, den Patienten bei der regelmäßigen Medikamenteneinnahme zu unterstützen und die Medikamentenwirkungen und -nebenwirkungen durch regelmäßige Kreislaufkontrollen zu überwachen.

Merke

Auch unter einer blutdrucksenkenden medikamentösen Therapie kann es zu Blutdruckerhöhungen kommen. Bei Symptomen wie Kopfschmerzen, Gesichtsröte, Benommenheit oder starkem Herzklopfen wird der Blutdruck gemessen und bei zu hohen Blutdruckwerten der Arzt informiert.

Medikamentöse Behandlung überwachen

Ist eine Blutdrucksenkung durch Änderung der Lebensgewohnheiten nicht möglich, muss der Patient lebenslang blutdrucksenkende Medikamente einnehmen.

◀ Merke

Bei hypertensiver Krise bzw. hypertensivem Notfall professionell handeln

Beim Auftreten einer hypertensiven Krise leitet die Pflegeperson folgende Sofortmaßnahmen ein:

- den Patienten beruhigen und ihn bitten, sich in das Bett zu legen (körperliche Entlastung),
- Bedarfsmedikation verabreichen,
- sofort einen Arzt informieren.

Therapieziel in der akuten hypertensiven Krise ist es, den Blutdruck schrittweise auf Werte um 160/100 mmHg zu senken. Ein zu schneller Blutdruckabfall würde die Gehirn- und Nierendurchblutung gefährden.

Der Blutdruck muss im weiteren Therapieverlauf kontinuierlich gemessen und dokumentiert werden. Kann der Blutdruck innerhalb von 20–30 Minuten nicht gesenkt werden, besteht akute Lebensgefahr. Es kann zur Herz-Kreislauf-Dekompensation, zur Hirnblutung oder zu zerebralen Krampfanfällen kommen.

Merke

Als Bedarfsmedikation werden häufig Nitrate in Kapselform (z. B. Nitronal) oder als Spray (z. B. Nitrospray) gegeben (**Abb. 22.15**). Der Patient zerbeißt die Kapsel, was den Wirkeintritt beschleunigt, und schluckt die Kapsel herunter.

Bei hypertensiver Krise bzw. hypertensivem Notfall professionell handeln

Sofortmaßnahmen:

- Beruhigung
- körperliche Entlastung
- Bedarfsmedikation
- Arzt informieren

Ziel: Blutdruck schrittweise auf etwa 160/100 mmHg senken. Ein zu schneller Blutdruckabfall gefährdet die Gehirn- und Nierendurchblutung.

◀ Merke

Abb. 22.15 Medikation.

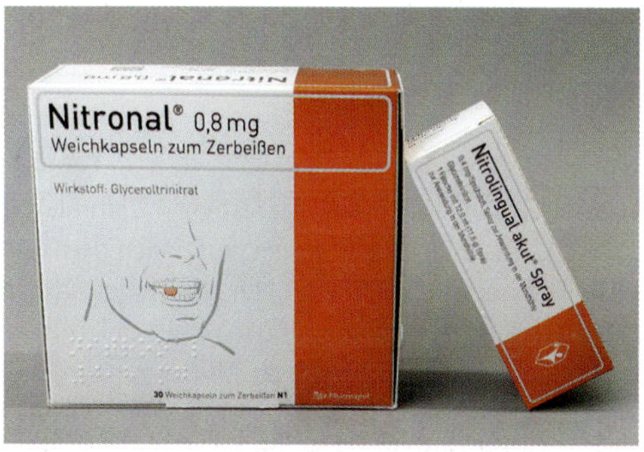

Beispiel für Nitrate als Kapseln oder als Spray zur Blutdrucksenkung. *Quelle: K. Oborny, Thieme*

Zur Kontrolle des Blutdrucks anleiten

Mit einem digitalen Blutdruckmessgerät kann der Patient seinen Blutdruck selbst überwachen. Misst der Patient seinen Blutdruck selbst, übernimmt er die Verantwortung für die Überwachung seines Blutdrucks. Mit einem digitalen Oberarmmessgerät (**Abb. 22.16**) kann der Patient ihn selbstständig messen.

Zur Kontrolle des Blutdrucks anleiten

Mit einem digitalen Blutdruckmessgerät kann der Patient seinen Blutdruck selbst überwachen.

Abb. 22.16 Blutdruckmessung.

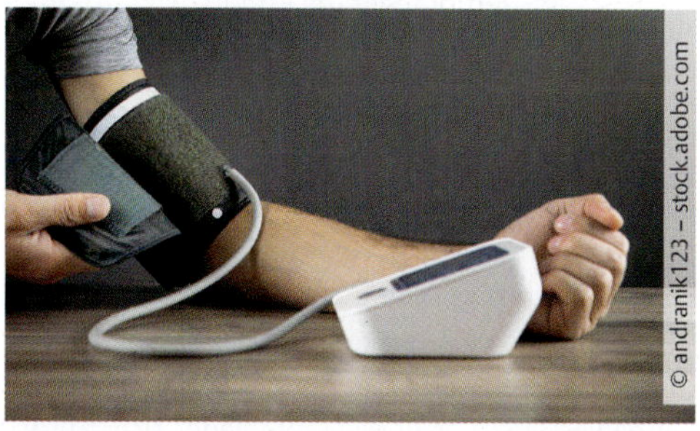

Blutdruckmessgerät für den Oberarm. *andranik123 – stock.adobe.com*

Der Patient lernt, wie die Blutdruckmessung durchgeführt wird und er Fehler vermeiden kann. Der Messvorgang sollte mehrmals an verschiedenen Tagen demonstriert und die korrekte Durchführung überprüft werden. Auf Wunsch werden auch die Angehörigen bei der Anleitung miteinbezogen. Die Messung erfolgt anfangs oder bei Medikamentenumstellung mindestens 3-mal täglich jeweils zur gleichen Zeit vor der Medikamenteneinnahme oder bei plötzlich auftretenden Beschwerden.
Puls- und Blutdruckwerte werden vom Patienten im Blutdruckpass mit Datum, Uhrzeit und ggf. subjektiver Befindlichkeit dokumentiert.

22.5.7 Hypotonie (erniedrigter Blutdruck)

Definition

Eine **Hypotonie** bezeichnet einen Abfall des Blutdrucks auf unter 100 mmHg systolisch oder unter 60 mmHg diastolisch.

Ursachen

Primäre oder essenzielle Hypotonie: Betroffen sind vor allem junge, sehr schlanke Frauen. Die Ursache ist unklar.
Sekundäre Hypotonie: Entsteht meist durch Medikamente, Störungen des Hormonsystems, nach langer Bettlägerigkeit oder bei geringem Blutvolumen.

Symptome

Die Patienten leiden unter Schwindel und Konzentrationsschwäche. Die körperliche Leistungsfähigkeit lässt nach. Die Betroffenen ermüden schnell und brauchen morgens lange, um „in Gang zu kommen".
In schweren Fällen können die Patienten kurzzeitig das Bewusstsein verlieren. Es kommt zu einer Synkope (Ohnmacht).

Therapie

Menschen mit Hypotonie sollten ihren Kreislauf mit Sport, Massagen oder Sauna trainieren. Sie sollten viel trinken und nach dem Schlafen langsam aufstehen. Nur selten ist eine medikamentöse Therapie nötig.
Bei einer Synkope wird der Patient hingelegt und die Beine angehoben.

22.5.8 Herzinsuffizienz (Herzmuskelschwäche)

Fallbeispiel

Die 79-jährige Frau Bauer* lebt seit 2 Jahren in einem Altenheim. Frau Bauer ist vor 12 Jahren mit ihrer ganzen Familie als Spätaussiedlerin aus Russland nach Deutschland gekommen, kurz nach dem Tod ihres Mannes. Zunächst hatten ihre 5 Kinder mit ihren Familien geplant, mit der Mutter alle gemeinsam in einer Stadt zu leben, aber aus beruflichen Gründen lebt die Familie inzwischen über ganz Deutschland verteilt. Nur noch die jüngste Tochter wohnt mit ihrem Mann in der Nähe und besucht die Mutter regelmäßig. Frau Bauer leidet seit vielen Jahren an einer chronischen Herzinsuffizienz infolge einer langjährig bestehenden arteriellen Hypertonie. Sie ist wegen zunehmender körperlicher Schwäche und Dyspnoe schon bei leichter Belastung stark in ihren Aktivitäten eingeschränkt und benötigt Hilfe bei fast allen Aktivitäten des täglichen Lebens. Noch vor einem Jahr konnte sie mit ihrer Tochter spazieren gehen, inzwischen fährt die Tochter sie mit dem Rollstuhl durch den großen Garten des Altenheims.
Pflegehelferin Anna kommt am Morgen zu Frau Bauer in das Zimmer, um sie zu wecken und bei der Körperpflege zu unterstützen. „Guten Morgen Frau Bauer, haben Sie gut geschlafen?" Frau Bauer ist bereits wach und sitzt auf der Bettkante. „Nein, ich habe schlecht geschlafen und musste an früher denken. Wissen Sie, meine Kinder und ich sind sehr glücklich in Deutschland, aber mein Mann ist in Russland begraben. Er fehlt mir sehr." „Das kann ich gut verstehen, Frau Bauer." Anna legt den Arm um die alte Dame. „Kommen Sie, ich helfe Ihnen jetzt und dann schauen wir mal gemeinsam, was heute als Unterhaltung angeboten wird. Das wird Sie auf andere Gedanken bringen." Anna begleitet die Bewohnerin ins Bad und hilft ihr beim Duschen und Ankleiden. Frau Bauer ist sehr kurzatmig und Anna muss immer wieder Pausen einlegen. An den Fußknöcheln der Bewohnerin fallen Anna Ödeme auf, die so stark ausgeprägt sind, dass sie Schwierigkeiten hat, Frau Bauer ihre gewohnten Schuhe anzuziehen.
Danach fährt Anna die Bewohnerin mit dem Rollstuhl in den Speisesaal zum Frühstück und nimmt auch die Tabletten mit, welche Frau Bauer zum Frühstück einnehmen muss. Unterwegs halten sie am Schwarzen Brett an, auf dem die Tagesbeschäftigungsangebote zu lesen sind. Heute steht Gymnastik auf dem Plan, aber das ist für Frau Bauer viel zu anstrengend. „Ich habe noch eine Häkelarbeit angefangen, daran werde ich heute weiterarbeiten. Und dann kommt ja heute Nachmittag meine Tochter vorbei. Holen Sie mich in einer Stunde hier im Speisesaal wieder ab?" Anna verspricht es und verabschiedet sich. Zurück im Dienstzimmer, berichtet sie der Wohnbereichsleiterin von den zunehmenden Ödemen bei Frau Bauer.
**Fallbeispiel fiktiv, Namen frei erfunden*

Kurzfassung

Der Patient wird in die Technik der Blutdruckmessung eingeführt und lernt, wie er Fehler vermeiden kann. Der Messvorgang sollte mehrmals an verschiedenen Tagen demonstriert und die korrekte Durchführung überprüft werden.

22

22.5.7 Hypotonie (erniedrigter Blutdruck)

Definition ►

Ursachen

Primäre oder essenzielle Hypotonie: Ursache unklar.
Sekundäre Hypotonie: Medikamente, Hormonstörungen, lange Bettlägerigkeit, geringes Blutvolumen.

Symptome

Dies sind z. B. Schwindel, Konzentrationsschwäche, Minderung der körperlichen Leistungsfähigkeit.

Therapie

Der Kreislauf sollte durch verschiedene Maßnahmen (Sport, Massagen, Sauna) angeregt werden.

22.5.8 Herzinsuffizienz (Herzmuskelschwäche)

Fallbeispiel ►

Definition

Bei der **Herzinsuffizienz** handelt es sich um die Unfähigkeit des Herzmuskels, die zugeführte Blutmenge mit ausreichender Kraft (unzureichende Herzleistung) in den Organismus zu pumpen.

Ursachen

Bei der akuten Herzinsuffizienz entwickelt sich die Herzschwäche plötzlich, z. B. aufgrund eines akuten Herzinfarktes oder einer hypertensiven Krise. Die wichtigsten Symptome sind akute Atemnot und stechende Schmerzen in der Brust. Eine akute Herzinsuffizienz ist immer ein Notfall!

Die chronische Herzinsuffizienz ist Folge einer Erkrankung, die den Herzmuskel über viele Jahre durch vermehrte Belastung oder einen chronischen Sauerstoffmangel geschwächt hat, z. B. bei Bluthochdruck oder Koronarer Herzerkrankung.

Symptome der chronischen Herzinsuffizienz

Je nachdem, welche Herzhälfte geschwächt ist, spricht man von Links- oder Rechtsherzinsuffizienz; sind beide Herzhälften betroffen, handelt es sich um eine Globalinsuffizienz. Abhängig davon, welche Form von Herzinsuffizienz vorliegt, kommen andere Beschwerden hinzu.

- **Linksherzinsuffizienz:** Die Patienten berichten insbesondere über Atembeschwerden:
  - Atemnot bei Anstrengung (Belastungsdyspnoe), ggf. Atemnot in Ruhe
  - Atemnot im Liegen (Orthopnoe): vor allem bei flacher Lagerung. Die Patienten versuchen, hochgelagert zu schlafen.
  - beschleunigte Atmung (Tachypnoe): Bei körperlicher Anstrengung muss der Patient schneller atmen.
  - Lungenödem: Beim Atmen ist ein deutliches Rasseln zu hören, weil sich Wasser in den Lungenbläschen angesammelt hat.
- **Rechtsherzinsuffizienz:** Es kommt bei einer Rechtsherzinsuffizienz zur Stauung im Körperkreislauf:
  - Wasseransammlungen im Gewebe (Ödeme): Besonders sichtbar sind diese an den Füßen. In schweren Fällen bilden sich Ödeme am Körperstamm, die Anasarka.
  - Obere Einflussstauung: Äußerlich sichtbar wird die Blutstauung in den oberen Halsvenen, besonders im Liegen.
  - Ödembildung in inneren Organen: Patienten mit einer schweren Rechtsherzinsuffizienz haben z. B. häufig eine vergrößerte Leber oder Aszites (Wasseransammlung im Bauch). Treten Appetitlosigkeit und Übelkeit auf, kann dies auf eine Stauung der Magenvenen hinweisen.

Besonderheiten Kinder

Bei Neugeborenen und Säuglingen äußert sich eine Herzinsuffizienz durch Trinkschwäche und verminderte Gewichtszunahme, schwaches Schreien sowie Ödeme (vor allem an den Augenlidern). Bei chronischer Herzinsuffizienz (meist infolge eines Herzfehlers) entwickeln sich die Kinder nur sehr verzögert.

Der Schweregrad einer Herzinsuffizienz wird anhand von Kriterien der New York Heart Association (NYHA-Klassifikation) eingeteilt:

- **NYHA I:** keine Beschwerden, Herzinsuffizienzzeichen aber technisch (z. B. Echokardiografie) nachweisbar.
- **NYHA II:** Symptome nur bei stärkerer Belastung.
- **NYHA III:** Symptome schon bei geringer Belastung.
- **NYHA IV:** Beschwerden schon in Ruhe.

Therapie

Im Vordergrund steht die Behandlung der Grunderkrankung, z. B. die Therapie der Hypertonie, der Koronaren Herzkrankheit oder von Herzrhythmusstörungen. Eventuell ist die operative Behandlung eines Herzklappenfehlers nötig. Die unzureichende Auswurfleistung des Herzens wird medikamentös behandelt. Des Weiteren werden Allgemeinmaßnahmen angeordnet, z. B.

- Normalisierung des Körpergewichts,
- kochsalzarme Kost und eventuell Trinkmengenbeschränkung (z. B. auf 1,5 l/Tag),
- leichte Kost, kleine Mahlzeiten,
- ärztlich kontrolliertes sporttherapeutisches Training,
- Alkohol nur in geringen Mengen.

KURZFASSUNG

◄ Definition

Ursachen

akute Herzinsuffizienz: Herzschwäche entwickelt sich plötzlich
chronische Herzinsuffizienz: Herzschwäche hat sich über viele Jahre entwickelt.

Symptome der chronischen Herzinsuffizienz

Zum beschleunigten Puls und nächtlichem Wasserlassen kommen abhängig davon, welche Herzhälfte geschwächt ist, weitere Symptome hinzu.
Man unterscheidet:

- **Linksherzinsuffizienz:** v. a. Atembeschwerden.
- **Rechtsherzinsuffizienz:** v. a. Ödeme.c

◄ Besonderheiten

NYHA I: keine Beschwerden
NYHA II: Symptome nur bei stärkerer Belastung.
NYHA III: Symptome schon bei geringer Belastung.
NYHA IV: Beschwerden schon in Ruhe.

Therapie

Neben der Behandlung der Grunderkrankung spielen Allgemeinmaßnahmen wie Normalisierung des Körpergewichts, adäquate Ernährung und leichtes körperliches Training eine große Rolle.

Pflege von Menschen mit Herzinsuffizienz
Je nach Schweregrad der Erkrankung ist die Pflege der Betroffenen unterschiedlich und der Pflegehelfer passt die Hilfe der Situation an.

Symptome überwachen
Neben den Vitalzeichen Atmung, Puls, Blutdruck werden Flüssigkeitszufuhr und Bewusstseinslage überwacht.

Beim Lungenödem professionell handeln

Merke ▸

Sofortmaßnahmen:
- Arzt über Notruf verständigen, Pflegefachkraft informieren
- Herzbettlagerung (**Abb. 22.17**)
- Sauerstoff (10 l/min) über Maske verabreichen (nach Rücksprache mit dem Arzt!)
- Patienten beruhigen
- Blutdruck und Puls kontrollieren und dokumentieren
- Absauganlage und Notfallkoffer bereitstellen
- Medikamente richten

Pflege von Menschen mit Herzinsuffizienz

Im Anfangsstadium der Erkrankungen verspürt der Betroffene meist nur wenige Einschränkungen, die er selbst häufig als normale Alterserscheinungen deutet. Doch bei zunehmendem Schweregrad der Herzschwäche nehmen geringe Belastbarkeit und schnelle Erschöpfung deutlich zu. Für Pflegehelfer liegt der Schwerpunkt dann auf

- der entlastenden Pflege bei den Aktivitäten des täglichen Lebens,
- dem profesionellen Handeln beim Auftreten eines Lungenödems,
- der fortlaufenden Überwachung von Symptomen und Medikamentenwirkungen bzw. –nebenwirkungen.

Symptome überwachen

Im Rahmen der Krankenbeobachtung werden folgende Parameter überwacht (Veränderungen müssen zeitnah der zuständigen Pflegefachkraft mitgeteilt werden), um eine Dekompensation der Herzinsuffizienz rechtzeitig zu bemerken. Bei der Dekompensation kann die Funktion des geschwächten Herzens nicht aufrechterhalten werden. Hierzu werden Atmung, Flüssigkeitshaushalt und die Vitalzeichen beobachtet:

- **Atmung:**
  - Hat der betroffene Mensch Atemnot schon in Ruhe? Der Oberkörper wird hochgelagert und auf ärztliche Anordnung wird Sauerstoff verabreicht.
- **Blutdruck und Puls:**
  - Blutdruck, Herzfrequenz und Herzrhythmus werden in individuell festgelegten Zeitintervallen kontrolliert.
- **Flüssigkeitshaushalt:**
  - Urinproduktion: Es wird eine Ein-/Ausfuhrbilanzierung durchgeführt. Die zu pflegende Person wird auf ihre Urinausscheidung beobachtet und bei Toilettengängen unterstützt. Bei einer vermehrten nächtliche Ausscheidung (Nykturie) ist die Leistungsfähigkeit der betroffenen Person durch Schlafmangel oft zusätzlich eingeschränkt.
  - Wasseransammlungen im Gewebe (Ödeme): Ödeme können an den Unterschenkeln oder auch im Gesäßbereich auftreten (Anasarka). Bei Neigung zu Ödemen wird oft die Trinkmenge beschränkt. Hier sollte dem betroffenen Menschen häufiger eine Mundpflege angeboten werden.
  - Bei Menschen mit einer chronischen Herzinsuffizienz müssen Gewichtskontrollen durchgeführt werden, um das Einlagern von Flüssigkeit im Gewebe zu kontrollieren.

Beim Lungenödem professionell handeln

Merke

Beim Lungenödem tritt Flüssigkeit aus den Lungengefäßen aus und sammelt sich im Lungengewebe und/oder den Alveolen. Der Patient atmet schneller als normal (Tachypnoe), das Atmen fällt ihm schwer (Dyspnoe) und er hustet.

Der Pflegeempfänger befindet sich in einem lebensbedrohlichen Zustand. Es muss sofort gehandelt werden:

- Arzt über Notruf verständigen, Pflegefachkraft informieren.
- Patienten zur Atemerleichterung in die sogenannte Herzbettlagerung bringen (**Abb. 22.17**).
- Sauerstoff über Maske verabreichen (nach Rücksprache mit Arzt!).
- Patienten beruhigen.
- Absauganlage und Notfallkoffer bereitstellen.
- Medikamente nach Anordnung richten.

Ziel der Sofortmaßnahmen ist es, den Sauerstoffbedarf des Organismus zu decken. Die weitere Überwachung und Therapie des Patienten erfolgt in der Regel auf einer Intensivpflegestation.

Abb. 22.17 Herzbettlagerung.

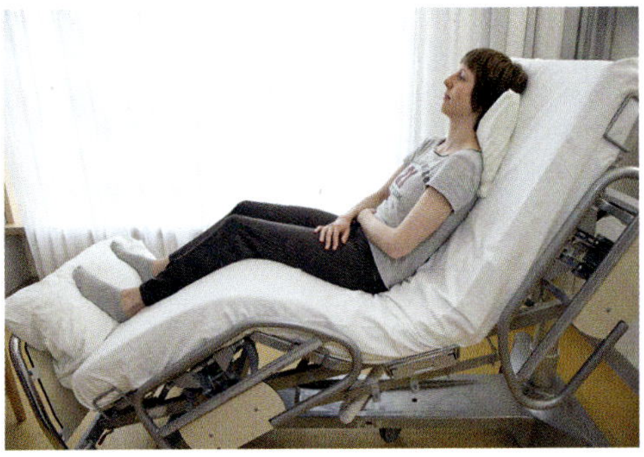

Die Herzbettlagerung kann dabei helfen, das Herz zu entlasten (nachgestellte Situation). *Quelle: W. Krüper, Thieme*

Bei den ATL entlasten

Der Betroffene ist in der Regel durch die Symptome der Herzinsuffizienz in den Aktivitäten des täglichen Lebens eingeschränkt und benötigt vor allem bei stark eingeschränkter Herzleistung gezielte pflegerische Unterstützung. Eine entlastende Pflege steht hierbei im Vordergrund. Schwerpunkte sind:

- Der Pflegeempfänger sollte auch tagsüber die Möglichkeit haben, gezielte Erholungsphasen einzuhalten.
- Die unterschiedlichen Pflegeverrichtungen werden nach kräfteschonenden Gesichtspunkten über den Tag verteilt (z. B. Körperpflege erst nach dem Frühstück).
- Darf nach Arztanordnung eine vorsichtige Mobilisation erfolgen, sollte sie im Sinne einer Lehnstuhlbehandlung eingeleitet werden. Der Pflegeempfänger verbringt dabei einen Teil des Tages sitzend in einem bequemen Sessel; das Blut versackt dadurch in den Körpervenen und entlastet so das Herz.
- Die individuelle Gefährdung durch Sekundärschäden wie Dekubitus und Thrombose muss eingeschätzt und prophylaktische Maßnahmen durchgeführt werden.
- Der Pflegeempfänger erhält kleine, leicht verdauliche und appetitlich angerichtete Mahlzeiten.
- Bei schwerer Herzinsuffizienz und ausgeprägten Wassereinlagerungen ist eine streng natriumarme Kost einzuhalten. Eine Trinkmengenbeschränkung kann wesentlich zur Volumenentlastung des Organismus beitragen.
- Auf eine regelmäßig Verdauung sollte geachtet werden. Falls notwendig werden Laxanzien verabreicht.

Bei den ATL entlasten

Durch die eingeschränkte Herzleistung sind die Betroffenen in ihren täglichen Handlungen eingeschränkt. Es ist zu beachten, dass

- gezielte Erholungsphasen eingehalten werden,
- Pflegeverrichtungen kräfteschonend über den Tag verteilt werden,
- das Dekubitus- und Thromboserisiko eingeschätzt und prophylaktische Maßnahmen durchgeführt werden,
- kleine, leicht verdauliche Mahlzeiten angeboten werden,
- natriumarme Kost gegessen wird,
- die Trinkmengenbeschränkung eingehalten wird,
- bei Verstopfung motilitätsbeeinflussende Abführmittel gegeben werden.

Merke

Auf MT-Strümpfe (Medizinische Thromboseprophylaxestrümpfe) sollte bei ausgeprägten Wasseransammlungen im Gewebe verzichtet werden. Ein korrekter Sitz der Strümpfe ist meist nicht gewährleistet, sodass die Gefahr der Einschnürung und einer venösen Stauung besteht.

◄ Merke

Besonderheiten alte Menschen

Vor allem ältere Menschen nehmen aufgrund eines geringeren Durstempfindens manchmal zu wenig Flüssigkeit zu sich. Deshalb sollte die Pflegekraft die Trinkgewohnheiten bei der Pflegeanamnese erfassen und kritisch prüfen, ob eine Trinkmengenbeschränkung überhaupt sinnvoll ist.

◄ Besonderheiten

22.6 Untersuchungen des Gefäßsystems

Alle Gefäße im menschlichen Körper können durch Erkrankungen oder Verletzungen geschädigt werden. Mithilfe einer Reihe wichtiger Untersuchungsmethoden lassen sich diese Schädigungen erkennen.

22.6 Untersuchungen des Gefäßsystems

Angiografie. Die Angiografie ist eine Röntgenuntersuchung, mit deren Hilfe Arterien, Venen oder Lymphgefäße dargestellt werden können. Da Kontrastmittel Röntgenstrahlen stärker absorbieren als das Körpergewebe, können sonst nicht sichtbare Strukturen sichtbar gemacht werden. Man unterscheidet:

- Arteriografie: bildgebende Kontrastdarstellung von Arterien
- Phlebografie: bildgebende Kontrastdarstellung von Venen
- Lymphografie: bildgebende Kontrastdarstellung von Lymphgefäßen und Lymphknoten

Angiografie: Röntgenuntersuchung zur Darstellung von Arterien, Venen oder Lymphgefäßen

Doppler-Untersuchung. Die Doppler-Untersuchung ist die am häufigsten verwendete, schmerzfreie Sonografiemethode zur Diagnose der venösen und arteriellen Durchblutung. Dabei werden Ultraschallwellen ausgesandt, die von den fließenden roten Blutkörperchen reflektiert werden. Die Untersuchung gibt Auskunft über die Durchgängigkeit sowie den Klappenzustand der tiefen Leitvenen.

Doppler-Untersuchung: Sonografiemethode zur Diagnose des venösen Rückflusses

Laufbandergometrie. Mit der Laufbandergometrie wird die beschwerdefreie Gehstrecke einer Person standardisiert bestimmt. Der Patient geht dabei auf einem Laufband. Die Strecke, die der Patient zurücklegen kann, wird gemessen.

Laufbandergometrie: Bestimmung der beschwerdefreien Gehstrecke

22.7 Häufige Krankheiten des Gefäßsystems

22.7.1 Akuter Arterienverschluss

Definition ▶

Ursachen

- arterielle Verstopfungen eines Blutgefäßes durch Embolie oder Thrombose
- Gefäßverletzungen oder -krämpfe (Spasmen)

Merke ▶

Symptome

Symptomatisch zeigen sich im Bereich des Versorgungsgebiets

- Schmerz,
- Blässe (**Abb. 22.18**),
- Sensibilitätsstörungen,
- Pulslosigkeit,
- Bewegungseinschränkung,
- Erschöpfung/Schock.

Merke ▶

Therapie

- Schocktherapie
- Schmerztherapie
- intravenöse Heparinverabreichung
- schnellstmöglicher Transport in eine chirurgische Klinik

22.7 Häufige Krankheiten des Gefäßsystems

22.7.1 Akuter Arterienverschluss

Definition

Beim **akuten Arterienverschluss** kommt es plötzlich zum Verschluss einer Arterie. Das nachgelagerte Versorgungsgebiet ist vollständig oder teilweise von der Blutzufuhr abgeschnitten.

Ursachen

Ursachen eines akuten Arterienverschlusses sind:

- arterielle Verstopfungen eines Blutgefäßes durch körpereigene oder körperfremde Substanzen (Embolien),
- lokale arterielle Verstopfungen eines Blutgefäßes durch ein Blutgerinnsel (Thrombosen) infolge einer pAVK (S. 507),
- Gefäßverletzungen oder -krämpfe (Spasmen).

90 % der arteriellen Embolien sind kardialer Herkunft. Sie treten infolge eines Vorhofflimmerns auf.

Merke

Ein akuter Arterienverschluss ist immer ein Notfall. Extremitäten, Organe oder der gesamte Organismus sind bedroht.

Symptome

Die Anzeichen des akuten Arterienverschlusses werden mit den „6 **P**" beschrieben. Sie treten bei der arteriellen Embolie schlagartig auf.

- **P**ain: plötzlich einsetzender Schmerz von höchster Intensität im Bereich des Versorgungsgebiets der verschlossenen Arterie,
- **P**aleness: Blässe als Zeichen der Minderdurchblutung im Bereich des Versorgungsgebiets der verschlossenen Arterie (**Abb. 22.18**),
- **P**araesthesia: Sensibilitätsstörungen und Missempfindungen im Versorgungsgebiet der verschlossenen Arterie,
- **P**ulslessness: Pulslosigkeit körperfern (distal) des Arterienverschlusses
- **P**aralysis: Bewegungseinschränkung oder -unfähigkeit der betroffenen Extremität (sehr selten),
- **P**rostration: Erschöpfungszustand/Schock.

Merke

Wird die arterielle Strombahn nicht innerhalb von 6 Stunden wiederhergestellt, kann es zum Verlust der Extremität kommen!

Abb. 22.18 Akuter Arterienverschluss.

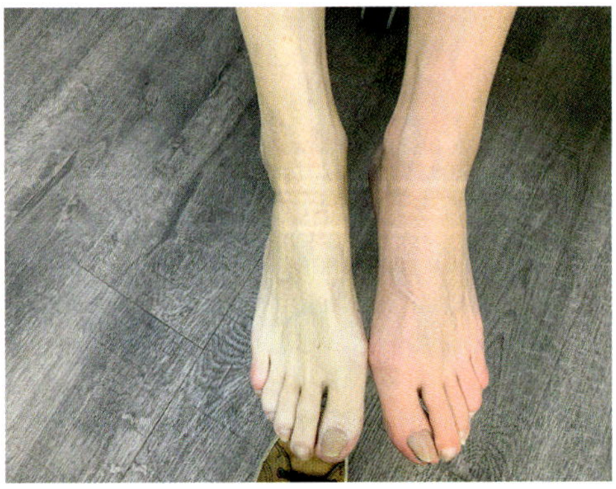

Quelle: S. Andreae

Therapie

Folgende therapeutische Maßnahmen werden durchgeführt:

- Schocktherapie
- Schmerztherapie
- intravenöse Heparinverabreichung
- schnellstmöglicher Transport in eine chirurgische Klinik

In der Klinik wird das Blutgerinnsel operativ entfernt oder medikamentös aufgelöst.

Merke

Als Sofortmaßnahme wird das betroffene Bein tief gelagert (deutlich unter Herzniveau). Die Extremität muss vor Auskühlung und Verletzungen geschützt werden.

◀ Merke

22.7.2 Arterielle Verschlusskrankheit (pAVK)

Definition

Als **pAVK** (periphere arterielle Verschlusskrankheit) bezeichnet man arteriosklerotisch bedingte Einengungen und Verschlüsse der Gliedmaßenarterien. Zumeist betroffen sind die Becken- und Beinarterien.

Ursachen

Die Ursache liegt zu 95 % in einer Arteriosklerose. Die pAVK entwickelt sich meist langsam und über Jahre.

Symptome

Hinweise auf eine pAVK kann schon der äußere Aspekt geben: Das betroffene Bein fühlt sich kühl an und ist blass. Setzt man die betroffene Person an die Bettkante, bleibt das erkrankte Bein länger blass als das gesunde.

Das typische Symptom ist die sogenannte „**Schaufensterkrankheit**“, auch Claudicatio intermittens genannt: Die Patienten empfinden ab einer bestimmten Gehstrecke Schmerzen in den Beinen (meist in den Waden), die sie zum Stehenbleiben zwingen. Nach einer kurzen Pause lassen die Beschwerden nach und der Patient geht weiter. Damit dieser merkwürdige Gehrhythmus nicht zu sehr auffällt, bleiben die Betroffenen gerne vor Schaufenstern stehen.

Die Schmerzangabe richtet sich nach der Lokalisation des Gefäßverschlusses. Generell sind die Beschwerden immer unterhalb der betroffenen Arterie lokalisiert.

Nach dem klinischen Erscheinungsbild wird die pAVK in 4 Stadien eingeteilt:

- **Stadium I:** keine klinische Symptomatik, aber nachweisbare Gefäßveränderungen.
- **Stadium IIa und IIb:** Die Schmerzen treten bei Belastung auf und klingen in Ruhe schnell ab. Die Schmerzen zwingen den Betroffenen zum Stehenbleiben („Schaufensterkrankheit“ = Claudicatio intermittens):
  - IIa: Schmerzen nach einer Gehstrecke > 200 m.
  - IIb: Schmerzen nach einer Gehstrecke < 200 m.
- **Stadium III:** Schmerzen bereits in Ruhe; besonders bei Horizontallage der Beine treten Schmerzen auf. Die Betroffenen werden z. B. nachts durch Schmerzen geweckt. Typischerweise führt das Tieflagern der Beine (aus dem Bett heraus hängen lassen) zu einer verbesserten Durchblutung und zum Nachlassen der Schmerzen.
- **Stadium IV:** Ruheschmerz und Nekrose bzw. Gangrän (Gewebstod) (**Abb. 22.19**). Weitere Symptome sind
  - fehlende Pulse,
  - Missempfindungen,
  - Kältegefühl in den betroffenen Bereichen,
  - Blässe der Extremität bei Hochlagerung.

Abb. 22.19 pAVK.

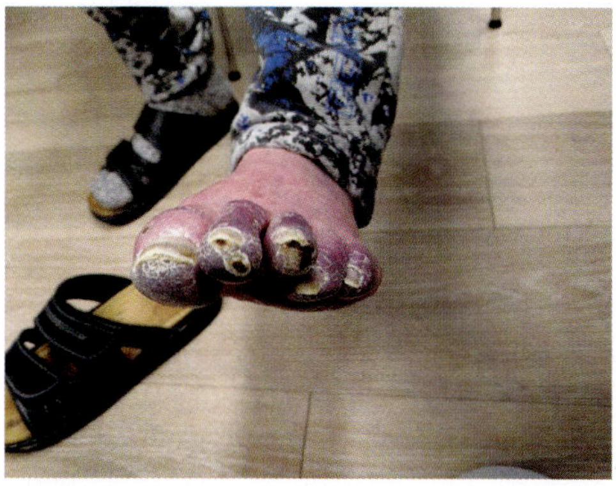

Schwerste pAVK mit trockenem Gangrän. *Quelle: S. Andreae*

Merke

Der Patient soll nicht über die Schmerzgrenze hinaus weiterlaufen, es besteht sonst die Gefahr, dass einzelne Muskelfasern durch die Sauerstoffunterversorgung absterben.

22.7.2 Arterielle Verschlusskrankheit (pAVK)

◀ Definition

Ursachen

Die Ursache liegt zu 95 % in einer Arteriosklerose.

Symptome

Meist weisen die Beschwerden auf die Erkrankung hin:

- Das betroffene Bein ist kühl und blass.
- Der Patient kann nur eine bestimmte Strecke gehen und muss dann aufgrund der Schmerzen stehen bleiben.

- **Stadium I:** keine klinische Symptomatik
- **Stadium IIa und IIb:** Schmerzen treten bei Belastung auf, klingen in Ruhe schnell ab. „Schaufensterkrankheit“ = Claudicatio intermittens:
  - IIa: Schmerzen nach einer Gehstrecke > 200 m.
  - IIb: Schmerzen nach einer Gehstrecke < 200 m.
- **Stadium III:** Schmerzen bereits in Ruhe
- **Stadium IV:** Ruheschmerz und Nekrose bzw. Gangrän (Gewebstod) (**Abb. 22.19**)

◀ Merke

Therapie

- konservative Therapie: Gesundheitsberatung, Gehtraining, Sporttherapie
- medikamentöse Therapie: Thrombozytenfunktionshemmer, vasoaktive Substanzen (Prostaglandin E1), Schmerzmittel, Hämodilution
- chirurgische Therapie: z. B. perkutane transluminale Angioplastie (PTA), Bypass-OP oder (im Stadium IV) Amputation

Pflege von Menschen mit Arterieller Verschlusskrankheit

Die Pflege richtet sich nach dem Stadium der Erkrankung und den Ressourcen des Patienten.c

Pflege im Stadium II

Ein Gehtraining sollte über einen Zeitraum von mindestens 6 Monaten 3-mal wöchentlich für mehr als 30 Minuten erfolgen. Der Patient kann so den Übergang der pAVK in das Stadium III verzögern oder verhindern.

Merke ►

Pflege im Stadium III und IV

Die betroffenen Extremitäten müssen unter Herzniveau gelagert werden.

Aufgrund der verminderten Durchblutung ist die Gefahr von Druckstellen an der betroffenen Extremität hoch. Eine konsequente Dekubitusprophylaxe ist unerlässlich.

22.7.3 Krampfadern (Varizen/Varikosis)

Definition ►

Ursachen

Die primäre Varikosis beruht auf einer Bindegewebsschwäche. Bei der sekundären Varikosis werden oberflächliche Venen infolge eines Verschlusses des tiefen Venensystems vermehrt durchblutet.

22

Therapie

Welche Therapie durchgeführt wird, ist abhängig vom Schweregrad der Erkrankung und von der Lokalisation des Verschlusses. Zur Behandlung stehen zu Verfügung:

- konservative Therapie, z. B. Gesundheitsberatung, Gehtraining und Sporttherapie,
- medikamentöse Therapie, z. B. Gabe von Thrombozytenfunktionshemmern,
- chirurgische Therapie, Aufdehnung des Gefäßes mittels Ballondilatation und Einlage eines Stents (ähnlich der Behandlung einer KHK) oder Bypass-Operation.

In Stadium IV kommt meist nur die Amputation der betroffenen Extremität in Betracht. Durchblutungsstörungen und ständige Schmerzen lassen meist keine andere Alternative zu.

Pflege von Menschen mit Arterieller Verschlusskrankheit

Auftretende Schmerzen, eingeschränkte Mobilität und ein immer enger werdender Aktionsradius wirken sich auf nahezu alle Bereiche des alltäglichen Lebens aus. Entweder werden die betroffenen Menschen im Alltag immer mehr von der Hilfe Dritter abhängig, oder es droht die Gefahr der sozialen Isolierung und Vereinsamung gerade älterer Menschen.

Pflege im Stadium II

Hier geht es um die eingeschränkte Beweglichkeit und den damit verbundenen, eingeschränkten Aktionsradius.

Gehtraining. Dies ist die wichtigste Form der physikalischen Behandlung. Die Patienten belasten sich dabei regelmäßig, kontrolliert und in festgelegten Abständen. Ausreichende Erholungsphasen sind genauso wichtig wie die Belastung. Das Gehtraining sollte über einen Zeitraum von mindestens 6 Monaten 3-mal wöchentlich für mehr als 30 Minuten erfolgen. Der Patient kann so den Übergang der pAVK in das Stadium III verzögern oder verhindern.

Merke

Der Erfolg des Gehtrainings ist in hohem Maße von der Motivation des Patienten abhängig. Regen Sie den Patienten zum Führen eines „Trainings-Tagebuchs“ an, in dem er Datum, Dauer und Gehstrecke festhalten kann. Es ist für die Patienten hilfreich und gleichzeitig motivierend.

Pflege im Stadium III und IV

Hier stehen Maßnahmen der Lagerung und der Dekubitusprophylaxe im Vordergrund.

Lagerung unter Herzniveau. Die betroffenen Extremitäten müssen unter Herzniveau gelagert werden. Keinesfalls dürfen die Beine hochgelagert werden. Die Pflegeperson sollte die betroffene Person dazu anhalten, sich regelmäßig an die Bettkante zu setzen und die Beine aus dem Bett zu hängen. Wärme und Kälte sollen gemieden werden. Einem Wärmeverlust ist durch entsprechende Kleidung vorzubeugen. Sind die Patienten immobil, sollte die Pflegeperson frühzeitig eine Bewegungstherapie einleiten.

Dekubitusprophylaxe. Aufgrund der verminderten Durchblutung ist die Gefahr von Druckstellen an der betroffenen Extremität hoch. Eine konsequente Dekubitusprophylaxe ist unerlässlich. Neben einer sorgfältigen Hautbeobachtung und -pflege muss auch auf geeignetes Schuhwerk geachtet werden. Druckstellen werden schnell zur Nekrose oder Gangrän und heilen schlecht. Sind in Stadium IV bereits Nekrosen aufgetreten, ist eine entsprechende Wundbehandlung durchzuführen.

22.7.3 Krampfadern (Varizen/Varikosis)

Definition

Varizen sind „knotenförmig“ oder sackartig erweiterte, oft geschlängelte oberflächliche Venen am Bein.

Ursachen

Die primäre Varikosis beruht auf einer angeborenen Bindegewebsschwäche. Durch eine allgemeine Gefäßwanderweiterung oder eine Schwäche der Venenklappen (Venenklappeninsuffizienz) führt sie zur Venenerweiterung. Übergewicht, Schwangerschaft, stehende Berufe oder Ähnliches können das Risiko einer Varikosis verstärken.

Bei der sekundären Varikosis kommt es zur vermehrten Durchblutung der oberflächlichen Venen infolge eines Verschlusses des tiefen Venensystems, z. B. als Spätfolge einer tiefen Beinvenenthrombose.

Symptome

Folgende Symptome sind typisch:
- Schwere- und Spannungsgefühl in den Beinen, besonders nach langem Stehen; Besserung typischerweise in Ruhe und durch Hochlagerung
- nächtliche Wadenkrämpfe
- Symptome bei Wärme (Sommer) verstärkt

Die Varizen sind verschieden ausgeprägt:
- **Besenreiservarizen:** Die kleinsten Venen in den obersten Hautschichten sind erweitert. Es zeigt sich ein spinnennetzartiges, feines Netz, häufig am Oberschenkel.
- **Retikuläre Varizen:** Die Venenerweiterungen sind netzartig angeordnet, meist in der Kniekehle oder an der Außenseite der Ober- und Unterschenkel.
- **Stammvarikosis:** Oberflächliche große Venen sind erweitert (**Abb. 22.20**).

Während Besenreiser und die retikulären Varizen nur ein kosmetisches Problem darstellen, führt die Stammvarikosis langfristig zur chronisch venösen Insuffizienz (s. u.).

Abb. 22.20 Stammvarikosis.

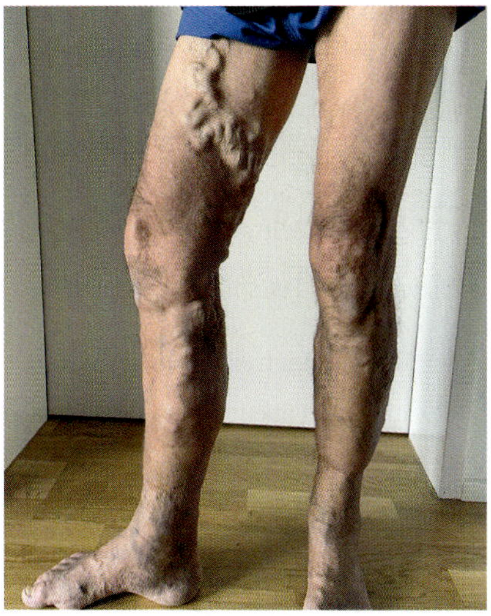

Quelle L. van Ofen, Thieme

Symptome

Symptome sind u. a. Wadenkrämpfe, Schwere- und Spannungsgefühl in den Beinen.

Es gibt verschiedene Ausprägungen:
- **Besenreiservarizen:** kleinste Venen in den obersten Hautschichten sind erweitert
- **Retikuläre Varizen:** Venenerweiterungen netzartig angeordnet
- **Stammvarikosis:** Oberflächliche große Venen sind erweitert (**Abb. 22.20**)

Komplikationen

Bereits durch kleine Verletzungen kann es zur Varizenblutung kommen, die oft sehr ausgeprägt ist und infolge des großen Blutverlusts sogar zum Schock führen kann. Auch wenn die Blutung meist rasch zum Stillstand kommt, sollte sie immer ärztlich untersucht und ggf. zur Verhinderung neuer Blutungen umstochen werden.

Komplikationen

Es kann zu einer Blutung kommen. Der Blutverlust kann zum Schock führen.

Merke

Erstmaßnahmen bei Varizenblutung: Druckverband und Bein hochlagern.

◄ Merke

Therapie

Folgende Allgemeinmaßnahmen sind wirkungsvoll:
- regelmäßige Bewegung zur Aktivierung der Muskel-Venen-Pumpe
- Vermeidung stehender Tätigkeiten und langen Sitzens (z. B. Busreise)
- keine heißen Bäder oder Saunabesuche
- Hochlagern der Beine beim Sitzen und im Bett
- wenn nötig, Gewichtsreduktion
- Kneipp'sche Güsse: 2- bis 3-mal täglich Beine mit einem kalten Wasserstrahl von unten nach oben abduschen.

Die Kompressionsbehandlung durch Kompressionsstrümpfe oder -verbände ist die wirksamste Methode zur Verhinderung von Spätfolgen. Durch lokales Einspritzen von Verödungsmitteln können kleine Varizen verhärtet (sklerosiert) werden. Mittels Lasertherapie kann die Vene operationsfrei verschlossen werden. Bei einer Stammvarikosis dagegen muss die erweiterte Vene durch „Venenstripping" entfernt werden.

Therapie

Wirksame Allgemeinmaßnahmen:
- regelmäßige Bewegung
- langes Stehen, Sitzen vermeiden
- keine heißen Bäder / Saunabesuche
- Hochlagern der Beine beim Sitzen / im Bett
- wenn nötig, Gewichtsreduktion
- Kneipp'sche Güsse

Die Kompressionsbehandlung stellt die wirksamste Methode zur Verhinderung von Spätfolgen dar.

Merke

Bei Krampfadern gilt die **3S/3L**-Regel: **S**tehen, **S**itzen **s**chlecht, **l**ieber **l**aufen, **l**iegen.

◄ Merke

22.7.4 Tiefe Beinvenenthrombose (Phlebothrombose)

Definition ►

22

Ursachen

Die Virchow-Trias beschreibt die Ursachen einer Thrombose:
1. Schädigung der Gefäßwand
2. Verlangsamung der Blutströmung
3. Veränderung der Blutzusammensetzung

Symptome

- einseitige Beinschmerzen und -schwellung
- bläuliche Verfärbung
- druckschmerzhafte Wade

Eine tiefe Beinvenenthrombose kann zur lebensgefährlichen Lungenembolie führen.

Therapie

- Unterschenkelthrombose: keine Bettruhe erforderlich, konsequente Kompressionsbehandlung, Heparintherapie
- Oberschenkel- oder Beckenvenenthrombose: in der Regel strikte Bettruhe, Hochlagerung der betroffenen Extremität

22.7.4 Tiefe Beinvenenthrombose (Phlebothrombose)

Definition

Bei einer **Phlebothrombose** handelt es sich um einen Verschluss einer gesunden oder vorgeschädigten Vene durch ein Blutgerinnsel (Thrombus).

Prinzipiell können sich in allen Venen des Körpers Thrombosen entwickeln, die Bein- und Beckenvenen sind aber mit > 90% am häufigsten betroffen.

Ursachen

3 Veränderungen sind für die Thrombosebildung verantwortlich (Virchow-Trias):
1. Schädigung der Gefäßwand, z. B. durch Verletzung, Operation, Venenkatheter
2. Verlangsamung der Blutströmung, z. B. bei langem Sitzen, Gipsverbänden, Bettlägerigkeit
3. Veränderung der Blutzusammensetzung: Bei Rauchern und Einnahme der Antibabypille besteht eine erhöhte Gerinnungsneigung; aber auch eine Eindickung des Blutes bei einer verringerten Trinkmenge oder bei Einnahme hochdosierter harntreibender Mittel kann eine Thrombose begünstigen.

Symptome

Treten folgende Symptome auf, sollte immer an eine tiefe Beinvenenthrombose gedacht werden:
- plötzliche einseitige Beinschmerzen
- einseitige Beinschwellung und bläuliche Verfärbung (**Abb. 22.21**), ggf. ist die Haut glänzend, gespannt und überwärmt
- verfestigte, druckschmerzhafte Wade, Schmerzen beim Hochziehen der Fußspitze und bei Druck auf die Fußsohle bei der klinischen Untersuchung

Generell sind die Beschwerden im Stehen ausgeprägter. In vielen Fällen finden sich keine Symptome und die Thrombose wird erst bei einer Lungenembolie entdeckt.

Komplikation. Eine tiefe Beinvenenthrombose kann zu einer lebensgefährlichen Lungenembolie führen.

Abb. 22.21 Phlebothrombose.

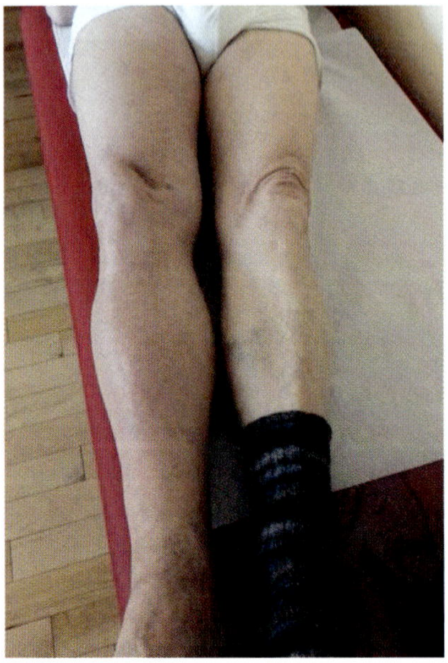

Tiefe Beinvenenthrombose rechts. *Abb. aus: Andreae S, Anton W, Schön J, von Hayek D. I care – Altenpflege Langzeitpflege. Thieme; 2023*

Therapie

Die Maßnahmen richten sich nach der Thromboselokalisation:
- Unterschenkelthrombose: keine Bettruhe erforderlich, jedoch konsequente Kompressionsbehandlung (Beine wickeln oder Kompressionsstrumpf) und Therapie mit gerinnungshemmenden Mitteln über drei Monate..
- Oberschenkel- oder Beckenvenenthrombose: Hochlagerung der betroffenen Extremität und Therapie mit gerinnungshemmenden Mitteln über 6–12 Monate.

Spricht nichts dagegen (z. B. Thrombosealter < 1 Woche, Patient < 65 Jahren), kann je nach Beschwerdebild und Ausdehnung versucht werden, das Blutgerinnsel durch eine Lysetherapie medikamentös aufzulösen. Die operative Entfernung des Gerinnsels (Thrombektomie) mithilfe eines Ballonkatheters ist bei frischen Thrombosen ebenfalls möglich.
Um ein Wiederaufleben der Erkrankung zu vermeiden (Rezidivprophylaxe), schließt sich an alle Therapiemaßnahmen meist eine 3–6 Monate dauernde Therapie mit gerinnungshemmenden Mitteln (z. B. Marcumar, Xarelto oder anderen neuen oralen Antikoagulanzien) an. Bei Rezidiven ist diese Therapie teils lebenslang nötig.

Frische Thrombosen (< 1 Woche) können medikamentös aufgelöst oder operativ entfernt werden.
Auf die Therapie folgt eine 6 Monate dauernde Rezidivprophylaxe an. Risikopatienten erhalten eine Prophylaxe.

Prophylaxe. Bei gefährdeten Personen sollte während des entsprechenden Zeitraums (z. B. Operation, Gipsbehandlung) immer eine konsequente Thromboseprophylaxe (medikamentös, Kompressionsbehandlung) erfolgen.

22.7.5 Oberflächliche Venenentzündung (Thrombophlebitis)

22.7.5 Oberflächliche Venenentzündung (Thrombophlebitis)

Definition

Bei der **Thrombophlebitis** entzünden sich oberflächliche Venen.

◂ Definition

Ursachen

Die Ursachen sind z. B. kleinere Verletzungen an bestehenden Krampfadern. An den Armvenen entsteht eine Entzündung häufig durch venöse Verweilkanülen, die sich infizieren. Es kann aber auch ohne sichtbare Verletzung zu einer Thrombophlebitis kommen.

Ursachen

Kleine Verletzungen an Krampfadern, Entzündungen an Venenverweilkathetern.

Symptome

An der betroffenen Stelle sind die Entzündungszeichen wie Wärme, Schmerz, Rötung, Bewegungseinschränkung und Schwellung zu finden. Es besteht ein empfindlicher, lokal begrenzter Druckschmerz.

Symptome

Entzündungszeichen: Wärme, S0chmerz, Rötung, Bewegungseinschränkung, Schwellung.

Therapie

Bei einer Thrombophlebitis durch einen venösen Zugang ist dieser sofort zu entfernen, da die Gefahr einer Sepsis besteht. Kühlende Salbenumschläge und eine Ruhigstellung können zur Besserung der Schmerzen beitragen. Bei einer infektiösen Ursache ordnet der Arzt eventuell eine Antibiotikatherapie an.

Therapie

Kühlende Salbenumschläge, Ruhigstellung, ggf. Antibiotikatherapie.

22.7.6 Lungenembolie

22.7.6 Lungenembolie

Fallbeispiel

Pflegehelfer Felix* kommt gerade zum Spätdienst. Bei der Übergabe erfährt er, dass am Morgen die 54-jährige Frau Müller von der Intensivstation auf die internistische Station verlegt wurde. Frau Müller wurde vor 2 Tagen mit Verdacht auf eine Lungenembolie über die Notaufnahme eingeliefert. Die sofort durchgeführte Diagnostik bestätigte den Befund einer Lungenembolie Schweregrad II.
Als Felix nach der Dienstübergabe ins Zimmer von Frau Müller kommt, ist dort ihr Mann gerade dabei, die Kleidung der Patientin aus einer Reisetasche in den Schrank zu räumen. „Hallo, Frau Müller, ich bin Pflegehelfer Felix. Ich habe hier Ihre neuen Kompressionsstrümpfe mitgebracht und würde Ihnen gerne helfen, sie anzuziehen; sie sind ziemlich eng, das schafft man fast nicht alleine. Und eine gute Nachricht habe ich auch noch für Sie: Ihre Bettruhe ist gelockert, Sie dürfen in Begleitung einer Pflegeperson aufstehen."
Frau Müller ist sichtlich erleichtert und freut sich. „Oh, das ist ja prima; endlich wieder raus aus dem Bett. Das war vielleicht ein Schreck! Haben Sie schon gehört, was mir passiert ist?" Als Felix den Kopf schüttelt, erzählt sie: „Mein Mann und ich hatten vor 3 Wochen unsere Silberhochzeit und unsere Kinder haben uns eine Traumreise auf die Malediven geschenkt. Es war ganz wunderbar, die totale Erholung. Der Rückflug war dann sehr lang, wir hatten eine ungeplante Zwischenlandung in Dubai und es hat sich alles sehr in die Länge gezogen. Das Flugzeug war bis auf den letzten Platz besetzt. Als wir dann endlich spät abends zuhause waren, sind wir gleich zu Bett gegangen. Am nächsten Morgen hatte ich das Bedürfnis nach Bewegung und ging mit meiner Freundin ins Fitnessstudio. Auf dem Crosstrainer bekam ich plötzlich starke Luftnot und hatte Schmerzen beim Einatmen. Meine Freundin dachte zuerst, ich hätte einen Herzinfarkt, und hat gleich mit dem Handy den Notarzt angerufen. So bin ich dann im Krankenhaus auf der Intensivstation gelandet. Der Arzt sagte, das sei ganz typisch."
„Ja, das stimmt." Felix nickt. „Durch das lange, beengte Sitzen im Flugzeug entsteht eine Thrombose, und wenn das Gerinnsel sich löst, führt das zu einer Lungenembolie. Deshalb ist es sehr gut, dass Ihre Freundin so schnell reagiert hat." Felix nimmt die Kompressionsstrümpfe in die Hand und sagt: „Am besten ziehe ich Ihnen jetzt zuerst die Strümpfe an und messe anschließend Ihren Blutdruck und die Pulsfrequenz. Sind die Vitalzeichen im Normbereich, helfe ich Ihnen beim Aufsetzen an die Bettkante."
**Fallbeispiel fiktiv, Namen frei erfunden*

◂ Fallbeispiel

Definition ►

Definition

Bei einer **Lungenembolie** handelt es sich um einen Lungengefäßverschluss durch ein über den Blutweg aus den Bein- oder Beckenvenen verschlepptes Blutgerinnsel (Thrombus) (**Abb. 22.22**).

Ursachen

Eine Lungenembolie ist meist die Folge einer vorangegangenen Phlebothrombose. Risikofaktoren sind eingeschränkte Mobilität, postoperativer oder posttraumatischer Zustand, Schwangerschaft und Wochenbett, Einnahme der „Pille" in Kombination mit Rauchen, Alter, bösartige Erkrankungen, Übergewicht, angeborene Störungen der Blutgerinnung.

22

Ursachen

Durch den Lungengefäßverschluss entsteht in der Lunge ein belüftetes, aber nicht durchblutetes Gebiet. Die Funktion des rechten Herzens ist beeinträchtigt. Zumeist ist eine Lungenembolie Komplikation und Folge einer vorangegangenen Phlebothrombose. Neben dem venösen Thrombus können auch Fett, Fruchtwasser oder Luft eine Lungenembolie verursachen. Eine Lungenembolie ist immer ein medizinischer Notfall!

Abb. 22.22 Lungenembolie.

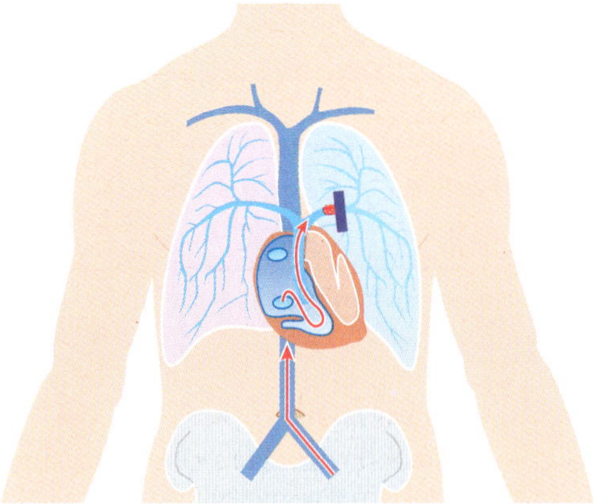

Das Blutgerinnsel gelangt (z. B.) aus den Beinvenen über das rechte Herz in die Lungenarterie (rote Markierung). *Quelle: Paetz B. Chirurgie für die Pflege. Thieme; 2021.*

Risikofaktoren. Die Risikofaktoren für eine Lungenembolie entsprechen denen einer Phlebothrombose, z. B.
- eingeschränkte Mobilität,
- postoperativer oder posttraumatischer Zustand, insbesondere nach Operationen im Bereich der Hüfte und der unteren Extremitäten,
- Schwangerschaft und Wochenbett,
- Einnahme oraler Verhütungsmittel („Pille") in Kombination mit Rauchen,
- Rauchen,
- Alter,
- bösartige Erkrankungen,
- angeborene Störungen der Blutgerinnung (Faktor-V-Leiden-Mutation, Prothrombin-Gen-Mutation).

Merke ►

Merke

Die Lungenembolie stellt eine wichtige Ursache für tödlich verlaufende Komplikationen während eines Krankenhausaufenthalts dar.

Symptome

- **nicht-massive Lungenembolie:** ohne Symptome, gering ausgeprägte Atemnot
- **submassive Lungenembolie:** plötzlich auftretende Atemnot und Kurzatmigkeit, Thoraxschmerz, Blutbeimengungen im Sputum
- **massive Lungenembolie:** zusätzlich Kreislaufschock bis hin zum Herz-Kreislauf-Stillstand, Kaltschweißigkeit, Halsvenenstauung, erhöhter ZVD, Todesangst

Symptome

Die Symptome einer Lungenembolie sind unspezifisch und abhängig vom Schweregrad:
- **nicht-massive Lungenembolie:** ohne Symptome oder gering ausgeprägte Atemnot (Dyspnoe) bei stabilem, unverändertem arteriellem Blutdruck
- **submassive Lungenembolie:** plötzlich auftretende Atemnot und Kurzatmigkeit (Tachypnoe), Thoraxschmerz und Blutbeimengungen im Sputum (Hämoptysen), unveränderter oder gering verminderter arterieller Blutdruck, Unruhe, Angst und Beklemmungsgefühl (der Patient versucht, sich aufzusetzen)
- **massive Lungenembolie:** alle Symptome einer submassiven Lungenembolie und zusätzlich: Kreislaufschock (beschleunigter Puls mit stark vermindertem arteriellen Blutdruck) bis hin zum Herz-Kreislauf-Stillstand, Kaltschweißigkeit, Halsvenenstauung und erhöhter zentralvenöser Druck, Todesangst

Therapie

Bei einer Lungenembolie handelt es sich um einen akuten Notfall. Die Sofortmaßnahmen des Arztes sind von den pflegerischen Tätigkeiten kaum zu trennen. Hier ist Teamarbeit gefragt. Der Pflegehelfer muss in dieser Notfallsituation mit entsprechenden Hilfsmitteln in Reanimationsbereitschaft sein.

Praxistipp

Welche Sofortmaßnahmen sind bei einem Verdacht auf eine Lungenembolie einzuleiten?

- Verständigen Sie sofort den Arzt und die Pflegefachkraft. Lassen Sie jedoch den betroffenen Menschen nicht allein, sondern nutzen Sie die Notrufanlage.
- Vermitteln Sie Ruhe und Sicherheit.
- Der Patient hat absolute Bettruhe, denn es besteht die Gefahr, dass sich weitere Blutgerinnsel vom Entstehungsort lösen.
- Lagern Sie den Oberkörper des Patienten hoch.
- Sichern Sie die Atemfunktion des Patienten. Geben Sie ihm Sauerstoff über eine O_2-Nasensonde (2–6 l O_2/min) oder über eine Maske (8–10 l O_2/min).
- Kontrollieren Sie die Vitalzeichen des Patienten und beobachten Sie ihn.

Die verantwortliche Pflegefachkraft wird weitere Schritte einleiten, z. B. müssen die Materialien für eine Intubation und eine Reanimation sowie für einen venösen Zugang und für Blutentnahmen (Labor und Blutgasanalyse) bereitgestellt werden.
Hat sich der Patient vorerst stabilisiert, wird er auf die **Intensivstation** verlegt. Der Patient sollte dabei in einer halbsitzenden Position gelagert werden und sehr vorsichtig („wie ein rohes Ei") auf die Intensivstation gefahren werden.
Auf der Intensivstation werden weitere Therapieschritte eingeleitet: Die medikamentöse Therapie richtet sich nach dem Schweregrad der Embolie und ruht auf den Säulen **Antikoagulation** (Verzögerung der Blutgerinnung) und **Lysetherapie** (Auflösung des Blutgerinnsels). Daneben werden die teils lebensbedrohlichen Symptome der Atmung und der Herzkreislauffunktion intensivmedizinisch behandelt und der Patient dadurch stabilisiert. Besteht bei einer massiven Lungenembolie eine Kontraindikation gegen eine Lysetherapie, kann eine chirurgische Embolektomie in Erwägung gezogen werden. Auch der Einsatz von Thrombektomiekathetern zum Absaugen oder „Zertrümmern" von Thromben kann mit oder ohne Lyse die Behandlungsergebnisse verbessern.

Therapie

Die Lungenembolie ist ein Notfall. Pflegehelfer müssen mit entsprechenden Hilfsmitteln in Reanimationsbereitschaft sein.

◄ Praxistipp

Weitere Schritte:
- Material für Intubation, Reanimation, venösen Zugang bereitstellen
- nach Stabilisation Patienten in halbsitzender Position auf die Intensivstation verlegen
- intensivmedizinische Behandlung lebensbedrohlicher Symptome der Atmung und Herzkreislauffunktion
- medikamentöse Therapie: Antikoagulation und Lysetherapie

23

Pflege bei Einschränkungen der Beweglichkeit

KURZFASSUNG

23.1 Erinnern Sie sich ...?

Bewegung ist für jeden Menschen wichtig, egal ob jung oder alt. Die Beweglichkeit wird dabei wesentlich vom **Bewegungssystem** (S. 146) und dem **Nervensystem** (S. 139) beeinflusst. Wiederholen Sie am besten noch einmal kurz die anatomischen und physiologischen Grundlagen dieser Organsysteme, das kann helfen, bestimmte Krankheitsbilder besser zu verstehen. So kann z.B. die Frage „Wieso kommt es bei einem Bandscheibenvorfall zu Taubheitsgefühlen und Lähmungserscheinungen?" leicht beantwortet werden, wenn man die anatomischen Grundlagen kennt. Auch das Wissen, dass verschiedene Regionen des Gehirns für bestimmte Funktionen zuständig sind, kann Ihnen dabei helfen nachzuvollziehen, warum eine Hirnblutung je nach betroffener Hirnregion eine Sprachstörung, Sehstörung oder Lähmung hervorruft.

23.1 Erinnern Sie sich...?

- Die wichtige Bedeutung von „Sich bewegen können" (S. 182)
- Aufbau und Funktion des Immunsystems (S. 129)
- Aufbau und Funktion des Nervensystems (S. 139)
- Aufbau und Funktion des Bewegungssystems (S. 146)

23

23.2 Untersuchungen des Bewegungssystems

Um die Ursache von Beschwerden des Stütz- und Bewegungsapparats zu ermitteln und eine Diagnose stellen zu können, verfolgt der Arzt einen immer gleichen Handlungsablauf. Er besteht aus folgenden Teilen:

- Anamnese (Befragung des Patienten)
- körperliche Untersuchung des Stütz- und Bewegungsapparats: Betrachten (Inspektion), Abtasten (Palpation), Funktionsüberprüfung
- neurologische Untersuchung
- ggf. ergänzende technische Untersuchungen.

23.2 Untersuchungen des Bewegungssystems

- Anamnese
- Inspektion, Palpation, Funktionsüberprüfung
- neurologische Untersuchung
- ggf. ergänzende technische Untersuchungen

Anamnese. Zunächst schildert der Patient seine Krankengeschichte. Anschließend fragt der Untersuchende gezielt nach 4 wichtigen Leitsymptomen:
Schmerzen, Bewegungseinschränkung, Schwellung und Fehlbildung (Deformität).

Inspektion. Der Untersucher beurteilt den gesamten Körperbau, das Gewicht des Patienten, Körperhaltung, Schulter- und Beckenstand, Wirbelsäule, Fuß- und Beinachsen, Gelenke.

Abtasten (Palpation). Bei der Palpation können mit der Hand weiche und derbe Schwellungen, örtlich begrenzte Überwärmungen (Entzündung!) oder Druck- und Klopfschmerzen festgestellt werden.

Funktionsprüfung. Jedes Gelenk wird aktiv (vom Betroffenen selbst) sowie passiv (vom Untersucher) bewegt und so überprüft. Außerdem werden zusammenhängende Bewegungsabläufe wie das Gehen überprüft.

Neurologische Untersuchung. Dabei wird geklärt, ob und wo Störungen der Sensibilität vorliegen, ob die Muskelaktivität beeinträchtigt ist (Lähmung) oder ob vegetative Funktionsstörungen vorliegen (z. B. Blasen- und Mastdarmlähmung).

Anamnese: Krankengeschichte, Frage nach Leitsymptomen (Schmerz, Bewegungseinschränkung, Schwellung, Fehlbildung)

Körperliche Untersuchung:
- Inspektion
- Palpation
- Funktionsprüfung
- neurologische Untersuchung

Besonderheiten Kinder

Bei Säuglingen und Kleinkindern wird bei der neurologischen Untersuchung zusätzlich der motorische Entwicklungsstand beurteilt.

◂ Besonderheiten

Röntgenuntersuchung. Mit der Röntgenuntersuchung lassen sich Knochen und Gelenke gut darstellen. Knochenbrüche (Frakturen) lassen sich so schnell und sicher diagnostizieren.

Röntgenuntersuchung: Darstellung von Knochen und Gelenken

Abb. 23.1 MRT.

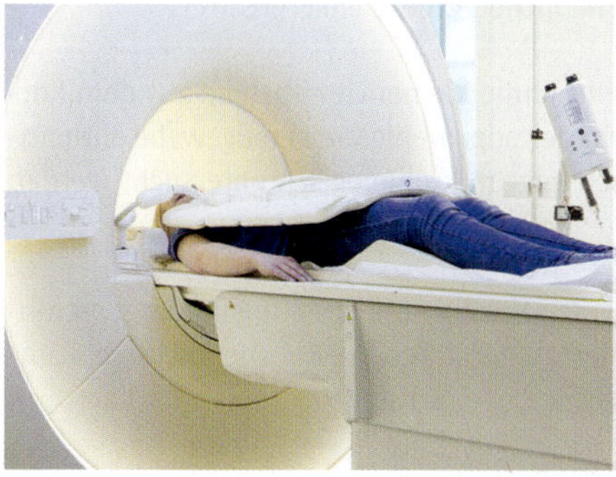

Während der Untersuchung wird der Patient auf dem Rücken liegend in den Kernspintomografen hineingefahren. *Quelle: digitale-fotografien – stock.adobe.com*

Computertomografie (CT): Darstellung der knöchernen Strukturen und Weichteile (Bänder, Muskeln, Knorpel)

Computertomografie. Dabei wird ein Röntgenstrahl kreisförmig von allen Seiten durch den Körper geschickt und elektronisch ausgewertet. Es entstehen typische Schichtbilder (griech. tome = Schnitt), mit denen der Körper auf dem Bildschirm in dünne „Scheiben" geschnitten erscheint. Die Patienten werden dafür liegend durch einen großen Röntgenbogen geschoben und dürfen sich dabei nicht bewegen. Deshalb ist diese Untersuchung bei unruhigen Menschen oft schwierig. Mit modernen Geräten dauert die Untersuchung weniger als eine Minute, trotzdem besteht Strahlenbelastung.

Magnetresonanztomografie (MRT): besonders gute Weichteildarstellung

Magnetresonanztomografie. Mit der Kernspintomografie (NMR oder MRT) (**Abb. 23.1**) lassen sich vor allem Weichteilgewebe sehr genau und ohne Strahlenbelastung darstellen. Dafür wird der Körper durch ein starkes Magnetfeld in einer Röhre „magnetisiert" und die Resonanz der verschiedenen Gewebe gemessen. Deshalb wird sie z. B. bei Wirbelsäulen- oder Gelenkerkrankungen mit Beteiligung von Nervensystem, Bändern, Knorpel und Muskulatur eingesetzt. Diese Untersuchung dauert länger als ein CT und ist für unruhige Menschen oder Patienten mit Klaustrophobie weniger geeignet.

Sonografie: Darstellung von Weichteilen, Flüssigkeitsansammlung in Geweben und Gelenken

Sonografie. Die Sonografie (Ultraschalluntersuchung) ist eine technisch nicht aufwendige und rasch verfügbare Methode, um Weichteile zu beurteilen und Ansammlungen von Flüssigkeiten in Geweben oder Gelenken festzustellen (**Abb. 23.2**). Sie wird daher z. B. bei Sehnenrupturen (Sehnenrissen) oder Gelenkergüssen angewendet.

Besonderheiten ►

Besonderheiten Kinder

Im ersten Lebensjahr ist die Hüftsonografie bei Säuglingen eine Screening-Methode zur Diagnostik von Hüftgelenksdysplasien (Fehlentwicklung des Hüftgelenks).

Doppler-Ultraschall (Doppler-Sonografie). Mit den modernen Ultraschallgeräten lassen sich nicht nur Blutgefäße darstellen, sondern auch die Fließgeschwindigkeit des Blutes mit einer Art Sonar (Doppler) messen. Mit dieser Technik kann man z. B. sehr gut das Herz (Echokardiografie) oder die Halsschlagader (Arteria carotis) ohne großen Aufwand untersuchen.

Abb. 23.2 Sonografie.

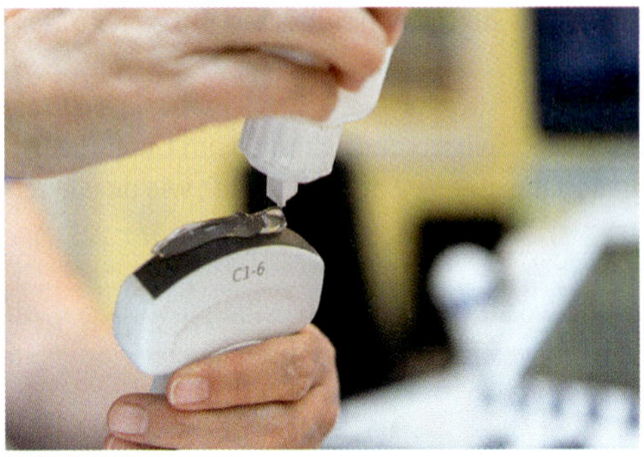

Die Ultraschalluntersuchung ist eine einfache und häufig angewandte Untersuchungsmethode. *Quelle: K. Oborny, Thieme*

Knochenszintigrafie: Darstellung von Tumoren, Entzündungen

Knochenszintigrafie. Bei der Knochenszintigrafie wird ein radioaktiv strahlender Stoff verabreicht, der sich vermehrt in Knochenregionen anreichert, die besonders stoffwechselaktiv sind, wie z. B. Tumoren und Entzündungen. Danach wird am ganzen Körper die Strahlung von außen gemessen. Mehranreicherungen z. B. in Knochenmetastasen können so festgestellt und lokalisiert werden.

Gelenkpunktion: Ermittlung Art und Ursache eines Gelenkergusses

Gelenkpunktion. Entnahme von Flüssigkeit aus einem Gelenk mittels einer Spritze. Mit Gelenkpunktionen können Art und Ursache eines Gelenkergusses ermittelt werden. Oft ist die Gelenkpunktion gleichzeitig auch Therapie, etwa zur Entlastung eines erheblichen Kniegelenkergusses.

Biopsie: Probeentnahme kleiner Gewebeteile aus dem Körper

Biopsie. Bei der Biopsie handelt es sich um eine Probeentnahme kleiner Gewebeteile aus dem Körper. Mit Spezialinstrumenten werden kleine Knochenzylinder oder wenig Weichteilgewebe entnommen, die danach histologisch, histochemisch, zytologisch oder mikrobiologisch untersucht werden können.

Osteodensitometrie: Verfahren zur Bestimmung der Knochendichte.

Knochendichtemessung (Osteodensitometrie). Je dichter ein Knochen ist, desto mehr Röntgenstrahlung wird resorbiert. So kann man in einem standardisierten Verfahren die Knochendichte bestimmen, was z. B. für die Diagnose einer Osteoporose wichtig ist.

23.3 Häufige Krankheiten des Bewegungssystems

23.3.1 Osteoporose (Knochenschwund)

Definition

Osteoporose ist eine häufige Knochenerkrankung, bei der Knochsubstanz verloren geht. Kennzeichen sind eine verringerte Knochendichte und eine poröse Knochenstruktur. Der Knochen wird anfälliger für Brüche.

Ursachen

Ursache ist ein beschleunigter Knochenabbau: Knochensubstanz wird übermäßig abgebaut, Kalzium wird nicht ausreichend eingebaut. Dadurch verliert der Knochen an Festigkeit.

Risikofaktoren. Faktoren, die die Entstehung einer Osteoporose begünstigen, sind

- Weibliches Geschlecht: Bei Frauen spielt der Östrogenmangel eine große Rolle. So erhöhen ein später Beginn der Hormonproduktion, frühe Menopause, Entfernung der Eierstöcke ohne anschließende Hormongabe das Risiko.
- Bewegungsmangel (Gipsbehandlung einer Extremität, Lähmung)
- Langzeitbehandlung mit Kortison,
- Fehlernährung (z. B. kalziumarme Kost), Untergewicht,
- Nierenerkrankungen (führen zu einer erhöhten Kalziumausscheidung),
- Darm- und Schilddrüsenerkrankungen (verhindern die Kalziumaufnahme aus den Darm),
- Rauchen und langjähriger Alkoholkonsum,
- gehäuftes Auftreten von Osteoporose in der Familie.

Symptome

Zu Beginn verläuft eine Osteoporose unbemerkt und bereitet dem Betroffenen kaum Beschwerden. Zu den wichtigsten Symptomen gehört der Rückenschmerz.

- **akuter Rückenschmerz:** Ursache können Gelenkfehlstellungen aber auch Wirbelkörperfrakturen (sog. Kompressionsfrakturen) sein.
- **chronischer Rückenschmerz:** Er entsteht durch die Fehlbelastung der Wirbelsäule und die dadurch auftretenden Muskelverspannungen.

Knochenbrüche treten leicht und überdurchschnittlich häufig auf. Typische Bruchstellen sind der Oberschenkelhals, Wirbelkörper und das Handgelenk. Als Auslöser reicht häufig ein leichter Sturz oder das Heben schwerer Lasten. Mit zunehmender Verformung entwickelt sich eine Kyphose der Wirbelsäule (Buckelbildung), die Körpergröße verringert sich (**Abb. 23.3**).

Abb. 23.3 Osteoporose.

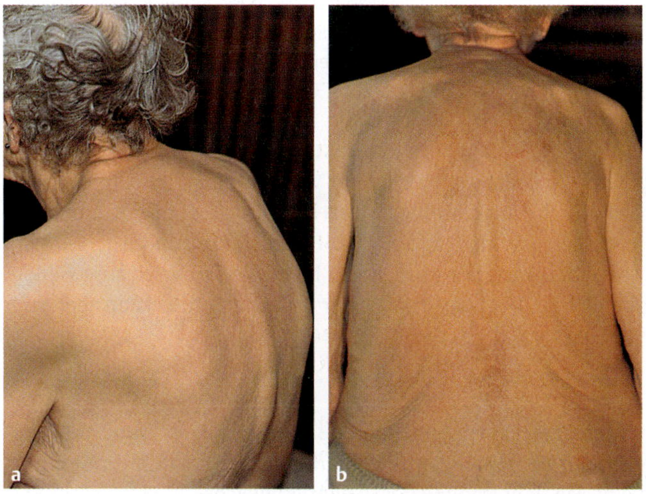

Kyphose der Wirbelsäule. *Abb. aus: Schewior-Popp S, Sitzmann F, Ullrich L. Thiemes Pflege. Thieme; 2020*

a Typischer Rundrücken (sogenannter Witwenbuckel),

b Verschiebung der Hautfalten (sogenanntes Tannenbaumphänomen), die überschüssige Haut am Rücken legt sich in Falten.

KURZFASSUNG

23.3 Häufige Krankheiten des Bewegungssystems

23.3.1 Osteoporose (Knochenschwund)

◄ Definition

Ursachen

Ursache ist ein beschleunigter Knochenabbau. **Risikofaktoren** sind z. B.
- Östrogenmangel,
- Langzeitbehandlung mit Kortison,
- Fehlernährung, Untergewicht,
- Rauchen und Alkohol,
- familiäre Belastung.

Symptome

Zeigen sich Symptome, tritt meist ein typischer Rückenschmerz auf.

Überdurchschnittlich häufig kommt es zu Knochenbrüchen. Im späteren Verlauf kommt es zur Verformung der Wirbelsäule.

Therapie

Eine frühzeitige Behandlung kann dauerhaften Veränderungen und Einschränkungen vorbeugen.
Alle Maßnahmen sollen den Knochenabbau verringern und das Frakturrisiko senken.

Therapie

Osteoporose sollte so früh wie möglich erkannt und behandelt werden. Ohne Behandlung führt die Erkrankung zu dauerhaften Veränderungen und Einschränkungen.
Ziel der Behandlung ist es, den Knochenabbau zu verringern und das Frakturrisiko zu senken. Aus diesem Grund werden Therapiekonzepte empfohlen, die auch vorbeugend wirken. Zu den Maßnahmen gehören:

- **medikamentöse Therapie:** z.B. Gabe von Kalzium, Fluor, Vitamin D, Biphosphonaten (z.B. Alendronat), Raloxifen oder Strontium
- **Schmerztherapie:** Neben Medikamenten werden physikalische Maßnahmen wie Massagen und warme Anwendungen eingesetzt.
- **operative Therapie:** Fehlende Knochenmasse wird bei Kompressionsfrakturen der Wirbelkörper durch Einspritzen von Knochenzement ausgeglichen.
- **Bewegungstherapie:** Eine physiotherapeutische Behandlung ist sowohl in der Prophylaxe als auch in der Therapie der Osteoporose sinnvoll. Empfohlen wird ein Programm zur Verbesserung von Kraft, Beweglichkeit und Koordination, um das Sturzrisiko zu reduzieren.

Merke ►

Merke

Welche der zur Verfügung stehenden Medikamente oder Medikamentenkombinationen verordnet werden, hängt von der Knochendichte und dem Beschwerdebild des Patienten ab.

Praxistipp ►

Praxistipp

Welche Verhaltenstipps kann ich Menschen geben?

Wichtige Verhaltensrichtlinien hinsichtlich Ernährung und körperlicher Aktivität sind:

Ernährung:

- ausreichende Kalziumzufuhr (z.B. Milchprodukte)
- Verzicht auf Alkohol und Nikotin
- Verzicht auf Phosphate (z.B. in Cola-Getränken und Wurst), die die Kalziumaufnahme verhindern

Körperliche Aktivität:

- Regelmäßige Bewegung (10 Minuten täglich reichen schon aus!)
- Gymnastik, Schwimmen, Wandern, leichte körperliche Arbeiten

Ausreichende Bewegung in jungen Jahren bewirkt, dass maximal Knochenmasse aufgebaut und dadurch Osteoporose vorgebeugt wird.
Für den Aufbau und Erhalt der Knochen müssen über die Nahrung täglich circa 1 500 mg Kalzium und circa 1 000 IE (Internationale Einheiten = 25µg) Vitamin D aufgenommen werden.
Sonnenlicht: Regelmäßige Exposition der Haut mit Sonnenlicht.

23.3.2 Hexenschuss (Lumbago)

23.3.2 Hexenschuss (Lumbago)

Definition ►

Definition

Ein **Hexenschuss** ist eine plötzliche schmerzhafte Bewegungseinschränkung der Wirbelsäule.

Ursachen

Ein Hexenschuss wird meist durch schnelle Drehbewegungen der Wirbelsäule ausgelöst (z.B. beim Heben, Bücken, Aufstehen). Eine schwach ausgebildete Muskulatur im Rücken- und Bauchbereich ist Hauptursache der Beschwerden.

Ursachen

Ein Hexenschuss wird meist durch schnelle Drehbewegungen der Wirbelsäule ausgelöst (z.B. beim Heben, Bücken, Aufstehen), aber auch durch eine einseitige Muskelbelastung oder im Rahmen von Muskelverspannungen bei Stress (eventuell psychisch bedingt). Die Rückenmuskeln verhärten sich, was zur schmerzhaften Bewegungseinschränkung der Wirbelsäule führt. Eine schwach ausgebildete Muskulatur im Rücken- und Bauchbereich ist die Hauptursache der Beschwerden. Es kann aber auch ein Bandscheibenvorfall zugrunde liegen (s.u.).

Symptome

Hauptsymptom ist ein stechender Schmerz in der Lendenwirbelsäule.

Symptome

Es kommt plötzlich zu stechenden Schmerzen in der Lendenwirbelsäule (**Abb. 23.4**). Durch die Muskelverspannung ist die Beweglichkeit der Wirbelsäule schmerzhaft eingeschränkt. Im Unterschied zum Bandscheibenvorfall besteht keine Missempfindung oder Muskelschwäche.

Therapie

Akut helfen Ruhigstellung, Schmerzmittel und Muskelrelaxanzien.

Therapie

Akut helfen Ruhigstellung, Schmerzmittel (Analgetika) und Muskelrelaxanzien (Arzneimittel, die das Erschlaffen der Muskeln bewirken). Längere Ruhigstellung sollte jedoch vermieden werden, um Muskelverspannungen vorzubeugen. Stattdessen ist eine frühe Mobilisierung anzustreben.

Abb. 23.4 Lumbago.

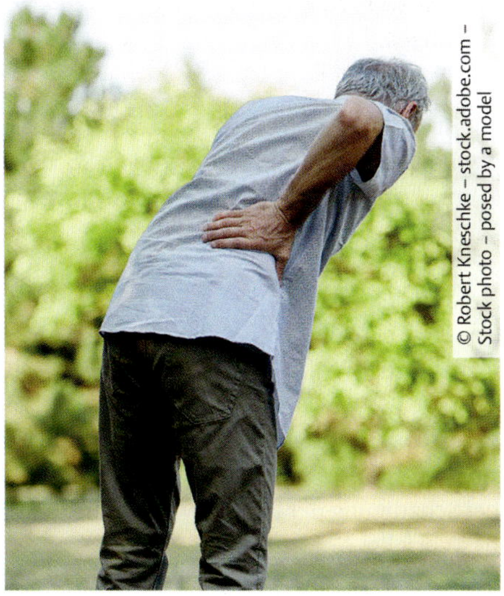

Beim Hexenschuss (Lumbago) kommt es zu plötzlich einsetzenden Schmerzen in der Lendenwirbelsäule (nachgestellte Situation). *Quelle: Robert Kneschke – stock.adobe.com*

23.3.3 Bandscheibenvorfall (Bandscheibenprolaps)

23.3.3 Bandscheibenvorfall (Bandscheibenprolaps)

Definition

Ein **Bandscheibenvorfall** ist die Vorwölbung oder der Austritt von Bandscheibengewebe in die Zwischenwirbellöcher oder in den Wirbelkanal. Dadurch kommt es zum Druck und zur Reizung der Nerven im Wirbelkanal.

◄ Definition

Ursachen

Ursachen

Bei einem Bandscheibenvorfall (**Prolaps**) verschiebt sich der Gallertkern der Bandscheibe in Richtung Wirbelkanal oder das Gewebe tritt durch Risse im äußeren Ring aus (**Abb. 23.5 c**).
Liegt nur eine Vorwölbung der Bandscheibe vor, spricht man von einer **Protrusion** (**Abb. 23.5 b**).

Abb. 23.5 Bandscheibenvorfall.

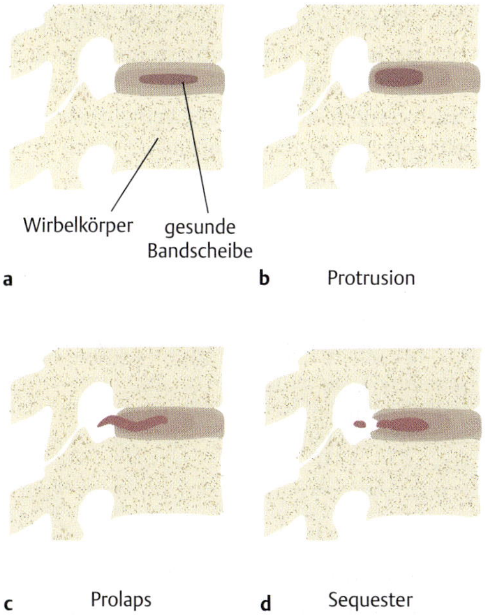

Verschiebungen der Bandscheibe bei einem Bandscheibenvorfall. *Abb. aus: I care Pflege. Thieme; 2025*

Bandscheibenvorfälle treten meist in der Lendenwirbelsäule (lumbaler Vorfall) auf, am zweithäufigsten sind Vorfälle in der Halswirbelsäule (zervikaler Vorfall).
Ein Bandscheibenvorfall wird begünstigt durch folgende Bedingungen:

- Die Bandscheiben sind vorgeschädigt: Die Elastizität der Bandscheibe nimmt ab; es entstehen Risse im äußeren Ring.
- Es wirken mechanische Belastungen auf die Wirbelsäule ein: „falsche“, dauerhafte oder einseitige Belastung, z. B. wiederholtes Heben schwerer Lasten, plötzliche Drehbewegungen des Rumpfes beim Aufstehen.

Bandscheibenvorfälle treten meist in der Lenden- oder Halswirbelsäule auf. Begünstigt werden sie durch
- Vorschädigungen,
- mechanische Belastungen,
- schwache Rücken- und Bauchmuskulatur.

- Die Muskulatur an Rücken und Bauch ist ungenügend ausgeprägt, verhärtet oder verkrampft: Dies kann unter anderem durch falsche Haltung, langes Sitzen, zu enge Kleidung, falsches Schuhwerk und in psychischen Belastungssituationen auftreten.

Merke ►

Merke

Der Druck, den die Bandscheiben aushalten müssen, ist sehr unterschiedlich. Je nach Körperhaltung und Tätigkeit lasten auf den Bandscheiben der Lendenwirbelsäule bei Normalgewichtigen 25 kg in Rückenlage, 85 kg beim Gehen, 100 kg beim Stehen, 140 kg im Sitzen und 175 kg im nach vorne gebeugten Sitzen.

23

Symptome

Allgemeine Beschwerden sind Schmerz, Fehlhaltung und Taubheitsgefühl
- im Kopf- und Nackenbereich/ in den oberen Gliedmaßen (bei Schädigung der Halswirbelsäule),
- im Thoraxbereich (bei Schädigung der Brustwirbelsäule),
- in der unteren Rückenpartie/ den unteren Gliedmaßen (bei Schädigung der Lendenwirbelsäule).

Symptome

Allgemeine Symptome eines Bandscheibenvorfalls sind Schmerzen, Fehlhaltungen, Taubheitsgefühl (Parästhesien)
- im Hinterkopf bzw. Nacken und in den oberen Gliedmaßen (bei Schädigung der Halswirbelsäule),
- im Thoraxbereich (bei Schädigung der Brustwirbelsäule),
- im unteren Rücken und in den unteren Gliedmaßen (bei Schädigung der Lendenwirbelsäule).

Die Schmerzen unterscheiden sich je nach Lokalisation des Vorfalls:
- **lumbaler Bandscheibenvorfall (Lendenwirbelsäule):**
  - Plötzliche starke Kreuzschmerzen, die in Gesäß oder Beine ausstrahlen.
  - Die Betroffenen nehmen eine Schonhaltung ein.
  - Ausfallerscheinungen, z. B. Taubheitsgefühle entlang des Beines, ausstrahlend bis in den kleinen Zeh.
  - Ggf. Muskelschwäche, z. B. kann der Patient nicht mehr auf den Zehen stehen.
  - Kniereflex (Patellarsehnenreflex) oder Reflex der Achillessehne sind nicht mehr auslösbar.
- **zervikaler Bandscheibenvorfall (Halswirbelsäule):**
  - Schmerzen schießen plötzlich in den Arm ein.
  - Ausfallerscheinungen im Versorgungsbereich des zusammengedrückten Nervs.

Merke ►

Merke

Sensibilitätsstörungen werden häufig vom Patienten nicht bemerkt. Deshalb ist besonders beim Umgang mit Wärmflaschen an die Verbrennungsgefahr zu denken. Generelle Anmerkungen zum Umgang mit Wärmflaschen können Sie dem Unterkapitel Trockene Wärmespender (S. 301) entnehmen.

Therapie

In der akuten Phase stehen Ruhigstellung und Schmerztherapie im Vordergrund. Baldmöglichst wird mit einer Physiotherapie begonnen.
Bleiben die Nervenausfälle oder Schmerzen weiterhin bestehen, können operative Verfahren angewandt werden.

Therapie

Die Akutbehandlung besteht aus Ruhigstellung und medikamentöser Behandlung der Schmerzen und Muskelverspannungen. Zur Schmerzlinderung im Liegen kann die Stufenbettlagerung eingesetzt werden (**Abb. 23.6**). Wohltuend wirkt lokale Wärme. Wichtig ist die Bewegungstherapie in Form von Physiotherapie und Sporttherapie, in der der Patient auch gesundheitsförderliche Verhaltensweisen („Rückenschule") erlernt. Operative Verfahren kommen insbesondere dann zum Einsatz, wenn deutliche neurologische Ausfälle wie Lähmungserscheinungen im Bein auftreten.

Abb. 23.6 Positionierung.

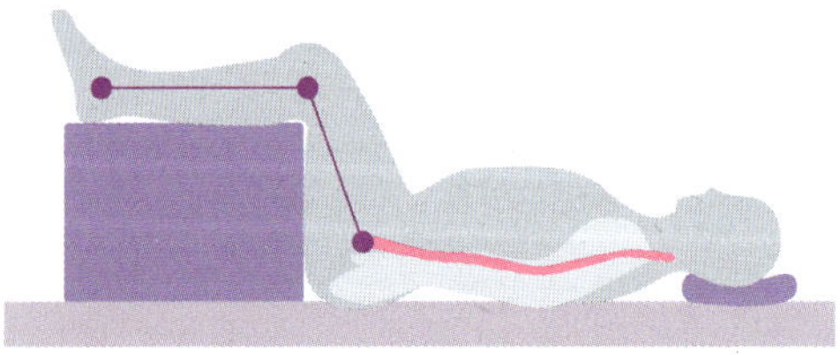

Positionierung zur Schmerzlinderung bei lumbalem Bandscheibenvorfall. *Abb. nach: I care Pflege. Thieme; 2025*

Merke ►

Merke

Die Physiotherapie ist von zentraler Bedeutung. Nach der akuten Schmerzphase ist ein systematisches regelmäßiges Aufbau- und Entspannungstraining für Rücken- und Bauchmuskulatur erforderlich.

Abb. 23.7 En-bloc-Aufstehen.

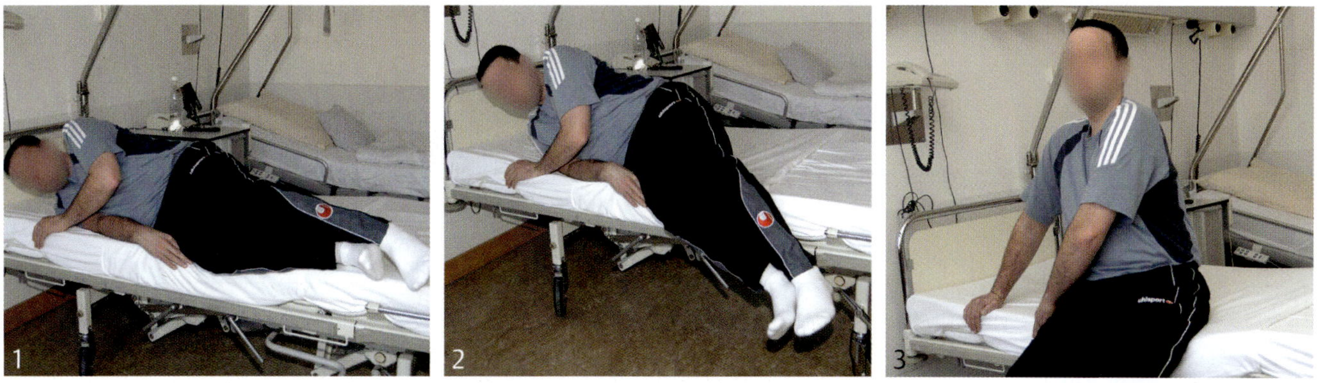

Das wirbelsäulenschonende Aufstehen (En-bloc-Aufstehen) gehört zur konservativen Therapie dazu und ist bei der postoperativen Lageveränderung unentbehrlich. *Quelle: M. Niethammer, Thieme*

23.3.4 Amputation

Definition

Unter einer **Amputation** wird die vollständige Entfernung eines Körperteils verstanden.

Ursachen und Therapie

Eine Amputation erfolgt:

- als therapeutische Maßnahme (geplante Amputation), aufgrund von Durchblutungsstörungen bei Arteriosklerose oder Diabetes mellitus, malignen Tumoren, Infektionen, angeborenen Missbildungen (selten) oder
- nach schweren gewaltsamen Einwirkungen (traumatische Amputation) z. B. bei Unfällen.

Bei der geplanten Amputation wird die Amputationshöhe so gewählt, dass eine gute Restfunktion erhalten bleibt und eine optimale Prothesenversorgung möglich ist.

Wird bei einem Unfall ein Körperteil vollständig vom Gesamtkörper abgetrennt, wird versucht, den abgetrennten Körperteil (Amputat) wieder anzunähen (zu replantieren). Voraussetzungen dafür sind z. B.

- glatte Amputationsränder (keine ausgedehnten Weichteilzerstörungen),
- saubere Wundverhältnisse,
- gesunde Durchblutungssituation und
- schnelles Handeln und korrekter Umgang mit dem Amputat.

Komplikationen. Nach einer Amputation können folgende Komplikationen auftreten:

- Nachblutungen
- Schmerzen oder Gefühlsstörungen
- Wundheilungsstörungen und -infektionen
- Kontrakturen
- Anschwellen des Stumpfes (Stumpfödem)
- Hautdefekte, Druckgeschwüre oder Vernarbungen im Stumpfbereich
- Hauttumoren und Prothesenrandknoten

Merke

Die Betroffenen berichten oft über Phantomschmerzen und Phantomgefühle. Beim Phantomschmerz werden Schmerzen in dem nicht mehr vorhandenen Körperteil empfunden. Beim Phantomgefühl spüren die Menschen den verlorenen Körperteil bei bestimmten Bewegungen oder Positionen.

Patienten nach einem Unfall stehen der Situation völlig unvorbereitet gegenüber. Sie brauchen Zeit und Unterstützung durch die Pflegenden. Oft müssen Psychologen oder Seelsorger in die Behandlung eingebunden werden, damit die Menschen mit der neuen Lebenssituation emotional fertig werden.

Prothesenversorgung. Prothesen sind ein Ersatz für den amputierten Körperteil und dienen neben dem optischen Ausgleich der Wiederherstellung der Steh-, Geh- und Greiffähigkeit. Hand-, Arm- und Beinprothesen sind meist mit Gelenkvorrichtungen und der Möglichkeit zur Bewegung ausgestattet. Die individuelle Versorgung mit einer Prothese wird der Amputationsart sowie den Bedürfnissen und Möglichkeiten des Betroffenen angepasst (**Abb. 23.8**). Über die Art des Prothesenaufbaus entscheiden z. B. das Alter und die Beweglichkeit.

23.3.4 Amputation

◄ Definition

Ursachen und Therapie

Eine Amputation kann aufgrund eines Unfalls erfolgen, aber auch eine therapeutische Maßnahme sein.

Grundsätzlich können bei Unfällen abgetrennte Körperteile unter bestimmten Voraussetzungen wieder angenäht werden.

Komplikationen:

- Nachblutungen
- Schmerzen oder Gefühlsstörungen
- Wundheilungsstörungen
- Kontrakturen
- Stumpfödem
- Hauttumoren, Prothesenrandknoten

◄ Merke

Eine Amputation ist nicht nur ein weitreichender Eingriff in den Körper des Betroffenen, sondern auch in seine Psyche.

Prothesen dienen neben dem optischen Ausgleich der Wiederherstellung der Steh-, Geh- und Greiffähigkeit.

Nach einer Amputation ist die Pflege des Stumpfes besonders wichtig, da das Wundgebiet sehr empfindlich ist. Es muss auf die Belastung einer Prothese vorbereitet werden. Nur bei intakter Haut kann eine Prothese angepasst und getragen werden.

Praxistipp ▸

Praxistipp

Die Wunde am Amputationsstumpf wird auf Reizungen und Druckstellen beobachtet. Die Haut wird mit einer milden Waschlotion gereinigt und sorgfältig trocken getupft. Bei Bedarf kann die Narbe mit einer speziellen Salbe eingecremt werden.

Abb. 23.8 Beinprothese.

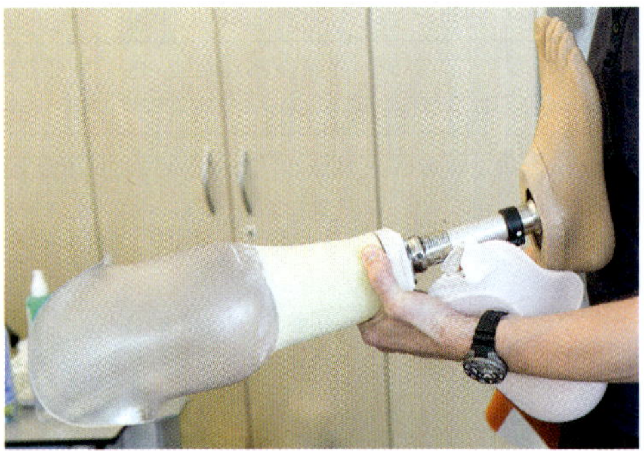

Eine Prothese wird individuell an die Person angepasst. *Quelle: K. Oborny, Thieme*

23.3.5 Knochenbrüche (Frakturen)

23.3.5 Knochenbrüche (Frakturen)

Definition ▸

Definition

Eine **Fraktur** ist ein Knochenbruch. Die Bruchstücke (Fragmente) sind durch den Bruchspalt (Frakturlinie) voneinander getrennt.

Ursachen

Je nach Art der Krafteinwirkung werden Frakturen eingeteilt in
- Biegungs- oder Drehfrakturen,
- Schub- oder Scherungsfrakturen,
- Abriss- oder Kompressionsfrakturen.

Ursachen

Es kommt zu Knochenbrüchen, wenn durch eine Krafteinwirkung die Belastungsfähigkeit des Knochens überschritten wird. Sie werden je nach Art der Krafteinwirkung als Biegungs-, Dreh-, Schub- oder Scherungsbrüche, Abriss- oder Kompressionsfrakturen bezeichnet.
Eine Fraktur ohne ein vorhergehendes Ereignis wird als **Spontanfraktur** bezeichnet. Dabei wird unterschieden zwischen Ermüdungsfraktur (z. B. aufgrund der Dauerbeanspruchung bestimmter Knochenstellen), Insuffizienzfraktur (z. B. bei Osteoporose) und pathologischer Fraktur (z. B. bei Osteoporose oder bei einem Knochentumor).

Besonderheiten ▸

Besonderheiten alte Menschen

Die erhöhte Brüchigkeit des Knochens aufgrund der Osteoporose erhöht das Frakturrisiko im Alter.

Ist die Haut über der Bruchstelle unverletzt, spricht man von einer **geschlossenen Fraktur**. Wurde sie durch das Trauma von außen oder durch den Knochen von innen verletzt, handelt es sich um eine **offene Fraktur**.

Symptome

Offensichtliche Frakturzeichen: Fehlstellung, abnorme Beweglichkeit, hör- und tastbares Knochenreiben.

Symptome

Eine Fraktur ist gekennzeichnet durch
- Fehlstellungen,
- abnorme Beweglichkeit,
- hör- und tastbares Knochenreiben (Krepitation) und
- eventuell sichtbare Knochenteile bei einer offenen Fraktur.

Häufig werden unsichere Frakturzeichen beobachtet, die aber auch bei anderen Verletzungen vorkommen: Bewegungseinschränkung, Schmerzen, Schwellung und Blutergüsse (Hämatome).

Bei einem Knochenbruch wird oft umliegendes Gewebe mit verletzt. Nerven und Gefäße sind betroffen. Dies kann in schweren Fällen zu einem hohen Blutverlust führen.

Begleitverletzungen. Das umliegende Gewebe kann durch einen Knochenbruch mit verletzt sein. Besonders anfällig sind Nerven und Gefäße. Verletzungen eines Nervs führen im Versorgungsgebiet zu Funktions- und Sensibilitätsstörungen. Meist entsteht an der Bruchstelle ein Bluterguss. Bei Frakturen großer Knochen (z. B. Oberschenkelknochen oder Becken) und ausgedehnter Weichteilbeteiligung ist mit einem hohen Blutverlust zu rechnen. Ein Blutverlust über 1 Liter kann zum hypovolämischen Schock führen.

Therapie

Nach der Erstversorgung am Unfallort gelten in der Behandlung von Frakturen die **3 R-Grundsätze**:
1. **R**eposition (Einrichten der Fraktur)
2. konservative oder operative **R**etention (Ruhigstellen)
3. **R**ehabilitation (Wiederherstellen)

Die verschobenen Fragmente werden durch manuellen Zug und Gegenzug von außen eingerichtet. Gelingt eine geschlossene Reposition nicht, muss die Reposition im OP unter Freilegung des Knochens erfolgen.

Bei der **konservativen Methode** werden die eingerichteten Fragmente so lange ruhiggestellt, bis der Knochen geheilt ist (**Abb. 23.9**). Konservative Methoden sind:
- fixierende Verbände aus Gips oder Kunststoff
- Schienen aus Gips oder Kunststoff
- elastische, ruhigstellende Verbände
- Extensionen: „Streckbehandlung“

Abb. 23.9 Orthese.

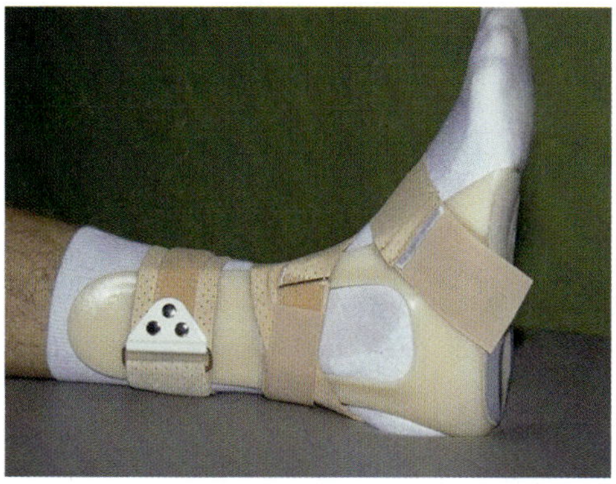

Stützverband (Orthese) des Sprunggelenks bei Fraktur des Wadenbeinknochens (Fibulafraktur). *Quelle: Wülker N, Kluba T, Roetman B, Rudert M. Taschenlehrbuch Orthopädie und Unfallchirurgie. Thieme; 2021*

Die beiden Nachbargelenke werden dazu in Funktionsstellung (Gebrauchsstellung) fixiert, um die Gebrauchsfähigkeit bei einer möglichen Versteifung zu ermöglichen.

Definition

Als **Osteosynthese** bezeichnet man ein operatives Verfahren zur Stabilisierung der Fraktur. Es sollte innerhalb von 24 Stunden nach dem Unfall durchgeführt werden – besser früher.

Zur **operativen Frakturbehandlung** stehen verschiedene Osteosyntheseverfahren zur Verfügung. Mit Schrauben, Drähten, Nägeln oder Platten wird die Fraktur versorgt (**Abb. 23.10**). Je nach Stellung der Frakturteile, der betroffenen Extremität, Gelenkbeteiligung oder Festigkeit des Knochens gibt es diverse Fixierungsmöglichketen. Ein Fixateur externe ist eine äußere Haltevorrichtung zur Ruhigstellung von Knochenbrüchen (**Abb. 23.11**).

Eine Knochensynthese-Operation am oder im Knochen bedeutet nicht automatisch eine darauffolgende Ruhigstellung, ganz im Gegenteil, meist kann der betroffene Knochen früher als bei Gips- oder Orthesenversorgung belastet werden.
- **lagerungsstabil:** Die Osteosynthesen dürfen nicht bewegt oder belastet werden.
- **übungsstabil:** Die operierte Extremität darf frei bewegt, aber nicht belastet werden.
- **belastungsstabil:** Der Patient darf den betroffenen Körperteil gleich nach der Operation voll bzw. teilbelasten.

Definition

Die Implantation eines künstlichen Gelenks aus Metall wird als **Endoprothese** bezeichnet (**Abb. 23.12**). Sie wird vor allem bei Schenkelhalsfrakturen eingesetzt.

Therapie

Die Behandlung erfolgt durch
- Einrichten,
- Ruhigstellen,
- Wiederherstellen.

23

Die konservative Therapie erfolgt durch Ruhigstellung mithilfe von Verbänden, Schienen oder Extensionen.

Die benachbarten Gelenke werden in Funktionsstellung ruhiggestellt.

◄ Definition

Je nach operativem Verfahren ist der betroffene Knochen anschließend sofort wieder belastbar oder darf nicht bewegt werden.

◄ Definition

23

Abb. 23.10 Osteosynthese.

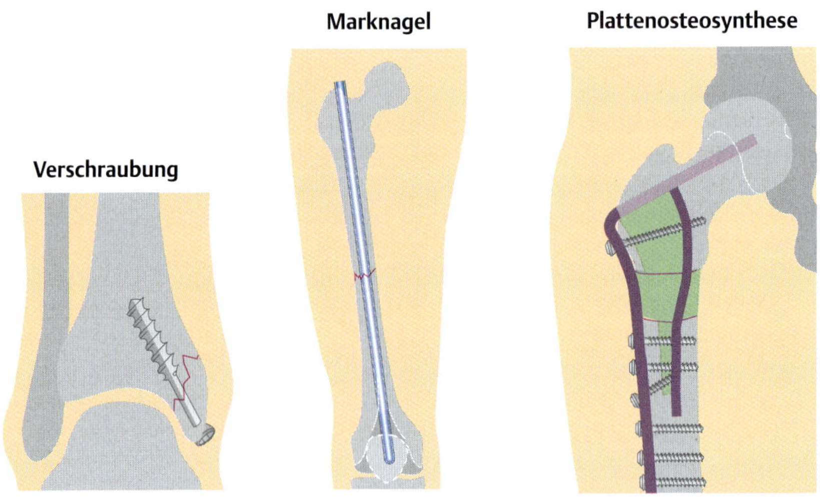

Verschiedene Osteosyntheseverfahren. *Abb. nach: Schewior-Popp S, Sitzmann F, Ullrich L. Thiemes Pflege. Thieme; 2020*

Abb. 23.11 Fixateur externe.

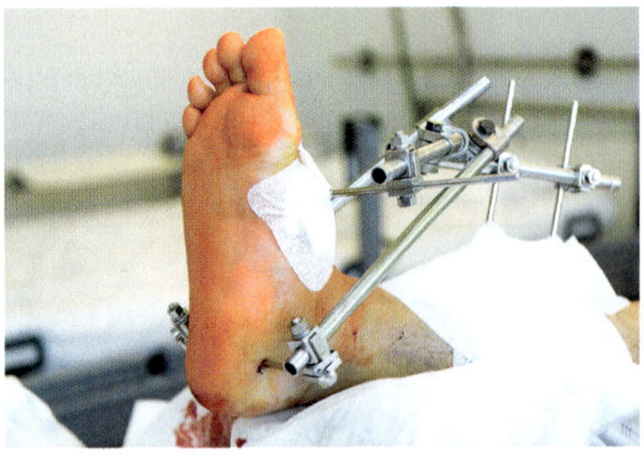

Der Fixateur externe wird zur Ruhigstellung einer Fraktur eingesetzt. *Quelle: K. Oborny, Thieme*

Abb. 23.12 Totalendoprothese (TEP) der Hüfte.

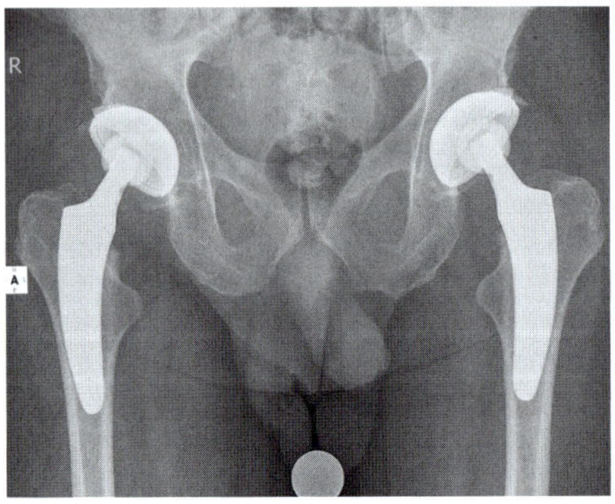

Endoprothese beider Hüften. *Abb. aus: Niethard F, Pfeil J, Biberthaler P. Duale Reihe Orthopädie und Unfallchirurgie. Thieme; 2022*

Pflege von Menschen mit Knochenbrüchen

Ein Krankenhausaufenthalt kommt für den Verunfallten immer unerwartet. Dies muss bei der Pflege berücksichtigt werden.

Pflege von Menschen mit Knochenbrüchen

Ein Knochenbruch ist für die Betroffenen immer eine Ausnahmesituation. Das Ereignis trifft die Patienten immer unvorbereitet, es verursacht z. T. enorme Schmerzen. Zudem ist ihre Beweglichkeit plötzlich stark eingeschränkt. In dieser Situation übernehmen die Pflegenden wichtige Aufgaben, wobei diese sich unterscheiden, je nachdem, ob der Patient operativ oder konservativ versorgt wird.

Besonderheiten ▸

Besonderheiten Kinder

Bei Kindern heilen Knochenbrüche wesentlich schneller als bei Erwachsenen. Je jünger das Kind, desto kürzer die Heilungszeit.

Pflege bei operativer Frakturbehandlung

Lagerung. Ziel ist eine bequeme, schmerzreduzierende und funktionelle Lagerung der operierten Extremität:

- Der betroffene Körperteil wird leicht hochgelagert.
- Es gelten die Anordnungen des Operateurs über Art und Dauer der Schienenlagerung.
- Die Lage der Schiene und der Sitz der Extremität in der Schiene (und ggf. die Polsterung) sind regelmäßig zu kontrollieren.
- Regelmäßig werden **D**urchblutung, **M**otorik und **S**ensibilität (**DMS**-Kontrolle) der Finger bzw. Zehen der betroffenen Extremität durch den Pflegehelfer kontrolliert.

Mobilisation. Meist wird eine frühzeitige Mobilisation angestrebt. Die Entscheidung über die Übungs- oder Belastungsstabilität findet immer erst **nach** der postoperativen Röntgenkontrolle und durch den Arzt statt. Vorher darf keine Mobilisation oder Bewegung vorgenommen werden.

Schmerzbehandlung. Je nach Anordnung des Arztes erhält der Betroffene Schmerzmittel. Besonders wichtig ist, dass der Patient zu Beginn der Mobilisationsmaßnahmen schmerzfrei ist, um aktiv an den Bewegungsübungen teilnehmen zu können. Eine rechtzeitige und ausreichende Schmerzmittelgabe verhindert unnötige Schmerzen. Der Patient wird darüber informiert, dass er keinesfalls Schmerzen „aushalten" muss.

Wund- und Drainagenversorgung. Um Blutungen frühzeitig zu erkennen, werden Wunde und Drainagen (Ableitung von Flüssigkeitsansammlungen) (**Abb. 23.13**) in engen zeitlichen Abständen von der Pflegeperson überwacht. Sie achtet auch darauf, dass der Verband korrekt sitzt, nicht einschnürt oder Falten wirft.
Je nach OP-Art liegen 1–3 Wunddrainagen. Die Pflegefachkraft kontrolliert Fördermenge und Sog. Alle Beobachtungen werden sorgfältig dokumentiert.

Abb. 23.13 Redon-Drainage.

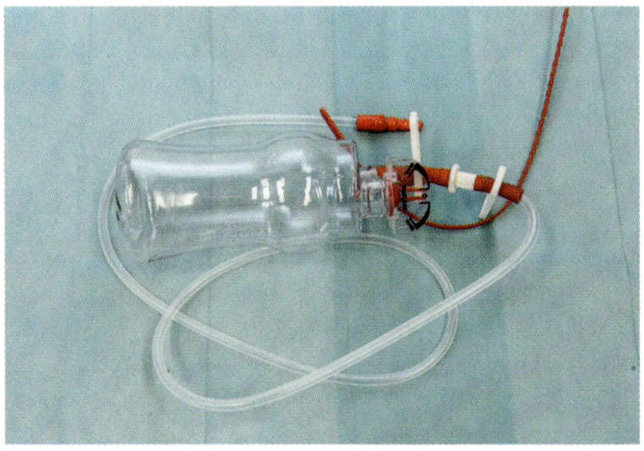

Die Redon-Drainage saugt durch Unterdruck Blut und Sekret aus der Wundhöhle. *Quelle: W. Krüper, Thieme*

Versorgung nach den ATL. Die unterstützende Pflege hängt vom Ausmaß der Beeinträchtigung, Schmerzen, weiteren Verletzungen oder Begleiterkrankungen und den Ressourcen des Pflegeempfängers ab. Menschen mit Knochenbrüchen der oberen Extremitäten müssen beim Öffnen von Flaschen oder beim Aufschneiden und Buttern von Brötchen unterstützt werden.

Merke

Beim Anziehen sollte erst der operierte Körperteil angezogen werden, beim Ausziehen erst der gesunde Körperteil.

Menschen mit Frakturen der unteren Extremität müssen unter Umständen ein Steckbecken oder eine Urinflasche benutzen.
Bei Patienten mit Hüftendoprothese oder Femurschaftfraktur muss das Steckbecken von der nichtoperierten Seite aus unter das Becken platziert werden.

Pflege bei operativer Frakturbehandlung

Lagerung:
- nach Arztanordnung
- Lage von Schiene und Extremität regelmäßig kontrollieren
- Durchblutung, Motorik, Sensibilität von Fingern/Zehen regelmäßig kontrollieren (DMS-Kontrolle)

Mobilisation: Nach Arztanordnung, meist wird eine frühzeitige Mobilisation angestrebt.

Schmerzbehandlung: Eine rechtzeitige und ausreichende Schmerzmittelgabe verhindert unnötige Schmerzen. Der Patient wird darüber informiert, dass er keinesfalls Schmerzen „aushalten" muss.

Wunde und Drainagen werden in engen zeitlichen Abständen überwacht. Beobachtungen werden dokumentiert.

◄ **Merke**

Bei Patienten mit Hüftendoprothese oder Femurschaftfraktur muss das Steckbecken von der nicht operierten Seite aus unter das Becken platziert werden.

Praxistipp ▸

23

Praxistipp

Vor allem ein Fixateur externe an der unteren Extremität schränkt die Beweglichkeit stark ein. Welche pflegerischen Besonderheiten muss ich dabei beachten?

Thrombose-, Dekubitus-, Pneumonie- und Obstipationsprophylaxe sind wichtige pflegerische Aufgaben. (S. 187)

- Führen Sie regelmäßige Durchblutungs-, Motorik- und Sensibilitätskontrollen durch.
- Die Eintrittsstellen der Schrauben und Nägel werden täglich überprüft, um Infektionen sofort zu erkennen.
- Informieren Sie den Arzt, wenn sich die Hautfarbe verändert bzw. wenn die Ein- bzw. Austrittsstelle der Nägel blutet.
- Weisen Sie den Pflegeempfänger darauf hin, dass er jede Veränderung im Wundbereich (z. B. Taubheitsgefühl, Kribbeln oder Schmerzen) mitteilen soll.
- Gelkühlkissen können zur Schmerzlinderung und als abschwellende Maßnahme eingesetzt werden (Kühldauer maximal 15 Minuten). Die Kühlkissen sollten nicht direkt auf die Haut aufgelegt werden, sonst kann es zu Gewebeschäden kommen. Am besten hüllt man das Kühlkissen in ein Baumwolltuch oder eine spezielle Schutzhülle ein.

Pflege bei Stützverbänden (Gipsverbänden)

Während und nach der Anlage des Stützverbands werden Durchblutung, Motorik und Sensibilität der Zehen und Finger regelmäßig überprüft.

Pflege bei Stützverbänden (Gipsverbänden)

Während und nach der Gipsanlage werden Durchblutung, Motorik und Sensibilität der Zehen und Finger regelmäßig überprüft. Der Patient sollte wissen, dass er jede Auffälligkeit wie Schmerzen, Gefühllosigkeit, Kribbeln oder ein Spannungsgefühl sofort melden soll. Bei Schmerzen ist zu klären, ob es sich um einen Wund-, Fraktur- oder Druckschmerz durch einen zu engen Gips handelt. Zusätzlich wird auf folgende weiteren Komplikationen geachtet:

- Venenthrombose
- Druckschäden (Kompartment-Syndrom)
- Durchblutungsstörungen (**Abb. 23.14**)
- Kontrakturen

Abb. 23.14 Regelmäßige Gipskontrolle.

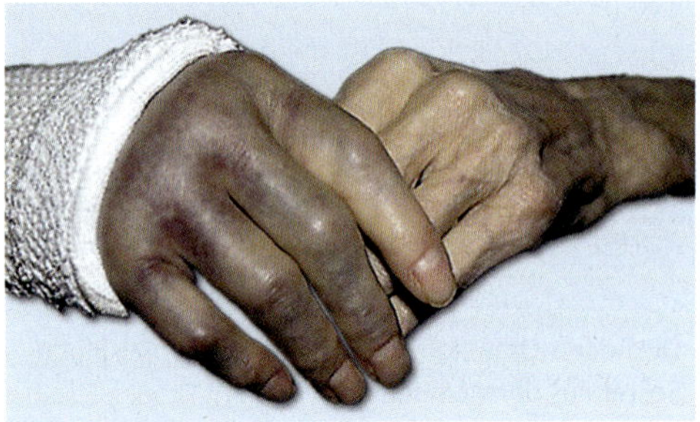

Fingerschwellung bei 80-jähriger Patientin bei zu engem Gipsverband. *Abb. aus: Schewior-Popp S, Sitzmann F, Ullrich L. Thiemes Pflege. Thieme; 2020*

Pflegerische Schwerpunkte

Ruhigstellende Verbände sind z. B.

- Gilchrist-Verband (**Abb. 23.15**),
- Desault-Verband,
- Rucksackverband,
- Dachziegelverband.

Stützverbände schränken den Patienten stark in seiner Bewegungsfreiheit ein.
Pflegende müssen die pflegerischen Maßnahmen dem individuellen Bedarf des Pflegeempfängers anpassen.

Pflegerische Schwerpunkte

Bei Verletzungen des Schultergelenks werden zur Ruhigstellung, abhängig von der Art der Verletzung, anstelle von elastischen Verbänden häufig Fertigverbände mit Klettverschlüssen angelegt (**Abb. 23.15**),
Durch den Verband ist der Patient stark in seiner Bewegungsfreiheit und damit auch in seiner Selbstständigkeit eingeschränkt. Die Pflegenden passen ihre Unterstützung dem individuellen Bedarf des Pflegeempfängers an. Sie helfen ihm bei der Körperpflege, beim Ankleiden (zweckmäßige Kleidung z. B. mit Reißverschlüssen), beim Zubereiten der Mahlzeiten, z. B. beim Fleischschneiden oder Brötchenschmieren usw.

Abb. 23.15 Gilchrist-Fertigverband mit Klettverschlüssen.

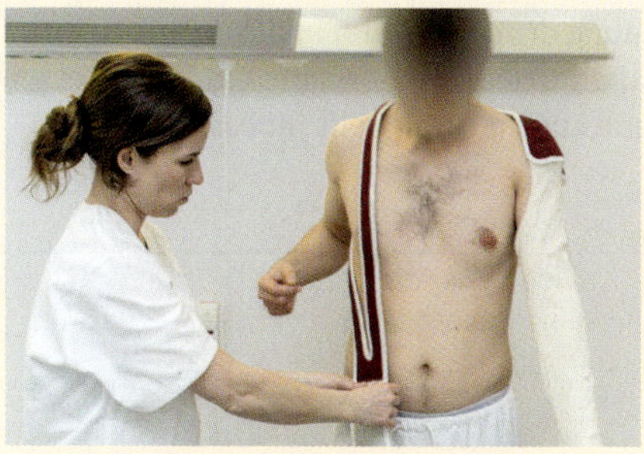

1 Das Schlauchstück wird über den verletzten Arm gestreift, das Schulterpolster bedeckt die verletzte Schulter. Die Bandage wird vom Schulterpolster über den Nacken zur gesunden Schulter geführt. Der Pflegeempfänger steckt seinen gesunden Arm durch die geteilte Bandage.

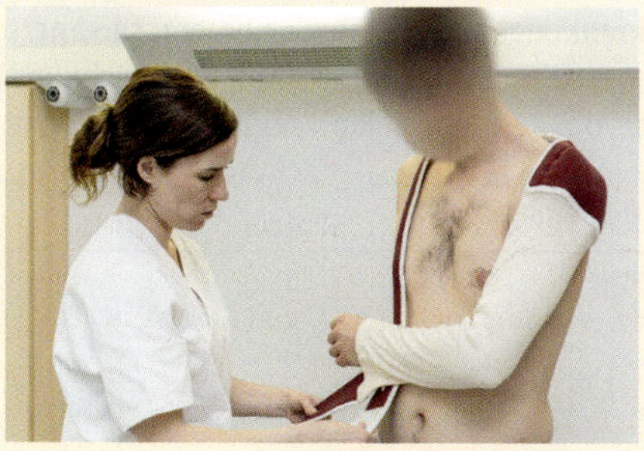

2 Der verletzte Arm wird um 90° angewinkelt, das Handgelenk wird mit dem Ende der Bandage mithilfe des Klettverschlusses vor dem Oberkörper befestigt.

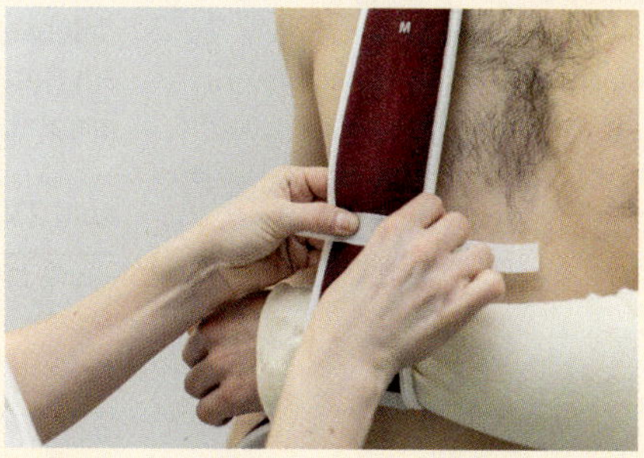

3 Mit einem zusätzlichen Klettband kann die Bandage am Handgelenk fixiert werden.

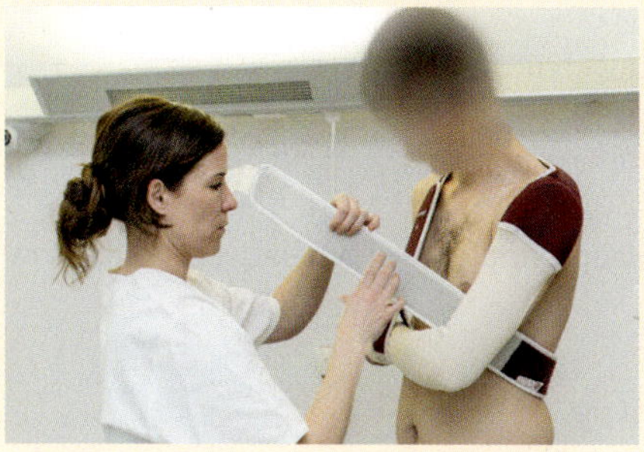

4 Der 2. Teil der Bandage wird um den Rumpf des Pflegeempfängers gelegt und zwischen Thorax und verletztem Arm durchgeführt.

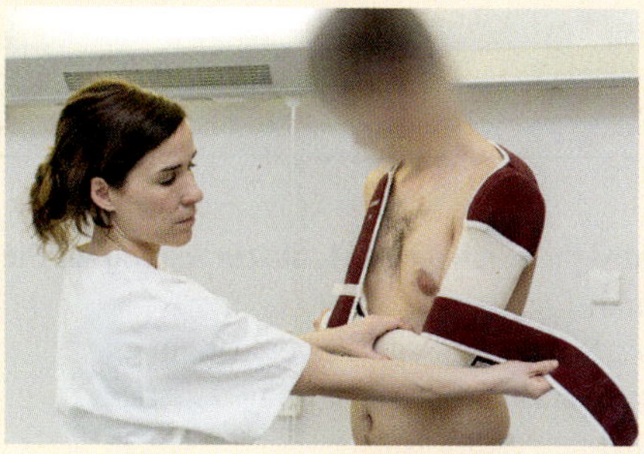

5 Unter leichtem Zug wird die Bandage um den verletzten Arm gelegt und mit einem Klettverschluss im Bereich des Rückens fixiert.

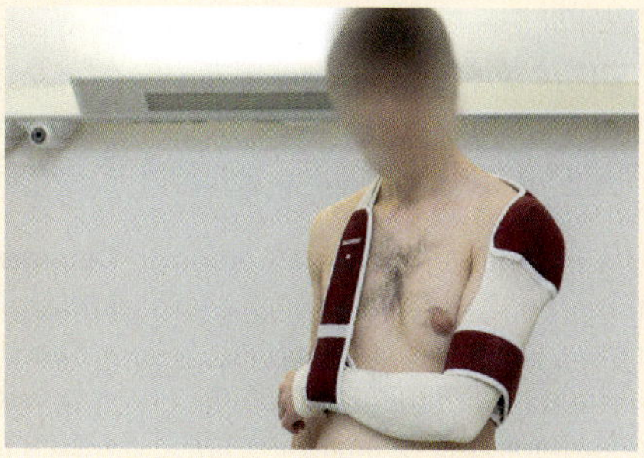

6 Mit dem Gilchrist-Fertigverband können Oberarm und Schultergelenk ruhiggestellt werden.

Quelle: W. Krüper

23.3.6 Rheumatische Erkrankungen

Definition

Der Begriff „entzündlich-rheumatische Erkrankungen" bezeichnet eine Gruppe sehr unterschiedlicher, oft chronisch verlaufender Autoimmunerkrankungen, die vor allem den Bewegungsapparat, aber auch innere Organe betreffen können.

Formen und Ursachen

Umgangssprachlich bezeichnet „Rheuma" Schmerzen am Bewegungsapparat. In der Medizin ist „Rheuma" ein Oberbegriff für eine Vielzahl rheumatischer Erkrankungen mit mehr als 100 Krankheitsbildern.

Man unterscheidet:

- **entzündlich-rheumatische Gelenkerkrankungen:** Autoimmunerkrankung, z. B. chronische Polyarthritis, Morbus Bechterew
- **Weichteilrheumatismus:** an Sehnen, Bändern, Schleimbeuteln und Muskeln, z. B. Polymyalgia, Fibromyalgie

Definition

Bei einer **Autoimmunerkrankung** produziert das Immunsystem des Organismus Antikörper gegen körpereigenes Gewebe. Dies führt zu Entzündungsreaktionen und zur Zerstörung des betroffenen Gewebes.

Rheumatische Erkrankungen verlaufen meistens chronisch (progredient) und sind in der Regel nicht heilbar. Rheuma ist keine „Alterserkrankung". Kinder, Jugendliche und Erwachsene jeden Alters können betroffen sein.

Besonderheiten Kinder

Das kindliche Rheuma (JIA: juvenile idiopathische Arthritis) ist die häufigste Autoimmunerkrankung des Kindes- und Jugendalters.

KURZFASSUNG

23.3.6 Rheumatische Erkrankungen

◄ Definition

Formen und Ursachen

„Rheuma" ist ein Oberbegriff für eine Vielzahl rheumatischer Erkrankungen. Man unterscheidet:

- entzündlich-rheumatische Gelenkerkrankungen: Autoimmunerkrankung, z. B. chronische Polyarthritis
- Weichteilrheumatismus: an Sehnen, Bändern, Schleimbeuteln und Muskeln, z. B. Polymyalgia

◄ Definition

Rheumatische Erkrankungen verlaufen meistens chronisch und sind in der Regel nicht heilbar.

◄ Besonderheiten

23

Symptome

Für entzündlich-rheumatische Gelenkerkrankungen ist der Ruheschmerz kennzeichnend.

Hauptsymptome degenerativer Gelenkerkrankungen:
- Schmerz, Schwellung, Muskelverspannung
- Bewegungseinschränkung
- zunehmende Verformung

Therapie

Ziel der Therapie ist die Schmerzlinderung und der Erhalt der Gelenkfunktion. Die Therapie umfasst:
- medikamentöse Therapie,
- physikalische Maßnahmen,
- Physiotherapie,
- orthetische Maßnahmen (z. B. Schuheinlagen),
- evtl. kurzfristiges Ruhigstellung des Gelenks,
- evtl. operative Maßnahmen.

Die Betroffenen werden mit Hilfsmitteln versorgt.

Symptome

Entzündlich-rheumatische Gelenkerkrankungen. Charakteristisch für entzündlich-rheumatische Gelenkerkrankungen ist der Ruheschmerz. Die Entzündung dringt langsam in die Gelenkinnenhaut ein (infiltriert sie). Zu Beginn kommt es zu schmerzhaften Gelenkergüssen, die Gelenkkapsel wird instabil, bis das gesamte Gelenk zerstört ist, verformt und knöchern versteift (**Abb. 23.16**).

Abb. 23.16 Rheuma.

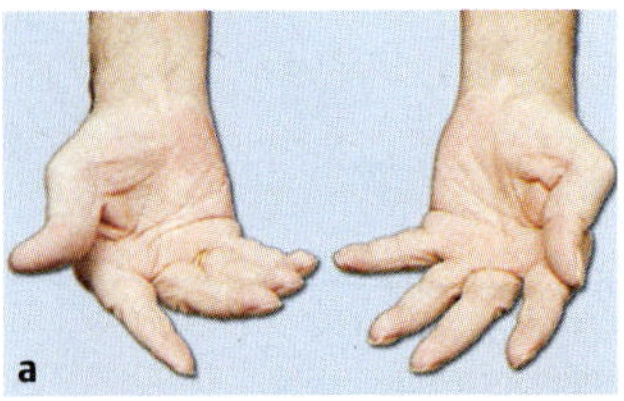

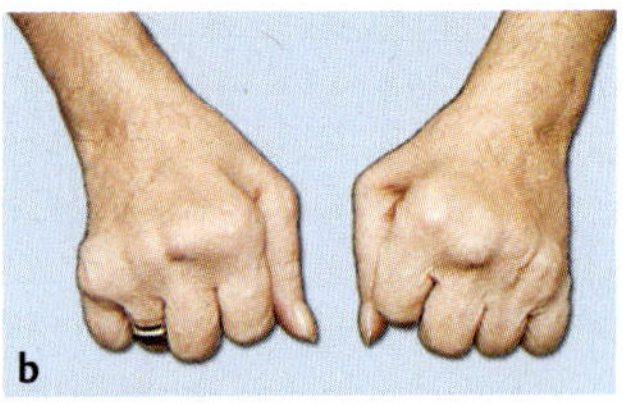

Symptome einer entzündlich-rheumatischen Erkrankung in der Endphase. *Abb. aus: Schewior-Popp S, Sitzmann F, Ullrich L. Thiemes Pflege. Thieme; 2020*
a rheumatisch deformierte Hände,
b ausgeprägte Kapselschwellung.

Degenerativ-rheumatische Gelenkerkrankungen. Die Hauptsymptome degenerativer Gelenkerkrankungen sind:
- Schmerz, Schwellung, Muskelverspannung,
- Bewegungseinschränkungen und
- zunehmende Verformung.

Therapie

Das Ziel der Behandlung ist die Schmerzlinderung und der Erhalt der Gelenkfunktion. Die Therapie erfolgt symptomatisch. Sie orientiert sich an den Hauptsymptomen. Gemeinsam mit der betroffenen Person wird ein Behandlungskonzept aufgestellt, das folgende Maßnahmen umfasst:
- medikamentöse Therapie (z. B. Methotrexat oder Kortison),
- physikalische und physiotherapeutische Maßnahmen,
- orthetische Maßnahmen (z. B. Schuheinlagen),
- evtl. kurzfristiges Ruhigstellung des Gelenks,
- eventuell operative Maßnahmen (z. B. Gelenkersatz, -versteifung).

Die medikamentöse Behandlung kann unterstützt werden durch verschiedene ergänzende therapeutische Begleitmaßnahmen wie physikalische Therapien (z. B. Warmwasser- oder Trockengymnastik), ergotherapeutische Versorgung (z. B. mit Schienen) oder Schmerz- und Stressbewältigungsverfahren. Darüber hinaus sind Angebote zur Stärkung der Selbsthilfekräfte und zur Förderung eines positiven Umgangs mit der Erkrankung wichtig. Die Betroffenen werden mit Hilfsmitteln versorgt (**Abb. 23.17**).

Abb. 23.17 Hilfsmittel.

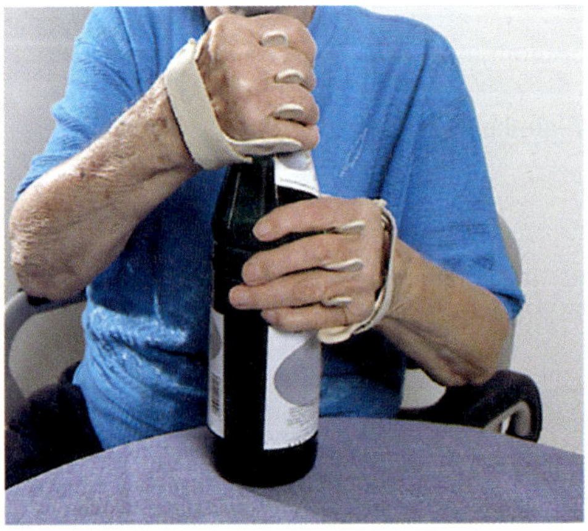

Sie helfen Menschen mit rheumatischen Erkrankungen bei der Bewältigung des Alltags. *Abb. aus: Andreae S, von Hayek D, Weniger J. Gesundheits- und Krankheitslehre für die Altenpflege. Thieme; 2015*

Pflege von Menschen mit rheumatischen Erkrankungen

Für die meisten Erkrankten stellt der Beginn einer rheumatischen Erkrankung ein einschneidendes Erlebnis dar. Mit der Erkrankung tritt eine Vielzahl von Beschwerden auf. Im Vordergrund stehen zunächst Beeinträchtigungen des körperlichen Befindens. Dazu gehören ständige oder ständig wiederkehrende Schmerzen im gesamten Bewegungsapparat sowie Gelenkschwellungen. Infolgedessen kommt es zu erheblichen Bewegungseinschränkungen bis hin zu Funktionsverlusten.
Die meisten Erkrankten leiden unter einer Verminderung der Kraft, der Feinmotorik und des allgemeinen Leistungsvermögens. Tätigkeiten im Alltag und Beruf können sie nicht mehr oder nicht in gewohnter Form ausführen. Viele Patienten fühlen sich frühzeitig müde, kraftlos und weniger belastbar. Auch die psychische Verfassung kann davon beeinträchtigt werden.
Ziel jeglicher Pflege ist es, die größtmögliche Selbstständigkeit des Pflegeempfängers zu erhalten, zu erreichen oder wiederherzustellen, um ihm so ein selbstbestimmtes Leben in der Gesellschaft zu ermöglichen.

Pflege von Menschen mit rheumatischen Erkrankungen
Zu den Beschwerden der Erkrankten gehören ständig wiederkehrende Schmerzen und Gelenkschwellungen. Dies führt zu Bewegungseinschränkungen bis hin zu Funktionsverlusten. Oft kommen die Betroffenen auch psychisch aus dem Gleichgewicht.

Alle pflegerischen Maßnahmen sollen die Unabhängigkeit des Pflegeempfängers weitestgehend erhalten.

Pflege in der Akut- und Anschlussphase

In der akuten Krankheitsphase ist es notwendig, dass der Pflegeempfänger von einer Pflegeperson bei den Aktivitäten des täglichen Lebens unterstützt wird. Des Weiteren koordinieren die Pflegenden die therapeutischen Maßnahmen. Die Pflegeperson ist verantwortlich dafür, dass der Pflegeempfänger

- vor übermäßiger Beanspruchung, Fehl- oder Überlastung geschützt wird (Gelenkschutz),
- je nach Krankheitszustand unterstützt wird,
- seine Beweglichkeit erhält bzw. diese durch Bewegungsübungen gefördert wird,
- keine Komplikationen erleidet (z. B. Kontrakturen),
- durch eine entlastende und zugleich funktionserhaltende Gelenkstellung schmerzfrei wird,
- bei Bedarf Hilfsmittel erhält z. B. Griffverdickungen,
- eine der Schmerzintensität entsprechende medikamentöse Therapie erhält.

Pflege in der Akut- und Anschlussphase
Schwerpunkt der Akutphase ist die Hilfe und pflegerische Begleitung bei den Aktivitäten des täglichen Lebens.

Merke

Vom Ergotherapeuten angefertigte Hilfsmittel, angepasste Orthesen und technische Hilfsmittel ermöglichen eine Verbesserung der Bewegungsmöglichkeiten und schützen die Gelenke vor Über- und Fehlbelastung.

◂ Merke

Praxistipp

Welche Besonderheiten muss ich beachten, wenn ich einen rheumatisch Erkrankten bei den ATL unterstütze?

- Weite, bequeme Kleidung mit Klettverschlüssen anstelle von Knöpfen erleichtert Rheumapatienten das An- und Auskleiden.
- Haltegriffe im Bad und auf der Toilette sowie Armlehnen am Stuhl bieten Sicherheit.
- Die Schuhe des Patienten müssen gut sitzen und eine rutschfeste Sohle haben. Evtl. sind Einlagen verordnet.
- Rheumapatienten haben häufig eine Pergamenthaut. Diese muss nach dem Waschen vorsichtig abgetrocknet und mit WO-Emulsion gepflegt werden.
- Verformte Fingernägel verursachen nicht selten Probleme beim Greifen, verformte Fußnägel massive Probleme beim Gehen. Daher sollte eine fachgerechte Nagelpflege durch eine speziell dafür ausgebildete Fachkraft beauftragt werden.
- Bei der Mobilisation sollen mechanische Belastungen, wie sie z. B. beim Heben und Tragen oder beim Aufstehen aus dem Bett entstehen können, vermieden werden. Rücken- und gelenkschonende Übungen werden mit den Physiotherapeuten eingeübt.
- Bei der Toilettenbenutzung sind Haltegriffe und eine Toilettensitzerhöhung hilfreich.

◂ Praxistipp

Sonstige pflegerische Maßnahmen

Durchführung physikalischer Maßnahmen. Zu den Maßnahmen, die in Zusammenarbeit mit der physiotherapeutischen Abteilung durchgeführt werden, gehören

- Kälteanwendungen (Kryotherapie, S. 302) bei akuter Arthritis oder aktivierter Arthrose,
- Wärmeanwendungen, z. B. bei Arthrosen, chronischer Arthritis und zwischen den Rheumaschüben sowie
- Physiotherapie.

Ernährungsberatung. Nahrungsmittel tierischer Herkunft wie Fleisch- und Wurstwaren, Milch und Milchprodukte sollten vermieden werden. Fisch und Öle mit mehrfach ungesättigten Fettsäuren haben eine entzündungshemmende Wirkung.

Sonstige pflegerische Maßnahmen
Zu den weiteren pflegerischen Maßnahmen zählen beispielsweise die Zusammenarbeit mit der physikalischen Abteilung und die Ernährungsberatung.

Die Nahrung sollte ausreichend Nährstoffe, Vitamine, Antioxidanzien (z. B. Vitamin E), Spurenelemente und Kalzium enthalten.

23.4 Untersuchungen des Nervensystems

23.4 Untersuchungen des Nervensystems

Bei Verdacht auf eine Erkrankung mit neurologischen Ursachen ist eine vertiefende neurologische Untersuchung durch den Arzt notwendig. Nur so können konkrete Funktionsstörungen im Nervensystem ausgeschlossen, eingegrenzt oder lokalisiert werden.

Bewusstsein: Beurteilung von Wachheit und Reaktion.

Bewusstsein. Beurteilung der Wachheit und die Reaktion des Pflegeempfängers auf Reize von außen.

23

Motorik: Feststellung von Lähmungen, Prüfung der Muskelspannung, Beobachtung von Muskelabbau/unwillkürlichen Bewegungen.

Motorik. Unter „Motorik" versteht man alle vom zentralen Nervensystem kontrollierten Bewegungsabläufe. Zur Untersuchung der Motorik gehören eine Reihe verschiedener körperlicher Untersuchungen. Diese dienen der Feststellung von Lähmungen und unvollständigen Lähmungen (Paresen), der Prüfung der Muskelspannung (Muskeltonus) sowie der Beobachtung von Muskelabbau (Atrophien) und unwillkürlichen Bewegungen.

Koordination: Überprüfung von Feinmotorik, Stand und Gang, Zielbewegungen, Zittern usw.

Koordination. Es wird überprüft, wie die Körpermuskulatur bei Bewegungsabläufen aufeinander abgestimmt ist und zusammenwirkt. Feinmotorik, Stand und Gang, Zielbewegungen, Zittern (Tremor) und viele andere Aspekte können Teil der Koordinationsprüfung sein.

Sensibilität: Beurteilung von Qualität und Intensität der Wahrnehmung auf Reize.

Sensibilität. Unter **„Sensibilität"** versteht man die Wahrnehmung von Empfindungsqualitäten (Berührung, Schmerz, Temperatur) und die Wahrnehmung von Bewegungen.
Die Prüfung der Sensibilität umfasst eine Reihe körperlicher Untersuchungen, bei denen die Qualität und Intensität der Wahrnehmung eines adäquaten Reizes beurteilt wird. Kann der Patient z. B. auch mit geschlossenen Augen zuverlässig nachvollziehen, wohin sein Arm bewegt wird?

Lumbalpunktion: Entnahme von Nervenflüssigkeit aus dem Rückenmarkskanal.

Lumbalpunktion. Bei einer Lumbalpunktion wird mit einer dünnen Nadel im Bereich der Lendenwirbelsäule (lumbal) Nervenflüssigkeit (Liquor) aus dem Rückenmarkskanal entnommen. Dabei kann der Liquordruck gemessen und der gewonnene Liquor auf seine Bestandteile (Glukose, Proteine, Blut, Bakterien, Zellart und -zahl) untersucht werden.

EEG (Elektroenzephalografie): Hirnstrommessung.

EEG (Elektroenzephalografie). Überall wo Strom fließt, lässt sich dieser auch verstärken und messen. Da die Reizleitung im Nervengewebe durch elektrische Impulse erfolgt, also Strom fließt, lässt sich dieser mit Elektroden ableiten. Bei der Hirnstrommessung (Elektroenzephalografie = EEG) werden 12–20 Elektroden auf der Kopfhaut angebracht und der Stromfluss in der Hirnrinde gemessen. Vor allem bei der Diagnose einer Epilepsie ist das EEG immer noch unerlässlich.

23.5 Häufige Krankheiten des Nervensystems

23.5.1 Schlaganfall/Durchblutungsstörungen des Gehirns

23.5 Häufige Krankheiten des Nervensystems

23.5.1 Schlaganfall/Durchblutungsstörungen des Gehirns

Mit dem Begriff Schlaganfall sind sowohl Hirninfarkte als auch Hirnblutungen umfasst. Beim Schlaganfall ist ein Hirngefäß verstopft, bei einer Hirnblutung geplatzt.

Der Begriff Schlaganfall oder Hirnschlag (Apoplex) ist ein Sammelbegriff für Durchblutungsstörungen des Gehirns, der sowohl Hirninfarkte als auch Hirnblutungen umfasst. Da bei 85 % aller Schlaganfälle ein Hirninfarkt der Auslöser ist, werden beide Begriffe in der Umgangssprache synonym gebraucht. Für das Verständnis ist es allerdings sinnvoller, im Folgenden Hirninfarkt und Hirnblutung zu unterscheiden.

Merke ►

Merke

Beim Hirninfarkt ist ein Hirngefäß verstopft, so dass Teile des Hirngewebes nicht mehr mit Blut versorgt werden. Bei einer Hirnblutung platzt ein Hirngefäß und das Blut dringt ins Hirngewebe ein.

Hirninfarkt

Hirninfarkt

Definition ►

Definition

Zerstörung von Gehirngewebe als Folge des Verschlusses eines hirnversorgenden Gefäßes mit irreversiblen neurologischen Ausfällen.

TIA: Wenn sich die neurologischen Ausfälle innerhalb von 24 Stunden zurückbilden, spricht man von einer transitorischen ischämischen Attacke (TIA), bleiben sie länger bestehen, von einem Schlaganfall.

Häufig führen Durchblutungsstörungen der Hirnarterien nicht zum Gewebstod (Nekrose), sondern normalisieren sich innerhalb von Minuten oder Stunden, sodass auch die Ausfälle der Gehirnfunktionen wieder verschwinden. Wenn sich die Symptome innerhalb von 24 Stunden zurückbilden, spricht man noch nicht von einem Hirninfarkt, sondern von einer **transitorischen ischämischen Attacke** (TIA). Typische Beispiele solcher neurologischen Ausfälle sind flüchtige, über einige Minuten anhaltende Sehstörungen auf einem Auge (Amaurosis fugax), kurzzeitige Lähmungen und Sensibilitäts- oder Sprachstörungen.

Merke

TIAs sind Vorboten des Hirninfarktes, das Risiko ist danach 6-fach erhöht!

◂ Merke

Hirninfarkt. Bildet sich die Symptomatik nicht innerhalb von 24 Stunden zurück, liegt ein Hirninfarkt vor.

Fallbeispiel

Pflegeassistentin Lena* arbeitet seit 2 Jahren in einem Altenheim. Bei der Übergabe erfährt sie, dass heute ein neuer Bewohner in der Kurzzeitpflege aufgenommen wurde. Der 83-jährige Herr Schneider hatte vor 6 Wochen einen Schlaganfall und wurde zunächst auf einer speziellen Station für Schlaganfallpatienten, einer Stroke-Unit, intensivmedizinisch versorgt. Als es ihm zunehmend besser ging, wurde er in einer neurologischen Rehabilitationsklinik weiterbehandelt. Heute wurde Herr Schneider aus der Rehaklinik entlassen und direkt in die Kurzzeitpflege gebracht. Die Ehefrau von Herrn Schneider, selbst 80 Jahre alt, ist mit der neuen Situation und der Pflege ihres Mannes komplett überfordert. Sie macht sich große Sorgen um die gemeinsame Zukunft.

Bis geklärt ist, wie es weitergehen soll, bleibt Herr Schneider in der Kurzzeitpflege. Die Wohnbereichsleitung informiert Lena darüber, dass Herr Schneider künftig nach dem Bobath-Konzept gelagert und mobilisiert werden soll: „Und dann ist wichtig, dass er vorsichtig aktiviert wird – wir müssen erst mal schauen, welche Ressourcen er hat und wie wir diese am besten fördern können." Nach der Übergabe geht Lena gemeinsam mit der Pflegefachkraft zu Herrn Schneider und stellt sich vor. Dabei fällt ihr auf, dass Herr Schneider sie gerne begrüßen würde, es aber nicht kann. Die Worte kommen einfach nicht aus seinem Mund. Sein rechter Arm ist auf einem Kissen gelagert und hängt schlaff herunter. Auch am rechten Bein ist kein Muskeltonus erkennbar. Herr Schneider hat einen suprapubischen Blasenkatheter (SBK) sowie eine PEG-Sonde, an die eine Ernährungspumpe angeschlossen ist. Er wirkt bei der Begrüßung traurig und zurückgezogen.

**Fallbeispiel fiktiv, Namen frei erfunden*

◂ Fallbeispiel

23

Symptome

Wie die umgangssprachliche Begriffe „Schlaganfall" oder „Hirnschlag" schon vermuten lässt, kommt es zu einem **„schlagartigen" Ausfall von Hirnfunktionen**. Je nach Größe des Hirninfarktes können akute Verwirrtheit, **Bewusstseinstrübung** oder Bewusstlosigkeit (Koma) auftreten. Weitere, oft lebensbedrohliche Symptome sind **Atem- und Kreislaufstörungen** sowie **epileptische Anfälle**. Je nach Lokalisation des Hirninfarktes kann es zu ganz typischen neurologischen Ausfällen kommen:

- vordere Hirnarterie: beinbetonte Halbseitenlähmung, Persönlichkeitsveränderungen.
- mittlere Hirnarterie: gesichts- und armbetonte Halbseitenlähmung, Sprachstörung.
- hintere Hirnarterie: halbseitige Sehstörung (Gesichtsfeldausfall).
- Kleinhirnarterien: Drehschwindel, Gangstörungen, Augenbewegungsstörungen.

Je nachdem welches Hirnareal betroffenen ist, also nicht mehr ausreichend durchblutet wird, fallen einzelne Leistungen des Gehirns aus. Da das Sprachzentrum bei allen Rechtshändern und vielen Linkshändern in der linken Großhirnrinde liegt, kommt es bei einem Infarkt in diesem Areal zu Sprachstörungen (**Aphasie**). Die meisten neurologischen Ausfälle machen sich auf der Körperseite bemerkbar, die der betroffenen Hirnhälfte gegenüberliegt.

Zusätzlich auftretende Symptome nach einem Hirninfarkt:

- unkontrollierte Bewegungen bis hin zu einem krampfartig gesteigerten Muskeltonus (Spastik),
- Störungen der Sensibilität, z. B. Taubheitsgefühle, Missempfindungen, unkontrollierte Bewegungsabläufe.
- Störungen der Aufmerksamkeit.
- Zweckgerichtete Bewegungen können nur schwierig ausgeführt werden (Apraxie), z. B. kann der Betroffene kein Glas Wasser einschenken.
- Gegenstände werden nicht in ihrer korrekten Funktion erkannt (Agnosie), z. B. versucht der Patient mit einem Löffel sein Brot zu schmieren.
- Räumliche Störungen, der eigene Körper oder andere Objekte können nicht räumlich in Beziehung zueinander gebracht werden, z. B. wird beim Ankleiden der Arm in den Halsausschnitt des Pullovers geschoben.
- Vernachlässigung einer Raum- und/oder Körperhälfte (Neglect)
- Gleichgewichtsverlust, der Patient stößt sich unbewusst aktiv zur mehr betroffenen Seite (Pusher-Syndrom) (**Abb. 23.18**).
- Störungen im Mund- und Gesichtsbereich, z. B. herabhängender Mundwinkel, herabhängendes Augenlid, Schluckstörungen.
- schmerzhafte Schulter, da der Oberarmkopf aus der Pfanne heraussinkt.
- schmerzhafte Hüfte, da der Oberschenkelkopf absinkt.
- Inkontinenz.

Symptome

Beim Hirnfarkt kommt es zu einem plötzlichen, **„schlagartigen" Ausfall von Hirnfunktionen**.

Symptome sind z. B.:

- Halbseitenlähmung,
- Taubheitsgefühle,
- Gleichgewichtsverlust,
- Sprach- und Schluckstörungen,
- Sehstörungen,
- Epileptische Anfälle,
- Bewusstseinsstörungen,
- Atem- und Kreislaufstörungen.

23

Abb. 23.18 Pusher-Syndrom.

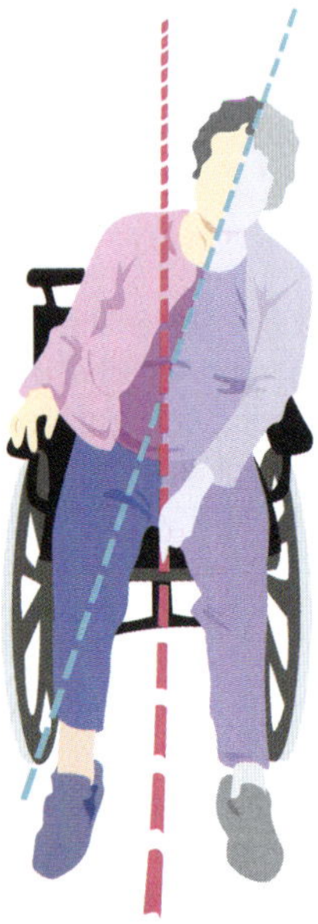

Die Mittellinie der Patientin ist verschoben, daraus ergibt sich die typische Sitzposition. *Abb. nach: I care Pflege. Thieme; 2025*

Merke ►

Merke

Bei einer Hemiparese ist eine Körperseite gelähmt. Doch auch die vermeintlich „gesunde" Seite ist durch die Erkrankung eingeschränkt. Es ist deswegen nicht richtig, sie als die „gesunde" Seite zu bezeichnen. Aus diesem Grund wird bei der Bezeichnung der Körperhälften von der **betroffenen** (gelähmten) und von der **weniger betroffenen** („gesunden") Seite gesprochen.

Therapie

Therapie

Die Therapie des Hirninfarkts besteht aus 4 Bestandteilen:

- Sicherung der Vitalfunktionen
- Wiedereröffnung des Hirnarterienverschlusses
- Behandlung der Risikofaktoren und
- medikamentöse Prophylaxe eines erneuten Hirninfarktes.

Merke ►

Merke

Um entscheiden zu können, ob eine medikamentöse Auflösung des Thrombus in einer Hirnarterie in Frage kommt, muss beim Schlaganfall immer eine Computertomografie des Gehirns (cCT) oder Kernspintomographie (cMRT) zum Ausschluss einer Hirnblutung durchgeführt werden.

Hirnblutungen

Hirnblutungen

Bei 15 % aller Schlaganfälle handelt es sich um eine Hirnblutung. Die einzelnen Blutungsarten unterscheiden sich in Lokalisation und Krankheitsbild. Zum Verständnis ist eine Vergegenwärtigung der Anatomie von Hirnhäuten und Gefäßen wichtig, da die Blutungstypen nach ihrem anatomischen Ausbreitungsgebiet unterschieden werden (**Abb. 23.19**).

Intrazerebrale Blutungen (ICB)

Intrazerebrale Blutungen (ICB)

Definition ►

Definition

Meist akut verlaufende Blutungen aus einer Hirnarterie ins Hirngewebe.

Ursachen

- Bluthochdruck (Hypertonus)
- Einblutung in einen frischen Hirninfarkt
- Folge einer Gerinnungsstörung oder bei Blutverdünnung (z. B. Marcumar)
- Schädelverletzung (Schädelhirntrauma)

Symptome. Je nach betroffenem Hirnareal treten schlagartig **neurologische Ausfälle** auf, z.B. unterschiedliche Größe der Pupillen (Pupillendifferenz), **Kopfschmerzen**, **Bewusstseinsstörungen** bis hin zum Koma, Atemstörungen.

Therapie. Die Behandlung aller Hirnblutungen erfolgt meist auf einer **Intensivstation**. Hier werden engmaschig die Vitalfunktionen (Atmung, Blutdruck und Puls) überwacht. Je nach Größe der Blutung ist es notwendig, im Rahmen einer Operation die **Blutmassen aus dem Gehirn abzusaugen** oder Teile der Schädeldecke zur Entlastung vorübergehend zu entfernen.

Abb. 23.19 Hirnblutungen.

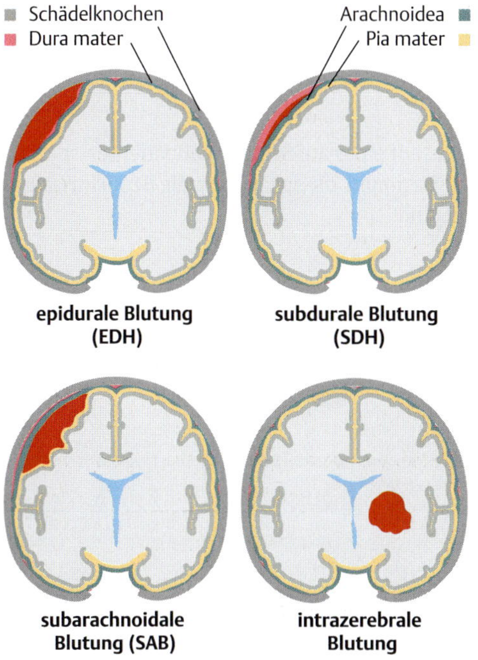

Epidurale Blutung, subdurale Blutung, subarachnoidale Blutung und intrazerebrale Blutung. *Quelle: I care Pflege. Thieme; 2025*

Subarachnoidalblutung (SAB)

Subarachnoidalblutung (SAB)

Definition

Eine meist akut verlaufende Blutung aus den gehirnversorgenden Arterien in den Subarachnoidalraum, also in den mit Liquor gefüllten Bereich zwischen weicher Hirnhaut (Pia mater) und Spinngewebshaut (Arachnoidea mater)

◄ Definition

Ursachen. Die häufigste Ursache ist das Platzen einer (meist angeborenen) Gefäßaussackung (**Aneurysma**) einer Hirnarterie, seltener eine Gehirnverletzung (**Schädel-Hirn-Trauma**).

Symptome

- plötzlich auftretende, stärkste Kopfschmerzen (meist im Hinterkopfbereich)
- extreme Nackensteife (Meningismus)
- Übelkeit und Erbrechen
- unterschiedliche Pupillengröße
- Bewusstseinstörungen

Therapie. Wie alle anderen Hirnblutungen ist auch die Subarachnoidalblutung ein Notfall, der einer intensivmedizinischen Behandlung bedarf. Meist wird durch eine frühzeitige **Gefäßoperation** versucht, die geplatzte Gefäßaussackung mit kleinsten Metallklemmen zu verschließen.

Subdurales Hämatom (SDH)

Subdurales Hämatom (SDH)

Definition

Eine sowohl chronisch als auch akut verlaufende Blutung aus den venösen Blutleitern, die sich unterhalb der harten Hirnhaut (Dura mater) ausbreitet.

◄ Definition

Ursachen. Ursache ist meist eine Krafteinwirkung auf den Schädel (z.B. durch einen Sturz), durch die es zu Zerreißungen der großen venösen Gefäße kommt. Ein besonderes Risiko besteht bei älteren Menschen, Stoffwechsel- und Gefäßerkrankungen, Blutverdünnung sowie chronischer Alkoholkrankheit.

Symptome

- Bewusstseinsstörungen
- psychische Auffälligkeiten (z.B. akute Verwirrtheit)
- unterschiedliche Pupillengröße
- Halbseitenlähmung der Gegenseite (kontralaterale Hemiparese)
- Bei älteren Patienten häufig verzögerter Verlauf mit geringen, langsam zunehmenden neurologischen Ausfällen über Wochen (**chronisches subdurales Hämatom**).

Therapie. Vor allem bei älteren Patienten ohne neurologische Ausfälle ist man mit einem operativen Vorgehen abwartend. Bei dem Eingriff wird das Blut operativ über ein Bohrloch abgesaugt.

Pflege von Menschen mit Schlaganfall

Die Akutbehandlung erfolgt meist auf einer intensivmedizinischen Station bzw. in sogenannten Stroke Units.

Pflege von Menschen mit Schlaganfall

Wesentliche pflegerische Akutmaßnahmen sind

- Überwachung (Vitalwerte, Bewusstseinslage, Blutzuckerspiegel),
- Vermeidung von Hirndruck, z. B. durch Oberkörperhochlagerung,
- auf ärztliche Anordnung Sauerstoffgabe,
- Flüssigkeitsbilanzierung.

Patienten mit einem Schlaganfall werden, falls möglich, auf einer auf Schlaganfallpatienten spezialisierten Station, der sog. Stroke Unit, versorgt. Das sind Stationen, die speziell auf die Bedürfnisse und Besonderheiten von Schlaganfallpatienten vorbereitet sind.

Abb. 23.20 Schmerzhafte Hüfte.

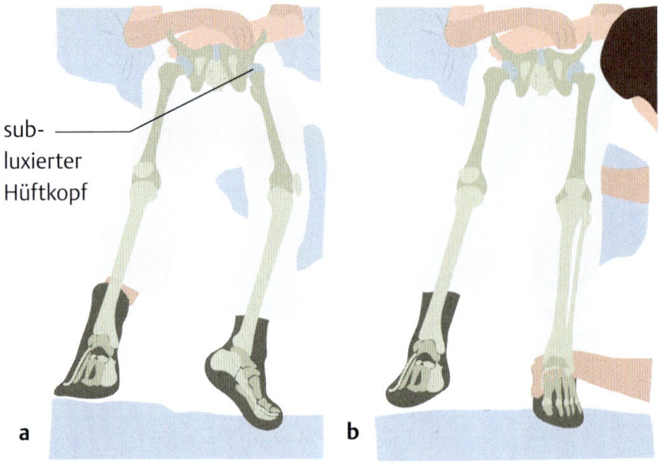

a Typische Beinposition bei einer Hemiparese: Der Hüftkopf liegt nicht in der Pfanne, das Bein dreht sich nach außen und fällt vom Körper weg.
b Vor jeder Bewegung wird das Bein in eine günstige Ausgangsposition gebracht. Der Oberschenkel wird mit beiden Händen umfasst und in das Gelenk bewegt, sodass das Bein wieder gerade liegt.
Abb. aus: I care Pflege. Thieme; 2025

Bobath-Konzept

Beim Bobath-Konzept werden die von der Krankheit betroffenen Körperbereiche gezielt in die Bewegung mit einbezogen und dadurch aktiviert. Fehlstellungen der Gelenke sollen vermieden und Spasmen verhindert werden. Besonders zu berücksichtigen sind:

1. Orientierung an normalen Bewegungsabläufen,
2. Normalisierung des Muskeltonus (Muskelspannung),
3. Förderung der Körperwahrnehmung.

Bobath-Konzept

Das Bobath Konzept wurde in den 1940er Jahren von der Physiotherapeutin Berta Bobath entwickelt. Das Bobath-Konzept zielt darauf ab, betroffene Körperbereiche in Bewegungsabläufe mit einzubeziehen und dadurch zu **aktivieren**. Fehlstellungen der Gelenke sollen vermieden und Spasmen verhindert werden.
Im Mittelpunkt des Konzepts steht die Unterstützung des Pflegeempfängers bei den **Aktivitäten des täglichen Lebens** (ATL). 3 Aspekte sind dabei besonders zu berücksichtigen:

1. Orientierung an normalen Bewegungsabläufen (**Abb. 23.20**),
2. Normalisierung des Muskeltonus (Muskelspannung),
3. Förderung der Körperwahrnehmung.

Aktivierende Pflege nach dem Bobath-Konzept

Die aktivierende Pflege umfasst die Bereiche Körperpflege, An- und Auskleiden, Nahrungsaufnahme, Ausscheidung, Kommunikation, Anpassung des Umfelds (Lagerung), Mobilität und soziale Integration.

Beim Bewegen im Bett steht die Pflegende überwiegend auf der mehr betroffenen Seite des Pflegeempfängers. Die mehr betroffene Seite soll in die Abläufe mit einbezogen werden.

Aktivierende Pflege nach dem Bobath-Konzept

Die aktivierende Pflege nach dem Bobath-Konzept unterscheidet sich je nach Art und Schwere der Erkrankung, nach der Lebensphase des Menschen und seinen Zielen. Die aktivierende Pflege umfasst die Bereiche Körperpflege, An- und Auskleiden, Nahrungsaufnahme, Ausscheidung, Kommunikation, Anpassung des Umfelds (Positionierung/Lagerung in und außerhalb des Bettes), Mobilität und die soziale Integration. Im Folgenden werden einige pflegerische Maßnahmen beispielhaft aufgeführt.

ATL Sich bewegen. Beim Bewegen im Bett steht die Pflegende überwiegend auf der sog. mehr betroffenen Seite des Pflegeempfängers. So kann sie die mehr betroffene Seite unterstützen und in die Abläufe mit einbeziehen. Sind Menschen auf beiden Körperseiten betroffen, so wechselt die Pflegende ihre Position, um möglichst rückenschonend zu arbeiten. Beim Bewegen und bei den anschließenden Positionierungen ist das Kopfteil flachgestellt. Positionsveränderungen, z. B. die Erhöhung des Kopfes, sollten mit Kissen ausgeglichen werden. Das Lagerungsmaterial wird möglichst nah an den Pflegeempfänger gebracht, um Stabilität und Sicherheit zu bieten (**Abb. 23.21**).

Abb. 23.21 Seitenlagerung auf der mehr betroffenen Seite.

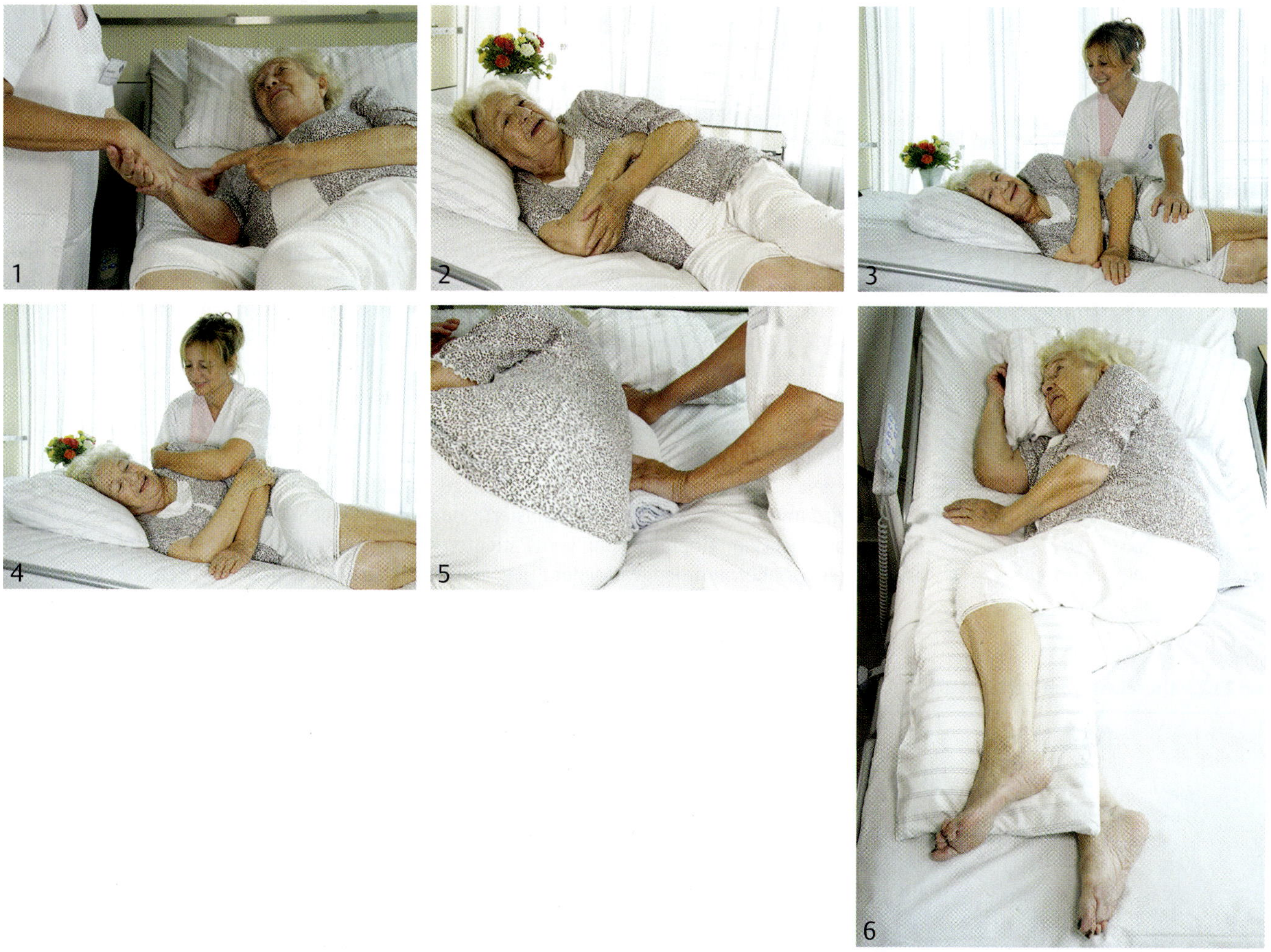

1 Zur Vorbereitung wird der mehr betroffene Arm in Außenrotation gebracht und somit vor Verletzungen während des Drehens geschützt. **2** Während des Drehens sind beide Beine gebeugt, der mehr betroffene Arm bleibt in Außenrotation liegen oder wird durch die Pflegeempfängerin gehalten. **3** Zurückbewegen des Unterkörpers: Die linke Hand unterstützt am Unterbauch, die rechte Hand gibt Stabilität und sorgt für leichte Gewichtsverlagerung nach vorne unten an den Knien. Die Pflegeempfängerin drückt sich mit der besseren Hand auf der Matratze ab. **4** Zurückbewegen des Oberkörpers: Die linke Hand ist am unteren Achselrand der mehr betroffenen Seite, die rechte Hand umfasst den oberen Schultergürtel. Die Pflegende verlagert ihr Gewicht nach hinten, die Pflegeempfängerin hebt den Kopf an und unterstützt die Bewegung mit der weniger betroffenen Hand. **5** Zur Stabilisierung der Position wird eine Handtuchrolle am Rücken unter die Patientin gelegt. **6** Der mehr betroffene Arm ist möglichst in Außenrotation gebracht, der Kopf wird mit reichlichen Kissen unterlagert, die Streckung des unteren Beines ist den Bewegungsmöglichkeiten der Pflegeempfängerin angepasst. *Quelle: K. Oborny, Thieme*

Abb. 23.22 Positionierung auf der weniger betroffenen Seite.

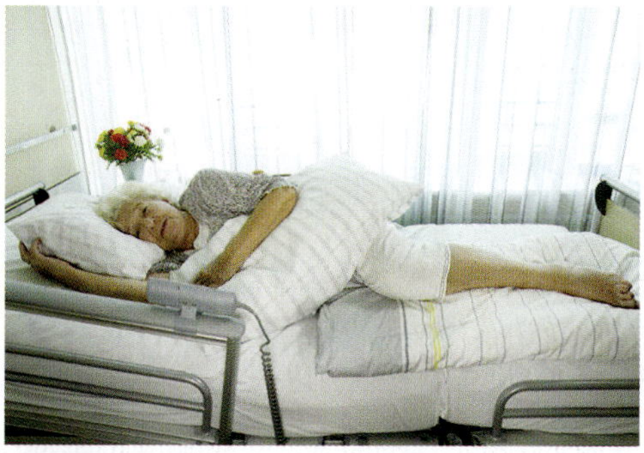

Die betroffenen Extremitäten werden ausreichend mit Lagerungsmaterial unterstützt, um eine Subluxation zu vermeiden. Die Pflegeempfängerin liegt möglichst etwas über 90° auf der Seite. *Quelle: K. Oborny, Thieme*

Merke

Beim Drehen sollten immer beide Beine angestellt werden, da es durch das Drehen über ein schlaffes, mehr betroffenes Bein zu Verletzungen im Hüftgelenk kommen kann.

◄ Merke

Voraussetzung für einen Transfer über die Füße ist mindestens ein stabiler Fuß mit Beweglichkeit im Sprunggelenk.

Das Umsetzen vom Bett in den Stuhl sollte möglichst mit Gewichtübernahme auf die Füße durchgeführt werden. Voraussetzung für einen Transfer über die Füße ist mindestens ein stabiler Fuß mit Beweglichkeit im Sprunggelenk (**Abb. 23.23**).

Merke ▸

Merke

Der Oberkörper des Pflegeempfängers muss ausreichend weit nach vorn gebracht werden, dann kommt das Gewicht auf die Füße und das Gesäß wird frei für Bewegung.

23

Berührungen im Rahmen der Körperpflege verbessern die Körperwahrnehmung.
Soweit möglich, sollte der Pflegeempfänger mit in die Handlungen einbezogen werden bzw. sie selbst ausführen.

Der Genitalbereich kann vom Patienten selbst gewaschen werden und wird vom Pflegeassistenten nur übernommen, wenn der Pflegeempfänger nicht dazu in der Lage ist.

ATL Sich waschen und kleiden. Die Bewegung des Pflegeempfängers und die Berührungen der Pflegenden verbessern die Körperwahrnehmung. Die Unterstützung bei der Körperpflege wird individuell dem Bedarf die betroffene Person angepasst. Auch der seelische Zustand muss dabei berücksichtigt werden. Im frühen Stadium wird die betroffene Person vorwiegend im Bett gewaschen und angekleidet. Beim Sitzen im Bett kann der Patient die Abläufe mit seinen Augen verfolgen, auch wenn er noch keine eigene Aktivität abrufen kann. Der Pflegeassistent sollte den Pflegeempfänger bei allen Handlungen mit einbeziehen und ihn je nach verfügbarer Ressource z. B. dazu auffordern, den Waschlappen zu übernehmen (**Abb. 23.25**) oder den Arm durch das T-Shirt zu stecken (**Abb. 23.24**). Je instabiler der Rumpf des Patienten ist, desto mehr Halt muss ihm von außen gegeben werden.
Das Waschen des Unterkörpers kann in Seitenlage auf der mehr betroffenen Seite erfolgen. Der Patient wird im Rücken ausreichend stabilisiert, sodass er bei eigener Aktivität nicht gleich auf den Rücken rollt. Der Genitalbereich kann vom Patienten selbst gewaschen werden und wird vom Pflegeassistenten nur übernommen, wenn der Pflegeempfänger nicht dazu in der Lage ist.

Abb. 23.23 Umsetzen vom Bett in den Stuhl.

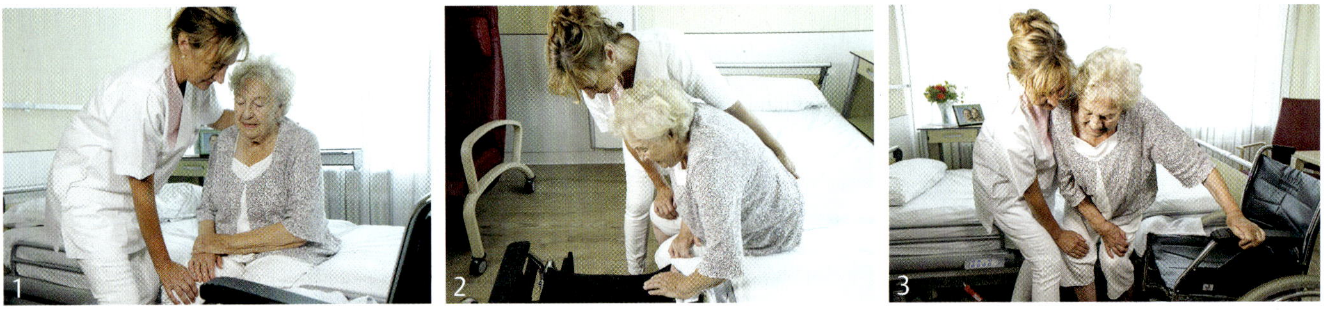

1 Die Pflegeassistentin unterstützt das mehr betroffene Bein am Knie. **2** Die andere Hand ist am Gesäß. Die Pflegeempfängerin bringt den Oberkörper nach vorne und das Gewicht auf die Füße. **3** Die Pflegende unterstützt sie dabei, indem sie ebenfalls den Oberkörper nach vorne bringt. Das Gesäß wird frei und kann in kleinen Schritten zur Seite gesetzt werden. *Quelle: K. Oborny, Thieme*

Abb. 23.24 Ankleiden.

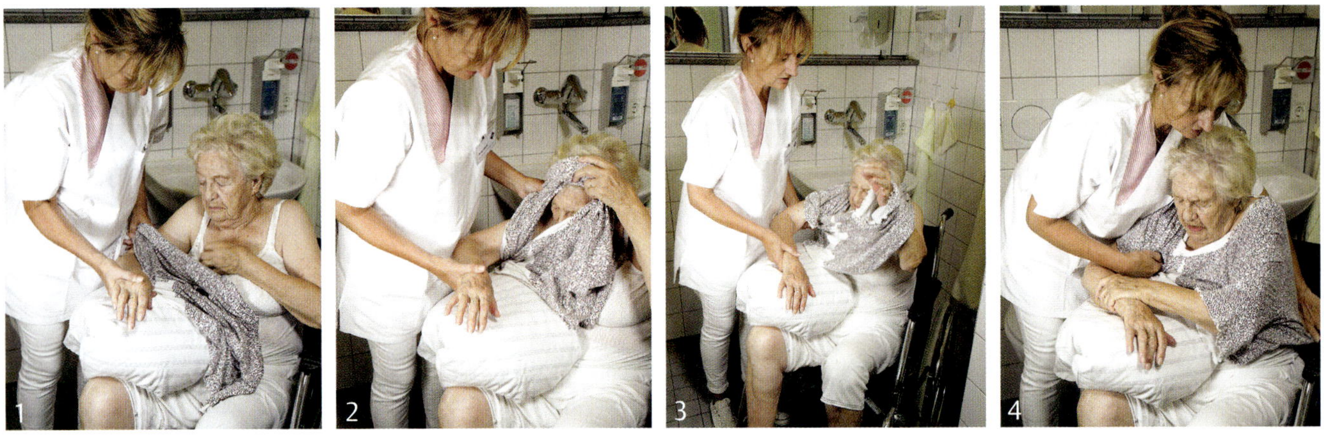

1 Der Arm liegt auf dem Kissen oder auf dem Rollstuhltisch. Die Pflegende nimmt das Armgewicht ab und die Pflegeempfängerin streift sich das Kleidungsstück über. **2** Während die Pflegeempfängerin sich das Shirt über den Kopf zieht, achtet die Pflegende auf den Schutz des mehr betroffenen Arms. **3** Anschließend wird der weniger betroffene Arm durch das Ärmelloch gebracht. **4** Die Pflegeempfängerin bewegt sich aktiv nach vorne, so kann sie selbst oder die Pflegende das Shirt über den Rücken runterziehen. *Quelle: K. Oborny, Thieme*

Abb. 23.25 Körperpflege im Bett.

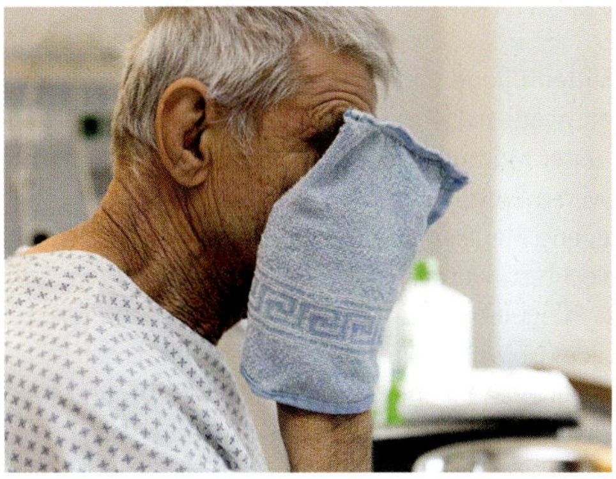

Die Pflegekraft leitet den Betroffenen zur selbständigen Durchführung von Teilen der Körperpflege an.
Quelle: K. Oborny, Thieme

ATL Kommunizieren. Besonders anspruchsvoll ist die Kommunikation mit Menschen mit einer Aphasie (Verlust des Sprechvermögens oder Sprachverstehens). Die schwerste Form der Aphasie ist die globale Aphasie, bei der sowohl das Verstehen als auch die Produktion von Sprache stark gestört sind. Oft können nur einzelne Wörter verstanden oder aus der Situation erahnt werden.

Das Kommunizieren fällt den Betroffenen aufgrund der Sprachstörungen oft sehr schwer. Die Situation wird teils bewusst, teils unbewusst erlebt.

Praxistipp

Wie verhalte ich mich gegenüber Schlaganfallpatienten mit Sprachstörungen?

Bei der Pflege von Menschen mit Sprachstörungen sollten folgende Hinweise beachtet werden:

- Sprechen Sie mit dem Menschen und nicht über ihn.
- Lassen Sie den Pflegeempfänger keine Wörter vorsprechen oder wiederholen, da das zu Frustrationen führt.
- Unterstützen Sie das Gesprochene durch Mimik und Gestik.
- Wechseln Sie nicht schnell das Thema.
- Stellen Sie Fragen, die mit ja oder nein zu beantworten sind.
- Sprechen Sie „normal", aber langsam, nicht im Telegrammstil oder in der Kindersprache.
- Sprechen Sie in angemessener Lautstärke (Aphasiker sind nicht automatisch schwerhörig!).
- Heucheln Sie kein Verstehen, sondern fragen Sie nach und klären Sie nicht Verstandenes ab.
- Fallen Sie dem Pflegeempfänger nicht ins Wort und lassen Sie auch einmal längere Pausen zu.

◀ Praxistipp

ATL Essen und Trinken. Bei der Nahrungsaufnahme besteht die Gefahr, dass Nahrung in die Luftröhre gelangt (Aspiration). Die Menschen haben häufig Nahrungsreste an den Lippen oder am Mundwinkel hängen. Öffnen sie den Mund, ist die Wangentasche noch voll. Dies ist immer ein Hinweis darauf, dass der Patient seinen Mund nicht ausreichend spürt. Er würde sonst mit der Zunge über die Lippen fahren und die Reste aus der Wangentasche holen. Deshalb benötigen Menschen mit Schluckstörungen nach dem Essen eine Mundpflege oder das Angebot, den Mund auszuspülen.

Bei Menschen mit Schluckstörung besteht Aspirationsgefahr. Deshalb benötigen sie nach dem Essen eine Mundpflege oder das Angebot, den Mund auszuspülen.

Merke

Liegt eine **Schluckstörung** bei einem Pflegeempfänger vor, sollte dieser **nur durch eine erfahrene Pflegekraft** bei der Nahrungsaufnahme unterstützt werden.

◀ Merke

Ist der Schluckvorgang intakt und der Pflegeempfänger hat einen fehlenden Antrieb zum Essen und Trinken, kann der Pflegeassistent mit ihm die Nahrungsaufnahme üben.

23.5.2 Morbus Parkinson

Fallbeispiel ►

Definition ►

Bei Morbus Parkinson besteht ein Dopaminmangel im Gehirn.

Symptome

Es treten für die Erkrankung typische Symptome auf, z. B.:

- Bewegungen sind erschwert, verlangsamt bis erstarrt.
- In Ruhe kommt es zum Zittern der Muskeln.
- Die Mimik ist starr.
- Der Gang ist kleinschrittig.

23.5.2 Morbus Parkinson

Fallbeispiel

Pflegehelfer Johannes* arbeitet in der ambulanten Pflege und ist mit seiner Kollegin, Gesundheits- und Krankenpflegerin Emma, zum ersten Mal unterwegs zu Herrn Fischer.

Herr Fischer ist 73 Jahre alt und leidet seit 10 Jahren unter Morbus Parkinson. Erst letzte Woche war er wegen einer fortschreitenden Hypokinese (Bewegungsverarmung) in der Klinik und wurde medikamentös neu eingestellt. Er nimmt nun 5-mal am Tag verschiedene Medikamente gegen Parkinson. Da sich die Pflegesituation von Herrn Fischer zunehmend verschlechtert, wurde seiner Ehefrau dazu geraten, sich professionelle Unterstützung durch einen ambulanten Pflegedienst zu holen. Frau Fischer nahm diesen Rat dankend an; der Kontakt zum ambulanten Pflegedienst wurde über die Sozialarbeiterin der Klinik hergestellt. Im Anamnesegespräch erzählt Frau Fischer den Pflegenden, dass sie mit der Versorgung ihres Mannes mittlerweile überfordert sei. Ihr Mann lasse sich nur noch sehr schwer aus dem Bett heraus mobilisieren und sei schon mehrfach in der Wohnung gestürzt. Weiterhin berichtet sie, dass sie selbst Angst habe, beim Richten der vielen verschiedenen Medikamente für ihren Mann Fehler zu machen: „Ich bin sehr froh, dass Sie nun kommen! Eigentlich dachte ich immer, ich könne das alleine bewältigen, aber jetzt geht es einfach nicht mehr. Je nachdem, wie es meinem Mann geht, muss ich ihm beim Essen helfen, und nachts reiche ich ihm die Urinflasche an – aber morgens beim Duschen kann ich ihm nicht helfen, da habe ich Angst, dass er fällt. Und mit den vielen Tabletten … nicht, dass ich da mal etwas verwechsele."

Während des gesamten Anamnesegesprächs sitzt Herr Fischer regungslos in seinem Fernsehsessel und beteiligt sich auch nur wenig am Gespräch. Er spricht undeutlich und leise. Johannes und Emma nehmen wahr, dass er einen unkontrollierten Speichelfluss hat. Als er von seiner Frau zur Toilette gebracht wird, fallen bei Herrn Fischer eine ausgeprägte Starthemmung, ein kleinschrittiger Gang und ein nach vorne gebeugter Oberkörper auf. Die Knie kann Herr Fischer beim Gehen nicht vollständig durchstrecken. Als Herr Fischer und seine Frau zurückkommen, vereinbart Emma mit dem Ehepaar, dass ab dem folgenden Tag Pflegehelfer Johannes jeden Morgen gegen 8 Uhr zur Körperpflege kommen wird. „Und die Medikamente richte ich Ihnen jeweils für die ganze Woche in einem Dispenser, da kann dann gar nichts mehr schiefgehen! Und hier ist noch unsere Telefonnummer für Notfälle, es ist rund um die Uhr jemand erreichbar."

**Fallbeispiel fiktiv, Namen frei erfunden*

Definition

Das Parkinson-Syndrom ist eine degenerative Erkrankung des ZNS, bei der Nervenzellen absterben, die den Botenstoff Dopamin produzieren.

Durch den Mangel an Dopamin kommt es zu den typischen Symptomen des Morbus Parkinson.

Symptome

Zu den Symptomen zählen (**Abb. 23.26**):

- **Bradykinese,** d.h. verlangsamte willkürliche Bewegungen. Extremformen sind die Bewegungsblockade (Freezing) und die völlige Erstarrung (Akinesie).
- **Rigor:** Widerstand bei passiven Bewegungen in den großen Gelenken. Das ruckartige Nachgeben einer passiv bewegten Gliedmaße wird als Zahnradphänomen bezeichnet (**Abb. 23.27**).
- **Ruhetremor:** Zittern bei entspannten Gliedmaßen und
- **Posturale Instabilität:** Sturzneigung durch eine instabile Körperhaltung.

Diese Symptome äußern sich u.a. in einem kleinschrittigen Gang, bei dem die Arme nicht mitschwingen und in einer starren Mimik (Maskengesicht).

- **Weitere Symptome:** Symptome durch vegetative Störungen wie vermehrter Speichelfluss, eine erhöhte Talgproduktion vor allem im Gesicht („Salbengesicht") und Obstipationsbeschwerden. Häufig kommt es außerdem zu depressiven Verstimmungen.

Abb. 23.26 Morbus Parkinson.

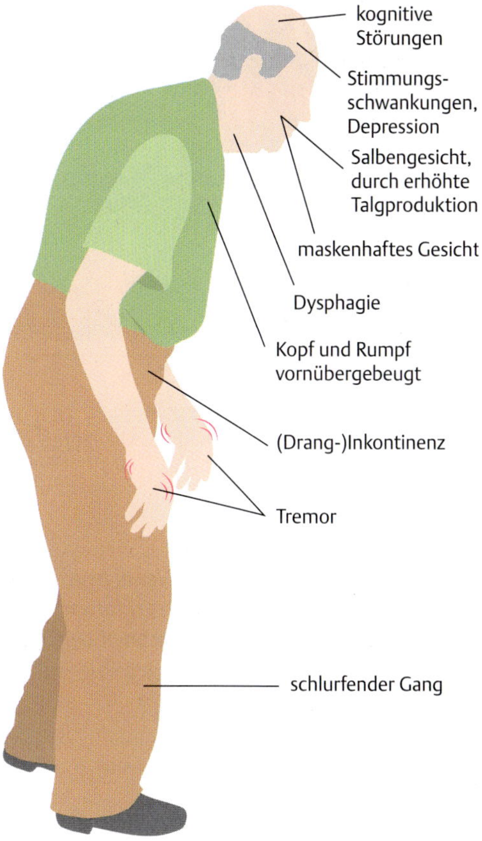

Typische Symptome bei Morbus Parkinson. *Abb. aus: I care Pflege. Thieme; 2025*

Abb. 23.27 Morbus Parkinson.

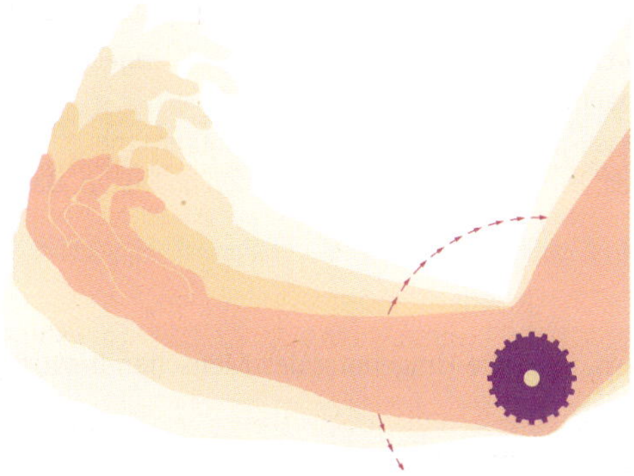

„Zahnradphänomen".

Therapie

Es gibt viele verschiedene Typen von Parkinson-Medikamenten, die die Verfügbarkeit von Dopamin im zentralen Nervensystem erhöhen. Da die Wirkzeit dieser Medikamente teils sehr kurz ist, kommt es oft zum Wechsel von Aktivität und Bewegungslosigkeit (On-Off-Phänomen), was nur durch häufige Medikamenteneinnahme oder eine Kombination verschiedener Wirkstoffe zu vermeiden ist. In jüngster Zeit wurde bei erfolgloser medikamentöser Therapie mit einer Gehirnoperation eine Art elektrischer Schrittmacher eingesetzt. Dadurch bessern sich die meisten Symptome. Zur Besserung der Bewegungsstörungen und zur Überwindung der Starthemmung werden regelmäßig Bewegungsübungen durchgeführt, z. B.

- Gehübungen mit optischen und akustischen Reizen zur Vergrößerung der Schrittlänge (**Abb. 23.28 a**)
- Förderung der Feinbeweglichkeit der Hände,
- Tricks zur Überwindung der Starthemmung: Freezing-Gehstock (**Abb. 23.28 b**), Seitwärtsschritte,
- Muskeldehnung und Lockerung bringen Linderung bei Fehlhaltungen und Muskelverkürzungen,
- Anleitung zum Selbsttraining.

Therapie

Mittel der Wahl ist eine medikamentöse Therapie, die durch physiotherapeutische Maßnahmen ergänzt wird. Operative Verfahren werden nur bei erfolgloser medikamentöser Therapie eingesetzt.

23

Abb. 23.28 Therapie.

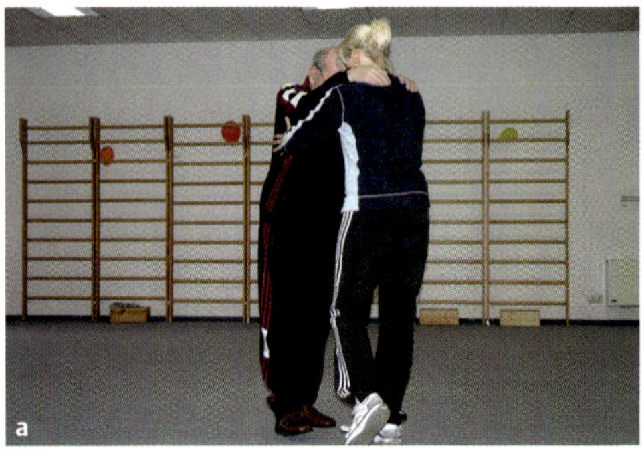

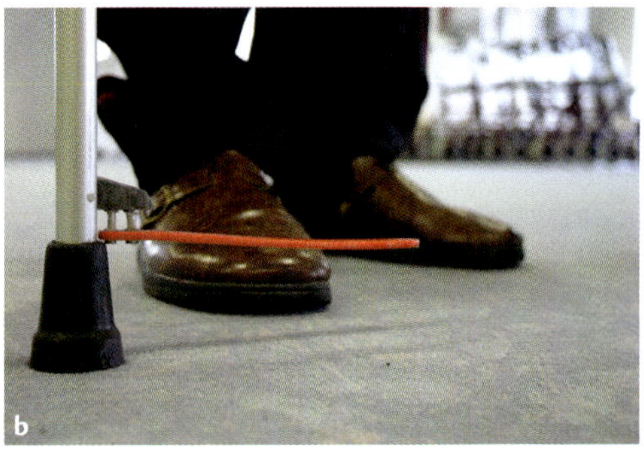

Therapiemaßnahmen bei Morbus Parkinson. *Quelle: K. Gampper, Thieme*

a Krankengymnastische Übungen sollen den Betroffenen helfen, ihre Schrittlänge zu vergrößern.

b Wenn das Signal unten am Freezing-Gehstock auf Knopfdruck ausklappt, hilft dieser Reiz dem Patienten, die Starthemmung zu überwinden.

Pflege von Menschen mit Morbus Parkinson
Zusätzliche psychische Symptome erschweren die Betreuung dieser Patienten. Die betreuenden Personen müssen sich sensibel verhalten.

Pflege von Menschen mit Morbus Parkinson

Die Erkrankung erfordert ein besonders sensibles Verhalten der Pflegenden. Wenn psychische Symptome bestehen, können die Patienten plötzliche Veränderungen nur schwer verkraften. Viele verstehen das lustige, witzelnde Verhalten der Umgebung dann nicht, fühlen sich schnell beleidigt. Ausführliche, geduldige Gespräche sind notwendig, damit der Patient die notwendigen Pflegemaßnahmen versteht.

Praxistipp ▸

Praxistipp

Wie gehe ich am besten mit einem Parkinson-Patienten um?

- Überfordern Sie den Parkinson-Patienten nicht, formulieren Sie Aufgaben kurz und eindeutig. Vermeiden Sie jegliche Hast und Eile, diese wirken sich eher negativ aus.
- Erhalten und fördern Sie die Selbstständigkeit des Pflegeempfängers. Bei fortgeschrittener Krankheit sind die Menschen im Allgemeinen nicht in der Lage, 2 verschiedene Aufgaben gleichzeitig zu bewältigen. Zum Beispiel kann der Versuch, mit einer Tasse Tee zum klingelnden Telefon zu gehen, mit einem Sturz oder mit dem Verschütten der Tasse enden.
- Sorgen Sie für einen geordneten Tagesplan, z. B. durch Aufstehen zur gleichen Tageszeit, regelmäßige Mahlzeiten und eine pünktliche Medikamenteneinnahme.
- Ermöglichen Sie dem betroffenen Menschen aktive Vergnügungen wie Hobbys, gestalterische, eventuell künstlerische Tätigkeiten, auch Musikhören, Fernsehen und das Teilnehmen an Festen. Das steigert die Lebensqualität.

Umgebung gestalten
Soweit möglich, sollten die räumlichen Gegebenheiten an die Situation des Pflegeempfängers angepasst werden, z. B. durch Schaffung von Festhaltemöglichkeiten.

Umgebung gestalten

Um die Selbstständigkeit zu erhalten und zu fördern, wird die Umgebung des Menschen bewusst gestaltet:

- **Gestaltung des Raumes:** Räumliche Enge vermeiden, Wege kurz halten und mit Festhaltemöglichkeiten versehen, Toilettensitzerhöhungen anbringen, Türschwellen und Stolperfallen vermeiden.
- **Auswahl der Möbel:** Stühle mit Lehne bevorzugen, höhenverstellbares Bett aufstellen, keine zu weiche Matratze, keine schwere Bettdecke.

ATL Sich waschen und kleiden
Alle Hilfsmittel und Maßnahmen sollen die Selbstständigkeit des Patienten fördern und erhalten.

ATL Sich waschen und kleiden

- **Kleidung:** Schweißdurchlässige, leichtere Kleidung ist zu bevorzugen. Bei starkem Schwitzen muss die Kleidung tagsüber wie auch nachts öfter gewechselt werden.
- **An- und Auskleidehilfe:** Kleidungsstücke mit Reißverschluss oder mit Klettverschluss erleichtern das Anziehen. Festes Schuhwerk (Schuhe ohne Schnürsenkel) mit rutschfesten Sohlen fördert die Gangsicherheit. Mit einem Greifarm lassen sich Strümpfe einfacher hochziehen (**Abb. 23.29**).
- **Körperpflege:** Ein geeigneter Duschstuhl, Haltegriffe, elektrische Zahnbürste, Elektrorasierer sowie eine Bürste mit langem Griff erhalten die Selbstständigkeit und fördern das Wohlbefinden. Patienten möglichst nicht im Bett waschen.
- **Hautpflege:** Es besteht eine erhöhte Gefahr von Hautpilzinfektionen. Wichtig sind eine gründliche Intimhygiene und sorgfältiges Abtrocknen, eine regelmäßige Haarwäsche und eine sorgfältige Mundpflege.

Abb. 23.29 Hilfsmittel.

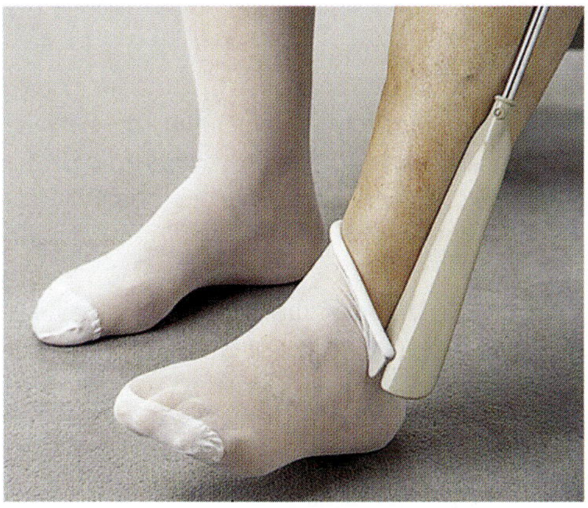

Mit dem Greifarm wird das Anziehen von Strümpfen erleichtert. *Quelle: Thieme*

Merke

Nimmt der Patient seine morgendliche Medikation (L-Dopa-Dosis) eine Dreiviertelstunde vor dem Aufstehen, erleichtert dies die Morgentoilette. Der Patient wird beweglicher.

◄ Merke

ATL Essen und Trinken

Die Nahrungsaufnahme fällt betroffenen Menschen besonders im Spätstadium durch Bewegungsstörungen und Zittern schwer. Spezielle Hilfsmittel erleichtern die Nahrungsaufnahme:

- eine große Serviette, um die Kleidung zu schonen,
- ein scharfes Messer und Besteck mit Moosgummi-Griff (**Abb. 23.30**),
- eine Antirutschmatte auf dem Tisch,
- ein Teller mit erhöhtem Rand,
- ein stabiles Glas, dieses nur halb füllen und eventuell Trinkhalm bereitlegen.

Nach dem Essen wird immer eine Mundpflege durchgeführt, da leicht Essensreste in den Wangentaschen verbleiben können, an denen sich der Patient verschlucken kann.

Wichtig ist, dass der Pflegeempfänger genügend Zeit zum Essen hat. Es sollte immer eine Pflegeperson in der Nähe sein, die ggf. das Essen mundgerecht schneidet und bei stärkerem Verschlucken sofort eingreift. Ist dies der Fall, holt der Pflegeassistent über die Rufglocke sofort Hilfe. Er lässt den Patienten nicht allein. Bis die Pflegefachkraft da ist, leitet er erste Maßnahmen ein. Ist der Fremdkörper in der Mundhöhle sichtbar, wird dieser entfernt, der Oberkörper des Patienten wird nach vorne gebeugt und der Rücken zwischen den Schulterblättern beklopft. Sobald die Pflegefachkraft da ist, unterstützt der Pflegehelfer sie, indem er eine Nierenschale und Zellstoff bereithält. Besteht weiter Atemnot, muss der Patient von der Pflegefachkraft abgesaugt werden und ggf. weitere Maßnahmen eingeleitet werden.

ATL Essen und Trinken

Bewegungsstörungen und Zittern erschweren die Nahrungsaufnahme. Spezielle Hilfsmittel können sie erleichtern.

Dem Betroffenen sollte immer ausreichend Zeit zum Essen eingeräumt werden.

Abb. 23.30 Spezielle Hilfsmittel beim Essen.

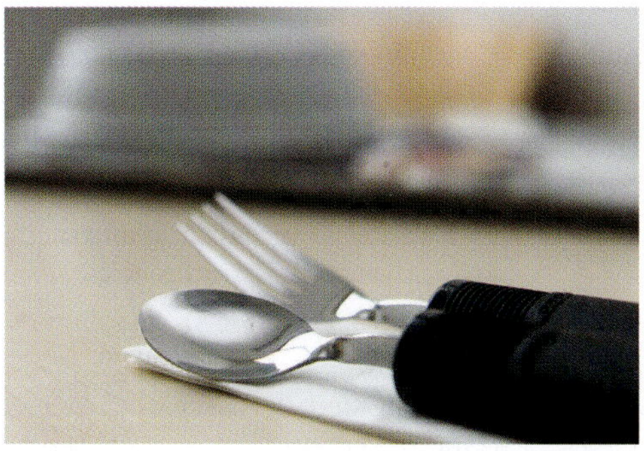

Durch die Verdickung der Griffteile kann der Parkinson-Patient das Besteck besser halten. *Quelle: K. Oborny, Thieme*

ATL Ausscheiden

Häufig leiden die Betroffenen unter nächtlichem Harndrang. Ein Toilettenstuhl neben dem Bett oder eine Urinflasche in Griffnähe können Erleichterung bringen. Inkontinente Menschen werden mit geeigneten Inkontinenzvorlagen versorgt.

ATL Sich bewegen

Mit Physiotherapie wird versucht, die selbstständigen Bewegungsabläufe des Patienten zu verbessern. Die Pflegeassistenten sollten diese Übungen im Alltag ständig weiterführen. So lange wie nur möglich soll vermieden werden, dass der Pflegeempfänger rollstuhlpflichtig wird. Verschiedene physiotherapeutische Hilfen und „Tricks" zur Bewältigung von Bewegungsstörungen erleichtern betroffenen Menschen das Leben.

ATL Ausscheiden

Bei nächtlichem Harndrang: Toilettenstuhl neben dem Bett bzw. Urinflasche in Griffnähe.

ATL Sich bewegen

Durch regelmäßige Bewegung bei allen pflegerischen Tätigkeiten wird die Selbstständigkeit des Pflegeempfänger gefördert und erhalten.

ATL Wach sein und schlafen
„Schlafrituale" können bei Schlafstörungen hilfreich sein.

Medikamentengabe
Die Medikamentengabe muss bei Patienten mit Parkinson minutengenau erfolgen.
Die korrekte Einnahme der Medikamente muss durch die Pflegenden kontrolliert werden.

23.5.3 Schädel-Hirn-Trauma

Definition ▸

Schädel-Hirn-Traumata werden in 4 Schweregrade unterteilt (**Tab. 23.1**).

ATL Wach sein und schlafen

Schlafstörungen sind bei Morbus Parkinson häufig. „Schlafrituale" (Musik hören, lesen, Spaziergang vor dem Schlafengehen) können hilfreich sein.

Medikamentengabe

Bei Parkinson müssen die Patienten auf die Minute genau ihre Medikation einnehmen, da die Wirkung der Medikamente nur über eine bestimmte Zeit anhält. Nach Ablauf dieser Zeit erlischt die aktivierende Wirkung und der Betroffene verharrt wieder in völliger Regungslosigkeit („On/Off-Phänomen"). Um dies zu verhindern, müssen die Medikamente entsprechend häufig und zum richtigen Zeitpunkt eingenommen werden.
Die Pflegende muss dies gewährleisten. Im fortgeschrittenen Verlauf muss die Einnahme kontrolliert werden, weil die Patienten die Tabletten oft nicht richtig herunterschlucken oder aus Versehen auf den Boden fallen lassen. Kontrolle und genügend Flüssigkeit verhindern, dass sich die Tabletten noch Stunden später im Mund befinden, wo sie nicht wirken können.

23.5.3 Schädel-Hirn-Trauma

Definition

Beim **Schädel-Hirn-Trauma** (SHT) sind die Funktionen des Gehirns gestört, z. B. durch äußere Gewalteinwirkung oder eine Hirnwunde.

Schädel-Hirn-Traumata werden nach ihrer Dauer und der Ausprägung ihrer Symptome in 4 Schweregrade unterteilt (**Tab. 23.1**).

Ursachen. Einwirken von stumpfer oder spitzer/scharfer Gewalt:
- Sturz auf den Kopf (sehr häufig bei älteren, sturzgefährdeten Personen)
- Verletzung im Rahmen eines Polytraumas (Mehrfachverletzung)
- aggressive Handlungen (z. B. Faustschlag)
- Sportverletzung

Symptome

Tab. 23.1 Einteilung und Symptome der Schädel-Hirn-Traumata.

Schweregrad	Dauer der Bewusstlosigkeit	weitere Symptome
leichtes SHT (Grad I)	keine Bewusstlosigkeit oder nur Sekunden bis Minuten dauernd (Gehirnerschütterung)	• Erinnerungslücke • Alle Symptome wie Übelkeit, Erbrechen, Schwindel, Kopfschmerz verschwinden innerhalb von 5 Tagen.
mittelschweres SHT (Grad II)	einige Minuten (fortschreitend oder mit freiem Intervall)	• nachweisbare hirnorganische Schäden • Symptome bilden sich innerhalb von 30 Tagen zurück.
schweres SHT (Grad III)	mehrere Stunden (6 – 24 Stunden)	• nachweisbare Schäden am Gehirn • teilweise schwere neurologische Störungen (Reststörungen können auch nach Rehabilitation verbleiben)
schwerstes SHT (Grad IV)	über Tage und Wochen	• schwerste neurologische Störungen, die sich nur zum Teil rückgängig machen lassen

Therapie

Bei leichtem Trauma reicht es aus, den Betroffenen zu überwachen (Bewusstsein, Vitalfunktionen). Wegen der Gefahr einer Blutung muss dies aber über 24 Stunden geschehen. Folgeschäden können verhindert werden, indem der Druck im Schädel (intrakranieller Druck) gesenkt wird, z. B. durch
- schonenden Umgang mit dem Betroffenen,
- leichte Hochlagerung des Oberkörpers um ca. 30°,
- spezielle Beatmung (auf Intensivstation),
- medikamentöse Therapie,
- chirurgische Druckentlastung.

23.5.4 Zerebrale Krampfanfälle – Epilepsie

Definition

Bei einem **zerebralen Krampfanfall** ist die Funktion des Gehirns kurzzeitig gestört. Die Aktivität der Nervenzellen ist dabei abnorm gesteigert.

Man unterscheidet **epileptische Gelegenheitsanfälle**, die ausschließlich in außergewöhnlichen Belastungssituationen des Gehirns vorkommen, von der **Epilepsie**, bei der schon einfache Reize zu einem epileptischen Anfall führen können.

Besonderheiten Kinder

Gelegenheitskrämpfe können z. B. bei Klein- und Vorschulkindern auftreten, meist während eines Fieberanstiegs (Fieberkrampf). Nur bei 10 % der Kinder besteht später eine bleibende Epilepsie.

Die Epilepsie ist nach der Migräne die häufigste neurologische Erkrankung, bei Kindern sogar die häufigste.

Ursachen

Bei 50 % der Betroffenen ist die Ursache der Anfälle unbekannt. Häufige Ursachen sind:
- Hirntraumata, z. B. Hirninfarkt oder -blutung,
- Entzündungen wie Enzephalitis,
- Narben von Operationen,
- Hirntumoren.

Auslöser:
- Schlafmangel,
- Flackerlicht (z. B. in Diskotheken, beim Durchfahren von Alleen bei Sonne),
- Unterzuckerung,
- hohes Fieber,
- Menstruation,
- Alkoholkonsum, Medikamente, bestimmte Drogen,
- Weglassen von Antiepileptika,
- Angst und Stress.

Symptome

Je nachdem, welche Gehirnregion betroffen ist, gibt es verschiedene Arten von Anfällen. Am häufigsten tritt der generalisierte Anfall (Grand mal) auf, bei dem beide Gehirnregionen betroffen sind. Typisch ist folgender Ablauf des Anfalls:
- Zu Beginn verspürt der Betroffene gelegentlich ein seltsames Körpergefühl (Aura).
- Der Anfall wird oft eingeleitet durch einen (Initial-)Schrei.
- Der Betroffene verliert das Bewusstsein und stürzt. Gleichzeitig kommt es zu einer tonischen (steifen) Verkrampfung der Muskulatur: Der Betroffene streckt Arme und Beine und überstreckt Rumpf und Kopf.
- Nach etwa 10 Sekunden kommt es zu rhythmischen (klonischen) Zuckungen der Muskeln am ganzen Körper. Diese sind von einer zyanotischen (bläulichen) Verfärbung des Gesichts (durch Sauerstoffmangel), Schaum vor dem Mund, evtl. von einem Zungenbiss und Urin- oder Stuhlabgang begleitet.
- Je nach Dauer des Anfalls (über Sekunden bis Minuten) lassen die Zuckungen langsam nach, anschließend besteht weiterhin eine tiefe Bewusstlosigkeit.
- Diese geht nach einigen Minuten allmählich über in eine Phase der Verwirrtheit und Schläfrigkeit, bevor das normale Bewusstsein wiedererlangt wird.
- Der Anfall dauert im Allgemeinen etwa 10 Minuten. Der Betroffene ist während des Anfalls nicht bei Bewusstsein und kann sich auch später nicht mehr an den Anfall erinnern.

Therapie

Bei erstmaligen Anfällen wird nach den Ursachen geforscht und eventuell symptomatisch behandelt (z. B. Operation bei einem Tumor). Nach operativen Eingriffen kann eine medikamentöse Therapie für eine längere Zeit verordnet werden. Besteht die Gefahr, dass sich die Anfälle wiederholen, oder ist die Ursache unbekannt, wird die Krampfbereitschaft durch Medikamente gegen Epilepsie (Antiepileptika) herabgesetzt. Ziel ist es, einen Medikamentenspiegel im Blut zu erreichen, bei dem Patienten möglichst keine oder nur wenige Krampfanfälle haben, andererseits aber auch möglichst wenig Nebenwirkungen auftreten. Nebenwirkungen sind z. B. Schwindel, Doppelsehen, vermehrte Speichelsekretion, Kopfschmerzen, Erbrechen, Übelkeit, Gewichtszunahme, Haarausfall.

23.5.4 Zerebrale Krampfanfälle – Epilepsie

◄ Definition

◄ Besonderheiten

Die Epilepsie ist die zweithäufigste neurologische Erkrankung.

Ursachen

Bei 50 % der Betroffenen ist die Ursache der Anfälle unbekannt. Häufige Ursachen sind
- Hirntraumata,
- Entzündungen wie Enzephalitis,
- Narben von Operationen,
- Hirntumoren.

Symptome

Die Symptome reichen von kurzen Trübungen des Bewusstseins mit und ohne Zuckungen und Muskelkrämpfen bis zu schweren tonisch-klonischen Krämpfen, die mit Bewusstlosigkeit und anschließendem Gedächtnisverlust einhergehen.

Therapie

Treten die Anfälle erstmalig auf, muss sorgfältig nach einer möglichen Ursache geforscht werden, die dann gesondert behandelt wird.
Bei wiederholtem Auftreten müssen die Betroffenen Medikamente einnehmen, die die Krampfbereitschaft herabsetzen (Antiepileptika). Diese Medikamente haben leider häufig Nebenwirkungen.

Merke ▸

Merke

Werden die Medikamente plötzlich abgesetzt, besteht die Gefahr verstärkter Krampfbereitschaft und eines Status epilepticus (sehr lange andauernder Epilepsie-Anfall). Die Medikamentendosis sollte deshalb stufenweise reduziert werden.

Praxistipp ▸

Praxistipp

Welche Notfallmaßnahmen muss ich während eines epileptischen Anfalls einleiten?

Beobachten Sie während eines akuten Anfalls die Anfallssymptome und die Bewusstseinslage des Patienten. Bleiben Sie bei ihm. Kann Ihnen eine zweite Pflegeperson helfen, sollte sie den Arzt informieren. Droht der Patient zu stürzen, lassen Sie ihn sanft zu Boden gleiten. Versuchen Sie dabei, Verletzungen am Kopf zu vermeiden und etwas Weiches unter den Kopf zu legen. Ist der Patient bereits gestürzt und krampft, sind folgende Maßnahmen zu ergreifen:

- Entfernen Sie Gegenstände aus der Umgebung, schützen Sie den Kopf.
- Hindern Sie den Patienten **niemals** an den tonisch-klonischen Krampfbewegungen (durch das Festhalten können Verletzungen entstehen).
- Lockern Sie beengende Kleidung.
- Falls dies möglich ist, lagern Sie den Patienten jetzt schon seitlich (Aspirationsprophylaxe).

Im weiteren Verlauf assistiert die informierte Pflegefachkraft dem Arzt ggf. bei der Anlage des intravenösen Zugangs für die Medikamentengabe.

23.5.5 Querschnittlähmung

23.5.5 Querschnittlähmung

Definition ▸

Definition

Bei einer **Querschnittlähmung** handelt es sich um eine Schädigung des Rückenmarks und/oder der im Wirbelkanal verlaufenden Nervenwurzeln. Die aufsteigenden und absteigenden Bahnen sind unterbrochen (lesen Sie hierzu auch Aufbau und Funktion des Nervensystems, S. 139).

Bei einer Querschnittlähmung können unterschiedliche Bereiche betroffen sein:
- **Paraplegie** = Lähmungen der unteren Gliedmaßen
- **Tetraplegie** = Lähmung aller 4 Gliedmaßen

Je nach Lokalisation der Rückenmarkschädigung wird unterschieden zwischen:
- **Paraplegie** (Lähmungen der unteren Gliedmaßen durch eine Schädigung im Brust- oder Lendenmarkbereich)
- **Tetraplegie** (Lähmung aller 4 Gliedmaßen durch eine Schädigung im Halsmarkbereich)

Je nachdem, ob das Rückenmark vollständig oder nur teilweise geschädigt wurde, unterscheidet man zwischen kompletter und inkompletter Tetra- und Paraplegie:
- **komplette Lähmung:** Die Leitungsbahnen sind vollständig unterbrochen. Dies gilt sowohl für die Impulse vom Gehirn zur Peripherie als auch umgekehrt.
- **inkomplette Lähmung:** Bei einer inkompletten Lähmung ist die Leitungsfunktion teils noch vorhanden.

Ursache sind größtenteils traumatische Einwirkungen.

70% aller erworbenen Querschnittlähmungen sind aufgrund äußerer Gewalteinwirkung (traumatisch) entstanden, z. B. durch einen Unfall. Nur 30% sind auf nichttraumatische Ursachen zurückzuführen, z. B. durch einen Tumor im Rückenmark.

Symptome

Die Lähmung betrifft motorische, sensible/sensorische und vegetative Bereiche.

Symptome

Gekennzeichnet ist eine Rückenmarkschädigung durch:
- motorische Lähmungen (Verlust oder Störung der willkürlichen Muskelbewegung),
- sensible/sensorische Lähmungen (Verlust oder Störung der Oberflächen-, Schmerz- und Tiefensensibilität sowie des Temperaturempfindens),
- vegetative Lähmungen (Verlust oder Störung der Funktion von Harnblase, Enddarm, Geschlechtsorganen und Gefäßmuskulatur).

Therapie

Die Behandlung erfolgt im Regelfall in speziellen Zentren für Menschen mit Querschnittlähmung.

Therapie

Zur Behandlung von Menschen mit Querschnittlähmung gibt es bundesweit spezielle Zentren. Sie gewährleisten eine umfassende interdisziplinäre Behandlung. Ärzte, Pflegepersonal, Physio-, Ergo- und Sporttherapeuten sowie Sozialdienst und psychologischer Dienst bilden das therapeutische Team.

Operativ werden Knochenbrüche (Frakturen) und ausgerenkte Gelenke (Luxationen) versorgt. Ist die Wirbelsäule z. B. durch Knochensplitter, verschobene Wirbelkörper oder Bandscheiben eingeengt, sollte rasch eine Entlastungsoperation durchgeführt werden.

Nach dem Wiedereinrichten (Reposition) werden die Wirbelkörper mit einem Fixateur interne stabilisiert, was das Risiko einer weiteren Schädigung des Rückenmarks reduziert. Die Operation hat jedoch keinen Einfluss auf die Regenerationsfähigkeit der Nerven, kann also eine vorhandene neurologische Schädigung nicht beheben. Konservative Behandlungen werden nur noch sehr selten durchgeführt.
Nach erfolgter operativer Stabilisierung konzentriert sich die pflegerische Betreuung auf,

- die Aufrechterhaltung und Verbesserung der Atmung,
- die Aufrechterhaltung und Verbesserung des Kreislaufs,
- den Schutz der Haut,
- Mobilität – Bewegung – Lagerung,
- Blasenentleerung, Darmentleerung,
- Temperaturregulation,
- Selbsthilfetraining.

Die notwendige Krankenhausbehandlung dauert im Durchschnitt zwischen 4 und 6 Monate, in Einzelfällen auch länger. Neben der medizinischen Behandlung findet eine umfassende Vorbereitung auf die Wiedereingliederung statt.

Nach erfolgter operativer Stabilisierung konzentriert sich die pflegerische Betreuung auf,

- die Aufrechterhaltung und Verbesserung der Atmung,
- die Aufrechterhaltung und Verbesserung des Kreislaufs,
- den Schutz der Haut,
- Mobilität – Bewegung – Lagerung,
- Blasenentleerung, Darmentleerung,
- Temperaturregulation,
- Selbsthilfetraining.

Die notwendige Krankenhausbehandlung dauert im Durchschnitt zwischen 4 und 6 Monate.

Psychische Situation des Patienten. Der Mensch befindet sich mit dem Eintritt der Querschnittlähmung zunächst in einer äußerst schwierigen Krisensituation. Durch die Lähmungen wird er aus einem aktiven, selbstbestimmten Leben in eine kaum zu ertragende Abhängigkeit geworfen. Verzweiflung, Traurigkeit, aber auch Wut und Aggression können eine Reaktion auf das Erleben darstellen.

Die Querschnittlähmung stellt für den Patienten eine Krisensituation dar. Die plötzliche Abhängigkeit ist für den Betroffenen schwer zu ertragen.

23

23.5.6 Multiple Sklerose (MS)

23.5.6 Multiple Sklerose (MS)

Definition

Die **Multiple Sklerose** ist eine chronisch entzündliche Erkrankung von Gehirn und Rückenmark, die meist schubförmig verläuft.

◀ Definition

Die genaue Ursache der Erkrankung ist noch nicht geklärt; es kommt zur Zerstörung der Markscheiden (Schutzhülle der Nervenfasern) durch das Immunsystem des eigenen Körpers. Betroffen ist das gesamte zentrale Nervensystem, insbesondere die weiße Substanz des Großhirns, sodass sich eine Vielzahl neurologischer Ausfälle zeigen kann.

Bei der Multiplen Sklerose werden die Markscheiden, die u.a. die Nervenfasern schützen und ernähren, vom eigenen Immunsystem zerstört.

Symptome

Zu den Symptomen der MS zählen:

- **Sehstörungen:** Diese sind häufig das erste Krankheitszeichen, z. B. Verschwommensehen, Doppelbilder, unwillkürliche Augenbewegungen (Nystagmus), vorübergehende Blindheit.
- **Sensibilitätsstörungen** äußern sich durch Missempfindungen (Parästhesien), vermindertes Berührungs- und Schmerzempfinden.
- **Lähmungen:** Typisch sind krampfartige (spastische) Lähmungen im späteren Verlauf der Erkrankung, betroffen ist meist ein Bein.
- **Zittern (Tremor):** Typisch ist ein Intentionstremor (Zittern bei zielgerichteten Bewegungen).
- **Sprechstörungen** äußern sich durch undeutliche Aussprache, Heiserkeit, später verwaschene Sprache.
- **Blasenfunktions- und Sexualstörungen** äußern sich durch Urininkontinenz, Harnverhalt, sexuelle Funktionsstörungen, selten Stuhlinkontinenz, eher Verstopfung (Obstipation).
- **Gesichtsschmerzen:** Es besteht ein Dauerschmerz im Bereich der Gesichtsnerven Nervus facialis und Nervus trigeminus.
- **psychische Störungen:** Anfangs besteht eine eher euphorische Stimmung, im weiteren Verlauf zeigen sich häufig Depressionen, in seltenen Fällen entwickelt sich im Verlauf eine Demenz.

Symptome

Da das gesamte Nervensystem betroffen ist, zeigt sich eine Vielzahl neurologischer Ausfälle:

- Sehstörungen
- Sensibilitätsstörungen
- Lähmungen
- Zittern (Tremor)
- Sprechstörungen
- Blasenfunktions- und Sexualstörungen
- Gesichtsschmerzen
- psychische Störungen

Merke

Vor allem bei älteren MS-Patienten kann es zu anhaltenden neurologischen Ausfällen ohne Rückbildung und mit der Tendenz zur Verschlechterung kommen.

◀ Merke

Die MS verläuft typischerweise in Schüben, das heißt, die Krankheitssymptome treten plötzlich auf und bilden sich innerhalb von Tagen oder Wochen wieder zurück. Zwischen den einzelnen Schüben liegen anfangs Monate oder Jahre ohne Symptome, erst im späteren Verlauf zeigen sich bleibende neurologische Ausfallserscheinungen.

Die MS verläuft typischerweise in Schüben. Zwischen den Schüben können anfangs Monate oder Jahre liegen.

Therapie

Die Erkrankung ist derzeit nicht heilbar. Die Therapie soll die Häufigkeit der Krankheitsschübe senken und die Symptome lindern.

23

Pflegerische Maßnahmen sollen die Rückbildung von Ausfallerscheinungen fördern und Folgeerkrankungen verhindern.

Der Kranke soll so viel wie möglich selbst tun, darf jedoch nicht überfordert werden.

Therapie

Eine ursächliche Therapie ist bis jetzt nicht möglich; die medikamentöse Therapie besteht aus 2 Teilen:

1. Basistherapie zur Senkung der Schubhäufigkeit (Schubprophylaxe): Hemmung des körpereigenen Abwehrsystems durch Interferone, Zytostatika (aus der Krebs-Chemotherapie) oder Biologicals (künstlich hergestellte Antikörper)
2. Therapie der Krankheitsschübe: meist mit einer hohen Kortison-Dosis, Ziel ist die Linderung der einzelnen Krankheitserscheinungen.

Das Ziel der pflegerischen Maßnahmen ist, die Rückbildung von Ausfallerscheinungen zu fördern und Folgeerkrankungen (Sekundärerkrankungen) zu verhindern. Je nach Zustand des Erkrankten sind insbesondere Dekubitus-, Pneumonie-, Kontrakturen- oder Harnwegsinfektionsprophylaxen von Bedeutung.

Den alltäglichen Verrichtungen wie Essen und Sichankleiden kommt eine besondere Bedeutung zu. Betroffene Personen sollten so viel wie möglich selbst tun, darf jedoch nicht überfordert werden. Oft können alltägliche Handlungen mit Hilfsmitteln weitgehend selbstständig ausgeführt werden.

24

Pflege bei Einschränkungen der Ernährung und Ausscheidung

24.1 Erinnern Sie sich ...?

Essen und Trinken sind ein fester Bestandteil unseres Alltags und wichtig für Wohlbefinden und Gesundheit. Wie Sie Menschen mit normalem, aber auch gestörtem Ess- und Trinkverhalten beobachten, beraten und unterstützen können, erfahren Sie im Kapitel Essen und Trinken (S. 244).
Die mit der Nahrungsaufnahme und der anschließenden Verdauung verbundene **Ausscheidung** ist häufig für Pflegende wie auch für Pflegeempfänger mit Scham und möglicherweise auch Ekel verbunden. Eine Hilfestellung im Umgang mit diesem intimen Thema bietet Ihnen das Kapitel Ausscheiden (S. 262).
Betrachtet man die Anatomie und Physiologie der Ausscheidung näher, wird klar, dass dem **Verdauungssystem** sowie den **Nieren- und Harnableitenden Systemen** eine zentrale Rolle zukommt.
Ist eines dieser Systeme krank, kann es z. B. zu Symptomen wie Übelkeit und Erbrechen, Durchfall, erhöhter oder erniedrigter Urinproduktion, Schmerzen beim Wasserlassen oder auch Schmerzen in der Nierengegend kommen.
Welche Krankheiten solche und ähnliche Symptome hervorrufen können und wie man diese diagnostiziert, erfahren Sie im nachfolgenden Kapitel. Um Zusammenhänge besser zu verstehen, sollten Sie bei Bedarf die Grundlagen zu den Organsystemen kurz wiederholen. Lesen Sie diese im Unterkapitel Verdauungssystem (S. 129) sowie im Unterkapitel Harnsystem (S. 132) nach. Mithilfe des anatomischen Basiswissens finden Sie u.a. Antworten auf Fragen wie: „Welche Organe können im rechten Unterbauch Schmerzen verursachen?", „Warum hängt die Konsistenz des abgehenden Stuhlgangs bei einem künstlichen Darmausgang davon ab, in welchem Darmbereich dieser Darmausgang angelegt ist?", „Weshalb haben Frauen häufiger Blasenentzündungen als Männer?", „Wieso führen Nierenkoliken zu Rücken- und Flankenschmerzen?".

24.1 Erinnern Sie sich...?

Essen und Trinken (S. 244)
Ausscheiden (S. 262)
Anatomie und Funktionsweise des Verdauungssystems (S. 129)
Anatomie und Funktionsweise des Harnsystems inkl. Niere (S. 132)

24

24.2 Untersuchungen der Verdauungsorgane

Erkrankungen oder **Veränderungen** an den Verdauungsorganen können zum Teil **heftige Beschwerden** auslösen. Zur Ermittlung der Ursache der Beschwerden werden verschiedene Untersuchungsmethoden angewandt.

Ultraschall. Eine Ultraschalluntersuchung ist die bildliche Darstellung eines Organs mithilfe reflektierter Schallwellen. So können innere Organe beurteilt werden.

Abdomenübersichtsaufnahme. Sie ist ein röntgenologisches, bildgebendes Verfahren z. B. zum Nachweis freier Luft im Bauchraum (**Abb. 24.1**).

Gastroskopie. Sie ist ein bildgebendes Untersuchungs- und Diagnoseverfahren, bei dem Speiseröhre, Magen und der obere Anteil des Zwölffingerdarms mit einem Gastroskop gespiegelt werden (**Abb. 24.2**). Das Gastroskop ist ein etwa 110 cm langer und etwa 1,0 cm dicker, elastischer Schlauch, der mit einer Kamera ausgestattet ist. Der untersuchende Arzt kann die Bilder direkt auf dem Monitor betrachten.

Ösophagusmanometrie. Sie ist eine spezielle Druckmessung in der Speiseröhre. Mittels eines Katheters wird der Druck an verschiedenen Stellen der Speiseröhre gemessen.

Magen-Darm-Passage. Die Magen-Darm-Passage (MDP) ist eine Röntgenuntersuchung, bei der Magen und Dünndarm mithilfe von Röntgenkontrastmitteln dargestellt werden.

Dünndarm-Doppelkontrastdarstellung. Bei diesem bildgebenden Verfahren (nach Sellink), auch Doppelkontrasteinlauf genannt, wird ein Kontrastmittel über ein Endoskop in den Dünndarm eingebracht, das die Darmwand bei der Durchleuchtung sichtbar macht.

iFOBT. Immunologischer Nachweis von Blut im Stuhl.

Koloskopie. Sie ist eine endoskopische Methode zur Untersuchung des Dickdarms und ggf. des endenden Dünndarms. Dabei wird ein flexibler Gummischlauch mit einer Optik über den Analkanal in den Dickdarm vorgeschoben. Der Arzt kann die Schleimhaut anschauen, Proben entnehmen und ggf. Polypen (gutartige Vorstufen des Darmkrebses) mit einer Schlinge abtragen.

ERCP. Die ERCP (endoskopisch retrograde Cholangio-Pankreatikografie) ist die röntgenologische Darstellung der abführenden Gallenwege und des Bauchspeicheldrüsengangs. Die Darstellung erfolgt mithilfe eines Kontrastmittels, das über einen Katheter in die Gallenwege und den Pankreasgang eingebracht wird.

24.2 Untersuchungen der Verdauungsorgane

Ultraschall: Darstellung durch reflektierte Schallwellen

Abdomenübersichtsaufnahme: Röntgenaufnahme (**Abb. 24.1**)

Gastroskopie: Kameraaufnahme der inneren Organe (**Abb. 24.2**)

Ösophagusmanometrie: Druckmessung in der Speiseröhre

Magen-Darm-Passage: Röntgenuntersuchung mit Kontrastmittel

Dünndarm-Doppelkontrastdarstellung: endoskopische Untersuchung des Dünndarms

iFOBT: Nachweis von Blut im Stuhl.

Koloskopie: endoskopische Untersuchung des Dickdarms

ERCP: Röntgenuntersuchung der Gallenwege / des Bauchspeicheldrüsengangs mit Kontrastmittel

Leberpalpation: Tastuntersuchung der Leber

Leberpalpation. Der Arzt legt die Hände flach auf den rechten Oberbauch unter den Rippenbogen. Der Patient wird aufgefordert, tief einzuatmen und die Luft anzuhalten. Dabei senkt sich die Leber in den Bauchraum und kann gut ertastet werden.

Leberpunktion: Gewebeentnahme aus der Leber

Leberpunktion. Bei einer Leberpunktion wird Lebergewebe durch einen Einstich (Punktion) in das Organ gewonnen.

Abb. 24.1 Röntgenaufnahme.

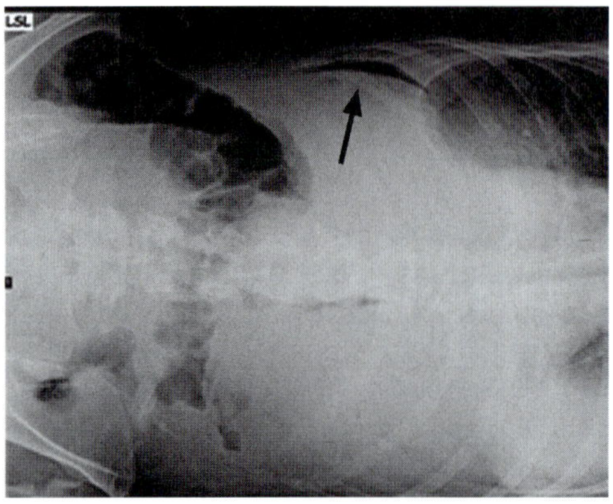

Freie Luft in der Abdomenübersichtsaufnahme bei einem Patienten mit Darmperforation. *Abb. aus: Krombach G, Mahnken A. Radiologische Diagnostik Abdomen und Thorax. Thieme; 2015*

Abb. 24.2 Flexibles Videogastroskop.

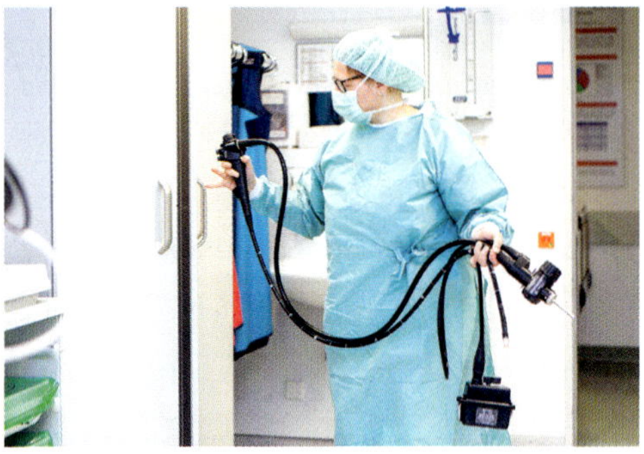

Quelle: K. Oborny, Thieme

24.3 Häufige Krankheiten der Verdauungsorgane
24.3.1 Gastroösophageale Refluxkrankheit (GERD)

24.3 Häufige Krankheiten der Verdauungsorgane

24.3.1 Gastroösophageale Refluxkrankheit (GERD)

Definition ▸

Definition

Als Gastroösophagealen Refluxkrankheit bezeichnet man den Rückfluss von Magensäure in die Speiseröhre.

Ursachen

- gestörter Verschlussmechanismus des Magens zur Speiseröhre
- fettreiche Mahlzeiten, Alkohol
- Adipositas
- Schwangerschaft

Ursachen

Der Verschlussmechanismus des Magens zur Speiseröhre hin ist gestört. Nach fettreichen Mahlzeiten und Alkoholkonsum kann es auch bei gesunden Menschen zum Reflux kommen. Weitere Ursachen sind Adipositas und eine fortgeschrittene Schwangerschaft.

Symptome

Das Leitsymptom ist Sodbrennen. Die Schmerzen treten meist nach einer Mahlzeit, in gebückter Körperhaltung und im Liegen auf.

Symptome

Die Patienten klagen über

- **Sodbrennen** als Leitsymptom,
- Druckgefühl hinter dem Brustbein,
- Aufstoßen von Luft und
- **Schluckbeschwerden**.

Die Beschwerden **verstärken** sich durch Bücken, Pressen, Anstrengung, bestimmte Nahrungsmittel, manche Arzneimittel und beim Liegen auf dem Rücken.

Abb. 24.3 Wasser ohne Kohlensäure.

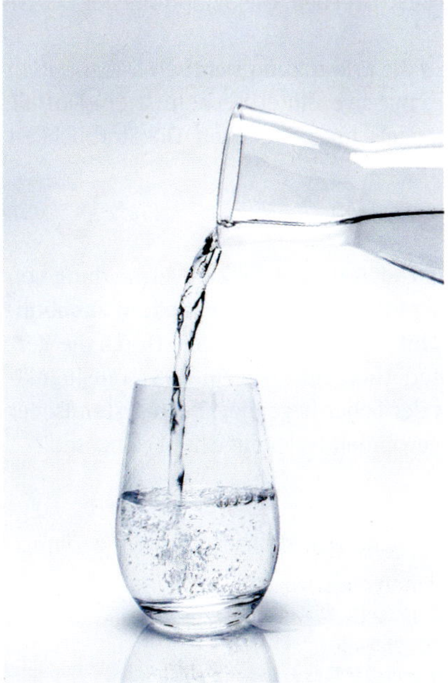

Ein Glas stilles Wasser kann bei Sodbrennen Linderung bringen. *Quelle: K. Oborny, Thieme*

Merke

Bei Sodbrennen kann ein Glas Wasser ohne Kohlensäure helfen, die Magensäure zurück in den Magen zu spülen (**Abb. 24.3**).

◄ Merke

Therapie

Zur Selbstmedikation bei leichten Beschwerden können rezeptfreie Antazida eingenommen werden. Bei häufigen Beschwerden und entzündlichen Veränderungen der Schleimhaut der Speiseröhre („Refluxösophagitis“) ist eine Therapie mit Protonenpumpenblockern erforderlich.

Therapie

Verläuft die medikamentöse Therapie (Säureblocker) erfolglos, wird der Mageneingang operativ verengt.

Pflege von Menschen mit Gastroösophagealer Refluxkrankheit

Durch folgende **allgemeine Maßnahmen** werden die oben genannten **Therapieverfahren** unterstützt. Zu diesen sollte der betroffene Mensch beraten werden:

- Gewichtsnormalisierung
- Kleine, fettarme Mahlzeiten
- Keine Mahlzeiten am späten Abend
- Keine enge Kleidung, die den Bauch einschnürt
- Auslösende Faktoren, z.B. Schokolade, Wein, Obstsäfte, Kaffee etc. meiden
- Schlafen mit erhöhtem Oberkörper
- Das Rauchen einstellen
- Nach den Mahlzeiten umhergehen, nicht hinlegen.
- Abendmahlzeit 3–4 Stunden vor der Nachttruhe einnehmen.
- Kopfende des Bettes zur Nachtruhe hochstellen.

Pflege von Menschen mit Gastroösophagealer Refluxkrankheitc

Der Schwerpunkt der pflegerischen Maßnahmen liegt in der Gesundheitsberatung.

24.3.2 Ösophagus- bzw. Fundusvarizen

24.3.2 Ösophagus- bzw. Fundusvarizen

Definition

Ösophagusvarizen sind erweiterte und gestaute venöse Gefäße der Speiseröhre. Fundusvarizen sind venöse Gefäßerweiterungen am Magengrund.

◄ Definition

Ursachen

Zu **über 90 %** sind **Ösophagus**- bzw. **Fundusvarizen** Folge einer **Druckerhöhung** im **Pfortaderkreislauf**. Diese tritt meist im Rahmen einer **Leberzirrhose** auf. Eine angeborene Missbildung der Gefäße ist sehr selten.

Ursachen

Ösophagus- bzw. Fundusvarizen treten meist im Rahmen einer Leberzirrhose auf.

Symptome

Patienten sind meist beschwerdefrei.

Häufig macht erst die Ösophagusvarizenblutung die Erkrankung sichtbar. Die Sterblichkeit bei diesen Blutungen liegt bei 30 %.

Symptome

Die Ösophagusvarizen bereiten dem Patienten meist **keine Beschwerden**. Die Symptome der Leberzirrhose (S. 563) stehen im Vordergrund.
Häufig macht erst die gefürchtete **Ösophagusvarizenblutung** die **Erkrankung sichtbar:** Dabei reißen die Gefäße und bluten massiv. Das folgende schwallartige, massive Bluterbrechen ist ein **Notfall**. Durch den starken Blutverlust kann schnell ein Volumenmangelschock entstehen. Die Sterblichkeit bei diesen Blutungen liegt bei 30 %.

Therapie

Medikamente sollen den Druck in den Gefäßen senken.
Bei Blutungen und auch vorbeugend werden die Gefäße abgebunden oder verödet oder es wird ein Stent-Shunt eingesetzt.

Therapie

Die Patienten erhalten **Medikamente**, die den **Druck** in den **Gefäßen senken**. Zur Vermeidung von Blutungen können im Rahmen einer Endoskopie die **Gefäße** mithilfe von **Gummibändern abgebunden** (Gummibandligatur) oder die betroffenen **Gefäße verödet** (sklerosiert) werden. Durch die Vernarbung verschließt sich die Varize. Treten die Blutungen wiederholt auf, wird ein **TIPS** (transjugulärer [= durch die V. jugularis gelegter] intrahepatischer [= in der Leber liegender] portosystemischer [= die V. portae hepatis [= Pfortader] und das Gefäßsystem verbindender] Stent-Shunt) eingesetzt.

Merke ►

Merke

Eine akute Blutung ist immer lebensbedrohlich, der Patient wird deshalb intensivmedizinisch betreut.

24.3.3 Gastritis (Magenschleimhautentzündung)

24.3.3 Gastritis (Magenschleimhautentzündung)

Definition ►

Definition

Eine **Gastritis** ist eine Entzündung der Magenschleimhaut. Je nach Verlauf unterscheidet man zwischen der akuten und der chronischen Gastritis.

Ursachen

Meist ist eine zu große Menge an Essen oder massiver Alkoholgenuss die Ursache. Weitere Ursachen sind z. B. bestimmte Medikamente und bakterielle Infekte.

Ursachen

Die **akute Magenschleimhautentzündung** wird meist durch eine zu große Menge an Essen (sog. alimentärer Exzess) oder massiven Alkoholgenuss ausgelöst. Weitere Ursachen sind schwere Erkrankungen, bestimmte Medikamente (NSAR) und bakterielle Infekte.
Ursachen der chronischen Gastritis siehe **Tab. 24.1**.

Besonderheiten ►

Besonderheiten alte Menschen

Die chronische Gastritis ist im Alter ausgesprochen häufig; 50 % der über 50 Jahre alten Menschen sind betroffen.

Symptome

Akute Gastritis: Oberbauchschmerzen, Übelkeit, Erbrechen, Appetitlosigkeit
Chronische Gastritis: meist keine Beschwerden

Symptome

Die Symptome einer akuten Gastritis sind: **Oberbauchschmerzen**, **Übelkeit**, **Erbrechen**, **Appetitlosigkeit**. Die meisten Patienten mit einer chronischen Gastritis haben **keine Beschwerden**, gelegentlich werden Oberbauchbeschwerden, Völlegefühl oder eine Unverträglichkeit schwer verdaulicher Speisen beschrieben.

Therapie

Die akute Gastritis heilt spontan ab.
Die Therapie der chronischen Gastritis finden Sie in **Tab. 24.1**.

Therapie

Eine akute Gastritis heilt in der Regel **spontan ab**, wenn die auslösenden Faktoren vermieden werden. Zusätzlich können säurehemmende Medikamente und – bei Übelkeit und Erbrechen – Antiemetika verabreicht werden.
Bei der chronischen Gastritis richtet sich die Therapie nach der Form der Gastritis (**Tab. 24.1**).

Praxistipp ►

Praxistipp

Welche Ernährungstipps kann ich Patienten mit einer akuten Gastritis geben?

Meist lässt der Patient ohnehin die Nahrungsmittel und Getränke weg, die ihm nicht bekommen. Folgende Hinweise können jedoch hilfreich sein:

- mehrere kleine Mahlzeiten (5–6) über den Tag verteilen; gut kauen
- Kaffee, Nikotin und vor allem hochprozentigen Alkohol meiden
- ausgewogene, leicht verdauliche, mild gewürzte und fettarme Nahrung

Tab. 24.1 ABC-Schema der chronischen Gastritis.

	Ursache	Häufigkeit	Therapie
Typ A	**Autoimmungastritis** Durch Autoantikörper gegen Belegzellen. Es wird somit auch kein intrinsic factor gebildet, dies führt zu einer Vitamin B12 Mangelanämie.	5 %	Es ist keine Therapie möglich, jedoch wird lebenslang Vitamin B 12 als subkutane oder intramuskuläre Injektion verabreicht, um die Spätfolgen des Vitamin B12-Mangels wie Störungen des Nervensystems und eine Blutarmut (Anämie) zu verhindern.
Typ B	**Bakterielle Gastritis** Der Magen ist mit Helicobacter pylori besiedelt.	85 %	Das Bakterium wird durch Medikamente (Antibiotika) ausgerottet (sog. Eradikationstherapie).
Typ C	**Chemische Gastritis** Chemische Einflüsse wie Medikamente (NSAR) oder ein Rückfluss von Gallensaft in den Magen rufen die Entzündung hervor.	10 %	Die auslösenden Einflüsse sollten vermieden werden, ggf. werden zusätzlich säurehemmende Medikamente verabreicht.

24.3.4 Magen-/Zwölffingerdarmgeschwür (Ulcus ventriculi/duodeni)

Definition

Bei einem **Ulcus ventriculi** bzw. **Ulcus duodeni** ist die Magen- oder Duodenalschleimhaut in einem deutlich abgegrenzten Bereich geschädigt.

Ursachen

Als Ursache wird ein **gestörtes Gleichgewicht** zwischen **aggressiven Einflüssen** und **schützenden** Faktoren der **Schleimhaut** angesehen. Zu den aggressiven Einflüssen zählen die **Salzsäure** im **Magensaft** und die **Gallensäuren**. Ähnlich wie bei der Gastritis wirken **Alkohol**, **Nikotin** oder **Kaffee** ebenso wie bestimmte **Medikamente** (NSAR) oder Stress ulkusfördernd. Insgesamt aber wird heute die Besiedlung der Magenschleimhaut mit dem **Bakterium Helicobacter pylori** als der bedeutendste ulkusauslösende Faktor angesehen.

Symptome

Unabhängig von der Ulkuslokalisation werden **Oberbauchschmerzen**, **Übelkeit**, **Druck**- und **Völlegefühl** beklagt. Der Zusammenhang von Schmerz und Nahrungsaufnahme lässt Rückschlüsse auf die Lokalisation zu:

- **Ulcus ventriculi:** Charakteristischerweise treten die Beschwerden nach den Mahlzeiten oder nahrungsunabhängig auf.
- **Ulcus duodeni:** Nüchternschmerz, der sich nach Nahrungsaufnahme bessert; typisch sind Beschwerden in der Nacht.

Mögliche Komplikationen eines Magen- oder Zwölffingerdarmgeschwürs sind die Blutung, eine Perforation durch die Magenwand hindurch oder die Penetration in benachbarte Organe. Eventuell kommt es zu Symptomen infolge dieser Ulkuskomplikationen. Diese äußern sich durch Bluterbrechen, Anämie, chronische Müdigkeit, massive Schmerzen, angespannte Bauchdecke, Gewichtsabnahme.

Praxistipp

Worauf muss ich besonders achten, um Komplikationen eines Magen- oder Zwölffingerdarmgeschwürs zu erkennen?

Damit Sie Komplikationen schnell erkennen können, sollten Sie auf Folgendes besonders achten:

- Vitalzeichen (Schock?),
- Erbrochenes (Bluterbrechen?),
- Stuhl (Teerstuhl?),
- Schmerzen (plötzlich auftretend?, Schmerzverlauf?).

Aber Achtung! Auch verschiedene Nahrungsmittel (z. B. Rote Beete, Blutwurst) oder Medikamente (Eisenpräparate) führen zur Veränderung der Stuhlfarbe.

24.3.4 Magen-/Zwölffingerdarmgeschwür (Ulcus ventriculi/duodeni)

◄ Definition

Ursachen

Bedeutendster Faktor ist die Besiedlung der Magenschleimhaut mit dem Bakterium Helicobacter pylori. Ulkusfördernd wirken Alkohol, Nikotin, Kaffee und bestimmte Medikamente.

Symptome

Unabhängig von der Ulkuslokalisation kommt es zu

- Oberbauchschmerzen,
- Übelkeit,
- Druck- und Völlegefühl.

Der Zusammenhang zwischen Schmerz und Nahrungsaufnahme erlaubt Rückschlüsse auf die Lokalisation.

◄ Praxistipp

Therapie

Der Schwerpunkt der Behandlung liegt in allgemeinen Verhaltensänderungen und der medikamentösen Therapie.

Therapie

Wurde Helicobacter pylori nachgewiesen, wird dieser medikamentös ausgerottet. **Operative** Maßnahmen sind heute nur noch bei Ulkuskomplikationen nötig. Wichtig ist, dass der Patient folgende allgemeine Maßnahmen beachtet:

- NSAR weglassen, insbesondere in Kombination mit Kortison
- Rauchen, Stress, Kaffee und Alkohol reduzieren.

24

24.3.5 Gastroenteritis („Magen-Darm-Grippe")

24.3.5 Gastroenteritis („Magen-Darm-Grippe")

Definition ►

Definition

Bei einer **Gastroenteritis** handelt es sich um eine akute Magen-Darm-Entzündung.

Ursachen

Meist wird die Gastroenteritis durch Bakterien (Salmonellen, E. coli, Staphylokokken) oder Viren (Rota- oder Enteroviren) ausgelöst.

Ursachen

Die häufigsten Erreger einer Gastroenteritis sind folgende **Bakterien** und **Viren**:

- Salmonellen (besonders nach dem Genuss von rohen Eierspeisen, Fleisch, Geflügel, Muscheln)
- Escherichia coli, ein normaler Keim der Darmflora, die häufigste Ursache der „Reisediarrhö" bei Reisen in südliche Länder
- Staphylokokken verursachen durch ihre Gifte (Toxine) die klassische Lebensmittelvergiftung durch verdorbene Speisen.
- unter den Viren meist Rota-, Entero- oder Noroviren

Symptome

Durchfall, Übelkeit, Erbrechen

Symptome

Es kommt **plötzlich** zu **Durchfall** (Diarrhö) mit **Bauchschmerzen**, häufig begleitet von **Übelkeit** und **Erbrechen**.

Merke ►

Merke

Von Durchfall spricht man erst, wenn es mindestens 3-mal pro Tag zu breiartigem oder dünnflüssigem Stuhl kommt.

Therapie

Meist sind keine besonderen Therapiemaßnahmen erforderlich. In leichten Fällen sind „Kamillentee und Zwieback" ausreichend.
Bei schweren Fällen steht der Flüssigkeitsersatz im Vordergrund.

Therapie

Die meisten Durchfallerkrankungen **heilen** nach 2–4 Tagen **spontan** aus, sodass keine weitere Therapie nötig ist. Treten starke Durchfälle bei Kindern und alten Menschen auf, kann es durch den hohen Wasser- und Elektrolytverlust schnell zum Kreislaufkollaps und einer Austrocknung des Körpers (Exsikkose) kommen. Deshalb steht der **Flüssigkeitsersatz** im Vordergrund. In leichten Fällen sind „Kamillentee und Zwieback" ausreichend, zusätzlich gleicht die Gabe von oralen Elektrolytlösungen den Verlust an Mineralien aus. In schweren Fällen kann es auch notwendig sein, Flüssigkeit und Elektrolyte als Infusionen zu verabreichen.

Merke ►

Merke

Alte Hausmittel bei Durchfall sind z. B. fein geriebene rohe Äpfel, zerdrückte Bananen oder kräftig gewürzter (zur Mineralienzufuhr) Hafer- oder Reisschleim.

Praxistipp ►

Praxistipp

Wie kann ich eine Infektion und Weiterverbreitung von Durchfall-Erregern verhindern?

Da die Erreger meist über verunreinigte Speisen, Schmierinfektion oder mit Keimen besiedeltes Wasser in den Körper gelangen, sollten folgende Vorsichtsmaßnahmen getroffen werden:

- Reinigen Sie nach jedem Toilettengang oder vor dem Kontakt mit Lebensmitteln Ihre Hände.
- Kühlen Sie empfindliche Lebensmittel (vor allem Eier, Geflügel, Hackfleisch) ausreichend.
- Achten Sie auf eine gründliche Küchenhygiene: Wenn Sie Geflügelfleisch verarbeitet haben, dürfen die Teller, Brettchen oder Messer vor einer gründlichen Reinigung nicht für andere Lebensmittel benutzt werden.
- Erhitzen Sie häufig befallene Speisen (vor allem Geflügel) stark bzw. braten Sie das Fleisch durch.
- Seien Sie vorsichtig bei Speisen aus rohen Eiern (z. B. Tiramisu, frische Mayonnaise).
- Für Auslandsreisen gilt der Satz „Cook it, boil it, peel it or leave it", das heißt, kochen, braten oder schälen Sie alle Lebensmittel oder essen Sie diese nicht.

24.3.6 Appendizitis

Definition

Die **Appendizitis** ist eine akute Entzündung des Wurmfortsatzes des Blinddarms.

Ursachen

Meist entsteht eine Appendizitis dadurch, dass verhärteter Darminhalt oder Fremdkörper (z. B. Obstkerne) den Wurmfortsatz (Appendix) verschließen. Durch den Sekretstau kommt es zu einer bakteriellen Entzündung.

Merke

Im Volksmund wird die Appendizitis fälschlicherweise als Blinddarmentzündung bezeichnet.

Besonderheiten Kinder

Die Appendizitis ist die häufigste akute Erkrankung der Bauchorgane. Sie betrifft meist Kinder und Jugendliche.

Symptome

Typisch ist der **Bauchschmerz**, er beginnt meist in der Magengegend mit nicht eindeutigen Beschwerden sowie Übelkeit, Erbrechen und Appetitlosigkeit. Nach Stunden kommt es dann zu einem **ziehenden** und **krampfartigen Schmerz** im rechten Unterbauch (Wanderschmerz). Es zeigt sich mäßiges Fieber, wobei die Körpertemperatur meist unter 38,5 °C bleibt. Der rektal gemessene Temperaturwert liegt häufig 1 °C über dem axillaren Temperaturwert.

Therapie

Das Standardtherapieverfahren ist die laparoskopische Appendektomie, d. h. die operative Entfernung des Wurmfortsatzes ohne größeren Bauchschnitt.

Besonderheiten alte Menschen

Bei alten Menschen verursacht eine Appendizitis häufig nur sehr wenige Beschwerden und wird schwer als solche erkannt. Die Gefahr von Komplikationen steigt!

24.3.7 Chronisch entzündliche Darmerkrankungen

Definition

Zu den chronisch entzündlichen Darmerkrankungen gehören der Morbus Crohn und die Colitis ulcerosa.

Formen und Ursachen

Die klassischen Erkrankungen dieser Art sind der **Morbus Crohn** und die **Colitis ulcerosa**. Besonders junge Menschen zwischen 20 und 35 Jahren, aber auch andere Altersgruppen sind betroffen.

Die Krankheitsursache ist unklar, man geht von genetischen Einflüssen und Umweltfaktoren aus. Außerdem wird eine gestörte Darmbarriere, bei der Bakterien in die Schleimhaut eindringen und es über Abwehrreaktionen des Körpers zu den Gewebeschäden kommt vermutet.

Symptome

Die Erkrankung verläuft immer **schubförmig**, typische Symptome sind Bauchschmerzen und Durchfall (Diarrhö). Im Gegensatz zu jüngeren Betroffenen findet sich im Alter oft ein milderer Verlauf. Die wichtigsten Unterschiede zwischen Morbus Crohn und Colitis ulcerosa sind in **Tab. 24.2** dargestellt.

Merke

Bauchkrämpfe und Durchfall können auch durch eine Laktoseintoleranz verursacht sein. Hier fehlt in der Dünndarmschleimhaut ein Enzym zur Spaltung von Laktose (Milchzucker). Typisch dafür sind Bauchbeschwerden nach dem Genuss von Milch und Milchprodukten.

Therapie

Im Vordergrund der Therapie steht die Normalisierung der Lebensqualität. Hierzu werden Medikamente verabreicht. Bei Komplikationen können auch Operationen notwendig werden.

Kurzfassung

24.3.6 Appendizitis

◄ Definition

Ursachen

Ursache ist meist ein Sekretstau durch Darminhalt oder Fremdkörper.

◄ Merke

◄ Besonderheiten

Symptome

Typisch sind „wandernde" Bauchschmerzen und mäßiges Fieber.

Therapie

Der Wurmfortsatz wird laparoskopisch oder offen-chirurgisch entfernt.

◄ Besonderheiten

24.3.7 Chronisch entzündliche Darmerkrankungen

◄ Definition

Formen und Ursachen

Zu den chronisch entzündlichen Darmerkrankungen zählen **Morbus Crohn** und **Colitis ulcerosa**. Die Ursachen sind ungeklärt.

Symptome

Die Erkrankungen verlaufen in Schüben. Typisch sind Bauchschmerzen und Durchfall unterschiedlicher Ausprägung (**Tab. 24.2**).

◄ Merke

Therapie

Normalisierung der Lebensqualität durch Medikamente (ggf. Operationen).

Tab. 24.2 Chronisch entzündliche Darmerkrankungen.

	Morbus Crohn	Colitis ulcerosa
Häufigkeit	2–3/100 000	10–15/100 000
Häufigkeitsgipfel	15.–35. Lebensjahr	25.–35. Lebensjahr
Symptome	• Im Erkrankungsschub krampfartige Bauchschmerzen (besonders rechter Unterbauch) und schleimiger Durchfall, oft Fieber und Gewichtsverlust. • Oftmals sind auch andere Organe betroffen: Leber- und Gallenerkrankungen, Augen- und Gelenksentzündungen oder Hautveränderungen.	• Im Erkrankungsschub krampfartige Bauchschmerzen mit häufigen (bis zu 40-mal täglich!) blutig-schleimigen Durchfällen. • Bei schwerer Entzündung zusätzlich Fieber und Gewichtsverlust. Seltener als beim M. Crohn sind andere Organe betroffen.

24.3.8 Darmverschluss (Ileus)

24.3.8 Darmverschluss (Ileus)

Definition ►

Definition

Bei einem **Darmverschluss** ist die Darmpassage im Dünn- oder Dickdarm verschlossen. Es besteht Lebensgefahr.

Ursachen

Dünn- oder Dickdarm können durch mechanische Einflüsse (mechanischer Ileus) oder durch eine Darmlähmung (paralytischer Ileus) verschlossen sein.

Ursachen

Beim sogenannten **mechanischen Ileus** liegt ein **Hindernis** vor, das den **Weitertransport** von **Darminhalt** blockiert. Mögliche Ursachen dafür sind z. B. (**Abb. 24.4**):

- Fremdkörper oder Tumoren verschließen den Darm.
- Es bestehen Verwachsungen zwischen den Darmsträngen.
- Es bestehen Narbenstränge (Briden) nach abdominellen Eingriffen.
- Die Gefäße der Eingeweide sind abgeschnürt oder verdreht, da sich 2 Darmabschnitte ineinander eingestülpt haben oder eine Hernie eingeklemmt ist (S. 565).

Abb. 24.4 Darmverschluss.

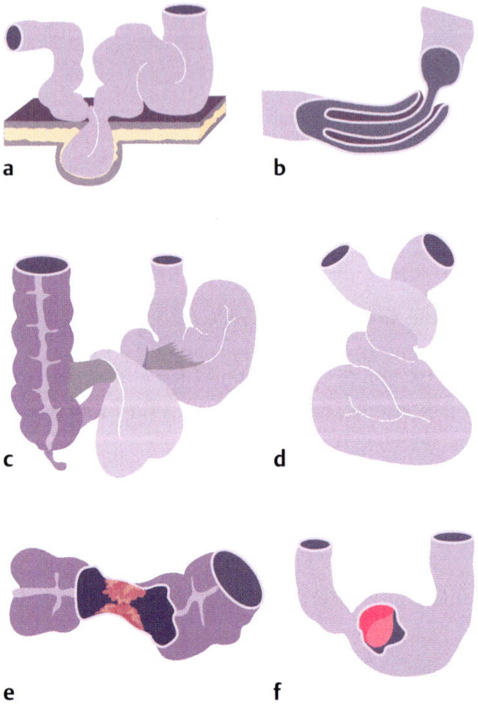

Der Darmverschluss kann verschiedene Ursachen haben.
a Einklemmung.
b Einstülpung.
c Strangulation durch Verwachsung.
d Verschlingung.
e Tumorstenose.
f Gallensteine, die sich im Dünndarm festgesetzt haben.

Beim **paralytischen Ileus** liegt dagegen eine **Darmlähmung** vor, z. B. aufgrund starker Schmerzen bei Nieren- und Gallenkoliken, einer Pankreatitis (Bauchspeicheldrüsenentzündung) oder weil die Darmmuskulatur postoperativ erschlafft ist. Weitere Ursachen sind Intoxikationen (Vergiftung), Peritonitis (Bauchfellentzündung), Kaliumverluste, Coma diabeticum.

Symptome

- Übelkeit und Erbrechen (auch Koterbrechen)
- Darmblähungen (Meteorismus)
- Stuhl- und Windverhalt
- Schmerzen
- Volumenmangelschock

Beim mechanischen Ileus kommt es zudem noch zu krampfartigen Schmerzen mit Abwehrspannung. Bei einem hohen mechanischen Ileus (im Dünndarm) kann der Stuhlgang normal sein. Beim paralytischen Ileus klagt der Patient über ein druckempfindliches Abdomen.

Symptome

Symptome sind Schmerzen, Blähungen, Erbrechen, Stuhl- und Windverhalt.

Merke

Eine bauchdeckenentspannende Lagerung (mit angewinkelten Beinen) lindert die Schmerzen. Ist die Diagnose gesichert, verschreibt der Arzt zusätzlich Schmerzmittel.

◄ Merke

Therapie

Um beim mechanischen Ileus die Darmpassage wiederherzustellen, wird operativ vorgegangen. Eine Infusionstherapie in der prä- und postoperativen Phase dient dem Flüssigkeits- und Elektrolytersatz. Beim paralytischen Ileus steht eine konservative Therapie im Vordergrund. Der Patient erhält eine entsprechende Medikation und muss Nahrungskarenz (er darf nichts zu sich nehmen) einhalten. Zum Ausgleich des Flüssigkeits- und Elektrolythaushalts erhält der Patient Infusionen über einen zentralen Venenkatheter. Wurde der paralytische Ileus durch einen Mesenterialinfarkt (Verschluss der Darmarterie) oder eine Peritonitis (Bauchfellentzündung) verursacht, muss auch hier operiert werden.

Therapie

Ein mechanischer Ileus wird operativ behandelt.
Beim paralytischen Ileus steht eine konservative Therapie im Vordergrund (Medikamente, Nahrungskarenz), hier wird nur bei Komplikationen operiert.

24.3.9 Divertikulose

24.3.9 Divertikulose

Definition

Bei einer **Divertikulose** handelt es sich um zahlreiche Divertikel, d.h. Ausstülpungen der Dickdarmschleimhaut.

◄ Definition

Besonderheiten alte Menschen

Dickdarmdivertikel sind im Alter sehr häufig, sie sind bei 30–40 % der 70-Jährigen nachweisbar („Altersrunzeln des Darmes").

◄ Besonderheiten

Ursachen

Eine Divertikulose ist durch die Bindegewebsschwäche im Alter bedingt und wird durch ballaststoffarme Kost, Fettleibigkeit (Adipositas), Flüssigkeitsmangel und Verstopfung (Obstipation) begünstigt.

Ursachen

Ursache ist die altersbedingte Bindegewebsschwäche.

Symptome

Divertikel verursachen erst bei Komplikationen Beschwerden und werden oft rein zufällig im Rahmen einer Koloskopie entdeckt. Komplikationen sind (**Abb. 24.5**):

- **Divertikulitis:** Die Divertikelentzündung entwickelt sich infolge eines Kotstaus in den Divertikeln. Die Patienten beklagen plötzlich linksseitige Unterbauchschmerzen, eventuell mit Fieber, Übelkeit und Erbrechen.
- **Divertikelblutung:** Es kann zur massiven Darmblutung mit der Gefahr des Volumenmangelschocks kommen.
- **Narbige Verengung** (Stenose): Treten die Entzündungen der Divertikel wiederholt auf, kann dies zu narbigen Einengungen des Darmabschnitts führen.
- **Durchbruch** (Perforation): Der Divertikel durchbricht die Darmwand, durch den Austritt von Kot in den Bauchraum entwickelt sich rasch eine Bauchfellentzündung (Peritonitis).
- **Fistelbildung:** Es bilden sich Verbindungsgänge (Fisteln) zu benachbarten Organen (Blase, Vagina).

Symptome

Divertikel verursachen erst bei Komplikationen Beschwerden. Komplikationen sind:

- Divertikulitis
- Divertikelblutung
- narbige Verengung
- Durchbruch
- Fistelbildung

Therapie

Die Komplikationen der Divertikulose werden behandelt. Die Divertikulitis heilt unter Antibiotikagabe normalerweise wieder ab. Häufen sich die Entzündungen und kommt es zu Komplikationen, ist eine operative Entfernung des betroffenen Darmabschnitts erforderlich.

Therapie

Eine Divertikulose wird abhängig von den auftretenden Komplikationen behandelt.

24

Abb. 24.5 Divertikulose und Divertikulitis.

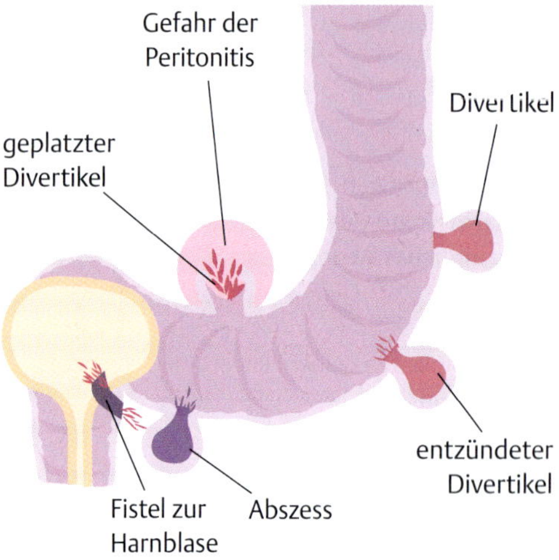

Abb. aus: I care Pflege. Thieme; 2025

24.3.10 Darmkrebs (Kolorektales Karzinom)

Definition

Als **Darmkrebs** wird ein bösartiger Tumor des Dickdarms (Kolon) oder des Mastdarms (Rektum) bezeichnet.

Risikofaktoren

Die wichtigsten Risikofaktoren für Darmkrebs sind Rauchen und Übergewicht, gefolgt von Bewegungsmangel und einer ballaststoffarmen Ernährung. Auch Alkoholkonsum und der häufige Genuss von rotem Fleisch (z.B. Rindfleisch, Schweinefleisch) steigert das Risiko, an Darmkrebs zu erkranken. Weiterhin erhöht sich Risiko durch Verwandte ersten Grades (z.B. Eltern und Geschwister) mit Darmkrebs, erbliche Erkrankungen sowie chronisch entzündliche Darmerkrankungen (Colitis ulcerosa und Morbus Crohn).

Merke

Bei Männern ab 50 Jahren und bei Frauen ab 55 Jahren kann im Rahmen des gesetzlichen Früherkennungsprogramms eine Darmspiegelung durchgeführt werden. Hier können auch Vorstufen von Darmkrebs, sogenannte Polypen, entfernt werden.

Symptome

Im Frühstadium fehlen häufig typische Symptome. Wichtige Symptome, die in einem späteren Stadium auf Darmkrebs hindeuten, sind:

- Blutbeimischungen im Stuhl und
- Abgang von Winden mit Stuhl („Symptom des falschen Freundes").
- Später können eine chronische Blutungsanämie (Blutarmut), Leistungsminderung, Gewichtsabnahme und Schmerzen hinzu kommen.

Das Kolorektale Karzinom bildet bevorzugt Tochtergeschwulste (metastasiert) in angrenzende Lymphknoten, Leber, Skelett und Lunge.

Merke

Auf ein den Darm verengendes Tumorwachstum im Enddarm deuten sogenannte „Bleistiftstühle" hin.

Therapie

Sie erfolgt entweder **operativ** mit zusätzlicher **Chemo**- und/oder **Strahlentherapie** oder **die Beschwerden lindernd** (palliativ). Bei den operativen Verfahren wird der tumoröse Darmabschnitt mit einem Sicherheitsabstand im gesunden Gewebe entfernt. Bei einem tief sitzenden Rektumkarzinom muss der Schließmuskel entfernt werden, es wird ein künstlicher Darmausgang (Enterostoma) angelegt.

Sind Dickdarmkarzinome nicht operierbar, kann eine Umgehungsoperation durchgeführt werden, um einen mechanischen Ileus zu verhindern und die Darmpassage zu erhalten. Mittels Laser- oder Strahlentherapie soll die tumorbedingte Verengung vorübergehend beseitigt werden.

Der Patient wird in der Regel nach einer großen Darmoperation während der ersten 1–2 Tage auf einer Intensivstation überwacht.

Kurzfassung

24.3.10 Darmkrebs (Kolorektales Karzinom)

Definition ▶

Risikofaktoren

- Rauchen, Übergewicht, Bewegungsmangel, Alkohol
- ballaststoffarme und fleischreiche (rotes Fleisch) Ernährung
- Vererbung
- chronische-entzündliche Darmerkrankungen

Merke ▶

Symptome

Frühsymptome fehlen meist. Es kann zu einem Wechsel zwischen Durchfall und Verstopfung kommen. Im späten Stadium treten u. a. auf:

- Blutungen
- schmerzhafter Stuhlgang
- Gewichtsverlust
- Anämie

Merke ▶

Therapie

Operative Verfahren werden meist um Chemo- und/oder Strahlentherapie ergänzt.

Kann nicht operiert werden, steht die Schmerzlinderung im Vordergrund.

Abb. 24.6 Lagerungstechniken.

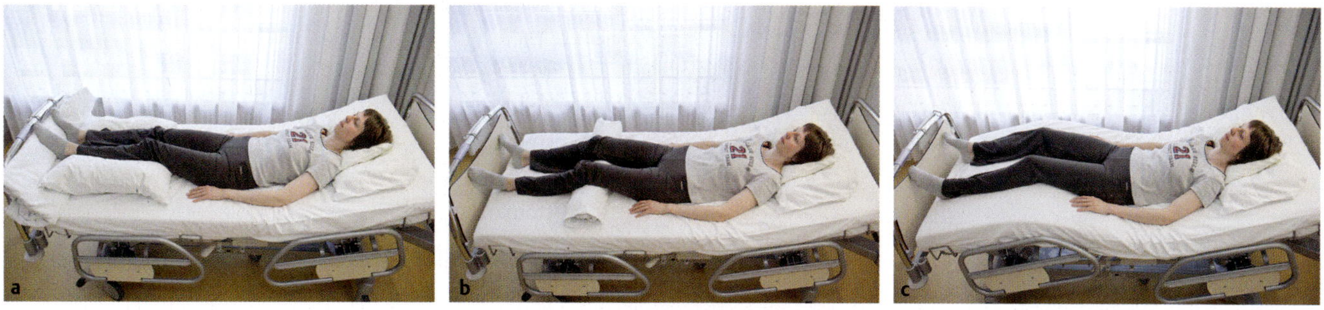

Eine bauchdeckenentspannende Lagerung kann durch verschiedene Lagerungstechniken erreicht werden (nachgestellte Situation). *Quelle: W. Krüper, Thieme*

a Durch Lagerungskissen unter den Unterschenkeln werden die Knie leicht angewinkelt.
b Eine Knierolle führt ebenfalls zu angewinkelten Knien und einer Bauchdeckenentspannung.
c Ist das Fußteil des Bettes verstellbar, kann die Knieanwinkelung auch dadurch erreicht werden.

Pflege von Menschen mit Darmkarzinom

Die **Therapiemaßnahmen** bei Darmkarzinomen mit der Entfernung von Darmabschnitten stellen immer eine **große psychische** und **physische Belastung** für den **Patienten** dar. Nach der Operation folgt häufig eine Chemotherapie, die zur weiteren Schwächung führt.
Ob die Therapie erfolgreich war, kann erst nach mehrmaligen, regelmäßigen Kontrolluntersuchungen festgestellt werden.

Stomatherapie. Falls feststeht, dass ein Enterostoma (künstlicher Darmausgang) angelegt werden muss, ist es sinnvoll, bereits vor der Operation einen Stomatherapeuten hinzuzuziehen.

Postoperative Lagerung. Wie nach allen Baucheingriffen sollte auch hier die Lagerung bauchdeckenentspannend erfolgen (**Abb. 24.6**). Dies kann entweder mit einem entsprechend verstellbaren Bett oder einer Knierolle erreicht werden.

Wunde. Die Bauchwunde wird beobachtet. Die Pflegekraft führt bei Bedarf einen Verbandswechsel durch. Zudem überwacht und versorgt sie auch die liegenden Drainagen.

Darmtätigkeit. Postoperativ müssen die Darmfunktion und der Stuhl beobachtet werden. Eine wieder einsetzende Darmperistaltik zeigt sich durch Darmgeräusche und abgehende Blähungen. Sind keine Darmgeräusche feststellbar oder klagt der Pflegeempfänger über Übelkeit und Erbrechen, ist der Arzt zu informieren.

Ernährung. Abhängig vom Operationsverlauf und Allgemeinzustand der betroffenen Person wird meist bereits am Operationstag mit der oralen Ernährung und Flüssigkeitszufuhr begonnen. Dies senkt die Komplikationsrate nachweislich. Menschen mit Krebs wird ein Kostaufbau mit leichter Vollkost empfohlen, bei dem auf individuelle Unverträglichkeiten Rücksicht genommen wird.

Pflege von Menschen mit Darmkarzinom
Die Therapiemaßnahmen sind für den Patienten eine große **psychische** und **physische Belastung**.
Schwerpunkte der pflegerischen Betreuung sind:
- Stomatherapie
- postoperative Lagerung
- Wundkontrolle
- Überwachung der Darmtätigkeit
- Nahrungsaufbau

Pflege von Menschen mit Stomaanlage

Definition

Als **Stoma** oder Stomie werden operativ geschaffene offene Verbindungen zwischen einem inneren Hohlorgan und der äußeren Haut bezeichnet. Sie dienen der Ableitung von Stuhl und Harn.

Je nach medizinischer Indikation sind folgende Stomaanlagen möglich (**Abb. 24.7**):
- Sigmoidostomie – Ausleitung aus dem Sigma
- Transversostomie – Ausleitung aus dem querverlaufenden Dickdarm
- Zökostomie – Ausleitung aus dem Zökum
- Ileostomie – Ausleitung aus dem Dünndarm
- Urostoma – Ausleitung aus dem harnableitenden System

Pflege von Menschen mit Stomaanlage

◄ **Definition**

Wo eine Stomaanlage erfolgt, ist von der medizinischen Indikation abhängig.

Ausscheidung

Die Ausscheidungskonsistenz und -häufigkeit ist abhängig von der Lage des Stomas:
- **Dickdarmstoma:** Je mehr Dickdarm erhalten bleiben konnte, desto fester und blähungsreicher ist die Ausscheidung.
- **Dünndarmstoma:** Bei einer Ileostomie (Dünndarmstoma) ist der Stuhl flüssig und sehr aggressiv.

Ausscheidung
Die Ausscheidungskonsistenz und -häufigkeit ist abhängig von der Lage des Stomas.

Abb. 24.7 Stoma.

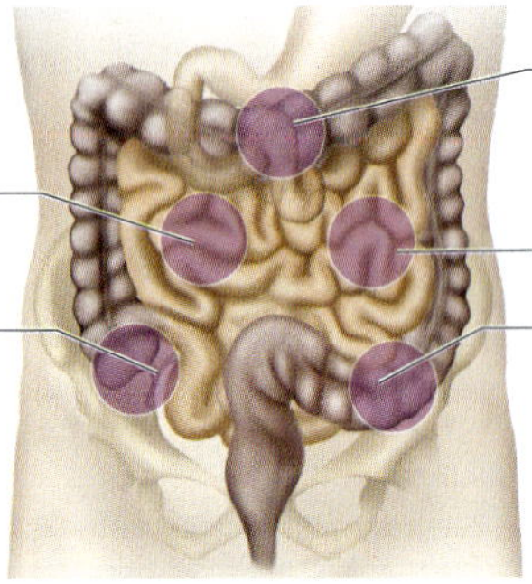

Verschiedene Lokalisationen einer Stomaanlage.
Abb. nach: Schewior-Popp S, Sitzmann F, Ullrich L. Thiemes Pflege. Thieme; 2020

Stomaversorgung

In die selbstständige Stomaversorgung muss der Pflegeempfänger erst schrittweise eingeführt werden. Zu Beginn unterstützen ihn dabei Stomatherapeuten.
Kann ein Pflegeempfänger den Beutel nicht selbstständig wechseln, übernehmen das die Pflegepersonen.

Stomaversorgung

Vorbereitung und Materialien. Die Pflegekraft bereitet den Beutelwechsel vor, indem sie den Pflegeempfänger über die geplante Maßnahme informiert und die benötigten Materialien zurechtlegt. Meist wird die Stomaversorgung nach der Operation und die Anleitung des Pflegeempfängers zum Umgang mit dem System zunächst durch speziell weitergebildete Pflegefachkräfte, die sogenannten Enterostomatherapeuten, durchgeführt.
Moderne Stomabeutel sind geruchsdicht und haften gut auf der Haut. Sie bestehen aus dem eigentlichen Beutel und dem Haftmaterial, das heute fast ausschließlich hautschützende Eigenschaften hat. Es gibt (**Abb. 24.8**):

- **einteilige Systeme:** Dabei sind Haftmaterial und Beutel miteinander verbunden.
- **zweiteilige Systeme:** Diese bestehen aus einer Basisplatte und einem separaten Beutel, der direkt auf die Basisplatte aufgerastet oder aufgeklebt wird.

Abb. 24.8 Stomaversorgung.

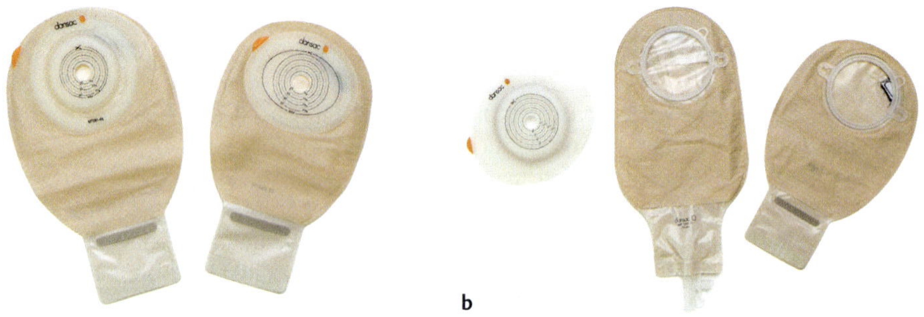

a Einteilige Systeme – Halteplatte und Beutel sind fest verbunden.
b Zweiteilige Systeme – Halteplatte und Beutel sind separat.
Quelle: K. Oborny, Thieme

Die Reinigung erfolgt hautschonend nur mit Wasser und milder Waschlotion. Die Wischrichtung ist von außen nach innen.

Reinigung. Die Reinigung erfolgt hautschonend nur mit Wasser und einer milden Waschlotion. Diese sollte unparfümiert, pH-neutral, ohne Konservierungsstoffe und nicht rückfettend sein. Verwendet werden Einmalkompressen oder Einmalwaschlappen. Die Wischrichtung ist bei einem Darmstoma von außen nach innen. Die umgebende Haut wird vorsichtig abgetrocknet.

Rasur. Bei Bedarf werden die Haare neben dem Austrittsbereich mithilfe eines Clippers gekürzt. Es dürfen keine Haarentfernungsmittel benutzt werden. Auch Einmalrasierer führen zu Hautirritationen und sind daher ungeeignet.

Die Größe der Stomaöffnung wird mit einer Schablone ermittelt und die Öffnung der Stomaplatte entsprechend angepasst.

Anpassen der Basisplatte. Die Ausscheidung darf nicht mit der Haut in Berührung kommen, weil sie zu Hautschädigungen führen kann. Deshalb wird die Größe der Stomaöffnung mit einer Schablone ermittelt und die Öffnung der Stomaplatte entsprechend angepasst. Für ovale Anlagen müssen Sie sich eine Schablone erstellen.

Wechselintervalle. Bei einem zweiteiligen System aus Basisplatte und Beutel muss die Basisplatte etwa zweimal pro Woche gewechselt werden. Wie oft der Beutel gewechselt werden muss, richtet sich nach dem Füllungsgrad. Einteilige Ausstreifbeutel sollten täglich gewechselt werden.
Den Ablauf der Stomaversorgung zeigt **Abb. 24.9**.

Abb. 24.9 Die Fotoserie zeigt das korrekte Vorgehen bei der Versorgung eines Stomas.

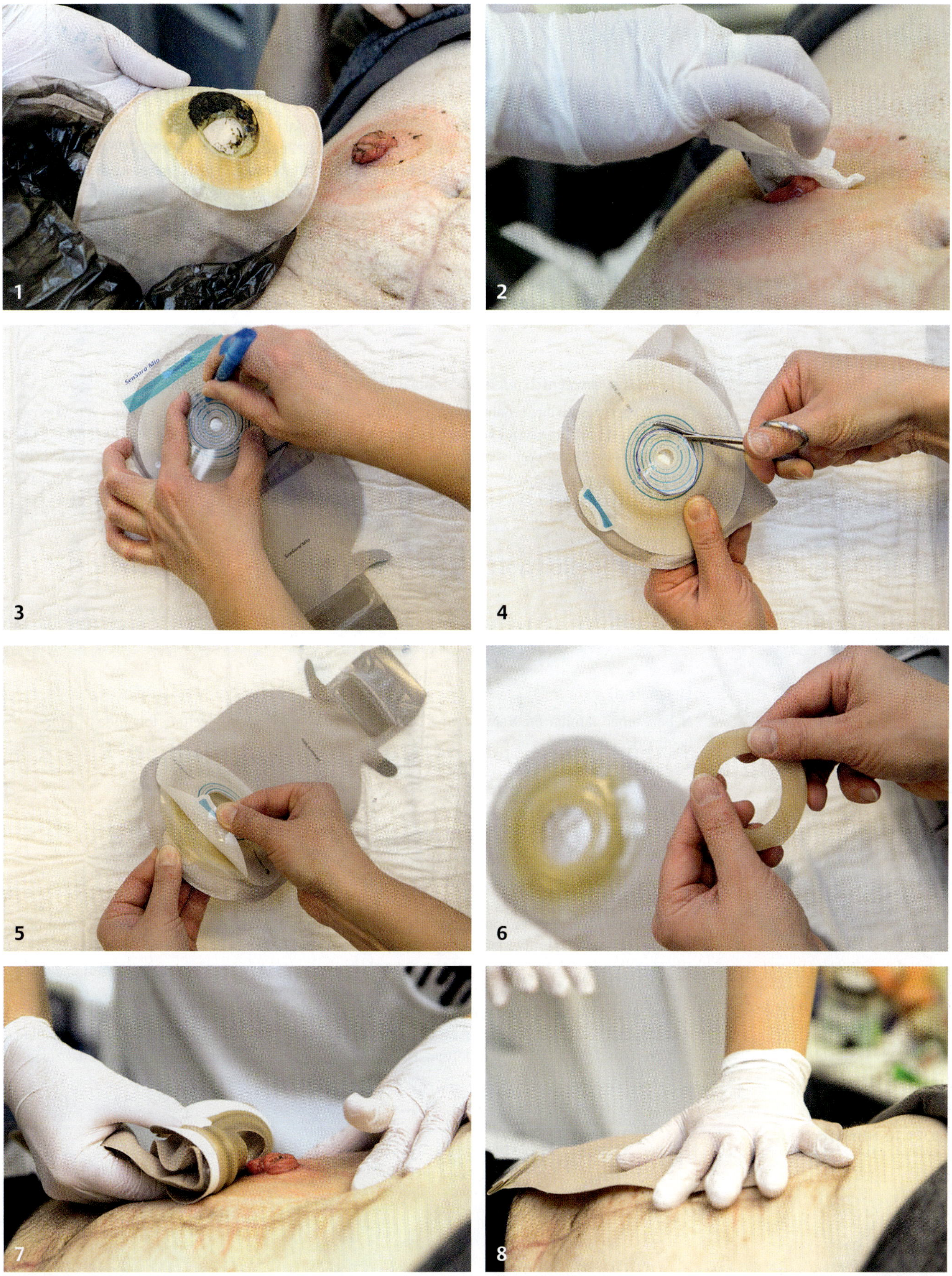

1 Die alte Versorgung wird entfernt **2** Die Haut wird von außen nach innen gereinigt. **3** Die Größe des Stomas für die Versorgung wird mithilfe einer Schablone festgestellt und auf die Basisplatte übertragen. **4** Die Schablonenöffnung wird wie erforderlich ausgeschnitten. **5** Die Schutzfolie von der Basisplatte wird entfernt. **6** Modelliermasse wird in der Hand erwärmt, geformt und auf der Platte angebracht. **7** Die Platte wird aufgebracht. **8** Die Platte wird einige Zeit leicht angedrückt. Durch die Wärme der Hand haften Modelliermasse und Basisplatte besser auf der Haut. *Abb. aus: Kirschnick O. Pflegetechniken von A bis Z. Thieme; 2024*

Merke ▶

Merke

Wird eine medikamentöse Behandlung der Haut erforderlich, muss das Medikament fettfrei sein und entsprechend häufig angewendet werden (z. B. bei Mykosen mindestens 2-mal täglich auftragen).

Gesundheitsberatung

Selbstständigkeit wird auch hier groß geschrieben. Deshalb sind eine frühzeitige Beratung, Information und Schulung sehr wichtig.

24

Gesundheitsberatung

Je früher dem Betroffenen der Umgang mit seinem Stoma gezeigt wird, desto schneller erlangt er seine Selbstständigkeit zurück. Ein wichtiger Beratungsaspekt ist die sorgfältige Hautpflege. Der betroffene Mensch wird darüber informiert, dass verschiedene Hautschutz- und Reinigungsprodukte und weiteres Zubehör zur Verfügung stehen, z. B. Hautschutzringe, Hautschutzpaste, Modellierstreifen, Barrierecreme, Pflasterlöser, Deodorantien, Gürtel, Stanzette oder Ausschneidhilfen. Je nach Verträglichkeit und nach Rücksprache mit dem Stomatherapeuten kann er diese Produkte anwenden.

Merke ▶

Merke

Undichte Stomaversorgungen sind sehr belastend für die betreffende Person. In einem solchen Fall sollte ein Stomatherapeut hinzugezogen werden, um eine passende Lösung zu finden.

Praxistipp ▶

Praxistipp

Muss ein Mensch mit einer Stomaanlage eine spezielle Diät einhalten?

Stomaträger müssen ihre Ernährung nicht grundsätzlich umstellen. Speisen, die vorher gut vertragen wurden, sind auch mit Stoma gut verträglich. Das gleiche gilt für Unverträglichkeiten. Bei Durchfall oder Verstopfung kann mit der Wahl der Lebensmittel die Konsistenz des Stuhls positiv beeinflusst werden. Stopfende Lebensmittel sind z. B. Bananen, geriebene Äpfel und Weißbrot. Lebensmittel, die die Verdauung anregen, sind z. B. rohes Obst, Gemüse und Hülsenfrüchte.

24.3.11 Hämorrhoiden

24.3.11 Hämorrhoiden

Definition ▶

Definition

Hämorrhoiden sind Erweiterungen des arteriovenösen Gefäßgeflechts im Analkanal.

Ursachen

Begünstigende Faktoren:
- familiäre Veranlagung
- chronische Verstopfung
- Entzündungen im Analbereich
- Schwangerschaft
- Bewegungsmangel
- Übergewicht

Ursachen

Neben einer familiären Veranlagung (z. B. Bindegewebsschwäche) gelten folgende Faktoren als begünstigend:
- chronische Verstopfung (Obstipation)
- Entzündungen im Analbereich
- Schwangerschaft
- Bewegungsmangel
- Übergewicht

Symptome

Die Beschwerden reichen von gelegentlichem Jucken und Blutauflagerungen auf dem Stuhl bis zu heftigen Schmerzen und einem Analprolaps. Die Einteilung erfolgt in 4 Stadien.

Symptome

Die Beschwerden reichen von gelegentlichem Jucken und Blutauflagerungen auf dem Stuhl bis zu heftigen Schmerzen und einem Analprolaps.
Die Einteilung erfolgt in 4 Stadien (**Abb. 24.10**).
- **Stadium I:** Die Hämorrhoiden sind nicht sichtbar und verursachen keine Schmerzen. Anzeichen sind gelegentliches Jucken und Blutauflagerungen auf dem Stuhl.
- **Stadium II:** Die Knoten nehmen an Größe zu, treten beim Stuhlgang (Defäkation) hervor (prolabieren) und verursachen Schmerzen. Nach dem Stuhlgang rutschen sie in den Analkanal zurück.

Abb. 24.10 Hämorrhoiden.

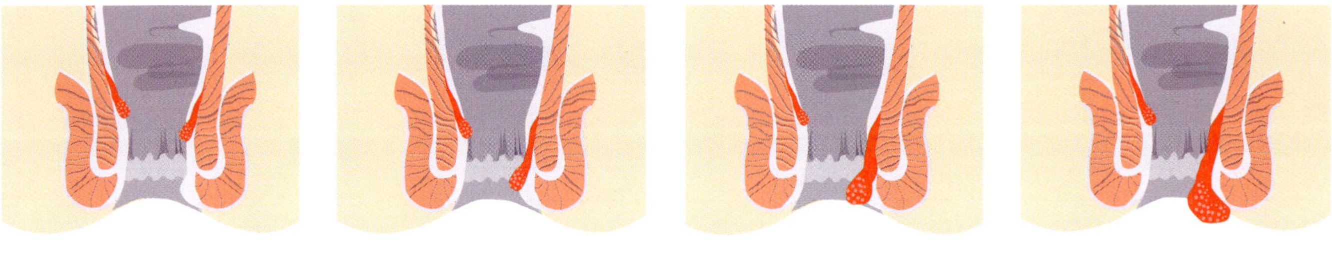

Die 4 Stadien der Hämorrhoiden. *Abb. aus: I care Pflege. Thieme; 2025*

- **Stadium III:** Der Hämorrhoidalvorfall (Prolaps) bleibt bestehen, die Hämorrhoiden können jedoch mit dem Finger wieder zurückgeschoben werden. Im Sitzen und beim Stuhlgang besteht ein Brennen und starke Schmerzen.
- **Stadium IV:** Die Hämorrhoidalknoten sind permanent vorgewölbt und können nicht mehr zurückgeschoben werden. Es bestehen heftige Schmerzen.

Therapie

Im Frühstadium ist meist eine konservative Therapie ausreichend. Salben, Zäpfchen und kalt-feuchte Umschläge lindern Beschwerden wie Juckreiz und Schmerzen. Ein Veröden der Hämorrhoiden bietet sich in Stadium I und II an. Nach der Verödung kommt es zu einer narbigen Umwandlung und Rückbildung der Knoten. Eine Operation ist im Stadium III und IV angezeigt.

Therapie

Abhängig vom Stadium beginnt die Behandlung konservativ (Salben, Zäpfchen). Eine Operation ist im Stadium III und IV angezeigt.

Merke

Eine sorgfältige Analreinigung durch Sitz- und Duschbäder, vor allem nach dem Stuhlgang, verringern Beschwerden wie Juckreiz, Brennen und Schmerzen.

◂ Merke

24.3.12 Leberzirrhose

24.3.12 Leberzirrhose

Definition

Leberzirrhose ist eine chronische Erkrankung, bei der das Lebergewebe in Bindegewebe umgebaut wird. Dieser Umbau ist nicht wieder rückgängig zu machen (irreversibel).

◂ Definition

Ursachen

Die häufigsten Ursachen sind:
- zu circa 50 % chronischer Alkoholabusus,
- zu circa 40 % Spätfolge der chronischen Virushepatitis (B, C, D),

Weitere Ursachen sind Leberstauung durch Herzinsuffizienz, Autoimmunhepatitis, lebertoxisch wirkende Medikamente, aber auch die massive Leberverfettung beim metabolischen Syndrom.

Ursachen

Die beiden häufigsten Ursachen für die Entstehung einer Leberzirrhose sind chronischer Alkoholabusus und eine chronische Virushepatitis.

Symptome

Es kommt zur **körperlichen** und **geistigen Leistungsminderung**, **Müdigkeit** sowie **Druck**- und **Völlegefühl** verbunden mit Appetitlosigkeit. Da die gegengeschlechtlichen Hormone (Östrogen und Testosteron) in der Leber nicht abgebaut werden, kommt es zu folgenden **hormonellen Störungen**:
- Gynäkomastie (verstärkte Brustbildung beim Mann)
- Hodenschwund (Atrophie), Potenzstörungen
- Verlust der Achsel- und Schambehaarung
- Bauchglatze
- Menstruationsstörungen, Libidoverlust

Es zeigen sich typische Leberhautzeichen (**Abb. 24.11**).

Symptome

Symptome sind
- körperliche und geistige Leistungsminderung,
- Müdigkeit,
- Druck- und Völlegefühl sowie
- hormonelle Störungen.

Abb. 24.11 Leberhautzeichen.

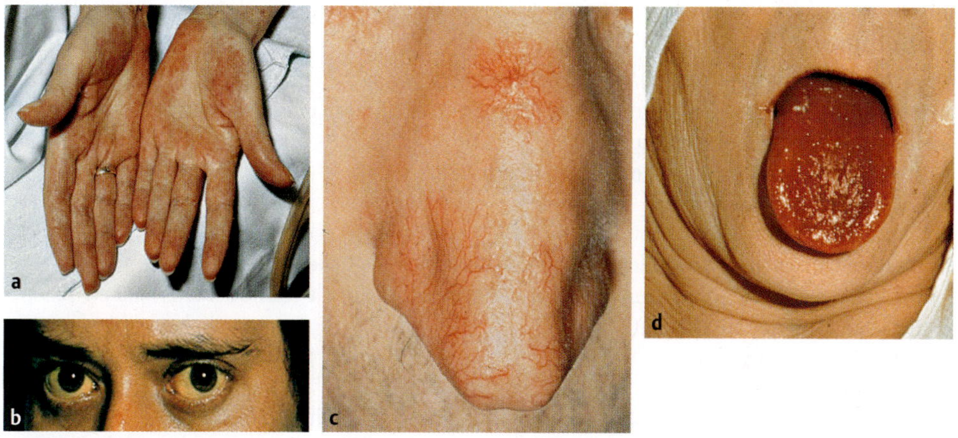

Typische Zeichen bei Leberzirrhose. *Abb. aus: Neurath M, Lohse A. Checkliste Anamnese und klinische Untersuchung. Thieme; 2018.*

a Palmaerythem.
b Gelbsucht der Skleren.
c Gefäßspinnen (Spidernävus).
d Lackzunge.

Therapie

Geheilt werden kann eine Leberzirrhose nur durch eine Lebertransplantation.
Im Mittelpunkt stehen konservative Verfahren, die die Symptome lindern und schädigende Faktoren ausschalten sollen.

24

Therapie

Die **einzig heilende** (kurative) **Therapie** der Leberzirrhose ist die **Lebertransplantation**. Sie wird jedoch nur in Einzelfällen durchgeführt. Die Hauptziele der konservativen Therapie sind die Linderung der Symptome und das Ausschalten leberschädigender Faktoren.
Eine weitere wichtige Aufgabe ist die Behandlung der Komplikationen der Leberzirrhose. Mögliche Komplikationen sind

- Pfortaderhochdruck mit Bauchwassersucht (Aszites) und Krampfadern in der Speiseröhre (Ösophagusvarizen),
- hepatorenales Syndrom, welches sich durch eine Niereninsuffizienz zeigt,
- hepatische Enzephalopathie mit psychischen und neurologischen Funktionsausfällen bis hin zum Leberkoma,
- Leberzellkarzinom.

24.3.13 Gallensteine

Definition ▸

24.3.13 Gallensteine

Definition

Gallensteine sind feste Gebilde (Konkremente) im Gallengangsystem oder in der Gallenblase.

Ursachen

Gallensteine entstehen meist aus Cholesterin.

Risikofaktoren:
- Veranlagung
- Adipositas
- fettreiche, ballaststoffarme Ernährung
- erhöhter Cholesterinwert
- Diabetes mellitus
- Geschlecht (weiblich : männlich = 3:1)

Ursachen

In 80% der Fälle entstehen Gallensteine aus **Cholesterin** oder aus Bilirubin und Cholesterin (**Abb. 24.12**). Zunächst bilden sich Kristalle, die im Laufe der Zeit zu Steinen heranwachsen.

Risikofaktoren. Gallensteine werden begünstigt durch:

- Veranlagung (erbliche Disposition)
- Fettsucht (Adipositas)
- Alter (je älter, desto höher das Risiko)
- fettreiche, ballaststoffarme Ernährung, Fastenkuren, Ernährung unter Umgehung der Verdauungsorgane (parenterale Ernährung), erhöhter Cholesteringehalt des Blutes (Hypercholesterinämie)
- Diabetes mellitus
- Geschlecht (weiblich : männlich = 3:1, zusätzliches Risiko bei Schwangerschaft)

Abb. 24.12 Gallensteine.

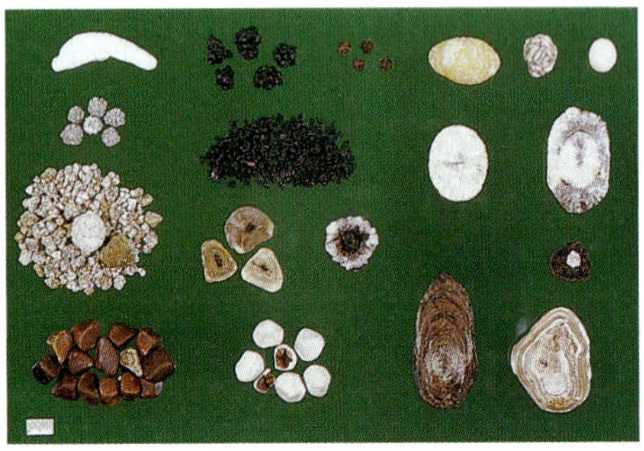

Ansammlung einiger Gallensteine von verschiedenen Patienten. *Abb. aus: Paetz. Chirurgie für Pflegeberufe. Thieme; 2021*

Symptome

Bei einem Großteil der Patienten werden Gallensteine zufällig entdeckt. Symptome können sein:
- Druck- und/oder Völlegefühl
- Fettunverträglichkeit
- Blähungen

Diese unspezifischen Beschwerden können sich bis zu starken Gallenkoliken steigern, die gekennzeichnet sind durch heftige Oberbauchschmerzen, Schweißausbrüche, Kreislaufregulationsstörungen, ggf. hellen Stuhl und dunklen Urin.

Therapie

„Stumme" Gallensteine erfordern keine Therapie. Bei Beschwerden wird die Gallblase operativ entfernt.

Symptome

Circa 70–80% der Patienten sind Träger sogenannter „stummer" Steine, die keine Beschwerden verursachen. Die Steine werden oft zufällig im Rahmen einer Ultraschalluntersuchung entdeckt. Gallensteinbeschwerden äußern sich durch

- Druck- und/oder Völlegefühl im rechten Oberbauch,
- Fettunverträglichkeit und
- Blähungen.

Diese unspezifischen Beschwerden können sich bis zu starken **Gallenkoliken** steigern:

- anfallsartige, heftige Schmerzen im rechten Oberbauch, die in die rechte Schulter und zwischen die Schulterblätter ausstrahlen,
- Schweißausbrüche,
- Kreislaufregulationsstörungen,
- ggf. sehr heller lehmfarbener bis „kalkweißer" (acholischer) Stuhl und bierbrauner Urin.

Therapie

Bei „stummen" Gallensteinen muss keine Therapie erfolgen. Anderenfalls erfordern alle symptomatischen Gallensteine eine Therapie. Akute Gallenkoliken werden medikamentös behandelt. Nach Abklingen der Symptome.

24.3.14 Bauchspeicheldrüsenentzündung (Akute Pankreatitis)

Definition

Die **akute Pankreatitis** ist eine akute Entzündung der Bauchspeicheldrüse (Pankreas) mit der Gefahr der „Selbstandauung“ des Organs.

Ursachen

80 % der Fälle sind durch Gallenwegserkrankungen (z. B. Gallensteine) und Alkoholabusus ausgelöst. Andere Ursachen sind Medikamente und eine erbliche Form der Pankreatitis. Andere seltene Ursachen sind möglich. Bei ca. 10 % der Erkrankungen lässt sich keine Ursache finden.

Symptome

Die Krankheit setzt **akut** ein:
- starke, gürtelförmige Oberbauchschmerzen
- Übelkeit und Erbrechen
- geblähter, „gummiartiger“ Bauch
- eventuell Gelbfärbung der Haut und Schleimhaut (Ikterus)
- Die starken Schmerzen führen häufig zum paralytischen Ileus (S. 556).
- Eventuell bestehen Schockzeichen.

Die Pankreatitis kann **lebensgefährlich** sein, denn es kann zum Kreislaufschock oder zur Blutvergiftung (Sepsis) kommen.

Therapie

Bereits bei Verdacht auf akute Pankreatitis ist eine stationäre Einweisung meist unerlässlich, häufig erfolgt eine **intensivmedizinische Betreuung**. Im Vordergrund der Therapie steht die engmaschige Überwachung der Patienten sowie eine intravenöse Flüssigkeits- und Elektrolytgabe. Sobald als möglich sollte ein oraler Kostaufbau beginnen. Bei Bedarf werden Schmerzmittel verabreicht.

KURZFASSUNG

24.3.14 Bauchspeicheldrüsenentzündung (Akute Pankreatitis)

◄ Definition

Ursachen

Ursache sind meist ein Alkoholabusus oder Gallensteine.

Symptome

Die Symptome beginnen plötzlich:
- starke, gürtelförmige Oberbauchschmerzen
- Übelkeit und Erbrechen
- geblähter, „gummiartiger“ Bauch
- evtl. Gelbfärbung der Haut (Ikterus)

Da Lebensgefahr besteht, muss sofort gehandelt werden.

Therapie

Eine stationäre Einweisung ist meist unerlässlich. Die Patienten werden häufig intensivmedizinisch betreut.

24.3.15 Hernien

Definition

Hernien (Bauchwandbrüche) sind sackartige, pathologische Ausstülpungen des Bauchfells (Peritoneum). Dabei treten Eingeweide oder Weichteile an die Oberfläche.

Abb. 24.13 Leistenhernie.

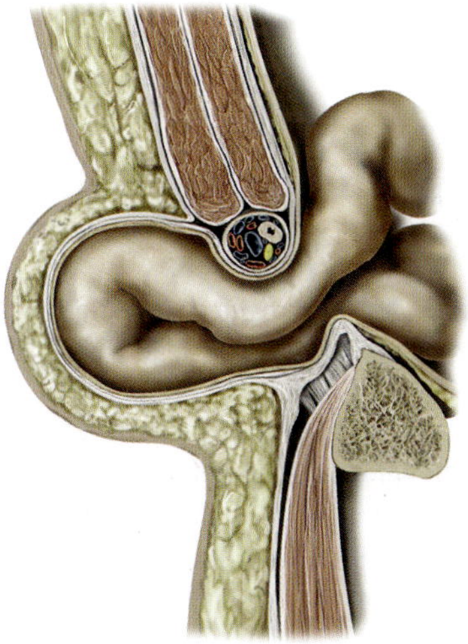

Abb. aus: Schünke M, Schulte E, Schumacher U.: Prometheus LernAtlas der Anatomie. Illustrationen von Voll M und Wesker K. 6. vollständig überarbeitete Aufl. Stuttgart: Thieme; 2022

Ursachen

Angeborene Hernien entstehen, wenn die **Bauchdecke** nicht **vollständig verschlossen** wird. **Erworbene** Hernien sind durch eine anlagebedingte **Bindegewebsschwäche** bedingt. Sie kann auch die Folge einer Operation oder eines chronisch erhöhten intraabdominellen Drucks sein, z. B. bei Adipositas, schwerer körperlicher Arbeit oder in der Schwangerschaft.
Hernien können an verschiedenen Stellen entstehen, z. B. in der Leiste (Leistenhernie) (**Abb. 24.13**), bei Narben (Narbenhernie), zwischen Schwertfortsatz (unteres Ende des Brustkorbs) und Nabel (Hiatushernie). Reicht der Bruchsack bis in den Hoden, spricht man von einer Skrotalhernie.

24.3.15 Hernien

◄ Definition

Ursachen

Hernien können angeboren sein, aber auch durch eine Bindegewebsschwäche bedingt sein und beispielesweise durch Adipositas, schwere körperliche Arbeit oder Schwangerschaft ausgelöst werden.
Man unterscheidet Leistenhernien, Nabelhernien, Hiatushernien.

Symptome
Unkomplizierte Hernien verursachen meist keine Symptome.
Symptome sind Schmerz, Schwellung oder Verdauungsstörungen.

Symptome

Unkomplizierte Hernien bestehen häufig unbemerkt über längere Zeit und sind oft ein Zufallsbefund während einer allgemeinen körperlichen Untersuchung. Die Patienten zeigen folgende Symptome:

- leichte ziehende Schmerzen bei Bewegung und körperlicher Belastung
- Verdauungsstörungen und leichte Schmerzen bei der Stuhlausscheidung
- sichtbare oder tastbare Schwellung, die sich zurückdrücken lässt
- stärkeres Hervortreten der Schwellung bei Husten oder Niesen

24

Therapie
Hernien werden operiert.

Therapie

Die Therapie der Wahl ist die **Operation**.

24.4 Untersuchungen des Harnsystems
Neben Anamnese und Blut- und Urinwerten liefern technische Untersuchungen Hinweise auf Erkrankungen des Harnsystems.
Nierenpalpation: Ertasten der Nieren

24.4 Untersuchungen des Harnsystems

Hinweise auf eine Nierenerkrankung liefern neben der **Anamnese** und den **Blut**- und **Urinwerten** folgende **Untersuchungen:**

Nierenpalpation. Dabei liegt der Patient entspannt auf dem Rücken. Der Arzt versucht, mit den Fingerspitzen beider Hände die Nieren in der Lendengegend bzw. unter dem rechten oder linken Rippenbogen zu ertasten (**Abb. 24.14**).

Abb. 24.14 Palpation der rechten Niere.

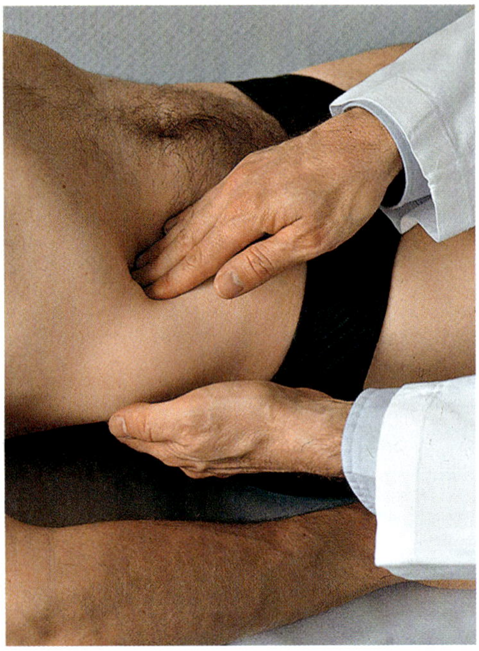

Abb. aus: Neurath M, Lohse A. Checkliste Anamnese und klinische Untersuchung. Thieme; 2018

Palpation der Blase: Ertasten der gefüllten Blase

Palpation der Blase. Nur die gefüllte Blase lässt sich ertasten. Dazu legt man beide Hände flach auf den Unterbauch. Während man die Fingerspitzen langsam zum Bauchnabel hin bewegt, kann man den Oberrand der Blase ertasten.

Nierenperkussion: Klopfuntersuchung der Niere (**Abb. 24.15**)

Nierenperkussion. Dabei handelt es sich um eine Klopfuntersuchung. Der Patient sitzt und der Arzt klopft mit der Faust von hinten auf die Nierengegend (**Abb. 24.15**).

Blasenperkussion: Klopfuntersuchung der Blase

Blasenperkussion. Dabei werden 2 Finger auf die Blase gelegt. Während der Arzt mit den Fingern in Richtung Nabel wandert, klopft er mit dem Zeigefinger der anderen Hand auf die Finger. Der Blasenoberrand ist an einem veränderten Klopfschall erkennbar.

Ultraschall: Darstellung mithilfe reflektierter Schallwellen

Ultraschalldiagnostik. Dabei wird die zu untersuchende Region reichlich mit schallleitendem Gleitmittel bedeckt und der betreffende Schallkopf in verschiedenen Ebenen aufgesetzt. Die von dem Schallkopf ausgesendeten hochfrequenten Schallwellen werden an den Grenzflächen der Organe reflektiert und auf einem Monitor sichtbar gemacht. Die Nieren beispielsweise lassen sich in Rückenlage des Patienten von der Flanke oder von vorne darstellen.

Urogramm: Darstellung der ableitenden Harnwege mit Kontrastmittel

Röntgenuntersuchung/Urogramm. Mit der Abdomenübersichtsaufnahme und dem Urogrmm (nach intravenöser Füllung der Harnwege mit einem Kontrastmittel), lassen sich die ableitenden Harnwege röntgenologisch darstellen.

Abb. 24.15 Perkussion der rechten Niere.

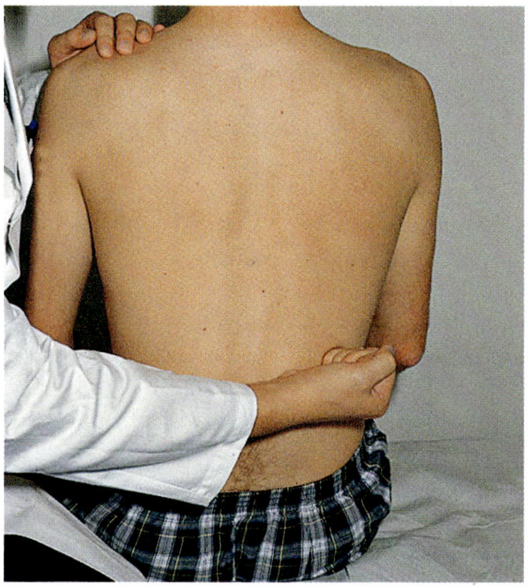

Abb. aus: Neurath M, Lohse A. Checkliste Anamnese und klinische Untersuchung. Thieme; 2018

Ureterorenoskopie. Dabei werden sowohl der Harnleiter als auch das Nierenbecken unter Vollnarkose oder Spinalanästhesie endoskopisch untersucht.

Ureterorenoskopie: endoskopische Untersuchung Harnleiter und Nierenbecken

Urodynamische Untersuchungen. Als urodynamische Untersuchungen bezeichnet man in der Urologie (Wissenschaft der Erkrankungen der Harnorgane) Untersuchungen zur Speicher- und Entleerungsfunktion des unteren Harntraktes. Z. B. die Harnflussmessung (Uroflowmetrie) oder die Blasendruckmessung (Zystometrie).

Urodynamische Untersuchungen: Druck- und Flussmessungen

Urethrozystoskopie. Dabei können mithilfe eines flexiblen Instruments unter Direktsicht die Harnröhre und die Blase begutachtet werden. Die Untersuchung kann in lokaler Harnröhrenanästhesie oder in Kurznarkose durchgeführt werden.

Urethrozystoskopie: endoskopische Untersuchung von Harnröhre und Blase

24.5 Häufige Krankheiten des Harnsystems

24.5.1 Harnwegsinfektionen

24.5 Häufige Krankheiten des Harnsystems

24.5.1 Harnwegsinfektionen

Definition

Bei einer **Harnwegsinfektion** (HWI) sind die ableitenden Harnwege durch Besiedelung mit Erregern entzündet.

◄ Definition

Formen und Ursachen

Harnwegsinfektionen werden in **Infektionen** der **oberen** und der **unteren Harnwege** eingeteilt:

- **obere Harnwegsinfektion:**
- Nierenbeckenentzündung (Pyelonephritis)
- **untere Harnwegsinfektion:**
  - Harnröhrenentzündung (Urethritis)
  - Blasenentzündung (Zystitis)

Harnwegsinfekte entstehen in der Regel durch **Bakterien**, die von außen in den Harntrakt aufsteigen. Die häufigsten Erreger sind Bakterien der **Darmflora** (Escherichia coli, Enterokokken). Selten sind **Pilze** oder **Viren** die Erreger.

Formen und Ursachen

Formen:
- Harnröhrenentzündung (Urethritis)
- Blasenentzündung (Zystitis)
- Nierenbeckenentzündung (Pyelonephritis)

Meist lösen Bakterien die Erkrankung aus.

Merke

Die unterschiedliche Länge der Harnröhre bei Mann und Frau hat einen wesentlichen Einfluss auf die Neigung zu einem Harnwegsinfekt. Bei Frauen haben Keime „den kürzeren Weg“.

◄ Merke

Risikofaktoren. Begleiterkrankungen des Harntrakts können Risikofaktoren für das Entstehen eines Harnwegsinfekts sein, z. B.
- Nierensteine,
- Verengung des Nierenbeckenabgangs,
- Rückfluss von Urin aus der Harnblase in die Harnleiter und Nierenbecken,
- Blasenentleerungsstörungen durch eine gutartige Vergrößerung der Vorsteherdrüse (Prostata).

Risikofaktoren:
- Nierensteine
- Verengung des Nierenbeckenabgangs
- Rückfluss von Urin aus der Harnblase in die Harnleiter und Nierenbecken
- Blasenentleerungsstörungen

Auch Erkrankungen können eine Harnwegsinfektion begünstigen, z. B. Immobilität, Querschnitt-Syndrom, Diabetes mellitus, allgemeine Abwehrschwäche (z. B. HIV, Immunsuppression durch Chemotherapie oder nach Transplantation) sowie Schwangerschaft.

Merke ▶

Merke

Fremdkörper (z. B. Blasenkatheter) erhöhen das Risiko für eine Keimbesiedlung des Harntrakts.

Symptome

Bei Harnwegsinfektionen tritt meist ein Symptomkomplex auf: Schmerzen, Harndrang, Missempfinden beim Wasserlassen.

Weitere Symptome sind abhängig von der Lokalisation der Harnwegsinfektion.

Symptome

Harnwegsinfektionen zeigen meist eine **Kombination** mehrerer Symptome z. B.

- **Schmerzen beim Wasserlassen** (Dysurie),
- **häufiger Harndrang** mit geringen Urinportionen (Pollakisurie),
- **starker Harndrang** ggf. mit Urinverlust (imperativer Harndrang),
- **Schmerzen**, z. B. im Unterbauch oder im Rücken.

Je nach Lokalisation des Infekts sind die Symptome unterschiedlich:

- Harnröhrenentzündung: Ausfluss aus der Harnröhre,
- Blasenentzündung: Blut im Urin (Hämaturie), Schmerzen in der Schamgegend (suprapubische Schmerzen),
- Nierenbeckenentzündung: Fieber, Schüttelfrost, Flankenschmerzen, allgemeines Krankheitsgefühl.

Merke ▶

Merke

Fieber im Rahmen einer Harnwegsinfektion deutet meist auf eine Beteiligung der Niere hin.

Therapie

Es werden lokale Wärme und Antibiotika eingesetzt. Begünstigend wirken ausreichend Flüssigkeit und regelmäßige Blasenentleerung.

Therapie

Wärme sowie **Schmerzmittel** haben eine krampflösende Wirkung. Der Patient muss viel **Flüssigkeit** zuführen und seine Blase regelmäßig und vollständig entleeren. Bei einer unkomplizierten Blasenentzündung geht es darum, die Beschwerden rasch zu lindern. Eine Therapie mit Antibiotika wird hierzu empfohlen.

Praxistipp ▶

Praxistipp

Wie kann ich dazu beitragen, Harnwegsinfektionen zu vermeiden?

- **Trinkmenge:** Es sollte auf eine Trinkmenge von ca. 1,5 Liter täglich geachtet werden.
- **Nahrungsmittel:** Früchte und Fruchtsäfte, besonders von Beeren und mit probiotischen Bakterien gesäuerte Milchprodukte reduzieren Harnwegsinfektionen.
- **Intimhygiene:** Eine übertriebene Intimhygiene schädigt die schützende Flora im Genitalbereich.
- **Geschlechtsverkehr:** Die Entleerung der Blase nach dem Geschlechtsverkehr ist sinnvoll.
- **Auskühlung:** Kalte Füße sollten bei Neigung zu Harnwegsinfektionen vermieden werden.

24.5.2 Harnsteinleiden

24.5.2 Harnsteinleiden

Definition ▶

Definition

Als **Harnsteinleiden** (Urolithiasis) bezeichnet man die Bildung von Steinen in der Niere und/oder den ableitenden Harnwegen.

Ursachen

Harnsteine entstehen durch Ablagerungen im Urin. Die Steinbildung wird beeinflusst durch verschiedene Faktoren:

- geringe Trinkmenge, starkes Schwitzen, Erbrechen/Durchfall
- Vernarbungen am Harnleiter, Verletzungen, vergrößerte Prostata
- Stoffwechselstörungen, z. B. Überfunktion der Nebenschilddrüse, Knochentumoren/Knochenbrüche
- Bewegungsarmut, einseitige Ernährung mit viel tierischem Eiweiß (Purine)

Ursachen

Harnsteine bilden sich, wenn der Urin mit **steinbildenden Bestandteilen** übersättigt ist. Zunächst entstehen kleine Kristalle, die zu größeren festen Gebilden (Konkrementen) heranwachsen (**Abb. 24.16**), z. B. Kalziumphosphat-, Kalziumoxalat-, Harnsäure- oder Zystinsteinen.
Dieser Vorgang wird durch verschiedene Faktoren beeinflusst:

- **physikalisch**, z. B. durch geringe Trinkmenge, starkes Schwitzen, Erbrechen oder Durchfall.
- **anatomisch**, z. B. durch Vernarbungen am Harnleiter, Verletzungen, eine vergrößerte Prostata.
- **metabolisch** (Stoffwechselstörungen), z. B. durch Überfunktion der Nebenschilddrüse, Knochentumoren oder erhöhte Harnsäure.
- **Lebensstil**, z. B. Bewegungsarmut, einseitige Ernährung mit viel tierischem Eiweiß (Purine).

Abb. 24.16 Harnsteine.

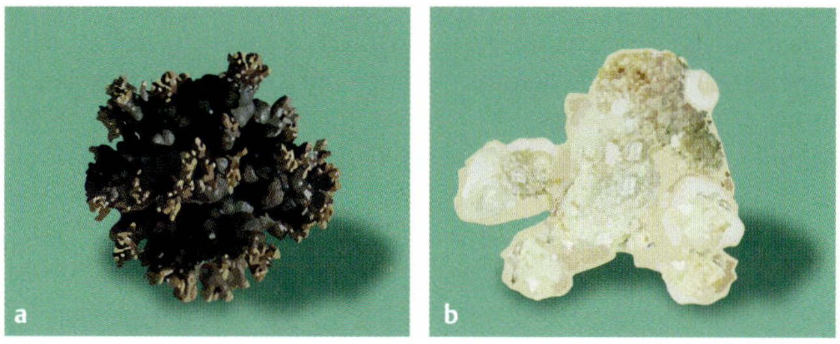

Die Abbildungen zeigen verschiedene Harnsteine.
a sogenannter Korallenstein,
b Nierenbeckenausgussstein.

Symptome

Ein Harnsteinleiden kann sowohl durch **chronische Beschwerden** als auch durch ein **akut schmerzhaftes Ereignis** – meist geprägt durch die **Kolik** – auffällig werden. Eine Harnsteinkolik bezeichnet plötzlich einsetzende, krampfartige, anfallsweise auftretende Flankenschmerzen von unterschiedlicher Dauer. Der von einer Kolik betroffene Patient ist meist unruhig und krümmt sich vor Schmerzen. Je nach Lokalisation des Harnsteins strahlen die Schmerzen in andere Körperregionen aus, z. B. in den Unterbauch, oder sie verlaufen entlang des Harnleiters. Zusätzlich können folgende Symptome auftreten:

- Übelkeit/Erbrechen
- (sichtbares) Blut im Urin (Mikro- bzw. Makrohämaturie)
- Miktionsbeschwerden, z. B. schmerzhaftes, gehäuftes oder erschwertes Urinieren
- Schüttelfrost/Fieber als Zeichen einer begleitenden Nierenbeckenentzündung
- Kreislaufkollaps
- Darmlähmung (paralytischer Ileus) infolge der starken Schmerzen

Aber auch bisher nicht durch eine Kolik auffällig gewordene Harnsteine können dem Patienten Beschwerden verursachen durch

- gehäufte Harnwegsinfekte,
- Blasenentleerungsstörungen.

Symptome (Kurzfassung)

Meist führen Harnsteine erst zu Beschwerden, wenn sie in den Harnleiter übergehen. Dies äußert sich durch eine Kolik mit krampfartigen Schmerzen, die in den Unterbauch ausstrahlen.

Weitere Beschwerden können sein:
- Übelkeit/Erbrechen
- Blut im Urin
- Miktionsbeschwerden
- Schüttelfrost/Fieber
- Kreislaufkollaps
- Darmverschluss (Ileus)

Therapie

An erster Stelle steht die **Akuttherapie** der **Nierenkolik** (**Abb. 24.17**).
Zur eigentlichen Steintherapie stehen **konservative** und **invasive** Behandlungsverfahren zur Verfügung:

- **konservative Therapie:** Bis zu einer Größe von circa 5–8 mm können Harnsteine meist spontan abgehen. Folgende Maßnahmen werden ggf. medikamentös unterstützt:
  - ausreichende Schmerztherapie
  - ausreichende Flüssigkeitszufuhr (Trinkstoßtherapie)
  - ausreichende Bewegung (z. B. Treppensteigen)
- **invasive Therapie:** Für die Steinentfernung stehen verschiedene Methoden zur Verfügung:
  - Harnleiterschienung
  - Extrakorporale Stoßwellenlithotripsie (ESWL – Steinzertrümmerung mit Ultraschallwellen)
  - Ureterorenoskopie (Spiegelung der Harnleiter)
  - Perkutane Nephrolitholapaxie (PCNL – Steinentfernung durch Nierenspiegelung durch die Haut)
  - offene Schnittoperation (selten)

Therapie (Kurzfassung)

Die Akuttherapie steht an erster Stelle (**Abb. 24.17**).
Anschließend werden die Steine konservativ oder operativ beseitigt.

Abb. 24.17 Behandlung einer akuten Nierenkolik.

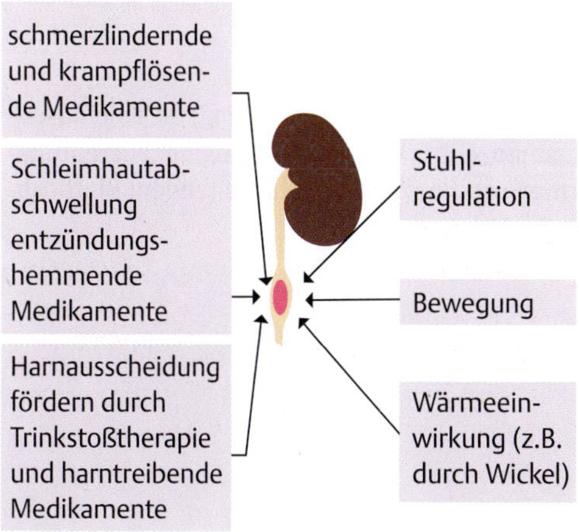

Harnsteinaustreibung und Schmerzbekämpfung sind zentrale Therapiemaßnahmen bei akuter Nierenkolik.

24.5.3 Glomerulonephritis

Definition ►

Besonderheiten ►

Besonderheiten ►

Ursachen

Die Ursachen einer Glomerulonephritis sind unbekannt.

Symptome

Symptome der akuten Glomerulonephritis sind plötzliche Wassereinlagerungen. Auch leichtes Fieber und Schmerzen in der Nierengegend sind möglich.
Die chronische Glomerulonephritis macht meist keine Beschwerden.

Praxistipp ►

Es kann zum nephrotischen Syndrom kommen:
- starke Proteinausscheidung im Urin (Proteinurie)
- erniedrigte Proteinmengen im Blut
- ausgeprägte Ödeme
- erhöhte Fettwerte im Blut (Hyperlipidämie)
- erhöhter Blutdruck (Hypertonie)

Therapie

Das Ziel ist es, die Grunderkrankung zu behandeln und durch allgemeine Maßnahmen die Nierenfunktion zu unterstützen.

24.5.3 Glomerulonephritis

Definition

Die **Glomerulonephritis** ist eine Entzündung der Nierenkörperchen mit Gefahr der Niereninsuffizienz.

Besonderheiten Kinder

Bei Jugendlichen kann eine akute Glomerulonephritis Tage oder Wochen nach einer Streptokokkenangina auftreten.

Besonderheiten alte Menschen

Bei alten Menschen entwickelt sich das Krankheitsbild eher im Rahmen rheumatischer Erkrankungen oder als Folge eines Diabetes mellitus.

Ursachen

In den meisten Fällen sind die Ursachen der Glomerulonephritis nicht bekannt, man vermutet Autoimmunerkrankungen (überschießende Reaktion des Immunsystems gegen körpereigenes Gewebe).

Symptome

Bei der akuten Glomerulonephritis kommt es plötzlich zu **Wassereinlagerungen** (Ödemen), besonders im Gesicht, in ausgeprägten Fällen zu Bauchwassersucht (Aszites), Pleuraergüssen oder Lungenödem. Die Patienten beklagen leichtes Fieber, ein generelles Krankheitsgefühl und Schmerzen in der Nierengegend. Die chronische Glomerulonephritis dagegen wird nicht selten zufällig im Rahmen einer Urinuntersuchung, eines neu aufgetretenen Bluthochdrucks oder bei Wassereinlagerungen unklarer Ursache entdeckt.

Praxistipp

Woran kann ich erkennen, ob es sich bei einer Schwellung um Ödeme (Wasseransammlungen) handelt?

Ödeme sind durch den „Fingerabdruck" nachweisbar. Drücken Sie mit dem Finger auf die Schwellung. Ist über längere Zeit eine Delle im Gewebe zu sehen, handelt es sich um ein Ödem.
Stauungsödeme sammeln sich an den tiefsten Stellen des Körpers, am Fußrücken und an den Knöcheln, beim liegenden Menschen im Kreuzbeinbereich. Ursachen für Ödeme können Nierenerkrankungen (mit aufgedunsenem Gesicht und geschwollenen Lidern), Leberzirrhose, Allergien, Hunger (Hungerödeme bei Eiweißmangel) und auszehrende Krankheiten sein.

Durch die Schädigung der Nierenkörperchen (Glomerula) kann es zum nephrotischen Syndrom kommen:
- starke Proteinausscheidung im Urin (Proteinurie)
- erniedrigte Proteinmengen im Blut
- ausgeprägte Ödeme
- erhöhte Fettwerte im Blut (Hyperlipidämie)
- erhöhter Blutdruck (Hypertonie)

Komplikationen. Die Folge einer chronischen Glomerulonephritis kann **chronisches Nierenversagen** sein.

Therapie

Neben der Behandlung der **Grundkrankheit** (z. B. verbesserte Diabetes-Einstellung) ist eine **ausreichende Flüssigkeitszufuhr** wichtig, da ein Flüssigkeitsmangel zur Verschlechterung der Nierenfunktion führen kann. Empfehlenswert ist eine **eiweißarme Kost**. Besonders bei begleitendem Bluthochdruck werden Medikamente zur Blutdrucksenkung eingesetzt.

24.5.4 Akutes Nierenversagen

Definition

Ein **akutes Nierenversagen** ist ein plötzlich auftretender, meist vollständig reversibler Funktionsausfall der Nieren.

Ursachen

Die häufigsten Ursachen des akuten Nierenversagens sind eine verminderte Nierendurchblutung, z. B. als Folge eines Schocks oder infolge einer Schädigung der Niere durch Abflussbehinderungen der Niere im Harnleiter oder Medikamente.

Besonderheiten alte Menschen

Häufigste Ursache des akuten Nierenversagens beim alten Menschen ist die Exsikkose (Austrocknung)!

Symptome

Leitsymptome sind:

- die verminderte Urinproduktion bis hin zum vollständigen Versagen der Harnproduktion (Anurie; < 100 ml Urin/24 h) und
- ein Anstieg der harnpflichtigen Substanzen (Kreatinin und Harnstoff) im Blut.

Krankheitsverlauf. Das akute Nierenversagen verläuft in 4 Stadien:

1. **Schädigungsphase** (Dauer Stunden bis Tage): nachlassende Urinproduktion
2. **oligo-/anurische Phase** (Dauer circa 10 Tage): infolge der geringen Urinmenge hohe Komplikationsrate, z. B. Lungen- oder Hirnödem, Herzinsuffizienz, Bluthochdruck, Herzrhythmusstörungen, Harnvergiftung (Urämie)
3. **polyurische Phase** (Dauer circa 3 Wochen): Die wieder einsetzende Nierenfunktion zeigt sich durch eine Polyurie (Urinmenge bis zu 5 Liter pro Tag!) – es besteht die Gefahr der Exsikkose und des Elektrolytverlusts.
4. **Erholungsphase** (Dauer bis zu 2 Jahre): Meist erholt sich die Niere vollständig, es sind aber auch Defektheilungen möglich.

Therapie

Die Betroffenen benötigen eine **intensivmedizinische Betreuung**. Im Vordergrund steht die Behandlung der Grundkrankheit, die übrige Therapie richtet sich nach dem Krankheitsverlauf. Wichtig sind eine genaue Überwachung und Korrektur der Elektrolyte, der Einsatz von Antibiotika bei Infektionen und die Flüssigkeitsbilanzierung. Führen diese Maßnahmen nicht zum Erfolg, ist eine kurzzeitige Dialyse notwendig (S. 572).

Merke

Die Prognose des akuten Nierenversagens ist von der Art und Dauer der Nierenschädigung sowie dem Allgemeinzustand und dem Alter des Patienten abhängig. Die Sterblichkeitsrate liegt bei circa 60%.

24.5.5 Chronische Niereninsuffizienz

Definition

Die **chronische Niereninsuffizienz** ist ein fortschreitender irreversibler Funktionsverlust der Nieren, die durch eine erniedrigte glomeruläre Filtrationsrate (GFR) definiert ist.

Ursachen

Die häufigsten Ursachen einer chronischen Niereninsuffizienz sind:

- Ein langjährig unbehandelter Bluthochdruck,
- die Diabetische Nephropathie, d. h. eine Spätfolge des Diabetes mellitus und
- die Glomerulonephritis, also eine Entzündung der Nierenkörperchen.

Symptome

Eine chronische Niereninsuffizienz **entwickelt** sich über **viele Jahre**. In den Anfangsstadien bestehen meist keine oder nur geringe Beschwerden (z. B. Leistungsknick, allgemeines Unwohlsein) und die Nierenschädigung fällt zufällig bei Blutuntersuchungen auf. Mit zunehmender Einschränkung der Nierenfunktion treten sogenannte **urämische Symptome** auf (**Abb. 24.18**). Schlimmstenfalls entwickelt sich ein urämisches Koma.

24.5.4 Akutes Nierenversagen

◀ Definition

Ursachen

Die häufigsten Ursachen des akuten Nierenversagens sind eine verminderte Nierendurchblutung oder eine direkte Nierenschädigung.

◀ Besonderheiten

Symptome

Eine verminderte Harnproduktion weist auf die Erkrankung hin.

Die Erkrankung selbst verläuft in 4 Stadien:

1. Schädigungsphase (Dauer Stunden bis Tage): nachlassende Urinproduktion
2. oligo-/anurische Phase
3. polyurische Phase
4. Erholungsphase

Therapie

Eine intensivmedizinische Behandlung ist unerlässlich.
Der Schwerpunkt liegt in der Behandlung der Grunderkrankung. Weitere Maßnahmen erfolgen abhängig vom Krankheitsverlauf.

◀ Merke

24.5.5 Chronische Niereninsuffizienz

◀ Definition

Ursachen

- langjähriger Bluthochdruck
- Diabetische Nephropathie
- Glomerulonephritis

Symptome

Die Erkrankung entwickelt sich über viele Jahre. Anfangs treten kaum Beschwerden auf.
Später zeigen sich urämische Symptome (**Abb. 24.18**).

Therapie

Das Verlangsamen des Fortschreitens der Erkrankung steht im Vordergrund.

Therapie

Ist die Niereninsuffizienz noch nicht in einem Stadium, in dem eine Nierenersatztherapie (z.B. Dialyse) notwendig ist, geht es darum, das Fortschreiten der Erkrankung zu verlangsamen. Hierzu werden Bluthochdruck und Diabetes mellitus medikamentös eingestellt, ein evtl. bestehender Eisenmangel ausgeglichen und die erlaubte Menge an Kochsalz- und Phosphat in der Ernährung dem jeweiligen Krankheitsstadium angepasst.

Abb. 24.18 Urämische Symptome.

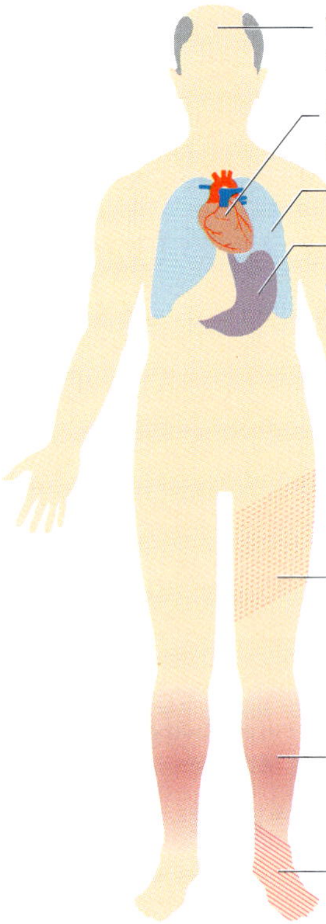

Bedingt durch Organschädigungen aufgrund der Anhäufung harnpflichtiger Substanzen und durch Wasser im Körper, treten als Folge der chronischen Niereninsuffizienz die sogenannten urämischen Symptome auf. *Abb. nach: Andreae S, von Hayek D, Weniger J. Gesundheits- und Krankheitslehre für die Altenpflege. Thieme; 2015*

Praxistipp ►

Praxistipp

Welche pflegerischen Aspekte muss ich bei der Pflege und Betreuung von Menschen mit chronischer Niereninsuffizienz beachten?

- Die chronische Niereninsuffizienz wird in fünf Stadien G1–G5 eingeteilt, an denen sich auch Ernährungsempfehlungen für Menschen mit chronischer Niereninsuffizienz orientieren:
- Ab Stadium G3 sollten betroffene Menschen maximal 6 g Kochsalz und ab Stadium G4 nur noch 600–1000 mg Phosphat pro Tag mit der Nahrung zu sich nehmen. Sowohl Phosphat als auch Kochsalz finden sich insbesondere in Wurst und in Fertiggerichten.
- Die Eiweißzufuhr sollte den Ernährungsrichtlinien für die gesunde Bevölkerung entsprechen, d.h. 0,8–1 g pro Kilogramm Körpergewicht pro Tag.
- Patienten in allen Stadien der nicht-dialysepflichtigen chronischen Niereninsuffizienz sollten ca. 2 Liter pro Tag trinken.

Arbeitet die Niere nicht mehr richtig, ist entweder eine Dialyse oder Nierentransplantation nötig.

Bei **frühzeitiger** konservativer **Therapie** kann eine Niereninsuffizienz meist über längere Zeit **stabil bleiben**. Doch eine chronische Nierenfunktionsstörung ist **nicht heilbar** und so ist langfristig häufig eine **Dialysebehandlung** oder eine **Nierentransplantation** notwendig.

Dialyse

Dialyse

Definition ►

Definition

Die **Dialyse** (wörtlich „Durch-Lösung") ist eine außerhalb des Körpers installierte künstliche Niere, die aus der Körperflüssigkeit harnpflichtige Substanzen entfernt und überschüssige Ionen gegen fehlende austauscht (**Abb. 24.19**).

Abb. 24.19 Dialyse.

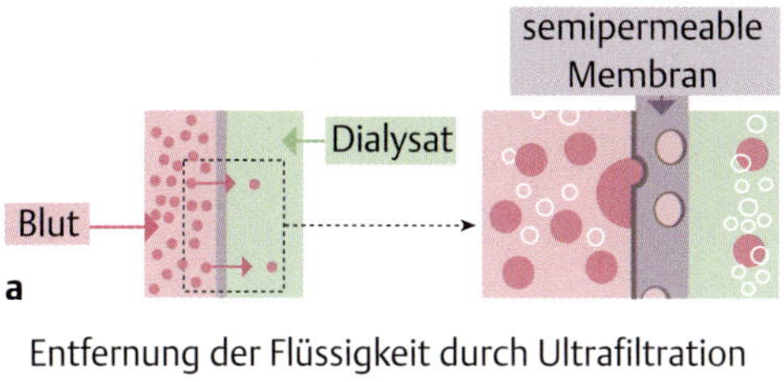

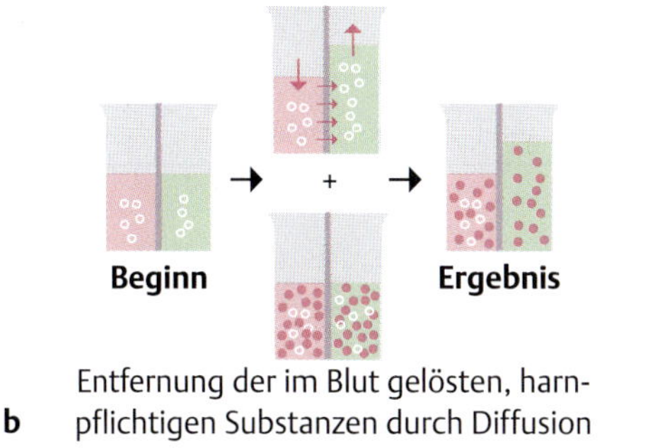

Entfernung harnpflichtiger Substanzen. *Abb. nach: Schewior-Popp S, Sitzmann F, Ullrich L. Thiemes Pflege. Thieme; 2020*

a Nur niedermolekulare Substanzen können die halbdurchlässige (semipermeable) Membran durchdringen. Treibende Kraft ist das Konzentrationsgefälle.

b Über die Dialysemembran können dem Körper sowohl harnpflichtige Substanzen als auch Flüssigkeit entzogen werden.

Bei der Hämodialyse („Blutwäsche") wird Blut aus einer Vene durch das Dialysegerät geleitet und weiter herzwärts in dieselbe Vene wieder infundiert (**Abb. 24.20**). In der Regel geschieht das am Unterarm, bei Rechtshändern links, bei Linkshändern rechts. Nach einer gewöhnlichen Venenpunktion wäre der Durchfluss sehr gering, und die häufigen Punktionen würden bald zu Entzündungen oder Thrombosen führen. Deshalb stellt man einen Shunt (Verbindung/Kurzschluss) zwischen der Speichenarterie („Pulsschlagader") und einer benachbarten Vene her. Durch den Shunt fließt Blut aus der Arterie unter hohem Druck in die Vene, sodass diese allmählich weiter und ihre Wand dicker wird. Nach einigen Wochen kann die Vene erstmals für die Dialyse punktiert werden. Die Stelle ist durch die Haut deutlich als „Krampfader" sichtbar. Der Shunt ist in der Regel über viele Jahre bzw. lebenslang nutzbar. Dennoch erfordern manchmal Thrombosen, Hämatome oder Entzündungen eine Neuanlage an anderer Stelle. Die verminderte arterielle Durchblutung kann die Kraft, Geschicklichkeit und Sensibilität (Fingerspitzengefühl!) der Hand herabsetzen.

Das Blut wird aus einer Vene heraus durch das Dialysegerät geleitet und weiter herzwärts in dieselbe Vene wieder infundiert (**Abb. 24.20**). Um einen möglichst hohen Durchfluss zu erhalten, bekommt der Patienten einen Shunt: Die Speichenarterie wird mit einer benachbarte Vene am Unterarm zusammengeschlossen.

Abb. 24.20 Dialyse.

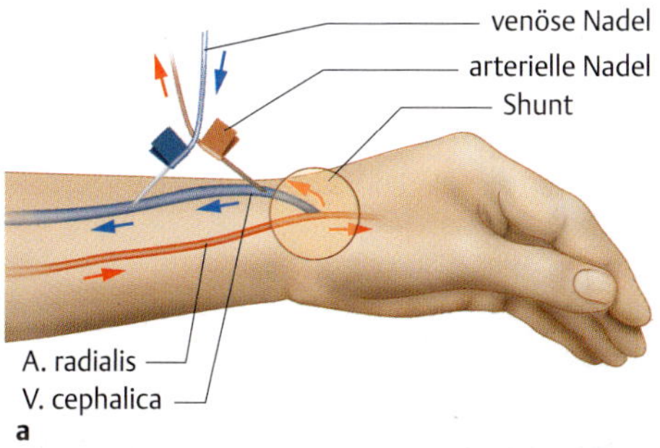

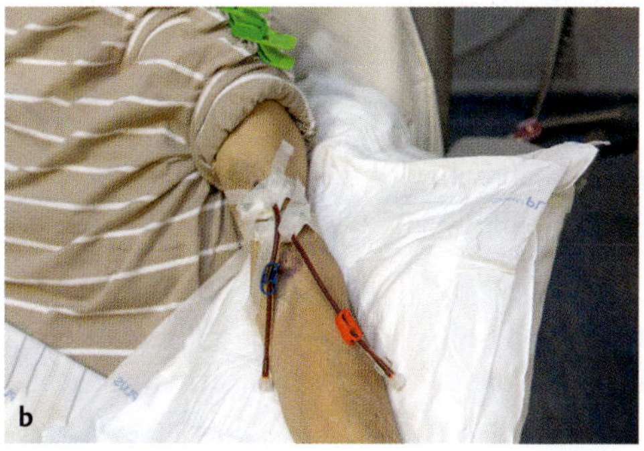

Arteriovenöser Shunt mit liegenden Kanülen.

a Lage der Gefäße und Richtung des Blutstroms. *Abb. aus: Schewior-Popp S, Sitzmann F, Ullrich L. Thiemes Pflege. Thieme; 2020*

b Situation während einer Dialyse. Die Farben der beiden Kanülen sind verbindlich festgelegt. *Quelle: K. Oborny, Thieme*

24

Abb. 24.21 Lage eines Peritonealdialysekatheters in der Bauchdecke.

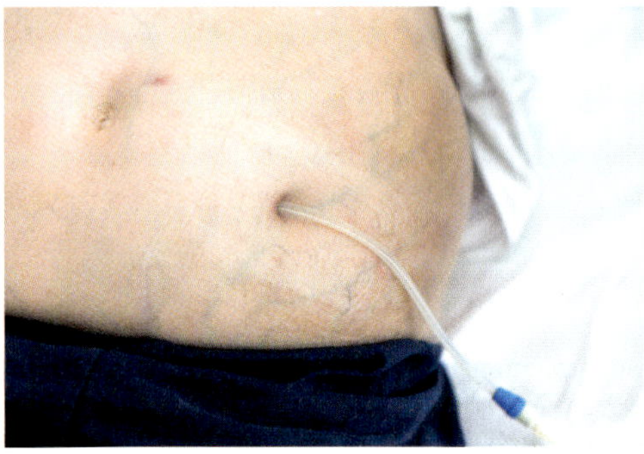

Quelle: K. Oborny, Thieme

Peritonealdialyse (PD) = Bauchfelldialyse

Bei der Peritonealdialyse (PD) dient das Bauchfell als Dialysemembran. Das sterile Dialysat wird dabei mit einem Katheter in die Bauchhöhle eingebracht (**Abb. 24.21**).

Die Hämodialyse findet in der Regel 3-mal wöchentlich statt. Jede Sitzung dauert mehrere Stunden.

Dauer und Häufigkeit. Die Hämodialyse findet in der Regel 3-mal wöchentlich statt. Jede Sitzung dauert mehrere Stunden, denn das gesamte Blut muss mehrmals das Gerät durchlaufen. Viele Betroffene sind danach sehr erschöpft: Das stundenlange Sitzen bzw. Liegen, das verminderte Blutvolumen während der Dialyse und die schnelle Veränderung des Elektrolytstatus und damit der Funktionen des Kreislauf- und Nervensystems sind durchaus belastend. Der Zeitaufwand bestimmt wesentlich den Tagesablauf: Spontane Unternehmungen, Ausflüge, Feiern, aber auch regelmäßige Aktivitäten wie die wöchentliche Skatrunde müssen in den Rhythmus der Therapie passen. Dialysepraxen gibt es inzwischen flächendeckend, sodass man problemlos verreisen kann. Manche Praxen halten besonders angenehm gestaltete Plätze als „Feriendialyse“ vor.
Eine Alternative zur Hämodialyse in einer Praxis ist die Bauchfelldialyse (Peritonealdialyse). Diese wird durch den betroffenen Menschen selbst zuhause durchgeführt und ermöglicht eine größere Unabhängigkeit. Bei der Bauchfelldialyse wird über einen Katheter eine Flüssigkeit (Dialysat) in die Bauchhöhle eingebracht. Das Bauchfell dient als Membran, um die Giftstoffe aus dem Blut heraus zu filtern. Nach einigen Stunden wird die Lösung, in der sich nun die aus dem Blut entfernten Substanzen befinden, wieder abgelassen und durch frisches Dialysat ersetzt.

Pflege dialysepflichtiger Menschen

Viele Patienten entwickeln sich im Laufe der Jahre zu Spezialisten für ihre Erkrankung. Dies hat positive und negative Auswirkungen auf die Pflegebeziehung.

Pflege dialysepflichtiger Menschen

Viele Patienten entwickeln sich im Laufe der Jahre zu **Spezialisten** für ihre Erkrankung, den **persönlichen Pflegebedarf** sowie für Reaktionen ihres Körpers und die Dialysebehandlung. Von ihnen können Pflegende wertvolle Hinweise erhalten. Dialysepatienten lernen, ihren Shunt auf Funktion und Aussehen selbst zu beobachten. Ein nicht mehr hör- oder fühlbarer Shunt ist ein Notfall. Der Shuntarm darf keinesfalls durch Blutdruckmanschetten oder einen Stauschlauch zur venösen Blutentnahme gestaut werden.

Merke ►

Merke

Am shunttragenden Arm darf niemals der Blutdruck gemessen oder eine übliche Venenpunktion zur Injektion oder Blutentnahme vorgenommen werden (Gefahr der Shuntthrombosierung)!

Infektionsprophylaktische Maßnahmen

Infektionen sind die häufigste Komplikation. Sie können durch hygienische Maßnahmen minimiert werden.

Infektionsprophylaktische Maßnahmen

Infektionen sind die häufigsten Komplikationen bei der Hämo- und Peritonealdialyse. Hygiene und infektionsprophylaktische Maßnahmen sind deshalb besonders wichtig.

Shuntpflege. Shunts können bei sorgfältiger Pflege über Jahre hinweg störungsfrei funktionieren. Um eine Shuntinfektion zu verhindern, muss bei der Shuntpunktion auf größtmögliche Hygiene geachtet werden.

Pflege der Kathetereintrittsstelle bei der Bauchfelldialyse. Auch bei der Peritonealdialyse ist hygienisches Arbeiten sehr wichtig, damit sich über eine Infektion an der Katheteraustrittsstelle keine Bauchfellentzündung entwickelt.

Ernährung dialysepflichtiger Menschen

Wichtig sind ausreichend Eiweiß (Verluste während der Dialyse), Kalorien, Vitamine und Ballaststoffe. Da Natrium Flüssigkeit bindet und dadurch zu Wassereinlagerungen führen kann, dürfen Speisen nicht oder nur wenig gesalzen werden. Man sollte auch nicht stark würzen. Gemüse, Kartoffeln, Vollkornprodukte und Schokolade sind sehr kaliumreich und dürfen nur begrenzt verzehrt werden. Auf frisches Obst (besonders Bananen) und Trockenfrüchte muss ebenfalls verzichtet werden. Wegen des geringen Phosphatgehalts sind Milch, Joghurt, Fleisch und Fisch zu empfehlen. Der Patient muss die vom Arzt individuell festgelegte Trinkmenge genau einhalten.

Körperpflege

Dialysepatienten haben oft eine **trockene** Haut und leiden oft unter **Juckreiz**. Es ist deshalb ein **mildes**, pH-neutrales **Körperpflegemittel** zu benutzen. Ölbäder fetten die Haut, wasserhaltige Hautpflegemittel, z. B. Lotionen, wirken kühlend. Kühle Waschungen oder kurzes Abduschen, nachdem die Haut nur abgetupft wurde, wirken gegen den Juckreiz.

Mundpflege

Dialysepatienten leiden häufig unter ihrer Trinkmengenbeschränkung. Insbesondere im Sommer besteht häufig Durstgefühl. Sehr süße, salzige und scharfe Speisen sollten daher vermieden werden. Gegen Durstgefühl helfen saure oder bittere Getränke (Kräutertees, Zitronensaft im Wasser), weil sie den Speichelfluss fördern. Auch das Lutschen von Eiswürfeln ist eine gute Methode, das Durstgefühl zu lindern. Bei pflegebedürftigen Menschen ist auf eine sorgfältige Mundpflege zu achten.

Nierentransplantation

Bei einer Nierentransplantation wird die Funktion der kranken Niere durch eine Niere von einem Organspender ersetzt. Dabei wird entweder eine Niere von einem Menschen mit nachgewiesenem Hirntod oder auch von einem lebenden Menschen transplantiert. Transplantierte Nieren funktionieren durchschnittlich ca. 15 Jahre. Der transplantierte Patient muss Medikamente einnehmen, damit sein Immunsystem die fremde Niere nicht abstößt.

KURZFASSUNG

Ernährung dialysepflichtiger Menschen

- ausreichend Kalorien, Eiweiß, Vitamine und Ballaststoffe
- wenig Salz
- begrenzt Gemüse, Kartoffeln, Vollkornprodukte, Schokolade
- kein frisches Obst, keine Trockenfrüchte
- Die Trinkmenge muss genau eingehalten werden.

Körperpflege

Trocknene Haut und Juckreiz erfordern eine entsprechende Hautpflege.

Mundpflege

Nierentransplantation

Bei einer Nierentransplantation wird die Funktion der kranken Niere durch ein Spenderorgan ersetzt.

25

Pflege bei Erkrankungen der Geschlechtsorgane, während der Schwangerschaft, der Geburt und des Wochenbetts

25.1 Erinnern Sie sich...?

Im Kapitel „Seine geschlechtliche und sexuelle Identität leben können" (S. 394) konnten Sie lesen, dass Sexualität mehr als der reine Geschlechtsakt ist und Themen wie Intim- und Privatsphäre enorm wichtig sind. Im folgenden Kapitel lernen Sie häufige Erkrankungen der Geschlechtsorgane kennen. Sie bekommen so eine bessere Vorstellung davon, welche Erkrankungen in diesem Bereich welche Auswirkungen auf Menschen haben können und wann und warum sie ggf. besondere Unterstützung brauchen.
Schließlich können Sie auch etwas über die Bedeutung und den Ablauf einer Schwangerschaft sowie die damit verbundenen Veränderungen lernen.
Wenn es zu Komplikationen während einer Schwangerschaft kommt, macht dies Angst. Erfahren Sie hier, welche häufigen Komplikationen es gibt und was sie bedeuten können. Diese Kenntnisse können Ihnen im Umgang mit den betroffenen Frauen hilfreich sein. Wenn Sie die anatomischen Grundlagen zur Thematik (noch einmal) nachlesen möchten, können Sie dies ab dem Kapitel Geschlechtsorgane (S. 134) tun.

25.1 Erinnern Sie sich...?

Seine sexuelle und geschlechtliche Identität leben können (S. 394)
Anatomie der Geschlechtsorgane (S. 134)

25.2 Untersuchungen der männlichen Geschlechtsorgane

Die Andrologie ist die Männerheilkunde und eine Spezialisierung der Dermatologie und Urologie. Die Untersuchungen der Andrologie umfassen neben der Anamnese:

- körperliche Untersuchung
- Spermiogramm
- mikrobiologische Untersuchung
- Hodenbiopsie

Sonstige Untersuchungen sind Doppleruntersuchung, Sonografie des Hodens, Röntgen- oder Kernspinuntersuchungen, Chromosomentests.

25.2 Untersuchungen der männlichen Geschlechtsorgane

Die Männerheilkunde wird als **Andrologie** bezeichnet.

Körperliche Untersuchung. Der Arzt führt beim Patienten eine körperliche Untersuchung (von Kopf bis Fuß) durch. Besonderes Augenmerk wird dabei auf die Inspektion und Palpation (**Abb. 25.1**) der Genitalorgane einschließlich der sekundären männlichen Geschlechtsmerkmale (Schamhaare, Bart, Achselhaare) gelegt.

Körperliche Untersuchung: Inspektion und Palpation der Genitalorgane, einschließlich der sekundären Geschlechtsmerkmale

Spermiogramm. Die Untersuchung der Samenflüssigkeit (Ejakulat) liefert wertvolle Erkenntnisse über die Fruchtbarkeit des Mannes (**Abb. 25.2**). Die Gewinnung der Probe berührt jedoch die Intimsphäre des Patienten sehr stark und wird daher vom Patienten als unangenehm und peinlich empfunden. Die Samenflüssigkeit wird durch Selbstbefriedigung (Masturbation) gewonnen, die in der Praxis oder der Klinik und nur in Ausnahmefällen zu Hause durchgeführt wird. Der Abstand zur letzten Ejakulation sollte dabei 4 bis 5 Tage betragen, damit das Ergebnis aussagekräftig ist.

Spermiogramm: Untersuchung der Samenflüssigkeit

Mikrobiologische Untersuchung. Mit einer mikrobiologischen Untersuchung lassen sich Infektionen im Urogenitalbereich nachweisen, die Auswirkungen auf die Spermienentwicklung haben können. Eine Untersuchungsmethode ist dafür die Drei-Gläser-Probe. Hier wird der vom Patienten gelassene Urin in 2 Gläsern aufgefangen. Das dritte Glas enthält Sekret aus der Prostata, welches der Arzt durch eine Prostatamassage gewinnt.

Mikrobiologische Untersuchung: Nachweis von Infektionen

Abb. 25.1 Abtasten der Hoden mit beiden Händen.

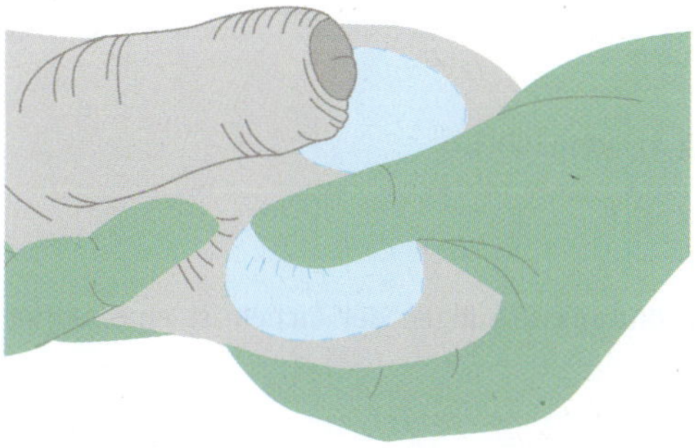

Abb. aus: I care Krankheitslehre. Thieme; 2025. (Nach: Sökeland J, Rübben H, Hrsg. Taschenlehrbuch Urologie. 14. Auflage. Stuttgart: Thieme; 2007)

Hodenbiopsie. Bei einer Hodenbiopsie wird Hodengewebe entnommen und aufgearbeitet. In Vollnarkose (selten wird eine Periduralanästhesie gewünscht) werden beide Hoden freigelegt, die Hüllen durchtrennt und jeweils ein etwa erbsengroßes Gewebestück entnommen und histologisch untersucht.

Hodenbiopsie: Entnahme von Hodengewebe

Abb. 25.2 Spermienuntersuchung.

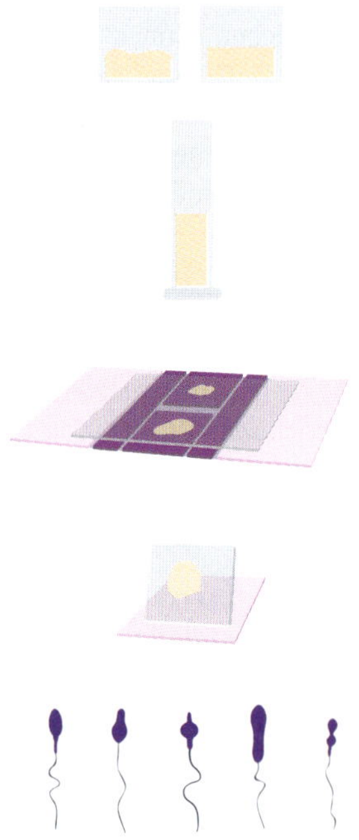

Verflüssigungszeit: 15–20 Minuten

Ejakulatmenge: 2–6 ml

Spermienzahl: über 20 Mio./ml

Beweglichkeit: über 50 % beweglich

Morphologie: über 30 % normal

Abb. nach: Sökeland J, Rübben H. Taschenlehrbuch Urologie. Thieme; 2007

25.3 Häufige Krankheiten der männlichen Geschlechtsorgane

25.3.1 Paraphimose („spanischer Kragen")

Definition

Bei einer **Paraphimose** handelt es sich um eine Einschnürung der Eichel durch eine zu enge Vorhaut.

Ursachen

Ursache der Paraphimose ist ein Missverhältnis zwischen Eichelgröße und Vorhautöffnung. Im Alter ist Letzteres durch einen lokalen Hautschwund (Hautatrophie) oder Hauteinrisse bedingt, die narbig verheilen.

Paraphimosen treten auch häufig bei Dauerkatheterträgern auf, wenn nach der Katheterpflege die Vorhaut nicht zurückgestreift wurde. Es bildet sich dann ein Ödem (Wassereinlagerungen) der Vorhaut, ähnlich einem „spanischen Kragen".

Besonderheiten Kinder

Bis zum 3. Lebensjahr ist eine Verengung des Vorhautrings (Phimose) bei Jungen physiologisch, da sich die Verklebungen des inneren Vorhautblatts mit der Oberfläche der Glans penis dann erst lösen. Manipulationen daran sollten vermieden werden. Die Paraphimose ist eine Komplikation der Phimose.

Symptome

Es kommt zu einer **ringartigen Schwellung** (**Abb. 25.3**), diese führt zu

- Ödemen,
- Schmerzen,
- Durchblutungsstörungen.

Kommt es im Rahmen der **Paraphimose** zu Durchblutungsstörungen der Eichel, ist eine rasche Behandlung beim Urologen nötig.

Kurzfassung:

25.3 Häufige Krankheiten der männlichen Geschlechtsorgane

25.3.1 Paraphimose („spanischer Kragen")

Definition ►

Ursachen

Paraphimosen treten häufig bei Dauerkatheterträgern auf. Als Prophylaxe muss nach der Katheterpflege die Vorhaut zurückgestreift werden.

Besonderheiten ►

Symptome

Hauptsymptom ist die ringartige Schwellung.

Die Paraphimose kann zum Notfall werden.

Abb. 25.3 Phimose.

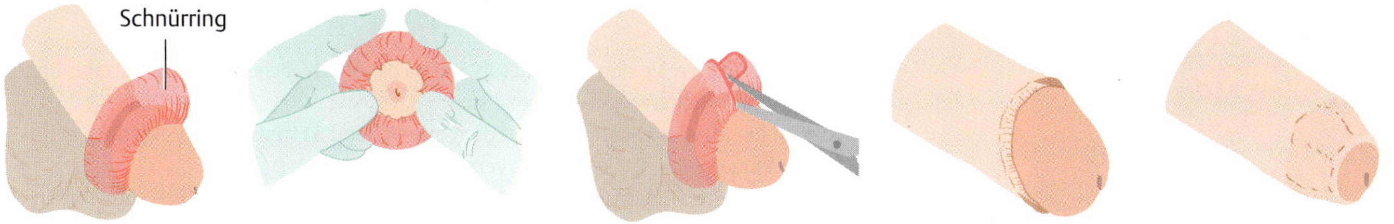

Therapie einer Phimose. *Abb. aus: I care Pflege. Thieme; 2025*

Therapie

Man versucht, unter Massage und sanftem Zusammendrücken der Eichel, die Vorhaut zurückzustreifen. Ist dies nicht möglich, muss der Schnürring eingeschnitten (**Abb. 25.3**) oder die Vorhaut ganz entfernt werden (Zirkumzision).

> **Therapie**
> Um ein Absterben der Eichel zu verhindern, haben alle Maßnahmen zum Ziel, den Druck auf die Eichel zu verringern.

Merke

Bei der Intimtoilette des Patienten darf man nie vergessen, die Vorhaut wieder zurückzustreifen!

> ◄ Merke

25.3.2 Gutartige Prostatavergrößerung (benigne Prostatahyperplasie)

> 25.3.2 Gutartige Prostatavergrößerung (benigne Prostatahyperplasie)

Definition

Bei einer **b**enignen **P**rostata**h**yperplasie (BPH) handelt es sich um gutartige Vergrößerung der Vorsteherdrüse (Prostata) mit Einengung der Harnröhre.

> ◄ Definition

Besonderheiten alte Menschen

Man spricht auch von einer „Altherrenkrankheit“, denn Veränderungen im Sinne einer benignen Prostatavergrößerung finden sich bei 50 % der über 50-Jährigen, bei den 80-Jährigen sind sogar 90 % betroffen.

> ◄ Besonderheiten

Ursachen

Die genaue Ursache der benignen Prostatahyperplasie ist nicht bekannt, man vermutet ein altersbedingtes Ungleichgewicht zwischen weiblichen und männlichen Hormonen.

> **Ursachen**
> Die Ursachen der gutartigen Prostatavergrößerung sind noch unklar.

Symptome

Alle Beschwerden sind eine Folge der Blasenentleerungsstörung durch die Harnröhreneinengung:

- Der Harnstrahl setzt verzögert ein und verliert an Kraft.
- Der Betroffene berichtet über häufiges Wasserlassen kleiner Portionen (Pollakisurie).
- Nach dem Wasserlassen kommt es zum Nachträufeln. Der Betroffene hat das Gefühl, die Blase sei nicht vollständig entleert.
- Häufig wird auch über nächtliches Wasserlassen (Nykturie) geklagt.
- Besteht eine massive Blasenentleerungsstörung, entwickelt sich eine sog. Überlaufinkontinenz mit nicht unterdrückbarem Harndrang.

Nicht selten wird eine BPH erst durch einen **akuten Harnverhalt** entdeckt. Es bestehen heftigste Bauchschmerzen und der Patient ist unfähig, Wasser zu lassen. Die Blase ist als Unterbauchtumor tastbar und muss über einen Katheter entleert werden.

> **Symptome**
> Durch die Harnröhreneinengung kommt es zu typischen Blasenentleerungsstörungen.
>
> Besteht ein akuter Harnverhalt, treten heftigste Bauchschmerzen auf und der Patient ist unfähig, Wasser zu lassen.

Therapie

Leichte Beschwerden können durch Medikamente, zu denen auch pflanzliche Präparate gehören, gelindert werden. Aber auch operativ werden gute Erfolge erzielt. Die Operation kann mittels einer **trans****ur**ethralen **P**rostataresektion (TUR-P) oder offen chirurgisch erfolgen.

> **Therapie**
> Bei leichten Beschwerden werden Medikamente und auch pflanzliche Präparate eingesetzt.
> Bei stärkeren Beschwerden kann die Therapie operativ erfolgen.

Praxistipp ►

Praxistipp

Welche pflegerischen Aspekte sind bei Menschen mit einer gutartigen Vergrößerung der Prostata zu beachten?

- Im Anfangsstadium informieren Sie den Mann darüber, dass die Abschwächung des Harnstrahls und häufigere Toilettengänge in höherem Alter normal sind.
- Weisen Sie ihn darauf hin, dass es wichtig ist, trotzdem ausreichend zu trinken, dass er jedoch größere Trinkmengen in kurzer Zeit („Trinkexzesse") vermeiden sollte.
- Große Trinkmengen können zu einem Spannungsverlust der Harnblase und schließlich zum akuten Harnverhalt führen.
- Die Toiletten sollten gut und schnell erreichbar sein.

25.3.3 Prostatakrebs (Prostatakarzinom)

25.3.3 Prostatakrebs (Prostatakarzinom)

Definition ►

Definition

Das **Prostatakarzinom** ist eine bösartige Tumorerkrankung der Prostata (Vorsteherdrüse).

Besonderheiten ►

Besonderheiten alte Menschen

Vom Prostatakarzinom betroffen sind vor allem Männer ab 60 Jahren; vor dem 40. Lebensjahr ist es eine Seltenheit.

Ursachen

Die genaue Ursache des Prostatakarzinoms ist unbekannt.

Ursachen

Die genaue Ursache des Prostatakarzinoms ist nicht bekannt. Es lassen sich erbliche Einflüsse beobachten: Die Gefahr, an einem Prostatakarzinom zu erkranken, ist erhöht, wenn Verwandte ersten Grades (z. B. Bruder, Vater) betroffen sind oder waren.

Symptome

Das Prostatakarzinom führt erst spät zu Beschwerden, die denen einer gutartigen Prostatavergrößerung ähneln. Oft wird das Karzinom erst entdeckt, wenn Beschwerden aufgrund von Knochenmetastasen auftreten.

Symptome

Das Karzinom wächst meist in den hinteren Prostataanteilen und führt daher im Gegensatz zur Prostatahyperplasie oft erst spät zu einer Einengung der Harnröhre. Deshalb macht es meist lange Zeit keine Beschwerden. Die ersten Zeichen können denen einer gutartigen Prostatavergrößerung ähneln. Das Prostatakarzinom metastasiert in die Knochen, deshalb wird es häufig erst bei entsprechenden Beschwerden (z. B. Knochenschmerzen) entdeckt.

Besonderheiten ►

Besonderheiten alte Menschen

Therapieresistente Rückenschmerzen beim älteren Mann können ein Hinweis auf ein Prostatakarzinom sein!

Therapie

Die Therapie ist abhängig von Tumorstadium, Alter und Allgemeinzustand des Patienten.

- **auf die Prostata begrenzter Tumor ohne Metastasen:** radikale Entfernung der Prostata (Prostatektomie)
- **inoperables oder metastasiertes Karzinom:** Hormontherapie, evtl. in Kombination mit Strahlentherapie

Therapie

Die Wahl der Therapie ist von Tumorstadium, Alter und Allgemeinzustand des Patienten abhängig.

- **auf die Prostata begrenzter Tumor ohne Metastasen:** Hier steht die operative Therapie im Vordergrund. Bei der radikalen Entfernung der Prostata (Prostatektomie) werden auch die Samenblasen und die regionalen Lymphknoten entfernt. Ist aus Altersgründen oder aufgrund des hohen Risikos eine Operation nicht möglich, wird eine Strahlentherapie durchgeführt.
- **inoperables oder metastasiertes Karzinom:** Hier steht die Hormontherapie, eventuell in Kombination mit einer Strahlentherapie, im Vordergrund. Die Chemotherapie gilt beim Prostatakarzinom als „Mittel der letzten Wahl". Sie kommt zur Anwendung, wenn der Tumor unter der Hormonbehandlung weiter wächst. Leider zeigen sich nur bei einem Teil der Patienten Erfolge.

Merke ►

Merke

Männer mit einem lokal begrenzten Prostatakarzinom, das operativ vollständig entfernt werden konnte, haben eine gute Überlebensrate.

Pflege von Menschen mit Prostatakarzinom

Bei allen Maßnahmen muss die Intimsphäre des Pflegeempfängers berücksichtigt werden.

Das Pflegepersonal sollte diskret, einfühlsam, besonnen und kompetent vorgehen.

Pflege von Menschen mit Prostatakarzinom

Die Pflegenden haben in der Regel den Erstkontakt zum Patienten. Der Pflegeempfänger sucht meist rasch das Vertrauensverhältnis zum Pflegepersonal, welches im weiteren Behandlungsverlauf aufrechterhalten bleibt. Der überwiegende Kontakt des Patienten findet mit Pflegepersonen statt. Hierdurch haben auch Pflegeassistenten eine wichtige Schlüsselfunktion für das Wohlbefinden des Patienten. Insbesondere bei der stationären, perioperativen sowie ambulanten Pflege von Menschen mit Erkrankungen im Genitalbereich ist zur Wahrung der Intimsphäre der Patienten unbedingt diskret, einfühlsam, besonnen und kompetent vorzugehen.

Nach oft unangenehmen Körpererfahrungen und Aufklärungsgesprächen beim Urologen erhofft sich der Patient, durch die stationäre Behandlung von seinem urologischen Problem befreit zu werden. Gleichzeitig hat er aber auch meist Angst vor den Therapiemaßnahmen und deren möglichen Folgen wie Inkontinenz und sexuellen Störungen. Bieten Sie dem Patienten daher die Möglichkeit zum Gespräch, aber auch zum persönlichen Rückzug. Stellen Sie sich individuell auf jeden Menschen ein.

Patienten informieren

Welche Therapie in Frage kommt, hängt für den betroffenen Mann vom Tumorstadium, dem Alter und eventuell vorhandenen Begleiterkrankungen ab. Bei einem lokal begrenzten Prostatakarzinom gilt als Standardbehandlung die radikale Prostatektomie. Hier wird die gesamte Prostata einschließlich der Samenblasen entfernt. Daraus resultieren häufig Nebenwirkungen wie eine Harninkontinenz, Erektionsprobleme und ein Verlust der Zeugungsfähigkeit (Impotenz).

Betreuung in der postoperativen Phase

Wichtig ist es, dem Pflegeempfänger das notwendige Wissen sowie die notwendigen Verhaltensregeln für die weitere Genesung zu vermitteln.

Katheter und Katheterentfernung. Nach einer radikalen Prostatektomie dient der transurethrale Katheter nicht nur zur Urinableitung, sondern auch zur Schienung des neuen Harnweges zwischen Blase und Harnröhre. Es ist wichtig, den Pflegeempfänger zur täglichen Intimpflege mit einer milden Waschlotion bei liegendem Blasendauerkatheter anzuleiten. Bei Bedarf führt die Pflegeperson die Intimpflege durch.

Sonstige Verhaltensregeln. Nach einer radikalen Prostatektomie und nach Entfernung des Katheters steht das Miktionstraining für den Patienten im Vordergrund. Der Patient erlernt den bewussten Einsatz der Beckenbodenmuskulatur (gezieltes Beckenbodentraining; Schulung durch Physiotherapeuten). Ein Miktionsprotokoll über die „gewollt" ausgeschiedene Urinmenge im Vergleich zur „verlorenen" Urinmenge in den ersten Tagen nach Entfernung des Blasendauerkatheters hilft, die Kontinenzentwicklung zu beobachten.
Die Inkontinenz nach der Prostata-Operation kann eine Weile bestehen bleiben. Meist reicht es, Vorlagen zu verwenden und starke Belastungen durch Sport zu vermeiden. Die meisten Männer können ihre Blase aber nach einigen Monaten wieder vollständig kontrollieren.

25.4 Untersuchungen der weiblichen Geschlechtsorgane

Untersuchungen der weiblichen Geschlechtsorgane erfolgen als **Vorsorgeuntersuchung** und als **diagnostische Maßnahme** bei Verdacht auf Krankheiten. Die gynäkologische Untersuchung umfasst neben der Anamnese folgende Teilbereiche:

Inspektion der äußeren Genitalien. Die gynäkologische Untersuchung findet in der sog. Steinschnittlage auf dem gynäkologischen Stuhl statt (**Abb. 25.4**). Für diese Untersuchung sollte die Patientin die Harnblase zuvor entleeren.

Spekulumuntersuchung. Die Spekulumuntersuchung dient der Betrachtung des Muttermunds und der Scheidenwände. Dafür wird das flache/rinnenförmige Instrument (Spekulum, **Abb. 25.5**) in die Vagina (= Scheide) eingeführt. Dazu sollte sich die Frau möglichst entspannen.

Abstrich. Ein Abstrich ist die Entnahme von Untersuchungsmaterial von der Haut- oder Schleimhautoberfläche mittels Abstrichnadel, -öse, -spatel oder -tupfer zu diagnostischen Zwecken.

Abb. 25.4 Die Untersuchung findet auf dem gynäkologischen Stuhl in Steinschnittlage statt.

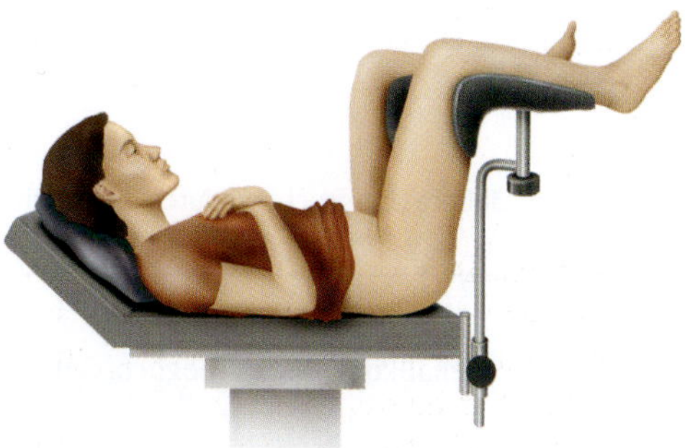

Abb. aus: Schewior-Popp S, Sitzmann F, Ullrich L. Thiemes Pflege. Thieme; 2020

KURZFASSUNG

Die häufigen unangenehmen Untersuchungen und Krankheitsfolgen können zu Angst und Rückzug führen. Das Pflegepersonal muss sich individuell auf jeden Menschen einstellen.

Patienten informieren

Der Patient wird vor der Operation vom Arzt über die geplante Operation und die damit verbundenen Nebenwirkungen und Spätfolgen aufgeklärt.

Betreuung in der postoperativen Phase

Postoperativ ist eine sorgfältige Intimpflege mit einer milden Waschlotion wichtig. Hierzu sollte der Pflegeempfänger angeleitet werden.

24.4 Untersuchungen der weiblichen Geschlechtsorgane

Untersuchungen der weiblichen Geschlechtsorgane erfolgen als Vorsorgeuntersuchung und als diagnostische Maßnahme bei Krankheitsverdacht.

Inspektion der äußeren Genitalien: auf dem gynäkologischen Stuhl

Spekulumuntersuchung: Betrachtung des Muttermunds und der Scheidenwände

Abstrich: Entnahme von Untersuchungsmaterial von der Haut- oder Schleimhautoberfläche

Abb. 25.5 Spekula zur gynäkologischen Untersuchung.

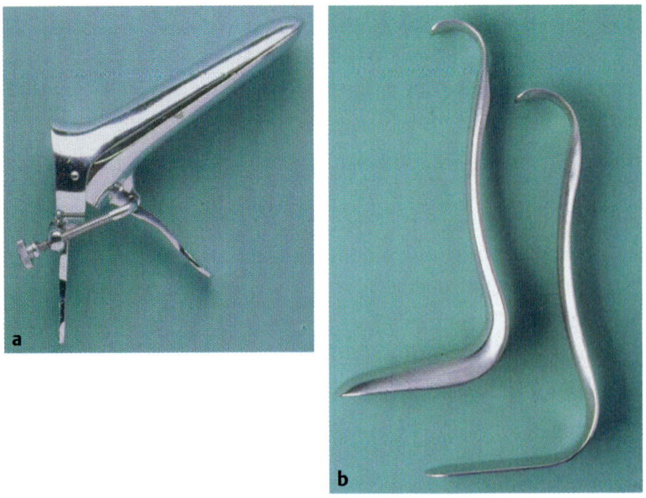

Abb. aus: Schewior-Popp S, Sitzmann F, Ullrich L. Thiemes Pflege. Thieme; 2020

a Entenschnabelspekulum.
b zweiblättriges Spekulum.

Fluordiagnostik: Untersuchung des Ausflusses

Fluordiagnostik. Bei der Fluordiagnostik wird der Ausfluss untersucht. Normalerweise ist das Scheidenmilieu mit einem pH-Wert von 4-4,4 sauer.

Kolposkopie: Lupenuntersuchung von Gebärmutter, Vulva oder Vaginalwänden

Kolposkopie. Bei der Kolposkopie handelt es sich um eine Lupenuntersuchung, bei der der Anteil der Gebärmutter, der in die Scheide hineinragt (Portio), in 10- bis 40-facher Vergrößerung dargestellt werden kann. Es können jedoch auch die Vulva (= äußere und innere Schamlippen und Klitoris) und die Vaginalwände (= Scheidenwände) mit dem Kolposkop inspiziert werden.

Schiller-Jodprobe: Färbeverfahren zur Identifizierung von karzinomverdächtigen Bereichen

Schiller-Jodprobe. Die Schiller-Jodprobe wird im Rahmen der Spekulumuntersuchung durchgeführt und stellt ein Färbeverfahren dar, mit dem karzinomverdächtige Bezirke identifiziert werden sollen.

Palpation: Tastuntersuchung

Palpation. Die Palpation ist eine Tastuntersuchung (**Abb. 25.6**), die Scheide, Gebärmutter, Eierstöcke und ggf. auch den Mastdarm (Rektum) umfasst.

Abb. 25.6 Palpation.

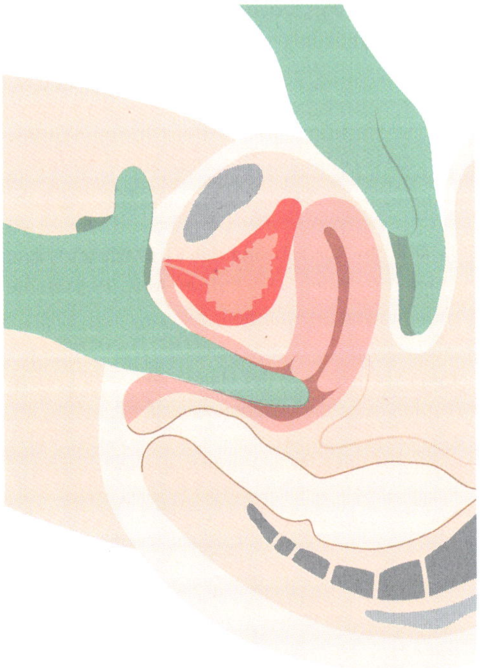

Vaginale und äußere Untersuchung durch die Bauchdecke. *Abb. aus: I care Krankheitslehre. Thieme; 2025*

Sonografie: Ultraschalluntersuchung

Sonografie. Mittels eines intravaginalen (= innerhalb der Scheide) Schallkopfes ist es möglich, Gebärmutter und Eierstöcke bildlich darzustellen.

Inspektion und Palpation der Brust .Zunächst erfolgt die Inspektion der Brust im Stehen oder aufrechten Sitzen. Hier ist auf Seitendifferenzen oder Hauteinziehungen zu achten. Die Tastuntersuchung (Palpation) erfolgt mit beiden Händen und erfasst alle Quadranten der Brust, sie sollte im Sitzen und Liegen erfolgen.

Inspektion und Palpation der Brust: Tastuntersuchung aller Quadranten der Brust

Mammografie. Bei der Mammografie werden Röntgenstrahlen angewendet. Sie stellt die apparative Untersuchungsmethode mit der größten Aussagekraft für die Brustkrebsdiagnostik dar (**Abb. 25.7**). Für die Untersuchung wird die Brust zwischen 2 strahlendurchlässige Plexiglasscheiben möglichst flach zusammengedrückt.

Mammografie: Röntgenuntersuchung mit größter Aussagekraft für die Brustkrebsdiagnostik

Abb. 25.7 Mammografie.

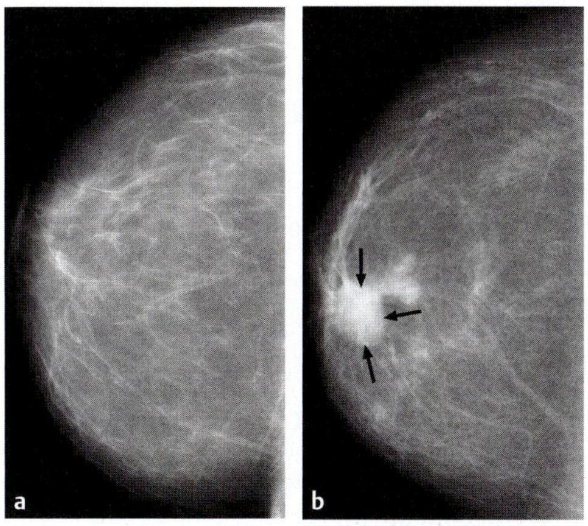

Abb. aus: Paetz. Chirurgie für Pflegeberufe. Thieme; 2021

a Unauffällige Brustdrüse.

b Mammakarzinom.

25.5 Häufige Krankheiten der weiblichen Geschlechtsorgane

25.5.1 Uterusmyom (Muskelgeschwulst der Gebärmutter)

25.5 Häufige Krankheiten der weiblichen Geschlechtsorgane

25.5.1 Uterusmyom (Muskelgeschwulst der Gebärmutter)

Definition

Ein **Uterusmyom** ist ein gutartiger Tumor der Gebärmuttermuskulatur.

◀ Definition

Ursachen

Die Entstehungsursache der Myome ist unbekannt. Sie entwickeln sich aus normalen Muskelzellen der Uteruswand (**Abb. 25.8**).

Ursachen

Die Entstehungsursachen sind unbekannt.

Abb. 25.8 Myom.

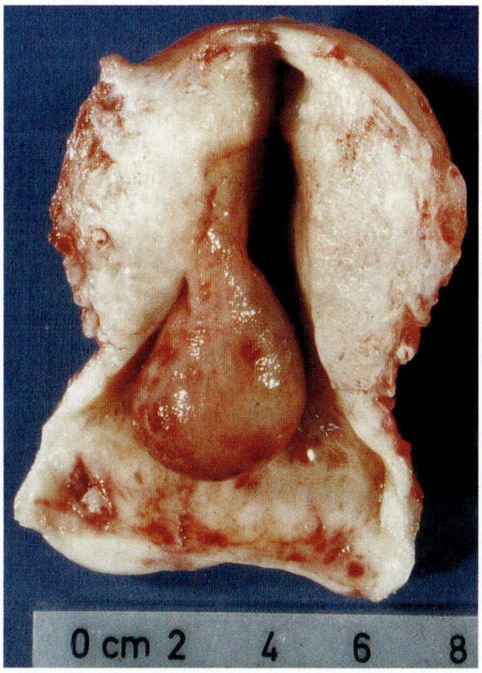

Abb. aus: Weyerstahl T, Stauber M. Duale Reihe Gynäkologie und Geburtshilfe. Thieme; 2013

Symptome

- oft keine Beschwerden
- Blutungsveränderungen
- Druck- oder Verdrängungserscheinungen
- Schmerzen im Unterbauch

Symptome

Viele Myome verursachen keinerlei Beschwerden. Kommt es zu Symptomen, so handelt es sich meist um

- Blutungsveränderungen (meist starke Menstruationsblutung),
- Druck- oder Verdrängungserscheinungen oder
- Schmerzen im Unterbauch.

Myome, die deutlich in die Uterushöhle hineinragen, können Ursache von Fruchtbarkeitsstörungen sein.

Besonderheiten ►

Besonderheiten alte Menschen

Im Alter können Myome je nach Lokalisation erhebliche Beschwerden verursachen, z. B. Blasen- oder Darmbeschwerden wie Nierenstauung, Verstopfung oder Kreuzschmerz.

Therapie

Erst bei Beschwerden wird behandelt. Das Wachstum der Myome muss regelmäßig kontrolliert werden.

Therapie

Wichtig sind regelmäßige Untersuchungen zur Wachstumskontrolle. Behandelt wird ein Myom erst, wenn es Beschwerden verursacht, durch

- Hormontherapie zur Wachstumshemmung oder
- operative Entfernung, ggf. durch Entfernung der Gebärmutter (Hysterektomie).

25.5.2 Gebärmutterhalskrebs (Zervixkarzinom)

25.5.2 Gebärmutterhalskrebs (Zervixkarzinom)

Definition ►

Definition

Beim **Zervixkarzinom** handelt es sich um einen bösartigen Tumor des Gebärmutterhalses.

Ursachen

Die genaue Krankheitsursache ist nicht bekannt. In den meisten Karzinomen sind Teile bestimmter Papillomviren nachweisbar. Dazu kommen Risikofaktoren: früher Geschlechtsverkehr mit häufig wechselnden Partnern, schlechte Genitalhygiene des Mannes, Rauchen.

Ursachen

Erste Zellveränderungen als Vorstufe eines Zervixkarzinoms findet man am häufigsten zwischen dem 20. und 35. Lebensjahr. Der Altersgipfel der Karzinome dagegen liegt bei etwa 40-50 Jahren. Die genaue Krankheitsursache ist nicht bekannt. Man hat aber festgestellt, dass sich in den meisten Karzinomen Teile bestimmter Papillomviren nachweisen lassen. Die Virusinfektion ist aber sicher nicht der einzige Grund für eine maligne Entartung, andere Risikofaktoren sind mit verantwortlich:

- früher regelmäßiger Sexualverkehr mit häufig wechselnden Partnern (Prostituierte sind 4-mal häufiger betroffen)
- schlechte Genitalhygiene des Mannes
- Rauchen

Symptome

Symptome treten meist erst auf, wenn die Größe des Tumors zunimmt: Ausfluss, Schmierblutungen, Schmerzen.

Symptome

Ein Zervixkarzinom bleibt häufig lange Zeit unbemerkt. Mit zunehmendem Tumorwachstum können folgende Symptome auffallen:

- fleischwasserfarbener, teils blutiger Ausfluss
- Schmierblutungen, z. B. nach dem Geschlechtsverkehr (Kontaktblutung) oder als Zwischenblutung bis hin zur massiven vaginalen Blutung
- Schmerzen treten meist erst durch Ausbreitung des Krebses in die Nachbarorgane auf.

Therapie

Es kommen operative Verfahren, meist ergänzt um Strahlen- oder Chemotherapie, zum Einsatz.

Therapie

Ist das Karzinom lokal begrenzt, reicht manchmal die Entfernung eines Kegels aus Muttermund und Gebärmutterhals (Konisation). Bei tiefer reichenden Stadien muss die Gebärmutter entfernt werden (Hysterektomie). Ggf. ist hier zusätzlich eine Strahlenbehandlung oder eine Chemotherapie nötig.

Merke ►

Merke

Das Zervixkarzinom ist nur durch regelmäßige Vorsorgeuntersuchungen rechtzeitig zu erkennen. Die Vorsorge erfolgt durch den sogenannten Pap-Test, bei dem Zellmaterial von Gebärmuttermund und Gebärmutterhals entnommen und im Labor zytologisch untersucht wird. Mittlerweile gibt es auch eine Impfung gegen bestimmte Typen des humanen Papillomavirus, die für die Entstehung des Karzinoms mit verantwortlich gemacht werden.

25.5.3 Brustkrebs (Mammakarzinom)

25.5.3 Brustkrebs (Mammakarzinom)

Definition ►

Definition

Als **Brustkrebs** wird ein maligner Tumor der weiblichen Brust bezeichnet.

In den westlichen Industrienationen der häufigste Krebs bei der Frau.

In den westlichen Industrienationen ist das Mammakarzinom mit 30 % die häufigste maligne Erkrankung der Frau; jede 8. bis 10. Frau wird wahrscheinlich im Laufe ihres Lebens an Brustkrebs erkranken.

Abb. 25.9 Mammakarzinom.

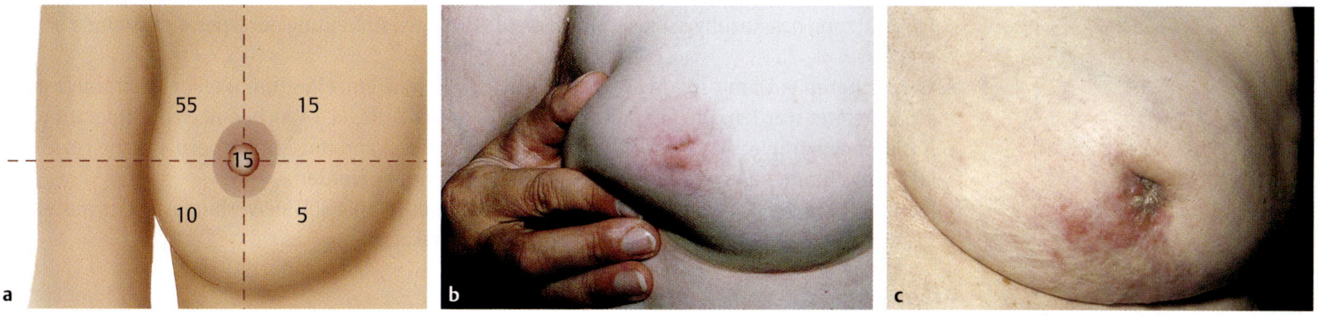

Abb. aus: Abb. aus: Schewior-Popp S, Sitzmann F, Ullrich L. Thiemes Pflege. Thieme; 2020
a Häufigkeit der Lokalisation eines Mammakarzinoms.
b Einziehen der Brustwarze beim Mammakarzinom.
c Zusätzliche Geschwürbildung der Brustwarze.

Risikofaktoren

Die Ursachen für die Entstehung eines Mammakarzinoms sind nicht eindeutig geklärt. Die wichtigsten Risikofaktoren sind:

- fortgeschrittenes Lebensalter
- Genetische Belastung (BRCA 1/2, Verwandte 1. Grades mit Brustkrebs)
- hormonelle Faktoren (frühe erste Regelblutung, späte Menopause, späte oder keine Schwangerschaften)
- weitere: Übergewicht und Bewegungsmangel nach den Wechseljahren, erhöhter Alkoholkonsum, Rauchen, Brustkrebs auf der anderen Seite

Lokalisation

Um einen genaueren Überblick über die Lokalisation eines Mammakarzinoms zu bekommen, wird die Brust in 4 Teile (Quadranten) eingeteilt (**Abb. 25.9 a**). Am häufigsten entwickelt sich ein Mammakarzinom im oberen äußeren Quadranten.

Symptome

Das Leitsymptom des Mammakarzinoms ist der einseitig tastbare, derbe, meist druckunempfindliche Knoten in Brust oder Achselhöhle. Er ist manchmal mit der Haut verwachsen und nicht verschiebbar. Weitere Symptome sind

- Hauteinziehungen,
- „Orangenhaut" (grobporige Haut),
- Sekretabsonderungen aus der Brustwarze,
- Einziehung (Retraktion) der Brustwarze (**Abb. 25.9 b**),
- neu aufgetretene Größendifferenz der Brüste,

Wird der Primärtumor festgestellt, liegt bei über 50 % der Frauen bereits eine Lymphknotenmetastasierung vor. Der Brustkrebs bildet bevorzugt Tochtergeschwulste (metastasiert) in den benachbarten Lymphknoten der Achselhöhle und im Skelettsystem, im Brustfell, in der Lunge, der Leber und im Gehirn. **Abb. 25.9 c** zeigt eine zusätzliche Geschwürbildung an der Brustwarze.

Therapie

Die vollständige operative Entfernung des Tumors ist das primäre Ziel einer Brustkrebsbehandlung. 70 % der Frauen werden heute brusterhaltend operiert. Die häufigsten Operationsverfahren sind:

- **Tumorektomie:** Die Geschwulst wird operativ entfernt.
- **Quadrantenresektion:** Dabei wird nur der betroffene Quadrant der Brust (**Abb. 25.9**) und das angrenzende Lymphgewebe entfernt.

Eine Totalentfernung der Brust (Mastektomie) wird empfohlen, wenn

- die Krankheit wiederholt auftritt (rezidiviert),
- der Tumordurchmesser im Vergleich zur Größe der Brust zu groß ist,
- der Tumor mit der Haut oder dem Brustmuskel verwachsen ist oder
- ein multizentrisches Wachstum vorliegt.

Wünscht die Frau eine Brustrekonstruktion, kann intraoperativ (Primärrekonstruktion) oder nach einer Wartezeit von 6 Monaten (Sekundärrekonstruktion) ein Brustaufbau durchgeführt werden. Dieser erfolgt entweder mit Implantaten, Eigengewebe oder einer Kombination aus beidem.

Nach der Operation folgen unterstützende Therapieformen, da das Mammakarzinom bereits bei der Erstdiagnose als eine sich im Körper ausgebreitete Erkrankung angesehen wird. Unterstützende Therapieformen sind:

Risikofaktoren

Die Ursachen sind nicht eindeutig geklärt. Wichtige Risikofaktoren sind z. B. fortgeschrittenes Lebensalter und hormonelle Faktoren.

Lokalisation

Das Mammakarzinom kann in allen Bereichen der Brust auftreten, am häufigsten entwickelt es sich im oberen äußeren Quadranten.

Symptome

Leitsymptom ist meist ein einseitig **tastbarer Knoten** in Brust oder Achselhöhle.

Weitere Symptome wie Hauteinziehungen, Sekretabsonderung der Brustwarze u. a. können hinzukommen.

Bei Diagnosestellung liegt bei über 50 % der Frauen bereits eine **Lymphknotenmetastasierung** vor.

Therapie

Ziel ist die operative **Entfernung** des Tumors. Dabei wird versucht, brusterhaltend zu operieren.

Unter bestimmten Voraussetzungen wird die Totalentfernung der Brust empfohlen.

Eine Brustrekonstruktion kann mit Implantaten und/oder Eigengewebe erfolgen.

Radio-, Chemo-, Immun- und/oder Hormontherapie ergänzen die operativen Verfahren.

- **Radiologische Therapie:** Nach einer brusterhaltenden Operation werden die verbliebene Brust und die Thoraxwand in der Regel immer bestrahlt, nach einer Mastektomie abhängig von der Einschätzung des Rezidivrisikos. Die Therapie wird nach Abheilung der Operationswunde begonnen.
- **Chemotherapie:** Damit sollen eventuell noch vorhandene einzelne Tumorzellen/Mikrometastasen abgetötet werden. Die Chemotherapie beginnt in der Regel 3 Wochen nach der Operation.
- **Antikörpertherapie:** Dank neuer Behandlungsmethoden kann mit Antikörpern, welche gezielt gegen die Tumorzellen wirken, deren Wachstum gestoppt werden.
- **Hormontherapie:** Nach der Operation und der Chemotherapie soll sie verhindern, dass aus vielleicht noch vorhandenen Krebszellen neue Tumoren wachsen.

Pflege von Frauen mit Brustkrebs

Zur Bewältigung der Diagnose muss die betroffene Frau umfangreich medizinisch, pflegerisch und psychosozial unterstützt werden.

Pflege von Frauen mit Brustkrebs

Brustkrebs – kaum eine andere Diagnose ist für eine Frau so schockierend und wird als so schwerwiegender Einschnitt in das Leben erlebt. Zur Bewältigung dieser lebensverändernden Situation und der einzelnen Therapieschritte, benötigt die Frau eine umfangreiche medizinische, pflegerische und psychosoziale Unterstützung.

Postoperative Pflege

Schwerpunkte der postoperativen Pflege sind Überwachung, Entlastung und Narbenpflege.

Postoperative Pflege

Bei der speziellen postoperativen Pflege muss besonders auf die Überwachung, Entlastung und Pflege des Operationsgebiets geachtet werden, um eine komplikationslose Wundheilung zu gewährleisten.

Naht. Um die Naht zu schützen, wird bis zum Fadenzug ein Pflasterverband angelegt.

Drainagen. Je nach Operationsausmaß leiten 1–3 Drainagen das Wundsekret ab. Die Kontrolle der Fördermenge sowie der Flaschenwechsel obliegt in der Regel der Pflegefachkraft.

Wundgebiet. Das Operationsgebiet muss auf Entzündungszeichen und Schwellungen beobachtet werden. Zudem sollten die Pflegenden die Patientin regelmäßig nach Schmerzen fragen.

Entlastung. In den ersten Tagen nach der Operation kann die Patientin den Arm der operierten Seite als schwer, unbeweglich und wenig kontrollierbar empfinden. Sie muss das Wundgebiet vor Überdehnungen und Spannungen schützen. Dazu muss die Patientin über die notwendigen Vorsichtsmaßnahmen informiert werden.

Praxistipp ►

Praxistipp

Wie kann ich eine Patientin nach einer Brustoperation unterstützen?

Um das Wundgebiet z. B. beim An- und Auskleiden möglichst wenig durch ein Heben der Arme zu belasten, sollte die Patientin bis zur abgeschlossenen Wundheilung aufknöpfbare Kleidungsoberteile tragen. Unterstützen Sie die Pflegeempfängerin im Weiteren besonders

- bei der Körper- und Haarpflege,
- beim Richten der Mahlzeiten und
- bei einer bequemen Lagerung.

Narbenpflege. Zur Pflege der Narbe bietet sich nach abgeschlossener Wundheilung pH-neutrale, unparfümierte Salbe oder Creme an. Um sich an den veränderten Brustbereich zu gewöhnen, kann sich die Patientin auch selbst eincremen. Sie sollte darauf aufmerksam gemacht werden, dass sich die Brustseite noch geschwollen und hart anfühlen kann, dass das Gewebe während des Wundheilungsverlaufes jedoch zunehmend geschmeidiger werden wird.

Merke ►

Merke

Die Frauen können nach einer Brustoperation auch noch nach Wochen und Monaten folgende Symptome verspüren, die in der Regel im Laufe der Zeit nachlassen:

- Stiche, Brennen oder Jucken im Wundbereich
- Taubheitsgefühle in der Achselhöhle
- Empfindungsstörungen am Innenarm
- Überempfindlichkeit von Hautbezirken

Einem Lymphödem und einer Fehlhaltung vorbeugen

Lymphödemprophylaxe: Eine wichtige Aufgabe der Pflege ist es, ein Lymphödem rechtzeitig zu erkennen bzw. Maßnahmen zu vermitteln und einzuleiten, die die Entstehung verhindern (**Abb. 25.10**).

Einem Lymphödem und einer Fehlhaltung vorbeugen

Lymphödemprophylaxe. Liegt die Patientin im Bett, sollte der Arm der operierten Seite erhöht gelagert werden. Dabei wird der Arm der betroffenen Seite leicht abgespreizt (abduziert) so auf einem Kissen positioniert, dass die Hand auf Herzhöhe liegt, der Achselbereich nicht durchhängt und nicht unter Spannung steht (**Abb. 25.10**).

Abb. 25.10 Lagerung.

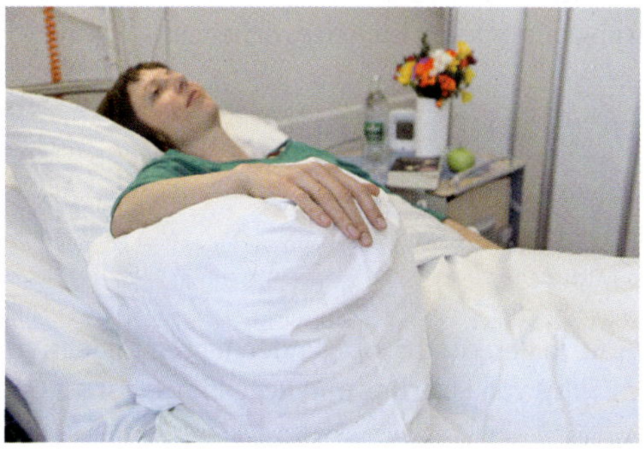

Durch eine spannungsfreie Lagerung der Achselhöhle der betroffenen Seite kann Muskelverspannungen vorgebeugt werden (nachgestellte Situation). *Quelle: W. Krüper, Thieme*

Fehlhaltungsprophylaxe. Der Verlust der Brust kann zu einem unbewussten Gleichgewichts- und Haltungsausgleich und zu schmerzhaften Muskelverspannungen im Hals-Nacken- und Schulterbereich führen – besonders bei Frauen mit großen Brüsten. Zusätzlich begünstigen Schmerzen in der Achsel und die eingeschränkte Beweglichkeit des Schultergelenks eine Schonhaltung. Deshalb müssen bereits in den ersten postoperativen Tagen spezielle Übungen zum Erhalt der Beweglichkeit durchgeführt werden (Physiotherapie). Diese steigern sich in Intensität und Belastung im Laufe des Klinikaufenthalts. Die Frau hat eine bessere Kontrolle über die Übungen und ihre Körperhaltung, wenn sie diese vor einem Spiegel ausführt. Neben der Haltungsschulung kann die Arbeit vor dem Spiegel die Patientin darin unterstützen, sich wieder im Spiegel anzuschauen und sich mit den körperlichen Veränderungen auseinanderzusetzen.

Beim Verlust der Brust kann es unbewusst zu Fehlhaltungen kommen, denen bereits in den ersten postoperativen Tagen vorgebeugt werden muss.

Merke

Lassen Sie sich geeignete Übungen von der Physiotherapeutin zeigen. So können Sie die physiotherapeutischen Übungselemente in alle Unterstützungsmaßnahmen einbeziehen.

◄ Merke

Psychoonkologische Begleitung

Die Erkrankung Brustkrebs löst Schock und Angst aus und muss erst einmal verarbeitet werden. Häufig quält Frauen die Frage, wie es zu der Krebserkrankung kommen konnte. Die subjektiven Vorstellungen von der Entstehung der Erkrankung sind für die Krankheitsverarbeitung wichtig.

Alle an der Pflege und Behandlung beteiligten Personen sind gefordert, eine Atmosphäre zu schaffen, in der die Frau eventuell unter Einbeziehung ihrer Bezugspersonen (z. B. Partner) ihre Vorstellungen, Fragen und ihre Gefühle ausdrücken kann. In diesen Gesprächen kann deutlich gemacht werden, dass es sich bei einer Krebserkrankung um ein unvorhersehbares Schicksalsereignis handelt, das *jeden* Menschen treffen kann, ungeachtet seiner Lebenssituation. Das Hinzuziehen eines Psychoonkologen kann sehr hilfreich sein, um die neue Lebenssituation zu bewältigen.

Psychoonkologische Begleitung

Neben der physisch-pflegerischen Betreuung steht bei diesem Krankheitsbild besonders die **psychische Begleitung** im Mittelpunkt.

Die Pflegehelfer sind gefordert, eine Atmosphäre zu schaffen, in der die Frau ihre Vorstellungen, Fragen und ihre Gefühle ausdrücken kann.

Umgang mit dem veränderten Körperbild. Die Pflegekraft kann die Pflegeempfängerin bereits bei der Wundbehandlung und der Körperpflege behutsam auf ihr verändertes Körperbild vorbereiten. Manchmal möchten die Frauen die Operationswunde und ihre veränderte Brustseite nicht ansehen und berühren. Seien Sie sich bewusst, dass die Frau Sie aufmerksam beobachtet und Ihr nonverbales und verbales Verhalten beim Anblick der Narbe interpretiert.

Das veränderte Körperbild muss von der Frau erst akzeptiert werden.

Ein sensibles Vorgehen bei allen Tätigkeiten im Rahmen der Wundbehandlung und Körperpflege ist erforderlich.

Gesundheitsberatung

Die Frauen begleitet auch lange Zeit nach der Operation und den Therapien Angst vor dem wiederholten Auftreten der Erkrankung und dem Tod. Viele berichten, dass sie erst nach etwa 1 bis 2 Jahren eine gewisse innere Stabilität wiedergefunden haben. Über den nach der Entlassung geplanten Behandlungsverlauf wird die Frau im ärztlichen Entlassungsgespräch informiert. Eine pflegerische Entlassungsberatung zu ausgewählten Themen erfolgt im Anschluss an das Arztgespräch oder auf Wunsch der Pflegeempfängerin.

Gesundheitsberatung

Themenschwerpunkte der pflegerischen Entlassungsberatung sind z. B.

- Anwendung einer Brustprothese,
- Infomaterial und Adressen von Sanitätshäusern,
- Kontakte zu Selbsthilfegruppen.

Brustprothese. Wurde nach der Brustentfernung kein plastisch-chirurgischer Wiederaufbau der Brust durchgeführt, kann die Frau eine äußere Brustprothese tragen. Diese

- unterstützt das natürliche äußere Erscheinungsbild,
- unterstützt die Oberkörpersymmetrie – besonders, wenn die andere Brust groß und schwer ist, und
- beugt Fehlhaltungen und Verspannungen der Nacken-, Schulter- und Rückenmuskulatur vor.

Eine individuelle Beratung sollte durch eine Mitarbeiterin eines Sanitätshauses erfolgen.

Selbsthilfegruppen. Die „Frauenselbsthilfe nach Brustkrebs" ist in Deutschland der größte Zusammenschluss von krebskranken Frauen. In regionalen Gruppen werden die Frauen bei der Bewältigung ihrer Erkrankung begleitet und unterstützt. Der Austausch mit anderen Betroffenen und die gemeinsamen Aktivitäten haben einen positiven und belebenden Effekt. Sportliche Aktivitäten, Entspannungstechniken und verschiedene Meditationsformen tragen zur Förderung der körperlichen Kraft, zur Stärkung des Immunsystems und zur Stabilisierung des inneren Gleichgewichts bei.

25.6 Der weibliche Zyklus, Empfängnis und Empfängnisverhütung

25.6 Der weibliche Zyklus, Empfängnis und Empfängnisverhütung

25.6.1 Der weibliche Zyklus

Der Zyklus der Frau ist mehr oder weniger regelmäßig und dauert etwa einen Monat.

25.6.1 Der weibliche Zyklus

Mit der Pubertät beginnt die fruchtbare Phase der Frau. In den rund 30 folgenden Jahren findet nun, sofern die Frau nicht schwanger ist, ein monatlicher Zyklus von Eisprung und Regelblutung statt. Der Zyklus ist mehr oder weniger regelmäßig.

Zyklusphasen

Der Zyklus beginnt mit dem 1. Tag der Monatsblutung und endet am 1. Tag der nächsten Blutung. Er besteht aus Menstruationsphase, Proliferationsphase, Sekretionsphase.

Zyklusphasen

Der Zyklus beginnt mit dem 1. Tag der Monatsblutung (Menstruation) und endet am 1. Tag der nächsten Blutung. Jeder Zyklus dauert zwischen 25 und 35 Tage. Jede Frau hat ihren individuellen Rhythmus. Für die Beschreibung der Phasen wird von einem klassischen 28-Tage-Rhythmus ausgegangen. Der Zyklus wird nach dem Zustand der Gebärmutterschleimhaut in mehrere Phasen eingeteilt.

Menstruations- oder Blutungsphase

Erster Tag der Blutung = Beginn des Zyklus. Die Phase dauert ungefähr 3-5 Tage. Die obere Schicht der Gebärmutterschleimhaut wird abgestoßen.

Menstruations- oder Blutungsphase

Der erste Tag der Menstruation oder Blutung ist der Beginn des Zyklus. Normalerweise dauert die Blutung zwischen 3-7 Tagen. Dabei löst sich die oberste Schicht der Gebärmutterschleimhaut (Funktionalis) ab. Die abgelösten Teile mischen sich mit Blut. Jeden Monat verliert die Frau dabei circa 50 ml Blut. Während der Menstruation zieht sich die Muskulatur der Gebärmutter zusammen, um die Ablösung zu unterstützen. Das kann manchmal zu Schmerzen im Unterbauch führen. Die beginnenden Aufbauprozesse im Eierstock führen zum Ende der Blutung.

Proliferations- oder Aufbauphase

Sie dauert ca. 5-14 Tage. Die oberste Schicht der Gebärmutterschleimhaut wird wiederaufgebaut, gesteuert durch Östrogene. Die Phase endet mit dem Eisprung.

Proliferations- oder Aufbauphase

Die oberste Schicht der Gebärmutterschleimhaut wird circa vom 5. – 14. Tag des Zyklus wiederaufgebaut. Der Aufbau wird durch Östrogene (Hormone) gesteuert. Östrogene werden vom Follikel im Eierstock ausschüttet und gelangen über die Blutbahn zur Gebärmutterschleimhaut. Am 14. Tag der Proliferationsphase erreicht der Östrogenspiegel im Blut eine bestimmte Konzentration. Die Hypophyse (Hirnanhangsdrüse) beginnt jetzt mit der stark vermehrten Ausschüttung von LH (luteinisierendes Hormon). LH löst den Eisprung aus und es beginnt die nächste Phase des Zyklus.

Sekretions- oder Gelbkörperphase

Sie beginnt mit dem 15. Zyklustag und dauert bis kurz vor der nächsten Menstruationsphase. Die Gebärmutterschleimhaut wird umgebaut. Gegen Ende kommt es – wenn keine Schwangverschaft vorliegt – zum Absterben der obersten Schicht, die dann zu Beginn des nächsten Zyklus wieder abgestoßen wird. Der Kreislauf (Zyklus) schließt sich.

Sekretions- oder Gelbkörperphase

Die Sekretions- oder Gelbkörperphase beginnt mit dem 15. Zyklustag. Sie dauert bis kurz vor der nächsten Menstruationsphase an. Nach dem Eisprung wird vom Gelbkörper Progesteron abgegeben. Das Hormon führt in den Drüsen der Gebärmutterschleimhaut zu vermehrter Produktion von Drüsensekret. Außerdem wachsen die Drüsen weiter, obwohl die oberste Schicht der Gebärmutterschleimhaut (= Funktionalis) ihr Wachstum abgeschlossen hat. Deshalb spricht man in dieser Phase auch oft von einem Umbau der Gebärmutterschleimhaut. Wenn es nicht zu einer Schwangerschaft kommt, bildet sich der Gelbkörper zurück und produziert kein Progesteron mehr. Dadurch ziehen sich die Arterien der Gebärmutter zusammen. Die Durchblutung der obersten Gebärmutterschicht nimmt stark ab und es entsteht ein örtlicher Sauerstoffmangel. Dieser führt innerhalb weniger Stunden zum Absterben der obersten Gebärmutterschleimhaut. Damit beginnt die Menstruationsblutung und der Kreis schließt sich.

25.6.2 Konzeption (Empfängnis)

25.6.2 Konzeption (Empfängnis)

Definition ▶

Definition

Unter **Konzeption** versteht man die Befruchtung der weiblichen Keimzellen (Verschmelzung von Ei- und Samenzelle = Konjugation).

Eine Eizelle kann nur in den 6–12 Stunden nach dem Eisprung befruchtet werden.
Die Samenzellen des Mannes bleiben etwa 48–72 Stunden befruchtungsfähig.

Die Eizelle bleibt nach dem Eisprung circa 6–12 Stunden befruchtungsfähig. Der Transport durch den Eileiter in die Gebärmutter dauert etwa 5–7 Tage. Männliche Samenzellen bleiben circa 48–72 Stunden befruchtungsfähig. Sie gelangen nach dem Samenerguss (Ejakulation) durch Eigenbewegungen von der Vagina durch die Gebärmutter in die Eileiter. Der optimale Zeitpunkt für die Konzeption ist circa 4–5 Tage vor dem Anstieg der Basaltemperatur (**Abb. 25.11**).

Abb. 25.11 Basaltemperaturkurve bei einem physiologischen Menstruationszyklus.

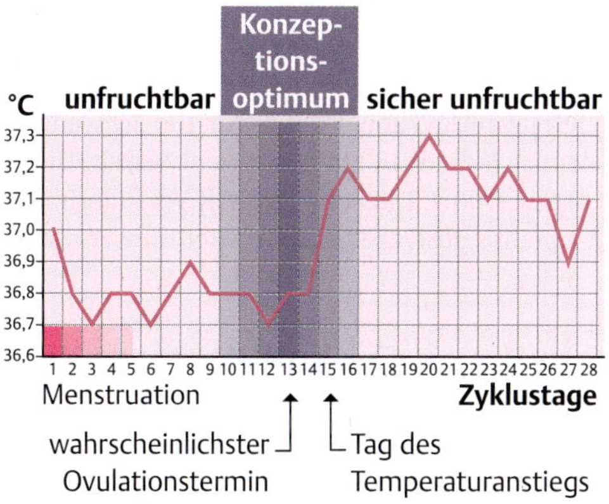

Definition

Die **Basaltemperatur** ist die morgens vor dem Aufstehen gemessene Körpertemperatur der Frau zur Bestimmung des Follikelsprungs, der nach 1–2 Tagen einen Temperaturanstieg von 0,3–0,6 °C bewirkt und vor der Regelblutung wieder abfällt.

◂ Definition

25.6.3 Kontrazeption (Empfängnisverhütung)

25.6.3 Kontrazeption (Empfängnisverhütung)

Merke

Die Zuverlässigkeit der Empfängnisverhütung wird nach dem **Pearl-Index** (**PI**) bewertet: Der Pearl-Index gibt als Versagerquote an, wie viele von 100 Frauen schwanger werden, wenn sie ein Jahr lang mit der angegebenen Methode verhüten.

◂ Merke

Natürliche Methoden. Zu den natürlichen Methoden gehören:

- Coitus interruptus: Dabei wird der Geschlechtsakt vor dem Samenerguss abgebrochen (PI: 10–20).
- Rhythmusmethode (z. B. Knaus-Ogino-Methode): Errechnung der fruchtbaren Tage anhand eines Menstruationskalenders (PI: 14–40)
- Temperaturmethode: Dabei wird jeden Morgen die Basaltemperatur gemessen (PI: 1–3).
- Billings-Methode: Bei dieser Methode wird die sich zyklisch ändernde Konsistenz des Gebärmutterhalsschleims beobachtet (PI: 15–30).

Natürliche Methoden:
- Coitus interruptus
- Rhythmusmethode
- Temperaturmethode
- Billings-Methode

Mechanische Methoden. Mechanische Methoden zur Empfängnisverhütung sind:

- **Kondom** (Präservativ): Dazu wird über den erigierten Penis ein Gummischutz gestreift (PI: 0,4–2).
- **Scheidendiaphragma:** Diese Silikongummikappe mit federndem Außenring wird vor dem Geschlechtsverkehr in die Scheide eingeführt und kann das Eindringen der Spermien in die Gebärmutter verhindern (PI: 2–4).
- **Intrauterinpessare** (IUP): Das sind Kunststoffeinsätze, z. B. in Schleifen-, Spiralen- oder T-Form mit einer Länge von 3–4 cm und werden vom Arzt in die Gebärmutter eingeführt (PI: 1–3).

Mechanische Methoden:
- Kondom
- Scheidendiaphragma
- Intrauterinpessare

Chemische Methoden. Zu den chemischen Mitteln gehören oberflächenaktive Wirkstoffe in Salben-, Gel-, Schaum- oder Zäpfchenform, die bei lokaler Anwendung in der Scheide Spermien abtöten (Spermizide), bevor sie in die Gebärmutter einwandern können (PI: 8-13).

Chemische Methoden: Salben-, Gel-, Schaum- oder Zäpfchen, die in der Scheide Spermien abtöten

Hormonelle Empfängnisverhütung. Die hormonelle Empfängnisverhütung verhindert den Eisprung durch abgewandelte Eierstockhormone (Östrogene, Gestagene). Diese als „Antibabypille" bekannten Präparate beeinflussen die Hypophyse dahingehend, dass sie die zum Eisprung notwendigen Hormone nicht bildet (PI: 0,5).

Hormonelle Empfängnisverhütung: Die „Antibabypille" verhindert den Eisprung durch abgewandelte Eierstockhormone (Östrogene, Gestagene).

Operative Eingriffe zur Empfängnisverhütung. Eine in der Regel nicht mehr rückgängig zu machende Methode der Empfängnisverhütung ist die Sterilisation (operatives „Unfruchtbarmachen"). Im Unterschied zur Kastration bleiben Keimdrüsen (Hoden, Eierstöcke), Geschlechtsorgane sowie Sexualtrieb erhalten. Die Sterilisation stellt die sicherste Form der Empfängnisverhütung dar. Die Eingriffe zur Sterilisation des Mannes sind einfacher als diejenigen bei der Frau, da hierzu kein Eingriff in der Bauchhöhle notwendig ist. Bei der Vasektomie des Mannes wird unter Lokalanästhesie ein Stück (1-2 cm) des Samenleiters im Bereich des Hodensacks oder der Leisten entfernt. Bei der Sterilisation der Frau wird die Durchgängigkeit der Eileiter laparoskopisch aufgehoben (Tubensterilisation).

Operative Eingriffe zur Empfängnisverhütung (Sterilisation): beim Mann Vasektomie; bei der Frau Tubensterilisation

25.7 Schwangerschaft, Geburt und Wochenbett

25.7.1 Bedeutung einer Schwangerschaft für die Frau

Während der Schwangerschaft entwickelt sich die Frau zur Mutter. Sie wird mit Veränderungen in ihrem Körper und ihrer Seele konfrontiert.

25

25.7.2 Eckdaten zu Schwangerschaftsdauer, Gebärmutter und Kind

Eine Schwangerschaft dauert durchschnittlich 40 Wochen.
In der Schwangerschaft verändern sich u. a. die Größe und Form des Bauches und der Höhenstand der Gebärmutter.

Während der Embryonal- und Fetalperiode vervielfacht sich das Gewicht des Kindes bis zum Geburtsgewicht von durchschnittlich 3,5 kg.

Die Plazenta übernimmt die Versorgung mit Energie- und Baustoffen und die Entsorgung von Stoffwechselprodukten. Sie ist für den Fetus Ersatz für die Lungen, den Darm und die Nieren.

25.7 Schwangerschaft, Geburt und Wochenbett

25.7.1 Bedeutung einer Schwangerschaft für die Frau

Schwangerschaft und Geburt sind ein geheimnisvolles, intimes Wunder der Natur. Die Schwangerschaft ist zugleich auch ein Wandlungsprozess, in dem sich die Frau zur Mutter entwickelt. Durch eine Schwangerschaft werden viele Bereiche des Lebens berührt. Die Frau wird mit Veränderungen in ihrem Körper und ihrer Seele konfrontiert, die oft von ihr selbst, aber auch von der Umwelt wenig verstanden werden.

25.7.2 Eckdaten zu Schwangerschaftsdauer, Gebärmutter und Kind

Im Mittel dauert eine Schwangerschaft 40 Wochen (260-310 Tage), gerechnet vom Zeitpunkt der letzten Regelblutung, also etwa 38 Wochen ab der Befruchtung der Eizelle. In der Schwangerschaft verändern sich die Größe und Form des Bauches sowie der Höhenstand der Gebärmutter (Fundusstand). Gegen Ende der Schwangerschaft senkt sich der Fundusstand wieder (**Abb. 25.12**).

Abb. 25.12 Höhenstand des Gebärmutterfundus.

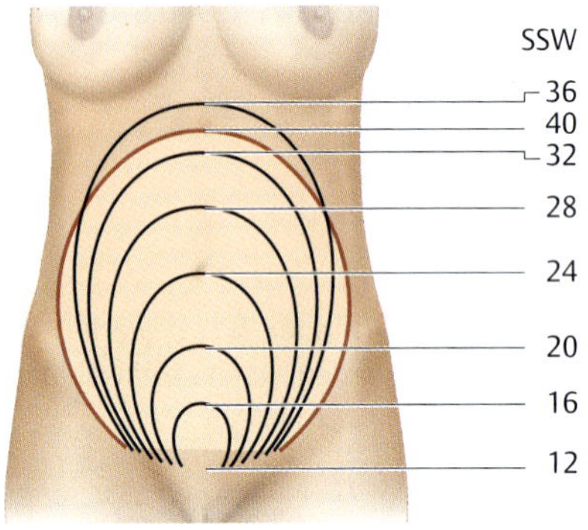

Schwangerschaftswoche: Symphysenoberkante, 24. SSW: Nabel, 36. SSW: am Rippenbogen, 40. SSW: 1–2 Finger unter dem Rippenbogen. *Abb. aus: Schewior-Popp S, Sitzmann F, Ullrich L. Thiemes Pflege. Thieme; 2020*

Abb. 25.13 Schwangerschaftstest.

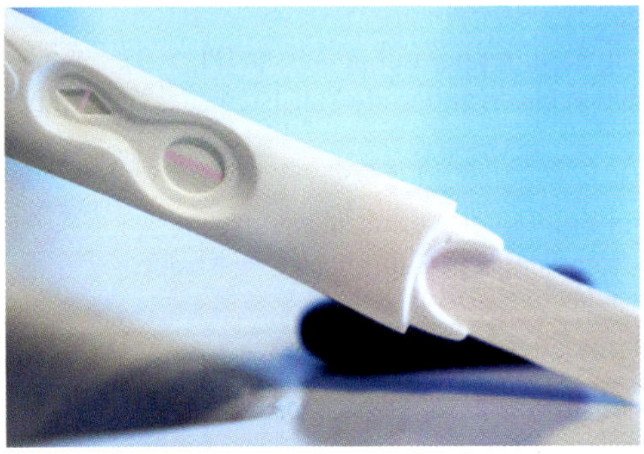

Ein handelsüblicher Schwangerschaftstest zum Nachweis des Schwangerschaftshormons β-HCG im konzentrierten Morgenurin. *Quelle: K. Oborny, Thieme*

Entwicklung von Embryo und Fetus. Die Zeit von der 4. bis zur 8. Woche nach der Befruchtung heißt Embryonalperiode. Hier werden alle wichtigen Organe und Gliedmaßen angelegt, weshalb Schädigungen in der Frühschwangerschaft zum Fehlen oder zur Missbildung ganzer Körperteile führen können. Die letzten gut zwei Drittel der intrauterinen Entwicklung (3. Monat bis zur Geburt) heißen Fetalperiode. Hier steht nun das Wachstum durch Zellvermehrung im Vordergrund. Das Gewicht des Fetus vervielfacht sich von knapp 10 g zu Beginn der Fetalperiode auf das Geburtsgewicht von im Mittel 3,5 kg.

Plazenta. Die Plazenta (Mutterkuchen) wird gemeinsam von Mutter und Embryo bzw. Fetus gebildet. Sie übernimmt die Versorgung mit Energie- und Baustoffen und die Entsorgung von Stoffwechselprodukten. Für den Fetus ist die Plazenta gleichzeitig ein Ersatz für die Lungen (O_2- und CO_2-Austausch), den Darm (Versorgung mit Energie und Baustoffen) und die Nieren (Entsorgung von Abfallprodukten).

25.7.3 Veränderungen während der Schwangerschaft

Schwangerschaft bedeutet für den gesamten Körper ein Sich-ein- und Sich-umstellen auf das heranwachsende Kind. Er stellt in dieser Zeit viel von seiner Vitalität und Energie zur Verfügung.

Schwangerschaftszeichen. Wenn eine Befruchtung eintritt, haben viele Frauen eine Vermutung oder ahnen eine Veränderung, auch wenn die Schwangerschaft nicht geplant war. Obwohl offensichtlich nichts sichtbar oder spürbar ist, so bemerken sie doch einen subtilen Wandel. Die Vermutung wird in der darauf folgenden Zeit bestärkt durch folgende unsichere Zeichen:

- empfindliche oder spannende Brüste
- Empfindlichkeit gegen bestimmte Gerüche und Speisen
- morgendliche Übelkeit und große Müdigkeit, die den Alltag beeinträchtigt

Das deutlichste Zeichen ist das **Ausbleiben der monatlichen Regelblutung** bei einem sonst regelmäßigen Zyklus. Ein Schwangerschaftstest kann hier Sicherheit geben (**Abb. 25.13**).

Veränderungen im mütterlichen Organismus. Das 1. Schwangerschaftsdrittel/1. Trimenon (bis zur 15. Woche) wird als Zeit des Anpassens bezeichnet. Darauf folgt die Zeit des Wohlbefindens (16. bis 28. Woche). Das letzte Drittel ist eher die Zeit der Belastung: Die Beschwerden nehmen aufgrund des kindlichen Wachstums mit entsprechender Leistungsbeeinträchtigung zu. Folgende Veränderungen durch die Schwangerschaft sind zu beobachten:

- Die Brust vergrößert sich durch Ausbreitung des Brustdrüsengewebes. Farbe und Oberfläche verändern sich.
- Die äußeren Geschlechtsorgane (Vulva) und die Vagina zeigen mit Schwangerschaftsbeginn aufgrund verstärkter Blutfülle bläuliche/blassblaue (livide) Verfärbungen der Schleimhaut. Oft schwellen die äußeren Schamlippen (Labien) an.
- Die Haut verändert sich durch eine vermehrte Pigmentierung, besonders im Bereich der Brustwarze, des Nabels und alter Narben. Leberflecken und Schwangerschaftsstreifen (Striae) an Brust, Bauch, Hüften und Gesäß entstehen.
- Das Herz und die Gefäße müssen die Gebärmutter verstärkt mit Blut versorgen, die Durchblutung der Gebärmutter steigert sich während der Schwangerschaft von 50 auf 500–750 ml pro Minute. Die Blutmenge nimmt um 30–40% zu (1,5–2 Liter).
- Der Wassergehalt des Blutes steigt. Das Blut verdünnt sich, die Konzentration von Hämoglobin und Hämatokrit sinkt.
- Im Verdauungstrakt vermindert das Hormon Progesteron den Spannungszustand der glatten Muskulatur. Es kommt zu Darmträgheit und Sodbrennen.
- Der gesamte Stoffwechsel muss mehr Belastungen bewältigen, die mütterlichen Regelmechanismen für das Glukosegleichgewicht werden stärker beansprucht.
- Der Eisenbedarf erhöht sich (Depots der Mutter werden genutzt und abgebaut).
- Schwangere benötigen mehr Jod (30–60 µg), da sie sich und das Kind damit versorgen müssen.
- Zu Beginn der Schwangerschaft kommt es zu einer Gewichtsabnahme bzw. zu keiner Zunahme. Die Ursache dafür sind Übelkeit und Erbrechen. Die angestrebte gesamte Gewichtszunahme beträgt 12–15 kg.
- Der Kalorienbedarf steigt nur unwesentlich an, dafür aber der Bedarf an lebenswichtigen Vitaminen.
- Die Plazenta bildet die Schwangerschaftshormone wie HCG, HPL, Östrogene und Progesteron.

25.7.3 Veränderungen während der Schwangerschaft

Während der Schwangerschaft stellt sich der Körper auf das heranwachsende Kind ein.

Deutlichstes Zeichen einer Schwangerschaft ist das Ausbleiben der monatlichen Regelblutung.

Eine Schwangerschaft kann in 3 Phasen eingeteilt werden:

1. Phase des Anpassens
2. Phase des Wohlbefindens
3. Phase der Belastung

Während dieser Zeit findet eine Vielzahl von Veränderungen im mütterlichen Organismus statt, z. B.

- Vergrößerung der Brust,
- Hautveränderungen wie Schwangerschaftsstreifen,
- Zunahme der Blutmenge,
- höherer Eisen- und Jodbedarf,
- Gewichtszunahme,
- höherer Vitaminbedarf,
- Bilden von Schwangerschaftshormonen.

25.7.4 Schwangerenvorsorge und Bestimmung des Geburtstermins

Schwangerenvorsorge

Die verschiedenen Untersuchungen der Schwangerenvorsorge werden während einer Schwangerschaft zu verschiedenen Zeitpunkten und unterschiedlich häufig durchgeführt (**Abb. 25.14**). Bestandteile jeder Untersuchung in der Schwangerenvorsorge sind

- Körpergewicht, Blutdruck, Stand der Gebärmutter,
- Herzaktion und Lage des Kindes, Muttermundbefund,
- pH-Wert der Vagina: Infektionsscreening (Abstrich!),
- Labor: Urinstatus und Bestimmung des Hämoglobins, Glukosetoleranztest zwischen 25. und 28. SSW
- Sonografie:
  1. Screeninguntersuchung 9.-12. SSW,
  2. Screeninguntersuchung 19.-22. SSW,
  3. Screeninguntersuchung 29.-32. SSW.
- spezielles Labor bei der Erstuntersuchung:
  - Lues-Suchreaktion (Untersuchung auf Syphilis = bakterielle Geschlechtskrankheit),
  - Röteln,

25.7.4 Schwangerenvorsorge und Bestimmung des Geburtstermins

Schwangerenvorsorge

Schwangerschaftsvorsorgeuntersuchungen erfolgen zu unterschiedlichen Zeitpunkten.
Inhalte, Häufigkeit und Ablauf sind festgelegt.

- HIV-Antikörper (freiwillig),
- Blutgruppe, Rhesusfaktor, erster Antikörpersuchtest.
- Weitere serologische Untersuchungen:
  - zweiter Antikörpersuchtest in der 24.-27. SSW,
  - Hepatitis B: HBsAg-Bestimmung nach der 32. SSW.

Abb. 25.14 Mutterpass.

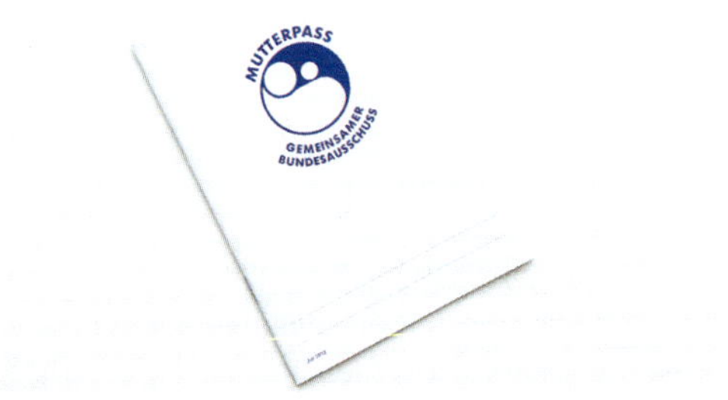

Im Mutterpass werden u.a. die Ergebnisse der Schwangerschaftsvorsorge festgehalten. *Quelle: K. Oborny, Thieme*

Bestimmung des Geburtstermins

Der Geburtstermin kann bestimmt werden, sobald eine Schwangerschaft feststeht.
Dazu dienen verschiedene Verfahren.

Bestimmung des Geburtstermins

Sobald eine Schwangerschaft feststeht, kann der Geburtstermin bestimmt werden. Die Dauer einer Schwangerschaft beträgt in der Regel 280 Tage, das heißt 40 Wochen = 10 Mondmonate (28 Tage) = 9 Kalendermonate. Der Geburtstermin (ET = errechneter Termin) kann bestimmt werden durch:

- die Naegele-Regel
- eine Anamnese bei unregelmäßigem Zyklus
- den Nachweis von β-HCG
- Ultraschall

Naegele-Regel. ET = 1. Tag der letzten Periode + 7 Tage - 3 Monate + 1 Jahr. Beispiel: 15. 03. 2016 + 1 Jahr - 3 Monate + 7 Tage = 22. 12. 2016.

Merke ▶

Merke

Der errechnete Termin ist wichtig, um den Beginn des Mutterschutzes (6 Wochen vor Entbindung) festzulegen, für die richtige Zuordnung der Untersuchungsbefunde zum Schwangerschaftsalter und zur Vermeidung irrtümlicher Diagnosen wie Frühgeburt oder Übertragung.

25.7.5 Geburt

Die Geburt wird durch Wehen eingeleitet. Die Eröffnungsphase beginnt. Es folgen
- Austreibungsphase und
- Nachgeburtsphase.

25.7.5 Geburt

Im letzten Schwangerschaftsmonat treten in zunehmender Häufigkeit Wehen auf. Dabei zieht sich die Muskulatur der Gebärmutter schmerzhaft zusammen (Kontraktion). Die Wehen halten circa 40–60 Sekunden an.

Eröffnungsphase. Die Wehentätigkeit ist das wichtigste subjektive Zeichen für den erwarteten Geburtsbeginn: Regelmäßige Wehen im Abstand von 15–20 Minuten sprechen eindeutig dafür, dass die Eröffnungsphase der Geburt eingeleitet ist.

Austreibungsphase. Auf diese langsame 1. Phase folgt die schnelle Austreibungsphase. Die Enge des menschlichen Beckeneingangs stellt mit nur 10–11 cm Durchmesser ein ernsthaftes Geburtshindernis dar. Der kindliche Kopf schiebt sich deswegen seitlich in den Beckeneingang hinein. In dieser Lage kann das Kind aber nicht geboren werden, da der Beckenausgang links und rechts von den beiden Sitzbeinhöckern auf circa 10 cm eingeengt wird. Daher dreht sich der Kopf im Beckenraum um 90° nach hinten (**Abb. 25.16**). Wenn der Kopf frei ist, folgt gleich der übrige Körper.

Nachgeburtsphase. In der Nachgeburtsphase treiben Nachwehen die Plazenta und die Eihäute aus.

25.7.6 Wochenbett

Im Wochenbett bilden sich die schwangerschafts- und geburtsbedingten Veränderungen/Verletzungen zurück. Es dauert ca. 6-8 Wochen.

25.7.6 Wochenbett

Das Wochenbett beginnt nach der Ausstoßung des Mutterkuchens (Plazenta, Nachgeburt) und dauert 6-8 Wochen.
Im Wochenbett bilden sich die schwangerschafts- und geburtsbedingten Veränderungen/Verletzungen zurück. Es wird unterschieden zwischen

- Frühwochenbett: 1.-10. Tag und
- Spätwochenbett: ab dem 11. Tag.

Das Wochenbett ist durch 5 Vorgänge gekennzeichnet:

Abb. 25.15 Hinterhauptlage.

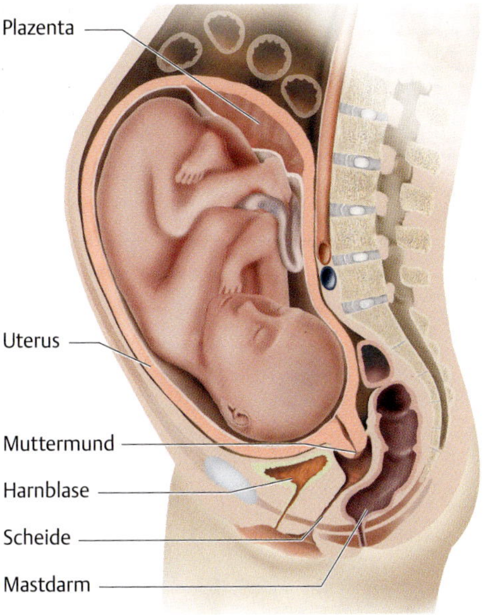

Das reife Kind liegt typischerweise in Hinterhauptlage, das heißt mit dem Hinterkopf zum Beckeneingang. *Abb. aus: Schewior-Popp S, Sitzmann F, Ullrich L. Thiemes Pflege. Thieme; 2020*

Abb. 25.16 Eintritt in das Becken.

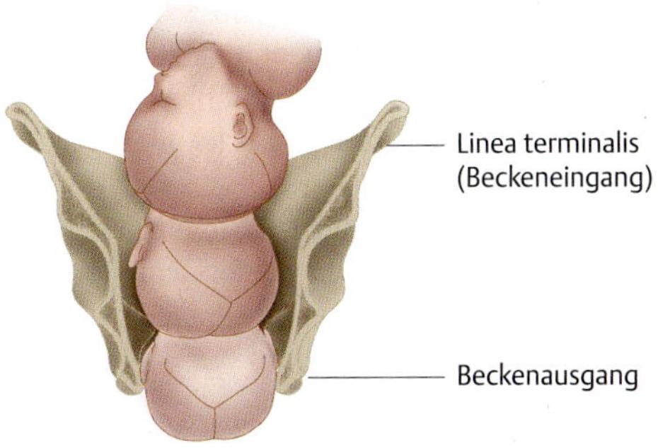

Beim Eintritt in das Becken dreht sich der Kopf zunächst nach rechts oder links, dann nach hinten. *Abb. nach: Schwegler J, Lucius R. Der Mensch – Anatomie und Physiologie. Thieme; 2021*

1. Aufbau der Mutter-Kind-Beziehung
2. Einsetzen und Aufrechterhaltung der Milchbildung (Laktation)
3. Rückbildung schwangerschafts- und geburtsbedingter Veränderungen
4. Wundheilung
5. Wiederaufnahme der Ovarialtätigkeit

Die übliche Verweildauer im Krankenhaus nach einer normalen Geburt beträgt heute 3-5 Tage. Die Hebamme übernimmt die Erstversorgung des Kindes und der Frau bis 3 Stunden nach der Geburt. Die ganzheitliche Pflege auf der Wöchnerinnenstation übernehmen die Pflegenden. Dazu gehören: Überwachung der Mutter: Vitalzeichen, Wochenfluss, mögliche Geburtsverletzungen (sog. Dammriss, oder Dammnaht), Beine (Ödeme), Anleitung zum Stillen, Versorgung des Neugeborenen.

Die Hebamme übernimmt die Versorgung in den ersten 3 Stunden nach der Geburt. Danach hat die Pflege vor allem die Aufgabe, die Mutter zu überwachen (Vitalzeichen, Wochenfluss, Geburtsverletzungen, Ödeme, Anleitung beim Stillen, Versorgung des Neugeborenen).

25.8 Häufige Krankheiten und Störungen während der Schwangerschaft und des Wochenbetts

25.8 Häufige Krankheiten und Störungen während der Schwangerschaft und des Wochenbetts

25.8.1 Frühgeburt

25.8.1 Frühgeburt

Definition

Ein Kind gilt als **Frühgeburt**, wenn es vor der 37. Schwangerschaftswoche auf die Welt kommt. Dabei besteht die Gefahr, dass es aufgrund eines zu niedrigen Geburtsgewichts (**Abb. 25.17**) und der Unreife seiner Organe nicht lebensfähig ist oder Komplikationen entwickelt, die zum Tod oder zu langfristigen Entwicklungsstörungen und Behinderungen führen.

◄ Definition

Ursachen

Unterschiedliche Faktoren können das Risiko für eine Frühgeburt begünstigen. Zu diesen zählen u. a.
- Mehrlingsschwangerschaft,
- Fehlbildungen oder andere schwerwiegende Erkrankungen des Kindes,

Ursachen

Ein Risiko besteht z. B. bei
- Mehrlingsschwangerschaft,
- Fehlbildungen,

- Myomen,
- Harnwegsinfektionen,
- körperlichem/psychischem Stress,
- Nikotin-, Alkohol- und Drogenmissbrauch,
- hypertensiver Erkrankung in der Schwangerschaft.

- Myome (S. 583),
- Gebärmutterfehlbildungen,
- aufsteigende Harnwegsinfektionen,
- vorausgegangene Früh-, Fehl- oder Todgeburten,
- körperliche und psychische Stressbelastungen,
- Nikotin-, Alkohol- und Drogenmissbrauch und
- hypertensive Erkrankung in der Schwangerschaft (S. 597).

Abb. 25.17 Frühgeborenes im Inkubator.

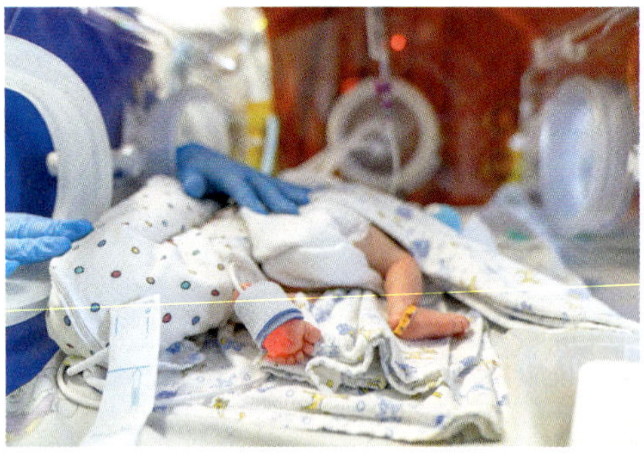

Quelle: K. Oborny, Thieme

Symptome

Es gibt 3 Hauptsymptome einer drohenden Frühgeburt:
- Wehen
- Blasensprung
- Öffnung des Gebärmutterhalses

Symptome

Es gibt 3 Hauptsymptome einer drohenden Frühgeburt:
- vorzeitige Wehen: Mehr als 3 Kontraktionen innerhalb von 60 Minuten vor der 30. SSW oder mehr als 5 Kontraktionen nach der 30. SSW deuten auf eine vorzeitige Wehentätigkeit hin.
- vorzeitiger Blasensprung: Die Fruchtblase, die das Kind umgibt und schützt, reißt nicht zum Geburtstermin, sondern vor der 37. SSW. Anzeichen sind ein tropfenweiser bis schwallartiger Fruchtwasserabgang.
- vorzeitige Zervixreife und Zervixinsuffizienz: Eine vorzeitige Zervixreifung entwickelt sich unter dem Einfluss vorzeitiger Wehen. Eine Zervixinsuffizienz dagegen ist durch eine fortschreitende Öffnung der Zervix (Gebärmutterhals) ohne Weheneinfluss gekennzeichnet. Die Frauen bemerken dies meistens nicht; sie verspüren allenfalls einen „Druck nach unten".

Die 3 Hauptsymptome können von folgenden Beschwerden begleitet werden:
- anhaltenden ziehenden Schmerzen im Unterbauch und/oder Rücken
- Hartwerden des Bauches
- Schmierblutungen oder leichten Blutungen
- allgemeiner Müdigkeit und Abgeschlagenheit

Therapie

Alle Therapiemaßnahmen sollen die Schwangerschaft verlängern, damit das Kind lebensfähig ist:
- körperliche Entlastung
- Antibiotikagabe bei Infektion
- psychische Stabilisierung
- Förderung der fetalen Lungenreife

Therapie

Ziel der Therapie ist die Verlängerung der Schwangerschaft bis zur Entbindung eines lebensfähigen Kindes. Neben der medikamentösen Wehenhemmung (Tokolyse) sind folgende ursachenbezogene Behandlungsmaßnahmen angezeigt:
- körperliche Entlastung durch Krankschreibung, Bettruhe, eventuell stationäre Behandlung zur Stabilisierung der Zervix.
- Antibiotikagabe bei vorzeitigem Blasensprung oder bestehender Infektion
- psychische Stabilisierung durch Spannungsabbau (Gespräche, Atemtherapie, Entspannungsübungen, Akupunktur usw.)
- Förderung der fetalen Lungenreife durch entsprechende Medikamentengabe

Merke ►

Merke

Je früher vor dem errechneten Geburtstermin das Kind geboren wird, desto unreifer sind die Organe. Eine besondere Gefahr stellt nach der Geburt die mangelnde Lungenreife mit der Ausbildung eines Atemnotsyndroms dar. Mit der Tokolysetherapie (Wehenhemmung) soll die Geburt so lange hinausgezögert werden, bis die Lungenreifung des Kindes abgeschlossen ist.

Pflege bei Frauen mit drohender Frühgeburt

Der veränderte Schwangerschaftsverlauf und die Klinikeinweisung können für die Schwangere eine Entlastung, aber auch eine neue Stresssituation darstellen.

Pflege bei Frauen mit drohender Frühgeburt

Eine drohende Frühgeburt wird nicht selten erst bei der routinemäßig durchgeführten Schwangerschaftsvorsorgeuntersuchung festgestellt. Die Symptome müssen dann als „Notsignale" des Körpers verstanden werden, als wichtige Wegweiser der ganzheitlich orientierten Therapie. Die Aufnahme zur stationären Therapie erfolgt dann meist ungeplant und unerwartet. Der veränderte Schwangerschaftsverlauf und die Klinikeinweisung können für die Schwangere eine Entlastung, aber auch eine neue Stresssituation darstellen.

Psychische Entlastung sicherstellen

Eine freundliche Atmosphäre und umfassende Informationen sind Voraussetzung für eine effektive Zusammenarbeit zwischen schwangerer Frau und Pflegenden. Ist die Schwangere gut informiert, fällt es ihr leichter, die therapeutischen und pflegerischen Maßnahmen anzunehmen und Einschränkungen zu akzeptieren. Paaren sollte ermöglicht werden, auch einmal allein zu sein. Ein „Bitte-nicht-stören“-Schild oder ein Sichtschutz können Privatsphäre schaffen.

Wehenhemmung überwachen

Während der Verabreichung wehenhemmender Medikamente werden die Wirksamkeit und mögliche Nebenwirkungen auf die Schwangere und das Kind überwacht. Die Medikamentengabe erfolgt als Dauerinfusion über eine elektrische Infusionspumpe.

Der Wechsel der Infusion sollte unverzüglich erfolgen, deshalb ist die zuständige Pflegefachkraft sofort über eine leere Infusion zu informieren.

Praxistipp

Welche Besonderheiten sind bei einer Schwangeren unter wehenhemmender Medikation zu berücksichtigen?

- Kontrollieren Sie regelmäßig die Herz- und Kreislauffunktionen. Blutdruck und Puls werden zu Beginn der Wehenhemmung 1-2-stündlich gemessen. Teilen Sie Veränderungen der Vitalzeichen sofort dem behandelnden Arzt mit. Zu den Veränderungen zählen z. B. ein beschleunigter Herzschlag von ≥ 120 Schlägen pro Minute sowie ein hoher oder niedriger Blutdruck. Zudem wird mindestens 2-mal täglich der Blutzucker kontrolliert.
- Die Frequenz und Stärke der Wehentätigkeit sowie der Überwachung der kindlichen Herzaktionen erfolgt durch CTG-Kontrollen (CTG = Kardiotokografie), sie werden 2 bis 3-mal täglich von der Pflegefachkraft durchgeführt (**Abb. 25.18**).
- Urin- und Stuhlausscheidung werden kontrolliert und bilanziert. Geht die Ausscheidungsmenge zurück oder ist die Bilanz positiv, müssen Sie auch hier sofort den behandelnden Arzt informieren. Bei der Stuhlausscheidung sollte starkes Pressen vermieden werden, ggf. wird eine regelmäßige (1- bis 2-tägliche) weiche Stuhlausscheidung mit Abführmitteln unterstützt.
- Achtung: Einläufe und Klistiere können Wehen auslösen bzw. verstärken, sie dürfen nur nach eindeutiger Anordnung durch den Arzt angewandt werden!

Abb. 25.18 CTG-Kontrolle einer Schwangeren.

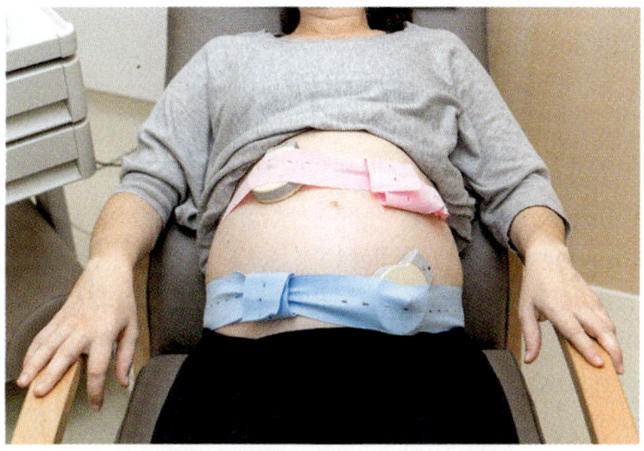

Quelle: K. Oborny, Thieme

Aufsteigende Infektionen vermeiden bzw. erkennen

Aufsteigende Infektionen und/oder ein vorzeitiger Blasensprung sind in hohem Maße für Frühgeburten verantwortlich. Mithilfe einer pH-Wert-Bestimmung des Scheidenfluors bzw. des Fruchtwassers können beginnende Infektionen oder ein Fruchtwasserabgang erkannt werden.

Vorzeitigen Blasensprung erkennen

Eine Unterscheidung zwischen Urin und Fruchtwasser ist optisch nicht immer möglich. Bei Verdacht auf einen Riss der Fruchtblase kann ein Streifen Lackmuspapier auf eine Slipeinlage gelegt werden:

- Ein pH-Wert von 7-7,5 weist auf den Verlust von Fruchtwasser hin.
- Liegt der pH-Wert zwischen 5,0 und 6,0, handelt es sich um Urin.

Merke

Nach einem vorzeitigen Blasensprung mit schwallartigem Fruchtwasserabgang soll die Schwangere nicht mehr aufstehen und nur noch liegend transportiert werden. Es besteht die Gefahr eines Nabelschnurvorfalls mit Einklemmung der Nabelschnur. Dies führt zu einem akuten Sauerstoffmangel beim Kind.

KURZFASSUNG

Psychische Entlastung sicherstellen
Eine freundliche Atmosphäre und umfassende Informationen sind Voraussetzung für eine gute Zusammenarbeit.

Wehenhemmung überwachen
Die Wehenhemmung erfolgt meist durch **Infusionen**.
Informieren Sie die zuständige Pflegefachkraft sofort über eine leere Infusion.

◂ Praxistipp

Aufsteigende Infektionen vermeiden bzw. erkennen
Infektionen muss vorgebeugt bzw. sie müssen rechtzeitig erkannt werden.

Vorzeitigen Blasensprung erkennen
Mit einem Streifen Lackmuspapier kann zwischen Fruchtwasser (pH 7-7,5) und Urin (pH 5-6) unterschieden werden.

◂ Merke

Körperliche Entlastung sicherstellen
Alle täglichen Aktivitäten dürfen nur unter der Voraussetzung erfolgen, dass der Gebärmutterhals entlastet wird.
Eine flache Liegeposition entlastet den Gebärmutterhals weitgehend.

25

Körperliche Entlastung sicherstellen

Durch Bettruhe, schonende Bewegungstechniken und gezielte pflegerische Unterstützung der Schwangeren bei den täglichen Aktivitäten soll eine Entlastung des Gebärmutterhalses erreicht werden.
Eine flache Liegeposition entlastet den Gebärmutterhals weitgehend. Da die Betroffene den größten Teil der Zeit im Bett verbringt, sollte das Liegen ihr so angenehm wie möglich gemacht werden. Dies kann z. B. durch ein privates Kissen geschehen. Ein flexibles Lagerungskissen kann auch helfen, eine bequeme Liegeposition einzunehmen.

Merke ►

Merke
Die eingeschränkte Bettruhe zur Wehenhemmung kann Wochen und manchmal Monate andauern.

- Bettstrickleiter statt Bettbügel
- „Schinkengang“
- En-bloc-Mobilisation
- leichte Kopf-Tieflagerung oder halbsitzende Lagerung mit auf einem Kissen hoch gelagerten Becken

Folgende Maßnahmen unterstützen die Schonung der Gebärmutterhalsregion:
- Bettstrickleiter anstelle eines Bettbügels verwenden.
- „Schinkengang“: Möchte sich die Schwangere z. B. zum Kopfende bewegen, verlagert sie bei leicht gebeugten Knien das Gewicht wechselweise von einer Gesäßhälfte auf die andere. Die entlastete Seite wird dann jeweils mit einem leichten Abdruck des Beines ein Stückchen höher zum Kopfende geschoben.
- En-bloc-Mobilisation.
- Leichte Kopf-Tieflagerung oder halbsitzende Lagerung mit auf einem Kissen hochgelagerten Becken.

Einem Vena-cava-Kompressionssyndrom vorbeugen

Einem Vena-cava-Kompressionssyndrom vorbeugen

Definition ►

Definition
Beim **Vena-cava-Kompressionssyndrom** wird die Vena cava inferior durch die vergrößerte Gebärmutter zusammengepresst (komprimiert). Der venöse Rückfluss zum Herzen der Schwangeren wird unterbrochen; die Sauerstoffversorgung des Kindes ist gefährdet.

- Blässe, Schwindel, Kaltschweißigkeit
- Übelkeit, Atemnot
- beschleunigter Herzschlag/Blutdruckabfall

Langes Liegen auf dem Rücken kann ein Vena-cava-Kompressionssyndrom mit folgenden Symptomen auslösen:
- Blässe, Schwindel, Kaltschweißigkeit
- Übelkeit, Atemnot
- beschleunigter Herzschlag (Tachykardie) und Blutdruckabfall

Praxistipp ►

Praxistipp
Welche Sofortmaßnahmen sind bei einem Vena-cava-Kompressionssyndrom einzuleiten?
Treten Anzeichen eines Vena-cava-Kompressionssyndroms auf, drehen Sie die Schwangere sofort auf die linke Seite. Diese Lage entlastet die Vena cava, die rechts der Wirbelsäule liegt.
Empfehlen Sie der Frau, zukünftig ihre Liegeposition häufig zu wechseln. Günstig ist eine Seitenlage von circa 15°, bevorzugt links. Der häufige Positionswechsel bewirkt gleichzeitig eine Entlastung der Nierenregion und verbessert die Durchblutung. Um die Lagerung zu stabilisieren, können Sie Stützkissen oder ein flexibles Stillkissen einsetzen.

Körperpflege unterstützen
Der Umfang der pflegerischen Unterstützung ist abhängig vom Symptombild und vom Befinden der Schwangeren.

Körperpflege unterstützen

Die Unterstützung bei der Körperpflege wird vom Symptombild und vom Befinden der Schwangeren abhängig gemacht, ggf. müssen die Pflegehelfer die Körperpflege vollständig übernehmen:
- Zur Förderung des Wohlbefindens sollte der Frau mehrmals täglich eine Körper- und Zahnpflege ermöglicht werden. Die regelmäßige Haarwäsche übernehmen die Pflegenden.
- Die Schwangere sollte nach jeder Ausscheidung den Genitalbereich sorgfältig reinigen und abtrocknen. Braucht sie dabei Hilfe, übernimmt dies die Pflegekraft.
- Eine sorgfältige Hautpflege beugt Schwangerschaftsstreifen vor, leichte Zupf-, Knet- oder Bürstenmassagen sind wohltuend.

Ernährung anpassen
Die Schwangere sollte Wunschkost erhalten.

Ernährung anpassen

In den ersten Tagen unter wehenhemmenden Medikamenten hat die Schwangere möglicherweise wenig Appetit und kann über Übelkeit klagen. Sie erhält Wunschkost. Besteht ein spezieller Wunsch, können Angehörige gerne auch z. B. das Lieblingsessen von zuhause mitbringen. Bei Bedarf wird die Schwangere bei der Nahrungsvorbereitung und -aufnahme unterstützt.

25.8.2 Hypertensive Erkrankungen in der Schwangerschaft

Definition

HES = **H**ypertensive **E**rkrankung in der **S**chwangerschaft bezeichnet einen durch die Schwangerschaft ausgelösten Bluthochdruck mit Werten über 140/90 mmHg. Die Erkrankung tritt in der 2. Schwangerschaftshälfte auf.

Ursachen

Die genauen Ursachen sind nicht vollständig bekannt. Man geht davon aus, dass die HES auf eine gestörte Anpassung des mütterlichen Organismus an die notwendigen schwangerschaftsbedingten Veränderungen zurückzuführen ist.

Formen und Risikofaktoren

Verlaufsformen. Die hypertensiven Schwangerschaftserkrankungen können unterschiedliche Verlaufsformen annehmen und den Schweregrad der Erkrankung bestimmen:

- **Gestationshypertonie:** Hierbei treten bei einer Schwangeren, die vor der Schwangerschaft normale Blutdruckwerte aufwies, nach der 20. SSW Blutdruckwerte von ≥ 140/90 auf.
- **Präeklampsie:** Dabei entsteht nach der 20. SSW zusätzlich zum Bluthochdruck eine Proteinurie mit oder ohne Ödementwicklung. Man unterscheidet
  - leichte Präeklampsie,
  - schwere Präeklampsie,
  - Eklampsie,
  - HELLP-Syndrom.

Risikofaktoren. Schwangere > 35 Jahre

- Erstgebärende, Frauen mit Mehrlingsschwangerschaften
- genetische Disposition, familiäre Häufung
- Schwangere mit Erkrankungen wie Bluthochdruck, Diabetes mellitus, Nierenerkrankungen
- Stressbelastung, soziale Faktoren

Merke

Das HELLP-Syndrom ist lebensbedrohlich und kann sich innerhalb weniger Stunden entwickeln. Leitsymptom ist der rechtsseitige Oberbauchschmerz (Leberkapselspannung), hinzu kommen unspezifische Symptome wie Übelkeit und Erbrechen.

Symptome

Die HES ist eine Multiorganerkrankung und wirkt sich auf verschiedene Organe bzw. Organsysteme der Schwangeren aus:

- **Blutgefäße**, z. B. Bluthochdruck, Kapillarschäden, Wasseransammlungen im Gewebe (Ödeme), gesteigerte Blutgerinnung
- **Plazenta**, z. B. chronische Sauerstoff- und Nährstoffminderversorgung des Kindes, vorzeitige Wehentätigkeit, Frühgeburt, vorzeitige Plazentalösung und intrauteriner Kindstod
- **Zentrales Nervensystem**, z. B. Hirnödem mit erhöhtem Hirndruck und Mikroblutungen, das sich wie folgt darstellt:
  - Kopfschmerzen, Ohrensausen
  - Benommenheit, Bewusstseinsstörungen
  - Geräuschempfindlichkeit
  - Übelkeit, Erbrechen
  - generalisierte Reflexsteigerung,
  - eklamptische Anfälle (**Abb. 25.19**)
- **Augen**, z. B. Sehstörungen mit Doppeltsehen, Augenflimmern, Lichtempfindlichkeit, Gesichtsfeldeinschränkungen
- **Leber**, z. B. erhöhte Blutungsneigung, Leberschwellung und Spannung der Leberkapsel, Oberbauchschmerzen und Schmerzen der Magengrube
- **Niere und Flüssigkeitshaushalt**, z. B. vermehrte Eiweißausscheidung im Urin (Proteinurie), Urinausscheidung unter 500 ml/24 h (Oligurie) und akutes Nierenversagen mit einer Urinausscheidung unter 100 ml/24 h (Anurie)

25.8.2 Hypertensive Erkrankungen in der Schwangerschaft

◂ Definition

Ursachen

Die genauen Ursachen sind nicht vollständig geklärt.

Formen und Risikofaktoren

Formen:

- **Gestationshypertonie:** nach der 20. SSW Blutdruckwerte von ≥ 140/90
- **Präeklampsie:** zusätzlich zum Bluthochdruck eine Proteinurie mit oder ohne Ödementwicklung.

Risikofaktoren:

- Schwangere > 35 Jahre
- Erstgebärende, Frauen mit Mehrlingsschwangerschaften
- genetische Disposition, familiäre Häufung
- Schwangere mit Erkrankungen wie Bluthochdruck, Diabetes mellitus, Nierenerkrankungen
- Stressbelastung, soziale Faktoren

◂ Merke

Symptome

- **Blutgefäße**, z. B. Bluthochdruck, Kapillarschäden, Ödeme, gesteigerte Blutgerinnung
- **Plazenta**, z. B. chronische Sauerstoff- und Nährstoffminderversorgung des Kindes, vorzeitige Wehentätigkeit, Frühgeburt, vorzeitige Plazentalösung, intrauteriner Kindstod
- **Zentrales Nervensystem**, z. B. Hirnödem mit erhöhtem Hirndruck und Mikroblutungen
- **Augen**, z. B. Sehstörungen mit Doppeltsehen, Augenflimmern, Lichtempfindlichkeit, Gesichtsfeldeinschränkungen
- **Leber**, z. B. erhöhte Blutungsneigung, Leberschwellung, Oberbauchschmerzen
- **Niere und Flüssigkeitshaushalt**, z. B. Proteinurie, Oliguríe, akutes Nierenversagen mit Anurie

Abb. 25.19 Eklamptischer Anfall.

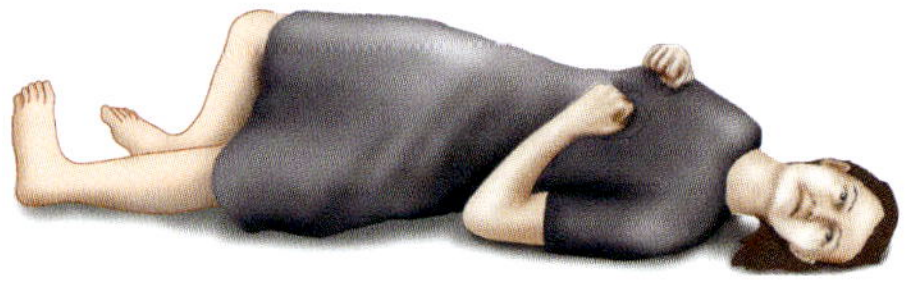

Bei einem eklamptischen Anfall krampft die Schwangere und ist nicht mehr ansprechbar. Für sie und das Ungeborene besteht Lebensgefahr. *Abb. aus: Schewior-Popp S, Sitzmann F, Ullrich L. Thiemes Pflege. Thieme; 2020*

Die Therapie erfolgt symptomatisch, z. B. Bettruhe, Reduktion von Stressfaktoren, Blutdrucksenkung. Ziel ist es, eine Gefährdung von Kind und Mutter zu vermeiden. Als letztes Mittel wird die Geburt eingeleitet.

Da die genauen Ursachen der HES nicht bekannt sind, erfolgt eine symptomatische Therapie, die sich nach dem Schweregrad richtet. Bei allen Ausprägungen von HES besteht das Ziel, eine Weiterentwicklung der Erkrankung zu verhindern. Ist dies nicht möglich und besteht eine Gefährdung von Mutter und/oder Kind, wird eine Entbindung eingeleitet.
Therapiemaßnahmen sind z. B.

- körperliche Schonung bis hin zur absoluten Bettruhe,
- Reduktion von Stressfaktoren (z. B. durch Krankschreibung),
- Information zu Stressreduktion, Ernährung,
- Gewichtskontrollen,
- Blutdruckkontrollen, Laborwertkontrollen,
- medikamentöse Therapie, z. B. zur Blutdrucksenkung, Krampflösung,
- Geburtseinleitung, in schweren Fällen Kaiserschnitt.

Definition ►

Definition

Ein **Kaiserschnitt** (Sectio caesarea, auch Sectio genannt) ist eine Entbindung mittels eines Bauchschnitts. Die Schwangerschaft wird durch die operative Eröffnung der Bauchdecke und der Gebärmutter mit der Entbindung des Kindes beendet.

25.8.3 Fehl- oder Totgeburt

25.8.3 Fehl- oder Totgeburt

Definition ►

Definition

Unter einer **Fehlgeburt** (Abort**)** versteht man eine vorzeitige Beendigung einer Schwangerschaft zu einem Zeitpunkt, zu dem das Kind noch nicht lebensfähig ist, es unter 500 g wiegt und ihm bei der Geburt alle Lebenszeichen fehlen, das heißt Herzschlag, Atembewegungen und Pulsation der Nabelschnur.

Eine Fehlgeburt kann in jeder Phase der Schwangerschaft auftreten.

Die Einteilung der Fehlgeburten erfolgt nach ihrem zeitlichen Auftreten in der Schwangerschaft:

- Frühabort – bis zur 16. SSW.
- Spätabort – bis einschließlich der 23. SSW.
- Totgeburt – das Kind verstirbt im Mutterleib und wiegt mindestens 500 g.

Ursachen

Die Ursachen sind meist nicht eindeutig zu klären. Infrage kommen z. B.

- Chromosomenanomalien beim Kind
- Nabelschnurknoten
- genitale Infektionen oder hypertensive Erkrankungen der Mutter
- toxische Schäden durch Medikamente, Drogen, Alkohol

Ursachen

In vielen Fällen ist keine eindeutige Ursache nachzuweisen. Mögliche Ursachen sind:

- **kindliche** Ursachen, z. B. zu 50 % Chromosomenanomalien, Nabelschnurumschlingung, Nabelschnurknoten,
- **mütterliche** Ursachen, z. B. genitale Infektionen, Plazentainsuffizienz, hypertensive Erkrankungen in der Schwangerschaft, Uterusveränderungen (Fehlbildungen, Myome), immunologische Abwehrreaktion, z. B. Rhesusgruppenunverträglichkeit,
- **väterlich**e Ursachen, z. B. genetische Veränderungen, Spermienanomalien,
- **äußere** Ursachen, z. B. Umwelteinflüsse, toxische Schäden durch Medikamente, Drogen, Alkohol.

Symptome

Die Abortstadien und Symptome sind in **Abb. 25.20** dargestellt.

Symptome

Durch eine Fehlgeburt werden circa 10 % aller erkannten Schwangerschaften vorzeitig beendet. Die Formen eines Abortgeschehens und deren Symptome sind in **Abb. 25.20** dargestellt.

Therapie

Ist die Schwangerschaft noch intakt, wird versucht, sie zu erhalten und die Schwangere körperlich wie psychisch zu entlasten.

Therapie

Bei noch intakter Schwangerschaft zielen die therapeutischen Maßnahmen in erster Linie darauf ab, die Schwangerschaft zu erhalten. Mit einer stationären Aufnahme ist das Ziel verbunden, die Schwangere körperlich und psychisch zu entlasten. Da in der Frühschwangerschaft wehenhemmende Medikamente wenig Wirkung zeigen, werden sie auch nicht gegeben. Bettruhe, Beratungsgespräche und Entspannungsübungen stehen im Vordergrund, bis die Blutung zum Stillstand kommt. Ist die Schwangerschaft weiter fortgeschritten, erfolgen medizinische Therapie und pflegerische Betreuung wie ab dem Unterkapitel „Pflege bei Frauen mit drohender Frühgeburt“ (S. 594) beschrieben.

Abb. 25.20 Abortstadien und ihre Symptome (nach Goerke 2006).

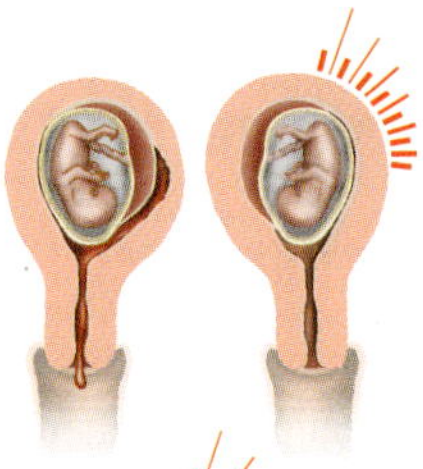

Abortus imminens (drohende Fehlgeburt)
- leichte Blutung und Wehen bei geschlossenem bzw. sich öffnendem Muttermund
- Herzaktion positiv

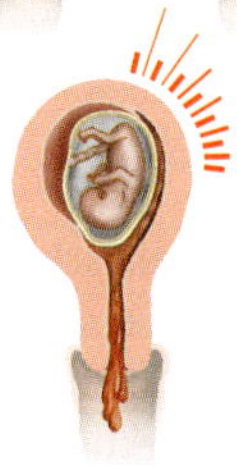

Abortus incipiens (beginnende Fehlgeburt)
- Blutung und Wehen bei sich öffnendem bzw. offenem Muttermund
- Herzaktion positiv oder negativ

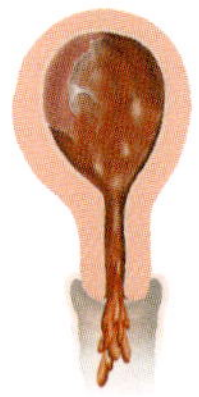

Abortus incompletus (unvollständige Fehlgeburt)
- Plazenta- und Eihautreste können in der Gebärmutter verbleiben
- starke bis sehr starke Blutung und/oder Wehen
- Muttermund offen bzw. schon wieder geschlossen
- Herzaktion negativ

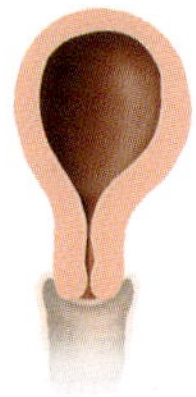

Abortus completus (vollständige Fehlgeburt)
- Fetus und Plazenta werden vollständig ausgestoßen
- keine Blutung, evtl. blutiger Fluor; mäßige Schmerzen, keine Wehen
- Muttermund meist wieder geschlossen

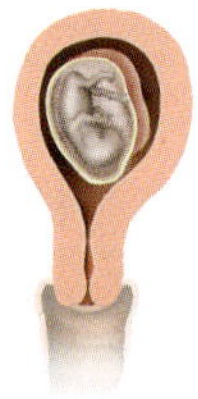

Missed abortion (verhaltene Fehlgeburt)
- Frucht kann über Wochen im Uterus verbleiben
- keine Blutung, evtl. blutiger Fluor; mäßige Schmerzen, keine Wehen
- Muttermund meist geschlossen
- kein Uteruswachstum
- keine Herzaktionen

Abb. aus: Schewior-Popp S, Sitzmann F, Ullrich L. Thiemes Pflege. Thieme; 2020

Ist ein Abort nicht mehr aufzuhalten oder wurde der Tod des Kindes festgestellt, verläuft die Behandlung je nach SSW unterschiedlich:
- **bis zur 16. SSW**: Alle kindlichen und plazentaren Zellteile werden operativ aus der Gebärmutter entfernt (Abrasio uteri = Ausschabung).
- **nach der 16. SSW**: Bei einer späten Fehlgeburt oder beim intrauterinen Tod jenseits der 24. SSW ist das Kind meist zu groß, um durch eine Ausschabung aus der Gebärmutter entfernt zu werden. Dann wird in der Regel eine vaginale Geburt angestrebt und eingeleitet. Sie stellt für die Schwangere ein deutlich geringeres Risiko als eine Kaiserschnittentbindung dar.

Kommt es zum Abort bzw. wurde der Tod des Kindes festgestellt, erfolgen die Maßnahmen abhängig vom Stadium der Schwangerschaft.
- bis 16. SSW: Ausschabung der Gebärmutter
- nach 16. SSW: Einleitung der vaginalen Geburt

Trauerbegleitung. Trauernde Eltern zu begleiten ist keine leichte Aufgabe. Das Zusammentreffen von Tod und Geburt durch den vorzeitigen Kindstod ist auch für Pflegende oft schwer auszuhalten und kann emotional sehr belasten. Im Pflegeteam sollte abgesprochen werden, wer die Betreuung der Eltern übernimmt. Diese Bezugsperson könnte unter folgenden Aspekten bestimmt werden:
- Wer hat die Eltern bei der Geburtseinleitung betreut?
- Wer fühlt sich am ehesten in der Lage, die Eltern zu unterstützen?
- Wer hat bisher die beste Beziehung zu den Eltern aufbauen können?
- Wer hat am meisten Erfahrung in der Betreuung verwaister Eltern?

Trauerbegleitung ist keine leichte Aufgabe und sollte im Team besprochen werden.

Merke

Manchmal brauchen die Eltern eine längere Bedenkzeit für die Entscheidung, ob sie ihr totes Kind sehen möchten. Deshalb sollte mit den Eltern abgestimmt werden, bis wann dies noch möglich ist und an wen sie sich dazu wenden können. Lehnen die Eltern es ab, sich förmlich von ihrem Kind zu verabschieden, ist dies uneingeschränkt und respektvoll zu akzeptieren.

◄ Merke

25.8.4 Lochialstau

Definition ▸

25

Ursachen
- Muttermundkrampf
- Verlegung des Muttermunds

Symptome
Anzeichen eines Lochialstaus sind
- Stirnkopfschmerz,
- Temperaturerhöhung,
- schlechtes Allgemeinbefinden.

Merke ▸

Therapie
- häufiges Stillen, Mobilisation
- evtl. Medikamente

25.8.5 Fieberhafter Milchstau

Definition ▸

Ursachen
Einschränkung der Stillhäufigkeit und -dauer

Symptome
Die Milchkanäle sind verstopft. Dies geht mit Schmerzen und ggf. Fieber einher.

Therapie
Mittel der Wahl: Stillen, Stillen, Stillen.

28.8.6 Mastitis puerperalis

Definition ▸

25.8.4 Lochialstau

Definition

Beim **Lochialstau** ist der Wochenbettfluss vermindert. Er tritt meistens zwischen dem 4. und 7. Wochenbetttag auf.

Ursachen

Ursache für einen Stau kann sowohl ein Muttermundkrampf als auch die Verlegung des inneren Muttermunds durch ein Blutgerinnsel (Koagel) oder durch Eihautreste sein.

Symptome

Erste Anzeichen sind Kopfschmerzen, eventuell eine leichte Temperaturerhöhung sowie ein schlechtes Allgemeinbefinden. Die Lochien fließen nur spärlich oder gar nicht und haben zudem einen auffälligen, sehr unangenehmen (fötiden) Geruch, der schon beim Betreten des Zimmers bemerkbar ist. Der Uterus ist relativ groß und weich (nicht gut kontrahiert) und zudem an den Uteruskanten schmerzempfindlich.

Merke

Beim Wochenfluss (Lochien) ist in der Regel Folgendes zu beobachten:
- Er ist in den ersten 2 Stunden nach Geburt sehr stark und blutig.
- Die Menge nimmt in den nächsten Tagen ab, bleibt aber stark blutig durchsetzt.
- In der 2. Woche erscheint er durch Blutabbauprodukte bräunlich und wird allmählich gelb.
- In der 3. Woche ist er durch überwiegende Beimengungen von Leukozyten weißlich.
- Er endet ungefähr 4-6 Wochen nach der Geburt.

Therapie

Als konservative Therapie eignen sich zur Anregung der Nachwehen häufiges Stillen, Mobilisation oder Massagen an der Gebärmutter (wehenanregend). Reicht das nicht, kommt eine medikamentöse Therapie in Betracht.

25.8.5 Fieberhafter Milchstau

Definition

Durch Kanäle und Gänge der Brust fließt normalerweise Milch. Beim **Milchstau** sind diese Kanäle und Gänge blockiert.

Ursachen

Ein fieberhafter Milchstau wird oftmals durch die Einschränkung der Stillhäufigkeit und -dauer hervorgerufen.

Symptome

Ein fieberhafter Milchstau wird von vielen Frauen als schmerzhaft erlebt. Die Körpertemperatur kann sich bis auf 38 °C erhöhen, ohne dass eine Infektion vorliegt.

Therapie

Das Kind wird häufig und nach seinem Bedarf in unterschiedlichen Positionen angelegt. Quarkwickel oder kühlende Kompressen nach dem Stillen lassen die Beschwerden schnell und ohne Medikamente wieder abklingen.
Bei Bedarf kann die Frau die Milch auch abpumpen. Lange Pausen zwischen den Stillzeiten sollten vermieden werden.

25.8.6 Mastitis puerperalis

Definition

Bei der **Mastitis puerperalis** (Stauungsmastitis) entzündet sich die Brustdrüse der stillenden Frau, meist in den ersten 6 Monaten nach der Geburt.

Ursachen

In 90 % der Fälle wird diese Entzündung durch den Erreger Staphylococcus aureus hervorgerufen. Der Hauptweg der Staphylokokkenübertragung verläuft über Nasen-Rachen-Raum und Hände der Pflegenden sowie der Mutter. Vom Nasen-Rachen-Raum des Kindes können die Erreger direkt auf die mütterliche Brustwarze übertragen werden und gelangen dann über kleine Verletzungen (Rhagaden), die beim Saugen entstehen, in die Brust.

Ursache

Die Erreger (meist Staphylococcus aureus) können vom Nasen-Rachen-Raum des Kindes, den Händen der Pflegenden oder der Mutter stammen.

Symptome

Die Brust wird **rot, heiß und sehr berührungsempfindlich**. Die Wöchnerin klagt über ein grippeähnliches Krankheitsgefühl mit Puls- und Fieberanstieg sowie Schüttelfrost.

Symptome

Die Brust ist rot, heiß und berührungsempfindlich.

Therapie

Es stehen physikalische Maßnahmen im Vordergrund. Unterstützend wird vor dem Stillen, Abpumpen oder Ausstreichen der Brust, eine warme Kompresse oder ein Kirschkernkissen auf die betroffene Brust gelegt. Nach dem Anlegen/Abpumpen haben Quarkwickel, kühlende Kompressen oder Kohlblattauflagen eine lindernde Wirkung. Bei allen Maßnahmen ist darauf zu achten, dass die Brustwarze und der Brustwarzenhof ausgespart bleiben. Die physikalischen Maßnahmen werden durch unbedingte Bettruhe unterstützt. Mit feuchten Auflagen/Wickeln sollte die Wöchnerin auf keinen Fall herumlaufen.

Sollte nach 24 Stunden keine Besserung eintreten (Fieberrückgang, Schmerzlinderung), beginnt in der Regel eine antibiotische Behandlung mit Weiterführung der oben beschriebenen physikalischen Maßnahmen.

Therapie

Physikalische Maßnahmen stehen im Vordergrund (Quarkwickel, kühlende Kompressen, Kohlblattauflagen). Grundsätzlich hat die Wöchnerin Bettruhe zu halten.

Tritt nach 24 Stunden keine Besserung ein, wird medikamentös behandelt.

Merke

Das Pflegepersonal muss vor der Unterstützung beim Stillen und dem Berühren der Brust immer eine hygienische Händedesinfektion durchführen.

◂ Merke

26 Pflege bei Störungen des Hormonsystems

26.1 Erinnern Sie sich…?

Das Hormonsystem ist eines der wichtigsten Steuerungssysteme des Körpers. Häufig denkt man bei Hormonen spontan an Steuerung von Sexualität und sexueller Entwicklung, doch es gibt wesentlich mehr Funktionsbereiche des menschlichen Körpers, die unter dem Einfluss von Hormonen stehen. Wenn Sie sich hierzu (noch einmal) einen Überblick verschaffen wollen, dann können Sie gerne im Kapitel Hormonsystem (S. 134) nachlesen.

Das folgende Kapitel zeigt zusammenfassend auf, wie das **Hormonsystem untersucht wird**, und konzentriert sich auf die Darstellung der **häufigsten Krankheitsbilder des hormonellen Systems:** die **Schilddrüsenerkrankungen** und den **Diabetes mellitus** (Zuckerkrankheit). Gerade der Diabetes mellitus erfordert auch von Pflegehelfern gute Kenntnis der Symptome und der therapeutischen Ansätze, da sie z. B. bei einer Unterzuckerung oft schnell handeln müssen. Auch hier kann es Ihnen zum Verständnis helfen, wenn Sie sich (noch einmal) klarmachen, was die sog. endokrinen Hormone der Bauspeicheldrüse eigentlich bewirken und warum ein Mangel an Insulin zu einem erhöhten Blutzuckerspiegel führt. Sie finden die Informationen hierzu ebenso im Kapitel Hormonsystem (S. 134).

Wenn es Sie also interessiert, wie Schilddrüsenerkrankungen mit der Ernährung zusammenhängen oder wieso Menschen mit Zuckerkrankheit gefährdet sind, einen Herzinfarkt zu erleiden, können Sie dies auf den folgenden Seiten erfahren.

26.1 Erinnern Sie sich…?

Das Hormonsystem (S. 134)

26.2 Prinzipien zur Untersuchung des endokrinen Systems

26.2.1 Direkte Messung von Hormonkonzentrationen im Blut

Da die **meisten Hormone** ins **Blut ausgeschüttet** und **laborchemisch gemessen** werden können, lässt sich die Funktion einer Hormondrüse am Hormonspiegel im Blut überprüfen. Bei Hormondrüsen mit stark schwankender Ausschüttung wird das übergeordnete Hormon gemessen. Die Funktionsweise der Schilddrüse wird z. B. an der Aktivität des Thyreoidea stimulierenden Hormons (TSH) und der Menge der Schilddrüsenhormone (T3 = Trijodthyronin und T4 = Thyroxin) im Blut gemessen.

26.2 Prinzipien zur Untersuchung des endokrinen Systems

26.2.1 Direkte Messung von Hormonkonzentrationen im Blut

Die meisten Hormone werden ins Blut ausgeschüttet und können laborchemisch gemessen werden.

26.2.2 Messung von Hormonauswirkungen im Blut und/oder Urin

Bei manchen Hormonen ist es einfacher, nicht die Konzentration des Hormons selbst zu messen, sondern Werte im Blut zu bestimmen, die sich aus der Wirkung des Hormons ergeben. Dieses Prinzip kommt z. B. bei der **Blutzuckermessung** zum Einsatz. Hier wird nicht direkt die Insulinkonzentration gemessen sondern die Blutzuckerkonzentration im Blut, die abhängig ist von dem sich im Blut befindenden Insulin.

Auch beim sog. **oralen Glukosetoleranztest** wird der Blutzucker gemessen. Bei diesem Test trinkt die Person eine bestimmte Menge Glukoselösung (Traubenzucker). Zu definierten Zeitpunkten werden die Blutzuckerwerte bestimmt. Im Normalfall führt der Blutzuckeranstieg zur Insulinausschüttung. Das Insulin veranlasst, dass die zugeführte Glukose in die Gewebezellen transportiert wird, und der Blutzuckerspiegel fällt wieder in den Normbereich. Wird nicht genügend Insulin ausgeschüttet oder wirkt das Insulin nicht ausreichend, steigt der Blutzuckergehalt an, es besteht ein Verdacht auf Diabetes mellitus.

Die praktische Durchführung der Blutzuckermessung können Sie dem Praxistipp im Unterkapitel Funktionswerte des Stoffwechsels (S. 445) entnehmen.

Mittels des sog. **HbA_{1c}-Wertes** kann der Blutzuckerwert der letzten 8–12 Wochen abgeschätzt werden. Der Wert gibt an, wie viel roter Blutfarbstoff (Hämoglobin) an Glukose gekoppelt ist, d. h. wie viele Hämoglobinmoleküle „verzuckert“ sind. Da rote Blutkörperchen (Erythrozyten) im Durchschnitt 120 Tage leben, ist der HbA1c-Wert das Blutzuckergedächtnis der vergangenen 8–12 Wochen.

Der **Blutzucker** kann auch im **Urin** gemessen werden. Wenn der Blutzuckerspiegel einen bestimmten Wert überschreitet, kann die Niere den Zucker (Glukose) nicht mehr aus dem Primärharn zurückgewinnen. Der Harnzucker kann mittels Teststreifen anhand einer Farbskala bestimmt werden.

26.2.2 Messung von Hormonauswirkungen im Blut und/oder Urin

Beispiel hierfür ist die Blutzuckermessung, hier wird nicht das Insulin, sondern die Blutzuckerkonzentration im Blut gemessen.

Wenn der Blutzuckerspiegel einen bestimmten Wert überschreitet, wird er über den Urin ausgeschieden. Dieser Harnzucker kann mittels Teststreifen (S. 445) bestimmt werden.

26.2.3 Untersuchung von hormonproduzierenden Organen

Ein sehr häufig untersuchtes hormonproduzierendes Organ ist die Schilddrüse. Genauere **Aussagen** bezüglich der **Organfunktion** und dem **Aufbau** der **Schilddrüse** liefern neben der Blutuntersuchung:

Körperliche Untersuchung. Die körperliche Untersuchung der Schilddrüse konzentriert sich auf die Betrachtung und die Tastuntersuchung, z. B.

- **Betrachtung (Inspektion):** Die Schilddrüse liegt vor dem Kehlkopf. Ist sie vergrößert, kann man sie gut sehen, wenn der Patient den Kopf nach hinten beugt.
- **Tastuntersuchung (Palpation):** Der Arzt steht hinter dem aufrecht sitzenden Patienten. Der Kopf wird nicht zurückgeneigt. Der Arzt legt die Daumen in den Nacken des Patienten. Mit den üb-

26.2.3 Untersuchung von hormonproduzierenden Organen

Ein sehr häufig untersuchtes hormonproduzierendes Organ ist die Schilddrüse.

Körperliche Untersuchung:

- Inspektion: eine vergrößerte Schilddrüse lässt sich gut erkennen
- Palpation: Ertasten der Schilddrüse. Beim Schlucken ist die Bewegung der Schilddrüse an den Fingerspitzen fühlbar.

rigen Fingern tastet er von hinten ausgehend von der Mittellinie des Halses bis zum seitlichen Rand der Schilddrüse (**Abb. 26.1**). Nun fordert er den Patienten auf, zu schlucken. Dabei ist die Bewegung der Schilddrüse (diese bewegt sich zusammen mit dem Kehlkopf) an den Fingerspitzen fühlbar.

Abb. 26.1 Tastuntersuchung der Schilddrüse.

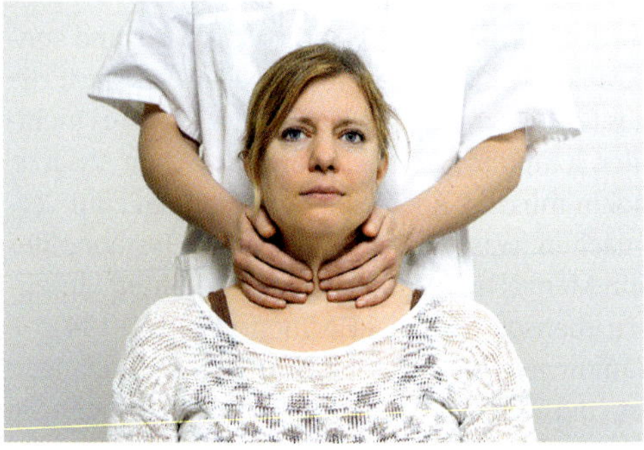

Quelle: K. Oborny, Thieme

Sonografie: Größenbestimmung, Identifizierung veränderter Gewebebezirke

Sonografie. Die Ultraschalluntersuchung dient zur Größenbestimmung des Organs und Identifizierung von veränderten Gewebsbezirken. Der Patient wird im Liegen mit leicht zurückgebeugtem Kopf geschallt.

Schilddrüsenszintigrafie: Bestimmung der Schilddrüsenfunktion

Schilddrüsenszintigrafie. Dies ist ein bildgebendes, nuklearmedizinisches Verfahren, bei welchem die Funktion der Schilddrüse mithilfe einer intravenösen Gabe von radioaktivem Technetium (Tc 99m) beurteilt werden kann. Jod ist ein Hauptbestandteil der Schilddrüsenhormone. Die Fähigkeit der Schilddrüse, Jod aufzunehmen und zu Hormonen zu verarbeiten kann in einzelnen Regionen der Schilddrüse unterschiedlich sein.

26.3 Häufige Krankheiten des Hormonsystems

26.3.1 Struma (Kropf)

26.3 Häufige Krankheiten des Hormonsystems

26.3.1 Struma (Kropf)

Definition ▶

Definition

Bei einem **Kropf** (Struma) handelt es sich um eine tast- oder sichtbare Vergrößerung der Schilddrüse, unabhängig von der Ursache.

Ursache

Der Kropf ist die häufigste Schilddrüsenveränderung in Deutschland. Die Erkrankung wird meistens durch Jodmangel verursacht.

Ursache

Der **Kropf** ist die **häufigste** Schilddrüsenveränderung in Deutschland.
Zur ausreichenden Zusammensetzung der Schilddrüsenhormone ist **Jod** nötig. Besteht **Jodmangel**, d.h. wird zu wenig Jod über die Nahrung zugeführt, muss die Schilddrüse dafür sorgen, dass das vorhandene Jod besser verwertet wird. Die Zellen vergrößern sich bei diesem Versuch, die **Folge** ist eine **Organvergrößerung**, der Kropf (**Abb. 26.2**).

Symptome

Die Schilddrüse vergrößert sich sichtbar und fühlbar.

Symptome

Typisch ist die langsame Zunahme des Halsumfangs. **Tastbar** ist eine entweder **diffus** oder **knotig vergrößerte Schilddrüse** (**Abb. 26.2**). Besteht eine Schilddrüsenvergrößerung in Richtung der Luft- und Speiseröhre, kann es zu weiteren Beschwerden kommen:

- Druck-, Kloß- oder Fremdkörpergefühl im Hals,
- ggf. Luftnot, Schluckbeschwerden.

Therapie

Ist die Ursache ein Jodmangel, kann die Vergrößerung **medikamentös** behandelt werden.

Therapie

Ist eine Schilddrüsenfunktionsstörung ausgeschlossen, wird bei Erwachsenen zur **Kropfverkleinerung medikamentös** eine Kombination aus Jodid und Schilddrüsenhormon (z. B. Jodthyrox) verabreicht. Bei Beschwerden ist die Verkleinerung der Struma durch eine Radiojodtherapie oder die operative Entfernung der Struma möglich.

Merke ▶

Merke

Jod kann man in Tablettenform (z. B. Jodid 200) oder mit der Nahrung zuführen, z. B. durch jodiertes Speisesalz, Seefisch wie Seelachs, Schellfisch, Scholle. So kann man einen Jodmangelkropf vorbeugen.

Abb. 26.2 Struma.

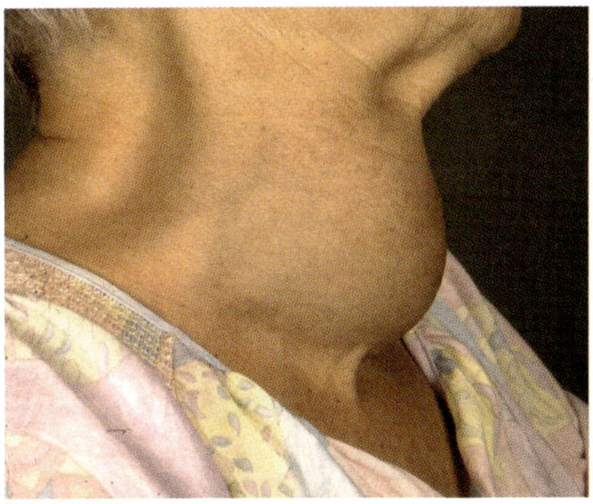

Abb. aus: Baenkler H, Bals R, Goldschmidt H et al. Kurzlehrbuch Innere Medizin. Thieme; 2021

26.3.2 Schilddrüsenüberfunktion (Hyperthyreose)

26.3.2 Schilddrüsenüberfunktion (Hyperthyreose)

Definition

Bei einer **Schilddrüsenüberfunktion** (Hyperthyreose) werden zu viele Schilddrüsenhormone produziert, sodass im Blut ein erhöhter Thyroxinspiegel entsteht.

◄ Definition

Ursachen

Ursachen der Hyperthyreose sind:

- Eine sog. **funktionelle Schilddrüsenautonomie:** Ein Teil der Schilddrüse hat sich „verselbstständigt" und produziert Schilddrüsenhormone unabhängig vom Bedarf im Körper (z.B. autonomes Adenom).
- **Autoimmunerkrankungen,** z. B. Morbus Basedow: Die Überfunktion der Schilddrüse wird durch Antikörper hervorgerufen, die das Schilddrüsengewebe auch hier unabhängig vom Bedarf im Körper und ohne Kontrolle des Gehirns zur Hormonproduktion anregen.
- Seltener: **Schilddrüsenentzündung** (Thyreoiditis), Schilddrüsenkarzinom, Jodexzess oder Hormonüberdosierung beispielsweise durch Überdosierung eines Hormonmedikaments.

Ursachen

- funktionelle Schilddrüsenautonomie: Ein Teil der Schilddrüse hat sich „verselbstständigt"
- Autoimmunerkrankungen, z. B. Morbus Basedow: Antikörper regen die Schilddrüse zur Hormonproduktion an
- seltener: Schilddrüsenentzündung, Schilddrüsenkarzinom, Jodexzess, Hormonüberdosierung

Symptome

Der **Organismus** läuft auf **Hochtouren:**

- erhöhte Körpertemperatur, Schweißneigung und feuchtwarme Hände
- beschleunigte Herztätigkeit (Tachykardie, Rhythmusstörungen) und Zittern (Tremor)
- Haarausfall
- ungewollter Gewichtsverlust
- häufige Stuhlgänge bis zu Durchfall (Diarrhö)
- Augenbeschwerden wie Tränen, Lidschwellung, Fremdkörpergefühl
- Exophthalmus (**Abb. 26.3**) – bildet sich bei bis zu 60 % der Patienten mit Morbus Basedow: Die Augäpfel können hervortreten.

Symptome

Bei einer Schilddrüsenüberfunktion läuft der Organismus auf Hochtouren, das zeigt sich z. B. durch Tachykardie, Gewichtsverlust und Schweißneigung. Die Patienten sind oft angespannt.

Abb. 26.3 Patientin mit Morbus Basedow und beidseitigem Exophthalmus.

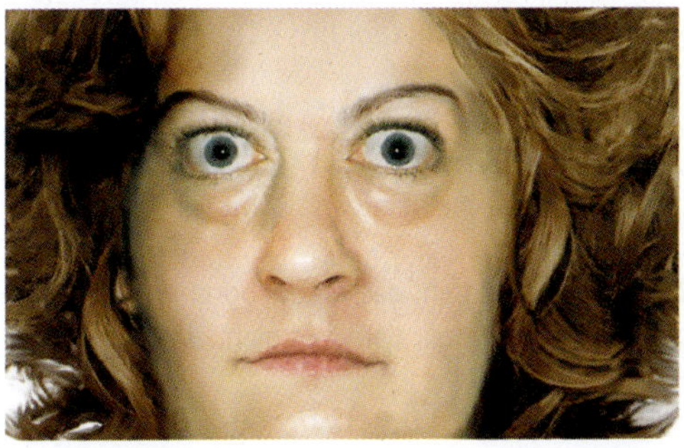

Abb. aus: Ackermann H, Aden K, Aurich M et al. AllEx – Alles fürs Examen, 2. Auflage. Thieme; 2014

Die Patienten sind oft nervlich **sehr angespannt**, wirken übernervös und klagen über Schlafstörungen. Es bildet sich eine Struma (Kropf) aus.

Komplikation ist die (insgesamt aber sehr seltene) sogenannte **thyreotoxische Krise**, die in 30–50% der Fälle zum Tod führt. Sie zeigt sich z. B. durch
- Tachykardie > 150 pro Min.
- hohes Fieber > 41 °C
- Muskelzittern, Unruhe
- Bewusstseinsstörungen

Extrem selten kann es zu einer **thyreotoxischen Krise** kommen. Diese führt in 30–50% der Fälle zum Tod durch Herzversagen. Zeichen sind
- beschleunigte Herzfrequenz (Tachykardie) > 150 pro Minute, Herzrhythmusstörungen,
- hohes Fieber (> 41 °C),
- Kraftlosigkeit, Muskelschwäche (Adynamie),
- Durchfälle und Dehydratation (Entwässerung),
- verstärktes Muskelzittern (Tremor), Unruhe, Erregtheit (Agitiertheit), Muskelzuckungen und unwillkürliche Bewegungen (Hyperkinesie),
- Schwäche der körpernahen Muskulatur und des Schultergürtels (Myopathie),
- Bewusstseinsstörungen bis hin zum Koma, Desorientierung.

Besonderheiten ►

Besonderheiten alte Menschen

Bei alten Menschen sind besonders kardiale Beschwerden typisch, z. B. plötzliche Herzinsuffizienz, Angina pectoris, Herzrhythmusstörungen.

Therapie

Therapiemaßnahmen sind
- Medikamente,
- Operation und
- Radiojodtherapie.

Therapie

Eine **Überfunktion** der Schilddrüse kann **medikamentös**, **operativ** (Strumektomie) und mittels **Radiojodtherapie** behandelt werden. Bei der Radiojodtherapie wird eine Kapsel mit radioaktivem Jod geschluckt, die innerhalb weniger Tage die erkrankten Schilddrüsenzellen zerstört, die gesunden aber nicht angreift.

Merke ►

Merke

Zum Selbstschutz sollten Pflegende bei Patienten mit Radiojodtherapie körperlichen Abstand zum Patienten halten, Dosismesser tragen und kontrollieren lassen. Schwangere dürfen nicht auf einer Radiojodstation arbeiten.

Praxistipp ►

Praxistipp

Was muss ich bei der Pflege von Menschen mit Schilddrüsenüberfunktion beachten?

- Bei Unruhe und Schlafstörungen sollte der Betroffene auf anregende Getränke (Kaffee, Tee) verzichten und eher Kräutertees mit beruhigender Wirkung trinken.
- Gleichen Sie nach Rücksprache mit dem behandelnden Arzt ein durchfallbedingtes Ernährungs-/Flüssigkeitsdefizit durch hochkalorische Nahrungsmittel und Flüssigkeitssubstitution aus.
- Verabreichen Sie bei Exophthalmus, um die Austrocknungsgefahr zu vermeiden, künstliche Tränenflüssigkeit oder Augentropfen nach Anordnung.

26.3.3 Schilddrüsenunterfunktion (Hypothyreose)

26.3.3 Schilddrüsenunterfunktion (Hypothyreose)

Definition ►

Definition

Bei der **Schilddrüsenunterfunktion** (Hypothyreose) zeigt sich ein Mangel an Thyroxin (T4).

Ursachen

Häufigste Ursache ist der Jodmangel. Seltener sind angeborene Hypothyreose, Hypothyreose durch Entzündung, als Therapiefolge oder bei bösartiger Geschwulst.

Ursachen

Der häufigste Grund für eine Unterfunktion ist der **Jodmangel** der Nahrung. Weitere Ursachen sind z. B.:
- **angeborene Hypothyreose:** mangelhafte Ausbildung der Schilddrüse, gestörte/fehlerhafte Hormonsynthese, TSH-Mangel.
- **erworbene Hypothyreose:** Schilddrüsenentzündung (Hashimoto Thyreoiditis), Therapiefolgen (Strumektomie, Radiojodbehandlung).

Besonderheiten ►

Besonderheiten alte Menschen

Tritt eine massive Schilddrüsenunterfunktion beim Säugling/Kleinkind auf, kommt es zum Kleinwuchs (Mikrosomie) und mangelnder Hirnentwicklung (Kretinismus).
Eine angeborene Schilddrüsenunterfunktion wird heute sofort durch das Neugeborenen-Screening erkannt. Es wird mit der sofortigen Therapie (Hormonzufuhr) begonnen, damit es nicht zur Ausbildung des Krankheitsbildes kommt.

Symptome

Der Organismus läuft auf Sparflamme. Der Patient ist
- müde,
- matt,
- antriebslos.

Symptome

Der **Organismus** arbeitet **langsamer**: Die Patienten fühlen sich **matt**, **müde**, **antriebslos** und zeigen **Denkstörungen**. Die erworbene Form im Jugend- und Erwachsenenalter beginnt schleichend und der Mensch gewöhnt sich an die allgemeine Verlangsamung der Körperprozesse.

Besonderheiten alte Menschen

Bei alten Menschen verläuft die Erkrankung oft uncharakteristisch und wird dem Alterungsprozess zugeschrieben. Hinweise können sein: permanentes Frieren, verminderte körperliche und geistige Vitalität.

◄ Besonderheiten

Therapie

Die Therapie besteht, unabhängig von der Ursache, aus der **lebenslangen Einnahme von L-Thyroxin**. Das Medikament soll am besten früh morgens, nüchtern (mindestens 30 Minuten vor dem Essen) eingenommen werden, damit es bestmöglich vom Körper verarbeitet wird.

Therapie

Die Patienten müssen lebenslang Schilddrüsenhormone einnehmen.

Merke

Die medikamentöse Neueinstellung mit L-Thyroxin bedeutet eine Belastung für das Herz-Kreislauf-System. Daher zählt zu den pflegerischen Maßnahmen unter anderem die regelmäßige Kontrolle von Puls und Blutdruck.

◄ Merke

26.3.4 Diabetes mellitus (Zuckerkrankheit)

26.3.4 Diabetes mellitus (Zuckerkrankheit)

Fallbeispiel

Pflegehelferin Mia* arbeitet bei einem ambulanten Pflegedienst. Die Tätigkeit im häuslichen Bereich gefällt ihr ausgesprochen gut, besonders der enge Kontakt zu den pflegebedürftigen Menschen und deren Angehörigen. Heute ist Mia mit ihrem Kollegen Samuel unterwegs. Pflegefachmann Samuel hat eine Fachweiterbildung zum Wundexperten und wird immer hinzugezogen, wenn bei Patienten chronische Wunden zu versorgen sind.

Unterwegs berichtet Mia Samuel von ihrer Patientin Frau Meyer, zu der sie seit kurzer Zeit zur Hilfe bei der Körperpflege fährt. „Frau Meyer ist 74 Jahre alt und verwitwet. Sie ist langjährige Typ-2-Diabetikerin und mit oralen Antidiabetika eingestellt. Außerdem ist bei ihr eine Koronare Herzkrankheit (KHK) bekannt. Ich kenne Frau Meyer noch nicht so lange, ich weiß nur, dass sie von einer sehr kleine Rente lebt und keine Angehörigen mehr hat. Beim Duschen ist mir letzte Woche eine Wunde am rechten Fußballen aufgefallen, die heilt einfach nicht ab. Zum Arzt wollte Frau Meyer damit nicht gehen, weil die Wunde ja nicht weh tut. Deshalb dachte ich, da solltest du mal draufschauen."

Frau Meyer lebt in einem zwölfstöckigen Hochhaus, und da der Aufzug außer Betrieb ist, steigen Mia und Samuel die Treppen hinauf. Frau Meyer öffnet den beiden die Tür und Mia stellt ihren Kollegen vor. Die Patientin ist stark adipös und macht einen ungepflegten Eindruck. Samuel bittet sie, ihren Fuß frei zu machen und umständlich nestelt Frau Meyer an ihren Schnürschuhen herum. Sie sind offensichtlich bereits älter und haben schief gelaufene Absätze. Dann setzt sie sich schwer atmend wieder auf. Samuel zieht ihr den verschwitzten Nylonstrumpf aus und löst vorsichtig das Pflaster, das Frau Meyer sich auf die Verletzung geklebt hat. Am linken Fußballen ist eine fibrinbelegte Gangrän von der Größe einer 1-Euro-Münze zu sehen. Die Fußnägel sind lang, verfärbt und zum Teil eingewachsen. „Schau Mia, das ist ganz typisch ein diabetischer Fuß, ein sogenanntes Mal perforans. Gut, dass du das entdeckt hast, es ist wichtig, dass die Wunde jetzt richtig versorgt wird." Er wendet sich an Frau Meyer. „Wenn es Ihnen recht ist, nehmen wir gleich zu ihrem Hausarzt Kontakt auf, um eine geeignete Wundversorgung verordnen zu lassen. Es auch sehr wichtig, dass bei Ihnen regelmäßig eine professionelle Fußpflege durchgeführt wird. Und Ihr Fuß müsste bis zur Abheilung des Geschwürs auch konsequent entlastet werden. Es ist zu überlegen, ob Sie nicht auch Hilfe im Haushalt und zum Einkaufen benötigen. Sollen wir uns mal darum kümmern und Kontakt mit Ihrer Krankenkasse aufnehmen?" Frau Meyer nickt. „Wenn Sie das sagen! Ich bin ja nicht mehr so gut zu Fuß und komme auch so schlecht die Treppen hinauf."

**Fallbeispiel fiktiv, Namen frei erfunden*

◄ Fallbeispiel

Definition

Diabetes mellitus ist eine Stoffwechselstörung, bei der die Blutzuckerwerte (BZ-Werte) erhöht sind. Gründe dafür sind ein Insulinmangel und/oder die verminderte Wirksamkeit des Insulins (Insulinresistenz).

◄ Definition

Typen

Man unterscheidet verschiedene Typen:

Diabetes mellitus Typ 1: Dieser Typ wurde früher „jugendlicher" oder „juveniler" Diabetes genannt. Er ist eher selten und betrifft vorwiegend Kinder und Jugendliche, kann jedoch bis ins hohe Alter vereinzelt auftreten.

Diabetes mellitus Typ 2: Dieser Typ wurde früher „Altersdiabetes" genannt und tritt sehr häufig auf. Er betrifft meistens Erwachsene ab dem 40. Lebensjahr.

Diabetesformen anderer Ursache, z. B. im Rahmen einer chronischen Bauchspeicheldrüsenentzündung (Pankreatitis), sind weniger häufig. Eine Sonderform stellt der Schwangerschaftsdiabetes

Typen

Man unterscheidet verschiedene Typen. Die beiden häufigsten Typen sind Diabetes mellitus Typ 1 (juvenil, selten) und Diabetes mellitus Typ 2 (Alterdiabetes, sehr häufig). 95 % aller Diabeteserkrankungen betreffen die Typen 1 und 2.

(Gestationsdiabetes) dar, bei dem sich während einer Schwangerschaft eine diabetische Stoffwechsellage entwickelt.
95 % aller Diabeteserkrankungen betreffen die Typen 1 und 2, deshalb wird im Folgenden auf diese beiden Krankheitsbilder eingegangen.

Ursachen

Diabetes mellitus Typ 1. Aus noch ungeklärter Ursache kommt es zu einer Zerstörung der insulinbildenden Zellen. Es liegt somit ein absoluter Insulinmangel vor.

Diabetes mellitus Typ 2. Der Diabetes Typ 2 entwickelt sich völlig anders:
1. Insulin ist nur vermindert wirksam (Insulinresistenz), Zucker (Glukose) wird nicht schnell und ausreichend über die Zellmembran eingeschleust. Es kommt zu einer Anhäufung des Zuckers (Glukose) im Blut, der Blutzuckerspiegel steigt an.
2. Die insulinbildenden Zellen werden permanent dazu angeregt, Insulin zu produzieren.
3. Die Insulinkonzentration ist dauerhaft erhöht, kann jedoch nicht ausreichend wirken.
4. Im Laufe der Erkrankung lassen die insulinproduzierenden Zellen sowohl in der Schnelligkeit als auch der Menge der Insulinausschüttung nach.
5. Es entsteht ein Insulinmangel, ein Diabetes Typ 2 wird sichtbar.

Das Risiko, an einem Diabetes Typ 2 zu erkranken, kann durch folgende Faktoren begünstigt werden:
- Bewegungsmangel
- Überernährung vor allem durch fett- und eiweißreiche Nahrung, Fettsucht (Adipositas)

Symptome

Diabetes mellitus Typ 1. Der Diabetes mellitus Typ 1 tritt in der Regel plötzlich auf. Es zeigen sich folgende Symptome:
- vermehrte Harnausscheidung (Polyurie)
- gesteigertes Durstgefühl (Polydipsie): Die Betroffenen trinken 4–5 Liter täglich
- Gewichtsabnahme
- trockene Haut, Juckreiz, entzündliche Hautveränderungen wie Furunkel usw.
- Leistungs- und Konzentrationsschwäche, ausgeprägte Abgeschlagenheit und Müdigkeit
- Übersäuerung des Blutes (Ketoazidose)

Diabetes mellitus Typ 2. Der Diabetes Typ 2 wird häufig zufällig festgestellt, weil die Symptome weniger auffällig sind als beim Typ 1; der Organismus gewöhnt sich an die erhöhten Blutzuckerwerte. Symptome für einen Diabetes mellitus Typ 2 sind
- Müdigkeit, Leistungsminderung,
- Durst (Polydipsie) und gesteigerte Harnausscheidung (Polyurie)
- Pilzerkrankungen (Mykosen), Hautjucken (Pruritus),
- bereits vorhandene Folgeerkrankungen, z. B. Nervenerkrankung (Polyneuropathie).

Therapie

Menschen mit Diabetes mellitus Typ 1 müssen wegen der Zerstörung der körpereigenen Insulinzellen lebenslang mit **Insulin** behandelt werden. Dagegen zählen bei Menschen mit Diabetes mellitus Typ 2 Maßnahmen zur Aktivierung der **körperlichen Aktivitäten**, eine **Ernährungsumstellung** und, falls möglich, eine **Gewichtsreduktion** zu den ersten Behandlungsmaßnahmen. Je nach Stadium der Erkrankung kommen **orale Antidiabetika** und/oder **Insulin** hinzu.

Insulinpräparate

Die Insulinpräparate unterscheidet man in 3 große Gruppen:
Kurz wirksame Insuline: Diese werden direkt zu den Mahlzeiten gespritzt. Die Blutzucker senkende Wirkung setzt nach etwa 10–15 Minuten ein.
Verzögerungsinsuline: Darunter versteht man die Kombination von Insulin und Verzögerungsstoffen, um die Insulinwirkung zu verlängern. Sie werden 1 bis 2-mal täglich als Basisversorgung gespritzt. Die Wirkung entfaltet sich nach etwa 3 Stunden und hält länger an.
Mischinsuline: Diese beinhalten unterschiedliche Konzentrationen von kurz wirksamem Insulin und Verzögerungsinsulin. Meist werden diese nach einem festen Schema ein- bis mehrmals täglich gespritzt.

Merke
Basales Insulin soll den Basis-Insulinbedarf abdecken.
Bolusinsulin deckt die Kohlenhydrate der Hauptmahlzeiten ab und senkt zu hohe Blutzuckerwerte.

Ursachen

Typ 1: Es kommt zu einer Zerstörung der insulinbildenden Zellen.

Typ 2:
1. Insulin ist nur vermindert wirksam (Insulinresistenz), Glukose staut sich im Blut.
2. Insulinbildende Zellen produzieren permanent Insulin.
3. Insulinkonzentration ist dauerhaft erhöht, kann jedoch nicht ausreichend wirken.
4. Mit der Zeit wird immer langsamer und weniger Insulin produziert.
5. Es entsteht ein Insulinmangel.

Risikofaktoren sind Überernährung und Bewegungsmangel.

Symptome

Typ 1 äußert sich plötzlich, die Beschwerden sind charakteristisch:
- vermehrte Harnausscheidung,
- gesteigertes Durstgefühl,
- Gewichtsabnahme,
- Hautveränderungen,
- Konzentrationsschwäche und Müdigkeit.

Typ 2 ist häufig ein Zufallsbefund. Die Beschwerden sind eher unspezifisch:
- Austrocknung,
- Müdigkeit,
- Abgeschlagenheit,
- Pilzerkrankungen,
- Hautjucken.

Therapie

Typ 1: lebenslange Therapie mit Insulin

Typ 2: Gewichtsreduktion und Ernährungsumstellung, ggf. orale Antidiabetika und/oder Insulin

Insulinpräparate

Es gibt 3 große Gruppen von Insulinpräparaten: kurz wirksame Insuline, Verzögerungsinsuline, Mischungen.

Merke ►

Insulintherapie

Die physiologische Insulinausschüttung wird mit verschiedenen Strategien nachgeahmt. Bei der Insulintherapie unterscheidet man 3 Therapieprinzipien:

- Konventionelle Insulintherapie
- Intensivierte Insulintherapie
- Basalinsulinunterstützte Therapie

Konventionelle Insulintherapie: Täglich werden 2–3 Injektionen verabreicht, meist mit Mischinsulin. Dies erfolgt nach einem festgelegten Plan (feste Dosierung), auf den die Nahrung dann abgestimmt werden muss. Aufgrund der **verzögerten** Insulinwirkung ist ein Abstand von etwa 20–30 Minuten zu den Mahlzeiten einzuhalten. Aufgrund der **längeren** Insulinwirkung des Verzögerungsanteils ist der Insulinspiegel zwischen den Mahlzeiten wiederum zu hoch, sodass Zwischenmahlzeiten erforderlich sind. Der Patient muss also essen, weil er Insulin gespritzt hat.

Intensivierte Insulintherapie: Es gibt 2 Möglichkeiten: Die intensivierte konventionelle Insulintherapie und die Insulinpumpentherapie. Bei der intensivierten konventionellen Insulintherapie wird täglich 1–2-mal Verzögerungsinsulin zur Basisinsulinversorgung injiziert. Zu den jeweiligen Mahlzeiten wird dann kurz wirksames Insulin als Bolus mit variabler Dosierung verabreicht. Bei der Insulinpumpentherapie wird über eine Pumpe permanent eine bestimmte Menge kurz wirksamen Insulins als Basis abgegeben. Wie viel Insulin der Patient sich selber per Knopfdruck appliziert, lernt er in Schulungen.

Basalinsulinunterstützte Therapie: zusätzlich zu den Antidiabetika wird einmal am Tag ein über 12–20 Stunden wirkendes Langzeitinsulin gespritzt.

Insulintherapie

Es stehen verschiedene Verfahren der Insulintherapie zur Verfügung. Man unterscheidet:

- konventionelle Insulintherapie: 2–3 festgelegte Injektionen mit festen Dosen, auf die die Nahrung abgestimmt wird
- intensivierte Insulintherapie: Insulingabe zur Basisinsulinversorgung + kurz wirksames Insulin als Bolus zu den Mahlzeiten

Wie Insulin injiziert wird, erfahren Sie im Unterkapitel Durchführung mit Insulinpen (S. 445).

Insulinpen. Insulin wird üblicherweise mithilfe sogenannter Pens (**Abb. 26.4**) appliziert.
Wie Sie Insulin mit einer Spritze oder einem Insulinpen injizieren, lesen Sie im Unterkapitel Durchführung mit Insulinpen (S. 445) nach.

Insulinpens werden von vielen Patienten besser akzeptiert als Insulinspritzen.

Pflege von Menschen mit Diabetes mellitus

Diabetes und Ernährung

Die **Ernährung** ist neben der **körperlichen Aktivität** wesentlich dafür, Körpergewicht und Blutzucker zu regulieren. Ziel einer ausgewogenen Ernährung ist es, den Blutzucker im normnahen Bereich zu halten und – falls möglich – Übergewicht abzubauen.

Die 3 Grundnährstoffe sind Kohlenhydrate, Fett und Eiweiß. Die Richtlinien der DGE dafür finden Sie im Kapitel „Was ist gesunde Ernährung?“ (S. 159).

Komplexe Kohlenhydrate, wie sie in Vollkornprodukten vorkommen, werden langsamer zu Glukose abgebaut und sollten einen großen Teil der Kohlenhydrate in der Ernährung ausmachen. Gemüse, Hülsenfrüchte wie Linsen und Vollkornprodukte enthalten sehr viele Ballaststoffe, die den Blutzuckerspiegel nur langsam ansteigen lassen. Einfache Kohlenhydrate in Süßigkeiten, zuckerhaltigen Getränken und Marmelade usw. führen zu einem schnellen Blutzuckeranstieg nach dem Essen. Sie sollten nur in geringen Mengen verzehrt werden. Nicht berechnet werden Zuckerersatzstoffe. Das sind Süßstoffe, die in flüssiger Form, als Streusüße oder Tabletten im Handel erhältlich sind.

Pflege von Menschen mit Diabetes mellitus

Diabetes und Ernährung

Wichtig ist eine ausgewogene diabetische Ernährung mit dem Ziel, den Blutzucker im normalen Bereich zu halten. Richtlinien für eine ausgewogene Ernährung liefern die Fachgesellschaften für Ernährung. Komplexe Kohlenhydrate sollten einen großen Teil in der Ernährung ausmachen, einfache Kohlenhydrate sollten nur in geringem Maße verzehrt werden.

Abb. 26.4 Insulinpen.

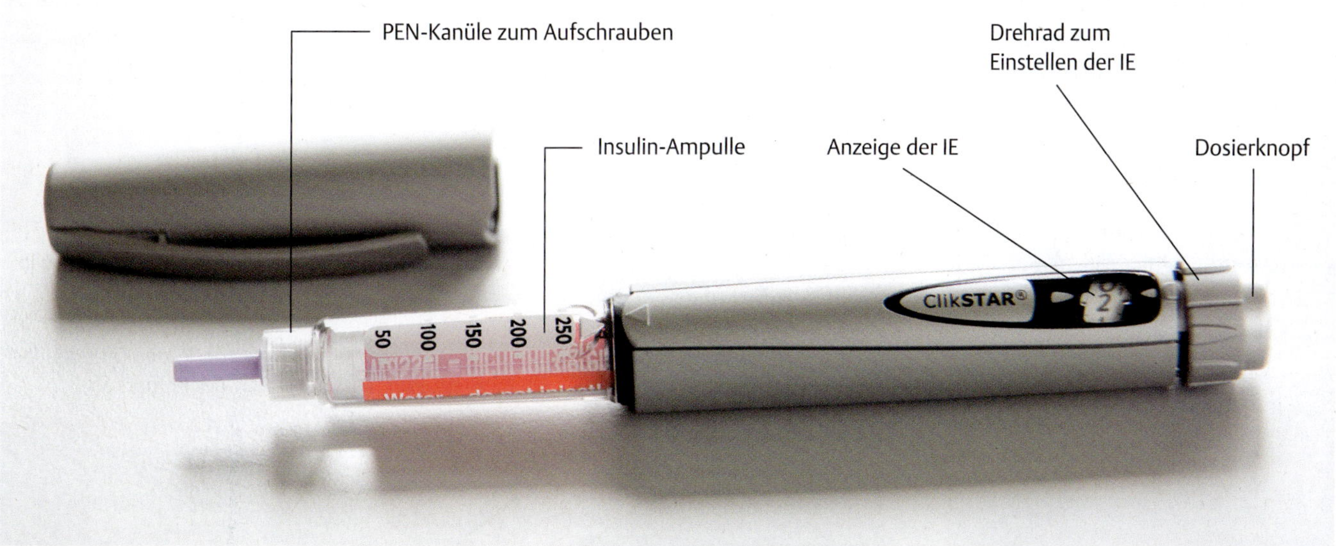

Quelle: A. Fischer, Thieme

DIABETES MELLITUS

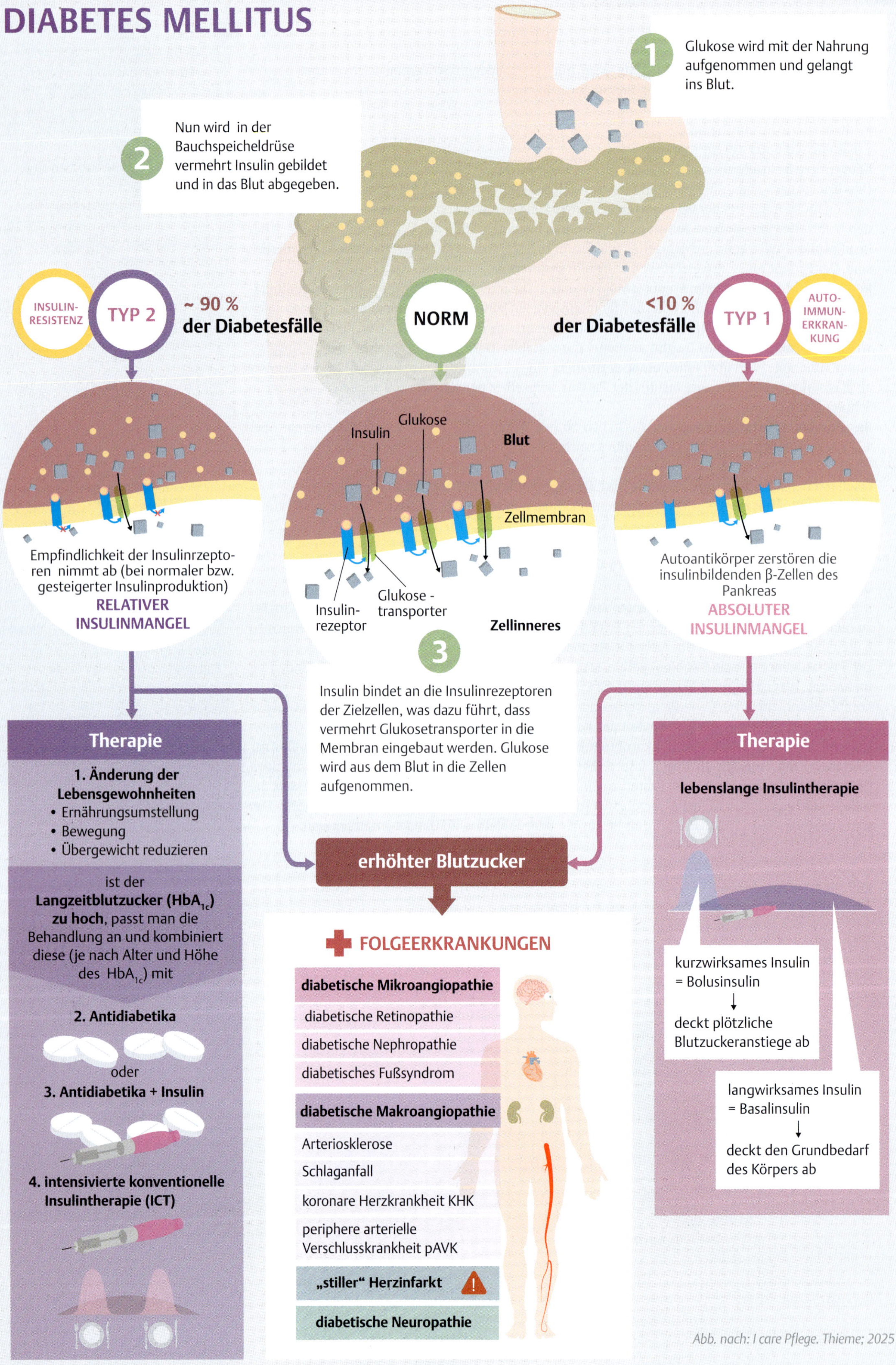

Abb. nach: I care Pflege. Thieme; 2025

Praxistipp

Im Rahmen der Ernährung von Diabetikern wird oft von „BE“, „Broteinheiten“ oder „KE“ (= Kohlenhydrateinheit) gesprochen. Was ist das?

Für die Berechnung des zur Nahrungsaufnahme erforderlichen Insulins ist es üblich, die Kohlenhydratmenge (KH) in BE anzugeben. Eine Broteinheit entspricht 12 g Kohlenhydraten, eine KE 10 g.
Der insulinpflichtige Diabetiker, der mit der Intensivierten Insulintherapie eingestellt ist, muss vor jeder Mahlzeit seine benötigte Insulinmenge (Bolusinsulin) berechnen. Um die Berechnung zu vereinfachen, erhalten Betroffene bei der Diabetikerschulung Austauschtabellen (**Tab. 26.1**).

◂ Praxistipp

Tab. 26.1 Auszug aus einer BE-Austauschtabelle. Die angegebenen Mengen entsprechen 1 Berechnungseinheit (BE).

Nahrungsmittel	Menge	Gramm
Grundnahrungsmittel		
Brot	1 Scheibe	30
Brötchen	½ Brötchen	25
Croissant	½ Croissant	30
Kartoffel	1 mittelgroße	80
Kartoffelpüree	2 gehäufte EL	100
Nudeln gekocht	2 gehäufte EL	45
Obst		
Apfel	1 kleiner	100
Banane	circa ½	60
Pflaumen	3 Stück	125
Johannisbeeren	1½ Tassen	250
Milch und Milchprodukte		
Milch natur 1,5%	¼ l	250
Milch natur 3,5%	¼ l	250
Buttermilch	¼ l	250
Back-Süßwaren		
Buttercremetorte	circa ⅓ Stück	40
Butterkeks	3 Stück	15
Vollmilchschokolade	1 Riegel	20
Eis	1 Kugel	40
Knabberartikel		
Erdnussflips	48 Stück	25
Salzstangen	20 Stück	15

Diabetesbedingte Akutkomplikationen

Akutkomplikationen entstehen, wenn der Blutzuckerspiegel entweder zu hoch oder zu niedrig ist (**Abb. 26.5**). Man unterscheidet:

- **Hypoglykämien:** niedrige Blutzuckerwerte < 50 mg/dl
- **Hyperglykämien:** hohe Blutzuckerwerte > 300 mg/dl:
  - ketoazidotisches Koma beim Diabetes Typ 1
  - hyperosmolares Koma beim Diabetes Typ 2

Diabetesbedingte Akutkomplikationen
Extrem niedrige oder hohe Blutzuckerwerte führen zu Akutkomplikationen. Man unterscheidet:

- Unterzuckerung (Hypoglykämie)
- Überzuckerung (Hyperglykämie)

Eine **Unterzuckerung** äußert sich bei jedem Patienten unterschiedlich. Anzeichen sind Zittern, Schwitzen, Blässe, Unruhe, Herzklopfen, weiche Knie, Heißhunger, Seh- und Sprachstörungen, Gleichgewichtsstörungen, Schwindel, Aggressivität, weinerliches Verhalten, Bewusstseinsstörungen, Krampfanfall.

26

Hypoglykämie (Unterzuckerung) – hypoglykämischer Schock. Eine Hypoglykämie kann lebensbedrohlich sein. Zeichen einer Unterzuckerung sind

- Zittern, Schwitzen, Blässe, Unruhe, Herzklopfen, weiche Knie, Heißhunger,
- Pelzigkeitsgefühl um den Mund, Seh- und Sprachstörungen, Gleichgewichtsstörungen, Schwindel,
- Aggressivität, weinerliches Verhalten,
- Bewusstseinsstörungen, Bewusstseinsverlust, Krampfanfall (sehr selten).

Die Abfolge ist bei jedem Patienten unterschiedlich. Dies hängt unter anderem davon ab, wie rasch der Blutzucker abfällt. Tritt die Unterzuckerung nachts auf, äußert sich dies durch morgendliche Kopfschmerzen, Nachtschweiß, Angstträume und unruhig/verwirrtes Erwachen.

Praxistipp ►

Praxistipp

Welche pflegerischen Sofortmaßnahmen sind bei Unterzuckerung einzuleiten?

Deutet sich eine Unterzuckerung an, müssen Sie sofort handeln:

- Geben Sie dem Betroffenen Zucker, am besten in Form von Traubenzucker (4 Plättchen), Fruchtsaft (1 Glas), Cola (1 Glas) oder Ähnlichem.
- Danach erhält er noch eine oder 2 langsam resorbierbare BE/KH, z. B. Brot.
- Falls Sie Anzeichen einer Unterzuckerung bemerken, ohne ein Blutzuckermessgerät in der Nähe zu haben (z. B. außerhalb des Krankenhauses beim Sport), gilt das Prinzip „Erst essen, dann messen!", da eine Unterzuckerung lebensbedrohlich sein kann.

Bei Bewusstlosigkeit:

- Es darf keine orale Glukosegabe erfolgen! Es besteht Erstickungsgefahr.
- Überprüfen Sie (außerhalb des Krankenhauses), ob die betroffene Person eine Fertigspritze mit Glukagon bei sich trägt. Falls ja, wird diese subkutan injiziert.
- Bringen Sie den Patienten in die stabile Seitenlage (siehe hierzu auch das Unterkapitel stabile Seitenlage, S. 704) und lösen Sie den Notruf aus.
- auf Anordnung des Arztes erhält der Patient Glukoselösung intravenös.

Abb. 26.5 Blutzuckerspiegel.

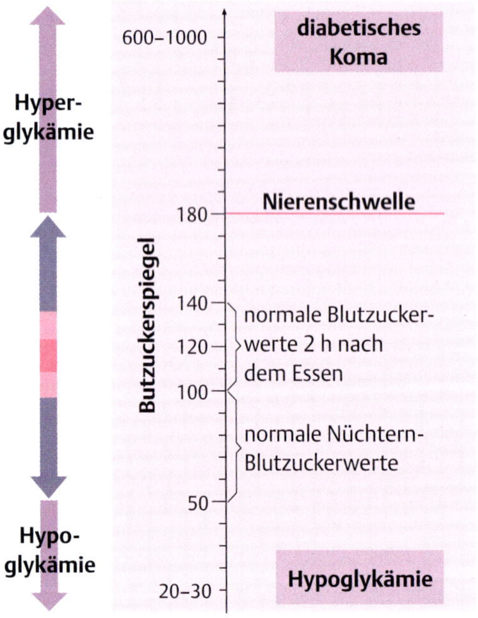

Normale und pathologische Blutzuckerwerte.

Merke ►

Merke

Jeder Patient soll seine „eigenen" individuellen Unterzuckerungsanzeichen kennen; entsprechendes Handeln lernt er in einer Diabetesschulung.

Zum **ketoazidotischen Koma** kommt es aufgrund extremen Insulinmangels. Die Situation ist lebensbedrohlich und tritt meist bei Typ-1-Patienten auf. Zeichen sind Übelkeit, Erbrechen, Bauchschmerzen, starke Müdigkeit, abgeschwächte oder fehlende Reflexe, Austrocknung, Bewusstlosigkeit, Azetongeruch.

Hyperglykämie mit ketoazidotischem Koma. Eine seltene, aber lebensbedrohliche Komplikation, welche nur bei Diabetes Typ 1 auftritt. Aufgrund eines Insulinmangels baut der Körper Eiweiß- und Fettreserven um. Dabei entstehen krankhafte (pathologische) Mengen an Ketonkörpern, die zu einer Übersäuerung des Blutes (Azidose) führen. Das ketoazidotische Koma äußert sich durch

- Übelkeit, Erbrechen, Bauchschmerzen und starke Müdigkeit,
- abgeschwächte oder fehlende Reflexe,
- Die Patienten sind ausgetrocknet (Exsikkose).
- Es kommt zur Eintrübung und Bewusstlosigkeit mit tiefer Ein- und Ausatmung (Kußmaul-Atmung),
- Azetongeruch,

Hyperglykämie mit hyperosmolarem Koma. Beim Diabtes mellitus Typ 2 verhindert eine Restproduktion von Insulin den oben genannten massiven Fettabbau, es entstehen kaum Ketonkörper, eine Azidose tritt nur selten auf. Trotzdem äußert sich der hohe Blutzuckerspiegel durch folgende Symptome:
- Die Patienten sind exsikkiert (stark ausgetrocknet), dies zeigt sich an Haut- und Schleimhäuten und geringer Urinmenge.
- Es kommt zur Elektrolytverschiebung mit einem verminderten Kaliumgehalt im Blut (Hypokaliämie), die zu Herzrhythmusstörungen führen kann.
- Symptome, die sich als Präkoma zeigen, sind Müdigkeit, Schläfrigkeit, verwaschene Sprache, schlaffe Parese, fehlende Reflexe, neurologische Defizite.

Beim **hyperosmolaren Koma** sind die Blutzuckerwerte über mehrere Tage extrem hoch. Die Situation ist lebensbedrohlich und tritt meist bei Typ-2-Patienten auf. Zeichen sind Exsikkose, Hypokaliämie und neurologische Ausfälle.

Praxistipp

Der Zustand eines Patienten und die gemessenen Blutzuckerwerte weisen auf eine Hyperglykämie hin. Was muss ich tun?

- Eine Hyperglykämie ist ein lebensbedrohlicher Zustand, deshalb sind immer Notfallmaßnahmen einzuleiten, vor allem wenn der Betroffene sich bereits im diabetischen Koma befindet.
- Informieren Sie sofort den Arzt. Bleiben Sie beim Patienten und überwachen Sie ihn bis zum Eintreffen des Arztes. Beim diabetischen Koma ist in der Regel eine intensivmedizinische Betreuung erforderlich.
- Leichte Hyperglykämien werden mit zusätzlicher Gabe von Normalinsulin behandelt.

◄ Praxistipp

Diabetesbedingte Folgekomplikationen (sog. Spätschäden)

Langfristig führt der Diabetes zu **typischen Spätkomplikationen**, deren Ursache in einer Schädigung der Blutgefäße bzw. der Nervenbahnen liegt:
- **diabetische Mikroangiopathie:** Schädigung kleinster Gefäße.
- **diabetische Makroangiopathie:** Schädigung großer Blutgefäße im Sinne einer fortschreitenden Arteriosklerose mit den entsprechenden Komplikationen.
- **diabetische Polyneuropathie:** Schädigung der Nerven.

Diabetesbedingte Folgekomplikationen (sog. Spätschäden)
Der Diabetes führt langfristig zu Spätkomplikationen durch Schädigungen der Blutgefäße (Mikro- bzw. Makroangiopathie) bzw. der Nerven (Diabetische Polyneuropathie).

Merke

70–80 % der Diabetiker versterben an Gefäßkomplikationen (meist Koronare Herzkrankheit [KHK])!

◄ Merke

Diabetische Polyneuropathie. Die Nervenschäden äußern sich durch folgende Symptome:
- *periphere Polyneuropathie:*
  - schmerzhafte Sensibilitätsstörungen besonders im Bereich der Füße, seltener der Hände; die Patienten berichten über „Ameisenkribbeln“, besonders nächtliche stechende Schmerzen, die sich durch Bewegung bessern („burning feet“), oder häufige Wadenkrämpfe
  - „strumpf-“ oder „handschuhförmiges“ Taubheitsgefühl
  - Gangstörung (Ataxie), wird beschrieben als „wie Gehen auf Watte“
  - Lähmungserscheinungen (Ausdruck einer ausgeprägten Nervenschädigung)
- *autonome Polyneuropathie:*
  - Herz-Kreislauf: Blutdruckregulationsstörungen, Herzrhythmusstörungen, Gefahr der „stummen KHK“ (Verengung der Herzkranzgefäße ohne typische Schmerzen)
  - Magen-Darm-Trakt: Völlegefühl, Verstopfung (Obstipation) oder Durchfall (Diarrhö)
  - Harntrakt: Blasenentleerungsstörungen, z. B. Inkontinenz
  - Geschlechtsorgane: Erektionsstörungen

Diabetische Polyneuropathie mit typischen Symptomen wie Missempfindungen in den Füßen, Taubheitsgefühl, Gangstörungen, aber auch Blutdruckregulationsstörungen, Herzrhythmusstörungen, Gefahr der „stummen KHK“, Völlegefühl, Verstopfung (Obstipation), Durchfall, Blasenentleerungsstörungen und Erektionsstörungen.

Diabetische Retinopathie und Makulopathie. Die sog. diabetische Retinopathie ist die häufigste Ursache für Erblindung. Dabei werden durch die Hyperglykämie die Endothelzellen der die Netzhaut versorgenden Gefäße geschädigt. Das führt zu Veränderungen am Augenhintergrund. Bei der diabetischen Makulopathie kommt es zu Netzhautödemen, oft verbunden mit Blutungen und einer mangelnden Blutversorgung (Ischämie).

Diabetische Retinopathie und **Makulopathie** mit der Gefahr der Erblindung.

Diabetische Nephropathie. Dabei ist die Filterfunktion der glomerulären Basalmembran in der Niere geschädigt. Als Folge davon werden Eiweiße über den Urin ausgeschieden (Proteinurie). Ein erhöhter Kreatininwert im Blut weist auf eine Nierenschädigung hin. Die diabetische Nephropathie kann zur dialysepflichtigen Niereninsuffizienz führen.

Diabetische Nephropathie ist gekennzeichnet durch Eiweißausscheidung über den Urin und erhöhte Nierenwerte.

Diabetischer Fuß: Diabetiker bemerken Verletzungen im Fußbereich oder Fremdkörper im Schuh nicht oder verspätet. Die Verletzungen heilen nur langsam ab und infizieren sich leicht. Typisch ist das meist schmerzlose Mal perforans (**Abb. 26.6**). Schon bei kleinen Verletzungen kann sich eine Gangrän bilden (**Abb. 26.7**).
Bei Diabetikern erfolgt die Fußpflege deswegen grundsätzlich professionell.

Diabetischer Fuß. Aufgrund der Mikro- und Makroangiopathie ist die Durchblutung vermindert und die Sensibilität durch die Polyneuropathie herabgesetzt. Deshalb bemerken Diabetiker Verletzungen im Fußbereich oder Fremdkörper im Schuh nicht oder verspätet. Die Verletzungen heilen nur langsam ab und infizieren sich leicht. Typisch ist das meist schmerzlose Mal perforans, eine wie ausgestanzt wirkende Hornhautverletzung meist im Bereich des Vorfußes (**Abb. 26.6**).
Bei diabetischem Fuß kann sich bei kleinsten Verletzungen eine trockene oder feuchte Gangrän (**Abb. 26.7**) entwickeln.

Abb. 26.6 Mal perforans.

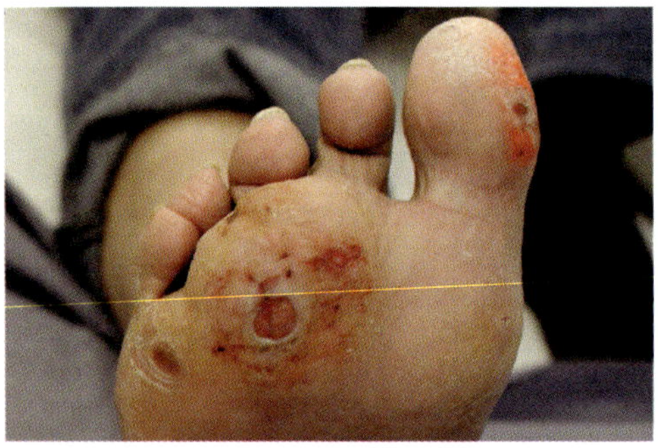

Abb. aus: Baenkler H, Bals R, Goldschmidt H et al. Kurzlehrbuch Innere Medizin. Thieme; 2024

Abb. 26.7 Diabetische Gangrän.

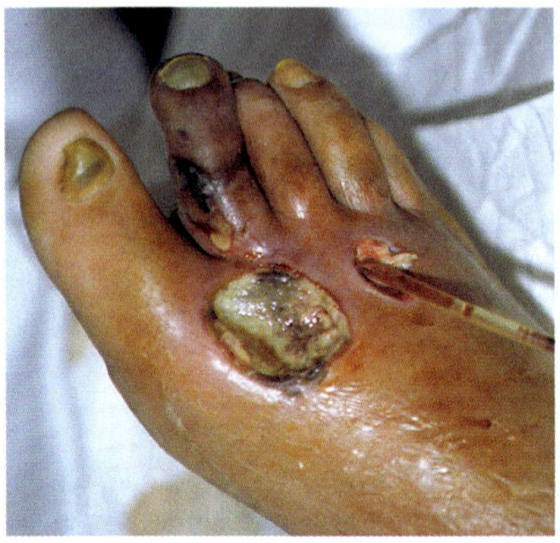

Abb. aus: Arastéh K, Baenkler H, Bieber C et al. Duale Reihe Innere Medizin. Thieme; 2024

Diabetiker sollten deshalb bei der Fußpflege einige Regeln beachten (**Abb. 26.8**). Grundsätzlich sind spitze Instrumente bei der Fußpflege (Nagelschere/-zange, Hornhauthobel usw.) wegen der Verletzungsgefahr verboten! Die Fußpflege sollte vom Podologen (Fachkraft für medizinische Fußpflege) durchgeführt werden.

Abb. 26.8 Empfehlung zur Fußpflege für den Diabetiker.

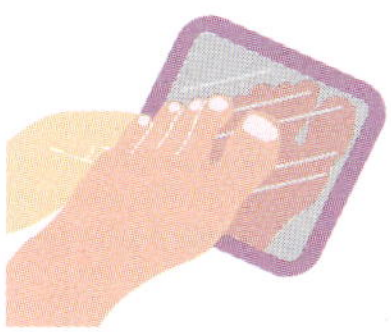

Tägliche Kontrolle der Füße auf Veränderungen. Nicht heilende Wunden und Veränderungen vom Arzt kontrollieren lassen.

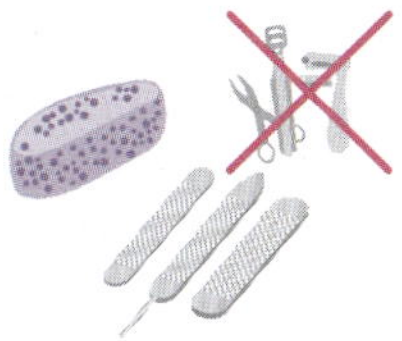

Bei der Fußpflege lieber feilen als schneiden, damit Verletzungen vermieden werden.

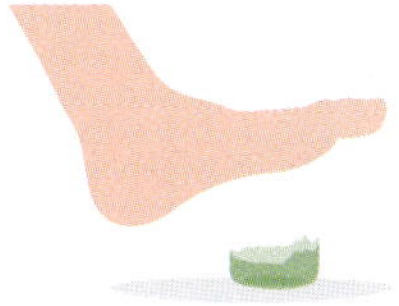

Nicht barfuß gehen (Verletzungsgefahr).

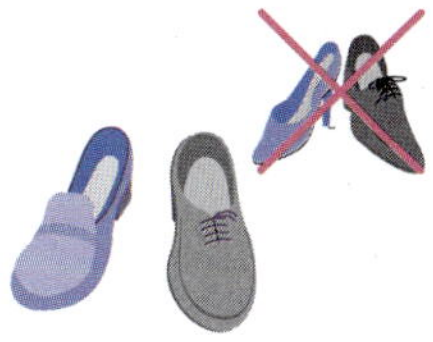

Bequeme, nicht einengende, evtl. orthopädische Schuhe mit diabetesgerechtem Fußbett tragen.

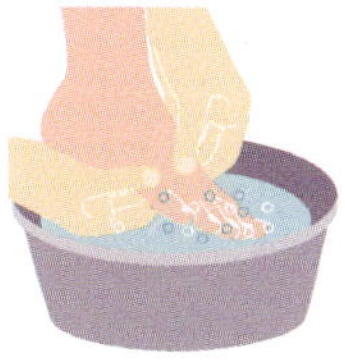

Füße täglich in lauwarmem (nicht heißem oder kaltem) Wasser mit wenig Seife waschen.

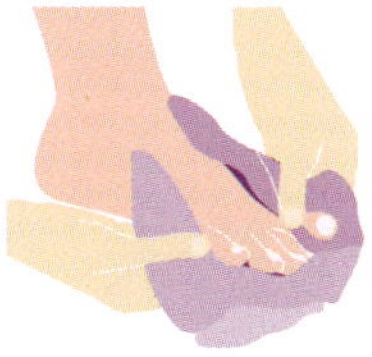

Füße anschließend gut abtrocknen, besonders zwischen den Zehen (sonst wird die Ausbreitung von Bakterien und Fußpilz begünstigt).

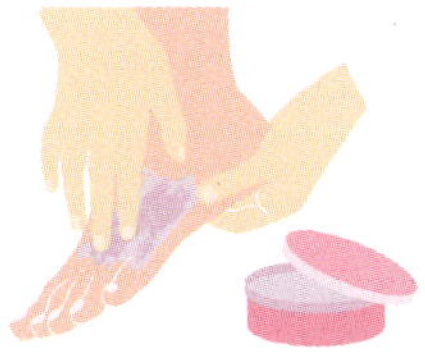

Füße öfter eincremen, jedoch nicht zwischen den Zehen (dort bildet sich sonst eine „feuchte Kammer“).

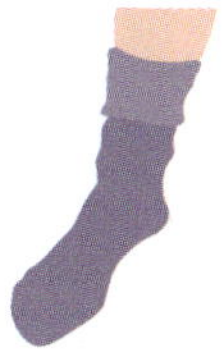

Warmhaltende, nicht einschnürende Socken aus Naturfasern tragen, täglich wechseln.

Abb. aus: Andreae S, von Hayek D, Weniger J. Gesundheits- und Krankheitslehre für die Altenpflege. Thieme; 2015

27

Pflege bei Störungen der Wahrnehmung

KURZFASSUNG

27.1 Erinnern Sie sich ...?

2 der wichtigsten Sinnesorgane des Menschen sind Auge und Ohr. Beide Organe sind die eigentliche Schnittstelle zwischen dem Selbst und seiner Umwelt. Mehr als 90% aller Informationen erreichen das Gehirn durch einen dieser Sinne. Umso deutlicher wird dadurch, wie stark beeinträchtigt ein Mensch bei Störungen dieser Sinnesorgane sein kann.

Lesen Sie im folgenden Kapitel, welche häufigen Störungen es im Bereich dieser beiden Sinnesorgane geben kann, wie diese Störungen untersucht werden und welche besonderen Aspekte es bei der Pflege schwerhöriger und sehbehinderter Menschen zu beachten gilt. Auch bei diesem Thema kann es Ihnen helfen, sich vorab die Anatomie des jeweiligen Sinnesorgans noch einmal zu vergegenwärtigen. Wenn Sie also Lust haben zu wiederholen oder nachzulesen, finden Sie den Aufbau von Auge und Ohr im Unterkapitel Sinnesorgane Auge und Ohr (S. 134).

27.1 Erinnern Sie sich...?

Anatomie der Augen und Ohren (S. 134)

27.2 Untersuchungen der Augen

Bei Augenerkrankungen sind in der Anamnese akute und langsame Sehverschlechterung, Gesichtsfeldeinschränkungen, Rötung des Auges und Schmerzen zu berücksichtigen.

27.2 Untersuchungen der Augen

Bestimmung der Sehschärfe. Um die Sehschärfe zu ermitteln, werden der betroffenen Person Sehzeichen (Optotypen), z. B. sogenannte Landolt-Ringe, in definiertem Abstand (meist 5 m) und bei definierter Helligkeit gezeigt (**Abb. 27.1**).

Sehschärfe: Optotypen werden in definiertem Darbietungsabstand (meist 5 m) und definierter Helligkeit gezeigt (**Abb. 27.1**).

Abb. 27.1 Sehschärfe.

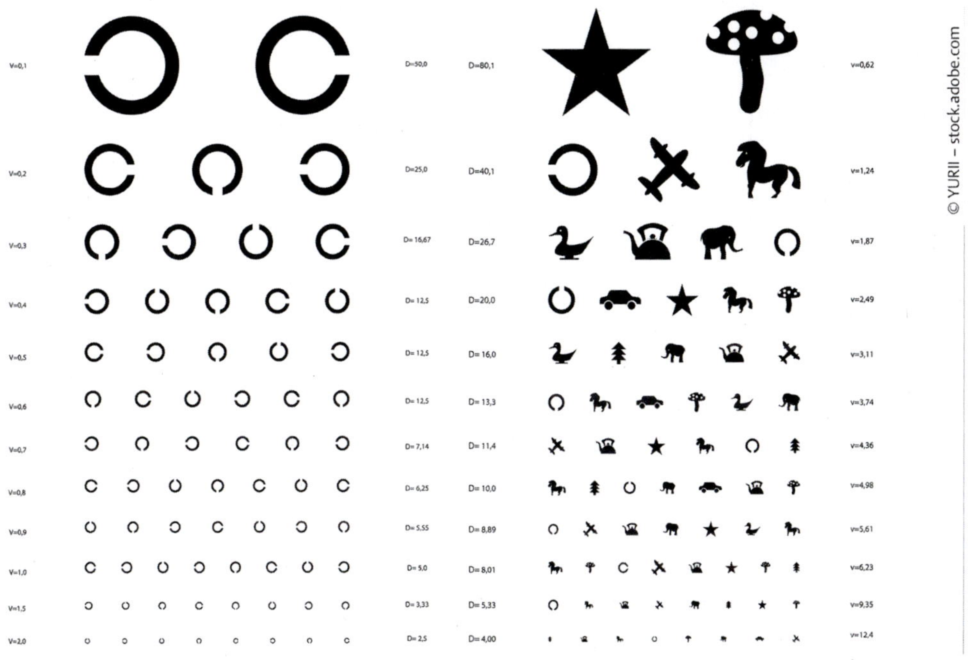

Ermittlung der Sehschärfe mithilfe von Landolt-Ringen und bildhaften Optotypen. *Quelle: YURII – stock.adobe.com*

Untersuchung der Tränensekretion. Dabei wird die normale Zusammensetzung des Tränenfilms und die Tränenmenge überprüft.

- **Schirmer-Test:** Nach dem Abtupfen überschüssiger Tränenflüssigkeit wird ein 3,5 cm langer und 0,5 cm breiter Lackmuspapierstreifen abgeknickt und zwischen äußerem und mittlerem Drittel über die Unterlidkante gehängt (**Abb. 27.2**). Der Patient soll während der Untersuchung ruhig geradeaus blicken.
- **Tränenfilmaufreißzeit (Break-up-time, BUT):** An der Spaltlampe wird ein Kobaltblaufilter vorgeschaltet und der Arzt gibt einen Tropfen sterilen gelbroten Farbstoffs (Fluorescein) in den unteren Bindehautsack. Nach einem Lidschlag wird die Zeit bis zum Reißen des Tränenfilms gemessen (dunkle Flecken im Farbstofffilm).

Tränensekretion: Prüfung der Zusammensetzung des Tränenfilms und der Tränenmenge (**Abb. 27.2**)

Abb. 27.2 Schirmer-Test.

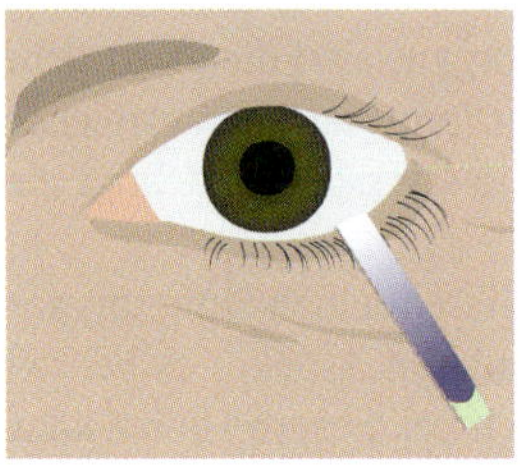

Abb. aus: I care Krankheitslehre. Thieme, 2025

Ableitende Tränenwege: Prüfung der Tränenwege auf Durchgängigkeit (**Abb. 27.3**)

Untersuchung der ableitenden Tränenwege. Dabei werden die Tränenwege unter örtlicher Betäubung (Augentropfen) auf Durchgängigkeit geprüft. Der Untersuchende stellt sich neben den sitzenden Patienten und zieht den seitlichen Lidwinkel nach außen. So kann er das Tränenpünktchen darstellen und es mit einer sterilen Sonde sondieren. Anschließend wird physiologische Kochsalzlösung über eine Tränenwegkanüle injiziert (**Abb. 27.3**).

Abb. 27.3 Spülung der Tränenwege.

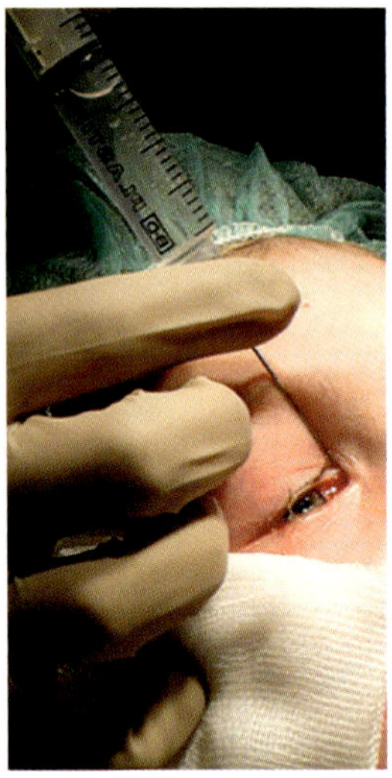

Abb. aus: Welkoborsky H, Wiechens B, Hinni M. Orbita. Thieme; 2015

Lidunterseite: Die Lider werden ektropioniert (umgestülpt) und betrachtet (**Abb. 27.4**)

Untersuchung der Lider. Zur Betrachtung der Lidunterseiten und der oberen und äußeren Bindehautumschlagsfalte müssen die Lider umgestülpt (ektropioniert) werden. Die betroffene Person wird aufgefordert, mit beiden Augen nach unten zu blicken. Der Arzt fasst vorsichtig mit einer Hand die Wimpern, während er das Lid mit der anderen Hand und einem Glasstab am Lidknorpeloberrand vorsichtig nasenwärts eindrückt. Anschließend zieht er die Lidkante herum und kann nun die Lidinnenseite betrachten. Zur Betrachtung des oberen Bindehautsacks kann das Oberlid mit einem speziellen sog. Desmarres-Lidhaken doppelt umgestülpt (doppelt ektropioniert) werden (**Abb. 27.4**). Beim Unterlid schaut der Patient nach oben und das Unterlid wird nach unten gezogen, wodurch der Bindehautsack einsehbar wird.

Abb. 27.4 Doppeltes Umstülpen.

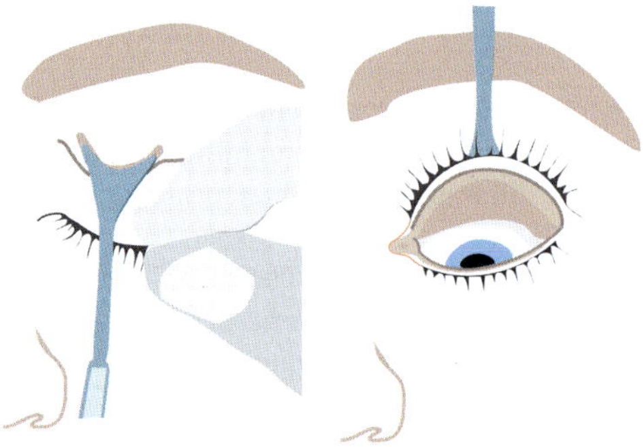

Durch das doppelte Umstülpen (Ektropionieren) können das Oberlid und der Bindehautsack beurteilt werden. *Abb. aus: I care Krankheitslehre. Thieme; 2025 (nach: Burk A, Burk R, Hrsg. Checkliste Augenheilkunde. 7. Auflage. Stuttgart: Thieme; 2023)*

KURZFASSUNG

Untersuchung der Augenvorderabschnitte. Bei der Untersuchung der Augenvorderabschnitte werden die Lider, die Bindehaut, die Lederhaut, die Hornhaut, die Augenvorderkammer und die Augenlinse betrachtet. Dazu genügt entweder das Tageslicht oder der Augenarzt verwendet Handlampen oder die Spaltlampe – ein beidäugiges Mikroskop, das in der Untersuchungseinheit enthalten ist – oder eine Lupe mit einem Ophthalmoskop (**Abb. 27.5**).

Augenvorderabschnitte: Betrachtung von Lid, Bindehaut, Lederhaut, Hornhaut, Augenvorderkammer und Augenlinse mit einer Hand- oder Spaltlampe (**Abb. 27.5**)

Abb. 27.5 Ophthalmoskop.

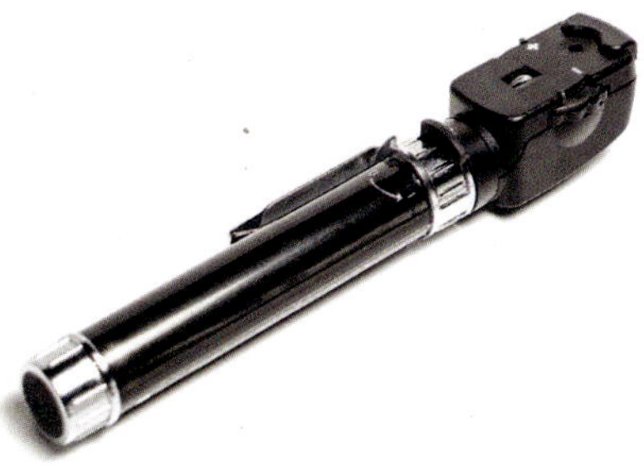

© Henrik Dolle – stock.adobe.com

Quelle: Henrik Dolle – stock.adobe.com

Messung des Augeninnendrucks. Mit der Messung des Augeninnendrucks wird der auf die Augeninnenwand wirkende Druck bestimmt (**Abb. 27.6**). Nachdem betäubende Augentropfen gegeben worden sind, wird der Messkolben des sog. Applanationstonometers auf die Hornhaut aufgesetzt. Das Applanationstonometer misst die Kraft, die erforderlich ist, um die zentralen 7,35 mm^2 der Hornhaut abzuflachen (zu applanieren). Die Messung ist auch ohne Betäubung möglich. Hierzu erfolgt die Applanation über einen kurzen Luftstoß und somit ohne Hornhautkontakt.

Augeninnendruck: Messung des Drucks auf die Augeninnenwand mit dem Applanationstonometer (**Abb. 27.6**)

Abb. 27.6 Messung des Augeninnendrucks.

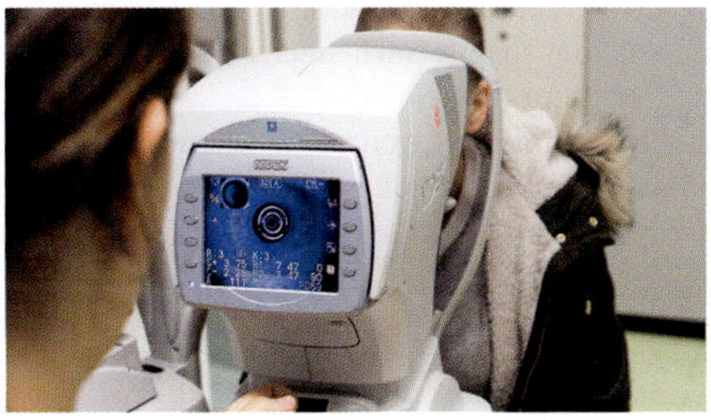

Quelle: K. Oborny, Thieme

Untersuchung des Augenhintergrunds. Diese erfolgt in der Regel bei weiter Pupille (Mydriasis) durch direkte oder indirekte Ophthalmoskopie mittels Ophthalmoskop bzw. Lupe. So können Glaskörper-, Netzhaut-, Aderhaut-, Gefäß- und Sehnervveränderungen sichtbar gemacht werden. Mit dem Dreispiegelkontaktglas können Fundus und Kammerwinkel beurteilt werden.

Augenhintergrund: Darstellung von Glaskörper-, Netzhaut-, Aderhaut-, Gefäß- und Sehnervveränderungen mit Ophthalmoskop oder Dreispiegelkontaktglas

Merke

Pupillen erweiternde Augentropfen dürfen nur verabreicht werden, wenn kein Engwinkelglaukom (grüner Star) vorliegt.

◄ Merke

Untersuchung des Farbsinns. Untersuchungen des Farbsinns erfolgen mit Spezialtafeln oder Spektralfarbenmischapparaten. Auf den farbigen Tafeln werden Zahlen oder Buchstaben in Farben dargestellt. Diese kann ein farbenblinder Mensch nicht oder nur schwer erkennen. Er liest keine oder eine verkehrte Zahl. Der Farbtüchtige erkennt die Zahl dagegen richtig (**Abb. 27.7**).

Farbsinn: Zahlen oder Buchstaben auf Spezialtafeln oder Spektralfarbenmischapparaten können nur vom Farbtüchtigen erkannt werden (**Abb. 27.7**)

Definition

Das **binokulare Gesichtsfeld** ist der Raum, den der Mensch mit beiden Augen gleichzeitig überblicken kann, ohne die Augen zu bewegen.

◄ Definition

Gesichtsfelduntersuchung (Perimetrie). Die Perimetrie kann Gesichtsfelddefekte feststellen. Geräte zur Untersuchung des Gesichtsfeldes werden als Perimeter bezeichnet. Die Untersuchung erfolgt für beide Augen getrennt, das nicht untersuchte Auge wird abgedeckt. Der Patient blickt in eine beleuchtete (definierte Helligkeit) Halbkugel und fixiert mit dem zu untersuchenden Auge eine zentrale Fixationsmarke. An unterschiedlichen Stellen der Halbkugel erscheinen unterschiedlich große Lichtpunkte, durch Knopfdruck zeigt der Patient an, wenn er diese wahrnimmt. Die Untersuchung ist aufmerksamkeitsabhängig.

Gesichtsfelduntersuchung: Diagnose von Gesichtsfelddefekten mit dem Perimeter

Abb. 27.7 **Farbsinn.**

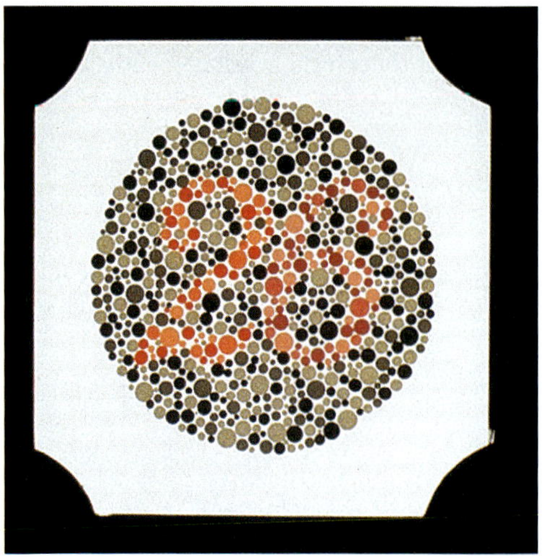

Auf der dargestellten Farbtafel erkennt der „Farbtüchtige“ (farbensehende Mensch) die Zahl 26. *Abb. aus: Lang G, Lang S. Augenheilkunde. Thieme; 2024*

27.3 Untersuchungen der Ohren

27.3 Untersuchungen der Ohren

Zur Untersuchung der Ohren gehört zunächst die Befragung des Patienten (Anamnese), z. B. zu eventuell bestehenden Schmerzen, Ausfluss, Hörminderungen, Ohrgeräusche, Schwindelbeschwerden, Ohrerkrankungen in der Familie oder in der Kindheit.

Körperliche Untersuchung: äußere Untersuchung mit Stirnlampe; zur Untersuchung des Trommelfells wird ein Ohrenspiegel verwendet (**Abb. 27.8**)

Körperliche Untersuchung. Das Ohr wird zunächst auf äußerlich feststellbare Veränderungen untersucht. Bevor der Arzt Untersuchungen im Gehörgang vornimmt, ist die betroffene Person darüber zu unterrichten, da dieser Vorgang unangenehm sein kann. Bei sehr empfindlichen Menschen oder bei Kindern ist es hilfreich, wenn eine zweite Person den Kopf der zu untersuchenden Person mit beiden Händen leicht festhält, um Verletzungen durch Bewegungen zu vermeiden.
Zur Untersuchung des Gehörgangs und des Trommelfells wird ein sogenannter Ohrenspiegel verwendet (**Abb. 27.8**). Der Trichter wird in den Gehörgang eingeführt, indem die Ohrmuschel mit 2 Fingern etwas nach hinten oben gezogen wird. Hierdurch wird die Knickbildung des Gehörganges ausgeglichen und der Trichter kann einfacher eingeführt werden.

Abb. 27.8 Untersuchung von Gehörgang und Trommelfell.

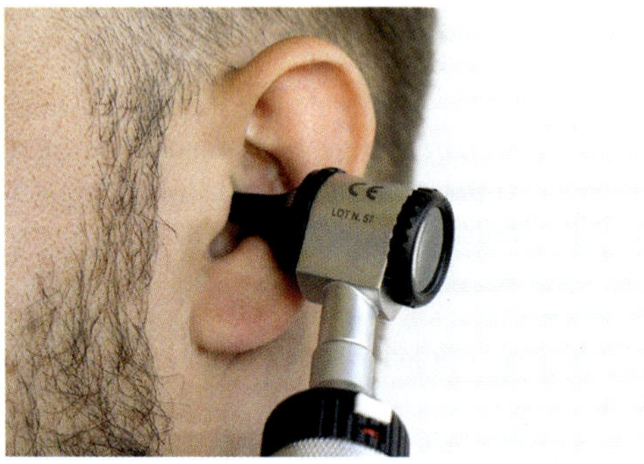

Quelle: K. Oborny, Thieme

Hörprüfung: Bestimmung von Ort, Schweregrad, Art und Ursache einer Hörstörung mit Stimmgabeluntersuchung oder Tonaudiometrie

Hörprüfung. Durch die Hörprüfung können Schweregrad, Art und Ursache der Hörstörung festgestellt werden. Ebenso kann der Ort der Hörstörung benannt werden. Es stehen verschiedene Hörprüfungen zur Verfügung, unter anderem:

- **Stimmgabeluntersuchung** nach Weber: Eine klingende Stimmgabel wird mittig auf den Schädel gehalten. Die Schwingungen werden vom Schädelknochen direkt zum Innenohr übertragen.
- **Tonaudiometrie:** Bei der Tonaudiometrie wird die Hörschwelle bestimmt. Die Erregung des Innenohrs kann auf 2 Wegen erfolgen: Über den Luftweg werden dem Patienten über Kopfhörer Töne unterschiedlicher Frequenz (Tonhöhe) in ansteigender Lautstärke angeboten. Der Schall der Töne wird vom Gehörgang zum Mittelohr und dann zum Innenohr geleitet. Über die Knochenleitung werden dem Patienten über den sog. Knochenschallgeber – dieser wird direkt auf die Schädelknochen aufgesetzt – Schwingungen vermittelt. Das Mittelohr wird umgangen und direkt die Leistung des Innenohrs gemessen. Der Patient gibt ein Zeichen, sobald er den Ton gehört hat.

Sprachaudiometrie. Das Sprachaudiogramm wird in ähnlicher Weise wie das Tonaudiogramm durchgeführt, es werden dem Patienten allerdings Wörter oder Zahlen anstatt Töne angeboten. Geprüft wird der Anteil der richtig verstandenen Wörter oder Zahlen in Abhängigkeit von der Prüflautstärke.

Sprachaudiometrie: Prüfen des Anteils richtig verstandener Wörter/Zahlen in Abhängigkeit von der Prüflautstärke

Tympanometrie. Die Schwingungsfähigkeit des Trommelfells wird ermittelt. Hierzu wird eine Sonde in den Gehörgang eingeführt, welche den Gehörgang luftdicht verschließt. Über die Sonde wird der Druck im Gehörgang verändert und ein akustisches Signal abgegeben, das vom Trommelfell zurückgeworfen wird.

Tympanometrie: Ermittlung der Schwingungsfähigkeit des Trommelfells

Hirnstammaudiometrie. Dabei hört die zu untersuchende Person über einen Kopfhörer Knack-Geräusche. Jedes dieser Geräusche wird im Innenohr von den Haarzellen in ein elektrisches Signal umgewandelt, das über den Hörnerv zum Gehirn fortgeleitet wird. Diese Signale (Ströme) können mit Elektroden wie beim EKG oder EEG abgeleitet und ausgewertet werden.

Hirnstammaudiometrie: Elektrisches Signal wird abgeleitet und ausgewertet

Besonderheiten Kinder

Die Messung der otoakustischen Emissionen und die Hirnstammaudiometrie können ohne die Mithilfe des Patienten erfolgen. Sie sind deshalb besonders zum Einsatz bei Neugeborenen und Kleinkindern geeignet.

◄ Besonderheiten

Gleichgewichtsuntersuchung. In beiden Innenohren befinden sich Gleichgewichtsorgane (Labyrinthe), die die Körperlage und die Beschleunigung im Raum registrieren. Eine Untersuchungsmöglichkeit ist z. B. die **Prüfung der vestibulospinalen Reflexe**,
- z. B. Romberg-Versuch,
- Unterberger-Tretversuch,

Gleichgewichtsuntersuchung: z. B. Romberg-Versuch, Unterberger-Tretversuch

27.4 Häufige Krankheiten der Augen

27.4.1 Grauer Star (Cataracta senilis)

27.4 Häufige Krankheiten der Augen
27.4.1 Grauer Star (Cataracta senilis)

Definition

Beim **grauen Star** (Katarakt) besteht eine Trübung der Linse. Verschiedene Trübungsformen (Kern-, Rinden- und Schalentrübung) werden unterschieden, die Hinweise für eine Begleiterkrankung geben können.

◄ Definition

Ursachen

Am häufigsten ist der graue Star altersbedingt. Neugeborenenkatarakte treten bei Chromosomenanomalien, generalisierten Syndromen oder infolge infektiöser Embryopathien (z. B. Rötelninfektion) auf. Auch Allgemeinerkrankungen oder Unfälle können zu einer Linsentrübung führen.

Ursachen
Am häufigsten ist der graue Star altersbedingt.

Symptome

Der Betroffene klagt über hohe Blendungsempfindlichkeit, Nebligsehen und Sehschärfenminderung. Ist der graue Star voll ausgebildet, erscheint die Pupille nicht mehr schwarz, sondern grauweiß. Dann erkennt der Betroffene nur noch Vorgänge unmittelbar vor dem Auge.

Symptome
Blendungsempfindlichkeit und Nebligsehen.

Therapie

Die Behandlung besteht in der operativen Entfernung der getrübten Linse aus dem Auge. Um volle Sehschärfe zu erreichen, ist die Brechkraft der entfernten Linse (circa 20 Dioptrien) zu ersetzen. Dafür bieten sich 3 Möglichkeiten an:
- **Implantat:** Eine künstliche Linse wird in den zurückgebliebenen Kapselsack eingesetzt (in circa 90 % der Fälle).
- **Kontaktlinse:** Die fehlende Brechkraft des linsenlosen Auges wird durch eine Kontaktlinse ersetzt, z. B. wenn zusätzliche Augenerkrankungen vorliegen oder die oben genannte Implantation nicht erfolgen kann (häufig bei Kleinkindern).
- **Starbrille:** Diese bedeutet jedoch eine erhebliche Behinderung infolge einer Gesichtsfeldeinschränkung und Netzhautbildvergrößerung. Die Gewöhnung an das veränderte Raumgefühl ist schwierig und langwierig.

Therapie
Meist wird die Linse entfernt und durch ein Implantat ersetzt.

27.4.2 Grüner Star (Glaukom)

27.4.2 Grüner Star (Glaukom)

Definition

Dem **Glaukom** liegt eine fortschreitende Schädigung des Sehnervs mit entsprechenden Gesichtsfeldausfällen zugrunde, die zur Erblindung führen kann. Ursache ist ein erhöhter Augeninnendruck, weil der Abfluss des Kammerwassers gestört ist.

◄ Definition

27

Ursachen

Der erhöhte Augeninnendruck wird durch eine Störung des Kammerwasserabflusses verursacht.

Ursachen

Beim primär chronischen Offenwinkelglaukom besteht ein degenerativ bedingter, erhöhter Abflusswiderstand im sog. Schlemm-Kanal, der zu einer Druckerhöhung führt.
Beim Winkelblockglaukom (Engwinkelglaukom) ist der Kammerwinkel verlegt und blockiert, sodass der Kammerwasserabfluss behindert wird. Eine durch Medikamente hervorgerufene Pupillenerweiterung kann bei flacher Vorderkammer zu einem Glaukomanfall führen.

Symptome

Zu Beginn treten keine Symptome auf.

Später kommt es aufgrund des hohen Augeninnendrucks zur Schädigung des Sehnervs mit Gesichtsfeldeinschränkungen.

Symptome

Das Weitwinkelglaukom beginnt schleichend und symptomlos. Die Früherkennung ist nur durch eine routinemäßige Messung des Augeninnendrucks ab dem 35. Lebensjahr möglich. Da eine rechtzeitige Behandlung oft versäumt wird, ist es in den westlichen Ländern die zweithäufigste Erblindungsursache (circa 15–20 % der Fälle).
Durch den erhöhten Augeninnendruck wird der Sehnerv geschädigt und das Gesichtsfeld eingeschränkt. Die Ausfälle finden sich zunächst nur an typischer Stelle des Gesichtsfelds, vergrößern sich jedoch fortlaufend. Das zentrale Sehen bleibt noch Jahre erhalten. Die Gesichtsfeldeinschränkung wird vom Betroffenen oft erst im Spätstadium bemerkt und ist dann nicht mehr rückgängig zu machen. Der Erkrankte sieht die Umgebung zum Schluss ähnlich wie durch eine Röhre (**Abb. 27.9 b**). Er ist dadurch unfallgefährdet und stolpert z. B. über Gegenstände am Boden.

Abb. 27.9 Gesichtsfeldeinschränkung.

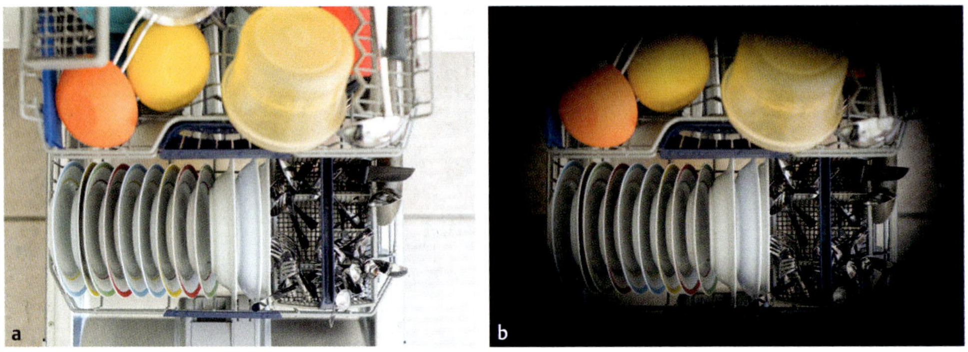

Normale Sicht und bei Weitwinkelglaukom. *Quelle: K. Oborny, Thieme*

a Sicht eines Normalsichtigen.

b Gesichtsfeldeinschränkung bei Weitwinkelglaukom; zentrale Punkte werden noch wahrgenommen, die Umgebung jedoch nicht.

Therapie

Angestrebt wird eine lokale Therapie mit Augentropfen, bei erfolgloser Therapie wird operiert.

Therapie

Angestrebt wird eine lokale Therapie mit Augentropfen. Je nach Präparat wird der Kammerwasserabfluss verbessert oder/und die Kammerwasserproduktion vermindert und dadurch der Augeninnendruck gesenkt. Der Patient muss die Therapie meist lebenslang weiterführen. Wenn keine ausreichende Drucksenkung herbeigeführt werden kann, wird operiert (z. B. filtrierende oder fistulierende Glaukomoperationen, Laser- und Kältebehandlung).

Merke ▸

Merke

Nur eine lebenslange, pünktlich angewandte medikamentöse Therapie (Anwendung von Augentropfen) kann das Fortschreiten des Glaukoms verhindern. Die regelmäßige und pünktliche Applikation der Augentropfen ist eine wichtige pflegerische Aufgabe.

Akuter Glaukomanfall

Ein akuter Glaukomanfall ist ein Notfall. Der Patient kann erblinden.

Akuter Glaukomanfall

Beim Winkelblockglaukom steigt durch eine plötzliche Blockade des Kammerwasserabflusses der Augeninnendruck schnell auf sehr hohe Werte.
Es setzen akut folgende Symptome ein:

- starker Schmerz und Rötung des Auges
- hochgradige Sehverschlechterung
- heftige Kopfschmerzen bis hin zu Übelkeit und Erbrechen

Bei einem akuten Glaukomanfall ist der Patient sofort zu behandeln, da er andernfalls innerhalb weniger Tage erblinden kann.

27.4.3 Altersabhängige Makuladegenration

Definition

Fortschreitende Degeneration der Makula (gelber Fleck in der Netzhautmitte, Ort des schärfsten Sehens).

Merke

Die Makuladegeneration ist die häufigste Ursache für schwere Sehbehinderung und Erblindung bei Menschen über 70.

Ursachen

Die häufigste Form der Makuladegeneration ist die sogenannte **„trockene" Form**, bei der es mit zunehmendem Alter zur **Ablagerung von Stoffwechselprodukten** (Drusen) in der Makula kommt. Bei der **„feuchten" Verlaufsform** wachsen **abnormale Blutgefäße** in die Makula ein. Aus diesen undichten Gefäßen tritt dann Flüssigkeit in die Netzhaut aus; die Folge ist eine zunehmende Sehverschlechterung.

Symptome

Bemerkt wird eine langsame **Sehverschlechterung**, besonders des zentralen Sehens (**Abb. 27.10**). Die flüssigkeitsbedingte Schwellung der Netzhaut bei der „feuchten" Form führt zu einer Verzerrung des Sehens: So erscheinen gerade Linien als gewellt oder verbogen. Im weiteren Verlauf kommt es zur zunehmenden Sehbeeinträchtigung bis hin zum Verlust der Lesefähigkeit.

Abb. 27.10 Sehverschlechterung bei Makuladegeneration.

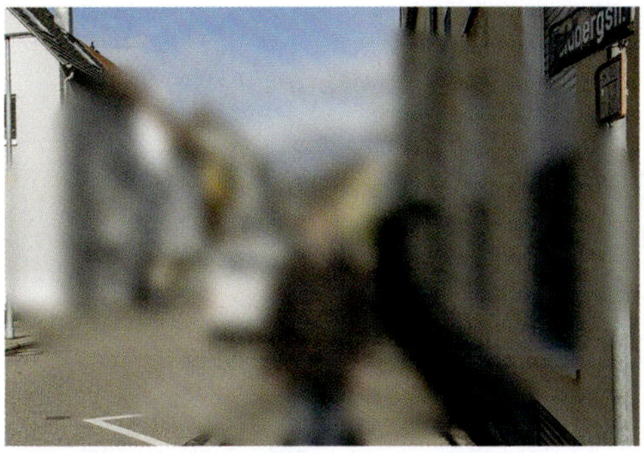

Einschränkung des zentralen Sehens. *Quelle: K. Oborny, Thieme*

Therapie

Eine wirksame medikamentöse Therapie gibt es nicht. Bei der trockenen Makuladegeneration werden teils hochdosierte Nahrungsergänzungsmittel empfohlen.
Die neu gebildeten Blutgefäße bei der feuchten Makuladegeneration lassen sich teils durch regelmäßige Injektionen von Medikamenten in den Glaskörper des Auges, welche die Neubildung von Blutgefäßen verhindern aufhalten.
Die Anpassung von stark vergrößernden Sehhilfen hilft den meisten Patienten, ihren Alltag lange Zeit zu meistern.

27.4.4 Netzhautablösung

Definition

Bei der **Netzhautablösung** trennt sich die Netzhaut vom retinalen Pigmentepithel (= einschichtiges Epithel, Trennschicht zwischen Netzhaut und Aderhaut).

Ursachen

Ursachen können sein:
- Riss in der Netzhaut (rhegmatogene Netzhautablösung, am häufigsten)
- Zug durch bindegewebige Stränge, die sich infolge von Blutungen und Entzündungen zwischen Glaskörper und Netzhaut ausbilden (traktive Netzhautablösung)
- Flüssigkeitsansammlungen (Exsudat) zwischen sensorischer Netzhaut und Pigmentepithel (exsudative Netzhautablösung). Ursache können Tumoren (z. B. Aderhautmelanom) und entzündliche Erkrankungen (z. B. Entzündungen der Lederhaut) sein.

Kurzfassung:

27.4.3 Altersabhängige Makuladegenration

◄ Definition

◄ Merke

27.4.4 Netzhautablösung

◄ Definition

Ursachen
- Riss in der Netzhaut
- Membranen unter, auf und über der Netzhaut oder im Glaskörperraum
- Absonderungen (Exsudationen) oder Metastasen

Symptome

Blitze oder rotschwarze Punkte

Therapie

Die Therapie erfolgt operativ.

27.4.5 Pflege bei Augenerkrankungen

Augenpflege

Durch die Augenpflege werden Wundsekret sowie Salben- und Tropfenreste entfernt.

Benötigt werden:
- kleines Gefäß mit lauwarmem Wasser oder physiologischer Kochsalzlösung
- pro Auge mindestens 2 Tupfer
- Abfallbehälter oder Nierenschale
- Augensalbe oder Augentropfen nach Anordnung
- Einmalhandschuhe

Instillation von Augenmedikamenten

Augenmedikamente sind immer patientenbezogen zu verwenden. Man unterscheidet Augentropfen und Augensalbe.

Merke ►

Symptome

Symptome einer Netzhautablösung sind:
- Sehen von Lichtblitzen, die durch den Zug des schrumpfenden Glaskörpers oder fibröse Membranen ausgelöst werden
- Sehen von Rußregen (zahlreiche schwarze Punkte) infolge von Gefäßeinrissen
- Gesichtsfeldausfall, der sich vergrößert (meist von unten wachsender Schatten)
- Sehverschlechterung, wenn die Netzhautmitte (Makula) von der Ablösung mit betroffen ist

Therapie

Mit speziellen Netzhautoperationen (Plombe, Cerclage, Vitrektomie) kann die Netzhaut heute meistens wieder angelegt werden. Unbehandelt führt eine Netzhautablösung häufig zur Erblindung.

27.4.5 Pflege bei Augenerkrankungen

Augenpflege

Die Augenpflege ist eine spezielle Form der Augenreinigung. Sie entfernt Salben- und Tropfenreste von Ober- und Unterlidhaut des Auges.

Material. Zur Augenpflege werden folgende Materialien vorbereitet (**Abb. 27.11**):
- kleines Gefäß mit lauwarmem Wasser oder physiologischer Kochsalzlösung (**kein** Kamillenblütenaufguss, Gefahr von Kontaktallergien),
- mehrere sterile Tupfer, pro Auge mindestens 2 Stück,
- Abfallbehälter oder Nierenschale,
- nach ärztlicher Verordnung desinfizierende oder antibiotische Augensalbe oder Augentropfen,
- Einmalhandschuhe (Sekret kann infektiös sein).

Abb. 27.11 Augenpflege.

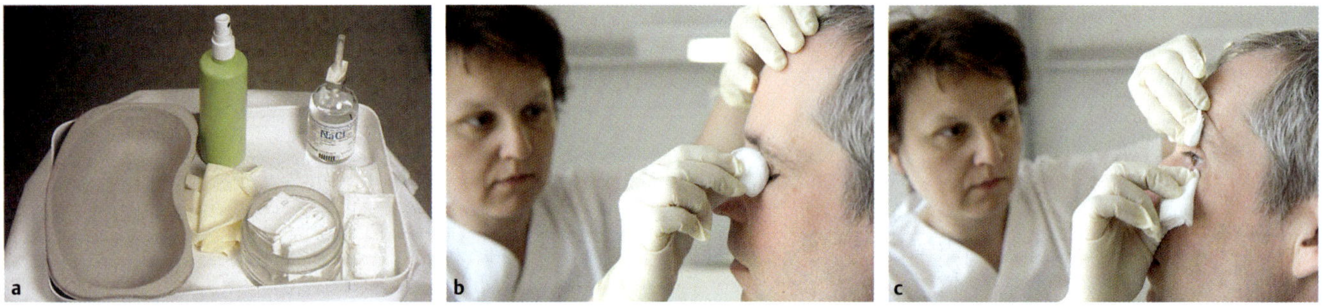

a Das gesamte benötigte Material wird vorbereitet. Der Pflegende zieht Einmalhandschuhe an und informiert den Pflegeempfänger über die Maßnahme.
b Das Ober- und Unterlid wird zunächst bei geschlossenem Auge gereinigt. Dazu wird für jedes Auge jeweils ein frischer, vorher befeuchteter Tupfer genommen. Es wird immer vorsichtig vom äußeren zum inneren Augenwinkel entlang der Lidränder gestrichen. Gereinigt wird, bis die Verklebungen gelöst sind.
c Nun erfolgt die Reinigung bei geöffnetem Auge. Dabei muss unbedingt darauf geachtet werden, dass der Augapfel nicht berührt wird (dabei kann die Hornhaut verletzt werden). Das Auge wird mit einem trockenen Tupfer nachgetrocknet.
Quelle: W. Krüper

Instillation von Augenmedikamenten

Es gibt Augentropfen und Augensalben. Augenmedikamente sind immer patientenbezogen zu verwenden (**Abb. 27.12**). Häufig werden sie in einer Dose aufbewahrt, die mit dem Namen des Patienten versehen wird.

Merke

Werden Augenmedikamente verabreicht, gilt die **6-R-Regel:** **R**ichtiger Patient, **r**ichtiges Auge, **r**ichtiges Medikament zum **r**ichtigen Zeitpunkt, **r**ichtige Applikationsform, **r**ichtige Dokumentation.

Material
- Händedesinfektionsmittel
- Einmalhandschuhe
- sterilisierte Tupfer
- Abwurf
- Augentropfen bzw. Augensalbe

Abb. 27.12 Anbruch von Medikamenten.

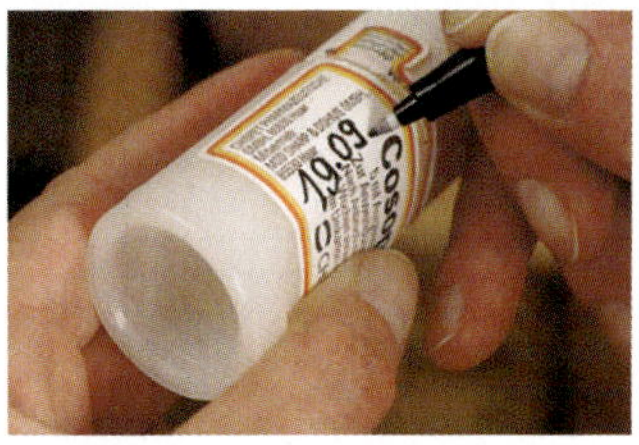

Neue Tropfen- oder Salbenpackungen werden mit dem Anbruchdatum versehen. *Abb. aus: Schewior-Popp S, Sitzmann F, Ullrich L. Thiemes Pflege. Thieme; 2020*

Durchführung. Nach der Händedesinfektion und dem Überstreifen der Einmalhandschuhe wird der Pflegeempfänger gebeten, den Kopf in den Nacken zu legen und nach oben zu sehen. Kontaktlinsen sind bis auf wenige Ausnahmen vor dem Verabreichen von Augenmedikamenten zu entfernen. Konservierungsstoffe und Medikamente können sich v.a. in weichen Kontaktlinsen anreichern, dadurch können sich die Kontaktlinsen verfärben.

Das Unterlid wird mithilfe eines Tupfers nahe dem Wimpernrand leicht nach unten gezogen, sodass der untere Bindehautsack zu sehen ist. Dabei stützt der Pflegende die Hand, die das Tropffläschchen oder die Salbentube hält, an der Stirn des Pflegeempfängers ab, um Verletzungen durch unkontrollierte Bewegungen des Patienten zu vermeiden (**Abb. 27.13**).

- **Augentropfen:** Diese werden aus dem senkrecht gehaltenen Fläschchen in den unteren Bindehautsack geträufelt. Die Tropfflasche darf dabei weder Wimpern, Lidränder oder Bindehaut noch Hornhaut berühren. Durch leichten Druck auf das Tränenkanälchen unmittelbar nach Verabreichen der Tropfen (circa 30 Sekunden) wird der direkte Abfluss des Wirkstoffs verhindert und er kann besser wirken.
- **Augensalbe:** Um Augensalbe zu verabreichen, wird ein etwa 0,5 cm langer Salbenstrang direkt aus der Tube in den unteren Bindehautsack gegeben. Nach dem Eingeben (Instillieren) wird der Pflegeempfänger gebeten, bei noch zurückgezogenem Unterlid nach unten zu sehen. Dadurch verteilt sich die Salbe in der unteren Umschlagsfalte und wird nicht aus dem Auge herausgepresst.

Praxistipp

Wie gehe ich vor, wenn der Patient Augentropfen und Augensalbe gleichzeitig erhalten soll?

Sollen sowohl Augentropfen als auch Augensalben zum selben Zeitraum verabreicht werden, werden Augentropfen zuerst gegeben, da sie nach der Salbengabe sonst nicht mehr so gut vom Auge aufgenommen werden können.

Überschüssige Tropfen oder Salbe sind vorsichtig mit einem sterilisierten Zellstofftupfer abzuwischen. Die gebrauchten und kontaminierten Tupfer werden abgeworfen. Abschließend wird der Pflegeempfänger noch darüber informiert, dass das Nachwischen mit Fingern oder Taschentüchern zur Keimverschleppung führen kann und er dies deshalb unterlassen sollte.

- Händedesinfektion, Anlegen von Einmalhandschuhen
- Pflegeempfänger legt Kopf in den Nacken
- Unterlid mithilfe eines Tupfers leicht nach unten ziehen
- die Hand, die das Tropffläschchen oder die Salbentube hält, dabei an der Stirn des Pflegeempfängers abstützen (**Abb. 27.13**)
- Augentropfen aus dem senkrecht gehaltenen Fläschchen in den unteren Bindehautsack träufeln ohne Wimpern, Lidränder, Bindehaut oder Hornhaut zu berühren
- Augensalbe: 0,5 cm langen Salbenstrang direkt aus der Tube in den unteren Bindehautsack geben. Pflegeempfänger bitten, nach unten zu sehen.

◄ Praxistipp

Nachdem Tropfen oder Salbe in das Auge eingebracht wurden, darf der Pflegeempfänger nicht nachwischen (Gefahr der Keimverschleppung).

Abb. 27.13 Verabreichen von Augentropfen und Augensalben.

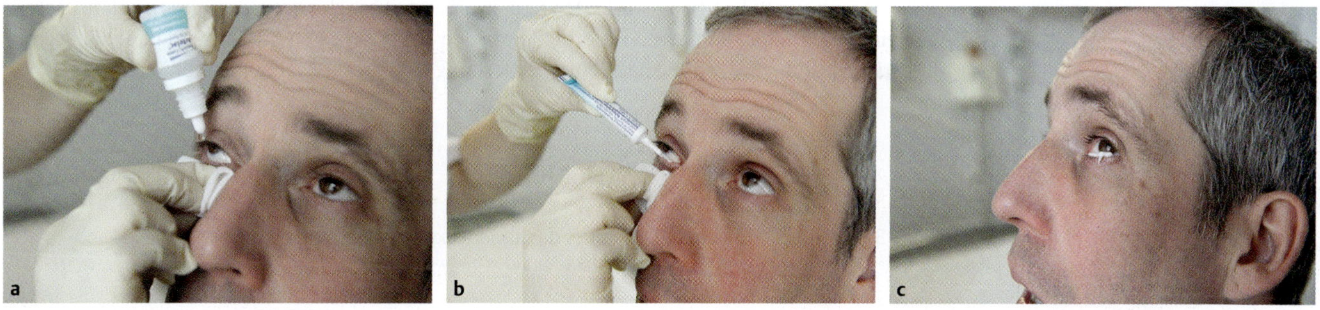

Augentropfen und Augensalben werden auf unterschiedliche Weise verabreicht (nachgestellte Situation). *Quelle: W. Krüper, Thieme*

a Einträufeln von Augentropfen,

b Einbringen von Augensalbe.

c Der Pflegeempfänger wird gebeten, nach rechts, links und unten zu blicken.

Augenverbände

Augenverbände befestigen Wundauflagen und stellen das Auge ruhig.

- **Lochkapselverband:** sterilisierte, mit Löchern versehene, gewölbte Plastikkapsel auf sterilisiertem Lochpolster
- **geschlossener Augenverband:** undurchsichtige, sterile, ovale Augenkompresse
- **Uhrglasverband:** durchsichtiges, uhrglasförmiges Plexiglas, gebrauchsfertig von breiten Heftpflasterstreifen eingefasst (**Abb. 27.14 b**)
- **Druckverband:** zusammengefaltete sterile Augenkompresse und/oder Pflaumentupfer auf geschlossenem Auge, mit einem geschlossenen Verband fest auf der Haut befestigt
- **Rollverband:** stärkt den Druckverband durch kreisförmiges (zirkuläres) Anlegen einer elastischen kohäsiven Fixierbinde um den Kopf (**Abb. 27.14 a**). Er wird in der Regel nur am ersten postoperativen Tag nach einer Entfernung des Augapfels (Enukleation) angelegt.

Merke ►

Praxistipp ►

Augenverbände

Augenverbände befestigen Wundauflagen und stellen das Auge ruhig. Welcher Verband gewählt wird, entscheidet immer der behandelnde Arzt (**Abb. 27.14**).

Abb. 27.14 Augenverbände.

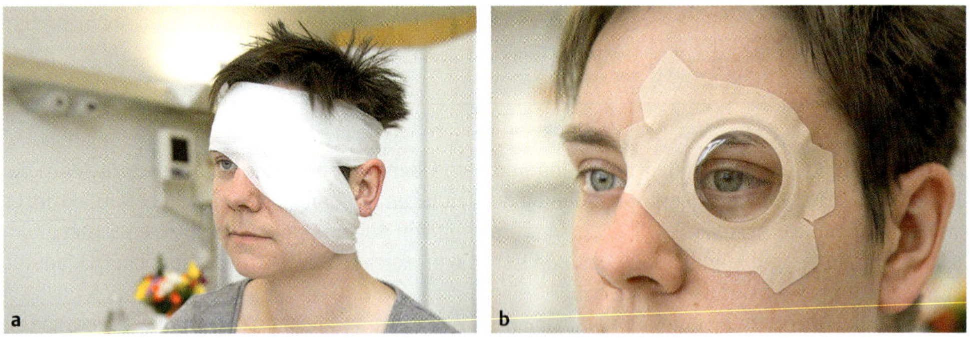

Quelle: W. Krüper, Thieme
a Rollverband,
b Uhrglasverband.

Material

- hautfreundliches Pflaster
- Verbandschere
- sterile Augenkompressen
- je nach Verbandart 1–2 elastische Binden, Lochpolster, Lochkapsel oder Uhrglas

Durchführung

- **Lochkapselverband:** Eine sterilisierte, mit Löchern versehene und gewölbte Plastikkapsel wird auf ein sterilisiertes Lochpolster aufgelegt und mit einem hautfreundlichen Pflasterstreifen befestigt. Dabei liegt die Spitze der Kapsel oben zur Nase hin (nasal) und die runde Seite unten in Richtung Schläfen (temporal) auf der Gesichtshaut auf.
- **geschlossener Augenverband:** Eine undurchsichtige und sterile ovale Augenkompresse wird aufgelegt und mit hautschonenden Pflasterstreifen festgehalten. Ein fester beidseitiger Augenverband unterstützt z. B. bei einer Hornhautverletzung die Heilung dadurch, dass der Patient nicht blinzeln kann und die Augenbewegungen reduziert sind.
- **Uhrglasverband:** Als Uhrglasverband wird ein durchsichtiges, uhrglasförmiges Plexiglas bezeichnet, das gebrauchsfertig von breiten Heftpflasterstreifen eingefasst ist (**Abb. 27.14 b**). Die Innenseite des uhrglasförmigen Plexiglases beschlägt nach kurzer Zeit mit Wassertropfen, so entsteht eine feuchte Kammer.
- **Druckverband:** Zunächst wird eine zusammengefaltete sterile Augenkompresse und/oder ein Pflaumentupfer auf das geschlossene Auge aufgelegt und anschließend mit einem geschlossenen Verband fest auf der Haut befestigt.
- **Rollverband:** Der Rollverband stärkt den Druckverband durch das kreisförmige (zirkuläre) Anlegen einer elastischen kohäsiven Fixierbinde um den Kopf (**Abb. 27.14 a**). Er wird in der Regel nur am ersten postoperativen Tag nach einer Entfernung des Augapfels (Enukleation) angelegt.

Merke

Beim Druck- und Rollverband muss das abgedeckte Lid geschlossen bleiben.

Praxistipp

Wie kann ich einen Augenverband möglichst sanft und schmerzlos entfernen?

Der Augenverband wird entfernt, indem das Pflaster langsam abgezogen wird. Um die empfindliche Gesichtshaut zu schützen, sollten Sie mit ihrer freien Hand die Haut am Pflasterrand unter leichter Gegenspannung halten.

27.4.6 Sehbehinderungen und Blindheit

Formen der Sehbehinderung

Fehlsichtigkeit. Zu den verschiedenen Formen der Fehlsichtigkeit (Ametropie) gehören z. B.:
- **Myopie:** Die Kurzsichtigkeit wird mit Minusgläsern in der Brille oder Kontaktlinsen ausgeglichen.
- **Hyperopie:** Die Übersichtig- bzw. Weitsichtigkeit wird ebenfalls mit Kontaktlinsen oder einer Brille ausgeglichen. Diese enthält sogenannte Plusgläser.
- **Astigmatismus:** Die Stabsichtigkeit („Hornhautverkrümmung") wird mit Zylindergläsern in der Brille ausgeglichen.

Farbsinnstörungen. Ist der Farbsinn normal, werden alle Farben des Farbraums, der sich aus den Primärfarben Rot, Grün und Blau zusammensetzt, richtig erkannt (Trichromasie). Abweichungen sind:
- **Anomale Trichromasie:** Es besteht eine Farbschwäche, bei der Menschen Rot und Grün nicht richtig unterscheiden.
- **Deuteranomalie:** Etwa 5 % der männlichen Bevölkerung leiden an einer sogenannten Grünschwäche.
- **Dichromasie:** Eine angeborene oder erworbene Rot-, Grün- oder Blaublindheit liegt vor, wenn die jeweilige Farbe überhaupt nicht gesehen werden kann.

Gesichtsfeldausfälle. Sie werden auch als Skotome bezeichnet. Diese können absolut (= es wird keine Lichtmarke wahrgenommen) und relativ (= reduzierte Wahrnehmung) sein. Sie beeinträchtigen das Sehvermögen erheblich: Ein Zentralskotom tritt auf infolge einer fortgeschrittenen Makuladegeneration oder bei einer Sehnervenentzündung (bei Multipler Sklerose): Fixierte Objekte im Gesichtsfeldzentrum werden nicht oder reduziert wahrgenommen, die Lesefähigkeit ist vermindert.
Bei einer konzentrischen Einschränkung fällt das Gesichtsfeld in der Peripherie aus (z. B. bei Glaukom, Retinitis pigmentosa). Die Orientierung im Raum wird dadurch erheblich erschwert (**Abb. 27.9 b**). In extremen Fällen geht auch die Lesefähigkeit verloren.

Nachtblindheit. Eine Nachtblindheit (Nyktalopie) tritt als Folge einer Schädigung der Netzhautstäbchen auf.

Doppelbilder. Doppelbilder (Diplopie) entstehen durch Lähmungen einzelner oder mehrerer Augenmuskeln. Sie stellen eine erhebliche Beeinträchtigung des Patienten dar.

Augenzittern. Unter Augenzittern (Nystagmus) versteht man ein rhythmisches Hin- und Herbewegen des Auges. Eine physiologische Form ist der optokinetische Nystagmus (normaler Nystagmus, der auftritt, wenn man bewegte Gegenstände mit den Augen verfolgt). Pathologische Formen können angeboren oder erworben sein (z. B. bei Hirnstammerkrankungen oder Sehverlust).

Definition

Als **blind** im Sinne des Gesetzes gelten Personen,
- bei denen angeboren oder erworben das Sehvermögen völlig fehlt oder
- deren Sehschärfe entweder auf dem besseren Auge nicht mehr als 2 % beträgt oder deren dauerhafte Störungen des Sehvermögens einer Herabsetzung der Sehschärfe auf 2 % entsprechen (z. B. bei ausgeprägter Gesichtsfeldeinschränkung).

Ein Mensch ist vollständig erblindet (Amaurose), wenn er kein Licht mehr wahrnimmt und die Pupillen nicht mehr auf direkten Lichteinfall reagieren.
Die häufigsten Ursachen für Erblindungen sind
- die altersabhängige Makuladegeneration (AMD = Veränderungen am Punkt des schärfsten Sehens),
- das Glaukom und
- die Retinopathia diabetica (= durch die Zuckerkrankheit hervorgerufene Ablösung der Netzhaut).

Kurzfassung

27.4.6 Sehbehinderungen und Blindheit

Formen der Sehbehinderung

Fehlsichtigkeit (Ametropie):
- **Myopie:** Kurzsichtigkeit
- **Hyperopie:** Weitsichtigkeit
- **Astigmatismus:** Stabsichtigkeit („Hornhautverkrümmung")

Farbsinnstörungen:
- Anomale Trichromasie: Rot-Grün-Schwäche
- Deuteranomalie: Grünschwäche
- Dichromasie: Rot-, Grün- oder Blaublindheit

Gesichtsfelddefekte:
- **Zentralskotom:** Objekte im Gesichtsfeldzentrum unscharf
- **Röhrengesichtsfeld:** Objekte nur in der Peripherie unscharf (**Abb. 27.9 b**).

Nachtblindheit: Netzhautstäbchen geschädigt

Doppelbilder: Lähmung von Augenmuskeln

Augenzittern: rhythmisches Hin- und Herbewegen des Auges

◄ Definition

Kann ein Mensch kein Licht mehr wahrnehmen, ist er vollständig blind. Häufigste Ursachen sind altersabhängige Makuladegeneration, Glaukom und Retinopathia diabetica.

Pflege von Menschen mit Sehbehinderung oder Blindheit
Erblindet ein Mensch, ist er sehr **unsicher**. Er muss lernen, andere Sinne vermehrt einzusetzen.

Pflegende **stellen sich immer vor**, wenn sie das Zimmer betreten.

27

Zu Hilfsangeboten und Hilfsmitteln beraten
Der sehbehinderte oder blinde Mensch wird über mögliche Hilfsmittel und Hilfsangebote informiert.

Pflege von Menschen mit Sehbehinderung oder Blindheit

Während ein früh oder bereits lange erblindeter Mensch gelernt hat, seine anderen Sinne wie Gehör, Tast-, Geruchs- und Geschmackssinn vermehrt einzusetzen, und sich in vertrauter oder fremder Umgebung rasch zurechtfindet, ist der neu Betroffene sehr unsicher. Er muss zunächst lernen, seine Situation zu akzeptieren.
Besonders ist darauf zu achten, dass der Pflegende sich jedes Mal vorstellt, wenn er das Zimmer des Patienten oder Bewohners betritt. Der sehbehinderte oder blinde Mensch kann nicht erkennen, wer hereinkommt.

Zu Hilfsangeboten und Hilfsmitteln beraten

Die Pflegenden beraten den sehbehinderten oder blinden Menschen und dessen Angehörige z. B. zu Betroffenenverbänden wie dem DBSV (Deutschen Blinden- und Sehbehindertenverband e. V.) und zu weiteren spezifischen Angeboten.

Hilfsmittel

- Optische Hilfsmittel z. B. Hand- und Standlupen sowie Bifokallupenbrillen und Fernrohrlupenbrillen können zur Wiederherstellung der Lesefähigkeit beitragen.
- Elektronische Lesehilfen kommen zum Einsatz, wenn optische Hilfsmittel versagen. Dazu gehören Fernsehlesegeräte und Texterkennungssysteme, die Text einscannen und als Sprache ausgeben.
- Braille-Schrift (sog. „Blindenschrift“), bei der Punktmuster-Codes für Buchstaben, Zahlen und Zeichen so in Papier gepresst sind, dass sie als Erhöhung mit den Fingerspitzen abgegriffen werden können (**Abb. 27.15 b**)
- spezielle Personalcomputer (PC) mit Spezialdrucker, die Texte einscannen und in Braille-Schrift umsetzen
- der Einsatz von Hörbüchern, in Blindenhörbüchereien können Bücher ausgeliehen werden
- Orientierungs- und Mobilitätstraining mit dem Einsatz von Lang- bzw. Blindenstock und Blindenhund

Abb. 27.15 Hilfsmittel.

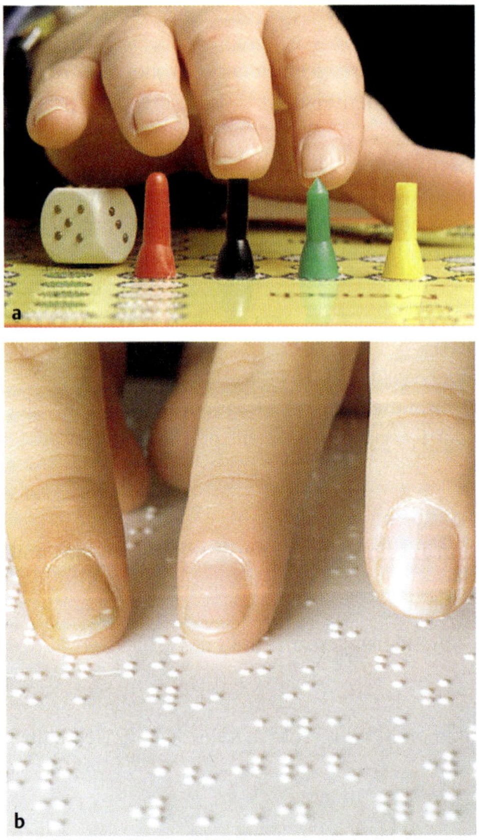

Spezielle Hilfsmittel für Menschen mit Sehbehinderung oder blinde Menschen können die Bewältigung des Alltags erleichtern. *Quelle: Thieme*
a Taktiles Brettspiel.
b Buch in Braille-Schrift.

Praxistipp

Wie kann ich einen sehbehinderten bzw. blinden Menschen bei den Lebensaktivitäten unterstützen?

- Führen Sie zunächst den Pflegeempfänger und seine Angehörigen in den wichtigsten Räumen der Station oder des Pflegebereichs und in seinem Zimmer herum.
- Geben Sie dem Pflegeempfänger die Möglichkeit, sich mit den Gegenständen des Zimmers und der Pflegestation bekannt zu machen.
- Beschreiben Sie Hindernisse oder Besonderheiten ganz konkret. Wählen Sie z. B. statt: „Im Zimmer steht auch ein Tisch“ eine genauere Aussage wie: „Direkt rechts neben Ihnen steht ein Tisch mit einer Blumenvase in der Mitte.“
- Falls die Nummer des Patienten- bzw. Bewohnerzimmers nicht ertastet werden kann, bringen Sie zur Wiedererkennung einen Gegenstand an, der tastbar ist.
- Sorgen Sie dafür, dass die Rufanlage für den sehbehinderten Menschen ohne Probleme erreich- und tastbar ist.
- Ist der blinde Mensch mit seinen Kleidungsstücken nicht vertraut, beschreiben Sie ihm Art und Farbe der Kleidung und assistieren Sie ihm bei der Zusammenstellung und bei der Frisur.
- Beschreiben Sie die Speisen im Uhrzeigersinn: „Bei 3 Uhr finden Sie das Gemüse, die Kartoffeln bei 7 Uhr und bei 11 Uhr das Fleisch. Die Salatschale mit dem Gurkensalat steht auf dem Tablett links oben, das Dessertschälchen mit dem Vanillepudding rechts oben.“
- Wenn der Pflegeempfänger es wünscht, können Sie auch seine Hand an das Besteck und den Teller heranführen oder ihm z. B. das Fleisch in mundgerechte Stücke schneiden. Gläser sollten Sie nur bis zur Hälfte füllen.
- Beschreiben Sie dem sehbehinderten Menschen jeweils den aktuell geplanten Weg und informieren Sie ihn über kommende Hindernisse.
- Unterstützen Sie den Pflegeempfänger, indem Sie ihn führen. Dazu hakt der sehbehinderte oder blinde Mensch sich bei Ihnen ein.
- Möchte sich der Betroffene setzen, führen Sie seine Hand an die Stuhllehne heran, sodass er sich die Sitzfläche selbst ertasten kann.

◂ Praxistipp

Zur Handhabung einer Augenprothese anleiten

Zur Handhabung einer Augenprothese anleiten

Definition

Bei einer **Enukleation** wird ein Körperteil operativ aus einer Kapsel entfernt, z. B. der Augapfel aus den umgebenden Geweben.

◂ Definition

Definition

Augenprothesen sind Schalen aus Glas oder Kunststoff. Sie werden anstelle des Augapfels als Platzhalter und/oder aus kosmetischen Gründen in die vordere Augenhöhle zwischen Augenlidern und Bindehautauskleidung der Enukleationshöhle eingesetzt.

◂ Definition

Die Einweisung in die Handhabung der Augenprothese erfordert vom Pflegenden Einfühlungsvermögen, Geduld und eine ruhige Ausstrahlung. Dafür sollte ein längerer Zeitraum im Stationsablauf eingeplant werden.
Die betroffene Person wird informiert, dass die Augenprothese auch nach dem stationären Aufenthalt einmal täglich herausgenommen und gereinigt werden soll.

Für die Schulung zur Handhabung einer Augenprothese sollte ausreichend Zeit eingeplant werden.

Material. Um die Augenprothese herausnehmen bzw. wieder einsetzen zu können, werden folgende Materialien auf einem Pflegetablett gerichtet:

- Nierenschale aus Zellstoff bzw. Prothesenbehälter
- keimarme medizinische Einmalhandschuhe
- weiche, saubere Unterlage (z. B. ein Handtuch)
- Zellstofftupfer bzw. Kompressen
- physiologische Kochsalzlösung
- Behälter mit lauwarmem Wasser
- 10-ml-Spritze mit Aufziehkanüle
- ärztlich angeordnete Augenmedikamente
- aufstellbarer Tischspiegel, eventuell Glasstäbchen

Augenprothese herausnehmen (Abb. 27.16 a):
- mit Zeigefinger oder Glasstäbchen Unterlid unter den Prothesenrand drücken: Augenprothese wird gelockert
- Prothese in die bereitgehaltene Hand fallen lassen oder zwischen Zeigefinger und Mittelfinger halten
- Prothese mit lauwarmem Wasser reinigen, im Aufbewahrungsbehälter / auf der Kompresse platzieren
- Augenhöhle beurteilen: bei Sekretbildung oder Verkrustungen, Augenhöhle mit physiologischer Kochsalzlösung spülen.

Augenprothese einsetzen (Abb. 27.16 b-c):
- Augenprothese mit physiologischer Kochsalzlösung befeuchten
- mit einer Hand so fassen, dass die Ausbuchtung zur Nase zeigt und der breite Teil zur Schläfe
- Oberlid hochziehen
- Pflegeempfänger sieht nach unten, Prothese vorsichtig unter das Oberlid schieben
- Pflegeempfänger blickt bei leichter Abhebung des Unterlides nach oben, Prothese gleitet in den unteren Bindehautsack

Durchführung. Zunächst wird der Pflegeempfänger über den Zweck und Ablauf der pflegerischen Maßnahme informiert. Besucher werden gebeten, das Zimmer zu verlassen. Der Betroffene wird vor den Blicken der Mitpatienten geschützt. Die Pflegende breitet zunächst die weiche Unterlage vor dem Pflegeempfänger aus, damit die Glasprothese nicht zerspringen kann, wenn sie aus der Hand gleiten sollte. Dann wird der Spiegel aufgestellt. Anschließend erfolgt die gründliche Händedesinfektion.

Augenprothese herausnehmen (**Abb. 27.16 a**):
- Der Pflegeempfänger drückt mit dem Zeigefinger oder einem Glasstäbchen das Unterlid unter den Prothesenrand: Die Augenprothese wird gelockert.
- Die Prothese kann nun entweder in die bereitgehaltene Hand fallen oder zwischen Zeigefinger und Mittelfinger gehalten werden.
- Die herausgenommene Prothese wird mit lauwarmem Wasser gereinigt und im Aufbewahrungsbehälter oder auf einer Kompresse platziert.

Die Augenhöhle wird beurteilt. Hat sich Sekret gebildet oder gibt es Verkrustungen, wird die Augenhöhle z.B. mit physiologischer Kochsalzlösung gespült. Fühlt sich die Oberfläche der Augenprothese rau an, besteht die Möglichkeit, dass sie die Augenhöhle reizt, sie sollte dann ausgetauscht werden.

Augenprothese einsetzen (**Abb. 27.16 b-c**):
- Die Augenprothese wird mit physiologischer Kochsalzlösung befeuchtet.
- Die eine Hand fasst sie an der breitesten Stelle zwischen Daumen und Zeigefinger, sodass ihre Ausbuchtung zur Nase zeigt und der breite Teil zur Schläfe.
- Die andere Hand zieht das Oberlid nach oben.
- Während der Pflegeempfänger nach unten sieht, wird die Prothese vorsichtig unter das Oberlid geschoben.
- Anschließend blickt der Pflegeempfänger bei leichter Abhebung des Unterlids nach oben, sodass die Augenprothese auch in den unteren Bindehautsack gleiten kann.

Abb. 27.16 Augenprothese.

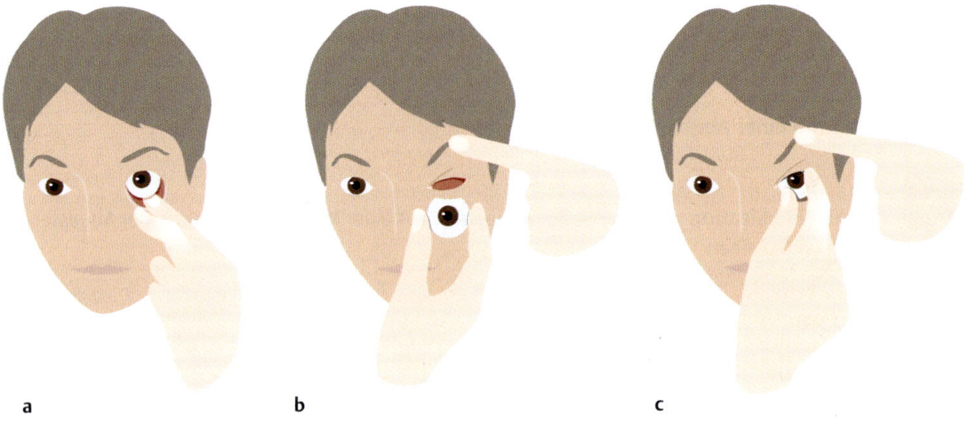

Den Umgang mit einer Augenprothese muss man mit dem Betroffenen üben. *Abb. aus: Kirschnick O. Pflegetechniken von A bis Z. Thieme; 2024*

a Zum Herausnehmen mit dem Zeigefinger das Unterlid unter den Prothesenrand drücken und die Prothese lockern,
b zum Einsetzen der Prothese Oberlid anheben und
c unter das angehobene Oberlid schieben.

Merke ▶

Merke

Verkrustungen an der Augenprothese können Sie ablösen, indem Sie sie ungefähr 10 Minuten in physiologischer Kochsalzlösung einweichen.

27.5 Häufige Krankheiten der Ohren

27.5.1 Paukenerguss

Definition ▶

Definition

Bei einem **Paukenerguss** sammelt sich nichteitrige Flüssigkeit in der Paukenhöhle im Mittelohr an.

Ursachen

Kurzfassung: anhaltende Tubenfunktionsstörungen, ständiger Unterdruck in der Paukenhöhle

Die Ursachen liegen in anhaltenden Tubenfunktionsstörungen und einem ständigen Unterdruck in der Paukenhöhle.

Besonderheiten Kinder

Besonders Kinder mit Polypen und Patienten mit Gaumenspalten leiden häufig an Paukenergüssen.

Symptome

Es kommt zu einer Hörminderung und einem Druckgefühl im Ohr.

Therapie

Die konservative Therapie erfolgt mit Nasenspray, Schleimlöser und dem Valsalva-Versuch (Ausatmung bei zugehaltener Nase). Ist die konservative Behandlung nicht erfolgreich, wird eine operative Trommelfellpunktion (Parazentese) durchgeführt, bei der ggf. ein Paukenröhrchen zum Ableiten der Flüssigkeit eingelegt wird.

27.5.2 Mittelohrentzündung (Otitis media)

Definition

Die **akute Otitis media** ist eine Entzündung des Mittelohrs.

Ursachen

Die Mittelohrentzündung wird durch Bakterien (z. B. Streptokokken, Staphylokokken) oder durch Viren verursacht.

Symptome

- Meist äußert sich die Erkrankung plötzlich mit stechenden oder klopfenden, ein- und beidseitigen Ohrenschmerzen.
- Es besteht ein allgemeines Krankheitsgefühl, eine Berührungsempfindlichkeit und Fieber.
- Das Hörvermögen ist gemindert. Ist das Trommelfell durchlöchert, kann Sekret oder Eiter aus dem Ohr austreten.

Besonderheiten Kinder

Besteht bei Säuglingen oder Kleinkindern eine Mittelohrentzündung, sind die Kinder häufig sehr unruhig, greifen sich oft an das erkrankte Ohr und wollen nichts zu sich nehmen.

Therapie

Die Behandlung besteht in der medikamentösen Schmerzlinderung. Abschwellende Nasentropfen sollen den Sekretfluss wiederherstellen. Bei einer bakteriellen Infektion wird ggf. eine Antibiotikabehandlung eingeleitet.

27.5.3 Pflege bei Krankheiten und Operationen am Ohr

Grundsätzlich reinigt der Gehörgang sich selbst. Nach Ohroperationen übernimmt der Operateur die Pflege, um die Wundheilung im Gehörgang zu beurteilen.

Verabreichen von Ohrentropfen. Vor der Anwendung werden die Tropfen in der Hand erwärmt. Der Pflegeempfänger liegt und wird gebeten, seinen Kopf zur Seite zu drehen. Die Pflegende dehnt den Gehörgang, indem sie die Ohrmuschel leicht nach oben hinten zieht (**Abb. 27.17**). Die angeordnete Tropfenanzahl kann dann in das Ohr geträufelt werden. Nach dem Einträufeln der Ohrentropfen sollte der Pflegeempfänger noch ungefähr 5–10 Minuten auf der Seite liegen bleiben.

Abb. 27.17 Gabe von Ohrentropfen.

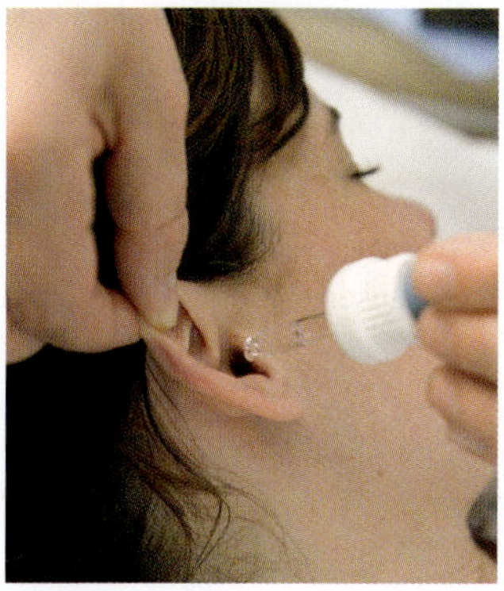

Zum Strecken des Gehörgangs wird die Ohrmuschel sanft nach hinten gezogen (nachgestellte Situation). *Quelle: W. Krüper, Thieme*

KURZFASSUNG

◂ Besonderheiten

Symptome

Hörminderung

Therapie

Meist kann mit Medikamenten behandelt werden. In Einzelfällen wird operiert.

27.5.2 Mittelohrentzündung (Otitis media)

◂ Definition

Ursachen

Entzündung durch Bakterien oder Viren

Symptome

- Ohrenschmerzen
- Krankheitsgefühl
- Fieber
- Hörminderung

◂ Besonderheiten

Therapie

Schmerzmittel, abschwellende Nasentropfen, ggf. Antibiotika.

27.5.3 Pflege bei Krankheiten und Operationen am Ohr

Grundsätzlich reinigt der Gehörgang sich selbst. Nach Ohroperationen Reinigung durch den Operateur. Ohrentropfen vor Anwendung in der Hand erwärmen. Der Pflegeempfänger liegt und dreht den Kopf zur Seite, Gehörgang durch Ziehen der Ohrmuschel nach oben dehnen. Nach Verabreichung bleibt der Pflegeempfänger ungefähr 5–10 min liegen (**Abb. 27.17**).

27.6 Einschränkungen beim Hören

27.6.1 Ohrgeräusche/Tinnitus

Definition ▸

27

Ursachen

Die Ursache ist unbekannt.

Symptome

- Rauschen, Pfeifen
- Zischen, Fiepen
- Summen

Therapie

- Akute Ohrgeräusche werden i. d. R. mit Kortison behandelt.
- Chronische Ohrgeräusche werden nur behandelt, wenn sie die Lebensqualität einschränken.

27.6.2 Schwerhörigkeit

Definition ▸

27.6 Einschränkungen beim Hören

27.6.1 Ohrgeräusche/Tinnitus

Definition

Unter **Ohrgeräuschen** versteht man meist einseitige Geräusche wie Pfeifen, Rauschen oder Zischen. Sie werden nur vom Betroffenen wahrgenommen und nicht von der Umgebung.

Als noch störender als Schwerhörigkeit werden oftmals Ohrgeräusche oder Ohrensausen empfunden.

Ursachen

Ohrgeräusche können sowohl als Begleitsymptom einer Schwerhörigkeit als auch ohne Hörminderung auftreten.
Die eigentliche Ursache ist unbekannt. Als auslösende Faktoren werden z. B. Lärm und Stress diskutiert.

Symptome

Der Patient nimmt Töne oder Geräusche wahr, ohne dass diese von außen auf ihn einwirken, z. B. Rauschen (Ohrensausen), Pfeifen, Zischen, Fiepen, Summen. Die Geräusche/Töne können tags und nachts in wechselnden zeitlichen Abständen auftreten und als äußerst störende Dauerbelastung empfunden werden.

Therapie

Akute Ohrgeräusche sollten wie ein Hörsturz behandelt werden, in aller Regel durch eine medikamentöse Therapie mit Kortison.
Chronische Ohrgeräusche sollen dann behandelt werden, wenn sie die Betroffenen in ihrer Lebensqualität einschränken. Hier kommt eine Verhaltenstherapie in Frage, in der Techniken erlernt werden, die helfen, den Tinnitus besser zu verarbeiten bzw. ihn weniger wahrzunehmen.

27.6.2 Schwerhörigkeit

Definition

Unter **Schwerhörigkeit** versteht man ein herabgesetztes Hörvermögen. Die Schwerhörigkeit kann einseitig, beidseitig und langsam fortschreitend auftreten, dann handelt es sich meist um eine Altersschwerhörigkeit.

Abb. 27.18 Schwerhörigkeit.

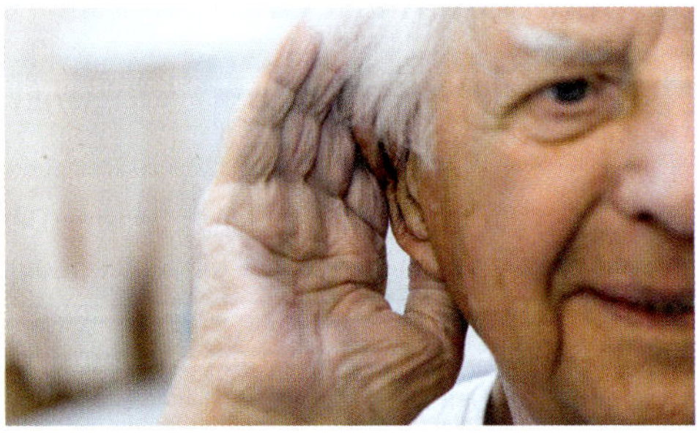

Oft legen Schwerhörige zum besseren Hören die Hand als Schalltrichter an das Ohr (nachgestellte Situation).
Quelle: K. Oborny, Thieme

Ursachen

Häufige Ursachen sind Hörsturz und Altersschwerhörigkeit.

Symptome

Altersschwerhörige Menschen haben zunehmend Schwierigkeiten, im Gespräch mit mehreren Personen das Gesprochene richtig zu verstehen (**Abb. 27.18**). Bei einem Hörsturz ist der Funktionsverlust unterschiedlich ausgeprägt, er reicht von einer nur leichten Hörminderung bis zur vollständigen Ertaubung. Dabei tritt der Funktionsverlust des Hörorganes meist plötzlich und einseitig auf und wird meist medikamentös mit Kortison behandelt.

Therapie

Bisher steht zur Behandlung der Altersschwerhörigkeit nur die Versorgung mit Hörgeräten zur Verfügung.

Pflege von Menschen mit Schwerhörigkeit

Menschen mit Erkrankungen des Ohres können Geräusche nicht genau unterscheiden. Im Krankenhaus sind schwerhörige oder am Ohr erkrankte Menschen oftmals zusätzlich von Geräuschen umgeben, die sie nicht kennen und demzufolge auch nicht einordnen können. Das kann zu Verunsicherung und Ängsten führen.

Kommunikation mit Menschen mit eingeschränktem Hörvermögen

Für die Kommunikation mit schwerhörigen Menschen, egal ob sie ein Hörgerät tragen oder nicht, gelten folgende Regeln:

- Hintergrundgeräusche wir Radio oder Fernseher ausschalten.
- In normaler Lautstärke und deutlich artikuliert sprechen.
- Den Betroffenen von vorne ansprechen, damit das Gesicht des Sprechenden zu sehen ist.
- Bei einer einseitigen Hörminderung zum „besseren" Ohr hin sprechen.
- Wichtige Informationen zusätzlich aufschreiben, damit sie nicht verloren gehen (z. B. Nahrungskarenz vor einer Operation).

Merke

Wenn Menschen mit Einschränkungen im Hörvermögen Hörhilfen wie ein Hörgerät besitzen, muss dieses tagsüber eingesetzt werden. Ist die betroffene Person dazu nicht mehr in der Lage, ist dies Aufgabe der Pflegeperson.

Hörgeräte

Definition

Ein **Hörgerät** ist eine akustische Hörhilfe für Schwerhörige, die im Prinzip wie ein Schallverstärker funktioniert.

Bei Schwerhörigkeit können Hörgeräte helfen; diese sind sehr teuer und dementsprechend sorgsam zu behandeln. Hörgeräte werden nur zum Teil von der Krankenkasse bezahlt. Den größten Anteil zahlen die Betroffenen selbst. Durch den Fortschritt der Technik und Elektronik gibt es immer bessere und kleinere, kaum noch auf den ersten Blick sichtbare Hörgeräte (**Abb. 27.19**).

Abb. 27.19 Es gibt verschiedene Hörsysteme in unterschiedlichen Größen.

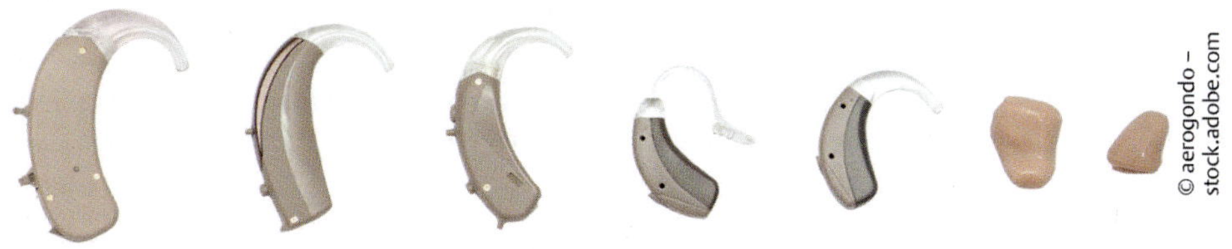

Quelle: aerogondo – stock.adobe.com

KURZFASSUNG

Ursachen

häufig: Hörsturz, Altersschwerhörigkeit

Symptome

- Altersschwerhörigkeit: Schwierigkeiten beim Versuch, einem Gespräch mit mehreren Personen zu folgen
- Hörsturz: plötzlicher, einseitiger Hörverlust

Therapie

- Altersschwerhörigkeit: Hörgeräte
- Hörsturz: Infusionstherapie

Pflege von Menschen mit Schwerhörigkeit

Schwerhörigkeit kann den Betroffenen verunsichern und zu Ängsten führen.

Kommunikation mit Menschen mit eingeschränktem Hörvermögen

◂ Merke

Hörgeräte

◂ Definition

Hörgeräte ermöglichen es den Betroffenen, am sozialen Leben teilzuhaben.

27

Tab. 27.1 Fehlersuche und Abhilfe bei Hörsystemen.

Was ist, wenn ...	Ursachen	Abhilfe
... das Hörgerät schweigt	• Gerät nicht eingeschaltet	• Batterie einsetzen, Gerät einschalten
	• Batterie verbraucht	• Batterie wechseln
	• Ohrpassstück verstopft	• Ohrpassstück reinigen
	• Mikrofon nicht eingeschaltet	• Mikrofon am Gerät einschalten (Stellung M)
	• Hörgerät ist beschädigt	• Hörgeräte-Akustiker aufsuchen
... das Hörgerät zu leise ist	• Batterie verbraucht	• Batterie wechseln
	• Ohrpassstück verstopft	• Ohrpassstück reinigen
	• Änderung des Hörvermögens	• Arzt oder Hörgeräte-Akustiker aufsuchen
	• Gehörgang durch Zerumen verstopft	• Arzt aufsuchen
... das Hörgerät pfeift	• Ohrpassstück nicht richtig eingesetzt	• Ohrpassstück korrekt anbringen
	• Ohrpassstück zu klein (z. B. durch Veränderung des Ohres)	• neues Ohrpassstück beim Hörgeräte-Akustiker anfertigen lassen
	• Schlauch zerrissen/hart	• Schlauch wechseln
	• Haken/Winkelstück zerrissen	• Haken/Winkelstück vom Hörgeräte-Akustiker wechseln lassen
... es unangenehm ist, das Gerät zu tragen	• Ohrpassstück passt nicht richtig	• Hörgeräte-Akustiker aufsuchen
... das Hörgerät aussetzt	• Schwitzfeuchtigkeit durch Kondenswasser/Schweiß	• Trocknungssysteme verwenden, Hörgeräte-Akustiker fragen
	• technischer Defekt	• Hörgeräte-Akustiker aufsuchen

Einsetzen von Hörgeräten

Zum Einsetzen von „Hinter-dem-Ohr-Geräten" (HdO) wird der Zapfen mit der Schallöffnung in den Gehörgang eingeführt. Die Spitze muss korrekt in der Ohrmuschel liegen darf nicht drücken.
„In-dem-Ohr-Geräte" (IdO) werden mit der Lautsprecheröffnung voraus in den Gehörgang eingeführt.

Entfernen von Hörgeräten

Zum Entfernen werden HdO-Geräte am Schallschlauch oder am unteren Ende des Ohrpassstücks aus dem Gehörgang gezogen. IdO-Geräte können mit einer leichten Aufwärtsbewegung aus dem Gehörgang entfernt werden.

Reinigung und Aufbewahrung

Hörgeräte sind empfindlich gegenüber Stoß, Fall, Feuchtigkeit, Hitze und Strahlung und müssen sehr sorgsam behandelt werden. Die Aufbewahrung erfolgt in einem Etui.
Bei der Reinigung ist zu beachten, dass IdO-Geräte keinesfalls nass werden dürfen. Sie werden mit feuchten Reinigungstüchern abgewischt.
HdO-Geräte hingegen können zum Reinigen auseinander genommen werden. Das Ohrpassteil wird vom Hörgerät abgetrennt und in ein Reinigungsbad eingelegt. Vor dem Zusammenstecken muss das Wasser wieder entfernt werden.

28 Pflege bei Einschränkungen durch Hauterkrankungen

28.1 Erinnern Sie sich...?

Die Haut ist ein Organ, das sehr viel über den Menschen und sein Befinden aussagen kann. Als Pflegehelfer haben Sie insbesondere bei der Körperpflege die beste Gelegenheit, **dieses wichtige Organ zu beobachten**. Wie Sie dies tun und was Sie dabei beobachten sollten, können Sie im Unterkapitel Beobachtung der Haut und Hautanhangsorgane (S. 213) nachlesen. Im folgenden Kapitel erfahren Sie, wie Veränderungen der Haut **weiter untersucht** werden, welche **häufigen Krankheiten** der Haut sich dahinter verbergen können und wie diese behandelt werden. Vor allem die häufig verwendeten **spezifischen dermatologischen Begriffe**, aber auch die für den Patienten oft belastenden **Symptome** und **Therapien** werden aufgezeigt. Wenn Sie sich vorher den **Aufbau der Haut** noch einmal klarmachen möchten, finden Sie die anatomischen Grundlagen hierzu im Unterkapitel Haut (S. 150).

28.1 Erinnern Sie sich...?

Sich waschen und kleiden (S. 210)
Aufbau und Funktionen der Haut (S. 150)

28

28.2 Untersuchungen der Haut

Fast alle Veränderungen der Haut sind mit bloßem Auge sichtbar. Um jedoch die Veränderungen eindeutig einer bestimmten Erkrankung zuzuordnen, genügt der „diagnostische Blick" manchmal nicht, dann werden weitere Untersuchungen durchgeführt. Daneben ist natürlich die Anamnese unerlässlich, nur so kann man erfahren, wie lange die Auffälligkeiten schon existieren, ob sie sich verändert haben und welche Begleitsymptome (z. B. Juckreiz) bestehen.

28.2 Untersuchungen der Haut

Die Untersuchung der Haut mit bloßem Auge wird durch verschiedene Verfahren ergänzt.

Körperliche Untersuchung. Die Untersuchung findet bei Tageslicht in einem ausreichend hellen und angenehm warmen Raum statt. Es wird immer der ganze – vollständig entkleidete – Körper von den Kopfhaaren bis zu den Fußnägeln untersucht. Auch die Schleimhäute gehören dazu: Mund und Rachen, Nase, Genital- und Analbereich sowie die Lymphknoten, insbesondere in den Achseln und Leisten:

- Mit durchsichtigen Linealen mit eingezeichneten Durchmessern lässt sich die Größe von Hautherden dokumentieren.
- Mit einem Spatel wird geprüft, ob sich Hauterscheinungen, insbesondere Rötungen, „wegdrücken" lassen.

Bei der klinischen Untersuchung werden die Hautveränderungen (**Abb. 28.1**), die auch als Effloreszenzen („Hautblüten") bezeichnet werden, beurteilt:

- Fleck (Makula)
- Quaddel (Urtika)
- Knötchen oder Papel (Papula)
- Knoten (Nodus)
- Bläschen (Vesikula)
- Blase (Bulla)
- Pustel (Pustula)
- Schuppe (Squama)
- abgestorbenes Gewebe (Nekrose)
- Hautabschürfungen (Exkoriation)
- Geschwür (Ulkus) oder Aphthe
- Narbe

Körperliche Untersuchung: Der gesamte Körper wird betrachtet und dabei z. B. Hautveränderungen (Effloreszenzen) oder Muttermale beurteilt.

Hilfsmittel, die bei der Untersuchung verwendet werden, sind z. B.
- Lineale
- Spatel

Hautveränderungen sind z. B.
- Fleck (Makula)
- Quaddel (Urtika)
- Knötchen oder Papel (Papula)
- Knoten (Nodus)
- Bläschen (Vesikula)
- Blase (Bulla)
- Pustel (Pustula)
- Schuppe (Squama)

Apparative Diagnostik. Hiebei werden eingesetzt:

- **Dermatoskop:** Kombination aus einer Lupe (mit ca. 10-facher Vergrößerung) und einer Lichtquelle (**Abb. 28.2**)
- **Computergestützte Spektroskopie- und Laserdiagnostik:** vor allem zur Erkennung von bösartigem Hautkrebs
- **hochauflösende Sonographie:** zur Beurteilung des tieferen Hautgewebes

Apparative Diagnostik: Nur im Einzelfall wird eine Ultraschalluntersuchung durchgeführt.

Abb. 28.1 Hautveränderungen.

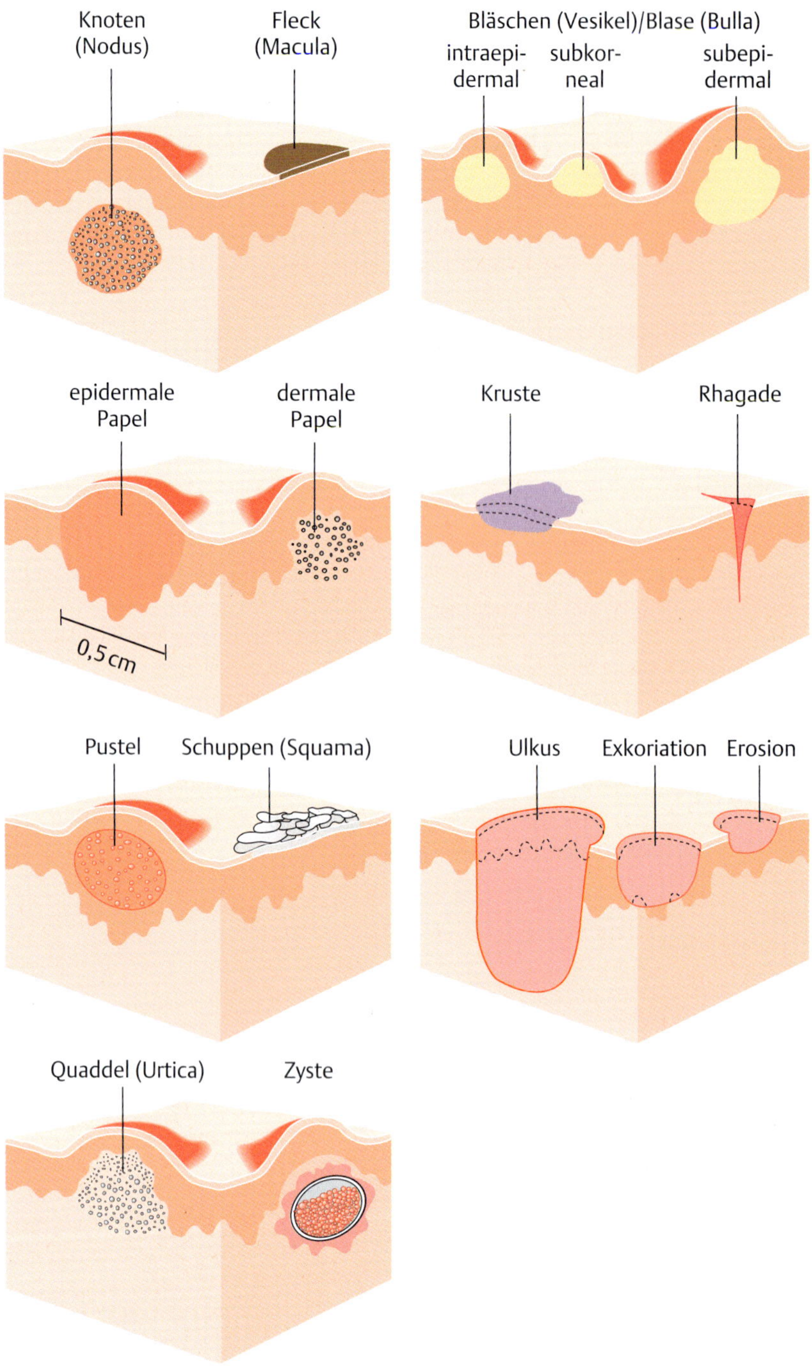

Abb. nach: Sterry W, Burgdorf W, Worm M. Checkliste Dermatologie. Thieme; 2014

Abb. 28.2 Dermatoskopie.

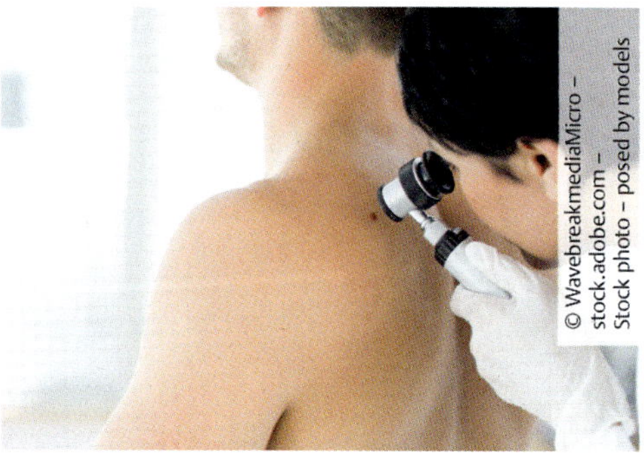

Die Dermatoskopie hilft bei der Früherkennung maligner Hauttumoren (nachgestellte Situation). *Quelle: WavebreakmediaMicro – stock.adobe.com*

Allergologische Diagnostik. Allergieauslösende Stoffe können durch verschiedene Methoden nachgewiesen oder ausgeschlossen werden. Zur Verfügung stehen In-vivo- (direkt auf der Haut durchgeführt) oder In-vitro-Test (im Labor durchgeführt). Die Auswahl des am besten geeigneten Tests ist abhängig von den Symptomen des Patienten und dem vermuteten Allergen.

Prick-Test:
- Ein Tropfen einer der industriell hergestellten Lösungen wird auf die Beugeseite des Unterarms aufgebracht und dann mit einer Lanzette oberflächlich eingeritzt (**Abb. 28.3a**).
- Eine juckende Quaddel an dieser Stelle zeigt nach 20-30 Minuten eine positive Reaktion an (**Abb. 28.3b**).

- *In-vitro-Tests* (Labor-Tests): Dabei werden die für eine allergische Reaktion verantwortlichen Immunglobuline vom Typ E (IgE) im Blutserum nachgewiesen.

Allergologische Diagnostik: Allergieauslösende Stoffe werden nachgewiesen oder ausgeschlossen. Zur Verfügung stehen In-vivo- (direkt auf der Haut durchgeführt) oder In-vitro-Test (im Labor durchgeführt).
Direkt auf der Haut durchgeführte Tests sind z. B. der Prick-Test.
Bildet sich eine Quaddel, ist der Test positiv.
Beim In-vitro-Test wird das Blut auf Immunglobuline mit untersucht.

28

Merke
Alle Tests auf der Haut oder Schleimhaut können eine allergische Reaktion auslösen. Es kann zu einem anaphylaktischen Schock oder einem allergischen Asthmaanfall kommen.

◄ Merke

Abb. 28.3 Prick-Test.

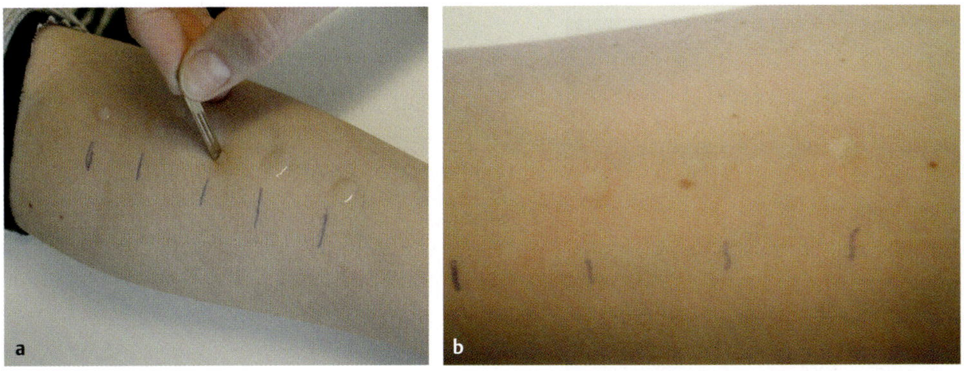

Abb. aus: Meyer S. Duale Reihe Pädiatrie. Thieme; 2024
a Testprinzip: Das Allergen wird als verdünntes Extrakt in Tropfenform auf die Haut aufgebracht. Mit einer Lanzette wird durch den Tropfen hindurch die oberste Schicht der Haut angeritzt.
b Testergebnis: Bildet sich eine Quaddel, deutet dies auf eine Allergie hin.

Mikrobiologische Diagnostik. Für den Nachweis von Mikroorganismen werden mit Wattestäbchen oder Skalpellen Hautabstriche oder Proben von Hautschuppen, Nägeln oder Haaren entnommen. Diese werden sowohl unter dem Mikroskop untersucht als auch in speziellen Nährmedien angezüchtet.

Mikrobiologische Diagnostik: Nachweis von Mikroorganismen wie z. B. Bakterien oder Pilzen. Proben werden von Hautschuppen, Haaren oder Nägeln entnommen und auf Nährböden angezüchtet.

Probenbiopsie. Probenentnahmen sind aus allen Bezirken der Haut und der hautnahen Schleimhaut möglich. Das entnommene Gewebe wird anschließend eingefärbt und mikroskopisch beurteilt.

Probenbiopsie: Gewebe wird entnommen und mikroskopisch untersucht.

28.3 Häufige Krankheiten der Haut

28.3 Häufige Krankheiten der Haut

28.3.1 Akute Kontaktdermatitis

28.3.1 Akute Kontaktdermatitis

Definition
Die **akute Kontaktdermatitis** ist eine Entzündung der Haut.

◄ Definition

Merke
Unter „Ekzem“ versteht man eine Gruppe entzündlicher Hauterkrankungen. Zu diesen zählen sowohl akute als auch chronische Ekzeme. Häufig wird der Begriff „Dermatitis“ verwendet.

◄ Merke

Ursachen

Man unterscheidet:
- **akute toxische Kontaktdermatitis:** Sie entsteht nach äußerlichem Kontakt mit einem die Haut schädigendem (toxischen) Stoff.
- **akute allergische Kontaktdermatitis:** Nur bei Menschen, die auf den entsprechenden Stoff allergisch sind und vorher Kontakt (Sensibilisierung) damit hatten, kommt es zu einer vom eigenen Immunsystem hervorgerufenen Hautreaktion.

Ursachen

Die Kontaktdermatitis wird durch direkte Berührung der Haut mit einer Substanz ausgelöst.

Symptome
Die Entzündungsreaktion ist auf den Ort beschränkt, an dem die Haut Kontakt mit dem schädigenden Stoff hatte.

Symptome
Durch ihr Erscheinungsbild sind beide Formen, akute toxische und akute allergische Kontaktdermatitis, kaum voneinander zu unterscheiden. Es findet sich eine Entzündungsreaktion der Haut mit
- Rötung (Erythem),
- Schwellung,
- Juckreiz und Schmerz,
- Bläschen,
- nässenden Veränderungen.

Die Entzündung ist auf den Ort beschränkt, an dem der schädigende Stoff gewirkt hat. Die Hautveränderung ist in der Regel scharf begrenzt. Beim akuten allergischen Kontaktekzem können die Veränderungen auch in die Umgebung des Allergenkontakts streuen.

Therapie
Die auslösende Substanz wird abgewaschen. Kühlende Umschläge helfen gegen die Beschwerden. Medikamente hemmen die Entzündung.

Therapie

Bei der akuten toxischen Kontaktdermatitis wird zunächst die auslösende Substanz entfernt. Dazu wird die Haut des Patienten abgewaschen oder der Patient duscht. Bei beiden Formen werden Medikamente zur Entzündungshemmung (zumeist Kortison-Salben) eingesetzt.

Abb. 28.4 Kontaktekzem.

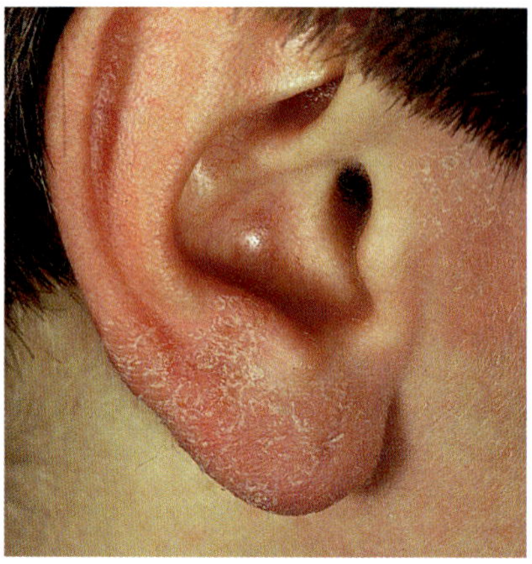

Kontaktekzem durch Nickel. *Abb. aus: Meyer S. Duale Reihe Pädiatrie. Thieme; 2024*

28.3.2 Chronisches Kontaktekzem

28.3.2 Chronisches Kontaktekzem

Definition ►

Definition
Das **chronische Kontaktekzem** ist eine Entzündungsreaktion der Haut.

Ursachen
Beim chronischen Kontaktekzem kommt es durch wiederholten Kontakt mit einer auslösenden Substanz zu Entzündungsreaktionen der Haut.

Ursachen

Man unterscheidet:
- **kumulativ-toxisches Kontaktekzem:** Es entsteht durch die Einwirkung der schädigenden Substanz direkt auf die Haut. Auslöser können z. B. häufiges Waschen und Desinfizieren der Hände sein. Möglich ist auch eine Pflasterreizung oder eine Windeldermatitis.
- **allergisches Kontaktekzem:** Es wird aufgrund einer Reaktion von Immunzellen ausgelöst und setzt eine frühere Sensibilisierung (= erster Kontakt mit dem Allergie auslösenden Stoff) voraus. Kommt der Körper erneut mit dem Allergie auslösenden Stoff in Berührung, wird eine Entzündungsreaktion ausgelöst.

Definition ►

Definition
Bei der sog. **Sensibilisierung** bildet der Körper Antikörper gegen körperfremde Stoffe (Antigene), welche bei einem erneuten Kontakt eine allergische Reaktion des Immunsystems bewirken.

Merke ►

Merke
Die Nickelallergie ist die häufigste Kontaktallergie (**Abb. 28.4**). Auch Sensibilisierungen gegen Duft- und Konservierungsstoffe, Salbengrundlagen und Medikamente, Gummiinhaltsstoffe, Textilfarben und Pflanzen werden häufig vorgenommen.

Symptome
Bläschen, Krusten, Schuppen und Juckreiz

Symptome

- **kumulativ-toxisches Kontaktekzem:**
  - Die Haut ist trocken, gerötet, schuppig und rissig.
  - Häufig besteht Juckreiz.

- **allergisches Kontaktekzem:**
  - In der Regel entstehen 24-48 Stunden nach dem Kontakt mit dem Allergie auslösendem Stoff Rötung, Schwellung, Bläschen und Juckreiz.
  - Auch nach dem Entfernen des Auslösers nimmt die Hautreaktion zu.
  - Nach etwa 3 Tagen erreicht die Reaktion ihren Höhepunkt.
  - Bei chronischer Einwirkung stehen Juckreiz und trockene Schuppung im Vordergrund.

Therapie

- **kumulativ-toxisches Kontaktekzem:**
  - Kurzfristig werden entzündungshemmende Medikamente eingesetzt.
  - Eine intensive Hautpflege ist wichtig.
  - Der auslösende Stoff muss gemieden werden.
- **allergisches Kontaktekzem:**
  - Langfristig muss das Kontaktallergen gemieden werden.
  - Kurzfristig helfen auch hier entzündungshemmende Salben (Kortison, Antihistaminika).
  - Bei akuten Formen lindern kühlende Umschläge.

Therapie

Kurzfristig werden entzündungshemmende Medikamente eingesetzt. Der auslösende Stoff soll langfristig gemieden werden, die betroffenen Hautareale werden eingecremt.

28.3.3 Neurodermitis

28.3.3 Neurodermitis

Definition

Die Neurodermitis (auch: atopische Dermatitis, endogenes oder atopisches Ekzem,) ist eine chronische, meist schubförmig verlaufende Hauterkrankung mit starkem Juckreiz.

◄ **Definition**

Ursachen

Die Neurodermitis ist eine weitverbreitete Krankheit, deren Ursachen noch nicht vollständig geklärt sind. Zu Beginn der Krankheit besteht immer ein Defekt der Hautbarriere. Wahrscheinlich spielen verschiedene Faktoren eine Rolle. Diskutiert werden genetische Veranlagungen und äußere Auslösefaktoren, z. B. Infektionen, chemische Reizung oder allergische Hautreaktionen.

Ursachen

Die Erkrankung ist genetisch bedingt und wird durch verschiedene Begleitumstände ausgelöst.

Symptome

Die Erkrankung tritt typischerweise ab dem dritten Lebensmonat auf. Sie äußert sich als Säuglingsekzem mit Hautrötung, Hautknötchen, Bläschen, Gewebeschäden, Krusten und Schuppenbildung. Bevorzugt tritt das Ekzem am behaarten Kopf sowie im Gesicht auf und wird dann „Milchschorf" genannt.
Im Kindesalter kommt es eher zu einem entzündlichen Befall von Gesicht, Hals, Nacken, Gelenkbeugen, Brustbereich, Hand- und Fußrücken (**Abb. 28.5**).

Symptome

Meist tritt die Erkrankung im Kindesalter zum ersten Mal mit Hautrötung, Hautknötchen, Bläschen, Gewebeschäden, Krusten und Schuppenbildung auf.

Besonderheiten Kinder

Von Neurodermitis sind derzeit circa 10–15 % der Kinder betroffen.

◄ **Besonderheiten**

Bei ca. 70 % der Betroffenen kommt es bis zum 20. Lebensjahr zu einer spontanen Besserung bis hin zur vollständigen Abheilung. Besteht die Erkrankung fort, so wird die Haut dicker und die Hautstruktur gröber (Lichenifikation). Auch Knoten am Stamm und an den Extremitäten mit sehr ausgeprägtem Juckreiz sind charakteristisch. Bevorzugt betroffen sind Stirn, Lider, Hals, Gelenkbeugen, Hand- und Fußrücken.

Im Erwachsenenalter wird die Haut dicker und die Hautstruktur gröber (Lichenifikation).
Hauptsymptom ist der Juckreiz.

Abb. 28.5 Neurodermitis.

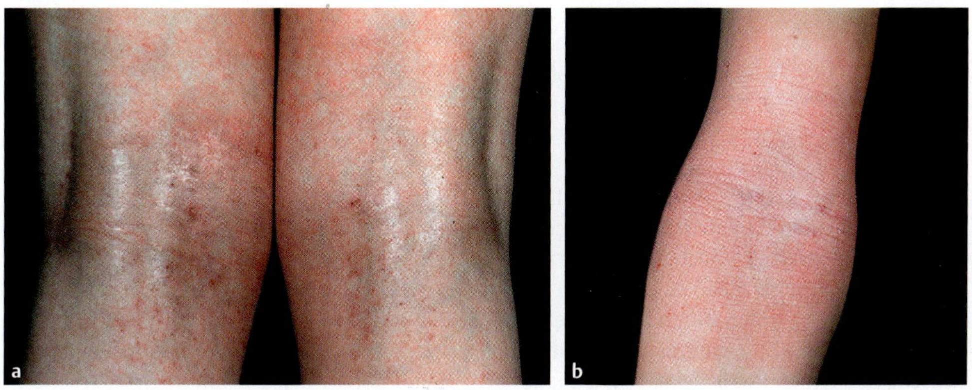

Abb. aus: Moll I. Duale Reihe Dermatologie. Thieme; 2024
a Ekzem in den Kniekehlen.
b Vergröberung der Hautfalten (Lichenifikation).

Therapie

Topische Medikamente = Arzneimittel, die nicht eingenommen werden, sondern lokal zur Anwendung kommen. Das Wort „topisch" bedeutet örtlich bzw. äußerlich.

28

Therapie

- **Basis-Therapie:**
  - zur Senkung der Häufigkeit und Intensität der Neurodermitis-Schübe, dauerhafte Anwendung von fettenden Salben und Ölbädern, die die Schutzfunktion der Haut unterstützen,
  - Vermeidung von: auslösenden Faktoren, austrocknenden Waschprozeduren, juckreiz-fördernder Kleidung.
- **Antientzündliche Therapie beim akuten Schub:**
  - Kortison-Cremes (ggf. Tabletten),
  - Immunmodulatoren-Cremes.
- **UV-Therapie:** gegen Juckreiz
- **systemische Therapie** (beim Versagen der topischen Medikamente oder schweren Verläufen):
  - Immunsupressiva bei Erwachsenen (Ciclosporin),
  - Biologicals (Antikörpertherapie).

Definition ▶

Definition

Externa = Arzneimittel, die äußerlich angewandt werden.

Praxistipp ▶

Praxistipp

Es gibt eine Vielzahl von Medikamenten zur äußeren (topischen) Anwendung, sogenannte Externa. Aber was ist der Unterschied der einzelnen Zubereitungen?

Wässrige Lösungen. Sie wirken als feuchte Umschläge oder Verbände. Durch Verdunstungskälte kühlen sie und haben eine abschwellende, antientzündliche und Juckreiz lindernde Wirkung.
Fette. Vaseline oder Paraffin bilden einen Film auf der Hautoberfläche. Dieser schütztvor wasserlöslichen Stoffen. Fette lassen sich mit Wasser nicht abwaschen, wirken hautaufweichend und fördern das Eindringen von Arzneimitteln. Sie wirken der Feuchtigkeits- und Wärmeabgabe entgegen.
Öle. Sie werden insbesondere als Badezusätze verwendet und dienen der Rückfettung der ausgetrockneten Haut.
Puder. Dies sind Feststoffe, die die Hautoberfläche vergrößern und damit durch Verdunstungskälte kühlend, antientzündlich und austrocknend wirken. Sie können Sekret aufnehmen.
Schüttelmixturen. Diese Suspensionen aus Feststoff und Flüssigkeit müssen vor Gebrauch geschüttelt werden, da sich ihre Bestandteile beim Stehen trennen. Nach dem Auftragen mit einem Pinsel verdunstet die Flüssigkeit durch die große Oberfläche des Feststoffs. Dies entzieht der Haut Wärme und Feuchtigkeit; übrig bleibt eine fest haftende Puderschicht.
Pasten. Sie bestehen aus Fett und pulverförmigen Bestandteilen. Sie kühlen, saugen Sekret auf und schützen die Haut. Je höher der Anteil der Pulverbestandteile ist, desto härter ist die Paste.
Salben. Diese bestehen aus einer Mischung unterschiedlicher Fette. Sie weichen Verhornungen auf und wirken verschließend. In der Regel sind sie schlecht abwaschbar.
Cremes. Das sind Emulsionen vom Typ „Öl-in-Wasser" ohne Deckwirkung. Das Wasser verdunstet und wirkt entzündungshemmend. Abhängig von der Höhe des Wasseranteils wirken Cremes mehr oder weniger stark kühlend.

28.3.4 Schuppenflechte (Psoriasis)

28.3.4 Schuppenflechte (Psoriasis)

Definition ▶

Definition

Die **Schuppenflechte** (Psoriasis vulgaris) ist eine entzündliche Hauterkrankung mit akutem Hautausschlag und meist chronischem Verlauf.

Ursachen

Es handelt sich um eine Autoimmunerkrankung.

Ursachen

Die Schuppenflechte ist eine Erkrankung, bei der das Immunsystem Abwehrstoffe gegen körpereigene Stoffe bildet (Autoimmunerkrankung).

Symptome

Die Hautveränderungen sind meist örtlich begrenzt, rötlich, schuppig, flach erhaben und bis zu handtellergroß. Sie treten besonders an den Streckseiten der Gelenke und der Kopfhaut auf.

Symptome

Die Oberhaut der Betroffenen erneuert sich innerhalb von 3-4 Tagen (normal circa 28 Tage). Deshalb kommt es zu einer **starken Schuppung**, die an der Oberfläche der betroffenen Bezirke eine silbrig glänzende, wachsartige Schicht bilden (Kerzenwachs-Phänomen). Außerdem zeigen sich sogenannte erythematosquamöse Plaques, das sind rötliche, schuppige, flach erhabene Hautveränderungen (**Abb. 28.6**). Diese treten besonders an den Streckseiten der Gelenke und der Kopfhaut auf. Auch Rumpf und Gehörgänge sind häufig betroffen. Bei den meisten Betroffenen besteht Juckreiz. Auch Achseln, Genitalbereich, Bauchnabel, Analfalte sowie Hand- und Fußnägel können betroffen sein.

Abb. 28.6 Schuppenflechte.

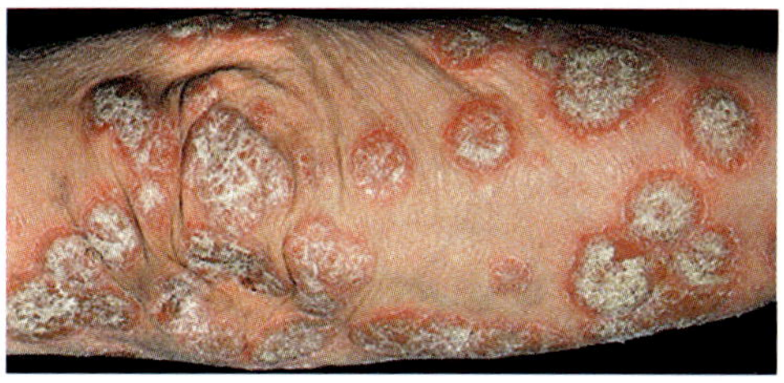

Typische Hautveränderung in der Ellenbeuge. *Abb. aus: Sterry W, Burgdorf W, Worm M. Checkliste Dermatologie. Thieme; 2014*

Therapie

Behandelt wird meist zunächst mit abschuppenden Externa, z B. Salizylsäure in Vaseline. Wurde die Schuppenschicht abgelöst, werden z. B. antientzündliche, wachstumshemmende Medikamente oder UV-Therapien, insbesondere UVB und PUVA (Photochemotherapie), angewendet.

Merke

Achtung: Wird Salizylsäure großflächig angewandt, besteht bei zu langer Einwirkdauer Überdosierungsgefahr, insbesondere bei Kindern.

Pflege von Menschen mit Schuppenflechte

Nach dem Baden oder Duschen wird die Haut der betroffenen Person mit einem weichen Handtuch vorsichtig abgetrocknet. Anschließend werden Hautpflegepräparate aufgetragen. Wichtig ist, dass das Präparat individuell verträglich ist und der Pflegeempfänger es als angenehm empfindet. Keinesfalls werden die Schuppen mechanisch abgelöst, z. B. mit Bürste oder Bimsstein. Das übernehmen die oben genannten Externa. Erhält der Patient UV-Therapie, werden die Externa grundsätzlich erst nach der Lichteinstrahlung angewandt.

Haut auf Haut und Feuchtigkeit verstärken die Schuppenflechte. Daher wird der Pflegeempfänger zum Einlegen von Leinenläppchen in Hautfalten angeleitet. Er reinigt die Umgebung des Afters nach dem Stuhlgang intensiv und trägt ggf. Zinkpaste zum Hautschutz auf.

Praxistipp

Was sollte ein Mensch mit Schuppenflechte noch beachten? Welche Tipps kann ich ihm geben?

Eine wichtige pflegerische Aufgabe ist die Gesundheitsberatung des Patienten.

- Informieren Sie den Betroffenen über Faktoren, die den Juckreiz verstärken, z. B. Stress, Alkohol und mechanische Hautreizung. Kratzen, aber auch Sonnenbrand und Verbrennungen können Psoriasisherde auslösen.
- Empfehlen Sie ihm spezielle Juckreiz lindernde Externa, die z. B. Menthol oder Harnstoff enthalten. Auch gelegentliches kühles Duschen kann den Juckreiz lindern.

28.3.5 Wundrose (Erysipel)

Definition

Die **Wundrose** ist eine akute, flächenhafte Infektion der Haut.

Ursachen

Die Erkrankung wird meist durch Streptokokken ausgelöst. Die Bakterien dringen über die Haut in den Körper ein, z. B. durch kleinste Verletzungen oder durch aufgeweichtes Gewebe im Bereich der Zehenzwischenräume. Besonders gefährdet sind Patienten mit einem geschwächten Immunsystem (z. B. bei Diabetes, Chemotherapie oder im Alter), mit Durchblutungsstörungen oder mit Lymphödemen.

Symptome

Es kommt einseitig am Bein oder im Gesicht zu einer rasch auftretenden, scharf begrenzten, flammenden Rötung (**Abb. 28.7**). Die Haut ist überwärmt und druckschmerzhaft. Insbesondere an den Extremitäten tritt eine deutliche Schwellung auf. Die betroffene Hautregion kann sich sehr schnell vergrößern; Bläschen und größere Blasen können auftreten. In schweren Verläufen kann auch Gewebe absterben (Nekrose). Der Patient fühlt sich abgeschlagen, krank und hat Fieber.

Kurzfassung

Therapie

Medikamentöse Ablösung der Schuppenschicht, dann antientzündliche, wachstumshemmende Medikamente oder UV-Therapie.

◂ Merke

Pflege von Menschen mit Schuppenflechte

Schonende Hautpflege mit entsprechenden Präparaten ist besonders wichtig. Die Schuppen dürfen keinesfalls mechanisch abgelöst werden. Bei der UV-Therapie werden die Externa grundsätzlich erst nach der Lichteinstrahlung angewendet.

◂ Praxistipp

28.3.5 Wundrose (Erysipel)

◂ Definition

Ursachen

Meist durch Streptokokken verursacht, die über kleinste Hautverletzungen in den Körper eindringen.

Symptome

Es zeigen sich die typischen Entzündungszeichen:

- Rötung (Rubor)
- Schwellung (Tumor)
- Schmerz (Dolor)
- Überwärmung (Calor)
- Eingeschränkte Funktion (Functio laesa)

28

Abb. 28.7 Erysipel.

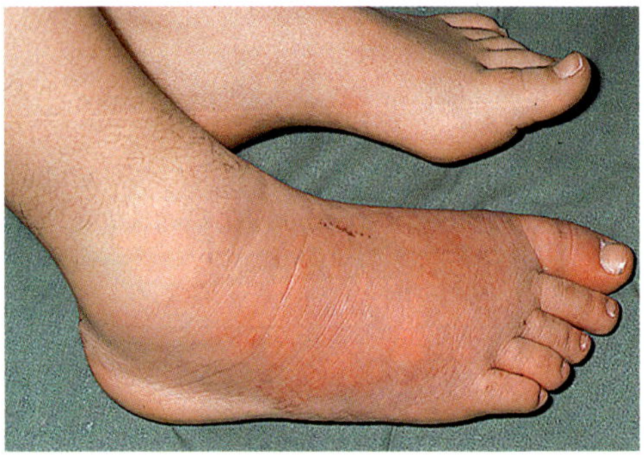

Hier diente der Hautpilz im Zehenzwischenraum als Eintrittspforte für die Bakterien. *Abb. aus: Moll I. Duale Reihe Dermatologie. Thieme; 2024*

Therapie

Die Behandlung erfolgt mittels Antibiotika.
Der betroffene Körperabschnitt wird ruhiggestellt.

Therapie

Der Patient wird mit Antibiotika (als Tabletten, ggf. als Infusion) behandelt. Im Gebiet der Wundrose werden keimtötende, kühlende Umschläge angewendet; der betroffene Körperabschnitt wird ruhiggestellt und hochgelagert. So wird Bettruhe erforderlich. Tritt die Wundrose im Gesicht auf, besteht die Gefahr, dass sich die Entzündung auf das Gehirn ausbreitet. Auch die mögliche Eintrittspforte wird behandelt. Besteht eine Schwellung, erhält der Patient nach der akuten Phase eine Lymphdrainage und einen Kompressionsverband.

28.3.6 Hautpilz (Dermatomykose)

28.3.6 Hautpilz (Dermatomykose)

Definition ►

Definition

Hautpilz ist eine Hauterkrankung, die durch Pilze hervorgerufen wird.

Ursachen

Pilze vermehren sich besonders an feuchten und warmen Orten.

Ursachen

Pilze vermehren sich an feuchten und warmen Orten: Mangelnde Hygiene (z. B. der Zehenzwischenräume) begünstigt die Entstehung von Hautpilz. Auch wenn die Immunabwehr geschwächt ist, kann leicht Hautpilz entstehen.
Pilze können auf der Haut oder an den Hautanhangsgebilden entstehen.

Symptome

Meist besteht Juckreiz.

Symptome

Meist besteht um die kreisförmigen weißen oder leicht geröteten Herde Juckreiz. Beim Nagelpilz ist der Nagel gelblich verfärbt und verdickt.

Therapie

Pilzmedikamente (Antimykotika), meist Salbe/Tinktur.

Therapie

Das betroffene Areal muss trocken gehalten werden. Arzneimittel gegen Pilzinfektionen (Antimykotika) werden z. B. als Salbe aufgetragen oder in hartnäckigen Fällen als Tabletten gegeben.

28.3.7 Schwarzer Hautkrebs (malignes Melanom)

28.3.7 Schwarzer Hautkrebs (malignes Melanom)

Definition ►

Definition

Ein **malignes Melanom** ist ein sehr bösartiger Tumor, der von den Pigmentzellen der Haut abstammt.

Ursachen

Meist entwickelt sich ein Melanom aus einem Leberfleck.

Ursachen

Die meisten Melanome entwickeln sich aus einem seit Jahren bestehenden Leberfleck (**Abb. 28.8**). Menschen mit sehr vielen Leberflecken sind deshalb besonders gefährdet. Melanome können sich aber auch auf unveränderter Haut entwickeln.

Abb. 28.8 Schwarzer Hautkrebs.

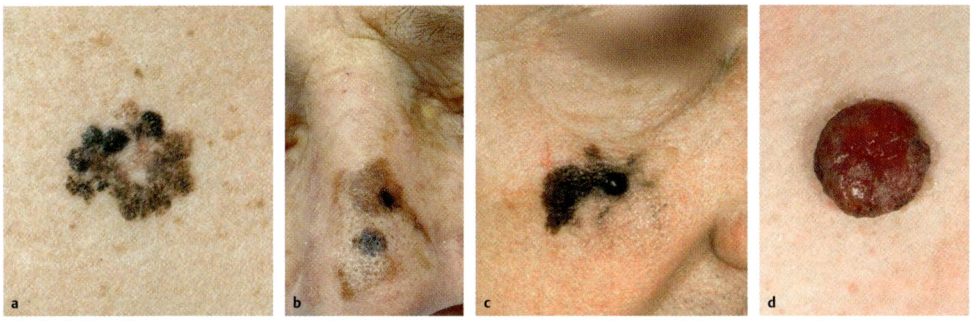

Verschiedene Typen des Malignen Melanoms. *Abb. aus: Moll I. Duale Reihe Dermatologie. Thieme; 2024*

Merke

UV-Strahlen können das Erbgut schädigen. Durch eine übermäßige Sonnenbestrahlung (vor allem Sonnenbrand in der Kindheit!) kann es mit den Jahren zur Entwicklung von Hautkrebs kommen.

◄ Merke

Symptome

Meist finden sich Melanome an Rücken, Brust, Armen oder Beinen. Die Merkmale der ABCD-Regel weisen auf ein Melanom hin:

- A wie Asymmetrie (Leberfleck mit unregelmäßiger Form)
- B wie Begrenzung (an den Rändern scheint das Pigmentmal auszulaufen)
- C wie Colorit (unterschiedliche Pigmentierung mit helleren und dunkleren Anteilen)
- D wie Durchmesser (ein Leberfleck größer als 5 mm sollte sicherheitshalber einem Arzt gezeigt werden)

Weitere Merkmale sind

- juckende oder leicht blutende Leberflecke,
- plötzliche Größenzunahme oder Erhabenheit.

Symptome

Folgende Merkmale weisen auf ein Melanom hin:

- unregelmäßige Form
- keine Randbegrenzung
- unterschiedliche Pigmentierung
- großer Durchmesser
- Juckreiz oder Blutung
- Wachstum und Erhabenheit

Therapie

Der Hautkrebs wird mit einem Sicherheitsabstand chirurgisch entfernt. Leider bildet der Krebs bereits früh Tochtergeschwulste (Metastasen) in Leber, Lunge, Gehirn oder Knochen. In diesen Fällen wird die Operation um Chemo-, Antikörper- und Strahlentherapie ergänzt.

Therapie

Der Hautkrebs wird chirurgisch entfernt, ggf. folgen Chemo- oder Strahlentherapie.

Merke

Die Häufigkeit des malignen Melanoms hat in den letzten Jahren stark zugenommen. In Deutschland gibt es derzeit 30 000 Neuerkrankungen pro Jahr!

◄ Merke

29 Pflege bei onkologischen Erkrankungen

29.1 Erinnern Sie sich...?

Bei der Pflege von Menschen mit onkologischen Erkrankungen stoßen viele Pflegekräfte an ihre persönlichen Grenzen. Die nahezu tägliche Konfrontation mit Tod und Sterben ist sehr belastend. Hier gilt: „Nur wer sich selbst pflegt, kann gut pflegen." Gehen Sie in sich und suchen Sie nach Möglichkeiten, die Ihnen dabei helfen, schwere oder belastende Situationen zu verarbeiten. Vielen Pflegenden hilft z. B. das Gespräch mit Kollegen oder Freunden über die erlebte Situation. Tipps zur „Selbstpflege" und „Psychohygiene" (S. 81) und zum Umgang mit Sterben und Tod (S. 405) finden Sie in den jeweiligen Unterkapiteln.
Das folgende Kapitel macht Sie vertraut mit wichtigen Begriffen und Krankheitsbildern aus der Onkologie. Außerdem können Sie erfahren, was bei onkologischen Patienten in der Pflege besonders zu beachten ist. Beide Bereiche können Ihnen helfen, eine gewisse Souveränität im Umgang mit onkologisch erkrankten Menschen zu gewinnen. Sie können damit viele Dinge besser verstehen und sind sicherer – eine gute Voraussetzung dafür, dem Patienten ein guter Begleiter zu sein.

29.1 Erinnern Sie sich...?

Berufstypische Problem- und Konfliktsituationen, Psychohygiene (S. 81)
Sterben und Tod (S. 405)

Definition

Die **Onkologie** ist die Lehre von der Entstehung, der Diagnostik und der Behandlung bösartiger Tumorerkrankungen. Bösartige Erkrankungen können in allen Organen des menschlichen Körpers auftreten und sind deshalb Bestandteil aller medizinischer Fachgebiete, z. B. Gynäkologie, Urologie und Innere Medizin.
Die **Hämatoonkologie** befasst sich mit der Diagnostik und Therapie bösartiger Tumoren des blutbildenden und lymphatischen Systems. Sie ist ein Teilgebiet der inneren Medizin.

◂ Definition

29.2 Grundlagen

29.2.1 Begriffsdefinitionen

Tumor

Der Begriff „Tumor" ist ein allgemeiner Begriff für eine örtlich begrenzte Gewebsschwellung oder einen Knoten. Sie kann durch eine Entzündung, durch eine örtliche Flüssigkeitsansammlung (Ödem) oder neu gebildetes Gewebe entstanden sein. Ein Tumor kann gutartig (benigne) oder bösartig (maligne) sein. Der Begriff selbst sagt nichts daüber aus, ob das zugrunde liegende Zellwachstum gut- oder bösartig ist.

Krebs

Das Wort „Krebs" wurde vermutlich zuerst von Hippokrates, einem griechischen Wanderarzt, benutzt, als dieser bei der Behandlung eines Brustgeschwürs das Aussehen des Geschwürs mit den Beinen eines Krebses verglich. Im heutigen allgemeinen Sprachgebrauch steht Krebs für eine **bösartige (maligne) Tumorerkrankung**.

Malignom

„Malignom" und „Neoplasma" stehen in der Medizin für einen bösartigen Tumor. Beide werden als Oberbegriff benutzt, da sie keine Aussagen über die Lokalisation, die Ausdehnung oder das Ursprungsgewebe machen. Spezielle Formen sind z. B. Karzinome (bösartige Entartung von Epithelgewebe) oder Leukämien (Entartung von weißen Blutkörperchen).

29.2 Grundlagen

29.2.1 Begriffsdefinitionen

Tumor

„Tumor" ist der allgemeine Begriff für eine Geschwulst. Ein Tumor kann gutartig oder bösartig sein.

Krebs

„Krebs" bezeichnet im allgemeinen Sprachgebrauch eine **bösartige Tumorerkrankung**.

Malignom

„Malignom" steht für einen bösartigen Tumor.

29.2.2 Entstehung von bösartigen Tumoren

Jede gesunde Körperzelle hat eine ganz bestimmte Lebensdauer. Das heißt, dass die Zellen über Mechanismen verfügen, die das Wachstum und die Teilungsprozesse genau kontrollieren. Bei Tumorzellen funktionieren diese Mechanismen nicht mehr, weil diese Zellen genetisch verändert sind.
Tumorzellen sind in der Lage, sich immer weiter zu teilen. Es entsteht allmählich ein bösartiger Tumor, der immer mehr ein Eigenleben führt: Er ignoriert Stoppsignale, die gesunde Nachbargewebe aussenden, durchbricht die natürlichen Begrenzungslinien seines Ursprungsgewebes und dringt in die Umgebung ein (**Abb. 29.1**).
Hat der bösartige Tumor eine gewisse Größe erreicht, sind die Krebszellen in der Lage, durch Abgabe von Substanzen Blutgefäße anzulocken. Somit sichert sich der Tumor seine Nährstoffversorgung. Dringt der bösartige Tumor in Blutgefäße oder in Lymphbahnen ein, können sich einzelne Tumorzellen aus dem Tumorzellverband lösen und über das Blut oder die Lymphe zu anderen Geweben bzw. Organen transportiert werden. Diese siedeln sich als sogenannte Metastasen in anderen Organen an. Diese Tochtergeschwulste können lebenswichtige Organe, z. B. Leber, Lunge oder Gehirn, befallen. Unbehandelt verläuft eine bösartige Tumorerkrankung fast immer tödlich.

29.2.2 Entstehung von bösartigen Tumoren

Tumorzellen sind entartete Körperzellen, bei denen Wachstum und Teilungsprozesse außer Kontrolle sind.
Tumorzellen teilen sich unkontrolliert immer weiter.

Metastasen sind Tochtergeschwulste des Tumors.
Sie entstehen, weil sich bösartige Tumorzellen aus dem Tumorverband lösen und sich über den Blut- oder Lymphweg in anderen Organen ansiedeln.

Abb. 29.1 Entwicklung eines bösartigen Tumors (Beispiel).

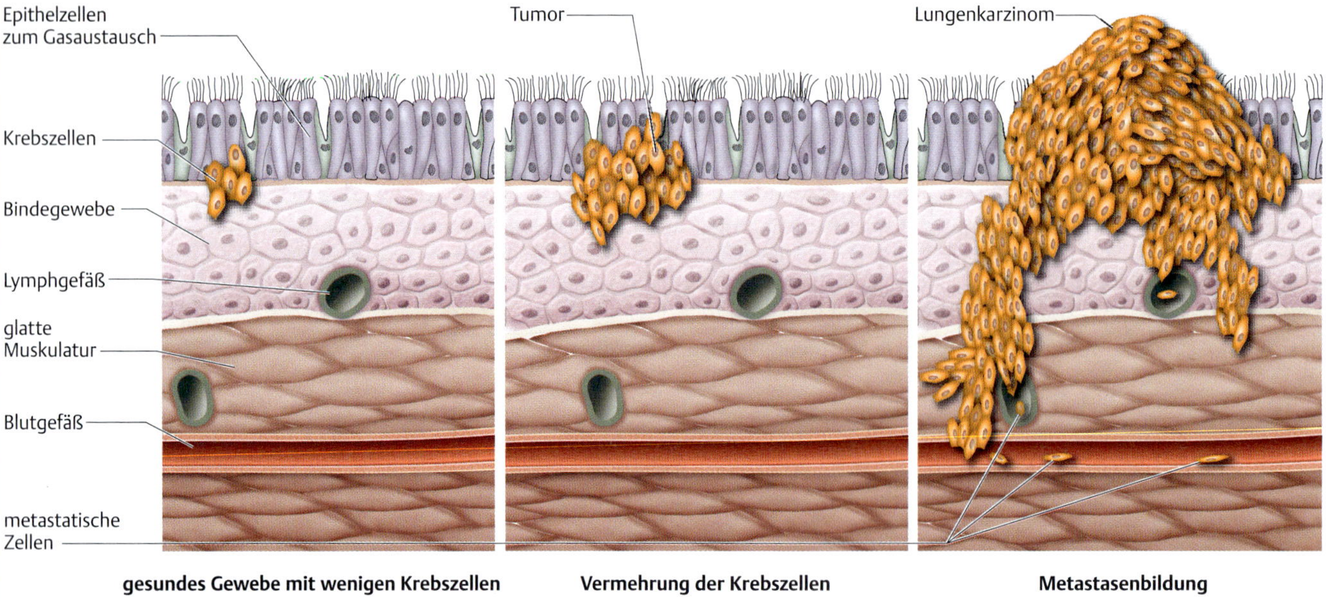

Entstehung eines Bronchial-Karzinoms. *Abb. aus: Schewior-Popp S, Sitzmann F, Ullrich L. Thiemes Pflege. Thieme; 2020*

29.2.3 Risikofaktoren für Tumorentstehung

- Genetische Veränderungen
- Alkohol, Tabak
- Ionisierende Strahlung
- Medikamente (Zytostatika)
- Giftstoffe
- Bakterien, Pilze, Viren

29.2.3 Risikofaktoren für Tumorentstehung

Risikofaktoren für onkologische Erkrankungen sind:

- Genetische Veränderungen im Erbgut (z.B.: bei Brust- und Dickdarmkrebs).
- Alkohol, Tabak
- Ionisierende Strahlen (umgangssprachlich radioaktive Strahlung), UV-Licht = Sonnenlicht
- Medikamente, die gegen Krebs eingesetzt werden (Zytostatika), können eine spätere Entartung von Zellen verursachen
- Giftstoffe, die in Lebensmitteln (z.B. Nitrit, Formaldehyd, Glyphosat), der Atemluft (z.B. Asbest, Benzol) oder durch Hautkontakt (z.B. Dioxin, Benzol) aufgenommen werden.
- Bakterien, Pilze, Viren (Humanes Papillomvirus [HPV], chronische Hepatitis B und C, HIV, Helicobacter pylori = Bakterium der Magenschleimhaut)
- Die genannten Risikofaktoren können zu genetische Veränderungen führen, z.B. durch Mutationen von Genen, die die Zellteilung stimulieren, sogenannte **Onkogene**.

Besonderheiten ►

Besonderheiten alte Menschen

Ein wichtiger Risikofaktor für eine Krebserkrankung ist das **Alter**. Obwohl bösartige Erkrankungen in jedem Lebensalter auftreten können, steigt das Krebsrisiko mit zunehmendem Alter. Der Grund dafür liegt in der verlängerten Zeit, die der Körper den krebsbegünstigenden Faktoren ausgesetzt ist.

29.2.4 Einteilung (Kategorisierung) von Tumoren

Tumoren werden nach ihrem Wachstums- und Ausbreitungsverhalten eingeteilt.
Benigne Tumoren: wachsen langsam, auch ins Nachbargewebe, zerstören es aber nicht, bilden keine Metastasen.

29.2.4 Einteilung (Kategorisierung) von Tumoren

Tumoren werden nach ihrem Wachstums- und Ausbreitungsverhalten eingeteilt in

Benigne (gutartige) Tumoren. Dies sind Zellwucherungen, die zwar das Nachbargewebe verdrängen, es aber nicht zerstören:

- Sie wachsen in der Regel langsam, können dafür aber sehr groß werden.
- Sie wachsen nicht über ihre Gewebegrenzen hinaus und grenzen sich durch eine Kapsel oder Hülle vom gesunden Gewebe ab.
- Sie wachsen nicht in Blutgefäße ein und bilden keine Tochtergeschwulste.
- Beispiele: Lipom (Fettgewebsgeschwulst) und Menningeom (Hirnhaut-Tumor).

Maligne Tumoren: wachsen schnell, haben unklare Begrenzung,

zerstören Nachbargewebe, bilden Metastasen.

Maligne (bösartige) Tumoren

- Diese Tumoren wachsen oft schnell.
- Sie besitzen unklare oder keine Tumorbegrenzungen.
- Sie wachsen (infiltrieren) in das umliegende gesunde Gewebe und zerstören es auf diese Weise.
- Die Zellen und damit die betroffenen Organe können ihre ursprüngliche Funktion nicht mehr ausüben.
- Hat der Tumor eine gewisse Größe erreicht, entstehen im Tumor eigene Blutgefäße, die für eine ausreichende Nährstoffversorgung und dadurch für ein ungehemmtes Wachstum des Tumors sorgen.

Hat der Tumor während seines Wachstums Kontakt mit Blut- oder Lymphgefäßen, kann er einzelne „Tochterzellen" (Metastasen) in den Flüssigkeitsstrom abgeben. Diese können sich dann in anderen Regionen des Körpers ansiedeln.

Besonderheiten Kinder

Im Kindesalter treten bösartige Erkrankungen in einer Häufigkeit von 14 pro 100 000 Kindern unter 15 Jahren auf. Die Art der bösartigen Erkrankungen unterscheidet sich dabei erheblich von denen der Erwachsenen. Bei Kindern stehen Leukämien und Hirntumore im Vordergrund.

◀ Besonderheiten

Semimaligne Tumoren. Diese Tumoren bilden eine Zwischenkategorie.

- Sie wachsen am Ort ihrer Entstehung.
- Sie wachsen in das umgebende Gewebe ein und zerstören es.
- Sie setzen in der Regel keine Metastasen ab.
- Beispiel: das Basaliom, ein Hautkrebs.

Semimaligne Tumoren: zerstören Nachbargewebe, bilden keine Metastasen.

Präkanzerose. Dies ist eine frühe Vorstufe einer bösartigen Tumorerkrankung. Das Gewebe ist verändert, weist jedoch noch keine malignen Eigenschaften auf (z. B. bestimmte Darmpolypen oder Magenschleimhautveränderungen). Eine Präkanzerose wird sich mit hoher Wahrscheinlichkeit zu einem malignen Tumor entwickeln. Aufgrund der hohen Gefahr einer Entartung werden Präkanzerosen normalerweise entfernt oder zumindest regelmäßig beobachtet.

Präkanzerose: Vorstufe, Gewebe ist verändert, es besteht die Gefahr der Entartung.

Merke

Maligne Tumoren unterscheiden sich von benignen Tumoren durch 3 Kennzeichen. Sie wachsen

- infiltrierend (überschreiten Gewebegrenzen, wachsen in Nachbargewebe ein),
- destruierend (zerstören das benachbarte Gewebe),
- metastasierend (setzen über Blut- und Lymphgefäße Tochterzellen ab).

◀ Merke

29.3 Untersuchungen zur Tumordiagnostik

Tumorerkrankungen zeigen in der Regel keine speziellen Erkrankungsanzeichen, außer wenn der Tumor schon sicht- oder tastbar ist. Frühsymptome fehlen meistens. Der Verdacht auf eine Tumorerkrankung ergibt sich häufig dadurch, dass der Patient unklare Beschwerden beschreibt. Wenn gezielte Fragen und eine körperliche Untersuchung den Verdacht erhärten, folgt eine gezielte Diagnostik.
Ob ein Tumor bösartig oder gutartig ist, kann nicht mit bloßem Auge oder durch Abtasten festgestellt werden. Die Diagnose „Krebs" kann nur anhand einer Zell- oder Gewebeprobe gesichert werden.

29.3 Untersuchungen zur Tumordiagnostik

Die Diagnose „Krebs" kann nur anhand einer **Zell- oder Gewebeprobe** gesichert werden.

Histologische Untersuchung. Durch Punktionen oder Abstriche ist es möglich, aus nahezu allen Regionen des Körpers Zellen zu gewinnen und auf Veränderungen zu untersuchen (Zytologie). Bei der Punktion wird mit einer Hohlnadel Flüssigkeit oder Gewebe entnommen. Bei einem Abstrich wird eine Schicht von Haut- oder Schleimhautbelägen gewonnen.
Bei der nachfolgenden histologischen Untersuchung werden aus den gewonnenen Gewebeproben dünne Schnitte angefertigt und mit verschiedenen Spezialfärbungen gefärbt. Der Pathologe kann dann mithilfe des Mikroskops erkennen, ob ein gut- oder bösartiger Tumor vorliegt, aus welchem Gewebe der Tumor entstammt. Nur so kann man sicher beurteilen in welchem Stadium sich die Tumorerkrankung befindet, z. B. wie tief der Tumor in die Umgebung eingewachsen ist oder ob Tumorzellen in Blut- oder Lymphgefäße eingedrungen sind und sich verbreitet haben.
Durch viele verschiedene technischen Methoden ist es heute möglich, einen bösartigen Tumor anhand der Oberflächenstruktur seiner Zellen zu differenzieren. Nur dadurch ist es möglich geworden, unterschiedliche Typen eines bösartigen Tumors zu unterscheiden und damit auch unterschiedlich zu behandeln. Dies erst hat z. B. bei der Therapie des Brustkrebs zielgerichtete und schonende Therapien (Hormon-Therapie) ermöglicht.

Histologische Untersuchung: Es werden Gewebeproben entnommen, mit Spezialfärbungen gefärbt und mikroskopisch untersucht. Dabei kann erkannt werden, ob ein Tumor gut- oder bösartig ist, evtl. auch, in welchem Stadium er sich befindet.

Weitere Untersuchungen. Zu weiteren wichtigen und aussagekräftigen Untersuchungsmethoden zählen verschiedene Laboruntersuchungen, bildgebende Verfahren sowie endoskopische Untersuchungen, die bereits im Zusammenhang mit den betroffenen Organsystemen beschrieben wurden.

Definition

Tumormarker sind körpereigene Substanzen. Diese sind bei bösartigen Tumorerkrankungen im Blut oder in anderen Körperflüssigkeiten in größerer Menge nachweisbar.

◀ Definition

Tumormarker: sind nicht zur Früherkennung geeignet, wesentliche Bedeutung haben sie für die Beurteilung des Therapieerfolgs und in der Nachsorge.

Tumormarker. Es gibt spezielle Blutwerte, die bei einer Tumorerkrankung erhöht sind. Die sogenannten Tumormarker können dabei zwar auf eine mögliche Tumorerkrankung hinweisen, reichen jedoch nicht allein für die Früherkennung eines Tumors aus. Erhöhte Tumormarker können viele andere Ursachen haben. Ihre wesentliche Bedeutung liegt demnach in der Beurteilung der Therapiewirksamkeit während der Tumortherapie und in der Nachsorge.

29.4 Therapeutische Maßnahmen in der Onkologie

Die therapeutischen Maßnahmen werden z. B. beeinflusst durch Tumorstadium, Allgemeinzustand, Organfunktion, Wunsch des Patienten.

29.4 Therapeutische Maßnahmen in der Onkologie

Folgende Faktoren beeinflussen die Auswahl des Behandlungsverfahrens und das Therapieziel:

- Diagnose
- Tumorstadium
- Allgemeinzustand
- Organfunktion
- Behandlungswunsch des Patienten
- verfügbare Behandlungsmethoden

29.4.1 Therapieziele

Kurative Behandlung: Ziel ist die Heilung des Patienten.

Überlebenszeitverlängerung

Palliative Behandlung: Eine Heilung ist nicht möglich, die tumorbedingten Beschwerden werden gelindert.

Unterstützende Behandlung: Maßnahmen gegen Nebenwirkungen und Komplikationen der Tumorbehandlung, Besserung der Lebensqualität des Patienten.

Symptomatische Therapiemaßnahmen = Linderung von Krankheitssymptomen.

29.4.1 Therapieziele

Kurative Behandlung. Ziel ist die Heilung des Patienten. Bei dieser Behandlung wird eine stärkere Belastung des Patienten durch die Therapiemaßnahmen in Kauf genommen.

Überlebenszeit verlängernde Therapie. Ist eine Heilung nicht möglich, kann ein wesentliches Ziel der Behandlung in einer Verlängerung der Überlebenszeit bestehen.

Palliative Behandlung. Viele Krebserkrankungen können mit den derzeit verfügbaren Therapien nicht geheilt werden. Unter palliativer Therapie versteht man eine Behandlung, die tumorbedingte Beschwerden lindert. Häufig kann die Lebensqualität des betroffenen Menschen verbessert und eine Lebensverlängerung erreicht werden. Dabei werden die Situation und Wünsche des Menschen berücksichtigt. Es wird großen Wert darauf gelegt, die Lebensqualität durch intensive oder belastende Therapieverfahren nicht weiter zu beeinträchtigen.

Unterstützende (supportive) Behandlung. Unter diesem Begriff werden Maßnahmen zusammengefasst, die gegen Nebenwirkungen und Komplikationen der Tumorbehandlung gerichtet sind. Supportive, also unterstützende Maßnahmen verbessern die Lebensqualität des Patienten und sollen die Behandlung für ihn verträglicher gestalten. Dazu gehören z. B.

- Medikamente gegen therapiebedingte Übelkeit,
- Vorbeugung gegen infektiöse Komplikationen beim abwehrgeschwächten Patienten und ihre Behandlung,
- Transfusion von Blutprodukten,
- Schmerztherapie,
- Nährstoffversorgung unter Umgehung der Verdauungswege (parenterale Ernährung).

Symptomatische Therapiemaßnahmen. Dieser Therapieansatz ist auf die Linderung von Krankheitssymptomen ausgerichtet. Die Verfahren nehmen jedoch keinen Einfluss auf die Ursachen.

29.4.2 Behandlungsmethoden

Zu den Behandlungsmethoden gehören Tumorchirurgie, Bestrahlung und medikamentöse Behandlung.

Zur Behandlung wird individuell für den Patienten ein Gesamttherapiekonzept erstellt. Die Therapie erfolgt meist interdisziplinär.

29.4.2 Behandlungsmethoden

Zu den klassischen Behandlungsmethoden gehören:

- Tumorchirurgie
- Bestrahlung (Radiotherapie)
- medikamentöse Behandlung (einschließlich Chemotherapie und Antikörpertherapie)

Abhängig von Diagnose, Alter des Patienten und Therapiezielen werden die Therapiemaßnahmen in einem Gesamttherapiekonzept zusammengefasst. Therapie und Durchführung werden in der Regel interdisziplinär geplant, das heißt, es sind Vertreter verschiedener Fachgruppen beteiligt, z. B. Chirurgie, Innere Medizin, Hämatologie, Onkologie, Strahlentherapie, Gynäkologie.

Tumorchirurgie

Nicht alle Tumoren können operiert werden, abhängig ist dies von Art, Stadium und Lage des Tumors.

Tumorchirurgie

Nicht alle Tumoren können bzw. müssen operiert werden, denn bestimmte Faktoren haben Einfluss darauf, ob der Tumor mit dem notwendigen Sicherheitsabstand entfernt werden kann. Diese Faktoren sind

- Art und Stadium der Tumorerkrankung,
- Lage des Tumors.

Auch Alter, Allgemeinzustand und mangelnde Bereitschaft des Patienten können die Möglichkeit, eine Operation durchzuführen, begrenzen. In manchen Fällen existieren schonendere Methoden mit vergleichbaren Erfolgsaussichten.

Nutzen und Risiko einer Operation müssen immer gegeneinander abgewogen werden. Selbst wenn eine Heilung nicht möglich ist, weil der Tumor nicht vollständig entfernt werden kann oder sich bereits sichtbare Fernmetastasen gebildet haben, kann eine Operation sinnvoll sein. In diesem Fall spricht man von einer **Palliativoperation**.
Wenn die Beschwerden und Komplikationen durch eine Operation verringert werden können, beeinflusst dies oft erheblich die Lebensqualität des Patienten.

Nutzen und Risiko einer Operation müssen immer gegeneinander abgewogen werden.

Strahlentherapie

Das biologische Prinzip der Therapie beruht auf der Bildung freier Radikale in den bestrahlten Zellen. Diese verändern die Erbinformationen und führen zum Zelltod.
Dennoch kann nicht vermieden werden, dass auch gesundes Gewebe bei einer Bestrahlung beschädigt wird. Deshalb ist ein wichtiger Gesichtspunkt dieser Therapie, die mitbestrahlten Organe und das Gewebe zu schonen. Da Lagerungssysteme verwendet werden, die an den jeweiligen Patienten angepasst sind, kann die erforderliche Bestrahlungsdosis genau auf das Zielgebiet ausgerichtet werden (**Abb. 29.2**).

Strahlentherapie

Die Bestrahlung führt zum Zelltod und wirkt auch auf gesundes Gewebe. Grundsätzlich müssen mitbestrahlte Organe und das Umgebungsgewebe geschont werden.

Abb. 29.2 Strahlentherapie.

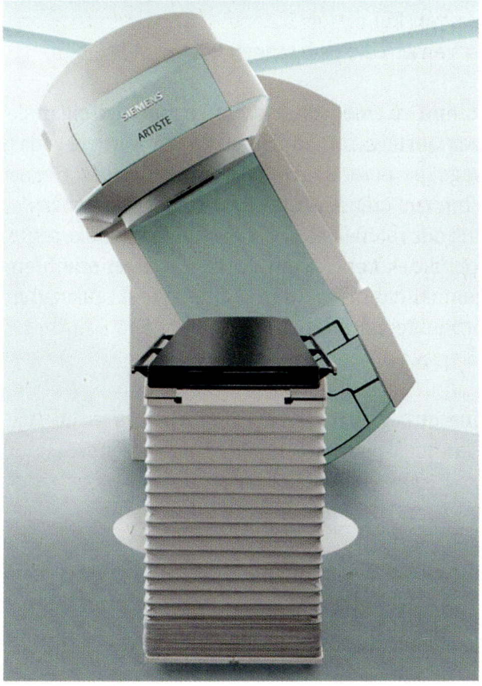

Linearbeschleuniger Primus (Fa. Siemens). *Quelle: Siemens AG*

Nebenwirkungen der Bestrahlung. Dennoch kann nicht vermieden werden, dass auch gesundes Gewebe mitbeschädigt wird. Daher sind Nebenwirkungen der Bestrahlung nicht zu vermeiden. Betroffen können sein:

- **Haut:** Es kommt zu
  - Schuppung, Rötung, eventuell Haarausfall und
  - entzündlichen Veränderungen bis hin zur Hautablösung.
- **Mundschleimhaut:** Diese reagiert schmerzhaft-entzündlich. Es bilden sich oberflächliche oder tiefere Geschwüre. Im weiteren Verlauf klagen die Patienten häufig über Mundtrockenheit.
- **Magen-Darm-Trakt:** Liegen Anteile des Magen-Darm-Trakts im Strahlenfeld, kommt es zu
  - Übelkeit, Durchfällen,
  - Bauchschmerzen.
- **blutbildendes System:** Hier zeigt sich die Schädigung mit einer Verzögerung von Wochen bis Monaten:
  - Stammzellen werden vermindert.
  - Blutbild verändert sich: Mangel an roten und/oder weißen Blutkörperchen.
  - Infektanfälligkeit ist erhöht.
  - Transfusionen werden erforderlich.

Auch bei entsprechenden Schutzvorkehrungen sind Nebenwirkungen der Bestrahlung nicht zu vermeiden. Hierzu gehören z. B.
- Hautveränderungen
- Haarausfall
- geschädigte Mundschleimhaut
- Übelkeit
- Durchfall
- Blutbildveränderungen

Chemotherapie

Medikamente zur Chemotherapie werden Zytostatika genannt.
Die onkologische Chemotherapie soll bösartige Zellen abtöten, und das möglichst, ohne gesundes Gewebe zu schädigen.

Chemotherapie

Medikamente zur Chemotherapie werden Zytostatika genannt.

Zytostatika führen zum Tod schnell wachsender Zellen. Meist werden verschiedene Zytostatika kombiniert.

Die sogenannten Zytostatika verursachen über direkte und indirekte Mechanismen Zellschäden, die den Tod der Zelle zur Folge haben. Dabei nehmen sie sich die Unterschiede im Wachstum zwischen normalen Zellen und Tumorzellen zu Hilfe.

Meist werden mehrere verschiedene Zytostatika kombiniert. Durch die verschiedenen Wirkungsweisen kann die Wirkung gesteigert werden. Die meisten Zytostatika werden stoßweise in Form von Chemotherapieblöcken verabreicht, um dem Körper in der behandlungsfreien Zeit die Möglichkeit zur Erholung zu geben.

Bei manchen Tumoren kann es sinnvoll sein, vor der Operation durch eine (neoadjuvante) Chemotherapie die Tumorausbreitung zu verringern und die Prognose zu verbessern

Zytostatika wirken auch auf schnell wachsende gesunde Zellen. Dies führt zu einer Reihe von Nebenwirkungen, z. B.

- Übelkeit und Erbrechen,
- Haarausfall,
- Störung der Blutbildung,
- Mundschleimhautentzündung.

Nebenwirkungen der Chemotherapie. Es treten vor allem Nebenwirkungen an gesunden Zellen auf, die ebenfalls schnell wachsen, z. B. Zellen der Blutbildung und der Schleimhaut des Magen-Darm-Trakts.

- **Übelkeit und Erbrechen:** Werden regelmäßig Medikamente gegen Brechreiz und Übelkeit (Antiemetika) eingesetzt, können die Symptome erheblich gemildert werden.
- **Haarausfall:** Viele Zytostatika verursachen einen vorübergehenden Haarausfall. Dies liegt daran, dass Haarwurzelzellen sich ebenso wie bösartiges Tumorgewebe kontinuierlich in der Teilungsphase befinden. Da die meisten Zytostatika alle schnell wachsenden Zellen im Körper angreifen (egal ob gutartig oder bösartig), kommt es zum Haarausfall.
  Ähnlich ist dies auch bei der Stomatitis. Bei dieser werden die sich schnell teilenden Schleimhautzellen durch die Chemotherapie zerstört.
- **Mundschleimhautentzündung (Stomatitis):** Es kommt zu einer schmerzhaften Entzündung mit Schluckbeschwerden. In schweren Fällen kann die Nahrungsaufnahme unmöglich werden, sodass die Patienten unter Umgehung der Verdauungswege (parenteral) ernährt werden müssen. Gegen die Schmerzen werden starke Schmerzmittel bis hin zu Betäubungsmitteln (Opiaten) gegeben.
- **Störung der Blutbildung:** Es kann zur Erniedrigung der roten (Anämie) oder weißen (Leukopenie) Blutkörperchen oder der Blutplättchen (Thrombopenie) kommen, mit der Gefahr einer erhöhten Blutungsneigung oder Infektgefährdung. Als Gegenmaßnahme werden Erythrozyten, Leukozyten oder Thrombozyten durch Transfusion von Blutprodukten zugeführt.

Herz, Niere und Leber werden durch Zytostatika belastet und können langfristig geschädigt werden.

- **Nebenwirkungen an einzelnen Organen:**
  - Niere: Nierenfunktion wird belastet
  - Leber: Leberwerte steigen (Bilirubin, Transaminasen)
  - Herz: Schädigungen des Herzmuskels
  - Ohren: Schädigung des Gehörs
  - Schädigung des Nervensystems: Gangstörungen, Missempfindungen oder Verstopfung
  - Harnblase: blutige Harnblasenentzündung
- **Spätfolgen:** Einzelne Organe wie Herz, Nerven, Niere oder Leber können dauerhaft in ihrer Funktion eingeschränkt sein. Auch können nach intensiver Chemotherapie weitere bösartige Erkrankungen gehäuft auftreten, z. B. Leukämien. Die Fruchtbarkeit und Zeugungsfähigkeit kann eingeschränkt sein.

Merke ►

Merke

Wenn Zytostatika mit einer Infusion verabreicht werden und nicht in das Blutgefäß, sondern in das umliegende Gewebe fließen, spricht man von einem **Paravasat**. Die Infusion muss dann sofort gestoppt werden. Sonst kann das Gewebe großflächig absterben. Es handelt sich immer um einen Notfall, die zuständige Pflegefachkraft und der Arzt müssen unverzüglich informiert werden!

29.4.3 Weitere Therapiemaßnahmen

Die 3 klassischen Therapieverfahren werden zunehmend durch andere Verfahren ergänzt:

- Hormontherapie
- Zytokintherapie
- Antikörpertherapie
- Allogene Knochenmark- und Blutstammzelltransplantation

29.4.3 Weitere Therapiemaßnahmen

Weitere Verfahren zur Behandlung von Tumoren sind:

- **Hormontherapie:** Hormone oder Medikamente mit antihormoneller Wirkung sollen das Wachstum hormonell beeinflussbarer Tumoren hemmen.
- **Zytokintherapie:** Zytokine sind Botenstoffe. Diese sollen die eigenen Abwehrkräfte anregen, sodass der Körper selbst den Krebs bekämpfen kann.
- **Antikörpertherapie:** Gentechnisch hergestellte Antikörper sollen sich gezielt gegen die Tumorzelle richten und die Zelle zerstören. Diese Art der Therapie ist sehr wirkungsvoll und hat in den letzten Jahren stark an Bedeutung gewonnen.
- **Allogene Knochenmark- und Blutstammzelltransplantation:** Dabei wird das bösartig veränderte Knochenmark durch ein gesundes Spendersystem ersetzt. Dem Betroffenen werden Zellen einer fremden Person verabreicht, die zuvor auf der Basis von Gewebemerkmalen ausgesucht wurde. Der ideale Spender ist in der Regel der Bruder oder die Schwester. Gibt es innerhalb der Familie keinen passenden Spender, wird nach einem Fremdspender gesucht.

29.5 Pflege bei Zytostatika- und Strahlentherapie

Die verschiedenen Zytostatika und die Strahlentherapie können eine Vielzahl unerwünschter Nebenwirkungen hervorrufen. Welche Nebenwirkungen auftreten und wie stark sie ausgeprägt sind, hängt ab von

- Art und Dosierung der Zytostatika,
- Dauer der Verabreichung,
- individueller Verträglichkeit,
- Allgemeinzustand des Patienten.

29.5 Pflege bei Zytostatika- und Strahlentherapie

Werden zur Tumorbehandlung Zytostatika- oder Strahlentherapie eingesetzt, lassen sich unerwünschte Nebenwirkungen kaum vermeiden. Die Ausprägung ist dabei abhängig von verschiedenen Faktoren.

29.5.1 Maßnahmen bei Übelkeit und Erbrechen

29.5.1 Maßnahmen bei Übelkeit und Erbrechen

Definition

Übelkeit (Nausea) ist eine subjektive Empfindung von Unwohlsein in der Rachen- und/oder Magengegend. Der Patient neigt zum Erbrechen. Übelkeit kann mit kaltschweißiger Haut, verstärktem Speichelfluss, Blässe, beschleunigtem Puls und Würgen einhergehen.
Erbrechen (Emesis) bezeichnet den kräftigen Ausstoß von Mageninhalt aus dem Mund.
Bei **Appetitlosigkeit** (Anorexie, Inappetenz) ist der Trieb zur Nahrungsaufnahme herabgesetzt.

◄ Definition

Patienten informieren. Die Pflegenden informieren den Patienten über Zusammenhänge, Ursachen, Behandlungsmöglichkeiten und den Umgang mit Übelkeit und Erbrechen. Es ist wichtig, durch diese Maßnahmen den Betroffenen die Angst zu nehmen. Das Auftreten von Übelkeit und Erbrechen sollte immer wirklichkeitsnah dargestellt und nicht beschönigt werden.

Die Ängste und Verunsicherungen der Betroffenen lindern.
Die Nebenwirkungen Übelkeit und Erbrechen sollten dabei ernst genommen werden.

Medikamente verabreichen. Eine wichtige Maßnahme ist es, die verordneten, vorbeugenden Medikamente rechtzeitig zu verabreichen. Falls die Wirkung nicht zufriedenstellend ist, sollten alternative Wirkstoffe eingesetzt werden.

Vorbeugende Medikamente rechtzeitig verabreichen.

Wohlbefinden fördern. Um das allgemeine Wohlbefinden des Pflegeempfängers zu fördern, können Sie z. B.

- für eine bequeme Position sorgen,
- das Ruhebedürfnis berücksichtigen,
- frische Luft hereinlassen,
- Wärme vermeiden,
- die Atmosphäre im Zimmer gestalten (Licht, Gerüche, Intimsphäre),
- für eine ruhige entspannte Umgebung sorgen,
- Hilfsmittel in Reichweite stellen (Nierenschale, Zellstoff, Wasser usw.),
- bei Auftreten eines metallischen/sauren Geschmacks bei Chemotherapie, Pastillen mit starkem Geschmack anbieten (Eukalyptus),
- nach ambulanter Therapie ggf. nötige Maßnahmen absprechen,
- Gerüche der Pflegenden vermindern (rauchende Pflegende, aufdringliches Parfüm, Schweißgeruch).

Das Wohlbefinden kann gefördert werden z. B. durch

- frische Luft,
- ruhige und entspannte Umgebung,
- bequeme Positionierung im Bett

Praxistipp

Wie kann ich einem Patienten helfen, wenn er erbricht?

Folgende Maßnahmen können beim Erbrechen unterstützen:

- Lassen Sie den Patienten während des Erbrechens nicht allein (**Abb. 29.3**).
- Ist dem Patienten übel, geben Sie ihm die Möglichkeit, sich aufrecht hinzusetzen.
- Sorgen Sie für frische Luft, reichen Sie ihm kühle Kompressen oder bieten Sie ihm kühle Getränke an.
- Sie können das Zimmer auch auf Quellen unangenehmer Düfte kontrollieren (Essen, Parfüm usw.), viele Menschen reagieren darauf.
- Stellen Sie immer alle Hilfsmittel (Schale, Beutel, Tücher) in Reichweite.
- Achten Sie auf eine angenehme Raumtemperatur.
- Vermeiden Sie Lärm und wahren Sie die Intimsphäre des Patienten gegenüber Mitpatienten.
- Schließen Sie die Tür.
- Vielleicht hilft es dem Patienten, wenn er die Zahnprothese entfernt. Fragen Sie ihn danach.
- Entsorgen Sie Erbrochenes sofort.
- Bieten Sie dem Patienten eine Mundspülung an, so bekommt er einen frischen Geschmack in den Mund.
- Wechseln Sie ggf. die Wäsche und lüften Sie den Raum.
- Geben Sie dem Pflegeempfänger die Möglichkeit, sich nach dem Erbrechen die Hände und das Gesicht zu waschen.
- Kommt es häufig zum Erbrechen, weisen Sie die zuständige Pflegefachkraft bzw. den behandelnden Arzt darauf hin. Auf Anordnung werden Arzneimittel gegen Übelkeit und Erbrechen, sog. Antiemetika, verabreicht.

◄ Praxistipp

Abb. 29.3 Erbrechen (Emesis).

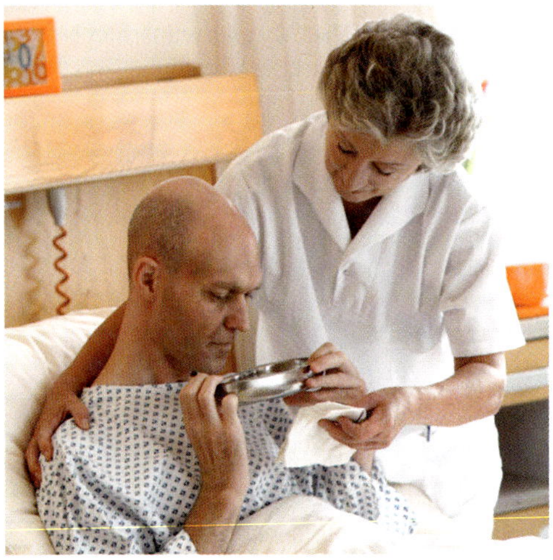

Patienten sollten beim Erbrechen nicht allein gelassen werden (nachgestellte Situation). *Quelle: A. Fischer, Thieme*

Ernährung:
- wenn möglich Wunschkost
- Essen erst servieren, wenn der Patient es wünscht
- kleine Mahlzeiten
- stark riechendes Essen meiden
- süße, fette, stark gesalzene/gebratene Speisen meiden
- Appetit mit sauren Speisen / Bonbons anregen
- gekühlte Getränke anbieten (Cola, Tee, Limonade)
- Mahlzeiten nicht im Zimmer stehen lassen

Ernährung anpassen. Bei Übelkeit und Erbrechen hilft es ggf., die Ernährung umzustellen:
- wenn möglich Wunschkost (Diätassistentin einbeziehen)
- Essen erst servieren, wenn die betroffene Person es wünscht.
- kleine Mahlzeiten anbieten (**Abb. 29.4**)
- Kalte Speisen werden besser toleriert.
- stark riechendes Essen meiden
- süße, fette, stark gesalzene/gebratene Speisen meiden
- Appetit mit sauren Speisen oder sauren Bonbons anregen
- gekühlte Getränke anbieten (Cola, Tee, Limonade)
- sprudelnde kalte Getränke, z. B. Gingerale (Ingwer hat eine positive Wirkung) empfehlen
- Tee von Ingwer oder Pfefferminze oder Pfefferminzblätter und Kamillenblüten zu gleichen Teilen gemischt anbieten.
- Essen in entspannter Atmosphäre und eventuell in Gesellschaft ermöglichen.
- langsam essen und gründlich kauen lassen
- Mahlzeiten nicht im Zimmer stehen lassen.

Musik, Lesen, Fernsehen, Entspannungstechniken oder Aromatherapie können helfen, von Übelkeit und Erbrechen abzulenken.

Patienten ablenken. Der Patient sollte sich nicht nur auf seine Übelkeit und das mögliche Erbrechen konzentrieren. Ablenkung durch Musik, Lesen oder Fernsehen helfen ihm vielleicht dabei, die Nebenwirkungen für einen Moment zu vergessen. Auch Entspannungstechniken und die Aromatherapie sind Möglichkeiten, der Übelkeit und dem Erbrechen entgegenzuwirken.

Abb. 29.4 Ernährung.

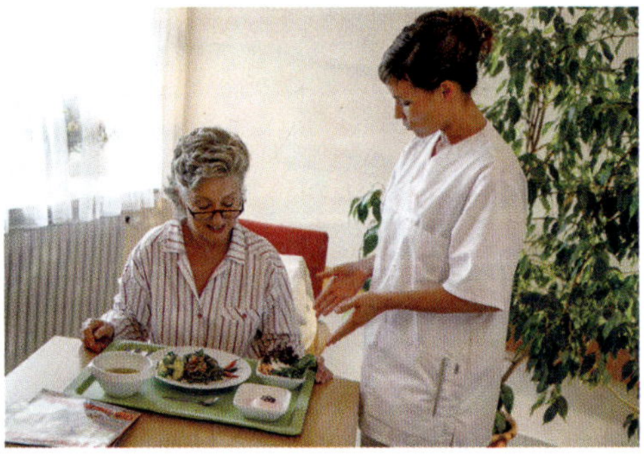

Grundsätzlich sollten häufig kleine Mahlzeiten angeboten werden (nachgestellte Situation). *Quelle: A. Fischer, Thieme*

29.5.2 Maßnahmen bei Haarausfall (Alopezie)

Die Betroffenen gehen ganz unterschiedlich mit dem plötzlichen Haarverlust um. Manche akzeptieren den Haarverlust, andere wiederum haben große Probleme mit der Veränderung ihres Körperbilds. Die Tumorerkrankung wird plötzlich für alle öffentlich gemacht.

Pflegende und Ärzte müssen die Patienten frühzeitig darüber informieren, ob bei der bevorstehenden Therapie ein Haarausfall zu erwarten ist. Es ist wichtig, dass der Betroffene genügend Zeit hat, sich auf die körperliche Veränderung einzustellen. Er muss die Möglichkeit bekommen, sich frühzeitig um einen Haarersatz zu kümmern. Die Pflegenden geben dem Patienten vor und während der Therapie ausführliche Informationen und sollten immer für ihre Fragen offen sein. Mögliche Themen sind:

- Das Haar kann langsam oder büschelweise ausfallen.
- Es können alle Körperhaare betroffen sein, auch Wimpern und Augenbrauen.
- Es sollte frühzeitig ein Haarersatz (Perücke) beantragt werden.
- Manche Betroffenen fühlen sich mit bunten, weichen Kopftüchern wohler als mit Haarersatz.
- Die haarlose Kopfhaut muss vor Kälte, Hitze und Sonneneinstrahlung geschützt werden.
- Das neu gewachsene Haar unterscheidet sich oft in Farbe und Beschaffenheit vom ursprünglichen Haar.
- Die betroffene Person sollte sich einen pflegeleichten Kurzhaarschnitt schneiden lassen und auf chemische Haarbehandlungen wie Färben verzichten.
- Zur Pflege des neu gewachsenen Haars sollten milde Shampoos und weiche Haarbürsten verwendet werden.

29.5.2 Maßnahmen bei Haarausfall (Alopezie)

Viele Betroffenen haben große Probleme mit der Veränderung ihres Körperbilds. Die Tumorerkrankung ist plötzlich für jeden sichtbar.

Der Patient muss frühzeitig darüber informiert werden, ob ein Haarausfall zu erwarten ist. Er muss die Möglichkeit bekommen, sich um einen **Haarersatz** zu kümmern.

29

29.5.3 Maßnahmen bei Mundschleimhautveränderungen (Mukositis und Stomatitis)

Bei einer Schleimhautschädigung kann die Lebensqualität des Patienten deutlich eingeschränkt sein. Die Schleimhaut wird dünn und verletzungsanfällig. Der Patient hat Schmerzen, in schweren Fällen kann die Nahrungsaufnahme unmöglich werden. Es kann zu Mundtrockenheit und schmerzhaften Einrissen kommen. Ist die Schleimhaut verletzt, können auch Bakterien und Viren in den Körper eindringen und lebensbedrohliche Infektionen auslösen.

Die Entzündungen im Mund- und Rachenraum müssen durch pflegerische Maßnahmen verhindert werden. In erster Linie ist es die Aufgabe der Pflegenden, die Patienten sehr gut zu informieren. Der Patient soll selbst in die Lage versetzt werden, die Mundpflege und Mundinspektion sorgfältig durchzuführen und Veränderungen festzustellen.

Pflegende müssen den Patienten anleiten und immer wieder motivieren, die Mundpflege durchzuführen. Dies ist häufig sehr schwierig, da die Betroffenen die Mundpflege meist als sehr unangenehm empfinden.

Folgende Maßnahmen sollten zur Mundpflege durchgeführt werden:

- Mund täglich mit Taschenlampe inspizieren.
- Die Zähne sollten regelmäßig mit einer weichen Zahnbürste und einer milden, flouridhaltigen Zahncreme geputzt werden.
- Den Mund mehrmals täglich mit Wasser oder Kochsalzlösung spülen; bei anderen Spülungen darauf achten, dass sie weder Alkohol noch Säure enthalten
- Den Speichelfluss durch zuckerfreien Kaugummi anregen.
- Rauchen und Alkohol vermeiden.
- Scharfkantige, trockene und bröselige Speisen (z. B. knusprige Brötchen) können die Mundschleimhaut verletzen und sollte durch weiche Speisen ersetzt werden.
- Für eine ausreichende Flüssigkeitszufuhr (1,5 Liter pro Tag) sorgen.

29.5.3 Maßnahmen bei Mundschleimhautveränderungen (Mukositis und Stomatitis)

Durch Chemo- oder Strahlentherapie wird die Mundschleimhaut dünn und verletzungsanfällig.

Entzündungen müssen verhindert werden.

Mundpflege und Mundinspektion müssen sorgfältig durchgeführt werden.

Häufig müssen die Betroffenen zur Mundpflege motiviert werden, da sie diese oft als sehr unangenehm empfinden.

Folgende Maßnahmen sollten zur Mundpflege durchgeführt werden:

- tägliche Inspektion
- Zähne mit weicher Zahnbürste und milder Zahncreme putzen
- Mund mehrmals täglich spülen
- Speichelfluss anregen
- Rauchen und Alkohol meiden
- weiche Speisen
- ausreichende Flüssigkeitszufuhr

29.5.4 Maßnahmen bei Durchfall

Nicht nur die Mundschleimhaut kann betroffen sein, sondern auch die Schleimhaut im Magen-Darm-Trakt. Die Patienten reagieren häufig mit starken Durchfällen (Diarrhöen). In diesem Zusammenhang kann es zu Nährstoff- und Wasserverlusten kommen.

Folgende pflegerische Maßnahmen sollten bei Durchfall durchgeführt werden:

- Pflegeempfänger und Angehörige informieren.
- Patienten beobachten:
  - Stuhlgang (Häufigkeit, Konsistenz, Farbe, Beimengungen, Volumen)
  - Schmerzen, Krämpfe
  - Zeitpunkt der Schmerzen
  - klinische Zeichen eines Volumenmangels (Flüssigkeitsmangels)
  - Zustand der Haut im Analbereich
- Bei Durchfall wird eine Trinkmenge von 2–4 Litern pro Tag empfohlen. Geeignet sind Mineralwasser mit wenig oder ohne Kohlensäure.

29.5.4 Maßnahmen bei Durchfall

Die häufig starken Durchfälle können zu Nährstoff- und Wasserverlusten führen.

Maßnahmen sind:

- Pflegeempfänger und Angehörige informieren
- Patienten beobachten

- Das Trinken von Brühen und Suppen ersetzt verloren gegangene Elektrolyte.
- Leicht verdauliche Nahrungsmittel wie Weißbrot, Haferflocken, Bananen, geriebene Äpfel und Joghurt lindern die Durchfälle und damit verbundenen Beschwerden.
- Um die Haut um den After herum zu schonen, sollte weiches Toilettenpapier bereitgestellt werden.
- Afterregion mit speziellen Hautschutzsprays vor Verletzungen der Haut mit aggressivem Stuhl schützen.

29.5.5 Maßnahmen zur Vermeidung von Infektionen

Die Infektionsgefahr ist während eines Chemotherapiezyklus hoch. Kleine, harmlose Verletzungen oder eine normale Erkältung können zu einem lebensbedrohlichen Zustand führen.

Merke ▶

Die hygienischen Vorsichtsmaßnahmen sind strikt zu befolgen:
- Hände desinfizieren
- bei Hochrisikopatienten (umkehrisolierten Patienten) Mundschutz und Kittel tragen
- Patienten tragen Mundschutz und Kittel beim Verlassen des Zimmers
- Dusche, WC, Toilettenstuhl, Stethoskop täglich desinfizieren
- Zimmer täglich desinfizieren
- Vernebler meiden
- Besuch von Kindern unter 10 Jahren nur bedingt gestatten (virusbedingte „Kinderkrankheiten")
- Keinen Besuch von kranken Personen zulassen.
- Obst und Gemüse stets schälen.
- Keine Topfpflanzen oder Schnittblumen mitbringen lassen.

29.5.5 Maßnahmen zur Vermeidung von Infektionen

Das Risiko einer Infektion ist bei einer laufenden Chemotherapie erhöht. Neben den körpereigenen Erregern, die Infektionen auslösen können, stellen die sogenannten nosokomialen Infektionen (Krankenhausinfektionen, Kreuzinfektionen) ein besonderes Risiko dar. Aus kleinen Verletzungen oder einer harmlosen Erkältung kann sich in kürzester Zeit ein lebensbedrohlicher Zustand entwickeln.

Merke

Fieber ist bei Menschen nach einer Chemotherapie immer ein Alarmzeichen für eine Infektion!

Vor und während einer Tumortherapie müssen die Patienten und deren Angehörige über die Wirkungsweise und die möglichen Auswirkungen einer Tumortherapie informiert werden. Verhaltensweisen und vorbeugende Maßnahmen runden die Information ab. Die hygienischen Vorsichtsmaßnahmen variieren teilweise von Klinik zu Klinik. Die folgenden Informationen gelten nicht nur für Patienten, sondern auch für das therapeutische Team und die Besucher der Patienten.

- Hände vor Kontakt mit dem Patienten desinfizieren (Ärzte, Pflegende, Patienten untereinander, MTA, Physiotherapeuten, Besucher).
- Bei Hochrisikopatienten, die zum Schutz vor Infektionen isoliert sind (sog. Umkehr- oder Schutzisolierung), Mundschutz und Schutzkittel tragen (**Abb. 29.5**).
- Patienten tragen Mundschutz und Kittel beim Verlassen des Zimmers.
- Dusche, WC, Toilettenstuhl, Stethoskop täglich desinfizieren (Sprühdesinfektion/Wischdesinfektion).
- Zimmer täglich desinfizieren (Wischdesinfektion).
- Patienten angemessen unterbringen (1–2-Bett-Zimmer mit eigener Nasszelle, ggf. sterile Einheit)
- Vernebler vermeiden.
- Besuch von Kindern unter 10 Jahren nur bedingt gestatten (virusbedingte „Kinderkrankheiten").
- Keinen Besuch von erkrankten Besuchspersonen zulassen.
- Menschenansammlungen meiden, z. B. nicht die Cafeteria des Krankenhauses besuchen.
- Nahrungsmittel, die möglicherweise verunreinigt sind, meiden (frisches Obst und Gemüse, rohes Fleisch, roher Fisch, Produkte mit rohen Eiern, Frischkäse, Schimmelkäse, Nüsse, Müsli, Trockenobst, Fruchtsäfte).
- Obst und Gemüse stets schälen bzw. intensiv abwaschen.
- Keine Topfpflanzen oder Schnittblumen mitbringen lassen.
- Kontakt mit Haustieren vermeiden.

Abb. 29.5 Schutzkleidung.

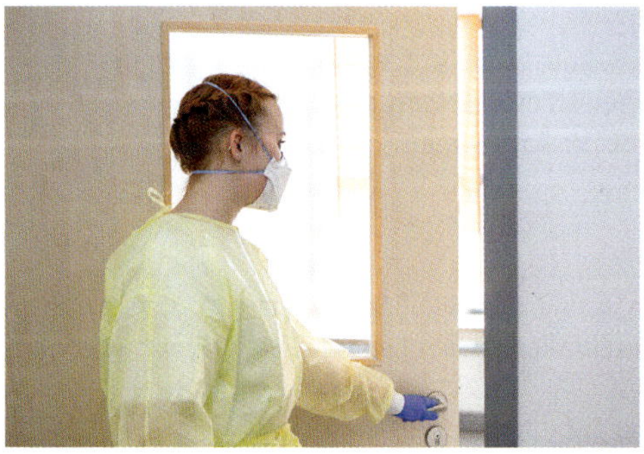

Bei Hochrisikopatienten tragen alle Besucher, Ärzte, Pflegenden und Therapeuten zum Fremdschutz, also zum Schutz des Patienten, einen Mundschutz und Schutzkittel. *Quelle: K. Oborny, Thieme*

29.6 Häufige Krankheiten in der Hämatoonkologie

29.6.1 Leukämie

Merke

Der Begriff „Leukämie" (aus den griech. Wörtern leukos „weiß" und haima „Blut") wurde von Rudolf Virchow, einem deutschen Mediziner und Wissenschaftler, geprägt. Die Leukämie ist eine Erkrankung des blutbildenden Systems: Es bilden sich vermehrt weiße Blutkörperchen (= Leukozyten), die jedoch unreif und nicht funktionstüchtig sind.

Formen

Man unterscheidet:

- **lymphatische (lymphoblastische) Leukämie:** Sie entsteht aus einer unreifen Zelle des lymphatischen Systems, aus der sich im gesunden Organismus reife B- und T-Zellen entwickeln würden.
- **myeloische Leukämie:** Sie entsteht aus einer myeloischen Stammzelle (blutbildende Zelle im Knochenmark), die für die Bildung von Granulozyten, Monozyten, Thrombozyten und Erythrozyten verantwortlich ist.

Weiterhin wird die Leukämie nach Verlauf unterschieden:

- **akute Leukämie:** rascher Verlauf der Erkrankung. Bereits nach wenigen Wochen kommt es zu schweren Krankheitssymptomen. Dies ist z. B. der Fall bei der akuten lymphatischen Leukämie (ALL) oder akuten myeloischen Leukämie (AML).
- **chronische Leukämie:** schleichender Verlauf. Es dauert Monate bis Jahre, bis sich ausgeprägte Symptome zeigen, z. B. chronische lymphatische Leukämie (CLL) oder chronische myeloische Leukämie (CML). Beide Formen können jederzeit in eine akute Leukämie übergehen.

Merke

Während im Kindesalter mit 80 % die ALL die häufigste Leukämieform darstellt, erkranken Erwachsene überwiegend (80 %) an der AML.

Ursachen

Die Ursachen für Leukämien sind weitgehend ungeklärt. Chemische Substanzen, radioaktive Strahlen, Viren und genetische Faktoren spielen eine Rolle.

Symptome

Die normale Blutbildung ist gestört. Dies äußert sich durch

- einen Mangel an funktionsfähigen weißen Blutkörperchen: Es kommt zu einer erheblichen Anfälligkeit für fieberhafte Infekte.
- einen Mangel an roten Blutkörperchen (Anämie): Dies führt zu Müdigkeit, Abgeschlagenheit, Kopfschmerzen und Schwindel.
- eine Verringerung der Thrombozyten: Die Blutungsneigung des Patienten ist erhöht. Dies äußert sich durch Blutergüsse (Hämatome), punktförmige Blutungen sowie Schleimhautblutungen, z. B. Nasenbluten.
- B-Symptome: unerklärliches Fieber (Temperatur > 38°), Nachtschweiß, Gewichtsabnahme.

Vor allem bei lymphatischen Leukämien kann es zu Schwellungen der Lymphknoten kommen.

Therapie

Akute Leukämie. Die Therapie besteht aus einer Chemotherapie, bei der verschiedene Medikamente kombiniert werden. Sie wird über einen Zeitraum von 6 Monaten bis 2 Jahren durchgeführt. Über den gesamten Zeitraum der Therapie sind die Patienten durch die schädigende Wirkung der Zytostatika und das dadurch gedämpfte Immunsystem sehr anfällig für Infekte. Für manche Patienten bestehen die günstigsten Heilungschancen in einer allogenen Knochenmark- und Stammzelltransplantation.

Chronische Leukämie. Die chronische Form der Leukämie verläuft meist über viele Jahre. Auch hier erfolgt eine Chemotherapie, diese kann in der Regel ambulant erfolgen. Eine allogene Knochenmark- und Stammzelltransplantation ist die einzige Möglichkeit einer Heilung.

KURZFASSUNG

29.6 Häufige Krankheiten in der Hämatoonkologie

29.6.1 Leukämie

◂ Merke

Formen

- lymphatische Leukämie
- myeloische Leukämie
- akute Leukämie: rascher Verlauf
- chronische Leukämie: schleichender Verlauf

◂ Merke

Ursachen

Die Ursachen sind weitgehend ungeklärt.

Symptome

Es zeigen sich z. B.

- Infektanfälligkeit,
- Müdigkeit,
- Blutergüsse,
- Lymphknotenschwellungen,
- B-Symptome.

Therapie

Akute Leukämien werden mit Chemotherapie behandelt. Teils bestehen mit einer allogenen Stammzelltransplantation gute Heilungschancen. Chronische Leukämien werden erst behandelt, wenn Symptome auftreten, ebenfalls mit Chemotherapie.

29.6.2 Hodgkin-Lymphom

Definition ►

Ursachen

Die Ursachen sind weitgehend ungeklärt.

Symptome

Meist tritt die Erkrankung durch eine **schmerzlose Lymphknotenschwellung** in Erscheinung.

Therapie

Es wird eine intensive Kombinationschemotherapie eingesetzt, ggf. folgt eine Strahlentherapie.

Definition ►

29.6.3 Non-Hodgkin-Lymphom (NHL)

Definition ►

Formen und Ursachen

Es gibt langsam wachsende und aggressive Lymphome. Die Entstehung ist weitgehend ungeklärt.

Besonderheiten ►

Symptome

Auch hier fallen die Patienten häufig durch Lymphknotenschwellung auf.

Bei aggressiven Lymphomen können Raumforderungsprozesse zu Abflussbehinderungen mit Atemnot, Pleuraergüssen oder Harn- und Stuhlentleerungsstörungen führen.

29

29.6.2 Hodgkin-Lymphom

Definition

Das **Hodgkin-Lymphom** geht von den Lymphknoten aus.

Ursachen

Die Ursachen sind weitgehend ungeklärt. Es wird vermutet, dass zumindest bei einem Teil der Fälle der Erreger des Pfeiffer'schen Drüsenfiebers, das Epstein-Barr-Virus, eine Rolle spielt.

Symptome

Die Patienten fallen meist durch eine schmerzlose Lymphknotenschwellung auf, die mit Leistungsabfall, Müdigkeit und erhöhter Temperatur einhergeht. Treten Fieber, Nachtschweiß und Gewichtsverlust auf, spricht man von einer „B-Symptomatik".

Therapie

Es erfolgt eine intensive Kombinationschemotherapie in mehreren Blöcken, häufig verbunden mit einer Tumorbestrahlung. Bei Rückfällen erfolgt eine Hochdosischemotherapie mit autologer Stammzellrückgabe, außerdem werden heute Antikörper gegen Tumorzellen eingesetzt.

Definition

Bei der **autologen Stammzelltransplantation** werden die Stammzellen in einem mehrphasigen Verfahren vom Patienten selbst gewonnen. Eine analoge Stammzelltransplantation ist eine Übertragung von Stammzellen anderer Spender (Fremdspende).

29.6.3 Non-Hodgkin-Lymphom (NHL)

Definition

Non-Hodgkin-Lymphome entstehen aus unreifen oder reifen Zellen des lymphatischen Systems.

Formen und Ursachen

Es werden unterschiedliche Formen beschrieben, die unterteilt werden in
- langsam wachsende, sogenannte indolente Lymphome und
- aggressive Lymphome.

Die Entstehung von Lymphomen ist weitgehend unerklärt. Bei einigen Subtypen wird ein Zusammenhang mit dem Epstein-Barr-Virus vermutet. Auch Patienten mit HIV-Infektion oder unter Behandlung mit abwehrschwächenden Medikamenten sind durch Non-Hodgkin-Lymphome besonders gefährdet.

Besonderheiten Kinder

Anders als bei Erwachsenen treten im Kindesalter fast ausschließlich aggressiv wachsende Lymphome auf.

Symptome

Als ein erstes Symptom tritt häufig eine Lymphknotenschwellung, z. B. in der Achsel oder am Hals auf. Es zeigen sich auch Allgemeinsymptome wie
- Fieber, Nachtschweiß,
- Gewichtsabnahme und Abgeschlagenheit.

Bei langsam wachsenden Lymphomen entwickeln sich die Symptome schleichend. Aggressive Lymphome befallen bereits im Frühstadium verschiedene Organe und können durch ihre Raumforderung zu Abflussbehinderungen mit Atemnot, Pleuraergüssen oder Harn- und Stuhlentleerungsstörungen führen. Ist das Knochenmark beteiligt, zeigen sich Blutbildveränderungen und einer erhöhte Infektanfälligkeit.

Therapie

Die Behandlung unterscheidet sich zwischen den Subtypen erheblich:
Langsam wachsende Lymphome im lokalisierten Stadium werden meist bestrahlt. Eine Heilung durch Chemotherapie ist bei manchen Subtypen nicht möglich. Der Verlauf kann jedoch verlangsamt, die Lebensqualität des Patienten verbessert und über einen begrenzten Zeitraum erhalten werden.
Aggressive Lymphome werden mit einer intensiven Kombinationschemotherapie behandelt. Bei einigen Patienten erfolgt auch eine Hochdosistherapie, außerdem werden heute Antikörper gegen Tumorzellen eingesetzt.

29.6.4 Multiples Myelom (Plasmozytom)

Definition

Das **Multiple Myelom** ist eine Erkrankung des lymphatischen Systems. Es entsteht durch eine bösartige Veränderung reifer B-Zellen, sogenannte Plasmazellen.

Besonderheiten alte Menschen

Das Mutliple Myelom betrifft überwiegend ältere Menschen um das 60. Lebensjahr.

Symptome und Ursachen

Im Vordergrund des klinischen Krankheitsbilds stehen **Knochenschmerzen**. Neben der Wirbelsäule sind häufig Schädel, Becken, Oberschenkel- und Oberarmknochen betroffen. Es kommt zur Auflösung von Knochengewebe (Osteolyse) und zu Knochenbrüchen. Außerdem zeigt sich eine Blutarmut (Anämie), Infektanfälligkeit, Müdigkeit und Schwäche. Im Verlauf führt die Ausscheidung großer Mengen von Antikörperbestandteilen über die Niere bei der Hälfte der Patienten zu einer Niereninsuffizienz. Die Ursache ist weitgehend unbekannt.

Therapie

Eine Heilung ist nicht möglich. Durch eine Chemotherapie kann jedoch in der Regel ein vorübergehendes Nachlassen der Krankheitserscheinungen (Remission) erreicht werden. Bis zu einem Alter von etwa 70 Jahren wird eine Hochdosis-Chemotherapie mit nachfolgender autologer Stammzelltransplantation (s. o.) durchgeführt. Medikamente, die den Knochenabbau hemmen, tragen erheblich zur Kontrolle der Symptome bei und verringern den Bedarf an Schmerzmedikamenten. Auch neue biologische Medikamente können die Überlebenszeit der Patienten deutlich erhöhen. Lokale Knochenabbauherde können mit einer Bestrahlung stabilisiert werden, auch eine operative Fixierung kann sinnvoll sein.

KURZFASSUNG

Therapie

Die Behandlung unterscheidet sich zwischen den Subtypen erheblich.
Eine Heilung durch Chemotherapie ist nicht möglich. Der Verlauf kann jedoch verlangsamt, die Lebensqualität des Patienten verbessert und über einen begrenzten Zeitraum erhalten werden.

29.6.4 Multiples Myelom (Plasmozytom)

◄ Definition

◄ Besonderheiten

Symptome und Ursachen

Ein multiples Myelom äußert sich durch **Knochenschmerzen**.
Neben Knochenbrüchen können zudem Blutarmut, Infektanfälligkeit, Müdigkeit und Schwäche auftreten.

Therapie

Eine Heilung ist nicht möglich.
Chemotherapie soll die Krankheitserscheinungen mindern.
Die Chemotherapie wird durch weitere Medikamente und ggf. operative Verfahren ergänzt.

30 Pflege bei Infektionskrankheiten

30.1 Erinnern Sie sich ...?

Hygieneempfehlungen und deren Einhaltung sind ein zentraler Bestandteil des Arbeitsalltags Pflegender, egal wo sie arbeiten. Im Kapitel „Sich sicher fühlen und verhalten" (S. 338) wird Ihnen der generelle Wert von Sicherheit, aber auch die Sicherheit vor übertragbaren Krankheiten erläutert. Dort lernen Sie auch die wichtigsten Hygienemaßnahmen kennen – und Sie erinnern sich vielleicht noch: Am wirkungsvollsten ist eine korrekte Händehygiene! Nachfolgend erfahren Sie Grundlegendes zu Infektionskrankheiten. Sie lernen, welche Kleinstlebewesen (Mikroorganismen, Mikroben) uns krank machen können, wie sie in unseren Körper gelangen und was sie dort verursachen können.

30.1 Erinnern Sie sich...?

„Sich sicher fühlen und verhalten" (S. 338)
„Hygieneempfehlungen" (S. 346)

30.2 Allgemeine Grundlagen

Wir sind von Geburt an mit Mikroorganismen und Viren umgeben, die für unsere Augen unsichtbar und erst unter dem Mikroskop darstellbar sind. Besonders Bakterien sind überall. Sie finden sich nicht nur auf unserer Haut, sondern auch im Inneren unseres Körpers, so z. B. auf den Schleimhäuten und im Darm. Dort erfüllen sie teils lebenswichtige Funktionen. Darmbakterien sind z. B. unerlässlich für die Verdauung, die Abwehr von Krankheitserregern und die Vitaminversorgung.
Es gibt aber auch Mikroben, die unserem Körper schaden können, etwa wenn sie in eine Wunde gelangen. Zum Schutz verfügt der Organismus über die Fähigkeit, bestimmte Pathogene ohne Symptome zu beseitigen (Immunität). So wirkt z. B. intakte Haut mit ihrem Säuremantel schützend und die Atemwege sind mit einem Flimmerepithel wie ein dichter Rasen ausgekleidet. Die zum Rachen gerichtete Bewegung sorgt für das ständige Befördern des Bronchialschleims, eingedrungener kleiner Fremdkörper und von Mikroben aus den Atemwegen.

30.2 Allgemeine Grundlagen

Wir sind in unserer Umwelt ständig von Mikroben umgeben. Sie finden sich auch im Inneren unseres Körpers, wo sie lebenswichtige Funktionen erfüllen.

Es gibt aber auch Mikroben, die uns schaden können (Pathogene) und gegen die sich unser Körper schützt.

30.2.1 Infektionskette

Definition

Die Entwicklung von einer Infektionsquelle bis zur Infektion wird als **Infektionskette** bezeichnet.

30.2.1 Infektionskette

◄ Definition

Eine Infektionskette umfasst 3 Glieder (**Abb. 30.1**):
1. Infektionsquelle
2. Übertragungs- oder Infektionsweg
3. Empfänger: der Mensch, der den Erreger aufnimmt und dadurch erkrankt.

Infektionskette:
1. Infektionsquelle
2. Übertragungsweg
3. Empfänger

Infektionsquelle

Bei Infektionsquellen unterscheidet man „belebte" und „unbelebte" Quellen:
- **lebende Infektionsquellen:** Die wichtigste lebende Infektionsquelle ist der Mensch. Er trägt einerseits viele Keime auf der Haut. Andererseits scheidet er im Erkrankungsfall Erreger aus. Auch Tiere können Infektionsquelle sein.
- **unbelebte Infektionsquellen:** Zu den unbelebten Reservoiren zählt man z. B. Abwasser. Aber auch über medizinische Geräte wie Katheter werden Keime übertragen. Weitere mögliche Infektionsquellen sind die von Pflegenden genutzten Geräte, wie z. B. Thermometer oder Steckbecken.

Infektionsquelle

Lebende Infektionsquellen: Mensch, Tier
Unbelebte Infektionsquellen: Geräte, Pflegeutensilien

Infektionsweg

Infektionserreger gelangen durch normale Körperöffnungen (z. B. Mund), durch Hautverletzungen oder über Blutgefäße (z. B. eine Kanüle) in den Körper. Andere heften sich an intakte Epithelien (z. B. an die Schleimhaut) und schaffen sich ihre Eintrittspforte durch das Ausscheiden von Toxinen. Ein Patient mit einer Atemwegserkrankung kann durch Husten, Niesen oder direkten Kontakt mit dem Speichel Erreger auf andere Menschen übertragen und diese dadurch anstecken.
- **direkte Übertragungswege:** Eine direkte Übertragung erfolgt
  - durch Kontakt (Körperkontakt),
  - über Tröpfchen von Atemwegsekret,
  - über die Luft, sog. aerogene Übertragung (Tröpfchenkerne) nach Verdunstung von Tröpfchen,
  - parenteral: Infektionsweg, den Krankheitserreger (nicht über den Darm) als Eintrittspforte nehmen, z. B. über die Blutbahn.
- **indirekte Übertragungswege:** Die indirekte Übertragung erfolgt
  - fäkal-oral: stuhlverunreinigte Lebensmittel, auch verseuchtes Trinkwasser,
  - durch Zwischenwirte (z. B. Zecken),
  - über kontaminierte Gegenstände.

Infektionsweg

Infektionserreger gelangen durch Körperöffnungen, Hautverletzungen oder Blutgefäße in den Körper.

Die Übertragung der Erreger kann **direkt** (von Mensch zu Mensch) oder **indirekt** (über einen Zwischenträger) erfolgen.

Abb. 30.1 Infektionskette.

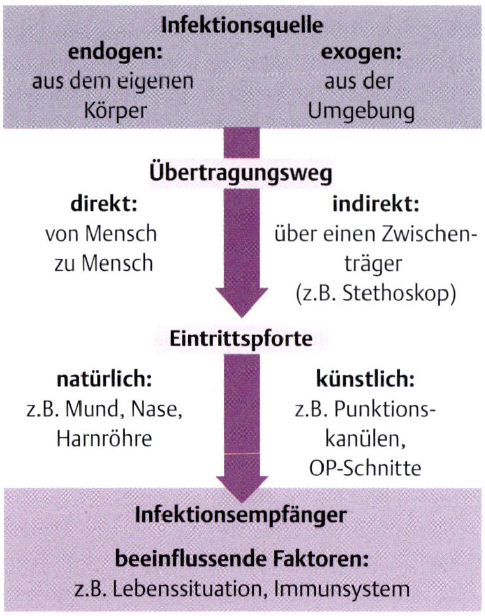

Wie sich die Infektion von der Infektionsquelle zum Empfänger ausbreitet.

Empfänger

Nicht immer, wenn wir auf einen Erreger treffen, kommt es zu einer Infektion. Ob wir uns infizieren, hängt ab von der eingedrungenen Menge und der Aggressivität der Erreger sowie unserer Empfänglichkeit (Immunabwehr).

Empfänger

Ob nach dem Eindringen von Mikroben Krankheiten ausbrechen, hängt ab von:

- der eingedrungenen Erregermenge
- der Aggressivität einer Mikrobe, z. B. ihrer Vitalität und ihrer krankmachenden Eigenschaften
- dem Allgemeinzustand des Empfängers
- der Immunabwehr des Empfängers

Bei geschwächter körpereigener Abwehr können Erreger eher eine Infektion auslösen. Das ist der Fall, wenn

- die Immunabwehr noch nicht vollständig ausgebildet ist (Neugeborene),
- die körpereigene Abwehr aufgrund schwerer Allgemeinerkrankungen geschwächt ist (z. B. Diabetes mellitus, Krebs, AIDS),
- die Abwehr überlastet ist (z. B. bei starkem körperlichem oder seelischem Stress),
- durch das Alter die körpereigene Abwehr vermindert ist und z. B. ein Herpes zoster auftritt.

30.2.2 Infektionserreger

30.2.2 Infektionserreger

Definition ►

Definition

Infektionserreger sind Kleinstlebewesen, die eine Infektionskrankheit auslösen können (**Abb. 30.2**).

Bakterien: nur unter dem Mikroskop erkennbare einzellige Lebewesen.

Bakterien. Das sind winzige einzellige Lebewesen. Sie besitzen meist eine Zellwand zur Bildung der äußeren Gestalt. Manche bilden eine Kapsel aus schleimiger Substanz, wodurch sie die Arbeit des Immunsystems erheblich erschweren, z. B. Streptococcus pneumoniae (Pneumokokken).

Um die Vielzahl der Bakterien in Gruppen einzuteilen, unterscheidet man sie z. B. nach Form, Aussehen, Anordnung und Anfärbbarkeit. Ein anderes wichtiges Unterscheidungsmerkmal ist ihre Reaktion auf Sauerstoff:

- **aerobe Bakterien:** Diese können nur überleben, wenn Sauerstoff vorhanden ist.
- **fakultativ anaerobe Bakterien:** Diese können mit und ohne Sauerstoff überleben.
- **anaerobe Bakterien:** Diese können nur in Abwesenheit von Sauerstoff überleben, z. B. Darmbakterien wie Clostridioides difficile.

Viren: noch kleiner als Bakterien, vermehren sich nur mithilfe der befallenen Zellen.

Viren. Viren, noch kleiner als Bakterien, sind

- keine Lebewesen, da sie keinen eigenen Stoffwechsel haben,
- daher nur Vermehrung in einer Wirtszelle möglich,
- mehr oder weniger umweltstabil (je nach Status „unbehüllt" oder „behüllt").

Pilze (Fungi): sehr vielfältige, einzellige oder mehrzellige Lebewesen.

Pilze. Pilze wachsen entweder als Einzeller (z. B. Bäckerhefe) oder in Kolonien (z. B. Schimmelpilze). Kolonienbildende Pilze bestehen aus Fäden (Hyphen). Die Vermehrung erfolgt durch Bildung von Sporen am Ende der Fäden. Diese Sporen sind sehr widerstandsfähig. Lokal auf der Haut auftretende Pilze findet man in tiefen Hautfalten, sie vermehren sich gut in Feuchtigkeit. Doch auch Haare, Hand- und Fußnägel werden befallen (**Abb. 30.3**). Eine Pilzerkrankung (Mykose) kann sich innerhalb des Körpers (systemisch) bei extremer Abwehrschwäche verbreiten (Mundschleimhaut, Lunge).

Abb. 30.2 Infektionserreger.

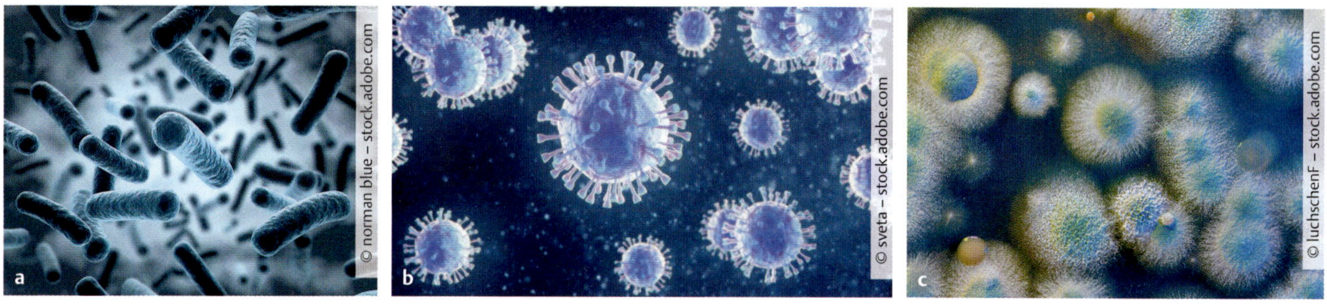

a Bakterien. *Quelle: norman blue – stock.adobe.com*
b Viren. *Quelle: sveta – stock.adobe.com*
c Schimmelpilze. *Quelle: luchschenF – stock.adobe.com*

Parasiten. Parasiten sind für ihr Überleben von anderen Organismen abhängig. Es sind Schmarotzer, die von unserem Organismus leben und dadurch Schaden anrichten können. Neben der Übertragung dieser Krankheitserreger direkt von Mensch zu Mensch (Krätze) spielen Überträger (Mücke als Wirt der Malaria), verunreinigtes Wasser oder Lebensmittel eine Rolle. Die in der Pflege wichtigsten Parasiten sind

- Milben (Verursacher der Krätze),
- Läuse und Flöhe,
- Würmer (meist Madenwürmer, Hunde- oder Fuchsbandwurm – Echinokokken).

Parasiten: nisten sich in einem Organismus ein und leben von ihm, die Übertragung erfolgt über einen Zwischenwirt, Beispiele: Krätzemilben, Läuse, Würmer.

30.2.3 Grundbegriffe der Infektionslehre

- **Infektionskrankheit:** Als Infektion (Ansteckung) wird das Eindringen und die Vermehrung von Mikroorganismen (z. B. Bakterien, Viren oder Pilze) in einen Organismus, mit der Folge von Krankheitszeichen (Symptomen) bezeichnet.
- **Iatrogene Infektion:** Das ist eine durch therapeutisches Handeln verursachte Infektion.
- **Nosokomiale Infektion:** Eine im Krankenhaus (vom griechischen „nosos" = Krankheit und „komein" = begleiten) erworbene Infektion (z. B. Harnwegsinfekt). Besser nutzt man die im Englischen übliche Bezeichnung „health-care associated infections", da diese Infektionen in allen Gesundheitsinstitutionen, stationär wie ambulant, auftreten.
- **Opportunistische Infektion:** Eine solche Infektion tritt nur dann auf, wenn der Körper bereits durch eine andere Erkrankung geschwächt ist. Einem gesunden Menschen könnten die krankheitsauslösenden Erreger nichts anhaben. Eine typische opportunistische Infektion ist die Lungenentzündung z. B. bei massiver Abwehrschwäche durch Zytostatika, Bestrahlung oder Kortikoidgaben.
- **Immunität:** Fähigkeit des Organismus, bestimmte Pathogene ohne Symptome zu beseitigen.
- **Inkubationszeit:** Das ist die Zeit zwischen dem Eindringen des Infektionserregers in den Körper und dem Auftreten erster Symptome.
- **Epidemie:** Das ist eine zeitliche und örtliche Häufung von Erkrankungen.
- **Endemie:** Eine Infektionskrankheit, die in gewissen Regionen nicht zu bekämpfen ist, sie bleibt in der Regel ständig präsent und erfasst einen großen Teil der dort ansässigen Individuen, z. B. Malaria in den Tropen oder gehäufte Krätzeinfektionen in einem Heim.
- **Pandemie:** Das ist eine Epidemie, die sich über einen Kontinent oder die ganze Welt ausbreitet.
- **Letalität:** Die Tödlichkeit einer Krankheit, sie gibt an, wie viele Personen an einer Krankheit sterben (in Bezug auf alle Erkrankten).

30.2.3 Grundbegriffe der Infektionslehre

Einige häufig gebrauchte Begriffe der Infektionslehre sollte jeder Pflegende kennen.

30.2.4 Allgemeine Symptome einer Infektion

Die Krankheitszeichen einer Infektion entsprechen den klassischen **Entzündungszeichen:**

- Rötung
- Wärme
- Schwellung
- Schmerz
- Funktionseinschränkung

Die klassischen Entzündungszeichen werden besonders sichtbar, wenn sich die Infektion unter der Haut oder im Bereich der Schleimhäute abspielt. Bei Infektionen innerer Organe sind sie nicht sichtbar.

30.2.4 Allgemeine Symptome einer Infektion

Klassische Entzündungszeichen:

- Rötung (Rubor)
- Wärme (Calor)
- Schwellung (Tumor)
- Schmerz (Dolor)
- Funktionseinschränkung (Functio laesa)

Besonderheiten ▸

Besonderheiten alte Menschen

Die typischen Symptome einer Infektionskrankheit sind bei alten Menschen oft weniger stark ausgeprägt. Oft verschlechtert sich der Allgemeinzustand mit Bildung eines deliranten Zustandsbildes.

Oft kommen allgemeine Symptome hinzu.

Die Betroffenen klagen oft auch über allgemeine Symptome, wie Schwäche, Gelenk- und Gliederschmerzen oder Müdigkeit. Selten kommt es zu Fieber.

30.2.5 Typischer Verlauf einer Infektionskrankheit

Der Krankheitsverlauf hängt vom Erreger und oft auch vom Verhalten des Erkrankten sowie seinem Abwehrsystem ab. Man unterscheidet:
- akute Infektion
- chronische Infektion
- wiederkehrende (rezidivierende) Infektion

30.2.5 Typischer Verlauf einer Infektionskrankheit

Meist kommt es zu Beginn einer Infektionskrankheit zu den oben genannten allgemeinen Symptomen. Über den Blutweg gelangen die Erreger in die Organe und führen dort zu den für die Infektionskrankheit typischen Symptomen (z.B. Ohrenschmerzen bei Mittelohrentzündung oder Husten bei Erkältung). Wie die Erkrankung weiter verläuft, hängt sehr vom Verhalten des Erkrankten (z.B. Schonung) und seinem Abwehrsystem ab.
Folgende Krankheitsverläufe sind zu unterscheiden:
- **akute Infektion:** Die Symptome treten plötzlich auf, verstärken sich und verschwinden dann allmählich wieder von selbst.
- **chronische Infektion:** Diese verläuft ohne ausgeprägte Symptome über Monate und Jahre hinweg. Die Beschwerden können aber gelegentlich „aufflammen".
- **wiederkehrende (rezidivierende) Infektion:** Die Erkrankung bricht über einen langen Zeitraum hinweg immer wieder aus. Zwischen diesen Zeiträumen ist der Mensch völlig gesund.

30.2.6 Komplikationen einer Infektionskrankheit

30.2.6 Komplikationen einer Infektionskrankheit

Definition ▸

Definition

Von einer **Komplikation** im Rahmen einer Infektionskrankheit spricht man, wenn der Krankheitsverlauf anders als normalerweise und deutlich schwerer verläuft.

Infektionen können sehr schwer verlaufen und zum Teil lebensbedrohlich sein. Dies ist meist der Fall, wenn es im Krankheitsverlauf zu Komplikationen kommt, z.B. einer Sekundärinfektion oder Sepsis.

Sekundärinfektion. Von einer Sekundärinfektion spricht man, wenn sich ein Erreger an eine bereits bestehende Infektion (Primärinfektion) anheftet, wenn also z.B. ein viral bedingter grippaler Infekt von einer bakteriellen Pneumonie abgelöst wird. Ein weiteres Beispiel ist eine Sekundärinfektion mit Pilzen bei Patienten mit mit immunsupprimierender Therapie oder abwehrschwächenden Erkrankungen.

Die Sepsis ist ein sehr schweres Krankheitsbild und wird auch als Blutvergiftung bezeichnet.

Sepsis. Ob sich der Erreger lokal begrenzt oder systemisch bei dem Patienten ausbreitet, ist von der Mikrobe und dem Wirt abhängig. Vor allem bakterielle Infekte betreffen nur einen bestimmten Körperabschnitt oder ein Organ (z.B. Ohren-, Mandelentzündung). Werden Erreger, ausgehend von diesem Infektionsherd, in andere Organe gestreut und schädigen diese, spricht man von einer systemischen Infektion oder Sepsis („Blutvergiftung"). So kann z.B. Staphylococcus aureus einen lokal begrenzten Abszess hervorrufen, andererseits kann dieses Bakterium in das Blutgefäßsystem eindringen und mit Toxinen zur lebensgefährlichen Sepsis führen.

30.2.7 Allgemeine Therapieprinzipien

30.2.7 Allgemeine Therapieprinzipien

Antivirale Therapie

Gegen Virusinfektionen wurden in den letzten Jahren wichtige Therapien entwickelt.

Antivirale Therapie

Die Therapien für Krankheiten wie z.B. Hepatitis-B und -C-Infektionen haben sich in den letzten Jahren rasant weiterentwickelt. Die Forscher zielen dabei auf
- eine Verbesserung der Heilungschancen,
- eine kürzere Therapiedauer und
- eine bessere Verträglichkeit der Therapie ab.

Antibakterielle Therapie – Antibiotikabehandlung

Bei bakteriellen Infekten werden Antibiotika eingesetzt. Sie können die körpereigene Abwehr unterstützen.

Antibakterielle Therapie – Antibiotikabehandlung

Zur Behandlung bakterieller Infekte existieren antibiotische Therapien. Antibiotika sind ursprünglich von Pilzen und Bakterien gebildete Stoffe, die schon in geringen Mengen das Wachstum von Bakterien hemmen (bakteriostatisch wirken) oder sie abtöten können (bakteriozid wirken). Daher ihr Name, denn „anti" bedeutet „gegen" und „bios" bedeutet „Leben".
Bakterien sind in der Lage einen Biofilm zu bilden, in dem sie sich „einschleimen" und von den Antibiotika nicht erreicht werden. Man spricht dann von Toleranz. Bakterien, die auf Grund von Genen gegen bestimmte Antibiotika unempfindlich sind, heißen „resistent".

Merke ▸

Merke

Antibiotika wirken ausschließlich gegen Bakterien und nicht gegen andere Mikroorganismen wie Viren oder Pilze. Der ungezielte Einsatz von Antibiotika fördert die Resistenzentwicklung von Bakterien.

Antimykotische Therapie

Bei örtlich begrenzten oder systemischen Pilzinfektionen werden Antimykotika genutzt. Bei lokalen Infektionen ist meist eine Therapie in Form von Salben oder Lösungen ausreichend. Bei Systemmykosen innerer Organe werden Antimykotika per Inhalation, Tabletten oder Injektionslösung angewendet.
Die wichtigsten Antimykotika sind z. B. Fluconazol, Nystatin, Amphotericin B, Anidulafungin.

Antimykotische Therapie

Pilzinfektionen können mit Antimykotika therapiert werden.

Abb. 30.3 Nagelpilz.

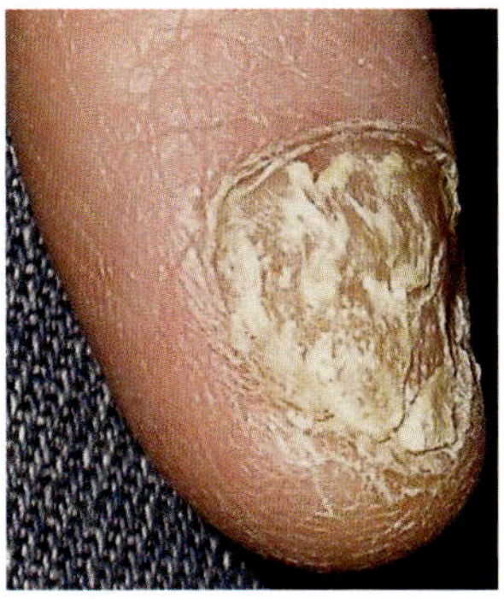

Diese Nagelpilzerkrankung hat gelblich verdickte und bröckelige Nägel zur Folge. *Abb. aus: Höger P. Kinderdermatologie. Thieme; 2021*

30.3 Untersuchungen bei Infektionskrankheiten

Alle Untersuchungen von Materialien, die den Nachweis eines Krankheitserregers (Bakterien, Viren, Pilze, Parasiten) zum Ziel haben, bezeichnet man als mikrobiologische Untersuchungen. Dazu wird geeignetes Untersuchungsmaterial benötigt. Je nach Krankheitsverlauf und vermuteter Ursache werden geeignete Materialien gewonnen, z. B.

- Nasen-Rachenabstrich (bei Verdacht auf MRSA),
- Gehörgangsabstrich (bei Verdacht auf Infektionen des Gehörgangs),
- Rachenabstrich (bei Verdacht auf Rachenentzündung, Scharlach),
- Zungen- oder Wangentaschenabstrich (bei Verdacht auf Pilzinfektion),
- Auswurf/Sputum (bei Verdacht auf Lungenentzündung),
- Blutkultur (bei Verdacht auf Sepsis oder Lungenentzündung),
- Blutserum (bei Verdacht auf Hepatitis, HIV, Toxoplasmose),
- Nabelabstrich (Infektionsverdacht bei Neugeborenen und Säuglingen),
- Rektalabstrich (bei Verdacht auf multiresistente Keime),
- Stuhlprobe (bei Verdacht auf infektiöse Darmerkrankungen),
- Urin (bei Verdacht auf Harnwegsinfektionen),
- Scheiden- bzw. Penisabstriche (bei Verdacht auf Pilzerkrankungen oder Geschlechtskrankheiten),
- Nagelmaterial (bei Verdacht auf Nagelpilz, **Abb. 30.3**),
- Wundabstrich oder Biopsie (bei Verdacht auf Wundinfektionen).

30.3 Untersuchungen bei Infektionskrankheiten

Untersuchungen bei Infektionskrankheiten haben das Ziel, den Infektionserreger zu entdecken. Diese Form der Untersuchung bezeichnet man als mikrobiologische Untersuchung.
Je nach Symptomen und vermuteter Ursache werden unterschiedliche Proben untersucht, z. B.

- Abstriche der Nase, des Gehörgangs, des Rachens, des Rektums
- Auswurf/Sputum
- Blut
- Stuhl
- Urin

Mikroskopischer Nachweis von Mikroorganismen. Die Materialien werden im Labor unter dem Mikroskop betrachtet. Sollen bewegliche Parasiten angeschaut werden, wird „natives" Material untersucht. Das bedeutet, dass das Material ohne Färbung oder Aufbereitung direkt unter das Mikroskop gelegt wird. Ansonsten werden die Mikroben durch Anfärben sichtbar gemacht, z. B. Gramfärbung (Bakterien mit dickerer Zellwand stellen sich blau [grampositiv] dar, Bakterien mit dünnerer Zellwand rot [gramnegativ]).

Mikroskopischer Nachweis: Die Materialien werden im Labor in unterschiedlicher Vergrößerung unter dem Mikroskop betrachtet.

Merke

Mikroskopische Befunde werden mengenmäßig mitgeteilt, das heißt, in welcher Häufigkeit Leukozyten und Bakterien oder Pilze vorkommen: (+) „ganz vereinzelt" bis (+++) „massenhaft".

◄ **Merke**

Kulturelle Anzucht von Mikroorganismen. Bei Bakterien und Pilzen wird eine Kultur angelegt. Dazu stehen unterschiedliche Nährmedien und Nährlösungen zur Verfügung (**Abb. 30.4**).

Kulturelle Anzucht: Bei Bakterien und Pilzen wird eine Kultur angelegt.

Differenzierung und Antibiogramm (Resistenztestung). Nach der Anzucht wird mit unterschiedlichen Verfahren die Art des Erregers bestimmt (Differenzierung). Beim Antibiogramm wird die Empfindlichkeit des Erregers für verschiedene Antibiotika ermittelt.

Antibiogramm: Prüfung der Empfindlichkeit des Erregers auf verschiedene Antibiotika

Serologische Untersuchungen. Man gewinnt im Abstand mehrerer Tage verschiedene Serumproben und sucht nach Zeichen einer akuten oder vor längerer Zeit durchgemachten Infektion. Für diese Antikörpernachweise stehen eine Menge unterschiedlicher Tests zur Verfügung.

Serologische Untersuchungen: Antikörpernachweis im Serum.

Abb. 30.4 Bakterien auf Blutnährboden.

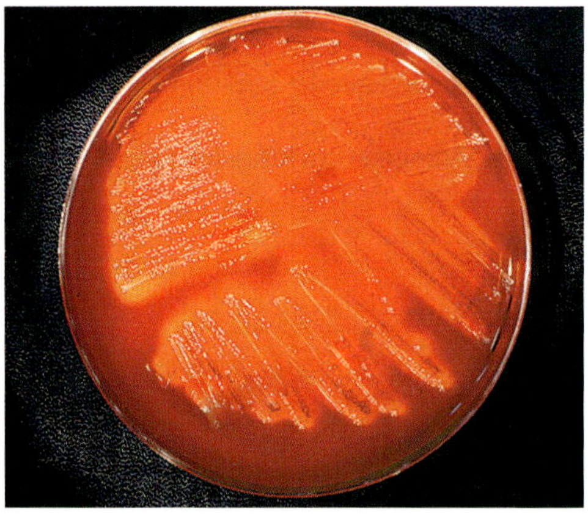

Quelle: T. Stephan, Thieme

30.4 Häufige Infektionskrankheiten

30.4.1 MRE

Definition ►

30.4 Häufige Infektionskrankheiten

30.4.1 MRE

Definition

„**Antibiotikaresistenz**" bedeutet, dass ein Bakterium die Fähigkeit erlangt hat, der wachstumshemmenden oder bakteriziden Wirkung einer antimikrobiellen Substanz zu widerstehen. Besteht die Unempfindlichkeit des Bakteriums gegenüber mehreren Antibiotikaklassen, wird es als multiresistenter Erreger (MRE) bezeichnet.

Bei den multiresistenten Erregern (MRE) unterscheidet man 2 Formen:

Grampositive Erreger:

- MRSA („**m**ethicillin**r**esistenter **S**taphylococcus **a**ureus)
- VRE (**V**ancomycin-**r**esistente **E**nterokokken

Gramnegative Erreger (MRGN):

- Pseudomonas aeruginosa
- Acinetobacter baumannii
- Enterobacterales (z. B. Escherichia coli, Klebsiella pneumoniae)

Unter der Einnahme von Antibiotika kann es zu einer starken Vermehrung von Clostridioides difficile mit Durchfällen kommen, der sog. **C**lostridioides **d**ifficile-**a**ssoziierten **D**iarrhoe (= CDAD) (S. 670). Antibiotikaresistenzen bestanden bereits weit vor der Einführung von Antibiotika vor rund 70 Jahren. Sie stellen für Bakterien Überlebensvorteile dar.

Ursache, Übertragung und Risikofaktoren

Das Bakterium Staphyloccocus aureus besiedelt bei vielen Menschen Haut und Schleimhäute.
Der Erreger kann bei abwehrgeschwächten Menschen zu schweren Infektionen führen.

Ursache, Übertragung und Risikofaktoren

MRE sind in Kliniken und Pflegeeinrichtungen bereits seit längerem ein Problem. Das Thema MRE wird nachfolgend am Beispiel des MRSA behandelt.
Staphyloccocus aureus ist ein Bakterium, das bei vielen Menschen Haut und Schleimhäute besiedelt, ohne dass dies zu Schäden führt. Erst wenn der Keim in den Organismus eindringt, kann es zu Entzündungen kommen. Bei Menschen mit einer Abwehrschwäche können sich schwere Infektionen, wie eine Lungenentzündung oder Sepsis, entwickeln.

Der Keim wird durch den Kontakt mit der Infektionsquelle übertragen.

Übertragung. Resistente Erreger können zum einen über (Hand-)Kontakt z. B. mit MRE-Trägern (Kreuzübertragung von einem Menschen auf den anderen) oder auch durch Umweltkontakt (medizinische Instrumente, verschmutzte Oberflächen) übertragen werden. Eine Tröpfcheninfektion beim Husten oder Niesen ist sehr selten. MRGN E. coli ist ein aktuelles Beispiel für einen resistenten Erreger, den der Mensch über den Kontakt mit und den Verzehr von ungenügend gegartem Mastgeflügel erwerben kann.

Merke ►

Merke

MRSA hat die gleichen krankmachenden Eigenschaften wie ein „normaler" Staphylococcus aureus, ist aber unempfindlich gegen bestimmte Antibiotika. Daher sind Infektionen mit MRSA schwieriger zu behandeln.

Risikofaktoren sind z. B. Abwehrschwäche, Wunden und künstliche Körperöffnungen.

Risikofaktoren. Wenn folgende Faktoren vorliegen, ist das Risiko einer Besiedlung mit MRE größer:

- Wundflächen (z. B. Verbrennungen)
- chronische Hautverletzungen (z. B. Unterschenkelgeschwür)

- künstliche Körperöffnungen (z. B. Luftröhrenschnitt zur Beatmung)
- beruflicher Kontakt mit Massentierhaltung
- Chronische Pflegebedürftigkeit mit Abwehrschwäche (z. B. Blutreinigungsverfahren = Dialyse, Diabetes mellitus = Zuckerkrankheit)
- Gehäufte Antibiotikatherapien
- Fernreisen in den letzten 6 Monaten

Symptome

Eine Kolonisation (Besiedlung) mit MRSA macht keine Symptome. Um diese nachzuweisen, sind Abstriche und ein mikrobieller Nachweis erforderlich.

Symptome

Es gibt keine spezifischen Symptome.

30

Therapie – Sanierungsmaßnahmen

Therapie – Sanierungsmaßnahmen

Definition

Sanierungsmaßnahmen sollen einen Menschen von einem Problemkeim befreien. Bei MRSA-Kolonisation ist eine solche Therapie sinnvoll, um eine Weiterverbreitung zu verhindern.

◀ Definition

Damit der Mensch sich nicht in seiner Umgebung immer wieder rekontaminiert, muss auch die direkte Umgebung täglich desinfiziert werden.

Ziel ist, Patienten und unmittelbare Umgebung vom Erreger zu befreien.
- Körper: Nase, Rachen und Haut behandelt man bei MRSA lokal
- Gebrauchsgegenstände: auswechseln oder desinfizieren
- Wäsche: täglich frische Kleidung, frisch bezogenes Bett, frische Handtücher

Körper. Zur 3–5-tägigen Sanierungsbehandlung gehören:
- eine antiseptische Ganzkörperpflege, am besten als Duschbad, einschließlich einer Haarwäsche,
- das Auftragen eines antiseptischen Nasengels und
- eine antiseptische Mundspülung.

Merke

Wichtig ist, die Einwirkzeit der antiseptischen Produkte zur Körperpflege strikt einzuhalten!

◀ Merke

Gebrauchsgegenstände. Um den Keim auch von Gebrauchsgegenständen zu entfernen, die mit der Haut in Kontakt kommen, sind diese, soweit möglich, täglich nach der Körperpflege zu wechseln bzw. zu desinfizieren:
- Zahnbürste,
- Deoroller,
- Kämme,
- Bürsten,
- Brillen,
- Hörgerät und Zahnprothese.

Auf nicht dringend notwendige Dinge wie Schmuck oder eine Uhr sollte während der Sanierung verzichtet werden. Sie könnten unter der Desinfektion leiden.

Wäsche. Nach der täglichen keimreduzierenden Waschung muss der Patient frische Kleidung anziehen und sein Bett neu bezogen werden. Zudem muss man die Handtücher anschließend wechseln. Persönliche Kleidung ist desinfizierend (chemisch oder bei mind. 60 °C) zu waschen. Wäsche und Textilien von MRSA-besiedelten oder -infizierten Personen werden im Zimmer oder in einem dafür geeigneten Vorraum in geeigneten Wäschesäcken gesammelt.

Abb. 30.5 Händedesinfektion.

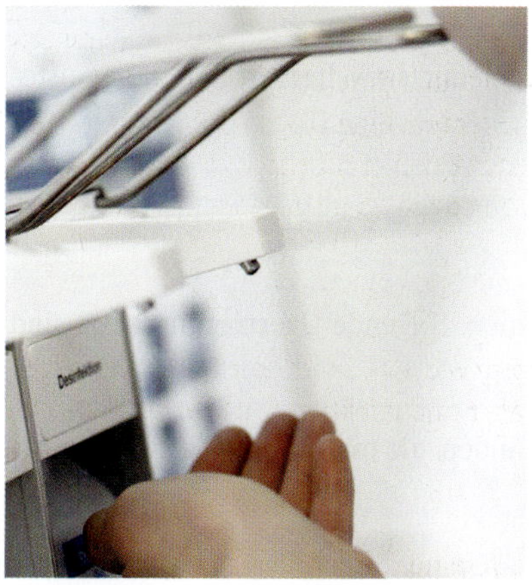

Die Händedesinfektion ist die wichtigste Schutzmaßnahme bei MRSA. *Quelle: A. Fischer, Thieme*

Hygienemaßnahmen:
1. Bewohnerumgebung: täglich Wischdesinfektion
2. Pflegematerialien im Zimmer belassen
3. Geschirr wie üblich desinfizierend spülen
4. Abfall wie üblich in Abfallsäcken entsorgen
5. Zimmer am Ende eines Reinigungsdurchgangs mit frisch angesetzter Desinfektionslösung reinigen. Nach Abschluss Hände desinfizieren.
6. Nach erfolgreicher Sanierung/Verlegung Schlussdesinfektion des Zimmers.

Weitere Desinfektions- und Entsorgungsmaßnahmen. Dazu gehören:
1. Die Bewohnerumgebung (Bett, Nachttisch, Schrank usw.) einmal täglich nach der morgendlichen Körperpflege wischdesinfizieren.
2. Nötige Pflegematerialien wie Verbandsmaterial, Fieberthermometer o. Ä. müssen im Zimmer verbleiben. Entfernt man sie aus dem Zimmer, muss man sie vorher desinfizieren oder sie wegwerfen.
3. Das Geschirr wird routinemäßig desinfizierend gereinigt.
4. Der Abfall ist im Zimmer zu sammeln.
5. Das Zimmer ist am Ende eines Reinigungsdurchgangs mit frisch angesetzter Desinfektionslösung zu desinfizieren. Der Reinigungswagen bleibt währenddessen im Flur. Während der Reinigung wird ein Schutzkittel mit keimarmen medizinischen Einmalhandschuhen getragen. Nach Abschluss der Zimmerreinigung muss man eine hygienische Händedesinfektion durchführen (**Abb. 30.5**).
6. Nach erfolgreicher Sanierung oder Verlegung des Bewohners findet eine Schlussdesinfektion des Zimmers statt.

Praxistipp ▸

Praxistipp

Durch welche Maßnahmen kann ich eine Übertragung von MRSA auf andere Personen verhindern?

Diese allgemeinen Schutzmaßnahmen sind bei jedem Kontakt anzuwenden:
- Die Regeln der Händehygiene entsprechend den Empfehlungen zur Händehygiene der KRINKO (auch bei Benutzung von Einmalhandschuhen) sind strikt einzuhalten.
- Tragen Sie bei der Körperpflege, Wund-, Katheter- und Sondenversorgung sowie beim Kontakt mit keimbelastetem Material einen Schutzkittel. Die Schutzkittel verbleiben im Zimmer und sind mindestens einmal täglich zu erneuern.

Mund-Nasen-Schutz. Ein Mund-Nasen-Schutz ist bei der Versorgung aller Personen mit MRSA-Besiedelung notwendig.
Isolierung. Menschen mit MRSA-Kolonisation oder -Infektion sind im Einzelzimmer unterzubringen. Es ist unter bestimmten Voraussetzungen möglich, mehrere Menschen mit MRSA in einem Zimmer zu betreuen. Der Betroffene darf das Zimmer unter Beachtung der folgenden Schutzmaßnahmen verlassen:
- Wunden müssen keimdicht verbunden sein.
- Der Betroffene muss einen Mund-Nasen-Schutz tragen.
- Vor dem Verlassen des Zimmers muss sich der Betroffene die Hände desinfizieren.

Merke ▸

Merke

Wichtigste Schutzmaßnahme bei MRSA: **Händedesinfektion!**

30.4.2 Norovirus-Infektion

30.4.2 Norovirus-Infektion

Definition ▸

Definition

Noroviren sind die häufigste Ursache nichtbakterieller Magen-Darm-Infektionen. Dabei sind folgende 3 Symptome stark ausgeprägt:
- akuter Durchfall
- Übelkeit
- schwallartiges Erbrechen

Ursachen und Übertragung

Die Infektion wird meist durch direkten und indirekten Kontakt mit der Infektionsquelle übertragen.
Die Übertragung kann sowohl aerogen als auch über Tröpfchenübertragung erfolgen.

Ursachen und Übertragung

Die Infektion wird von einem Erkrankten auf andere übertragen und so weiterverbreitet. Die Ansteckung ist eine Folge
- unzureichender Händedesinfektion,
- einer oft intensiven Umgebungsverunreinigung und
- einer Tröpfchen- und aerogenen Übertragung.

Übertragung. Die Viren werden über den Mund aufgenommen. Folgende Übertragungswege sind gesichert:
- direkter Kontakt mit einer angesteckten Person
- indirekter Kontakt mit Händen, Oberflächen oder Gegenständen, die mit Noroviren verunreinigt sind
- Essen verunreinigter Lebensmittel
- Tröpfchen- und aerogene Übertragung von Erbrochenem und Stuhl

Norovirus-Infektionen können sich im Krankenhaus und in Pflegeheimen aufgrund folgender Faktoren schnell ausbreiten:

- Die Viruskonzentration in Stuhl und Erbrochenem ist hoch.
- Das Virus überlebt lange in der Umwelt (über 14–21 Tage).
- Die Infektion ist sehr ansteckend.
- Der Virus ist relativ unempfindlich gegen bestimmte Desinfektionsmittel.
- Man ist nur kurz gegen den Erreger unempfindlich (immun).
- Das Virus wird bereits 12 Stunden vor Symptombeginn und noch 7–14 Tage nach der akuten Erkrankung ausgeschieden. Die Patienten werden aber nur bis 48 Stunden nach Symptomfreiheit isoliert.

Symptome

- plötzlich einsetzendes („schwallartiges") Erbrechen
- wässriger Durchfall
- häufig Übelkeit und Bauchschmerzen mit Krämpfen
- ggf. mäßiges Fieber

Meist dauert die Erkrankung nur 1–3 Tage und klingt dann spontan wieder ab. Sie verläuft kurz, aber heftig.

Merke

Für kleine Kinder und ältere Menschen kann der massive Flüssigkeitsverlust lebensgefährlich sein!

Therapie

In der akuten Erkrankungsphase sollen Betroffene nicht erforderliche Personenkontakte meiden und auf sorgfältige Händehygiene achten, besonders nach Erbrechen und Toilettenbesuch (**Abb. 30.6**). Wichtig ist es, den Flüssigkeits- und Elektrolythaushalt auszugleichen (Wasser, Tee, spezielle Trinklösungen).

Abb. 30.6 Hinweisschild.

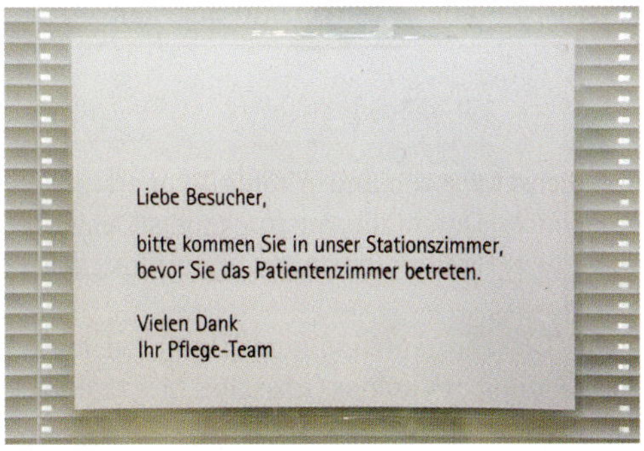

Das Schild an der Tür des Patienten verweist Besucher an das Pflegeteam und gibt dem Personal einen Hinweis auf besonders zu beachtende Hygienemaßnahmen. *Quelle: K. Oborny, Thieme*

Merke

Bei krampfartigen Bauchschmerzen wirken feuchtwarme Wickel lindernd.

Hygienemaßnahmen bei Norovirus-Infektion

Tab. 30.1 Maßnahmen bei Norovirus-Infektion.

Maßnahmen	Anmerkungen/Begründungen
mitarbeiterbezogene Maßnahmen	
• Besondere Händehygiene durch zusätzliches Händewaschen wird empfohlen. • Hände mit geeignetem Desinfektionsmittel desinfizieren	• Hände sind Virusüberträger, ausreichende Einwirkzeit beachten. • Viren werden über den Stuhl des Menschen noch bis zu 2 Wochen nach einer Erkrankung ausgeschieden, daher sollte nach Abschluss der Durchfälle sorgfältige Händehygiene etwa 2 Wochen fortgeführt werden.
• Schutzkittel, Handschuhe und Mund-Nasen-Schutz tragen	• Da während des Erbrechens die Erreger über die Luft übertragen werden, ist ein Mund-Nasen-Schutz erforderlich.
patientenbezogene Maßnahmen	
• Patienten isolieren	• Der Erreger ist sehr ansteckungsfähig. • Der Patient sollte bis zu 2 Tage nach dem Ende der klinischen Symptomatik isoliert werden.

KURZFASSUNG

Besonders in stationären Einrichtungen des Gesundheitswesens ist die Gefahr einer Ausbreitung der Infektion groß.

Symptome

Die Erkrankung verläuft meist kurz aber heftig.
Hauptsymptome sind Erbrechen und Durchfall.

◀ Merke

Therapie

Der Ausgleich des Flüssigkeits- und Elektrolytverlusts steht im Mittelpunkt der Therapiemaßnahmen.

◀ Merke

Hygienemaßnahmen bei Norovirus-Infektion

30

Tab. 30.1 (Fortsetzung)

Maßnahmen	Anmerkungen/Begründungen
• Patienten in korrekte Händehygiene einweisen	• Verschmutzte Hände und Erbrochenes verbreiten den Virus.
• Patientenumfeld, z. B. WC-Brille und Türgriffe, mehrmals täglich desinfizieren	• Der Kontakt mit verunreinigten (kontaminierten) Gegenständen kann die Übertragung ermöglichen.
• Zimmer gut lüften	• Aerogene Übertragung nachgewiesen, daher insbes. bei Ausbruch häufig lüften, aber ohne Zugluft.
• Schlussdesinfektion des Zimmers	• Nach Abschluss der Isolierung Schlussdesinfektion mit geeignetem Desinfektionsmittel durchführen.

30.4.3 Clostridioides difficile-assoziierte Diarrhö (CDAD)

Definition ►

30.4.3 Clostridioides difficile-assoziierte Diarrhö (CDAD)

Definition

CDAD ist eine mit **Clostridioides difficile verbundene Durchfallerkrankung**. Sie wird durch direkten und indirekten Kontakt übertragen. C. difficile ist ein Bakterium, welches ausschließlich unter Luftabschluss (anaerob) vorkommt. Um auch an der Luft zu überleben, verkapselt sich C. difficile zu Sporen und ist dann gegen Sauerstoff und Trockenheit widerstandsfähig. Das Bakterium besiedelt, wie viele andere Bakterien, natürlicherweise den Darm von Tieren, auch den des Menschen, und die Umwelt. Während einer Antibiotikatherapie kann es zu einer starken Vermehrung von C. difficile mit Durchfällen kommen. Es wird auch von **CDI** gesprochen, das steht für C. difficile-Infektion.

Für gesunde Menschen ist der Erreger harmlos. Während einer Antibiotikatherapie kann er lebensbedrohliche Durchfälle auslösen.

Für einen gesunden Menschen ist dieses Bakterium harmlos. Erhält ein Mensch wegen einer Erkrankung Antibiotika, sterben dadurch viele der natürlich ansässigen Bakterien im Darm ab. C. difficile breitet sich dann schnell aus und füllt die entstandene Lücke. Durch die Produktion von Toxinen (Gifte) können bei abwehrgeschwächten Menschen lebensbedrohliche Durchfälle entstehen.

Symptome

Die Symptome reichen von wässrigem Durchfall über schleimig-blutige Durchfälle bis hin zum lebensbedrohlichen Darmverschluss.

Symptome

Die Symptome sind sehr unterschiedlich ausgeprägt:
- akute wässrige Durchfälle mit krampfartigen Unterbauchschmerzen und erhöhte Temperatur
- sehr starke, manchmal schleimig-blutige, intensiv riechende Durchfälle, Austrocknung (Dehydration) durch den hohen Flüssigkeitsverlust, Eiweißverlust (Hypoproteinämie), Appetitlosigkeit, Schwindel
- Beläge auf der Darmschleimhaut (Pseudomembranen), Dickdarmentzündung (Kolitis), ggf. lebensbedrohlicher Darmverschluss (Ileus), starke Ausdehnung des Kolons (toxisches Megakolon) mit Gefahr eines Darmwanddurchbruchs mit anschließender Blutvergiftung (Sepsis)

Therapie

Die Behandlung erfolgt antibiotisch oder mit Stuhltransplantationen (allogene Darmrekolonisation).

Therapie

Zunächst wird das bisher eingenommene Antibiotikum abgesetzt und die Therapie umgestellt. Der Patient erhält eine andere antibiotische Therapie. Erfolgreich sind zudem Stuhltransplantationen (allogene Darmrekolonisation).

Praxistipp ►

Praxistipp

Das Bakterium C. difficile ist äußerst widerstandsfähig gegen herkömmliche Desinfektionsverfahren. Welche vorbeugenden Maßnahmen helfen dabei, eine Infektion zu vermeiden?

C. difficile wird durch seine starke Widerstandsfähigkeit sehr leicht übertragen. Dabei gelangen die Erreger über mit Stuhl verunreinigte Gegenstände durch den Mund auf einen anderen Patienten (fäkal-orale Übertragung). Deshalb müssen Sie insbesondere standardhygienische Maßnahmen korrekt durchführen:
- Tragen Sie grundsätzlich bei jedem Patientenkontakt einen langärmeligen Schutzkittel.
- Der Kittel verbleibt im Patientenzimmer. Hängen Sie ihn mit der Außenseite nach außen auf.
- Tragen Sie bei jedem Patientenkontakt Schutzhandschuhe.
- Desinfizieren Sie nach allen infektionsgefährdenden Tätigkeiten die Hände, um vegetative Keime abzutöten.
- Kombinieren Sie ausnahmsweise nach CDAD-Patientenkontakt die Händedesinfektion mit einer Händewaschung, um die Sporen abzuspülen.
- Der Patient wird einzeln untergebracht (isoliert). Zeigt sich die Erkrankung nur mäßig, ist auch eine Unterbringung im Mehrbettzimmer möglich. Achten Sie aber darauf, dass sich keine abwehrgeschwächten Patienten mit im Zimmer befinden.
- Sorgen Sie dafür, dass der Patient ein eigenes WC, einen eigenen Toilettenstuhl benutzt.
- Zeigen Sie dem Patienten, wie man die Hände sorgfältig wäscht.

- Desinfizieren Sie patientenbezogene Pflegematerialien regelmäßig mit einem speziellen Desinfektionsmittel und belassen Sie sie nur bei dem betroffenen Patienten, z. B. Thermometer, Urinflasche, Steckbecken.
- Alle Kontaktflächen werden mit einem speziell gegen Sporen wirksamen Desinfektionsmittel wischdesinfiziert, z. B. Fußboden, Bettgestell, Nachtschrank, Türgriffe.
- Fallen Ihnen Verunreinigungen auf, reinigen und desinfizieren Sie diese sofort.
- Führen Sie nach Abschluss der Isolierung eine Schlussdesinfektion durch.

30.4.4 Einige blutübertragbare Infektionen (HBV, HCV, AIDS/HIV)

Definition

Die Abkürzungen HBV (**H**epatitis-**B**-**V**irus) und HCV (**H**epatitis-**C**-**V**irus) bezeichnen eine blutübertragbare Hepatitis (Leberentzündung). HIV ist die Abkürzung für die englische Bezeichnung „**H**uman **I**mmunodeficiency **V**irus“ (= menschliches Immunschwäche-Virus). AIDS kürzt die englische Bezeichnung „**A**cquired **I**mmuno-**d**eficiency **S**yndrome“ (= erworbenes Immunschwäche-Syndrom) ab.
Von AIDS spricht man, wenn das Immunsystem eines HIV-positiven Menschen so stark geschwächt ist, dass es nicht mehr gegen Infektionen ankommt. Folglich treten bestimmte, z. T. lebensbedrohliche Erkrankungen auf, wie z. B. eine Pneumocystis-carinii-Pneumonie (Lungenentzündung). AIDS kommt dank moderner Therapie in Europa praktisch nicht mehr vor, die HIV-Infektion an sich ist aber unheilbar.

Ursachen

HBV, HCV und HIV können übertragen werden durch:
- ungeschützten Sexualverkehr
- Gebrauch infizierter Kanülen
- Schwangerschaft, Geburt und Stillen
- Blutkonserven (in Deutschland nahezu ausgeschlossen) und Nadelstichverletzungen

Merke

HIV kann **nicht** durch Küssen, Speichel, Tränen, Schweiß, Urin, Insekten, Luft oder Wasser übertragen werden.

HIV zerstört langsam das Immunsystem, denn HIV kann in alle Körperzellen eindringen. Das Gleichgewicht zwischen Virenproduktion und Virenelimination ist gestört: Die Produktion gewinnt die Oberhand und die Krankheitserreger können sich ausbreiten und weitere Erkrankungen verursachen.

Vorbeugung. Gegen Hepatitis B wird Pflegepersonal routinemäßig geimpft. Da dies bei Hepatitis C und HIV nicht möglich ist, ist hier die wichtigste Vorsorgemaßnahme die Vermeidung von Nadelstichverletzungen und der Schutz vor direktem Blut- und Schleimhautkontakt.

Therapie

AIDS ist nicht heilbar. Eine Verzögerung des Ausbruchs der Krankheit ist jedoch möglich.
Die Behandlung der HIV-Infektion erfolgt durch die Kombination mehrerer die Virusvermehrung hemmender Medikamente. Die durch das Virus hervorgerufenen Erkrankungen werden durch Antibiotika gegen Bakterien und Antimykotika gegen Pilze behandelt.

30.4.5 Hepatitis

Definition

Bei einer **Hepatitis** ist das Lebergewebe entzündet, wodurch Gewebeschädigungen gefördert werden.

Formen und Ursachen

Die Infektionen mit den Hepatitisviren A, B, C und E können eine akute Hepatitis hervorrufen, wobei HBV (Hepatitis-B-Viren) und HCV (Hepatitis-C-Viren) zu einer chronischen Hepatitis führen können. Hepatitis D kann nur auftreten, wenn bereits eine Hepatitis B besteht und erschwert dann den Verlauf. Die Übertragung erfolgt bei der Hepatitis A und E vorwiegend fäkal-oral (sog. „Reise-Hepatitis“), bei der Hepatitis B und C vorwiegend über sexuelle Kontakte oder Blut (z. B. bei Stichverletzung an der Kanüle Infizierter).
Die Viren infizieren Leberzellen. Durch die Immunreaktion des Körpers auf die Infektionserreger werden die Leberzellen zerstört. Es kommt zu einer Entzündung und Funktionsstörung.

Kurzfassung

30.4.4 Einige blutübertragbare Infektionen (HBV, HCV, AIDS/HIV)

◄ Definition

Ursachen

HBV, HCV und HIV können übertragen werden durch:
- ungeschützten Sexualverkehr
- Gebrauch infizierter Kanülen
- Schwangerschaft, Geburt und Stillen
- Blutkonserven und Nadelstichverletzungen

◄ Merke

HIV zerstört langsam das Immunsystem. HIV kann in alle Körperzellen eindringen.

Berufliche Vorbeugung: Schutz vor direktem Blut- und Schleimhautkontakt

Therapie

AIDS ist nicht heilbar, jedoch kontrollierbar.

30.4.5 Hepatitis

◄ Definition

Formen und Ursachen

Verschiedene Viren können eine Hepatitis hervorrufen: Hepatitis A, B, C, D und E.
Die Hepatitisviren B und C können eine chronische Hepatitis hervorrufen.
Die Übertragung erfolgt fäkal-oral oder über Blut.

Symptome

Am Anfang uncharakteristische Zeichen, z. B. Abgeschlagenheit und Appetitlosigkeit. Im späteren Stadium oft Oberbauchbeschwerden, Fieber und Durchfall.

Therapie

Die akute A- und E-Hepatitis heilt meist von selbst aus. Die anderen Hepatitisarten werden durch Medikamente behandelt.

Ein direkter Kontakt mit Blut und Ausscheidungen ist zu vermeiden.

Zur Vorbeugung gegen Hepatitis A und B stehen Impfstoffe zur Verfügung.

30

Symptome

Am Anfang bestehen die Symptome aus uncharakteristischen Zeichen, z. B. Abgeschlagenheit, Schwäche und Appetitlosigkeit.
Im späteren Stadium treten dann oft Oberbauchbeschwerden, Fieber und Durchfall auf. Die Haut und die Lederhaut (Sklera) der Augen sind häufig gelb verfärbt.

Therapie

Die akute A- und E-Hepatitis wird meist nicht therapiert. Die anderen Hepatitisarten werden medikamentös behandelt.
Akut erkrankte Patienten sollten sich körperlich schonen und eine ausgewogene Ernährung zu sich nehmen.

Hygienemaßnahmen. Der direkte Kontakt mit Blut und Ausscheidungen ist zu vermeiden. Die üblichen Hygienemaßnahmen beim Umgang mit Stuhlgang, z. B. Verwendung von Schutzhandschuhen, reichen aus.

Impfungen. Zur Vorbeugung gegen Hepatitis A und B stehen Impfstoffe zur Verfügung. Die Hepatitis-B-Schutzimpfung wird für Pflegende empfohlen.

31

Pflege bei psychiatrischen Erkrankungen

31.1 Allgemeine Grundlagen

31.1.1 Begriffsbestimmungen

Psychische Störungen sind ein von der „Norm" abweichendes Verhalten. Die Psychologie und die Psychiatrie beschäftigen sich mit diesen Störungen.

- Die **Psychologie** ist die Wissenschaft vom „Verhalten und Erleben des Menschen".
- Die **Psychiatrie** ist ein Fachgebiet der Medizin und bezieht sich auf die seelischen Störungen des Erlebens und den Veränderungen des Verhaltens.
- **Psychotherapie** ist das gezielte Behandeln einer seelischen Krankheit. Schlimme Erlebnisse oder konfliktbehaftete Situationen werden analysiert, gemeinsam mit dem Therapeuten wird nach Lösungsmöglichkeiten gesucht. Gezielte Übungen und Techniken zur Reflexion sollen dabei die Bewältigung unterstützen.
- Die **Psychosomatik** ist ein Zweig der Medizin, der sich mit Krankheiten beschäftigt, die konkrete körperliche Symptome aufweisen, jedoch seelische Ursachen haben.

31.1.2 Psychiatrisches Handlungsfeld

Es gibt verschiedene Einrichtungen, in denen sich Menschen mit psychiatrischen und psychosomatischen Erkrankungen behandeln lassen können:

Ambulante Behandlung. Die Behandlung erfolgt durch niedergelassene Ärzte, Psychologen oder andere Therapeuten.

Stationäre Fachkliniken. In psychiatrischen Fachkliniken gibt es „offene" und „geschlossene" Stationen. In letzteren werden Patienten mit akuten psychischen Erkrankungen behandelt, die entweder für sich selbst oder andere eine Gefährdung bedeuten. Diese Patienten müssen deshalb besonders intensiv betreut werden und dürfen die Station nur mit der Erlaubnis des Fachpersonals verlassen. Die Unterbringung auf einer solchen Station stellt eine Einschränkung der persönlichen Freiheit dar und kann in Deutschland nur von einem Vormundschaftsgericht veranlasst werden.

Tageskliniken. Hier erfolgt die Behandlung ausschließlich tagsüber. Die restliche Zeit kann der Patient in seinem gewohnten Umfeld verbringen.

Übergangswohnheime / betreute Wohngruppen. In betreuten Wohngruppen können Betroffene nach einem stationären Aufenthalt gemeinsam mit anderen Patienten wohnen. Sie werden dort weiter therapeutisch, z. B. von Sozialpädagogen, im Alltag begleitet. Die Wiedereingliederung soll ihnen so erleichtert werden.

Selbsthilfegruppen. Hier können sich Menschen mit ähnlichen Problemen austauschen und über ihre Erfahrungen berichten (z. B. bei den Anonymen Alkoholikern). Durch das Gespräch mit anderen Betroffenen können viele Menschen neuen Mut fassen.
Professionell Pflegende treffen in ihrem Berufsalltag häufig auf Menschen mit psychischer Erkrankung. Dies ist nicht auf bestimmte Stationen oder Versorgungsbereiche begrenzt. So können z. B. Themen wie Aggression oder Gewalt eine Rolle in der Notaufnahme spielen, depressive Krisen auf gynäkologischen Stationen auftreten und verwirrte Menschen z. B. in der ambulanten Pflege angetroffen werden.

31.1.3 Beziehung zwischen Pflegenden und Pflegeempfänger

Die pflegerische Betreuung von Menschen mit seelischen Erkrankungen ist für alle Beteiligten eine Herausforderung: Die Krankheit äußert sich meist nicht durch körperliche Einschränkungen, sondern durch ein auffälliges Verhalten und Empfinden der Betroffenen.
Die Rolle der Pflegenden besteht v. a. in einer **aktivierenden und begleitenden Tätigkeit.** Die Pflegenden stellen für viele betroffene Personen eine Art Begleiter dar.
Die vertrauensvolle Kommunikation zwischen dem psychisch erkrankten Menschen und der Pflege ist in der psychiatrischen Pflege besonders wichtig. Die Pflegenden bauen eine professionelle Beziehung zum Pflegeempfänger auf. Dabei unterscheidet sich eine **professionelle Beziehung** grundlegend von privaten Beziehungen.
Eine private Beziehung kommt häufig zufällig zustande und beruht auf gegenseitiger Sympathie. Privat verbringen wir wohl die meiste Zeit mit Menschen, die wir mögen. Dies ist im professionellen Verständnis von Beziehungsarbeit anders. Beziehungsgestaltung in der Psychiatrie entsteht nicht zufällig, sondern geplant. Die Patienten benötigen Zuwendung in einer krisenhaften Lebensphase.
Eine grundlegende Voraussetzung für den Beziehungsaufbau ist **Vertrauen.** Dieses kann jedoch nur entstehen, wenn sich der psychisch erkrankte Mensch angenommen fühlt. Der Pflegende sollte sein Gegenüber akzeptieren – mit all seinen Eigenschaften.

KURZFASSUNG

31.1 Allgemeine Grundlagen

31.1.1 Begriffsbestimmungen

Psychische Störungen sind ein von der „Norm" abweichendes Verhalten. Die Psychologie und die Psychiatrie beschäftigen sich mit diesen Störungen.

31.1.2 Psychiatrisches Handlungsfeld

Für die Betreuung und Behandlung von Menschen mit psychosomatischen und psychiatrischen Störungen stehen viele verschiedene Einrichtungen zur Verfügung. Dazu zählen u. a. der stationäre Bereich, die Tagesklinik, der ambulante Dienst und Selbsthilfegruppen.

In allen Krankenhausbereichen trifft man auf Menschen, die unter psychischen Problemen leiden.

31.1.3 Beziehung zwischen Pflegenden und Pflegeempfänger

Die pflegerische Betreuung von Patienten mit seelischen Erkrankungen ist eine besondere Herausforderung für alle Beteiligten.

Eine gute, vertrauensvolle Kommunikation zwischen Pflegeempfänger und Pflege ist in der psychiatrischen Pflege besonders wichtig.

Eine professionelle Beziehung unterscheidet sich grundlegend von einer privaten Beziehung.

Eine grundlegende Voraussetzung für den Beziehungsaufbau ist Vertrauen.

Abb. 31.1 Rollenspiel zu einem persönlichen Gespräch.

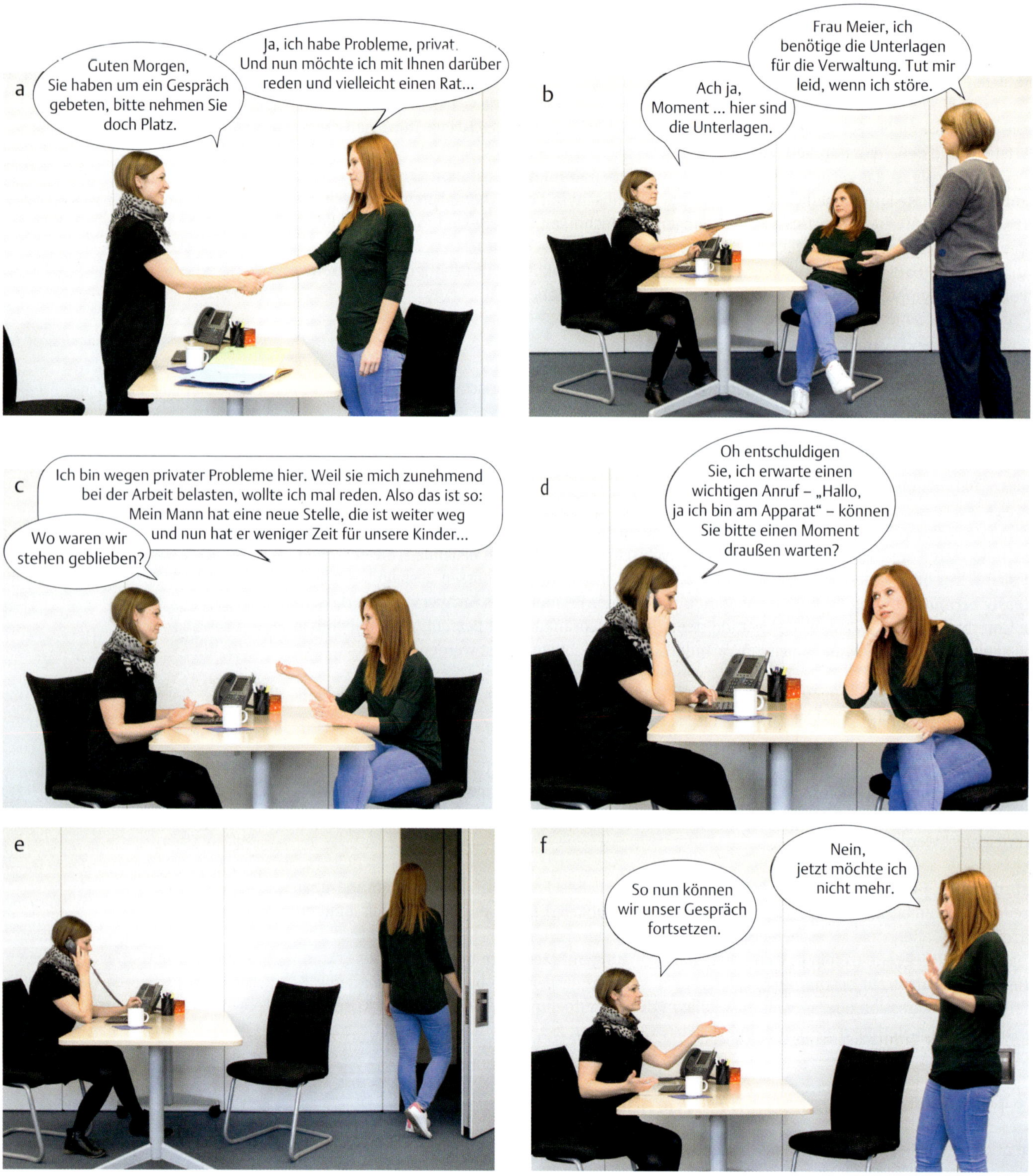

So sollte es nicht ablaufen. *Quelle: K. Oborny, Thieme*

Pflegende sollten das eigene Handeln und Erleben kennen und durchdenken. Also auch einmal selbst erfahren, wie sich ein Pflegeempfänger in bestimmten Situationen fühlt.

Um die Wahrnehmungen psychisch kranker Menschen richtig erfassen zu können, kommt der **Selbsterfahrung** des Pflegenden eine große Bedeutung zu. Rollenspiele in Teamsitzungen und Teamsupervisionen zielen z. B. darauf ab, sich in die Rolle eines bestimmten Pflegeempfängers hineinzuversetzen. Wie ist es, nach persönlichen Dingen gefragt zu werden? Welche Wirkung hat es, nicht beachtet zu werden?

31.2 Untersuchungen in der Psychiatrie

Psychische Erkrankungen werden meist durch verschiedene Faktoren ausgelöst. Deshalb müssen sowohl die **körperliche Verfassung** des Patienten als auch seine **Lebensgeschichte** und sein **familiäres Umfeld** beleuchtet werden. Das Kernstück einer psychiatrischen Untersuchung ist das Gespräch zwischen Arzt und Patient; weitere Untersuchungen kommen hinzu.

Eigenanamnese. In der Eigenanamnese beschreibt der Betroffene im Gespräch mit dem Arzt seine Beschwerden. Der Patient schildert seine derzeitige Situation und seine persönliche Geschichte.

Familienanamnese. In der Familienanamnese wird neben Krankheiten in der Familie auch das familiäre Umfeld erfragt. Durch das Gespräch mit Angehörigen erhält man oft ergänzende Informationen und eine andere Perspektive auf die Situation.

Fremdanamnese. In der Fremdanamnese werden die psychischen Krankheitssymptome beurteilt, indem dritte Personen, also z. B. Angehörige oder Freunde, zur Krankengeschichte befragt werden..

Körperliche Untersuchung. Bei manchen psychischen Erkrankungen bestehen gleichzeitig typische körperliche Symptome (z.B. bei Suchterkrankungen).

Abb. 31.2 Grau in grau.

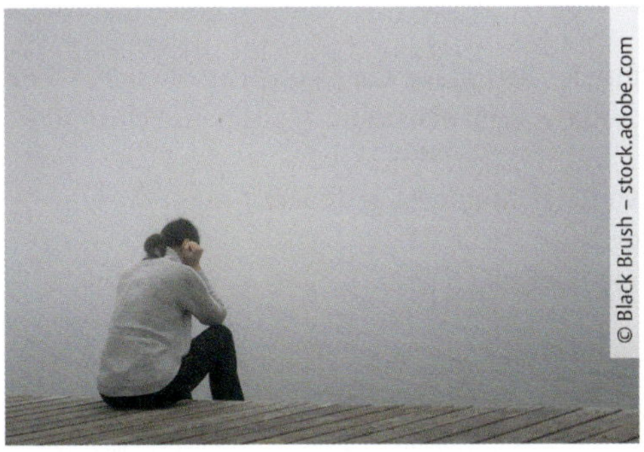

Niedergeschlagenheit ist das Grundgefühl der Depression (nachgestellte Situation). *Quelle: Black Brush – stock.adobe.com*

Eine vollständige psychiatrische Untersuchung sollte die folgenden Kriterien umfassen:

Beurteilung des Bewusstseins. Hinweise auf Bewusstseinsstörungen ergeben sich aus dem Gespräch mit dem Patienten.

Beurteilung der Orientierung. Orientierung bezeichnet die Kenntnis von Zeit, Ort, Situation und der eigenen Person. Bei Orientierungsstörungen fehlt diese Kenntnis ganz oder teilweise.

Antrieb und Psychomotorik. Anhand des körperlichen Ausdrucksverhaltens wird der Grad der seelischen Aktivierung beurteilt, sozusagen die Drehzahl des seelischen Motors.

Beurteilung der Aufmerksamkeit und Konzentration. Beurteilt wird, inwieweit der Betroffene dazu in der Lage ist, aufmerksam zu sein und sich zu konzentrieren. Viele Betroffene können ihre Wahrnehmung nur kurz auf einen bestimmten Gegenstand oder eine konkrete Aufgabe richten. Sie lassen sich leicht ablenken.

Beurteilung des Gedächtnisses. Um das Kurzzeitgedächtnis zu prüfen, werden dem Patienten Zahlen vorgesprochen, Gegenstände gezeigt, eine kurze Geschichte erzählt oder Ähnliches. Nach einer gewissen Zeit wird abgefragt, an welche Dinge er sich noch erinnert. Das Langzeitgedächtnis wird anhand einer objektiven Überprüfung der Lebensdaten und Ereignisse (z. B. Geburtstag, Beruf, Hochzeit usw.) getestet.

31.2 Untersuchungen in der Psychiatrie

Das Kernstück einer psychiatrischen Untersuchung ist das Gespräch zwischen Arzt und Patient.

Eigenanamnese: Der Patient beschreibt seine Beschwerden / seine persönliche Geschichte.

Familienanamnese: Wie sieht das familiäre Umfeld aus?

Fremdanamnese: Befragung Dritter (Angehörige, Freunde) zur Krankengeschichte des Patienten.

Körperliche Untersuchung: Bei manchen psychischen Erkrankungen bestehen gleichzeitig typische körperliche Symptome.

Zur Erhebung des psychopathologischen Befundes werden beurteilt:

- Bewusstseinsstörungen
- Orientierungsstörungen
- Störungen von Antrieb und Psychomotorik
- Aufmerksamkeits- und Konzentrationsstörungen
- Gedächtnisstörungen
- Affektivitätsstörungen
- Wahrnehmungsstörungen
- inhaltliche Denkstörungen
- Störungen des Ich-Erlebens

Definition ▶

Definition

Affektivität ist ein anderer Ausdruck für „Stimmung".

Beurteilung der Stimmung (Affektivität). Beurteilt werden die Grundstimmung, die Reaktionsfähigkeit der Stimmung und die Schwankungsbreite der Gefühle.

Beurteilung der Wahrnehmung. Halluzinationen sind Wahrnehmungsstörungen ohne ein reales Objekt:
- **akustische Halluzinationen:** Stimmen hören; typisch für schizophrene Störungen.
- **optische Halluzinationen:** „Insekten an der Wand"; typisch für akute Verwirrtheitszustände wie Alkoholentzugsdelir, kommt auch bei Epilepsien vor.
- **Geruchs- und Geschmackshalluzinationen:** „Das Wasser schmeckt nach Blut"; bei Schizophrenien.

Beurteilung des inhaltlichen Denkens. Wahnvorstellungen sind objektiv falsche Beurteilungen der Realität:
- **Verfolgungswahn:** „Mein Nachbar will mich umbringen"; bei Schizophrenien.
- **Größenwahn:** „Ich bin Gott"; bei Schizophrenie und Manie.
- **Bestehlungswahn:** „Die Altenpfleger wollen mich alle bestehlen"; häufig bei Demenz, auch bei starker Schwerhörigkeit.
- **hypochondrischer Wahn:** „Ich habe Krebs und muss nächste Woche sterben"; häufig bei Depressionen.

Beurteilung des Ich-Erlebens. Bei Ich-Störungen kann der Betroffene die eigene Person nicht mehr adäquat von seiner Umwelt abgrenzen oder sie als seine eigene erkennen; typisch für Schizophrenien:
- **Gedankeneingebung:** „Meine Gedanken werden vom Geheimdienst gesteuert."
- **Gedankenentzug:** „Er nimmt meine Gedanken weg."
- **Gedankenausbreitung:** „Die Nachbarn können meine Gedanken lesen."

Tests und Fragebögen. Es gibt sowohl Fremdbeurteilungsbögen durch die Therapeuten als auch Fragebögen zum Selbstausfüllen. Sie dienen verschiedenen Zwecken:
- Objektivierung der Diagnosestellung und Einschätzung des Schweregrades,
- durch wiederholte Anwendung kann der Therapieverlauf bzw. -erfolg dokumentiert werden,
- Test des Gedächtnisses bei Demenzerkrankungen (MMST, DEMTECT),
- Beurteilung der Pflegebedürftigkeit bei Demenz (Reisberg-Skala),
- Schweregrad von Depressionen (Hamilton-Score).

31.3 Häufige Krankheiten in der Psychiatrie

31.3.1 Affektive Störungen (Depression)

31.3 Häufige Krankheiten in der Psychiatrie

31.3.1 Affektive Störungen (Depression)

Definition ▶

Definition

Eine **Depression** ist eine psychische Erkrankung mit dem Hauptsymptom der Niedergeschlagenheit.

Der Begriff „Depression" wird im allgemeinen Sprachgebrauch häufig verwendet und steht meist für Niedergeschlagenheit (**Abb. 31.2**). Eine schlechte, niedergedrückte Stimmung an sich ist nichts Krankhaftes, sondern vielmehr ein Teil des menschlichen Gefühlslebens. Sie kann z.B. als nachvollziehbare Reaktion auf den Verlust eines nahestehenden Menschen auftreten und einen wichtigen Teil der Trauerreaktion darstellen. Auf der anderen Seite gibt es auch krankhafte Verläufe, welche medizinisch und pflegerisch begleitet werden müssen.

Ursachen

Genetische, psychische und soziale Faktoren spielen eine Rolle:
- Persönlichkeitsmerkmale
- psychosoziale Belastungen
- hirnorganische Faktoren
- körperliche, medikamentöse, krankheitsbedingte Faktoren
- Suchterkrankungen

Ursachen

Mediziner und Psychologen gehen davon aus, dass verschiedene Faktoren an der Entstehung einer depressiven Episode beteiligt sind. Genetische, psychische und soziale Faktoren werden in diesem Kontext genannt. Zu diesen zählen:
- Persönlichkeitsmerkmale,
- aktuelle psychosoziale Belastungen,
- hirnorganische Faktoren,
- körperliche, medikamentöse und krankheitsbedingte Faktoren,
- Suchterkrankungen (z.B. Alkoholismus).

Risikofaktoren einer Depression

- depressive Episoden in der Vergangenheit
- Familienmitglieder, die auch depressive Krankheitsphasen erlebt haben
- Suizidversuche in der Vorgeschichte
- Geschlecht: Frauen erkranken häufiger als Männer
- kritische Phase direkt nach der Geburt eines Kindes („Wochenbettdepression")
- wenig soziale Kontakte/Unterstützung
- belastende Lebensereignisse, sexueller Missbrauch in der Vorgeschichte
- Substanzmittelmissbrauch

Symptome

Depressive Menschen fühlen, spüren, empfinden und erleben alles als extrem reduziert. Zu den wichtigsten Symptomen zählen:

- **gedrückte Stimmung**: schlechte, traurige und antriebslose Grundhaltung.
- **innere Leere:** An die Stelle der Freude, des Genießens, der Zufriedenheit oder anderer Gemütsbewegungen wie Zorn tritt eine innere Leere. Alle Gefühlsregungen scheinen abhandengekommen zu sein („Gefühl der Gefühllosigkeit").
- **Morgentief:** Die Betroffenen fühlen sich am Morgen oft stark belastet durch ihre Situation und ihr Leben. Die Last, die sie tragen, erscheint abends etwas leichter.
- **Konzentrationsstörungen:** Alltagsaufgaben können nicht mehr bewältigt werden, Gedankenkreisen.
- **Angst:** Die meisten depressiven Menschen haben Angst, z. B. Angst, ihre Aufgaben nicht mehr bewältigen zu können, verlassen zu werden oder auch unheilbar krank zu sein.
- **verminderter Antrieb:** Die meisten Patienten sind energielos, passiv, leicht erschöpfbar und ohne jegliche Initiative.
- **körperliche Krankheitszeichen:** Dazu zählen z. B. Schlafstörungen, Gewichtsverlust bzw. -zunahme und auch Verdauungsprobleme.

Symptome

- gedrückte Stimmung
- innere Leere
- Morgentief
- Angst
- verminderter Antrieb
- körperliche Krankheitszeichen wie Schlafstörungen oder Gewichtsverlust

Therapie

Über 80 % der Menschen mit depressiven Krisen werden ambulant versorgt. In der Klinik sind eher schwere Verläufe anzutreffen. Die Behandlung der Depression beruht auf verschiedenen therapeutischen Ansätzen. Neben psychotherapeutischen Maßnahmen werden je nach Schwere des Verlaufs auch Psychopharmaka eingesetzt, diese werden als Antidepressiva bezeichnet.

Therapie

Zur Therapie von Depressionen werden sowohl spezielle Medikamente (Antidepressiva) als auch die Psychotherapie eingesetzt.

Definition

Als **Psychopharmaka** werden Medikamente bezeichnet, die auf psychische Vorgänge im Menschen Einfluss haben.

◄ Definition

Pflege von Menschen mit Depressionen

Die Hauptaufgabe der Pflegenden besteht darin, eine tragfähige Beziehung zum Betroffenen aufzubauen. Eine solche Beziehung ist von Offenheit und gegenseitigem Vertrauen geprägt.
Auf 3 Dinge sollte man bei der Pflege eines Menschen mit Depression besonders achten:

- Frühwarnzeichen erkennen,
- Betroffene schulen (Psychoedukation), sein Selbstmanagement fördern,
- Selbsttötungswunsch (Suizid) erkennen und vorbeugen.

Pflege von Menschen mit Depressionen

- tragfähige Beziehung zum Betroffenen aufbauen
- Frühwarnzeichen erkennen
- Patienten schulen (Psychoedukation), Selbstmanagement fördern
- den Suizidwunsch erkennen und vorbeugen

Merke

Bei der Pflege von Menschen mit Depression ist es besonders wichtig, eine Balance zwischen Über- und Unterforderung zu halten. Das gilt für den Pflegeempfänger genauso wie für Pflegende, andere Therapeuten oder Angehörige.

◄ Merke

Besonderheiten der professionellen Beziehungsgestaltung

Depressive Menschen lehnen Beziehungsangebote von anderen Personen aus ihrem Umfeld häufig ab und ziehen sich zurück. Befangen in ihren negativen Gedanken, reden sie wenig, sind eher isoliert und denken, dass sie es nicht wert sind, dass man ihnen hilft. Wenn Pflegende mit depressiven Menschen arbeiten, dann ist es wichtig, dass sie Ruhe und Wärme ausstrahlen und signalisieren, dass sie trotz allem zu dem Menschen stehen.
Der Pflegende sollte im Kontakt empathisch (= sich in den Anderen hineinversetzen), vertrauensvoll und ehrlich sein:

- **positive Grundhaltung:** Geduld und Glaube daran, dass Krankheitsphasen überwunden werden können, auch wenn der Betroffenen das in dieser Phase oft nicht verstehen kann.
- **Weder verniedlichende noch aggressive Zugehensweise:** Vermieden werden sollten Hinweise wie „Ist doch alles nicht so tragisch" oder „Sie sollten nicht so depressiv sein".

Besonderheiten der professionellen Beziehungsgestaltung

Gerade depressive Menschen lehnen Beziehungsangebote oft ab und ziehen sich manchmal völlig zurück. Pflegende müssen deswegen signalisieren, dass sie trotzdem zu dem Patienten stehen. Sie sollten empathisch, vertrauensvoll und ehrlich sein.

- **Regelmäßige Kontakte und Gespräche:** Auch wenn die betroffene Person zunächst wenig spricht, so zeigt es doch, dass man sie in dieser Situation nicht alleinlässt.
- **Biografiearbeit:** Aus der Biografie werden Interessengebiete des Patienten herausgearbeitet. Dadurch kann Gesprächen mehr Inhalt gegeben werden. Es können Dinge besprochen werden, die dem Menschen in seinem bisherigen Leben Freude bereitet haben.

31

Merke ▸

Merke

Die Gestaltung der Beziehung zu depressiven Menschen ist sehr anspruchsvoll. Es ist wichtig, dass man mit Mitgliedern aus dem Team oder auch im Rahmen von Supervision über die therapeutische Situation spricht.

31.3.2 Demenzielle Erkrankungen

31.3.2 Demenzielle Erkrankungen

Fallbeispiel ▸

Fallbeispiel

Herr Bauer* ist 79 Jahre alt, seit 3 Jahren verwitwet und lebt seit einem Jahr in einem Altenheim. Dort wurde Herr Bauer gestern Morgen regungslos und nicht ansprechbar in seinem Bett aufgefunden. Der sofort herbeigerufene Notarzt veranlasste eine Einweisung ins Krankenhaus. Hier wurde ein massiver Flüssigkeitsmangel (= Dehydration) festgestellt und eine Infusionstherapie eingeleitet. Die Therapie brachte eine deutliche Besserung der Situation mit sich. Herr Bauer wurde zunehmend aktiver und äußerte mehrfach den Wunsch, endlich „wieder nach Hause“ zu kommen. Bei der Übergabe wurde berichtet, dass Herr Bauer im Laufe des Morgens bereits 2-mal in anderen Patientenzimmern herumgeirrt war. „Wir mussten ihn den ganzen Vormittag im Blick behalten, das war ganz schön schwierig. Und dann wollten wir ihn duschen, das ging aber gar nicht. Er versuchte dauernd, wegzulaufen! Und es ist schwierig, ihn zum Trinken des Mineralwassers anzuhalten.“

Im Krankenhaus ist Pflegehelferin Frieda gemeinsam mit Pflegefachfrau Johanna für die Patientengruppe zuständig, zu der auch Herr Bauer gehört. Johanna schlägt vor, zunächst einmal das Altenheim zu kontaktieren und zu erfragen, wie sich Herr Bauer dort verhalten habe. Im Gespräch mit der verantwortlichen Wohnbereichsleiterin erfahren die beiden, dass Herr Bauer den Tod seiner Frau nach über 50-jähriger Ehe nie richtig überwunden hat. Ihre 48-jährige Tochter hatte sich nach dem Tod der Mutter sehr um den Vater bemüht, aber auch sie konnte nicht verhindern, dass Herr Bauer sich immer mehr zurückzog und zunehmend verwirrt wurde. Schließlich übernahm sie dann die gesetzliche Betreuung für ihren Vater und beauftragte einen ambulanten Pflegedienst mit der Versorgung des Vaters. Das ging jedoch auch nicht lange gut, Herr Bauer wurde vom Pflegedienst mehrfach morgens im Wohnzimmer auf dem Boden schlafend und eingenässt vorgefunden. Einmal hatte er sogar in der Badewanne übernachtet. Die Altenpflegerin erläutert weiter: „Herr Bauer ist seit einem halben Jahr harninkontinent. Er kann den Urin nicht mehr halten. Das haben wir mit einer Versorgung mit Inkontinenzprodukten aber gut im Griff. In den letzten Tagen hat er wenig getrunken, obwohl die sommerlichen Temperaturen dieses unbedingt notwendig machen. Am liebsten trinkt er Pfefferminztee. Problematisch ist auch, dass Herr Bauer immer wieder nach Hause gehen will. Wir lenken ihn dann immer ab, indem wir ihn von seinem Zuhause erzählen lassen. Und ganz wichtig ist: Herr Bauer hat beim Duschen Angst, er möchte immer am Waschbecken mit einem Waschlappen gewaschen werden …“.

**Fallbeispiel fiktiv, Namen frei erfunden*

Definition ▸

Definition

Bei der **Demenz** handelt es sich um einen Verlust höherer Gehirnfunktionen durch den Untergang von Gehirngewebe. Die Funktionsstörungen haben einen fortschreitenden (progredienten) Verlauf und müssen mindestens 6 Monate bestehen.

Einteilung und Ursachen

Die 2 häufigsten Demenzformen sind:
- Alzheimer-Demenz
- Vaskuläre Demenz

Einteilung und Ursachen

- **Demenz vom Alzheimer-Typ (DAT)** (ca. 60 % aller Demenzen): Im Gehirn entstehen Ablagerungen des Eiweißes **Amyloid**, die zum Zelluntergang und einer allgemeinen Hirngewebeverkleinerung (**Gehirnatrophie**) führen. Dadurch kommt es zu einer verminderten Bildung des Überträgerstoffes **Acetylcholin** an den Synapsen, was für die Gedächtnisstörungen verantwortlich gemacht wird. Neuere Alzheimermedikamente setzen an dieser Stelle an und versuchen den Mangel an Acetylcholin auszugleichen, indem sie den Abbau des Acetylcholins an den Synapsen verlangsamen.
- **vaskuläre Demenz** (ca. 20 %): Sie ist die zweithäufigste Form der Demenz und entsteht durch eine Durchblutungsstörung im Gehirn. Zu dieser Form der Demenz zählen:
  - die Multiinfarktdemenz (mehrere einzelne Gehirninfarkte verursachen in der Summe Demenz),
  - der (strategische) Hirninfarkt in einem wichtigen Gehirnareal
  - sowie Mischformen zwischen vaskulärer und Alzheimer-Demenz.
- **Lewy-Körperchen-Demenz** (ca. 15 %): Bei dieser Form der Demenz kommt es zu typischen Veränderungen im Hirnstamm, Halluzinationen und Bewegungsstörungen, ähnlich wie bei Parkinson.

- **seltenere demenzielle Erkrankungen:**
  - frontotemporale Demenz (Morbus Pick),
  - Demenz bei Normaldruck-Hydrozephalus (Vermehrung des Gehirnwassers),
  - Alkoholdemenz,
  - Creutzfeldt-Jakob-Erkrankung: sehr seltene und rasch verlaufende demenzielle Entwicklung,
  - Demenz bei Parkinson.

Symptome

- **Gedächtnisstörungen (kognitive Defizite):** Betroffen ist vor allem das Kurzzeitgedächtnis; Verabredungen oder Alltagsaufgaben werden vergessen. Im weiteren Verlauf werden auch Erlebnisse aus dem Langzeitgedächtnis lückenhaft wiedergegeben.
- **Konzentrationsstörungen:** Die zielgerichtete Bewältigung von Aufgaben oder Problemen fällt schwer, die Aufmerksamkeit unterliegt starken Schwankungen.
- **Orientierungsstörungen:** Zu Beginn sind diese nur minimal ausgeprägt, im Verlauf entstehen jedoch starke Orientierungsstörungen. Die Betroffenen erkennen weder den Ort, das Datum und die Situation noch die eigene Person wieder. Häufig halten sie an einzelnen, sehr frühen Bestandteilen ihrer Biografie fest.

Symptome

Die wichtigsten Symptome einer Demenz sind:
- Gedächtnisstörungen
- Konzentrationsstörungen
- Orientierungsstörungen

Abb. 31.3 Uhrzeichentest.

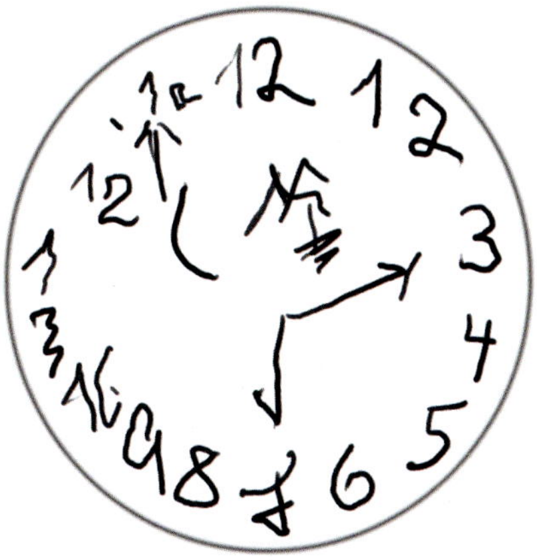

Beim Uhrzeichentest wird der Patient aufgefordert, in einen Kreis ein Ziffernblatt mit Uhrzeit (z. B. 12:15 Uhr) einzutragen.
Abb. aus: Andreae S, Anton W, Schön J, von Hayek D. I care – Altenpflege Langzeitpflege. Thieme; 2023

- **Beeinträchtigung des abstrakten Denkens:** Komplizierte Aufgaben wie z. B. der Uhrzeichentest (**Abb. 31.3**) können nicht mehr gelöst werden.
- **Handlungs- und Bewegungsdefizit (Apraxie):** bestimmte Bewegungsmuster – meist der Hände – wie z. B. Gemüseschneiden oder Ankleiden können nicht mehr ausgeführt werden.
- **Wiedererkennungsdefizit (Agnosie):** Gegenstände oder Bilder können nicht identifiziert werden.
- **Stimmungsschwankungen:** Typisch sind abrupte Stimmungsänderungen (Affektinkontinenz) bis hin zur Reizbarkeit oder Aggressivität; es kann aber auch zu Ängstlichkeit und Interesselosigkeit kommen.
- **Depressionen oder Wahnvorstellungen**
- **Störungen des Tag-Nacht-Rhythmus:** Schlafstörungen und Unruhezustände finden sich bei bis zu 80 % der Patienten wieder.
- **Stuhl- und Harninkontinenz**

Häufig ist eine genaue Auskunft zur Einschätzung der Symptome nur durch das Gespräch mit Angehörigen möglich.

Weitere Symptome sind:
- Störung des abstrakten Denkens,
- Apraxie,
- Agnosie,
- Stimmungsschwankungen,
- Depression oder Wahnvorstellungen,
- Störungen des Tag-Nacht-Rhythmus,
- Stuhl- und Harninkontinenz.

Verlauf

Durchschnittlich entwickelt sich aus einer leichten Demenz in 7 Jahren eine schwere Erkrankung, die schließlich zum Tod führt.
Schweregrade der Demenz:
- **leichte Demenz:** Gedächtnisschwäche mit Beeinträchtigung von Arbeit und sozialen Aktivitäten bei erhaltener selbstständiger Lebensführung und intaktem Urteilsvermögen.
- **mittelgradige Demenz:** deutliche Gedächtnisstörungen mit erschwerter selbstständiger Lebensführung, teilweise Aufsicht erforderlich.
- **schwere Demenz:** hochgradiger Gedächtnisverlust, vollständige Beeinträchtigung der Aktivitäten des täglichen Lebens, kontinuierliche Aufsicht nötig, Verlust der persönlichen Hygiene.

Verlauf

Es gibt 3 Stadien der Demenz:
- Leichte Demenz
- Mittelgradige Demenz
- Schwere Demenz

Therapie

Therapie

Es gibt moderne Medikamente gegen Demenz (Antidementiva), die allerdings häufig stärkere Nebenwirkungen haben und den Verlauf nur verzögern können.

Medikamente gegen Demenz (Antidementiva). Es gibt derzeit 2 Gruppen von Medikamenten, die den geistigen Abbau verzögern können und zu Beginn der Erkrankung einen deutlichen positiven Effekt haben. Deshalb ist es umso wichtiger, jede Demenz frühzeitig als solche zu erkennen und sofort zu behandeln. Leider kommen bei allen Medikamenten häufig Nebenwirkungen wie Verdauungsbeschwerden, Müdigkeit und Schwindel vor.

- **Cholinesterasehemmer:** hemmen den Abbau des Botenstoffs Acetylcholin. Sie können die Alzheimer-Demenz zwar nicht verhindern, aber eine Verzögerung des geistigen Abbaus in den ersten Jahren der Erkrankung bewirken; in einem fortgeschrittenen Stadium der Demenz ist die Wirkung derzeit umstritten.
- **NMDA-Antagonisten:** hemmen das nervenschädliche Glutamat und sind in allen Stadien der Demenz wirksam.

In der Vergangenheit wurden zahlreiche andere Wirkstoffe wie Piracetam oder der Extrakt des Ginkgo-Baums (Ginkgo biloba) untersucht, ohne dass sich ein sicherer Nutzen für die Patienten gezeigt hätte. Wegen der guten Verträglichkeit werden Ginkgopräparate allerdings sehr häufig im ambulanten Bereich angewendet.

Internistische Basistherapie. Meist bestehen bei Patienten mit einer Demenz weitere internistische Begleiterkrankungen, die den demenziellen Abbau beschleunigen können. Aus diesem Grund ist die Einstellung eines Bluthochdrucks, eines Diabetes mellitus oder einer Herzinsuffizienz besonders wichtig.

Pflege von Menschen mit Demenz

Ein Ziel der Betreuung ist, die Identität des Betroffenen zu erhalten.

Pflege von Menschen mit Demenz

In der Pflege Demenzkranker ist das Nachlassen der geistigen Kräfte nicht aufzuhalten. Ein Ziel der Betreuung ist, die Identität des Menschen zu erhalten.

Praxistipp ►

Praxistipp

Wie kann ich zu einem Menschen mit Demenz eine Beziehung aufbauen? Wie gehe ich im Alltag mit ihm um?

Die Gestaltung der Beziehung zu einem demenziell veränderten Menschen ist oft schwierig. Wenn Sie folgende Grundsätze beachten, fällt der alltägliche Umgang mit dementen Menschen leichter:

- Nähern Sie sich der betroffenen Person von vorne und am besten auf Augenhöhe. Berühren Sie den Menschen leicht an der Hand oder am Arm (**Abb. 31.4**). Ziehen Sie Ihre Hand jedoch zurück, wenn ihm die Berührung unangenehm ist.
- Wenn Sie etwas ärgert, atmen Sie tief durch oder verlassen Sie kurz den Raum. Gehen Sie wieder in Kontakt, wenn Sie sich beruhigt haben. Der Kranke versteht den Sinn ihres Ärgers nicht, er bekommt nur die negativen Emotionen mit, auf die er dann wiederum negativ reagiert.
- Nehmen Sie die Signale des dementen Menschen als Mitteilungen wahr und tun Sie sie nicht als „dementes Verhalten" ab. Versuchen Sie durch Biografiearbeit zu erfahren, welche Bedeutung bestimmte Verhaltensweisen für den dementen Menschen haben.
- Senden Sie Signale möglichst auf mehreren Ebenen aus. Sagen Sie z. B.: „Sie können jetzt essen", während Sie das körpersprachlich durch symbolische Essbewegungen betonen. Ideal ist, wenn Sie gleichzeitig das Essen zeigen können und er Essensgerüche wahrnehmen kann.
- Kontaktende: Wichtig ist es, eindeutig zu sein und langsam aus dem Kontakt zu gehen, um den durch Demenz beeinträchtigten Menschen nicht zu verwirren. Lassen Sie die körperliche Distanz größer werden, unterstreichen Sie das Beenden verbal („Ich muss jetzt gehen, ich komme wieder").

Abb. 31.4 Berührung.

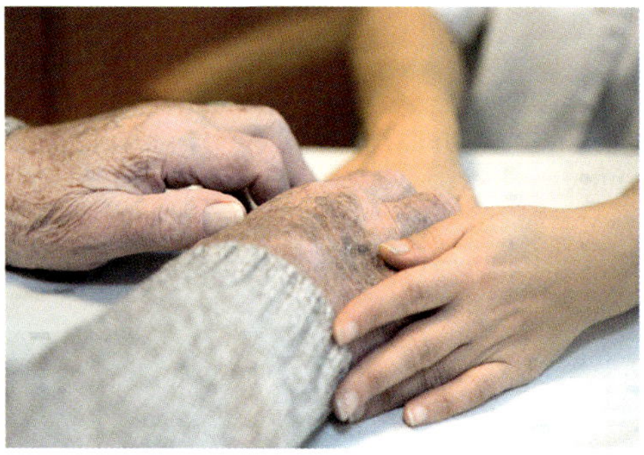

Durch leichte Berührung spürt der demente Mensch Nähe und kann sich eventuell leichter auf eine Situation einlassen. *Quelle: K. Oborny, Thieme*

Maßnahmen bei Desorientierung

Im Verlauf der Erkrankung verliert der Mensch die Fähigkeit, sich über Ort, Zeit, Situation und sich selbst zu orientieren. Dies führt z. B. dazu, dass er

- sich an einem eigentlich bekannten Ort verläuft,
- nicht mehr nach Hause findet oder
- das Altenheim oder Krankenhaus mit einem Hotel verwechselt.

Maßnahmen bei Desorientierung

Im Verlauf der Erkrankung wird der Betroffene immer desorientierter und weiß oft nicht, wo er gerade ist, oder hält das Krankenhaus z. B. für ein Hotel.

Abb. 31.5 Kalender.

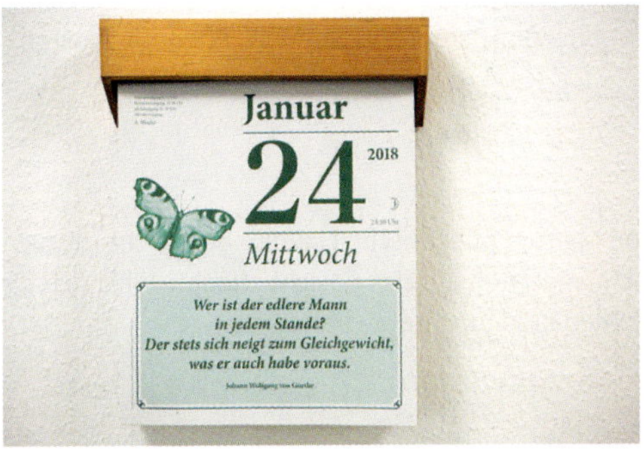

Der Kalender hält den Bezug zur Realität. *Quelle: K. Oborny, Thieme*

Ziel der Pflege muss es sein, die Orientierung so gut und so lange wie möglich, in allen Bereichen zu unterstützen und zu erhalten. Hat der demente Mensch eine andere Vorstellung von Zeit, Ort und Situation als wir, wird diese zumindest bei fortgeschritten Erkrankten nicht korrigiert. Maßnahmen können sein:

- Dem Menschen Hinweise in seinem Umfeld geben, die ihm helfen, sich zurechtzufinden und zu orientieren (**Abb. 31.5**).
- Das Zimmer oder das Bett durch persönliche Gegenstände vertrauter machen.
- Gewohnte Speisen anbieten, denn den Geschmack erkennt die Person oft wieder.

Der demente Mensch erhält in seinem Umfeld Hinweise, die ihm helfen, sich zu orientieren, z. B. Kalender, persönliche Gegenstände.

Maßnahmen bei Gedächtnisstörungen

Maßnahmen bei Gedächtnisstörungen

Abb. 31.6 Gedächtnistraining.

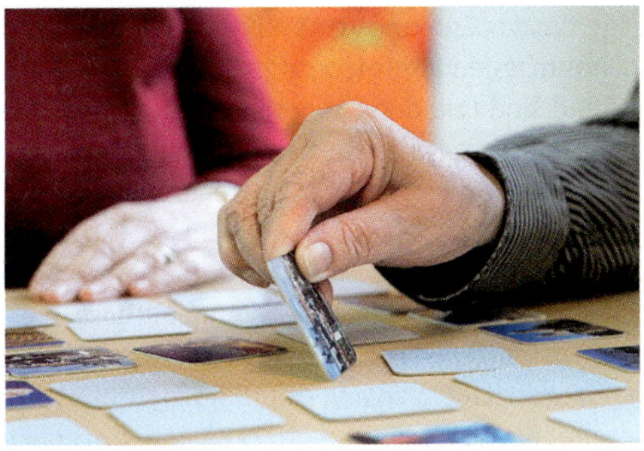

Spielerisch kann man das Gedächtnis trainieren. *Quelle: K. Oborny, Thieme*

Bei einer Demenz ist vor allem das Kurzzeitgedächtnis betroffen. Die Aufnahme, Speicherung und Wiedergabe von Inhalten und neuen Informationen ist stark beeinträchtigt.
Denk- und Gedächtnistraining ist eine Möglichkeit, den Gedächtnisverlust zu beeinflussen (**Abb. 31.6**). Die geistige Mobilität kann auch im Alltag gefördert werden. So können bei der Körperpflege die Dinge angesprochen und aufgezählt werden, die zum Waschen benötigt werden. Ebenfalls können Sprichwörter, alte Lieder oder bekannte Gegenstände zur Anregung verwendet werden.
Ist die Demenz bereits weit fortgeschritten, können bekannte Düfte oder Lieder Erinnerungen und die damit verbundenen Gefühle hervorrufen.
Die betroffene Person wird davon profitieren, wenn Pflegende und Betreuende behutsam Gedächtnisprobleme übergehen und Bekanntes aufgreifen und stärken.

Gedächtnisstörungen betreffen vor allem das Kurzzeitgedächtnis. Denk- und Gedächtnistraining können den Gedächtnisverlust beeinflussen. Die geistige Mobilität kann auch im Alltag gefördert werden, z. B. bei der Körperpflege. Der Pflegeempfänger kann z. B. die Dinge aufzählen, die er zum Waschen benötigt.

Praxistipp

Gespräche mit dementen Menschen sind oft schwierig. Wie vermeide ich kommunikative Probleme?

Folgende Hinweise helfen dabei, die Kommunikation mit Demenzkranken zu erleichtern:

- Sprechen Sie mit demenzkranken Menschen nicht lauter, sondern deutlicher und wenden Sie ihm beim Reden das Gesicht zu.
- Sprechen Sie kurze, einfache Sätze.

◀ Praxistipp

- Stellen Sie lieber geschlossene als offene Fragen. Statt zu fragen: „Warum sind Sie traurig?", fragen Sie lieber: „Sind sie traurig?" Vermeiden Sie Warum-Fragen.
- Sprechen Sie mit dem dementen Menschen möglichst über konkrete Themen wie Eltern, Tiere, Essen usw.
- Verwenden Sie Rituale oder Hinweisreize. Diese müssen mithilfe der Biografiearbeit gefunden werden (z. B. kann es sein, dass ein Mensch nur auf „Grüß Gott!", ein anderer auf „Moin moin!" reagiert). Halten Sie diese Hinweisreize in der Dokumentation fest, damit alle Pflegenden sie anwenden.
- Wenn der demenziell Erkrankte nach Worten sucht und sie nicht findet, springen Sie ein und helfen Sie ihm (lassen Sie ihm aber genügend Zeit, selbst darauf zu kommen).
- Bereiten Sie die Betroffenen sowohl verbal als auch nonverbal darauf vor, wenn Sie Pflegetätigkeiten ausführen wollen.

Merke ▸

Merke

Beachten Sie, dass der von Demenz betroffene Mensch pflegerische Handlungen leicht missverstehen kann. Wenn z. B. der Pflegende mit dem Waschhandschuh auf das Gesicht zugeht, fühlt sich die Person eventuell angegriffen. Vielleicht denkt sie, der Pflegende möchte sie ohrfeigen.

Maßnahmen bei Apraxie

Maßnahmen bei Apraxie

Definition ▸

Definition

Die Abnahme der Fähigkeit, bei intakter motorisch sensorischer Funktion Einzelbewegungen zu planen und Bewegungsabläufe zu koordinieren, wird **Apraxie** genannt.

Haben die Betroffenen Schwierigkeiten, Bewegungen zu koordinieren, werden sie gezielt da unterstützt, wo sie Hilfe brauchen.

Pflegende sollten Menschen mit Demenz „Hilfe zur Selbsthilfe" anbieten, die Pflegeempfänger also nur da unterstützen, wo sie es tatsächlich brauchen. Oft hilft es bereits, schwierige Handlungen kleinschrittiger anzubieten, also Kleidungsstück für Kleidungsstück anzureichen oder beim Essen immer nur einen Teil des Bestecks zur Verfügung zu stellen. Der Betroffene sollte nicht direkt mit seiner Unfähigkeit konfrontiert werden, da dies sein Selbstwertgefühl noch weiter beeinträchtigen kann.

Maßnahmen bei unzureichender Ernährung

Bieten Sie dem Patienten Wunschkost an.

Maßnahmen bei unzureichender Ernährung

Hat der demente Mensch bereits Gewicht verloren, müssen die Ursachen dafür herausgefunden werden. Anschließend werden Maßnahmen festgelegt, die das Ess- und Trinkverhalten der betroffenen Person verbessern sollen. So können bei Wahrnehmungs- und Aufmerksamkeitsstörungen Nahrungsmittel angeboten werden, die farblich ansprechend sind und den Patienten neugierig machen (Waldmeister-, Kirsch- oder Orangensaft, Nahrung mit kräftigen Farben). Auch die Diätvorschriften werden überprüft: Nach Möglichkeit erhält der Patient Wunschkost. Süßspeisen gehören oft zu den beliebten Speisen alter Menschen.

Fingerfood erleichtert die Nahrungsaufnahme. Grundsätzlich sollen häufig kleine Nahrungsmengen angeboten werden.

Bei Schluckstörungen ist eine logopädische (= sprachheilkundliche) Beratung wichtig.

Wenn der Betroffene die Fähigkeit verliert, mit Messer und Gabel zu essen, kann ihm Fingerfood angeboten werden, also Nahrungsmittel, die mit den Händen gegessen werden können. Diese Speisen eignen sich in der Regel auch dazu, im Gehen gegessen zu werden (Eat by walking). Wie bei anderen älteren Menschen auch sollen häufig kleine Nahrungsmengen angeboten werden.

Auch oder gerade bei älteren Menschen sollte regelmäßig der Mund- und Zahnstatus erhoben werden, damit Zahnschmerzen oder Entzündungen ausgeschlossen werden können. Hat der Patient Schluckstörungen, sollten die Pflegenden eine logopädische (= sprachheilkundliche) Beratung veranlassen.

31.3.3 Abhängigkeitserkrankungen

31.3.3 Abhängigkeits-/Suchterkrankungen

Definition ▸

Definition

Abhängigkeit (Sucht) ist das unwiderstehliche Verlangen, eine Substanz immer wieder einzunehmen. Es handelt sich um ein breites Krankheitsspektrum, das durch einen gesundheitsschädigenden Gebrauch verschiedener Substanzen gekennzeichnet ist.

Formen und Ursachen

Arten der Abhängigkeit (**Tab. 31.1**)

Formen und Ursachen

Arten der Abhängigkeit. Es gibt **stoffgebundene** und **nichtstoffgebundene** Abhängigkeiten.

Tab. 31.1 Häufige Abhängigkeiten.

stoffgebundene Abhängigkeiten	nicht stoffgebundene Abhängigkeiten
• Alkoholabhängigkeit • Amphetaminabhängigkeit • Benzodiazepinabhängigkeit • Cannabisabhängigkeit • Opiatabhängigkeit (z. B. Heroin) • Kokainabhängigkeit • Abhängigkeit von Lösungsmitteln („Schnüffelprodukte")	• Medienabhängigkeiten (z. B. Fernsehen, Internet) • Sexsucht • Smartphone-Abhängigkeit • Spielsucht • Essstörungen (z. B. Anorexie, Bulimie, Adipositas); sie weisen viele Gemeinsamkeiten mit Suchterkrankungen auf

Verschiedene Stadien führen vom ersten Genuss einer Substanz bis hin zur Suchterkrankung:

- **Genuss** steht am Anfang, bestimmte Substanzen werden als angenehm empfunden, dazu zählen z. B. Alkohol, Koffein und Zuckerstoffe.
- **Missbrauch** ist der übermäßige Konsum dieser Substanz.
- Es folgt die **Gewöhnung**, z. B. erfolgt bei Problemen fast automatisch der Griff zum Alkohol.
- Zunehmende körperliche oder psychische Gewöhnung führt zur **Abhängigkeit**.
- **Sucht** beginnt, wenn das ganze Leben des Betroffenen von dieser Substanz bestimmt wird.

Im Vordergrund steht die Beschaffung des Suchtmittels. Der Betroffene versucht Entzugserscheinungen zu vermeiden und die Sucht gegenüber anderen zu verheimlichen. Die Persönlichkeit verändert sich schleichend. Häufig gehen soziale Bedürfnisse und Aktivitäten zurück, es können Unzuverlässigkeit, Kritikschwäche oder Konzentrationsstörungen entstehen.

Der extreme Alkoholgenuss bei Jugendlichen hat in den letzten Jahren stark zugenommen. „Binge Drinking" ist der Begriff, den die WHO für diese maßlose Konsumform gewählt hat, die umgangssprachlich unter „Komasaufen" bekannt ist. „Binge Drinking" ist wie folgt durch die WHO definiert: „[…] den Konsum von fünf und mehr alkoholischen Standardgetränken zu einer Gelegenheit."

Der Genuss einer Substanz, die als angenehm erlebt wird, führt zum Teil über Missbrauch, Gewöhnung und Abhängigkeit zur Sucht.

Ursachen. Die Entstehung einer Abhängigkeitserkrankung ist durch viele Faktoren bedingt. Genetische, psychologische und soziale Einflüsse spielen eine große Rolle. Familiäre Vorbilder oder eine geringe Frustrationstoleranz können z. B. die Entstehung von Abhängigkeitserkrankungen fördern. Weitere Einflussgrößen können auch negative Lebensumstände sein, z. B. Arbeitslosigkeit.

Genetische, psychologische und soziale Faktoren spielen eine große Rolle.

Symptome

Je nach Substanz und Stadium kann sich die Abhängigkeit unterschiedlich äußern. Alkoholvergiftungen zeigen sich z. B. durch kurz nach dem Konsum auftretende physische und/oder psychische Auffälligkeiten oder Veränderungen im Verhalten. Symptome können sein:

- aggressives Verhalten
- unausgeglichene, rasch wechselnde Gefühle (Affektlabilität)
- beeinträchtigtes Urteilsvermögen
- Gang- und Koordinationsstörungen
- Zittern des Augapfels (Nystagmus)
- Gedächtnisstörungen
- Regungslosigkeit (Stupor), Koma

Symptome

Die Symptome sind von der Substanz und dem Stadium der Suchterkrankung abhängig.
Mögliche Symptome sind
- aggressives Verhalten
- rasch wechselnde Gefühle
- Gang- und Koordinationsstörungen
- Gedächtnisstörungen
- Entzugssymptome

Therapie

Aufgrund der Vielschichtigkeit der Erkrankung gibt es nicht „den" Abhängigkeitserkrankten. Die Behandlung verläuft daher individuell, ähnlich wie bei anderen psychiatrischen Behandlungen. Der Behandlungsplan für Menschen mit Abhängigkeitserkrankungen umfasst die Bereiche:

- Psychotherapie
- Pflege
- medikamentöse Therapie (Pharmakotherapie)
- Sozialarbeit und -pädagogik
- rehabilitative Maßnahmen

Bisher war der Verzicht auf das Suchtmittel das oberste Therapieziel. Allerdings gibt es immer mehr Therapiekonzepte, die auf einen reduzierten, kontrollierten Suchtmittelgebrauch abzielen.

Therapie

Die Behandlung erfolgt immer individuell und ist sehr vielschichtig. Oft besteht sie aus Psychotherapie, medikamentöser Therapie und rehabilitativen Maßnahmen.

Die Behandlung läuft in 4 Phasen ab:

- **Kontaktaufnahme** mit dem Hilfesystem:
  - Der Patient entscheidet sich, Hilfe zu suchen.
  - Die Phase ist geprägt durch Angst vor der Zukunft, Scham und Hoffnungslosigkeit.
  - Der Entschluss, sich in eine Entgiftungsbehandlung zu begeben, kann einige Zeit dauern (Motivationsphase).

Die Behandlung verläuft in 4 Phasen:
- Kontaktaufnahme
- körperliche Entgiftung
- Entwöhnungsbehandlung
- Nachsorge

- **körperliche Entgiftung:**
  - Die Komplikationen und Begleitsymptome einer körperlichen Entgiftung können medikamentös gelindert werden.
  - Die Entgiftung kann ambulant oder stationär erfolgen, je nach Suchtmittel (z. B. Alkohol) kann diese Entzugsphase gefährlich sein!
  - Eine wichtige kommunikative Aufgabe ist die Motivation des Patienten, nach der körperlichen Entgiftung eine Entwöhnungsbehandlung anzuschließen.
- **Entwöhnungsbehandlung:**
  - Diese soll die psychische Abhängigkeit überwinden.
  - Die Patienten sollen ihre Lebenssituation reflektieren. Es sollen neue Wege dafür gefunden werden, z. B. Konflikte besser zu lösen oder verschiedene Lebenssituationen besser auszuhalten.
  - Die Entwöhnungsbehandlung kann ambulant, stationär und teilstationär erfolgen.
- **Nachsorge:**
  - Eine Nachsorge sollte die Regel sein und individuell geplant werden. Eine weitere Alternative bietet das betreute Wohnen.
  - Zahlreiche Selbsthilfeangebote ermöglichen dem Patienten den Kontakt mit ebenfalls Betroffenen.
  - Auch professionelle Beratungsstellen dienen als Anlaufstelle für die Nachsorge.

31.3.4 Aggression und Gewalt

Aggressives Verhalten liegt dann vor, wenn sich eine Person bedroht, angegriffen oder verletzt fühlt. Das aggressive Verhalten kann verbal oder körperlich sein.

31.3.4 Aggression und Gewalt

Pflegende können nicht nur im psychiatrischen Arbeitsfeld mit Aggression und aggressivem Verhalten konfrontiert werden. Ganz im Gegenteil, überall da, wo Menschen in Ausnahmesituationen geraten, also in fast jedem pflegerischen Handlungsfeld, kann es zu aggressivem Verhalten kommen. Menschen mit aggressivem Verhalten schimpfen, schlagen, kratzen, beißen, spucken, treten oder versuchen, Pflegende gegeneinander auszuspielen.
Es gibt verschiedene Formen von Gewalt, die von Personen ausgehen können:

Verbale Aggression. Diese zeigt sich durch: Schreien, Fluchen, Beschimpfen, Beleidigen, Drohen, Hilfe verweigern, unkooperativ sein usw.

Körperliche Aggression
- gegen Gegenstände: Gegenstände werfen oder zerbrechen, gegen Möbel treten usw.
- gegen Personen: Spucken, Grabschen, Treten, Kneifen, Kratzen, an den Haare ziehen usw.
- gegen sich selbst: Einnässen, Einkoten, die Nahrung verweigern usw.

Im Folgenden sollen Maßnahmen benannt werden, die in bestimmten Phasen der Eskalation hilfreich sein können. Aggressive bzw. gewalttätige Situationen sind allerdings immer sehr individuell. Deshalb sollen die folgenden Verhaltensweisen lediglich als Anhaltspunkte dienen. Diese Maßnahmen gelingen je nach Situation und betroffenen Personen mal besser, mal schlechter.

Aggressive bzw. gewalttätige Situationen sind immer sehr individuell. Je nach Situation und betroffenen Personen gelingen Gegenmaßnahmen mal besser, mal schlechter.

Merke ►

Merke

Falls es im Stationsgeschehen zur Verschärfung der Situation kommt, also z. B. zu Aggression oder Gewalt, steht die Sicherheit aller Beteiligten im Vordergrund. „Heldentaten“ sind nicht angebracht!

Jede gewalttätige Aktion hat eine Ursache. Diese kann sowohl im Krankheitsbild als auch in den Begleitumständen liegen. Um in gewalttätigen Situationen richtig zu reagieren, ist es wichtig, die betroffene Person zu verstehen.

Warum kommt es zu Aggressionen und Gewalt? Jede gewalttätige Aktion hat eine Ursache und das Ereignismuster von Gewalt ist stets ähnlich, also nachvollziehbar. Die Aktion muss aber nicht immer gleich ablaufen. Um in gewalttätigen Situationen richtig zu reagieren, ist es wichtig, die betroffene Person zu verstehen. Die Ursache für gewalttätige Situationen kann sowohl im Krankheitsbild als auch in den Begleitumständen des Aufenthalts liegen. Beispielsweise kann es aufgrund der Wechselbeziehungen mit dem Personal oder wegen Einschränkungen bei der Unterbringung zu Aggressionen kommen. Auch kann soziales Lernen die Grundlage aggressiver Verhaltensweisen sein, z. B. dann, wenn in vorherigen Situationen ein solches Verhalten zum Ziel geführt hat bzw. belohnt wurde.

Angriffsphasen

Ein Gewaltakt läuft in sogenannten Angriffsphasen ab.

Auslösephase: Die Person signalisiert, dass sie sich von normalen Handlungsweisen wegbewegt. Sie ist psychisch und physisch angespannt. Das äußert sich z. B. durch eine drohende Körperhaltung, feindselige Grundstimmung, psychomotorische Erregung.

Angriffsphasen

Forscher konnten in Untersuchungen von Situationen mit Gewaltanwendungen herausarbeiten, dass ein Gewaltakt Teil einer Abfolge bestimmter Phasen ist, der sogenannten Angriffsphasen (**Abb. 31.7**).

Auslösephase. Die Person signalisiert, dass sie sich von normalen Handlungsweisen wegbewegt. Sie ist psychisch und physisch angespannt. Es können folgende Frühwarnzeichen auftreten:
- eine feindselige Grundstimmung der Person
- eine drohende Körperhaltung und Gestik
- eine geringe Körperdistanz zwischen Mitarbeiter und Patient
- verbale Bedrohungen und Beschimpfungen
- psychomotorische Erregung oder Anspannung

- Sachbeschädigung
- gesteigerte Tonhöhe und Lautstärke der Stimme
- Schwitzen und erhöhte Atemfrequenz, Fingertippen oder andere Anzeichen innerer Unruhe

Abb. 31.7 Angriff.

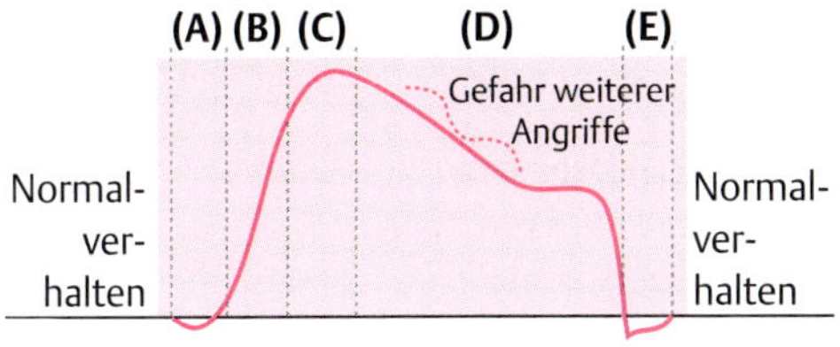

(A) Auslöserphase
(B) Eskalationsphase
(C) Krise
(D) Erholungsphase
(E) Depression nach der Krise

Die typischen Angriffsphasen.

Praxistipp

Wie gehe ich mit einem Menschen um, der physisch und psychisch angespannt ist und erste Anzeichen einer Verhaltensänderung aufweist?

- Bewahren Sie Ruhe, sprechen Sie in einem ruhigen Tonfall.
- Sprechen Sie in klaren und einfachen Sätzen, „spiegeln" Sie Ihre Wahrnehmung. Sagen Sie dem Betroffenen, wie sein Verhalten auf Sie wirkt. „Herr Berger, Sie scheinen mir sehr angespannt zu sein, was ist los?"
- Unterstützen Sie problemlösendes Verhalten, indem Sie beispielsweise Alternativen diskutieren. So gewinnen Sie etwas Zeit.
- Bieten Sie der Person Rückzugsmöglichkeiten an.
- Falls erforderlich, bieten Sie dem Patienten beruhigende Medikamente an (nach Arztanordnung).
- Verhalten Sie sich unerwartet: Der aggressive Mensch erwartet, dass der Angegriffene sich fürchtet, kämpft oder verhandelt. Wenn Sie das Muster durchbrechen, fällt die Person aus ihrer Rolle als Aggressor heraus.
- Dokumentieren Sie genau, was der Auslöser der Gewalt war. Ebenso wird dokumentiert, wie das Verhalten des Pflegeempfängers war, wie die Reaktion des Pflegenden aussah und wie die Situation ausging.

◄ Praxistipp

Eskalationsphase. Ablenkungsmanöver werden zunehmend schwieriger und die Erregung des Betroffenen steigt. Gestik, Mimik und Handlungen werden vom potenziell gewalttätigen Menschen zunehmend als herausforderndes Verhalten falsch gedeutet. Der Betroffene reagiert überempfindlich, schreit eventuell und provoziert. In einer solchen Situation können folgende Maßnahmen helfen (**Abb. 31.8**):

- Informationen an den Betroffenen klar formulieren.
- Pflegeempfänger in einen Ruheraum bringen, um ihm eine Auszeit zu ermöglichen („Time out").
- Orale Medikamentengabe zur Beruhigung anbieten.
- Weiteres Personal sollte sich im Hintergrund zur Verfügung halten.

Eskalationsphase: Gestik, Mimik und Handlungen werden vom Betroffenen als herausforderndes Verhalten falsch gedeutet. Der Betroffene reagiert überempfindlich, schreit eventuell und provoziert.

Krise. Je stärker ein Mensch psychisch und physisch erregt ist, desto weniger kann er aggressive Impulse kontrollieren. So kommt es im Rahmen der Krise zum Verlust der Selbstkontrolle, der Betroffene schlägt, kratzt, beißt oder wirft mit Gegenständen.

Krise: Verlust der Selbstkontrolle, der Betroffene schlägt, kratzt, beißt oder wirft mit Gegenständen.

Abb. 31.8 Eskalation.

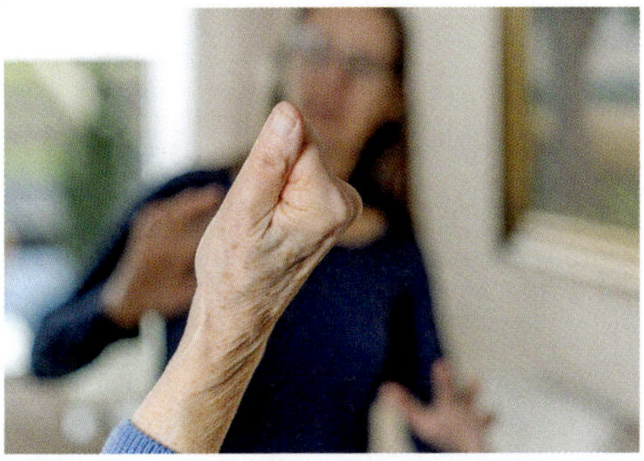

Ziel ist es immer, eine Eskalation zu vermeiden.
Quelle: K. Oborny, Thieme

Erholungsphase: Die Person kehrt nach und nach zu ihrem Grundverhalten zurück, ist aber immer noch psychisch und physisch erregt. Die Gefahr erneuter Gewalt ist hoch.

Die Person wird intensiv beobachtet und begleitet.

Mit dem Patienten wird über alternative Lösungen seiner Probleme gesprochen.

Fixierung

Bei einer Fixierung sind folgende Maßnahmen zu beachten:
- Die Fixierung findet unter Wahrung der Würde des Menschen statt.
- Unnötige Gewalt ist zu vermeiden.
- Während der Dauer der Fixierung ist eine regelmäßige Kontrolle am Patientenbett erforderlich und zu dokumentieren.
- Vitalzeichen müssen regelmäßig kontrolliert werden.

Merke ►

31.3.5 Selbsttötung (Suizid)

Definition ►

Suizid = suizidale Handlung mit tödlichem Ausgang
Suizidversuch = Der Patient hat eine suizidale Handlung vorgenommen und überlebt.

31

Erholungsphase. Nachdem es zu einem Gewaltakt gekommen ist, kehrt die Person nach und nach zu ihrem Grundverhalten zurück. Allerdings bleibt der Zustand psychischer und physischer Erregung noch einige Zeit auf hohem Niveau. In dieser Phase ist die Gefahr erneuter Gewaltausbrüche besonders hoch. Charakteristisch sind
- Anschuldigungen an das Personal,
- Normalisierung der Stimme,
- Herabsetzen der Körperspannung,
- Wechsel des Gesprächsinhalts und
- vermehrt normale Antworten.

Folgende pflegerische Maßnahmen erfolgen in der Erholungsphase:
- Den Betroffenen weiterhin intensiv pflegerisch begleiten.
- Verletzungen bei Patienten und Personal registrieren und versorgen.
- Den Vorfall mit Patienten und Personal nachbesprechen.
- Patienten in Bezug auf seine Selbstkontrolle weiterhin beobachten.

Folgende Maßnahmen sollten auf die Depression nach der Krise folgen:
- Mit dem Patienten alternative Lösungen in Bezug auf seine Probleme und Gefühle besprechen.
- Nach und nach Einschränkungen lockern und die Wiedereingliederung in das Stationsgeschehen erleichtern.

Fixierung

Aggressives Verhalten führt nicht selten zu unfreiwilliger Behandlung mit Psychopharmaka (Zwangsmedikation, die der Arzt anordnet) und freiheitsbeschränkenden Zwangsmaßnahmen wie Fixierung oder Isolierung. Solche Maßnahmen bedürfen einer klaren Rechtsgrundlage und einer sorgfältigen Dokumentation. Die Aspekte der rechtlichen Absicherung bei einer Fixierung können im Unterkapitel Freiheitsberaubung (S. 99) nachgelesen werden.

Bei einer Fixierung (**Abb. 31.9**) sind folgende Maßnahmen zu beachten:
- Die Fixierung findet unter Wahrung der Würde des Menschen statt.
- Unnötige Gewalt muss verhindert werden.
- Während der Dauer der Fixierung ist eine regelmäßige Überwachung des Patienten wichtig (z. B. wegen Gefahr der Strangulation, Thoraxkompression usw.).
  - Der korrekte Sitz der Gurte muss immer wieder überprüft werden.
  - Es muss korrekt und engmaschig dokumentiert werden.
  - Vitalzeichen müssen regelmäßig kontrolliert werden.

Merke

Es soll stets überlegt werden, ob die Fixierung (noch) notwendig ist.

Abb. 31.9 Gurtsystem zur Fixierung.

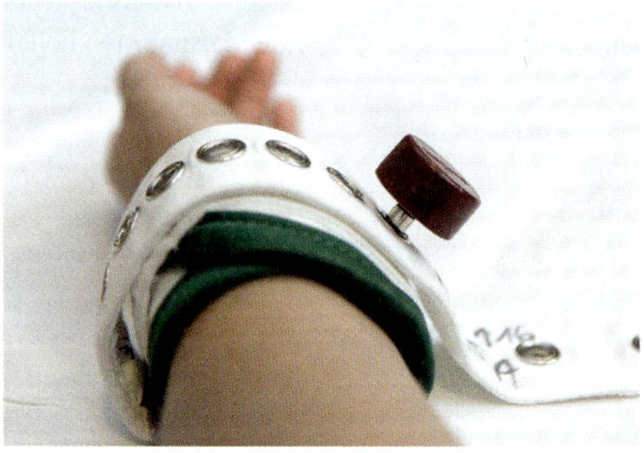

Die Leibbandage wird eng, aber nicht zu stramm angepasst. Der Grad der Bewegungsfreiheit der Füße kann durch die verschiedenen Ösen bestimmt werden. *Quelle: K. Oborny, Thieme*

31.3.5 Selbsttötung (Suizid)

Definition

Als **Suizid** (Selbstmord) bezeichnet man eine absichtliche Selbsttötung.

Zahlreiche psychische Störungen gehen mit Selbsttötung oder zumindest Selbsttötungsgedanken einher. Das Erkennen dieser Gefährdung und der professionelle Umgang mit diesem Verhalten ist eine zentrale Aufgabe in der Psychiatrie.

Hat die Handlung einen tödlichen Ausgang, wird sie als Suizid bezeichnet. Wird die suizidale Handlung überlebt, handelt es sich um einen Suizidversuch.

Präsuizidales Syndrom. Suizidales Verhalten entwickelt sich. Diese Entwicklung wird als präsuizidales Syndrom bezeichnet. An dieser Entwicklung sind viele Faktoren beteiligt. Häufig fühlen sich die betroffenen Menschen alleingelassen bzw. einsam und ziehen sich aus Beziehungen zurück. Aggressionen gegen Mitmenschen im Umfeld der Betroffenen, die nicht ausgelebt werden, können sich anstauen. Schlussendlich richten die Betroffenen die angestauten Aggressionen gegen ihre eigene Person.
Die häufigsten Suizidhandlungen bei Jugendlichen werden durch Tablettenvergiftungen, Pulsaderschnitte, Strangulation und Sprung in die Tiefe ausgeübt.

Praxistipp

Was kann das pflegerische Team tun, wenn bei einem Menschen eine erhöhte Suizidgefahr besteht?

Wenn Sie als Pflegeassistent mitbekommen, dass ein Pflegeempfänger Suizidgedanken hegt, **nehmen Sie diese ernst** und informieren Sie die Pflegefachkraft. Für die Einschätzung der Suizidalität sollten Pflegende und Ärzte im Gespräch mit dem Betroffenen seine Gedanken direkt ansprechen. Als Hilfestellung gibt es z. B. den Fragenkatalog von Pöldinger. Die Fragen des Katalogs sollten nicht in Form einer Abfrage, sondern z. B. einzeln im Gespräch gestellt werden (**Abb. 31.10**). Je mehr Fragen bejaht werden, desto höher ist die Suizidgefahr.
Folgende Sofortmaßnahmen, die im Team festgelegt wurden, sind möglich:

- Eine gemeinsame Bezugsperson wird festgelegt.
- Mit dem Betroffenen wird ein Antisuizidpakt geschlossen.
- Die Person wird in ein Mehrbettzimmer verlegt.
- Bei allen Maßnahmen sind die gesetzlichen Bestimmungen zu beachten.

◄ Praxistipp

Abb. 31.10 Fragenkatalog zur Abschätzung der Suizidalität (nach Pöldinger).

Name:	**Datum:**		
		ja	nein
1.	Haben Sie in letzter Zeit daran denken müssen, sich das Leben zu nehmen?	X	
2.	Häufig?	X	
3.	Haben Sie auch daran denken müssen, ohne es zu wollen? Haben sich Suizidgedanken aufgedrängt?	X	
4.	Haben Sie konkrete Ideen, wie Sie es machen wollen?	X	
5.	Haben Sie Vorbereitungen getroffen?	X	
6.	Haben Sie schon zu jemandem über Ihre Suizidabsichten gesprochen?	X	
7.	Haben Sie schon einmal einen Suizidversuch unternommen?	X	
8.	Hat sich in Ihrer Familie oder in Ihrem Freundes- und Bekanntenkreis schon jemand das Leben genommen?	X	
9.	Halten Sie Ihre Situation für aussichts- und hoffnungslos?	X	
10.	Fällt es Ihnen schwer, an etwas anderes als an Ihre Probleme zu denken?	X	
11.	Haben Sie in letzter Zeit weniger Kontakt zu Ihren Verwandten, Bekannten, Freunden?		X
12.	Haben Sie noch Interesse daran, was in Ihrem Beruf und Ihrer Umgebung vorgeht? Interessieren Sie noch Ihre Hobbies?		X
13.	Haben Sie jemanden, mit dem Sie offen und vertraulich über Ihre Probleme sprechen können?		X
14.	Wohnen Sie zusammen mit Familienmitgliedern oder Bekannten?		X
15.	Fühlen Sie sich unter starken familiären oder beruflichen Verpflichtungen stehend?		X
16.	Fühlen Sie sich in einer religiösen bzw. weltanschaulichen Gemeinschaft verwurzelt?		X
	Anzahl entsprechen beantworteter Fragen:	11	5
	Endzahl = max. 16		

Krisenintervention. Bei einer suizidalen Krise steht die Krisenintervention im Vordergrund (in Verbindung mit der Behandlung der Grunderkrankung). In der Akutsituation besteht für den Arzt die Möglichkeit, den Patienten medikamentös zu unterstützen. Ziel der medikamentösen Unterstützung ist die Dämpfung des Handlungsdrucks, die Beruhigung (Sedierung) und die Beseitigung nervöser Unruhe (Anxiolyse). Das Ergebnis der Medikation soll Entspannung und emotionale Distanzierung sein. An die pharmakologische Therapie einer oft gleichzeitig bestehenden Depression und die Medikation zur Entlastung in der Krisensituation, sollte sich immer eine Psychotherapie und Soziotherapie anschließen.

Kommt es zu einer suizidalen Krise, müssen Maßnahmen ergriffen werden.
Man beginnt meist mit einer Medikamentengabe, Psychotherapie und Soziotherapie folgen.

Merke

Es gibt kein Medikament gegen Suizidalität. Es gibt nur eine unterstützende Medikamentenbehandlung. Verhütung von Suiziden, die betroffene Person sowie Wirkungen und Nebenwirkungen der unterschiedlichen Therapien zu beobachten sind Kernaufgaben der Pflegenden.

◄ Merke

32

Pflege im häuslichen Umfeld

KURZFASSUNG

Häusliche Pflege erfolgt in der Regel durch Angehörige, sonstige Pflegepersonen oder professionelle Pflegedienste.
Laut dem Statistischen Bundesamt wurden bei einer Gesamtzahl von fast 4,7 Millionen Pflegebedürftigen im Jahr 2021 fast 4,2 Millionen Menschen zu Hause versorgt. Die Zahl aller pflege- und hilfebedürftigen Menschen liegt deutlich höher als die Zahl der anerkannt Pflegebedürftigen, da nicht alle Menschen einen Antrag auf Feststellung der Pflegebedürftigkeit stellen oder der Umfang der Selbstständigkeit noch als zu hoch beurteilt wird.
Immer mehr pflegebedürftige Personen werden dabei von Angehörigen zuhause versorgt. Können die Angehörigen die Pflege allein nicht bewältigen, wird ein ambulanter Pflegedienst eingeschaltet. Die Pflegearbeit in der häuslichen Umgebung des zu pflegenden Menschen weist Besonderheiten auf. Einige Aspekte lernen Sie in den folgenden Abschnitten kennen.

Häusliche Pflege erfolgt durch Angehörige, sonstige Pflegepersonen oder professionelle Pflegedienste.

Mehr als zwei Drittel aller Pflegebedürftigen werden zu Hause versorgt. Immer mehr Pflegende arbeiten bei ambulanten Pflegediensten.

32

32.1 Grundlagen

32.1 Grundlagen

Definition

Häusliche Pflege (oder ambulante Pflege) als Leistung der Pflegeversicherung ist die Versorgung eines Menschen in seiner häuslichen Umgebung. Sie umfasst Körperpflege, Ernährung, Mobilisation sowie hauswirtschaftliche Tätigkeiten, z. B. Einkauf, Kochen, Spülen, Saubermachen und Heizen der Wohnung, Wäscheversorgung und ärztlich verordnete Behandlungspflege, z. B. Verbandswechsel.

◄ Definition

Viele Pflegebedürftige entscheiden sich für die Versorgung durch professionelle Pflegedienste in ihrer eigenen Wohnung, die Zahl steigt. Diese Entwicklung hat mehrere Gründe:

- Aufgrund der demografischen Alterung (die Lebenserwartung hat deutlich zugenommen) steigt die Zahl älterer Menschen. Obwohl viele ältere Menschen einen großen Teil der gewonnenen Lebenszeit bei überwiegend guter Gesundheit verbringen, steigt die Zahl mit alters- und krankheitsbedingten Einschränkungen. Die alten Menschen leiden an einer oder mehreren Erkrankungen und benötigen pflegerische Unterstützung.
- Viele ältere und kranke Menschen möchten so lange wie möglich in den eigenen vier Wänden leben und nicht in ein Pflegeheim umziehen.
- Gleichzeitig wünschen sich die meisten älteren Menschen, in der eigenen Wohnung sterben zu können.
- Obwohl die freiwillige Unterstützung der Betroffenen durch pflegende Angehörige als wichtiger und positiver Beitrag zum partnerschaftlichen Zusammenleben wie auch zum Zusammenhalt der Generationen gilt, können damit gesundheitliche und psychische Belastungen sowie soziale Risiken durch Verdienstausfälle entstehen.
- Pflegende Angehörige sind vorrangig enge Angehörige (Kinder, Partner), in den meisten Fällen aber Frauen.
- Bedingt durch die DRGs (pauschale Vergütung pro Krankheitsdiagnose) müssen die Krankenhäuser aus finanziellen Gründen einen frühen Entlassungszeitpunkt anstreben.
- Die Zahl der ambulanten operativen Versorgungen nimmt zu, wodurch auch der Umfang der Vor- und Nachsorge im häuslichen Umfeld ansteigt.
- Das Angebot der Pflegedienste an palliativer oder intensivpflegerischer Versorgung ist gestiegen.

Immer mehr Pflegebedürftige werden durch professionelle Pflegedienste versorgt. Gründe hierfür sind z. B.:

- zunehmende Lebenserwartung
- Wunsch, zu Hause versorgt zu werden
- Liegedauer im Krankenhaus durch DRGs kürzer
- gewachsenes Versorgungsangebot der ambulanten Dienste

32.1.1 Gesetzliche Rahmenbedingungen

32.1.1 Gesetzliche Rahmenbedingungen

Wie im Unterkapitel „Gesetzliche Grundlagen: Das Sozialgesetzbuch (SGB)" (S. 30) bereits erläutert, sind in Deutschland weite Teile des geltenden Sozialrechts im Sozialgesetzbuch (SGB) beschrieben. Auch die gesetzlichen Grundlagen der Versorgung eines Menschen in seiner eigenen Häuslichkeit finden sich im Sozialbuch.
Die pflegerische Versorgung eines Menschen in seiner Häuslichkeit wird nach diesen gesetzlichen Vorgaben finanziell von den Krankenkassen oder den Pflegekassen getragen. Die gesetzlichen Regelungen dazu finden sich im

- XI. Sozialgesetzbuch (SGB XI – Pflegeversicherung) und
- V. Sozialgesetzbuch (SGB V – Krankenversicherung).

Die gesetzlichen Grundlagen zur häuslichen Versorgung eines Menschen finden sich im Sozialgesetzbuch.

Die Leistungen werden entweder von den Krankenkassen oder den Pflegekassen getragen.

Häusliche Pflege nach SGB XI (Pflegeversicherung)

Häusliche Pflege nach SGB XI (Pflegeversicherung)

In Deutschland wird der Umfang des individuellen Hilfebedarfs bei einem Pflegebedürftigen, über die Pflegegrade beschrieben (**Abb. 32.1**). Tritt eine Pflegebedürftigkeit ein und wird ein entsprechender Antrag gestellt, überprüft der Medizinische Dienst (MD) bei einem Besuch des Antragstellers den Grad der Pflegebedürftigkeit. Dazu schätzt der MD den wöchentlich im Tagesdurchschnitt anfallenden Zeitaufwand für die erforderlichen Hilfen ein.

Der Pflegebedarf eines Menschen wird durch den **Medizinischen Dienst der Krankenkassen** (MD) eingeschätzt und entsprechend eingestuft (Grad 1–5).

32

Abb. 32.1 **Pflegebedarf.**

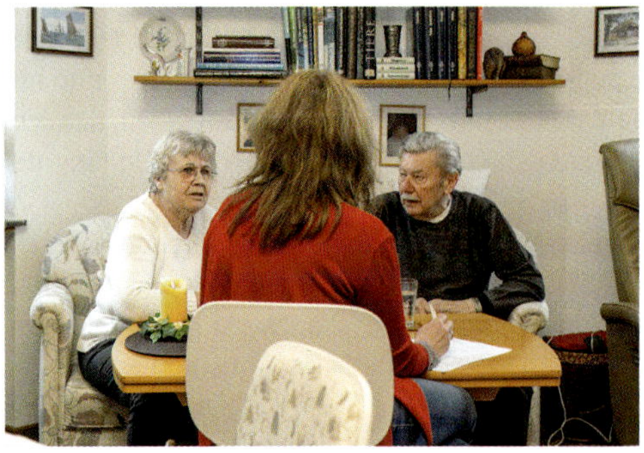

Der Pflegebedarf eines Menschen wird individuell eingeschätzt. Der Umfang des Hilfebedarfs wird über die Pflegegrade beschrieben. *Quelle: K. Oborny, Thieme*

Die Höhe der Leistung richtet sich nach dem Schweregrad der Pflegebedürftigkeit. Im Rahmen der häuslichen Pflege hat der Betroffene die Wahl zwischen verschiedenen Leistungen:
- Pflegegeld
- Pflegesachleistung
- Kombinationsleistung
- Kurzzeitpflege
- Tages- und Nachtpflege
- Verhinderungspflege

Stellt der MD die Pflegebedürftigkeit fest und ordnet dem Betroffenen einen Pflegegrad zu, entsteht ein Anspruch auf Leistungen. Die Höhe der Leistung steigt mit dem Schweregrad der Pflegebedürftigkeit. Hat ein Betroffener sich für häusliche Pflege entschieden, hat er die Wahl zwischen folgenden Möglichkeiten:
- **Pflegegeld:** Geld, das der Pflegebedürftige z. B. einem Angehörigen für die Versorgung als finanzielle Anerkennung gibt.
- **Pflegesachleistung:** Versorgung durch zugelassene Pflegedienste.
- **Kombinationsleistung:** Schöpft ein Betroffener Pflegesachleistungen nicht voll aus, steht ihm daneben anteilig Pflegegeld zu.
- **Kurzzeitpflege:** Vorübergehende Unterbringung in einer vollstationären Einrichtung, wenn z. B. die langfristige Versorgung noch nicht möglich oder noch ungeklärt ist.
- **Tages- und Nachtpflege:** Versorgung über Tag oder über Nacht, wenn die Angehörigen die Hilfe zu Hause z. B. wegen Berufstätigkeit nicht sicherstellen können.
- **Verhinderungspflege:** Kostenersatz für die Versorgung durch eine Ersatzpflegekraft im Urlaubsfall oder bei anderen Gründen bis zu 6 Wochen im Jahr.

Daneben gibt es zusätzliche Leistungen für Pflegebedürftige, wie z. B. Anspruch auf Pflegehilfsmittel, Zuschüsse zu pflegebedingtem Umbau der Wohnung, Pflegekurse für pflegende Angehörige, Anspruch auf Urlaub für pflegende Angehörige sowie Leistungen zur sozialen Sicherung der Pflegeperson.

Häusliche Krankenpflege nach SGB V (Krankenversicherung)
Auch Patienten, die in ärztlicher Behandlung sind und nicht im Sinne der Pflegeversicherung als pflegebedürftig gelten, haben in bestimmten Fällen Anspruch auf häusliche Krankenpflege:
- zur Sicherung der ärztlichen Behandlung
- zur Verkürzung oder Vermeidung einer Krankenhausbehandlung
- als psychiatrische ambulante Pflege

Häusliche Krankenpflege nach SGB V (Krankenversicherung)

Im Rahmen ihrer ärztlichen Behandlung können Patienten als Leistung der gesetzlichen Krankenversicherung häusliche Krankenpflege erhalten. Diese verordnet ein Arzt und überträgt (delegiert) damit die Durchführung der Behandlung an den Pflegedienst. Der Anspruch darauf besteht nur, solange eine im gleichen Haushalt lebende Person den Kranken nicht wie erforderlich versorgen kann.

Es gibt 3 Fälle, in denen die Krankenkasse die häusliche Krankenpflege gewährt:
- zur Sicherung der ärztlichen Behandlung
- zur Verkürzung oder Vermeidung einer Krankenhausbehandlung
- als psychiatrische ambulante Pflege

Beispiele für Leistungen der Krankenversicherung im häuslichen Umfeld
- Anleitung bei der Behandlungspflege (z. B. bei Blutzuckerkontrolle)
- Blutdruckmessung
- Blutzuckermessung
- Medikamentengabe (z. B. von Augentropfen)
- Anlegen und Wechseln von Verbänden
- Richten von Medikamenten

Es gibt weitere verordnungsfähige Maßnahmen der häuslichen Krankenpflege, z. B.:
- Pflege bei absaugpflichtigem Tracheostoma (operativ angelegte Öffnung der Luftröhre)
- Bedienung und Überwachung von Beatmungsgeräten
- pflegerische Versorgung eines zentralen Venenkatheters
- Pflege bei enteraler Ernährung

Diese Maßnahmen werden von spezialisierten Pflegediensten mit personeller und organisatorischer Ausrichtung auf die Intensivpflege im eigenen Lebensumfeld durchgeführt. (Faßbender 2015)

KARDIOPULMONALE REANIMATION (CPR)

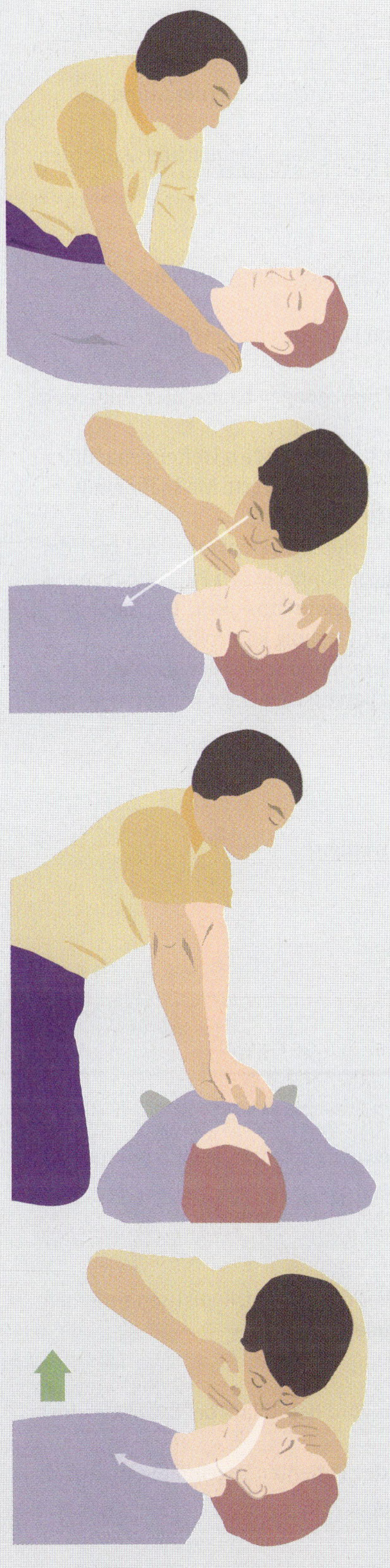

BASIC LIFE SUPPORT (BLS)

Bewusstsein prüfen
(Patient ansprechen, schütteln, ggf. nach Hilfe rufen)

Atemwege freimachen
(Hals überstrecken, Kinn anheben)
Atmung prüfen

keine Reaktion / keine normale Atmung → **Notruf 112** oder (auf Station) **Reanimationsteam** rufen

CPR 30:2 → bei Eintreffen des Notarztes oder Reanimationsteams **Übergabe an professionelle Helfer** → **Advanced Life Support**

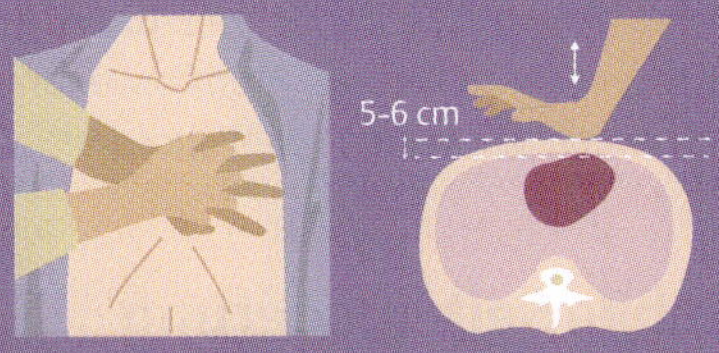

30 Thoraxkompressionen

2 Beatmungen
(Kinn anheben)

fortfahren, bis professionelle Hilfe eintrifft **oder** der Patient erwacht

falls Defibrilator vorhanden

Beurteilung des Rhythmus durch automatisierten externen Defibrillator **(AED)**

wenn Gerät Defibrillation freischaltet:

1x Defibrillation
Achtung! Hände weg vom Pad!

Atemspende

Mund-zu-Nase
- Hand am Kinn, Mund durch Druck der Unter- auf die Oberlippe abdichten
- 12- bis 15-mal pro Minute Luft in Nase blasen
- auf Brustbewegungen und Atemgeräusche achten

Mund-zu-Mund
- mit Daumen und Zeigefinger Nase verschließen
- 12- bis 15-mal pro Minute Luft in Mund blasen
- Brustbewegungen? Atemgeräusche?

Nach 4 Zyklen, Atem- und Pulskontrolle durchführen, dann je nach Situation:
- **kein Puls**: Reanimation fortsetzen, weitere Maßnahmen einleiten (Defibrillation, Intubation, Medikamente)
- **Puls, keine Atmung**: Herzdruckmassage beenden, Beatmung fortsetzen
- **Puls, Atmung, Bewusstlosigkeit**: stabile Seitenlage, Kontrolle von Puls/Atmung
- **Puls, Atmung, Bewusstsein vorhanden**: Patient liegen lassen, Kontrolle von Puls/Atmung

Praxistipp ▸

33.2.5 Stabile Seitenlagerung

Definition ▸

Merke ▸

33

Atemspende

Mund-zu-Nase Beatmung
- Eine Hand liegt am Kinn des Patienten. Mit dem Daumen wird der Mund durch Druck der Unterlippe gegen die Oberlippe abgedichtet (Der Hals bleibt dabei nach hinten überstreckt).
- 12- bis 15-mal pro Minute wird dem Patienten Luft über die Nase eingeblasen (der Mund des Patienten muss dabei verschlossen sein).
- Während der passiven Ausatemphase wird der Brustkorb auf Bewegungen beobachtet. Außerdem muss auf Atemgeräusche geachtet werden.

Mund-zu-Mund-Beatmung
- Mit Daumen und Zeigefinger wird die Nase des Patienten verschlossen (der Hals bleibt dabei nach hinten überstreckt).
- 12- bis 15-mal pro Minute wird dem Patienten über den Mund Luft eingeblasen (die Nase des Patienten muss dabei verschlossen sein).
- Während der passiven Ausatemphase wird der Brustkorb auf Bewegungen beobachtet. Außerdem ist auf Atemgeräusche zu achten.

Nach 4 Zyklen folgt eine weitere Atem- und Pulskontrolle, je nach Ergebnis wird weiter gehandelt:
- **Karotispuls ist nicht tastbar**: Die Reanimation wird fortgesetzt und erweiterte Maßnahmen wie Defibrillation, Intubation und Gabe von Medikamenten werden eingeleitet.
- **Karotispuls ist tastbar, es fehlt jedoch die Spontanatmung**: Die Herzdruckmassage wird beendet, die Atemspende bzw. Beatmung wird fortgesetzt unter ständiger Kontrolle von Puls und Atmung.
- **Karotispuls ist tastbar, ausreichende Atmung, aber bestehende Bewusstlosigkeit**: Der Patient wird in die stabile Seitenlage gebracht. Puls und Atmung werden ständig kontrolliert.
- **Karotispuls ist tastbar, ausreichende Eigenatmung und Wiedererlangung des Bewusstseins**: Der Patient wird zum Liegenbleiben veranlasst. Puls, Atmung und Bewusstseinslage werden regelmäßig kontrolliert.

Praxistipp

Wann kann eine Herz-Lungen-Wiederbelebung beendet werden?

Die Wiederbelebungsmaßnahmen dürfen nur beendet werden, wenn
- der Puls am Hals ohne Ausübung der Herzdruckmassage tastbar ist,
- der Patient wieder spontan atmet, Atembewegungen sichtbar sind,
- ein Arzt das Beenden der Maßnahmen anordnet.

33.2.5 Stabile Seitenlagerung

Definition

Die **stabile Seitenlagerung** ist eine Lagerung, welche bei bewusstlosen bzw. bewusstseinsgetrübten Personen im Notfall angewandt wird.

Merke

Die stabile Seitenlage ist auch im Bett möglich: Vorher Kopfteil flach stellen, Kopfkissen entfernen, Patienten seitlich verlagern, in die stabile Seitenlage bringen und zudecken.

Der Patient wird zunächst in Rückenlage gebracht. Im Folgenden wird der Ablauf bei Lagerung eines Patienten in Linksseitenlage beschrieben (**Abb. 33.4**).
Während der stabilen Seitenlage werden die Vitalfunktionen des Patienten regelmäßig überprüft und die Atmung ständig überwacht.

Abb. 33.4 Stabile Seitenlage.

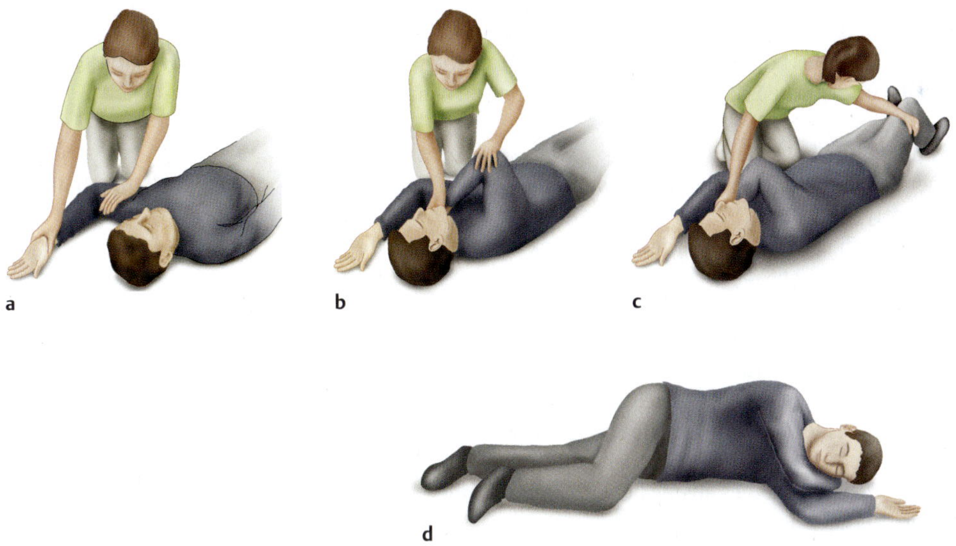

Der bewusstlose und spontan atmende Patient wird in die stabile Seitenlage gebracht: *Abb. aus: Schewior-Popp S, Sitzmann F, Ullrich L. Thiemes Pflege. Thieme; 2020*

a Seitlich neben dem Betroffenen knien. Beine des Betroffenen strecken. Den nahen Arm des Bewusstlosen angewinkelt nach oben legen, die Handinnenfläche zeigt dabei nach oben.

b Den anderen Arm am Handgelenk greifen, den Arm über die Brust legen und Handaußenseite an die Wange des Betroffenen legen. Hand nicht loslassen.

c Den Oberschenkel greifen und das Bein des Betroffen beugen. Den Betroffenen zu sich herüberziehen. Das oben liegende Bein so ausrichten, dass der Oberschenkel im rechten Winkel zur Hüfte liegt. Den Hals überstrecken, damit die Atemwege frei werden. Den Mund des Betroffenen leicht öffnen.

d Der Patient liegt in stabiler Seitenlage.

33.2.6 Schockbekämpfung

Der Schock resultiert aus einem Missverhältnis zwischen Sauerstoffbedarf und Sauerstoffangebot in Organen und Geweben. Aufgrund verminderter Durchblutung kommt es zur Unterversorgung im gesamten Körper. Unbehandelt kann ein Schock zum Tod führen.

Ursachen eines Schocks. Der Schock kann verschiedene Ursachen haben z. B.:

- **Hypovolämischer Schock**: Er wird durch einen Volumenmangel aufgrund von Blut-, Wasser- und Elektrolytverlusten verursacht, z. B. bei schweren inneren Blutungen nach einem Unfall, bei großflächigen Verbrennungen oder Verbrühungen.
- **Anaphylaktischer Schock**: Der Blutdruckabfall nach einer starken allergischen Reaktion bewirkt eine Minderdurchblutung, z. B. als Reaktion auf Nahrungsmittel, Medikamente oder Gifte.
- **Septischer Schock**: Durch freigesetzte Gifte und Bakterien im Blutkreislauf infolge von Infektionen entsteht eine innere Vergiftung, in deren Folge sich der Schock ausbildet.
- **Kardiogener Schock**: Er tritt als Folge von Herzerkrankungen auf. Die akut verminderte Pumpleistung des Herzens oder Herzversagen führen zu verminderter Durchblutung der peripheren Gefäße und damit zu Sauerstoffmangel.
- **Neurogener Schock**: Aufgrund von Erkrankungen oder Schädigungen wichtiger Hirnregionen werden Signale zur Kreislaufregulationen nicht mehr verarbeitet.

Symptome des Schocks. Unabhängig von der Ursache zeigen sich immer folgende Symptome:

- Die Haut ist sehr blass bis grau, evtl. zyanotisch.
- Die Person friert, die Extremitäten fühlen sich kalt an und es bildet sich kalter großperliger Schweiß.
- Unruhe oder auch Starre und Teilnahmslosigkeit des Patienten sind möglich.
- Der Puls ist sehr schnell (Ausgleichstachykardie), anfangs hart und pochend, später flach, schwach und fadenförmig.
- Eine Blutdruckmessung zeigt einen stark abgefallenen arteriellen Blutdruck.
- Die Pupillen sind stark geweitet. Die Augen erscheinen tief in die Augenhöhlen eingesunken.
- Die Schleimhäute sind blass und trocken, auch an der Zunge.
- Ggf. kommt es zu einem unwillkürlichen Abgang von Stuhl und Urin.
- Das Allgemeinbefinden ändert sich sehr rasch. Anfangs ist der Patient noch wach und ansprechbar, sein Bewusstsein trübt sich aber schnell ein, es kann sich ein komatöser Zustand entwickeln.

33.2.6 Schockbekämpfung

Beim Schock sind die Organe mit Sauerstoff unterversorgt, der Zustand ist lebensbedrohlich.

Ursachen:

- hypovolämischer Schock: Volumenmangel durch Blut-, Wasser- oder Elektrolytverluste
- anaphylaktischer Schock: Minderdurchblutung durch allergische Reaktion
- septischer Schock: innere Vergiftung
- kardiogener Schock: verminderte Durchblutung durch Herzerkrankung
- neurogener Schock: Signale zur Kreislaufregulation werden nicht verarbeitet

Symptome:

- Haut graublass
- Kälteempfinden, kalter großperliger Schweiß
- Unruhe, Starre
- schneller Puls
- abfallender arterieller Blutdruck
- geweitete Pupillen
- blasse, trockene Schleimhäute
- ggf. Abgang von Stuhl und Urin
- schnelle Änderung des Allgemeinbefindens

◄ Merke

> **Merke**
> Beim Schock besteht für den Patienten immer akute Lebensgefahr!

Jeder Schock muss dringend ärztlich behandelt werden. Neben der Schocksymptomatik ist immer auch die ursächliche Erkrankung oder Verletzung zu behandeln.

33

Positionierung bei Schock: Patienten flach lagern, Beine 30 cm erhöht
Bei kardiogenem/neurogenem Schock: Oberkörper leicht hochlagern

Positionierung bei Schock
- Der Patient wird flach hingelegt (oder schiefe Ebene), seine Beine werden etwa 30 cm erhöht gelagert (**Abb. 33.5 a**).
- Beim kardiogenen und neurogenen Schock wird der Oberkörper leicht erhöht positioniert (**Abb. 33.5 b**).

Aufrechterhalten der vitalen Funktionen:
- Kreislauf medikamentös stabilisieren
- ggf. Herz-Lungen-Wiederbelebung

Aufrechterhalten der vitalen Funktionen
- Besonders beim kardiogenen Schock muss der Kreislauf mit Medikamenten schnellst möglichst stabilisiert werden, sonst besteht die Gefahr eines Herzstillstands.
- Ggf. muss eine kardiopulmonale Reanimation erfolgen.

Weitere wichtige allgemeine Maßnahmen sind:
- Wiederherstellen eines ausreichenden Blutkreislaufs
- Wärmeerhaltung
- Ruhe
- ständige Betreuung
- Beseitigung der auslösenden Ursachen (wenn möglich)

Abb. 33.5 Positionierung bei Schock.

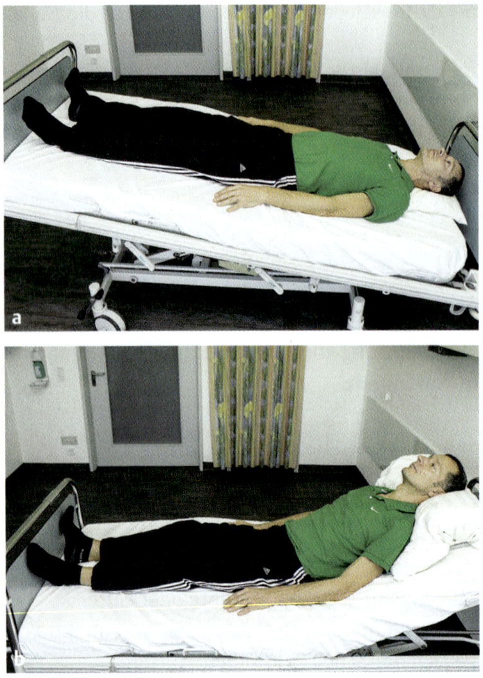

Quelle: W. Krüper, Thieme

a Bei einem hypovolämischen Schock werden die Beine des Patienten zur Verbesserung des venösen Rückstroms hochgelagert.
b Bei einem kardiogenen Schock wird der Oberkörper zur Entlastung des Herzens hochgelagert.
(nachgestellte Situation)

33.2.7 Strukturierte Versorgung von Notfallpatienten – Schemata

An erster Stelle bei der Betreuung des Patienten steht die Kontrolle des Bewusstseins, das Freimachen und Freihalten der Atemwege, die Überprüfung von Blutdruck und Puls und evtl. Reanimationsmaßnahmen. Hilfreiche Schemata sind:
- **ABC-Schema:** A= Atemwege freimachen, B=Beatmen (z. B. mit Beutel-Maske), C=Zirkulation sichern durch Herzdruckmassage
- **ABCDE-Schema:** Das ABCDE-Schema ist eine Strategie auf Basis einer Prioritätenliste zur Untersuchung und Versorgung kritisch kranker oder verletzter Patienten.
- **cABCDE-Schema:** Variante des ABCDE-Schemas, bei der zu Beginn der Untersuchung lebensbedrohliche Blutungen (critical bledding) und mögliche Verletzungen der Halswirbelsäule (c-spine injury) ausgeschlossen werden (**Abb. 33.6**).

Abb. 33.6 cABCDE-Schema.

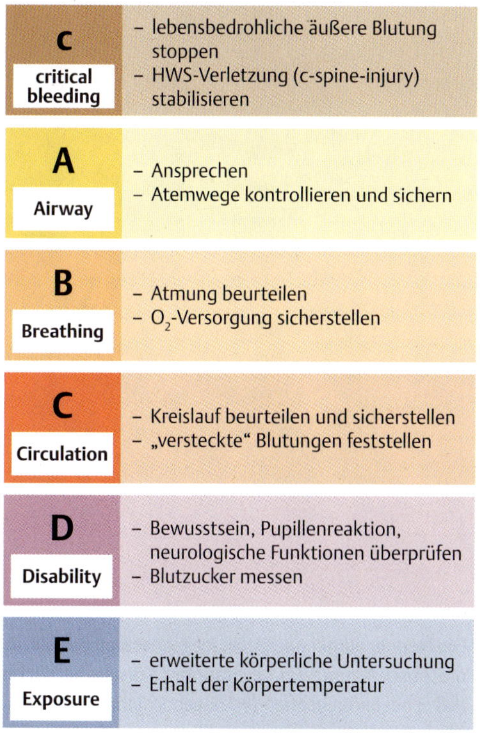

Abb. aus: Kirschnick O. Pflegetechniken von A bis Z. Thieme; 2024

33.3 Erste Hilfe in konkreten Notfallsituationen

33.3.1 Erste Hilfe bei Verbrennungen

Definition

Bei einer **Verbrennung** wird die Haut durch thermische oder chemische Einwirkungen geschädigt und kann je nach Ausmaß der Verbrennung absterben.

Das Ausmaß und die Tiefe der Verletzung bestimmen den Schweregrad einer Verbrennung. Die Wunde wird je nach Tiefe in 4 Grade eingeteilt (**Tab. 33.1**). Die Ausdehnung der Verbrennung wird in Prozent der Körperoberfläche angegeben (**Abb. 33.7**).

Symptome einer Verbrennung. Je nach Grad der Verbrennung treten verschiedene Symptome auf (**Tab. 33.1**).

Tab. 33.1 Symptome und Merkmale der Verbrennungstiefe.

Verbrennungsgrad	Symptomatik	Lokalisation	Besonderheit
Grad 1	Rötung, Sonnenbrand, Schwellung durch reaktives Ödem	obere Epidermis	schmerzhaft
Grad 2a	Rötung, Blasenbildung, feuchter Wundgrund	Epidermis, teils Corium	sehr schmerzhaft
Grad 2b	Blasen zerrissen, weißlicher Wundgrund	Epidermis, teils Corium	weniger schmerzhaft, Haare und Nägel bleiben fest
Grad 3	Nekrose, weißgrauer Wundgrund, lederartig	Epidermis und Corium zerstört	schmerzfrei, Haare und Nägel fallen aus

Bei höhergradiger Verbrennung:

- grauweißliche, später rötlich-bräunliche, dann verkohlt aussehende Haut
- Gefühlsstörungen im betroffenen Hautgebiet treten mit zunehmendem Verbrennungsgrad auf.
- Hypovolämischer Schock äußert sich durch Tachykardie, Schwindel und Schweißausbrüche.
- Bei Lungenbeteiligung kommt es zu Atemnot.

33.3 Erste Hilfe in konkreten Notfallsituationen

33.3.1 Erste Hilfe bei Verbrennungen

◄ **Definition**

Die Wunde wird je nach Tiefe in 4 Grade eingeteilt (**Tab. 33.1**). Die Ausdehnung der Verbrennung wird in Prozent der Körperoberfläche angegeben (**Abb. 33.7**).

Abb. 33.7 Ausdehnung der Verbrennung in Prozent der Körperoberfläche.

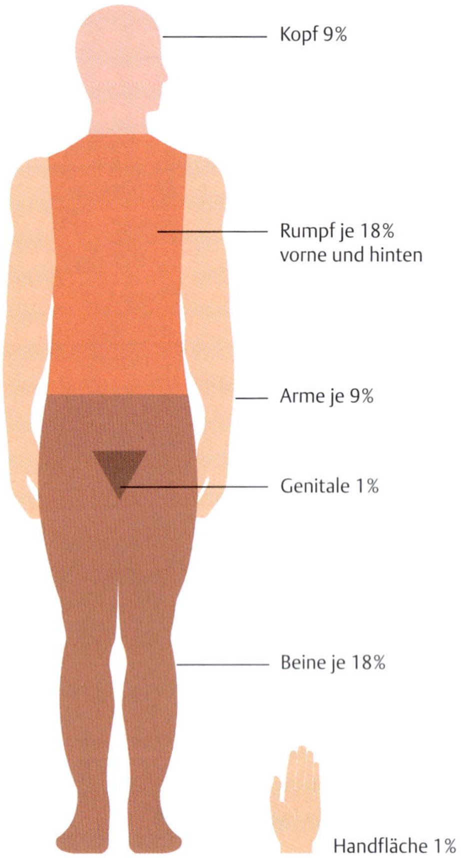

Die Neuner-Regel nach Wallace eignet sich primär für die Abschätzung der verbrannten Körperoberfläche (KOF) bei Erwachsenen (> 15. Lebensjahr). Für Kinder sowie für kleine verbrannte Flächen ist die Handflächenregel besser geeignet: Eine Handfläche des Patienten (!) entspricht etwa 1% seiner KOF. *Abb. aus: Enke K, Koch S, Kuhnke R, Köwing T, Möller A. retten – Rettungssanitäter. Thieme; 2024*

Erstversorgung
- brennendes Material löschen
- Material von der Haut entfernen
- auf der Haut klebende Kleidung belassen
- Haut max.10 Minuten mit lauwarmem Wasser (10-20°C) kühlen (Vorsicht vor Unterkühlung)
- Haut sauber und trocken abdecken
- bei Bewusstlosigkeit und Atemstörung Wiederbelebungsmaßnahmen

Merke ►

Erstversorgung

Noch brennendes Material ist umgehend am Unfallort mit Wasser, einer Decke oder durch Wälzen des Patienten zu löschen. Das Material wird danach sofort von der Haut des Patienten entfernt. Auf der Haut klebende Kleidung wird jedoch belassen.
Die verbrannten Hautflächen werden mit 10-20°C warmem Wasser mindestens 10 Minuten gekühlt (Vorsicht vor Unterkühlung) und sauber und trocken abgedeckt. Auch Trinken kühlt.
Sauerstoff wird über eine Nasensonde verabreicht. Bei Bewusstlosigkeit und Atemstörung sind Wiederbelebungsmaßnahmen einzuleiten.

Merke

Auf keinen Fall dürfen Salben, Puder, Gele oder Ähnliches auf frische Brandwunden aufgetragen werden.

33.3.2 Erste Hilfe bei einem Elektrounfall

Definition ►

33.3.2 Erste Hilfe bei einem Elektrounfall

Definition

Bei einem **Elektrounfall** schädigt ein Stromschlag den Körper. Der Mensch gelangt dabei in einen Stromkreis zwischen einem Metallgegenstand und der Erde.

Niederspannungsunfälle mit Stromstärken von bis zu 1000 V ereignen sich vor allem im Haushalt. Hochspannungsunfälle mit Stromstärken mit über 1000 V treten bei Arbeiten mit Transformatoren und Schaltstationen (z.B. bei Eisenbahnhochleitungen mit 15000-25000 V, Hochspannungsleitungen mit 30000-60000 V) oder bei einem Blitzschlag (bis zu 1 Milliarde V) auf.

Symptome:
Elektrischer Strom zerstört die Strukturen des Körpers. An der Ein- und Austrittsstelle kommt es zu Verbrennungen (Strommarken), unter der Haut entstehen Muskelnekrosen.

Symptome. Der elektrische Strom zerstört die Strukturen des Körpers sowohl direkt als auch indirekt. An der Ein- und Austrittsstelle des Stromes an der Haut kommt es zu Verbrennungen (sogenannten Strommarken). Unter der Haut entstehen Muskelnekrosen, das heißt, das Muskelgewebe stirbt ab. Zusätzlich verursacht der Strom Verbrennungen an anderen Körperteilen: Durch einen Licht- oder Hitzebogen springt der Strom von den eigentlichen Eintrittsstellen auf andere Körperregionen über.

- **Niederspannungsunfälle**: Netzspannungen bis 220 V, wie im Haushalt, verursachen
  - oft deutlich sichtbare Strommarken mit nur leichten Verbrennungen.
  - Muskelkrämpfe. Mitunter stürzt der Patient und verletzt sich zusätzlich.
- **Hochspannungsunfälle**:
  - Der Patient erleidet starke Verbrennungen an der Haut sowie Herzrhythmusstörungen und Muskelschäden.
  - Es kommt zum Schock mit Blutdruckabfall, Bewusstseinsstörungen und Atemnot bis zum Koma.
  - Weitere Verletzungen an Thorax, Wirbelsäule oder Extremitäten werden meist durch Stürze verursacht.
  - Abgestorbenes Muskelgewebe setzt übermäßig viel roten Muskelfarbstoff (Myoglobin) frei. Dies kann die Nierentubuli verstopfen und zum akuten Nierenversagen führen.
  - bei einem Blitzschlag entstehen an den Ein- und Austrittsstellen Brand- und Rissquetschwunden, meist an Ellbogen, Fersen und Fußsohlen,
  - Ggf. ist die Verbrennung von Knochen, Nerven und Gefäßen einer Extremität so stark, dass diese amputiert werden muss.

- Niederspannungsunfälle bis 1000 V: leichte Verbrennungen, Muskelkrämpfe
- Hochspannungsunfälle > 1000 V: starke Verbrennungen, Herzrhythmusstörungen, Muskelschäden, Schock, akutes Nierenversagen

Erstversorgung

Der Verletzte muss nach Unterbrechung des Stromkreises so schnell wie möglich aus dem Gefahrenbereich gebracht werden. **Unbedingt Eigensicherung beachten!** Falls der Stromkreis nicht unterbrochen werden kann, wird der Patient unter guter Isolierung mit Gegenständen aus Gummi, Holz, Leder oder mit einem Seil geborgen:

- Helfer achten darauf, sich selbst zu schützen.
- Bei Hochspannungsleitungen muss wegen des Lichtbogens mindestens 1 cm pro 1000 V Abstand gehalten werden, also etwa 4-5 m.

Bei Herz-Kreislauf-Stillstand wird der Patient reanimiert, bei Kammerflimmern wird defibrilliert. Anschließend werden die Verbrennungen zunächst steril abgedeckt und später in der Klinik versorgt.

Erstversorgung

- Verletzten nach Unterbrechung des Stromkreises aus Gefahrenzone bringen
- Rettungsdienst, bzw. Arzt verständigen
- bei Herz-Kreislauf-Stillstand reanimieren
- bei Kammerflimmern defibrillieren
- Verbrennungen steril abdecken

33.3.3 Erste Hilfe bei Erfrierungen

33.3.3 Erste Hilfe bei Erfrierungen

Definition

Eine **Erfrierung** ist ein lokaler Kälteschaden des Gewebes, meist an Händen, Füßen oder an Nase und Ohren. Betroffen sind hauptsächlich Bergsteiger, Wintersportler sowie Obdachlose.

◄ Definition

Symptome von Erfrierungen. Die betroffene Körperregion wird zunächst kalt, weiß und gefühllos. Es bilden sich Ödeme, da Serum aus den Gefäßen tritt. Schmerzen treten bei oberflächlichen Erfrierungen beim Aufwärmen auf. Bei tiefen Erfrierungen treten Schmerzen nicht auf.
Es werden 3 Schweregrade der Erfrierung unterschieden (**Tab. 33.2**).

- Körperpartien sind kalt, weiß, gefühllos
- es bilden sich Ödeme
- 3 Schweregrade (**Tab. 33.2**)

Tab. 33.2 Schweregrade von Erfrierungen.

Schweregrad	Symptome
Grad 1	Die Haut ist kalt, blass oder weißlich grau und gefühllos. Der Körperteil kann schmerzen.
Grad 2	Außer der Haut sind auch tiefe Gefäßkapillaren geschädigt. Nach dem Aufwärmen ist die Haut gerötet, die Region geschwollen und es bilden sich Blasen.
Grad 3	Ist die schwerste Form der Erfrierung. Die Region sieht grauviolett aus. Gewebeteile sterben ab, es bilden sich Nekrosen mit schwarzer, eingetrockneter Haut.

Erstversorgung

Die betroffene Region muss rasch aufgewärmt werden. Der erfrorene Körperteil wird dazu im lauwarmen Wasserbad erwärmt (allmähliche Temperaturerhöhung des Wassers auf 38 °C). Blasen werden steril abgedeckt. Außerdem sollte reichlich Flüssigkeit zugeführt werden.

Erstversorgung

- Region mit lauwarmem Wasser aufwärmen
- Blasen steril abdecken
- Flüssigkeit zuführen

Merke

Erfrorene Körperteile dürfen keinesfalls mit Schnee oder Stoffteilen eingerieben oder massiert werden, dies kann zu massiven Gewebeschäden führen!
Blasen werden bei der Erstversorgung nicht eröffnet – das erhöht die Infektionsgefahr!

◄ Merke

33.3.4 Erste Hilfe bei Unterkühlung

Definition ►

Symptome:
- Muskelzittern
- blasse, kalte Haut
- Müdigkeit, Bewusstseinsstörungen
- flache Atmung, niedriger Puls

33.3.4 Erste Hilfe bei Unterkühlung

Definition

Bei einer **Unterkühlung** ist die Körperkerntemperatur unter 35°C abgesunken.

Symptome einer Unterkühlung. Zuerst tritt Muskelzittern auf. Die Haut ist blass und kalt, da sich die peripheren Gefäße zusammenziehen. Später nimmt die Reaktionszeit ab, die Betroffenen sind müde. Das Kältezittern lässt nach, es treten Bewusstseinsstörungen auf. Die Atmung wird flacher, die Pulsfrequenz sinkt. Bei Körperkerntemperaturen unter 30 °C werden die Patienten komatös, der Puls ist kaum tastbar, die Pupillen zeigen unter Umständen keine Reaktion auf Licht (**Abb. 33.8**).

Abb. 33.8 Stadien der Unterkühlung.

Stadium	°C	Symptome	Stoffwechsel	Bewusstseinslage	Herz-Kreislauf, Atmung	Wiedererwärmung
I Erregung	37 35 33 32	• Kältezittern, • Schmerzen (Akren)	• erhöhter Stoffwechsel • Hyperglykämie • erhöhter O_2-Verbrauch	• hellwach, erregt ↓ • verwirrt	• Tachykardie • periphere Vasokonstriktion • erhöhter Blutdruck	• warmer Raum • Decke
II Erschöpfung	31 29 28	• Muskelstarre • Pupillenreflex noch auslösbar	• Hypoglykämie • reduzierter Stoffwechsel	• Halluzinationen, somnolent ↓ • bewusstlos	• Bradykardie • Atemdepression • **Arrhythmien** ↓	• Heizdecken • warme Infusion • u. U. Hämodialyse
III Lähmung	Kerntemperatur	• weite, lichtstarre Pupillen	• sehr stark reduzierter Stoffwechsel	• Koma	• **Kammerflimmern** • **Asystolie** • **Apnoe**	• extrakorporale Zirkulation

Abb. nach: Schewior-Popp S, Sitzmann F, Ullrich L. Thiemes Pflege. Thieme; 2020

Erstversorgung
- bei leichter Unterkühlung heiße, gezuckerte Getränke, Decken, warme Kleidung
- bei Bewusstlosigkeit / nicht tastbarem Puls Reanimation

Erstversorgung

Bei leichter Unterkühlung erhält der Patient heiße, gezuckerte Getränke, Decken sowie trockene, wärmende Kleidung.

Bei Bewusstlosigkeit und nicht tastbaren Pulsen erfolgen alle Maßnahmen der Reanimation: „No one is dead until he is warm and dead!" (Niemand gilt als tot, solange er nicht warm und tot ist!) Eine Reanimation bei unterkühlten Personen wird also so lange fortgesetzt, bis die Körperkerntemperatur mit anderen Maßnahmen wieder normalisiert wurde.

Merke ►

Merke

Reanimationen bei Unterkühlten können auch nach 30-60 Minuten noch erfolgreich sein!

33.3.5 Erste Hilfe bei Verätzungen

Definition ►

Symptome:
- starke Schmerzen
- Rötung, Blasenbildung, Nekrosenbildung

33.3.5 Erste Hilfe bei Verätzungen

Definition

Verätzungen sind Verletzungen durch Laugen oder Säuren. Bei Säuren entstehen sofort oberflächliche Koagulationsnekrosen, das Vordringen in die Tiefe erfolgt langsam. Laugen penetrieren dagegen rasch und führen zu einer Kolliquationsnekrose (Kolliquation = Einschmelzung).

Symptome einer Verätzung. Ähnlich wie bei Verbrennungen kommt es zu starken Schmerzen und Flüssigkeitsverlust im Wundgebiet (bis hin zum hypervolämischen Schock). Auch hier erfolgt die Einteilung in verschiedene Schweregrade:

- **Grad 1**: Rötung
- **Grad 2**: Blasenbildung
- **Grad 3**: Nekrosenbildung

Erstversorgung

Schnellstmöglich ist das Gebiet mit reichlich klarem Wasser zu spülen. Zuvor sind ebenfalls mit Säure oder Lauge benetzte Kleidungsstücke zu entfernen (auf Selbstschutz achten!) Als Ersthelfer verständigen Sie sofort den Rettungsdienst bzw. den Arzt und spülen, bis dieser eintrifft. Je nach Verletzungsumfang muss bis zum Eintreffen ins Krankenhaus weiter gespült werden, um die Säure oder Lauge zu neutralisieren.
Bei Verätzungen im Magen-Darm-Trakt, den Patienten reichlich trinken lassen (Verdünnungseffekt). Niemals zum Erbrechen bringen, dadurch wird die Speiseröhre noch einmal verätzt.

Erstversorgung
- Rettungsdienst bzw. Arzt verständigen
- Gebiet mit reichlich Wasser spülen, bis Arzt eintrifft
- Magen-Darm-Trakt: den Betroffenen so viel wie möglich trinken lassen; niemals erbrechen lassen!

33

33.3.6 Erste Hilfe bei Vergiftungen

33.3.6 Erste Hilfe bei Vergiftungen

Definition

Bei einer **Vergiftung** wird ein Stoff vom Körper aufgenommen und gelangt in die Blutbahn.

◄ Definition

Symptome einer Vergiftung. Aufgrund der Vielzahl der möglichen Giftstoffe ist es schwierig, spezifische Symptome zu beschreiben. Zusätzlich begünstigen verschiedene Faktoren die Aufnahme des Stoffes im Körper und dessen Wirkung im Organismus:
- Menge und Art des aufgenommenen Stoffes
- Weg, über den der Stoff in den Körper gelangt (Mund, Atemwege, Haut, Gefäße)
- Füllung des Magens (bei Stoffaufnahme über den Mund)
- Fähigkeit eines Stoffes, in die Blutbahn zu gelangen
- Zeit, in der sich der Stoff im Körper verteilt und nach der er wieder ausgeschieden wird
- Verhalten des Stoffes im Körper, speziell in Verbindung mit anderen Stoffen
- Zeit von der Aufnahme des Stoffes bis zur ersten Therapie
- gesundheitlicher Allgemeinzustand

Spezifische Symptome gibt es nicht, da viele verschiedene Stoffe eine Vergiftung auslösen können.

Folgende charakteristische Erscheinungen können den Verdacht einer Vergiftung erhärten:
- akute Störung im Magen-Darm-Trakt
- auffälliger Mundgeruch
- Störungen des Herzrhythmus
- Störungen der Temperaturregulierung
- Hautveränderungen
- Störungen im Nervensystem
- Störungen der Wachheit (Vigilanz): Verlangsamte Reaktionen bis zu Koma, Unruhe, Verwirrtheit oder Erregungszustände
- ggf. generalisierter Krampfanfall: Muskelzittern tritt im Zusammenhang mit Vigilanzstörungen auf.

Verdacht auf Vergiftung:
- akute Störung im Magen-Darm-Trakt
- auffälliger Mundgeruch
- Herzrhythmusstörungen
- Störungen der Temperaturregulation
- Hautveränderungen
- Störungen des Nervensystems
- Störungen der Wachheit

Abb. 33.9 Vergiftung.

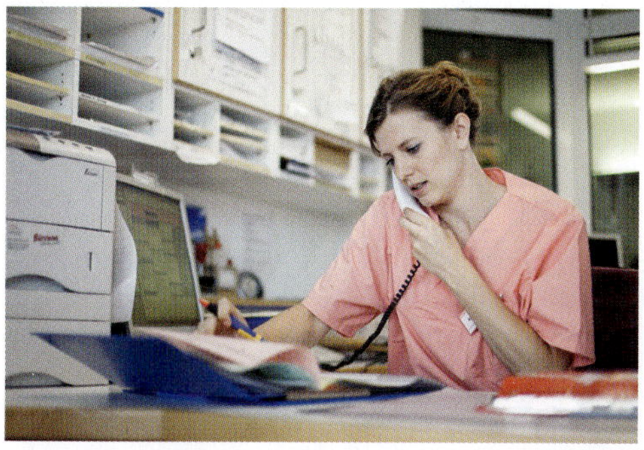

Besteht der Verdacht auf eine Vergiftung, muss schnellstmöglich der Kontakt mit der Beratungsstelle für Vergiftungen aufgenommen werden; wie z. B. die Informationszentrale gegen Vergiftungen (Bonn), Tel.: 0228-19240, www.giftzentrale-bonn.de *Quelle: A. Fischer, Thieme*

Merke

Bei Verdacht auf Vergiftung muss immer der Rettungsdienst, bzw. Arzt verständigt und eng mit einer Beratungsstelle für Vergiftungen zusammengearbeitet werden (**Abb. 33.9**). Folgende Informationen sind bereitzuhalten:
- **Wer** (Größe, Gewicht, Alter, Geschlecht) ist betroffen?
- **Was** (Art, Aussehen, Name, Inhalt des Stoffes) wurde genommen?
- **Wie viel** wurde genommen?
- **Wie** gelangte der Stoff an/in den Körper (verschluckt, gespritzt, inhaliert)?
- **Wann** wurde der Stoff genommen?
- **Welche** Beschwerden (Übelkeit, Schmerzen, Atemnot, Aussehen usw.) treten auf?
- **Wo** ist der Betroffene zu erreichen (Rückfragen, Notarzt)?

◄ Merke

Erstversorgung

- Zufuhr des Giftstoffs stoppen
- Notruf tätigen
- Hilfestellung beim natürlichen Erbrechen geben (nicht zum Erbrechen reizen!)
- Probe des Erbrochenen/Giftstoffs sicherstellen
- Puls, Blutdruck, Bewusstsein kontrollieren

33

Erstversorgung

Folgende Maßnahmen werden durchgeführt:

- Eigenschutz beachten
- Zufuhr des Giftstoffs stoppen
- Notruf tätigen
- Hilfestellung beim natürlichen Erbrechen geben (nicht zum Erbrechen reizen!), Vorsicht: Durch herabgesetzte Schutzreflexe besteht erhöhte Aspirationsgefahr mit der Gefahr einer zusätzlichen Schädigung der Lunge!
- Probe von Erbrochenem sicherstellen, ebenso Reste des Giftstoffs, Medikamentenröhrchen usw.
- Puls- und Blutdruck kontrollieren
- Bewusstseinslage kontrollieren

Weitere Diagnostik und Therapie laufen in der Regel parallel ab.
Der Patient wird notärztlich stabilisiert und versorgt.

Anhang

Richtungsbezeichnungen zur Orientierung

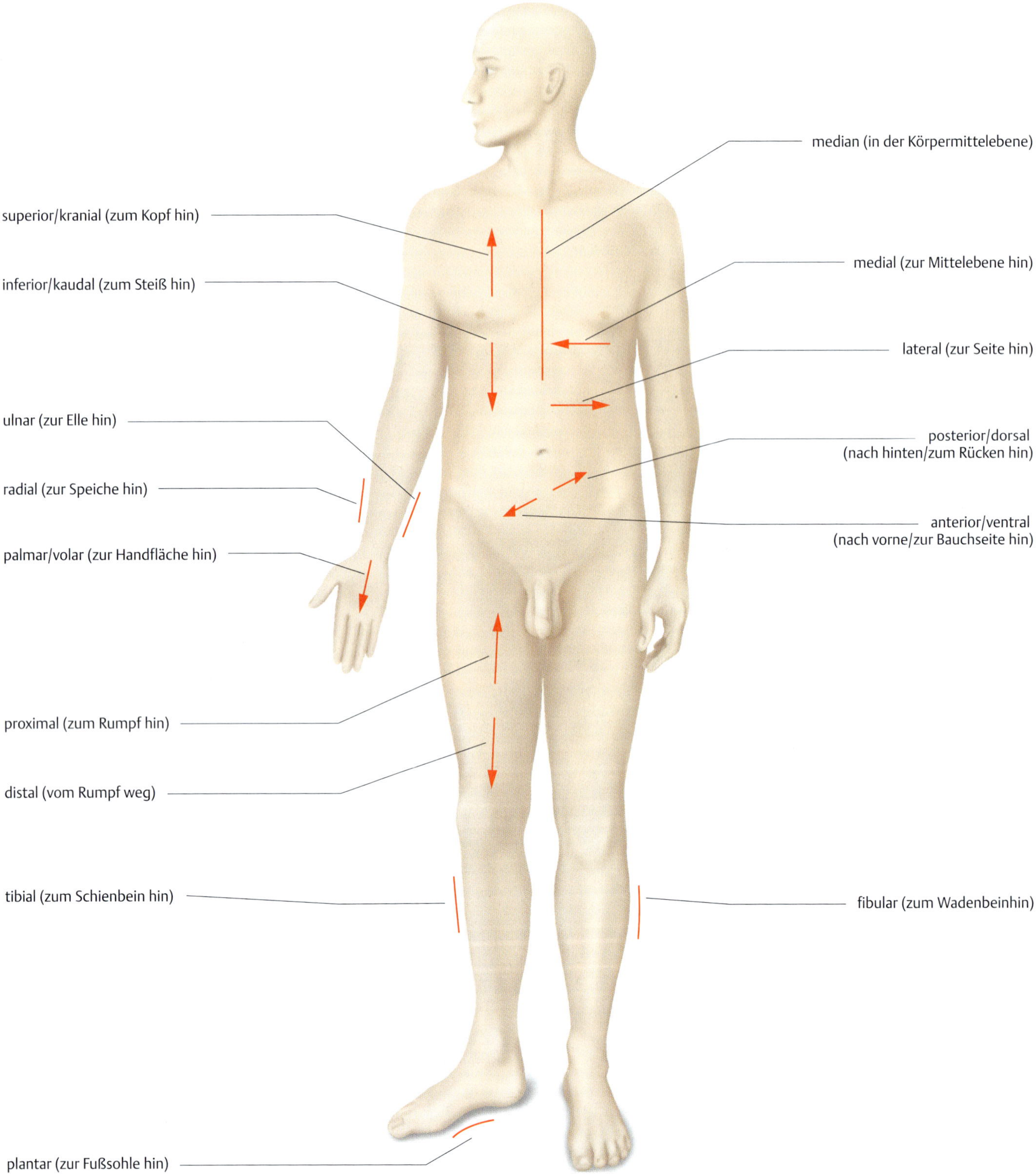

Abb. aus: Andreae. Lexikon der Krankheiten und Untersuchungen. Thieme; 2008

Achsen und Ebenen

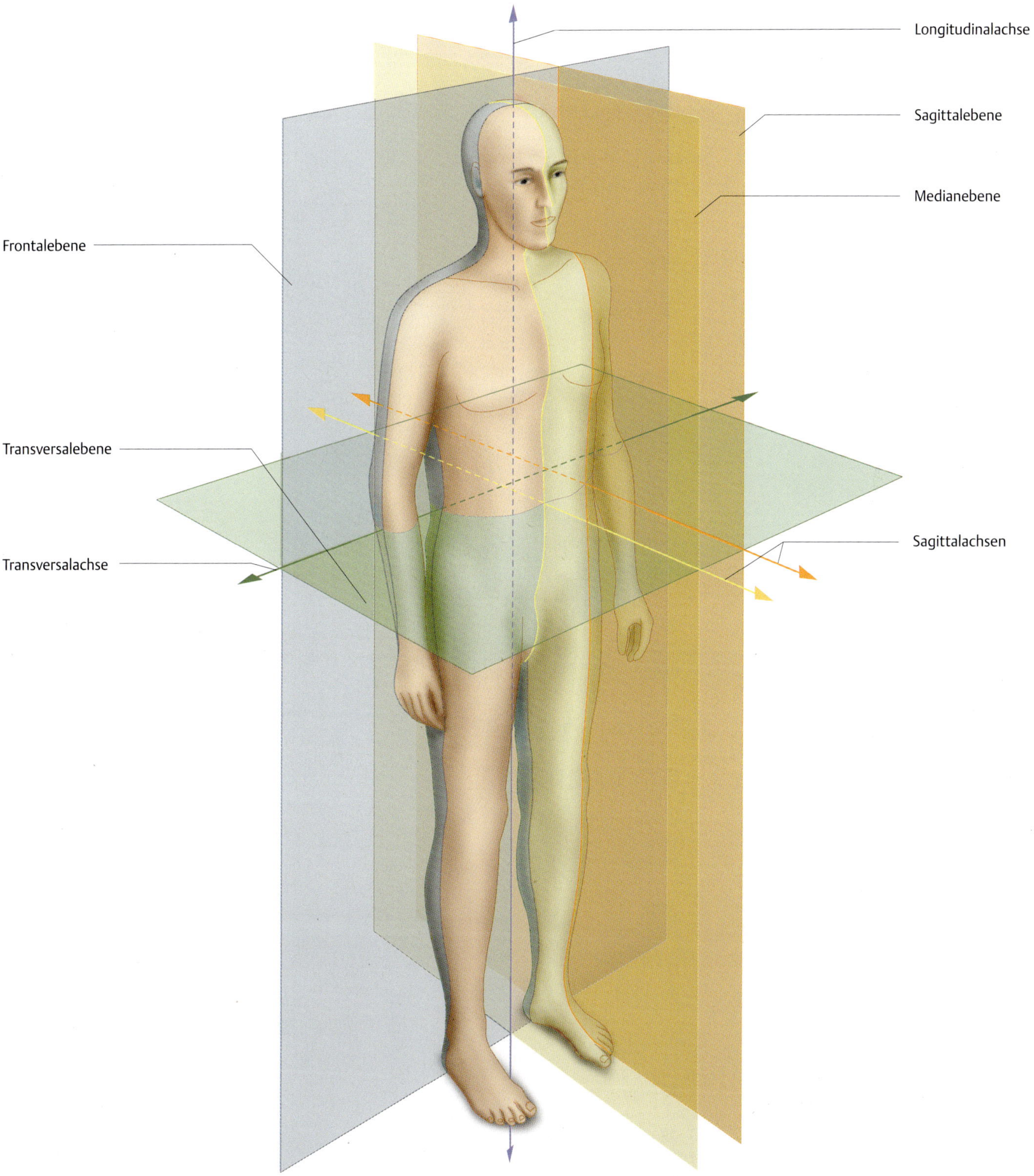

Abb. aus: Andreae. Lexikon der Krankheiten und Untersuchungen. Thieme; 2008

Wichtige Laborwerte

Parameter	Referenzwert	Monovetten-System (z. B. Sarstedt-Monovette) nach EN 14820	Unterdruck-System (z. B. Vacutainer) nach DIN/ISO 6710
Kleines Blutbild			
Erythrozyten	Frau: 4,2–5,4 Mio./µl Mann: 4,6–6,2 Mio./µl	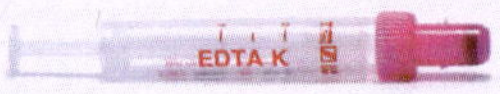	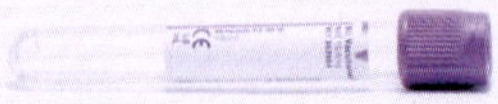
Hämoglobin	Frau: 12–15 g/dl Mann: 14–17,5 g/dl		
Hämatokrit	Frau: 42 % Mann: 46 %		
MCH (mittlerer Hämoglobingehalt eines Erythrozyten)	28–33 pg		
MCV (mittleres Erythrozytenvolumen)	80–96 fl		
MCHC (mittlere Hämoglobinkonzentration der Erythrozyten)	30–36 g/dl		
Leukozyten	5 000–10 000/µl		
Thrombozyten	150 000–300 000/µl		
Differenzialblutbild			
neutrophile Granulozyten	50–70 %	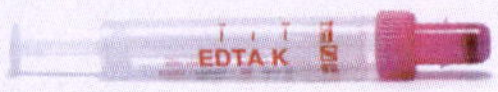	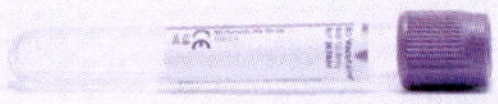
• stabkernige Granulozyten	0–5 %		
• segmentkernige Granulozyten	50–70 %		
eosinophile Granulozyten	0–5 %		
basophile Granulozyten	0–2 %		
Lymphozyten	25–45 %		
Monozyten	2–6 %		
Gerinnung			
Quick-Wert	70–120 %	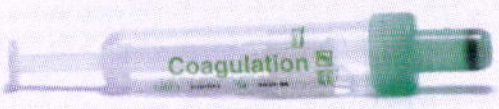	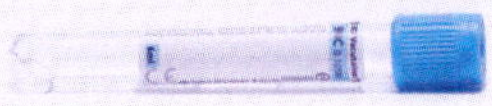
INR	0,9–1,1		
Blutungszeit	2–7 min		
aktivierte partielle Thromboplastinzeit (aPTT)	25–40 s		
Plasmathrombinzeit (PTZ)	12–21 s		
D-Dimere	200–400 µg/l		
Antithrombin III	220–350 mg/l		

Parameter	Referenzwert	Monovetten-System (z. B. Sarstedt-Monovette) nach EN 14820	Unterdruck-System (z. B. Vacutainer) nach DIN/ISO 6710
Klinische Chemie			
Albumin	3,5–5,0 g/dl	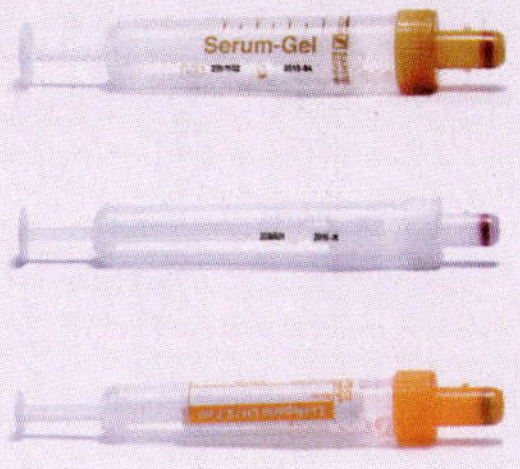	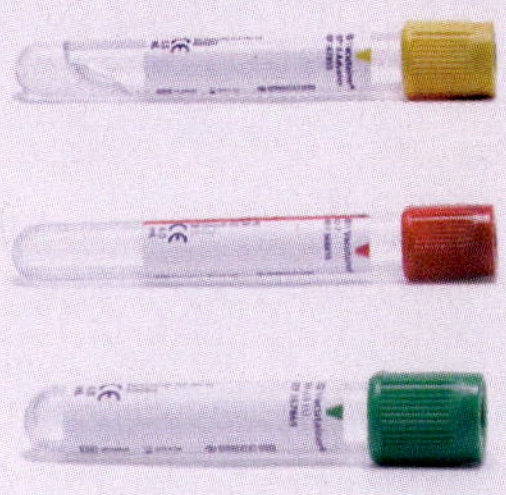
alkalische Phosphatase	Frau: 55–105 U/l Mann: 40–130 U/l		
α-Amylase	< 100 U/l		
Bilirubin gesamt	0,1–1,2 mg/dl		
Bilirubin direkt	≤ 0,1 mg/dl		
BNP (brain natriuretic peptide)	< 100 pg/ml		
C-Peptid	1,0–2,1 µg/l		
Cholinesterase	Frau: 2800–7400 U/l Mann: 3500–8500 U/l		
CRP	< 5 mg/l		
Eisen	Frau: 23–165 µg/dl Mann: 40–170 µg/dl		
Elektrolyte		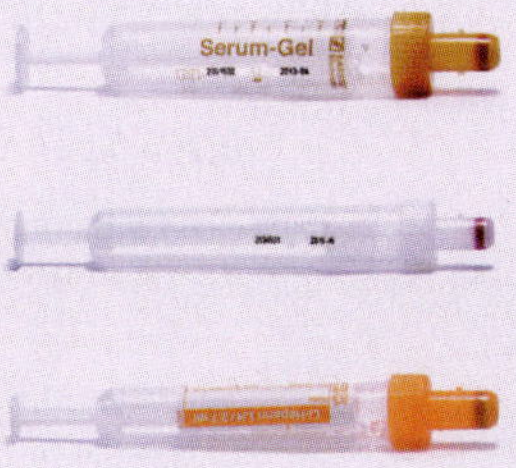	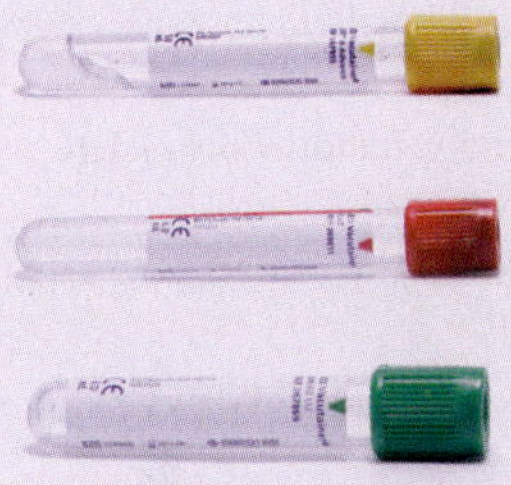
• Chlorid	95–105 mmol/l		
• Kalium	3,6–5,5 mmol/l		
• Kalzium	2,2–2,7 mmol/l		
• Magnesium	0,75–1,05 mmol/l		
• Natrium	135–145 mmol/l		
• Phosphat	0,77–1,55 mmol/l		
Ferritin	30–200 µg/l		
Gesamtcholesterin	120–200 mg/dl		
Gesamteiweiß	6–8,4 g/dl		
γ-GT	Frau: < 39 U/l Mann: < 66 U/l		
GOT (= ALT)	Frau: < 35 U/l Mann: < 50 U/l		
GPT (= AST)	Frau: < 35 U/l Mann: < 50 U/l		
Harnsäure	2,6–6,4 mg/dl		

Parameter	Referenzwert	Monovetten-System (z. B. Sarstedt-Monovette) nach EN 14820	Unterdruck-System (z. B. Vacutainer) nach DIN/ISO 6710
Harnstoff	10–55 mg/dl		
HDL	> 40 mg/dl		
Kreatinin	0,5–1,2 mg/dl		
Kreatinkinase (CK)	< 170 U/l		
Kreatinkinase MB-Isoenzym (CK-MB)	< 24 U/l		
LDH	Frau: 135–214 U/l Mann: 135–225 U/l		
LDL	< 160 mg/dl		
Lipase	30–180 U/l		
Transferrin	200–400 mg/dl		
Triglyzeride	75–150 mg/dl		
Troponin I	< 0,5 ng/ml		
Troponin T	< 0,1 ng/ml		
TSH basal	0,3–3,5 mU/l		
freies Trijodthyronin (fT_3)	3,0–6,0 pg/ml		
freies Thyroxin (fT_4)	0,5–2,3 ng/dl		
Glukose nüchtern	55–110 mg/dl (3,05–6,1 mmol/l)	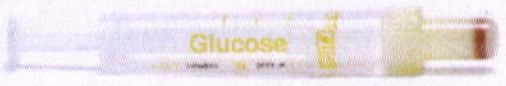	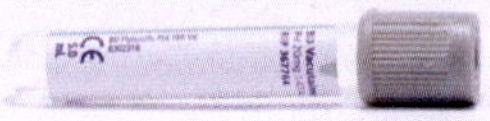
Laktat	9–16 mg/dl (1,0–1,8 mmol/l)		
HbA1c	3,0–6,0 % (20–42 mmol/mol)	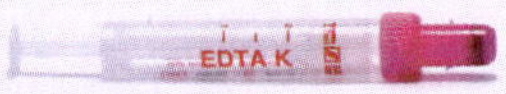	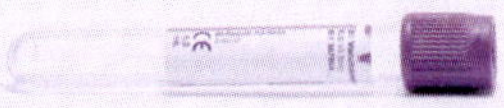
Weitere			
Blutsenkungsgeschwindigkeit (BSG)	Frau: 6–20 mm (nach 1 h) Mann: 3–15 mm (nach 1 h)		

Die Referenzwerte sind zum Teil laborabhängig. *Quelle: K. Oborny, Thieme*

Blutgasanalyse	Normwerte
pH-Wert	7,36–7,44
paO_2	65–100 mmHg
$paCO_2$	35–46 mmHg
Basenexzess (BE)	–2 bis +3 mmol/l
Standardbikarbonat	21–26 mmol/l
Sauerstoffsättigung	92–96 %

Literaturverzeichnis

Aktionsbündnis Patientensicherheit e. V. Hrsg. Profis aus Medizin und Pflege berichten. Aus Fehlern lernen (2008). Im Internet: https://www.bundesaerztekammer.de/fileadmin/user_upload/downloads/Aus_Fehlern_lernen.pdf; Stand: 09.04.2025

Amberger S, Roll SC. Psychiatriepflege und Psychotherapie. Stuttgart: Thieme; 2010

Andreae A et al. Lexikon der Krankheiten und Untersuchungen. 2. Aufl. Stuttgart: Thieme; 2008

Andreae S, Bartholomeyczik S, Hrsg. Altenpflege in Lernfeldern. 3. Auflage. Thieme; 2017

Andreae S, von Hayek D, Weniger J. Gesundheits- und Krankheitslehre für die Altenpflege. 4. Aufl. Stuttgart: Thieme; 2015

Bartholomeyczik S. et al. Positionspapier der Nationalen Pflegeassessmentgruppe Deutschland zur Grundsatzstellungnahme „Ernährung und Flüssigkeitsversorgung älterer Menschen". Witten: 2005

Arbeitsgemeinschaft der Wissenschaftlichen Medizinischen Fachgesellschaften (AWMF). S3-Leitlinie zur Prophylaxe der venösen Thromboembolie (VTE), 2015

Benedikt von Nursia. Die Werkzeuge der geistlichen Kunst. Regula Benedicti. Im Internet: https://www.benediktiner.de/regel-des-hl-benedikt/regeltext-in-deutsch/regel-des-hl-benedikt-kapitel-4_geistliche-kunst/; Stand 09.04.2025

Biedermann M. Essen als basale Stimulation. 2. Aufl. Hannover: Vincentz; 2004

Bienstein C, Fröhlich A. Basale Stimulation – die Grundlagen. Hannover: Kallmeyer; 2003

Biesalski HK, Bischoff S, Puchstein C. Ernährungsmedizin. Nach dem Curriculum Ernährungsmedizin der Bundesärztekammer der DGE. 5. Aufl. Stuttgart: Thieme; 2018

Böhme G. Wissenschaftssprachen und die Verwissenschaftlichung der Erfahrung. In: Ders. Am Ende des Baconschen Zeitalters. Studien zur Wissenschaftsentwicklung. Frankfurt/M: Suhrkamp; 1993

Bojack B. Gewaltprävention. München: Urban & Fischer; 2001

Borasio GD. Über das Sterben. 7. Aufl. München: C. H. Beck; 2012

Brandenburg H, Dorschner S. Pflegewissenschaft 1. Lern- und Arbeitsbuch zur Einführung in die Pflegewissenschaft. 4., überarb. u. erw. Aufl. Bern: Huber; 2021

Brinkrolf P, Klaas C, Horn D. Allgemeine Prinzipien der Intensivmedizin. Medikationsfehler in der Intensivmedizin. Stuttgart: Thieme; 2015

Büker C, Lademann J. Beziehungsgestaltung in der Pflege. Stuttgart: Kohlhammer Verlag; 2019

Bulechek G et al. Nursing Interventions Classification (NIC). St. Louis: Elsevier/Mosby; 2007 [dt. 2009]

Bundesagentur für Arbeit. Statistik. Arbeitsmarktsituation im Pflegebereich. Berichte: Blickpunkt Arbeitsmarkt. Mai 2025. Im Internet: https://statistik.arbeitsagentur.de/DE/Statischer-Content/Statistiken/Themen-im-Fokus/Berufe/Generische-Publikationen/Altenpflege.pdf; Stand: 03.07.2025

Bundesärztekammer (Arbeitsgemeinschaft der deutschen Ärztekammern) und Kassenärztliche Bundesvereinigung Hrsg. Pflegeoasen für Demenzkranke bewähren sich (2015). Im Internet: https://www.aerzteblatt.de/nachrichten/63408/Pflegeoasen-fuer-Demenzkranke-bewaehren-sich; Stand: 09.04.2025

Bundesministerium für Familie, Senioren, Frauen und Jugend (BMFSFJ). Wenn das Altwerden zur Last wird. Suizidprävention im Alter. Im Internet: https://www.bmfsfj.de/bmfsfj/service/publikationen/wenn-das-altwerden-zur-last-wird-96012; Stand 09.04.2025

Bundesministerium für Gesundheit. Entwurf eines Gesetzes über die Einführung einer bundeseinheitlichen Pflegefachassistenzausbildung. Im Internet: https://www.bundesgesundheitsministerium.de/presse/pressemitteilungen/pflegeassistenzgesetz-pm-04-09-2024.html; Stand 09.04.2025

Bundesministerium für Gesundheit. Entbürokratisierung der Pflegedokumentation. Im Internet: https://www.bundesgesundheitsministerium.de/service/begriffe-von-a-z/e/entbuerokratisierung-der-pflegedokumentation.html; Stand: 09.04.2025

Bundesverfassungsgericht (BVerfG). Urteil des Zweiten Senats vom 26. Februar 2020 - 2 BvR 2347/ 15, 2 BvR 2527/16, 2 BvR 2354/16, 2 BvR 1593/16, 2 BvR 1261/16, 2 BvR 651/16 - Rn. (1–343). Im Internet: https://www.bundesverfassungsgericht.de/SharedDocs/Entscheidungen/DE/2020/02/rs20200226_2bvr234715.html; Stand 09.04.2025

Caplan G. Bevölkerungsorientierte Familienpsychiatrie. Stuttgart: Enke; 1989

Carr ECJ, Mann EM, Osterbrink J Hrsg. Schmerz und Schmerzmanagement. 4., überarb. u. erw. Aufl. Bern: Huber; 2023

Der-Querschnitt.de. Das Informationsportal der Manfred-Sauer-Stiftung. Im Internet: https://www.der-querschnitt.de/; Stand: 09.04.2025

Deutsche Gesellschaft für Ernährung e.V. Wasser. Im Internet: https://www.dge.de/wissenschaft/referenzwerte/wasser/; Stand: 09.04.2025

Deutsche Gesellschaft für Krankenhaushygiene e.V. (DGKH). Personalmangel in der Pflege in Krankenhäusern und Pflegeeinrichtungen. Stellungnahme der DGKH-Sektion „Hygiene in der ambulanten und stationären Kranken- und Altenpflege/Rehabilitation" im Konsens mit dem DGKH-Vorstand. Im Internet: https://www.krankenhaushygiene.de/ccUpload/upload/files/2015_04_01_Personalmangel_Pflege.pdf; Stand: 09.04.2025

Deutsches Ernährungsberatungs- und -informationsnetz. Essverhalten. Psychophysiologische Regulatoren. Hunger. Im Internet: https://www.ernaehrung.de/tipps/essverhalten/essverhalten10.php; Stand: 09.04.2025

Deutsche Gesellschaft für Phlebologie und Lymphologie e.V. (DGPL): S2k-Leitlinie Medizinische Kompressionstherapie der Extremitäten mit Medizinischem Kompressionsstrumpf (MKS), Phlebologischem Kompressionsverband (PKV) und Medizinischen adaptiven Kompressionssystemen (MAK). Version 4.0. gültig bis 31.12.2023 (in Überarbeitung). AWMF-Registernummer 037–005

Deutscher PARITÄTISCHER Wohlfahrtsverband Landesverband Berlin e.V. EinSTEP: Leitfaden zur technischen Unterstützung bei der Erhebung von Daten zur Ergebnisqualität in vollstationären Pflegeeinrichtungen bei Anwendung des Strukturmodells in einer elektronischen Pflegedokumentation (Version 1.0 – März 2021). Im Internet: https://paritaet-alsopfleg.de/index.php/pflegerische-versorgung/3-qualitaetsentwicklung/entbuerokratisierung/7757-einstep-leitfaden-zur-technischen-unterstuetzung-bei-der-erhebung-von-daten-zur-ergebnisqualitaet-in-vollstationaeren-pflegeeinrichtungen-bei-anwendung-des-strukturmodells-in-einer-elektronischen-pflegedokumentation-version-1-0-maerz-2021; Stand: 09.04.2025

Deutsches Krebsforschungszentrum (dkfz). Waschen, Duschen und Hautpflege nach Strahlentherapie (03.08.2022). Im Internet: https://www.krebsinformationsdienst.de/aktuelles/detail/waschen-duschen-und-hautpflege-nach-strahlentherapie; Stand: 09.04.2025

Deutsches Netzwerk zur Qualitätsentwicklung in der Pflege (DNQP). Expertenstandard Schmerzmanagement in der Pflege. Osnabrück; 2020

Deutsches Netzwerk für Qualitätsentwicklung in der Pflege (DNQP). Expertenstandard Pflege von Menschen mit chronischen Wunden. Osnabrück; 2015

Deutsches Netzwerk für Qualitätssicherung in der Pflege (DNQP). Expertenstandard Dekubitusprophylaxe in der Pflege. Osnabrück; 2017

Deutsches Netzwerk für Qualitätssicherung in der Pflege (DNQP). Expertenstandard Sturzprophylaxe in der Pflege. Osnabrück; 2022

Deutsches Netzwerk für Qualitätsentwicklung in der Pflege (DNQP). Expertenstandard Kontinenzförderung in der Pflege. Osnabrück; 2024

Dieck M. Gewalt gegen ältere Menschen im familiären Kontext – Ein Thema der Forschung, der Praxis und der öffentlichen Information. Z Gerontol 1987; 20: 305–313

Ekert B, Ekert C. Psychologie für Pflegeberufe. Stuttgart: Thieme; 2019

Falkai P, Laux G, Deister A, Möller H, Hrsg. Duale Reihe Psychiatrie, Psychosomatik und Psychotherapie. 7., vollständig überarbeitete Auflage. Stuttgart: Thieme; 2021

Faller A, Schünke M. Der Körper des Menschen. 16. Aufl. Stuttgart: Thieme; 2024

Faßbender G, Wessel S. Intensivpflege im eigenen Lebensumfeld. In: Ullrich L, Stolecki D. Intensivpflege und Anästhesie. 3. Aufl. Stuttgart: Thieme; 2015

Fiechter V, Meier M. Pflegeplanung. Basel: Recom; 1988

Fischer R, Schewior-Popp S Hrsg. Examen Pflege. Schriftliche Prüfung Teil 2. Stuttgart: Thieme; 2007

Frey I, Lübke-Schmid L, Weisser B, Wenzel W. Krankenpflegehilfe. Alle Fächer für Ausbildung und Praxis. 13. Aufl. Stuttgart: Thieme; 2015

Gerlach U, Wagner H, Wirth W. Innere Medizin für Pflegeberufe. 8. Aufl. Stuttgart: Thieme; 2015

Goerke K. Taschenatlas der Geburtshilfe. Stuttgart: Thieme; 2006

Gordon M. Handbuch Pflegediagnosen. Wiesbaden: Ullstein Medical; 1998

Grodzinsky E, Sund-Levander M. Assessment of Fever. Physiology, Immunology, Measurement in Clinical Practice. Författarna och Gleerups Utbildning AB 2015; 1: 1–168

Grünewald M. Der Krankenpflegeprozess. Bildungszentrum für Kompetenzentwicklung im Gesundheitswesen. Düsseldorf: Universitätsklinikum Düsseldorf; 2004

Hampel H et al. Hrsg. Alzheimer-Demenz, Klinische Verläufe, diagnostische Möglichkeiten, moderne Therapiestrategien. Stuttgart: Wissenschaftliche Verlagsgesellschaft; 2003

Haupt WF, Jochheim KA, Gouzoulis-Mayfrank E. Neurologie und Psychiatrie für Pflegeberufe. 11. Aufl. Stuttgart: Thieme; 2016

Hell W, Konopka T, Hrsg. Alles Wissenswerte über Staat, Bürger, Recht. 9., aktualisierte Auflage. Stuttgart: Thieme; 2024

Herdman TH, Kamitsuru S, Lopes C, Hrsg. NANDA-I-Pflegediagnosen 2024–2026. 4. Auflage. Kassel: RECOM; 2024

Herzog S, Sitzmann F. Körpertemperatur regulieren. In: Schewior-Popp S, Sitzmann F, Ullrich L Hrsg. Thiemes Pflege. 15. Aufl. Stuttgart: Thieme; 2020

Herzog S. Körpertemperatur regulieren. Zwischen Unterkühlung und Wärmestau. CNE.online Certified Nursing Education 2013; 3: 2–7

Hill Rice V. Stress und Coping. Bern: Huber; 2005

Hoehl M, Kullick P. Gesundheits- und Kinderkrankenpflege. 5. Aufl. Stuttgart: Thieme; 2019

Höfert R. Pflegethema: Spannungsfeld Recht. Stuttgart: Thieme; 1998

Hornung A, Lächler J. Psychologisches und soziologisches Grundwissen für Krankenpflegeberufe. Ein praktisches Lehrbuch, 11. Aufl. Weinheim: Psychologie Verlags Union; 2018

Huber H, Winter E. Checkliste Schmerztherapie. Stuttgart: Thieme; 2005

Hülsken-Giesler M. Der Zugang zum Anderen. Zur theoretischen Rekonstruktion von Professionalisierungsstrategien pflegerischen Handelns im Spannungsfeld von Mimesis und Maschinenlogik. Osnabrück: Universitätsverlag Osnabrück bei v & r unipress; 2008

I care Pflege. 3., überarbeitete Auflage. Stuttgart: Thieme; 2025

Jassoy C, Schwarzkopf A (Hrsg): Hygiene, Infektiologie, Mikrobiologie. 4. Auflage. Stuttgart: Thieme 2024

Ketelsen R, Schulz M, Zechert C Hrsg. Seelische Krise und Aggressivität. Der Umgang mit Deeskalation und Zwang. Bonn: Psychiatrie-Verlag; 2004

Kirschnick O. Pflegetechniken von A bis Z. 6. Aufl. Stuttgart: Thieme; 2024

Kitwood T. Demenz. Der personenzentrierte Ansatz im Umgang mit verwirrten Menschen. 9. Aufl. Bern: Huber; 2022

Knoblauch J, Hüger J, Mockler M. Ein Meer an Zeit. Frankfurt: Campus; 2005

Köllen A. Bewegungsförderung – Klinikspaziergang vermittelt Hoffnung. Die Schwester der Pfleger 2014; 6: 562–564

Köther I, Hrsg. Altenpflege. 4. Auflage, 1. zu den Inhalten des PSGII aktualisierter Nachdruck. Stuttgart: Thieme; 2016

Krumm N. Luftnot – Neues oder Bewährtes? Z Palliativmed 2014; 15: 58–61

Kunze A. Bleiben Sie jetzt bloß nicht ruhig! Medikamentensucht (2015). Im Internet: http://www.zeit.de/2015/24/medikamentensucht-beruhigungsmittel-schlafmittel; Stand: 09.04.2025

Kunze A. Wider Willen ruhig gestellt. Pflegeheime (2015). Im Internet: http://www.zeit.de/2015/30/pflegeheim-medikamente-beruhigungsmittel; Stand: 09.04.2025

Lauber A, Hrsg. Grundlagen beruflicher Pflege. Verstehen & pflegen 1. 4., aktualisierte Auflage. Stuttgart: Thieme; 2017

Leymann H. Mobbing. Psychoterror am Arbeitsplatz und wie man sich dagegen wehren kann. Reinbek b. Hamburg: Rowohlt; 1993

Le Ker, H. AOK-Krankenhausreport. Mehr Tote durch Behandlungsfehler als im Straßenverkehr. Im Internet: https://www.spiegel.de/gesundheit/diagnose/aok-krankenhaus-report-2014-19-000-tote-durch-behandlungsfehler-a-944615.html; Stand: 27.11.2015

Leotsakos A. WHO startet „Neun Regeln zur Patientensicherheit". Die Schwester der Pfleger 2007; 46: 532

Lind S. Umgang mit Demenz. Literaturrecherche und Sekundäranalyse der Fachliteratur in internationalen Pflegezeitschriften zum Gegenstandsbereich psychogeriatrische Pflege und Betreuung Demenzkranker in Einrichtungen der stationären Altenhilfe, Hrsg. von der Paul-Lempp-Stiftung. Stuttgart: Paul Lempp Stiftung Marketing GmbH; 2000

Löser C et al. Der ungewollte Gewichtsverlust des alten Menschen. Dtsch Arztebl 2007; 104: A 3411–20

Lommel van P et al. Near-death experience in survivors of cardiac arrest. A prospective study in the Netherlands. Lancet 2001; 358: 2039

Lücke, S. „In der DDR gab es zwei Pflegeberufe". Historischer Rückblick. Die Schwester | Der Pfleger, BibliomedPflege. News (09.09.2024). Im Internet: https://www.bibliomed-pflege.de/news/in-der-ddr-gab-es-zwei-pflegeberufe; Stand: 09.04.2025

Maierhofer M. Konsensusstatement Geriatrie – Empfehlungen für die Ernährung des älteren Menschen in der Langzeitpflege. procare 2011; 4: 2–4

MDS – Medizinischer Dienst der Spitzenverbände der Krankenkassen e.V. Grundsatzstellungnahme Pflegeprozess und Dokumentation – Handlungsempfehlungen zur Professionalisierung und Qualitätssicherung in der Pflege (2005). Im Internet: https://md-bund.de/fileadmin/dokumente/Publikationen/SPV/Grundsatzstellungnahmen/30_Pflegeprozess_Dok_2005.pdf. Stand: 09.04.2025

Medizinischer Dienst Bund. Pressemitteilung. Behandlungsfehlerbegutachtung 2022: Immer wieder die gleichen Fehler (17.08.2023). Im Internet: https://md-bund.de/presse/pressemitteilungen/neueste-pressemitteilungen/behandlungsfehlerbegutachtung-2022-immer-wieder-die-gleichen-fehler.html; Stand: 09.04.2025

Moll I, Hrsg. Duale Reihe Dermatologie. 9., vollständig überarbeitete und erweiterte Auflage. Stuttgart: Thieme; 2024

Morrison EF, Toward A. Better Understanding of Violence in Psychiatric Settings: Debunking the Myths. Archives of Psychiatric Nursing 1993 VII (6): 328–335

Moß A et al. Prävalenz von Übergewicht und Adipositas bei deutschen Einschulkindern. Bundesgesundheitsbl – Gesundheitsforsch – Gesundheitsschutz 2007; 50: 1424–1431

Müller-Busch HC et al. Ethik in der Palliativmedizin. Z Palliativmed 2007; 8: 55–68

Naidoo J, Wills J Hrsg. Lehrbuch Gesundheitsförderung. 3., überarb. Aufl. Göttingen: Hogrefe; 2019

Paetz B. Chirurgie für Pflegeberufe. 24. Aufl. Stuttgart: Thieme; 2021

Peters UH. Wörterbuch der Psychiatrie und medizinischen Psychologie. 7. Auflage. Augsburg: Bechtermünz; 2016

Pflegemarkt.com. Anzahl und Statistik ambulante Pflegedienste 2024 (13.06.2024). Im Internet: https://www.pflegemarkt.com/fachartikel/marktanalyse-zahlen-daten-fakten-analyse-ambulant-2019/; Stand: 09.04.2025

Pflegemarkt.com. Anzahl und Statistik der Altenheime in Deutschland (28.05.2024). Im Internet: https://www.pflegemarkt.com/fachartikel/anzahl-und-statistik-der-altenheime-in-deutschland; Stand: 09.04.2025

Pierlich M et al. DGEM-Leitlinie Enterale Ernährung. Ernährungsstatus. Aktuelle Ernährungsmedizin 2003; 28: 10–25

Pöldinger WJ. Erkennung und Beurteilung der Suizidalität. In: Reimer C Hrsg. Suizid, Ergebnisse und Therapie. Berlin: Springer; 1982

Probst M. Stuhlinkontinenz. Kontinenz aktuell; 2007: 6

Reason J. Human error: models und management. British Medical Journal 2000; 329: 768–770

Reemtsma JP. Die Natur der Gewalt als Problem der Soziologie. Mittelweg 36. 2006; 5: 2–25

Richter D, Berger K. Gewaltsituationen in der psychiatrischen Pflege. Psychiatrische Pflege heute 2001; 7: 242–247

Rosenhan DL. Gesund in kranker Umgebung. In: Watzlawick P Hrsg. Die erfundene Wirklichkeit. Wie wissen wir, was wir zu wissen glauben? Beiträge zum Konstruktivismus. München: Piper; 1998 (Originaltitel: On Being Sane in Insane Place. Science 1973; 179: 250–258)

Ruthemann U. Aggression und Gewalt im Altenheim. Verständnishilfen und Lösungswege für die Praxis. Basel: Recom; 1993

Sachweh S. Spurenlesen im Sprachdschungel. Kommunikation und Verständigung mit demenzkranken Menschen. 2., vollst. überarb. u. erw. Aufl. Bern: Hogrefe; 2019

Schädle-Deininger H, Vilinger U. Praktische Psychiatrische Pflege/Arbeitshilfen für den Alltag. Bonn: Psychiatrie Verlag; 1996

Schewior-Popp S, Sitzmann F, Ullrich L Hrsg. Thiemes Pflege. 15. Aufl. Stuttgart: Thieme; 2020

Schneider C. In der Zwickmühle. Ergebnisse einer qualitativen Studie zu Gewalt in Pflegeeinrichtungen. In: Nightingale. Beiträge aus der Pflegeforschung für die Pflegepraxis. Altenpflege 2006; 4: 45–52

Schreier M, Bartholomeyczik S. Mangelernährung bei alten und pflegebedürftigen Menschen. Hannover: Schlütersche; 2004

Schünke M, Schulte E, Schumacher U, Voll M, Wesker K, Hrsg. Prometheus LernAtlas - Innere Organe. 6., vollständig überarbeitete und erweiterte Auflage. Stuttgart: Thieme; 2022

Silbernagel S, Despopoulos A. Taschenatlas Physiologie. 9. Aufl. Stuttgart: Thieme; 2018

Sitzmann F. Recht in Pflege und Betreuung. Melsungen: Bibliomed; 1986

Sitzmann F. Mit wachen Sinnen wahrnehmen und beobachten – Grundlagen einer Schulung der Beobachtungsfähigkeit. Unterrichtsmittel Teil 1 und 2. Basel: Recom; 1995/1996

Sitzmann F. Die Symbolsprache des Sterbenden. In: Bienstein C, Zegelin-Abt A, Georg J Hrsg. Take Care – Pflegekalender 1999. Wiesbaden: Ullstein Medical; 1998

Sitzmann F. Beobachtung der Atmung. In Bienstein C, Klein G, Schröder G Hrsg. Atmen. Stuttgart: Thieme; 2000

Sitzmann F. Sind Verstorbene giftig? Zum Risiko von Infektionskrankheiten durch Tote. intensiv – Fachzeitschrift für Intensivpflege und Anästhesie 2005; 13: 63–65

Sitzmann F. Hygiene daheim – Hygienisches Arbeiten in Alten- und Pflegeheimen und in der häuslichen und rehabilitativen Pflege. Bern: Huber; 2007

Sitzmann F. Hygiene in der Intensivpflege – Infektionsprophylaktische Maßnahmen postoperativer Infektionen im Operationsgebiet. intensiv – Fachzeitschrift für Intensivpflege und Anästhesie 2007; 15: 134–142

Sitzmann F. Ich habe ihr einen Backenzahn herausgebrochen und fühle mich miserabel – aber meine Schuld verschweige ich. In: Aktionsbündnis Patientensicherheit e. V. Hrsg. Aus Fehlern lernen – Profis aus Medizin und Pflege berichten (2008). Im Internet: http://www.bundesaerztekammer.de/fileadmin/user_upload/downloads/Aus_Fehlern_lernen.pdf; Stand 09.04.2025

Sitzmann F. Haben wir im Krankenhaus nichts zu melden? Fehlervermeidung – vom menschlichen Irren und lebensrettenden Lernen. intensiv 2009; 17: 308–310. Im Internet: https://www.thieme-connect.com/products/ejournals/abstract/10.1055/s-0029-1243275; Stand: 09.04.2025

Sitzmann F. Hilfen für die Nachtarbeit – Die Gesetzmäßigkeiten der Chronobiologie sind von großer Bedeutung. NOVAcura 2012; 5: 41–43

Sitzmann F. Hygiene kompakt. Kurzlehrbuch für professionelle Krankenhaus- und Heimhygiene. Bern: Huber; 2012

Sitzmann F. Aufbahrung Verstorbener in Klinik und Daheim – Gewinn einer Station auf dem Weg der Trauer. NOVAcura 2013 (a); 2: 49–51

Sitzmann F. Grenzen der Therapie – Haben Sie sich je über Futility Gedanken gemacht? NOVAcura 2013 (b); 8:32–34

Sitzmann F. Stille Geburt. In: Burgheim W. Qualifizierte Begleitung von Sterbenden und Trauernden Medizinische, rechtliche psycho-soziale und spirituelle Hilfestellungen (Loseblattsammlung). Forum GesundheitsMedien. Merching: FORUM; 2013 (c)

Sitzmann F. Schwierig – Sturzgefahr bei alten Menschen erkennen und abwehren. NOVAcura 2013 (d); 5: 28–31

Sitzmann F. Wärme ist mehr als die Bewegung von Atomen – Wie viel ist im Alter warm genug? NOVAcura 2014; 2: 20–23

Sitzmann F. Das Schweigen brechen – zur Suizidgefahr älterer Menschen. NOVAcura 2014. 9:40–42

Sitzmann F. „It's simple, but not easy". Händehygiene und andere wichtige Aspekte der Mitarbeiterhygiene. QM-Praxis in der Pflege inklusive Hygiene aktuell 2015; 5/6:14–24

Sitzmann F. Prävention nosokomialer Infektionen. In: Ullrich L, Stolecki D Hrsg. Intensivpflege und Anästhesie. 3. Aufl. Stuttgart: Thieme; 2015

Stamer U, Meißner W. Schmerzmessung und Schmerzdokumentation. In: Pogatzki-Zahn EM, Van Aken HK, Zahn P Hrsg. Postoperative Schmerztherapie. Stuttgart: Thieme; 2008

Stanjek K Hrsg. Sozialwissenschaften. Urban & Fischer: München; 1998

Statista. Anteil der Haushalte in Deutschland mit Haustieren in den Jahren 2012 bis 2023. Im Internet: https://de.statista.com/statistik/daten/studie/859229/umfrage/anteil-der-haushalte-in-deutschland-mit-haustieren/; Stand 09.04.2025

Statista. Ärzte, Krankenhäuser & Apotheken. Im Internet: https://de.statista.com/statistik/kategorien/kategorie/9/themen/74/branche/aerzte-krankenhaeuser-apotheken/#overview; Stand: 09.04.2025

Statistisches Bundesamt (DESTATIS). Pressemitteilung 27.06.2024. Gesundheitsausgaben 2022. Im Internet: https://www.destatis.de/DE/Themen/Gesellschaft-Umwelt/Gesundheit/Gesundheitsausgaben/_inhalt.html; Stand: 09.04.2025

Statistisches Bundesamt (DESTATIS). Gesundheit. Pflege. Pflegebedürftige nach Versorgungsart, Geschlecht und Pflegegrade. Im Internet: https://www.destatis.de/DE/Themen/Gesellschaft-Umwelt/Gesundheit/Pflege/Tabellen/pflegebeduerftige-pflegestufe.html; Stand: 09.04.2025

Statistische Bundesamt (DESTATIS). Gesundheit. Pflege. Zahl der pflegebedürftigen Menschen. https://www.destatis.de/DE/Themen/Gesellschaft-Umwelt/Gesundheit/Pflege/_inhalt.html. Stand: 09.04.2025

Student JC, Zippel S. AIDS und Sterben. In: Jäger H Hrsg. AIDS – psychosoziale Betreuung von AIDS- und AIDS-Vorfeldpatienten. Stuttgart: Thieme; 1987

Thieme Hrsg. Gesundheits- und Kinderkrankenpflege. EXPRESS Pflegewissen. 3., überarbeitete Aufl. Stuttgart: Thieme; 2017

Tideiksaar R. Stürze und Sturzprävention. Assessment – Prävention – Management. 2., vollst. überarb. u. erw. Aufl. Bern: Huber; 2008

Tschaftary A, Oertelt-Prigione S. Geschlechterunterschiede in der kardiovaskulären Prävention. Dtsch Med Wochenschr 2014; 139: 2541–2545

TÜV Akademie. DIN EN ISO 9000-9004. Qualitätsmanagementsysteme. Berlin: TÜV, Deutsches Institut für Normung e.V.; 2017

Vef-Georg G, Georg J. Integrierte Pflege bei Menschen mit Krebs. NOVAcura 2014; 1: 28–31

Wallenfels M. Neues Raumkonzept entlastet Patienten. Ärzte Zeitung (2015). Im Internet: https://www.aerztezeitung.de/praxis_wirtschaft/klinikmanagement/article/889996/intensivstation-neues-raumkonzept-entlastet-patienten.html?sh=1&h=-70493761; Stand: 09.04.2025

Wassermann J, Kirsch S. Werdenfelser Weg. Das Original. Im Internet: https://werdenfelser-weg-original.de/; Stand: 09.04.2025

Weberschinke A. Pflegende Haustiger. NOVAcura 2014; 5:21–23

Wezler N. Stuhlinkontinenz, Ursachen, Diagnostik und Therapie. Schulungsunterlagen; 2008 [unveröffentlicht]

WHO (2007): Patient safety solutions. Im Internet: https://www.who.int/teams/integrated-health-services/patient-safety/research/patient-safety-solutions; Stand: 09.04.2025

WHO (2019): WHO calls for urgent action to reduce patient harm in healthcare. Im Internet: https://www.who.int/news/item/13-09-2019-who-calls-for-urgent-action-to-reduce-patient-harm-in-healthcare; Stand: 09.04.2025

Wildwasser Kreis Groß-Gerau e.V. Verein gegen sexuellen Missbrauch. Fragen und Antworten. Was ist sexueller Missbrauch. Im Internet: http://www.wildwasser.de/fragen-und-antworten/was-ist-sexueller-missbrauch; Stand: 09.04.2025

Wittensöldner C, et al. Lehrbuch Palliative Care. 3. Aufl. Bern: Hogrefe; 2017

Wolff HP, Wolff J. Krankenpflege. Einführung in das Studium ihrer Geschichte. Frankfurt a. M.: Mabuse; 2008

World Health Organization (WHO). World Alliance for patient safety. Forward Programme 2005 (2004). Im Internet: https://www.who.int/publications/i/item/9241592443; Stand: 09.04.2025

Zegelin A. Festgenagelt sein – Der Prozess des Bettlägerigwerdens. 3. Aufl. Göttingen: Hofgrefe; 2025

Zentrum für Qualität in der Pflege (ZQP). Pflegende Angehörige in Deutschland. Im Internet: https://www.zqp.de/schwerpunkt/pflegende-angehoerige/; Stand: 09.04.2025

Zentrum für Qualität in der Pflege (ZQP). Stiftungsmagazin ZQP diskurs 2025. Pflegesicherheit. Im Internet: https://www.zqp.de/wp-content/uploads/ZQP_Stiftungsmagazin_2025.pdf; 09.04.2025

Zielke-Nadkarni A. Einige Überlegungen zur Fachsprache in der Pflege. Pflege 1997; 10: 43–46

Sachverzeichnis

A

B

C

D

E

H

I

J

N

Q

R

S

U

V

W